脳卒中症候群

Stroke Syndromes
Third Edition

編
Louis R. Caplan
Senior Neurologist,
Beth Israel Deaconess Medical Center and
Professor of Neurology,
Harvard Medical School, Boston, MA, USA

Jan van Gijn
Emeritus Professor of Neurology,
University Medical Center,
Utrecht, the Netherlands

監訳
星野晴彦
東京都済生会中央病院
内科部長・神経内科部長・脳卒中センター長

メディカル・サイエンス・インターナショナル

Authorized translation of the original English edition,
"Stroke Syndromes", Third Edition
by Louis R. Caplan and Jan van Gijn

Copyright © Cambridge University Press 2012
All rights reserved.

This translation is published by arrangement with Cambridge University Press,
University Printing House, Shaftesbury Road, Cambridge CB2 8BS, UK

© First Japanese Edition 2016 by Medical Sciences International, Ltd., Tokyo

Printed and Bound in Japan

監訳者序文

　1970年代まで日本人の死因の第1位であった脳卒中はその後，悪性疾患，心疾患，肺炎に抜かれて第4位となった．この間，CTによる脳出血と脳梗塞の鑑別ができるようになり，MRIの出現によって脳幹の病巣まで描出できるようになり，そして拡散強調画像によって超早期の脳梗塞巣が描出できるようになった．1995年には経静脈tPA血栓溶解療法の有用性が発表され，我が国でも2005年から発症3時間以内，その後有効な治療ができる時間が4.5時間まで伸びた．そして2015年には血管内治療の有効性が証明され，脳梗塞は発症から1分でも早く血行再建することが重要であることが認識され，脳卒中は最も治療を急ぐ疾患の一つとなった．

　この過程で脳卒中患者の早期診断と早期治療介入のための様々な取り組みがなされてきた．神経学的異常所見をマニュアルに沿ってNIHSSによって評価することは重要であるが，その一方で，それまでは時間をかけて神経学的所見を取り，じっくりとその病態を考え，その病巣を予測し，そして画像によって得られた病巣との違いからさらに奥深い病態を考えていく，というような古典的な神経学的所見にもとづく考え方が脳卒中診療の現場から軽視されるようになってきたように感じる．超急性期の治療を過ぎても多くの患者では何らかの臨床症状が残り，後遺症として社会復帰を妨げることになる．我が国の介護を要する原因疾患の第1位は未だに脳卒中である．

　この『脳卒中症候群(Stroke Syndromes)』は，脳卒中患者にとって最も大切な後遺症に関わる臨床症状を中心に，脳卒中について各分野の専門家が詳細に考察した書である．編集されているCaplan先生はbranch atheromatous disease(分枝粥腫病)を提唱した神経学者として日本でも広く知られているが，その有名な仕事からもわかるように病理を基盤として脳卒中学の臨床を極めてこられた方である．

　私ごとになるが，1989年に英国国立神経病院で勉強させていただく機会があった時に驚いたのは，画像は最後の最後まで撮らずに詳細な経過と神経学的所見を基に議論をし尽くして，病変の位置と種類を徹底的に考え抜く神経学者の姿であった．神経学的所見についても基本をおろそかにせずに，さらに深く考えて必要な所見を取り続けて議論していた．脳は臓器の中で最も複雑な形態と機能を有しており，今の画像所見だけでは，未だに病態と機序が捉えられない様々な機能を担っている神秘的な存在である．

　脳卒中は血管障害として急性に脳局所の機能が失われる疾患である．一つ一つの機能は細分化されれば分子レベルの異常にたどりつくが，その一つの分子の異常だけでは脳の局所機能の働きを説明することはできない．臨床症状を詳細に検討し，症例を積み重ねて，その経時的な変化を追い，画像所見や剖検所見によってその症状をきたした病巣を丹念に検討していくことが脳機能の把握，有効な治療法の確立，そして何より後遺症の克服による社会生活への復帰と生活の質の改善につながっていくことになろう．

　脳卒中は救急疾患としてスピーディーに治療することが何より重要ではあるが，少したちどまって脳卒中の臨床症状についてじっくりと考えてみてみることも必要であろう．そのためにはこの『脳卒中症候群』は最適の本と考えた．多くの関係者が，この本を読まれることで，脳卒中の臨床に興味を持たれ，その奥深さを知っていただければ幸いである．

星野　晴彦

監訳者・訳者一覧

監訳者

星野　晴彦　東京都済生会中央病院 内科部長・神経内科部長・脳卒中センター長

訳者

高嶋修太郎　富山大学附属病院神経内科 診療教授 [1〜3章]

星野　晴彦　東京都済生会中央病院 内科部長・神経内科部長・脳卒中センター長 [4, 5, 19, 20, 22, 25, 26, 52章]

守屋　里織　東京女子医科大学医学部神経内科 [6〜10章]

山形　真吾　島根大学医学部総合医療学講座 大田総合医育成センター 教授 [11〜16章]

卜蔵　浩和　島根県立中央病院神経内科 部長 [17, 18章]

後藤　淳　済生会横浜市東部病院脳神経センター脳血管・神経内科 部長 [21, 23, 24章]

関根　真悠　東京都済生会中央病院神経内科・総合診療内科 [27, 28章]

足立　智英　東京都済生会中央病院神経内科・総合診療内科 担当部長 [29〜35章]

大木　宏一　慶應義塾大学医学部神経内科 専任講師 [36〜40章]

阿久津二夫　北里大学医学部神経内科学 講師 [41〜47章]

荒川　千晶　東京都済生会中央病院神経内科・総合診療内科副医長・認知症疾患医療センター長代理 [48〜51, 53章]

執筆者一覧

Pierre Amarenco
INSERM U-698, Clinical Research in Atherothrombosis and Denis Diderot University, Paris VII, Neurology and Stroke Department, Hôpital Bichat, Paris, France

Adrià Arboix
Cerebrovascular Division, Department of Neurology, Hospital Universitari del Sagrat Cor, Universitat de Barcelona, Barcelona, Spain

Marcel Arnold
Department of Neurology, University Hospital of Berne, Berne, Switzerland

Robert W. Baloh
Department of Neurology, UCLA School of Medicine, Los Angeles, CA, USA

John Bamford
Regional Neurosciences Centre, Leeds General Infirmary, Leeds, UK

Jason J. S. Barton
Departments of Medicine (Neurology), Ophthalmology and Visual Sciences, and Psychology, University of British Columbia, Vancouver, British Columbia, Canada

Claudio L. Bassetti
Neurocenter (EOC) of Southern Switzerland, Lugano, Switzerland

Christopher F. Bladin
Box Hill Hospital (Monash University), Melbourne, Australia

Julien Bogousslavsky
Department of Neurology and Neurorehabilitation, Clinique Valmont, Genolier Swiss Medical Network, Glion, Switzerland

Julian Bösel
University Hospital Heidelberg, Department of Neurology, Heidelberg, Germany

Marie-Germaine Bousser
Department of Neurology, Lariboisiere Hospital, Paris, France

Thomas Brandt
Ludwig Maximilians University, Munich, Germany

John C. M. Brust
Department of Neurology, Harlem Hospital Center, New York, NY, USA

Erica C. S. Camargo
Boston University Medical Center, Boston, MA, USA

Louis R. Caplan
Department of Neurology, Beth Israel Deaconess Medical Center, Harvard Medical School, Boston, MA, USA

Emmanuel Carrera
Department of Neurology, DNC, CHUV-UNIL, Lausanne, Switzerland

Carlo W. Cereda
Neurocenter (EOC) of Southern Switzerland, Lugano, Switzerland

Seemant Chaturvedi
Professor of Neurology, Wayne State University School of Medicine, Director, WSU/DMC Stroke Program, Detroit, MI, USA

Claudia Chaves
Department of Neurology, Lahey Clinic, Burlington, MA, USA

Chin-Sang Chung
Samsung Medical Center, Sungkyunkwan University School of Medicine, Seoul, Korea

Isabelle Crassard
Department of Neurology, Lariboisiere Hospital, Paris, France

Hans Christoph Diener
Department of Neurology, University of Duisburg-Essen, Essen, Germany

Marianne Dieterich
Ludwig Maximilians University, Munich, Germany

Ralf Dittrich
Department of Neurology, University Hospital of Münster, Münster, Germany

Geoffrey A. Donnan
Florey Neuroscience Institutes, Carlton South, Victoria, Australia

Paul Eslinger
Penn State University, Philadelphia, PA, USA

Conrado J. Estol
Neurological and Vascular Prevention Center, Buenos Aires, Argentina

Edward Feldmann
Department of Neurology, Tufts Medical Center, Boston, MA, USA

José M. Ferro
Centro de Estudos Egas Moniz, Department of Neurology, Hospital de Santa Maria, Faculdade de Medicina de Lisboa, Lisbon, Portugal

Joseph Ghika
CHCVs, Neurology, Sion, Switzerland

Daniel Hanley
Neurology Department, Johns Hopkins University School of Medicine, Baltimore, MD, USA

Ahamad Hassan
Regional Neurosciences Centre, LeedsGeneral Infirmary, Leeds, UK

Cathy Helgason
Department of Neurology, University of Illinois at Chicago, Chicago, IL, USA

Argye E. Hillis
Departments of Neurology and Physical Medicine & Rehabilitation Medicine, Johns Hopkins University School of Medicine, and Department of Cognitive Science, Johns Hopkins University, Baltimore, MD, USA

Marc Hommel
Centre Hospitalier Universitaire de Grenoble, Grenoble, France; Harvard Medical School and Beth Israel Deaconess Medical Center, Boston, MA, USA

Carlos S. Kase
Department of Neurology, Boston University School of Medicine, Boston, MA, USA

Julia Kejda-Scharler
Doris and Stanley Tananbaum Stroke Center, Neurological Institute, Columbia Medical Center, New York City, NY, USA

Jong S. Kim
Professor of Neurology, University of Ulsan, Asan Medical Center, Seoul, South Korea

Rainer Kollmar
Universitätsklinikum Erlangen, Erlangen, Germany

Joshua Kornbluth
Department of Neurology, Division of Neurocritical Care, Johns Hopkins University, Baltimore, MD, USA

Sandeep Kumar
Department of Neurology, Beth Israel Deaconess Medical Center, Boston, MA, USA

Emre Kumral
School of Medicine, Ege University, Department of Neurology, Stroke Unit, Izmir, Turkey

Hyung Lee
Department of Neurology, Keimyung University School of Medicine, Daegu, South Korea

Didier Leys
Université Lille Nord de France, Lille, France

Eric Logigian
Department of Neurology, University of Rochester Medical Center, Rochester, NY, USA

Mauro Manconi
Neurocenter (EOC) of Southern Switzerland, Lugano, Switzerland

Elisabeth B. Marsh
Department of Neurology, Johns Hopkins University, Baltimore, MD, USA

Randolph S. Marshall
Stroke Division, Department of Neurology, Columbia University Medical Center, New York, NY, USA

Isabel P. Martins
Centro de Estudos Egas Moniz, Department of Neurology, Hospital de Santa Maria, Faculdade de Medicina de Lisboa, Lisbon, Portugal

Josep Lluís Martí-Vilalta
Acute Stroke Unit, Department of Neurology, Hospital de la Santa Creu i Sant Pau, Universitat Autònoma de Barcelona, Barcelona, Spain

Heinrich P. Mattle
Department of Neurology, University Hospital of Berne, Berne, Switzerland

Jérome Mawet
Department of Neurology, Lariboisiere Hospital, Paris, France

Mikael Mazighi
INSERM U-698, Clinical Research in Atherothrombosis and Denis Diderot University, Paris VII, Neurology and Stroke Department, Hôpital Bichat, Paris, France

Patrik Michel
Stroke Unit (Neurology Service), Centre Hospitalier Universitaire Vaudois and University of Lausanne, Lausanne, Switzerland

Jay Preston Mohr
Doris and Stanley Tananbaum Stroke Center, Neurological Institute, Columbia Medical Center, New York City, NY, USA

Thierry Moulin
Service de Neurologie, Centre Hospitalier Universitaire, Besançon, France

Sandra Narayanan
Department of Neurosurgery and Neurology, Wayne State University, Detroit, MI, USA

Kwang-Yeol Park
Chung-Ang University Hospital, Seoul, Korea

Florence Pasquier
Université Lille Nord de France, Lille, France

Charles Pierrot-Deseilligny
Salpêtrière Hospital, Paris, France

Nils Petersen
Department of Neurology, Columbia University, New York, NY, USA

Raymond Reichwein
Penn State University, Hershey, PA, USA

E. Bernd Ringelstein
Department of Neurology, University Hospital of Munster, Munster, Germany

Gabriel J. E. Rinkel
Professor of Neurology, University Medical Center Utrecht, Utrecht, the Netherlands

Elliott D. Ross
Professor of Neurology, University of Oklahoma Health Science Director, VA Center for Alzheimer and Neurodegenerative Disorders, Oklahoma City, OK, USA

Arnaud Saj
Department of Neurosciences, University of Geneva, Geneva, Switzerland

Martin A. Samuels
Department of Neurology, Brigham and Women's Hospital, and Harvard Medical School, Boston, MA, USA

Jeremy D. Schmahmann
Ataxia Unit, Cognitive and Behavioral Neurology Unit, Laboratory for Neuroanatomy and Cerebellar Neurobiology, Department of Neurology, Massachusetts General Hospital, Harvard Medical School, Boston, MA, USA

Stefan Schwab
Department of Neurology, University of Erlangen, Erlangen, Germany

Florian Stögbauer
Department of Neurology, University Hospital of Münster, Münster, Germany

Mathias Sturzenegger
Department of Neurology, University Hospital of Berne, Berne, Switzerland

Laurent Tatu
Laboratoire d'Anatomie, UFR Sciences Médicales et Pharmaceutiques, Université de Franche-Comté, and Service d'Explorations et Pathologies Neuromusculaires, Centre Hospitalier Universitaire, Besançon, France

Pariwat Thaisetthawatkul
Department of Neurological Sciences, University of Nebraska Medical Center, Nebraska Medical Center, Omaha, NE, USA

Dagmar Timmann
Department of Neurology, University of Duisburg-Essen, Essen, Germany

Jan van Gijn
Emeritus Professor of Neurology, University Medical Center Utrecht, Utrecht, the Netherlands

Ana Verdelho
Department of Neurosciences, Hospital Santa Maria, Lisbon, Portugal

Francois Vingerhoets
Department of Neurology, DNC, CHUV-UNIL, Lausanne, Switzerland

Patrik Vuilleumier
Department of Neurology, University Hospital of Geneva, Geneva, Switzerland

Fabrice Vuillier
Laboratoire d'Anatomie, UFR Sciences Médicales et Pharmaceutiques, Université de Franche-Comté; Service d'Explorations et Pathologies Neuromusculaires and Service de Neurologie, Centre Hospitalier Universitaire, Besançon, France

Eelco F. M. Wijdicks
Professor of Neurology, Chair, Division of Critical Care Neurology, Mayo Clinic, Rochester, MN, USA

Shirley H. Wray
Longitudinal Mentor of Neurology, Harvard Medical School, and Unit for Neurovisual Disorders, Department of Neurology, Massachusetts General Hospital, Boston, MA, USA

Wendy C. Ziai
Neurosciences Critical Care Division, The Johns Hopkins University School of Medicine, Baltimore, MD, USA

目次

第1部　臨床症候

第1章　不全片麻痺とその他の運動麻痺　1
Adrià Arboix, Josep Lluís Martí-Vilalta（高嶋修太郎）

第2章　感覚障害　11
Jong S. Kim（高嶋修太郎）

第3章　小脳性運動失調　21
Dagmar Timmann, Hans Christoph Diener（高嶋修太郎）

第4章　小脳脳卒中の認知行動症状：小脳における運動制御と機能局在との関係　31
Jeremy D. Schmahmann（星野晴彦）

第5章　脳血管疾患における頭痛　50
Conrado J. Estol（星野晴彦）

第6章　眼球運動異常　62
Charles Pierrot-Deseilligny, Louis R. Caplan（守屋里織）

第7章　大脳性視覚障害　72
Jason J.S. Barton, Louis R. Caplan（守屋里織）

第8章　視覚症状　94
Shirley H. Wray, Louis R. Caplan（守屋里織）

第9章　前庭症候群と回転性めまい　112
Marianne Dieterich, Thomas Brandt（守屋里織）

第10章　脳卒中における聴力障害　126
Hyung Lee, Robert W. Baloh（守屋里織）

第11章　脳卒中における異常運動　138
Joseph Ghika（山形真吾）

第12章　脳卒中とてんかん　151
Christopher F. Bladin, Geoffrey A. Donnan（山形真吾）

第13章　脳卒中における睡眠覚醒障害　159
Carlo W. Cereda, Mauro Manconi, Claudio L. Bassetti（山形真吾）

第14章　昏睡と意識障害　171
Eelco F.M. Wijdicks（山形真吾）

第15章　脳卒中と失語症　177
Elisabeth B. Marsh, Argye E. Hillis（山形真吾）

第16章　興奮とせん妄　188
John C.M. Brust, Louis R. Caplan（山形真吾）

第17章　前頭葉症候群　198
Nils Petersen, Paul Eslinger, Raymond Reichwein, Randolph S. Marshall（卜蔵浩和）

第18章　記憶障害　205
José M. Ferro, Isabel P. Martins（卜蔵浩和）

第19章　深部白質脳卒中における神経行動学的症状　214
José M. Ferro, Ana Verdelho（星野晴彦）

第20章　右大脳半球症候群　222
Elliott D. Ross, Louis R. Caplan（星野晴彦）

第21章　脳卒中後の認知症　236
Didier Leys, Florence Pasquier（後藤淳）

第22章　気分障害　246
Randolph S. Marshall（星野晴彦）

第23章　失認，失行，脳梁離断症候群　258
Arnaud Saj, Patrik Vuilleumier（後藤淳）

第24章　脳卒中における末梢神経筋症状　278
Pariwat Thaisetthawatkul, Eric Logigian（後藤淳）

第25章　脳卒中における心症状と自律神経症状　285
Erica C.S. Camargo, Martin A. Samuels（星野晴彦）

第26章　構音障害　296
Joshua Kornbluth, Edward Feldmann（星野晴彦）

第27章　嚥下障害と誤嚥　303
Sandeep Kumar（関根真悠）

第28章　呼吸機能障害　309
Emmanuel Carrera, Francois Vingerhoets（関根真悠）

第 2 部　血管局在性症候

第 29 章　脳の血管支配領域　319
Laurent Tatu, Thierry Moulin, Fabrice Vuillier, Julien Bogousslavsky（足立智英）

第 30 章　中大脳動脈領域の脳卒中　334
Jay Preston Mohr, Julia Kejda-Scharler（足立智英）

第 31 章　前大脳動脈領域の脳卒中　353
John C.M. Brust（足立智英）

第 32 章　前脈絡叢動脈領域の脳卒中　363
Cathy Helgason, Louis R. Caplan（足立智英）

第 33 章　視床の梗塞と出血　374
Emmanuel Carrera, Louis R. Caplan, Patrik Michel（足立智英）

第 34 章　尾状核の梗塞と出血　383
Chin-Sang Chung, Louis R. Caplan（足立智英）

第 35 章　後大脳動脈領域の脳卒中　390
Claudia Chaves, Louis R. Caplan（足立智英）

第 36 章　テント上/下の占拠性脳梗塞　403
Julian Bösel, Stefan Schwab, Rainer Kollmar（大木宏一）

第 37 章　多発性脳梗塞と両側大脳半球梗塞　410
Emre Kumral（大木宏一）

第 38 章　中脳の梗塞と出血　423
Marc Hommel, Louis R. Caplan（大木宏一）

第 39 章　橋の梗塞と出血　431
Chin-Sang Chung, Louis R. Caplan（大木宏一）

第 40 章　延髄の梗塞と出血　444
Jong S. Kim（大木宏一）

第 41 章　小脳の梗塞　452
Mikael Mazighi, Pierre Amarenco（阿久津二夫）

第 42 章　境界領域の梗塞　463
E. Bernd Ringelstein, Ralf Dittrich, Florian Stögbauer（阿久津二夫）

第 43 章　古典的ラクナ症候群　483
Ahamad Hassan, John Bamford（阿久津二夫）

第 44 章　大脳基底核の出血　491
Chin-Sang Chung, Kwang-Yeol Park, Louis R. Caplan（阿久津二夫）

第 45 章　脳葉型（皮質下）の出血　498
Carlos S. Kase（阿久津二夫）

第 46 章　脳室内出血　508
Wendy C. Ziai, Daniel Hanley（阿久津二夫）

第 47 章　くも膜下出血　516
Jan van Gijn, Gabriel J.E. Rinkel（阿久津二夫）

第 48 章　脳静脈血栓症　523
Jérome Mawet, Isabelle Crassard, Marie-Germaine Bousser（荒川千晶）

第 49 章　頸動脈閉塞症　535
Seemant Chaturvedi, Sandra Narayanan（荒川千晶）

第 50 章　頸部動脈解離　541
Marcel Arnold, Heinrich P. Mattle, Mathias Sturzenegger（荒川千晶）

第 51 章　頭蓋内動脈解離　547
Conrado J. Estol, Louis R. Caplan（荒川千晶）

第 52 章　後方循環の大血管血栓塞栓症に関連する症候群　554
Louis R. Caplan（星野晴彦）

第 53 章　脊髄卒中　572
Mathias Sturzenegger（荒川千晶）

索引　586

日本語版凡例

日本語版『脳卒中症候群』の記述は，全体を通じて下記の事項を基本として編集されている。
・臨床神経学関連用語については『神経学用語集(改訂第3版)』(日本神経学会用語委員会 編，文光堂)に準じた。
・一般的な臨床医学関連用語については『日本医学会 医学用語辞典 英和(第3版)』(日本医学会医学用語管理委員会 編，南山堂)に準じた。
・ただし，監訳者・訳者の判断で，上記とは異なった訳語を採用した場合もある。混乱が生じないよう統一には注意を払ったが，不十分な点が残っているかもしれない。そのような箇所に気づかれた場合は編集部までご一報いただきたい。

注 意

医学は，とどまることのない科学である。新しい研究や臨床経験によってわれわれの知識が広がれば，治療や薬物療法の変更が必要になる。本書の著者(監訳者，訳者)ならびに発行者は，完全で，なおかつ，出版の時点で受け入れられている標準に基本的に合致した情報を提供すべく，信頼しうる情報源を参照しながら作業を進めてきた。しかしながら，人間にありがちな間違いの可能性や，医学の変化の早さを考慮すると，著者(監訳者，訳者)にも発行者にも，また本書の準備と出版にかかわったすべての者にも，本書の中の情報があらゆる点で正確であるとも，完全であるとも保証することはできないし，また，こうした情報の利用がもたらす過誤，遺漏，結果などに対して責任を負うこともできない。読者には，本書にある情報を，別の情報源によって確認されることをすすめる。読者には，たとえば投与を考えている薬物に同封されている添付文書を参照し，本書の情報が正確であり，本書で推奨される投与量や禁忌に変更がないことを確認するよう特にすすめたい。このことは，新薬や使用頻度が低い薬物に関しては特に重要である。

CHAPTER 1

不全片麻痺とその他の運動麻痺

Adrià Arboix and Josep Lluís Martí-Vilalta

運動麻痺の概念

motor weakness

　運動麻痺とは，動作を行うために必要な筋力を随意的に行使することができないことである．動作とは，体の一部を空間的に動かすことである．動作は，筋肉，通常は横紋筋の収縮によって行われ，随意的に，無意識的に，あるいは反射的に力が入り，錐体路 *pyramidal tract*，運動神経，筋肉，関節が関与して，筋力が行使される．正確な動作を行うためには，感覚，感覚神経，小脳や錐体外路系などの多様な神経系の機能が作用して，適切な筋緊張，協調性，および平衡感覚が供給されなければならない．

　随意運動の障害である不全麻痺 *paresis* または完全麻痺 *plegia* は，錐体路障害に起因し，脳血管疾患が原因疾患の1つである．錐体路障害以外でも，感覚路などの入力路の障害，小脳病変に関連する協調運動障害，錐体外路系の病変，失行や遂行機能の低下を生じる大脳皮質の病変などでも随意運動の障害が起こる[1]．

　病変部位により運動分離 *movement dissociation* が生じ，随意運動の障害，無意識な運動（不随意運動）の障害，反射的運動の障害が選択的に起こりうる．たとえば，大脳皮質の病変では，随意運動のみが障害され，無意識な運動や反射的な運動は保たれる．一方，側頭葉深部や基底核の病変では，無意識な運動が障害されるが，随意運動は保たれる[2]．

　運動障害の特徴を診断する際に，現病歴 *medical history* は最初の最も重要な要素である．心疾患による脳塞栓の既往，糖尿病などの危険因子，頸部損傷などによる既存の運動障害などの既往歴も，運動麻痺の解析にはきわめて重要である．運動麻痺が急性にあるいは亜急性に発症した際，臨床症状の時間経過（持続性，間欠性，進行性），運動麻痺の分布，さらに，合併する症状が，病因診断に結びつく[1,3]．

　神経学的診察により，運動麻痺の型や合併症状を確定することで，病変の部位，性質，原因，機序などを類推することができる．診断する際には，その病変を起こしうる他の病因がないか，鑑別診断も必要である．最終的に，補足的な検査の結果を考慮して，臨床診断を確定，あるいは除外して，治療方針を構築する[1,3]．

運動麻痺に関する神経解剖学的考察

　ヒトでは，皮質脊髄路 *corticospinal tract* の軸索のほぼ60％は一次運動野 *primary motor area* から起始し，残りは運動前野 *premotor area*，補足運動野 *supplementary motor area*，頭頂葉 *parietal lobe* からである．一次運動野は体部位局在 *somatotopic representation* を呈し，体の部位とそれを支配する脳の領域との間に対応関係がある．脳の部位に体部位局在の地図を描いたものをホムンクルス *homunculus* という．しかしながら，最近の研究では，一次運動野の中のさまざまな部位が複数の局在と対応することが示唆されている[4]．

　皮質脊髄路は，一次運動野や補足運動野から下行して，放線冠 *corona radiata* を通り，内包 *internal capsule* を経由してさらに下行する（図1.1）．内包における皮質脊髄路の位置に関しては，1883年にCharcotが提示し，1901年にDéjerineが記述した古典的仮説があり，そこでは皮質延髄路 *corticobulbar tract* あるいは膝神経路 *geniculate tract* は内包膝部を通り，皮質脊髄路は内包後脚の前部を占めていると想定されている．この局在の仮説は，Testut，Bricort，

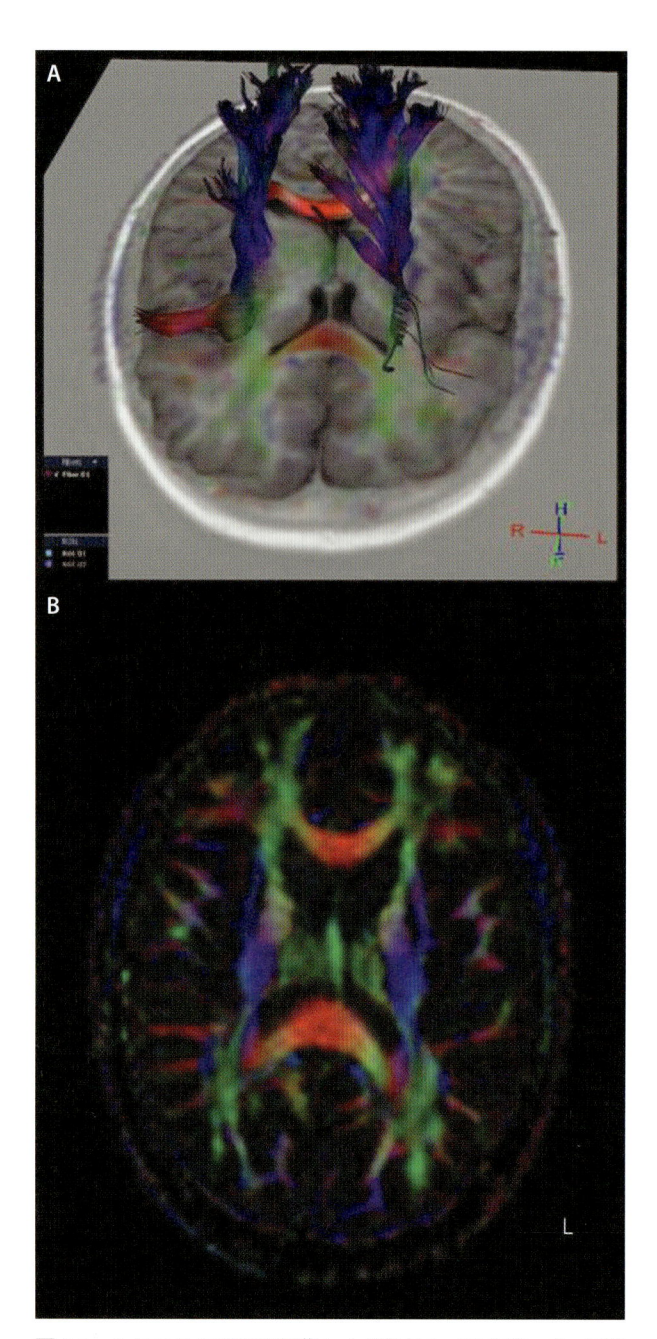

図 1.1 3テスラの磁場で撮像した拡散テンソル画像. **A**：局所の拡散異方性に従ってカラーコード化した主な脳神経束の二次元画像. **B**：上下方向の神経路を強調した三次元画像で, 内包の線維や錐体路を含んでいる.
（Dr. J. Pujol のご厚意による）

Lazhortes らによっても支持されている[4]. この伝統的な見解では, 頭部に対応する線維は前脚を, 口・咽頭・喉頭に対応する線維は膝部を, 上肢に対応する線維は内包後脚の前部を, そして, 下肢に対応する線維はより後方を通過するとされている. 一方, Pierre Marie は 1902 年に, またそれより前の 1855 年にも Bennet と Campbell が, 錐体路が内包のより後方を通過することを提示していたが, 多くの専門家には受け入れられていなかった[5].

その後, 筋萎縮性側索硬化症の患者での臨床解剖学的研究により, 錐体路がより後方に位置することが確認された. これらの発見は 1963 年に Bertrand が行った定位脳刺激研究の結果とも一致し, さらに, 1975 年に Eglander が, 1977 年に Hanaway が行ったラクナ梗塞における臨床解剖学的研究とも一致したことから, 錐体路は内包のより後方（内包後脚の中心から後方 1/3 の間）に位置することが示され, 古典的仮説は否定された. 最後に, 1980 年に Rodd は, 詳細な解剖学的研究により, 水平的に固定した位置関係ではなく, 錐体路の特徴的な体軸方向の位置関係を示した. 錐体路は内包後脚の後方半分へ徐々に移行し, 線維は内包後脚を斜めに通過し, 内包の尾側では, より後方に位置している[6]. したがって, 内包後脚の前後に顔面-上肢-下肢が体部位局在していることは, 古典的仮説と最近の知見を結びつけ, それが正しいことを示している. 1976 年に Rottenberg が報告した内包後脚の無症候性転移性腫瘍を引用して, 1982 年に Tredici らは, 錐体路の位置や分布に関しては, 個々による解剖学的多様性が存在する可能性を強調した[7].

錐体路の線維は, 延髄錐体に入る前に脳幹, すなわち中脳の大脳脚と橋底部を通過する（図1.2）. 橋の顔面神経核の吻側部は上顔面筋を支配する線維を出し, 尾側部は下顔面筋を支配する線維を出す. 顔面神経の線維の尾側へのループは延髄まで下行しているので, 延髄錐体や延髄内側部の病変で, 対側の中枢性顔面神経麻痺が発現する.

延髄と脊髄の接合部では, 皮質脊髄路の 75〜90% の線維は, 対側へ交叉して脊髄の前外側部に位置する. しかしながら, さまざまな比率で交叉しないままの線維もある. これらの非交叉の線維は, 前角の内側部にある運動神経に投射し, 体幹の運動に関係する体軸筋や近位筋を支配している[1,3].

脳の別の場所に限局した損傷に起因して, 脳のある部位に機能低下や機能損失が生じる遠隔機能障害 *diaschisis* の可能性も考慮すべきである. 遠隔機能障害とは, 機能的に神経連絡がある脳の他の遠隔域における病変が, その部位に機能的抑制作用をもたらすことを説明するために von Monakow が提案した用語である[8].

錐体路性麻痺：臨床症候, 血管局在, 予後の分析

pyramidal paresis

運動麻痺は, 主に, 交叉した皮質脊髄路の障害に起因する[3,4].

運動麻痺のパターンを, 病巣の局在と関連づけて評価する

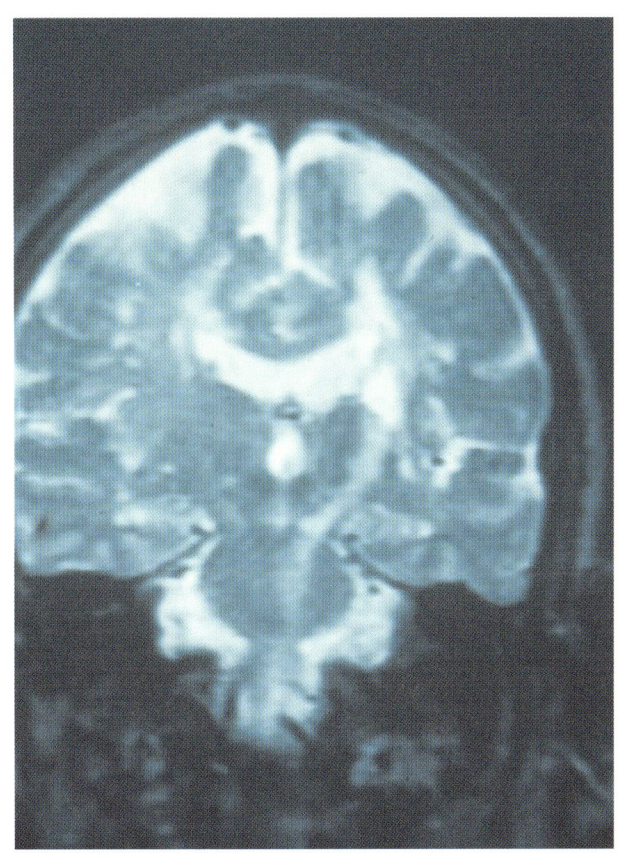

図1.2 MRI（1.5テスラ）のT2強調画像の冠状断で，陳旧性脳梗塞がある内包後脚から延髄にかけて，長い帯状の高信号域が認められ，錐体路のWaller変性を示唆している．
（Dr. J. Pujolのご厚意による）

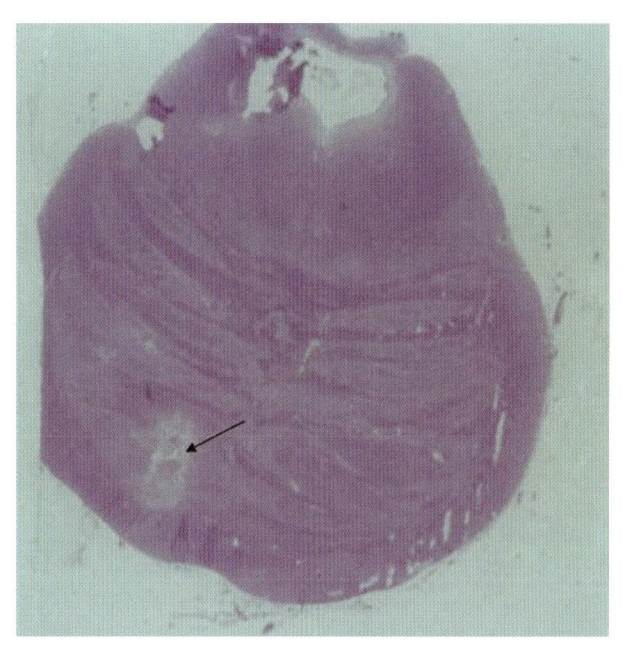

図1.3 病理組織所見（hematoxylin-eosin染色）．傍正中橋動脈の灌流領域である橋結節にラクナ梗塞（矢印）が認められる．

ことは，臨床的に病巣を診断する際に有用である[9]．重症度の評価は，急性期において，予後の判断，血栓溶解療法などの治療の危険性や有益性の判断，そして，患者に機能的な管理やリハビリテーションを行う際に役に立つ．運動麻痺の重症度を定量化するには，いくつかの方法，たとえば，Medical Research Council Scale，National Institute of Health Stroke Scale（NIHSS），Scandinavian Neurological Stroke Scaleなどがある．これらは，運動麻痺の程度を具体的に定義しており，検者間での信頼性は比較的高い[10]．

（不全）片麻痺
hemiparesis

ほとんど（80～90％）の脳卒中患者は，運動症状や運動徴候を呈する．しかしながら，運動麻痺がなくても，運動無視 *motor neglect*，失行 *apraxia*，視覚性運動失調 *visuomotor ataxia* などによって重度の障害が現れることもある．そして，重度の失調性歩行が，運動障害には全く関係ないときもある．上肢，下肢，肩，臀部のすべてが同程度の不全片麻痺は，最も一般的な運動障害のパターンであり，少なくとも2/3の症例で認められる[3,4]．

■ 顔面上下肢型（不全）片麻痺
faciobrachiocrural hemiparesis

上下肢が同程度の片麻痺で，片側の感覚障害や言語障害（失語や構音障害）を伴う場合は，一般に中大脳動脈 *middle cerebral artery* 領域を含む広範なテント上病変が示唆される．そのような患者では，片麻痺のみの患者に比較して，重度の運動麻痺を呈する．末梢優位の片麻痺の場合は，大脳皮質病変が示唆され，言語障害を伴う場合は，優位半球の大脳皮質病変が示唆される[3,4]．Roland動脈を含む中大脳動脈の皮質枝全体の梗塞に起因する完全片麻痺 *hemiplegia* の場合は，上腕優位の片麻痺を呈し，末梢優位の運動麻痺は稀である[9]．近位筋優位の片麻痺は，前Roland動脈を含む運動前野の病変に起因するが，一次運動野の病変では起こらない．このような麻痺では，主に腕を外転したり挙上したりする肩甲部の筋肉やすべての殿部の筋肉が同程度に麻痺し，下肢よりも上肢の機能低下が目立つ[3,9]．近位筋優位の片麻痺は，前大脳動脈と中大脳動脈の境界領域梗塞に起因する．初発の皮質下梗塞による不全片麻痺34例の臨床研究において，近位筋優位の片麻痺15例の病巣は一様に放線冠の中心部に及び，内包後脚の後方の半分は，ほとんどの症例で梗塞を免れていた[11]．

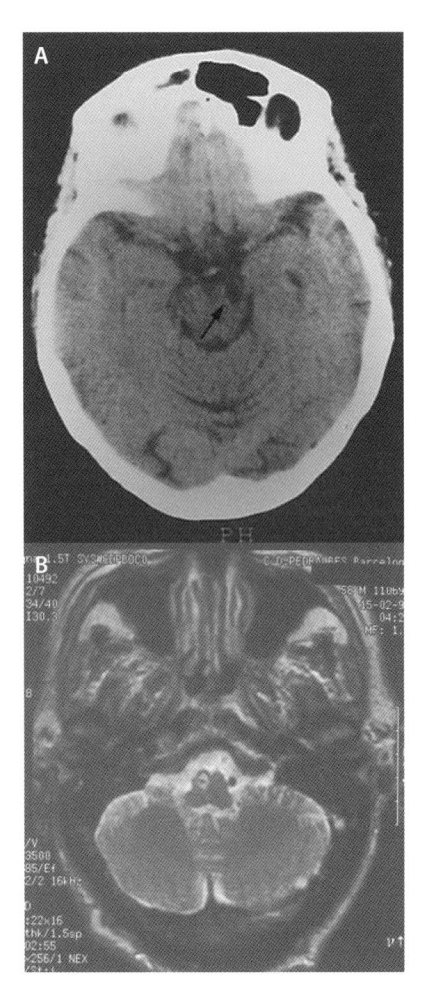

図1.4 A：頭部CTで描出された中脳底部（大脳脚）のラクナ梗塞（矢印）．B：頭部MRIで確認された延髄錐体梗塞．両症例とも純粋運動性片麻痺を呈した．

表1.1 Sagrat Cor Hospital Stroke Registryに登録された純粋運動性脳卒中および感覚運動性脳卒中を呈した急性期ラクナ梗塞患者における運動麻痺の分布[20]

運動麻痺の分布	純粋運動性脳卒中 (n=128)	感覚運動性脳卒中 (n=41)
顔面，上肢，下肢	112 (76%)	39 (95%)
顔面，上肢	6 (4%)	1 (2.5%)
上肢，下肢	16 (10%)	1 (2.5%)
顔面	6 (4%)	
上肢	4 (3%)	
下肢	4 (3%)	

劣位半球における前頭前動脈や頭頂葉前部を含む病変では，運動性半身無視 motor hemineglect が生じ，体の半身を動かさなくなる．中大脳動脈領域の大梗塞は，心原性脳塞栓症や内頸動脈の閉塞あるいは解離に起因する[4,9]．

■ 純粋運動性（不全）片麻痺
pure motor hemiparesis

純粋運動性片麻痺は，純粋運動性脳卒中 pure motor stroke ともいわれ，ラクナ症候群 lacunar syndrome で最も頻度が高い（報告にもよるが，ラクナ症候群の1/2〜2/3を占める）[12-17]．ある脳卒中急性期の登録研究では，純粋運動性脳卒中は，すべての初発脳卒中のうちの12.7%を占め，ラクナ症候群の50%を占めた[15]．内包後脚，放線冠，そして橋（図1.3）が最も頻度の高い病巣である[12-16]．中脳梗塞（図1.4A）や延髄錐体梗塞[18]（図1.4B）は特異な症例として報告されている．

純粋運動性片麻痺は，臨床的にラクナ症候群として最初に認識された．その臨床的特徴は，顔面，上肢，下肢を含む半身の片麻痺を呈するか，あるいは，顔面上肢型または上下肢型の一様あるいは一様ではない不全片麻痺であり，感覚障害，視覚障害，意識障害，高次脳機能障害などは伴わない．顔面と上肢の全体，あるいは，上下肢の全体を含む運動麻痺のみの場合もラクナ症候群とされるが，たとえば手のみに生じた麻痺など，より限局した運動麻痺の場合は，ラクナ症候群ではなくて大脳皮質の病変である可能性が高い[19]（表1.1）．内包後脚の後方のラクナ梗塞では，下肢優位の運動麻痺が起こる．ラクナ梗塞ではない純粋運動性片麻痺も2〜15%は存在する[20]．脳血管性の純粋運動性片麻痺に関するFisherとCurryによる1965年の報告の後，いくつかの論文で他の原因によるさまざまなラクナ症候群が報告された．それらには，運動皮質のノカルジア脳膿瘍，脳出血に対する開頭術後の虚血性脳浮腫，頸部での内頸動脈閉塞，大脳皮質枝の梗塞，脳底動脈血栓症の進行による橋の腹内側部の梗塞などの症例が含まれる．また，小さな脳出血後にラクナ症候群を呈した例も少数報告されている[20]（図1.4）．

純粋運動性脳卒中の連続222例において，ラクナ梗塞は185例（85%），ラクナ梗塞以外の脳梗塞は23例（10.5%）（アテローム血栓性脳梗塞：12例，心原性脳塞栓症：7例，原因不明：3例，その他：1例），そして，脳出血によるラクナ症候群は10例（4.5%）であった[15]．

■ 顔面上肢型（不全）片麻痺
faciobrachial hemiparesis

顔面上肢型片麻痺とは，下肢を含まない片麻痺の1つの病型である．大多数の症例では，顔面上肢型片麻痺は，中大脳動脈の皮質枝領域の梗塞に起因する．また，皮質下梗塞の症例では，レンズ核線条体動脈全域の梗塞や外側レンズ核線条体動脈領域の梗塞もしばしばみられる．脳主幹動脈病変や心原性脳塞栓症が主な原因であり，小血管病は稀である．最近の報告では，顔面上肢型の純粋運動性片麻痺22例中4例が，

中大脳動脈の皮質枝領域の非ラクナ性の皮質梗塞であった[21]．ただし，ラクナ梗塞に起因する顔面上肢型の純粋運動性片麻痺は，純粋運動性のラクナ症候群の患者の4%のみである[22]（表1.1）．

■ 上下肢型(不全)片麻痺
brachiocrural hemiparesis

純粋運動性片麻痺で，顔面を含まない場合は，テント上病変よりも下部脳幹病変が疑われる．

上肢あるいは下肢の単麻痺 monoparesis は，すべての脳卒中症例の1.2～2.5%と稀である．また，その大多数は上肢の単麻痺であり，下肢の単麻痺は全脳卒中の0.2%である．純粋運動性単麻痺はラクナ梗塞ではほとんど起こらない[19,23]．限局した単麻痺は，臨床的にはラクナ梗塞のせいぜい4～6%である．単麻痺は主に中大脳動脈領域の大脳皮質や皮質下の小梗塞に起因する．したがって，限局した単麻痺はラクナ症候群ではない．限局した単麻痺52例の中で，心原性脳塞栓症は15.7%，アテローム血栓性脳梗塞は9.8%，小血管病が39.2%，出血性脳卒中は23.5%であった[24,25]．最近の臨床研究では，下肢の純粋単麻痺は，内包後脚，放線冠，そして前大脳動脈領域の梗塞に起因していた[26]．

構音障害・手不器用症候群 dysarthria-clumsy hand syndrome は，稀なラクナ症候群の1つで，予後は良好である．入院患者を対象とし，12年間にわたり登録された脳卒中急性期の2,500例のうち，35例が構音障害・手不器用症候群を呈した．構音障害・手不器用症候群は，すべての脳卒中の1.69%，虚血性脳卒中の1.9%，そして，ラクナ症候群の6.1%であった[27]．臨床的特徴としては，中等度から重度の構音障害があり，中枢性顔面麻痺を伴い，同側の深部腱反射が亢進し，Babinski反射が陽性で，たとえば書字のような上肢の巧緻運動障害を伴う．しかし，重篤な運動麻痺は伴わない．構音障害・手不器用症候群は，運動失調不全片麻痺 ataxic hemiparesis の1つの亜型であると考える者もいる[19]．梗塞巣は主に内包の前脚，膝部，膝部近傍や橋の吻側傍正中部に認められるが，小脳脚や放線冠などの他の病巣に起因したという報告もある[28-30]．46%の患者では神経障害が消失するので，構音障害・手不器用症候群は最も予後が良好なラクナ症候群である[27]．ラクナ梗塞に起因しない構音障害・手不器用症候群は7%未満であり，非ラクナ梗塞，脳出血，感染症などに起因して生じる．

顔面筋に限局した不全麻痺が脳卒中で生じることは稀である．顔面筋に限局した麻痺はラクナ梗塞の患者の6%程度にみられる．ラクナ梗塞227例の神経画像研究では，顔面筋に限局した麻痺の3例は内包膝部に，1例は橋に梗塞巣が確認された[31]．別の研究では，内包から放線冠の病巣が強調され，これらの患者の多くは構音障害も伴っていた．構音障害のみ，あるいは顔面筋に限局した不全麻痺は，構音障害・手不器用症候群の極端な亜型と考えられ，主に放線冠，基底核，内包，あるいは橋のラクナ梗塞に起因する[32]．

手に対応する脳の運動領域は，水平断では逆オメガ（Ω）あるいはイプシロン（ε）様に中心前回の特定の部位（precentral knob）に位置している．この領域の病変は，手に限局した麻痺を生じさせる．頭頂葉の病変でも手に限局した麻痺を呈する可能性がある[33]．これは，中心前回の皮質梗塞に起因して特定の指に選択的に麻痺が起こるので，末梢神経性偽性麻痺 peripheral pseudoparalysis といわれる．伝統的に，橈側の指は中心前回の外側に，尺側の指は内側に局在していると考えられている．この病因としては，頸動脈のアテローム血栓性脳梗塞（動脈原性 artery-to-artery 塞栓）と心原性脳塞栓症の2つが想定されており，これらの小さな脳塞栓症で，尺側や橈側の指の麻痺が発現すると考えられている[4,33]．中心前回の虚血性脳卒中で，対側の示指に優位な麻痺を呈するという報告もある[34]．

両側性の麻痺は，脊髄，両側大脳皮質，脳幹の梗塞で生じうる．意識障害を伴わない四肢麻痺と下位脳神経支配の顔面筋・咽喉頭筋・舌筋の麻痺の合併，すなわち，閉じ込め症候群 locked-in syndrome は，両側の皮質延髄路および皮質脊髄路の病変で生じ，主に脳底動脈閉塞や橋出血に起因する．両側の大脳前方境界領域梗塞[35]により，下肢に麻痺のない両側の上肢の麻痺をきたすことがある．これを，man-in-the-barrel syndrome という．この症候群は，筋萎縮性側索硬化症，脊髄疾患，末梢神経障害でも生じうる．

限局性で，急性の，上肢と片側あるいは両側の下肢の麻痺は，脊髄病変で発現することがある[1]．

■ その他の症状を伴う症候群

純粋運動性片麻痺に感覚障害を伴う症候は，いわゆる感覚運動症候群 sensorimotor syndrome，あるいは感覚運動性脳卒中 sensorimotor stroke として知られている．顔面上下肢型の完全あるいは不完全な錐体路障害と，同側半身の完全あるいは部分的な感覚障害を伴っている[36]．感覚運動性脳卒中はラクナ症候群であるが，ほとんどの場合，非ラクナ梗塞に起因する（表1.2）[20]．ラクナ梗塞患者において，感覚運動性脳卒中の69.5%は症候性の小血管病に起因しているが，その他の脳卒中の臨床病型も30.5%に認められる（図1.5）．この割合は他のラクナ症候群に比べて高い．

網膜あるいは前方の眼虚血に起因する同側の視覚障害の患者に，対側の不全片麻痺を伴う眼錐体路症候群 optopyramidal syndrome，あるいは半球梗塞を伴う眼脳症候群 opticocerebral syndrome がみられる場合は，内頸動脈閉塞

表 1.2 ラクナ梗塞によらないラクナ症候群に関連する項目[20]

項目	オッズ比（95％信頼区間）	p
統計，血管危険因子，臨床項目に基づいた解析		
心房細動	4.62（2.56～8.36）	0.0001
感覚運動性脳卒中	4.05（2.28～7.19）	0.0001
四肢麻痺	2.09（1.03～4.26）	0.042
突然発症	2.06（1.25～3.37）	0.004
年齢	0.96（0.94～0.98）	0.001

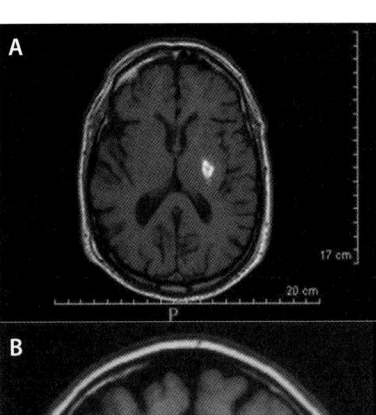

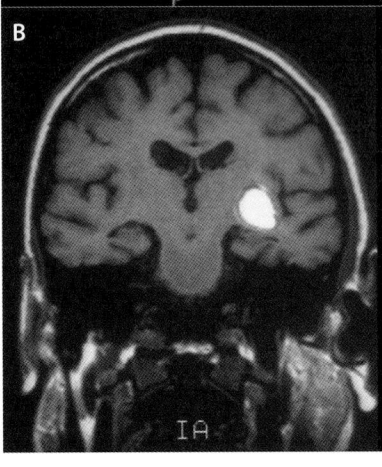

図 1.5 A：純粋運動性脳卒中の症例．T1強調画像で内包に高信号域を認め，内包出血が示唆された．B：感覚運動性脳卒中の症例．基底核に出血が認められた．

が示唆される[3]．

運動麻痺に脳神経麻痺の症状を伴う場合は，脳幹梗塞の可能性が示唆される．これは交代性脳幹症候群 *crossed brain-stem syndrome* という名称で知られており，12の脳神経の1つの麻痺と，対側の運動性あるいは感覚性の長経路 *long tract* の障害を伴うことが特徴である[3,37,38]．このような場合，どの脳神経が障害されたかによって脳幹病変の位置がわかる．

中脳 *midbrain* の病変による最も頻度の高い症候群[2,37,38]は，動眼神経麻痺と対側の錐体路障害を呈するWeber症候群，動眼神経麻痺と対側の小脳性運動失調を呈するClaude症候群，動眼神経麻痺と対側の舞踏病アテトーゼ *choreoathetosis*，半身痛覚脱失 *hemianesthesia* または振戦を呈するBenedikt症候群，動眼神経麻痺と対側の運動失調，眼瞼下垂，眼球の上転障害を呈するNothnagel症候群などである．上方注視麻痺と瞳孔異常を呈するParinaud症候群は，四丘板 *quadrigeminal plate* を含む病変を示唆する．

橋 *pons* の病変による症候群[3,37,38]としては，外転神経麻痺と対側に運動麻痺を呈するRaymond症候群，病巣側への注視麻痺と同側運動失調に加え，対側に不全片麻痺や半身痛覚鈍麻 *hemihypalgesia* を呈するRaymond-Cestan症候群，顔面神経麻痺と病巣側への注視麻痺および対側の片麻痺を呈するFoville症候群などである．傍正中橋動脈の閉塞によりMillard-Gubler症候群を発症し，病巣側の外転神経麻痺と顔面神経麻痺に加えて，対側に片麻痺や深部感覚障害を呈する．核間性眼筋麻痺 *internuclear ophthalmoplegia* は，水平注視の障害の1つで，病巣側の反対方向を注視する際に病巣側眼球の内転障害と対側眼球の外転時の眼振を呈する．これは橋の内側縦束の損傷で生じる（内側縦束症候群）．外転神経核近傍の傍正中橋網様体と内側縦束の両方が損傷されると，一眼半水平注視麻痺症候群 *one-and-a-half syndrome* が起こり，病巣側眼球の水平眼球運動が完全に障害され，対側眼球は内転障害を呈する．Brissaud-Sicard症候群では，橋病変により病巣側の片麻痺と対側の片側顔面攣縮を呈する．

舌因神経・迷走神経を含む延髄被蓋外側部の病変で発現するWallenberg症候群と，延髄外側症候群に加えて対側に片麻痺を呈する延髄片側部の病変によるBabinski-Nageotte症候群は，延髄病変に起因する症候群である．

小脳性運動失調を伴う錐体路障害は，運動失調不全片麻痺症候群を呈し，内包後脚あるいは橋の皮質橋小脳路，歯状核赤核視床皮質路，体性感覚性固有感覚路のラクナ梗塞で発現する[39-43]．放線冠や視床などのラクナ梗塞でも生じると報告されている．運動失調不全片麻痺では，下肢優位の錐体路障害と同側の運動失調が同時に存在する．上下肢の麻痺が同程度でないことは，麻痺の程度とは関係しない．ときに，運動失調不全片麻痺と考えられる片側下肢のみの麻痺を認めることがある．運動症状に一過性の感覚障害を伴う場合もあり，感覚鈍麻を伴う運動失調不全片麻痺症候群といわれる[44]．運動失調不全片麻痺の連続23例の研究では，入院中の死亡も退院時の神経症状も免れた症例は39％であった[43]．ラクナ梗塞以外の原因による運動失調不全片麻痺は7％未満であり，その原因としては非ラクナ梗塞[43-46]，脳出血[47]，脳腫瘍[48]，感染症[49]などである．

■ **失認** *agnosia*

さまざまな型の自己認識の障害があり，運動麻痺を伴うものもある．失認には，身体失認，病態失認，疾病無関心，片麻痺憎悪などがある．

身体失認 *asomatognosia*，あるいは半身身体失認 *hemiasomatognosia*（ギリシャ語で，"*a*"は「ないこと」，"*somatos*"は「体」，"*gnosis*"は「認知」を意味する）は，対側の半身に対する意識が欠失する病態であり，通常は左半身で生じ，右半球の頭頂葉後部の病変が原因である．患者は，（左）半身のすべての部位を認識できず，自分自身の半身がもはや存在しないかのように振る舞う．そして，一部の症例では，かつて自分の半身が存在していたことも否定する．ただし，通常は一過性の現象である．このことは Jean Lhermitte により初めて報告され[50]，半側空間無視のような体のイメージに関する他の障害と関連している．

病態失認 *anosognosia*（ギリシャ語で，"*nosos*"は「病気あるいは障害」を意味する）とは，Babinski[51] により紹介された用語で，通常は右頭頂葉病変に起因する左片麻痺が生じるが，片麻痺という運動障害を認識しないか，否定する病態のことである．

疾病無関心 *anosodiaphoria* は，McDonald Critchley[52] により紹介された用語で，片麻痺における病態失認の亜型であり，患者は半身麻痺の存在を過小評価するか，無頓着になる[52-54]．

片麻痺憎悪 *misoplegia*（ギリシャ語で，"*misos*"は「嫌うこと」，"*plegia*"は「麻痺」を意味する）とは，McDonald Critchley[55] により紹介された用語で，片麻痺の患者が麻痺した上下肢を病的に嫌うか，嫌悪感を示す病態である．

片麻痺および脳血管症候群の血管支配領域別の特徴

前大脳動脈 *anterior cerebral artery* 領域の脳卒中は全脳卒中の 2％ 未満と稀である．下肢優位の片麻痺（足の麻痺が最も重度で，近位部大腿の麻痺も同様に重度，しばしば，肩甲部の麻痺も認めるが，手の麻痺はない）は，主に前大脳動脈領域の大梗塞で認められ，一次運動野ではなく，傍矢状中心前野や補足運動野の障害に関連している．顔面と上肢の麻痺は，皮質脊髄路の麻痺に起因するのではなく，内側運動前野あるいは運動前野の関連領域の損傷による運動無視に起因する[56]．左半球の梗塞では，無言症，超皮質性運動性失語，片麻痺，そして，しばしば左上肢の失行を呈する．一方，右半球の病変では，急性昏迷状態，片麻痺，運動無視を呈する[3,57]．ときに，麻痺が一様に現れる症例もあり，前大脳動脈領域の脳卒中と中大脳動脈領域の脳卒中を区別できなくなることがある[56]．

中大脳動脈領域と前大脳動脈領域の両方に及ぶ梗塞では，梗塞部位が大脳の広範にわたり，細胞障害性脳浮腫の発生から 24〜96 時間以内に圧排効果 *mass effect* を引き起こす脳浮腫を合併する．その結果，臨床的に重症化し，脳幹圧迫により死に至る場合もある[3]．

後大脳動脈 *posterior cerebral artery* 領域の梗塞の主な臨床症状は，半盲やその他の視野障害である[57-60]．後大脳動脈領域梗塞では，麻痺を伴わないことが多いが，大脳脚（大脳脚の穿通枝や前回旋動脈の領域）の梗塞に起因して，ときに不全片麻痺を呈することもある[60]．後大脳動脈領域梗塞の多くは，心原性塞栓に起因する[61]．

椎骨脳底動脈 *vertebrobasilar artery* 領域において急性の多発性脳梗塞を発症する場合は，脳底動脈と後大脳動脈の分岐部の塞栓に起因する脳底動脈先端症候群 *top-of-the-basilar syndrome* のことが多く，後頭葉，視床，中脳，小脳上部に梗塞病変が生じている[62]．これらの病変は，心原性塞栓か，動脈原性塞栓に起因する．

小脳梗塞 *cerebellar infarction* において運動麻痺がある場合は，脳幹の梗塞病変や脳浮腫による脳幹への圧迫が想定される．偽性腫瘍性の小脳梗塞や小脳出血では，救命目的で除圧術が行われる[3,62]．

橋梗塞 *pontine infarction* には，5 つの主な臨床病型がある[3,62,63]．すなわち，腹内側部，腹外側部，被蓋側部，両側，そして片側に多発性脳梗塞を呈する症候群である．橋腹内側梗塞は，通常は大梗塞で，重度の顔面上下肢型片麻痺を呈し，運動失調や構音障害は伴うこともあれば伴わないこともある．一方，橋腹外側梗塞は，通常は小梗塞で，ラクナ症候群による軽い運動麻痺を呈する．尾側あるいは中位の橋腹内側梗塞では，重度の片麻痺を呈するが，同程度の大きさの橋吻側梗塞では，麻痺は軽微であったり，なかったりする．顔面の軽い麻痺は，ほとんどの場合，運動麻痺と同側であり，上位あるいは中位の橋の腹側部と被蓋部の境界部で核上性神経線維の損傷に起因する．

延髄梗塞 *medullary infarction* は，内側型，外側型，混合型に分類される[3,62]．延髄内側梗塞では，運動麻痺は一般に対側に現れ，上下肢の末梢，特に上肢がより重度である．延髄内側梗塞には，4 つの主な臨床病型がある．すなわち，（i）Déjerine 症候群（対側の片麻痺と深部覚障害）および同側の舌麻痺，（ii）舌麻痺を伴わない感覚運動性脳卒中，（iii）しばしば眼振を伴う不全片麻痺，（iv）両側の錐体梗塞による四肢麻痺，の 4 病型である．延髄外側梗塞は，Wallenberg 症候群を呈する．内側と外側の混合性または片側の延髄梗塞は，Babinski-Nageotte 症候群を呈する．この症候は，通常，同側の頭蓋内椎骨動脈の閉塞から二次的に発現する．

表1.3 前大脳動脈，中大脳動脈，後大脳動脈領域の梗塞と関連する項目[57]

項目	オッズ比(95%信頼区間)	p
前大脳動脈領域梗塞と中大脳動脈領域梗塞の対比 統計，血管危険因子，臨床項目に基づいた解析		
言語障害（構音障害，失語）	0.48(0.27〜0.85)	0.012
意識障害	0.31(0.11〜0.88)	0.028
前大脳動脈領域梗塞と後大脳動脈領域梗塞の対比 統計，血管危険因子，臨床項目，組織分布，病因に基づいた解析		
運動障害	9.11(3.8〜21.8)	0.0001
心原性脳塞栓症	2.49(1.21〜5.14)	0.013
感覚障害	0.35(0.17〜0.74)	0.006

表1.4 中大脳動脈領域梗塞における入院中の死亡率に関連する項目[69]

項目	オッズ比(95%信頼区間)	p
統計，血管危険因子，臨床項目に基づいた解析		
早期のけいれん発作	4.49(1.77〜11.40)	0.002
年齢（>85歳）	2.61(1.88〜3.60)	0.0001
心房細動	2.57(1.89〜3.49)	0.0001
運動麻痺	2.55(1.40〜4.66)	0.002
心不全	2.33(1.43〜3.80)	0.0001
感覚障害	2.29(1.68〜3.12)	0.0001

再発性脳卒中は，偽性球麻痺症候群 pseudobulbar syndrome を引き起こし，構音障害，嚥下障害（主に液体），表情筋の障害（強制泣き笑い）のThurelの三徴を呈する[64]．さらに，独特な歩行（小刻み歩行），歩行失調，不随意な排尿切迫などの症状も伴う．高次脳機能障害として皮質下性認知症もしばしばみられる[65]．偽性球麻痺症候群には，臨床解剖学的に3つの型がある．すなわち，(i)皮質皮質下型：Foix-Chavany-Marie症候群あるいは両側弁蓋部症候群，(ii)橋小脳型，(iii)線条体あるいは中心型：最も頻度が高く，多発性でびまん性のラクナ梗塞に起因し，Pierre Marie の小窩状態 lacunar status と称されるものの3つである[19,66]．脳梗塞の再発予防のための抗血小板薬の投与に加えて，高血圧や心血管系の危険因子を早期に診断して治療することが，現在も古典的な小窩状態の発現を低く抑えるために肝要とされている．

運動麻痺の予後

脳卒中後の運動障害は，病巣の局在と大きさ，もともと存在した障害の程度，そして，年齢や合併症など，さまざまな要因と関連する．脳卒中後の回復は，大脳皮質の可塑性の変化と関連する．慢性期脳卒中患者での拡散テンソル画像の最近の研究により，主な下行路である錐体路ばかりでなく，皮質赤核脊髄路系や皮質網様体脊髄路系を含む，すべての運動系の神経路を統合することが，脳卒中後の回復を説明するように思われる[67]．拡散テンソル画像の研究により，大脳白質の神経路の統合に関する生体内の情報を非侵襲的に知ることができる[68]．45歳未満の若い患者では，脳卒中急性期の臨床的予後は良好である．ラクナ梗塞では，構音障害・手不器用症候群の短期の機能予後は非常に良好である[27]．一般に，運動や感覚の障害が（顔面と上下肢を含む）完全な場合は，不完全な障害に比して，予後はより不良である[19]．コンピューター断層撮影 computed tomography (CT) や磁気共鳴画像 magnetic resonance imaging (MRI) 上の脳血管病変の大きさが，一般に転帰と相関する[3,4]．脳梗塞の転帰（表1.3）や中大脳動脈領域梗塞における早期の死亡（表1.4）に有意に関連する重要な臨床徴候の1つは，運動麻痺である[57,69]．最近の研究では，近位筋優位の麻痺の機能予後は，遠位筋優位の麻痺に比して，より良好であった[11]．

錐体路障害以外の運動障害：病巣の局在による特徴

■ 前頭葉病変による運動障害

前頭葉 frontal lobe の運動前野の病変により，対側の半身は痛覚刺激に対する反応性が低下するとともに，運動の活動性も顕著に低下する．この現象を運動無視 motor neglect という[1]．

また，随意運動の障害も生じる．しかし，それは，身振りを行うことができないのではなく，運動開始が遅れる，急速な運動を行うことができない，身振りをしている途中で運動を止めることができないなど，運動の遂行過程における障害である．この障害は，運動の保続 motor perseveration の現象と定義され，1つの動作の後に別の動作を行うことが困難あるいは不可能で，最初の運動反応を継続して繰り返すことになる．これらの運動障害は，把握反射や，一肢を動かそうとする際に筋緊張が増強したり運動に抵抗したりするなど，しばしば他の対側の徴候を伴う[1]．無為 abulia を呈することもあり，自発性の発語や行動が減少し，質問や行動を要求されても反応が遅れ，短くそっけない応答となる．

■ 頭頂葉病変による運動障害

頭頂葉 parietal lobe の病変による運動障害は，身体感覚の求心性入力が欠落して，感覚系と運動系の統合が障害されることに関連する．真の麻痺を伴わない片麻痺様あるいは単麻痺様の運動障害は，求心性麻痺 afferential paralysis あるいは後方 Roland 型の運動無視 retro-Rolandic form of motor neglect といわれている[1]．

頭頂葉皮質の固有感覚の障害により，偽性協調運動障害 pseudoincoodination あるいは頭頂葉性運動失調を呈し，随意的に多様な動きを行うことが困難になったり，できなくなったりする．

頭頂葉病変では，痛みに対する反応が変化して，独特な機能障害が発現する．劣位半球(右半球)の頭頂葉障害患者では，左半身に痛覚刺激を加えても反応性が低下して，半身の痛覚失認 pain hemiagnosia が観察される．一方，優位半球(左半球)の頭頂葉障害患者では，疼痛象徴不能 pain asymbolia を呈し，対側半身の疼痛を認識することはできるが，苦しみもだえることはない[1]．

■ 小脳病変による運動障害

小脳 cerebellum は，姿勢の調節や随意運動といった運動の制御や調節を行っている．したがって，小脳病変では，病巣と同側に非錐体路性の運動障害が生じる[1]．

協働収縮不能 asynergia とは，複雑な運動や動作において，時間，空間，運動の要素などの調整が困難か，あるいは調整できないことを意味する．

反復拮抗運動不能 adiadochokinesis とは，反復拮抗運動の消失であり，急速な反復運動を行うことができなくなる．

これらの障害を呈する病巣が，急性かつ広範で強烈であれば，小脳性不全片麻痺 cerebellar hemiparesis がみられることもある．

■ 錐体外路障害による運動障害

急性あるいは亜急性に発症し，運動減少や筋強剛を呈する，錐体外路系 extrapyramidal system の障害による限局的な運動障害(急性 Parkinson 症候群)は稀である[1,70]．

急性の水頭症，一酸化炭素，エタノール，メタノールなどの中毒，感染症，あるいは向精神薬などの薬物により，急性に，そして通常は両側性に錐体外路障害が発現する．黒質を含む脳梗塞や脳出血は，Parkinson 症候群と関連する他の臨床徴候を呈する．

筋強剛と運動緩慢を伴う局所の急性運動障害を発症した高齢患者では，以前に診断されていない初発の Parkinson 症候群が，錐体外路系の病巣に起因して二次的に生じる可能性がある．この現象は，代謝障害，感染症，中毒，薬物の副作用などに関連して発現することもある．

悪性カタトニー様の筋強剛を伴う運動障害は，両側性であるが，病初期においては，自閉症 asutism，反響言語 echolalia，あるいは反響動作 echopraxia などの言語障害を呈するため，局所の半球病変と混同されることがある．

参考文献

1. De Recondo J. Sémiologie du Système Nerveux. Du Symptome au Diagnostic. 2nd edn. Paris: Médecine-Sciences Flammaruion, 2004.
2. Rondot P. Motor function. Disturbances of nervous function. In: Vinken PJ, Bruyn GW, Garcin R, eds. Handbook of Clinical Neurology. Amsterdam: North-Holland Publishing Company, 1969.
3. Caplan LR. Stroke. A Clinical Approach. 2nd edn. Stoneham, MA: Butterworth-Heinemann, 1993.
4. Melo TP, Bogousslavsky J. Hemiparesis and other types of motor weakness. In: Caplan LR, Bougousslavsky J, eds. Stroke Syndromes. Cambridge: Cambridge University Press, 2001; 22-33.
5. Besson G, Hommel M. Historical aspects of lacunes and the "lacunar controversy". In: Pullicino PM, Caplan LR, Hommel M, eds. Advances in Neurology: Cerebral Small Artery Diseases. New York, NY: Raven Press, 1993; 141-160.
6. Ross ED. Localization of the pyramidal tract in the internal capsule by whole brain dissection. Neurology 1980; 30: 59-64.
7. Tredici G, Pizzini G, Boglium G, et al. The site of motor corticospinal fibers in the internal capsule of man. A computerized tomographic study of restricted lesions. J Anat 1982; 134: 199-208.
8. Von Monakow C. Die lokalisation im Grobhirn und der abbau der funktion durch kortikale herde. Wiesbaden: Bergmann, 1914.
9. Hennerici MG, Daffertshofer M. Patterns of motor dysfunction after stroke. In: Fisher M, Bogousslavsky J, eds. Current Review of Cerebrovascular Disease. 2nd edn. Philadelphia, PA: Current Medicine, 1996; 93-106.
10. The European Stroke Organisation (ESO) Executive Committee and the ESO Writing Committee. Guidelines for management of ischemic stroke and transient ischemic attack 2008. Cerebrovasc Dis 2008; 25: 457-507.
11. Hatakenaka M, Miyai I, Sakoda S, et al. Proximal paresis of the upper extremity in patients with stroke. Neurology 2007; 69: 348-355.
12. Chimowitz MI, Furlan AJ, Sila CA, et al. Etiology of motor or sensory stroke: a prospective study of the predictive value of clinical and radiological features. Ann Neurol 1991; 30: 519-525.
13. Hommel M, Besson G, Le Bas JF, et al. Prospective study of lacunar infarction using magnetic resonance imaging. Stroke 1990; 21: 546-554.
14. Melo TP, Bogousslavsky J, Van Melle G, et al. Pure motor stroke: a reappraisal. Neurology 1992; 42: 789-795.
15. Arboix A, Padilla I, García-Eroles, et al. Pure motor hemiparesis: a clinical study of 222 patients. J Neurol Neurosurg Psychiatry 2001; 71: 239-242.
16. Nighoghossian N, Ryvlin P, Trouillas P, et al. Pontine versus capsular pure motor hemiparesis. Neurology 1993; 43: 2197-2201.
17. Ho KL. Pure motor hemiplegia due to infarction of the cerebral peduncle. Arch Neurol 1982; 39: 524-526.
18. Ropper AH, Fisher CM, Kleinman GM. Pyramidal infarction in the medulla: a cause of pure motor hemiplegia sparing the face. Neurology 1979; 29: 91-95.
19. Martí-Vilalta JL, Arboix A, Mohr JP. Lacunes.

In: Mohr JP, Choi DW, Grotta JC, Weir B, Wolf PhA, eds. Stroke. Pathophysiology, Diagnosis, and Management. Philadelphia, PA: Churchill Livingstone, 2004; 275-299.

20. Arboix A, Massons J, García-Eroles J, et al. Clinical predictors of lacunar syndrome not due to lacunar infarction. BMC Neurology 2010; 10: 31.

21. Fraix V, Besson G, Hommel M, et al. Brachio-facial pure motor stroke. Cerebrovasc Dis 2001; 12: 34-38.

22. Martí-Vilalta JL, Arboix A. The Barcelona Stroke Registry. Eur Neurol 1999; 41: 135-142.

23. Donnan GA, Tress BM, Bladin PF. A prospective study of lacunar infarction using computerized tomography. Neurology 1982; 32: 49-56.

24. Hiraga A, Uzawa A, Tanaka S, et al. Pure monoparesis of the leg due to cerebral infarctions: a diffusionweighted imaging study. J Clin Neuroscience 2009; 16: 1414-1416.

25. Paciaroni M, Caso V, Milia P, et al. Isolated monoparesis following stroke. J Neurol Neurosurg Psychiatry 2005; 76: 805-807.

26. Maeder-Ingvar V, van Melle G, Bougousslavsky J. Pure monoparesis: a particular stroke subgroup? Arch Neurol 2005; 62: 1221-1224.

27. Arboix A, Bell Y, García-Eroles L, et al. Clinical study of 35 patients with dysarthria-clumsy hand syndrome. J Neurol Neurosurg Psychiatry 2004; 75: 231-234.

28. Glass JD, Levey AI, Rothstein JD. The dysarthria-clumsy hand syndrome: a distinct clinical entity related to pontine infarction. Ann Neurol 1990; 27: 487-494.

29. Urban PP, Hopf HC, Visbeck A, et al. Dysarthria-clumsy hand syndrome due to infarction of the cerebral peduncle. J Neurol Neurosurg Psychiatry 1996; 60: 231-232.

30. Iguchi Y, Kimura K, Ueno Y, et al. Dysarthria-clumsy hand syndrome originating in the corona radiata. Eur J Neurol 2006; 3: e6.

31. Arboix A, Martí Vilalta JL, García JH. Clinical study of 227 patients with lacunar infarcts. Stroke 1990; 21: 842-847.

32. Gatto EM, Roca CU, Zurrú MC, et al. Pure dysarthria due to small cortical stroke. Neurology 2004; 62: 345.

33. Giner-Bernabeu J, Sempere AP, Hernández-Rubio L, et al. Infarto cortical que simula una parálisis del nervio mediano. Rev Neurol (Paris) 2010; 50: 61.

34. Kabayashi M, Sanoo M, Shimizu T. Pure motor stroke with major involvement of the index finger. J Neurol Neurosurg Psychiatry 2004; 75: 506-509.

35. Martí-Vilalta JL, Arboix A, Garcia JH. Brain infarct in the arterial borderzones: clinical-pathologic correlations. J Stroke Cerebrovasc Dis 1994; 4: 114-120.

36. Arboix A, Oliveres M, García-Eroles L, et al. Risk factors and clinical features of sensorimotor stroke. Cerebrovasc Dis 2003; 16: 448-451.

37. Marx JJ, Thömke F. Classical crossed brain stem syndromes: myth or reality? J Neurol 2009; 256: 898-903.

38. Ferro JM. Patterns of ischaemic cerebral diseases. J Neurol 2004; 251: 1-10.

39. Tei H, Uchiyama S, Maruyama S. Capsular infarcts: location, size and etiology of pure motor hemiparesis, sensorimotor stroke and ataxic hemiparesis. Acta Neurol Scand 1993; 88: 264-268.

40. Moulin T, Bogousslavsky J, Chopard JL, et al. Vascular ataxic hemiparesis: a re-evaluation. J Neurol Neurosurg Psychiatry 1995; 58: 422-427.

41. Gorman MJ, Dafer R, Levine S. Ataxic hemiparesis. Critical appraisal of a lacunar syndrome. Stroke 1998, 29: 2549-2555.

42. Besson G, Vincent E, Hommel M, et al. L'hémiparésie ataxique par infarctus lacunaire. Rev Neurol (Paris) 1999; 155: 209-222.

43. Arboix A. Clinical study of 23 patients with ataxic hemiparesis. Med Clin (Barc) 2004; 122: 342-344.

44. Bogousslavsky J, Regli F, Ghika J, et al. Painful ataxic hemiparesis. Arch Neurol 1984; 41: 892-893.

45. Hiraga A, Uzawa A, Kamitsukasa I. Diffusion weighted imaging in ataxic hemiparesis. J Neurol Neurosurg Psychiatry 2007; 78: 1260-1262.

46. Flint AC, Naley MC, Wright CB. Ataxic hemiparesis from strategic frontal white matter infarction with crossed cerebellar diaschisis. Stroke 2006; 37: e1-2.

47. Schnapper RA. Pontine hemorrhage presenting as ataxic hemiparesis. Stroke 1982; 13: 518-519.

48. Bendheim PE, Berg BO. Ataxic hemiparesis from a midbrain mass. Ann Neurol 1981; 9: 405-407.

49. Barinagarementeria F, Del Brutto O, Otero E. Ataxic hemiparesis from cysticercosis. Arch Neurol 1988; 45: 246.

50. Lhermitte J. L'image de notre corps. Paris: Nouvelle Revue Critique, 1939.

51. Babinski J. Contribution à l'étude des troubles mentaux Dans l'hémiplégie organique cérébrale (anosognosie). Rev Neurol (Paris) 1914; 27: 845-848.

52. Critchley M. The Parietal Lobes. London: Edward Arnold, 1953.

53. Critchley M. Personification of paralysed limbs in hemiplegics. Brit Med J 1955; 2: 284-286.

54. Critchley M. Observation on anosodiaphoria. Encéphale 1957; 46: 540-546.

55. Critchley M. Misoplegia or hatred of hemiplegia. Mount Sinai J Med 1974; 4: 82-87.

56. Chamorro A, Marshall RS, Valls-Solé J, et al. Motor behavior in stroke patients with isolated medial frontal ischemic infarction. Stroke 1997; 28: 1755-1760.

57. Arboix A, García-Eroles L, Sellarés N, et al. Infarction in the territory of the anterior cerebral artery: clinical study of 51 patients. BMC Neurol 2009; 9: 30.

58. Yamamoto Y, Georgiadis AL, Chang HM, et al. Posterior cerebral artery territory infarcts in the New England Medical Center Posterior Circulation Registry. Arch Neurol 1999; 56: 824-832.

59. Kumral E, Bayulkem G, Ataç C, et al. Spectrum of superficial posterior cerebral artery territory infarcts. Eur J Neurol 2004; 11: 237-246.

60. Milandre L, Brosset C, Botti G, et al. A study of 82 cerebral infarctions in the area of posterior cerebral arteries. Rev Neurol (Paris) 1994; 150: 133-141.

61. Pessin MS, Lathi ES, Cohen MB, et al. Clinical features and mechanism of occipital infarction. Ann Neurol 1987; 21: 290-299.

62. Warlow C, van Gijn J, Dennis M, et al. Which arterial territory is involved? Stroke. Practical Management. 3rd edn. Oxford: Blackwell Publishing, 2008; 131-180.

63. Warlow C, van Gijn J, Dennos M, et al. It is a vascular event and where is the lesion? Identifying and interpreting the symptoms and signs of cerebrovascular disease. In: Stroke: Practical Management. 3rd edn. Oxford, UK: Blackwell Publishing, 2008; 58-63.

64. Thurel R. Les pseudobulbaires. Etude clinique et anatomo-pathologique. Thèse. Faculté de Medecine de Paris, 1929.

65. Erkinjuntti T. Subcortical vascular dementia. Cerebrovasc Dis 2002; 13: 58-60.

66. Marie P. Des foyers lacunaires de desintegration et de differents autres etats cavitaires du cerveau. Rev Med (Paris) 1901; 21: 281-298.

67. Lindenberg R, Renga V, Zhu LL, et al. Structural integrity of corticospinal motor fibers predicts motor impairment in chronic stroke. Neurology 2010; 74: 280-287.

68. Seitz RJ. Stroke recovery. The pyramid in focus. Neurology 2010; 74: 276-277.

69. Arboix A, García-Eroles L, Oliveres M, et al. In-hospital mortality in middle cerebral artery infarcts: clinical study of 1355 patients. Med Clin (Barc) 2010; 135: 109-114.

70. Frucht SJ, Fahna S. Movement Disorder Emergencies. Diagnosis and Treatment. Totowa: Humana Press, 2005.

CHAPTER 2

感覚障害

Jong S. Kim

体性感覚系の機能解剖

somatosensory system

　感覚系には，内側毛帯系 medial lemniscal system と脊髄視床路系 spinothalamic system という，機能的および解剖学的に全く別の2つの経路がある（**図 2.1**）[1]．内側毛帯系は，固有感覚 proprioception，振動覚，触覚の識別，そして触知覚を担っている．内側毛帯系の線維は同側の脊髄後索を延髄の尾側部まで上行し，後索核（Goll 核と Burdach 核）の神経細胞とシナプスを形成する．そして，内弓状線維として対側へ交叉（毛帯交叉）し，延髄の内側部に位置する内側毛帯を上行する．脊髄視床路系は，痛覚と温度覚を担っている．末梢神経の線維が後根の入口帯から進入後，Lissauer 路を少し上行し，後角でシナプスを形成する．そこから一部の線維は同側を上行するが，ほとんどの神経線維は白交連 white commissure で対側へ交叉し，延髄まで上行する．脳幹では，脊髄視床路は被蓋背外側部に位置している．一部の脊髄視床路系の線維は網様体にも投射している．

　顔面の感覚は，橋外側部に入る三叉神経によって脳幹に伝わる．触覚と触知覚の識別を担う線維は，橋外側部にある三叉神経主知覚核にシナプスを形成する．二次線維は対側へ交叉し，視床まで上行する．一方，痛覚や温度覚を担う線維は，三叉神経主知覚核ではシナプスを形成しないで，橋に入ってすぐに下行性三叉神経根として尾側へ下行して，三叉神経脊髄路核でシナプスを形成する．三叉神経脊髄路核は，第2頸髄レベルまで下降する縦に長い構造を形成する．シナプスを形成後，神経線維は交叉して，第2の上行性三叉神経路として，視床まで上行する．

　三叉神経の感覚を担う線維だけでなく，脊髄視床路と内側

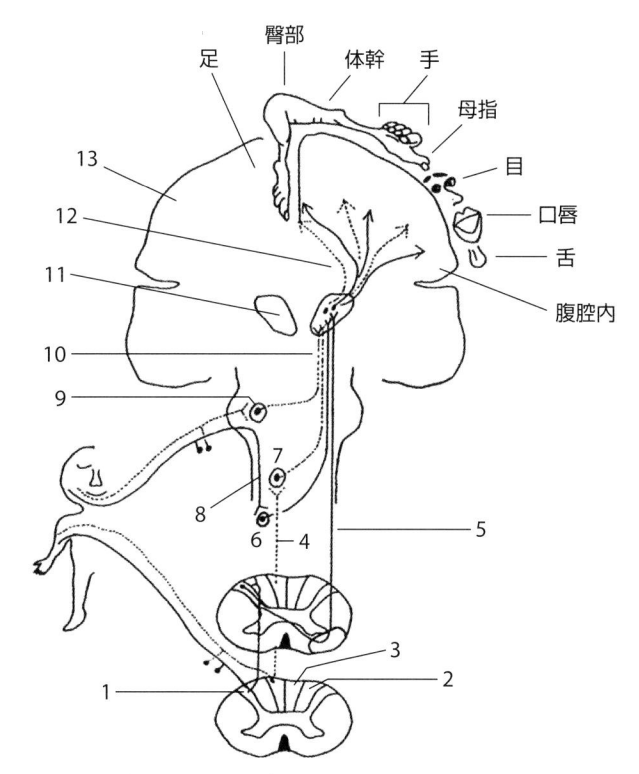

図 2.1 感覚路と頭頂葉皮質における感覚性ホムンクルス．実線は脊髄視床路系を，点線は内側毛帯系を表している．
1：Lissauer 路，2：楔状束，3：薄束，4：後索，5：脊髄視床路，6：三叉神経脊髄路核，7：薄束核，8：三叉神経脊髄路，9：三叉神経主知覚核，10：内側毛帯，11：視床，12：視床頭頂投射，13：感覚野．
（Kim, 1998[1] より許可を得て転載）

毛帯の両方の感覚路も，脳の固有感覚の中継点である視床へ集まる．感覚の中継核である視床の後外側腹側核 *nucleus ventralis posterolateralis* は，四肢や体幹からの体性感覚

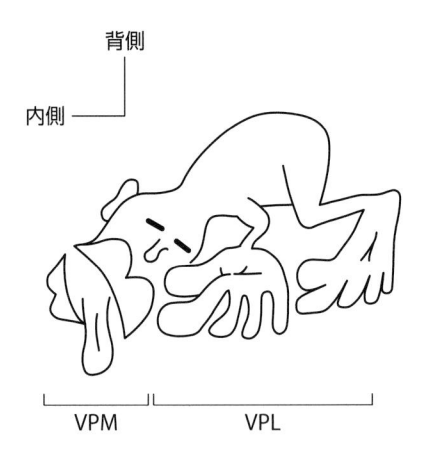

図2.2 視床後腹側核における体性感覚の局在.
VPL：後外側腹側核.
VPM：後内側腹側核.
(Kim, 1998[1] より許可を得て改変して転載)

somatic sensation を受け取り，後内側腹側核 *nucleus ventralis posteromedialis* は，顔面や口からの感覚入力を受け取る．これらの核において，口唇，指，足趾などの体の先端部分の感覚を担うホムンクルスは不釣り合いに大きい（**図2.2**）．内側毛帯は主に後腹側核 *nucleus ventralis posterior* に終わり，脊髄視床路は後核や髄板内核を含むより広範な領域でシナプスを形成する．

視床から出た感覚を司る刺激は，内包の後脚や放線冠にある視床皮質投射を経て，大脳皮質の特定の領域に到達する．大脳皮質感覚野の基本的機能は感覚を識別することである．すなわち，空間的関係を評価したり認知したりすること，外界のものの類似点や相違点を評価すること，触られた点の正確な場所を判断すること，そして，触った物体を同定すること（立体覚 *stereognosis*）などである．表層および深部の体性感覚を担う大脳皮質領域は，中心後回，すなわち Broadman 3，1，2 野〔体性感覚野 I *somatosensory area I*（S I）〕に位置する．そこには，体のさまざまな部位の感覚に対応する脳の局在が定まっている．改めて強調するが，口，顔，手（特に母指と示指）および足趾の感覚を担う領域は，不釣り合いに大きい（**図2.1**）．体性感覚の皮質領域は中心後回に限定されないという観察がある[2]．中心前回あるいは後頭頂回領域に電気刺激をするか，あるいは，小さな病変が発生すると，しばしば感覚症状が発現する[3]．しかしながら，中心後回での感覚閾値は他の部位に比較して低い[4]．体性感覚野 II（S II）は，頭頂弁蓋部に存在することが示されていて，感覚の識別機能とは関連がないようである[5]．動物実験によれば，両側の感覚野は脳梁を通して相互に連絡していて，S I の神経細胞は対側の S I と S II へ線維を送っているが，S II 領域からの線維の大半は対側の S II へ投射している．中心後回の体軸を支配する領域には半球間の連絡は十分にあるが，四肢遠位部を支配する領域には半球間の連絡はない[6]．

脳卒中による感覚障害

運動障害や言語障害と比べると，詳細に調べられることは少ないが，体性感覚障害 *somatosensory abnormality* は，脳卒中患者の少なくとも半分に認められる．そのため，感覚障害を精査することは重要であり，その理由として以下のことが挙げられる．第 1 に，感覚障害のパターンは脳卒中の病巣により異なるので，詳細に感覚障害を診察することで，脳卒中患者の病巣を診断することが可能になる．また，臨床解剖学的な関連に基づいて精査することは，機能的神経解剖学を理解することにつながる．機能的神経解剖学は，動物実験でしか研究されていないことが多い．第 2 に，脳卒中後の感覚障害は，遷延性で，しばしば耐え難い中枢性脳卒中後疼痛[7]あるいは運動遂行障害[8]を誘発して，社会復帰の障害になる[9]．それゆえ，感覚系の障害をよく理解することは，脳卒中患者の疼痛やその他の後遺症を予防あるいは軽減する手段を開発することにつながる．

延髄の脳卒中

medulla oblongata

延髄では，感覚系の 2 つの経路は，広く離れて存在する．内側毛帯は内側に位置し，脊髄視床路は外側にある．これらの神経路は，延髄内側梗塞や延髄外側梗塞で，それぞれ別々に障害される．下行性三叉神経線維とその核は背側に位置し，上行性二次三叉神経路は腹内側にある（**図2.3**）．

延髄外側梗塞 *lateral medullary infarction* の患者では，感覚障害を併発し，重大な後遺症を残す[10]．急性期には，約 85% の患者で対側の体幹と上下肢に感覚障害が発現し，58〜68% の患者で顔面に感覚障害が発現する[11,12]．また，延髄外側梗塞の患者で，同側の三叉神経領域と対側の体幹と上下肢の感覚が典型的に障害されることが昔から知られている．しかしながら，最近の研究[10,12]で，延髄外側梗塞における感覚障害のパターンはきわめて多彩であることが示された．対側の三叉神経領域の障害，両側の三叉神経領域の障害，顔面は正常で体幹と上下肢のみの障害など，さまざまなパターンがあるが，これらは同じような頻度で出現する．これら 3 パターンの感覚障害はそれぞれ，腹側の病変，後外側および腹内側領域まで及ぶ大きな病変，小さな外側の表層部の病変と関連している（**図2.3**，**図2.4**）．後方に病変がある患者の一部では，感覚障害が同側の顔面に限局し，体幹や上下肢には認められないことや，感覚障害が全くないこともある．

延髄外側梗塞の患者の約 30% において，体幹と上下肢に階調あるいはレベルのある偽性脊髄型 *pseudospinal type* の感覚障害が認められる[12]．このことは，仙部，下肢，体幹，

上肢の各領域からの線維が最外側から内側へ順に位置しているという脊髄視床路の解剖学的構造に関連している（**図2.3**）．したがって，主に表層部の小さな病変では，上肢に比較して下肢に著しい感覚障害を呈することになる．三叉神経領域の感覚障害の表現型も多彩であり，タマネギ皮様パターン，部分的パターン，あるいは両方の混合パターンなどを呈する[12]．

延髄外側梗塞では脊髄視床路に限局した感覚障害が基本であるが，ときに振動覚障害が痛覚鈍麻のある体幹と上下肢に認められることがある．これは，おそらく，振動覚の線維の一部が側索を通っているためである[13]．最尾側部に病変がある患者では，ときに病巣側に内側毛帯性の感覚障害を認めることがある[14]．延髄の最下部の病変により，上行性あるいは下行性の後索の感覚路が障害された場合に，この現象が起こりうる．最後に，延髄外側梗塞の一部の患者は脊髄視床路性の解離性感覚障害を呈することがあり，痛覚刺激に対して顕著な障害を認めるが，温度覚の障害は軽度である．この現象は，脊髄での脊髄視床路の局在によると考えられている．すなわち，痛覚の線維は，温度覚の線維より腹側に存在すると想定されている[15]．

延髄内側梗塞 medial medullary infarction の患者では，感覚障害は筋力低下の次に頻度の高い症状である．延髄内側梗塞による感覚障害は，異常感覚 paresthesia を呈することと，内側毛帯障害による感覚の欠落部位に限局していることが特徴的である（**図2.3**）．振動覚と関節位置覚の障害の程度は，個々の患者で異なっている[16]．これは，前述したように，振動覚と関節位置覚の経路が厳密には解剖学的に同じでないことが関与している[17]．さらに，軽度で一過性の温痛覚消失もときに生じる．これは，おそらく，脊髄視床路系を調節している脊髄網様体視床路の障害によると考えられる[18]．感覚障害はほとんどの場合，病巣と対側に生じるが，脳梗塞が毛帯を交叉する線維（内弓状線維）より下の延髄の最下部で起これば，病巣側に感覚障害が起こりうる[16]．延髄内側梗塞の患者では，必ずではないが，多くの場合，近接した上行性三叉神経路の障害による顔面の感覚障害は免れる[16]．三叉神経系の症状は，体幹と上下肢の症状に比して，通常は一過性かつ軽度である．延髄内側梗塞の一部の患者では，下肢に限局した感覚障害を呈したり，偽性脊髄型の感覚障害を呈したりする[19]．この現象は，下肢，体幹，そして上肢からの感覚線維が，延髄の内側毛帯の腹側から背側へ順に位置していることから，解剖学的に説明される（**図2.3**）．

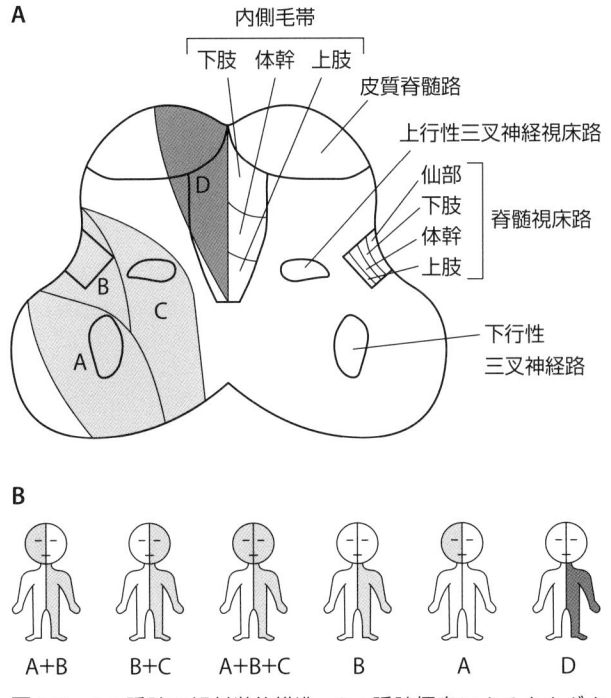

図2.3 **A**：延髄の解剖学的構造．**B**：延髄梗塞によるさまざまな感覚障害のパターン．薄い陰影の領域は脊髄視床路性の感覚障害を表し，濃い陰影の領域は内側毛帯性の感覚障害を表す．

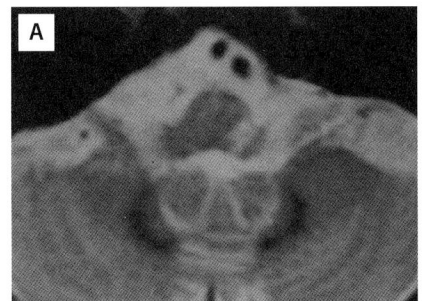

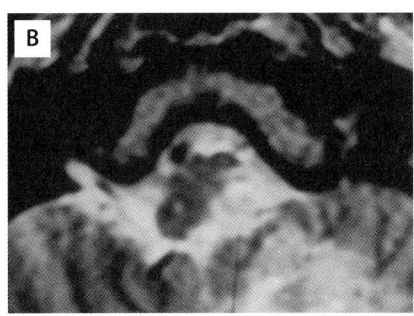

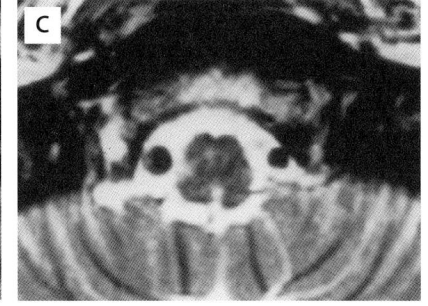

図2.4 延髄外側の背外側部（**A**），腹内側部＋背外側部（**B**），外側表層領域（**C**）の脳梗塞を示した MRI T2 強調画像．（**A**）では同側の三叉神経領域と対側の体幹と上下肢，（**B**）では両側の三叉神経領域と対側の体幹と上下肢，（**C**）では第10胸髄レベル以下の対側の体幹と上下肢の領域に，感覚障害がそれぞれ発現している．

橋の脳卒中

pons

橋被蓋の脳卒中は感覚路に影響を及ぼし，しばしば感覚症状を呈する．腹側の錐体路を含むような病変では，感覚運動障害が生じる．一方，より背側まで及ぶ病変では，外転神経核や関連する神経路の障害により，眼球運動障害もきたす．橋被蓋において，上行性三叉神経路，内側毛帯，脊髄視床路は内側から外側に近接して位置している(図2.5A)．

橋背側部の小さな梗塞あるいは出血は感覚路を選択的に障害し，他の神経症状を伴わずに，純粋あるいは優位の片側感覚障害を引き起こす(図2.5B)[20,21]．純粋感覚性脳卒中を呈する橋梗塞は，一般に小さな穿通枝の閉塞に起因する[20]．脊髄視床路と内側毛帯が同時に障害されることはあるが，小梗塞や小出血は内側毛帯が存在する傍正中部に発症する傾向があるので，内側毛帯がより著しく障害される．しばしば，片側感覚障害を認めても，客観的に確認できないことがある．

橋の内側毛帯では，上肢，体幹，下肢から投射する感覚線維は，内側から外側へ順に存在する．したがって，内側寄りの病変では，手口症候群 cheiro-oral syndrome のように，顔面や上肢に優位の症状を呈するが，外側寄りの病変では，下肢優位の症状を呈する[20]．最内側の病変では，三叉神経視床路の線維が両側性に障害されて，両側の顔面あるいは口周囲の感覚障害を呈する[20]．橋の脳卒中では，手口足型[22]や口足型[23]といった感覚障害の分布を呈することもある．視床病変と比較して，橋の純粋感覚性脳卒中では，歩行失調，内側毛帯優位の感覚障害，両側の口周囲の感覚障害を呈することが多い[20]．

前下小脳動脈領域である橋外側部あるいは中小脳脚を含む脳梗塞では，三叉神経性の感覚障害がしばしば認められる．そして，聴力障害，運動失調，回転性めまい vertigo などの症状を伴うことが多い．他の神経症状のない三叉神経領域に限局した感覚障害は，橋の外側にある三叉神経束や三叉神経核を含む小さな脳卒中の患者で生じることがある[24]．ある患者では，口の中に限局した感覚障害を呈することがあり，それは，三叉神経路と核の最吻側部が口の中の感覚を担っているためと考えられている[25]．味覚に限局した障害[26]，あるいは特発性三叉神経痛と区別がつかない顔面痛[27]が，橋の小さな脳卒中で生じると報告されている．

中脳の脳卒中

midbrain

中脳では，感覚路は背外側部に，内側毛帯の線維は中間腹部に，脊髄視床路は背外側部に位置する(図2.6A)．ある研究では，純粋中脳梗塞患者の43%で感覚障害が認められた[28]．中脳梗塞は概して傍正中領域に起こり，通常は感覚路が部分的に含まれる．そのため，感覚症状は顕著ではないが，体の限局した部位に発現する．傍正中中脳梗塞では，手口に分布する感覚異常が比較的一般的である[28]．それは，顔面や指の感覚を担う領域が，感覚路の内側に存在するためと考えられる．中脳病変による純粋片側感覚障害はきわめて稀で，背外側領域を含む小さな脳梗塞や脳出血で起こる(図2.6B)[20,28]．三叉神経領域に限局した感覚障害も報告されているが，一般的には動眼神経あるいは滑車神経麻痺を伴う[29]．

視床の脳卒中

thalamus

視床の後腹側核を含む脳卒中では，片側感覚障害を呈する．錐体路と隣接した病変を伴う場合は，感覚運動性脳卒中を呈し，さらに視床外側腹側核にある小脳視床路の線維も障害されると，「感覚鈍麻を伴う運動失調不全片麻痺 hypesthetic ataxic hemiparesis」症候群を呈する．視床後腹側核に限局した小さな視床外側部の脳卒中が，純粋感覚性脳卒中の最も

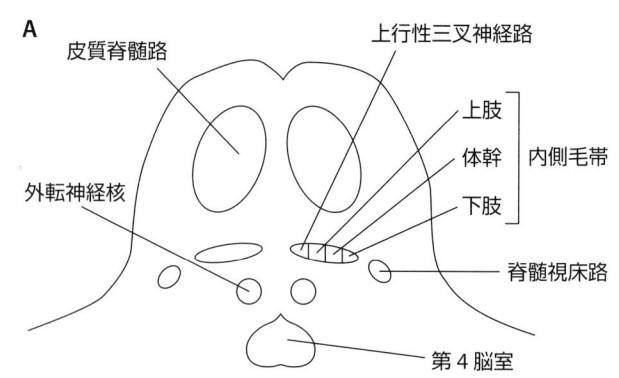

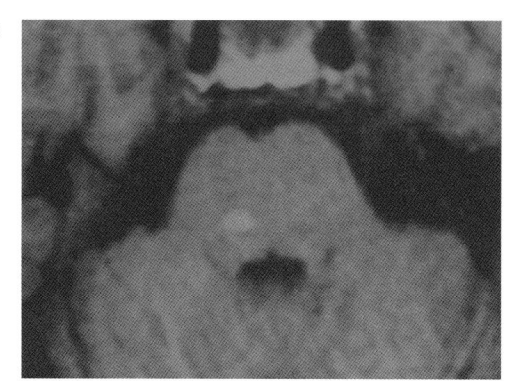

図2.5 A：橋の解剖学的構造．B：橋のMRI T1強調画像．内側毛帯に限局した橋の小出血を示していて，純粋感覚性脳卒中を呈している．

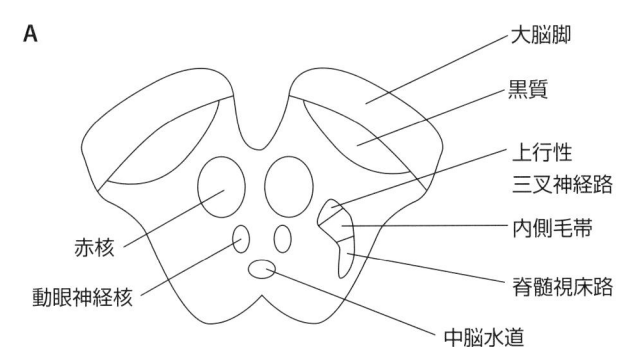

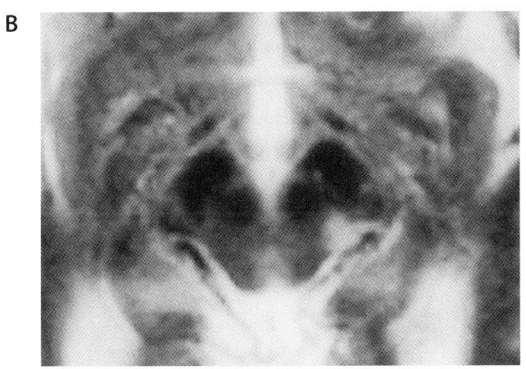

図 2.6 **A**：中脳の解剖学的構造．**B**：中脳の MRI T2 強調画像．中脳背外側領域の脳梗塞を示していて，純粋感覚性脳卒中を呈している．脳梗塞はおそらく，著しく狭窄した脳底動脈からの動脈原性塞栓に起因すると考えられた．

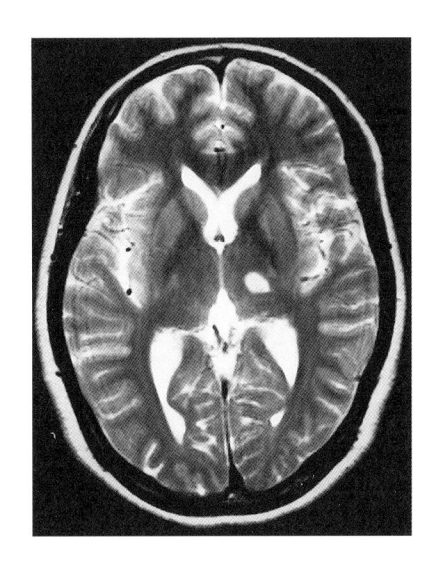

図 2.7 左視床梗塞を示す MRI T2 強調画像．対側の口周囲と手に異常感覚が発現していた（手口症候群）．

一般的な原因である[30,31]．脊髄視床路および内側毛帯系の感覚が通常は同時に障害されるが，小さな病変では，異常感覚のみであったり，内側毛帯か脊髄視床路の感覚系に限定した障害であったりする．

感覚障害の分布は，50％以上の症例で，半側顔面，上肢，体幹，下肢に及ぶ[32]．しかしながら，最初は片側感覚障害であったが，次第に最も脆弱な部位である口周囲，手，そして，頻度は低いが足に，限局していくことがある．ときに，発症当初から感覚障害が体の先端部に限局することがあり[22,31]，最も頻度が高いのが，手口症候群である（**図 2.7**）．手口足症候群 *cheiro-oral-pedal syndrome* や手足症候群 *cheiro-pedal syndrome* もそれほど多くはないが認められる．母指や示指の感覚が優位にあるいは選択的に障害されることもある[22,33]．この体の先端部に限局する感覚障害は，そこからの感覚線維が解剖学的に近接しているためと説明される（**図 2.2**）．たとえば，霊長類の視床において，母指や示指の感覚領域は後外側腹側核の最も内側に位置し，後内側腹側核の口唇の領域に近接している[34]．さらに，体の先端部の感覚が障害されやすいことを説明する仮説には，このほかに少なくとも 2 つがある．第 1 に，ヒトの感覚系において，先端部の感覚に対応する領域は不均衡に大きい．第 2 に，体

幹や四肢の近位部を担っている感覚線維と違い，体の先端部を担う神経は半球間の連絡が欠落している[6]（前述の「体性感覚系の機能解剖」の項も参照）．しかしながら，稀ではあるが，感覚障害が四肢近位部や体幹に限局して，顔や四肢の末梢は免れることがある[35]．それは，体の近位部の感覚が主に投射している後外側腹側核の背側部が選択的に損傷された場合である[34]．

片側感覚障害の患者では，口腔内領域，すなわち，歯肉，硬口蓋，舌の感覚も，ときに障害され，味覚障害を認めることもある．三叉神経領域に限局した感覚障害を，後内側腹側核を含む小さな病変で認めることもある[36]．視床病変による純粋感覚性脳卒中はラクナ症候群の 1 つであり，通常は小さな穿通枝の閉塞に起因する[31,37]．しかしながら，他の病因，すなわち，後大脳動脈近位部のアテローム性動脈硬化，心原性脳塞栓，高血圧性脳出血などにより，純粋あるいは限局性の感覚障害を呈することもある[22,32]．

大脳皮質下の脳卒中

subcortex

大脳皮質下の脳卒中患者では，運動症状が優位な場合が多いが，小さな病変[22,38]あるいは比較的大きな病変[39]であっても，視床皮質系の感覚線維の投射に影響を及ぼし，純粋感覚性または感覚優位の症状を呈することがある（**図 2.8**）．後者の病変では，上肢より下肢に優位な持続性の感覚障害を呈する[40]．皮質下脳卒中患者では，通常は脊髄視床路系と内側毛帯系の両方の感覚障害を呈するが，脊髄視床路系が優位であったり[30]，内側毛帯系が優位であったりする[38]．非常に小さな病変をもつ患者で，手口，手口足，手足の局在パターンの感覚障害を呈することがあることから，

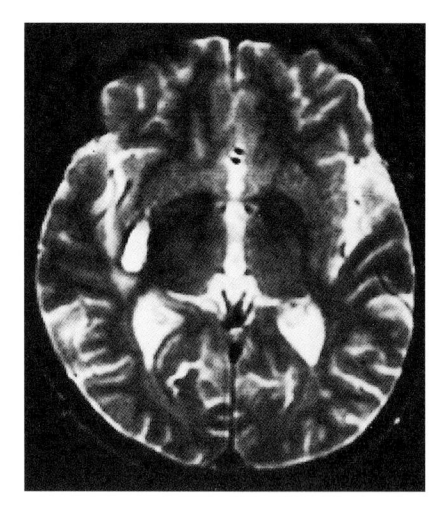

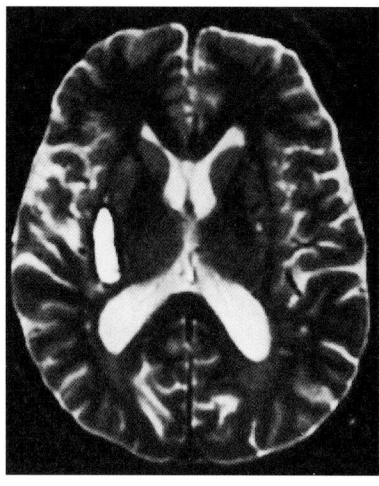

図 2.8 右の被殻出血を示す MRI T2 強調画像．おそらく，視床皮質系の感覚線維の投射が選択的に障害されたことで，純粋感覚性脳卒中を呈している．

視床後腹側核の病変と同様に，視床皮質系の感覚線維の投射には部位局在が存在することが示唆される[22]．

大脳皮質の脳卒中

cerebral cortex

大脳皮質では，感覚を識別する線維が豊富に頭頂葉皮質（SI）へ終止している．一方，上行性脊髄視床路の線維の大部分は，大脳皮質まで到達せずに，網様体賦活系で終止している．大脳皮質を含む脳卒中では，大脳皮質が機能している識別感覚障害の発現が特徴であり，痛覚，温度覚，振動覚などの原始感覚 protopathic sensation が比較的保たれているにもかかわらず，位置覚の消失，2点識別の閾値の増大，触覚や痛覚刺激の場所の同定困難（部位失認 topagnosia），皮膚に描かれた文字や数字の認識（皮膚書字覚 graphesthesia）の困難，触った物の手触り，大きさ，形状を正確に認知できない（立体覚消失 astereognosia）などの識別感覚の障害を呈する．「頭頂葉皮質感覚症候群 parietal cortical sensory syndrome」[41]では，片麻痺，半盲，失語，半側無視などの神経症状を合併することが多い．しかしながら，実臨床では，多くの場合，原始感覚の減弱がある程度存在する．識別感覚の機能低下は，通常は病巣と対側の体幹や四肢に認められるが，部位特定や立体認知[4,42]，手触り感の識別[43]は，ときに病巣と同側においても障害されることがある．

視床の脳卒中患者と同様に，一部の患者では，原始感覚が著しく障害されることがある（偽性視床症候群 pseudothalamic syndrome）[44,45]．ただし，視床の脳卒中患者とは違い，失語，病態失認，失計算などの大脳皮質症状を合併する．原始感覚障害は，体性感覚野Ⅱ（SⅡ）（前述の「体性感覚系の機能解剖」の項も参照），あるいは，視床とSⅡとの感覚線維の連結の障害が関与すると考えられる．このような二分される

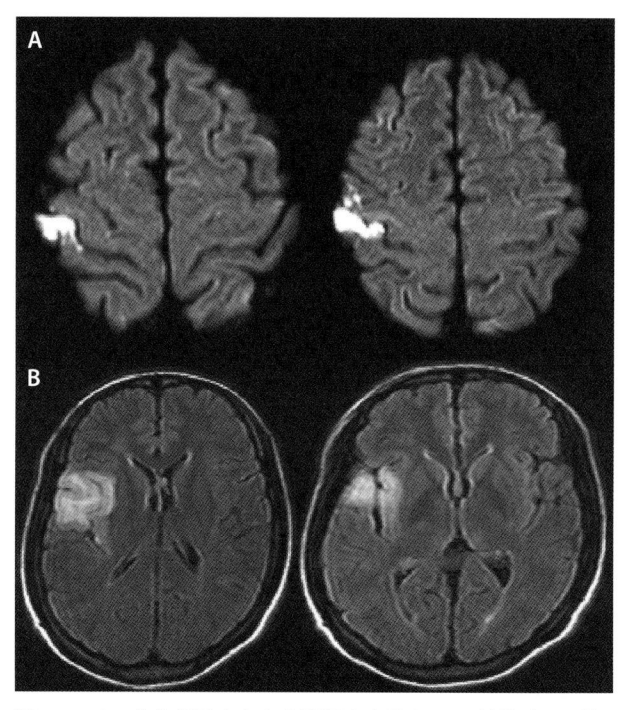

図 2.9 A：中心後回を含む皮質梗塞を示す MRI 拡散強調画像．この患者は，皮質性（位置と識別の）感覚認知の障害を左手に認めた．B：右の弁蓋部と島領域の脳梗塞を示す MRI-FLAIR 画像．この患者は，左の上下肢に原始感覚障害を優位に認めた．

ヒトの感覚系の存在は，一次感覚障害が優位な患者と皮質性感覚障害が優位な患者を比較した最近の研究で確認された．中心後回に病変がある皮質性感覚障害が優位な患者に比較して，一次感覚障害が優位な患者は，頭頂弁蓋部と島皮質を含む病変があり，大半は女性で，構音障害を合併し，中枢性脳卒中後疼痛を伴うことが多い[46]（図 2.9）．

原始感覚が明らかに保たれている患者が，ときに不快な刺激に対して十分に反応しないことがある[47]．このような，

いわゆる疼痛の失象徴 asymbolia for pain（言語，身振りなどで痛みを表現する能力の消失）は，SⅡ領域と辺縁系の連絡が遮断されることによる，一種の離断症候群 disconnection syndrome と考えられる．皮質性の片側感覚障害は，SⅠあるいはSⅡ領域の脳卒中後に認められるばかりでなく，前頭葉あるいは頭頂葉後部の病変でも生じうる．このことは，感覚野が中心後回に必ずしも限局していないことを示している（前述の「体性感覚系の機能解剖」の項も参照）．感覚の体部位局在 somatotopic representation は，感覚皮質に広く分布しているので，小さな皮質病変が，上肢の遠位部，脚，あるいは，いくつかの指先に限局した感覚障害を呈することがあり，未熟な医師はこれを神経根や末梢神経の疾病と間違って診断してしまうことがある[22,46]．手口[48] あるいは，四肢遠位部を除く体の近位部[49]に限局した感覚障害も認められる．

感覚性一過性脳虚血発作
sensory transient ischemic attack

一過性脳虚血発作の患者では，運動障害に感覚障害を伴うことが多い．しかし，純粋な刺痛，あるいは，異常感覚 *paresthetic sensation* のエピソードは，特に，（ⅰ）通常の臨床パターンでは説明できない症状の分布（たとえば，両手に症状が発現するなど），（ⅱ）患者が若年で，動脈硬化の危険因子が存在しない場合，そして，（ⅲ）患者が多くの奇妙な心身症的症状も訴える場合には，転換神経症 conversion neurosis の徴候と考えられる．しかしながら，稀ではあるが，これらの症状が感覚性一過性脳虚血発作の徴候のこともある[50]．我々は，中大脳動脈の狭窄-閉塞病変に関連した感覚性一過性脳虚血発作を呈した数人の患者を経験したことがある．また，片側感覚障害が繰り返し生じ，後に，MRIで小さな視床梗塞が確認された症例もある．それらの患者の中には，後大脳動脈のP2部にアテローム硬化性の狭窄病変をもつ者がおり，視床膝状体動脈の穿通枝が繰り返し障害されて，感覚障害が発現したと考えられる[51]．さらに，純粋皮質性の感覚性一過性脳虚血発作の後に，皮質梗塞を発症した症例も報告されている[30]．体幹や四肢を含むかどうかにかかわらず，両側の口周囲や舌の異常感覚を呈する反復性の発作の場合は，脳底動脈狭窄の存在が示唆される．

脳卒中後の感覚性後遺症

臨床的な誘発電位の研究により，脳卒中後の感覚障害は，通常は発症後3か月以内にある程度は回復することが示された[52]．しかしながら，重度の感覚障害を伴う患者では，感覚認知の障害が残存し，転倒の繰り返し，病態失認，手の腫脹，肩関節亜脱臼，火傷やその他の受傷など，さまざまな問題を生じる[53]．多様な脳卒中後の感覚性後遺症の中で，中枢性脳卒中後疼痛と遂行機能障害は特に重要である．

■ 中枢性脳卒中後疼痛 *central poststroke pain*

脳卒中の後遺症で最もやっかいな感覚障害の1つは，不快で，つらく，ときに痛みを伴う異常感覚 paresthesia である[54]．これはかつて，視床の脳卒中の典型的な後遺症（Déjerine-Roussy視床症候群）と考えられていた．しかし現在では，感覚路のどこに起こった脳卒中でも，同様の症状が生じると理解されている[7,55,56]．中枢性脳卒中後疼痛の発症率は，2～8％と報告されている[57,58]．その症状は，焼けるような，疼くような，絞めつけられるような，刺されるような，冷たい，引き裂かれるような，などと記述される[55,56]．これは，冷温の環境，精神的なストレス，熱，疲労などにより増悪する[56]．異常感覚や異痛症（アロディニア）もよく存在する[55]．これらは，しばしば遅発性であり，当初から存在する感覚障害の領域内に発現する[56]．症状は，四肢の末梢など体の特定の部位に限局している．脊髄視床路，特に温度覚障害が中枢性脳卒中後疼痛にしばしば関連するが，内側毛帯性の感覚障害の患者や客観的に感覚障害が観察されない患者にも中枢性脳卒中後疼痛は起こりうる[56,59,60]．

中枢性脳卒中後疼痛の病因は明らかではない．視床の神経細胞が中枢性脳卒中後疼痛に関係していると考えられていて，視床の特定の細胞の過剰活性化が報告されている[61]．さらに最近では，中枢性脳卒中後疼痛に関係するのは視床だけではなく，前部帯状皮質，頭頂葉皮質，島皮質も関係することが示唆されている[62]．Peyronらは，ポジトロン断層撮影 positron emission tomography（PET）の研究結果に基づいて，無害な刺激に対する反応において，SⅡの活動の増大と前部帯状皮質の活動の減少（あるいは増大できないこと）の組み合わせが，アロディニアに特に関係する脳の反応パターンであると断定した[63]．Craigらは，対側の脳の活動が，ヒトの島皮質中部および後部の背側縁においてのみ，段階的な冷却刺激と相関することを発見した[64]．この領域は，サルでは温度受容性で侵害受容特有の脊髄視床皮質路の第Ⅰ層に相当し，辺縁系感覚皮質内の内受容領域と考えられる．中枢性脳卒中後疼痛患者において温度覚障害の頻度が高いことを考慮すると，温度覚が消失した状況で，冷温に対する疼痛の正常な抑制が欠損した結果，中枢性脳卒中後疼痛が生じると提起された．

しかしながら，内側毛帯に障害のある患者も，温度覚が正常であっても，中枢性脳卒中後疼痛を呈する．KimとChoi

は，脊髄視床路に障害のある延髄外側梗塞患者と内側毛帯に障害のある延髄内側梗塞患者の間で，感覚障害の後遺症を比較した．延髄外側梗塞による中枢性脳卒中後疼痛は延髄内側梗塞による中枢性脳卒中後疼痛と違い，しばしば，「焼けるような burning」あるいは「冷たい cold」と記述され，冷温の環境で増悪し，遅発性の発症であった[60]．彼らは，延髄外側梗塞における中枢性脳卒中後疼痛は，脊髄視床路の部分的な損傷に起因した過剰なフィードバックを通して，特定の中枢神経細胞が無抑制に興奮することに関連すると想定した．この過敏性の現象に関与する可能性のあるメディエーターとして，脊髄網様体視床路系が検討された．脊髄視床路と近接する脊髄網様体視床路が相互に関連し，脊髄視床路の求心路遮断が，通常は非興奮的な網様体視床路系を刺激に対して敏感にし，疼痛感覚を惹起することが明らかになった[59]．延髄内側梗塞による中枢性脳卒中後疼痛に関しては，内側毛帯には，網様体視床路系を介して脊髄視床路の感覚系を抑制する特定のコンポーネントがあると想定されている[65]．延髄内側梗塞における内側毛帯の障害が，網様体視床路系を介して，脊髄視床路系を脱抑制し，最終的に脊髄視床路系の過敏性を引き起こすと考えられる．

　解剖学的機序あるいは生理学的機序が何にせよ，中枢性脳卒中後疼痛の発現には，アドレナリン系あるいは GABA 系を含む中枢神経系の神経化学物質の擾乱が関与すると考えられる．実臨床では，中枢性脳卒中後疼痛は一般にアドレナリン系の抗うつ薬（たとえば，アミトリプチリン）[66]やラモトリギンのような抗てんかん薬[67]で治療されるが，治療効果は十分ではない[7]．最近，ガバペンチンやプレガバリンのような薬物が注目を集めている．その理由として，これらの薬物は，中枢神経系の GABA 濃度を上昇させるばかりでなく，電位依存性カルシウムチャンネルに働き，他の神経化学物質の放出も調節する．これらの薬物は，脊髄病変による中枢性疼痛を含む神経痛に有効であることが証明された[68]が，中枢性脳卒中後疼痛に対する効果は，いまだ完全には証明されていない．薬物療法に抵抗性の症例では，運動皮質を閾値以下で電気刺激するような外科的手技[69]，あるいは脳深部刺激療法[70]がいくつかの医療施設で試みられている．しかしながら，これらの手技は，全く副作用がないわけではないし，治療効果も症例によりさまざまである．これらの手技は，末梢神経性疼痛に比較して，中枢性脳卒中後疼痛においては効果が弱い．これらの手技の有効性が改善することや，これらの手技が有益である患者をうまく選択するために，今後のさらなる研究が待たれる．

■ 感覚障害に関連する運動障害（遂行機能障害 executive dysfunction）

　体性感覚機能が欠落した患者は，手先の運動，特に，いくつかの関節の間で協調性が必要な複雑な運動を行う際に，かなりの困難さを自覚する．この偽性麻痺現象 pseudoparesis phenomenon は，中枢神経系の感覚－運動回路における感覚性のフィードバックが欠落する結果であると考えられる[8]．感覚障害は，運動障害の程度に影響する．感覚性と運動性の両方の障害がある患者は，運動障害のみを呈する患者に比較して，機能的な転帰が悪く，運動機能の回復も遅い[71]．このような患者で運動遂行を改善するのに，感覚訓練が役立つことがいくつかの研究で示されたが，感覚訓練の効果を判断するには，さらに精度の高い研究が必要である[72]．

　また，重度の感覚障害により，協調運動障害（感覚性運動失調 sensory ataxia），あるいは，さまざまな不随意運動が生じる．位置覚のない腕を伸ばす際，特に閉眼時には，患者の指先や手がふらふらしたり動揺したりする．ときに，ほとんど持続性の意味のない動きが，手指に認められる（偽性アテトーゼ pseudoathetosis）[73]．ジストニア肢位は，感覚性入力不全や無秩序な感覚野と関連することが示されてきている[8,74]．最近の研究[75]によれば，脳卒中後（ほとんどは視床病変）の遅発性の不随意運動（舞踏運動，ジストニア，運動失調性振戦）は，麻痺した肢節がうまく回復する一方で，固有感覚や小脳機能の障害が持続していることに密接に関連する．このように，これらの混合性の運動障害は，少なくとも部分的には，運動系・小脳系・感覚系の不均衡な回復により，運動回路が異常に制御されることに関連する．

参考文献

1. Kim JS. Sensory system dysfunction. In: Bogousslavsky J, Fisher M, eds. Textbook of Neurology. Boston, MA: Butterworth Heinemann, 1998; 309-322.
2. Nii Y, Uematsu S, Lesser RP, et al. Does the central sulcus divide motor and sensory functions? Cortical mapping of human hand areas as revealed by electrical stimulation through subdural grid electrodes. Neurology 1996; 46: 360-367.
3. Penfield W, Boldrey E. Somatic motor and sensory representation in the cerebral cortex of man as studied by electrical stimulation. Brain 1937; 60: 389-443.
4. Corkin S, Milner B, Rasmussen T. Somatosensory thresholds - contrasting effects of postcentral-gyrus and posterior parietal-lobe excisions. Arch Neurol 1970; 23: 41-58.
5. Roland PE, Mortensen E. Somatosensory detection of microgeometry, macrogeometry and kinesthesia in man. Brain Res 1987; 434: 1-42.
6. Whitsel BL, Petrucelli LM, Werner G. Symmetry and connectivity in the map of the body surface in somatosensory area II of primates. J Neurophysiol 1969; 32: 170-183.
7. Kim JS. Post-stroke pain. Expert Rev Neurother 2009; 9: 711-721.
8. Ghika J, Ghika-Schmid F, Bogousslavsky J.

Parietal motor syndrome: a clinical description in 32 patients in the acute phase of pure parietal strokes studied prospectively. Clin Neurol Neurosurg 1998; 100: 271-282.

9. Chester CS, McLaren CE. Somatosensory evoked response and recovery from stroke. Arch Phys Med Rehabil 1989; 70: 520-525.

10. Kim JS. Pure lateral medullary infarction: clinical-radiological correlation of 130 acute, consecutive patients. Brain 2003; 126: 1864-1872.

11. Sacco RL, Freddo L, Bello JA, et al. Wallenberg's lateral medullary syndrome. Clinical-magnetic resonance imaging correlations. Arch Neurol 1993; 50: 609-614.

12. Kim JS, Lee JH, Lee MC. Patterns of sensory dysfunction in lateral medullary infarction. Clinical-MRI correlation. Neurology 1997; 49: 1557-1563.

13. Calne DB, Pallis CA. Vibratory sense: a critical review. Brain 1966; 89: 723-746.

14. Kim JS. Sensory symptoms in ipsilateral limbs/body due to lateral medullary infarction. Neurology 2001; 57: 1230-1234.

15. Friehs GM, Schrottner O, Pendl G. Evidence for segregated pain and temperature conduction within the spinothalamic tract. J Neurosurg 1995; 83: 8-12.

16. Kim JS, Kim HG, Chung CS. Medial medullary syndrome. Report of 18 new patients and a review of the literature. Stroke 1995; 26: 1548-1552.

17. Ross RT. Dissociated loss of vibration, joint position and discriminatory tactile senses in disease of spinal cord and brain. Can J Neurol Sci 1991; 18: 312-320.

18. Bassetti C, Bogousslavsky J, Mattle H, Bernasconi A. Medial medullary stroke: report of seven patients and review of the literature. Neurology 1997; 48: 882-890.

19. Kim JS, Koh JY, Lee JH. Medial medullary infarction with restricted sensory symptom. Eur Neurol 1998; 39: 174-177.

20. Kim JS, Bae YH. Pure or predominant sensory stroke due to brain stem lesion. Stroke 1997; 28: 1761-1764.

21. Shintani S, Tsuruoka S, Shiigai T. Pure sensory stroke caused by a pontine infarct. Clinical, radiological, and physiological features in four patients. Stroke 1994; 25: 1512-1515.

22. Kim JS. Restricted acral sensory syndrome following minor stroke. Further observation with special reference to differential severity of symptoms among individual digits. Stroke 1994; 25: 2497-2502.

23. Combarros O, Berciano J, Oterino A. Pure sensory deficit with crossed orocrural topography after pontine haemorrhage. J Neurol Neurosurg Psychiatry 1996; 61: 534-535.

24. Holtzman RN, Zablozki V, Yang WC, Leeds NE. Lateral pontine tegmental hemorrhage presenting as isolated trigeminal sensory neuropathy. Neurology 1987; 37: 704-706.

25. Graham SH, Sharp FR, Dillon W. Intraoral sensation in patients with brainstem lesions: role of the rostral spinal trigeminal nuclei in pons. Neurology 1988; 38: 1529-1533.

26. Sunada I, Akano Y, Yamamoto S, Tashiro T. Pontine haemorrhage causing disturbance of taste. Neuroradiology 1995; 37: 659.

27. Balestrino M, Leandri M. Trigeminal neuralgia in pontine ischaemia. J Neurol Neurosurg Psychiatry 1997; 62: 297-298.

28. Kim JS, Kim J. Pure midbrain infarction: clinical, radiologic, and pathophysiologic findings. Neurology 2005; 64: 1227-1232.

29. Kim JS. Trigeminal sensory symptoms due to midbrain lesions. Eur Neurol 1993; 33: 218-220.

30. Kim JS. Pure sensory stroke. Clinical-radiological correlates of 21 cases. Stroke 1992; 23: 983-987.

31. Arboix A, Garcia-Plata C, Garcia-Eroles L, et al. Clinical study of 99 patients with pure sensory stroke. J Neurol 2005; 252: 156-162.

32. Paciaroni M, Bogousslavsky J. Pure sensory syndromes in thalamic stroke. Eur Neurol 1998; 39: 211-217.

33. Combarros O, Polo JM, Pascual J, Berciano J. Evidence of somatotopic organization of the sensory thalamus based on infarction in the nucleus ventralis posterior. Stroke 1991; 22: 1445-1447.

34. Kaas JH, Nelson RJ, Sur M, Dykes RW, Merzenich MM. The somatotopic organization of the ventroposterior thalamus of the squirrel monkey, Saimiri sciureus. J Comp Neurol 1984; 226: 111-140.

35. Kim JS. Restricted nonacral sensory syndrome. Stroke 1996; 27: 988-990.

36. Chen LL, Youssof S, Karanjia N, Liebeskind DS. Isolated facial sensory loss in stroke restricted to the ventroposteromedial nucleus. Arch Neurol 2008; 65: 977-978.

37. Fisher CM. Thalamic pure sensory stroke: a pathologic study. Neurology 1978; 28: 1141-1144.

38. Groothuis DR, Duncan GW, Fisher CM. The human thalamocortical sensory path in the internal capsule: evidence from a small capsular hemorrhage causing a pure sensory stroke. Ann Neurol 1977; 2: 328-331.

39. Kim JS. Lenticulocapsular hemorrhages presenting as pure sensory stroke. Eur Neurol 1999; 42: 128-131.

40. Kim JS. Central post-stroke pain or paresthesia in lenticulocapsular hemorrhages. Neurology 2003; 61: 679-682.

41. Déjerine J, Mouzon, J. Deux cas de syndrome sensitif cortical. Rev Neurol (Paris) 1914; 28: 388-392.

42. Kim JS, Choi-Kwon S. Discriminative sensory dysfunction after unilateral stroke. Stroke 1996; 27: 677-682.

43. Carmon A, Benton AL. Tactile perception of direction and number in patients with unilateral cerebral disease. Neurology 1969; 19: 525-532.

44. Roussy G, Foix, C. Etude anatomique d'un cas d'hémianésthesie par lésion corticale. Rev Neurol (Paris) 1910; 2: 660-662.

45. Horiuchi T, Unoki T, Yokoh A, Kobayashi S, Hongo K. Pure sensory stroke caused by cortical infarction associated with the secondary somatosensory area. J Neurol Neurosurg Psychiatry 1996; 60: 588-589.

46. Kim JS. Patterns of sensory abnormality in cortical stroke: evidence for a dichotomized sensory system. Neurology 2007; 68: 174-180.

47. Berthier M, Starkstein S, Leiguarda R. Asymbolia for pain: a sensory-limbic disconnection syndrome. Ann Neurol 1988; 24: 41-49.

48. Bogousslavsky J, Dizerens K, Regli F, Despland PA. Opercular cheiro-oral syndrome. Arch Neurol 1991; 48: 658-661.

49. Kim JS. Sensory symptoms restricted to proximal body parts in small cortical infarction. Neurology 1999; 53: 889-890.

50. Fisher CM. Pure Sensory stroke involving face, arm, and leg. Neurology 1965; 15: 76-80.

51. Kim JS. Pure or predominantly sensory transient ischemic attacks associated with posterior cerebral artery stenosis. Cerebrovasc Dis 2002; 14: 136-138.

52. Julkunen L, Tenovuo O, Jaaskelainen SK, Hamalainen H. Recovery of somatosensory deficits in acute stroke. Acta Neurol Scand 2005; 111: 366-372.

53. Sullivan JE, Hedman LD. Sensory dysfunction following stroke: incidence, significance, examination, and intervention. Top Stroke Rehabil 2008; 15: 200-217.

54. Déjerine J, Roussy, J. Le syndrome thalamique. Rev Neurol (Paris) 1906; 14: 521-532.

55. Leijon G, Boivie J, Johansson I. Central post-stroke pain - neurological symptoms and pain characteristics. Pain 1989; 36: 13-25.

56. Bowsher D. Central pain: clinical and physiological characteristics. J Neurol Neurosurg Psychiatry 1996; 61: 62-69.

57. Bowsher D. Sensory consequences of stroke. Lancet 1993; 341: 156.

58. Andersen G, Vestergaard K, Ingeman-Nielsen M, Jensen TS. Incidence of central post-stroke pain. Pain 1995; 61: 187-193.

59. Tasker RR, de Carvalho G, Dostrovsky JO. The history of central pain syndromes, with observations concerning pathophysiology and treatment. In: Casey KL, ed. Pain and Central Nervous System Disease: The Central Pain Syndromes. New York, NY: Raven Press, 1991.

60. Kim JS, Choi-Kwon S. Sensory sequelae of medullary infarction: differences between lateral and medial medullary syndrome. Stroke 1999; 30: 2697-2703.

61. Cesaro P, Mann MW, Moretti JL, et al. Central pain and thalamic hyperactivity: a single photon emission computerized tomographic study. Pain 1991; 47: 329-336.

62. Starr CJ, Sawaki L, Wittenberg GF, et al. Roles of the insular cortex in the modulation of pain: insights from brain lesions. J Neurosci 2009; 29: 2684-2694.

63. Peyron R, Garcia-Larrea L, Gregoire MC, et al.

Parietal and cingulate processes in central pain. A combined positron emission tomography (PET) and functional magnetic resonance imaging (fMRI) study of an unusual case. Pain 2000; 84: 77-87.

64. Craig AD, Chen K, Bandy D, Reiman EM. Thermosensory activation of insular cortex. Nat Neurosci 2000; 3: 184-190.

65. Melzack R, Wall PD. Pain mechanisms: a new theory. Science 1965; 150: 971-979.

66. Leijon G, Boivie J. Central post-stroke pain - a controlled trial of amitriptyline and carbamazepine. Pain 1989; 36: 27-36.

67. Vestergaard K, Andersen G, Gottrup H, Kristensen BT, Jensen TS. Lamotrigine for central poststroke pain: a randomized controlled trial. Neurology 2001; 56: 184-190.

68. Siddall PJ, Cousins MJ, Otte A, et al. Pregabalin in central neuropathic pain associated with spinal cord injury: a placebo-controlled trial. Neurology 2006; 67: 1792-1800.

69. Velasco F, Arguelles C, Carrillo-Ruiz JD, et al. Efficacy of motor cortex stimulation in the treatment of neuropathic pain: a randomized double-blind trial. J Neurosurg 2008; 108: 698-706.

70. Kumar K, Toth C, Nath RK. Deep brain stimulation for intractable pain: a 15-year experience. Neurosurgery 1997; 40: 736-746; discussion 46-47.

71. Reding MJ, Potes E. Rehabilitation outcome following initial unilateral hemispheric stroke. Life table analysis approach. Stroke 1988; 19: 1354-1358.

72. Schabrun SM, Hillier S. Evidence for the retraining of sensation after stroke: a systematic review. Clin Rehabil 2009; 23: 27-39.

73. Ghika J, Bogousslavsky J. Spinal pseudoathetosis: a rare, forgotten syndrome, with a review of old and recent descriptions. Neurology 1997; 49: 432-437.

74. Bara-Jimenez W, Catalan MJ, Hallett M, et al. Abnormal somatosensory homunculus in dystonia of the hand. Ann Neurol 1998; 44: 828-831.

75. Kim JS. Delayed onset mixed involuntary movements after thalamic stroke: clinical, radiological and pathophysiological findings. Brain 2001; 124: 299-309.

CHAPTER 3

小脳性運動失調

Dagmar Timmann and Hans Christoph Diener

序論

■ 定義

　運動失調 *ataxia*〔ギリシャ語で順序の欠落（"*a*"は「ないこと」，"*taxi*"は「順序」）を意味する〕という言葉は，しばしば協調運動障害 *incoordination* と同義的に用いられる．運動失調は小脳障害の最も重要な症候であるが，他の原因でも生じる．小脳性運動失調 *cerebellar ataxia* は運動の正確性あるいは協調性の欠如として定義され，それは，麻痺，筋緊張の変化，位置覚の消失，不随意運動の存在に起因するものではない[1]．小脳性運動失調は，肢節，体幹，眼，球筋群に運動障害をもたらす．歩行失調 *gait ataxia* とは，歩行の協調運動障害を意味する．体位性運動失調 *postural ataxia* は，立位や座位での運動失調であり，体幹運動失調 *truncal ataxia* を含んでいる．肢節運動失調 *limb ataxia* は，肢節の協調運動障害であり，言語失調 *speech ataxia* は，小脳性の構音障害 *dysarthria* である．姿勢時の肢節の振戦は小脳疾患の付加的な徴候である．振戦を運動失調の1つの症候と考える研究者も存在する．

■ 小脳疾患における神経学的所見

　小脳障害のある患者は開脚して歩行し，よろめき歩行を呈するので，あたかもアルコール中毒患者のようにみえる．1つの方向へ倒れやすい，あるいは傾きやすい傾向があれば，同側の片側性の小脳病変が疑われる．立位では，通常，両足を数十センチ離して開脚して立つ．軽症例でも，足をそろえて立つこと，両足を縦に並べて立つこと，あるいは片足で立つことが困難である．小脳障害の病変部位により，Romberg 徴候を呈する場合と呈さない場合がある[2]．肢節運動失調のいくつかの特徴は，指鼻試験や踵脛試験を行うことで確認できる．運動の開始は遅い．運動時の肢節の動きは不規則でぎこちなく（協働収縮不能 *asynergia*），鼻を1回で触れることは滅多にない（測定異常 *dysmetria*）．手足はしばしば目標物を通り過ぎてしまい（測定過大 *hypermetria*），運動を急に止めることもできない（測定過小 *hypometria*）．また，運動はその構成要素に分解される（運動分解 *decomposition of movement*）．小脳の脳卒中患者では，速い変換運動がしばしば不規則になったり（反復拮抗運動不能 *dysdiadochokinesis*），遅く（反復拮抗運動緩慢 *bradydiadochokinesis*）なったりする．反跳試験も，しばしば異常である．

　肢節の振戦は運動時に発現するが，稀に静止時に発現する場合もある．運動時振戦 *kinetic tremor* は，患者が肢節の運動を開始しようとしたとき，あるいは肢節を動かしているときに，揺動運動として現れる．振戦は，肢節を目標物に到達させようとする際に，より顕著になる（企図時振戦 *intention tremor*）．体幹の律動性の振戦もあり，重度の頭部揺動 *head titubation* に進展することもある．小脳性構音障害の徴候として，不明瞭で抑揚のない不規則な発語，声の高さや大きさの著しい動揺，不正確な発音がある．会話のテンポは遅い．

　さまざまな眼球運動障害が小脳疾患でみられる．よくみられる所見は，注視誘発眼振 *gaze-evoked nystagmus* であり，下眼瞼向き眼振 *downbeat nystagmus*，上眼瞼向き眼振 *upbeat nystagmus*，持続性の水平性眼振がみられることもある．その他によくみられる眼球の異常所見としては，滑動性追従運動の障害，衝動性運動の障害（眼球運動測定異常 *ocular dysmetria*），固視による前庭眼反射抑制不能，視運動性眼振の異常などである．

　Gordon Holmes は，筋緊張低下，腱反射減弱，無力症

asthenia は急性外傷性小脳病変の典型的な徴候であると述べている[3].

■ 小脳疾患における認知機能所見

情動や行動ばかりでなく, 幅広い認知課題が小脳に関係すると20年以上前から報告されている[4]. ヒトにおける病変の研究により, 前頭葉機能, 言語, 視空間プロセスを含めた認知機能のいくつかの面において, 小脳が重要な役割を果たしていることが示唆されている. 右小脳半球が言語機能を補助し, 左小脳半球が視空間機能を補助する. そして, 小脳虫部が情動と行動を調整していると考えられている(辺縁系小脳 *limbic cerebellum*)[5]. 小脳脳卒中の急性期あるいは亜急性期では, これらの所見がより明白である. 小脳半球後外側部が認知機能を補助していると考えられているので, 後下小脳動脈領域内に病変がある患者では, 特に認知機能低下のリスクがある[6]. しかしながら, 認知機能における小脳の役割は, いまだ議論の余地がある[7]. しばしば引用された初期の所見, たとえば, 小脳障害患者における注意困難は, その後の研究で同様の所見が確認されなかったり, 認知機能ではなく課題における運動の要素で説明されたりする. 運動機能の障害に加えて, 随伴する水頭症, うつ病, あるいは限局性小脳病変が脳代謝に及ぼす包括的な影響など, 非特異的な要因により認知機能低下が生じる可能性もある. 小脳以外の病変の影響もまた考慮しなければならない. ある種の認知課題に小脳が関係しているとしても, 小脳疾患で生じる症状は, ほとんどの場合, 運動症状である.

■ 関連する神経学的所見

特徴的な随伴症状や徴候の存在は, 病変の局在を1つの小脳動脈領域あるいは小脳を介する神経路に同定するときに役に立つ.

それぞれの脳神経障害(動眼神経, 滑車神経, 三叉神経, 外転神経, 顔面神経, 聴神経)に起因する, 複視, 顔面のしびれ感, 顔面麻痺, 回転性めまい *vertigo*, 難聴などや, さらには, Horner症候群, 運動失調と関連する自律神経障害は, 脳幹の障害を示唆する.

軽度の筋力低下や筋肉疲労の増大は, 小脳疾患の急性期に生じやすい. しかしながら, 筋緊張亢進を伴う麻痺, 腱反射亢進, 伸展性足底反射(Babinski反射陽性)は, 上位運動ニューロン(皮質脊髄路や錐体路)の障害も併発していることを示唆する.

純粋な小脳病変は, 決して感覚障害を引き起こさない. 片側の顔面や上下肢を含む片側感覚消失は, 感覚路(つまり, 脊髄視床路系や内側毛帯系)や対側の頭頂葉にも病変が生じていることを示唆する. 前頭葉病変は, 歩行障害や不器用さなど, 小脳症状に類似した症状を引き起こす. 前頭葉病変は, 通常, 認知機能障害や人格変化をもたらし, しばしば, 尿失禁を認める.

小脳系の解剖

■ 小脳の区分

小脳 *cerebellum* には, 解剖学的に2つの区分方法がある[8]. (ⅰ) 半球 *hemisphere* と呼ばれる左右の外側部分と, 虫部 *vermis* と呼ばれる正中部分に区分(図3.1Aの右). 通常はこの2つの片葉に分けられる. (ⅱ) 主な小脳溝に基づいて, 前葉 *anterior lobe*, 後葉 *posterior lobe*, 片葉小節葉 *flocculonodular lobe* の3つの片葉に区分(図3.1Aの左). 前葉と後葉はさらに小さな片葉に細分化される. 小葉 *lobule* という用語の意味は一定ではない. また, いくつかの命名法が個々の名称に使われている. たとえば, 小脳扁桃は後葉の半球部分の最も尾側の小葉である. Larsellは, 虫部にローマ数字でⅠ〜Xの番号を割り付け, 半球には接頭辞としてHを前につけた. 今日, Schmahmannらが提案したLarsellの用語の修正版がよく用いられる[9].

古小脳 *archicerebellum*, 旧小脳 *paleocerebellum*, 新小脳 *neocerebellum* という用語は, 系統発生学的な研究に起源がある. 前庭小脳 *vestibulocerebellum*, 脊髄小脳 *spinocerebellum*, 大脳小脳 *cerebrocerebellum* という用語は, 小脳への求心路の終末に起源している. これらの区分は, それぞれ系統学的研究に基づいた区分によく合致する. 片葉小節葉(古小脳)は, 前庭からの求心性線維が主体で, 前庭小脳と呼ばれる. 虫部と小脳半球の傍虫部(旧小脳)は, 脊髄からの求心性線維が主体で, 脊髄小脳と呼ばれる. そして, 小脳半球(新小脳)は, 皮質橋路からの入力が主体であることに基づき, 大脳小脳(橋小脳と同義)と呼ばれる(図3.1Aの右).

JansenとBrodal[10]は, 小脳皮質から小脳核への遠心性投射に基づいて, 3つの縦方向(矢状方向)の区域に区分した. すなわち, 室頂核へ投射する内側区域(虫部), 介在核(球状核と栓状核)へ投射する中間区域(小脳半球の傍虫部), 歯状核に投射する外側区域(小脳半球の外側部)である(図3.1Aの右). その後の研究で縦方向の区分はより細分化されている.

■ 小脳系の神経路

小脳は, 下・中・上小脳脚(あるいは, 索状体 *restiform body*, 橋腕 *brachium pontis*, 結合腕 *brachium conjunctivum*)と呼ばれる3対の経路を介して, 求心性および遠心性線維によって脳幹とつながっている. 中小脳脚 *middle cerebellar peduncle* は, 純粋に求心性線維のみである. 下小脳脚 *inferior cerebellar peduncle* はほとんどが求心性線維である

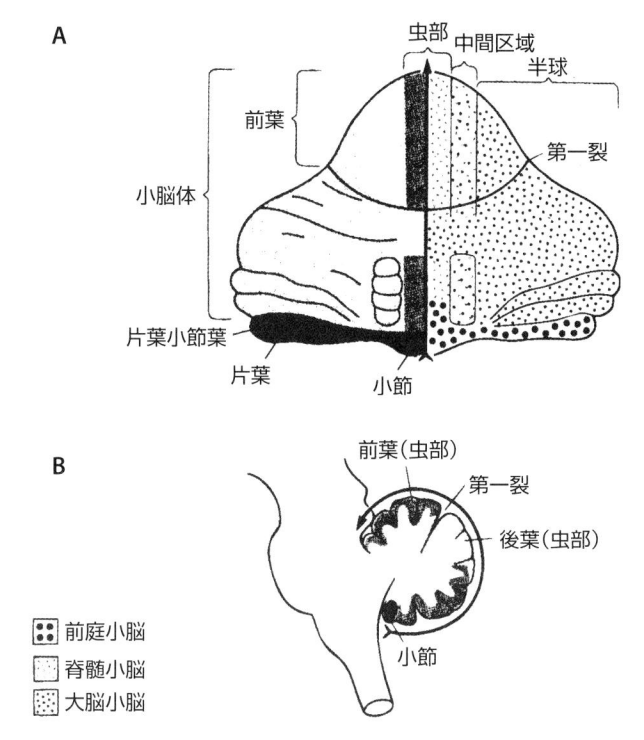

図 3.1 主要な小脳の区域．**A**：部分的に展開した小脳の模式図．中間区域は半球の一部と考えられる．**B**：展開した方法を示す図．3 種類の大きさの点で示した領域はそれぞれ，脊髄からの主な求心性線維の小脳での終止領域（脊髄小脳），前庭器官からの主な求心性線維の終止領域（前庭小脳），橋核を経由して大脳皮質からの主な求心性線維の終止領域（橋小脳）を概略的に示している．

(Brodal P. The Central Nervous System. 2nd edn. New York, NY: Oxford University Press, 1998; 365 より許可を得て転載)

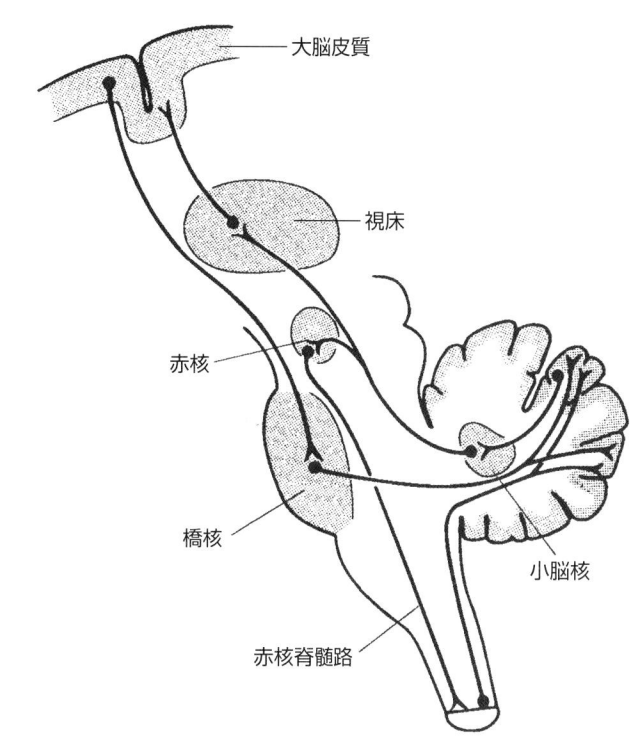

図 3.2 歯状核と介在核の主要な連絡．歯状核から大脳皮質への上行性神経線維は，視床でシナプスを形成している．脊髄（赤核を経由して）と大脳皮質（視床を経由して）の両方が，介在核（栓状核と球状核）からの影響を受けている．

(Brodal P. The Central Nervous System. 2nd edn. New York, NY: Oxford University Press, 1998; 400, 402 より許可を得て転載)

一方，上小脳脚 superior cerebellar peduncle はほとんどが遠心性線維である．

　小脳皮質は，ほとんどの末梢神経系（固有感覚，皮膚，前庭，視覚，おそらく嗅覚も），あるいは中枢神経系からの求心性入力を受けている[11]．体幹や下肢からは，背側脊髄小脳路が同側の下小脳脚を通って，腹側脊髄小脳路が対側の上小脳脚を通って小脳へ入る．上肢や首からは，楔状束脊髄小脳路と吻側脊髄小脳路が，それぞれ下小脳脚と上小脳脚を通って小脳へ入る．多くの求心路には，小脳へ入る前に，橋核や下オリーブ核などの中継点が存在する．下オリーブ核からは，対側の下小脳脚を通って，登上線維が小脳へ入る．橋核は皮質小脳路の最も重要な中継点となっている．皮質橋路の線維は，主に対側の中小脳脚を通って小脳へ入る．

　小脳核は小脳の遠心性線維の主要な起源である．遠心性小脳路は脳幹や脊髄へと下行し，大脳皮質へと上行する．片葉小節葉からの遠心路は，直接的に，あるいは室頂核を経由して間接的に，主に脳幹の前庭核へ投射する．球状核や栓状核からの遠心路は，対側の赤核へ投射する小脳からの主要な線維である（小脳赤核路）．赤核からの主な遠心路は，対側の脊髄へ投射する（赤核脊髄路）．歯状核からのほとんどの線維は，対側の視床に終止する．視床からの主な線維は，内包を経由して運動皮質や運動前皮質へ投射する[12]（**図 3.2**）．しかしながら，視床からの遠心性線維は，前頭前皮質や運動前皮質へも投射している[6]．小脳から赤核や運動皮質への上行路や，赤核や大脳皮質から脊髄への下行路が，対側へ交叉しているので，小脳半球は同側の体半分に影響を及ぼす．したがって，片側の小脳病変では，肢節運動失調の症状は同側に生じる．

■ 大脳皮質からの求心性連絡

　橋核への求心性線維の大部分は大脳皮質に起源し，皮質橋路を形成する．皮質橋路は交叉しないが，橋小脳路の線維のほとんどは交叉する．したがって，片側の大脳皮質は，主に対側の小脳半球に影響を及ぼす．皮質橋路の線維の大半は一次運動皮質（M1）と一次感覚皮質（S1）に起源している．頭頂葉後部の Brodmann 5，7 野ばかりでなく，補足運動野

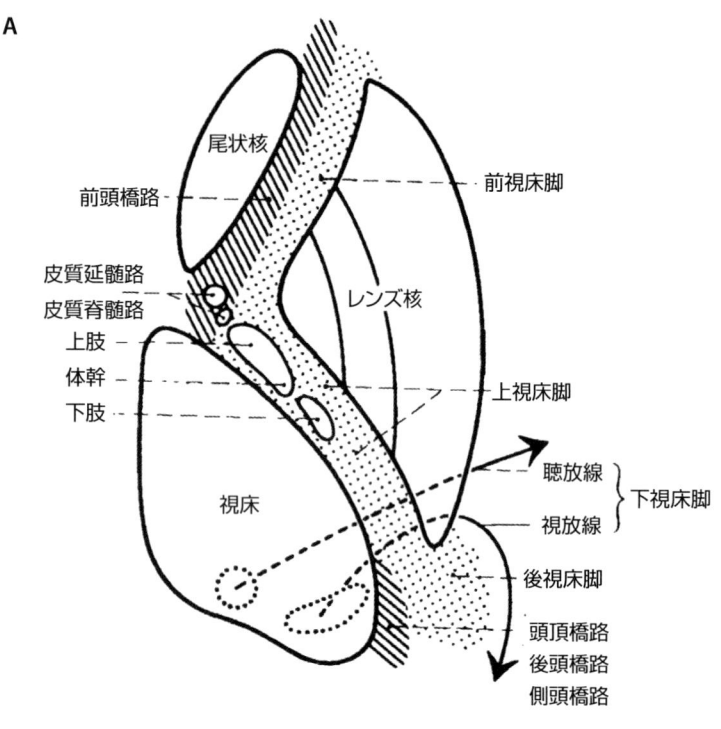

図 3.3 A：右内包を通過する断面図．B：中脳の断面図．皮質橋路（すなわち，前頭橋路，頭頂橋路，後頭橋路，側頭橋路）と皮質脊髄路（すなわち，錐体路）の通過部位を示している．

(**A**：Benninghoff A, Goerttler K. Lehrbuch der Anatomie des Menschen. 3rd edn. Munich, Germany: Urban & Schwarzenberg, 1979; 235 より許可を得て転載．**B**：Brodal A. Neurological Anatomy in Relation to Clinical Medicine. 3rd edn. New York, NY: Oxford University Press, 1981; 186; modified from Foerster O. Motorische Felder und Bahnen. In: Bumke H, Foerster O, eds. Handbuch der Neurologie, Berlin, Germany: Springer, 1936; 1-357 より許可を得て転載)

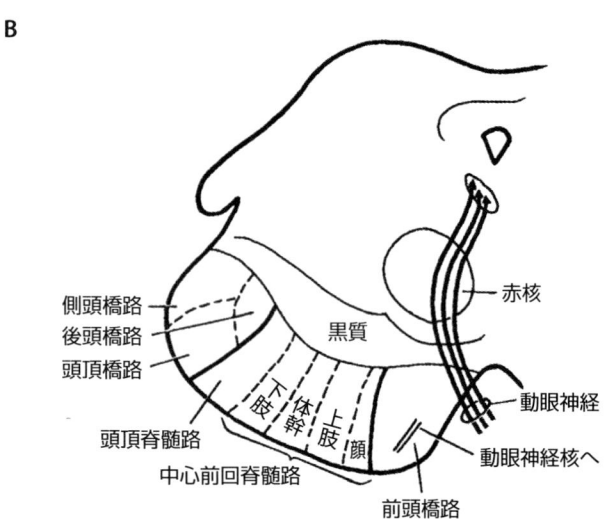

や運動前野からも実質的な投射がある．橋核は，前頭前皮質，8，9，46 野，視覚野，そして，視床下部や辺縁系の一部からも求心性線維を受けている[6,13]．

皮質橋路は内包と大脳脚を通る．前頭橋路（Arnold 束）は内包前脚に，頭頂橋路は内包後脚に，後頭橋路は内包後脚のレンズ核後部に，そして，側頭橋路（Türk 束）は内包後脚のレンズ核下部に位置している．前頭橋路は内包膝部に位置する皮質延髄路や内包後脚前部に位置する皮質脊髄路に近い（**図 3.3A**）．内包は，吻側へは放線冠へつながり，尾側へは大脳脚へつながる．大脳脚では，前頭橋路は内側に位置し，側頭橋路は皮質脊髄路の外側に位置している（**図 3.3B**）．小さな頭頂橋路および後頭橋路は，側頭橋路の内側に位置している．皮質橋路は，皮質脊髄路や皮質延髄路が中脳や橋底部を経由する際に，密接に関連している（**図 3.4**）．

■ 大脳皮質への遠心性連絡

歯状核からの線維は，上小脳脚を通って小脳から出る．それらの線維は中脳の正中部で交叉し，一部の線維は対側の赤核に終止する．しかしながら，大部分の線維は吻側へ上行し，視床，主に外側腹側核に終止する．また，一部は前腹側核にも到達する．外側腹側核と前腹側核からの線維は，内包後脚の上視床脚を通って，中心前回領域（一次運動野，補足運動野，

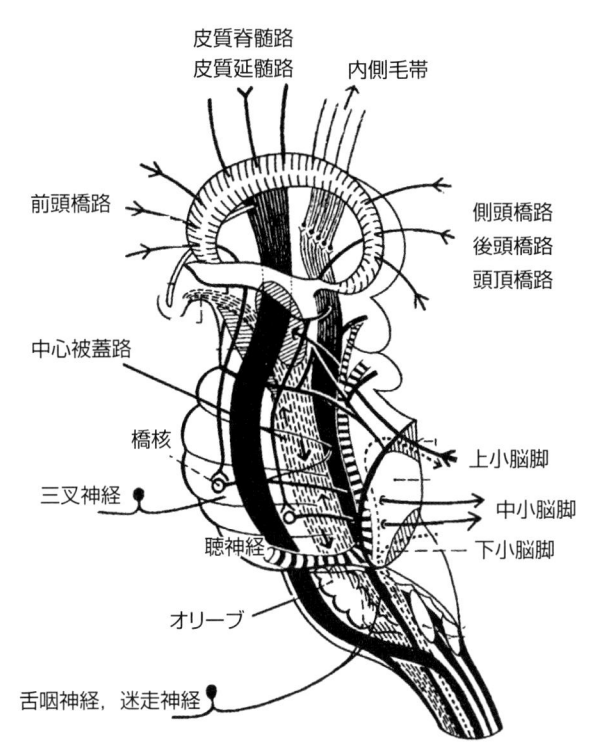

図3.4 脳幹を通る求心路および遠心路．皮質橋路（すなわち，前頭橋路，頭頂橋路，後頭橋路，側頭橋路）と皮質脊髄路（すなわち，錐体路）が，橋底部の上方で近接している．
（Benninghoff A, Goerttler K. Lehrbuch der Anatomie des Menschen, 3rd edn. Munich, Germany: Urban & Schwarzenberg, 1979; 183 より許可を得て転載）

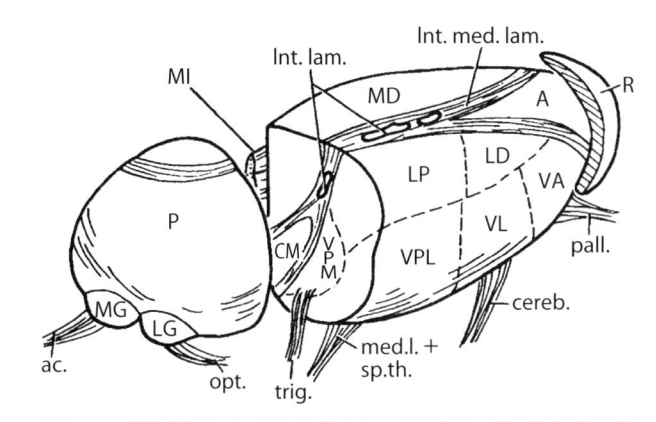

図3.5 背外側面からみた右視床の三次元図．感覚路は後外側腹側核でシナプスを形成する．歯状核からの線維は主に外側腹側核でシナプスを形成し，一部は前腹側核へ到達する．
A：前核，ac.：聴覚求心路，CM：内側中間核，cereb.：小脳求心路，Int. lam.：髄板内核群，Int. med. lam.：内側髄板，LD：後背側核，LG：外側膝状体，LP：後外側核，MD：背内側核，med. l.：内側毛帯路，MG：内側膝状体，MI：正中核群，opt.：視索，P：視床枕，pall.：淡蒼球求心路，R：視床網様核，sp. th.：脊髄視床路，trig.：三叉神経視床路，VA：前腹側核，VL：外側腹側核，VPL：後外側腹側核，VPM：後内側腹側核．
（Brodal A. Neurological Anatomy in Relation to Clinical Medicine. 3rd edn. New York, NY: Oxford University Press, 1981; 95 より許可を得て転載）

運動前野）へ到達する．内包後脚において，皮質脊髄路は視床からの線維と近接している（図3.2，図3.3）．

感覚路は視床に到達するまでは，小脳系の線維の近くを通らない．しかしながら，脊髄視床路と内側毛帯は，橋の外側上部において上小脳脚に近接していて，その領域が障害されると，対側の半身に感覚性運動失調を呈する．感覚路は視床の後外側腹側核でシナプスを形成し，上視床脚を通過して中心後回領域へ到達する．したがって，感覚路と小脳皮質路の線維は，視床と内包後脚において，近接している（図3.5）．

Dum と Strick は，歯状核のいわゆる運動領域と非運動領域を区別している[14]．彼らの解剖学的知見に従えば，歯状核の背側部における運動前野と一次運動野への投射は，歯状核の運動領域に似ている．腹側部における非運動領域は，遂行機能（46d, 9l 野）や視空間機能（7b 野）に関連する前頭前皮質や運動前皮質へ投射する出力チャンネルを含んでいる．ただし，非運動領域への連絡は，運動領域への連絡に比較するとわずかである．

■ 小脳の血管支配

小脳は，上小脳動脈 superior cerebellar artery，後下小脳動脈 posterior inferior cerebellar artery，前下小脳動脈 anterior inferior cerebellar artery の3つの動脈で灌流されている[15]．小脳の血管の灌流領域は，Amarencoによる病理学的研究[16]とMarinkovicらによる注入研究[17]に基づいて，Tatuらの論文[18]に詳細に図説されている．これらの血管の大きさや分布は多様であり，そして，すべての主要な分枝は互いに吻合している．すべての小脳動脈は小脳ばかりでなく，脳幹も灌流しているため，小脳動脈の灌流障害は，小脳と脳幹の両方に障害をもたらす．

上小脳動脈は小脳上部から下方に向って水平裂まで（第Ⅰ小葉から下方に向って第Ⅶ小葉の一部である第Ⅰ脚まで）を灌流している．上小脳動脈はすべての小脳核，大部分の小脳白質，そして上小脳脚を灌流している．また，橋上部の背外側被蓋も灌流している．後下小脳動脈の分枝は，小脳半球の下面と小脳虫部の下部から上方に向って水平裂まで（第Ⅹ小葉から上方に向って第Ⅶ小葉の一部である第Ⅱ脚まで）を灌流している．後下小脳動脈は歯状核の後下部や室頂核も灌流することがある．後下小脳動脈の内側枝は延髄背側領域の一部を灌流する．

上小脳動脈と後下小脳動脈には，それぞれの灌流領域の中で，より背内側部およびより前外側部を灌流する2つの主要な分枝がある．内側枝は主に虫部や小脳半球の傍虫部を灌流

し，外側枝は小脳半球のより外側部を灌流する．前下小脳動脈の分枝は，小脳片葉，小脳下部や前部の隣接する小葉，中小脳脚を灌流する．前下小脳動脈は，通常，橋外側部の下方1/3を灌流し，しばしば，中央1/3も灌流する．さらに，少数例では延髄外側部の上部も灌流する．内耳を灌流する迷路動脈はしばしば前下小脳動脈から分枝する（詳細や図説に関しては，41章を参照）．

小脳症候群

小脳半球と虫部との大まかな区分により，小脳の機能的な局在をまず考慮する．小脳虫部は平衡感覚や眼球運動のコントロールに関与し，小脳半球は四肢の協調運動に関与する．虫部の病変では，起立，歩行，眼球運動の障害が起こり，一方，小脳半球の病変では，通常は同側の肢節運動失調や構音障害が起こる．

小脳機能障害は3つの臨床症候群に分類されている[19]．片葉小節葉の病変は，座位，立位，歩行時に体幹の体位性運動失調を呈する（片葉小節葉症候群 flocculonodular syndrome）．患者は座位でもしばしば倒れる．この領域に病変がある患者では，開眼状態で著しい姿勢の揺動がみられ，閉眼しても症状は変化しない（Romberg徴候は認めない）．四肢の細かな協調運動は，一般に障害されない．衝動性の緩徐追従運動，眼振，そして前庭眼反射の抑制不能がしばしば認められる．

前葉の虫部が損傷されると，立位や歩行時の運動失調を呈する（前葉症候群 anterior lobe syndrome）．この症候群の患者は，起立時や歩行時に著しい障害を呈するが，上肢の細かな協調運動は比較的保たれる．この病変により，約3 Hzの周期で体が前後に揺動する．視覚により姿勢は安定に保たれるが，閉眼により振戦が誘発される（Romberg徴候が存在する）．

小脳半球の病変では，同側の肢節運動失調を呈し，急性発症では筋緊張低下も加わり，そして，歯状核も巻き込まれると運動時振戦も呈する（新小脳症候群 neocerebellar syndrome）．誤示 past pointing や病巣側への傾き歩行も発現する．肢節運動失調は基本的には中間区域（介在核へ投射する傍虫部皮質）の病変に起因している．2つの反転された体部位再現性の図が小脳皮質に描写される[20]．下肢は前葉の前方に表示され，それに続いて，上肢や顔はより後方に表示される．後葉では配置が逆で，顔は前方に表示される．

小脳上傍虫部の病変では，構音障害を生じる．当初，左小脳半球の病変のほうが右小脳半球の病変よりも小脳性構音障害を生じやすいと考えられていたが，最近の研究では再現されていない[21]．

SchmahmannとSherman[5]は，新しい臨床概念として「小脳性認知機能障害症候群 cerebellar cognitive affective syndrome」を提案した．彼らの知見によれば，虫部を含む小脳後葉に病変があり，前葉に病変のない患者では，行動異常を呈する．この行動異常は，企画，set-shifting，言語流暢性，抽象的な思考，作業記憶などの遂行機能の障害，視空間統合や記憶を含む空間認知の障害，感情鈍麻やひどく不適切な行動を伴う人格変化，そして，失文法や失韻律を含む言語障害に特徴づけられる．しかしながら，認知障害が小脳障害の臨床症候に起因するかどうかは，議論中の問題であり，現時点では確定していない．

原則的な記述ではあるが，臨床における小脳症候群は，小脳の機能的に多様な区分をしばしば反映する．さらに，小脳の求心性線維や遠心性線維の病変に起因する運動失調の症状と，小脳自体の病変に起因する運動失調の症状には違いはない．小脳の病変では，顕著な代償機転が働く．特に，小脳半球に限局した病変で最も顕著である．脳卒中あるいは腫瘍手術による限局性の小脳病変の急性期と慢性期の患者を比較したところ，小脳半球ではなく，小脳核に病変がある場合は，損傷を受けた年齢や器質的所見に関係なく，運動症状が残存することが示された[22]．

運動失調を起こす脳血管症候群

小脳自体の血管病変や，皮質橋小脳路や歯状核視床路の血管病変でも運動失調は起こる．

■ 小脳 cerebellum

まず，CTやMRIが導入され，さらに，使用しやすくなり性能も向上したので，検出される小脳梗塞の数は増加している．脳幹徴候ばかりでなく，梗塞後の脳浮腫による致死的な脳幹圧迫や水頭症などの，古典的な虚血性小脳症候群は比較的稀であることが明らかになってきた[23,24]．大多数の小脳梗塞は良好な臨床経過を示す[25]．

上小脳動脈と後下小脳動脈の脳梗塞が最も多く，前下小脳動脈の脳梗塞は稀である[26]．上小脳動脈や後下小脳動脈の脳梗塞では小脳に限局することが多いが，前下小脳動脈領域の脳梗塞では橋腕や橋外側部を含み，脳幹徴候が優位となる[27-29]．症状や徴候は血管支配領域で異なり，小脳の既知の機能的局在とよく一致する[19]．3つの小脳動脈のどの領域の梗塞でも肢節運動失調や歩行失調が生じる[23,30]．構音障害は上小脳動脈領域梗塞の特徴的所見であり，一方，回転性めまいは後下小脳動脈や前下小脳動脈領域梗塞で特に多い[23,31,32]．

小脳梗塞後の最初の段階において，目標指向行動は拮抗活

動の発現が遅れるために測定過大となる．作動筋と拮抗筋の筋緊張は両方とも低下する．その結果，患者は発症初期に脱力を訴える[33]．筋電図パターンの異常な再プログラム化が起こり，測定過大から測定過小に移行する[34]．

■ 後下小脳動脈 posterior inferior cerebellar artery

後下小脳動脈領域の小脳と延髄の脳梗塞症例は，Wallenberg症候群（延髄外側症候群），すなわち，回転性めまい，眼振，後頸部痛，同側の顔面痛，発声障害，嚥下障害，同側顔面の温痛覚消失，Horner症候群，咽頭筋麻痺，対側の上下肢と体幹に温痛覚消失を伴う同側の肢節運動失調と不安定歩行を呈する．同側への側方突進現象もみられる．これらすべての症状が揃うこともあるが，さまざまな組み合わせで症状が発現することもある．しかしながら，脳幹病変は稀である[23,24,35]．

後下小脳動脈領域の小脳梗塞の約1/5のみに延髄外側梗塞を伴う．延髄背外側を含まない後下小脳動脈領域の小脳梗塞では，梗塞と同側の後頸部痛に加えて，急性の回転性めまい，嘔気，嘔吐，眼振，同側の肢節運動失調，歩行失調を呈する[23,24,29]．

眼球運動徴候（眼振）や起立時や歩行時の運動失調は，後下小脳動脈の外側枝よりも内側枝の梗塞で生じやすい[17,35,36]．肢節運動失調は後下小脳動脈の外側枝領域の梗塞の徴候である．後下小脳動脈領域梗塞における肢節運動失調は，小脳の重要な入力路の1つである下小脳脚を灌流する頭蓋内近位部の分枝を巻き込む障害や，あるいは，重要な出力系である介在核や歯状核の障害と関連する[37]．この事実は，小脳後葉における身体表出の病変では肢節運動失調は伴わないことを意味する．

構音障害ではなく，最初に嗄声 hoarseness が現れる[38]．他の症状を伴わずに，単独の回転性めまいや不安定歩行を呈することがあり，内耳炎に類似した症状が生じうる[39]．この症候は，後下小脳動脈の内側枝領域の梗塞で最もしばしば発現する．しかしながら，内耳炎では，眼振の方向は注視方向と関係せず一定であるが，後下小脳動脈領域梗塞では注視誘発眼振であり，基本的に眼振の方向は注視により変わる．

■ 上小脳動脈 superior cerebellar artery

片側性で単独の，橋領域も含む，上小脳動脈全域の脳梗塞は稀であるが，この場合，同側の肢節運動失調，Horner症候群，舞踏病様の不随意運動，対側の温痛覚消失と滑車神経麻痺が発現する[27]．ほとんどの上小脳動脈領域の脳梗塞は，一部の領域のみの梗塞を呈する．通常は，急性発症の不安定歩行と同側の肢節運動失調を呈し，時々，頭痛，回転性めまい，嘔気，嘔吐を伴う[40,41]．体幹の側方突進現象も起こる．しかしながら，後下小脳動脈や前下小脳動脈領域の梗塞に比較して，回転性めまいは稀である．このことは，上小脳動脈に灌流される小脳の領域が前庭核とのつながりが比較的少ないことと関係している．反対に後下小脳動脈や前下小脳動脈の灌流領域である片葉小節葉は前庭核とのつながりが密接である[23]．水平性眼振が少なくとも50％の患者でみられる．構音障害は特徴的な症状である[32,38]．肢節運動失調は後下小脳動脈領域梗塞に比較して上小脳動脈領域梗塞でより特徴的である[24,30]．

構音障害や起立・歩行時の運動失調は，上小脳動脈の外側枝に比較し内側枝の梗塞でより顕著である[41,42]．肢節運動失調は上小脳動脈の外側枝の梗塞の徴候である．さらに，上小脳動脈領域梗塞は吻側脳底動脈領域の梗塞を合併する．脳幹吻側部や後頭葉病変の症状のために，小脳病変の症状がわかりにくくなることがある[27,43]．

■ 前下小脳動脈 anterior inferior cerebellar artery

後下小脳動脈や上小脳動脈領域の梗塞では，臨床症状は小脳梗塞による症状が優位である．一方，前下小脳動脈領域の橋小脳梗塞では，脳幹症状が優位である[28]．ほとんどの症例で，ほとんど完全な症候群を呈する．前下小脳動脈閉塞の古典的な症候群は，回転性めまい，耳鳴，同側の難聴，構音障害，末梢性顔面神経麻痺，Horner症候群，多様な顔面の感覚鈍麻，同側の肢節運動失調を呈し，対側の上下肢と体幹の温痛覚消失を伴う．部分的の前下小脳動脈症候群は，Wallenberg症候群と混同される．聴力障害が目立ち，末梢性顔面神経麻痺があることで，前下小脳動脈領域梗塞であることが示唆される．部分的の前下小脳動脈症候群では，内耳炎に類似した純粋性回転性めまいや同側の運動失調のみを呈することは滅多にない[28,44]．

■ 橋や内包のラクナ梗塞：
運動失調不全片麻痺 ataxic hemiparesis

皮質橋小脳路や歯状核視床路の血管病変では，四肢に優位の運動失調を呈する．小脳系の神経路と皮質脊髄路が，橋の底部，大脳脚，内包において近接しているので，半身の運動失調と同側の錐体路症状が合併することが多い（図3.3，図3.4）．

運動失調不全片麻痺（すなわち，同側の上下肢の不全片麻痺と運動失調）を呈する血管症候群は，1978年にFisherが最初に名づけた[45]．これは，協調運動障害が筋力低下の割に目立ち，ラクナ梗塞の可能性が高い[46]．しかしながら，症候が病変の局在を示すわけではない．むしろ，運動失調不全片麻痺では，脳梗塞が運動路全体に分散している．最も頻度が高い病変は，内包後脚（23～44％）と橋（19～31％）であ

る．その他の病変は，視床，放線冠の前部，基底核，前頭葉の皮質下白質である[46,47]．すべての研究において，ほとんどの病変は小さな深部梗塞であるが，小脳(上小脳動脈領域)あるいは前頭葉皮質(前大脳動脈領域)の表層部の脳梗塞や脳出血で運動失調不全片麻痺を呈することがごく少数例で確認されている[46-48]．

　さまざまな部位で発症した運動失調不全片麻痺の臨床症状はほとんど同じである．また，運動失調の程度は，上肢と下肢でほとんど同程度である．視床梗塞ではしびれ，橋梗塞では構音障害，眼振，歩行失調などといった，一部で関連が認められている徴候がよくみられる[47-49]．ほとんどの研究者は，運動失調不全片麻痺は皮質脊髄路と歯状核赤核大脳皮質橋小脳路が同時に障害されるために発現すると信じている．合併する小脳性遠隔機能障害 cerebellar diaschisis の臨床的意義は明らかではない．小脳の血流低下や代謝低下は，大脳皮質や視床(交叉性小脳性遠隔機能障害[50,51])，脳幹(非交叉性あるいは交叉性の小脳性遠隔機能障害[52,53])の病変に関連して通常認められるが必須の所見ではない．最近の研究では，ラクナ梗塞と遠隔機能障害と回復力との間の関連が示唆されている[54]．

● 内包 internal capsule

　対側の内包後脚は，運動失調不全片麻痺を呈する一般的な病変であり，時々，放線冠や視床外側部へ病変が広がっている[46,47,55]．これらの症例では，前頭橋路，側頭頭頂橋路は障害されない．なぜなら，この2つの経路はそれぞれ，内包前脚や内包のレンズ核後部あるいはレンズ核下部を通過するからである(図3.3)．小脳機能障害は，中心前回からの皮質橋路の線維，あるいは視床外側腹側核と中心前回の間をつなぐ線維(つまり，上視床路)の損傷に関連すると考えられている[56]．Saitoh ら[57]は，内包後脚の小梗塞による運動失調不全片麻痺の4例において，運動失調と準備電位を研究した．正常な準備電位に基づいて判断すると，内包で視床への投射が遮断されても，歯状核視床皮質路系は，有意には障害されなかった．そこで，Saitoh らは，中心前回(4, 6野)に起源する皮質橋路がこのレベルで障害された結果，運動失調が生じたと結論づけた．

　感覚路が内包後脚の上視床路の中を通過するので，運動失調不全片麻痺ではしばしば感覚障害を合併する[55](図3.3)．

● 橋 pons

　Bassetti ら[58]は，限局性の橋梗塞(腹側部，被蓋，両側性)の3つの主要な症候群を記述した．腹側部病変は，皮質脊髄路，皮質延髄路，皮質橋路の線維を遮断するばかりでなく，さまざまな程度で橋核も損傷する(図3.4)．橋腹側部の小梗塞は，特徴的な症候群を呈する．すなわち，運動失調不全片麻痺，構音障害・手不器用症候群 dysarthria-clumsy hand syndrome，構音障害・測定異常 dysarthria-dysmetria，構音障害・顔面麻痺 dysarthria-facial paresis である[59,60]．これらの症候群は，完全には分離できず，橋底部(つまり，橋前部，橋腹側部)の運動機能の局在を反映している[59]．

　眼球運動障害，感覚障害，三叉神経障害，外転神経障害，顔面神経障害の存在は，橋被蓋部に梗塞が及んでいることを示唆する．橋腹側部病変は肢節運動失調を呈する一方，被蓋内側部病変は失調性歩行を呈する[61]．ときに，橋腹側部に限局した両側性の梗塞により，運動失調四肢麻痺，ほとんど単独の対麻痺，四肢麻痺，あるいは閉じ込め症候群 locked-in syndrome を呈することがある[58]．

■ 視床 thalamus

　片側運動失調は，視床膝状体動脈領域である視床外側腹側核を含む視床の梗塞において，よく認められる[62-64]．しかし，視床梗塞の症状として片側運動失調が単独で生じることは稀であり，同側の不全片麻痺(運動失調不全片麻痺)，疼痛と不全片麻痺(有痛性運動失調不全片麻痺)，同側の感覚障害(片側運動失調・感覚鈍麻)，同側の感覚障害と不全片麻痺(感覚鈍麻を伴う運動失調不全片麻痺)の症状を呈することが多い．これらの4つの症候群は，内包や視床における灌流領域の多様性で説明される[47]．視床病変による片側運動失調では，感覚症状を合併することが多い．なぜなら，視床の腹側部では，感覚性の視床核(すなわち，後外側腹側核)と小脳性の視床核(すなわち，外側腹側核や前腹側核)が近接しているからである(図3.5)．疼痛の発現は局在を示唆する意義がある．疼痛は，橋，中脳，内包の病変による運動失調不全片麻痺では併発しない[62]．

　上行性の歯状核視床路や感覚路と対照的に，皮質脊髄路は視床を通らない．視床病変による運動失調不全片麻痺で皮質脊髄路の徴候を伴うのは，近接する皮質脊髄路が虚血，浮腫による圧迫，あるいは視床膝状体動脈の分枝が時々内包後脚の最内側に及んでいるため近接する内包に梗塞が生じることによると考えられる[47,55]．運動失調不全片麻痺例で，不全片麻痺が軽度で一過性であれば，視床の病変が疑われる[65]．

■ 皮質下白質 subcortical white matter

　皮質下血管性脳症では，歩行の異常が一般的である[66,67]．皮質下血管性脳症の歩行パターンは，水頭症，前頭葉病変，老人性の歩行障害の患者にみられる歩容に似ている[68]．その歩行障害には，Parkinson 症候群と小脳性運動失調の要素がある．患者は足を開いて立ち，軽度失調性で，緩徐で足を引きずるような Parkinson 病様の歩容を示す[66]．患者の

上肢の機能は比較的保たれていて，表情は生き生きしており，腰曲がりは少ないので，体の下半分のParkinson症候群（小刻み歩行 marche à petits pas，脳血管性Parkinson症候群）と呼ばれている[69]．認知機能低下や尿失禁をしばしば合併する．歩行の開始が困難であることが，長年にわたって唯一の症状であることもある〔単独の歩行開始困難，あるいは小刻み歩行（Petren 歩行）〕．一方，臨床症状は，バランスの障害（たとえば，体幹運動失調）が特徴的で，立ったり歩いたりできないほど重症である（前頭葉性平衡障害）[67]．

皮質下血管性脳症の患者のSPECT所見は，補足運動野や小脳の血流低下を示す[70]．基底核と補足運動野の間や，運動前野と小脳の間の，虚血や離断により，歩行障害の発症に至る[66,71]．

■ 大脳皮質 cerebral cortex

皮質梗塞でも運動失調不全片麻痺が生じうる．前大脳動脈領域の大きな脳梗塞は，片側運動失調を伴う下肢優位の脱力を呈する（下肢運動麻痺と同側の運動失調）[47,56]．さらに，中心前回の小さな皮質梗塞も運動失調不全片麻痺を引き起こす[46]．これらの知見は，一次運動野から小脳への求心性および遠心性の連絡で説明される．

結論

肢節運動失調と歩行失調は，上小脳動脈，後下小脳動脈，前下小脳動脈領域の脳梗塞でよく認められる．構音障害は上小脳動脈領域の脳梗塞の特徴的な症状である．回転性めまいが生じている場合は，後下小脳動脈や前下小脳動脈領域の脳梗塞が最も一般的である．前下小脳動脈領域の脳梗塞患者では，通常は脳幹梗塞も伴うが，上小脳動脈や後下小脳動脈領域の脳梗塞ではそうではない．

運動失調不全片麻痺は内包や橋底部のラクナ梗塞で起こることが最も一般的である．感覚徴候や疼痛を合併していれば視床の病変が示唆され，構音障害があれば橋病変が示唆される．片側運動失調を伴う下肢優位の脱力は，脳表の前大脳動脈領域梗塞で発現する．皮質下血管性脳症での歩行障害は，Parkinson症候群と運動失調の症状を呈する．

参考文献

1. Campbell WW. DeJong's The Neurological Examination. 6th edn. Philadelphia, PA: Lippincott Williams and Wilkins, 2005.
2. Timmann D, Diener HC. Coordination and ataxia. In: Goetz CG, ed. Textbook of Clinical Neurology. 3rd edn. Philadelphia, PA: Saunders (Elsevier), 2007; 307-325.
3. Holmes G. The cerebellum of man. Brain 1939; 62: 1-30.
4. Leiner HC, Leiner AL, Dow RS. Reappraising the cerebellum: what does the hindbrain contribute to the forebrain? Behav Neurosci 1989; 103: 998-1008.
5. Schmahmann JD, Sherman JC. The cerebellar cognitive affective syndrome. Brain 1998; 121: 561-579.
6. Strick PL, Dum RP, Fiez JA. Cerebellum and nonmotor function. Annu Rev Neurosci 2009; 32: 413-434.
7. Timmann D, Daum I. How consistent are cognitive impairments in patients with cerebellar disorders? Behav Neurol 2010; 23: 81-100.
8. Brodal P. The Central Nervous System. Structure and Function. 3rd edn. Oxford: Oxford University Press, 2004.
9. Schmahmann JD, Doyon J, Toga AW, Petrides M, Evans AC. MRI Atlas of the Human Cerebellum. San Diego, CA: Academic Press, 2000.
10. Jansen J, Brodal A. Experimental studies on the intrinsic fibres of the cerebellum. II. The corticonuclear projection. J Comp Neurol 1940; 73: 267-321.
11. Bloedel JR, Courville J. Cerebellar afferent systems. In: Handbook of Physiology. Bethesda, MD: American Physiological Society, 1982; 735-830.
12. Glickstein M, Doron K. Cerebellum: connections and functions. Cerebellum 2008; 7: 589-594.
13. Brodal A. Neurological Anatomy in Relation to Clinical Medicine. 3rd edn. New York, NY: Oxford University Press, 1981.
14. Dum RP, Strick PL. An unfolded map of the cerebellar dentate nucleus and its projections to the cerebral cortex. J Neurophysiol 2003; 89: 634-639.
15. Naidich TP, Duvernoy HM, Delman BN, et al. Duvernoy's Atlas of the Human Brain Stem and Cerebellum. Wien: Springer-Verlag, 2009.
16. Amarenco P. The spectrum of cerebellar infarctions. Neurology 1991; 41: 973-979.
17. Marinkovic S, Kovacevic M, Gibo H, Milisavljevic M, Bumbasirevic L. The anatomical basis for the cerebellar infarcts. Surg Neurol 1995; 44: 450-460.
18. Tatu L, Moulin T, Bogousslavsky J, Duvernoy H. Arterial territories of human brain: brainstem and cerebellum. Neurology 1996; 47:1125 1135.
19. Dichgans J, Diener HC. Clinical evidence of functional compartmentalization of the cerebellum. In: Bloedel JR, Dichgans J, Precht W, eds. Cerebellar Functions. Berlin, Germany: Springer-Verlag, 1985; 126-147.
20. Manni E, Petrosini L. A century of cerebellar somatotopy: a debated representation. Nat Rev Neurosci 2004; 5: 241-249.
21. Urban PP, Marx J, Hunsche S, et al. Cerebellar speech representation: lesion topography in dysarthria as derived from cerebellar ischemia and functional magnetic resonance imaging. Arch Neurol 2003; 60: 965-972.
22. Schoch B, Dimitrova A, Gizewski ER, Timmann D. Functional localization in the human cerebellum based on voxelwise statistical analysis: a study of 90 patients. Neuroimage 2006; 30: 36-51.
23. Kase CS, Norrving B, Levine SR, et al. Cerebellar infarction. Clinical and anatomic observations in 66 cases. Stroke 1993; 24: 76-83.
24. Chaves CJ, Caplan LR, Chung CS, et al. Cerebellar infarcts in the New England Medical Center Posterior Circulation Stroke Registry. Neurology 1994; 44: 1385-1390.
25. Konczak J, Pierscianek D, Hirsiger S, et al. Recovery of upper limb function after cerebellar stroke: lesion symptom mapping and arm kinematics. Stroke 2010; 41: 2191-2200.
26. Caplan LR. Cerebellar infarcts. In: Caplan LR, ed. Posterior Circulation Disease: Clinical findings, Diagnosis, and Management. Cambridge, MA: Blackwell Scientific, 1996; 492-543.
27. Amarenco P, Hauw JJ. Cerebellar infarction in the territory of the superior cerebellar artery: a clinicopathologic study of 33 cases. Neurology 1990; 40: 1383-1390.
28. Amarenco P, Rosengart A, DeWitt LD, Pessin

MS, Caplan LR. Anterior inferior cerebellar artery territory infarcts. Mechanisms and clinical features. Arch Neurol 1993; 50: 154-161.

29. Barth A, Bogousslavsky J, Regli F. The clinical and topographic spectrum of cerebellar infarcts: a clinical-magnetic resonance imaging correlation study. Ann Neurol 1993; 33: 451-456.

30. Tohgi H, Takahashi S, Chiba K, Hirata Y. Cerebellar infarction. Clinical and neuroimaging analysis in 293 patients. The Tohoku Cerebellar Infarction Study Group. Stroke 1993; 24: 1697-1701.

31. Erdemoglu AK, Duman T. Superior cerebellar artery territory stroke. Acta Neurol Scan 1998; 98: 283-287.

32. Urban PP, Wicht S, Vukurevic G, et al. Dysarthria in acute ischemic stroke: lesion topography, clinicoradiologic correlation, and etiology. Neurology 2001; 56: 1021-1027.

33. Manto M-U, Jacquy J, Hildebrand J, Godaux E. Recovery of hypermetria after a cerebellar stroke occurs as a multistage process. Ann Neurol 1995; 38: 437-445.

34. Manto M-U, Hildebrand J, Jacquy J. Shift from hypermetria to hypometria in an aberrant recovery following cerebellar infarction. J Neurol Sci 1998; 157: 42-51.

35. Amarenco P, Roullet E, Hommel M, Chaine P, Marteau R. Infarction in the territory of the medial branch of the posterior inferior cerebellar artery. J Neurol Neurosurg Psychiatry 1990; 53: 731-735.

36. Barth A, Bogousslavsky J, Regli F. Infarcts in the territory of the lateral branch of the posterior inferior cerebellar artery. J Neurol Neurosurg Psychiatry 1994; 57: 1073-1076.

37. Deluca C, Tinazzi M, Bovi P, Rizzuto N, Moretto G. Limb ataxia and proximal intracranial territory brain infarcts: clinical and topographical correlations. J Neurol Neurosurg Psychiatry 2007; 78: 832-835.

38. Ackermann H, Vogel M, Petersen D, Poremba M. Speech deficits in ischemic cerebellar lesions. J Neurol 1992; 239: 223-227.

39. Duncan GW, Parker SW, Miller Fisher C. Acute cerebellar infarction in the PICA territory. Arch Neurol 1975; 32: 364-368.

40. Barth A, Bogousslavsky J, Regli F. The clinical and topographic spectrum of cerebellar infarcts: a clinical-magnetic resonance imaging correlation study. Ann Neurol 1993; 33: 451-456.

41. Amarenco P, Roullet E, Goujon C, et al. Infarction in the anterior rostral cerebellum (the territory of the lateral branch of the superior cerebellar artery). Neurology 1991; 41: 253-258.

42. Sohn SI, Lee H, Lee SR, Baloh RW. Cerebellar infarction in the territory of the medial branch of the superior cerebellar artery. Neurology 2006; 66: 115-117.

43. Canaple S, Bogousslavsky J. Multiple large and small cerebellar infarcts. J Neurol Neurosurg Psychiatry 1999; 66: 739-745.

44. Roquer J, Lorenzo JP, Pou A. The anterior inferior cerebellar artery infarcts: a clinico-magnetic resonance imaging study. Acta Neurol Scand 1998; 97: 225-230.

45. Fisher CM. Ataxic hemiparesis. A pathologic study. Arch Neurol 1978; 35: 126-128.

46. Hiraga A, Uzawa A, Kamitsukasa I. Diffusion weighted imaging in ataxic hemiparesis. J Neurol Neurosurg Psychiatry 2007; 78: 1260-1262.

47. Moulin T, Bogousslavsky J, Chopard JL, et al. Vascular ataxic hemiparesis: a re-evaluation. J Neurol Neurosurg Psychiatry 1995; 58: 422-427.

48. Gorman MJ, Dafer R, Levine SR. Ataxic hemiparesis. Critical appraisal of a lacunar syndrome. Stroke 1998; 29: 2549-2555.

49. Huang CY, Lui FS. Ataxic-hemiparesis, localization and clinical features. Stroke 1984; 15: 363-366.

50. Tanaka M, Kondo S, Hirai S, et al. (1992). Crossed cerebellar diaschisis accompanied by hemiataxia: a PET study. J Neurol Neurosurg Psychiatry 1992; 55: 121-125.

51. Lin DD, Kleinman JT, Wityk RJ, et al. Crossed cerebellar diaschisis in acute stroke detected by dynamic susceptibility contrast MR perfusion imaging. AJNR Am J Neuroradiol 2009; 30: 710-715.

52. Giroud M, Creisson E, Fayolle H, et al. Homolateral ataxia and crural paresis: a crossed cerebral-cerebellar diaschisis. J Neurol Neurosurg Psychiatry 1994; 57: 221-222.

53. Rousseaux M, Steinling M, Mazingue A, Benaim C, Froger J. Cerebral blood flow in lateral medullary infarcts. Stroke 1995; 26: 1404-1408.

54. Flint AC, Naley MC, Wright CB. Ataxic hemiparesis from strategic frontal white matter infarction with crossed cerebellar diaschisis. Stroke 2006; 37: e1-2.

55. Helgason CM, Wilbur AC. Capsular hypesthetic ataxic hemiparesis. Stroke 1990; 21: 24-33.

56. Bogousslavsky J, Martin R, Moulin T. Homolateral ataxia and crural paresis: a syndrome of anterior cerebral artery infarction. J Neurol Neurosurg Psychiatry 1992; 55: 1146-1149.

57. Saitoh T, Kamiya H, Mizuno Y, et al. Neurophysiological analysis of ataxia in capsular ataxic hemiparesis. J Neurol Sci 1987; 79: 221-228.

58. Bassetti C, Bogousslavsky J, Barth A, Regli F. Isolated infarcts of the pons. Neurology 1996; 46: 165-175.

59. Schmahmann JD, Ko R, MacMore J. The human basis pontis: motor syndromes and topographic organization. Brain 2004; 127: 1269-1291.

60. Kumral E, Bayülkem G, Evyapan D. Clinical spectrum of pontine infarction. Clinical-MRI correlations. J Neurol 2002; 249: 1659-1670.

61. Mitoma H, Hayashi R, Yanagisawa N, Tsukagoshi H. Gait disturbances in patients with pontine medial tegmental lesions: clinical characteristics and gait analysis. Arch Neurol 2000; 57: 1048-1057.

62. Bogousslavsky J, Regli F, Ghika J, Feldmeyer J-J. Painful ataxic hemiparesis. Arch Neurol 1984; 41: 892-893.

63. Bogousslavsky J, Regli F, Uske A. Thalamic infarcts: clinical syndromes, etiology, and prognosis. Neurology 1988; 38: 837-848.

64. Melo TP, Bogousslavsky J, Moulin T, Nader J, Regli F. Thalamic ataxia. J Neurol 1992; 239: 331-337.

65. Solomon DH, Barohn RJ, Bazan C, Grissom J. The thalamic ataxia syndrome. Neurology 1994; 44: 810-814.

66. Thompson PD, Marsden CD. Gait disorder of subcortical arteriosclerotic encephalopathy: Binswanger's disease. Mov Disord 1987; 2: 1-8.

67. Elble RJ, Cousins R, Leffler K, Hughes L. Gait initiation by patients with lower-half parkinsonism. Brain 1996; 119: 1705-1716.

68. Bronstein AM, Brandt T, Woollacott M, Nutt JG. Clinical Disorders of Balance, Posture and Gait. 2nd ed. London: Arnold, 2004.

69. Nutt JG, Marsden CD, Thompson PD. Human walking and higher-level gait disorders, particularly in the elderly. Neurology 1993; 43, 268-279.

70. Carboncini MC, Volterrani D, Bonfiglio L, et al. Higher level gait disorders in subcortical chronic vascular encephalopathy: a single photon emission computed tomography study. Age Ageing 2009; 38: 302-307.

71. Liston R, Mickelborough J, Bene J, Tallis R. A new classification of higher level gait disorders in patients with cerebral multiinfarct states. Age Ageing 2003; 32: 252-258.

CHAPTER 4

小脳脳卒中の認知行動症状：
小脳における運動制御と機能局在との関係

Jeremy D. Schmahmann

序言

「私がネット上で見つけたある論文で，あなたがたとつながることができたことに感謝しています．私は小脳に脳卒中を患っていますが，私の症状は医療界からずっと無視されてきました．小脳は高次思考や記憶を担っていないとされていたため，誰も私の問題について話を聞いてくれず，私は不幸な日々を送っていました．しかし，今，私を理解してくれる方がいることがわかりました．小脳性認知情動症候群について知っている専門家を訪ねてみようと思います．ありがとうございます．本当に救われました」

2011年8月9日に，患者からNational Ataxia Foundation(NAF)の概況報告書「認知と小脳」へ送られたメール．

序論

小脳 cerebellum に病変のある患者を観察していると，臨床において，運動機能を超えた小脳の生理学的および解剖学的な役割の礎がみえてくる．これは，小脳脳卒中患者の理論的な興味を超えた問題である．というのも，知性や情動のコントロールの障害は，運動障害と同じ，あるいはそれ以上の後遺症となりうるからである．認知行動変化は臨床医によって認識され，診断され，的確に治療される必要がある．本章では，小脳がいかにして非運動機能に携わるかの理論的根拠となる背景を簡単に示し，小脳性運動症候群が高次の小脳機能障害とどのように関連しているかを議論し，神経行動障害の本質と小脳構造および血管解剖との関連を解析する．そし

て本章の最後に，後方循環虚血患者の診断と治療における小脳脳卒中の認知行動症状の臨床的妥当性を考察する．

臨床的な疑問に対する背景

小脳は純粋に運動制御を行っている器官であるという古典的な教えは，以前はそうであったかもしれないが，今や根拠のないものである．小脳が運動協調の役割に加えて，認知を処理し，情動をコントロールしているということがわかってきている．これらの多彩な神経学的機能における小脳の役割は，小脳が神経学的機能を司る広範な神経回路にどのように関与しているかという基本的な考察によって概念化される．

■ 解剖学的連結の概要

小脳系解剖の詳細な考察は本書の議論の範囲を超えており，他の書籍を参照されたい[1-8]．大雑把にいうと，小脳が大脳皮質と連結している解剖学的な回路は，2段階のフィードフォワードのループと2段階のフィードバックのループに配列されている(図4.1)．これらのループは，大脳皮質のさまざまな領域と局在的に正確に一致した小脳の領域をつなぐ，多くは並列しているが，一部はオーバーラップした副回路で形成されている．大脳小脳連絡のフィードフォワードのループは，大脳皮質からの同側の橋底部神経核への投射と，橋から中小脳脚を介した主に対側の小脳皮質への遠心性投射である．皮質神経核投射では，小脳皮質の傍矢状領域は4つの深部小脳核 deep cerebellar nucleus(内側から外側に，室頂核 *fastigial nucleus*，球状核 *globose nucleus*，栓状核

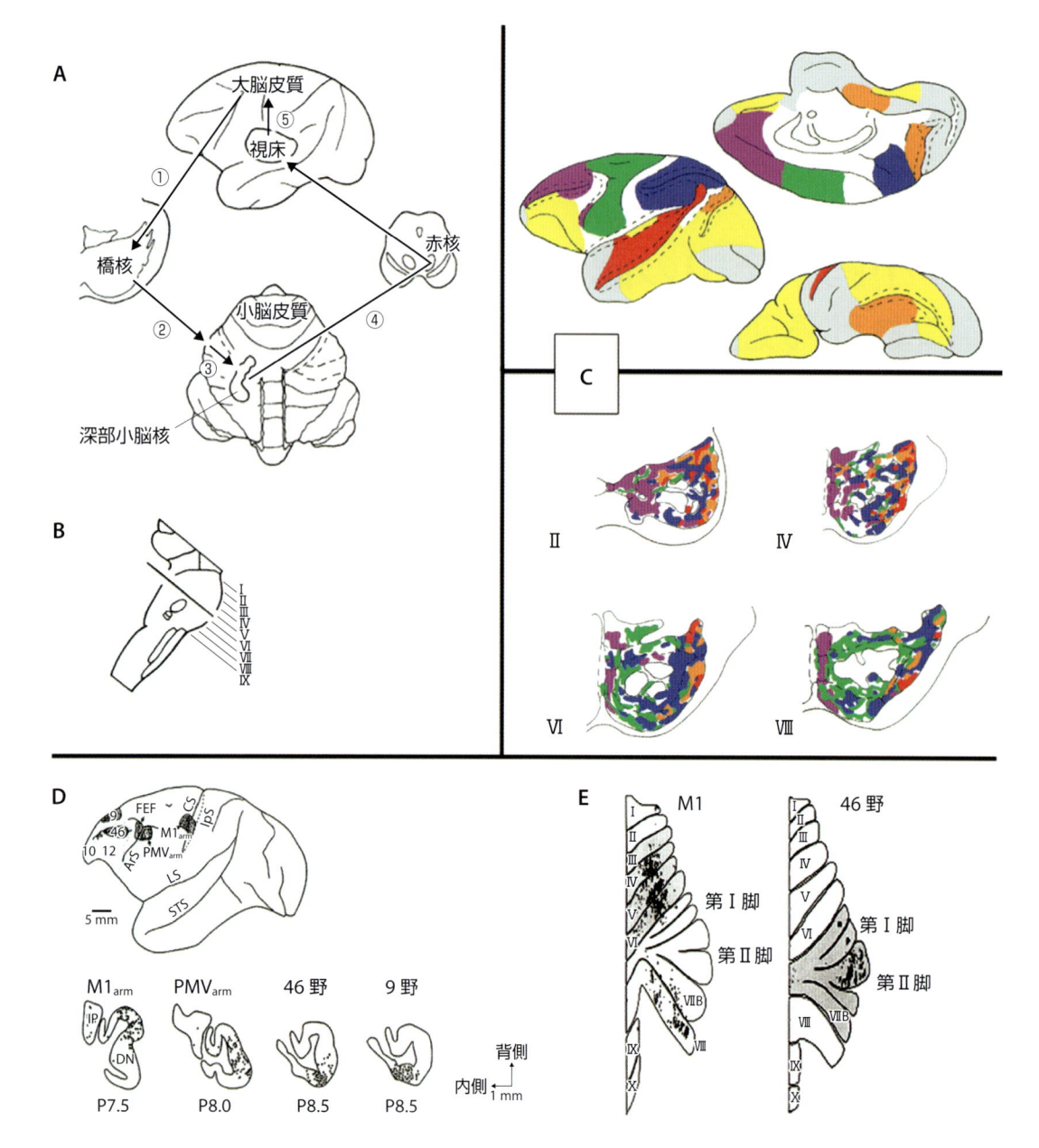

図4.1 **A**：大脳小脳回路の概略図．フィードフォワード系：皮質橋路（①）は，連合性，傍辺縁系，感覚性，運動性情報を大脳皮質から橋腹側部の神経細胞に伝える．橋運動神経からの軸索は橋小脳路（②）を介して小脳皮質に至る．フィードバック系：小脳皮質は深部小脳核と連絡し（③），深部小脳核から中脳赤核の近傍を通り，視床に至る（小脳視床投射，④）．視床からは大脳皮質に投射し（⑤），フィードバック回路が完結する．**B**：（**C**）図で用いる橋の吻側尾側方向の水平断Ⅱ〜Ⅷ．**C**：大脳半球の内側，外側，眼窩方向からの，前頭葉（紫），頭頂葉後部（青），側頭葉上部（赤），傍線条領域と傍海馬領域（橙），運動野，運動前野，補足運動野（緑）といった連合部および傍辺縁系領域から橋底部の選択された領域への投射を示したカラー図．橋への投射が知られている他の大脳領域は白で示した．橋への投射のない皮質領域は，黄色（順行性および遡行性の投射）または灰色（遡行性の投射）で示した．大脳半球の破線は皮質溝を表している．橋の破線は橋神経核を表している．実線は皮質遠心性線維を表している．その投射は複雑なモザイク状で，橋神経核に達している．それぞれの大脳皮質領域は橋の選択された領域に到達している．投射終了部位は相互嵌合 interdigitation しているが，ほとんどオーバーラップはない．**D**：サルの脳の側面図（上）では，一次運動野-腕（M1arm），腹側運動前皮質-腕（PMVarm），前頭前皮質の46野と9野へのトレーサー投与の位置を示している．小脳歯状核の遡行性ラベルされた神経核が点で示されている（下）．**E**：順行性ウイルストレーサー（HSV1のH129株）と遡行性ウイルストレーサー（狂犬病ウイルス）によるM1とつながっている小脳回（左）と，前頭前皮質の46野とつながっている小脳回（右）を小脳展開図上で示す．

ArS：弓状溝上縁，CS：中心溝，FEF：前頭眼野，IpS：頭頂間溝，LS：外側溝，STS：上側頭溝．
（**A**〜**C**：Schmahmann, 1966[3]，**D**：Middleton and Strick, 1994[27]，**E**：Kelly and Strick, 2003[20] より転載）

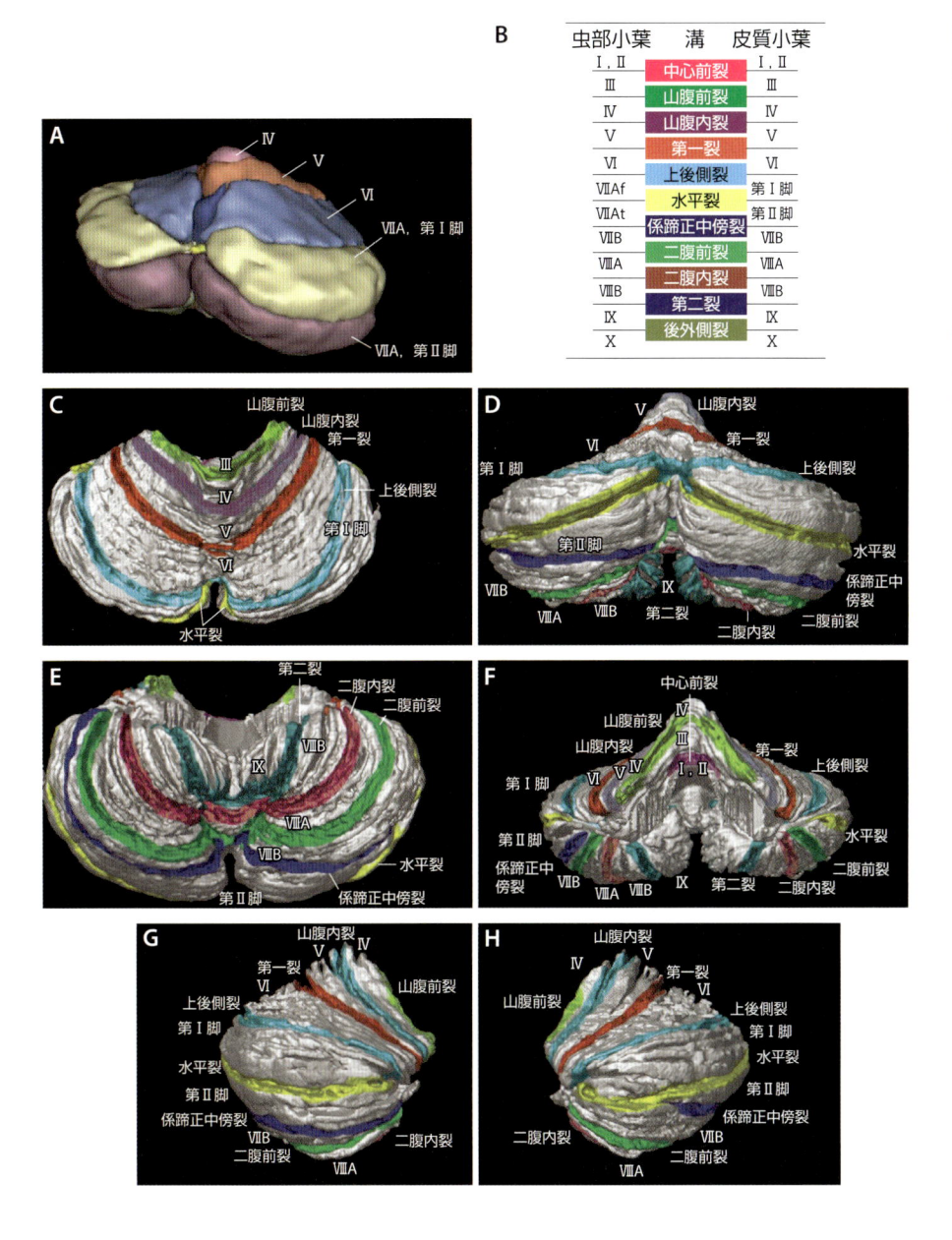

図4.2 MRIを用いたヒト小脳の表面再構成図．**A**：右後上方向からみた，小脳第Ⅳ小葉から小脳第Ⅱ脚を示す．**B**：小脳虫部と小脳半球の小葉と小脳溝の関連図．小脳溝は慣習に従って名づけ，その境界を色づけし，小脳溝と小葉を同定している．**C**：上方から，**D**：後方から，**E**：下方から，**F**：前方から，**G**：右外側から，**H**：左外側からみた小脳の外観．

(**A**：Makris et al., 2005[153]，**B**〜**H**：Schmahmann et al., 1999, 2000[53,154] より許可を得て転載)

emboliform nucleus，歯状核 *dentate nucleus*）のそれぞれの部位に結びついている．大脳小脳回路のフィードバックのループは，深部小脳核から上小脳脚を介して対側の視床核に投射し，そこから，小脳への投射を担う大脳皮質領域へ投射している．これらの小脳からの大脳皮質への連結に加えて，下小脳脚を介して小脳皮質に投射している脊髄からの小脳への脊髄小脳路を介しての直接の入力がある．脊髄から小脳への求心路としては，脊髄オリーブ路を介する間接的なものもある．下オリーブ核 *inferior olivary nucleus* は小脳への入力を行う登上線維として，小脳皮質と深部小脳核の相互的関連を担っている（これに対して苔状線維はほとんどすべての他の小脳求心路からの入力を担う）．これらの関連は厳格な局在パターンで傍矢状的に組織化されている．

■ 解剖学的連結の局在配列

小脳は10個の小葉からなり，前葉（第Ⅰ〜Ⅴ小葉），後葉（第Ⅵ〜Ⅸ小葉），片葉小節葉（第Ⅹ小葉）を形成している．これらの小葉は，小脳虫部 *vermis* から半球にいたる9つの小脳溝 *cerebellar fissure* で分けられている（**図4.2**）．小脳の体部位局在 *somatotopic representation* は以前より知られており[9]，実験的研究，臨床報告，画像所見[10-13]で，前葉に1つ，第Ⅷ小葉にもう1つの局在があることが確認されている[14]（**図4.3**）．小脳前葉（第Ⅰ〜Ⅴ小葉）と第Ⅵ小葉の一部は第Ⅷ小葉とともに，脊髄小脳路を介して脊髄からの求心性

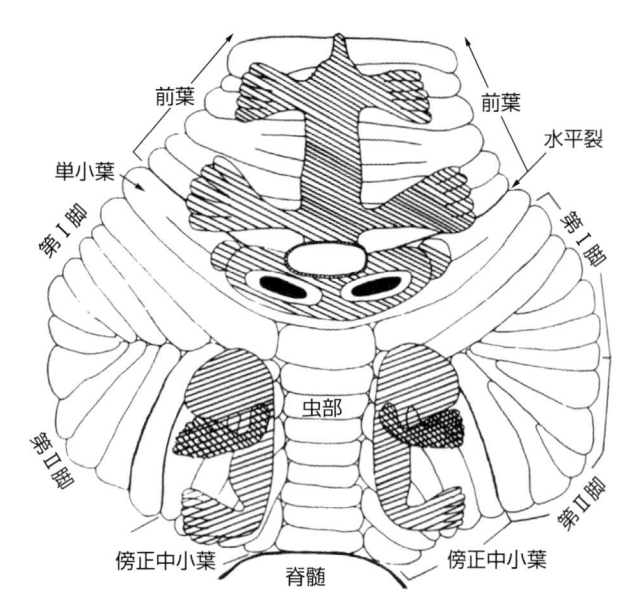

図4.3 生理学的研究から明らかにされた小脳の図. 小脳への三次元的投射. 前方領域は単小葉(第VI小葉)と前葉を含み, 同側の投射である. 後方領域は主に両側の傍正中小葉(第VIII小葉)に位置しているが, 小脳第Ⅰ, Ⅱ脚と錐体の内側方向に進展しうる. 二重感覚野, つまり, 同側前葉-単小葉領域と両側傍正中小葉領域に注意. また, 顔, 腕, 脚の立体的な細区に注意. 固有感覚領域はこれらの三次元領域と同一の広がりをもつと考えられていた.
(Snider, 1950[11]より転載)

入力を受けている[15]. それらはまた, 皮質橋投射によって運動皮質からフィードフォワード的に[16-18], 小脳核から視床を介して運動領域にフィードバック的に[19,20], 相互に連絡している. これらの小脳領域(つまり, 前葉, 近接する第VI小葉の一部, 第VIII小葉)はまた, 脊髄からの求心路を受けている下オリーブ複合体の内側および背側副核と相互に連結している[1,8]. これらの小脳皮質領域と連結している神経核は, サルでは前および後中位核(ヒトでは球状核と栓状核に相当する)と歯状核の背側部である. 小脳虫部と室頂核は, 網様核を含む前庭およびその他の脳幹神経核と相互に連結しており, 後述のさまざまな機能のうち, 体幹中心のコントロール, 歩行, 平衡を司っている.

前葉および第VIII小葉ではこれらの連結がある一方で, ヒトの小脳で大きく発達している第VI小葉の残りの部分と第VII小葉全体(小脳虫部と半球の第Ⅰ, Ⅱ脚にある第VIIA小葉と, 第VIIB小葉を含む)は, 大脳皮質感覚運動野とは連結しておらず, 脊髄小脳路からの脊髄入力も受けていない[1,8]. その代わりに, これらの領域は高次行動と関連する大脳皮質の連合野とフィードフォワードおよびフィードバック的に相互に連絡している. これらの大脳皮質領域としては, 前頭前皮質, 頭頂葉皮質後部, 上側頭多様領域, 帯状回, 後部海馬傍回が含まれる[3,6,20-26]. 歯状核は小脳後葉からこれらの高次の大脳皮質領域への遠心路を結ぶ深部小脳核である[27]. これらの投射の多くを占める歯状核の腹側部および外側部[28]は, 小脳後葉と大脳皮質連合野[29-31], そしてそれらの連結[32]の発達とともに広がっていく. 下オリーブ核は小脳後葉と相互に連結しているが, 脊髄からの入力がほとんどない主オリーブ核 principal olivary nucleus に由来する小脳の運動領域とは連結していない[33].

これらの解剖学的連結は, 小脳と, 大脳皮質, 脳幹, 脊髄との二分的な連結をしており, 小脳を運動制御を担う装置とするこれまでの因習的な捉え方よりも, 解剖学的連結や機能がはるかに複雑で不均一な様相を示している. 前葉, 近接する第VI小葉の一部, そして第VIII小葉が大部分を占める小脳の感覚運動領域は, 運動系の神経回路に必須の部位と思われるが, 後葉と辺縁系小脳(主に小脳虫部にあると考えられる)にある小脳の認知領域は, 複雑な認知と情動に必須の神経回路に組み込まれている.

■ ヒトにおける画像所見

これらの解剖学的な所見は, 主にサルから得られたものであるが, ヒトの画像検査によって支持されている. 機能的結合MRI(fcMRI)解析から, 前葉と第VIII小葉から感覚運動関連皮質への連結と, 後葉(大部分は第VI, VII小葉)から前頭前領域, 帯状領域, 頭頂葉後部領域, 上側頭領域の連合野への連結, という2つの連結が示された[34-36]. 動物の解剖学的な研究から示されたように, 小脳後葉と大脳半球連合野とのそれぞれの連結は正確に局在分布している(図4.4).

機能的MRI(fMRI)研究から, 感覚運動課題は, 前葉, 近接する第VI小葉の一部(第1感覚運動小脳), 第VIII小葉(以前に第2感覚運動野と呼ばれていた)を賦活することが長年にわたり示されてきた[13,37]. これに対して, 認知模範 cognitive paradigm は小脳後葉で組織分布的に異なった領域を賦活する[38,39]. 第VI小葉と第Ⅰ脚は言語と言語作業記憶 verbal working memory に携わっている. また, 第VI小葉は空間的課題にも携わり, 第VI小葉と第Ⅰ脚と第VIIB小葉は遂行機能により活性化される. 第VI小葉と第Ⅰ脚と第VII小葉の内側は情動プロセスにも関連する. 言語は右側優位, 空間的機能は左側優位であり, 大脳脊髄投射が交叉していることを反映している(図4.5, 図4.6)[40-42]. 半球第VI小葉, 第Ⅰ脚, 第VIIB小葉, そして虫部後部は全般的な嫌悪プロセスに関連している. 侵害性熱刺激などの脅威刺激を受けたり, 不快な絵を見ると, これらの小脳領域が, 視床下部前部, 膝下前部帯状皮質, 海馬傍回といった辺縁系とともに賦活される[43].

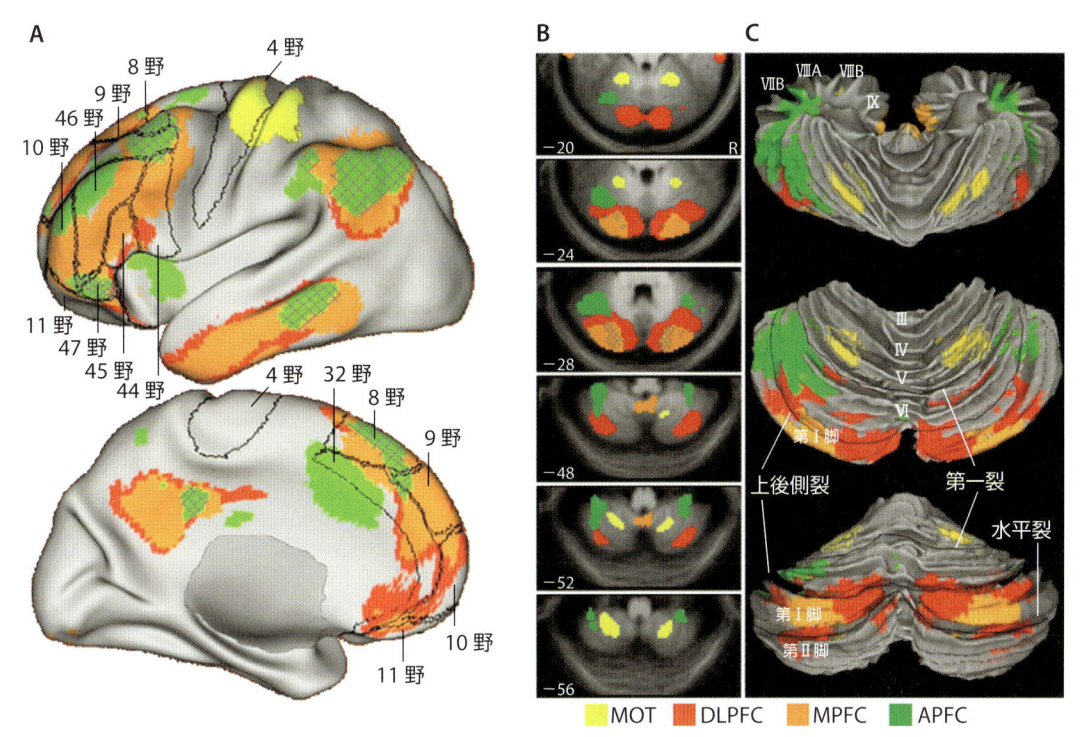

図4.4 fcMRIによって示されたヒトの前頭葉皮質と小脳との連結の暫定的な地図．運動皮質（MOT）は黄色，背外側前頭前皮質（DLPFC）は赤，内側前頭前皮質（MPFC）は橙，前方前頭前皮質（APFC）は緑で示す．**A**：前頭葉とその他の大脳皮質領域との関連を示す大脳半球図（斜線部は2つの関連がオーバーラップしていることを示している．頭頂葉と側頭葉は色づけしていない）．**B**：吻側から尾側への小脳水平断像．**C**：小脳の表面再構成図（前方からの反転表示，背側からの表示，後方からの表示）．大脳皮質運動との関連は小脳第Ⅳ，Ⅴ，ⅦA小葉にあり，後小脳（第Ⅵ小葉と小脳第Ⅰ，Ⅱ脚）の大部分の局在図は新皮質の前頭前（認知）領域と関連している．Brodmann領野のだいたいの境界は前頭前皮質と運動皮質にある．小脳の命名はSchmahmann et al, 1999[154]，2000[53]による．
（Krienen and Buckner, 2009[34]より転載）

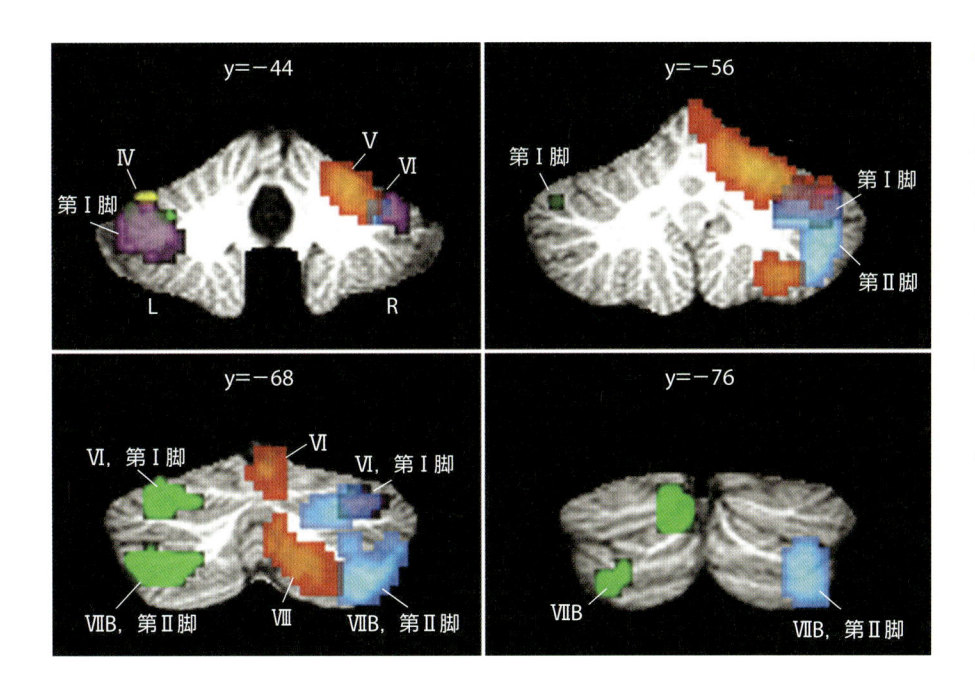

図4.5 単一症例の小脳冠状断におけるfMRIでの賦活パターン．指先でたたく課題での賦活を赤～橙，動詞創出を青，Nバック課題を紫，心的回転を緑，International Affective Picture Systemを黄色で示す．冠状断レベルはy＝-44，-56，-68，-76（左小脳が向かって左）．ラベルからわかるように，賦活は小脳第Ⅴ，Ⅵ小葉，小脳第Ⅰ，Ⅱ脚，第ⅦB，Ⅷ小葉で認められる．
（Stoodley, 2010[42]より許可を得て転載）

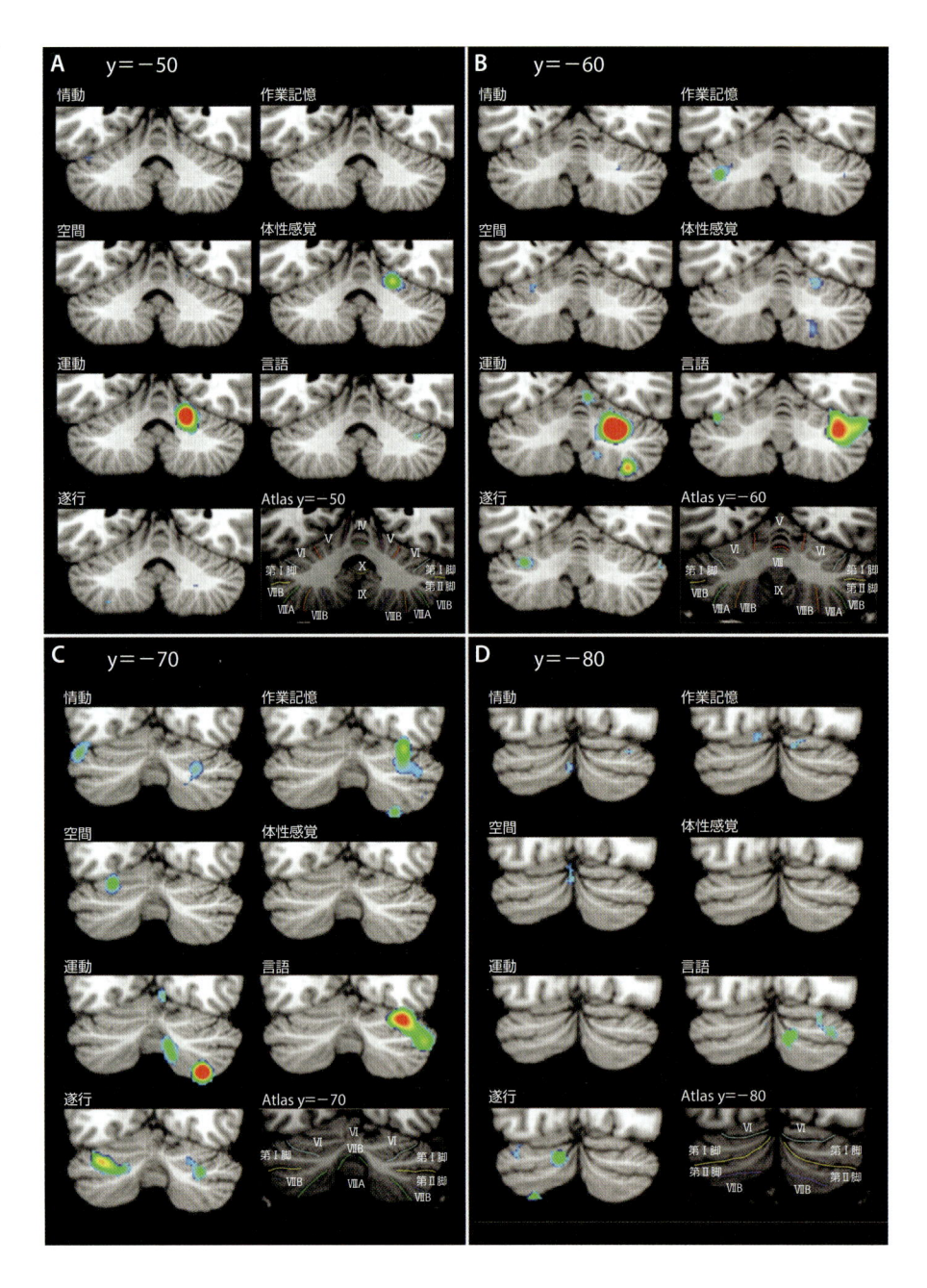

図 4.6 感情，作業記憶，空間，体性感覚，運動，言語，遂行機能といった分野の賦活尤度評価マップを使った小脳の fMRI 研究のメタアナリシスの結果．賦活部位は Colin27 brain の冠状断見本上に示した．**A**：y＝－50，**B**：y＝－60，**C**：y＝－70，**D**：y＝－80（左小脳半球が向かって左）．冠状断レベルは，それぞれの右下に示した MRI Atlas of the Human Cerebellum, 1999[154]，2000[53] の小脳裂と小葉に一致している．
(Stoodley and Schmahmann, 2009[41] より許可を得て転載）

■ 理論的な公式化

本章で後述するこれらの観察の臨床的な関連を別にしても，これら多数の大脳小脳回路は思考説 thought theory の測定異常 dysmetria と関連している[3,21,44]．この観念は，一方では小脳の連結と機能的組織分布における大きな不均一性と結びつき，他方では小脳皮質のほとんど画一的な組織学的構造に基づいている．その理論は，小脳が運動制御を担うという古典的な考え方に加えて，認知情動に対する役割も前提としている．この理論においては，基本的に均一な小脳皮質と繰り返す皮質核微小複合体 corticonuclear microcomplex[45] は，「普遍的な小脳変容 universal cerebellar transform」[4,46] と呼ばれる一定の小脳計算機能を担う解剖学的および生理学的な基礎とされる[21,29]．普遍的な小脳変容は，小脳と，大脳皮質，脳幹，脊髄との求心性および遠心性連結のさまざまな解剖学的な回路に適用されており，小脳がさまざまな情報伝達を調整できるようにしている．これは，この理論が示すように，状況に応じた実行をできるだけ能率的に利用するような振動緩衝器 oscillation dampener として，外的刺激によって生じる多様な内的表現と暗黙のうちに（自動的・無意識的に）生じる自己発生的な反応とを統合することによってなされる．小脳によるこれらの異なる副系統の調整は，最終的には，運動，認知，情動的・自律的な調

和のとれた行動を生み出す[3,6,21,22,44,46,47]．普遍的な小脳変容が適応されるような機能的なこれらの回路は，小脳以外の構造との連結によってなされている．小脳内の感覚運動回路の障害は，運動制御の測定異常（歩行失調や四肢・言語・眼球運動の協調運動障害などを含む）をきたす．これに対して，小脳の認知情動回路の障害は，思考の測定異常や，理性と情動の小脳性調節障害をきたし，後述の小脳性認知情動症候群を起こす．

これらの解剖学的配置，画像所見，理論的公式化は，小脳脳卒中の臨床症状の理解ばかりでなく，まず，脳卒中の診断へのアプローチに，そして急性期の症状と後遺症の最適な治療に，直接関連している．

小脳性運動症候群：
臨床症候と構造機能連関
cerebellar motor syndrome

Schmahmannら[48]は，小脳に限局した脳卒中39例を脳卒中発症から8.0±6.0日（1〜30日，最頻値5日）に診察し，さまざまな異常所見を観察したところ，26例（66.6%）で，失調性歩行，肢節測定異常，構音障害 dysarthria，眼球運動異常といった小脳性運動症候群に合致する所見を認めた[49,50]．これらの所見はmodified version of the International Cooperative Ataxia Rating Scale（MICARS）を使って定量的に評価された[51,52]．残りの13例（33.3%）では，診察上は運動機能的に正常であった（MICARS≦4）．運動失調となるかどうかは小脳の病変部位で説明できた．運動失調患者では，病変部位に前葉（第Ⅰ〜Ⅴ小葉）が含まれていた．運動所見がほとんど，あるいは全く認められない患者では，病変部位に前葉が含まれず，後葉の第Ⅶ〜Ⅹ小葉に限局していた．前葉が含まれずに，第Ⅶ〜Ⅹ小葉に加えて第Ⅵ小葉も梗塞となった患者では，運動障害が多少なりとも認められた．全39例で，小脳虫部と傍虫部を分ける線よりも10mm内側と外側の両側が障害されていた[53]が，病変部位が内側か外側かは運動失調スコアに関与しなかった．深部小脳核の障害は，（脳卒中急性期の39例のうち）25例では小脳皮質も同時に障害されていたにもかかわらず，小脳性運動失調の程度には何ら影響していなかった．

Schmahmannらの発見[54]は，小脳脳卒中の運動機能に与える影響を観察した，初期のボクセルに基づく病変部位と症状のマッピング *voxel-based lesion-symptom mapping*（*VLSM*）研究[55]の観察結果と一致していた．初期の研究では患者は小脳皮質の下面（小脳後葉）ではなく，上面（前葉および近接する第Ⅵ小葉）での病変で運動失調が生じるとされていた．Schochら[55]は，急性期から亜急性期の小脳脳卒中（23.8±17.5日，2〜56日）において，小脳虫部および傍虫部第Ⅲ〜Ⅳ小葉の病変が下肢の運動失調に，虫部と傍虫部と半球第Ⅳ〜Ⅵ小葉が上肢の運動失調に，傍虫部と半球第Ⅴ，Ⅵ小葉が構音障害に，虫部上部が立位運動失調（第Ⅲ小葉）と歩行失調（第Ⅱ，Ⅲ小葉）に関与していることを報告した．下肢運動失調と関連する部位は上肢運動失調に関連する病変部位よりも内側に位置していた[55]．この研究には慢性期の小脳脳卒中患者（23.9±20.1か月，脳卒中後3.1〜83か月）も含まれており，慢性期患者では，急性期や亜急性期患者とは異なり，運動失調と最も強く関連していた部位は深部小脳核であった．中位核（球状核と栓状核）と近接する歯状核は肢節運動失調に，室頂核は姿勢と歩行に，歯状核は構音障害に関連していた．おそらく，深部小脳核が小脳から小脳外へ投射する唯一の遠心性の情報発信源という重要な役割を担うことを反映して，この核の関与が機能回復に最も大切であると思われる．小脳内の基本的な内的神経回路は，室頂核は小脳虫部と，球状核と栓状核は傍虫部と，歯状核は小脳後葉の大部分と連結しているという，内外側および頭尾側方向の体部位局在に従う皮質核微小複合体である[2]．小脳皮質核微小複合体の皮質や神経核の障害における一見異なった臨床経過の時間的な効果は，機能的に配列された皮質核および大脳小脳副回路の障害によってもたらされる臨床症状の自然歴に対する興味をそそるとともに，小脳のいたるところでの機能局在 *functional topography* の重要性を強調するものでもある．

小脳の血管支配と機能局在に関する注釈

脳卒中神経学においては，脳卒中症候群を特定の血管の閉塞の症状として捉えるのは自然で的確な流れである（たとえば，橋[56]，視床[57]，小脳[58]）．すなわち，上小脳動脈 *superior cerebellar artery*，前下小脳動脈 *anterior inferior cerebellar artery*，後下小脳動脈 *posterior inferior cerebellar artery* 領域（図4.7）の病変や，さまざまな組み合わせでのこれらの血管の閉塞により小脳梗塞が引き起こされる．その梗塞の比率はこれらの血管間の正常な吻合の多様性や低形成や欠損の程度（たとえば，前下小脳動脈が後下小脳動脈に取って代わられていたり，後下小脳動脈が1本だったり[59]）によって異なる．以下で述べる早期の研究の多くがこのアプローチに役立つ．脳梗塞の局在と血管支配領域との関連を理解することは一般的に妥当であるが，小脳の機能解剖について血管分布から推測しようとするアプローチは失敗する．この不一致の理由は，3つの主な小脳動脈によって灌流される領域が，小葉境界や小脳連結，機能局在とは関連していないことによる．また，梗塞は脳幹のきわめて重要な構造を含むこともあるし，小脳動脈領域の広さや位置は一定ではない

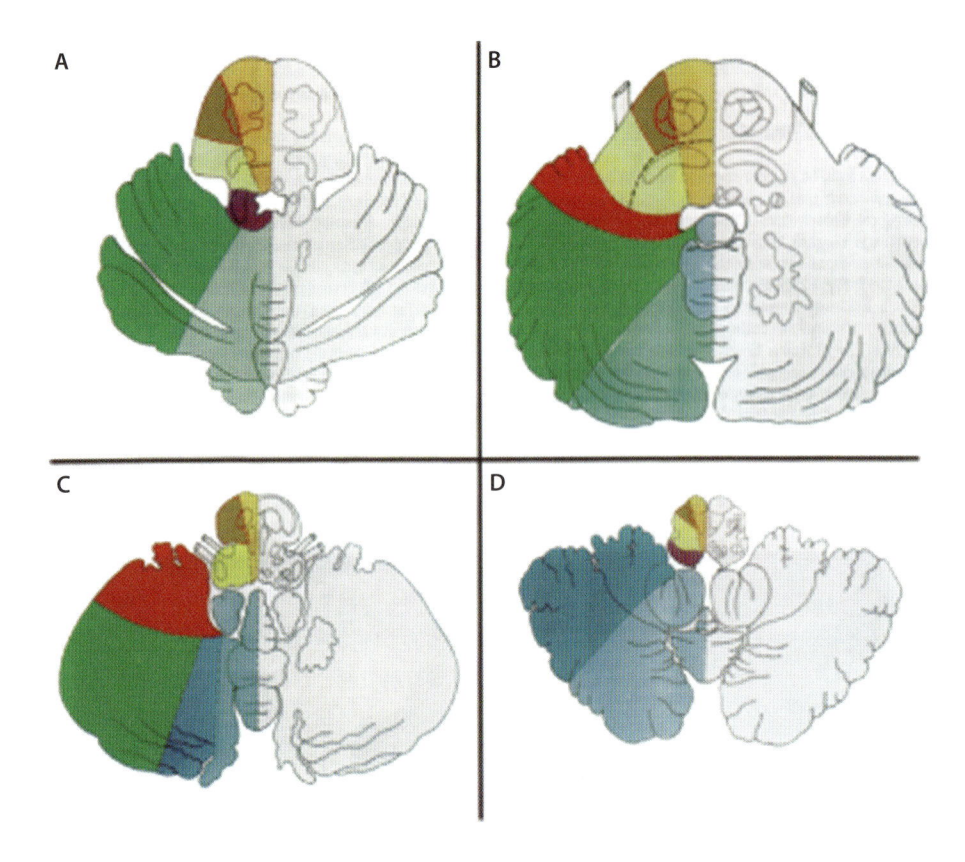

図4.7 小脳の血管支配領域．上方（**A**）から下方（**D**）の4つの小脳の横断面での各血管支配領域は以下のように色づけされている．前下小脳動脈（赤），後下小脳動脈外側枝（濃い青），後下小脳動脈内側枝（淡い青），上小脳動脈外側枝（濃い緑），上小脳動脈内側枝（淡い緑）．脳幹を灌流する前内側，前外側，外側，後側の血管はそれぞれの別の色で分けられている．
(Tatu et al., 1996[61] より転載)

ことによってもこの不一致が生じる[58,60,61]．

これに関しては上小脳動脈領域がよい例になる．上小脳動脈領域は小脳第一裂 primary fissure で完全に区切られているわけではない[62]．Schmahmann ら[54] によって報告された上小脳動脈領域梗塞では，前葉に限局したものは1例もなく，程度の差はあれ，全症例に第VI小葉が含まれていた．前下小脳動脈領域梗塞は，橋，脊髄小脳路，前庭神経核をも障害しうる[63,64]．後下小脳動脈領域小脳梗塞は，延髄梗塞をも起こしうる椎骨動脈閉塞により生じることがある．延髄梗塞はしばしば延髄外側症候群の一部として下小脳脚を巻き込む[65-67]．我々の経験に基づくと，後下小脳動脈領域梗塞患者に生じうる永続的な協調運動障害は，小脳後葉よりは延髄外側部の梗塞によって説明できる．後下小脳動脈領域梗塞患者で報告されている重篤な運動失調や意識レベルの低下は，通常は浮腫と脳幹圧迫によるもので[68,69]，後葉の特別な機能を示唆するデータではない．後下小脳動脈領域虚血（第IX，X小葉を含む）の発症時の回転性めまい vertigo，嘔気，嘔吐は，過去の報告で強調されているように臨床的には急性前庭機能障害と鑑別できない[70-72]．末梢性前庭障害による回転性めまいでも歩行は障害される[73]．したがって，歩行時の不安定さは，小脳後葉が歩行協調運動に関与していることを意味するわけではない．また，後下小脳動脈領域梗塞で無症候性あるいは軽症の小脳（運動）機能障害を認めるにすぎ

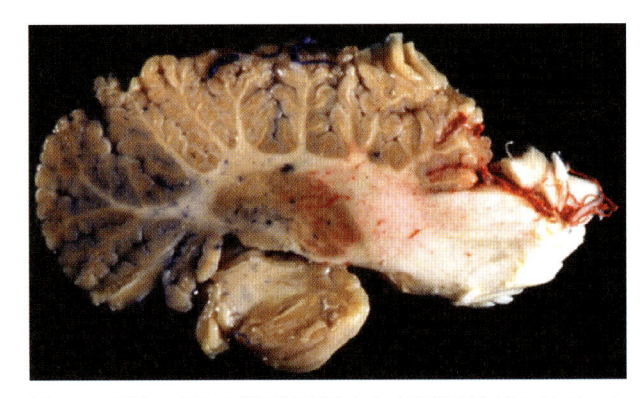

図4.8 剖検で後下小脳動脈（青）と上小脳動脈（赤）にラテックス染料を注射した後のヒト小脳矢状断の代表例．歯状核は上小脳動脈が背側吻側から，後下小脳動脈が尾側腹側からという二重灌流となっている．
(Schmahmann, 2000[4] より許可を得て転載)

ない症例もしばしば報告されている[65,74]．これらの観察結果は，これまでは小脳機能の再検討を示唆するものとは捉えられていなかったが，今や，小脳の構造機能連関とその連結を取り巻く幅広い状況を考慮して検討されるようになってきた．

深部核への血液供給については十分な関心がもたれてこなかった．初期の脳卒中患者の解析では，歯状核は後下小脳動

脈ではなく，上小脳動脈により灌流されていると考えられていた[60]．しかし，この記述は死後のヒトの小脳の主幹血管(上小脳動脈，前下小脳動脈，後下小脳動脈)に異なった色の色素ラテックス染料を流した研究とは異なるものである[4]．この研究では，歯状核は二重の血液供給を受けていることが示されている．歯状核の吻側，内側，背側寄りは上小脳動脈に注入された赤い色素で染まり，歯状核の尾側，外側，腹側寄りは同側の後下小脳動脈に注入された青い色素で染まった(図4.8)．この解剖学的所見は，サルの歯状核における運動および認知の複雑な機能地図に関する研究により臨床的な妥当性が認められている[28]．同様に，歯状核領域を含む小脳出血では，後下小脳動脈が灌流する小脳後部の大部分を巻き込むことがしばしば認められる．

小脳脳卒中の臨床症候についての初期の報告

初期の小脳脳卒中研究の大要を知ることは，小脳梗塞の運動に関する症状と徴候について確立されていることを論評するためと，小脳の局在と認知に関してこれらの報告の中で触れられていながら以前には見過ごされていた事実に注意を払うために重要であろう．

CTが導入される以前は，小脳梗塞は死亡率が50%を超えると信じられ[68]，最初の症状や徴候の大部分は小脳組織の破壊によって起こると説明されていた．CT[75]とMRI[76]の時代になって，小脳梗塞と小脳出血とは容易に鑑別できるようになった．小脳梗塞患者の中には急速に重篤化し，死亡に至る者もいるし，他方ではより良好な経過をたどり，外科的除圧術なしに軽快する者もいる．小脳に限局した脳梗塞患者，脳幹のみが障害された椎骨脳底動脈虚血患者[77]，脳幹と小脳の両者が障害された患者を，臨床所見とCTとMRIを組み合わせて用いることによって見分けることも可能となってきている[78]．

上小脳動脈領域の脳卒中患者では，通常は歩行失調，同側の上下肢測定異常と構音障害をきたす[67]．測定異常は，ときに体幹の側方への突進現象 pulsion を伴う[79-83]．構音障害は，上部傍虫部の右側[84]と左側[85]の両方が障害されていることを示している．

後下小脳動脈領域の小脳梗塞患者の所見としては，以下の3つの主要な症候が認められる．(i)回転性めまい，頭痛，歩行不均衡 gait imbalance の三徴(病変部位に後下小脳動脈の外側枝が含まれたり[82]，外科的除圧術を必要とするような小脳の圧排効果 mass effect がみられる[67,69,82]ときには，しばしば肢節測定異常が認められる)，(ii)嘔気と嘔吐を伴う回転性めまい(純粋な迷路症候)[65,70,71,80,81,86]．(iii)時間が経って行われた画像検査や剖検時まで通常は認識されない

(運動制御の面で)無症候性脳梗塞[80]．(運動機能の)臨床症状がないにもかかわらず後下小脳動脈領域小脳梗塞がかなり大きいことがあり，研究者を驚かせることになる[65,74]．中国の研究[87]で，後下小脳動脈領域小脳梗塞22例のうちの9例では，前庭症状(嘔気，嘔吐，回転性めまい)以外には小脳性運動症状や徴候が認められなかった．この報告で不吉な臨床症状は，脳幹圧迫による急激な意識障害であった．後下小脳動脈領域の両側に広範な脳梗塞がある患者でも，軽度の運動機能障害のみにまで回復する者もいる．後下小脳動脈領域小脳梗塞患者では，延髄背外側梗塞により脳神経障害と運動障害を呈することもある[66]．

前下小脳動脈領域の小脳脳卒中[62,64]では，中小脳脚以外に橋の外側下部および外側正中部が障害され，運動失調不全片麻痺 ataxic hemiparesis の原因となる[52,88]．

これらを含めた小脳脳卒中の研究では，多くは上小脳動脈領域の病変によって，ときに後下小脳動脈領域の病変によって認められる小脳性運動症候群の観察が通常は強調される．小脳性運動徴候や脳幹所見(たとえば，脳神経障害)を認める後下小脳動脈や前下小脳動脈領域梗塞の患者では，運動失調・測定異常は脳幹や小脳に入出力する小脳脚 cerebellar peduncle などの小脳外の病変によるとされている．重要なことは，小脳に限局した脳卒中は小脳性運動症候群の病像を呈さないかもしれず，Savitzら[89]が強調しているように，50歳よりも若い患者においては，片頭痛，中毒性脳症，胃炎，髄膜炎などの幅広い疾患と間違って診断されていることがあるということである．

脳卒中の血管支配よりも病変部位と症状の関連に焦点を当てたより最近の解析である Schoch ら[55]の VLSM 研究と，Schmahmann ら[48]の stroke-by anatomical-group analysis method の両方において，小脳性運動所見は第Ⅲ～Ⅵ小葉に脳卒中が生じたときにのみ認められた．両方の研究で脳卒中障害部位と臨床症状および徴候との関連が示され，Schoch らは暗に，Schmahmann らは明確に，後葉の脳卒中は小脳性運動症候群とは関連していないことを示した．Schmahmann らの研究では，第Ⅸ，Ⅹ小葉の病変により眼球運動障害と前庭症状(回転性めまい，嘔気，嘔吐)が起こり，前葉を含まないような小脳半球の病変では小脳性運動症候群はきたさなかった．さらに回転性めまいにより歩行不均衡をきたした後葉の脳卒中患者では，急性期には肢節測定異常を伴わず，前庭症状が治まった数日後の検査では小脳性運動障害は改善していた[48]．

しかし，動物実験による解剖と生理学的所見，健常ボランティアでの線維連絡と機能的画像研究からは，以下のような批判的な疑問が残る．前葉を含まない小脳後葉が障害された脳卒中患者の臨床的な所見は何か？ 後方視的にみると，

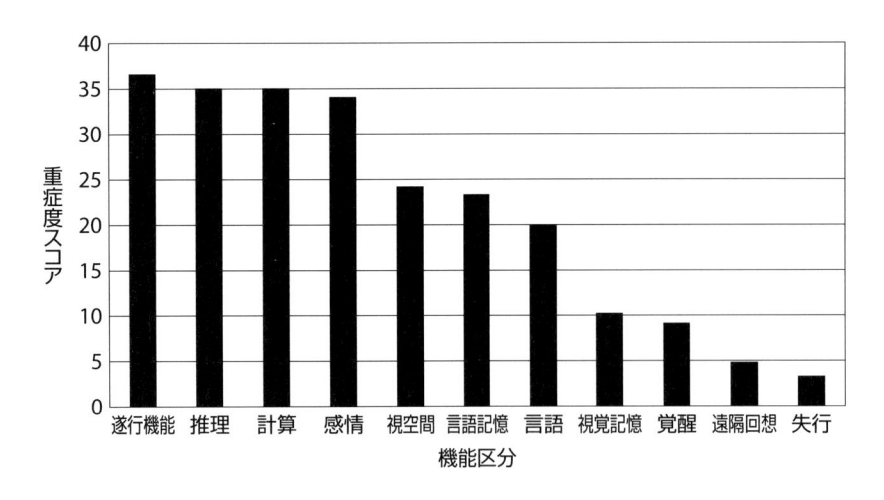

図4.9 小脳病変患者でのベッドサイド精神状態検査（MSE）で認められた障害の棒グラフ．重症度スコアはそれぞれの分野の障害の相対的な程度を示している．
(Schmahmann and Sherman, 1998[47] より作図)

表4.1 小脳性認知情動症候群の特徴的障害

1. 遂行機能	プランニング・運動および観念 set-shifting・抽象的論理・作業記憶の障害，ときに電文体発話や無言症といえるほどの言語性流暢性の低下，思考や行動の観念保持
2. 空間認知	図形描写や模写をする際の障害として視空間崩壊，図形の無秩序な概念化，視空間記憶の障害，ときに同時失認
3. 言語障害	失名辞，失文法や異常な統語構造，甲高い，めそめそした，弱々しい声のような異常な韻律
4. 人格変化	正中構造を含む後葉の病変による行動や人格の常規を逸した変調，情動の平板化や鈍化，無遠慮ななれなれしさ，大胆な衝動的行動，滑稽だが不適切で軽率な発言といった脱抑制行動の共存や変化といった徴候，退行性の子供じみた行動や強迫神経症形質がみられることもある（表4.3）

これらの認知機能の総合的な異常は，知的機能全体の低下となる．

上小脳動脈領域の脳卒中は確かに運動失調をきたすが，後下小脳動脈領域の脳卒中はそうではない，というような大血管病変に関する昔の脳卒中文献には，運動症状と非運動症状を二分する見方を支持する多くの報告がある．非運動機能における小脳の役割を支持する理論的解剖学的な論証が紹介された後に，臨床研究から，左上小脳動脈領域梗塞で視空間障害[90]が，右小脳脳卒中で言語処理機能障害[91]と verb-for-noun-generation 課題の誤り認知や実習関連学習の障害[92]が示された．小脳病変による認知を含む障害の本質は，1990年代後半に小脳性認知情動症候群が記述されるまでは十分には確立されていなかった．

小脳性認知情動症候群：臨床症候と構造機能連関
cerebellar cognitive affective syndrome

病変部位が小脳に限局した20例の前向き研究で，Schmahmann と Sherman[47,93]は主に小脳後葉を含む病変部位によって生じる神経行動異常を見いだした．その特徴は，遂行機能，視空間機能，言語処理機能，情動コントロールの障害と関連した臨床所見である（図4.9，表4.1）．彼らはこの一群を小脳性認知情動症候群と称した．対象の20例〔男性：12例，1人の12歳の少年を除くと，年齢：23～74歳（平均48.2歳），平均教育期間：13.9年〕のうち，13例に梗塞がみられ，後下小脳動脈が10例（右側：5例，左側：3例，両側：2例），上小脳動脈が2例，前下小脳動脈が1例であった．梗塞のなかった7例のうち，3例が感染性小脳炎後，3例が小脳皮質萎縮，1例が正中から傍虫部の小脳神経節膠腫であった．

神経学的検査の一部として行われた神経行動検査では，20例中18例で遂行機能に問題があり，検査された16例中12例で作業記憶の障害，19例中16例で運動または観念 set-shifting，20例中16例で動作や描画の保続が認められた．また，17例で言語流暢性が障害されており，電文体発話 *telegraphic speech* を呈し，そのうち2例は無言症 *mutism* に近かった．言語流暢性の低下は構音障害とは関連していなかった．18例で視空間統合崩壊 *visuospatial disintegraton*（逐次的に描画する能力や図として概念化する能力の障害）が認められた．4例で同時失認 *simultanagnosia* が認められた．13例で物品呼称障害があったが，病巣が比較的小さい患者では通常は認められなかった．両側性病変患者の急性期の6例では非文法的会話 *agrammatic speech* が，他の患者では異常な統語構造 *syntactic structure* の徴候が認められた．8例で韻律 *prosody* の異常が認められ，甲高い，めそめ

表 4.2　小脳性認知情動症候群おける主要な機能分野での神経心理学的所見

検査	略語	Z値 平均	標準偏差	p	症例数
知的機能					
WAIS-R 全 IQ	FSIQ	− 1.0	0.123	0.0002	13
WAIS-R 言語性 IQ	VIQ	− 0.93	0.145	<0.0001	15
WAIS-R 動作性 IQ	PIQ	− 1.3	0.127	0.0006	13
遂行機能					
連想語	FAS	− 2.7	1.8	<0.0001	16
動物呼称		− 1.5	0.77	0.0002	10
Trail A		− 1.2	1.3	0.0067	12
Trail B		− 089	0.76	0.0030	11
Wisconsin カード分類課題	WSCT	− 0.83	1.7	0.2205	8
抽象論理					
類似	Sims	− 0.42	0.99	0.1141	16
理解力	Compr	− 0.79	0.67	0.0120	8
絵画完成		− 0.77	0.98	0.0150	13
計算	Arith	− 0.86	1.1	0.0112	13
画像配列		− 1.4	0.74	<0.0001	14
視空間/視覚構築					
Rey 複雑図形模写		− 5.9	3.2	0.0002	13
WAIS-R 積み木模様		− 1.2	0.90	0.0006	12
WAIS-R 組み合わせ		− 0.81	0.84	0.0431	7
Hooper 視覚定位	HVOT	− 0.42	0.89	0.3038	6
言語					
Boston 呼称検査	BNT	− 1.4	1.4	0.0047	13
改訂版 Peabody 絵画語彙検査	PPVT-R	− 0.40	1.4	0.6097	4
WAIS-R 単語	Vocab	− 0.13	1.3	0.7448	10
WAIS-R 知識	Info	− 0.51	0.93	0.0501	15
注意と見当識					
数字の順唱		− 0.51	1.3	0.1501	15
数字の逆唱		− 0.61	1.2	0.0644	15
順行性視覚性スパン		− 0.78	1.0	0.0844	7
逆行性視覚性スパン		− 0.85	0.84	0.0571	7
Digit symbol		− 1.3	0.67	0.0004	9
Stroop 課題		0.07	0.95	0.8769	4
記憶 WMS-R					
論理記憶 I	LM I	− 0.40	1.1	0.1756	14
論理記憶 II	LM II	− 0.42	0.89	0.1046	14
視覚再生 I	VR I	− 1.1	1.1	0.0038	12
視覚再生 II	VR II	− 1.4	0.84	0.0001	12
Rey 複雑図形記憶		− 1.7	0.76	0.0012	7

(Shcmahmann and Sherman, 1998[47] より許可を得て転載)

そした，子供っぽい，弱々しい性質の声が特徴であった．さらに，15例で暗算障害が，11例で言語学習と言語想起の軽度障害が，（検査された13例のうち）4例で視覚学習と視覚想起の障害が，2例で観念性失行 ideational apraxia が認められた．

15例ではベッドサイドでの精神状態検査 Mental State Examination（MSE）で，行動と人格様式の調整障害が目立ち，特に大きなあるいは両側の後下小脳動脈領域梗塞や虫部と傍虫部構造を外科的に切除した症例で認められた．情動平板化や脱抑制が，無遠慮ななれなれしさ，大胆な衝動的な行動，滑稽だが不適切で軽率な発言として認められた．行動は退行性で子供っぽく，強迫神経症的な特徴がしばしば観察された．

自律神経の変化が，室頂核と傍虫部皮質が障害された脳卒中患者の中心症状であった．この症状としては，徐脈や失神を引き起こす吃逆や咳の発作が認められた．

神経心理学的検査がベッドサイド評価の観察を裏づけた（表4.2）．障害は，大きな両側の病変あるいは全小脳疾患，特に急性発症小脳疾患の患者で明瞭かつ普遍的であった．後葉の病変部位が小脳性認知情動症候群の発生には特に重要であった．情動症状が目立つ患者では，虫部は一貫して障害されており，前葉はこれらの認知行動障害の発生との関連は少ないようであった．脳卒中患者では時間とともに軽快が認められたが，遂行機能には障害が残った．

これらの結果は，行動異常にパターンがあることを示した．遂行機能障害（プランニング，set-shifting，抽象的論理，言語流暢性，作業記憶）を含む小脳性認知情動症候群はしばしば，保続 perseveration，注意散漫，不注意，視空間無秩序 visuospatial disorganization，視空間記憶障害，情動鈍化を伴う人格変化，脱抑制，不適切行動，韻律障害 dysprosodia，失文法 agrammatism，軽度の失名辞 anomia をしばしば伴っていた．認知能力に関するこれらの障害の総合的な影響として，知的機能の全体的な低下がみられた．これらの所見は両側の急性疾患患者でさらに著明であった．後葉病変は小脳性認知情動症候群の発症に特に重要であり，情動症状の著明な患者では虫部は一貫して障害されていた．

小脳性認知情動症候群の症状の理解は発展し続けており，複数の課題を同時にできない，考えがまとまらない，集中とやる気を維持できない，少々忘れやすいなどの問題がある小脳患者で実証されている．後下小脳動脈領域梗塞をもつ芸術家では約1年間にわたる創造力の欠如が報告されている．病前には彼の芸術的プロセスの特徴であった視覚イメージの流れが見えなくなっていた．他の両側小脳梗塞患者では，左前葉障害による左側の測定異常と，右後葉と右虫部の障害による脳卒中後の遂行機能障害，興奮性，衝動制御不能，抑うつがみられた（Schmahmann，未発表）．

小脳脳卒中で起こる認知機能の報告

小脳性認知情動症候群の主要な所見と臨床的関連性がその後の臨床報告で強調され，詳細に述べられている．

小脳のみ（18例）あるいは脳幹（延髄2例，橋底部2例）梗塞の若年成人患者（18〜44歳）では，作業記憶，運動スピード，視覚・空間・運動技能などの遂行機能の障害が報告されている．言語性および動作性IQは小脳病巣の大きさと逆相関しており，運動機能障害ではなく，認知機能障害が仕事復帰を遅延させていた[94]．

小脳限局梗塞15例（後下小脳動脈：10例，上小脳動脈：4例，前下小脳動脈：1例）で遂行機能が障害されていた．これらの患者では，音素流暢性 phonemic fluency, alternate categorical fluency, 呼称（干渉の有無にかかわらず），定速聴覚連続付加検査で障害が認められた．このコホート研究では，Wechsler Adult Intelligence Scale-Revised（WAIS-R）積木模様検査での視空間障害と，脱抑制を含む人格変化も認められた[95]．

後下小脳動脈（6例）と上小脳動脈（5例）領域梗塞患者を健康対照群と比べた研究[96]では，視空間作業記憶の障害が認められた．後下小脳動脈梗塞患者では，注意や言語エピソード記憶の障害も認められ，上小脳動脈梗塞患者と比べて精神病理学的スケールも高いスコアであった[96]．

小脳限局梗塞37例（後下小脳動脈：9例，上小脳動脈：7例，前下小脳動脈：3例，虫部・傍虫部：1例，白質を含み2枝以上の血管支配領域：17例）に対して，標準的なベッドサイド神経行動検査によって認知機能障害が評価された．前頭葉系の障害を示唆する項目が高スコアで，言語および視覚情報の想起遅延，失名辞失語，肢節運動失行，後天的な失読 dyslexia が認められた[97]．認知機能障害については，小脳限局梗塞と小脳・大脳半球梗塞との間には有意差は認められなかった．この研究者たち[98]はその後，小脳限局梗塞あるいは脳幹梗塞から回復して自立できた43例の若年成人に，無感情，脱抑制，遂行機能障害，感情的知性の障害がみられたことを報告している．さらに，これらの神経行動学的障害は，頭頂後頭葉領域が障害された後方循環領域梗塞から回復した患者よりも，小脳限局梗塞患者で顕著であった．

ロシア人の小脳限局梗塞の25例を対象としたコホート研究では，22例（88%）に神経心理学的検査で障害が認められ，注意，認知コントロール，精神的柔軟性 mental flexibility，そして特に視空間プランニングの検査で顕著であった．このうち6例（24%）では認知障害が顕著であり，言語障害（呼称困難，言語不整，失文法，韻律障害），過去の後天的習慣の消失を伴う記憶障害，相貌失認 facial agnosia，失音楽 amusia，時間的失見当識 temporal disorientation が認められた．

これらの重篤な障害をきたした患者は，後下小脳動脈の外側枝および内側枝領域の梗塞があり，障害は全例で右側（全例が右利き）で，左優位半球と小脳の連結が認知障害の発生に重要である可能性を示唆するものであった[99]．

小脳限局梗塞の26例（後下小脳動脈：15例，上小脳動脈：3例，後下小脳動脈と上小脳動脈：8例，後下小脳動脈と上小脳動脈と前下小脳動脈：1例，そのうち23例は深部小脳核を含む）が，作業記憶障害について対照群と比較された[100]．対照群と比較して，全患者で視空間および視覚運動課題の結果が下回った．右側病変患者で，言語学習と言語記憶が重篤に障害されていた．

成人の陳旧性小脳脳卒中21例〔右小脳（後下小脳動脈：8例，上小脳動脈：2例），左小脳（後下小脳動脈：6例，上小脳動脈：4例），脳卒中発症後46.7±17.0か月（17～96か月）〕で，言語，視空間，遂行機能課題が行われ，障害と関連する小脳領域を同定するためにVLSMが施行された．その結果得られた唯一の有意な知見として，音素流暢性障害が右小脳半球後外側部，特に右虫部および小脳第Ⅱ脚の半球領域と関連していた．右虫部と傍虫部白質，右中位核と歯状核，第Ⅸ，Ⅹ小葉も認知領域の病変と関連していた．発話率は主に左上部小脳の障害と関連していた[101]．これらの所見は22例の慢性片側小脳障害患者（脳卒中か腫瘍切除）の研究で，右側病巣が音素流暢性障害と関連していることから裏づけされた[102]．左側ではなく右小脳の脳卒中か腫瘍切除後3か月以上経過した32成人例では，言語流暢性（意味性よりも音素性に）が障害されていた．この研究の著者は，言語流暢性障害の原因を注意の調節の不調としている[103]．これらの脳卒中患者での意味性よりも音素性の言語流暢性障害は，小脳脳卒中や神経変性疾患患者で一貫して観察された[40,47,104]．

他の研究では，遂行機能，精神的柔軟性，意識集中，実生活課題の障害（小脳脳卒中11例）[105]，数字逆唱障害（小脳の脳卒中あるいは腫瘍切除15例）[106]，fMRIで対側の楔前部と角回の代償性補充に関連すると考えられる言語作業記憶（Nバック課題）の障害（小脳梗塞9例）[107]が認められた．

原発性出血や腫瘍切除などのように小脳の病変部位が広範な場合には，虫部，深部小脳核，小脳皮質，小葉境界に関連しない白質にも障害が及び，ときには脳幹圧迫やシャントを要する水頭症なども合併する．このような障害のある21例では，注意・全般記憶・視覚記憶・想起・意味性音素流暢性の障害が認められた．病変が右側に限局した患者では，これらすべての分野の障害が，病変が左側の患者では，視覚記憶・プランニング・Rey-Osterrith図の模写に障害が認められたが，言語障害はなかった[108]．

小脳性認知情動症候群は小脳脳卒中の小児にも認められる．最近の研究[109]では，3～14歳の小脳梗塞の5例において，数日間にわたる爆笑や号泣，動揺性興奮，消沈といった気分障害が指摘された．また，無言症を含めた永続的な認知障害が認められ，その後，失名辞や，理解・プランニング・視空間統合・注意の障害が認められた．強化リハビリテーションを行っても，認知障害の回復は緩徐かつ不完全で，運動症状よりも強い障害を残した．爆笑と号泣は，橋底部脳卒中患者で起こる強制笑い現象（fou rire prodromique）[110]や，橋小脳病変の成人で起こる病的泣き笑い[111,112]と似ている．脳卒中後無言症は小児の小脳腫瘍切除後に起こる現象[113-116]を概括するものであるが，急性期小脳外傷の成人ではそれほど劇的な症例は認められていない[47]．

小脳脳卒中の神経行動学への影響の重要性を示唆するこれらの研究に加えて，小脳外傷の個々の患者への影響を評価した症例報告からさらに理解を深めることができる．

両側小脳梗塞の60歳の男性患者に，攻撃的な行動のエピソードという形で情動コントロール障害が出現し，14年間にわたって持続した．彼には特別な言語プロセスと言語記憶の障害があったが，小脳性運動症状はごくわずかなものにすぎなかった[117]．

両側前橋小脳梗塞の53歳の男性患者では，言語学習・言語流暢性・遂行課題の障害が認められ，発症から4か月にわたってこれらの障害のために仕事ができなかった[118]．

別の53歳の男性では，左後下および前下小脳梗塞後3か月間にわたって感情喪失，近時記憶欠如，複雑な会話の障害，日常生活での判断障害が報告された．神経心理学的検査では，反応時間の延長，認知柔軟性や干渉コントロールの障害が認められた[119]．

前下小脳動脈と後下小脳動脈の境界領域梗塞の68歳の男性患者では，急性発症の精神運動興奮や空間時間錯乱が認められた．運動障害は軽度であったが，不快気分，脱抑制，家族への感情的無関心，記憶消失，パニック障害といった人格の著明な変化が認められた．発症から4か月後の検査では，遂行機能（プランニング，抽象的論理，set-shifting，保続），注意，記憶の障害，語義障害が認められた．興奮，感情的空気飢餓感を伴う不安，号泣エピソードもみられた[120]．

左小脳出血の61歳の男性患者では，発症から6週間で意欲や自発的行為の減少が認められた．見当識，注意，計算，生殖，言語流暢性の障害もみられた．遂行機能と見当識には退院時にも重度の障害が残っており，日常生活を営むことは不可能であった[121]．

虫部と左上小脳半球を含む急性期小脳梗塞の30歳の女性患者では，持続する泣き笑い発作や，これまで検出されたことのない認知障害が認められた[122]．

右虫部動静脈奇形の66歳の男性患者の検査では，小脳性運動症候群，注意の動揺性，判断障害，推論障害，遂行機能

障害，脱抑制，特に視空間解析で認知緩徐が認められた[123]．

陳旧性左前頭頭頂葉梗塞のために外国語様アクセント症候群のある 58 歳の女性患者が右下小脳出血を発症し，その後，外国語様アクセント症候群が改善したことは，大脳小脳間連結の重要性を反映していると考えられる[124]．

純粋な小脳梗塞の小児患者は，聴覚作業記憶の障害，視空間障害，注意障害のような神経心理学的病像を呈した[125]．

小脳の神経精神医学：小脳性認知情動症候群の情動的要素

感情の調節障害は成人でも小児でも小脳性認知情動症候群の目立つ病像である[47,116]．虫部と室頂核を含む急性期小脳梗塞の成人では，突然のパニック障害を発症することがある．ある患者では，日常生活に支障をきたす不安から解放されて正常な活動に戻れるまで，この症状が 6 か月にわたって持続した．後天性のパニックは過去に報告[127]されているように，認知の過剰のような現象，すなわち小脳誘発性の情動コントロール障害の結果としての過度の恐怖を反映しているかもしれない[126]．

病的泣き笑いは，橋底部[52,129]と小脳[122]を含んだ橋小脳回路の脳卒中後に起こる[111,128]．これらの症状は感染性小脳炎[130]や小脳性多系統萎縮症[112]の患者でも報告されている．これらの所見は，小脳が情動表出の随意的なコントロールを司っていることを支持するものである．

別の臨床的背景としては，行動変化は小脳腫瘍切除後の小児で報告されている．その症状としては，脱抑制，衝動性，易刺激性[131]，不快気分，不注意[132]，不安，攻撃性[133]，自閉症の診断基準に合致するような定型化された常軌を逸した人間関係[134]が含まれる．免疫を介した症候群である眼球クロヌス・ミオクロヌス運動失調では，小児例[135]でも成人例[136]でも，心理学的にさまざまな気分のむら，不安定性や攻撃性，夜驚症を伴う落ち着かせられないほど激しい易刺激性が生じる．不快気分，脱抑制，感情制御困難，破壊的行動，かんしゃくが，小脳性認知情動症候群で典型的な認知言動障害と一緒に生じる．これらの行動変化は，初期の臨床研究[137]および電気生理学的動物実験[138]，患者での電気生理学的研究[139]で一貫して認められた虫部および傍虫部領域を巻き込む障害との関連が強く，小脳が「感情のペースメーカー」という最初の指摘に通じるものであった[140]．

さまざまな小脳病変のある成人および小児を連続して観察したところ，気分と人格の制御変化，精神病的思考，注意欠如多動性障害の診断基準に合致する行動，強迫神経症，抑うつ，双極性障害，自閉症，非典型的精神病や，前述の不安およびパニック障害が認められた．それ以外の所見としては，発動性の低下，無関心，易刺激性が含まれる．これらの行動は，外的および内的環境に対する過剰反応か反応低下のいずれかによるものと考えられている．誇大な，陽性の，解放された，度を越えた反応は，行き過ぎた運動[50,141]や認知[127]と類似のものとみなされよう．減退した，陰性の，抑制された，不十分な反応は，筋緊張低下[141]や小脳病変による運動系の不十分な動作（目標に達しない）と関連するものであろう．これらの徴候は，以下の 5 つの神経精神医学分野に分類して概念化できる．すなわち，注意制御，情動コントロール，自閉症，精神病，社会生活機能である（**表 4.3**）[142]．社会生活機能における陰性症状といったある種の徴候は，精神研究理論における小脳の役割に関する観察[143,144]を思い起こさせ，実験心理学に基づく臨床的理解の土台となるものである．

ベッドサイドにおける小脳性認知障害の検査のためのアプローチ

小脳脳卒中患者で年余にわたり持続する神経心理学的障害のパターンは，小脳性認知情動症候群であることを立証し理解を深めるものである．神経内科医がベッドサイドまたは診察室でこの症候群を見つけ出すために行う検査は，影響を受けそうな分野（つまり，遂行機能，視空間認知，言語機能）の評価や，感情やその他の神経精神医学分野の評価などに焦点をあてるべきである．検査のほとんどは精神状態検査（MSE）を構成する一連のアプローチから取り出されたもの[145-148]であるが，信頼できる感度と特異度で小脳性認知情動症候群を同定できるような適切な検査であるかを評価するための前向き研究が必要である．

遂行機能課題の障害としては，しばしば言語作業記憶時間の短縮（数字の逆唱は順唱よりも大幅に障害されている）がある．複雑な推論や抽象の障害は，計算障害，一見すると関連のない概念や物体の間の抽象的類似性を認識する能力を要する検査での固定的な応答，複数の作業を同時にこなすことの障害として認められる．小脳限局病変患者では，発語と書字の両方で保続がみられることがある．

視空間認知機能は，三次元立方体を最初は自発的に描き，その後に検者のお手本を模写させることで評価できる．複雑な二次元幾何学的形状も視覚想起試験として使うことができる．自発的な描画は過度に簡略化されたり[47]，驚くほど断片化したり[116]，ときには過度に詳細であったりする[127]．検者の複雑な手ぶりを模倣する能力も障害されていることがある．

前述の研究結果で示したように，言語機能もさまざまに障害されている．失文法，動詞の過去形の過剰規則化，吃音，ときに錯語，また，上肢の明らかな測定異常がないにもかか

表 4.3　小脳疾患患者おける陽性および陰性症状としての主要分野での神経精神医学的症候

	陽性（誇張された）症状	陰性（減弱された）症状
注意制御	不注意 注意散漫 過剰活動 強迫的儀式的行動	黙想的 保持 注意の焦点の転換困難 強迫的思考
情動コントロール	衝動性，脱抑制 不安定性，予知不可能 状況に対して不調和な感情，病的泣き笑い 不安，興奮，パニック	アネルギー，快感喪失 悲しみ，絶望 不快気分 抑うつ
自閉症	型どおりの行動 自己刺激行動	回避行動，触覚防衛反応 易感覚過負荷
精神病	非論理的思考 妄想症 幻覚	感情移入欠如 消極的情動，情動鈍化 無関心
社会生活機能	憤り，攻撃性 易刺激性 過度の縄張り意識 反抗的行動	消極的，未熟，子供っぽさ 社会的な参加や交流の困難 社会的境界の無認識 過度にだまされやすく信じやすい

(Schmahmann et al., 2007[142] より許可を得て転載)

わらず書字の障害が認められる．特別な検査によって，頻度の低い品目の呼称障害，流暢性課題（1分間に言える単語数）では音素流暢性（たとえば，F，A，Sで始まる言葉）のほうが意味流暢性（たとえば，動物のリスト）よりも障害されうる．

遠隔記憶は通常は保たれるが，短期想起は障害されうる．この障害は皮質下記憶障害の一般的な法則にも従っており，4つの単語をコード化するのに数回の試行を必要とし，5分後にすべてを自発的に想起するのに若干の困難を示すが，単語のリストの中からはそれらを見つけることができる．実験的検査でも，小脳性認知情動症候群患者の陳述記憶には，記憶検索の遂行要素を反映していると考えられている（さらに困難な）近時記憶の自由な回想よりも，構造的な学習と検索が助けになることも明確になっている．

複雑な日常生活課題の遂行に必要なプランニングや方針に従って複数の課題を同時または手順通りに実行することは，実社会環境ではきわめて困難となりうるが，失行は通常は小脳後葉脳卒中の主要な症候ではない．同様に，小脳病変患者での半側無視の報告はほとんどない．

前述し，表4.3にも示すように，情動鈍化，抑うつ，脱抑制，病的泣き笑い，不安やパニック，その他の人格や心理学的プロフィールの変化は，急性および慢性小脳障害で認められることがある．これらについては，適切な評価法や質問によって検査および調査されるべきである．

小脳脳卒中患者における診断と治療の関連事項

高次機能に対する小脳の関与の見解は，神経精神疾患における小脳の知的・感情的役割の神経学的基礎の理解に役立つものである．この理論的および広範な認知神経科学的視点を越えて，小脳病変が知的・心理学的な障害をきたすことを知ることは，脳卒中患者に対してどのように診断・治療していくかという点にすぐにつながるものである．

第1に，浮腫を生じ，ヘルニアとなり，死亡に至りうる小脳の大きな脳卒中（後下小脳動脈領域）であっても，当初は運動徴候はきたさないことがあるということを認識しておくべきである．簡単に述べれば，「小脳＝運動失調」という考え方は，患者を死に至らしめる恐れのある廃れた観念である．この等式は単純であり，論理は以下のようである．中大脳動脈領域の塞栓性脳卒中は，運動皮質と運動に関連する白質を巻き込み，不全片麻痺をきたす．Wernicke野に限局した中大脳動脈塞栓性梗塞は失語症のみをきたす．どちらの症例も，塞栓性梗塞は解剖学的に梗塞範囲の機能とその連結部位によって決まる神経学的脱落症状をきたす．同様に，運動機能に関連した小脳領域（特に前葉とその相互連絡神経核，大部分は上小脳動脈領域）の脳卒中では古典的小脳性運動症候群をきたし，後葉がどの程度障害されたかによって知的影響を伴っていたり，伴っていなかったりする．認知辺縁系小脳（小

脳後葉の別の部位)の脳卒中では，患者の人格あるいは知的な変化を反映した臨床的に明らかなレベルの，または，小脳性認知情動症候群の要素に対して感度の高い認知機能検査の施行を要するレベルの，いわゆる高次機能の小脳性調節障害をきたす．後下小脳動脈領域の脳卒中の嘔気，嘔吐，回転性めまいを伴う意識不鮮明は，脳幹圧迫や水頭症発症の予兆かもしれないが，必ずしもそうではなく，小脳の認知領域の脳卒中発作の結果かもしれない．これらの患者の診察では，神経画像と綿密な臨床的観察が重要な疑問の答えを導いてくれる．

第2に，臨床的に明らかな意味ある運動障害を伴わない小脳後葉の脳卒中患者では，認知障害が問題となりうる．この認知障害は，運動障害が脳梗塞後の自分にとっての唯一の問題であると考えていた患者において，発病前の機能への復帰が予想されるよりも遅れる原因となる．主として虫部と室頂核に代表される辺縁系小脳と考えられている部位が主に障害さたり侵害されたりすると，情動障害の回復の妨げとなるかもしれない．これらの患者には，激励や支援が必要であり，場合によっては回復を促進するように主症状に対する薬物療法も要する．

これらの患者における認知/神経心理学的評価と介入への取り組み[149]は，期待どおりに回復し可能な限り健康な機能に戻るために役立つであろう．小脳性認知機能障害を楽観的にみると，小脳病変は日常生活の質を低下させるが，機能を完全に破壊するわけではない．このように，小脳は重要な機能を担っているというよりも，さまざまな重要な能力がうまく機能するように調整する役割を担っている．運動あるいは認知・感情機能を自覚的な認識にまでもちあげることによって，また分野内外のマルチタスクを避けることによって，小脳患者は脳卒中により障害された能力を上手に代償する能力を得ることになる．臨床医にとって，治療介入できる範囲を理解し，小脳のさまざまな部位の脳卒中によって引き起こされる高次および運動への影響を認識することは，患者に回復への自信をもたせる機会を与え，精神的な問題が頭の中の問題ではなく脳の問題であるということを認識させることによって，患者からの信頼を得られることになる．

最後に，「無症候性 *silent*」の小梗塞は，以前から大脳半球や小脳で認識されてきたが，この「無症候性」の本当の意味は何だろうか？　たとえば，大脳半球白質病変の進行性の増悪は，それを示す明らかな画像所見がなくても，知的プロセスの緩徐化，エピソード記憶の想起障害，とりわけ遂行機能障害[150,151]をきたすことがある．小さな小脳梗塞でも長期にわたって障害に関連しうる．機能が不明確な，あるいは余剰な脳領域があるという古い考えは誤りであると証明されてきており，小脳もこの原則の例外ではないであろう．

総括：重要な点の再確認

小脳には機能の局在がある．小脳のある領域は運動制御に補助的な機能を果たす分散型の神経回路に組み込まれているし，別の領域は認知プロセスや感情にあてられた神経回路に関与している．解剖学的，生理学的，画像的，臨床的研究から，小脳前葉，近接する第Ⅵ小葉の一部，第Ⅷ小葉は主に運動系に関与しており，小脳後葉の大部分(第Ⅵ小葉，小脳第Ⅰ，Ⅱ脚を含む第ⅦA 小葉と第ⅦB 小葉)は，運動にはほとんどあるいは全く関与せずに，高次機能に関与しているという二分説が導きだされた．運動系小脳の病変では，運動失調，測定異常，構音障害，眼球運動異常という小脳性運動症候群をきたす．これに対して，認知辺縁系小脳の病変では，小脳性認知情動症候群をきたし，その特徴は主に，遂行機能・視空間プロセス・言語機能・感情調節の異常である．主要な小脳動脈領域の脳卒中では，病変の位置と大きさによって，小脳性運動症候群および小脳性認知情動症候群をきたしうる．無症候性小脳脳卒中(つまり，明らかな運動障害がない)でも，本当に無症候というわけではないかもしれない．小脳脳卒中のさらに広い徴候を認識することが重要である．これにより脳卒中の経過を早期に診断でき，的確に治療できるようになる(たとえば，小脳性運動症候群の症状が現れない後葉病変部位の圧排効果を知ることで)．また，高次機能の小脳性調節の障害によって起こる知的・感情的な症候を認識することもできるようになる．その治療には，適切な薬物療法ばかりでなく，知的行動学的リハビリテーションを含めたアプローチが必要かもしれない．小脳が運動制御を超えた役割をもつという新しい見方には，多くの神経精神疾患を神経生物学的に理解するための多くの含蓄があり，新しい治療アプローチを示唆する可能性を秘めている[152]．

謝辞：Laura C. Horton と Jason MacMore の多大なる援助に心より感謝します．本章は，一部，MINDlink Foundation, Birmingham Foundation, R01 MH067980 の補助を受けています．

参考文献

1. Brodal A. Neurological Anatomy in Relation to Clinical Medicine. New York, NY: Oxford University Press, 1981.
2. Ito M. The Cerebellum and Neural Control. New York, NY: Raven Press, 1984.
3. Schmahmann JD. From movement to thought: anatomic substrates of the cerebellar contribution to cognitive processing. Hum Brain Mapp 1996; 4: 174-198.
4. Schmahmann J. Cerebellum and Brainstem. In: Toga A, Mazziotta J, eds. Brain Mapping: The Systems. San Diego, CA: Academic Press, 2000; 207-259.
5. Schmahmann JD. Cerebellum and Spinal Cord - Principles of Development, Anatomical Organization, and Functional Relevance. In: Brice A, Pulst S, eds. Spinocerebellar Degenerations: The Ataxias and Spastic Paraplegias. New York, NY: Elsevier, 2007; 1-60.
6. Schmahmann JD, Pandya DN. The cerebrocerebellar system. Int Rev Neurobiol 1997; 41: 31-60.
7. Voogd J, Glickstein M. The anatomy of the cerebellum. Trends Neurosci 1998; 21: 370-375.
8. Voogd J. Cerebellum and precerebellar nuclei. In: Paxinos G, Mai JK, eds. The Human Nervous System. Amsterdam: Elsevier Academic Press, 2004; 321-392.
9. Bolk L. Das Cerebellum der Saugetiere. Jena: Bohn-Fischer, 1906.
10. Adrian E. Afferent areas in the cerebellum connected with the limbs. Brain 1943; 66: 289-315.
11. Snider RS. Recent contributions to the anatomy and physiology of the cerebellum. Arch Neurol Psychiatry 1950; 64: 196-219.
12. Snider R, Eldred E. Electro-anatomical studies on cerebro-cerebellar connections in the cat. J Comp Neurol 1951; 95: 1-16.
13. Snider RS, Stowell A. Receiving areas of the tactile, auditory, and visual systems in the cerebellum. J Neurophysiol 1944; 7: 331-357.
14. Grodd W, Hulsmann E, Ackermann H. Functional MRI localizing in the cerebellum. Neurosurg Clin N Am 2005; 16: 77-99.
15. Oscarsson O. Functional organization of the spino- and cuneocerebellar tracts. Physiol Rev 1965; 45: 495-522.
16. Brodal P. The corticopontine projection in the rhesus monkey. Origin and principles of organization. Brain 1978; 101: 251-283.
17. Hartmann-von Monakow K, Akert K, Kunzle H. Projection of precentral, premotor and prefrontal cortex to the basilar pontine grey and to nucleus reticularis tegmenti pontis in the monkey (Macaca fascicularis). Schweiz Arch Neurol Neurochir Psychiatr 1981; 129: 189-208.
18. Schmahmann JD, Rosene DL, Pandya DN. Motor projections to the basis pontis in rhesus monkey. J Comp Neurol 2004; 478: 248-268.
19. Thach WT. Cerebellar inputs to motor cortex. Ciba Found Symp 1987; 132: 201-220.
20. Kelly RM, Strick PL. Cerebellar loops with motor cortex and prefrontal cortex of a nonhuman primate. J Neurosci 2003; 23: 8432-8444.
21. Schmahmann J. An emerging concept. The cerebellar contribution to higher function. Arch Neurol 1991; 48: 1178-1187.
22. Schmahmann JD, Pandya DN. Anatomical investigation of projections to the basis pontis from posterior parietal association cortices in rhesus monkey. J Comp Neurol 1989; 289: 53-73.
23. Schmahmann JD, Pandya DN. Projections to the basis pontis from the superior temporal sulcus and superior temporal region in the rhesus monkey. J Comp Neurol 1991; 308: 224-248.
24. Schmahmann JD, Pandya DN. Course of the fiber pathways to pons from parasensory association areas in the rhesus monkey. J Comp Neurol 1992; 326: 159-179.
25. Schmahmann JD, Pandya DN. Prelunate, occipitotemporal, and parahippocampal projections to the basis pontis in rhesus monkey. J Comp Neurol 1993; 337: 94-112.
26. Schmahmann JD, Pandya DN. Anatomic organization of the basilar pontine projections from prefrontal cortices in rhesus monkey. J Neurosci 1997; 17: 438-458.
27. Middleton FA, Strick PL. Anatomical evidence for cerebellar and basal ganglia involvement in higher cognitive function. Science 1994; 266: 458-461.
28. Dum RP, Strick PL. An unfolded map of the cerebellar dentate nucleus and its projections to the cerebral cortex. J Neurophysiol 2003; 89: 634-639.
29. Dow RS. Some novel concepts of cerebellar physiology. Mt Sinai J Med 1974; 41: 103-119.
30. Leiner HC, Leiner AL, Dow RS. Does the cerebellum contribute to mental skills? Behav Neurosci 1986; 100: 443-454.
31. Whiting BA, Barton RA. The evolution of the cortico-cerebellar complex in primates: anatomical connections predict patterns of correlated evolution. J Hum Evol 2003; 44: 3-10.
32. Ramnani N, Behrens TE, Johansen-Berg H, et al. The evolution of prefrontal inputs to the cortico-pontine system: diffusion imaging evidence from Macaque monkeys and humans. Cereb Cortex 2006; 16: 811-818.
33. Sugihara I, Shinoda Y. Molecular, topographic, and functional organization of the cerebellar cortex: a study with combined aldolase C and olivocerebellar labeling. J Neurosci 2004; 24: 8771-8785.
34. Krienen FM, Buckner RL. Segregated fronto-cerebellar circuits revealed by intrinsic functional connectivity. Cereb Cortex 2009; 19: 2485-2497.
35. Habas C, Kamdar N, Nguyen D, et al. Distinct cerebellar contributions to intrinsic connectivity networks. J Neurosci 2009; 29: 8586-8594.
36. O'Reilly JX, Beckmann CF, Tomassini V, et al. Distinct and overlapping functional zones in the cerebellum defined by resting state functional connectivity. Cereb Cortex 2010; 20: 953-965.
37. Woolsey CN. Summary of the papers on the cerebellum. Res Publ Assoc Res Nerv Ment Dis 1952; 30: 334-336.
38. Blackwood N, Ffytche D, Simmons A, et al. The cerebellum and decision making under uncertainty. Brain Res Cogn Brain Res 2004; 20: 46-53.
39. Frings M, Dimitrova A, Schorn CF, et al. Cerebellar involvement in verb generation: an fMRI study. Neurosci Lett 2006; 409: 19-23.
40. Stoodley CJ, Schmahmann JD. The cerebellum and language: evidence from patients with cerebellar degeneration. Brain Lang 2009; 110: 149-153.
41. Stoodley CJ, Schmahmann JD. Functional topography in the human cerebellum: a meta-analysis of neuroimaging studies. Neuroimage 2009; 44: 489-501.
42. Stoodley CJ, Schmahmann JD. Evidence for topographic organization in the cerebellum of motor control versus cognitive and affective processing. Cortex 2010; 46: 831-844.
43. Moulton E, Elman I, Pendse G, et al. Aversion-related circuitry in the cerebellum: responses to noxious heat and unpleasant images. J Neurosci 2011; 31: 3795-3804.
44. Schmahmann JD. The role of the cerebellum in affect and psychosis. J Neurolinguistics 2000; 13: 189-214.
45. Ito H, Sayama S, Irie S, et al. Antineuronal antibodies in acute cerebellar ataxia following Epstein-Barr virus infection. Neurology 1994; 44: 1506-1507.
46. Schmahmann JD. Disorders of the cerebellum: ataxia, dysmetria of thought, and the cerebellar cognitive affective syndrome. J Neuropsychiatry Clin Neurosci 2004; 16: 367-378.
47. Schmahmann JD, Sherman JC. The cerebellar cognitive affective syndrome. Brain 1998; 121: 561-579.
48. Schmahmann JD, Gardner R, MacMore J, et al. Development of a brief ataxia rating scale (BARS) based on a modified form of the ICARS. Mov Disord 2009; 24: 1820-1828.
49. Babinski J. De l'asynergie cérébelleuse. Rev Neurol (Paris) 1899; 7: 806-816.
50. Holmes G. The cerebellum of man (Hughlings Jackson memorial lecture). Brain 1939; 62: 1-30.
51. Trouillas P, Takayanagi T, Hallett M, et al. International Cooperative Ataxia Rating Scale for pharmacological assessment of the cerebellar syndrome. The Ataxia Neuropharmacology Committee of the World Federation of Neurology. J Neurol Sci 1997; 145: 205-211.
52. Schmahmann JD, Ko R, MacMore J. The human

52. basis pontis: motor syndromes and topographic organization. Brain 2004; 127: 1269-1291.
53. Schmahmann JD, Doyon J, McDonald D, et al. MRI Atlas of the Human Cerebellum. San Diego,CA: Academic Press, 2000.
54. Schmahmann JD, MacMore J, Vangel M. Cerebellar stroke without motor deficit: clinical evidence for motor and non-motor domains within the human cerebellum. Neuroscience 2009; 162: 852-861.
55. Schoch B, Dimitrova A, Gizewski ER, et al. Functional localization in the human cerebellum based on voxelwise statistical analysis: a study of 90 patients. Neuroimage 2006; 30: 36-51.
56. Fisher CM, Caplan LR. Basilar artery branch occlusion: a cause of pontine infarction. Neurology 1971; 21: 900-905.
57. Schmahmann JD. Vascular syndromes of the thalamus. Stroke 2003; 34: 2264-2278.
58. Caplan L. Caplan's Stroke: A Clinical Approach. 4th edn. Philadelphia,PA: Elsevier, 2009.
59. Takahashi M, Wilson G, Hanafee W. Catheter vertebral angiography: a review of 300 examinations. J Neurosurg 1969; 30: 722-731.
60. Amarenco P, Hauw JJ. Anatomy of the cerebellar arteries. Rev Neurol (Paris) 1989; 145: 267-276.
61. Tatu L, Moulin T, Bogousslavsky J, et al. Arterial territories of human brain: brainstem and cerebellum. Neurology 1996; 47: 1125-1135.
62. Amarenco P, Hauw JJ. Cerebellar infarction in the territory of the superior cerebellar artery: a clinicopathologic study of 33 cases. Neurology 1990; 40: 1383-1390.
63. Amarenco P, Rosengart A, DeWitt LD, et al. Anterior inferior cerebellar artery territory infarcts. Mechanisms and clinical features. Arch Neurol 1993; 50: 154-161.
64. Roquer J, Lorenzo JL, Pou A. The anterior inferior cerebellar artery infarcts: a clinical-magnetic resonance imaging study. Acta Neurol Scand 1998; 97: 225-230.
65. Amarenco P, Hauw JJ, Henin D, et al. Cerebellar infarction in the area of the posterior cerebellar artery. Clinicopathology of 28 cases. Rev Neurol (Paris) 1989; 145: 277-286.
66. Barth A, Bogousslavsky J, Regli F. Infarcts in the territory of the lateral branch of the posterior inferior cerebellar artery. J Neurol Neurosurg Psychiatry 1994; 57: 1073-1076.
67. Chaves CJ, Caplan LR, Chung CS, et al. Cerebellar infarcts in the New England Medical Center Posterior Circulation Stroke Registry. Neurology 1994; 44: 1385-1390.
68. Sypert GW, ALvord EC Jr. Cerebellar infarction. A clinicopathological study. Arch Neurol 1975; 32: 357-363.
69. Kase CS, Norrving B, Levine SR, et al. Cerebellar infarction. Clinical and anatomic observations in 66 cases. Stroke 1993; 24: 76-83.
70. Duncan GW, Parker SW, Fisher CM. Acute cerebellar infarction in the PICA territory. Arch Neurol 1975; 32: 364-368.
71. Guiang RL Jr, Ellington OB. Acute pure vertiginous dysequilibrium in cerebellar infarction. Eur Neurol 1977; 16: 11-15.
72. Lee H, Sohn SI, Cho YW, et al. Cerebellar infarction presenting isolated vertigo: frequency and vascular topographical patterns. Neurology 2006; 67: 1178-1183.
73. Baloh RW, Honrubia V. Clinical neurophysiology of the vestibular system. Contemp Neurol Ser 1979; 18: 1-21.
74. Kumral E, Kisabay A, Atac C, et al. Spectrum of the posterior inferior cerebellar artery territory infarcts. Clinical-diffusion-weighted imaging correlates. Cerebrovasc Dis 2005; 20: 370-380.
75. Scotti G. Anterior inferior cerebellar artery originating from the cavernous portion of the internal carotid artery. Radiology 1975; 116: 93-94.
76. Chaves CJ, Pessin MS, Caplan LR, et al. Cerebellar hemorrhagic infarction. Neurology 1996; 46: 346-349.
77. Jones HJ, Millikan C, Sandok B. Temporal profile (clinical course) of acute vertebrobasilar system cerebral infarction. Stroke 1980; 11: 173-177.
78. Tettenborn B, Caplan LR, Sloan MA, et al. Postoperative brainstem and cerebellar infarcts. Neurology 1993; 43: 471-477.
79. Kase CS, White JL, Joslyn JN, et al. Cerebellar infarction in the superior cerebellar artery distribution. Neurology 1985; 35: 705-711.
80. Amarenco P, Roullet E, Goujon C, et al. Infarction in the anterior rostral cerebellum (the territory of the lateral branch of the superior cerebellar artery). Neurology 1991; 41: 253-258.
81. Milandre L, Broca P, Sambuc R, et al. Les crises épileptiques au décours des accidents cérébrovasculaires: analyse clinique de 78 cas. Rev Neurol (Paris) 1992; 148: 767-772.
82. Barth A, Bogousslavsky J, Regli F. The clinical and topographic spectrum of cerebellar infarcts: a clinical-magnetic resonance imaging correlation study. Ann Neurol 1993; 33: 451-456.
83. Terao S, Sobue G, Izumi M, et al. Infarction of superior cerebellar artery presenting as cerebellar symptoms. Stroke 1996; 27: 1679-1681.
84. Urban PP, Marx J, Hunsche S, et al. Cerebellar speech representation: lesion topography in dysarthria as derived from cerebellar ischemia and functional magnetic resonance imaging. Arch Neurol 2003; 60: 965-972.
85. Ackermann H, Vogel M, Petersen D, et al. Speech deficits in ischaemic cerebellar lesions. J Neurol 1992; 239: 223-227.
86. Masson C, Sterkers O, Chaigne P, et al. Isolated vertigo disclosing infarction in the area of the posterior and inferior cerebellar arteries. Ann Otolaryngol Chir Cervicofac 1992; 109: 80-86.
87. Long J, Liang Y. Cerebellar infarction. Analysis of 22 cases. Chin Med J (Engl) 1994; 107: 186-188.
88. Fisher CM. Ataxic hemiparesis. A pathologic study. Arch Neurol 1978; 35: 126-128.
89. Savitz SI, Caplan LR, Edlow JA. Pitfalls in the diagnosis of cerebellar infarction. Acad Emerg Med 2007; 14: 63-68.
90. Botez-Marquard T, Leveille J, Botez MI. Neuropsychological functioning in unilateral cerebellar damage. Can J Neurol Sci 1994; 21: 353-357.
91. Silveri MC, Leggio MG, Molinari M. The cerebellum contributes to linguistic production: a case of agrammatic speech following a right cerebellar lesion. Neurology 1994; 44: 2047-2050.
92. Fiez JA, Petersen SE, Cheney MK, et al. Impaired non-motor learning and error detection associated with cerebellar damage. A single case study. Brain 1992; 115: 155-178.
93. Schmahmann JD, Sherman JC. Cerebellar cognitive affective syndrome. Int Rev Neurobiol 1997; 41: 433-440.
94. Malm J, Kristensen B, Karlsson T, et al. Cognitive impairment in young adults with infratentorial infarcts. Neurology 1998; 51: 433-440.
95. Neau JP, Arroyo-Anllo E, Bonnaud V, et al. Neuropsychological disturbances in cerebellar infarcts. Acta Neurol Scand 2000; 102: 363-370.
96. Exner C, Weniger G, Irle E. Cerebellar lesions in the PICA but not SCA territory impair cognition. Neurology 2004; 63: 2132-2135.
97. Hoffmann C, Schmidt G. CNF and DNT. Rev Physiol Biochem Pharmacol 2004; 152: 49-63.
98. Hoffmann M, Cases LB. Etiology of frontal network syndromes in isolated subtentorial stroke. Behav Neurol 2008; 20: 101-105.
99. Kalashnikova LA, Zueva YV, Pugacheva OV, et al. Cognitive impairments in cerebellar infarcts. Neurosci Behav Physiol 2005; 35: 773-779.
100. Hokkanen LS, Kauranen V, Roine RO, et al. Subtle cognitive deficits after cerebellar infarcts. Eur J Neurol 2006; 13: 161-170.
101. Richter S, Aslan B, Gerwig M, et al. Patients with chronic focal cerebellar lesions show no cognitive abnormalities in a bedside test. Neurocase 2007; 13: 25-36.
102. Schweizer TA, Alexander MP, Gillingham S, et al. Lateralized cerebellar contributions to word generation: a phonemic and semantic fluency study. Behav Neurol 2010; 23: 31-37.
103. Alexander MP, Gillingham S, Schweizer T, et al. Cognitive impairments due to focal cerebellar injuries in adults. Cortex 2011 [Epub ahead of print].
104. Leggio MG, Silveri MC, Petrosini L, et al. Phonological grouping is specifically affected in cerebellar patients: a verbal fluency study. J Neurol Neurosurg Psychiatry 2000; 69: 102-106.
105. Manes F, Villamil A R, Ameriso S, et al. "Real life" executive deficits in patients with focal vascular lesions affecting the cerebellum. J Neurol Sci 2009; 283: 95-98.
106. Ravizza SM, McCormick CA, Schlerf JE, et al. Cerebellar damage produces selective deficits in verbal working memory. Brain 2006; 129: 306-320.

107. Ziemus B, Baumann O, Luerding R, et al. Impaired working-memory after cerebellar infarcts paralleled by changes in BOLD signal of a cortico-cerebellar circuit. Neuropsychologia 2007; 45: 2016-2024.
108. Gottwald B, Wilde B, Mihajlovic Z, et al. Evidence for distinct cognitive deficits after focal cerebellar lesions. J Neurol Neurosurg Psychiatry 2004; 75: 1524-1531.
109. Kossorotoff M, Gonin-Flambois C, Gitiaux C, et al. A cognitive and affective pattern in posterior fossa strokes in children: a case series. Dev Med Child Neurol 2010; 52: 626-631.
110. Assal F, Valenza N, Landis T, et al. Clinico-anatomical correlates of a Fou rire prodromique in a pontine infarction. J Neurol Neurosurg Psychiatry 2000; 69: 697-698.
111. Parvizi J, Anderson SW, Martin CO, et al. Pathological laughter and crying: a link to the cerebellum. Brain 2001; 124: 1708-1719.
112. Parvizi J, Joseph J, Press DZ, et al. Pathological laughter and crying in patients with multiple system atrophy-cerebellar type. Mov Disord 2007; 22: 798-803.
113. Wisoff J H, Epstein F J. Pseudobulbar palsy after posterior fossa operation in children. Neurosurgery 1984; 15: 707-709.
114. Catsman-Berrevoets CE, van Dongen HR, Zwetsloot CP. Transient loss of speech followed by dysarthria after removal of posterior fossa tumour. Dev Med Child Neurol 1992; 34: 1102-1109.
115. Pollack IF, Polinko P, Albright A L, et al. Mutism and pseudobulbar symptoms after resection of posterior fossa tumors in children: incidence and pathophysiology. Neurosurgery 1995; 37: 885-893.
116. Levisohn L, Cronin-Golomb A, Schmahmann JD. Neuropsychological consequences of cerebellar tumour resection in children: cerebellar cognitive affective syndrome in a paediatric population. Brain 2000; 123: 1041-1050.
117. Greve KW, Stanford MS, Sutton C, et al. Cognitive and emotional sequelae of cerebellar infarct: a case report. Arch Clin Neuropsychol 1999; 14: 455-469.
118. Vokaer M, Bier JC, Elincx S, et al. The cerebellum may be directly involved in cognitive functions. Neurology 2002; 58: 967-970.
119. Annoni JM, Ptak R, Caldara-Schnetzer AS, et al. Decoupling of autonomic and cognitive emotional reactions after cerebellar stroke. Ann Neurol 2003; 53: 654-658.
120. Paulus KS, Magnano I, Conti M, et al. Pure post-stroke cerebellar cognitive affective syndrome: a case report. Neurol Sci 2004; 25: 220-224.
121. Maeshima S, Osawa A. Stroke rehabilitation in a patient with cerebellar cognitive affective syndrome. Brain Inj 2007; 21: 877-883.
122. Jawaid A, Rauf MA, Usman U, et al. Post-infarct cerebellar cognitive affective syndrome: a case report. J Pak Med Assoc 2008; 58: 415-417.
123. Lagarde J, Hantkie O, Hajjioui A, et al. Neuropsychological disorders induced by cerebellar damage. Ann Phys Rehabil Med 2009; 52: 360-370.
124. Cohen DA, Kurowski K, Steven MS. Paradoxical facilitation: the resolution of foreign accent syndrome after cerebellar stroke. Neurology 2009; 73: 566-567.
125. Steinlin M. The cerebellum in cognitive processes: supporting studies in children. Cerebellum 2007; 6: 237-241.
126. Weilburg JB, Bear DM, Sachs G. Three patients with concomitant panic attacks and seizure disorder: possible clues to the neurology of anxiety. Am J Psychiatry 1987; 144: 1053-1056.
127. Schmahmann JD. Dysmetria of thought. Clinical consequences of cerebellar dysfunction on cognition and affect. Trends Cogn Sci 1998; 2: 362-370.
128. Gondim FA, Parks BJ, Cruz-Flores S. "Fou rire prodromique" as the presentation of pontine ischaemia secondary to vertebrobasilar stenosis. J Neurol Neurosurg Psychiatry 2001; 71: 802-804.
129. Tei H, Sakamoto Y. Pontine infarction due to basilar artery stenosis presenting as pathological laughter. Neuroradiology 1997; 39: 190-191.
130. Dimova PS, Bojinova VS, Milanov IG. Transient mutism and pathologic laughter in the course of cerebellitis. Pediatr Neurol 2009; 41: 49-52.
131. Maryniak A, Roszkowski M. Cognitive and affective disturbances in children after surgical treatment of cerebellar tumors. Neurol Neurochir Pol 2005; 39: 202-206.
132. Turkel SB, Shu Chen L, Nelson MD, et al. Case series: acute mood symptoms associated with posterior fossa lesions in children. J Neuropsychiatry Clin Neurosci 2004; 16: 443-445.
133. Richter S, Dimitrova A, Maschke M, et al. Degree of cerebellar ataxia correlates with three-dimensional mri-based cerebellar volume in pure cerebellar degeneration. Eur Neurol 2005; 54: 23-27.
134. Riva D, Giorgi C. The neurodevelopmental price of survival in children with malignant brain tumours. Childs Nerv Syst 2000; 16: 751-754.
135. Turkel SB, Trzepacz PT, Tavare CJ. Comparing symptoms of delirium in adults and children. Psychosomatics 2006; 47: 320-324.
136. Ohara S, Iijima N, Hayashida K, et al. Autopsy case of opsoclonus-myoclonus-ataxia and cerebellar cognitive affective syndrome associated with small cell carcinoma of the lung. Mov Disord 2007; 22: 1320-1324.
137. Heath RG, Franklin DE, Shraberg D. Gross pathology of the cerebellum in patients diagnosed and treated as functional psychiatric disorders. J Nerv Ment Dis 1979; 167: 585-592.
138. Heath RG, Harper JW. Ascending projections of the cerebellar fastigial nucleus to the hippocampus, amygdala, and other temporal lobe sites: evoked potential and histological studies in monkeys and cats. Exp Neurol 1974; 45: 268-287.
139. Nashold BS Jr, Slaughter DG. Effects of stimulating or destroying the deep cerebellar regions in man. J Neurosurg 1969; 31: 172-186.
140. Heath RG. Modulation of emotion with a brain pacemaker. Treatment for intractable psychiatric illness. J Nerv Ment Dis 1977; 165: 300-317.
141. Holmes G. The symptoms of acute cerebellar injuries due to gunshot wounds. Brain 1917; 40: 461-535.
142. Schmahmann JD, Weilburg JB, Sherman JC. The neuropsychiatry of the cerebellum - insights from the clinic. Cerebellum 2007; 6: 254-267.
143. Brunet E, Sarfati Y, Hardy-Bayle MC, et al. A PET investigation of the attribution of intentions with a nonverbal task. Neuroimage 2000; 11: 157-166.
144. Calarge C, Andreasen NC, O'Leary DS. Visualizing how one brain understands another: a PET study of theory of mind. Am J Psychiatry 2003; 160: 1954-1964.
145. Mesulam M. Principles of Behavior Neurology. 2nd edn. New York, NY: Oxford University Press, 2000.
146. Strub R, Black F. The Mental Status Examination in Neurology. 4th edn. Philadelphia, PA: FA Davis, 2000.
147. Heilman K, Valenstein E. Clinical Neuropsychology. 4th edn. New York, NY: Oxford Univerity Press, 2003.
148. Hodges J. Cognitive Assessment for Clinicians. New York, NY: Oxford University Press, 2007.
149. Schweizer TA, Levine B, Rewilak D, et al. Rehabilitation of executive functioning after focal damage to the cerebellum. Neurorehabil Neural Repair 2008; 22: 72-77.
150. de Groot JC, de Leeuw F E, Oudkerk M, et al. Cerebral white matter lesions and subjective cognitive dysfunction: the Rotterdam Scan Study. Neurology 2001; 56: 1539-1545.
151. Smith EE, Salat DH, Jeng J, et al. Correlations between MRI white matter lesion location and executive function and episodic memory. Neurology 2011; 76: 1492-1499.
152. Demirtas-Tatlidede A, Freitas C, Cromer J R, et al. Safety and proof of principle study of cerebellar vermal theta burst stimulation in refractory schizophrenia. Schizophr Res 2010; 124: 91-100.
153. Makris N, Schlerf J E, Hodge S M, et al. MRI-based surface-assisted parcellation of human cerebellar cortex: an anatomically specified method with estimate of reliability. Neuroimage 2005; 25: 1146-1160.
154. Schmahmann JD, Doyon J, McDonald D, et al. Three-dimensional MRI atlas of the human cerebellum in proportional stereotaxic space. Neuroimage 1999; 10: 233-260.

CHAPTER 5

脳血管疾患における頭痛

Conrado J. Estol

序論

米国で1年に発症する脳卒中患者55万人のうち約20万人に頭痛が認められる[1]．頭痛の性状に関する多数のさまざまな研究の解析により，頭痛パターンから脳血管疾患の病型を予測するのに役立つデータが得られた．しかしながら，大部分の研究は，そのデザインに以下のような制限がある．後向きの解析，異なった頭痛分類の使用，不適格な脳卒中病態分類基準，出血性脳卒中での病型のまとめ方の差異，脳卒中亜型の除外，経過観察の制限，嘔吐のような随伴徴候が報告されていない，性別の違いが報告されていない，などである．さらに，大脳半球，脳幹，小脳，ときに皮質下の大梗塞では，精神状態の変化や認知障害を伴うこともあるため，頭痛が主要な症状でないとしても，患者(とその家族)によって報告される頭痛の信頼性に疑いを抱かせる重大な神経障害の懸念がある．また，多くの研究では，患者の25〜40％は質問に応答することができない．対照的なのは，一過性脳虚血発作やラクナ梗塞の患者で，ある研究では，驚くべきことに，報告された頭痛の頻度が大血管疾患に匹敵するものであった．この逆説は，より限定された可逆的な障害という観点から説明できる．これらの患者で報告されたことで，より信頼できるものであり，頭痛をより正しく認識できるようになるであろう．

虚血性脳卒中

ischemic stroke

三叉神経血管系 *trigeminovascular system* で，頭痛時に起こる血管拡張，痛みの片側性，血管作動ペプチドの関与，関連血管痛のパターン，を説明できる．前方循環では，頭蓋内内頚動脈，中大脳動脈，前大脳動脈の近位部，後方循環では，脳底動脈先端部(上小脳動脈を含む)と椎骨動脈(後下小脳動脈を含む)が疼痛感受性血管である．虚血症例においては，血管壁や血管閉塞過程(塞栓，アテローム硬化性プラーク)による周囲侵害受容器への直接刺激や虚血によって，二次的に皮質神経細胞の脱分極が生じ，三叉神経血管系を賦活させる．セロトニンは虚血により合成，代謝，分子，受容体が変化することで，脳卒中に重要な役割を果たしているようである[2]．

血管性(虚血性あるいは出血性)のエピソードが重症であるほど，頭痛も重篤であると直感的に思われるが，多くの代表的とされる報告には限界がある．というのも，大部分の重篤な脳卒中患者は，回復することなく死亡したり，頭痛に関して正確な回答を得ることができない後遺症(失語，右半球症候群)を有するためである．虚血性イベントに比較すると，頭痛はくも膜下出血および実質内出血の両者で頻度が高く重篤である．

脳卒中前後の期間に起こる頭痛では，しばしば非特異的疼痛が生じ，典型的な片頭痛 *migraine* (前兆を伴うものも伴わないものも)は患者の25％程度にみられる[3]．脳卒中後の頭痛は，片頭痛でも非特異的なものでも，片頭痛の既往のある患者で頻度がより高い．

■ 一過性脳虚血発作
transient ischemic attack(TIA)

頭痛の報告は一過性脳虚血発作患者の44％にのぼるとされるが，TIA患者の予後には，頭痛のあるなしで明らかな差が認められていない[4-7]．ある研究では，TIA患者の半数で拍動性頭痛が起こったと報告されている．一過性黒内障が

頭痛とは関連しないという事実から，脳実質の障害が疼痛発現に関連しているのかもしれない．頭痛は頚動脈でのTIAよりも椎骨脳底動脈でのTIAのほうが頻度が高い[4,8]．これは，後方循環血管のほうが三叉神経の神経支配が豊富であるからだろう．前兆に続いて頭痛が生じたものではない場合は，前兆となる症状をもとに臨床的にTIAと鑑別するわけにはいかない．しかし，片頭痛でいつもと同じような前兆に続いて頭痛が生じる患者の場合にはその病歴が鑑別の助けとなる．

■ 塞栓性動脈性疾患 embolic arterial disease

塞栓子が遠位血管を閉塞した場合の血管症候群は，通常は疼痛とは関連しない．しかし，中大脳動脈起始部や，内頚動脈および脳底動脈の先端部への塞栓では，しばしば疼痛を伴う．塞栓症に関連する頭痛は血栓性動脈閉塞による脳卒中の鑑別の一助にはならない．通常は，塞栓子の詰まった血管の膨張と側副動脈の拡張が，脳塞栓患者の発症時の頭痛の説明となっている．

■ 血栓性動脈疾患 thrombotic arterial disease

Northern Manhattan Stroke Studyでは，duplex超音波検査によって，内頚動脈あるいは椎骨動脈に60％以上の狭窄のある551例における頭痛発生率が解析された[9]．患者の18％で重篤な頭痛があった．頭痛のある患者の21％で症候性大血管疾患が認められたが，頭痛のない患者では11％であった．片頭痛の既往で補正しても，症候性大血管疾患は頭痛と独立して関連しており，患者の評価中に治療選択を考えるうえで重要である．頚動脈閉塞では，側副血管の拡張が起こると，頭痛と関連するかもしれない．頭痛は神経症候の発症に先行，併発，続発するかもしれない．Harvard Cooperative Stroke Registryでは，10％の患者で虚血性イベントから1年にわたって頭痛が報告された[10]．ある研究では，250例中71例(28％)で虚血性脳卒中急性期に頭痛が認められた．ロジスティク回帰分析によって，さまざまな因子を補正すると，全汎性頭痛が脳卒中進行の主要な予測因子であった(陽性的中率：98％)[11]．

出血性脳卒中
hemorrhagic stroke

実質内出血患者では，血液貯留が頭蓋内圧亢進を引き起こしたり，直接的あるいは間接的に髄膜や血管を牽引することで頭痛を起こしうる．病態生理学的観察からは，髄液中や脳表の血液と疼痛との関連は明らかになっていない．後方循環では三叉神経血管系の神経支配が豊富であることは，後頭蓋窩血腫で頭痛の頻度がより高いことを説明するものかもしれない．

■ くも膜下出血 subarachnoid hemorrhage

くも膜下出血は米国で年間約3万人(全脳卒中の5％)に生じ，1か月以内に50％が死亡し，生存者の50％が重篤な神経後遺症を呈する悲惨な疾患である．未破裂動脈瘤は，増大して脳神経や疼痛感受性構造を圧迫しない限り，頭痛を起こすことはほとんどない．また，動脈瘤が片頭痛様の頭痛をきたすことはない．

「人生最悪の頭痛＝くも膜下出血」という等式が強く強調されている．しかし，激しい頭痛の出現を報告しているのはくも膜下出血患者の50％のみであり，一方，片頭痛患者ではしばしば人生最悪の頭痛と形容される発作が起こる．前向き研究の1つでは，突発する重篤な頭痛患者の25％でくも膜下出血が認められた[12]．強さよりも突発することがくも膜下出血の典型的な所見である．くも膜下出血患者では頭痛が起こったときに何をしていたかを正確に述べることができるのに対して，片頭痛患者では痛みは数分から数時間かけて起こってくる．疼痛はくも膜下出血では発症時が最悪であり，先行する頭痛(前兆頭痛 sentinel headache)がある場合には，せいぜい1〜3回のイベントであるのが普通である．一方で，片頭痛患者では何年にもわたって多数回のエピソードが生じるという経過をたどる．片頭痛患者にくも膜下出血が生じることもあり，頭痛がいつもと異なっているときには診断学的な問題が提起される．医師は危険な徴候に注意するべきであり，必要と考えたならば，片頭痛患者に対してもくも膜下出血の診断学的評価を行うべきである．

経頭蓋Doppler法 transcranial Doppler(TCD)は，血管攣縮による血流速度の上昇を的確かつ迅速に捉えることができ，頭痛患者の評価にはすこぶる有意義である．その代表例として，言語理解障害と右腕のわずかな巧緻運動障害がみられた53歳男性について述べる(図5.1)．血管危険因子を有し，入院2週間前に血管迷走神経機序によるとされる失神のエピソードがあった．CTで左側頭葉皮質下梗塞を認め，頚部血管duplex超音波検査と心エコー検査は正常所見であった．頭蓋内循環を評価するために入院時に大部分の患者で行っているTCDでは，左中大脳動脈平均血流速度の明らかな上昇(226 cm/秒)が認められた．この速度は血管攣縮の可能性を示すものであったため，カテーテル血管造影検査が行われ，右前大脳動脈瘤と両側中大脳動脈攣縮が認められた．血管攣縮の存在は，頭痛がなかったり，CTでくも膜下出血が認められなくても，動脈瘤破裂を支持する．これは非典型的なくも膜下出血の例である．

動脈瘤性頭痛，非動脈瘤性頭痛，雷鳴頭痛の臨床的な鑑別

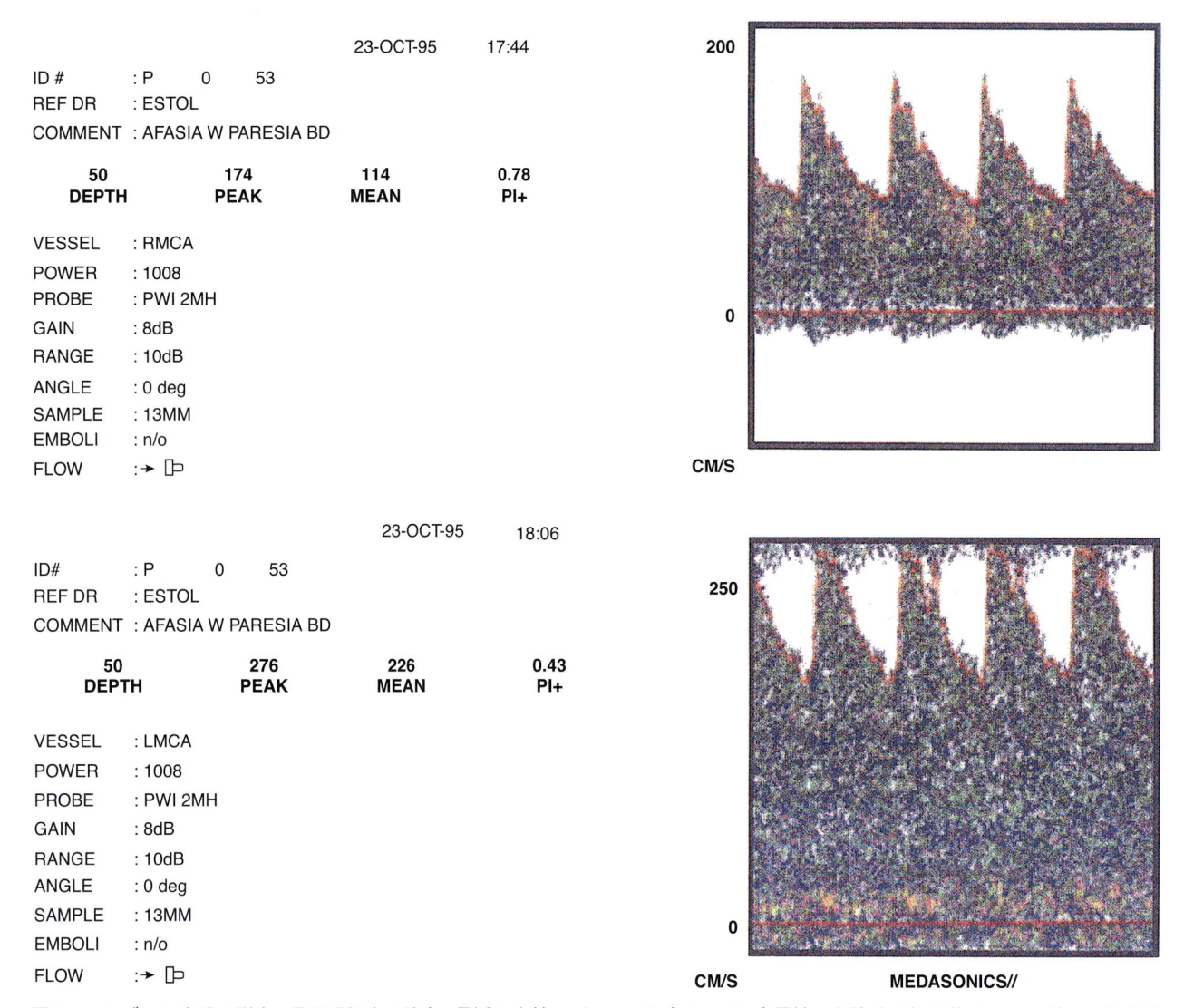

```
                            23-OCT-95      17:44
ID #     : P     0    53
REF DR   : ESTOL
COMMENT  : AFASIA W PARESIA BD

   50         174         114        0.78
  DEPTH      PEAK        MEAN        PI+

VESSEL   : RMCA
POWER    : 1008
PROBE    : PWI 2MH
GAIN     : 8dB
RANGE    : 10dB
ANGLE    : 0 deg
SAMPLE   : 13MM
EMBOLI   : n/o
FLOW     : →
```

```
                            23-OCT-95      18:06
ID#      : P     0    53
REF DR   : ESTOL
COMMENT  : AFASIA W PARESIA BD

   50         276         226        0.43
  DEPTH      PEAK        MEAN        PI+

VESSEL   : LMCA
POWER    : 1008
PROBE    : PWI 2MH
GAIN     : 8dB
RANGE    : 10dB
ANGLE    : 0 deg
SAMPLE   : 13MM
EMBOLI   : n/o
FLOW     : →
```

図 5.1 わずかな右腕の脱力，言語理解力の障害，最近の失神エピソードを有する 53 歳男性．入院時の経頭蓋 Doppler 法で血管攣縮に一致する血流速度の上昇を認めた．左中大脳動脈（下）の平均血流速度は 226 cm/s，右中大脳動脈（上）は 114 cm/s．

予測をするために，Linn らは，突発性の頭痛を発症して救急室を受診したが神経学的検査では異常を認めない 102 例を，CT と腰椎穿刺で前向きに解析した[13]．診断は，動脈瘤性くも膜下出血が 41％，非動脈瘤性くも膜下出血が 23％，良性雷鳴頭痛が 36％であった．複視とけいれん発作 seizure がくも膜下出血の 5 例で認められたが，どの臨床徴候も頭痛の型を予測することはできなかった．頭痛の病歴によってグループ間には明らかな差は認められなかった．Linn らの研究では確認されなかったが，頭痛に先行，併発，続発する意識消失は 1/3 の症例で認められ，くも膜下出血を強く推測するものであった．意識消失の機序は，おそらく，動脈瘤からの漏出（前兆出血）時の，一過性の有意な頭蓋内圧の上昇によるものである．動脈瘤破裂の 3 週間以内の前兆頭痛の病歴

は，くも膜下出血患者の半数で認められる．局所神経脱落症状，動眼神経麻痺，髄膜刺激症状（後期徴候），網膜前出血，下位背部痛，けいれん発作が，くも膜下出血患者の典型的な頭痛とともに起こっていれば，診断は難しくない[14]．

唯一の経験的に有効な診断方法は，頭痛の鑑別診断の中でくも膜下出血の可能性を考える閾値を下げることである．発症後数日では MRI よりも CT のほうが感度の高い検査方法である〔MRI では血液中のデオキシヘモグロビンは急性期には等信号（見えにくい）〕．しかし，CT は，時間とともに徐々に感度は下がっていく[15]．出血性イベントが推定されてから 4～6 時間は，赤血球から血色素が放出されないため，腰椎穿刺は行うべきではない．両方の検査が陰性であるならば，くも膜下出血は否定的であるが，可能性が高いと考えら

れる場合は検査を繰り返すべきである．くも膜下出血があれば，4血管造影を多方向から撮影し，25％の患者でみられる多発性動脈瘤の存在を除外する．的確に行われた血管造影が陰性の場合，厳密に限局した中脳周囲出血 perimesencephalic hemorrhage（出血巣が中脳前方のみに存在する良性な状態）のある患者には，検査を繰り返す必要はない．その他の場合には，1週間後に血管造影を改めて行い，検査が再度陰性であれば，1週に1～2回検査を繰り返し行うべきである[16]．

■ 雷鳴頭痛 thunderclap headache

良性雷鳴頭痛とくも膜下出血関連雷鳴頭痛の鑑別診断はしばしば救急外来でのジレンマとなる．よくある雷鳴頭痛の原因の1つは，可逆性脳血管収縮症候群 reversible cerebral vasoconstriction syndrome である．これは女性，特に産褥期に多い．雷鳴とは，頭痛の特徴として，重度の痛みで，警告なく，突然発症（30秒以内）し，1時間から数日間継続する場合に用いる用語である．人生最悪の頭痛という病歴をとることがきわめて強調されているが，頭痛の強度はくも膜下出血の信頼すべき予測因子ではない．大部分の症例では，くも膜下出血は雷鳴頭痛や他の頭痛に比べ，突然発症する．持続期間は信頼すべき臨床的なマーカーであり，5～10分よりも短いものは出血による二次性頭痛の可能性は低い．頭部を動かすと増強する頭痛は，労作性頭痛 exertional headache の一種で非特異的な臨床パラメーターである．労作性頭痛や性行為に伴う頭痛 coital headache は男性に多く，平均年齢は55歳で，身体活動に関連して生じる．不幸なことに，これらの特徴からくも膜下出血と労作性頭痛とを明確に鑑別することはできない．動静脈奇形 arteriovenous malformation 破裂により，突発する雷鳴頭痛を呈することもある．

検査が診断を明確にするのに役に立つ．くも膜下出血においては，CTと腰椎穿刺が陰性であれば，頭痛は血管壁内（つまり，血管外血液漏出なし）前兆出血によって起こっている．性行為中に頭痛があっても，2～4分間の持続で，過去にも同様のエピソードがあった患者なら，さらなる検査は行わないで済むであろう．しかしながら，以前にエピソードがなく，頭痛が長く持続する場合には，磁気共鳴血管造影 magnetic resonance angiography (MRA)やTCDが役に立つ．結果が矛盾したり，疑わしい場合や，結果は正常でも頭痛が持続する場合には，コンピューター断層血管造影 computed tomography angiography (CTA)や通常の血管造影を考慮すべきであり，最初の検査では陰性であっても疑わしい症状が持続するならば繰り返し行うべきである．良性雷鳴頭痛の患者で，血管造影によって可逆性分節性動脈攣縮 reversible segmental arterial vasospasm が同定されたことがある．

■ 脳出血 intracerebral hemorrhage

脳出血患者の約60％では，発症時に頭痛が報告され，7％で出血の数週間前の先行する頭痛が報告されている．脳出血289例の57％に頭痛がみられたという報告もある[17]．重回帰分析では，脳出血発症時の頭痛の独立した予測因子は，出血部位（小脳，脳葉），女性，髄膜刺激徴候，テント切痕ヘルニアであった[17]．血腫量（>10 mL）は頭痛との関連がより高いが，独立した予測因子ではなかった．頭痛は通常は出血と同側であるが，小脳出血でよくみられる水頭症や頭蓋内圧亢進をきたすと，頭痛は全汎性となりうる．

Ferroらは，脳出血の生存者90例と面接し，27％では全く頭痛はなく，43％では脳出血時に持続する頭痛があり，11％で脳出血後に頭痛があり，19％で脳出血後に頭痛が消えていたことを示した[18]．頭痛が消失したグループでは，過去の片頭痛の増悪因子であったアルコール摂取をやめたことが寄与していた．新たに生じた頭痛は脳卒中後のうつ病が関与しており，緊張型であった．片頭痛の一般的な疫学にみられるように，頭痛は女性に頻度が高かった．大部分の頭痛（以前から存在するものと新たに生じたもの）は，数週から数か月の頭痛がない期間の後に発症し，非脳出血性頭痛よりも頭痛の頻度も重症度も低かった．

脳出血の後，しばらくしてから起こる頭痛の特徴と頻度の高さを認識することは，リスクとコストが高い脳血管評価をさらに行うことを避けるうえで重要である．脳出血の再発率は約10％と考えられており，頭痛が突然始まり，いつになく重篤で，いつもの頭痛のパターンと異なるのであれば，新しいイベントの可能性を除外するための評価が行われるのは当然である．頭痛の場所は出血部位と関連し，持続時間は虚血性疾患よりも長い[19]．

Meloらは，後頭蓋窩出血患者では頭痛は後頭領域に関連していたと報告した[17]．小脳テントや後頭神経根といった疼痛感受性構造への刺激が，疼痛部位を説明するものとされた．その一方で，Ropperらは，後頭葉血腫は一般的に，同側の眼球に疼痛が限局することを報告した[20]．これは小脳テントの上面や三叉神経第一枝（V1）に支配される構造への圧迫効果が関連しているようである．後大脳動脈領域梗塞患者でも，しばしば梗塞と同側の眼球に疼痛が認められる．

脳卒中（血管解離や血栓性閉塞）の有無にかかわらず，血管疾患は血管性頭痛を引き起こす（後述の「頭痛，片頭痛と脳卒中」の項も参照）．しかし，動静脈奇形は，しばしば数か月から数年にわたって繰り返す片頭痛様発作をきたす唯一の血管病変である．動静脈奇形での頭痛の全頻度は5～35％である．硬膜動静脈奇形も片頭痛型の頭痛をきたしうる．蛇行動脈などの他の血管奇形では，臨床的に片頭痛様の頭痛をきたす頻度は低い．血管奇形による二次性の片頭痛エピソード

は，典型的な片頭痛と鑑別することができないことから，神経画像検査を個別に検討すべきである．非典型的な特徴（40 歳以後の片頭痛の発症，頭痛発生のパターンが不規則的，家族歴がない，特定の領域に限局した疼痛）や通常とは異なる治療反応などの臨床的な疑いは，基礎となる器質的異常の診断につながりうる．眼球や頭蓋骨の注意深い聴診は，血管奇形を示唆する血管雑音を明らかにするであろう．MRI，MRA といった非侵襲的神経画像検査の大部分や最近の特別な CT は，動静脈奇形の存在を確実に明らかにできる．

硬膜下および硬膜外血腫も，重度でびまん性の非特異的な持続する頭痛をきたしうる．臨床経過では頭部外傷が先行することが多く（硬膜下血腫の 50〜80％），神経学的検査でのわずかな，あるいは明らかな局所徴候があれば，医師は原因を明らかにするために画像検査を行うべきである．慢性硬膜下血腫では，通常は発症のはっきりしない頭痛を伴い，先行する頭部外傷の病歴が明らかになるのは 50％以下である．行動および認知変化，傾眠，焦点性発作，局所運動麻痺は，診断への手がかりとなる．症状はしばしば動揺性であり，脳萎縮を伴う高齢者と比較すると，若年者は脳容量が大きく頭蓋内の余裕もないことから，頭痛は若年者で頻度と重症度が高い．頭痛は一般的に両耳側性である．

脳血管疾患における頭痛の総括(表 5.1)

多くの研究では，男性に比べて女性に脳卒中関連頭痛の頻度が高いということは報告されていない[6]．頭痛は脳卒中患者の約 1/3 で認められ，脳出血とくも膜下出血で頻度が高く，次いで，虚血性脳梗塞，TIA，ラクナ梗塞である．頭痛は出血性脳卒中で最も重度である[21]．梗塞の大きさと頭痛の強度とには有意な関連はない[1]．発症時に重度の頭痛があり，嘔吐を伴うときには，くも膜下出血を予測させる[21]．発症時には頭痛がなく，前兆頭痛や嘔吐も伴わないときには，虚血性脳卒中が予測される．拍動性頭痛の既往は脳卒中時に頭痛をきたすことを予測させる．脳血管イベントに先行する頭痛（前兆頭痛）は多くの研究でよく認められ，患者の 60％にみられると報告されている．ある研究では，前兆頭痛は，塞栓症やくも膜下出血よりも，血栓塞栓症や脳出血で発症率が高かった[10,22]．しかし，他の研究では，前兆頭痛はくも膜下出血で最も頻度が高かった[21]．くも膜下出血を除外した研究では，25％の患者で脳卒中前後（発症 3 日前から 3 日後）に頭痛が認められた[1]．頭痛の持続時間は脳卒中後数時間から数週あるいは数か月の範囲だが，慢性頭痛となった症例もあった．一般には，頭痛は前方循環よりも後方循環で頻度が高い．また，深部よりも皮質の梗塞患者で起こりやすい．

一般に，疼痛部位は器質的局在の信頼できる指標である．前額あるいは眼球の疼痛は内頸動脈疾患の二次的なものであり，こめかみは中大脳動脈の障害，外眼角と眉は後大脳動脈疾患，頭頂は脳底動脈，頸部と乳様突起と後頭部は椎骨動脈と関連している．前大脳動脈や上矢状静脈洞などの正中構造は両側三叉神経支配のため，そこが障害されるとより広範な疼痛をきたす．ときには上記の法則に従わず，血管病変の対側で頭痛がみられたり，限局した血管病変であるのにびまん性の頭痛となることもある．頭痛は後大脳動脈疾患でよく認められ，次いで，脳底動脈，内頸動脈，中大脳動脈の障害で多い[5,10,22]が，前大脳動脈疾患では一般的ではない．最も一般的な頭痛は（国際頭痛分類で）緊張型頭痛であると報告されているが，椎骨脳底動脈の脳卒中では片頭痛のほうが明らかに多く認められる[1]．一般的な認識に反して，脳卒中に先行する重症高血圧（>210/110 mmHg）が頭痛の原因となることはないようである．

表 5.1 脳血管疾患による頭痛と片頭痛の特徴

	くも膜下出血	脳出血	脳虚血	片頭痛
頭痛の有病率	大部分	半数	1/3	大部分
発症	突然	急性から亜急性	急性から亜急性	亜急性
重症度	重度	さまざま（重度のことも）	さまざま（重度のことも）	さまざま（重度のことも）
持続	数時間	数時間から数か月	数時間から数か月	数分から数時間
場所	全汎性	脳出血の部位による（全汎性のことも）	虚血の部位による（全汎性のことも）	片側性（両側のことも）
嘔気・嘔吐	発症時	さまざま（後頭蓋窩出血で多い）	通常なし	よくみられる
先行頭痛（前兆頭痛）	高頻度	さまざま	稀	常にある
神経学的所見の合併	さまざま	ある	ある	稀

特殊な脳血管疾患

■ 動脈解離 arterial dissection

　障害された血管や部位(頭蓋外，頭蓋内，後方循環，前方循環)にかかわらず，血管解離は重篤な頭痛を伴う血管病変の古典的な例である．前兆を伴う片頭痛の既往を有する患者では，適切な検査(duplex 超音波検査，TCD，MRA，カテーテル血管造影)が行われなければ，誤って片頭痛性脳卒中と診断されうる．

　動脈解離による頭痛の原因は2つある．1つは，解離血管壁内の血液貯留による二次的なものであり，もう1つは，解離による血腫の進展と血管の変形を原因とする血管周囲構造の拡張によるものである．障害された動脈によるが，求心神経は，三叉，舌咽，迷走神経である．順行性の血流低下による側副血管の拡張が頭痛の原因となることもある．

　頭蓋外内頸動脈が障害された場合には，頭痛の大部分は頸部に生じるが，通常は，こめかみや同側の顔面にも放散する．頭蓋外椎骨動脈の場合には，頭痛は同側の乳様突起に限局し，後頭に放散する．3～6か月で解離が改善するのに伴って頭痛も改善する．Horner 症候群は最も頻度の高い徴候であり，発症時に50％の症例で認められ，頸動脈解離の診断に有用である．これに次いで多い症候は一過性黒内障であるという報告もある[23]．

　頭蓋内動脈解離の90％では頭痛が認められ，局所神経学的所見を伴うことが多い．頭蓋内動脈解離は，頭痛と局所神経徴候を呈する若年から中高年者では最初に鑑別されるべき疾患である．頭蓋内頸動脈解離はびまん性の片側頭痛をきたす．中大脳動脈解離はこめかみに，後大脳動脈解離は同側の眼球および後頭部に，頭蓋外椎骨動脈は後頭部に，脳底動脈解離は後頭部や頭頂部あるいはびまん性に頭痛をきたす(51章の「頭蓋内動脈解離」も参照)．

　椎骨動脈は2番目に多い解離部位であり，新たに生じた片頭痛様頭痛では，Wallenberg 症候群を除外するために，歩行，平衡機能，顔面と片側の感覚を検査すべきである．

　ドイツの研究者は，感染症やコラーゲン構造の異常と解離の発症との関連を見いだした[24]．それ以外に家族性あるいは再発性解離患者の診断学的評価として鑑別すべきものには，Marfan 症候群，Ehlers-Danlos 症候群，囊胞性中膜変性，骨形成性不全，線維筋形成不全，梅毒性動脈炎がある．

　動脈解離の患者の中には，脳虚血に似た一過性の神経症候を伴う，繰り返す頭痛を呈する患者もいる．これらの患者では血管画像検査を繰り返しても新たな血管変化は見いだされない．解離が生じた血管では拡張刺激や収縮刺激に対する感受性が高まるようである．繰り返す頭痛は，解離の再発によるのではなく，片頭痛発作と似ている．

■ 頸動脈血行再建

　頸動脈内膜剝離術とステント留置術は，手技後数時間から数週間にわたって良性の頭痛を伴うことがある．頭痛は重度で非特異的であったり，片頭痛のさまざまな型と似ていることもある．頸動脈血行再建術後には，動脈血栓あるいは白質脳症を伴う再灌流症候群を示唆するけいれん発作や，局所神経学的所見を伴うさらに重篤な頭痛に注意すべきである[25]．このような症例は，ICU での特殊な治療と管理が必要である．いわゆる過灌流症候群 hyperperfusion syndrome (脳血流は必ずしも増加しているわけではないので，より正確には再灌流症候群 reperfusion syndrome という)は頸動脈血行再建術後患者の約1％で症状を呈する[26,27]．高度狭窄および周術期高血圧が再灌流症候群の最も重要な予測因子である．対側の有意狭窄，血行再建術前の血管反応性の異常，同側の梗塞も，再灌流症候群を呈するリスクを増大させる．発症は手技後48時間から数週間までである．臨床徴候は，MRI で脳浮腫を伴う単なる頭痛から，けいれん発作，局所脱落症状，神経画像上で脳出血を伴う昏睡まである．血行再建術前・術中・術後の高血圧への積極的な治療が，この症候群のリスクを下げるきわめて重要な治療法である．

■ 静脈疾患および静脈洞疾患 dural sinus disease

　経口避妊薬を内服している若年女性にびまん性の重篤な頭痛が生じた場合には，矢状静脈洞血栓症 sagittal sinus thrombosis が疑われる[28]．臨床徴候は，(特に横静脈洞が障害された場合)偽性脳腫瘍 pseudotumor cerebri と似たものになる．最新の画像技術を使った最近の研究では，不完全矢状静脈洞血栓症や静脈枝閉塞を呈する脳静脈疾患は，以前に考えられたよりもはるかに発症率が高いことが示されている．重篤な症状や徴候を呈する前に全身線溶療法によって血栓が溶かされてしまうために，診断に至らない小静脈や不完全静脈閉塞は，たびたび起こっているものと思われる．脳においては，静脈系は隅角性に枝分かれし，トロンボプラスチンが豊富な環境で弁がないことから，血栓形成が起こりやすいと思われる．非常に限局した静脈閉塞では，頭痛がほとんどあるいは全くない臨床経過をたどるため，診断は難しいであろう．静脈血栓形成をきたしやすいさまざまな病態として，経口避妊薬の使用や，分娩後，ある種の薬剤での治療中(L-アスパラギナーゼ，インターロイキンなど)，脱水，飛行機旅行，感染症，外傷，炎症性疾患(全身性エリテマトーデス，Behçet 病，潰瘍性大腸炎)，凝固因子障害(先天性アンチトロンビンⅢ・プロテインC・S欠損症)，その他の血液学的疾患がある．蝶形骨洞炎は海綿静脈洞血栓症をきたす．さまざまな臨床症状を呈し，眼球周囲と同側前額部の疼痛，眼球突出，結膜浮腫および顔面浮腫，視力変化，眼球運動障害を認めれ

ば診断できる．

頭痛は静脈血栓症患者の70〜80％で認める．発症は雷鳴頭痛のように突発することもあれば，引き金となる事象の数時間以内の急性のことも，数週から数か月にわたって亜急性の経過をとることもある[29]．乳頭浮腫，局所運動障害，意識レベル低下が，1/3の患者でみられる．頭蓋内圧の亢進に伴って，嘔気，嘔吐がよくみられる．それ以外の所見は，血栓形成の原因（感染症，血液学的疾患）を反映している．通常は，静脈相コントラストによるMRIで血栓化された静脈洞を描出できるが，血管造影が必要な場合もある[30]．神経画像ではしばしば両側性で，明らかな出血性の要素を伴う，動脈疾患としては非典型的な部位である傍矢状に虚血性領域を認める．最近の無作為化試験では，抗凝固療法治療によって臨床経過の改善と大幅な回復が認められている[31,32]．抗凝固療法は出血性要素を伴った患者においても同等に有意な効果が得られた．抗凝固療法に反応しない患者では，血栓溶解が考慮される．この治療によって死亡率は80％から30％未満に低下している．

■ 抗リン脂質抗体症候群
antiphospholipid syndrome

最近の10年間の知見から，低力価の抗カルジオリピン抗体とループスアンチコアグラント *lupus anticoagulant* 陽性が一般人口の12％に認められ，初回の脳卒中発作患者の約10％では，抗リン脂質抗体の上昇が独立した脳卒中危険因子になっていることがわかってきた．抗リン脂質抗体は障害された内皮が循環血液にさらされると産生される．抗リン脂質抗体と片頭痛との関係は明らかにされていないが，若年層での両者の高い併存率と脳卒中危険因子としての役割を考えると，片頭痛または原因不明の脳卒中の特定の患者では，これらの抗体の有無を調べることは意義があるだろう．片頭痛と抗リン脂質抗体をもつ患者では，ホルモン治療を避けること，禁煙，その他の血管危険因子のコントロールを推奨すべきである．片頭痛と抗リン脂質抗体をもつ患者が脳卒中高リスクかどうかは明らかにされていない．抗リン脂質抗体による血栓形成の正確な機序は不明であるが，心原性脳塞栓の塞栓源（非細菌性疣贅，僧帽弁逸脱，心内膜炎），凝固異常や内皮異常が原因として挙げられている[33,34]．

■ 僧帽弁逸脱 *mitral valve prolapse*

僧帽弁逸脱は一般人口の5％に認められるが，片頭痛患者では30％にのぼると報告されている．これらの患者では，他の併存する弁膜および心臓の器質的な異常（冗長な弁尖 *redundant leaflet*，卵円孔開存）や凝固亢進因子（プロテインC，抗リン脂質抗体，血小板接着の異常）が脳卒中リスクを上昇させることに関与しているのかもしれない．

■ 卵円孔開存 *patent foramen ovale*

Anzolaらは，前兆のある片頭痛群（113例），前兆のない片頭痛群（553例），片頭痛のない対照群（25例）で，撹拌生理食塩水の静注とTCDを用いて卵円孔開存の有無を前向きに研究した[35]．前兆のない片頭痛群（有病率23％）と対照群（有病率20％）に比べて，前兆のある片頭痛群（有病率48％）では卵円孔開存が有意に高頻度で認められた．筆者らは，椎骨脳底動脈系への奇異性微小塞栓現象が，前兆のある片頭痛患者での局所神経学的イベントを説明できるかもしれないと推論している．侵襲性は高いが，経食道心エコー検査は卵円孔開存の検出のためのTCDに代わるよい検査法である[36]．経食道心エコー検査はTCDでは捉えることのできない心房中隔瘤や大動脈弓部のプラークといった塞栓源も検出できる．今後，心臓内シャントと頭痛や脳虚血との関連についてのさらなる研究が期待される．

小血管疾患

■ 皮質下梗塞と白質脳症を伴った常染色体優性脳血管症 cerebral autosomal dominant arteriopathy with subcortical infarcts and leukoencephalopathy（CADASIL）

CADASILは，非アテローム硬化性，非アミロイド微小血管症で，若年者に再発性梗塞をきたし，偽性球麻痺と認知症をきたす[37]．遺伝子連鎖解析によって，染色体19q12（片麻痺性片頭痛と同じ染色体）のNotch 3遺伝子に疾患の遺伝子座が特定された．平均発症年齢は45〜50歳で，大部分の患者は平均60歳で認知障害をきたして死亡する．その他の特徴的な臨床症状は神経精神徴候（大部分はうつ病，ときには躁病）である．頭痛は頻繁に認められ，前兆を伴う片頭痛としてみられたり，ときには脳底動脈性片頭痛として意識不鮮明 *confusion* や発熱をきたす．神経画像は，（無症候性を含めて）全例でしばしば半卵円中心に及ぶようなさまざまな脳室周囲白質脳症を認める．

CADASILの最初の家系を報告したChabriatらは，CADASIL遺伝子座に変異を有し，MRIで白質異常と片頭痛を伴うが，特徴的な再発性虚血性イベントのない患者群を報告した[38]．この家系の頭痛の遺伝的形質は常染色体優性パターンであった．頭痛発作は2時間から2日続き，程度は重篤で，痛みは通常は片側，拍動性で，しばしば嘔気や嘔吐，音羞明 *sonophoto phobia* を伴い，ほとんど常に神経学的前兆（視野欠損と異常感覚が最も多かった）に先行していた．

この疾患に関連するいかなる型の頭痛もない無症候，有症

候の高齢患者において，MRI で微小血管症による二次的なびまん性白質疾患がよく認められる．頭痛を伴わないラクナ梗塞もよく起こる．CADASIL での頭痛は遺伝性疾患の一部によるもので，小血管異常そのものによるものではなさそうである．

■ ラクナ疾患 lacunar disease

さまざまな研究から，小血管（ラクナ）疾患患者では，3〜17％の頭痛発症率が報告されている[6,10,22,39]．これらの症例の疼痛は，深部に位置する穿通枝の閉塞に関連したものというよりは，遠隔の血行動態や神経作用を反映したもののように思われる．これらの穿通枝領域の深部高血圧性出血では，皮質の出血に比べて頭痛の頻度がきわめて低いことから，疼痛感受性構造は相対的にきわめて少ないと説明されている．

頭痛や片頭痛と脳卒中の関連

脳卒中と片頭痛の相互関係は，神経学において最も魅惑的で興味ある未解決の謎の1つである．頭痛と脳卒中が併存することは，片頭痛によって脳卒中が起こる，脳卒中後に片頭痛が起こる，脳卒中に関連して片頭痛でない頭痛が起こるといったように，さまざまな可能性を包含することになる．

片頭痛に関しては，頭痛が最も目立ち，ほぼ常に出現する（出現するわけではない）が，複雑な症候群であることを知るべきである．片頭痛と脳卒中は局所的な後遺症を残し，頭痛は両者に共通する頻度の高い症状である．

頭痛-脳卒中関連における，ありうるシナリオとして以下のようのものがある．(ⅰ) 片頭痛の既往があり人生のある時点で脳卒中を起こす患者（経時的には片頭痛とは関連ない），(ⅱ) 典型的な片頭痛発作中に脳梗塞をきたす患者，(ⅲ) 脳卒中後すぐに片頭痛となる患者，(ⅳ) 脳卒中後時間が経って片頭痛となる患者，(ⅴ) 脳卒中を起こすことなく血管疾患（血栓症，血管奇形）の徴候として片頭痛のある患者，(ⅵ) 脳卒中発症後，片頭痛が消失する患者，(ⅶ) 脳卒中時にのみ出現する非片頭痛様の頭痛を伴う患者，(ⅷ) 非片頭痛様頭痛後に脳卒中をきたす患者．

International Headache Society (IHS) の Classification Committee は脳血管疾患に関連したさまざまな頭痛の組み合わせの分類を作成した[40]．その分類には，頭痛の型（片頭痛，群発頭痛，緊張型頭痛），特別な脳血管イベント（血栓塞栓症，頭蓋内血腫，静脈血栓症），頭痛が脳血管疾患後に新たに出現したかどうか，血管エピソードの結果として以前から存在した頭痛が増悪したかどうか，などが含まれている．

片頭痛性脳卒中（片頭痛による脳卒中）の診断の確立には，IHS 診断基準では前兆を伴う片頭痛の診断が事前についていることが必要であり，前兆を伴わない片頭痛患者は除外されている．しかし，頻度は低いが前兆を伴わない片頭痛患者においても虚血は起こりうる．この理由としては，いろいろな型の片頭痛に共通する機序や，まだ同定されていない遺伝的要因がさまざまな片頭痛患者で脳卒中を生じやすくしていることが考えられる．Leao らによって記述されたのと同様の拡延性神経抑制 spreading wave of neuronal depression が，虚血の閾値に達するような脳血流抑制の拡延と関連している[41]．可逆性虚血の範囲を越える持続的な血流低下，凝固因子の障害による二次性の過凝固状態，血小板凝集の亢進，セロトニンやその他の血管作動性物質に関連した過度の血管収縮，内皮変化，フィブリン微小栓子，抗リン脂質抗体は，すべて虚血の潜在的な要因であると考えられる[41-43]．血管イベント発症に関連するそれ以外の機序としては，心原性脳塞栓（卵円孔開存が広く研究されている），前凝固状態，脳血管反応性の機能不全，血管危険因子の重積，エルゴタミンやトリプタンといった片頭痛用薬剤の血管反応性の副作用，皮質拡延性抑圧 spreading depression に伴う血管収縮がある．Schwedt は，片頭痛と関連した心臓病変を論じている[44]．

TCD による研究で，片頭痛発作の最中には血流速度と拍動性指標 pulsatility index の上昇が認められ，重篤な血管攣縮が生じることが示されている[45]．血管造影は，片頭痛患者の明らかな血管攣縮を描出するとともに，その原因ともなっている．血管造影での重篤な血管攣縮と明らかな動脈閉塞後の再開通の所見は，この仮説を支持するものである[46]．MRI での非特異的な多発性高信号の存在は，片頭痛エピソード中の明らかな血流現象を支持するものである．MRI のこのような変化は，報告では片頭痛患者の 5.5〜40％ に認められている[47-49]．神経画像での異常は，前兆を伴う片頭痛患者，複雑型片頭痛，頻度の高い発作の患者でよくみられる．CAMERA 研究では，オランダの地域住民を対象にした解析で，1か月に1回の頻度の片頭痛は後方循環領域の無症候性梗塞のリスクが9倍であると報告された[50]．

50 歳未満の若年者の脳卒中発症率は，さまざまな報告で10万人あたり25人とされる[51]．ポルトガルと米国の研究では，このような若年患者での虚血性脳卒中の原因として片頭痛は約25％を占めることが報告されている．全年齢の脳卒中患者で検討すると，この数字は明らかに小さくなる（Oxfordshire Community Stroke Project では3％）[52,53]．片頭痛が寄与する脳卒中の発症は10万例あたり17例程度である．この数字は，IHS によって定義される片頭痛性梗塞に限ったものではなく，片頭痛-脳卒中相互関連のすべてのシナリオを含んだものである．もっと厳格な定義を用いると，全人口における片頭痛性脳卒中の年間発症率は（片頭痛発作

と関連しない脳卒中を起こした片頭痛患者を除外すると），Oxfordshire 研究では，10 万例あたり 3 例，Rochester (Minnesota) 研究では 10 万例あたり 2 例であった．結果のばらつきの一部は，地域住民研究で考慮された脳卒中危険因子が関連しているかどうかによっている[53,54]．この発症率を一般人口に外挿すると，世界中で年間約 15 万例の片頭痛関連脳卒中があることになる．この数字を頭において，他のデータを考えるべきである．頭痛と脳卒中に関する大部分の疫学的研究には重要な限界がある．すなわち，対照群の欠如，併存する血管危険因子の評価がない，片頭痛関連脳卒中の厳格な定義がない，そして，最も重要なものとして，研究当時の技術的な限界による不完全な診断評価が，疫学研究の限界に直結する問題である．高精度に診断できる最近の進歩した技術を用いていれば，片頭痛によると思われた脳卒中が，心原性や大動脈原性塞栓，凝固亢進状態，頭蓋内動脈解離，その他の器質的な脳卒中であった可能性もある．さらに，片頭痛による脳卒中の頻度は年齢に強く依存しており，高齢患者では若年患者に比べて，アテローム性動脈硬化やその他の原因の頻度が明らかに高くなる．

Carolei らは，TIA または脳卒中の既往を有する 44 歳未満の 308 例について，年齢と性別をマッチングさせた 600 対照例との間で症例対照研究を行った[43]．片頭痛の既往は TIA/脳卒中患者で明らかに多かった．前兆を伴う片頭痛の既往は TIA 患者よりも脳卒中患者で多かった．35 歳未満の女性の脳卒中では，片頭痛が最も重要な危険因子であった．男性と 35 歳以上の患者では，通説どおり血管危険因子が大部分を占めていた．著者らは，血管危険因子の積極的なコントロールと禁煙が，前兆を伴う片頭痛の若年女性では特に重要であると結論した．いくつかの方法論的な限界はあるが，この研究といくつかの研究から，片頭痛は若年者脳卒中の独立した危険因子であることが示唆される[55-59]．別の解析では，片頭痛によりリスクは 2～4 倍に上昇するが，多くの場合，関連するのは前兆のある片頭痛のみであり，リスクが高い年齢は 45 歳未満であった．片頭痛患者での血管危険因子の有無は非片頭痛患者と差がないことから，脳卒中リスクの上昇には別の内在する機序があることが示唆されている[60]．米国の医師によるある研究によると，非片頭痛患者と比較して片頭痛患者では，すべての交絡因子を調整すると，脳卒中リスクは 2 倍であった[42]．

Tzourio らは，3 つの神経センターに入院している，神経画像で虚血性脳卒中と確定された女性 53 例と，頭痛既往のない対照群（リウマチ疾患と外科疾患）を面談し，頭痛は虚血性脳卒中の 45 歳未満女性例で多いかどうかを検討した．結果は，避妊薬と喫煙を補正しても，片頭痛は対照群（27％）よりも脳卒中患者群（67％）で明らかに多かった[61]．片頭痛が

脳卒中危険因子であることを支持するそれ以外の因子としては，前兆を伴う片頭痛患者では脳卒中再発率がより高いことや，片頭痛がない患者に比べると片頭痛患者では既存の血管病変がきわめて稀であることがある[62,63]．

血小板異常，僧帽弁逸脱，喫煙，避妊薬，35 歳以上，性別（女性），前兆を伴う片頭痛はすべて，片頭痛患者での脳血管イベントを予測する重要な危険因子として提唱されている．これらの因子の潜在的なリスクを評価するために，Rothrock らは片頭痛連続 310 例と片頭痛性脳卒中 30 例を検討した[62]．その結果，片頭痛発症平均年齢，性別（大部分は女性であったが），片頭痛家族歴，喫煙，エストロゲンを含む薬剤の使用，僧帽弁逸脱，高血圧については，脳卒中および非脳卒中患者群間で統計学的な有意差は認められなかった．前兆を伴う片頭痛は脳卒中群で有意に多かったが，前兆のタイプは群間で差はなかった．脳卒中の既往は片頭痛性脳卒中群で多かった．この群では，以前の脳卒中はおそらく片頭痛に関連したものであり，非脳卒中群での以前の脳卒中は片頭痛以外のはっきりした原因（心原性塞栓，動脈解離，アンフェタミン使用，脳出血）が認められた．著者らは，脳卒中再発の頻度が有意に高いことと，卵円孔開存と抗リン脂質抗体症候群を除外したにもかかわらず再発の予測因子が見つけられなかったという事実を強調している．脳卒中の既往はそれ自体が新たな脳卒中の危険因子である．したがって，片頭痛と脳卒中の既往を有する患者では，新たな虚血性イベントのリスクが高い．

Broderick と Swanson（Rochester 研究）は，平均 7 年間の経過観察で年間 1％の再発率を報告した[53]．この率は Rothrock らが報告した 9％ よりも明らかに低いが，Rothrock らの対象患者のおよそ 1/3 が脳血管疾患イベントの既往を有していたということが理由と考えられる[62]．片頭痛と脳卒中の関連を検討するために，病院を基盤とした研究で，虚血性あるいは出血性脳卒中を最近起こした 20～44 歳の 291 女性例が評価された[64]．それぞれの患者にマッチングさせた対照をおいた．頭痛質問票からのデータでは，片頭痛の既往は脳卒中患者の 25％，対照群の 13％ に認められた．見いだされた危険因子は虚血性脳卒中のみであり，前兆を伴う，または伴わない片頭痛患者の数は同等であった．避妊薬，喫煙，高血圧の既往はすべて片頭痛性脳卒中のリスクを明らかに増加させた．これは避妊薬と心血管疾患に関する研究の一部であったが，低用量（50 mg 未満）のエストロゲンは片頭痛のない女性の脳卒中リスクを上昇させなかったが，片頭痛のある女性ではオッズ比を明らかに上昇させた．片頭痛の家族歴は虚血性および出血性脳卒中の両方の危険因子であった．脳卒中のほぼ半数は片頭痛発作中に発症した．

Kurth らは米国の医療従事者の女性の大きなコホートで，

片頭痛発作頻度と心血管イベントの関連を評価した[65]．この研究では，研究開始時に心血管疾患のない45歳以上の女性27,798例のうち，片頭痛は3,568例で診断され，頻度の幅は1か月に1回以下(75％)，毎月(20％)，毎週(5％)であった．平均11.9年の経過観察を経て，706例が心血管疾患を発症し，虚血性脳卒中310例，心筋梗塞305例，血管死亡151例であった．前兆のない片頭痛ではなく，前兆のある片頭痛は心血管疾患と明らかに関連が認められた．発作頻度が1か月に1回未満の患者では，冠動脈バイパス術のハザード比は1.81，心筋梗塞のハザード比は2.43であった．1か月に1回以上の女性では虚血性脳卒中のハザード比は4.25であった．結果からは，頭痛ではなく，前兆の頻度が心血管疾患リスク上昇の確かなマーカーであった．発作が1か月に1回未満と1週間に1回以上のそれぞれの患者をみると，脳卒中についてはJ字型，心筋梗塞についてはU字型の関連が認められた．このうまくデザインされた研究では，前兆を伴う片頭痛女性の心血管疾患のリスクは有意に高いことが示唆された．今後の研究では，このリスクが片頭痛予防治療によって低下するかどうかを明らかにする必要がある．Framingham研究のデータからの最近の報告では，片頭痛等価症 *migranous equivalent*（特に視覚症状）は，頭痛を伴わずに50歳以上でよくみられることが示されている[66]．2,110例26例では，（大部分が50歳以上であったが）18年の経過観察で片頭痛視覚症状が認められた．大部分では，発作は頭痛を伴わずに常同型で，失語，複視，しびれ，錯感覚 *paresthesia* といった他の神経症状を伴う症例もあった．この群の累積脳卒中発症率は，脳血管疾患の既往や片頭痛視覚症状のない患者と同等であった．著者らは，50歳以上の頭痛を伴わない片頭痛視覚症状は比較的よく起こり，侵襲性のある検査や特殊な治療は必要としない良性のものであると結論した．

椎骨脳底動脈性片頭痛

vertebrobasilar migraine

　片頭痛と後方循環虚血の偶然以上に多い関連は，大部分の前兆〔視覚（後頭葉），感覚（視床），前庭系（脳幹また側頭葉），意識不鮮明（海馬）〕が，椎骨脳底動脈 *vertebrobasilar artery* 領域の一過性機能不全を反映していることとして説明できないわけではない．たとえば，年余にわたり繰り返す半盲の患者で，何が永続的な脱落症状を引き起こすのか，また，何が虚血発作後の片頭痛を起こすのかは，いまだにわかっていない．片頭痛と脳卒中の共存（特に後方循環）は，共通する基本的機序を示唆する．Bickerstaff は，女性に頻度が高く，一過性後方循環領域機能不全を呈する良性の病態として，脳底動脈性片頭痛 *basilar artery migraine* という用語をつくった．Caplan は，椎骨脳底動脈虚血の9例の所見から以下のように結論した．（i）重篤な後遺症を伴う永続する虚血性障害は片頭痛患者の後方循環領域によくみられるものではなく，Bickerstaff によって提唱された良性という考えに疑問を呈する．（ii）患者のスペクトラムは，性別，年齢，片頭痛の前兆の有無には無関係である，（iii）前兆を伴う片頭痛は脳卒中後に始まることがある（Caplan の患者の2例），（iv）虚血は，一過性でも永続性でも再発性でもあり，さまざまな領域に起こる，（v）一過性脳底動脈閉塞が1例で認められたように，動脈閉塞は一時的なものでありうる，（vi）7例では通常のカテーテル血管造影で異常が認められた[46]．脳幹症状は軽度の一過性のエピソードから重篤な機能不全まで多様である．前兆を伴う片頭痛と小児期に繰り返す脳炎の病歴をもつ1例が報告されている[67]．そのうちの少なくとも1つの発作のときには，患者は疼痛刺激に反応がなくなり，伸展性足底反応を示した．

結論

（i）さまざまな研究からは，虚血性脳血管疾患の特定の型を予測する頭痛パターンはみつかっていない．

（ii）くも膜下出血患者の頭痛は，常に典型的なわけでも，存在するわけではなく，このことがこの疾患の明らかな見逃しにつながっている．

（iii）突発し，発症時に最悪の強さであるということが，くも膜下出血による頭痛を表す最たる特徴である．

（iv）片頭痛と脳虚血には明らかな相互関連がある．両者に共通する基本的機序は神経的化学的変化を引き起こすが，いまだ完全には解明されていない．

（v）明確な疫学的データが得られているわけではないが，虚血に続発する片頭痛は，少なくとも片頭痛性脳卒中（片頭痛に続発する脳卒中）と頻度は同じ（あるいはより多い）というclass IIIのエビデンスがある．

（vi）片頭痛は独立した脳卒中危険因子である．前兆を伴う片頭痛患者は，年齢でマッチングされた片頭痛のない患者あるいは前兆を伴わない片頭痛の患者よりも，虚血性脳卒中のリスクが高い．このことから，この群では血管危険因子の厳格なコントロールが特に重要である．

（vii）前兆を伴う片頭痛患者での卵円孔開存の発症率が高いことは，椎骨脳底循環への心原性微小栓子がこれらの患者の片頭痛機序に関与していることを示唆する．

（viii）片頭痛でない頭痛も，虚血性および出血性脳卒中で頻度が高い．

（ix）高齢者の最初の発作，脳卒中の家族歴，一般的な血管危

険因子を伴う患者では，前兆を伴う片頭痛の典型的な発作は潜在的な虚血性の症状であることを考慮すべきである．

(ⅹ) 脳卒中後に発症した片頭痛患者は（発作の頻度にもよるが），予防薬で治療すべきである．

(ⅺ) 予防治療は十分に行われておらず，特に前兆を伴う片頭痛患者では治療されるべきであろう．これらの患者では毎日アスピリンの内服を考慮するべきである．

参考文献

1. Vestergaard K, Andersen G, Nielsen MI, et al. Headache in stroke. Stroke 1993; 24: 1621-1624.
2. Moskowitz M, Buzzi MG, Sakas DE, Linnik MD. Pain mechanisms underlying vascular headaches. Rev Neurol 1989; 145: 181-193.
3. Jorgensen HS, Jespersen HF, Nakayama H, et al. Headache in stroke: the Copenhagen stroke study. Neurology 1994; 44: 1793-1797.
4. Grindal AB, Toole JF. Headache and transient ischemic attack. Stroke 1974; 5: 603-606.
5. Edmeads J. The headaches of ischemic cerebrovascular disease. Headache 1979; 19: 345-349.
6. Portenoy RK, Abissi CJ, Lipton RB, et al. Headache in cerebrovascular disease. Stroke; 1984; 15: 1009-1012.
7. Medina JL, Diamond S, Rubino FA. Headaches in patients with transient ischemic attacks. Headache 1975; 15: 194-197.
8. Loeb C, Gandolfo C, Dall'Agata D. Headache in transient ischemic attacks (TIA). Cephalalgia 1985; 5: 17-19.
9. Elkind MS, Chen X, Boden-Albala B, et al. Severe headache at stroke onset is an indicator of large vessel occlusive disease: the Northern Manhattan Stroke Study. Stroke 1998; 29: 315.
10. Mohr JP, Caplan LR, Melski JW, et al. The Harvard Cooperative Stroke Registry: a Prospective registry. Neurology 1978; 28: 754-762.
11. Castillo J, Davalos A, Leira R, et al. Generalized headache at the onset of ischemic stroke predicts neurological worsening. Stroke 1998; 29: 316.
12. Linn FH, Wijdicks EF, van der Graaf Y, et al. Prospective study of sentinel HA in aneurysmal subarachnoid hemorrhage. Lancet 1994; 344: 590-593.
13. Linn FH, Rimkel GJE, Algra A, et al. Headache characteristics in subarachnoid hemorrhage and benign thunderclap headache. J Neurol Neurosurg Psychiatry 1998; 65: 791-793.
14. Vermeulen M, van Gijn J. The diagnosis of subarachnoid hemorrhage. J Neurol Neurosurg Psychiatry 1990; 53: 365-371.
15. Kase CS, Estol CJ. Subarachnoid Hemorrhage. In: Samuels MA, Feske S, eds. Office Practice of Neurology. New York, NY: Churchill Livingstone, 1996; 284-291.
16. Kaim A, Proske M, Kirsch E, et al. Value of repeat angiography in cases of unexplained subarachnoid hemorrhage. Acta Neurol Scand 1996; 93: 366-373.
17. Melo TP, Pinto AN, Ferro JM. Headache in intracerebral hematomas. Neurology 1996; 47: 494-500.
18. Ferro JM, Melo TP, Guerreiro M. Headache in intracerebral hemorrhage survivors. Neurology 1998; 50: 203-207.
19. Arboix A, Massons J, Oliveres M, et al. Headache in acute cerebrovascular disease: a prospective clinical trial in 240 patients. Cephalalgia 1994; 14: 37-40.
20. Ropper AH, Davies KR. Lobar cerebral hemorrhages: acute clinical syndromes in 26 cases. Ann Neurol 1980; 8: 141-147.
21. Gorelick PB, Hier DB, Caplan LR, Langenberg P. Headache in acute cerebrovascular disease. Neurology 1986; 36: 1445-1450.
22. Fisher CM. Headache in cerebrovascular disease. In: Vinken PJ, Bruyn GW, eds. Handbook of Clinical Neurology. Vol. V: Headache and Cranial Neuralgias. New York, NY: John Wiley, 1968; 124-156.
23. Biousse V, Touboul PJ, D'Anglejan-Chatillon J, et al. Ophthalmologic manifestations of internal carotid artery dissection. Am J Ophthalmol, 1998; 126: 565-577.
24. Grau AJ, Buggle F, Brandt T, et al. Association of cervical artery dissection with recent infection. Stroke 1998; 29: 316.
25. Lopez-Valdez E, Chang HM, Pessin MS, Caplan LR. Cerebral vasoconstriction after carotid surgery. Neurology 1997; 49: 303-304.
26. Estol CJ. Carotid revascularization syndrome. Int J Stroke 2006; 1: 81-90.
27. Naylor AR, Evans J, Thompson MM, et al. Seizures after carotid endarterectomy: hyperperfusion syndrome. Eur J Vasc Endovasc Surg 2003; 26: 39-44.
28. Ameri A, Bousser MG. Cerebral venous thrombosis. Neurol Clin 1992; 10: 87-111.
29. De Bruijn SF, Stam J, Kappelle LJ. Thunderclap headache as first symptom of cerebral venous thrombosis. Lancet 1996; 348: 1623-1625.
30. Dormont D, Anxionnat R, Evrard S, et al. MRI in cerebral venous thrombosis. J Neuroradiol 1994; 21: 81-99.
31. Einhäupl KM, Villringer A, Meister W, et al. Heparin treatment in sinus venous thrombosis. Lancet 1991; 338: 597-600.
32. de Bruijn SFTM, Stam J for the Cerebral Venous Sinus Thrombosis Study Group. Randomized placebo-controlled trial of anticoagulant treatment with low molecular weight heparin for cerebral sinus thrombosis. Stroke 1999; 30: 484-488.
33. The WARSS, APASS, PICSS, and HAS study groups. The feasibility of a collaborative double-blind study using an anticoagulant: the warfarin-aspirin recurrent stroke study (WARSS), the antiphospholipid antibodies and stroke study (APASS), the patent foramen ovale in cryptogenic stroke study (PICSS), and the hemostatic system activation study (HAS). Cerebrovasc Dis 1997; 7: 100-112.
34. The antiphospholipid antibodies in stroke study group. Anticardiolipin antibodies are an independent risk factor for first ischemic stroke. Neurology 1993; 43: 2069-2073.
35. Anzola GP, Magoni M, Guindani M, et al. Potential source of cerebral embolism in migraine with aura. A transcranial Doppler study. Neurology 1999; 52: 1622-1625.
36. Del Sette M, Angeli S, Leandri M, et al. Migraine with aura and right to left shunt on trancranial doppler: a case control study. Cerebrovasc Dis 1998; 8: 327-330.
37. Bousser MG, Tournier-Lasserve E. Summary of the first International Workshop on CADASIL. Stroke 1994; 25: 704-707.
38. Chabriat H, Tournier-Lasserve E, Vahedi K, et al. Autosomal dominant migraine with MRI white-matter abnormalities mapping to the CADASIL locus. Neurology 1995; 45: 1086-1091.
39. Koudstaal PJ, van Gijn J, Kappelle LJ. for the Dutch TIA study group. Headache in transient or permanent cerebral ischemia. Stroke 1991; 22: 754-759.
40. International Headache Society. Classification Subcommittee. International classification of headache disorders, 2nd edn. Cephalalgia 2004; 24: 1-160.
41. Woods RP, Iacoboni M, Mazziotta JC. Bilateral spreading cerebral hypoperfusion during spontaneous migraine headache. N Engl J Med 1994; 331: 1689-1692.
42. Buring JE, Hebert P, Romero J, et al. Migraine and subsequent risk of stroke in the physician's health study. Arch Neurol 1995; 52: 129-134.
43. Carolei A, Marini C, De Matteis G. History of migraine and risk for cerebral ischemia in young adults. Lancet 1996; 347: 1503-1506.
44. Schwedt TJ. The migraine association with cardiac anomalies, cardiovascular disease, and stroke. Neurol Clin 2009; 27: 513-523.
45. Thie A, Spitzer K, Lachenmayer L, et al. Prolonged vasospasm in migraine detected by non-invasive transcranial doppler ultrasound. Headache 1988; 28: 183-186.
46. Caplan LR. Migraine and vertebrobasilar ischemia. Neurology 1991; 41: 55-61.
47. Osborn RE, Alder DC, Mitchell CS. MR imaging

48. Fazekas F, Koch M, Schmidt R, et al. The prevalence of cerebral damage varies with migraine type: a MRI study. Headache 1992; 32: 287-291.
49. Ferbert A, Busse D, Thron A. Microinfarction in classic migraine? A study with magnetic resonance imaging findings. Stroke 1991; 22: 1010-1014.
50. Kruit MC, Launer LJ, Ferrari MD, van Buchem MA. Infarcts in the posterior circulation territory in migraine. The population-based MRI CAMERA study. Brain 2005; 128: 2068-2077.
51. Leno C, Berciano J, Combarros O, et al. A prospective study of stroke in young adults in Cantabria, Spain. Stroke 1993; 24: 792-795.
52. Ferro JM, Melo TP, Oliveira V, et al. A multivariate study of headache associated with ischemic stroke. Headache 1995; 35: 315-319.
53. Broderick JP, Swanson JW. Migraine related strokes: clinical profile and prognosis in 20 patients. Arch Neurol 1987; 44: 868-871.
54. Henrich JB, Sandercock PAG, Warlow CP, Jones LN. Stroke and migraine in the Oxfordshire Community Stroke Project. J Neurol 1986; 233: 257-262.
55. Collaborative Group for the Study of Stroke in Young Women. Oral contraceptives and stroke in young women. JAMA 1975; 281: 718-722.
56. Henrich JB, Horowitz RI. A controlled study of ischemic stroke risk in migraine patients. J Clin Epidemiol 1989; 42: 773-780.
57. Tzourio C, Iglesias S, Hubert JB, et al. Migraine and risk of ischemic stroke: a case controlled study. BMJ 1993; 307: 289-292.
58. Tzourio C, Tehindrazanarivelo A, Iglesias S, et al. Case control study of migraine and risk of ischemic stroke in young women. BMJ 1995; 310: 830-833.
59. Merikangas KR, Fenton BT, Cheng SH, et al. Association between migraine and stroke in a large-scale epidemiological study of the United States. Arch Neurol 1997; 54: 362-368.
60. Launer LJ, Terwindt GM, Nagelkerke NJD, et al. Risk factors for stroke in female migraineurs and non-migraineurs: the GEM study. Neurology 1999; 52: A444.
61. Tzourio C, Iglesias S, Tehindrazaranivelo A, et al. Migraine and ischemic stroke in young women. Stroke 1994; 25: 258.
62. Rothrock J, North J, Madden K, et al. Migraine and migrainous stroke: risk factors and prognosis. Neurology 1993; 43: 2473-2476.
63. Bogousslavsky J, Regli F, Van Melle G, et al. Migraine stroke. Neurology 1988; 38: 223-227.
64. Chang CL, Donaghy M, Poutter N. Migraine and stroke in young women: case-control study. BMJ 1999; 318: 13-18.
65. Kurth T, Schurks M, Logroscino G, et al. Migraine frequency and risk of cardiovascular disease in women. Neurology 2009; 73: 581-588.
66. Wijman CAC, Wolf PA, Kase CS, et al. Migrainous visual accompaniments are not rare in late life: the Framingham study. Stroke 1998; 29: 1539-1543.
67. Corbin D, Martyr T, Graham AC. Migraine coma. J Neurol Neurosurg Psychiatry 1991; 54: 744.

CHAPTER 6

眼球運動異常

Charles Pierrot-Deseilligny and Louis R. Caplan

序論

　眼球運動制御系は，（衝動性運動 *saccade* および滑動性追従運動 *smooth pursuit* に関しては）大脳半球のさまざまな部位や，（前庭眼反射 *vestibular ocular reflex* に関しては）前庭迷路が起点となり，即時運動発生機構 *immediate premotor structure* と運動核により脳幹で処理される．側方共同眼球運動 *conjugate lateral eye movement* は主として橋が，垂直眼球運動と輻輳 *convergence* は中脳が司っている．本章では，前半に脳幹病変に伴う眼球運動麻痺 *eye movement paralysis* の主なものとそれに関連する病態生理に関して考察する．これらの異常は，主に以下の3種の眼球運動を評価することにより，ベッドサイドでも容易に検出可能である．すなわち，検者の指など視標への急速眼球運動である衝動性運動，患者の前でゆっくり動く小さな視標への滑動性追従運動，患者の頭が受動的に動かされることにより誘発される頭位変換眼球運動である前庭眼反射，である．後半では，比較的軽微な症候を呈しうる，小脳や大脳半球病変による眼球運動障害を概説する．

脳幹

brainstem

■ 側方眼球運動
● 最終共通経路

　側方共同眼球運動の最終共通経路は外転神経核 *abducens nucleus* に始まる．外転神経核は，（ⅰ）同側の外直筋に投射する運動ニューロンと，（ⅱ）外転神経核のレベルで交叉し内側縦束 *medial longitudinal fasciculus* を経て，対側の動眼神経核 *oculomotor nucleus* の内直筋運動ニューロンに投射する核間ニューロンを含む[1-3]（図6.1）．

　下位橋底部における外転神経根の病変は，高度内斜視を伴う病巣側眼の完全外転麻痺をきたす（図6.1，症候群1）．近接する顔面神経線維による病巣側の末梢性顔面麻痺と，錐体路の障害による対側の顔面を除く片麻痺が，眼球運動異常に合併することが多い．このような中枢性外転麻痺は末梢性外転神経麻痺と機能的には違いはなく，孤発性の場合は，多くは脱髄や血管障害によるごく小さな病変が原因である．

　外転神経核と動眼神経核の間の内側縦束における病変は，核間性眼筋麻痺 *internuclear ophthalmoplegia*，すなわち，（ⅰ）共同眼球運動における病巣側眼の内転麻痺（通常輻輳は保たれる）（図6.1，症候群2）と，（ⅱ）対側眼の外転時眼振，をきたす．内側縦束は蓋背側部で左右隣りあって存在するため，核間性眼筋麻痺はしばしば両側性である．核間性眼筋麻痺の概念を医学生や研修医にわかりやすく説明するのは難しい．Louis R. Caplan は，自動車の車輪と車軸を例に出して説明している．運転中，曲がりたい方向に車輪を向けると，左右の前輪をつなぐ車軸により，両方の前輪が同じ方向に一緒に動く．しかし，もし車軸が壊れていたら片方のタイヤしか動かず，2つの前輪は同じようには動かない．外転神経核と傍正中橋網様体 *paramedian pontine reticular formation* (PPRF) は，車軸を動かす車輪のような（両側眼球を一緒に動かす）役割を担い，内側縦束が左右の動きを同調させる車軸のような役割を担っているのである．障害が部分的で回復期にあれば，内転麻痺は内転衝動性運動不全，すなわち内転衝動性運動の明らかな減速がみられることとなる[4]．中脳や橋の病変による両側性の核間性眼筋麻痺では，輻輳も障害されることがあり[5]，通常いわゆる交代性外斜視を伴う両側核

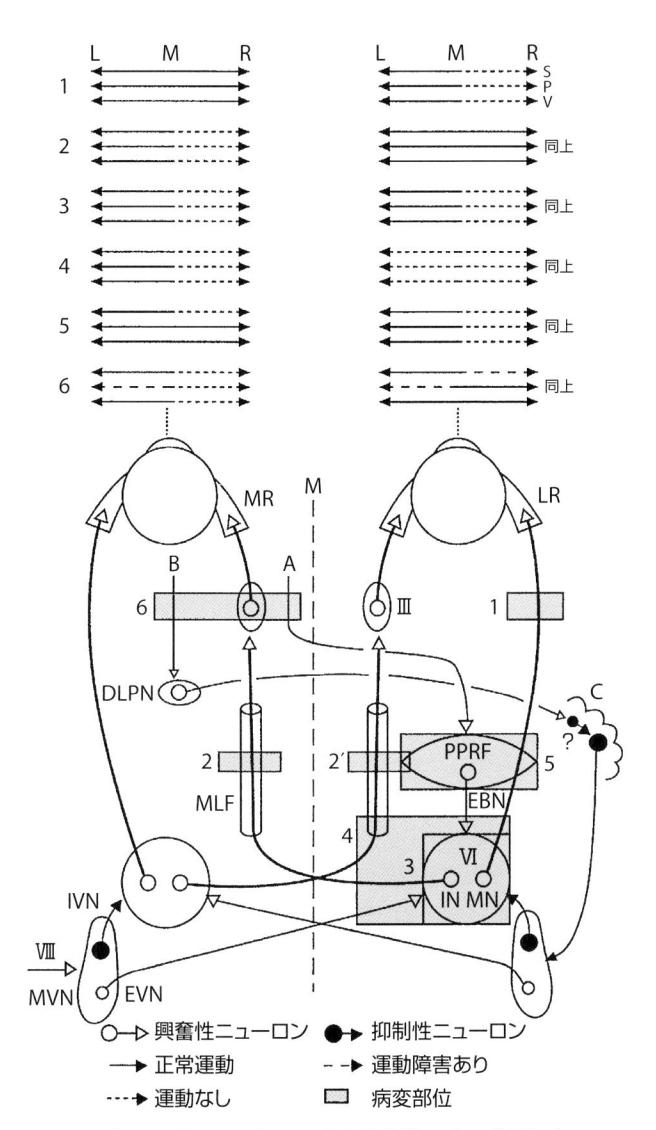

図6.1 水平眼球運動症候群の臨床的特徴と生理学的解釈.
1：橋底部症候群，2：核間性眼筋麻痺，2+2′：両側核間性眼筋麻痺，3：外転神経症候群，4：一眼半水平注視麻痺症候群，5：尾側傍正中橋網様体症候群，6：動眼神経核および傍正中中脳症候群，Ⅲ：動眼神経核，Ⅵ：外転神経核，Ⅷ：前庭神経，A：衝動性運動の上網様体路，B：滑動性追従運動の皮質橋路，C：小脳(片葉および虫部)，EBN：興奮性バーストニューロン，EVN：興奮性前庭ニューロン，IN：核間ニューロン，IVN：抑制前庭ニューロン，L：左，LR：外直筋，M：正中線，MLF：内側縦束，MN：運動ニューロン，MR：内直筋，MVN：前庭神経内側核，P：滑動性追従運動，PPRF：傍正中橋網様体，R：右，S：衝動性運動，V：前庭眼運動，？：小脳内の滑動性追従運動回路は未解明.

(どの方向を注視しても，一方の眼球が対側より一貫して上方に位置する)も核間性眼筋麻痺で観察される[8,9]．核間性眼筋麻痺は主として急性期に複視 diplopia や動揺視 oscillopsia の原因となりえるものの，実際には両眼が明らかな開散を呈していても，中枢性順応によりそれほど強い自覚症状を呈さないことが多い．側方注視障害を呈する中枢性麻痺性異常の中では核間性眼筋麻痺が最も多い．核間性眼筋麻痺の原因は，若年層では多発性硬化症が最多であるが，その一方，血管障害は高齢患者で多く，外傷および感染症，腫瘍はどの年代でもみられうる[10]．

外転神経核を含む病変では，病巣側への全眼球運動麻痺が起こる[11-13](**図6.1**，症候群3)．輻輳は保たれる．ごく近傍に顔面神経線維があるため，通常は病巣側の末梢性顔面神経麻痺を伴う．健側の外転神経核の周期的抑制が残存していることにより，健側から正中への return saccade が持続する．この周期的抑制は，病巣側の傍正中橋網様体と抑制性バーストニューロンにコントロールされており，この両者とも外転神経核の近傍にある(**図6.2**, **図6.3**)．両側の外転神経核病変の場合は，両側の完全共同注視麻痺となるが，輻輳のみが唯一可能な水平眼球運動として残る[14,15]．外転神経核領域のみに限局する病変は珍しく，その大部分は炎症性である．

一眼半水平注視麻痺症候群 one-and-a-half syndrome は，外転神経核と病巣側の内側縦束の両者が障害された場合に起こる[16,17](**図6.1**，症候群4)．この症候群は，片側の側方共同眼球運動の完全麻痺(外転神経核病変)と，他の方向への核間性眼筋麻痺(内側縦束病変)からなる．結果的に病巣側の眼球は側方視時は正中に固定され，対側眼は外転のみが可能となる．両側の側方視をそれぞれ1とした場合，この症候群では，片側の側方視における外転のみ，つまり片側の側方視のうち1/2が残存し，残りの1と1/2の側方視は失われているということになる．また，このとき，外転した眼球には眼振が伴う．両眼とも輻輳と垂直運動は可能である．この症候群の亜型として，外転神経核病変に加えて，もしくは外転神経核病変の代わりに，傍正中橋網様体が障害されたものが存在し(後述)，これは脳幹虚血，多発性硬化症，腫瘍，出血，外傷，感染症などで起こりうる[2]．

間性眼筋麻痺 wall-eyed bilateral internuclear ophthalmoplegia 症候群を呈するが，この場合の輻輳障害の病態生理学的機序はまだわかっていない．眼振の機序も明らかではないが，眼振は急速相に関連した適応機構で一部は説明されうる[6]．核間性眼筋麻痺では垂直(注視誘発)眼振もよくみられるが，これは内側縦束を通る前庭動眼経路の障害による[7]．中枢耳石経路の障害による斜偏倚 skew deviation

● 運動発生機構 premotor structure

側方への衝動性眼球運動の運動発生機構，すなわち，側方衝動性運動(眼振の急速相を含む)の最終共通経路，言い換えれば水平衝動性運動パルスの発生源は，傍正中橋網様体である[2]．傍正中橋網様体は被蓋の傍正中部の左右に，橋延髄接合部から橋中脳接合部にかけて存在する(**図6.2**)．傍正中橋網様体は病巣側への衝動性運動の直前または運動中に活性化

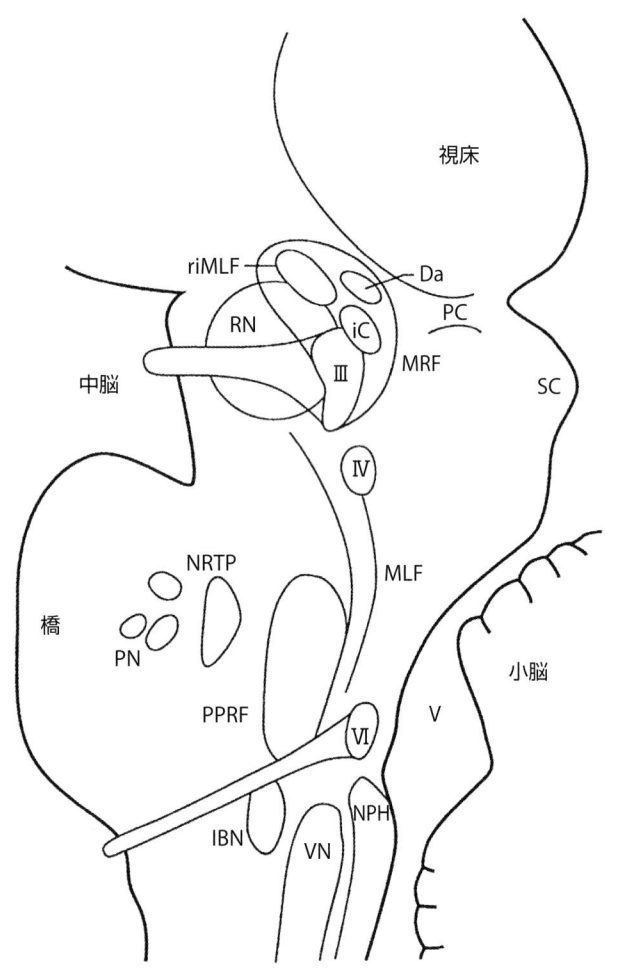

図 6.2 脳幹の矢状断像.
Ⅲ：動眼神経核，Ⅳ：滑車神経核，Ⅵ：外転神経核，Da：Darkschewitsch核，iC：Cajal 間質核，IBN：抑制性バーストニューロン野，MLF：内側縦束，MRF：中脳網様体，NPH：舌下神経前位核，NRTP：橋被蓋網様核，PC：後交連，PN：橋核，PPRF：傍正中橋網様体，riMLF：内側縦束吻側間質核，RN：赤核，SC：上丘，Ⅴ：第4脳室，VN：前庭神経核.

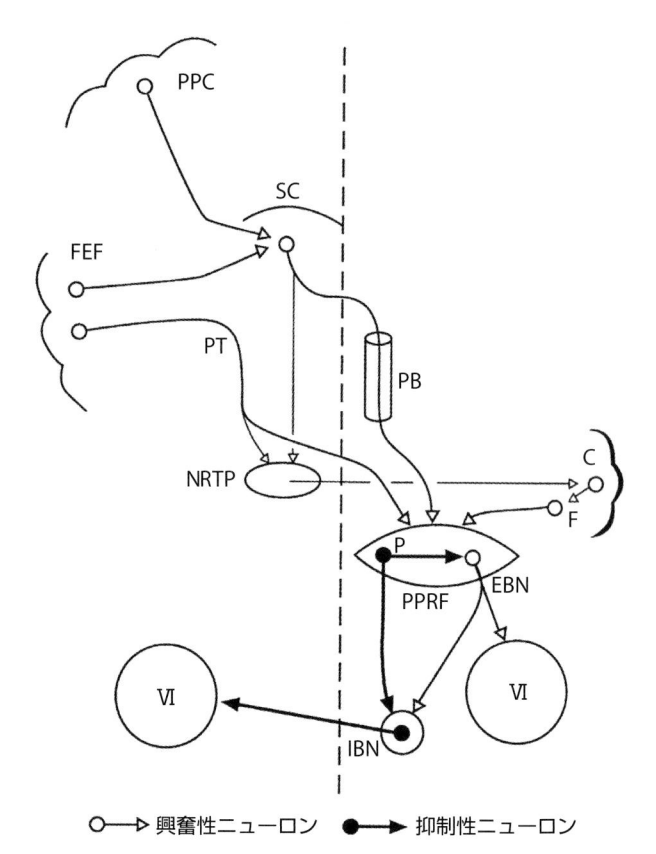

図 6.3 水平衝動性運動の核上性回路.
Ⅵ：外転神経核，C：小脳（虫部），EBN：興奮性バーストニューロン，F：室頂核，FEF：前頭眼野，IBN：抑制性バーストニューロン，NRTP：橋被蓋網様核，P：オムニポーズニューロン，PB：前背側束，PPC：後頭葉皮質，PPRF：傍正中橋網様体，PT：錐体路，SC：上丘.

する興奮性バーストニューロンを含んでいる．興奮性バーストニューロンと抑制性バーストニューロンは，外転神経根の間で正中付近にあるオムニポーズニューロン omnipause neuron から持続性抑制を受けている[18]（この持続性抑制は衝動性運動の出現時に停止する）（**図 6.3**）．オムニポーズニューロンは水平注視を誘発する衝動性運動に関与しているが，垂直注視にも関与しているといわれている（後述）．

側方への緩徐眼球運動の運動発生機構は前庭神経内側核 medial vestibular nucleus である．前庭神経内側核は前庭眼反射の運動発生機構として確立されているが，滑動性追従運動の運動発生機構でもあるとみなされている[2,19]．前庭神経内側核は，興奮性前庭ニューロンを含み，対側の外転神経核へと投射する（**図 6.1**）．

舌下神経前位核 nucleus prepositus hypoglossi は，水平眼位に関与するもう１つの重要な即時運動発生機構である．この神経核は前庭神経核の内側かつ外転神経核の下方にある（**図 6.2**）．舌下神経前位核は，傍正中橋網様体，前庭神経核，外転神経核との間に求心性線維と投射線維をもち[20]，おそらく，前庭神経内側核とともに側方眼球運動の神経積分器としての役割を担っている[21]．これらは衝動性運動により得られた側方外転位を維持するのに必要な過程を制御しているほか，側方への滑動性追従運動の制御にも関与している．

サルでは，舌下神経前位核と前庭神経内側核の両者を含む病変により，固視および緩徐眼球運動の重度の障害が出現する[21,22]．ヒトでは，これらの構造に限局した病変は稀であるが，多方向性注視誘発眼振をきたしうる[23,24]．Wallenberg 症候群では，病変に前庭神経内側核領域が含まれるため，前庭眼反射の障害や，病巣側・対側・両方向・多方向などのさまざまな眼振が出現する[2,25]．ヒトの片側の傍正中橋網様体病変では，眼振急速相を含む病巣側のすべての衝動性運動が消失する（**図 6.1**，症候群 5）．病巣側への衝

動性運動を試みても両眼は正中から動かず，病変と対側の位置から衝動性運動を開始した場合は，両眼球は非常にゆっくりと正中に戻る[26]．病変と対側の位置から正中の間での病巣側向きの衝動性運動消失は，周期的抑制を制御する経路の障害により説明される（図6.3）．また緩徐眼球運動の経路は傍正中橋網様体を経由しないため，傍正中橋網様体病変では病変と同側への前庭眼反射は障害されない[26]ほか，病巣側への滑動性追従運動もときに保たれることがある[27,28]．病変が傍正中橋網様体の尾側に及んだ際は，外転神経麻痺が認められる（図6.1，症候群5），これは外転神経根が傍正中橋網様体の尾側を通過しているためである（図6.2）．両側の傍正中橋網様体病変の場合は，水平衝動性運動の完全消失となるほか，ときに垂直衝動性運動のわずかな減速が認められる[29,30]．後者は，傍正中橋網様体の間に位置するオムニポーズニューロンの障害による．衝動性運動発生時，オムニポーズニューロンは，傍正中橋網様体と垂直衝動性運動に関与する中脳網様体の運動発生機構，すなわち内側縦束吻側間質核 rostral interstitial nucleus of medial logitudinal fascile (riMLF)の両者を制御する[31]．オムニポーズニューロンは，このような網様体の興奮性バーストニューロンを衝動性運動時以外は持続的に抑制しており，正常時にみられる迅速な衝動性運動の発生にはこの持続的抑制の急停止が必要と考えられている[32]．傍正中橋網様体は，血管病変や腫瘍もしくは変性（進行性核上性麻痺）で障害されうる．

● 運動発生機構の求心系

運動発生機構の求心系は複数存在する．2つの上網様構造（上丘と前頭眼野）が衝動性運動の誘発に不可欠と考えられる．傍正中橋網様体は，対側の上丘から視蓋脊髄路（被蓋背側傍正中部に位置する）を経由する求心性線維と，対側の前頭眼野から錐体路を通る求心性線維を受けている（図6.3）．前者は上丘のレベルで交叉し（Meynert交叉），後者は橋上部で交叉する．脳幹上部に位置する上丘は，皮質野と衝動性運動発生の運動発生網様構造 premotor reticular formation をつなぐ重要な構造である．さらに，運動発生網様構造内の神経核は，衝動性運動のキャリブレーションに関与する小脳虫部から室頂核を経由する求心性線維を受けている[2]．この経路には，小脳での中継の前に，脳幹の中継点である橋被蓋網様核がある．この核は橋中部の被蓋腹側傍正中部にあり，皮質と上丘からの求心性線維を受ける（図6.2，図6.3）．

前庭神経内側核は同側の迷路から前庭神経を経る求心性入力を受けるが，対側の前庭核からも前庭交連を経る求心性入力を受けている．これらの経路は前庭眼反射に関与している．滑動性追従運動に関与する回路は，小脳（特に同側の小脳片葉）に始まる[2]（図6.1，図6.5）．滑動性追従運動の回路は，小脳での中継の前に橋小脳ニューロンと皮質橋ニューロンを含む．皮質線維は内側上側頭視覚野から出て内包後脚と脳幹上部の腹側（部位は未確定）を通り，橋中部の橋背外側核に投射する．橋背外側核ニューロンは，対側の小脳片葉および小脳虫部に投射する．つまり，この回路は，最初に橋中部レベル（橋小脳ニューロン）での，次に橋下部レベル（前庭外転ニューロン）での2つの交叉を含む（図6.1，図6.5）．片葉前庭ニューロンは抑制性であり，片葉レベルに及ぶ片側の病変は同側の滑動性追従運動の障害を呈することから，おそらく小脳片葉内（介在ニューロン）（図6.1），もしくは小脳片葉の前に，もう1つの抑制性ニューロンが存在すると考えられる．

病変が衝動性運動と滑動性追従運動の運動発生機構の求心性線維に及ぶことがある．片側の上丘の病変では，対側の反射性視覚誘導衝動性運動の障害（潜時の延長と正確性の低下）を呈するが，指示に対する衝動性運動と滑動性追従運動は保たれる[33]．橋背外側核領域を含む病変では，同側の滑動性追従運動の障害と対側の片麻痺を呈する[34,35]．この際みられる同側の障害は，橋背外側核の下部での滑動性追従運動回路における2つの交叉の存在により説明できる（図6.5）．中脳の傍正中部を含む病変では錐体路の内側部が含まれるが，対側の片麻痺，対側の随意衝動性運動（病変が衝動性運動の前網様体路の単交叉の上方に位置するため），病巣側の滑動性追従運動の障害（病変が滑動性追従運動回路における2つの交叉の上方に位置するため），またしばしば動眼神経根と神経核の障害による病巣側の眼球運動麻痺を呈する[36,37]（図6.1，症候群6）．

脳卒中に関連して側方注視障害を呈する部位は大脳半球と橋である．大脳半球病変は比較的大きな出血か前頭葉外側部もしくは深部基底核-内包領域の病変であることが多い（36章を参照）．これに起因する所見は，対側への共同注視の欠如を伴う病巣側への眼球共同偏倚である．ほとんどの例で対側の上下肢および顔面の麻痺を伴う．橋病変は，片側もしくは両側の橋被蓋を巻き込む出血もしくは梗塞であり（39章を参照），片側または両側の水平共同注視麻痺，核間性眼筋麻痺，または一眼半水平注視麻痺症候群をきたす．随伴徴候はさまざまであり，病変が橋底部，脳幹の上部と下部，小脳に進展することによる（52章を参照）．

■ 垂直眼球運動
● 最終共通経路

垂直眼球運動の最終共通経路は動眼神経核と滑車神経核 trochlear nucleus により構成される．滑車神経の運動ニューロンは，上直筋の支配神経が対側の動眼神経核および神経根を通る前に交叉しているのと同じく，脳幹で交叉して

いる．

動眼神経根の病変は病巣側の動眼神経麻痺をきたす．これは孤発性のこともあるが，しばしば対側の片麻痺を伴う（Weber症候群）か，もしくは対側の失調を伴う（Claude症候群）．前者は病変が錐体路に及んだ場合，後者は病変がやや後方の赤核に及んだ場合にみられる[38-42]．動眼神経核の病変では，病巣側の動眼神経のほぼ完全な麻痺と対側眼の上直筋の孤発性麻痺が認められる[1,43]（図6.4，症候群1）．上直筋を支配する運動ニューロンの交叉による対側眼の上直筋麻痺は，下直筋が保たれているため筋緊張の不均衡が生じ，対側の下斜視 hypotropia を惹起する．脳幹の病変は滑車神経核や神経根も障害しうる[44]．

運動発生機構と脳幹求心系

垂直衝動性運動の運動発生機構，すなわちこれらの衝動性運動の最終共通経路，垂直衝動性運動パルスの発生源は，赤核の上極レベルに位置する内側縦束吻側間質核である[18,45]（図6.2）．この神経核は上下向き衝動性運動にかかわる運動発生の興奮性ニューロン（medium-lead burst neuron）を含むが，この両者のニューロンはおそらく神経核の背内側部で混在している[46]（図6.4）．この2種のニューロンは，同側の Cajal 核，同側の動眼神経核の下直筋亜核（下向き衝動性運動ニューロン），両側動眼神経核の上直筋亜核（上向き衝動性運動ニューロン）に投射するまでは，内側縦束の吻側を通り同じような経路をたどる[47]．また，内側縦束吻側間質核は，その尾内側部に下向き衝動性運動に関与する long-lead burst neuron を含み，medium-lead burst neuron へ投射しているものと思われる[46]（図6.4）．同じく上向き衝動性運動に関与するニューロンは，内側縦束吻側間質核の外側部，もしくは後交連の核内に位置する[46,47]（図6.4）．後交連ニューロンの神経核は前頭眼野と上丘からの求心性線維を受けており，後交連で交叉し対側の内側縦束吻側間質核に投射しているとされる[18,47]．このような複雑な構造により，さまざまな型の垂直眼球運動麻痺が生じうるものと考えられる（後述）．

前庭神経核（内核，外核，上核，yグループ）は，垂直緩徐眼球運動の最終共通経路の構成要素である．前庭神経核は興奮性および抑制性ニューロンを含み，それぞれ中脳の運動核へ投射して，一方は内側縦束を通り，もう一方は小脳結合腕を通る（図6.4）．後者は垂直滑動性追従運動に関与するとされる[28,48]．

Cajal 核も垂直眼位に関与する運動発生機構である．Cajal 核は内側縦束吻側間質核と動眼神経核の間に位置し（図6.2），垂直眼球運動における神経積分器であり（側方眼球運動における舌下神経前位核の作用と同様），垂直滑動性追

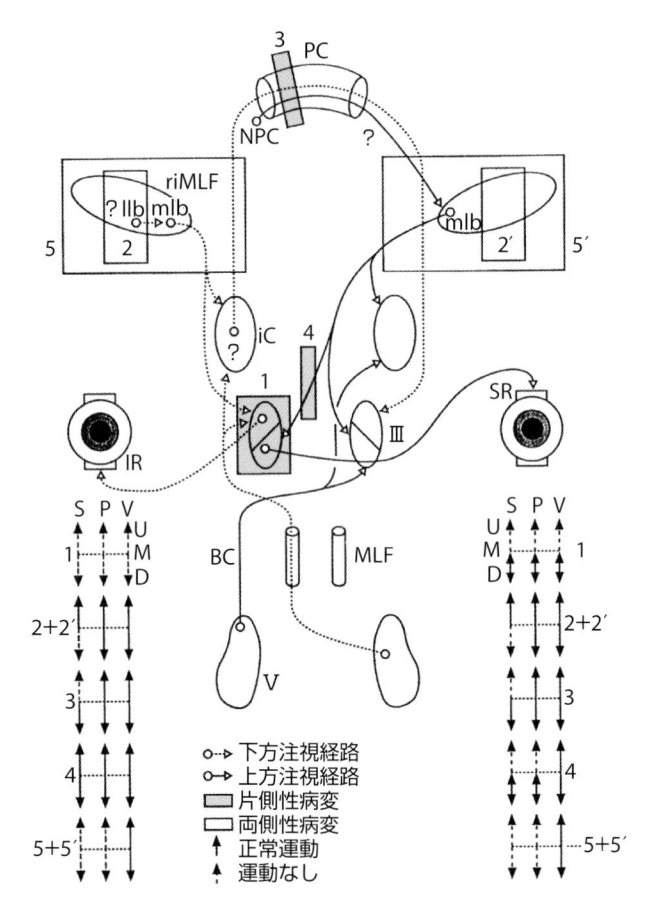

図6.4 垂直眼球運動症候群の臨床的特徴と生理学的解釈．
1：動眼神経核症候群，2+2′：下向き衝動性運動麻痺，3：上向き衝動性運動麻痺，4：単眼上転麻痺，5+5′：核上性上下方注視麻痺，Ⅲ：動眼神経核（滑車神経核は図示していない），Ⅴ（BCへ連絡するもの）：前庭神経核，BC：小脳結合腕，D：下方，iC：Cajal間質核，IR：下直筋，llb：long-lead burst neuron，M：正中，mlb：medium-lead burst neuron，MLF：内側縦束，NPC：後交連の核，P：滑動性追従運動，PC：後交連，riMLF：内側縦束吻側間質核，S：衝動性運動，SR：上直筋，U：上方，V：前庭眼球運動，？：iCの垂直性核間ニューロンは仮説であり，上方衝動性運動制御におけるNPCの役割とこれらの核への投射系はまだ不明，また下方衝動性運動麻痺におけるllb損傷の意義ははっきりしていない．

従運動の運動発生の重要な中継路でもある[49]．Cajal 核は同側の内側縦束吻側間質核と前庭神経核からの求心性線維を受け，対側の動眼神経核と滑車神経核へ後交連を通って投射する[18]（図6.4）．また，Cajal 核は，対側の動眼神経核と滑車神経核に均等に分布する垂直性核間ニューロンを含んでおり，これは片側の動眼および滑車神経核に達する（下向き衝動性運動と垂直緩徐眼球運動の両者の）異なる核上性入力を行う．

ベッドサイドで同定できる垂直眼球運動麻痺を呈する臨床症候群は，内側縦束吻側間質核領域のさまざまな病変で引き起こされる．赤核上極の内吻側の両側性病変では，下向き衝動性運動麻痺をきたすが，下向きの前庭眼反射は保たれ，と

きに下方への滑動性追従運動も保たれる[28,50,51]（図6.4, 症候群2）．通常，この病変は後視床視床下部傍正中動脈領域の両側梗塞によるが，脳腫瘍によることもある[52]．内側縦束吻側間質核の一部，つまり神経核の中心部と内側部にあたる部分がこのような病変で侵されうる．上向き衝動性運動と下向き衝動性運動に関与する medium-lead burst neuron の細胞体は内側縦束吻側間質核の内側部で混在しており，この2つのニューロンの軸索はほぼ同じ経路をたどり動眼神経核に向かうものと思われる（前述）．したがって，神経核のこの部位やその遠心系の病変では，下方注視麻痺のみを呈することはない．そのような麻痺は，内側縦束吻側間質核の尾内側部にあり下向き衝動性運動に関与する long-lead burst neuron の両側障害によって起こりうる．両側障害が，下向き衝動性運動麻痺の発症に必須であり，その理由として，内側縦束吻側間質核の下向き衝動性運動にかかわる遠心性線維が，同側の動眼神経核および滑車神経核への直接的な投射系と，対側核へのおそらく Cajal 核での中継に伴う間接的な投射系の両者を含むことが考えられる（図6.4）．

後交連もしくは後交連に接する視蓋前野の片側性病変では，上方への前庭眼反射が保たれた上向き衝動性運動麻痺を呈する[7,50,53]（図6.4, 症候群3）．これは上向き衝動性運動に関与する線維が後交連を通って交叉することを示唆している．後交連の神経核や後交連を通って交叉し対側の内側縦束吻側間質核に投射（すなわち，上向き衝動性運動に関与する medium-lead burst neuron に投射）するといわれる遠心性線維の障害によっても，上向き衝動性運動麻痺が起こりうる（前述）．後交連の神経核は，衝動性運動の発生に重要な2つの上網様構造（前頭眼野と上丘）からの求心性線維を受けている．動眼神経核より上方の被蓋を含む片側性病変では，病巣側もしくは対側に単眼上転麻痺をきたす[54-58]（図6.4, 症候群4）．この場合，Bell 現象は保たれることから，核上性障害が示唆されている．このような病変では，動眼神経核の上方注視にかかわる2つの筋を制御する亜核に投射する核上性線維が障害される．中脳背側症候群では，後交連の障害を伴うため上方注視麻痺をきたすが，この場合は他の隣接する構造も障害されることがあり，さまざまな症候〔眼瞼後退（Collier 徴候），非共同眼球運動障害，偽性外転麻痺 pseudo-abducens palsy を伴う輻輳攣縮 convergence spasm，輻輳-後退性眼振 convergence-retraction nystagmus，斜偏倚，対光近見反応解離 light-near dissociation などの瞳孔異常〕を呈しうる[2,51]．

片眼のみに下方注視麻痺を伴う上方注視麻痺，もしくは片眼のみに上方注視麻痺を伴う下方注視麻痺のどちらかを呈する．垂直性 one-and-a-half 症候群も報告されている[59,60]．このような例では，神経核の直前での障害が示唆される．

両側の内側縦束吻側間質核に及ぶ大きな病変は，内側縦束吻側間質核のすべての細胞もしくはすべての遠心性線維が障害されるため，垂直性前庭眼反射の保たれた上下向き衝動性運動麻痺をきたす[50,61]（図6.4, 症候群5）．

垂直注視の制御にかかわる脳幹の運動発生機構におけるその他の病変は，さまざまな眼球運動症候群の原因となる．内側縦束吻側間質核の片側性病変は，対側向きの回転性眼振，またはより顕著な側方注視障害をきたす[62,63]．片側の Cajal 核の病変では，シーソー眼振（一側眼の内旋上転と，同期する対側眼の外旋下転）を生じる[64,65]．両側 Cajal 核のみに限局する病変はヒトでは稀であるが，サルでは衝動性運動が相対的に保たれた垂直注視麻痺を呈する[66]．両側の橋内側部病変でも垂直注視障害がみられ，この場合は特に衝動性運動速度の異常を呈するが，これは垂直衝動性運動の発生にもかかわっているオムニポーズニューロンの損傷に起因すると考えられる[2,30,67]．主に意識障害例でみられるような大きな両側橋病変では，眼球浮き運動 ocular bobbing（速い間欠性下向き運動ののち，ゆっくり正中位に戻る）や逆転眼球浮き運動 reverse ocular bobbing（上向きの偏倚）をきたすが，ときに緩徐に遠心性偏倚したのち急速に正中位に戻る動きを伴う inverse bobbing や converse bobbing をきたすこともある[2]．両側核間性眼筋麻痺を呈する患者では，前庭動眼経路が障害されるため，垂直注視誘発眼振（特に上向き）もよくみられる（前述）．また，橋上部の被蓋腹側部[68-70]もしくは脳幹下部の内側に位置する介在核の領域の病変[71,72]では，正面注視時の上眼瞼向き眼振がみられる．このような脳幹領域は，眼球への重力の影響を相殺する垂直眼球運動を司る経路を含む[68,73]．斜偏倚は核間性眼筋麻痺や延髄外側梗塞でしばしばみられ，中枢耳石路の障害による[25,74]．

上網様構造

suprareticular structure

脳幹のほかにも，小脳や大脳半球にあるたくさんの上網様構造が眼球運動を制御している．これらの構造に及ぶ病変は衝動性運動や滑動性追従運動の障害をきたすが，通常脳幹病変によるこれらの症候よりかなり軽度である．

■ 小脳 cerebellum

小脳は衝動性運動のキャリブレーションにかかわり，滑動性追従運動の必須中継地である．

● 衝動性運動の小脳による制御

小脳虫部背側の皮質（第Ⅵ，Ⅶ小葉），虫部背側からの投射を受ける室頂核，そして小脳半球の一部が，衝動性運動に関

与する[75].小脳虫部背側は主として橋被蓋網様核を経由する大脳半球からの求心性線維を受けており(図6.3),衝動性運動を制御する脳幹の運動発生機構と(室頂核を経由して)多くの連絡をもつ.衝動性運動における測定異常(測定過小または測定過大)が小脳摘除後にみられることは,小脳が衝動性運動のキャリブレーションにかかわっていることを示唆している.また小脳は衝動性運動の正確性の長期的適応制御系としても機能しており,さまざまな器質的要因(脳卒中,眼窩内病変)や生理的要因(加齢)による修飾を代償している[2].小脳虫部背側と室頂核の病変は,衝動性運動の測定異常の原因となり,典型的には虫部が単独で障害されれば測定過小を呈し,室頂核が障害されれば測定過大を呈する[2,76,77].

● 滑動性追従運動の小脳による制御

小脳全切除後のサルで滑動性追従運動が消失することから,小脳は滑動性追従運動に必須であると考えられる[78].小脳虫部背側(第Ⅵ,Ⅶ小葉)と小脳片葉が滑動性追従運動の小脳性制御にかかわっており[79-81](図6.5),滑動性追従運動と前庭眼反射が抑制されている間は虫部と片葉の細胞が放電している.滑動性追従運動の変化は小脳虫部背側梗塞でみられる[82].片側の片葉病変では,同側の滑動性追従運動の障害を呈する[83].この同側性滑動性追従運動障害が片側片葉病変後に観察されることは,橋上部レベルに第1交叉があるにもかかわらず小脳上部病変でも観察されることと同様に,片葉前庭路が同側支配かつ抑制性であることを示している(図6.5).さらに,小脳片葉は上方眼位を制御する前庭神経核を持続性に抑制していることから,片葉病変では正面注視時の下眼瞼向き眼振が出現する[68,73].

■ 大脳半球 cerebral hemisphere

衝動性眼球運動と追従眼球運動は異なる皮質野により制御されている.それぞれの大脳半球は両側の側方眼球運動を支配している.結果として,片側半球の障害による眼球運動障害の評価には,眼球運動記録が重要である.

● 衝動性運動の大脳半球による制御

2つの皮質野が衝動性運動を惹起する[84](図6.3).前頭眼野は中前頭回と隣接する運動野の後方[85],具体的には中心前溝と上前頭溝の交わる部分にあり[86],随意衝動性運動を制御する.頭頂葉皮質後部はヒトでは角回に接する頭頂間溝にあり,主に急に現れた視覚対象物に対する反射性衝動性運動の始動にかかわっているとされる[33,87].この並列した2つの経路が衝動性運動の発生に関与している.前者は前頭眼野を起点とし,脳幹の運動発生網様構造(傍正中橋網様体と内側縦束吻側間質核)に直接投射する(図6.3).後者は頭頂葉皮質後部を起点とし,上丘で中継した後,同じく運動発生網様構造に至る.つまり,サルでは上丘と前頭眼野の両者の両側性病変の場合,ヒトでは頭頂葉皮質後部と前頭眼野の両者の両側性病変の場合,衝動性運動が生じなくなる[88,89].これら2つの経路のどちらかだけが両側性に障害された際の衝動性運動障害はそれほど重症とはならないが,これは,必要に応じてもう一方の経路が障害された経路の作用を部分的に代償しうるからである.前頭眼野は上丘に直接,または基底核,尾状核,黒質網様部を経由して投射している.

これらの2つの独立した経路があることで,片側大脳半球病変では,衝動性運動潜時の延長が主体の軽微な衝動性運動障害,つまり前頭眼野病変では主に随意衝動性運動の障害,頭頂葉皮質後部病変では主に反射性衝動性運動の障害が生じることとなる[90,91].しかし,前頭眼や頭頂葉の急性片側障害では,数時間から1日にわたり持続する,病巣側への眼球共同偏倚が出現することもある[92].この場合,筋緊張の不均衡による多少の支障は伴うものの,対側向き衝動性運動と滑動性追従運動,ときには前庭眼反射すらも保たれる.片側大脳半球病変の患者では,開眼時に眼球偏倚はみられなくとも,強制閉眼時にのみ偏倚することがある.この場合は,病変と同側ではなく病変の対側に偏倚することが多い[93].このように片側大脳障害後にさまざまな型の眼球偏倚がみられる原因はまだ十分にはわかっていない.

両側頭頂葉皮質後部病変は,Bálint症候群(随意衝動性運動は保たれるものの,視覚性運動失調 optic ataxia,周辺視野視覚性無視 peripheral visual inattention,重度の滑動性追従運動障害と反射性視覚誘導衝動性運動の障害)を呈する[94].頭頂葉皮質後部および前頭眼野の両者が両側性に障害される病変では,後天性眼球運動失行がみられ,すべての衝動性運動の惹起(前庭急速相を除く)が強く障害される[89].この症候群の典型例では固視は保たれるが,衝動性運動は頭部運動時以外にはほとんどみられない.

● 滑動性追従運動の大脳半球による制御

頭頂葉皮質後部病変では,病巣側向きの滑動性追従運動が優位に障害される[94].解剖学的および電気生理学的データから,どこで,どのように滑動性追従運動の信号が処理されるかが解明されている(図6.5).サルでは,中側頭視覚野 middle temporal (MT) visual area が,視標の動きに特に鋭敏に反応する.中側頭視覚野の信号は同側と対側の内側上側頭視覚野 mediosuperiotemporal (MST) visual area に送られる.内側上側頭視覚野の細胞は同側に向けて動く視標に反応する[2].ヒトでは,この2つの領域は頭頂側頭後頭葉移行部にお互い接して存在する(Brodmann 19, 37, 39野).中側頭視覚野に限局した片側性病変では,視標が対側の視野

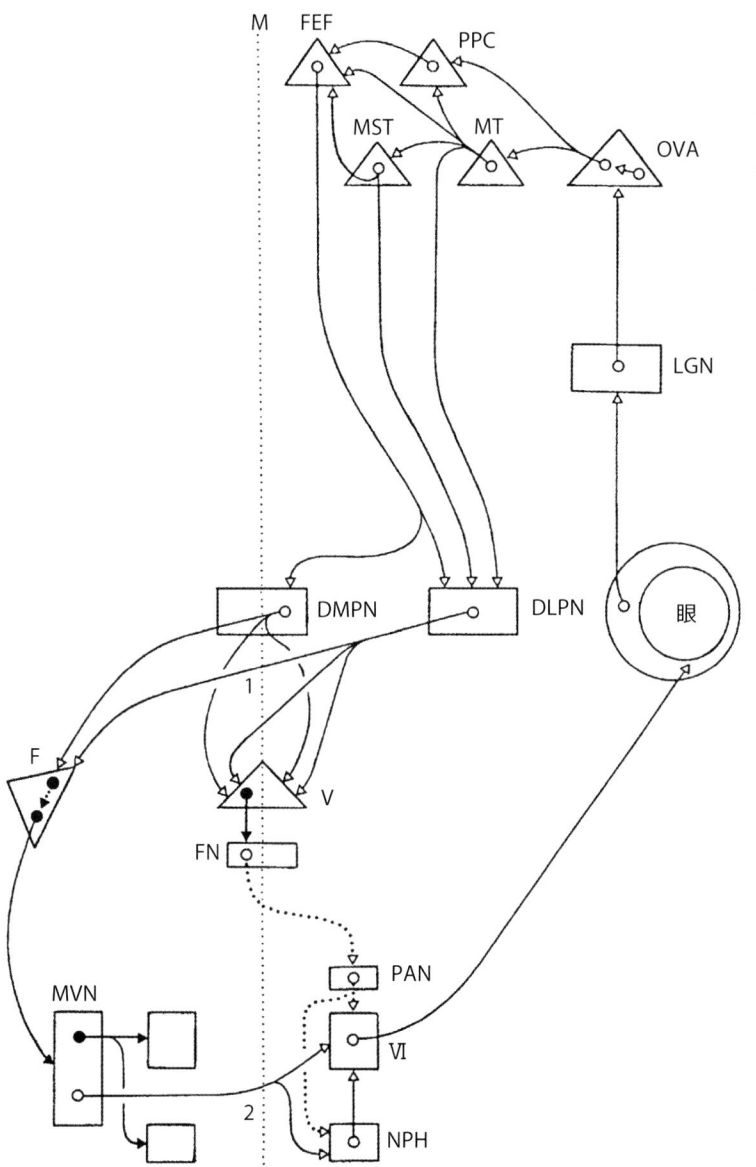

図 6.5 水平滑動性追従の運動の神経回路.

1：回路の第1交叉，2：回路の第2交叉，VI：外転神経核，DLPN：橋背外側核，DMPN：橋背内側核，F：小脳片葉，FEF：前頭眼野，FN：室頂核，LGN：外側膝状体，M：正中，MST：内側上側頭視覚野，MT：中側頭視覚野，MVN：前庭神経内側核，NPH：舌下神経前位核，OVA：後頭葉視覚野，PAN：外転神経周囲核，PPC：頭頂葉皮質後部，V：小脳虫部．白丸のニューロン：興奮性ニューロン，黒丸のニューロン：抑制性ニューロン，点線のニューロン：仮説上のニューロンとその経路．

にある場合の対側への滑動性追従運動の開始が両側性に障害される[95]．内側上側頭視覚野の片側性病変では，病変と同側方向により顕著な両側性滑動性追従運動のゲイン*gain*の低下がみられる[95]．最後に，前頭眼野の病変でも，病巣側への滑動性追従運動ゲインの低下を呈する[96,97]．これらの大脳野は同側の橋，主として橋背外側核（前述）に投射している（**図 6.5**）．滑動性追従運動に関与する大脳の遠心路は内包後脚を通るので，このレベルの病変は同側の滑動性追従運動の障害をきたす[19]．

参考文献

1. Pierrot-Deseilligny C. Motor and premotor structures involved in eye movements. In: Daroff RB, Neetens A, eds. Neurological Organization of Ocular Movement. Amsterdam: Kügler-Ghedini, 1990; 259-283.
2. Leigh RJ, Zee DS. The Neurology of Eye Movements. 4th edn. Oxford: Oxford University Press, 2006.
3. Urban P, Caplan LR. Brainstem disorders. Berlin: Springer, 2011.
4. Frohman TC, Galetta S, Fox R, et al. The medial longitudinal fasciculus in ocular motor physiology. Neurology 2008; 70: 57-67.
5. Chen CM, Lin SH. Wall-eyed bilateral internuclear ophthalmoplegia from lesions at different levels of the brainstem. J Neuroophthalmol 2007; 27: 9-15.
6. Zee DS, Hain TC, Carl JR. Abduction nystagmus in internuclear ophthalmoplegia. Ann Neurol 1987; 21: 383-388.

7. Ranalli PJ, Sharpe JA. Vertical vestibulo-ocular reflex, smooth pursuit and eye-head tracking dysfunction in internuclear ophthalmoplegia. Brain 1988; 111: 1299-1317.
8. Brandt T, Dieterich M. Skew deviation with ocular torsion: a vestibular sign of topographic value. Ann Neurol 1993; 33: 528-534.
9. Brodsky MC, Donahue SP, Vaphiades M, Brandt T. Skew deviation revisited. Surv Ophthalmol 2006; 51: 105-128.
10. Keane JR. Internuclear ophthalmoplegia: unusual causes in 114 of 410 patients. Arch Neurol 2005; 62: 714.
11. Pierrot-Deseilligny C, Goasguen J. Isolated abducens nucleus damage due to histocytosis X. Electro-oculographic analysis and physiological deductions. Brain 1984; 107: 1019-1032.
12. Müri RM, Chermann JF, Cohen L, et al. Ocular motor consequences of damage to the abducens nucleus area in humans. J Neuroophthalmol 1996; 16: 191-195.
13. Han SB, Kim JH, Hwang JM. Presumed metastasis of breast cancer to the abducens nucleus presenting as gaze palsy. Korean J Ophthalmol 2010; 24: 186-188.
14. Milea D, Napolitano N, Dechy H, et al. Complete bilateral horizontal gaze paralysis disclosing multiple sclerosis. J Neurol Neurosurg Psychiatry 2001; 70: 252-255.
15. Rufa A, Cesare A, De Santi L, et al. Impairment of vertical saccades from an acute pontine lesion in multiple sclerosis. J Neuroophthalmol 2008; 28: 305-307.
16. Fisher CM. Some neuro-ophthalmological observations. J Neurol Neurosurg Psychiatry 1967; 30: 383-392.
17. Pierrot-Deseilligny C, Chain F, Serdaru M, et al. The 'one-and-a-half' syndrome: electro-oculographic analyses of five cases with deduction about the physiologic mechanisms of lateral gaze. Brain 1981; 104: 665-699.
18. Büttner-Ennever JA, Büttner U. The reticular formation. In: Büttner-Ennever JA, ed. Neuroanatomy of the Oculomotor System. Amsterdam: Elsevier 1988; 119-176.
19. Pierrot-Deseilligny C, Gaymard B. Smooth pursuit disorders. In: Brandt T, Büttner U, eds. Ocular Motor Disorders of the Brain Stem. Baillère's Clinical Neurology. Vol. 1, Issue 2. London: Baillère Tindall, 1992; 435-454.
20. Belknap DB, McCrea RA. Anatomical connections of the prepositus and abducens nuclei in the squirrel monkey. J Comp Neurol 1988; 268: 13-28.
21. Cannon SC, Robinson DA. Loss of the neural integrator of the oculomotor system from brain stem lesions in monkey. J Neurophysiol 1987; 57: 1389-1409.
22. Kaneko CRS. Eye movement deficits after ibotenic acid lesions of the nucleus prepositus hypoglossi in monkeys. I. Saccades and fixation. J Neurophysiol 1997; 78: 1753-1768.
23. Seo SW, Shin HY, Kim SH, et al. Vestibular imbalance associated with a lesion in the nucleus prepositus hypoglossi area. Arch Neurol 2004; 61: 1440-1443.
24. Cho HJ, Choi HY, Kim YD, et al. The clinical syndrome and etiological mechanism of infarction involving the nucleus prepositus hypoglossi. Cerebrovasc Dis 2008; 26: 178-183.
25. Vuilleumier P, Bogousslavsky J, Regli F. Infarction of the lower brainstem. Clinical, aetiological and MRI: topographical correlations. Brain 1995; 118: 1013-1025.
26. Pierrot-Deseilligny C, Chain F, Lhermitte F. Syndrome de la formation réticulaire pontique: précisions physiopathologiques sur les anomalies des mouvements oculaires volontaires. Rev Neurol (Paris) 1982; 138: 517-532.
27. Kommerell G, Henn V, Bach M, Lücking CH. Unilateral lesion of the paramedian pontine reticular formation. Neuroophthalmol 1987; 7: 93-98.
28. Pierrot-Deseilligny C, Rivaud S, Samson Y, Cambon H. Some instructive cases concerning the circuitry of ocular smooth pursuit in the brainstem. Neuroophthalmol 1989; 9: 31-42.
29. Pierrot-Deseilligny C, Goasguen J, Chain F, Lapresle J. Pontine metastasis with dissociated bilateral horizontal gaze paralysis. J Neurol Neurosurg Psychiatry 1984; 47: 159-164.
30. Hanson MR, Hamid MA, Tomsak RI, et al. Selective saccadic palsy caused by pontine lesions: clinical, physiological and pathological correlations. Ann Neurol 1986; 20: 209-217.
31. Miura K, Optican LM. Membrane channel properties of premotor excitatory burst neurons may underlie saccade slowing after lesions of omnipause neurons. J Comput Neurosci 2006; 20: 25-41.
32. Kaneko CRS. Hypothetical explanation of selective saccadic palsy caused by pontine lesion. Neurology 1989; 39: 994-995.
33. Pierrot-Deseilligny C, Rosa A, Masmoudi K, Rivaud S. Saccade deficits after a unilateral lesion affecting the superior colliculus. J Neurol Neurosurg Psychiatry 1991, 54: 1106-1109.
34. Thier P, Bachor A, Faiss J, et al. Selective impairment of smooth pursuit eye movements due to an ischemic lesion of the basal pons. Ann Neurol 1991; 29: 443-448.
35. Gaymard B, Pierrot-Deseilligny C, Rivaud S, Velut S. Smooth pursuit eye movement disorders after pontine nuclei lesions in man. J Neurol Neurosurg Psychiatry 1993; 56: 799-807.
36. Zackon DH, Sharpe JA. Midbrain paresis of horizontal gaze. Ann Neurol 1984; 16: 495-504.
37. Pierrot-Deseilligny C. Brainstem control of horizontal gaze: effect of lesions. In: Kennard C, Clifford-Rose F, eds. Physiological Aspects of Clinical Neuro-ophthalmology. London: Chapman and Hall, 1988; 209-235.
38. Bogousslavsky J. Syndromes oculomoteurs résultant de lesions mésencéphaliques chez l'homme. Rev Neurol (Paris) 1989; 145: 546-559.
39. Bogousslavsky J, Maeder P, Rogli F, Meuli R. Pure midbrain infarction: clinical syndromes, MRI and etiologic patterns. Neurology 1994; 44: 2032-2040.
40. Kiazek SM, Slamovitz TL, Rosen CE, et al. Fascicular arrangement in partial oculomotor paresis. Am J Ophthalmol 1994; 118: 97-103.
41. Schwartz TH, Lycette CA, Yoon SS, Kargman DE. Clinicodariographic evidence for oculomotor fascicular anatomy. J Neurol Neurosurg Psychiatry 1995; 59: 338-334.
42. Martin PJ, Chang H-M, Wityk R, Caplan LR. Midbrain infarction: associations and etiologies in the New England Medical Center Posterior Circulation Registry. J Neurol Neurosurg Psychiatry 1998; 64: 392-395.
43. Pierrot-Deseilligny C, Schaison M, Bousser MG, Brunet P. Syndrome nucléaire du nerf moteur oculaire commun: à propos de deux observations cliniques. Rev Neurol (Paris) 1981; 137: 217-222.
44. Guy JR, Day AL, Mickle JP, Schatz NY. Contralateral trochlear nerve paresis and ipsilateral Horner's syndrome. Am J Ophthalmol 1989; 107: 73-76.
45. Horn Ake, Büttner-Ennever J. Premotor neurons for vertical eye movements in the rostral mesencephalon of monkey and human: histologic identification by parvalbumin immunotaining. J CompNeurol 1988; 392: 413-427.
46. Nakao S, Shiraishi Y, Li WB, Oikawa T. Mono- and disynaptic excitatory inputs from the superior colliculus to vertical saccade-related neurons in the cat Forel's field H. Exp Brain Res 1990; 82: 222-226.
47. Moschovakis AK, Scudder CA, Highstein SM. Structure of the primate oculomotor burst generator. I. Medium-lead burst neurons with upward on-directions. J Neurophysiol 1991; 65: 203-217.
48. Chubb MC, Fuchs AR. Contribution of y-group of vestibular nuclei and dentate nucleus of cerebellum to generation of vertical smooth eye movements. J Neurophysiol 1982; 48: 75-99.
49. Fukushima K, Fukushima J, Harada C, et al. Neuronal activity related to vertical eye movement in the region of interstitial nucleus of Cajal in alert cats. Exp Brain Res 1990; 79: 43-64.
50. Pierrot-Deseilligny C, Chain F, Gray F, et al. Parinaud's syndrome: electro-oculographic and anatomical analysis of six vascular cases with deductions about vertical gaze organization in the premotor structures. Brain 1982; 105: 667-696.
51. Caplan L. Top of the basilar syndrome: selected clinical aspects. Neurology 1980; 30: 72-79.
52. Büttner-Ennever JA, Acheson JF, Büttner U, et al. Ptosis and supranuclear downgaze paralysis. Neurology 1989; 39: 385-389.
53. Bhidayasiri R, Plant GT, Leigh RJ. A hypothetical scheme for the brainstem control and vertical gaze. Neurology 2000; 54: 1985-1993.
54. Jampel RS, Fells P. Monocular elevation paresis caused by a central nervous system lesion. Arch Ophthalmol 1968; 80: 45-47.
55. Lessell S. Supranuclear paralysis of monocular elevation. Neurology 1975; 25: 1134-1136.
56. Bogousslavsky J, Regli F, Ghika J, Hungerbühler JP. Internuclear ophthalmoplegia, prenuclear

57. Viader F, Masson M, Marion MH, Cambier J. Infarctus cérébral dans le territoire de l'artère choroïdienne antérieure avec trouble oculomoteur. Rev Neurol (Paris) 1984; 140: 668-670.
58. Thömke F, Hopf C. Acquired monocular elevation paresis. Brain 1992; 115: 1901-1910.
59. Bogousslavsky J, Regli F. Upgaze palsy and monocular paresis of downward gaze from ipsilateral thalamo-mesencephalic infarction: a vertical one-and-a-half syndrome. J Neurol 1984; 231: 43-45.
60. Deleu D, Solheid C, Michotte AA, Ebinger G. Dissociated ipsilateral horizontal gaze palsy in one-and-a-half syndrome: a clinico-pathologic study. Neurology 1989; 38: 1278-1280.
61. Büttner-Ennever JA, Büttner U, Cohen B, Baumgartner G. Vertical gaze paralysis and the rostral interstitial nucleus of the medial longitudinal fasciculus. Brain 1982; 105: 125-149.
62. Helmchen C, Glasauer S, Bartl K, et al. Contralesionally beating torsional nystagmus in a unilateral rostral midbrain lesion. Neurology 1996; 47: 482-486.
63. Bogousslavsky J, Miklossy J, Regli F, Janzer R. Vertical gaze palsy and selective unilateral infarction of the rostral interstitial nucleus of the medial longitudinal fasciculus (riMLF). J Neurol Neurosurg Psychiatry 1990; 53: 67-71.
64. Halmagyi GM, Aw T, Dehaene I, Curthoys IS, Todd MJ. Jerk-waveform see-saw nystagmus due to unilateral meso-diencephalic lesion. Brain 1994; 117: 789-803.
65. Papeix C, Milea D, Van Effentere R, et al. "Hemi-seesaw nystagmus". Rev Neurol (Paris) 2006; 162: 768-769.
66. Helmchen C, Rambold H, Fuhry L, Büttner U. Deficits in vertical and torsional eye movements after uni- and bilateral muscimol inactivation of the interstitial nucleus of Cajal of the alert monkey. Exp Brain Res 1998; 119: 436-452.
67. Toyoda K, Hasagawa Y, Yonehara T, et al. Bilateral medial medullary infarction with oculomor disorders. Stroke 1992; 23: 1657-1659.
68. Pierrot-Deseilligny C, Milea D. Vertical nystagmus: clinical facts and hypotheses. Brain 2005; 128: 1237-1246.
69. Pierrot-Deseilligny C, Milea D, Sirmai J, et al. Upbeat nystagmus due to a small pontine lesion: evidence for the existence of a crossing ventral tegmental tract. Eur Neurol 2005; 54: 186-190.
70. Lee SC, Lee SH, Lee KY, et al. Transient upbeat nystagmus due to unilateral focal pontine infarction. J Clin Neurosci 2009; 16: 563-565.
71. Janssen JC, Larner AJ, Morris H, et al. Upbeat nystagmus: clinicoanatomical correlation. J Neurol Neurosurg Psychiatry 1998; 65: 380-381.
72. Saito T, Aizawa H, Sawada J, et al. Lesion of the nucleus intercalatus in primary position upbeat nystagmus. Arch Neurol 2010; 67: 1043-1044.
73. Pierrot-Deseilligny C. Effect of gravity on vertical eye position. Ann N Y Acad Sci 2009; 1164: 155-165.
74. Dieterich M, Brandt T. Wallenberg's syndrome: lateropulsion, cyclorotation, and subjective visual vertical in thirtysix patients. Ann Neurol 1992; 31: 399-408.
75. Mano N, Ito Y, Shibunati H. Saccade-related Purkinje cells in the cerebellar hemispheres of the monkey. Exp Brain Res 1991; 84: 465-470.
76. Büttner U, Straube A. The effect of cerebellar midline lesions on eye movements. Neuroophthalmol 1995; 15: 75-82.
77. Selhorst JB, Stark L, Ochs AL, Hoyt WF. Disorders in cerebellar ocular motor control. I. Saccadic overshoot dysmetria, an oculographic, control system and clinico-anatomical analysis. Brain 1976; 99: 497-508.
78. Westheimer G, Blair SM. Functional organization of primate oculomotor system revealed by cerebellectomy. Exp Brain Res 1974; 21: 463-472.
79. Zee DS, Yamazaki A, Butler PH, Gücer G. Effects of ablation of flocculus and paraflocculus on eye movements in primate. J Neurophysiol 1981; 46: 878-899.
80. Keller EL. Cerebellar involvement in smooth pursuit eye movement generation: flocculus and vermis. In: Kennard K, Rose FC, eds. Physiological Aspects of Clinical Neuro-ophthalmology. London: Chapman and Hall, 1988; 341-355.
81. Büttner U. The role of the cerebellum in smooth pursuit eye movements and optokinetic nystagmus in primates. Rev Neurol (Paris) 1989; 145: 560-566.
82. Vahedi K, Rivaud S, Amarenco P, Pierrot-Deseilligny C. Horizontal eye movement disorders after posterior vermis infarctions. J Neurol Neurosurg Psychiatry 1995; 58: 91-94.
83. Straube A, Scheuerer W, Eggert T. Unilateral cerebellar lesions affect initiation of ipsilateral smooth pursuit eye movements in humans. Ann Neurol 1997; 42: 891-898.
84. Pierrot-Deseilligny C, Gaymard B, Müri R, Rivaud S. Cerebral ocular motor signs. J Neurol 1997; 244: 65-70.
85. Fox PT, Fox JM, Raichle ME, Burde RM. The role of cerebral cortex in the generation of voluntary saccade: a positron emission tomographic study. J Neurophysiol 1985; 54: 348-369.
86. Paus T. Location and function of the human frontal eye-field: a selective review. Neuropsychologia 1996; 34: 475-483.
87. Müri RM, Iba-Zizen MT, Derosier C, et al. Location of the human posterior eye field with functional magnetic resonance imaging. J Neurol Neurosurg Psychiatry 1996; 60: 445-448.
88. Schiller PH, True SD, Conway JL. Deficits in eye movements following frontal eye-field and superior colliculus ablations. J Neurophysiol 1980; 44: 1175-1189.
89. Pierrot-Deseilligny C, Gautier JC, Loron P. Acquired ocular motor apraxia due to bilateral fronto-parietal infarcts. Ann Neurol 1988; 23: 199-202.
90. Pierrot-Deseilligny C, Rivaud S, Gaymard B, Agid Y. Cortical control of reflexive visually-guided saccades. Brain 1991; 115: 1473-1485.
91. Pierrot-Deseilligny C, Milea D, Müri RM. Eye movement control by the cerebral cortex. Curr Opin Neurol 2004; 17: 17-25.
92. Tijssen CC. Conjugate deviation of the eyes in cerebal lesions. In: Daroff RB, Neetens A, eds. Neurological Organization of Ocular Movement. Amsterdam: Kügler-Ghedini, 1990; 245-258.
93. Sullivan HC, Kaminski HJ, Maas EF, et al. Lateral deviation of the eyes on forced lid closure in patients with cerebral lesions. Arch Neurol 1991; 48: 310-311.
94. Pierrot-Deseilligny C, Gray F, Brunet P. Infarcts of both inferior parietal lobules with impairment of visually guided eye movements, peripheral visual inattention and optic ataxia. Brain 1986; 109: 81-97.
95. Thurston SE, Leigh RJ, Crawford T, et al. Two distinct deficits of visual tracking caused by unilateral lesions of cerebral cortex in humans. Ann Neurol 1988; 23: 266-273.
96. Morrow MJ, Sharpe JA. Cerebral hemispheric localization of smooth pursuit asymmetry. Neurology 1990; 40: 284-292.
97. Rivaud S, Müri RM, Gaymard B, et al. Eye movement disorders after frontal eye field lesions in humans. Exp Brain Res 1994; 102: 110-120.

CHAPTER

7

大脳性視覚障害

Jason J.S. Barton and Louis R. Caplan

解剖，生理，血管支配

網膜神経節細胞の軸索は，視神経 optic nerve，視交叉 optic chiasm，および視索 optic tract を経て投射する．視索は主に外側膝状体に投射し，両眼の対側の半視野からの視覚情報を伝達する．対光反射にかかわる瞳孔への投射は，視索の終端の直前から出て，主に視蓋前核に向かう．また，一部は視床下部の circadian nucleus と脳幹の眼球運動構造にも投射している．視索は大脳の腹側，海馬のすぐ背側，乳頭体の外側にある．両眼からの線維は，当初は十分に整列していないが，経路が進むにつれ徐々に並走する．網膜マップも傾いており，黄斑は背側に，上象限は外側に，下象限は内側に表される[1]．視索は内頸動脈の床突起上部 supraclinoid segment から分岐する前脈絡叢動脈の分枝により灌流される．前脈絡叢動脈は後外側に進み，まず視索の下外側，のちに内側を走り，視索と外側膝状体に穿通枝を出す．

外側膝状体 lateral geniculate nucleus は，視索の終端と視放線のニューロンを含む．また，脳へ伝達された情報を調整する視覚皮質[2]や脳幹[3]からの入力も受ける．外側膝状体は視床の後腹外側にあり，近傍には，腹内側に内側膝状体が，背内側に後腹側核が，そして背側に視床枕がある．聴放線は，聴覚皮質に至る際，背内側を通過する．海馬と海馬傍回は腹側に位置し，迂回槽と側脳室下角に接している．外側膝状体は三角の形状を有する．視覚情報は網膜部位ごとに異なる部位に到達する．黄斑部は門 hilum を含む背側に，周辺視野は腹側表面に位置している．視野の下象限部は内側角に，上象限部は外側角にある．外側膝状体には二重の血管支配がある．外側または後脈絡叢動脈は，後大脳動脈が大脳脚の周囲に沿って走行した後の迂回層での分枝に由来し，門と中央部の背側隆起を灌流する[4]．内頸動脈の分枝である前脈絡叢動脈は，下外側から入り，内側角と外側角を灌流する[5,6]．

視放線 optic radiation（膝鳥距線維）は，外側膝状核の背外側面から出て，鳥距溝の一次視覚皮質に投射する．神経線維は当初は内包後部で小束となっており，その後，上象限からの線維がやや前外側に投射し，Meyer 係蹄となり側脳室下角の背側を進む．後方に進むにつれ，下頭頂葉白質を通り投射していた下象限からの線維が合流し，後頭側頭領域を経て鳥距溝で終わる．前脈絡叢動脈は，内包のレンズ核後部の視放線の起始部を灌流する．中大脳動脈の下方枝は視放線の側頭葉部と頭頂葉部を灌流し，後大脳動脈は後頭側頭葉の視放線の遠位部を灌流する．

有線領 striate cortex（鳥距皮質 calcarine cortex あるいは視覚皮質 visual cortex）は，大脳皮質に達するほとんどの視覚情報の終着点である．鳥距溝の上下面にあり，頭頂後頭溝が前縁と考えられ，後縁は後頭葉内側面から後頭葉の後外側面の 1～2 cm までとさまざまであり，個人差が大きい．有線領には体系的な視野対側からの網膜マップ（図 7.1）があることが，古くは戦時中の外傷でのデータ[7,8]や，近年の脳卒中の神経画像研究[9]から明らかになっている．中心（中心窩）視野が後頭極にあたる．後頭極のニューロンには最も細かな空間分解能があるが，受容野としては最小であり，そのため，視野の一部分あたりのニューロン数が視覚野の中で最も密である．この傾向（視野末梢より中心部で多くの情報が処理される）は，視覚系全体に通ずる特徴である．有線領の半分以上が視野中心部から 10 度の中に割りあてられている[9,10]．周辺視野は前方寄りで，後頭葉内側面の鳥距溝と頭頂後頭溝の接合部の付近にあり，その最も前方の部分は，一側眼の側頭半月部 *monocular temporal crescent*，つまり

A

下の垂直経線
上の垂直経線

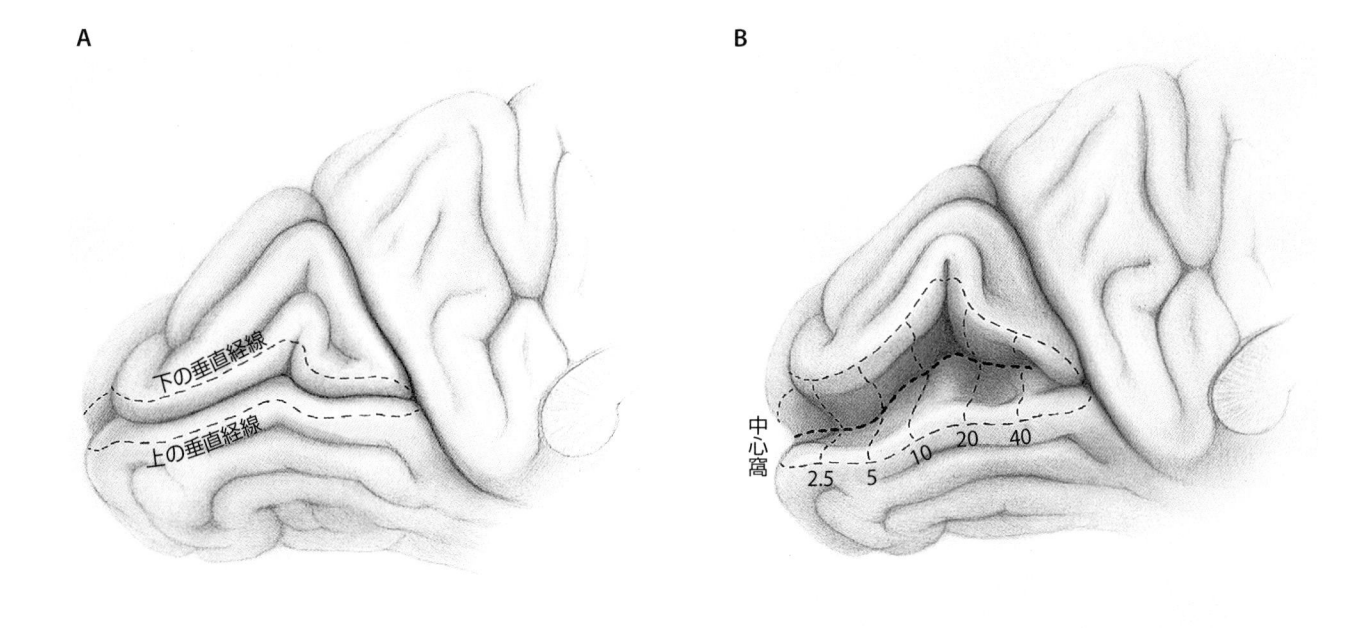

B

中心窩 2.5 5 10 20 40

図7.1 左有線領における半視野の網膜部位での表出を後頭葉内側方向から見た図. **A**：水平経線は鳥距溝の深部に埋伏されており，上・下の垂直経線はそれぞれ有線領の上方・下方境界に相当する. **B**：この偏心性は後頭極の中心窩領域から前方に向け，脳梁膨大部のちょうど背側で頭頂後頭溝に近い末梢領域まで至る. 有線領の約半分が視野の中心10度に割り当てられていることに注意. この中心視野の集中は, cortical magnification と称されている.
（Horton and Hoyt, 1991[9] より許可を得て転載）

対側の目の視野鼻側の辺縁を越えた部分の側頭周辺視野に対応している. 有線領の大部分は鳥距溝の深部に埋まっており, 上面は視野の下象限に, 下面は視野の上象限に対応している. 有線領には, とりわけ方向性や立体表示 stereodisparity, 色, その他多様な視覚的要素に選択的な種々の細胞が, 皮質層ごとに異なって存在する.

有線領は主に後大脳動脈に灌流される. 頭頂後頭枝は鳥距溝上面を灌流し, 後側頭枝は鳥距溝下面を灌流する. 後頭極は, 後大脳動脈の鳥距枝と中大脳動脈の分水嶺領域にあり, 中心窩視覚がどちらの動脈に灌流されているかは個人差がある[11].

視覚路の網膜部位別に編成された視覚中継路構造は, 有線領に至るまで明瞭に保持されている. 有線領から有線外視覚皮質への投射系として, たくさんの特殊な皮質機能系との間に, 並行投射路や逆投射路などの複雑な線維連絡が豊富に形成されている[12]. 一次視覚皮質（V1）の周りを取り囲んでいる傍線条領域にある V2, V3, V3A のような初期視覚野は, V1 からの直接入力を受けており, おおよその層別化がなされている（**図7.2**）. これらの領域には, 形, 色, 奥行き, 動きなどに特化して反応する区域がある[13]. 初期視覚野を越えると, 線条外経路は腹側経路と背側経路に大まかに分かれる[14]（**図7.2**）. 腹側（側頭）経路は物体認知（"what" の系統）に特化しているとみなされている. サルでは, この経路は V4 と側頭葉皮質下部のさまざまな副領域を含み, ヒトでは, Brodmann 18, 19 野の腹側部と, 後頭側頭葉内側領域にあたると思われる. 後大脳動脈がこの領域を灌流しており, 同領域の病変は, 色覚異常や, 相貌失認や失読などの多様な視覚性失認の原因となりうる. 一方, 背側（頭頂）経路は視覚の空間的側面（"where" の系統）に特化しているとみなされている. この系は V5（中側頭野）と頭頂葉後部の領域を含む. これらの領域の多くは, 動きや立体表示, 空間における注意に対し選択的に反応する. 背側経路の多くの構成要素は, 中大脳動脈と後大脳動脈または前大脳動脈との分水嶺領域に位置しており, 同領域の病変では, 運動知覚の障害, 空間定位障害, 注意力低下などさまざまな視空間的症候が出現する.

"where" と "what" の系統に二分することは, 概念的に有用ではあるが, 実際には両系統を含む相互作用が多く存在し, それほど単純にはいかない. 加えて, ヒトでは, 多くの血管病変は解剖学的にどちらかの系統のみに限局するわけではなく, 症状のパターンも背側経路と腹側経路の両者の障害が混在してみられ, 患者間でも大きく異なる. 以降本章では, 膝線条路経路の障害による視野欠損の一次視覚障害の観点と, 腹側経路と背側経路の構成要素の障害による二次視覚障害の観点から, 皮質性視覚障害に関して概説していく.

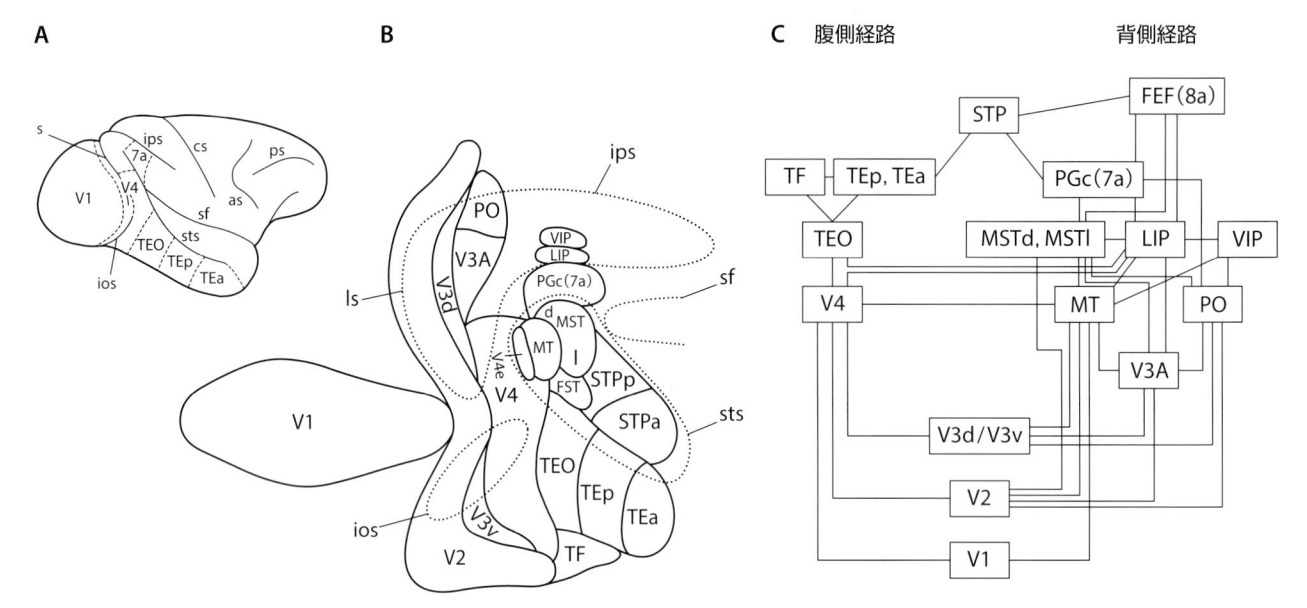

図 7.2 マカクザルの有線領．**A**：マカクザルの脳の外側表面．**B**：通常は脳溝内に隠れる部位（点線）を含めた皮質の展開図．**C**：各有線領の投射路と階層の簡易図．左に腹側経路（"what"の系統）の領域，右に背側経路（"where"の系統）の領域を示す．

as：弓状溝，cs：中心溝，FEF：前頭眼野，FST：前頭眼野，ips：頭頂間溝，ios：下後頭溝，LIP：外側頭頂間溝，ls：月状溝，MST：上内側頭葉，MSTd：上内側頭葉背側部，MSTl：上内側頭葉外側部，MT：中側頭葉（視覚5野），PGc：下頭頂葉尾側部，PO：頭頂間溝視覚野，ps：主溝，s：頭頂後頭溝，sf：Sylvius裂，STP：上側頭溝多種感覚野，STPa：上側頭溝多種感覚野前部，STPp：上側頭溝多種感覚野後部，sts：上側頭溝，TEa：下側頭葉前下部，TEO：下側頭葉後下部，TEp：下側頭葉中下部，TF：後側側頭間溝内側部，VIP：腹側頭頂間野，V1：視覚1野，V2：視覚2野，V3A：視覚V3A野，V3d：視覚3野背側部，V3v：視覚3野腹側部，V4：視覚4野，7a：Brodmann 7a野，8a：Brodmann 8a野．
（Felleman and van Essen, 1991[12] を改変して転載）

視野欠損

visual field defect

同名半盲 homonymous hemianopia の原因として最も多いのは脳卒中（70％）であり，その60％が梗塞，10％が出血である[15]．患者は同名半盲に気づいていないこともある．症状の自覚がある例では，半盲を片眼の視力消失と混同することがあり，たとえば左半盲の場合，左目が見えないと訴えることがある．このような場合は，片眼ずつ交互に覆ってみてもらうと半盲であることが明らかとなる．視野は対座法にてベッドサイドで評価することができ，十分な照明とシンプルな背景の前で検査するとよい．片眼ずつ別々に検査する．被検者に検者の鼻を固視させ，わずかに動く視標をすばやく提示することで，視野の4象限について評価する．まず，下象限にて，検者は両手の手掌を患者に向け，患者に両手とも見えるかを確認する．見える場合，両方が同じようにはっきり見えるかを確認する．それから，両手を挙げ，上象限にて同様の質問を行う．次に，指を1〜2本少しの間提示し，患者に何本見えたか確認する．基本的には，1象限で行うが，消去現象の有無を調べる場合は2象限で同時に行う．続いて，指を動かす，または白や赤の画鋲などの小さなもので評価する．視野欠損がいずれかの象限で認められれば，視標を

正常視野の領域に向けて動かし，被検者にどこで視標が見えるようになったか質問する．視標がある象限と隣接する象限に移る垂直経線上で突如見えるようになる場合，視交叉または視交叉後部の障害である．

視交叉後部障害は同名半盲を呈するが，これは左右の眼で同側の半視野が障害されることを意味する．視交叉後の経路のどこの病変でも病変と対側の完全同名半盲を呈しうるが，部分半盲の場合はさらに興味深く，その欠損パターンで病変部位を特定することができる（**図 7.3**）．部分欠損の場合でも，視野欠損部位が左右の眼で相同性 congruous か非相同性 incongruous かも検討する必要がある．相同性は，視覚情報が網膜膝状距中継路を通過し後方に至るに従い増加する傾向がある[16]．非常に相同性の高い半盲は後頭葉病変で約85％，視索病変で約50％である[17]．また，このような相同性半盲は外傷や腫瘍に比べ脳卒中で多い[17,18]．

部分的な視索病変では，対側視野の視覚欠損域は相同性でないことが多い[19,20]．また病変は瞳孔対光反射の視覚入力を遮断するため，相対的求心性瞳孔障害を伴うことが多い．この障害は，典型的には，耳側の視野欠損を有するほうの眼にみられる[20,21]が，これは耳側の半視野が鼻側半視野と比較して対光反射入力を多く受けるからである．時間の経過とともに，視索病変にみられる軸索損傷により，視神経の部分

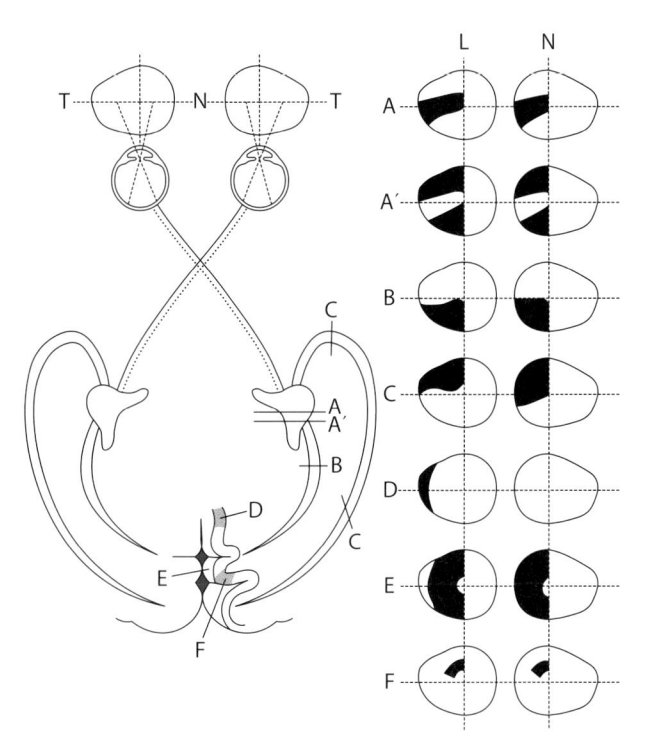

図 7.3 膝状体鳥距経路のさまざまな部位における病変による視野欠損．A：外側膝状体における後脈絡叢動脈領域梗塞では，扇状半盲を呈する．A′：前脈絡叢動脈領域梗塞では，逆視野欠損を呈する．B，中大脳動脈の頭頂枝の梗塞では，軽度非相同性下四分盲を呈する．C：中大脳動脈の下方枝により灌流される側頭葉視放線部（Meyer 係蹄）の病変では，上四分盲を呈する．D：有線領の最前方部の小梗塞では，一側眼の側頭半月部の視野欠損を呈する．E：脳梁膨大部後方と後頭極の両者が保たれた有線領梗塞では，黄斑回避を伴い，一側眼の側頭半月部が保たれた相同性半盲を呈する．F：有線領の中央部の限局病変では，中央周辺部の小同名暗点を呈する．

（Laurel Cook-Lowe によるイラスト）

萎縮がみられるようになる．視索梗塞は稀であり，特に既に視神経萎縮を呈しているような場合はむしろ圧迫性病変をまず疑う．

後脈絡叢動脈領域の外側膝状体の梗塞は扇状半盲 sectoranopia の原因となる．この場合は，水平経線にまたがり固視点に向かって尖ったくさび形の欠損を呈する[4]．前脈絡叢動脈領域の膝状体梗塞では，ミラーイメージが生じる．すなわち，垂直経線に隣接した領域は欠損し，水平経線の周囲の領域は保たれた形の部分欠損となる[6,22,23]．膝状体梗塞でも発症数か月後に部分視神経萎縮を呈するが，瞳孔の対光反射には異常がなく，これは反射にかかわる神経線維が外側膝状体に達する前の視索で分岐するためである．

視放線梗塞による完全半盲は中大脳動脈領域の大梗塞で起こるが，そのような例では，（不全）片麻痺や片側感覚障害の

ほか，左半球病変では失語など，必ず他の主要な症候を伴う．他の神経症候に乏しい完全半盲例は珍しいものの，レンズ核後部の内包における視放線部の前脈絡叢動脈領域梗塞や，後頭葉の視放線遠位部の後大脳動脈領域梗塞でみられることがあり，通常は有線領の障害で起こる．視放線の虚血では部分半盲を呈することのほうが多く，視索病変の場合より部分半盲域の非相同性は低い．上四分盲は Meyer 係蹄の側頭葉視放線部の病変で起こり，下四分盲は頭頂葉視放線部の障害により起こる．通常，このような四分盲は垂直経線に隣接しており，同側の非損傷象限に向かってある程度伸びているが，水平経線に並ぶことはめったにない[24]．視放線の中央部の障害では，外側膝状体の外側脈絡叢動脈領域梗塞に似た扇状半盲を呈する[25]（図 7.4）．

有線領梗塞は後大脳動脈虚血で起こる．約半数の例では視野欠損のみを呈するが，健忘，相貌失認，色覚異常が随伴することもある[26]．梗塞が紡錘状回と舌状回に及ぶと，興奮性せん妄と半盲が出現する[27]．有線領梗塞では，完全半盲（図 7.5）または高度相同性部分同名半盲がみられる．後頭極が中大脳動脈により灌流されている患者の後大脳動脈領域梗塞のように，後頭極が病変に含まれなければ，黄斑回避を伴う半盲となる[28,29]．黄斑回避は有線領病変に特異的な症候と考えられてきたが，大規模なレビューでは，このうち 50% 近くが視放線や視索の病変であったとしている[15]．同様に，一側眼の側頭半月部の回避は主に有線領の最前部の病変で報告されていた[30,31]が，視放線の病変でも起こりうる[32]．その逆の症候である一側眼の側頭半月部の視野欠損は脳梁膨大部後方の病変で起こりうる[33]が，検出が難しく，また稀である．また，上下面の四分盲も起こることがあり，たとえば，鳥距溝下面の梗塞では上四分盲，上面の梗塞では下四分盲を呈する（図 7.6）．視放線の梗塞による四分盲では，視野欠損部の水平境界はさまざまである．概して，四分盲は視放線の障害より有線領の障害で起こりやすい[24]．有線領性四分盲は孤発性の症候であることが多く，ときに失読や半視野色盲のような他の視覚症状を伴うことがあるが，視放線性四分盲は通常，片麻痺，構音障害，健忘症状を伴うことが多い[24]．小さな病変では同名暗点 homonymous scotoma を呈することがある．後頭極の小梗塞では黄斑部の半暗点[29]，やや前方よりの病変では周辺性の同名暗点がみられることがある（図 7.7）．このような梗塞は，冠状断 MRIを撮像しない限り，通常の撮像条件では診断が難しい[28]．

両側性の虚血病変は稀であるが，両側後大脳動脈が同一の血管から分岐するため，有線領や視放線遠位部では起こることがある．この場合，両側に半盲がみられる（図 7.8）．両側性の大病変は完全皮質盲をきたすが，眼底と対光反射が正常であることから両眼球病変と区別できる[34,35]．不完全両側

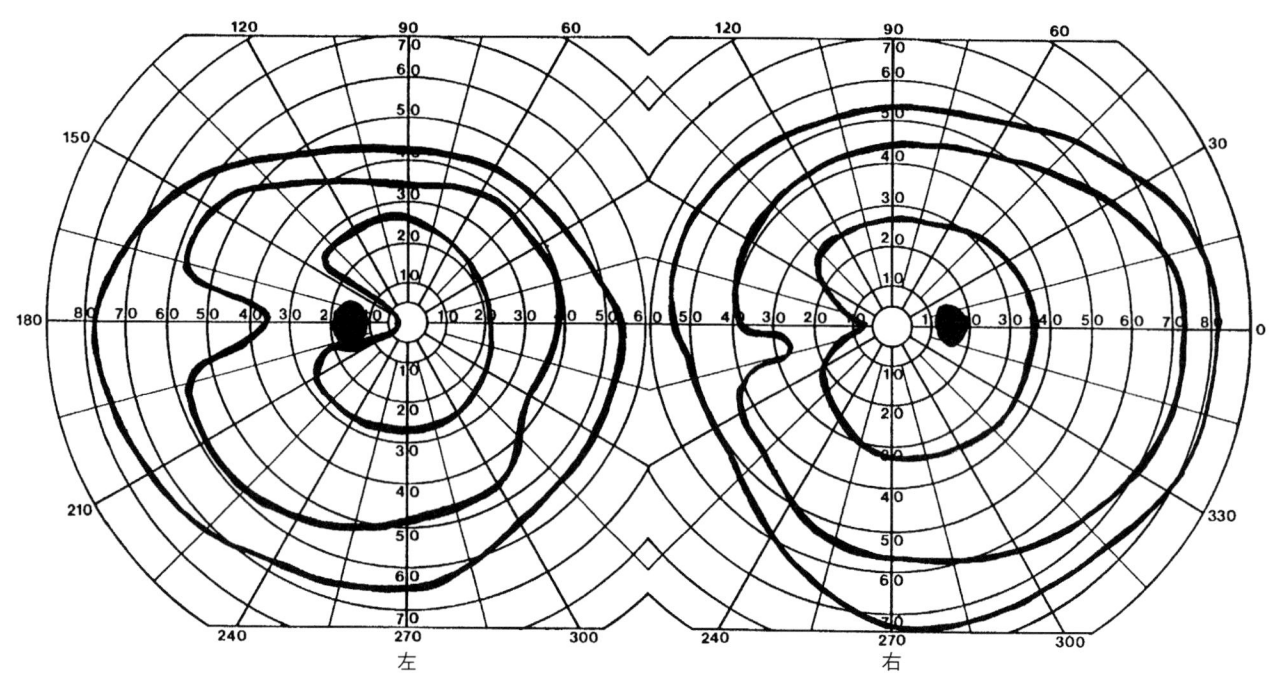

図7.4 扇状半盲．視放線の中央部を障害する出血の若年男性にみられた視野欠損．
(Glaser JS, ed. Neuroophthalmology より許可を得て転載)

半盲は，相同性視野欠損と通常垂直経線に沿った階段状欠損を呈することから両眼球疾患と鑑別でき，視野欠損が半視野ずつ特性があることが最大の手がかりである[34]．皮質盲は25％の例で永続性であり，残りの例でも視野欠損が残存することが多い[34]．視覚の回復に関する予後は，CTでの両側後頭葉の低吸収域がみられれば不良であるが，視覚誘発電位の異常は重症度や転帰との相関はない[35]．

皮質盲患者の10％は視覚症状を否定し，見えると主張する．これはAnton症候群として知られており[34,35]，脳症や認知症がなければ皮質盲に特異的な症状である．ただし，認知機能障害を伴う眼疾患例でも視覚症状を否定することがある[36]．

一方，皮質盲や半盲の一部の例では，患者が気づかない残存視力があることがあり，この現象は「盲視 blindsight」と称される[37]．これは見えない領域の視標を指し示させたり注視させる，または見えない領域にある物体の性質（たとえば，物体の動く方向や色）を強制選択的に当てさせることで明らかとなる．盲視の場合，可視領域ほどではないが，視野欠損領域でも偶然よりは高率に当てることができる．ときに，視野欠損領域への刺激が可視領域への刺激に対する反応に影響することもある[38,39]．盲視は上丘や有線外皮質からの残存入力の現れと仮説づけられており[40]，つまり視床枕を経た上丘からの入力，または有線領にバイパスする外側膝状体からの直接投射によると考えられている[41]．盲視は関心の高い研究領域である．評価するには光の散乱の注意深い調節が必要であり[42,43]，ゆえにベッドサイド検査では検出しにくい．患者にとってのこの現象の実用的価値はまだ確立されていない．

半盲患者の約半数では，発症後1か月以内にある程度の自発的改善がみられる[15,44]．6か月以上経ってからの改善はありえなくはないが稀である[45]．視野欠損域が大きいほど，また固視領域に近いほど，読書や運転等の日常生活動作への影響が大きい[46,47]．半盲に対するリハビリテーションのアプローチはいくつかあり，視覚順応，代償性眼球運動による戦略的順応，視野の回復に関する試みに分類される[48]．一般に，代償性眼球運動による戦略的順応は日常生活上は，有効とされているが，自然順応でみられるよりも明らかに効果が大きいかは明らかではない．また，視力回復に対する試みが有用かどうかもいまだ議論のあるところである．

半側無視

hemineglect

半側無視の患者は，病変と対側の空間への刺激を無視し，注意を向けられない[49,50]．無視は，聴覚，触覚，視覚など多様な刺激に対してみられるが，ときに感覚系における解離がみられることがある．意図的にみられることもあり，そのような患者では眼球運動か手の動きのどちらかが一側の方には

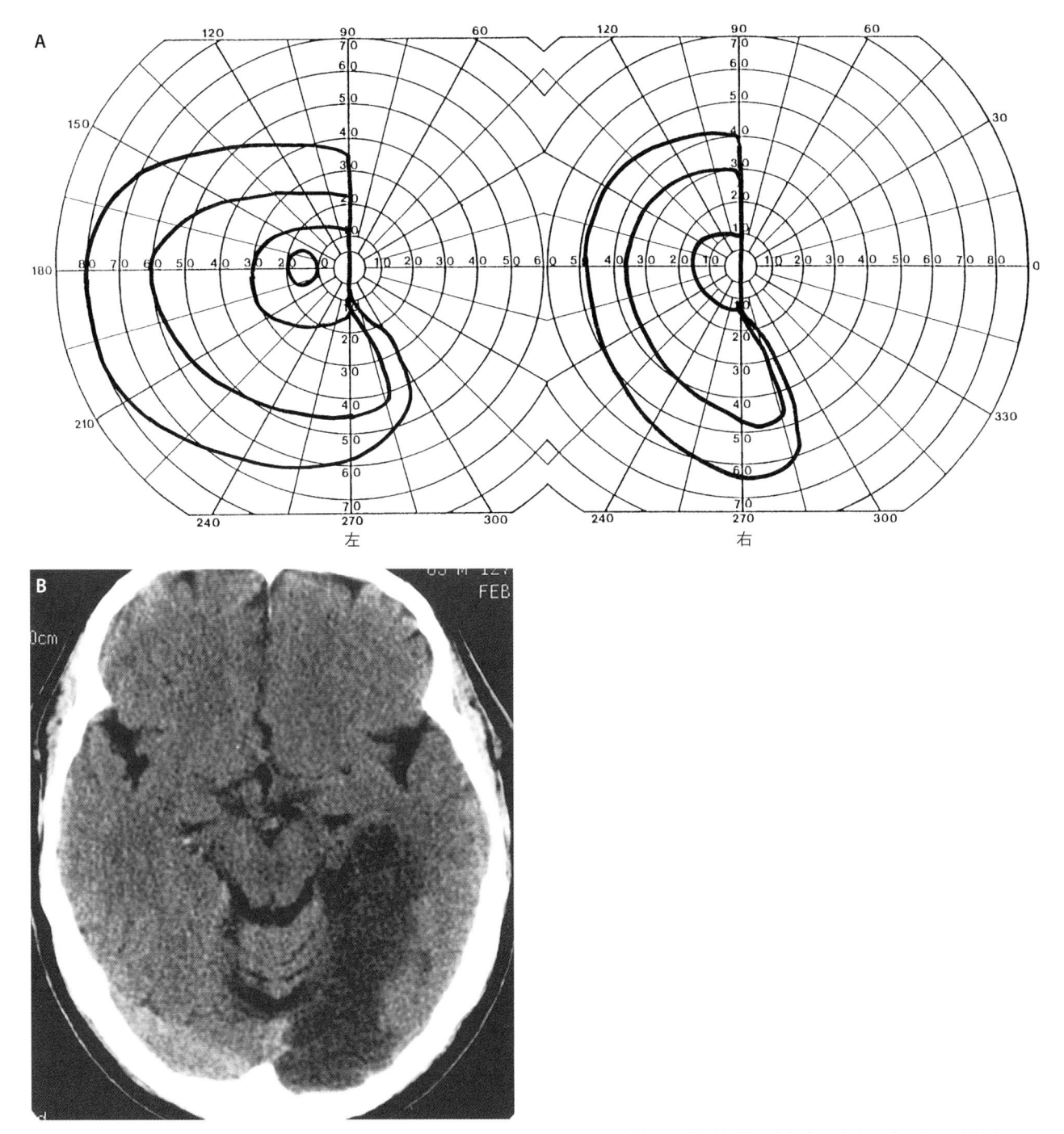

図 7.5　A：黄斑回避を伴わないほぼ完全な右同名半盲．B：その原因である左後大脳動脈領域の大梗塞．失書を伴わない失読もみられた．

向かない[51]．前頭葉病変では，しばしば意図的な無視がみられ，たとえば患者は物体が見えているもののそれを注視しようとはしない．視覚性無視はさまざまな枠組みにおける注意機能低下が複雑に組み合わさった結果として現れる．無視は患者の体に対して対側の空間に起こる．また，網膜配置上にも起こることがあり，眼球が同側，つまり正常の半側空間を向いていても，対側半側空間に無視が出現する．対象物中心にも起こり，この場合は，どの視野，どの空間にあろうとも視覚対象物の対側半分が無視される．この複雑な相互作用は読書の際に顕著であり，「無視性失読 neglect dyslexia」と呼ばれる[52]．つまり，通常右側の病変の患者が左ページを読めず，左側の記述の省略や置きかえなどの間違いがみられ

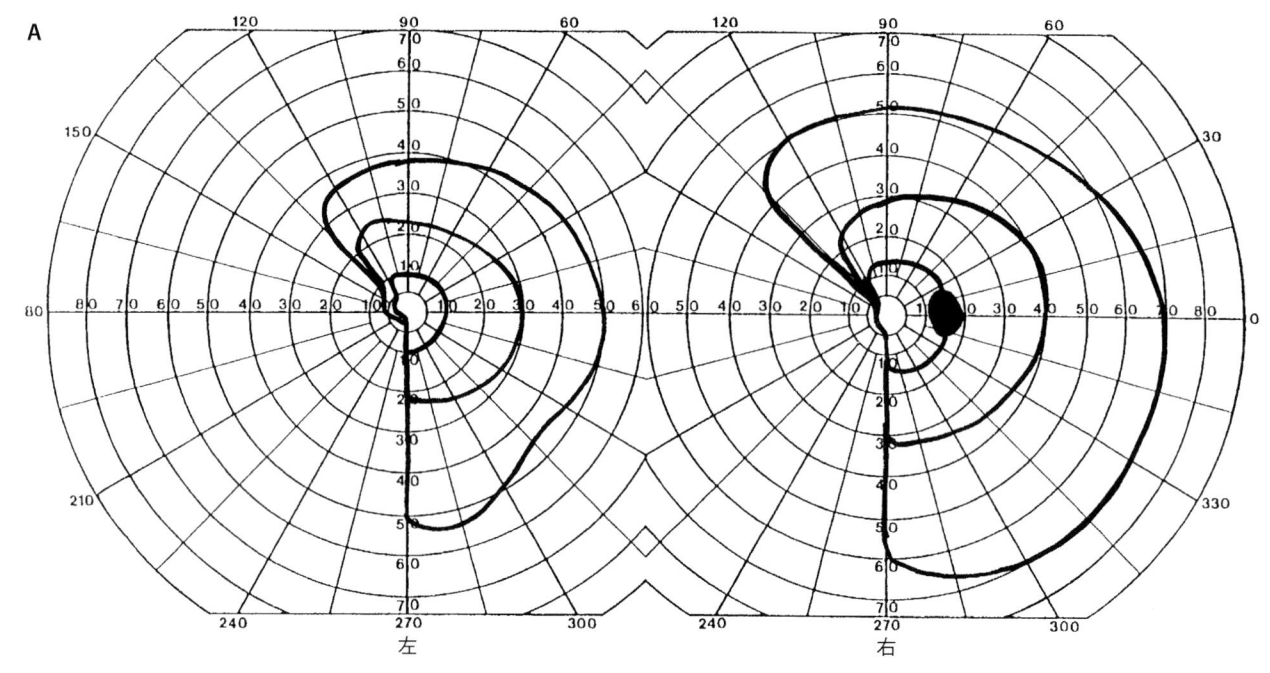

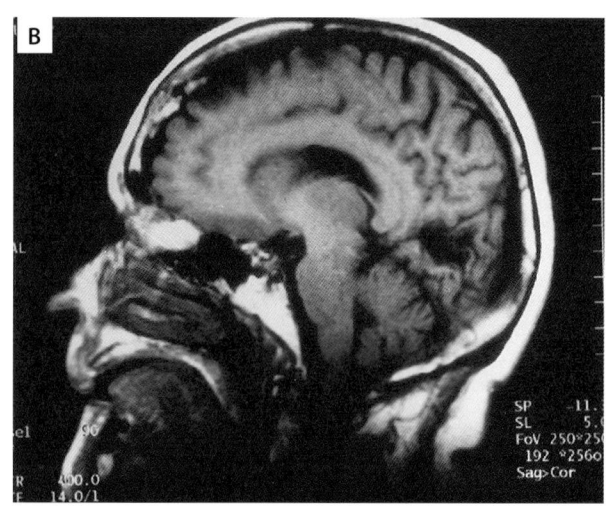

図 7.6 A：黄斑回避を伴う相同性左下四分盲．B：その原因である右有線領上面の梗塞．後頭極は保たれている．
（Glaser JS, ed. Neuroophthalmology より許可を得て転載）

る状態となる．さらに，横書きの本をページの下へと読む場合，各行での読み始める地点が右側にどんどんシフトすることもある．

半側無視と半盲はときに鑑別しにくく，両者が合併することも多い．まず，写真や部屋の中に何が見えるかを尋ねたり，窓の外をみてもらうことで検査する．半側無視の患者は，無視側にある物や人に気づかない．読字も評価する．読書中の患者の眼の動きを観察すると，対側の方をあまり見ないことがわかる．これに対して，半盲の患者で，特に慢性的な視野欠損がありそれを自覚している場合，半盲側の空間をカバーできるよう眼球運動を活発にして，可視側よりむしろ視野欠損側を探索する時間が長くなる[53,54]．

視覚性無視の正式な検査は，視野の対座法による検査への反応を観察することから始まる．無視および半盲のどちらの患者も対側への刺激に対する応答が不良であることが多い．しかしながら，無視は注意機能の勾配に起因しており[50,53]，典型的な半盲のように垂直経線上でくっきりと境界されているわけでない．ゆえに，正常側に向けて刺激を何度も動かした場合，無視のある患者では刺激を覚知する部位は一直線とはならず，施行ごとにばらつき，刺激強度や注意散漫の程度によっても変化する．ベッドサイドで施行可能な無視の評価法もいくつかある．線の中央を指し示させると（線分二分

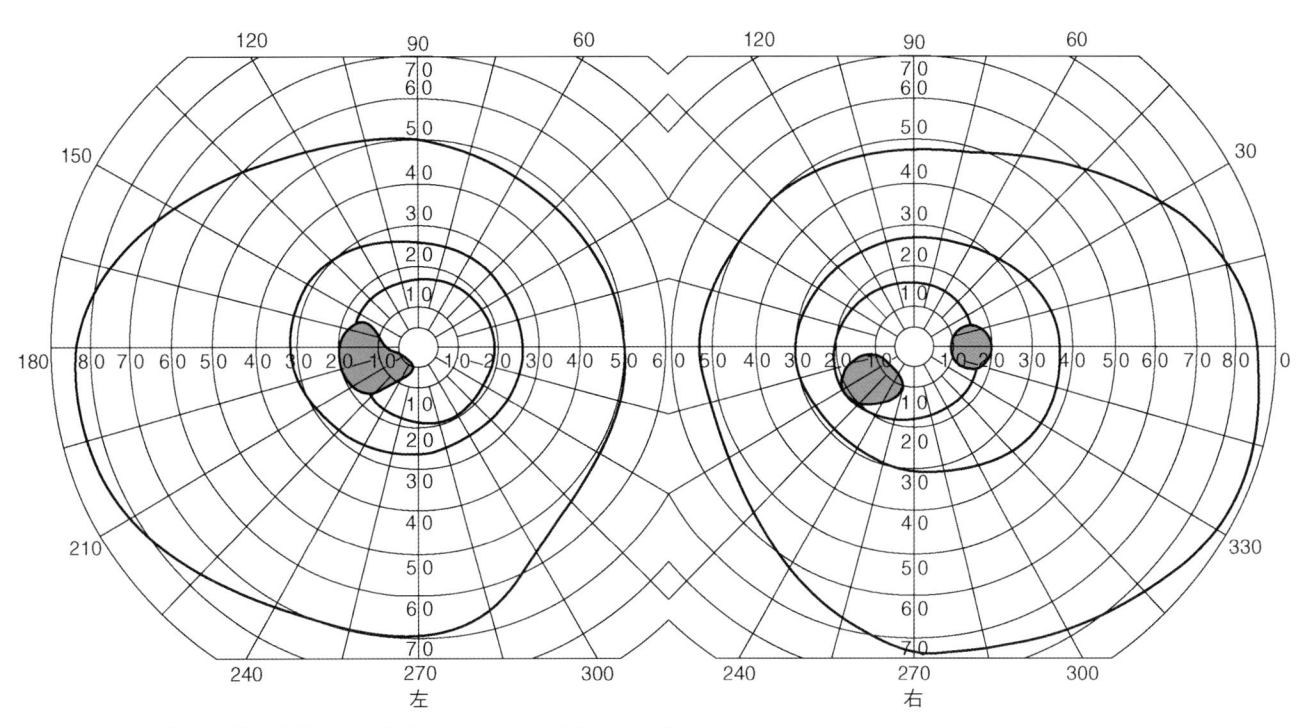

図 7.7 左後頭極の近傍の有線領の小梗塞による左相同性傍中心窩暗点．

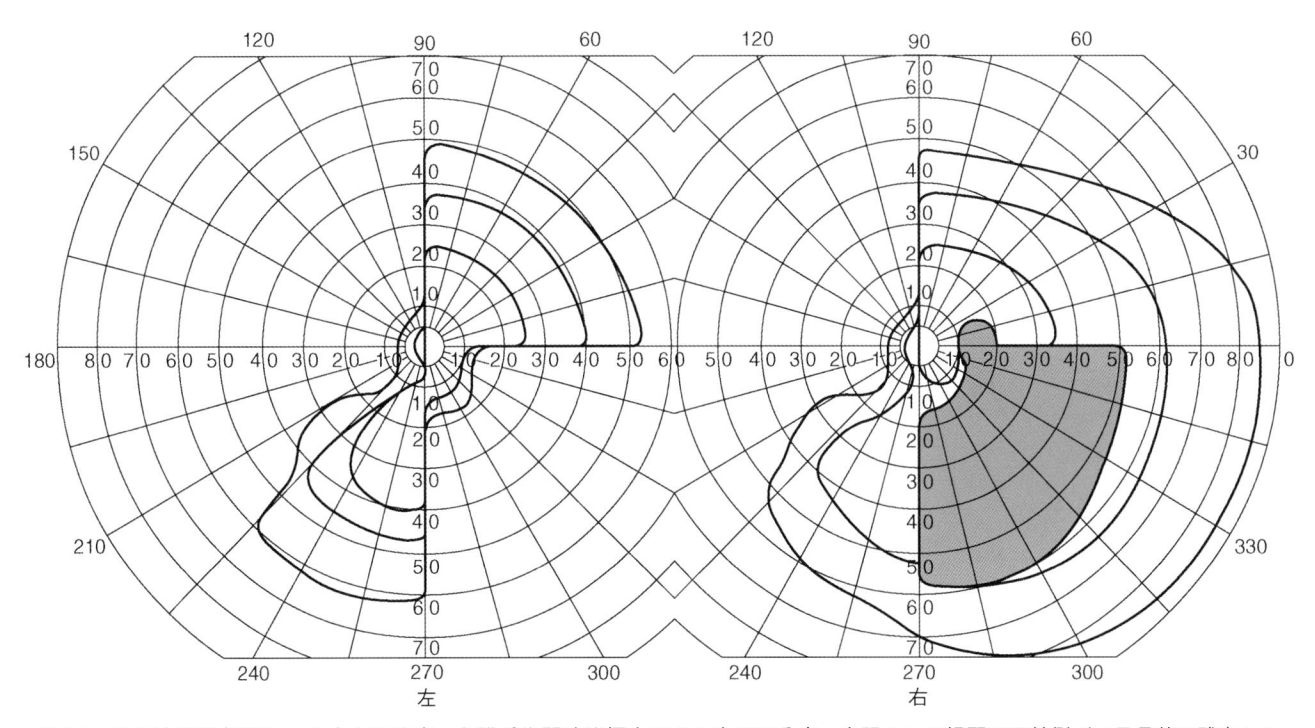

図 7.8 両側有線領梗塞による左上四分盲と心臓手術関連脳梗塞による右下四分盲．右眼のみで視野の下外側が三日月状に残存している．

法），無視の患者は病変と同側に大きく偏倚した部位を指すが，半盲の患者ではわずかに視野欠損側の対側に寄る程度である[54,55]．短い線が全体に描かれた紙を示し，それらのすべてに横線をつけるよう指示すると，無視の患者は対側の線を省きやすい[56]．時計や花を描画する際は，対側の細部の省略が多い（**図 7.9**）．おそらく最も感度が高いのは抹消法で

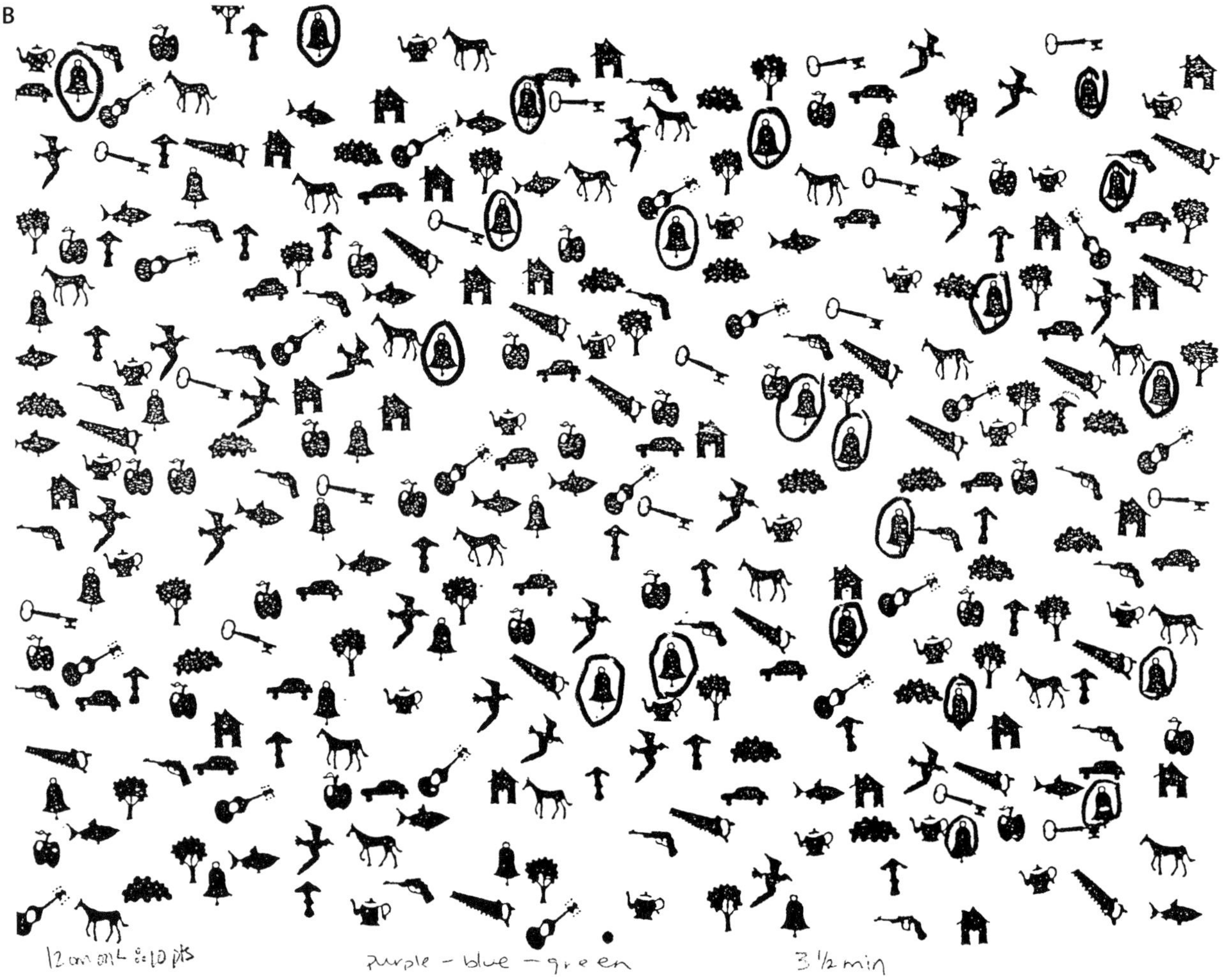

図 7.9 広範な右前頭頭頂葉梗塞の女性にみられた左側空間無視．**A**：花の模写では左側の花びらを描きもらしている．**B**：ランダムに配列された鐘の絵に丸をつける際は，右側では 2 個，左側では 12 個が見落とされていた．

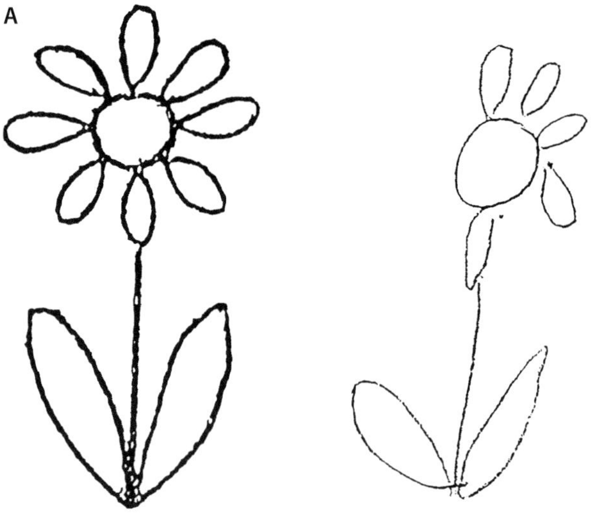

あり[57]．このような例では，数種のシンボルがびっしり描かれた紙を提示し，そのうちの1種類のシンボルをマークするよう指示すると，対側でより多くの見落としがみられる（図7.9）．

　大脳の右側病変が左側病変より無視を呈しやすいことがわかっている[56,57]．無視は通常，後大脳動脈により灌流される側頭頭頂葉や，中大脳動脈により灌流される前頭頭頂葉を巻き込む右半球の大病変で出現する．通常，頭頂葉性の無視は対側空間の刺激への注意機能低下であり，前頭葉性の無視は対側空間に向かう運動探索行動の欠如に起因する[51]．同側大脳半球への網様体賦活系刺激の低下を呈するため，脳幹上部病変でも無視がみられることがある[49]ほか，視床や基底核の病変でも出現しうる．後大脳動脈領域梗塞の例では，無視は視覚性のみであることが多いが，視床，前頭，頭頂葉前部病変では，通常は視覚，聴覚，体性感覚など多感覚系にわたる無視がみられる．

　後頭葉に限局した梗塞や出血は無視を伴わない半盲の原因となる．側頭葉，頭頂葉，前頭葉の病変は，視放線が保たれている場合，半盲を伴わない視覚性無視の原因となる．病変が頭頂葉や側頭葉と同時に有線領または視放線を含む場合は，半盲と無視の両者を呈する．他の徴候に関しては，頭頂葉下部および側頭葉上部の病変では，通常対側半視野からの危険に対する瞬目が不良となり，病変側に向かって動く刺激に対する眼球の滑動性追従運動が障害される[58,59]．前頭葉病変と頭頂葉病変は，しばしば片側の感覚障害と片麻痺を呈する．こういった他の症候（視覚，運動，感覚などの障害）を呈する患者の診療では，まず無視は二の次と思われがちであるが，脳卒中リハビリテーションにおいては重大な障壁となる．幸いなことに，すべてではないが多くの場合で，無視は時間の経過とともに自然に改善する傾向がみられる．

異常な「陽性」視覚症状と歪曲視

　幻視 visual hallucination の患者は，他者には見えないものが見える，と訴える．これは，認知症例での意識障害や認知機能障害[60]，錯乱状態やせん妄，精神疾患，睡眠不足，または薬物中毒や離脱症状（特に有名なところではアルコールからの離脱[61]），幻覚誘発性ドラッグ，ドパミン作動薬などでよくみられる[62]．精神機能異常のない患者では，片頭痛，焦点性視覚発作（図7.10），視力障害例におけるCharles Bonnet 症候群が3大要因である．光視症 photopsia も幻視の一種と考えることができる．これらは一過性に出現する火花，点滅，光，しみ，スポットといった非定型像を呈し，網膜疾患や中間透光体，視神経疾患と関連し，したがって単眼性であることが多い．

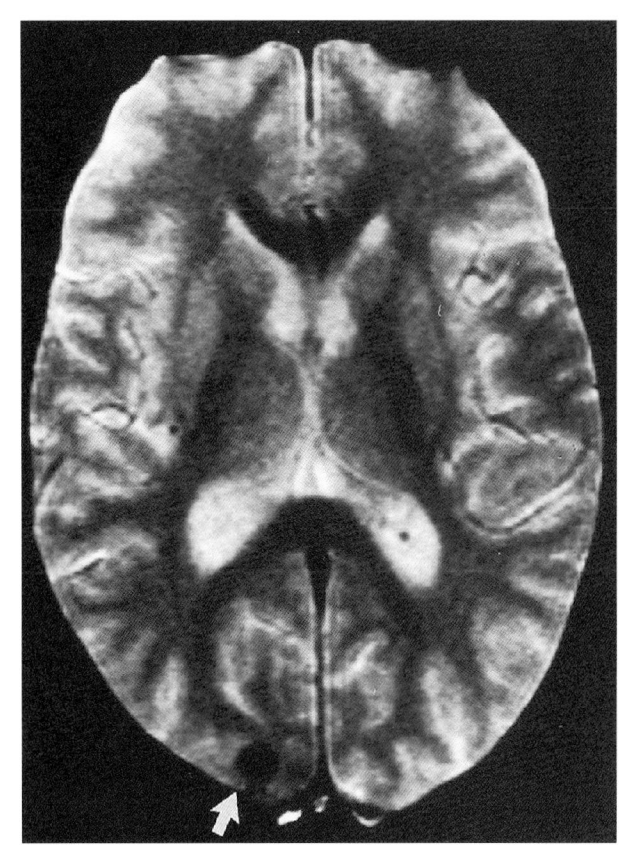

図7.10　心内膜炎で幻視発作を呈した男性例の後頭葉の小出血（矢印）．照明の急な変化により誘発されたピンクやグレーの色調の波が10分間にわたり出現した．

　Charles Bonnet 症候群は，同名視力低下のある視野領域に出現する．これは，両側眼疾患または大脳病変による半盲で起こりうるが，本症を呈するのは多くてこのうち半数程度である[63,64]．幻視の内容はさまざまで，ぼんやりした色や筋，模様[65]といった程度から，人間や動物の詳細なイメージ[66]まである．視覚発作とは異なり，視覚症状の内容には局在診断的価値はなく，時間によっても変化する[67]．このように，Charles Bonnet 症候群の視覚症状には多様性があるが，反復性視覚発作では定型的な性質を呈するため，両者は鑑別可能である．Charles Bonnet 症候群は通常，視力低下の出現後数日から数週で始まり，数日で消失することもあれば永続性のこともある[64,66]．また，間欠性のことも持続性のこともある．この幻視はおそらく切断後の幻肢現象の機序と同じであり，脳には固有の性質があるため，固有感覚入力がなくても神経インパルスが自発的に生成されてしまうことから起こる[68]．多くの患者は幻視を幻視と自覚でき，内容も怖いものであることが少ないため，ほとんどの場合治療を要さず，精神的におかしくなってしまったわけではないことを説明し安心させるだけで十分である[64]．社会から孤立

させないようにすることが有用である[69]．投薬が必要な場合は，向精神薬の有用性を示した報告[71,72]も稀にあるが，カルバマゼピンがおそらく最適な治療薬である[70]．

稀にみられる脳卒中に関連した現象に，中脳性幻覚症 peduncular hallucinosis がある[73,74]．これは複雑で詳細な幻視で，その内容も多様であり，持続性のことも反復性のことも，また，触覚や聴覚の幻覚を伴うこともある[75,76]．幻視の病識はあることもないこともある．これらの幻視は視野欠損がなくても出現するが，必ず睡眠覚醒周期の逆転を伴っている[74,77]．神経画像では，中脳や傍正中視床の病変が確認されており[78]，レム睡眠の調節を担っている網様体賦活系[78]や黒質網様部[76]の障害により生じると考えられている．脳底動脈先端症候群による椎骨脳底動脈領域梗塞に伴うことが多い[75]．幻覚は漫然と続くことが多い[76]が，持続時間が短くなることもあれば[77]，出現しなくなることもある[78]．

視覚性保続 visual perseveration は，実際の知覚が持続的，または繰り返し，または重複して感じられることであり，患者にとってはさまざまな形で自覚しうる[79]が，いずれの型の視覚性保続も稀な症候である．

反復視 palinopsia は視覚性保続のうち，直近の視覚イメージがその物が消えても持続するもので，残像の遷延のような現象であり，数分後に出現することもあれば数週後にみられることもある[79]．反復視の像は視野のどこでも出現し，ときには人の顔が以前にみたことのある他の人の顔で置き換わる，など意味的に特異性のある形で出現する[80,81]．反復視の患者のほとんどは上四分盲や下四分盲，または半盲を伴い[81]，他の空間的錯覚や複雑な視覚障害を伴う例もある[80]．反復視は局在診断的にはあまり意味がない．鑑別疾患としては，幻覚誘発作用のある薬物中毒，精神疾患，非ケトン性高血糖などが挙げられる．脳卒中に伴う反復視は視野欠損の進行や改善に伴い一過性に出現することもある[82]が，数年にわたり持続することもある[79,83,84]．抗痙攣薬が有効である可能性がある[83]．

脳多視症 cerebral polyopia，すなわち空間における視覚イメージの保続は，反復視よりは出現頻度が低い．斜視 strabismus による複視 diplopia とは異なり，重複する像は片眼を閉じても見える．また，白内障のような屈折性疾患による単眼での複視とは異なり，脳による多視症は，片眼視しているどちらの眼でも認められ，ピンホールを通して見ても解消されない．重なる像は数個の場合もあれば多数の場合もある[85]．反復視と同様に，視野欠損があることが多く，しばしば回復期に一過性に出現する[86]．この症候も局在診断の価値は高くない．他の稀な保続現象としては，錯覚性視覚拡散 illusory visual spread があり，これは物体の表面の質感や色がその境界を越える感覚である[80]．また，視覚性異所感覚 visual allesthesia は視覚イメージが対側空間に向けて投影される感覚である．

歪曲視 visual distortion は，物の大きさや形が変化する，不思議の国のアリスの読者にはおなじみの現象であり，これもまた稀な症候である．小視症 micropsia は物体が実際より小さく見える錯覚である．ときに対側視野のみに起こることがあり，半側小視症 hemimicropsia と称される[87]．これは，後頭側頭葉の外側部または内側部の病変で報告されている．鑑別疾患としては，精神疾患，片頭痛[88]，また片眼性の場合は黄斑浮腫が挙げられる．さらに稀な症候であるが，巨視症 macropsia は物体が実際より大きく見える錯覚で，後頭葉梗塞でみられうる[89]．変視症 metamorphopsia は，物体が歪んで見える錯覚である．これは脳疾患よりも黄斑疾患でみられることがほとんどであるが，後頭側頭葉内側部梗塞での報告もある[90]．

複雑な視覚の異常

有線領を越えて病変が及ぶと，網膜膝鳥距中継路の病変でみられる所見と比較して多様な症候を生じる．このように視覚情報処理を担う領域に病変が及ぶことになると，視野障害域ではなく，視覚情報のタイプに特異的な障害を呈するようになる．運動系(特に眼球運動と関連しているもの)と同じく，記憶処理系やその他の感覚系との相互作用もある．とはいえ，高次皮質性視覚機能障害の診療においては，他の認知機能が比較的保たれていること，もしくは少なくとも認められた視覚症状が認知機能障害によって説明できないということを念頭において診断するよう心がけるべきである．脳卒中患者の診察においては，失語や認知症の有無は特に考慮されるべき問題である．さらに，高次視覚機能障害の診断には，与えられた視覚的課題に十分に対応できる程度の視覚が保持されるくらい膝鳥距中継路が十分に保たれている必要がある．直接関連のないようにみえる認知機能障害や軽微な視機能障害を考慮しないと，複雑な視覚所見を見落とす可能性がある．Bálint 症候群のややこしい論文などはその典型例である[91]．

片側大脳半球後部病変

■ 片側背側(頭頂)経路障害

後頭側頭葉皮質外側部にある V5 領域が動体視覚に関与していることが機能画像により示されている．この領域の片側性病変は半側動体視覚障害 hemiakinetopsia の原因となり(図 7.11)，対側半視野における動体視覚の欠損を呈し[92,93]，

第 7 章：大脳性視覚障害　83

を伴うことも多い．左大脳および視床の血管病変例においても，それほど重度でないが構成失行を呈することがある．この例では，簡単な図形は大きさ，角度，比率などを正常に描くことができ，図形模写であればさらに大きな改善がみられる．

■ 片側腹側経路障害

半視野色盲 hemiachromatopsia．対側半視野における色覚消失は，左側または右側の舌状回と紡錘状回[100-103]の病変で出現する．通常無症候で，自覚されていないことが多いが，上四分盲の患者では残存している対側下四分視野の色覚の評価を行うべきである．

● 左側腹側（側頭）経路障害

失書を伴わない失読 alexia without agraphia（純粋失読 pure alexia，語盲 word blindness）は，書く，話す，話し言葉を理解する能力は保たれているが，元々問題のなかった読む能力が失われた状態である[104]．1つの数字や文字，記号すら読めない全失読 global alexia[105]から，比較的軽度の障害で時々間違いいつもゆっくり読むことはでき，単語の長さと読むのに要する時間が相関すること[107-109]が特徴である letter-by-letter reading や spelling dyslexia[106]まで，失読のスペクトラムはさまざまである．純粋失読は，左の角回への視覚入力系の離断により起こる[36,104]（図 7.12）．左側病変は右完全半盲を呈し，右有線領からの情報が脳梁膨大部や脳梁線維で遮断される[110]．半盲のない純粋失読は稀であるが，病変により角回直下の白質を離断した場合に起こりうる[111,112]．純粋失読の中には，視覚単語構成領域またはその投射系[115-117]を含むような後頭側頭葉内側領域の障害による視覚性失認の一型であるとする意見もある[113,114]．半盲のほかにも，色名呼称不能[110,118]，視対象や写真の失名辞，言語記憶障害，他の視対象の失認などを伴うことが多い[110]．離断性視覚性失調を呈することもあり，この場合，右手が左視野の対象物に到達するのが困難となる[110]．

読むということは，視覚，形の認知，注意，走査性眼球運動のかかわる複雑な機能であり，これらのいずれの欠如によっても障害されうる．すなわち，両側頭頂葉病変により，固視や衝動性運動 saccade の障害を呈する患者では，読むことが障害される[119-121]が，これを失読とみなすべきではない．半側無視でも無視による失読がみられ，ページの左側を無視するほか，左側の内容や単語に間違いが多い[52]．左側の黄斑を巻き込む半盲では，ある行の最後まで達すると，視野欠損域にある次行の最初の部分に戻るのが困難となる[122]．L字型定規でその場所をマークしておくと読みやすい．右側の黄斑分割を併う半盲ではより障害が強いが，こ

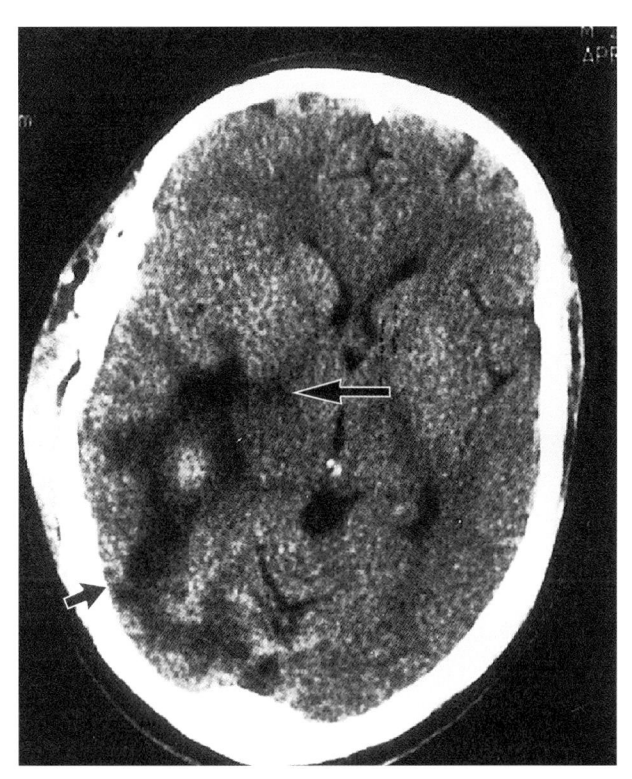

図 7.11 コンピューター解析にて明らかになった運動認知の障害を呈した右後頭側頭葉外側部梗塞（短矢印）．右へ動く視標に対する滑動性追従運動の障害もみられたが，これは内包後部の下行性神経線維の障害（長矢印）によると思われる．

ときにより軽微で部分的な中心視野障害を伴う[94-96]．これらの障害はほとんど無症候で，通常コンピューターを用いた特殊検査によってのみ検出される．同側へと動く視標への滑動性追従運動の障害が唯一臨床的に捉えられる症候となることがあるが，この所見は慢性期では皮質障害より白質障害と関連して起こることが多く，運動知覚の障害とは関連がない[59]．

構成失行 constructional apraxia は視覚および運動機能が十分保たれているにもかかわらず，形態を構成する能力（配置，組み立て，描画，模写）が障害される状態である．これは，患者に時計や自転車，家などを描かせたり，複雑な図形を模写させることで評価する．マッチや舌圧子，積み木，Kohs 立方体などを用いて形をつくらせたり真似させたりするのも構成失行の評価の一法である．これは右大脳半球後部病変と視床病変の患者でみられることが多い．図形の左側の一部が省かれて描かれたり，角度や大きさや比率の間違いがみられ，これらは記憶に基づいて描画させた場合と比べ，直接模写させた場合でも改善がみられない[97,98]．右後大脳動脈領域の大梗塞，右中大脳動脈下方枝の梗塞，右後頭葉深部や側頭頭頂葉の血腫が原因となることが多く[99]，左側の視覚性無視

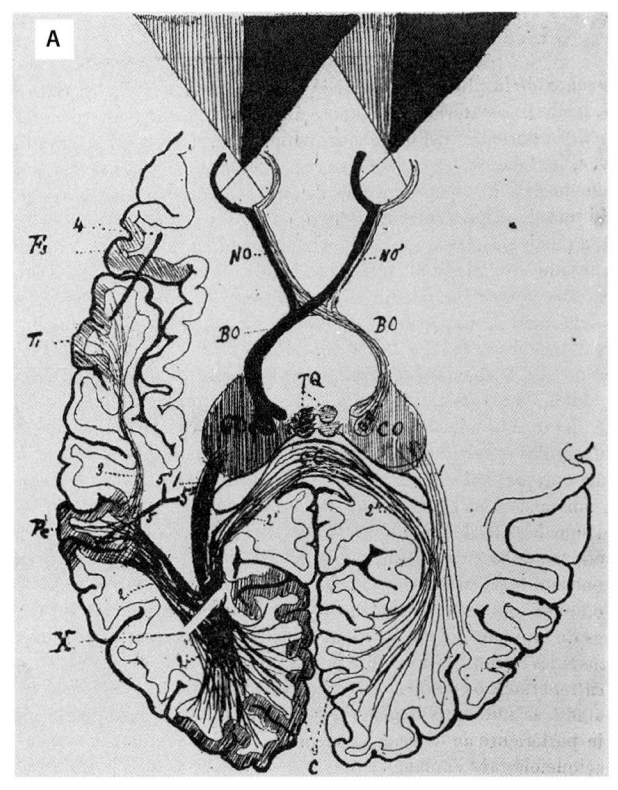

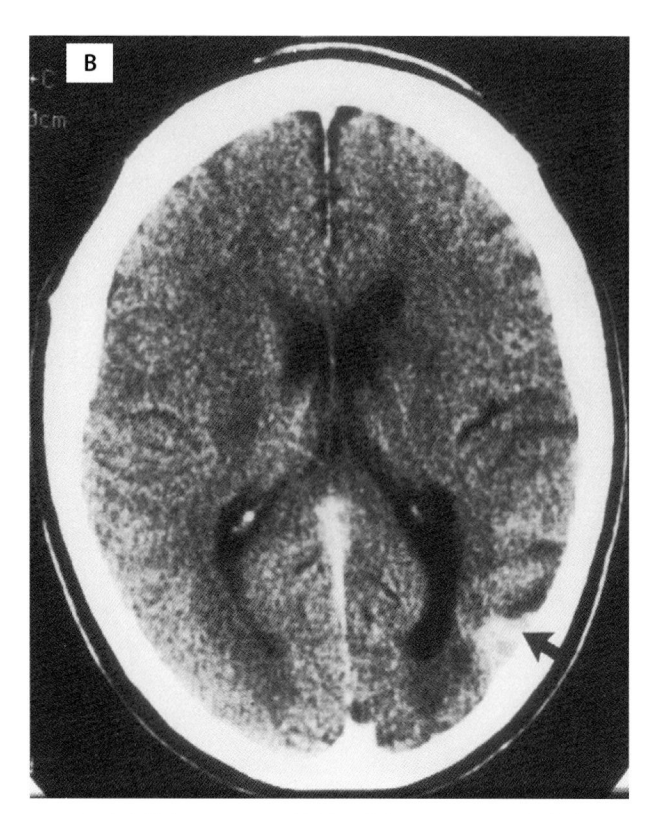

図7.12　A：純粋失読（失書を伴わない失読）における病変のDéjerineの図．右有線領からの脳梁線維が障害されるほか，左有線領も障害されている（cで示した皮質リボンの斜線部）．B：純粋失読と右半盲を呈した左後頭側頭葉外側部梗塞（矢印）．

れは通常の読字プロセスでは，固視のたびにその固視点のすぐ右側の領域からかなりの情報が取り込まれているからである．このような例では，より細かい衝動性運動とより長い固視を行い，各行に沿ってゆっくりと読み進めなければならない[122,123]．

　純粋失読は，他の高次の読みの障害とも区別しなければならない．これらは通常，視覚障害というより言語機能に基づいたもので，腹側経路の障害ではない．失読失書 *alexia with agraphia* は口語機能は保たれているのに読みと書きが障害されている状態のことである．これは左中大脳動脈の下方枝領域である左角回，または後大脳動脈領域である頭頂葉下部の白質を障害する梗塞や出血で起こる[36,124,125]．患者は読み書きや綴りができず，いわば後天的な非識字状態となる．このような例では，Gerstmann症候群の他の要素を合併することもある．字性失読 *literal alexia* はBroca失語をきたす左前頭葉梗塞により起こりうる．この障害の患者では，口語の理解は読字の理解よりよく[126,127]，単語として読むより個々の文字を読む際に障害が強いことが多い（字盲 *letter blindness*）．中枢性失読 *central dyslexia*[106] は蓄積された語彙や音韻に関するルールの検索の障害であり，つまり通例に準じない綴りをもつ語の発音（たとえば，yacht）や，音韻のルールを用いて無意味な語を発音するような際（たとえば，glaster）に特異的に障害が出現する．

　音読と読むことによる理解度も雑誌や新聞を用いて評価可能であり，速度や長い語と短い語での能力に差があるかなどに留意する．この際には，発症前の教育水準と知能も考慮する必要がある．口頭言語は失語の除外のため評価しなくてはならず，書字も口述筆記や自発書字にて検査する．

　色名呼称不能 color anomia はもう1つの視覚言語離断症状であり[118]，脳梁膨大部や隣接する白質の病変による純粋失読と右半盲の患者にのみ起こる．色盲の患者と対照的に，色名呼称不能の患者は，呼称に問題があるにもかかわらず，色合わせや色分けの課題には十分に対応できる．患者は正常な色のイメージをもっており，なじみのある物の色や適切な色で描かれている線画の色は説明できる．

● 右側腹側経路障害

　相貌失認 *prosopagnosia* は，以前に見慣れた顔が認識できなくなる状態であり[128]，患者にとってはしばしば重大な社会的不利となる．声や特異な容貌（独特の髪型，眼鏡，歩行，変わった洋服など）がなければ個人を認識できない．たとえば，スーパーで先生に会うなど想定外の環境下で人に遭遇す

る場合に特に困難がみられる．家族の顔や自分の顔が認識できないほど重度の場合もある．

　顔認識障害は患者によりさまざまである．顔の認識に限定的に現れることもある[131-133]が，一部では，動物，車，建物，食べ物，花，コイン，手書きの文字や私物の衣類などに対しても認識障害がみられることがある[129,130]．多くの患者は性別や推定年齢を見分けることができ，顔の表情も認識できる[131,134,135]が，これらも障害されている例もある[136]．また，知らない人の写真をマッチングさせることができる例とできない例があり，光の加減や顔の向きなどによっても異なる．年齢や性別，表情を見抜く能力と同様，このようなマッチングテストの成績は顔認知の指標として用いられており，この観点から相貌失認を知覚型 apperceptive type と連合型 associative type に分けることができる[137]．一部の相貌失認患者において顔に関連する知識が潜在的に保たれているという興味深い例もある．たとえば，眼球探索パターン[138]，電気皮膚反応[139]，および P300 誘発電位[140]において，見慣れた顔と見知らぬ顔とで反応に差が認められることがある．患者の中には顔の意味情報を無意識に利用できる例もあり，このような場合，さまざまな間接的課題の成績は，その有名人の顔がはっきり認識できなくても，その人物の職業や名前に影響を受けることがある[135,141,142]．

　相貌失認は，主に舌状回と紡錘状回の病変で起こる[129,143]が，ときとして側頭葉皮質のより前部の病変でも起こりうる[144,145]．原因としては，後大脳動脈領域梗塞（図 7.13）が最多である．初期の剖検データ[129,143]にあるように，相貌失認の発症には両側の腹側部病変が必須であるかどうか，という点には今でも議論がある．神経心理学的データでは，顔認知には両側半球がかかわっているとされているが，右側が優位に働いているものと思われる．さらに近年の神経画像研究[146-148]では，右側のみの片側性病変と思われる例が報告されている．両側性病変例と片側性病変例にどのような違いがあるかはまだわかっていない．Damasio らは，後頭側頭葉の右側のみの病変では顔の認識に必要な構造が障害され，知覚型相貌失認となるが，両側側頭葉前部の病変では顔の記憶障害を呈し，連合型相貌失認となると仮定している[149]．このような状態では，患者は顔を正常に認知できるが，その顔が誰のものであるかを思い出せない．

　常にではないものの，相貌失認には，色盲，地誌失認，および半盲を伴うことがしばしばある．両側上四分盲は両側側頭葉病変でよくみられ，左半盲は右側病変でよくみられる[146,148]．視覚記憶や言語記憶の障害も，程度はさまざまであるがよくみられる[131]．相貌失認では，なじみのある顔の認知を検査する．公人の画像を用いる場合は，その人物がどの程度なじみがあるかを患者の興味や教育水準，年齢など

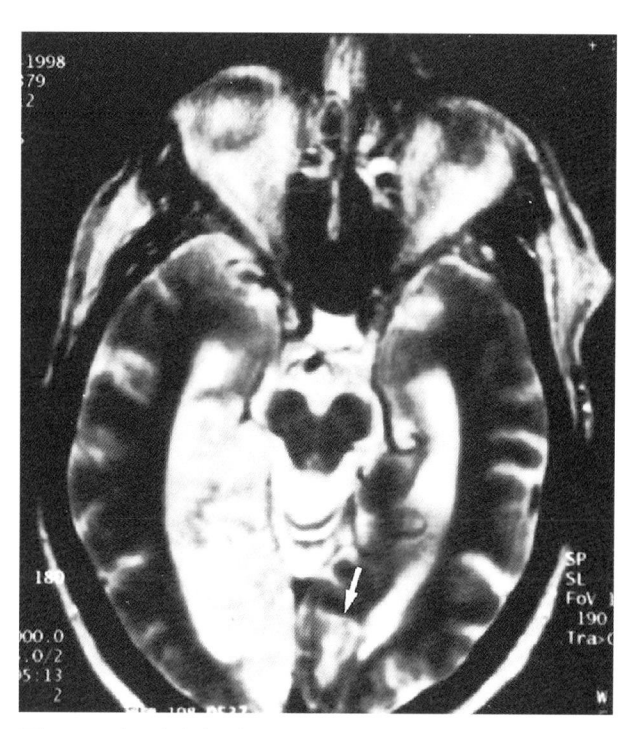

図 7.13　左同名半盲，相貌失認，地誌失認を呈するも全色盲のない右後頭側頭葉内側部梗塞．左後頭葉にも小病変（矢印）が認められる．

を考慮に入れて検討しなくてはならない．評価の際には，顔の認知につながる顕著な特徴や付随する所見に基づかないよう注意する必要がある．最近見た顔の短期間の認識は，神経心理学者による Warrington Recognition Memory Test にて評価可能である．

　地誌失認 topographical agnosia（場所の見当識障害や環境の失認）は慣れ親しんだ環境の認識の障害であり[150]，家や近所で迷子になってしまう．一部の患者は，目的地までにある角やドア，家の数を覚えたり，郵便受けや噴水など地域の独特の特徴を覚えたりなど努力して最終的には代償できる方法を学習する．この症状の患者では，道順を見つけるような複雑な課題においてさまざまな困難がある[151]．第 1 に，右後頭側頭葉腹側部病変の患者では，街並み失認 landmark agnosia があり，なじみのある街並みや建物を認識できない[152-154]．確立されてはいないが，街並み失認は海馬傍回の場所に関する領域で，建物や風景を見ると活性化される後頭側頭葉領域が障害されていることに関連している可能性がある[155]．第 2 に，患者が周囲の環境の心的マップを用いている場合[156]，海馬と膨大後部皮質の病変により認知マップの形成が障害される[157]．第 3 に，道順を覚えてたどるのに必要な空間処理過程が，右頭頂側頭葉病変で破壊されうる[153,158]．これはおそらく，自分から見た物体の位置を空

間的に正しく表すことができないこと（自己中心的見当識障害 egocentric disorientation）を反映している[151]．最後に，患者自身との関連ではなく外的環境を手がかりに目標物に至る方向を認識できない，道順障害 heading disorientation があり，これは後部帯状回の障害と関連している[159]．

関連することのある症候として，重複記憶錯誤 reduplicative paramnesia がある[160]．意識清明のようにみえる患者でも，現在地を重複して認識していることがあり，病院にいることは認めるものの，この病院は遠い場所や別の国にもあると言ったりする．我々が Boston のダウンタウンの病院で経験した重複記憶錯誤の症例は，実際には検査の前の週には入院していたにもかかわらず，その週は郊外の自宅にいたと主張したり，自宅の近くに病院ができて非常に便利になり，行き来しやすくなったと話したりもした．重複記憶錯誤は他の誤認症候，たとえばよく知っている人が別人に変わっていると主張する Capgras 妄想のような症候とも関連がある．

視覚性健忘 visual amnesia は，学習と記憶に関して様式特異的に出現する異常である．ヒトや動物では，Papez 回路の右側の構造（乳頭体，視床内側核，乳頭体視床路，脳弓，海馬）は視空間記憶に特化しており，左側の構造は言語関連機能に特化している．右視床後内側部の出血や梗塞の患者は記憶障害を呈するが，特に視覚性記憶の障害が強い．選択的視覚記憶障害も右側または両側側頭葉梗塞の患者でみられることがある[161]．

視覚性感情低下 visual hypoemotionality は，視覚刺激に対する情動的な反応の低下である[162,163]．花，風景，性的な写真は正常に認識されるが，予測される反応は現れない．一方，音楽，言葉，接触に対しては反応が引き起こされる．このような例では，右側または両側の後頭側頭葉病変が認められ，しばしば相貌失認を合併する．

両側大脳半球後部病変

後頭葉，側頭葉後部，および頭頂葉後下部など，大脳半球後部の両側性病変は非常に多い．最も多いのは，脳底動脈先端部や後大脳動脈の塞栓[34,75]，動脈硬化性閉塞や塞栓症による梗塞，アミロイド血管症でみられるような脳出血，低血圧による中大脳動脈と後大脳動脈の分水嶺領域の梗塞などである．両側性塞栓性梗塞では，後頭側頭葉内側部の障害が多く，分水嶺梗塞では，後頭側頭葉外側部または頭頂葉後部の障害が多い．腹側（側頭）視覚経路と背側（頭頂）視覚経路は全く異なるため，この2つの病態による症候は著しく異なる．しかしながら，実際の患者では，梗塞巣の広がりによっては腹側経路と背側経路の障害が合併することもある．

■ 両側性腹側（側頭）経路障害

中枢性色盲 cerebral achromatopsia は，両側大脳損傷後にみられる色覚の障害である[164]．患者は見るものすべてが灰色がかり，明るさに乏しく薄汚れた灰色に見えるとひどく訴える[101,165,166]．稀ではあるが，世界に色がついて見えると訴えることもある[167]．地誌失認，相貌失認，および上四分盲の合併が多い．色盲患者では，色相（青と緑など）や彩度（ピンクと赤など）の区別が困難であるが，明度は比較的保たれている[166,168]．色相の知覚は色合わせや色並べテストで評価され，D-15 panel や Farnsworth-Munsell 100-hue test のような検査が用いられている．患者は特定の色に対する選択性をあまり示さず，おしなべて成績が悪い[166]．強い障害にもかかわらず，少なくとも一部の患者は，特に離れた場所からみると，石原式色覚検査表や AO-14 plate の混同色の数字を読むことができる[169]．このことは，患者は色の名前が言えず，色を正確に並べられなくとも，色により区切られた境界線を認識できることを示唆している．このような色に関する能力の残存は，正常網膜と正常有線領における反対色処理過程が保たれていることを反映していると考えられている[168,170]．色盲は舌状回と紡錘状回の両側性病変で起こる[101,166,169]が，なかでも，後大脳動脈領域梗塞が最も多い原因である．

色盲は，左側病変のある純粋失読に伴う色名呼称不能と鑑別されなければならない．色の名前を答えられない何らかの障害がある場合，色名呼称不能では色合わせや色並べは可能である．加えて，軽度の色盲の患者では色の名を的確に答えられるが，よりわずかな色の違いは区別できない．色盲患者では，色イメージは保たれている場合とそうでない場合があり[171,172]，この点は有用ではない．

視覚性失認 visual agnosia は，基本的な感覚は機能的に保たれているにもかかわらず，視覚物体を認識できない状態である[173]．視覚性失認は視覚性失名辞と慎重に鑑別されなければならない．失名辞の患者は，視覚性失認の患者と異なり視覚物体の性質や機能を理解でき，また，失名辞失語の患者と異なり聞いたり触ったりすれば物の名前が言える．

Lissauer は視覚性失認を2型に分けている[174]．知覚型失認は，複雑な視覚処理過程の障害であり，物体の認知形成が不良となる．連合型失認では，視覚的に正確に知覚しているものの，過去の経験から得られた知識との照合ができない[175]．両者とも見た物の名前やその物の特徴や機能を認識できないが，聞いたり触ったり，もしくは誰かが物の性質を説明するなどすれば多くの場合はその物を認識できる．

知覚型失認と連合型失認はおそらく純粋に二分できるわけではなく，多くの場合はどちらかの型を優位に呈するが，通常両者の側面をもつ．にもかかわらず，この2型の区別は古

典的な2つの臨床所見に基づいている．1つは，絵の模写能力であり，もう1つは基本的な図形を合わせる能力である．これらの2つの課題が障害されず上手に行えれば知覚が適切に保たれていることの根拠になる．あらゆる物体の認知が障害されるような重度の知覚型失認は稀であるが，両側後頭葉損傷で認められることがあり，多くは皮質盲からの部分寛解時の後遺症である[176]．その原因としては，一酸化炭素中毒が古典的に知られている[177-180]が，両側後頭葉梗塞後での報告もある[181]．

近年，失認の病態生理学的サブタイプのさらなる分類が提案されている[181,182]．知覚型失認には，形の失認(視覚性形態失認 visual form agnosia)があり，形合わせの障害を特徴とする．これはカーブや面，容積などの基本的特性の表出障害に起因すると考えられる[181,183]．形の誤認は，簡単な形は認知できても複雑な形になると知覚できないというように，連続的に重症化する[184]．このような患者では，断片的に物体認識力は残存しており，多くは質感や色からの推測に依存している．視覚性形態失認の病態生理は議論のあるところである．視覚性形態失認はびまん性後頭葉障害による小さな暗点の集簇によるとする意見がある[179]ほか，物の形の分類に必要なグループ分けのための手がかりをうまく利用できなくなることによるのではないかとする考えもある[185,186]．視覚性形態失認は両側性の低酸素性虚血性後頭葉損傷のような後頭葉の広範なびまん性損傷による病変でしばしばみられる．

統合失認 integrative agnosia は知覚型失認の第2の形態であり，形の多角的な要素を全体として知覚するための統合処理の障害が特徴である[187]．統合失認では，簡単な形態や図形はゆっくりであればマッチングできるほか，部分ごとに分ければ絵もそっくりそのまま模写できる[181,188]．しかし，大きな絵を見るような場合には障害があり，たとえば，Escher の絵画は理解不能な物体と感じられるため鑑賞できず[189]，重なった線の絵をそれぞれ形としてひも解くのも困難である[187,190]．

連合型失認は後大脳動脈領域梗塞でみられるように左後頭葉障害で多く[191]，しばしば海馬傍回や紡錘状回，舌状回が巻き込まれる[192]が，一部では両側性病変である必要があるとの議論もある．連合型失認もいくつかのサブタイプがある．ときに，物の情報の探索が困難になることによる失認(意味探索型失認 semantic access agnosia)が起こっているようにみえるが，一方では，物の情報自体が失われており，結果として「意味性失認 semantic agnosia」に至っているとも考えられる[181]．この鑑別は患者が記憶から物を説明できるかどうかで分けられる．物体に関する情報はその情報のタイプにより選択的に失われることもある．ときに，物の形状や外観の情報と物の機能の情報が解離しており，一部の例では記憶から物の外観を的確に説明できるが，用途や名前は言えないことがある[193,194]．また，生物と非生物の区別に問題が生じることがあり[195]，一部の失認患者では，特に生物が認識できなくなることがある[196,197]．

■ 両側性背側(頭頂)経路障害

Bálint 症候群は，同時失認，視覚性運動失調，および注視失行(精神性注視麻痺)の三徴からなる，古典的ヒト背側経路症候群である[121,198,199]．この症候群を単一の概念とすることの意義をめぐる論争がある[91]．この三徴のそれぞれの要素は孤発性にも起こりうるため[199]，それぞれに別の機序に基づくことが示唆されている．しかしながら，視覚性運動失調と注視失行は機能的には関連しており，視覚性運動失調でも末梢への注意の欠如がみられ[200]，視覚性運動失調での速い動きに対する視覚運動調整の障害は，衝動性運動と目標への到達の両者に共通してみられる[201]．にもかかわらず，注意障害と視覚性運動失調が同時に現れたとしても，それぞれの空間的特性は分かれており，両者は独立して生じているとする意見もある[202]．ゆえに，Bálint 症候群における眼球，到達，注意の障害は，それぞれの所見が影響しあっているとしても，それぞれ別の病態生理学的機序があると考えられる．

Bálint 症候群は，典型的には，下頭頂小葉と後頭葉外側部の両側性病変で起こり(**図7.14**)，したがって，半側無視，失語，Gerstmann 症候群[203]のような他の頭頂葉徴候を合併しうる．しかし，同様の徴候は，両側前頭葉病変や視床枕病変[204]，後頭葉後下部病変でも出現しうる[205,206]．虚血は Bálint 症候群の最も一般的な原因であり，特に分水嶺梗塞[207,208]や他の血管病変や変性が原因となることが多い[209,210]．

同時失認 simultanagnosia は，風景の中での個々の項目の知覚は保たれているにもかかわらず，全体の風景を見て解釈することができない状態である[211]．この患者では，視覚情報が断片化されており，ときに風景がピースの欠けたジグソーパズルのように感じられる．絵画の意味を理解するのも困難となる．検査では，視空間における注意保持が多くの刺激の中では困難であることが示される．たとえば，固視に異常がないにもかかわらず，物体が頻繁に消えたり再び現れたりする[205,206]．ベッドサイドでは，すべての象限に対象物が描かれた複雑な絵，たとえば Cookie Theft Picture のようなものを見せ，描かれているものを患者に説明させることで同時失認を評価できる[212]．漫画を用いるのも有用で，患者に絵の構成要素やどんな行動が描かれているかを尋ねることで検査する．こういった検査における所見は，半側無視や

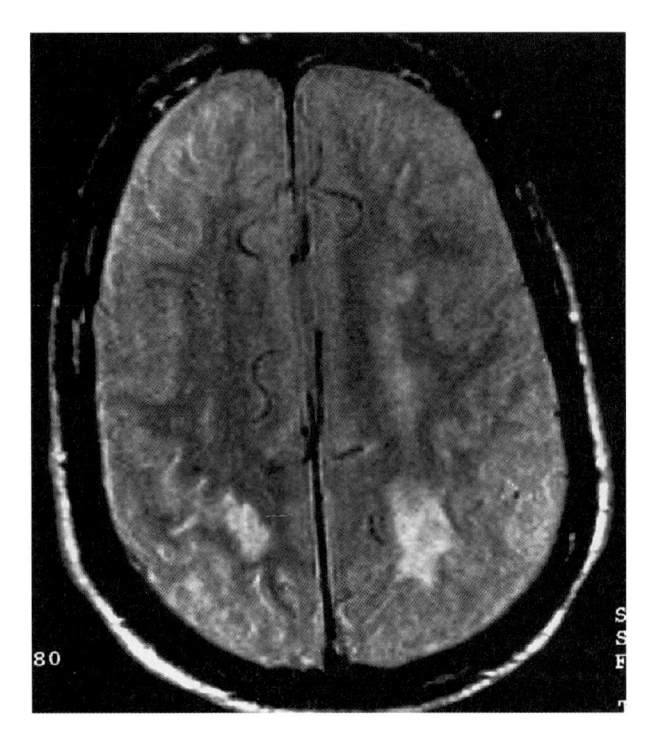

図7.14 Bálint症候群を呈した続発性両側頭頂葉白質梗塞．

視野欠損の検査を先に行い，その結果を考慮して判断しなければならない．周辺視野の大きな欠損やまばらな暗点などが同時失認と誤診されることがある[213]．同時失認と関連するものに local capture がある．これは，たとえば小さな文字を大きな文字の形になるように配列した Navon の階層文字で評価できるが，局所の個々の要素は知覚することができるにもかかわらず，全体的なレイアウトは知覚できない状態である[214-216]．一方，たとえば，顔のように，強制的に全体を解釈する必要が生じるような刺激は global capture である[217]．ゆえに，このような場合，森全体を見て，個々の木を見たりするような柔軟な認知が制限され，一部分は見ることができても他の部分は認識できない．

視覚性運動失調 optic ataxia は視覚制御下の手の協調運動障害である．この場合の目標への到達の障害は，体を基準としてではなく，注視（眼）を中心としたマップ上で生じており[218-220]，古典的には，閉眼下に自身の体の部分を触ったり，音のする方向を指し示したりすることは正確に行える点が特徴とされている．しかしながら，頭頂葉皮質は多感覚領域であり，患者の中には視覚的な目標のみならずどの種類の目標物にもうまく到達できない例もある[221]．Holmes[119]は，多岐にわたる視覚定位障害の1つとしてこの症候について考察しており，それによれば，空間的距離と場所の判定が障害されているという．そのような患者では，物を数えたり，障害物をよけて歩いたり，手で物を触ったり，静止している物や動いている物を見つめたりするのが困難である[119,213]．視覚性運動失調の評価には，まず患者に指標が見えるかを確認するため，視野を先に評価する．視野に問題なければ，見やすい印などを手の届く範囲のさまざまな場所に置き，これに触れるか掴むよう指示する．病変と対側の手や空間での障害がより強いことが多い．次に，患者が自身の体の一部を触ることができるかを評価する．視覚性運動失調は，指標への相対的選択性がある点と企図時振戦 intention tremor や反復拮抗運動不能 dysdiadocokinesia を伴わない点で小脳性測定異常と区別される．

注視失行 apraxia of gaze は Bálint 症候群でみられるさまざまな衝動性運動異常を包含する不正確な用語である．精神性注視麻痺 psychic paralysis of gaze（Hécaen and de Ajuriaguerra, 1954）や後天性眼球運動失行[222]は，指示に従い指標に向かう衝動性運動の発生が困難な状態であるが，突然現れる刺激に対しては，自発走査性衝動性運動や反射性衝動性運動を容易に発生させることができる．固視攣縮では，患者はあるものを固視した眼をそこから引き離して，別の視標に眼を移すことが困難な状態となるが，2つ目の視標が現れる際に1つ目の視標が消えればやや改善する[223,224]．結果として，たとえ衝動性運動が可能であってもその正確性は低下している[120]．重度の場合は，眼は視標を探して不規則に漂い[119,225]，入り組んだ光景を見る際は，固視が定まらず全体的に秩序のない動きとなる[226]．対象物に中心窩を一致させることができなくなるため，読書のような細かな視覚走査課題はできなくなる．ベッドサイドで検査する際は，患者に対面して座り両手を左右に広げた状態で，まず患者の眼球運動を注意深く観察しながら検者の左手指を見るよう指示し，次に検者の鼻を見させ，その後右手指を見てもらう．

Bálint 症候群の予後はさまざまで，急性期梗塞例では時間の経過とともに顕著に回復することがある．改善には症候により解離があり，眼球運動障害では改善がみられるが，注意障害では改善が不十分なことがある[226]．リハビリテーションとしては，認知知覚的アプローチの有用性が研究段階にある．

中枢性動体視覚障害 cerebral akinetopsia は，動きの知覚の障害を特徴とした，比較的最近になり提唱された稀な症候である[227]．2人の患者における報告がよく知られている．両者とも，後頭側頭葉皮質外側部の両側性病変があり[228-230]，この領域にあるヒト運動皮質の機能画像所見と合致した[231,232]．1人は，日常生活上も症状があり，物が滑らかに動くのではなく，ある場所から別の場所へとジャンプするように感じられると訴えた[228]．正式な実験的検査では，このような患者は物の単純な動きは比較的良好に捉えら

れるが，ランダムで細かい動きが加わると見づらくなる[233,234]．ベッドサイドでできるような簡易検査はなく，確定診断には特殊なコンピューター検査が必須である．患者は通常，空間知覚と立体視的奥行き知覚の障害を伴っている[230,234]．

立体視障害 *astereopsis* は立体奥行き知覚の障害である．重要な手がかりとなるものは，両眼における物の網膜イメージ間の不均衡である．患者は世界が平面状に見えると訴え，どの程度離れているかがわからないため，物のある方向はわかっても奥行きがわからずうまく到達できない．しかしながら，立体視ができなくても，片眼でも距離を測れる他の手がかりが数多くある．たとえば，物の大きさの相対的な差や（画家が利用しているような）明度，観測者の頭部の動きと物の動きの差（運動視差 *motion parallax*）などである．こういった機能にも障害がみられる場合もあり，特に運動視差の障害を伴うことが多い．立体視障害は両側後頭頂葉病変で出現する[221,235]．片側性病変では比較的軽度の障害が出現する．他の視空間機能障害が合併することもある．立体視障害を評価するためには，色と偏光が両眼間で異なる眼鏡をかけた状態でカードを見る立体視検査が必要であり[236]，このような簡易検査は，眼科クリニックのほとんどで可能である．

参考文献

1. Hoyt W, Luis O. The primate chiasm: details of visual fiber organization studied by silver impregnation techniques. Arch Ophthalmol 1963; 70: 69-85.
2. Sillito A, Murphy P. The modulation of the retinal relay to the cortex in the dorsal lateral geniculate nucleus. Eye 1988; 2: S221-S232.
3. Harting J, Huerta M, Hashikawa T, van Lieshout D. Projection of the mammalian superior colliculus upon the dorsal lateral geniculate nucleus: organization of the tectogeniculate pathways in nineteen species. J Comp Neurol 1991; 304: 275-306.
4. Frisèn L, Holmegaard L, Rosenkrantz M. Sectoral optic atrophy and homonymous horizontal sectoranopia: a lateral choroidal artery syndrome? J Neurol Neurosurg Psychiatry 1978; 41: 374-380.
5. Frisen L, Frisen M. Micropsia and visual acuity in macular edema. A study of the neuro-retinal basis of visual acuity. Albrecht Von Graefes Arch Klin Exp Ophthalmol 1979; 210: 69-77.
6. Helgason C, Caplan L, Goodwin J, Hedges T. Anterior choroidal artery-territory infarction. Report of cases and review. Arch Neurol 1986; 43: 681-686.
7. Inouye T. Die Sehstorungen bei Schussverletzungen der kortikalen Sesphare. Leipzig: Engelmann, 1909.
8. Holmes G, Lister W. Disturbances of vision from cerebral lesions with special reference to the cortical representation of the macula. Brain 1916; 39: 34-73.
9. Horton J, Hoyt W. The representation of the visual field in human striate cortex. A revision of the classic Holmes map. Arch Ophthalmol 1991; 109: 816.
10. McFadzean R, Brosnahan D, Hadley D, Mutlukan E. Representation of the visual field in the occipital striate cortex. Brit J Ophthalmol 1994; 78: 185-190.
11. Smith C, Richardson W. The course and distribution of the arteries supplying the visual (striate) cortex. Am J Ophthalmol 1966; 61: 1391-1396.
12. Felleman DJ, Van Essen DC. Distributed hierarchical processing in the primate cerebral cortex. Cereb Cortex 1991; 1: 1-47.
13. Livingstone MS, Hubel DH. Psychophysical evidence for separate channels for the perception of form, color, movement, and depth. J Neurosci 1987; 7: 3416-3468.
14. Ungerleider L, Mishkin M. Two cortical visual systems. In: Ingle DJ, Mansfield RJW, Goodale MS, eds. The analysis of visual behaviour. Cambridge, MA: MIT Press, 1982; 549-586.
15. Zhang X, Kedar S, Lynn MJ, Newman NJ, Biousse V. Homonymous hemianopias: clinical-anatomic correlations in 904 cases. Neurology 2006; 66: 906-910.
16. Harrington DO. Localizing value of incongruity in defects in the visual fields. Arch Ophthalmol 1939; 21: 453-464.
17. Kedar S, Zhang X, Lynn MJ, Newman NJ, Biousse V. Congruency in homonymous hemianopia. Am J Ophthalmol 2007; 143: 772-780.
18. Trobe JD, Lorber ML, Schlezinger NS. Isolated homonymous hemianopia. A review of 104 cases. Arch Ophthalmol 1973; 89: 377-381.
19. Savino P, Paris M, Schatz N, Orr L, Corbett J. Optic tract syndrome. A review of 21 patients. Arch Ophthalmol 1978; 96: 656-663.
20. Newman S, Miller N. Optic tract syndrome. Neuro-ophthalmologic considerations. Arch Ophthalmol 1983; 101: 1241-1250.
21. Bell R, Thompson H. Relative afferent pupillary defect in optic tracthemianopias. Am J Ophthalmol 1978; 85: 538-540.
22. Frisèn L. Quadruple sectoranopia and sectorial optic atrophy. A syndrome of the distal anterior choroidal artery. J Neurol Neurosurg Psychiatry 1979; 42: 590-594.
23. Luco C, Hoppe A, Schweitzer M, Vicuna X, Fantin A. Visual field defects in vascular lesions of the lateral geniculate body. J Neurol Neurosurg Psychiatry 1992; 55: 12-15.
24. Jacobson D. The localizing value of a quadrantanopia. Arch Neurol 1997; 54: 401-404.
25. Carter J, O'Connor P, Shacklett D, Rosenberg M. Lesions of the optic radiations mimicking lateral geniculate nucleus visual field defects. J Neurol Neurosurg Psychiatry 1985; 48: 982-988.
26. Pessin M, Lathi E, Cohen M, et al. Clinical feature and mechanism of occipital lobe infarction. Ann Neurol 1987; 21: 290-299.
27. Medina J, Chokroverty S, Rubino F. Syndrome of agitated delirium and visual impairment: a manifestation of medial temporo-occipital infarction. J Neurol Neurosurg Psychiatry 1977; 40: 861-864.
28. McAuley D, Russell R. Correlation of CAT scan and visual field defects in vascular lesions of the posterior visual pathways. J Neurol Neursurg Psychiatry 1979; 42: 298-311.
29. Gray L, Galetta S, Siegal T, Schatz N. The central visual field in homonymous hemianopia. Evidence for unilateral foveal representation. Arch Neurol 1997; 54: 312-317.
30. Benton S, Levy I, Swash M. Vision in the temporal crescent in occipital infarction. Brain 1980; 103: 83-97.
31. Ceccaldi M, Brouchon M, Pelletier J, Poncet M. [Hemianopsia with preservation of temporal crescent and occipital infarction]. Rev Neurol (Paris) 1993; 149: 423-425.
32. Lepore FE. The preserved temporal crescent: the clinical implications of an "endangered" finding. Neurology 2001; 57: 1918-1921.
33. Chavis P, Al-Hazmi A, Clunie D, Hoyt W. Temporal crescent syndrome with magnetic resonance correlation. J Neuroophthalmol 1997; 17: 151-155.
34. Symonds C, McKenzie I. Bilateral loss of vision from cerebral infarction. Brain 1957; 80: 415-453.
35. Aldrich M, Alessi A, Beck R, Gilman S. Cortical blindness: etiology, diagnosis and prognosis. Ann Neurol 1987; 21: 149-158.
36. Geschwind N. Disconnexion syndromes in animals and man. Brain 1965; 88: 17-294.
37. Stoerig P, Cowey A. Blindsight in man and monkey. Brain 1997; 120: 535-559.
38. Rafal R, Smith J, Krantz J, Cohen A, Brennan C.

39. Intriligator JM, Xie R, Barton JJ. Blindsight modulation of motion perception. J Cogn Neurosci 2002; 14: 1174-1183.
40. Weiskrantz L. Outlooks for blindsight: explicit methodologies for implicit processes. Proc R Soc Lond B 1990; 239: 247-278.
41. Stoerig P, Cowey A. Increment-threshold spectral sensitivity in blindsight. Evidence for colour opponency. Brain 1991; 114: 1487-1512.
42. Campion J, Latto R, Smith YM. Is blindsight an effect of scattered light, spared cortex, and near-threshold vision? Behav Brain Sci 1983; 6: 423-486.
43. Barton J, Sharpe J. Smooth pursuit and saccades to moving targets in blind hemifields. A comparison of medial occipital, lateral occipital, and optic radiation lesions. Brain 1997; 120: 681-699.
44. Zihl J, von Cramon D. Visual field recovery from scotoma in patients with post-geniculate damage. Brain 1985; 108: 335-365.
45. Sabel BA, Trauzettel-Klosinksi S. Improving vision in a patient with homonymous hemianopia. J Neuroophthalmol 2005; 25: 143-149.
46. Parisi J, Bell R, Yassein H. Homonymous hemianopic field defects and driving in Canada. Can J Ophthalmol 1991; 26: 252-256.
47. Szlyk J, Brigell M, Seiple W. Effects of age and hemianopic visual field loss on driving. Optom Vision Sci 1993; 70: 1031-1037.
48. Schofield TM, Leff AP. Rehabilitation of hemianopia. Curr Opin Neurol 2009; 22: 36-40.
49. Mesulam MM. A cortical network for directed attention and unilateral neglect. Ann Neurol 1981; 10: 309-325.
50. Bisiach E, Vallar G. Hemi-neglect in humans. In: Boller F, Grafman J, eds. Handbook of Neuropsychology. Amsterdam, Netherlands: Elsevier, 1990; 195-222.
51. Liu GT, Bolton AK, Price BH, Weintraub S. Dissociated perceptual-sensory and exploratory-motor neglect. J Neurol Neurosurg Psychiatry 1992; 55: 701-706.
52. Behrmann M, Moscovitch M, Black S, Mozer M. Perceptual and conceptual factors in neglect dyslexia: two contrasting case studies. Brain 1990; 113: 1163-1183.
53. Behrmann M, Watt S, Black S, Barton J. Impaired visual search in patients with unilateral neglect: an oculographic analysis. Neuropsychologia 1997; 35: 1445-1458.
54. Barton J, Behrmann M, Black S. Ocular search during line bisection. The effects of hemineglect and hemianopia. Brain 1998; 121: 1117-1131.
55. Barton J, Black S. Line bisection in hemianopia. J Neurol Neurosurg Psychiatry 1998; 64: 660-662.
56. Albert ML. A simple test of visual neglect. Neurology 1973; 23: 658-664.
57. Weintraub S, Mesulam MM. Right cerebral dominance in spatial attention. Further evidence based on ipsilateral neglect. Arch Neurol 1987; 44: 621-625.
58. Morrow MJ, Sharpe JA. Retinotopic and directional deficits of smooth pursuit initiation after posterior cerebral hemispheric lesions. Neurology 1993; 43: 595-603.
59. Barton J, Sharpe J, Raymond J. Directional defects in pursuit and motion perception in humans with unilateral cerebral lesions. Brain 1996; 119: 1535-1550.
60. Lerner A, Koss E, Patterson M, et al. Concomitants of visual hallucinations in Alzheimer's disease. Neurology 1994; 44: 523-527.
61. Platz W, Oberlaender F, Seidel M. The phenomenology of perceptual hallucinations in alcohol-induced delirium tremens. Psychopathology 1995; 28: 247-255.
62. Zoldan J, Friedberg G, Livneh M, Melamed E. Psychosis in advanced Parkinson's disease: treatment with ondansetron, a 5-HT3 receptor antagonist. Neurology 1995; 45: 1305-1308.
63. Lepore F. Spontaneous visual phenomena with visual loss: 104 patients with lesions of retinal and neural afferent pathways. Neurology 1990; 40: 444-447.
64. Teunisse RJ, Cruysberg JR, Hoefnagels WH, Verbeek AL, Zitman FG. Visual hallucinations in psychologically normal people: Charles Bonnet's syndrome. Lancet 1996; 347: 794-797.
65. Kölmel H. Coloured patterns in hemianopic fields. Brain 1984; 107: 155-167.
66. Lance J. Simple formed hallucinations confined to the area of a specific visual field defect. Brain 1976; 99: 719-734.
67. Weinberger L, Grant F. Visual hallucinations and their neuro-optical correlates. Arch Ophthalmol 1940; 23: 166-199.
68. Schultz G, Melzack R. The Charles Bonnet syndrome: 'phantom visual images'. Perception 1991; 20: 809-825.
69. Cole MG. Charles Bonnet hallucinations: a case series. Can J Psychiatry 1992; 37: 267-270.
70. Batra A, Bartels M, Wormstall H. Therapeutic options in Charles Bonnet syndrome. Acta Psychiatr Scand 1997; 96: 129-133.
71. Maeda K, Shirayama Y, Nukina S, Yoshioka S, Kawahara R. Charles Bonnet syndrome with visual hallucinations of childhood experience: successful treatment of 1 patient with risperidone. J Clin Psychiatry 2003; 64: 1131-1132.
72. Coletti Moja M, Milano E, Gasverde S, Gianelli M, Giordana MT. Olanzapine therapy in hallucinatory visions related to Bonnet syndrome. Neurol Sci 2005; 26: 168-170.
73. van Bogaert L. L'hallucinose pedonculaire. Rev Neurol (Paris) 1927; 43: 608-617.
74. Lhermitte J. Syndrome de la calotte du pedoncle cerebral: Les troubles psycho-sensoriels dans les lesions du mescephale. Rev Neurol (Paris) 1922; 38: 1359-1365.
75. Caplan L. "Top of the basilar" syndromes. Neurology 1980; 30: 72-79.
76. McKee A, Levine D, Kowall N, Richardson E. Peduncular hallucinosis associated with isolated infarction of the substantia nigra pars reticulata. Ann Neurol 1990; 27: 500-504.
77. Noda S, Mizoguchi M, Yamamoto A. Thalamic experiential hallucinosis. J Neurol Neurosurg Psychiatry 1993; 56: 1224-1226.
78. Feinberg WM, Rapcsak SZ. 'Peduncular hallucinosis' following paramedian thalamic infarction. Neurology 1989; 39: 1535-1536.
79. Kinsbourne M, Warrington E. A study of visual perseveration. J Neurol Neurosurg Psychiatr 1963; 26: 468-475.
80. Critchley M. Types of visual perseveration: 'paliopsia' and 'illusory visual spread'. Brain 1951; 74: 267-299.
81. Meadows JC, Munro SS. Palinopsia. J Neurol Neurosurg Psychiatry 1977; 40: 5-8.
82. Bender MB, Feldman M, Sobin AJ. Palinopsia. Brain 1968; 91: 321-338.
83. Swash M. Visual perseveration in temporal lobe epilepsy. J Neurol Neurosurg Psychiatr 1979; 42: 569-571.
84. Cummings JL, Syndulko K, Goldberg Z, Treiman DM. Palinopsia reconsidered. Neurology 1982; 32: 444-447.
85. Lopez JR, Adornato BT, Hoyt WF. 'Entomopia': a remarkable case of cerebral polyopia. Neurology 1993; 43: 2145-2146.
86. Bender M. Polyopia and monocular diplopia of cerebral origin. Arch Neurol Psychiatry 1945; 54: 323-338.
87. Cohen L, Gray F, Meyrignac C, Dehaene S, Degos J-D. Selective deficit of visual size perception: two cases of hemi-micropsia. J Neurol Neurosurg Psychiatry 1994; 57: 73-78.
88. Abe K, Oda N, Araki R, Igata M. Macropsia, micropsia, and episodic illusions in Japanese adolescents. J Am Acad Child Adolesc Psychiatry 1989; 28: 493-496.
89. Ardile A, Botero M, Gomez J. Palinopsia and visual allesthesia. Int J Neurosci 1987; 32: 775-782.
90. Imai N, Nohira O, Miyata K, Okabe T, Hamaguchi K. [A case of metamorphopsia caused by a very localized spotty infarct]. Rinsho Shinkeigaku 1995; 35: 302-305.
91. Rizzo M. Bálint's syndrome and associated visuospatial disorders. In: Kennard C, ed. Bailliere's International Practice and Research. Philadelphia, PA: WB Saunders, 1993; 415-437.
92. Plant G, Laxer K, Barbaro N, Schiffman J, Nakayama K. Impaired visual motion perception in the contralateral hemifield following unilateral posterior cerebral lesions in humans. Brain 1993; 116: 1303-1335.
93. Greenlee M, Smith A. Detection and discrimination of first- and second-order motion in patients with unilateral brain damage. J Neurosci 1997; 17: 804-818.
94. Vaina L. Selective impairment of visual motion interpretation following lesions of the right occipito-parietal area in humans. Biol Cybern 1989; 61: 347-359.
95. Regan D, Giaschi D, Sharpe J, Hong X. Visual

processing of motion-defined form: selective failure in patients with parietotemporal lesions. J Neurosci 1992; 12: 2198-2210.
96. Barton J, Sharpe J, Raymond J. Retinotopic and directional defects in motion discrimination in humans with cerebral lesions. Ann Neurol 1995; 37: 665-675.
97. Paterson A, Zangwill OL. Disorders of visual space perception associated with lesions of the right cerebral hemisphere. Brain 1944; 67: 331-358.
98. Piercy M, Hécaen H, de Ajuriaguerra J. Constructional apraxia associated with unilateral cerebral lesions-left and right sided cases compared. Brain 1960; 83: 225-242.
99. Hier DB, Mondlock J, Caplan LR. Behavioral abnormalities after right hemisphere stroke. Neurology 1983; 33: 337-344.
100. Albert ML, Reches A, Silverberg R. Hemianopic colour blindness. J Neurol Neurosurg Psychiatry 1975; 38: 546.
101. Damasio A, Yamada T, Damasio H, Corbett J, McKee J. Central achromatopsia: behavioral, anatomic and physiologic aspects. Neurology 1980; 30: 1064-1071.
102. Kölmel HW. Pure homonymous hemiachromatopsia. Findings with neuroophthalmologic examination and imaging procedures. Eur Arch Psychiatr Neurol Sci 1988; 237: 237.
103. Paulson HL, Galetta SL, Grossman M, Alavi A. Hemiachromatopsia of unilateral occipitotemporal infarcts. Am J Ophthalmol 1994; 118: 518-523.
104. Déjerine J. Contributions a l'étude anatomopathologique et clinique des differentes varietes de cecite verbale. Memoires de la Societé Biologique 1892; 44: 61-90.
105. Binder J, Mohr J. The topography of callosal reading pathways. A case control analysis. Brain 1992; 115: 1807-1826.
106. Black S, Behrmann M. Localization in alexia. In: Kertesz A, ed. Localization and Neuroimaging in Neuropsychology. San Diego, CA: Academic Press, 1994; 331-376.
107. Bub D, Black S, Howell J. Word recognition and orthographic context effects in a letter-by-letter reader. Brain Lang 1989; 36: 357-376.
108. Coslett H, Saffran E, Greenbaum S, Schwartz H. Reading in pure alexia. Brain 1993; 116: 21-37.
109. Leff AP, Spitsyna G, Plant GT, Wise RJ. Structural anatomy of pure and hemianopic alexia. J Neurol Neurosurg Psychiatry 2006; 77: 1004-1007.
110. Damasio A, Damasio H. The anatomic basis of pure alexia. Neurology 1983; 33: 1573-1583.
111. Henderson V, Friedman R, Teng E, Weiner J. Left hemisphere pathways in reading: inferences from pure alexia without hemianopia. Neurology 1985; 35: 962-968.
112. Iragui V, Kritchevsky M. Alexia without agraphia or hemianopia in parietal infarction. J Neurol Neurosurg Psychiatry 1991; 54: 841-842.
113. Warrington E, Shallice T. Word-form dyslexia. Brain 1980; 103: 99-112.

114. Rentschler I, Treutwein B, Landis T. Dissociation of local and global processing in visual agnosia. Vision Res 1994; 34: 963-971.
115. Molko N, Cohen L, Mangin J, et al et al. Visualizing the neural bases of a disconnection syndrome with diffusion tensor imaging. J Cogn Neurosci 2002; 14: 629-636.
116. Gaillard R, Naccache L, Pinel P, et al. Direct intracranial, FMRI, and lesion evidence for the causal role of left inferotemporal cortex in reading. Neuron 2006; 50: 191-204.
117. Epelbaum S, Pinel P, Gaillard R, et al. Pure alexia as a disconnection syndrome: new diffusion imaging evidence for an old concept. Cortex 2008; 44: 962-974.
118. Geschwind N, Fusillo M. Color-naming defects in association with alexia. Arch Neurol 1966; 15: 137-146.
119. Holmes G. Disturbances of visual orientation. Brit J Ophthalmol 1918; 2: 449-468, 506-516.
120. Pierrot-Deseilligny C, Gray F, Brunet P. Infarcts of both inferior parietal lobules with impairment of visually guided eye movements, peripheral inattention and optic ataxia. Brain 1986; 109: 81-97.
121. Husain M, Stein J. Rezsö Bálint and his most celebrated case. Arch Neurol 1988; 45: 89-93.
122. Zihl J. Eye movement patterns in hemianopic dyslexia. Brain 1995; 118: 891-912.
123. Trauzettel-Klosinski S, Brendler K. Eye movements in reading with hemianopic field defects: the significance of clinical parameters. Graefe's Arch Clin Exp Ophthalmol 1998; 236: 91-102.
124. Déjerine J. Sur un cas de cecite verbale avec agraphie, suive d'autopsie. CR Societé du Biologic 1891; 43: 197-201.
125. Benson DF, Geschwind N. The alexias. In: Vinken PJ, Bruyn GW, eds. Clinical Neurology. Amsterdam: North-Holland Publishing Company, 1969; II 2-40.
126. Benson D, Brown J, Tomlinson E. Varieties of alexia. Word and letter blindness. Neurology 1971; 21: 951-957.
127. Benson D. The third alexia. Arch Neurol 1977; 34: 327-331.
128. Barton J. Disorders of face perception and recognition. Neurol Clin 2003; 21: 521-548.
129. Damasio A, Damasio H, van Hoessen G. Prosopagnosia: anatomic basis and behavioral mechanisms. Neurology 1982; 32: 331-341.
130. Barton JJ, Hanif H, Ashraf S. Relating visual to verbal semantic knowledge: the evaluation of object recognition in prosopagnosia. Brain 2009; 132: 3456-3466.
131. Bruyer R, Laterre C, Seron X, et al. A case of prosopagnosia with some preserved covert remembrance of familiar faces. Brain Cogn 1983; 2: 257-284.
132. Farah M, Levinson K, Klein K. Face perception and within-category discrimination in prosopagnosia. Neuropsychologia 1995; 33: 661-674.
133. Busigny T, Graf M, Mayer E, Rossion B. Acquired prosopagnosia as a face-specific disorder: ruling out the general visual similarity

account. Neuropsychologia 2010; 48: 2051-2067.
134. Tranel D, Damasio AR, Damasio H. Intact recognition of facial expression, gender, and age in patients with impaired recognition of face identity. Neurology 1988; 38: 690-696.
135. Sergent J, Poncet M. From covert to overt recognition of faces in a prosopagnosic patient. Brain 1990; 113: 989-1004.
136. Campbell R, Heywood C, Cowey A, Regard M, Landis T. Sensitivity to eye gaze in prosopagnosic patients and monkeys with superior temporal sulcus ablation. Neuropsychologia 1990; 28: 1123-1142.
137. de Renzi E, Faglioni P, Grossi D, Nichelli P. Apperceptive and associative forms of prosopagnosia. Cortex 1991; 27: 213-221.
138. Rizzo M, Hurtig R, Damasio A. The role of scanpaths in facial recognition and learning. Ann Neurol 1987; 22: 41-45.
139. Tranel D, Damasio A. Knowledge without awareness: an autonomic index of facial recognition by prosopagnosics. Science 1985; 228: 1453-1454.
140. Renault B, Signoret J-L, DeBruille B, Breton F, Bolgert F. Brain potentials reveal covert facial recognition in prosopagnosia. Neuropsychologia 1989; 27: 905-912.
141. Bauer R, Verfaellie M. Electrodermal discrimination of familiar but not unfamiliar faces in prosopagnosia. Brain Cogn 1988; 8: 240-252.
142. de Haan E, Young A, Newcombe F. Face recognition without awareness. Cogn Neuropsychol 1987; 4: 385-415.
143. Meadows J. The anatomical basis of prosopagnosia. J Neurol Neurosurg Psychiatr 1974; 37: 489-501.
144. Evans J, Heggs A, Antoun N, Hodges J. Progressive prosopagnosia associated with selective right temporal lobe atrophy. Brain 1995; 118: 1-13.
145. Barton J. Structure and function in acquired prosopagnosia: lessons from a series of ten patients with brain damage. J Neuropsychol 2008; 2: 197-225.
146. Landis T, Cummings J, Christen L, Bogen J, Imhof H-G. Are unilateral right posterior lesions sufficient to cause prosopagnosia? Clinical and radiological findings in six additional patients. Cortex 1986; 22: 243-252.
147. Michel F, Perenin M-T, Sieroff E. Prosopagnosie sans hémianopsie après lésion unilatérale occipito-temporale droite. Rev Neurol (Paris) 1986; 142: 545-549.
148. Takahashi N, Kawamura M, Hirayama K, Shiota J, Isono O. Prosopagnosia: a clinical and anatomic study of four patients. Cortex 1995; 31: 317-329.
149. Damasio A, Tranel D, Damasio H. Face agnosia and the neural substrates of memory. Ann Rev Neurosci 1990; 13: 89-109.
150. Landis T, Cummings JL, Benson DF, Palmer EP. Loss of topographic familiarity. An environmental agnosia. Arch Neurol 1986; 43: 132-136.

151. Aguirre G, D'Esposito M. Topographical disorientation: a synthesis and taxonomy. Brain 1999; 122: 1613-1628.
152. Takahashi N, Kawamura M. Pure topographical disorientation – the anatomical basis of landmark agnosia. Cortex 2002; 38: 717-725.
153. Pai M. Topographic disorientation: two cases. J Formos Med Assoc 1997; 96: 660-663.
154. McCarthy R, Evans J, Hodges J. Topographic amnesia: spatial memory disorder, perceptual dysfunction, or category specific semantic memory impairment? J Neurol Neurosurg Psychiatry 1996; 60: 318-325.
155. O'Craven KM, Kanwisher N. Mental imagery of faces and places activates corresponding stiimulus-specific brain regions. J Cogn Neurosci 2000; 12: 1013-1023.
156. Iaria G, Chen JK, Guariglia C, Ptito A, Petrides M. Retrosplenial and hippocampal brain regions in human navigation: complementary functional contributions to the formation and use of cognitive maps. Eur J Neurosci 2007; 25: 890-899.
157. Iaria G, Bogod N, Fox CJ, Barton JJ. Developmental topographical disorientation: case one. Neuropsychologia 2009; 47: 30-40.
158. de Renzi E, Faglioni P, Villa P. Topographical amnesia. J Neurol Neurosurg Psychiatry 1977; 40: 498-505.
159. Takahashi N, Kawamura M, Shiota J, Kasahata N, Hirayama K. Pure topographic disorientation due to right retrosplenial lesion. Neurology 1997; 49: 464-469.
160. Benson DF, Gardner H, Meadows JC. Reduplicative paramnesia. Neurology 1976; 26: 147-151.
161. Ross ED. Sensory-specific and fractional disorders of recent memory in man. I. Isolated loss of visual recent memory. Arch Neurol 1980; 37: 193-200.
162. Bauer RM. Visual hypoemotionality as a symptom of visual-limbic disconnection in man. Arch Neurol 1982; 39: 702-708.
163. Habib M. Visual hypoemotionality and prosopagnosia associated with right temporal lobe isolation. Neuropsychologia 1986; 24: 577-582.
164. Zeki SM. A century of cerebral achromatopsia. Brain 1990; 113: 1721-1777.
165. Meadows JC. Disturbed perception of colors associated with localized cerebral lesions. Brain 1974; 97: 615-632.
166. Rizzo M, Smith V, Pokorny J, Damasio AR. Color perception profiles in central achromatopsia. Neurology 1993; 43: 995.
167. Critchley M. Acquired anomalies of colour perception of central origin. Brain 1965; 88: 711.
168. Victor J, Maiese K, Shapley R, Sitdis J, Gazzaniga M. Acquired central dyschromatopsia: analysis of a case with preservation of color discrimination. Clin Vision Sci 1989; 4: 183-196.
169. Heywood CA, Cowey A, Newcombe F. Chromatic discrimination in a cortically colour blind observer. Eur J Neurosci 1991; 3: 802-812.

170. Heywood CA, Nicholas JJ, Cowey A. Behavioural and electrophysiological chromatic and achromatic contrast sensitivity in an achromatopsic patient. J Neurol Neurosurg Psychiatry 1996; 61: 638-643.
171. Levine D, Warach J, Farah M. Two visual systems in mental imagery: dissociation of "what" and "where" in imagery disorders due to bilateral posterior cerebral lesions. Neurology 1985; 35: 1010-1018.
172. Bartolomeo P, Bachoud-Levi AC, Denes G. Preserved imagery for colours in a patient with cerebral achromatopsia. Cortex 1997; 33: 369-378.
173. Farah M. Visual Agnosia: Disorders of Visual Recognition and What They Tell Us About Normal Vision. Cambridge, MA: MIT Press, 1990.
174. Lissauer H. Einfall von Seelenblindheit nebst einem Bintrag zur Theorie derselben. Arch Psychiatr Nervenkr 1890; 2: 22.
175. Caplan L, Hedley-White T. Cuing and memory dysfunction in alexia without agraphia: a case report. Brain 1974; 97: 251-262.
176. Sparr S, Jay M, Drislane F, Venna N. A historic case of visual agnosia revisited after 40 years. Brain 1991; 114: 789-800.
177. Adler A. Course and outcome of visual agnosia. J Nervous Ment Dis 1950; 111: 41-51.
178. Benson D, Greenberg J. Visual form agnosia. Arch Neurol 1969; 20: 82-89.
179. Campion J, Latto R. Apperceptive agnosia due to carbon monoxide poisoning. An interpretation based on critical band masking from disseminated lesions. Behav Brain Res 1985; 15: 227-240.
180. Milner A, Heywood C. A disorder of lightness discrimination in a case of visual form agnosia. Cortex 1989; 25: 489-494.
181. Humphreys GW, Riddoch MJ. To See but Not to See: a Case Study of Visual Agnosia. London: Lawrence Erlbaum Associates, 1987.
182. Humphreys GW, Riddoch MJ, Donnelly N, et al. Intermediate visual processing and visual agnosia. In: Farah M, Ratcliff G, eds. The Neuropsychology of High-level Vision. Hillsdale, NJ: Lawrence Erlbaum Associates, 1994; 63-101.
183. Farah MJ. Visual Agnosia. 2nd edn. Cambridge, MA: MIT Press, 2004.
184. Davidoff J, Warrington EK. A dissociation of shape discrimination and figure-ground perception in a patient with normal acuity. Neuropsychologia 1993; 31: 3-93.
185. Vecera SP, Gilds KS. What processing is impaired in apperceptive agnosia? Evidence from normal subjects. J Cogn Neurosci 1998; 10: 568-580.
186. Behrmann M, Kimchi R. What does visual agnosia tell us about perceptual organization and its relationship to object perception? J Exp Psychol Hum Percept Perform 2003; 29: 19-42.
187. Riddoch M, Humphreys G. A case of integrative visual agnosia. Brain 1987; 110: 1431-1462.

188. Shelton PA, Bowers D, Duara R, Heilman KM. Apperceptive visual agnosia: a case study. Brain Cogn 1994; 25: 1-23.
189. Delvenne JF, Seron X, Coyette F, Rossion B. Evidence for perceptual deficits in associative visual (prosop) agnosia: a single-case study. Neuropsychologia 2004; 42: 597-612.
190. Grossman M, Galetta S, d'Esposito M. Object recognition difficulty in visual apperceptive agnosia. Brain Cogn 1997; 33: 306-402.
191. Capitani E, Laiacona M, Pagani R, et al. Posterior cerebral artery infarcts and semantic category dissociations: a study of 28 patients. Brain 2009; 132: 965-981.
192. Feinberg T, Schindler R, Ochoa E, Kwan P, Farah M. Associative visual agnosia and alexia without prosopagnosia. Cortex 1994; 30: 395-412.
193. Riddoch MJ, Humphreys GW. Visual object processing in optic aphasia: a case of semantic access agnosia. Cogn Neuropsychol 1987; 4: 131-185.
194. Carlesimo GA, Casadio P, Sabbadini M, Caltagirone C. Associative visual agnosia resulting from a disconnection between intact visual memory and semantic systems. Cortex 1998; 34: 563-576.
195. Caramazza A, Shelton JR. Domain-specific knowledge systems in the brain the animate-inanimate distinction. J Cogn Neurosci 1998; 10: 1-34.
196. Farah M, McMullen P, Meyer M. Can recognition of living things be selectively impaired? Neuropsychologia 1991; 29: 185-193.
197. Kurbat MA. Can the recognition of living things really be selectively impaired? Neuropsychologia 1997; 35: 813-827.
198. Bálint R. Seelenlahmung des 'Schauens', optische Ataxie, räumliche Storung der Aufmerksamkeit. Monatschr Psychiatr Neurol 1909; 25: 51-181.
199. Hécaen H, de Ajuriaguerra J. Bálint's syndrome (psychic paralysis of visual fixation) and its minor forms. Brain 1954; 77: 373-400.
200. Striemer C, Blangero A, Rossetti Y, et al. Deficits in peripheral visual attention in patients with optic ataxia. Neuroreport 2007; 18: 1171-1175.
201. Gaveau V, Pelisson D, Blangero A, et al. Saccade control and eye-hand coordination in optic ataxia. Neuropsychologia 2008; 46: 475-486.
202. Striemer C, Locklin J, Blangero A, et al. Attention for action? Examining the link between attention and visuomotor control deficits in a patient with optic ataxia. Neuropsychologia 2009; 47: 1491-1499.
203. Benton AL. Gerstmann's syndrome. Arch Neurol 1992; 49: 445-447.
204. Ogren MP, Mateer CA, Wyler AR. Alterations in visually related eye movements following left pulvinar damage in man. Neuropsychologia 1984; 22: 187-196.
205. Rizzo M, Hurtig R. Looking but not seeing: attention, perception, and eye movements in

205. simultanagnosia. Neurology 1987; 37: 1642-1648.
206. Rizzo M, Robin DA. Simultanagnosia: a defect of sustained attention yields insights on visual information processing. Neurology 1990; 40: 447-455.
207. Hijdra A, Meerwaldt J. Balint's syndrome in a man with borderzone infarcts caused by atrial fibrillation. Clin Neurol Neurosurg 1984; 86: 51.
208. Montero J, Pena J, Genis D, et al. Balint's syndrome: report of four cases with watershed parieto-occipital lesions from vertebrobasilar ischemia or systemic hypotension. Acta Neurol Belg 1982; 82: 270.
209. Jacobs DA, Liu GT, Nelson PT, Galetta SL. Primary central nervous system angiitis, amyloid angiopathy, and Alzheimer's pathology presenting with Balint's syndrome. Surv Ophthalmol 2004; 49: 454-459.
210. Malcolm GL, Barton JJ. "Sequence Agnosia" in Balint's syndrome: defects in visuotemporal processing after bilateral parietal damage. J Cogn Neurosci 2007; 19: 102-108.
211. Wolpert T. Die Simultanagnosie. Z Gesamte Neruol Psychiatr 1924; 93: 397-415.
212. Goodglass H, Kaplan E. The Assessment of Aphasia and Related Disorders. 2nd edn. Philadelphia,PA: Lea and Febiger, 1983.
213. Luria AR. Disorders of simultaneous perception in a case of bilateral occipito-parietal brain injury. Brain 1959; 82: 437-449.
214. Huberle E, Karnath HO. Global shape recognition is modulated by the spatial distance of local elements – evidence from simultanagnosia. Neuropsychologia 2006; 44: 905-911.
215. Shalev L, Mevorach C, Humphreys GW. Local capture in Balint's syndrome: effects of grouping and item familiarity. Cogn Neuropsychol 2007; 24: 115-127.
216. Dalrymple KA, Bischof WF, Cameron D, Barton JJ, Kingstone A. Global perception in simultanagnosia is not as simple as a game of connect-the-dots. Vision Res 2009; 49: 1901-1908.
217. Dalrymple KA, Kingstone A, Barton JJ. Seeing trees OR seeing forests in simultanagnosia: attentional capture can be local or global. Neuropsychologia 2007; 45: 871-875.
218. Dijkerman HC, McIntosh RD, Anema HA, et al. Reaching errors in optic ataxia are linked to eye position rather than head or body position. Neuropsychologia 2006; 44: 2766-2773.
219. Khan AZ, Pisella L, Vighetto A, et al. Optic ataxia errors depend on remapped, not viewed, target location. Nat Neurosci 2005; 8: 418-420.
220. Khan AZ, Crawford JD, Blohm G, et al. Influence of initial hand and target position on reach errors in optic ataxic and normal subjects. J Vis 2007; 7: 8.1-16.
221. Holmes G, Horrax G. Disturbances of spatial orientation and visual attention, with loss of stereoscopic vision. Arch Neurol Psychiatry 1919; 1: 385-407.
222. Cogan DG. Ophthalmic manifestations of bilateral non-occipital cerebral lesions. Br J Ophthalmol 1965; 49: 281-297.
223. Holmes G. Spasm of fixation. Trans Ophthalmol Soc UK 1930; 50: 253.
224. Johnston JL, Sharpe JA, Morrow MJ. Spasm of fixation: a quantitative study. J Neurol Sci 1992; 107: 166-171.
225. Luria AR, Pravdina-Vinarskaya EN, Yarbus AL. Disturbances of ocular movement in a case of simultanagnosia. Brain 1962; 86: 219-228.
226. Nyffeler T, Pflugshaupt T, Hofer H, et al. Oculomotor behaviour in simultanagnosia: a longitudinal case study. Neuropsychologia 2005; 43: 1591-1597.
227. Zeki S. Cerebral akinetopsia (visual motion blindness). A review. Brain 1991; 114: 811-824.
228. Zihl J, von Cramon D, Mai N, Schmid C. Disturbance of movement vision after bilateral posterior brain damage. Further evidence and follow-up observations. Brain 1991; 114: 2235-2252.
229. Vaina LM, Lemay M, Bienfang DC, Choi AY, Nakayama K. Intact "biological motion" and "structure from motion" perception in a patient with impaired motion mechanisms: a case study. Vis Neurosci. 1990; 5: 353-369.
230. Vaina L. Functional segregation of color and motion processing in the human visual cortex: clinical evidence. Cereb Cortex 1994; 5: 555-572.
231. Tootell R, Taylor J. Anatomical evidence for MT and additional cortical visual areas in humans. Cereb Cortex 1995; 5: 39-55.
232. Barton J, Simpson T, Kiriakopoulos E, et al. Functional magnetic resonance imaging of lateral occipitotemporal cortex during pursuit and motion perception. Ann Neurol 1996; 40: 387-398.
233. Baker CJ, Hess R, Zihl J. Residual motion perception in a "motion-blind" patient, assessed with limited-lifetime random dot stimuli. J Neurosci 1991; 11: 454-461.
234. Rizzo M, Nawrot M, Zihl J. Motion and shape perception in cerebral akinetopsia. Brain 1995; 118: 1105-1127.
235. Rizzo M, Damasio H. Impairment of stereopsis with focal brain lesions. Ann Neurol 1985; 18: 147.
236. Patterson R, Fox R. The effect of testing method in stereoanomaly. Vision Res 1984; 24: 403-408.

CHAPTER 8

視覚症状

Shirley H. Wray and Louis R. Caplan

一過性単眼視力低下
transient monocular visual loss

片眼の一時的な視力消失は，かつては一過性単眼盲 *transient monocular blindness*，一過性単眼視力低下 *transient monocular visual loss*，または一過性黒内障 *amaurosis fugax* などさまざまな呼び方をされてきた．一過性黒内障という呼称は，単眼もしくは両眼の一過性視力消失に対して使われてきた．一過性単眼視力低下は，動脈硬化性血管疾患，血管炎，凝固能変化，血小板増加症における最も重要な視覚症状である．多くの患者では，視力低下発作時の視覚症状は毎回同じ型を呈する．数か月の間に再発することがあるが，数週，数日，数時間などもっと短期間に発作を繰り返すこともある．徹底した詳細な病歴聴取と視覚障害の時間に基づき，視力低下は4つの型に分けられる．I型は一過性網膜虚血によるもの，II型は網膜血管機能不全によるもの，III型は血管攣縮によるものである．IV型は抗リン脂質抗体に関連して起こるものであるが，原因不明のものも含まれる（**表 8.1**）[1,2]．

■ I型一過性単眼盲
transient monocular blindness, type I

I型一過性単眼盲は，突然発症の部分的または完全な目のかすみ，もしくは視力障害で，数秒から数分持続し，その後，完全に回復する．部分障害は，グレイアウト，またはカーテンが降りる，もしくは上がるような，ブラインドが横に揺れるような，などという症状として自覚される．ときに，光の

表 8.1 一過性単眼盲の分類[a]

	I型	II型	III型	IV型
発症様式	突然	それほど急速でない	突然	突然
視野	全または部分	全または部分	全または進行性視野狭窄	I，II，III型に似る
視力障害	完全消失あり	明暗の消失，光視症，太陽光により誘発される視力障害	固視は保たれることがある，光視症，キラキラした光が見えることもある	左右に出現することがある
持続時間	数秒〜数分	数分〜数時間	数分	さまざま
回復	完全	完全	通常完全	完全
疼痛	なし	稀	しばしばあり	なし
発症機序	網膜虚血，塞栓，血管炎	網膜低灌流，頸動脈閉塞性疾患	血管攣縮，片頭痛	抗リン脂質抗体症候群，特発性

[a] 自験例850例に基づく（Wray, 1988[1]）．
（Burde, 1989[2] より許可を得て転載）

軌道のような，などとも言われることもある．障害と同側の頭痛はほとんどみられない[3]．Fisherは，短い一過性単眼盲と対側の片麻痺の関連に注目した[4]．動脈硬化性プラークが内頸動脈 internal carotid artery の内腔を進行性に狭窄させ，血流の断続的減少，眼動脈圧の低下，一過性眼虚血を引き起こすことにより，同側の眼に短時間の視力消失が反復性に起こる．しばしば，コレステロール結晶や血小板血栓が血管壁の潰瘍性プラークからはがれて，内頸動脈や眼動脈 ophthalmic artery の遠位分枝，網膜中心動脈 central retinal artery，後毛様体動脈 posterior ciliary artery を可逆的に閉塞する．この理由から，一過性単眼盲は一過性脳虚血発作 transient ischemic attack（TIA）の一種とみなされ，他のTIAと同様に，切迫脳卒中の前兆とされる．crescendo transient monocular blindness は，頸動脈高度狭窄症，もしくは切迫性網膜中心動脈閉塞症の患者で起こり，病変が内頸動脈にあることを診断するには，頭頸部や眼の血管の診察所見が鍵となる．

● 臨床症候
▶ 眼・網膜の診察

網膜塞栓は臨床徴候を呈さないことがよくある．49歳以上の2,000人に網膜を5～10年の間隔で検査した一般住民を対象にした研究では，ベースラインの網膜塞栓症の有病率は1.4％であり[5,6]，10年での累積発症率は3％であった．10年の追跡期間内の全死亡率と脳卒中関連死亡率は網膜塞栓症のある例で高かった（ハザード比：1.3，95％信頼区間：1.0～1.8）[6,7]．

最も多い塞栓源はコレステロール結晶であり，これは白色であるが，明るくキラキラした黄色やオレンジ色に見えることもある．病巣側に典型的な頸動脈雑音があり，大動脈疾患や心疾患がなく，静注薬物の使用や重篤な外傷，注射といった外因性塞栓源（タルク，結晶セルロース，空気など）がない場合，コレステロール塞栓が認められれば，限局性内頸動脈病変と確定診断できる（**表8.2**）．コレステロール塞栓（Hollenhorst plaque）は，網膜中心動脈の分枝にみられる，細動脈腔径より大きく見える明るく光る物体として検出される[8,9]．この結晶は通常小さい（直径10～250 μm）．しばしば網膜動脈 retinal artery の分岐部に引っかかって存在するが，通常は血流を阻害しない．急速に移動したり消失することがあり，血管壁を損傷し，動脈の白鞘化 sheathing を引き起こすことがある．眼窩の圧迫により，結晶が動いたり，きらめいたりして検眼鏡で見つけやすくなることがある．眼球圧迫を行ったり，検眼鏡の光の入射角を調整したりしないと見えないこともある．長い間認められることもあれば，ごく一時的にみられる場合もあり，下流の分岐部に移動したり，

表8.2 塞栓源

塞栓子の起源	塞栓子の種類	患者年齢
心弁膜		
リウマチ性疾患	血小板，カルシウム[a]	あらゆる年齢
ループス	血小板	若年女性
急性/亜急性心内膜炎	細菌，フィブリン	あらゆる年齢
僧帽弁逸脱症	血小板	あらゆる年齢，多くは女性
心腔		
粘液腫	粘液腫	
壁在血栓	血小板，凝血塊	高齢
頸動脈		
潰瘍形成プラーク	血小板，コレステロールエステル	高齢
狭窄	血小板	
線維筋形成不全	血小板	若年女性
その他		
羊膜	破片?[a]	若年女性
長管骨骨折	脂肪[a]	あらゆる年齢
静注薬物長期使用	タルク[a]	あらゆる年齢
抗リン脂質抗体	血小板，フィブリン	若年

[a] 網膜梗塞をきたすが一過性黒内障はきたさない．
（Burde, 1989[2]より許可を得て転載）

次の検者が確認する前に消えてしまうこともある．**図8.1**に，コレステロール塞栓がみられた2枚の網膜の写真を示す[10]．これらの塞栓は細動脈に完全に詰まる前に，細動脈局所の混濁をきたす[3]．単眼に一過性の視力低下の既往があり網膜塞栓が認められない場合，この局所混濁がかつて塞栓が存在していたことを示している．コレステロール塞栓の存在は予後不良のサインであり，初診時に93％に血管疾患があり，15％が1年以内，55％が7年以内に死亡するとされている．頸動脈閉塞性疾患の場合と同様に，死因としては心疾患が多く脳卒中による死亡の6倍とされる[10,11]．

加えて，白色血小板血栓が網膜動脈内に一過性にみられることがある[10,12]．これらの血小板フィブリン塞栓（白色血餅 white clot）は，やや長い灰白色の円柱状を呈し，網膜の細い動脈をゆっくり動くが，その際に遠位側の一部がちぎれることがある．Fisherは，この塞栓を長時間追跡して網膜動脈を通過するところを観察し，それについて長文で詳細に記した[12]．**図8.2**に白色血小板フィブリン血栓の網膜写真を示す[10]．このほかに網膜の検眼鏡所見にみられる塞栓とし

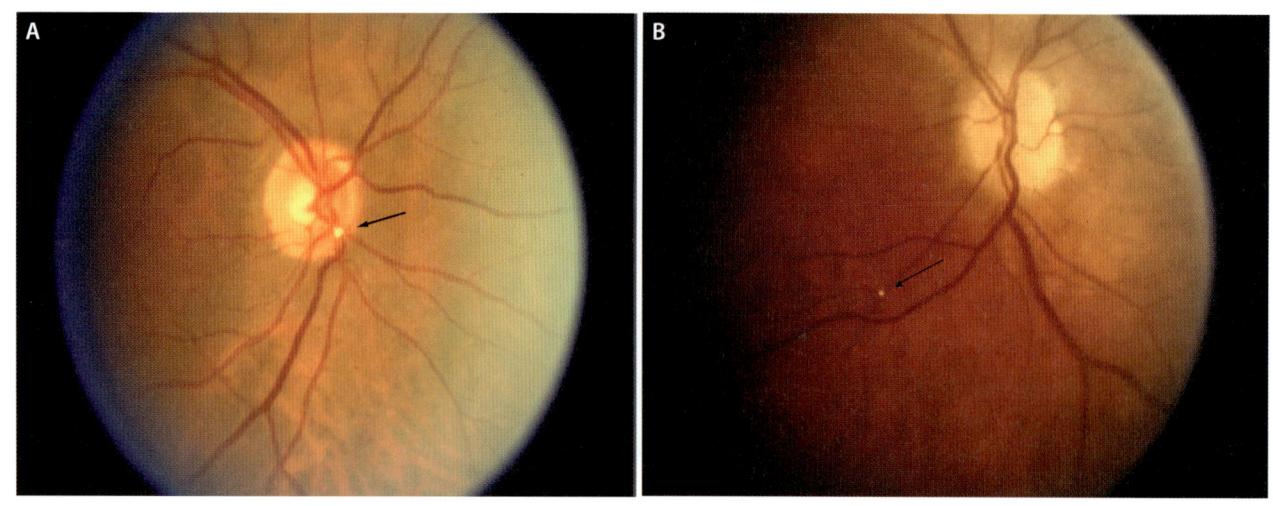

図 8.1　A, B：コレステロール塞栓がみられる網膜写真（黒矢印は塞栓部を示す）．
(Caplan, 2009[10] より許可を得て転載)

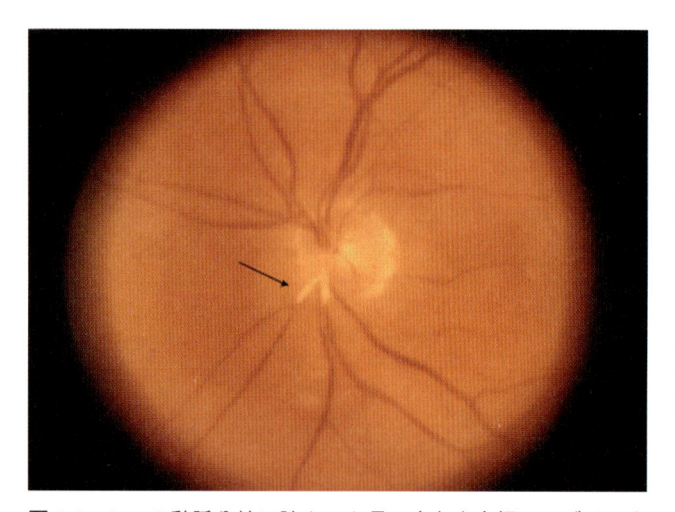

図 8.2　2 つの動脈分枝に詰まった長い白色血小板フィブリン血栓（黒矢印）を示す網膜写真．
(Caplan, 2009[10] より許可を得て転載)

表 8.3　一過性単眼盲における瞳孔散大下の眼底鏡所見

正常視神経乳頭および正常眼底
網膜塞栓
網膜分枝動脈閉塞　±　可視塞栓
網膜梗塞（囊胞様体）　±　出血
静脈うっ滞性網膜症
非対称性高血圧性網膜症
拡張期眼動脈圧低下
虚血性視神経乳頭腫脹

て，常時同じ場所にとどまり血流を阻害する白墨様の白いカルシウム片や，経口薬をすりつぶして水に溶解し静脈注射した患者でみられるタルクやコーンスターチなどの異物がある[10]．高血圧性網膜症を伴わない局所の綿花様白斑（囊胞様体）の原因は塞栓性微小梗塞であり，塞栓子自体は同定できないこともある（**表 8.3**）．

　眼や網膜の所見により慢性頸動脈閉塞性疾患の存在が示唆されることがある．これはⅠ型一過性単眼盲でみられることもあるが，Ⅱ型一過性単眼盲でより多い．静脈うっ滞性網膜症は重要な所見の 1 つであり[13,14]，しみ状出血や点状出血（特に網膜中心周辺部），網膜静脈の暗色化や拡張，乳頭浮腫，網膜浮腫により診断される（**図 8.3**）．これらの所見から眼動脈–内頸動脈系の低灌流圧が示唆される．慢性眼虚血では，視神経乳頭には血管新生があり，網膜には梗塞を示す綿花様白斑が認められる．虹彩 iris も眼動脈の分枝により灌流されるため，内頸動脈病変例では赤色しみ状斑点状の虚血障害を呈することがある[14]．高血圧患者では，内頸動脈狭窄側の網膜動脈の口径は狭小化し，対側眼の網膜血管よりも高血圧性変化が少ない．内頸動脈狭窄の長期にわたる患者では，眼動脈分枝の圧の低下により，病変と同側の高血圧性変化が目立たないことがある．同様の現象が実験的腎動脈狭窄における Goldblatt 現象としてよく知られている．結紮側の腎動脈は全身性高血圧作用から免れるが，対側の腎動脈と細動脈，および全身動脈は強い高血圧を呈する．

▶ **網膜動脈圧と画像診断**

　内頸動脈や眼動脈に血行力学的に有意な病変があると，同

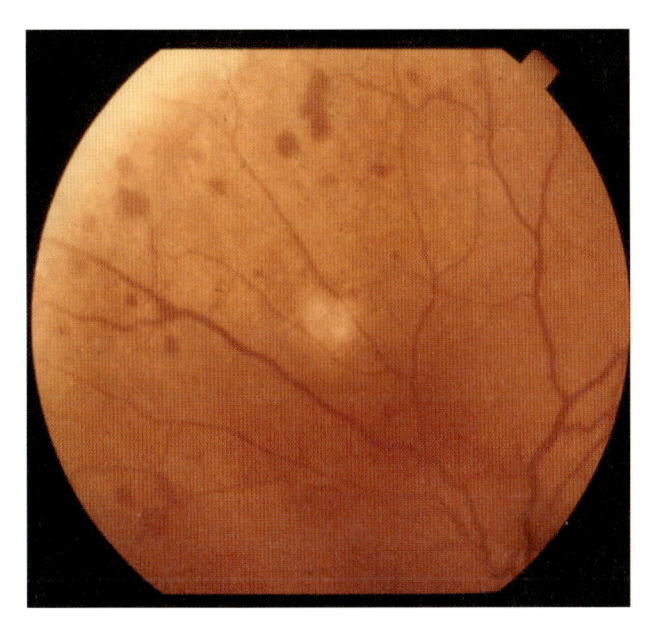

図 8.3 内頸動脈閉塞に起因した静脈うっ滞性網膜症患者にみられた周辺部しみ状出血および中心静脈拡張を示す網膜写真．視神経乳頭はみえない．
（Kathleen Digre, MD. のご厚意による．Caplan, 2009[10] より許可を得て転載）

側の網膜動脈圧は低下する．圧の測定法はいくつかあり，眼動脈の血流を直接測ることができる手持ち式の眼底血圧計[15], 角膜に検出装置を置き収縮期眼動脈圧を測定する眼プレチスモグラフィー[16], 眼球脈波の相対的到達時間[17,18], 眼動脈の血流速度を測定する経頭蓋 Doppler 法[19-21]などである．眼窩のカラー Doppler 法も，眼窩内眼動脈を描出し，血流を調べることのできる方法である[22-24]．この方法では，眼動脈の塞栓や動脈硬化性プラーク，狭窄を検出することができる．収縮期最大血流速度と拡張末期血流速度，眼動脈の拍動指数 pulsatility index は，眼動脈血流に影響する頸動脈病変の存在を示唆する有用な情報となりうる．

眼底血圧計は持ち運びでき，簡便に施行できるため有用性が高い．検眼鏡で網膜動脈を観察しながら，眼球に動力計の踏み板で外圧を徐々に加えていく[15,18]．加えている外圧が拡張期眼動脈圧を超えると，視神経乳頭上の動脈の拍動が観察できる．さらに外圧を加えると，収縮期動脈圧を超え，動脈は白くなり拍動が止まる．動力計から圧を読み取り，両眼の拡張期圧と収縮期圧を超えるのに必要な外圧値を比較する．圧の測定値は眼圧や患者の収縮期全身血圧によりさまざまである．

▶ 血管雑音 bruit

典型的な頸動脈雑音は高音で，長く，頸動脈分岐部付近で最も大きく聴取される．分岐部の血管雑音が病巣側の眼球上でも聴取できれば，神経内科医にとっては，雑音が内頸動脈由来であるが，その部位が閉塞に至っていないことを示す根拠となる．病変と同側の眼部雑音のみの場合は，内頸動脈の海綿静脈洞での狭窄が示唆される．内頸動脈の血流が高度に低下すると，雑音は聴取されないことが多い．雑音は外頸動脈 external carotid artery の近位部から出ることがあるが，この場合は，通常下顎方向へと放散し，外頸動脈分枝の圧迫により減衰する[25]．

▶ 顔面の拍動

内頸動脈に閉塞または高度狭窄があり，眼窩へ外頸動脈からの側副血行が流入している場合に，眼角 angular, 前額部 brow, 頬 cheek の ABC 領域に触知可能な拍動がみられることがある[10,26,27]．閉塞した内頸動脈の断端からの塞栓子が，このような症例での一過性単眼視力低下の発症機序と考えられている．高齢者で側頭動脈拍動が欠如しており他の疾患によるものと診断されていなければ，側頭動脈の圧痛がなくても巨細胞動脈炎が示唆される．

▶ 瞳孔不同 anisocoria

病巣側の瞳孔は対側に比較して小さいことも，散大していることもある．病巣側眼に縮瞳と部分的な眼瞼下垂があれば，眼交感神経麻痺である Horner 症候群が示唆される．Horner 症候群は，頸部の内頸動脈鞘の自律神経線維の機能不全により起こる．顔面の発汗は保たれるが，これは汗腺の交感神経が外頸動脈に沿って走行していることによる．Horner 症候群は内頸動脈解離に伴って出現することが多いが，頸動脈閉塞性疾患でもみられることがある．瞳孔不同の検出には，暗い部屋での検査が必要であることが多い．

症例によっては，重度の慢性頸動脈閉塞性疾患を有する側は散瞳し，虹彩の虚血により瞳孔反応が消失していることがある[28]．

● 鑑別診断

▶ 巨細胞動脈炎 giant cell arteritis

一過性単眼盲は高齢者にみられる巨細胞（側頭）動脈炎の症状として出現することがある．この炎症性疾患は，典型的には外頸動脈の分枝，特に浅側頭動脈と後頭動脈にみられ，頭痛や頭皮の圧痛，咀嚼時の顎の疼痛，病巣側の側頭動脈の圧痛を呈する．しばしば患者は以前に経験したことのないような頭痛を自覚する．頭痛は非拍動性で，近位筋の疼痛，微熱，体重減少，倦怠感，疲労感を伴う．圧痛は浅側頭動脈にもみ

られるが，しばしば頭皮にびまん性に拡散する．側頭動脈炎患者では，側頭動脈の触診で拍動を欠く堅い構造を触れる．

巨細胞(側頭)動脈炎は全身性疾患で，一過性単眼盲は通常眼球梗塞の予兆である．失明は網膜中心動脈または後毛様体動脈の閉塞により起こる視神経先端部の梗塞に起因する．この型の眼血管障害は前部虚血性視神経症と呼ばれている．高齢者では頸部頸動脈の動脈硬化と巨細胞動脈炎が併存することがあるため，55歳以上の一過性単眼盲例では全例で血沈を測定するべきである．C反応性蛋白 C-reactive protein (CRP) とフィブリノゲン濃度の測定も有用である．血液検査では，血沈高値と CRP 高値に加え，正色素性または軽度低色素性貧血とフィブリノゲン高値，アルカリホスファターゼ高値も特徴である．duplex カラー超音波検査では，側頭動脈とその主要な分枝に狭窄や閉塞，もしくは動脈内腔の血流信号周囲にみられる低エコー(halo)がみられることがある[29]．血沈が亢進していれば，もしくは血沈が正常でもフィブリノゲンが高値であれば，確定診断法である側頭動脈生検の結果を待つ間に，高用量 prednisone による治療を開始する[30]．

▶ **頸動脈解離 carotid artery dissection**

頸動脈解離の症状は痛みである[31-33]．同側の頸部痛，頭痛，顔面痛，目の奥の痛みが起こる．潜伏期間を経て，患者は一過性の片麻痺や一過性単眼盲といった TIA を呈する．TIA は解離部先端から中大脳動脈または眼動脈に塞栓が飛ぶことによる．頸動脈解離では動脈硬化性虚血より TIA が起こりやすい．ときに，Fisher らが "carotid allegro" と称した，頻発する TIA がみられることがある[31]．頸動脈解離による一過性単眼盲の中には，片頭痛を想起させるようなキラキラした光が見えることがあり，頭痛も随伴している場合は片頭痛と誤診されやすい．頸部の圧痛や頸部血管雑音は必ずしも持続的にあるわけではなく，非典型的症状としては，拍動性耳鳴，舌下神経麻痺，咽頭麻痺などの報告がある[32]．

▶ **びまん性播種性アテローム塞栓症 diffuse disseminated atheroembolism**

びまん性播種性アテローム塞栓症は，動脈硬化関連病態の中では比較的稀である[34-36]．通常心臓手術の際の大動脈操作中，またはその後に起こることが多いが，カテーテル法や侵襲的血管造影も大動脈や他の大血管からのコレステロール結晶の放出を刺激することがある[36]．コレステロールに富んだアテローム栓子は大動脈とその主要分枝の非常に脆弱なプラークからはがれ，脳，網膜，腎，腸やその他の臓器の動脈を閉塞する[35-37]．頭痛や脳卒中，一過性単眼盲，血沈やCRP 高値，高血圧，網膜のコレステロール塞栓のある中高齢のすべての患者において，びまん性アテローム塞栓症を考慮に入れて慎重に検討する必要があり，早期診断が重要である．その治療は議論のあるところであり，抗凝固療法は有用であるという考えと，コレステロール結晶の栓子を増加させるとの考えがある[36,38]．

▶ **抗リン脂質抗体症候群 antiphospholipid syndrome**

抗リン脂質抗体 antiphospholipid antibody は，ループスアンチコアグラントと抗カルジオリピン抗体 anticardiolipin antibody(aCL)を含む免疫グロブリンの一群である．これらの抗体は一般人口の 1～2% で検出され，そのうち 50% 近くが全身性エリテマトーデス systemic lupus erythematosis の患者である．抗リン脂質抗体陽性の患者で，臨床的に全身性エリテマトーデスがなくても，いかなる血管床にも起こりうる再発性血栓症(動脈より静脈に多い)，反復自然流産，血小板減少症，心臓弁膜異常を示唆する経過やそれらの既往がある場合，原発性抗リン脂質抗体症候群と診断される[39-45]．

34 歳未満の 6 例の患者(女性：4 例，男性：2 例)の検討では，一過性単眼盲のエピソードと抗リン脂質抗体の高値が認められた[46]．患者 1 は，初回妊娠 20 週の 23 歳女性で，約 2 分続く上から下または下から上向きに出現する単眼性視力消失が，2 か月間に 20～30 回認められた．患者 2 は，分娩後の 31 歳の女性で，1～5 分程度持続し 1 日に 3～4 回，左右どちらかの眼に出現する上下方向の視力低下を訴えた．患者 3 は，自然流産の既往のある 25 歳の女性で，1 日に少なくとも 20 回出現する右眼の視野狭窄がみられた．また，数秒から数分続き少なくとも 1 日 20 回出現する単眼の移動性の中心暗点も出現した．6 例中 4 例で爪下線状出血 splinter hemorrhage が認められたが，心内膜炎を示唆する所見はなかった．一部の例では，回転性めまい vertigo や複視，頭痛，一過性運動失調などの神経症状もみられた．抗血小板療法または抗凝固療法，もしくはその併用により，5 例では一過性単眼盲発作の頻度が有意に低下したが，単剤療法が完全に奏功した例はなかった[46]．動脈/静脈閉塞性疾患があり，一過性単眼盲や TIA を伴う若年患者を診察する際は，全例で抗リン脂質抗体症候群を考慮に入れるべきである．

▶ **他の非動脈硬化性血管疾患**

線維筋過形成，肉芽腫性血管炎，アミロイド血管症，全身性エリテマトーデス，Behçet 病，皮質下梗塞と白質脳症を伴った常染色体優性脳血管症 cerebral autosomal dominant arteriopathy with subcortical infarcts and leukoencephalopathy (CADASIL)，もやもや病などの非動脈硬化性血管疾患も一過性単眼盲をきたしうる．これらは小径の動脈を侵

し，稀な疾患ではあるが，TIAを呈する患者には必ず考慮しなければならない[47,48].

▶ **血液疾患**

凝固能に変化をきたす状態や血小板増加症，鎌状赤血球症における赤血球の粘稠度変化や多血症による過粘稠症候群などがTIAをきたすことがある[47,48].

■ II型一過性単眼盲
transient monocular blindness, type II

II型一過性単眼盲は，片側の内頸動脈から総頸動脈や外頸動脈に及びうるような広範な頭蓋外動脈閉塞性疾患例でみられ，網膜循環不全により引き起こされる．視覚障害はI型の症状とは異なる．典型的には発症はそれほど急速ではなく（5分ほど），持続は長く（数分から数時間），回復は緩徐である（**表8.1**）．発作中も視力には有意な変化はないが，コントラスト視覚には変化がみられる．明るいものはより明るく，暗いものはより見えにくくなり，明るい物体の辺縁部は点滅して見えることがある．明るくまばゆい感覚が著しいと，全般的効果としては露光過多となり，患者は白い紙を眩しく感じ読書が困難となる．視野が断片化し，まだらになると，患者はその様子を写真のネガのようと訴えることがある．ときに，視野辺縁の一過性狭小化や眼球の鈍痛を訴えることもある．全汎性脳虚血症状（気を失いそうな感じ，疲労感，集中力低下）をしばしば伴うが，視覚症状に比べて軽度である．

II型一過性単眼盲発作を惹起する病態は，全身性低血圧，高い静脈圧，脳外への盗血である．発作は，前屈みになったりいきんだりなど静脈圧が上昇する際，起立時や運動中，明るい光を浴びた際，暖かい環境などで生じる[49,50].このパターンは網膜のホメオスタシスの一過性障害と考えられる．稀な例としては，ヘアドライヤーで顔が熱くなった際にII型一過性単眼盲が出現した男性例が報告されており，この視力低下の機序は，外頸動脈系である顔面血管床が拡張し血流が盗られることにより，同側の一過性眼虚血をきたしたものと推測されている[50].

◉ 臨床症候

▶ **静脈うっ滞性網膜症** *venous stasis retinopathy*

II型一過性単眼盲の独特の症状は元来は網膜性であり，網膜動脈圧の低下が常にみられる．代償性網膜静脈変化が起こり，静脈うっ滞性網膜症となるが，これは眼動脈の血流低下が高度かつ長期的に存在していることを意味する．静脈うっ滞性網膜症の早期症候は，微小動脈瘤，中心周辺部での小さなしみ状網膜内出血の多発，静脈の分節性狭小化や拡張，視神経乳頭上の網膜動脈の拍動，虚血性乳頭腫脹であ

表8.4 静脈うっ滞性網膜症の眼底鏡所見

早期所見
微小動脈瘤
網膜内および神経線維層の点状・しみ状出血
網膜動脈圧低下
重度虚血
網膜静脈の拡張および暗色化
視神経乳頭の軽度腫脹
網膜混濁
乳頭上網膜動脈の自然拍動
末期
眼虚血症候群

る[10,13,14]（**表8.4**）．眼底所見は糖尿病性網膜症に似るが，糖尿病性と異なり片側性であることから鑑別は容易である．静脈うっ滞性網膜症患者の20％に同側の内頸動脈閉塞がある．網膜微小循環評価としての眼底写真と蛍光眼底血管造影，すなわちフルオレセイン（5％フルオレセインナトリウム）の静注は，網膜循環不全と血管機能不全の重症度を評価でき，大部分の患者で適応となる．外頸動脈-内頸動脈の経頭蓋バイパス術は，外頸動脈に有意狭窄がない場合は有用である[51,52].

▶ **眼虚血症候群** *ocular ischemic syndrome*

外頸動脈にも狭窄または閉塞がある場合，前眼部の虚血症状（虹彩ルベオーシス，虹彩括約筋の虚血または虹彩表面の血管新生による瞳孔の対光反応の鈍化，二次性血管新生緑内障）が認められる[14,53].緑内障*glaucoma*に関係なく，虚血による疼痛が出現することが特徴的である．疼痛は，眼窩や顔面上部，こめかみの持続痛として自覚され，立位をとると悪化する[52,54].虚血性ぶどう膜炎は眼虚血症候群を呈する眼の18％にみられ，典型的にはステロイドに反応せず，虹彩後癒着をきたす．特発性前房出血をきたすこともあり，後期合併症として白内障*cataract*も起こりうる．この段階にまで至ると，経頭蓋バイパス術の適応ではない．

■ III型一過性単眼盲
transient monocular blindness, type III

III型一過性単眼盲は，1990年代初めのWinternとSelhorstらによる報告以降，広く知られるようになった[55-57].頻度は不明であるが，現在知られているよりも多くの患者がいるものと思われる．発症は血管収縮による

表 8.5　血管攣縮性一過性単眼盲の臨床所見

出典	患者年齢/性別	視力低下のパターン[a]	持続時間	頻度	関連症候
Ellenberger & Epstein (1986)[62]	?	?	5 分	?	?
Walsh & Hoyt (1969)[59]	17 歳/男性	びまん性	数秒～数分	3 か月に 1 回	—
Newman et al. (1974)[60]	48 歳/男性	狭窄性	5 分	1 日に 3～12 回	結節性動脈周囲炎
Kline & Kelly (1980)[61]	48 歳/男性	狭窄性	1～2 分	5 日に 5 回	群発頭痛
Schwartz et al. (1986)[63]	49 歳/男性	びまん性	20 分	4 日に 10 回	好酸球性血管炎
Appleton et al. (1988)[64]	19 歳/女性	さまざま	5～10 分	6 週に 1 回	—
Burger et al. (1991)[55]	59 歳/男性	狭窄性	90 秒	1 日に 30 回	—
Burger et al. (1991)[55]	59 歳/男性	びまん性	1～2 分	24 時間に 8 回	—
Burger et al. (1991)[55]	65 歳/女性	びまん性	15～20 分	11 か月に 12 回	反復性頭痛
Burger et al. (1991)[55]	78 歳/女性	びまん性	3 分	4 日に 5 回	側頭動脈炎
Burger et al. (1991)[55]	78 歳/女性	びまん性	30 秒	5 日に 15 回	側頭動脈炎

[a] Bruno ら(1990)[58] の体系に基づき分類.
(Burger et al., 1991[55] より許可を得て転載)

(**表 8.1**). 片頭痛患者における一過性単眼盲は, 一過性の血管攣縮がその機序であると推測されているが, 眼性片頭痛の確定診断は, 発作中に眼底検査で網膜血管収縮が認められた場合のみ可能である[55,58]. 血管攣縮は, 若年患者で心疾患または閉塞性血管疾患の危険因子がなく, 他の一過性単眼盲の原因がすべて除外され, かつ眼科的検査が正常所見であった場合に疑われる.

以下に我々の経験した眼性片頭痛が疑われる女性患者にみられたIII型一過性単眼盲発作について述べる. 発症時は明るい白い線状の浮遊物が出現し, 視野全体にわたって上から下へと数秒かけてゆっくり下降した. その線はわずかにちらついて見えるが, 拍動したり点滅したりはしなかった. 線が視野の底部に届くと, 灰白色の斑点状のパターンに変わり, 視力障害をきたした. 患者によれば, 斑点状パターンは, 石原式色覚検査表の「12」の背景の模様に似ているとのことであった. また, テレビの干渉パターンのようであったが, 瞼が閉じているためかと思い, 鏡で確認したとのことであった. 随伴症状はなく, 眼痛や頭痛もなかった. このエピソードは発症から 15 分弱続き, 視野にかかった蓋が取り外されるように秒単位で突然消失して, 視覚は通常どおりに戻った. ヘパリンによる治療にもかかわらず, 同様の発作が日に 2 回ほど, 9 日間にわたり繰り返しみられた. 頸動脈造影, 血沈および他の諸検査でも異常はなかった. 患者には片頭痛の家族歴があったが, 本人には片頭痛の既往はなかった. このように, 血管収縮に関連した網膜性視覚症状は, 有線皮質に関連した症状に比べ短く, また反復性であることが多い.

11 例の血管攣縮性一過性単眼盲例の臨床背景を**表 8.5** に示す[55,58]. 文献報告[59-64]からの 6 例と, 新たな症例 5 例を含めた. 2 例は 10 代で, 3 例は中年(48～49 歳)であった. この年齢分布は, 非塞栓性一過性視覚症状は若年者や健常者のみにみられるものではない, というかねてから示唆されている概念に合致する[65]. 8 例では, 短時間(5 分未満)の一過性単眼盲発作が 1 日に 1～12 回みられた. 9 例では, びまん性, もしくは狭窄性の視覚障害があった. 78 歳女性の例では, かがんでから立ちあがった際に片側の視力低下がみられた. 直後の眼底検査では, 網膜中心動脈の白色化がみられ, 3 分ほど持続し, 突如改善した. 発作の終盤に撮影した眼底写真では, 動脈の拡張がみられたが, 静脈の持続性の分節性狭窄もみられた[55]. この例は, 側頭動脈生検により巨細胞動脈炎と診断された. 前かがみ後や運動後の視力低下は以前にも報告されている[66,67].

● 臨床症候

▶ **網膜動脈攣縮** *retinal artery vasospasm*

血管攣縮による一過性単眼盲発作中に眼底検査を施行した他の患者で, 網膜動脈および静脈の狭小化, 網膜浮腫, 静脈拡張, 網膜血管のフルオレセイン造影遅延などの所見が報告されている[55,61,68]. 血管攣縮は当初は網膜動脈に起こり, 次いで静脈にみられ, 先に動脈床で回復し, 続いて静脈循環が改善する. 梗塞は網膜の虚血が重度の場合に起こる[69].

片頭痛の一部の例では，血管攣縮性一過性単眼盲に網膜中心動脈閉塞[70]，前部虚血性視神経症もしくは網膜梗塞[71]が合併することがある．血管攣縮性一過性単眼盲は，巨細胞動脈炎[55]，結節性動脈周囲炎[60]，好酸球性血管炎[63]の患者でも報告されている．

■ IV型一過性単眼盲
transient monocular blindness, type IV

IV型一過性単眼盲は，若年者でみられ，I型の視覚障害に似た症状を呈するものの，発作の持続時間がしばしば長い（30〜60分）か，または非常に短い（数秒のみ）場合が多い（**表8.1**）．ときに視覚異常は，II型のコントラスト視覚の障害や血管攣縮によるIII型の光視症または光りのちらつきに似ることがある．多数の研究[65,72-76]と我々の自験例[1,76]によれば，若年者では繰り返す一過性単眼盲の原因を特定できないことがしばしばある．特発性の12例を5年間観察した研究では，転帰は良好と報告されており[72]，多くの研究で，健康な小児および若年成人における一過性単眼盲は良性であるとされている[64,66,72,74,77]．一方で，このような若年者における一過性単眼盲は，前兆のある片頭痛で頭痛を伴わないものの亜型とみなす考え方もある[67,74,75]．

急性単眼盲
acute monocular blindness

突然の単眼盲は，非可逆性の視力消失の原因となる眼梗塞の主要な症状である．ここでいう眼梗塞とは，（ⅰ）網膜中心動脈閉塞，（ⅱ）眼動脈閉塞，（ⅲ）網膜分枝動脈閉塞，（ⅳ）視神経の梗塞による虚血性視神経症，である．視力消失は網膜か視神経の梗塞に起因する．図8.4に眼の血管支配を示す．

■ 網膜中心動脈閉塞症
central retinal artery occlusion

網膜中心動脈閉塞症はどの年齢にも起こり，視力の卒中様の消失を特徴とする．眼痛は典型的でないが，ある場合は眼動脈の関与が示唆される．一過性単眼盲は閉塞に先行して起こることがあり，失明となる前の12〜24時間にかけ徐々に頻度を増す場合がある（すなわちcrescendo transient monocular blindness）．網膜中心動脈閉塞の主な要因には，（ⅰ）塞栓性閉塞，（ⅱ）血栓症やプラーク出血によるin situ閉塞，（ⅲ）炎症性血管炎（巨細胞動脈炎など）[77]，閉塞性血栓性血管炎[78]，結節性多発動脈炎で脈絡膜動脈や網膜動脈病変を伴うもの[79]，（ⅳ）血管攣縮（Raynaud病など）[80]または片頭痛[70]，（ⅴ）緑内障による高眼圧，頸動脈狭窄や大動脈弓症候群による網膜低灌流，重症低血圧，の3つのうちのいずれかによる流体静力学的動脈閉塞，がある．

検査で網膜塞栓（**表8.3**）や高血圧，心房細動がみられるか，他の血管病変，特に眼動脈，側頭動脈，同側内頸動脈の病変があれば，網膜中心動脈閉塞の発症機序は明らかである．網膜中心動脈閉塞は病因にかかわらず大半は篩板の領域に起こる[81]．40歳未満の若年患者では，網膜動脈閉塞は同側頸動脈狭窄に起因することは少なく，リウマチ性弁膜疾患や細菌性心内膜炎，心臓粘液腫などの心原性塞栓[82-84]，または過凝固状態や血管攣縮[85]によることが多い．高齢者では，I型またはII型一過性単眼盲は塞栓性機序か巨細胞動脈炎が示唆される．塞栓源は，心由来[86]，または大動脈アテローム潰瘍からの動脈由来，同側内頸動脈の解離部，または内頸動脈閉塞部からの血栓であることが多い．

外傷も重要な原因である．眼球の圧迫は，アルコール過量摂取や薬物使用後の昏迷状態での自傷として起こることがある[87]．医原性網膜中心動脈閉塞としては，麻酔中の低血圧管理の間に眼窩への圧が不注意に長くかかったことで発症した外科手術症例の報告がある[88,89]ほか，脊柱手術の体位による合併症としての報告がある[90]．

● 臨床症候

▶ 黒内障瞳孔 amaurotic pupil

黒内障瞳孔（すなわち，直接対光反応の消失，間接対光反応と近見反応は正常）は，一側眼の完全な失明時にみられる．求心性瞳孔障害（直接対光反応の障害）は，手動弁のように，わずかながら視力が残っている場合にみられる．

▶ 黄斑のcherry-red spot（さくらんぼ赤色斑）

眼底検査は網膜中心動脈閉塞の超急性期にはあまり行われないが，眼底所見は検査時期により変化する．初期にはほとんど所見はみられない（すなわち，blood columnの分節化，網膜静脈血流の低下とboxcar segmentation，視神経乳頭は正常，出血や浸出液はなし）．眼球を指で軽く押すと乳頭上の網膜動脈の拍動がみられる場合，拡張期網膜動脈圧が著しく低下していることが示唆され，篩板の後方での完全閉塞が疑われる．1時間以上すると，診断上特徴的な所見がみられるようになる．虚血網膜が白いすりガラス様を呈しつつ脈絡膜の正常な赤色が中心窩を通して透けて見え，黄斑のcherry-red spotとなる．図8.5は網膜中心動脈閉塞の患者の眼底写真である[10]．発症急性期から数日のうちに，網膜の混濁，cherry-red spot，神経線維層走行の消失，乳頭における視神経萎縮が起こる．

▶ 眼圧

網膜中心動脈閉塞が眼動脈閉塞による二次的なものであれ

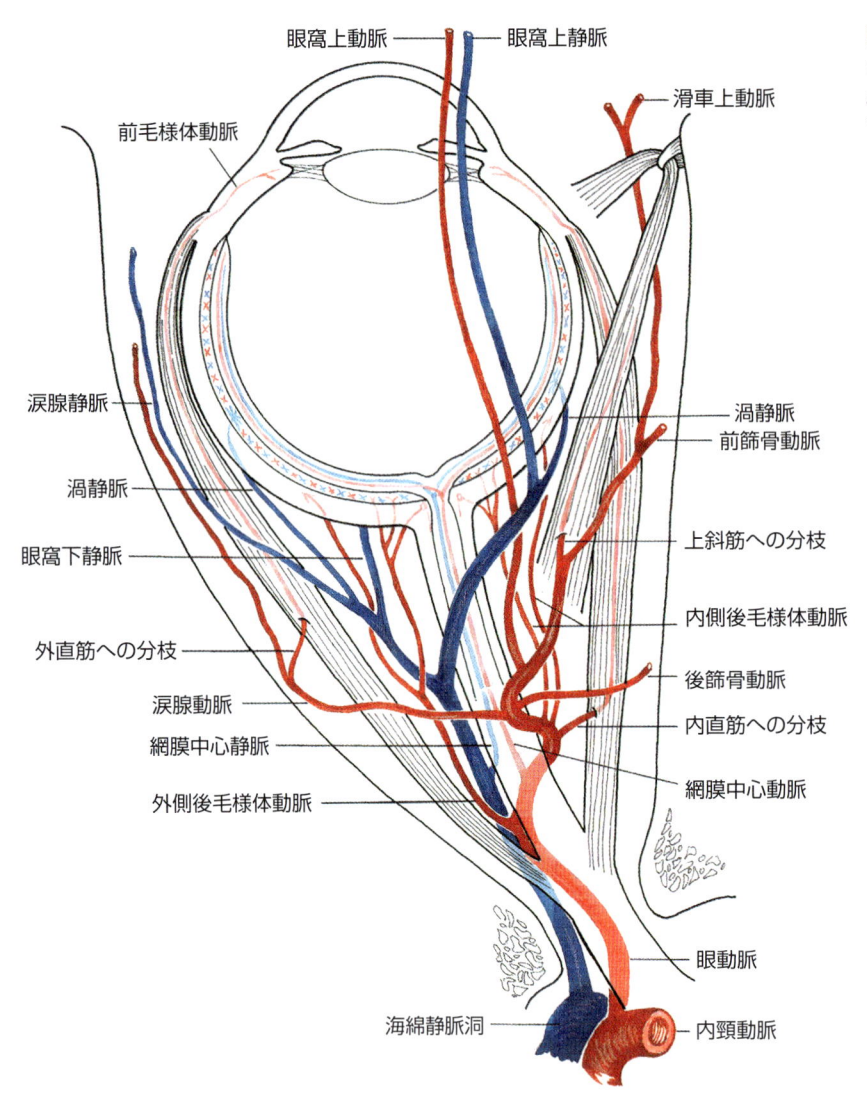

図 8.4 眼窩の血管支配.
（Caplan LR, ed. Brain ischemia. Basic concepts and clinical relevance. London: Springer Verlag, 1995 より許可を得て転載）

ば，眼圧は低い．

▶ 網膜塞栓

網膜中心動脈閉塞症の前駆症状としての一過性単眼盲は，塞栓症か巨細胞動脈炎の存在を示唆する．この機序は分枝に網膜塞栓が認められることで証明される．しかしながら，塞栓性網膜中心動脈閉塞の患者では，非弾性篩状板の後方に詰まることが多く，塞栓は早期には検出できない．40歳未満の患者では，網膜塞栓源は心疾患(特にリウマチ性弁膜疾患，細菌性心内膜炎，心臓粘液腫)[83]と同側の内頸動脈解離である．40歳以上の患者では，塞栓源は，心疾患，大動脈プラーク，びまん性アテローム，同側内頸動脈のアテローム，および内頸動脈解離である．石灰化塞栓は石灰化した心臓弁の手術手技により飛ぶことがある．ある報告によれば，網膜中心動脈閉塞103例のうち29例(28％)に心原性塞栓源がみられたとしている[2]．網膜中心動脈閉塞における内頸動脈病変の頻度は報告によりさまざまである．Wilsonらは18例中12例において，血管造影にて頸動脈の壁不整，または狭窄がみられたとしている[2]．Merchutらは，網膜中心動脈と網膜分枝動脈の閉塞をまとめて報告しているが，これによれば，動脈造影を施行した34例中29例(85％)に内頸動脈の異常がみられ，うち12例は閉塞または高度狭窄，17例はプラーク，潰瘍形成，60％未満の狭窄であった[91]．眼底にコレステロール塞栓がみられれば，著明な同側内頸動脈病変の可能性が高くなる．Chawlukらは，網膜中心動脈閉塞の17例に超音波検査(BモードとパルスDoppler法)を施行し，24％に内頸動脈閉塞，36％に閉塞性または潰瘍性病変がみられたと報告している[92]．

▶ 心血管徴候

診察時に重要な付加的所見としては，側頭動脈拍動の消失や血管の触診時の圧痛が挙げられる．高齢患者の5〜10％に

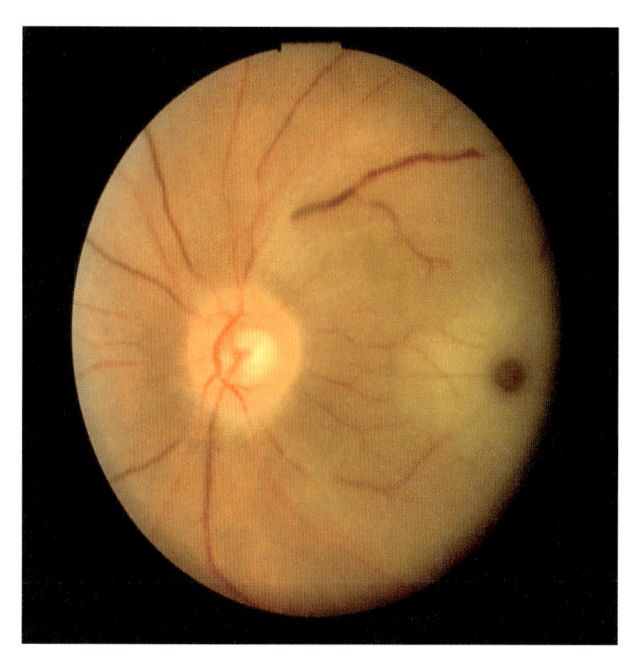

図 8.5 網膜中心動脈閉塞の網膜写真．動脈はほとんど見えず，静脈は拡張している．網膜は蒼白である．
(Caplan, 2009[10] より許可を得て転載)

みられる巨細胞動脈炎では，網膜中心動脈の閉塞が唯一の臨床所見であることがあり，対側眼の失明リスクが非常に高い．血管系の診察では眼角，前額部，頬部（ABC 領域）の拍動の有無[26,27]のほか，頭部，頸部，眼部の聴診，高血圧，心房細動，末梢血管疾患の検査などが重要である．

▶ 抗リン脂質抗体症候群

抗リン脂質抗体は一過性単眼視力低下の原因となりうると既に解説した[39-45]．網膜中心動脈閉塞は抗リン脂質抗体の高力価と関連しているとされている[93-99]．Degos 病，脊髄症，網膜中心動脈閉塞および両側脈絡膜梗塞のある 36 歳女性の報告がある[94]．この例では，部分トロンボプラスチン時間 partial thromboplastin time（PTT）は正常であったが，ラジオイムノアッセイで抗カルジオリピン抗体の上昇が認められた．また，ループスアンチコアグラントを有し網膜動脈血栓症を発症した 42 歳女性の報告もある[95]．さらなる実例としては，網膜中心動脈閉塞に網状皮斑と脳卒中などの神経学的異常，動揺性高血圧を特徴とする Sneddon 病を合併した症例の報告がある[96]．この例では，PTT の軽度延長と抗カルジオリピン抗体の上昇がみられた．全身性エリテマトーデスの患者の中には，抗リン脂質抗体，特にループスアンチコアグラントと抗カルジオリピン抗体が持続的に陽性の例があり，血栓性傾向を示す患者の特徴といわれている[93]．なかでも抗カルジオリピン抗体の存在は，特に若年者におけ

る脳梗塞の独立した危険因子であることがわかっており，一過性単眼盲と抗リン脂質抗体（特に抗カルジオリピン抗体）との関連が示唆されている[99,100]．

● 光学的干渉断層検査
optical coherence tomography（OCT）

OCT は，比較的最近になり登場した眼球構造の断層写真を高解像度で得られる非侵襲的画像検査である[101]．この方法は，たとえば網膜中心動脈閉塞[102]や乳頭浮腫などの患者の網膜梗塞を検出するのに有用であると思われる．

■ 眼動脈閉塞症 ophthalmic artery occlusion

眼動脈閉塞症は網膜中心動脈閉塞症と臨床的には類似しており，梗塞網膜の混濁をきたす．脈絡膜の梗塞が併存することにより，cherry-red spot はないか，不明瞭なことが多い[103-105]．視覚障害は，典型的には光覚弁もないか光をぼんやり感じる程度と重症で，非可逆性である[97]．眼痛が伴うことがあり，また毛様体神経節や虹彩括約筋の虚血が同時に起こるため瞳孔は散大する．眼圧は低い．網膜血管は著明に収縮し，視神経の腫脹がみられることもある．時間とともに，多くの患者が，視神経萎縮，動脈の狭小化，びまん性色素性変化といった特徴的な眼底所見を呈する．

眼動脈閉塞の機序はだいたい内頸動脈閉塞の場合と同じである．眼動脈は，眼動脈自体にできた血栓，閉塞した内頸動脈から進展した血栓，心臓や総頸動脈，頭蓋外内頸動脈など離れた部位からの塞栓[97,106]，または血管を圧排する外的要因（腫瘍や動脈瘤など）により閉塞する．

● 臨床症候

眼動脈の近位部のみが閉塞した場合は，通常は眼動脈により栄養される眼窩と眼球の血流を外頸動脈からの側副血行が補うため，眼症状を呈さないことが多い．閉塞がより広範にわたると，重度の視力低下と典型的な検眼鏡所見が認められる．眼動脈に限局した閉塞は稀ではあるが，網膜および脈絡膜の血流が回復することにより，光覚弁から 20/30 まで，または 6 インチ（約 15 cm）の距離での指数弁から 20/50 へ，などと視力の回復がみられることがある[105,107]．蛍光眼底血管造影は，発症の数時間から数日以内に施行でき，広角レンズのカメラを用いて視神経乳頭が写真の中心に撮影されていれば，網膜中心動脈閉塞や眼動脈閉塞の診断が可能である．網膜中心動脈に限局した閉塞の急性期では，脈絡膜循環は正常で，網膜中心動脈の分枝の造影が遅延する．眼動脈閉塞では，脈絡膜循環と網膜中心動脈循環の両者に造影遅延がある．OCT も眼動脈閉塞による網膜障害の検出に有用である．

表 8.6　血栓溶解療法施行例の概要

患者番号/年齢/性別	治療前視力	発症から血栓溶解療法開始までの時間	血栓溶解薬	補助療法	治療後視力
1/56 歳/男性	手動弁	5.5 時間	anistreplase	ヘパリン静注，アスピリン	20/60＋
2/74 歳/男性	光覚弁	4.0 時間	t-PA	ヘパリン静注，ワルファリン	20/400
3/61 歳/男性	手動弁	2.75 時間	t-PA	ヘパリン静注，ワルファリン	20/25

(Mames, 1995[109] より転載)

● 治療

網膜中心動脈または眼動脈の閉塞は緊急治療が必要である．治療のゴールは急激に眼圧を下げることにより網膜への血流を可能な限り回復させることにある．24 時間以内の失明では，以下のような手順で治療を行う[108]．まず患者に横になってもらい，眼球を手指でマッサージし，ペーパーバッグ換気を行わせ，眼圧を下げるためアセタゾラミド(500 mg)またはマンニトールを静注する．その後，眼圧をさらに下げる処置である前房穿刺の施行目的に眼科医に紹介する．巨細胞動脈炎が疑われる場合，もしくは片頭痛の合併のある網膜中心動脈閉塞の場合には，prednisone (80 mg/日) の投与を直ちに開始する．crescendo transient monocular blindness または眼動脈のみの閉塞の場合には，切迫性網膜中心動脈閉塞の治療として，ヘパリンが有用である．

残念ながら，内科的処置も外科的処置も不十分な結果となることが多い[108-112]．その他の内科的治療としては，ニトログリセリンの舌下投与，ワルファリン，カルシウムチャンネル阻害薬，血管拡張薬，抗血小板薬の経口投与，ヘパリン，ウロキナーゼ，組織プラスミノゲンアクチベーター tissue plasminogen activator (t-PA) の静脈内または動脈内投与，ウロキナーゼの動脈内投与などが行われている．Schmidt らは，ウロキナーゼ動脈内投与を行った網膜中心動脈閉塞の 14 例のうち 5 例で視力と視野のどちらかまたは両方の改善がみられたと報告している[112]．別の 5 例では，ウロキナーゼ動脈内投与で改善がみられなかったが，これらの例の術前の視力障害は 7 時間以上に及んでいたと報告されている．

予備研究として，急性網膜中心動脈閉塞の連続 3 例に血栓溶解薬の全身投与が行われた[109]．血栓溶解薬である t-PA と anistreplase の選択は，内科医の裁量により決定され，心血管モニタリング下に病院の救急病棟で投与された．血栓溶解薬投与後は補助治療として，ヘパリン静注とワルファリン経口投与が行われた．3 例全例で治療数時間以内に自覚症状の改善がみられ，96 時間以内に視力の最大の改善が得られた (表 8.6)[109]．このように，この予備研究の結果は期待できるものであったとはいえ，網膜中心動脈または眼動脈の閉塞における血栓溶解療法の有効性は，従来の治療法に対して前向き無作為化臨床試験で検討されることが肝要である．

● 鑑別診断

急性持続性視力消失の鑑別診断は，多数の眼科的緊急疾患〔視神経の梗塞による虚血性視神経症(前部および後部)，急性網膜中心静脈閉塞症(出血性網膜症が特徴)，黄斑剥離，急性閉塞隅角緑内障，突発性硝子体出血もしくは黄斑出血〕や詐病などを含む．詐病の場合には，視力低下を訴える側の直接対光反応は正常の反応を示す．

■ 網膜分枝動脈閉塞症
branch retinal artery occlusion

網膜分枝動脈閉塞症は，塞栓が網膜中心動脈の分枝の動脈分岐部に詰まることで発症する．症状は閉塞した細動脈の灌流領域に一致した網膜梗塞による突然発症の非可逆的な視野の部分欠損である．一過性単眼盲が網膜中心動脈閉塞または網膜分枝動脈閉塞に先行することがある (表 8.7)．

● 臨床症候
▶ 網膜塞栓

網膜塞栓の検眼鏡所見から，塞栓子とその由来に関する情報が得られる．よくみられるのは，コレステロール塞栓，血小板フィブリン塞栓，石灰化塞栓などである．心臓粘液腫や転移性腫瘍からの腫瘍塞栓，長管骨骨折による脂肪塞栓，細菌性塞栓，タルク塞栓，薬物の沈殿物による塞栓，シリコン塞栓，顔面や頭皮への注射による空気塞栓なども原因となりうる (表 8.2)．コレステロール塞栓 (Hollenhorst plaque) については前述した．これらの塞栓は，高血圧，喫煙，両側頸動脈病変と関連した全身性動脈硬化のマーカーでもあり，無症候性網膜コレステロール塞栓は脳卒中の独立した危険因子である[11,113,114] (表 8.8)．

石灰化塞栓は，くすんだ白色で，きらめきがなく，blood column よりやや幅広であることが特徴である．弁膜切開術時の石灰化弁膜への手術手技により，もしくはリウマチ性弁膜疣贅や他の石灰沈着を伴う心疾患や大血管疾患により自発的に起こる[36,115-118]．Hollenhorst plaque や血小板フィ

表8.7 網膜分枝動脈閉塞症や網膜中心動脈閉塞症に先行する血管関連症候[a]

前駆症状	網膜動脈閉塞 分枝動脈[b] (n=68)	網膜動脈閉塞 中心動脈[c] (n=35)
一過性黒内障	12(18%)	4(11%)
一過性脳虚血発作	8(12%)	1(3%)
脳梗塞	2(3%)	4(11%)
虚血性心疾患	15(22%)	2(6%)
跛行	5(7%)	2(6%)

[a] Wilson et al., 1979[3] のデータに基づく.
[b] 男性43例,女性25例,平均年齢55歳.
[c] 男性23例,女性12例,平均年齢36歳.

表8.8 網膜分枝動脈閉塞症と網膜中心動脈閉塞症の臨床所見[a]

臨床所見	網膜動脈閉塞 分枝動脈 (n=68)	網膜動脈閉塞 中心動脈 (n=35)
高血圧	17(25%)	20(57%)
頸動脈雑音	12(18%)	5(14%)
網膜塞栓の検出	46(68%)	4(11%)
心臓弁膜異常	23(34%)	6(17%)

[a] Wilson et al., 1979[3] のデータに基づく.

ブリン塞栓と異なり,石灰化塞栓は血管に永続的にとどまり,ときに塞栓性閉塞部の周囲にシャント血管が側副血行として発達することがある.石灰化塞栓例では,脳卒中,心疾患,死亡のリスクが有意に高い[119].網膜を通過し循環する微小塞栓,いわゆる migrant pale embolus は,血小板からなり,血小板増加症と関連する.心筋梗塞後の塞栓はフィブリン栓に分類される.これは開心術後に脳神経合併症があった例で特に高頻度にみられる.血小板フィブリン塞栓はぼんやりした灰白色の栓子で,長くて白い虫がゆっくりと網膜動脈を通過するかのようにみえる[12,119].一時的に分岐部を閉塞するが,徐々に砕けながら通過し,時間をかけて消失する.OCTは,網膜分枝動脈閉塞が疑われる例でも有用である.図8.6 に網膜分枝動脈閉塞例の眼底所見と OCT 所見を示す.

● 治療

網膜分枝動脈閉塞の治療は,急性網膜中心動脈閉塞の場合と同様である.前房穿刺や眼圧低下薬は最も一般的な治療法である.心房細動例では抗凝固療法が望ましい.しかしながら,網膜分枝動脈閉塞症は多くの場合,抗凝固療法で消失しない脂肪塞栓やコレステロール塞栓,石灰化塞栓に起因している.とはいえ,網膜塞栓が確認された患者は脳梗塞のリスクがあるため,明らかな視力低下がなくとも可及的すみやかに検査を行うべきである.不整脈は心原性塞栓性網膜血管疾患の最も一般的な原因であり,脳塞栓においても最も多い原因と考えられる.血栓を最も発生させやすい心拍の異常は,慢性心房細動,発作性心房細動,心伝導系異常患者の心拍異常である.

石灰化網膜塞栓の患者では,心臓弁の検査が中心となる(表8.8).二次元心エコー検査では,肥厚した石灰化弁尖または堅くなった石灰化弁輪が認められる.経食道心エコー検査は,肥満や肺気腫の患者など経胸壁心エコー検査に適さない症例の心評価の一助となる.経胸壁心エコー検査に比べ,経食道心エコー検査は,人工弁機能不全,心房内血栓および心房内腫瘍,心房中隔欠損(特に静脈洞型),大動脈プラーク,大動脈解離,感染性心内膜炎の検出感度がより高い.

塞栓源としての同側の内頸動脈病変を除外するためには,経頭蓋ドプラ法や頸部動脈の duplex 超音波検査,頭頸部 MRA,頭頸部 CTA による迅速な検査を行うべきである.脳卒中評価のための拡散強調画像と灌流強調画像を含めた MRI も適応となることがある.

■ 虚血性視神経症 ischemic optic neuropathy

虚血性視神経症は視神経症で虚血性要因が推測されるものすべてに使われる呼称であり,中年以降の突発性持続性視力低下の最も一般的な原因である.明らかな性差はなく,平均発症年齢は57〜65歳で,60〜69歳での発症が最多である[120,121].眼動脈は2つ以上の後毛様体動脈を経て視神経を栄養しており,これらの終動脈の低灌流が視神経の梗塞の原因と考えられている[122].図8.4 に眼の血管支配を示す.最も障害されやすい部位は,視神経の強膜篩板前部,篩板部,篩板直後部である.Lessell は,梗塞部となる境界領域は篩板と球後部の軟膜血管の求心性分枝の間であると提唱した[123].視神経乳頭の血管障害に対する感受性には,構造的,機能的因子の関与も示唆されている.よくいわれている解剖学的相関は,視神経乳頭陥凹径/視神経乳頭径比(cup-disc比)である.高リスクの乳頭[124]では,cup-disc比[125]と断面積[126]は小さく,視神経線維が強膜管で密集している.この密集がおそらく非動脈炎性の前部虚血性視神経症の病因であると考えられる[127].

前部虚血性視神経症 anterior ischemic optic neuropathy は,視神経乳頭の腫脹や乳頭周囲出血などの視神経病変が視覚的に捉えられるものである.後部虚血性視神経症 posteri-

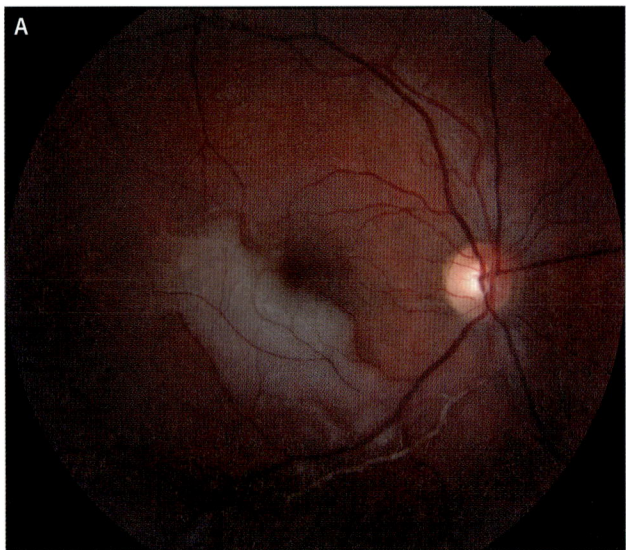

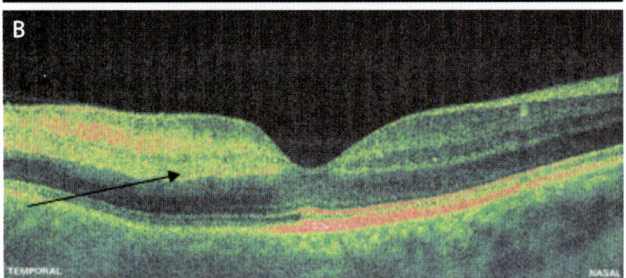

図8.6 A：網膜分枝動脈閉塞の眼底写真．下方に虚血による網膜の白色化が認められ，同部に対応する網膜分枝動脈は閉塞している．B：網膜梗塞部断面の光学的干渉断層検査（OCT）．網膜内側の肥厚（黒矢印）がみられる．
（Thomas R Hedges 3rd, MD.のご厚意による）

or ischemic optic neuropathy は，視神経の球後部もしくは頭蓋内部での梗塞で，急性期に視神経乳頭の腫脹や眼底所見はみられない．後部よりも前部の虚血性視神経症のほうがずっと多く，虚血性視神経症の90％を占める．虚血性視神経症の3つの主な原因としては，（ⅰ）非動脈炎性閉塞性病変（年齢中央値56歳，危険因子としては若年者では糖尿病が多く高齢者では高血圧が多い），（ⅱ）巨細胞動脈炎による動脈炎型（年齢中央値74歳），（ⅲ）心臓手術合併症または同側内頸動脈病変による後毛様体動脈の塞栓性閉塞，が挙げられる．非動脈炎性虚血性視神経症と動脈炎性虚血性視神経症の臨床的特徴，自然経過，管理は明らかに異なる．

● 非動脈炎性虚血性視神経症
nonarteritic ischemic optic neuropathy

非動脈炎性虚血性視神経症は内頸動脈閉塞症の初期徴候としてみられることがある[128]．内頸動脈病変の患者が，脳梗塞と虚血性視神経症を同時に発症することはほとんどなく，この両者の合併は眼脳症候群 *opticocerebral syndrome* と呼ばれる[129]．Bogousslavskyらが報告した3例では，前部虚血性視神経症と脳異常の合併がみられた[129]．その他の報告では，内頸動脈閉塞や高度狭窄，急性期大脳半球梗塞，同側の後部虚血性視神経症の合併による単眼盲などがある[130]．これは，頸動脈病変がサイフォン部で眼動脈の内頸動脈起始部かその手前に限局している場合にしばしばみられる．頭蓋内内頸動脈を含む頸動脈解離も原因となることがある[33]．視力の回復がみられた例はなく，全例が視神経萎縮を呈した．

同側内頸動脈病変例における前部虚血性視神経症の発症にはさまざまな因子が影響する．一部の例では，視神経梗塞は内頸動脈高度狭窄や閉塞，側副血行の不足，視神経軟膜循環の局所的変化による二次的な血流低下に起因する．一方で，前部または後部の虚血性視神経症は，後毛様体動脈や軟膜血管，またはその両者への塞栓によるものもある[131,132]．多くの例では，非動脈炎性前部虚血性視神経症は小血管循環の変化が原因で頸動脈病変との直接の関連はないが，むしろ高血圧や糖尿病，喫煙といった共通する危険因子を反映している[128,133-136]．高血圧と糖尿病の両者を合併する非動脈炎性前部虚血性視神経症は脳卒中リスクが高い．そのうえ，高血圧，糖尿病，心血管疾患，脳血管疾患を合併する患者は，MRIで検出できる，脳の微小血管病変のマーカーである皮質下と側脳室周囲の白質病変の有病率が高い．

非動脈炎性前部虚血性視神経症患者の中には，網膜下液が出現し，視力障害に至る例がある[137,138]．ある研究では，片側に視力低下がある発症4週間以内の非動脈炎性前部虚血性視神経症76例のうち，8例で黄斑のOCTにて中心窩の下まで広がる網膜下液が認められた[137]．この全例で相対的求心性瞳孔障害と乳頭出血を伴う視神経乳頭腫脹がみられた[137]．

周術期の非動脈炎性前部虚血性視神経症も多数の要因が関連し，さまざまな外科処置で起こりうるが，その主な要因は，低血圧と失血である[139]．重症貧血は単独では前部虚血性視神経症の原因とならないが，貧血患者ではごく短時間の低血圧でも前部虚血性視神経症による視力消失が生じやすい[140]．Williamsらは，何らかの他の因子の存在下には，ヘマトクリット低値となることが外科患者に視覚障害を起こしやすくするため，輸血の適応とみなされるヘモグロビン低値の現在の基準値（7～8 g/dL）は，特に低血圧になりうる患者においては，かつて考えられていたほど安全な範囲とはいえないことを強調している[139]．周術期および術後の血液量減少や低血圧の高リスク例では，輸血に際してはその絶対的適応値に従うべきではない．

重症特発性出血後の視力消失は通常両側性であるが，片側

性の場合や程度が左右非対称の場合もある．重症度は片側のごく軽度の一過性の霧視から非可逆性の両側失明までさまざまである．視力低下は出血時に起こることもあるが，稀ではあるものの 10 日ほど遅れることもある．多くの患者は 40 歳以上で衰弱している．全身性合併症があることが多いが，動脈硬化の危険因子の合併は必ずしもあるわけではない．視覚障害は典型的には反復性出血の後に起こるが，1 回の大出血の後に起こる場合もある[141]．検眼鏡では前部虚血性視神経症に特徴的な所見が認められるが，視神経乳頭は，視神経梗塞が眼窩中央部 midorbital portion に起こった場合，初期には正常にみえることがある[142]．急性出血により視力を失った例の約 50％では，何らかの視力の回復がみられるものの，完全に回復する例は 10～15％のみである．

◉ 動脈炎性虚血性視神経症
arteritic ischemic optic neuropathy

巨細胞動脈炎性の前部または後部虚血性視神経症では，動脈炎の全身症状はないことも多く，急性視力低下が唯一の症状であることがある[143]．視神経の梗塞は，短後毛様体動脈の炎症性閉塞により起こり，扇形の脈絡膜の虚血を呈することがある．一部の動脈炎性前部虚血性視神経症の患者では，巨細胞動脈炎の全身症状が潜在性にみられることがある．この全身症状には，疲労感，食欲不振，体重減少，抑うつや記憶障害を含めた精神状態の変化などがある．重度の持続性頭痛は 40～90％の例でみられ，側頭動脈や頭皮の圧痛，咬筋の間欠性跛行様の疼痛性運動障害，顔面の腫脹などを伴うこともある．全身性血管炎による呼吸器症状や心筋梗塞，胃腸症状といった全身性徴候もみられうる．

急性視力低下は通常片側性であるが，両側同時発症の場合や左右の発症に数日，数週，数か月の間があく場合もあり，このような例は特に高用量ステロイド療法が直ちに開始されなかった場合や疾患活動性が残っているにもかかわらず治療が中断された場合に多い[143]．一過性単眼盲のエピソードが前部虚血性視神経症による持続性視力低下に先行することがあり，ときに一過性単眼盲は労作や体位変換により惹起される．巨細胞動脈炎による視神経乳頭虚血所見は，非動脈炎性前部虚血性視神経症の所見に似る．巨細胞動脈炎による後部虚血性視神経症は，病巣側に視神経乳頭異常のない高齢者の急性失明例では常に疑われなくてはならない．このような例では，神経の梗塞は頭蓋内部神経にまで及びうるが，巨細胞動脈炎関連後部虚血性視神経症では，病理組織検査で短後毛様体動脈と同様に眼動脈の炎症性閉塞がみられることが多い[140]．

血沈値の正常上限は，男性では年齢/2，女性では(年齢+10)/2 である．しかしながら，臨床所見が巨細胞動脈炎に合致し，側頭動脈生検も陽性の患者のうちの 8～22％は，血沈値は正常範囲にある．CRP 値も診断や治療効果判定に有用である．

◉ 臨床症候

▶ 視力

虚血性視神経症の視力障害は通常疼痛を伴わないが，一部の例(約 8％)では視力低下時に眼球後部や眼周囲の不快感を訴える[134]．発症時の視力データでは，患者の 31～52％は視力が 20/64 よりよいのに対して，35～54％は視力が 20/200 より悪いとの報告がある[120,121,133,134]．稀に，視力が 1～7 日かけて進行性に悪化することがある．虚血性視神経症のほぼ全例で視野欠損と色覚の障害がみられる．上下の視野欠損は 58～80％の患者でみられる最も一般的な視野障害のパターンである[120,133,134,144,145]．発症後 1～30 日以内の視力低下の進行も一部の例(約 28％)でみられるが，大半は 9 日未満で症状は安定する．虚血性視神経症の自然経過に関する最もよいデータが Ischemic Optic Neuropathy Decompression Trial Research Group から出されている[121]．幸いなことに，無治療群における視力の自然回復率は予想以上に高く，6 か月の評価期間に，約 43％の無治療群で登録時より 3 段階以上改善が認められた．

▶ 求心性瞳孔障害 *afferent pupil defect*

病巣側眼には求心性瞳孔障害がみられる．

▶ 虚血性乳頭炎 *ischemic papillitis*

急性期前部虚血性視神経症では，視神経乳頭には，びまん性腫脹(75％)，または限局性腫脹(25％)がみられる[121]．びまん性腫脹の場合は乳頭浮腫のようにみえる．乳頭は蒼白か，充血している．乳頭周囲に 1 か所異常の火焰状出血と数個の軟性白斑が認められる．乳頭の腫脹が治まると，視神経萎縮がみられるようになり，動脈炎性前部虚血性視神経症では視神経乳頭の生理的陥凹が大きくなり，緑内障に似た所見となる．また，前部虚血性視神経症は，他の眼虚血所見，すなわち脈絡膜梗塞，網膜塞栓，虹彩または前房の血管新生と関連する．虹彩の血管新生を伴う前部虚血性視神経症は，糖尿病性網膜症がなければ同側の頸動脈閉塞症の存在の指標となる．非動脈炎性前部虚血性視神経症による乳頭腫脹は，視覚症状に先行してみられることがあり，2 週間後までに視力が失われる．球後部虚血または頭蓋内視神経虚血による急性期後部虚血性視神経症(動脈炎性および非動脈炎性)[120,134,146-151]では，初期は眼底所見上，視神経乳頭の異常はみられない．通常 4～6 週のうちに視神経は蒼白となる．ゆえに，後部虚血性視神経症は視神経障害の所見として

急性虚血性視神経乳頭浮腫や網膜出血を呈さないことから，前部虚血性視神経症との鑑別が可能である．

● 治療

▶ 高用量ステロイド療法

診断が不確かな例では，側頭動脈生検にて巨細胞動脈炎の確定診断を行う必要があるが，高用量ステロイド療法の開始が遅れてはならず，メチルプレドニゾロン1g/日の静注またはprednisone 1～1.5 mg/kg/日を血沈値が低下するまで投与すべきである．prednisoneはその後ゆっくり漸減し，維持量10～15 mgの隔日投与を6か月から1年ほど続ける．側頭動脈生検はステロイド治療14日目以降でも陽性であることが多い．非動脈炎性前部虚血性視神経症または後部虚血性視神経症では，高用量ステロイド療法の有用性は疑わしいが，対側眼にも発症した場合にはステロイドが使われることもある．抗凝固薬や血管拡張薬の球後注射，ノルアドレナリン静注，血栓溶解薬などの多数の他の薬剤の試験も行われてきた．Johnsonらは，レボドパとカルビドパの併用は，6か月以上にわたる非動脈炎性前部虚血性視神経症例で視力回復を促進したと報告した[152]．しかし，これらの結果は裏づけられていない．血液希釈も，pentoxifyllineとの併用で長年にわたる非動脈炎性前部虚血性視神経症例[153]と発症2週間以内の前部虚血性視神経症例[154]の視機能を改善させたと報告されている．この有益な可能性のある治療に関しては，さらなる検証が必要である．

▶ 視神経の減圧

多施設共同無作為化試験にて，視神経鞘の減圧による直接的手術介入は無効であった[121]．よってこの処置は米国では用いられなくなった．

結論

本章では，視覚所見と一過性の単眼盲について概説した．一過性単眼盲の4つの型への分類は，医師による発作とその状況持続の長さに関する細部にわたる問診によってのみ可能である．一過性単眼盲は脳や眼の切迫性梗塞の前兆であるため，患者の評価は迅速に行われるべきである．血管系と眼の診察は以下の点に注目する．

（ⅰ）安静時および起立時の血圧，心拍数，不整脈の有無
（ⅱ）側頭動脈の触診，顔面のいわゆるABC領域（眼角，前額部，頬）の拍動の有無
（ⅲ）心臓，頸部，頭部，眼の聴診
（ⅳ）散瞳下の眼底検査
（ⅴ）迅速な血液検査：血算，プロトロンビン時間，部分トロンボプラスチン時間，血小板数，血沈，C反応性蛋白，フィブリノゲン，空腹時血糖，コレステロール，中性脂肪および血中脂質のほか，適応があれば抗リン脂質抗体，プロテインC，プロテインS，アンチトロンビンⅢなどの検査も必要となる

非侵襲的検査としては以下を用いるべきである．

（ⅰ）非侵襲的頸動脈検査にて閉塞性血管病変の有無を確認（Doppler超音波および経頭蓋Doppler法），動脈画像（Bモード超音波），頸動脈起始部のカラーDoppler法（Bモード超音波）にて，プラークの性質，潰瘍形成の有無，血行動態が評価できる
（ⅱ）頭頸部MRAやCTA．適応があれば，脳卒中に準じて拡散強調画像と灌流強調画像を含むMRI
（ⅲ）心機能評価：二次元経胸壁心エコー検査と経食道心エコー検査およびHolter心電図

以下の侵襲的検査は適応のある一部の患者で行う．

（ⅰ）側頭動脈生検
（ⅱ）MRAや超音波検査が不適当な場合や頸動脈内膜摘除術の適応となりうる場合，もしくは頭頸部MRI/MRAにて内頸動脈解離が疑われる場合に，頸動脈造影を行う
（ⅲ）蛍光眼底血管造影を時期をみて行う
（ⅳ）光学的干渉断層検査

本章では，網膜中心動脈，眼動脈，網膜分枝動脈閉塞，前部または後部虚血性視神経症による眼梗塞の臨床像と緊急処置に関しても述べた．高齢者は増加傾向にあり，脳卒中に前駆する症状には警鐘を鳴らし続け，既知の危険因子の減少と除去に注力しなくてはならない．

参考文献

1. Wray SH. Extracranial internal carotid artery disease. In: Bernstein EF, ed. Amaurosis Fugax. New York, NY: Springer-Verlag, 1988; 72-80.
2. Burde RM. Amaurosis fugax, an overview. J Clin Neuroophthalmol 1989; 9: 185-189.
3. Wilson IA, Warlow CP, Ross Russell RW. Cardiovascular disease in patients with retinal arterial occlusion. Lancet 1979; 1: 1292-1294.
4. Fisher CM. Transient monocular blindness associated with hemiplegia. Am Arch Ophthalmol 1952; 47: 167-203.
5. Cugati S, Wang JJ, Rochtchina E, Mitchell P. Ten-year incidence of retinal emboli in an older population. Stroke 2006; 37: 908.
6. Givre S, Van Stavern GP. Amaurosis fugax

(transient monocular or binocular visual loss). Up-to-date 2011.
7. Wang JJ, Cugati S, Knudtson MD, et al. Retinal arteriolar emboli and long-term mortality: pooled data analysis from two older populations. Stroke 2006; 37:1833.
8. Hollenhorst RW. The ocular manifestations of internal carotid arterial thrombosis. Med Clin North Am 1960; 44: 897-908.
9. Hollenhorst RW. Significance of bright plaques in the retinal arterioles. JAMA 1961; 178: 123-129.
10. Caplan LR. Caplan's stroke: a clinical approach. 4th edn. Philadelphia, PA: Saunders-Elsevier, 2009; 64-86; 221-257.
11. Savino PJ, Glaser JS, Cassady J. Retinal stroke: is the patient at risk? Arch Ophthalmol 1977; 95: 1185-1189.
12. Fisher CM. Observations of the fundus oculi in transient monocular blindness. Neurology 1959; 9: 333-347.
13. Kearns T, Hollenhorst R. Venous stasis retinopathy of occlusive disease of the carotid artery. Mayo Clin Proc 1963; 38: 304-312.
14. Carter JE. Chronic Ocular Ischemia and Carotid Vascular Disease. In: Bernstein EF, ed. Amaurosis Fugax. New York, NY: Springer, 1988; 118-134.
15. Toole J. Ophthalmodynamometry. Arch Intern Med 1963; 112: 219-220.
16. Gee W, Oiler D, Wylie E. Noninvasive diagnosis of carotid occlusion by ocular plethysmography. Stroke 1976; 7: 18-21.
17. Kartchner M, McRae L. Noninvasive evaluation and management of the asymptomatic carotid bruit. Surgery 1977; 82, 840-847.
18. Ackerman R. A perspective on noninvasive diagnosis of carotid disease. Neurology 1979; 29: 615-622.
19. Babikian VL, Wechsler LR, eds. Transcranial Doppler Ultrasonography. 2nd edn. Boston, MA: Butterworth-Heinemann, 1999.
20. Otis SM, Ringelstein EB. The Transcranial Doppler Examination: Principles and Applications of Transcranial Doppler Sonography. In: Tegeler CH, Babikian VL, Gomez CR, eds. Neurosonology. St Louis, MO: Mosby, 1996; 113-128.
21. Caplan LR, Brass LM, DeWitt LD, et al. Transcranial Doppler ultrasound: present status. Neurology 1990; 40: 696-700.
22. Hu HH, Sheng WY, Yen MY, Teng MM. Color Doppler imaging of orbital arteries for detection of carotid occlusive disease. Stroke 1993; 24: 1196-1203.
23. Mawn LA, Hedges TR 3rd, Rand W, Heggerick PA. Orbital Color Doppler Imaging in carotid ooccusive disease. Arch Ophthalmol 1997; 115: 492-496.
24. Foroozan R, Savino PJ, Sergott RC. Embolic central retinal artery occlusion detected by orbital color Doppler imaging. Ophthalmology 2002; 109: 747-748.
25. Reed C, Toole J. Clinical technique for identification of external carotid bruits. Neurology 1981; 31: 744-746.
26. Fisher CM. Facial pulses in internal carotid artery occlusion. Neurology 1970; 20: 476-478.
27. Caplan LR. The frontal artery sign. N Engl J Med 1973; 288: 1008-1009.
28. Fisher CM. Dilated pupil in carotid occlusion. Trans Am Neurol Assoc 1966; 91: 230-231.
29. Schmidt WA, Kraft HE, Vorpahl K, et al. Color Duplex ultrasonography in the diagnosis of temporal arteritis. N Engl J Med 1997; 337: 1336-1342.
30. Biousse V, Trobe JD. Transient monocular visual loss. Am J Ophthalmol 2005; 140: 717-721.
31. Fisher CM, Ojemann RG, Robertson GH. Spontaneous dissection of cervicocerebral arteries. Can J Neurol Sci 1978; 5: 9-19.
32. Caplan LR. Dissections of brain-supplying arteries. Nat Clin Pract Neurol 2008; 4:34-42.
33. Caplan LR, Biousse V. Cervicocranial arterial dissections. J Neuroophthalmol 2004; 24: 299-305.
34. Winter WJ. Atheromatous emboli: a cause of cerebral infarction. ArchPathol 1957; 64: 137-142.
35. Castleman B, McNeely BU. Case records. N Engl J Med 1967; 276: 1368-1377.
36. Caplan LR, Manning WJ. Brain Embolism. New York, NY: Informa Healthcare, 2006; 187-201; 259-275.
37. Coppeto JR, Lessell S, Lessell I, et al. Diffuse disseminated atheroembolism. Three cases with neuro-ophthalmic manifestation. Arch Ophthalmol 1984; 102: 225-228.
38. Beal MF, Williams RS, Richardson EP, et al. Cholesterol embolism as a cause of transient ischemic attacks and cerebral infarction. Neurology 1981; 31: 860-865.
39. Roldan JF, Brey RL. Antiphospholipid Antibody Syndrome in Uncommon Causes of Stroke. 2nd ed. Caplan LR, ed. Cambridge: Cambridge University Press, 2008; 263-274.
40. Levine SR, Welch KMA. Cerebrovascular ischemia associated with lupus anticoagulant. Stroke 1987; 18: 257-263.
41. DeWitt LD, Caplan LR. Antiphospholipid antibodies and stroke. Am J Neuroradiol 1991; 12: 454-456.
42. Cervera R, Piette JC, Font J, et al. Antiphospholipid syndrome: clinical and immunologic manifestations and patterns of disease expression in a cohort of 1, 000 patients. Arthritis Rheum 2002; 46: 1019-1027.
43. Coull BM, Goodnight SH. Antiphospholipid antibodies, prethrombotic states, and stroke. Stroke 1990; 21: 1370-1374.
44. Levine SR, Kim S, Deegan MI, Welch KMA. Ischemic stroke associated with anticardiolipin antibodies. Stroke 1987; 18: 1101-1106.
45. Montalban J, Codina A, Ordi J, et al. Antiphospholipid antibodies in cerebral ischemia. Stroke 1991; 22: 750-753.
46. Digre KB, Durcan FJ, Branch DW. Amaurosis fugax associated with antiphospholipid antibodies. Ann N eurol 1989; 25: 228-232.
47. Caplan LR. Nonatherosclerotic vasculopathies. In: Caplan LR, ed. Caplan's Stroke: a Clinical Approach. 4th edn. Philadelphia, PA: S aunders-Elsevier, 2009; 389-435.
48. Caplan LR, ed. Uncommon Causes of Stroke. 2nd edn. Cambridge: Cambridge University Press, 2008.
49. Furlan AJ, Whisnant JP, Kearns TP. Unilateral visual loss in bright light: an unusual symptom of carotid artery occlusive disease. Arch Neurol 1979; 36: 675-676.
50. Ross Russell RW, Page NGR. Critical p erfusion of brain and retina. Brain 1983; 106: 419-434.
51. Kearns TP, Siekert RG, Sundt TM Jr. The ocular aspects of bypass surgery of the carotid artery. Mayo Clin Proc 1979; 54: 3-11.
52. Edwards MS, Chater NL, Stanley JA. Reversal of chronic ocular ischemia by extracranial-intracranial arterial bypass: a case report. Neurosurgery 1980; 7: 480-483.
53. Mills RP. Anterior segment ischemia secondary to carotid occlusive disease. J Clin Neuro-ophthalmol 1989; 9: 200-204.
54. Campo RV, Aaberg TM. Digital s ubtraction angiography in the diagnosis of retinal vascular disease. Am J Ophthalmol 1983; 96: 632-640.
55. Burger SK, Saul RF, Selhorst JB, Thurston SE. Transient monocular blindness caused by vasospasm. N Engl J Med 1991; 325: 870-873.
56. Winterkorn JM, Teman AJ. Recurrent attacks of amaurosis fugax treated with calcium channel blocker. Ann Neurol 1991; 30: 423-425.
57. Winterkorn JM, Kupersmith MJ, Wirtschafter JD, Forman S. Brief report: treatment of vasospastic amaurosis fugax with calcium-channel blockers. N Engl J Med 1993; 329: 396-398.
58. Bruno A, Corbett JJ, Biller J, et al. Transient monocular visual loss patterns and associated vascular abnormalities. Stroke 1990; 21: 34-39.
59. Walsh FB, Hoyt WF. Clinical Neuro-ophthalmology. 3rd edn. Baltimore, MD: Williams and Wilkins, 1969; 1671-1673.
60. Newman NM, Hoyt WF, Spencer WH. Macula-sparing blackouts: clinical and pathological investigations of i ntermittent choroidal vascular insufficiency in a case of periarteritis nodosa. Arch Ophthalmol 1974; 91: 367-370.
61. Kline LB, Kelly CL. Ocular migraine in a patient with cluster headaches. Headache 1980; 20: 253-257.
62. Ellenberger C Jr, Epstein AD. Ocular complications of atherosclerosis; what do they mean? Semin Neurol 1986; 6: 185-193.
63. Schwartz ND, So YT, Hollander H, et al. Eosinophilic vasculitis leading to a maurosis fugax in a patient with a cquired immune deficiency syndrome. Arch Intern Med 1986; 146: 2059-2060.
64. Appleton R, Farrell K, Buncic JR, et al. Amaurosis fugax in teenagers: a migraine

65. Fisher CM. Late-life migraine accompaniments as a cause of unexplained transient ischemic attacks. Can J Neurol Sci 1980; 7: 9-17.
66. Tomsak RL, Jergens PB. Benign recurrent transient monocular blindness: a possible variant of acephalgic migraine. Headache 1987; 27: 66-69.
67. Tomsak RL, Jergens PB. Benign recurrent transient monocular blindness: a possible variant of acephalgic migraine. Headache 1987; 27: 66-69.
68. Troost BT. Migraine. In: Duane TD, ed. Clinical Ophthalmology. Vol. 2. Philadelphia, PA: Harper Medical, 1976; Chapter 19, 11-20.
69. Wolter JR, Burchfield WJ. Ocular migraine in a young man resulting in unilateral transient blindness and retinal edema. J Pediatr Ophthalmol 1971; 8: 173-176.
70. Katz B. Migrainous central retinal artery occlusion. J Clin Neuroophthalmol 1986; 6: 69-75.
71. Tippin J, Corbett JJ, Kerber RE, et al. Amaurosis fugax and ocular infarction in adolescents and young adults. Ann Neurol 1989; 26: 69-77.
72. Eadie MJ, Sutherland JM, Tyrer JH. Recurrent monocular blindness of uncertain cause. Lancet 1968; 1: 319-321.
73. Marshall J, Meadows S. The natural history of amaurosis fugax. Brain 1968; 91: 419-434.
74. Carroll D. Retinal migraine. Headache 1970; 10: 9-13.
75. Corbett JJ. Neuro-ophthalmic complications of migraine and cluster headaches. NeurolClin 1983; 1, 973-995.
76. The Amaurosis Fugax Study Group. Amaurosis fugax (transient monocular blindness): a consensus statement. In: Bernstein EF, ed. Amaurosis Fugax. New York, NY: Springer-Verlag, 1988; 286-301.
77. Longfellow DW, Davis FS Jr, Walsh FB. Unilateral intermittent blindness with dilation of retinal veins. Arch Ophthalmol 1962; 67: 554-555.
78. Cullen JF. Occult temporal arteritis. Trans Ophthalmol Soc UK 1963; 83: 725-736.
79. Gresser EB. Partial occlusion of retinal vessels in a case of thromboangiitis obliterans. Am J Ophthalmol 1932; 15: 235-237.
80. Goldsmith J. Periarteritis nodosa with involvement of the choroidal and retinal arteries. Am J Ophthalmol 1946; 29: 435-446.
81. Anderson RG, Gray EB. Spasm of the central retinal artery in Raynaud's disease. Arch Ophthalmol 1937; 17: 662-665.
82. Hayreh SS. Pathogenesis of occlusion of the central retinal vessels. Am J Ophthalmol 1971; 72: 998-1011.
83. Cogan DG, Wray SH. Vascular occlusions in the eye from cardiac myxomas. Am J Ophthalmol 1975; 80: 396-403.
84. Appen RE, Wray SH, Cogan DG. Central retinal artery occlusion. Am J Ophthalmol 1975; 79: 374-381.
85. Greven CM, Slusher MM, Weaver RG. Retinal arterial occlusions in young adults. Am J Ophthalmol 1995; 120, 776-783.
86. Zimmerman LE. Embolism of central retinal artery; secondary to myocardial infarction with mural thrombosis. Arch Ophthalmol 1965; 73: 822-826.
87. Jayam AV, Hass WK, Carr RE, Kumar, A. J. Saturday night retinopathy. J Neurol Sci 1974; 22: 413-418.
88. Givner I, Jaffe N. Occlusion of the central retinal artery following anesthesia. Arch Ophthalmol 1950; 43: 197-207.
89. Hollenhorst RW, Svien HJ, Benoit CF. Unilateral blindness occurring during anesthesia for neurosurgical operation. Arch Ophthalmol 1954; 52: 819-830.
90. Wolfe SW, Lospinuso MF, Burke SW. Unilateral blindness as a complication of patient positioning for spinal surgery. Spine 1992; 17: 600-605.
91. Merchut MF, Gupta SR, Naheldy MH. The relation of retinal artery occlusion and carotid artery stenosis. Stroke 1988; 19: 1239-1242.
92. Chawluk JB, Kushner MJ, Bank WJ, et al. Atherosclerotic carotid artery disease in patients with retinal ischemic syndromes. Neurology 1988; 38: 858-862.
93. Asherson RA, Khamashta MA, Gill A, et al. Cerebrovascular disease and antiphospholipid antibodies in systemic lupus erythematosus, lupus-like disease and the primary antiphospholipid syndrome. Am J Med 1989; 86, 391-399.
94. Englert H, Hawkes CH, Boey ML, et al. Dego's disease: association with anticardiolipin antibodies and the lupus anticoagulant. BMJ 1984; 289: 576.
95. Glueck HI, Kant KS, Weiss MA, et al. Thrombosis in systemic lupus erythematosus: relation to the presence of circulatory anticoagulants. Arch Intern Med 1985; 145: 1389-1395.
96. Jonas J, Kolbe K, Volcker HE, et al. Central retinal artery occlusion in Sneddon's disease: association with antiphospholipid antibodies. Am J Ophthalmol 1986; 102: 37-40.
97. Shalev Y, Green L, Pollack A, et al. Myocardial infarction with central retinal artery occlusion in a patient with antinuclear antibody-negative systemic lupus erythematosus. Arthritis Rheum 1985; 28: 1185-1187.
98. The Antiphospholipid Antibodies in Stroke Study Group (APASS). Clinical, radiological, and pathological aspects of cerebrovascular disease associated with antiphospholipid antibodies. Stroke 1993; 24: 120-123.
99. The Antiphospholipid Antibodies in Stroke Study (APASS) Group. Anticardiolipin antibodies are an independent risk factor for first ischemic stroke. Neurology 1993; 43: 2069-2073.
100. Donders RC, Kappelle LJ, Derksen RH, et al. Transient monocular blindness and antiphospholipid antibodies in systemic lupus erythematosus. Neurology 1998; 51: 535-540.
101. Hee MR, Izatt JA, Swanson EA, et al. Optical coherence tomography of the human retina. Arch Ophthalmol 1995; 113: 325-332.
102. Falkenberry SM, Ip MS, Blodi BA, Gunther JB. Optical coherence tomography in central retinal artery occlusion. Ophthalmic SurgLlasers Imaging 2006; 37: 502-505.
103. Burde RM, Smith ME, Black JT. Retinal artery occlusion in the absence of a cherry red spot. Surv Ophthalmol 1982; 27: 181-186.
104. Brown GC, Magargal LE, Sergott R. Acute obstruction of the retinal and choroidal circulations. Ophthalmology 1986; 93: 1373-1382.
105. Duker JS, Brown GC. Recovery following acute obstruction of the retinal and choroidal circulations. Retina 1988; 8: 257-260.
106. Rafuse PE, Nicolle DA, Hutnik CML, et al. Left atrial myxoma causing ophthalmic artery occlusion. Eye 1997; 11: 25-29.
107. Stone R, Zink H, Klingele T Burde, R.M. Visual recovery after central retinal artery occlusion: two cases. Ann Ophthalmol 1977; 9: 445.
108. Brown GC. Retinal arterial obstructive disease. In: Schachat AP, Murphy RP, eds. Retina. 2nd edn. St Louis, MO: C.V. Mosby. 1994.
109. Mames RN, Shugar JK, Levy N, et al. for the CRAO Study Group. Peripheral thrombolytic therapy for central retinal artery occlusion. Arch Ophthalmol 1995; 113: 1094.
110. Mangat HS. Retinal artery occlusion. Surv Ophthalmol 1995; 40: 145-156.
111. Atebara NH, Brown GC, Carter J. Efficacy of anterior chamber paracentesis and carbogen in treating acute nonarteritic central retinal artery occlusion. Ophthalmology 1995; 102: 2029-2035.
112. Schmidt D, Schumacher M, Wakhloo AK. Microcatheter urokinase infusion in central retinal artery occlusion. Am J Ophthalmol 1992; 113: 429-434.
113. Bruno A, Russell PW, Jones WL, et al. Concomitants of asymptomatic retinal cholesterol emboli. Stroke 1992; 23, 900-902.
114. Bruno A, Jones WL, Austin JK, et al. Vascular outcome in men with asymptomatic retinal cholesterol emboli: a cohort study. Ann Intern Med 1995; 122: 249-253.
115. D'Cruz IA, Cohen HC, Prabhu R, et al. Clinical manifestations of mitral-annulus calcification, with emphasis on its echocardiographic features. Am Heart J 1977; 94, 367-377.
116. Guthrie J, Fairgrieve J. Aortic embolism due to myxoid tumor associated with myocardial calcification. Br Heart J 1963; 25: 137-140.
117. diBono DP, Warlow CP. Mitral-annulus calcification and cerebral or retinal ischemia. Lancet 1979; 2, 383-385.
118. Stefensson E, Coin JT, Lewis WR 3rd, et al. Central retinal artery occlusion during cardiac catheterization. Am J Ophthalmol 1985; 9, 586-589.
119. Howard RS, Ross Russell RW. Prognosis of patients with retinal embolism. J Neurol Neurosurg Psychiatry 1987; 50: 1142-1147.
120. Boghen DR, Glaser JS. Ischemic optic neuropathy. The clinical profile and natural history. Brain 1975; 98: 689-708.

121. The Ischemic Optic Neuropathy Decompression Trial Research Group. Optic nerve decompression surgery for nonarteritic anterior ischemic optic neuropathy (NAION) is not effective and may be harmful. JAMA 1995; 273: 625-632.
122. Onda E, Cioffi GA, Bacon DR, et al. Microvasculature of the human optic nerve. Am J Ophthalmol 1995; 120: 92-102.
123. Lessell S. Nonarteritic anterior ischemic optic neuropathy. Arch Ophthalmol 1999; 117: 386-388.
124. Burde RM. Optic disc risk factors for nonarteritic anterior ischemic optic neuropathy. Am J Ophthalmol 1993; 116: 760-764.
125. Beck RW, Savino PJ, Repka MX, et al. Optic disc structure in anterior ischemic optic neuropathy. Ophthalmology 1984; 91: 1334-1337.
126. Mansour AM, Schoch D, Logani S. Optic disc size in ischemic optic neuropathy. Am J Ophthalmol 1988; 106: 587-589.
127. Doro S, Lessell S. Cup-disc ratio and ischemic optic neuropathy. Arch Ophthalmol 1985; 103: 1143-1144.
128. Mori S, Suzuki J, Takeda M. A case report of internal carotid occlusion with ischemic optic neuropathy as initial symptom. Jpn Rev Clin Ophthalmol 1983; 77: 1530-1533.
129. Bogousslavsky J, Regli F, Zografos L, et al. Optico-cerebral syndrome: simultaneous hemodynamic infarction of optic nerve and brain. Neurology 1987; 37: 263-268.
130. Newman NJ. Cerebrovascular disease. In: Miller NR, NewmanNJ, eds. Clinical Neuro-ophthalmology. 5th edn. Baltimore, MD: Williams and Wilkins, 1998; Vol. 3, Chapter 55, 3449.
131. Lieberman MF, Shahi A, Green WR. Embolic ischemic optic neuropathy. AmJ Ophthalmol 1978; 86: 206-210.
132. Portnoy SL, Beer PM, Packer AJ, et al. Embolic anterior ischemic optic neuropathy. J Clinl Neuroophthalmol 1989; 9: 21-25.
133. Repka MX, Savino PJ, Schatz NJ, Sergott RC. Clinical profile and long-term implications of anterior ischemic optic neuropathy. Am J Ophthalmol 1983; 96: 478-483.
134. Rizzo JF 3rd, Lessell S. Posterior ischemic optic neuropathy during general surgery. Am J Ophthalmol 1987; 103: 808-811.
135. Guyer DR, Miller NR, Auer CI, et al. The risk of cerebrovascular and cardiovascular disease in patients with anterior ischemic optic neuropathy. Arch Ophthalmol 1985; 103: 1136-1142.
136. Chung SM, Guy CA, McCrary JA 3rd. Non-arteritic ischemic optic neuropathy. The impact of tobacco use. Ophthalmology 1994; 101: 779-782.
137. Hedges TR 3rd, Young LN, Gonzales-Garcia AO, Mendoza-Santiesteban CE, Amaro-Quierza ML. Subretinal fluid from anterior ischemic optic neuropathy demonstrated by optical coherence tomography. Arch Ophthalmol 2008; 126: 812-815.
138. Hoye VJ 3rd, Berrocal AM, Hedges TR 3rd, Amaro-Quireza ML. Optic coherence tomography demonstrates subretinal macular edema from papilledema. Arch Ophthalmol 2001; 119: 1287-1290.
139. Williams EL, Hart WM Jr, Tempelhoff R. Postoperative ischemic optic neuropathy. Anesth Analg 1995; 80: 1018-1029.
140. Brown RH, Schauble JF, Miller NR. Anemia and hypotension as contributors to perioperative loss of vision. Anesthesiology 1994; 80: 222-226.
141. Kamei A, Takahashi Y, Shiwa T, et al. Two cases of ischemic optic neuropathy after intestinal hemorrhage. Presented at the VIIIth International Neuroophthalmology Symposium. Winchester, UK, June 23-29, 1990.
142. Johnson MW, Kincaid MC, Trobe JD. Bilateral retrobulbar optic nerve infarctions after blood loss and hypotension: a clinicopathologic case. Ophthalmology 1987; 94: 1577-1584.
143. Thevathasan AW, Davis SM. Temporal Arteritis in Uncommon Causes of Stroke. 2nd edn. Caplan LR, ed. Cambridge: Cambridge University Press, 2008; 9-15.
144. Hayreh SS, Podhajsky P. Visual field defects in anterior ischemic optic neuropathy. Doc Ophthalmol Proc Ser 1979; 19: 53-71.
145. Ellenberger C Jr, Keltner JL, Burde RM. Acute optic neuropathy in older patients. Arch Neurol 1973; 28: 182-185.
146. Hayreh SS. Posterior ischemic optic neuropathy. Ophthalmologica 1981; 182: 29-41.
147. Cullen JF, Duvall J. Posterior ischemic optic neuropathy (PION). Neuroophthalmology 1983; 3: 15-19.
148. Isayama Y, Takahashi T, Inoue M, et al. Posterior ischemic optic neuropathy: III. Clinical diagnosis. Ophthalmologica 1983; 187: 141-147.
149. Sawle GV, Sarkies NJC. Posterior ischemic optic neuropathy due to internal carotid artery occlusion. Neuroophthalmology 1987; 7: 349-353.
150. Shimo-Oku M, Miyazaki S. Acute anterior and posterior ischemic optic neuropathy. Jpn J Ophthalmol 1984; 28: 159-170.
151. Perlman JI, Forman S, Gonzalez ER. Retrobulbar ischemic optic neuropathy associated with sickle cell disease. J Neuroophthalmol 1994; 14: 45-48.
152. Johnson IN, Gould TJ, Krohel GB. Effect of levodopa and carbidopa on recovery of visual function in patients with nonarteritic anterior ischemic optic neuropathy of longer than six months' duration. Am J Ophthalmol 1996; 121: 77-83.
153. Haas A, Uyguner I, Sochor GE, et al. Non-arteritic anterior ischemic optic neuropathy. Long-term results after hemodilution therapy. Klin Monatsbl Augenheilkd 1994; 205: 143-146.
154. Wolf S, Schulte-Strake U, Bertram B, et al. Hemodilution therapy in patients with acute anterior ischemic optic neuropathy. Ophthalmologie 1993; 90: 21-26.

CHAPTER 9

前庭症候群と回転性めまい

Marianne Dieterich and Thomas Brandt

序論

回転性めまい vertigo は，静的重力定位 gravitational orientation の不快な歪み，または自分もしくは周りの動きの誤認識である．これは明確に定義された疾患群ではなく，むしろ視覚，平衡感覚，体性知覚といった，静的および動的空間定位 spatial orientation にかかわる感覚にミスマッチをきたす，さまざまな病態の結果である．生理的および臨床的な前庭性めまい症候群 vestibular vertigo syndrome は，回転性めまい，眼振 nystagmus，運動失調 ataxia，嘔気 nausea といった，知覚，眼球運動，姿勢，自律神経に関連した症候の組み合わせと特徴づけられる[1]．回転性めまいは皮質での空間定位障害 disturbance of cortical spatial orientation により起こるが，眼振と眼球偏倚は前庭眼反射における方向特異的ミスマッチにより二次的に生じる．ふらつきや前庭性失調は，前庭脊髄路の不適切または異常な不活化により起こる．嘔気や嘔吐といった不快な自律神経症状は，延髄の嘔吐中枢の臨床的活性化に起因している[2,3]．

大半の中枢性前庭症候群と一部の末梢性前庭症候群の原因は血管障害である[4,5]．**表 9.1** に示すように，虚血はさまざまな前庭症候群 vestibular syndrome を呈する．たとえば，灌流領域に，迷路，橋，小脳が含まれる前下小脳動脈の梗塞のように，虚血によりときに中枢由来の症状と末梢由来の症状が同時に生じることがある[6]．片頭痛や椎骨脳底動脈虚血の場合，回転性めまいが末梢性か中枢性か鑑別できないこともある．前庭症候群の経過や予後はさまざまである．回転性めまいは，虚血由来の場合，突然発症で一過性のことが多く，反復性の場合は，Ménière 病，前庭/脳底性片頭痛，前庭性発作症 vestibular paroxysmia，前庭性てんかんなど，虚血以外の原因であることが多い．

極度の中枢性血管性めまいの場合，突然の耐えられないくらい重度の回転性めまいか，両側の前庭機能低下による動揺視 oscillopsia のために，頭部を動かせず姿勢を保てないほどの症候を呈する．梗塞の中には特徴的な症候を呈するものがあり，延髄外側症候群（Wallenberg 症候群）でみられる病巣側への体幹側方突進 body lateropulsion や眼傾斜反応 ocular tilt reaction，Cajal 間質核を含む傍正中視床梗塞でみられる病変と対側向きの眼傾斜反応などがあげられる．とはいえ，出血や炎症，多発性硬化症のプラーク，急性占拠性病変などでも同様の症候が出現する．眼位眼振や回転性めまいがあるが，CT や MRI で明らかな責任病巣がみられない例は，しばしば血管異常とみなされる[2]．

聴神経と血管の交叉部での圧迫や前庭性発作症[5,7]（かつての disabling positional vertigo[8]）と迷路の静脈閉塞を伴う過粘稠症候群も，興味深い血管関連病態として考慮すべきである[9]．減圧症 decompression sickness も稀な血管性回転性めまい症候群であり[10]，迷路出血も外リンパ瘻や遅延性内リンパ水腫の原因となりうる[11]．外リンパ瘻はさまざまな刺激により症状が誘発されることから，診断が可能である[2]．

末梢性および中枢性前庭障害を呈する脳卒中

反復性の回転性めまいや眼球運動異常は，大動脈から橋の終動脈への大きな圧勾配による椎骨脳底動脈血流の減少の初期症状として一般的である．周縁に分布する長いこの動脈は，前庭神経核の非常に脆弱な支配血管である[12]．症状は

表 9.1 血管性回転性めまいの機序と病巣

機序	症候群	病巣
片頭痛	前庭/脳底性片頭痛 小児の良性発作性めまい 良性反復性めまい	脳幹，迷路，側頭頭頂葉皮質？
梗塞・出血	前庭症候群または難聴（前下小脳動脈領域梗塞または内耳動脈領域梗塞）	迷路，前庭神経
	偽性前庭神経炎（ラクナ梗塞または後下小脳動脈領域梗塞）	前庭神経束または神経根，神経核，神経入口部
	眼傾斜反応	橋中脳（対側方向） 橋延髄（病巣側方向） 歯状核，小脳虫部（対側方向） 小脳半球，中小脳脚（病巣側方向）
	側方突進（Wallenberg 症候群）	延髄後外側部（病巣側方向）
	視床性失立	視床後外側部（病巣側/対側方向の傾斜）
	中枢性頭位性めまい	虫部小節，前庭小脳ループ
神経血管圧迫	前庭性発作症	前庭神経
多発性血管性ニューロパチー	糖尿病性前庭機能低下	前庭神経，有毛細胞？
静脈閉塞を伴う過粘稠症候群	反復発作性回転性めまいを伴う過粘稠症候群	迷路
その他（二次性）	減圧症，迷路出血，外リンパ瘻/水腫，血管瘻徴候	迷路

頭部を最大に回旋させたり立位で頸部を伸ばしたりした際に誘発され，頭部が元に戻ると直ちに消失する．しかしながら，これらの症状は，（特に，アテローム，頸椎症，横突孔を狭窄させる骨棘などのある高齢者において）椎骨動脈の機能的圧迫に伴う一過性椎骨脳底動脈虚血のみならず，聴神経の神経血管圧迫を示唆する．したがって，ここでは，迷路動脈や椎骨脳底動脈，中大脳動脈領域の梗塞に明らかに起因した血管性前庭症候群に限定して述べる．これらの動脈は，末梢および中枢の前庭経路とその統合中枢 integration center を灌流している．

前庭経路 vestibular pathway は聴神経と前庭神経核に始まり，内側縦束を通り動眼神経核および橋と中脳吻側部の核上性統合中枢へ向かう．ここから視床の投射を経ていくつかの前庭皮質へと達する．多くの中枢性虚血性回転性めまい症候群は，脳幹の傍正中部または被蓋外側部のテント下病変か，前庭小脳病変により二次的に起こる[13-15]．テント上病変に起因する前庭症候群は少なく，視床と前庭皮質野の病変のみが中枢性前庭症候群として重要である．片側の脳幹，視床，側頭頭頂葉皮質，小脳の限局梗塞と，臨床症状や前庭構造の障害部位との関連を以下に示す．前庭症候群の局所解剖学的診断には，原因となるさまざまな病変部位と広大な前庭経路の体系化が必要である．三次元の各軸面における前庭眼反射 vestibuloocular reflex に関与する経路は，それぞれが個別に障害されることから，別々に走行しているはずである[13,16]．脳幹の中枢性前庭障害の分類として，下眼瞼向き眼振や偽性前庭神経炎，前庭眼反射にかかわる主要な三次元の各軸面のうちのいずれかにおけるバランスミスマッチによる眼傾斜反応を特性とする分類法[2,13]が提案されている（**表 9.2**）．この仮説的分類は，特定の症候が脳幹のさまざまな経路における特定の病変により惹起されることを示した臨床経験や動物研究に基づいている．前庭眼反射にかかわる主要な三次元の各軸面の経路はそれぞれ別の局在があり，単独で障害されることもあれば，複数が同時に障害されることもある．脳卒中による前庭症候群に対するこのようなアプローチ法は，血管支配領域の決定と前庭眼反射の水平面（yaw），矢状面（pitch），前額面（roll）における知覚，眼球運動，姿勢の影響に関連した，病変による機能障害の評価に基づくものである．

前下小脳動脈と内耳動脈
anterior inferior cerebellar artery and internal auditory artery

前下小脳動脈は，橋前外側部，中小脳脚，歯状核，小脳片葉のみならず内耳をも灌流している[6,17]．末梢迷路受容体，

聴神経，前庭神経核，前庭小脳の虚血により回転性めまいが生じうる．臨床所見としては，脳幹症候および小脳症候を伴う[18]が，迷路梗塞のみの例も病理組織学的に報告されている[19]．

OasとBalohは，反復性の回転性めまい発作をきたした前下小脳動脈領域梗塞2例の臨床的特徴を報告している[20]．めまいは脳梗塞の数か月前に単独で出現し，梗塞発症時に，片側性難聴，耳鳴，顔のしびれ，片側運動失調を伴い再発した．聴力検査とカロリックテストにて，病巣側の聴覚前庭機能異常が認められた．この報告では，梗塞に先行しためまい発作は，内耳または前庭神経の一過性虚血によると結論づけられている（図9.1）．前下小脳動脈領域梗塞には，神経耳科所見のパターンに基づいて，現在までに少なくとも8つのサブグループがあることが報告されており，なかでも最も多いのが聴力障害と前庭機能障害の合併である[21]．聴覚前庭機能異常のみが橋小脳梗塞の予兆となることがあり，臨床医の立場からは危険信号とみなすことができる．

神経根入口部や前庭神経核の小さな脱髄性プラーク[22]やラクナ梗塞[23,24]では，前庭神経炎に似た症候がみられ，回転性めまいや自発眼振とともに病巣側のカロリック反応の廃絶を呈する．これらの所見に咬筋麻痺を伴うこともあり，咬筋反射[23]，衝動性追従運動のような眼球運動の障害[22]，head impulse testの病的反応[25]などとして明らかになる．

頭部の回旋により椎骨動脈が圧排され，回転性めまい，眼振，失調を伴う一過性脳虚血発作をきたす場合は，回旋性椎骨動脈閉塞症候群 rotational vertebral artery occlusion syndrome（Bow Hunter症候群）と呼ばれる[26]．椎骨動脈はときとして，筋や腱の付着部，骨棘，他の頸椎症に伴う変性などにより，頭部回旋による機械的圧迫を受けやすい．C2-C6レベルでは動脈は椎体の横突孔を通るため，これらの患者では左右の頭部回旋により症状が出現する[27]．椎骨動脈の閉塞部は段階的な頭部回旋下の血管造影による動的評価にて確認され，C2レベルで起こることが多い．横突孔の通過途中での圧迫が虚血の原因であることは稀であり，過剰診断であることが多い．

表9.2 前庭眼反射にかかわる主要な三次元の各軸面（水平面，矢状面，前額面）における脳幹被蓋の中枢性前庭症候群の分類[a]

水平面（yaw）における前庭眼反射障害	水平性眼振，偽性前庭神経炎（一部の前下小脳動脈/後下小脳動脈領域梗塞，多発性硬化症プラーク）
矢状面（pitch）における前庭眼反射障害	垂直性眼振，下眼瞼向き眼振，上眼瞼向き眼振
前額面（roll）における前庭眼反射障害	眼傾斜反応とその構成要素

[a] 前額面における症候群は，眼傾斜反応の完全型か，その構成要素（斜偏倚，眼球捻転，側方への転倒，SVV傾斜）のうち1つを含む．水平面における症候群は，水平性自発眼振，回旋性眼振，ふらつき，側方への転倒を含む．矢状面における症候群は，下眼瞼向き眼振，上眼瞼向き眼振，自覚的な垂直/前後方向の姿勢の不安定性を伴う矢状面の傾斜を含む．

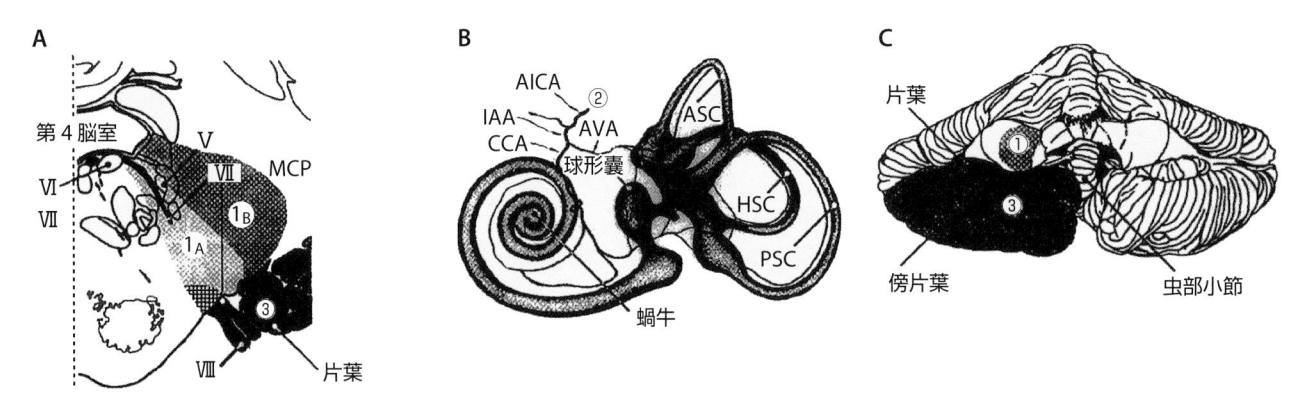

図9.1 前下小脳動脈（AICA）の灌流する3つの領域．領域①はAICAの反回穿通動脈（RPA），領域②は内耳動脈，領域③はAICAの分枝終末により灌流される．**A**：顔面神経，外転神経核レベルの橋吻側部（垂直の点線は正中矢状線を示す）．領域①ₐと①ᵦはpremeatal RPAとpostmeatal RPAにより灌流される．premeatal AICAまたはpostmeatal AICAに始起するsingle RPAが灌流することもしばしばある．斜交線部は顔面および前庭蝸牛神経の神経根の入口部を示す．**B**：領域②は内耳動脈により灌流される（Schuknecht，1974[87]を改変して転載）．**C**：前方からみた小脳．領域③はAICAの分枝終末により灌流される．

ASC：前半規管，AVA：前前庭動脈，CCA：総蝸牛動脈，HSC：水平半規管，IAA：内耳動脈，MCP：中小脳脚，PSC：後半規管，Ⅴ：三叉神経脊髄路と三叉神経核，Ⅵ：外転神経核，Ⅶ：顔面神経，Ⅷ：前庭蝸牛神経．
（Oas, Baloh, 1992[20]より許可を得て改変して転載）

椎骨動脈と後下小脳動脈
vertebral artery and posterior inferior cerebellar artery

　椎骨動脈またはその分枝(外側延髄窩を通り延髄外側部の血流を担う)の閉塞や，稀には後下小脳動脈または後脊髄動脈の障害により起こる症候群の典型例は，Wallenberg 症候群であり，これは，多くは前庭神経内側核，ときに前庭神経上核を含む延髄外側梗塞により生じる．片側の前庭神経内側核(または上核)の虚血は，前額面における前庭緊張の不均衡をきたす．

　前額面における前庭機能異常の症候は，正常機能からの逸脱として検出される．前額面の正常位では，耳石と半規管からの重力知覚入力により，自覚的視性垂直位 subjective visual vertical(SVV)が重力垂直面に一致するようになっており，眼軸と頭部が水平となるように調整されている．病変による前庭緊張の不均衡は，知覚上の傾斜(SVV 傾斜)，頭部体幹の傾斜，視軸の垂直性のずれ(斜偏倚 skew deviation)，眼球捻転 ocular torsion が出現する．眼傾斜反応は，垂直面からの傾斜を感知すること[29,30]により生じる頭部傾斜 head tilt，斜偏倚，眼球捻転[28]のうち，いくつかが同時に起こることをいう．

　これらの症候は前額面における前庭機能障害を反映しているということがわかっている．脳幹のどのレベルの障害でもこれら症候のうち 1 つまたはいくつかが多様な感度で出現しうる．111 例の急性期片側脳幹梗塞の系統的研究では，SVV の病的傾斜(94%)と眼球捻転(83%)が最も感度のよい徴候であった．斜偏倚は全体の約 1/3 でみられ，すべてが

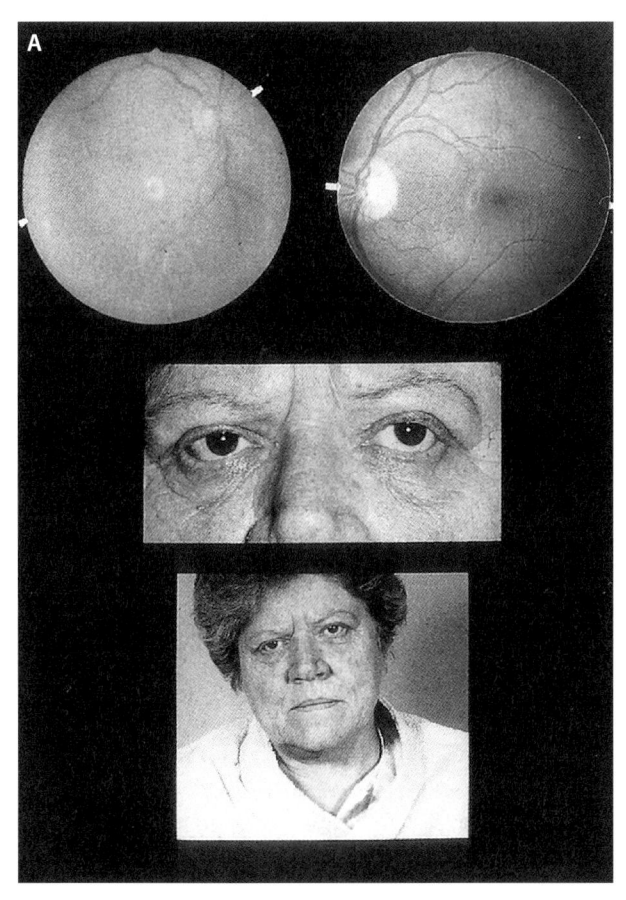

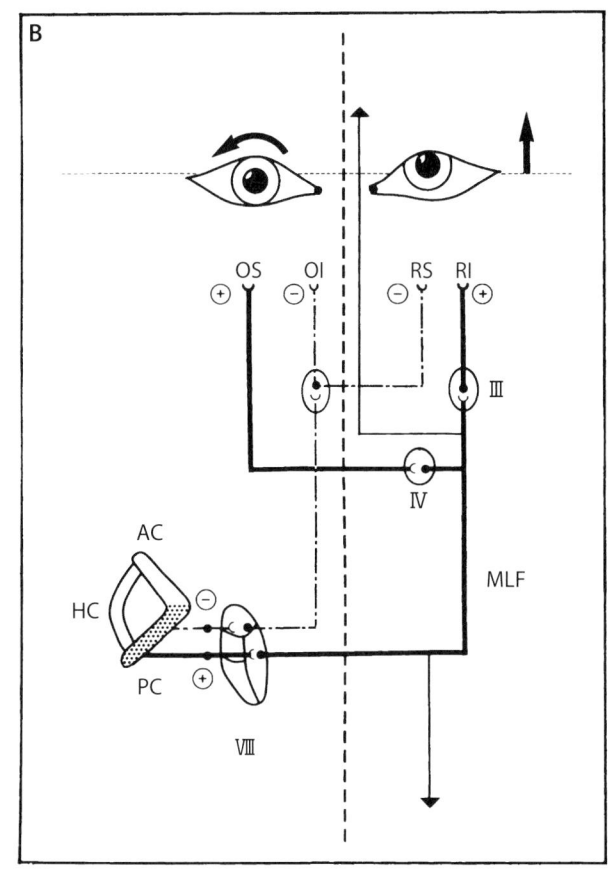

図 9.2 **A**：右への眼傾斜反応を呈した右延髄外側梗塞(Wallenberg 症候群)．病巣側方向への 20 度の頭部傾斜(**A** 下)，4 度の斜偏倚(**A** 中)，下側にある眼球の約 20 度の眼球捻転(外旋斜視，検者からみて反時計方向)(**A** 上)，上側にある眼球は前額面では正常眼位(5 度の外旋斜視)である．**B**：垂直半規管経路の病変による眼傾斜反応発生に関する仮説的考察．後半規管と外眼筋の間にある前庭眼反射弓の 3 つの神経．後半規管から同側の上斜筋および対側の下直筋をつなぐ興奮性上行路と，同側の下斜筋および対側の上直筋をつなぐ抑制性上行路を示す．これらの経路の病変は同側の外旋斜視と対側の上斜視をきたす．
AC：前半規管，HC：水平半規管，MLF：内側縦束，OI：下斜筋，OS：上斜筋，PC：後半規管，RI：下直筋，RS：上直筋，Ⅲ：動眼神経核，Ⅳ：滑車神経核，Ⅷ：前庭神経核．
(Graf et al., 1983[88], Graf and Ezure, 1986[89] より転載)

揃った完全眼傾斜反応は 1/5 でみられた．ゆえに，前額面における前庭機能を臨床的に評価する際は，SVV の精神生理学的調整，プリズムを用いた視軸の垂直性開散 vertical divergence の判定，眼底写真による眼球捻転の判定(方法については参考文献[31]を参照)を行う．

　Wallenberg 症候群の 36 例の評価では，全例で病巣側向きへの SVV の偏倚が認められ，重力ベクトルの内的表現の有意な傾斜が示唆された．このうち 1/3 の患者では完全眼傾斜反応が認められた[30](図 9.2)が，これらの例では重度の体幹側方突進を伴っていた．Wallenberg 症候群においては，眼傾斜反応は病巣側向きとなる(すなわち，病巣側の耳と眼が下にくる状態)．重心計による定量的評価において，右側病変では右前方-左後方の揺れの増加が，左側病変で左前方-右後方の揺れの増加がそれぞれ認められた．体幹側方突進は SVV 傾斜に相関した(すなわち，側方突進が強ければ，SVV 傾斜も強い)．

　我々は，SVV 傾斜，体幹側方突進，斜偏倚，眼球捻転は，前額面の前庭眼反射にかかわる前庭経路病変による知覚，姿勢，眼球運動関連症状として出現すると推測している[31,32]．多くの患者では，非共同性の眼球捻転(通常は脳幹病変と同側眼)がみられ，後半規管の経路の関与が示唆される(図 9.2)．前半規管と後半規管の経路が障害されれば，Wallenberg 症候群の眼傾斜反応は両眼性の眼球捻転として出現する．稀ではあるが，上側にある眼球の単眼内旋斜視 monocular incyclotropia の場合は，前半規管のみの障害が疑われる．

　では，Wallenberg 症候群における前額面の重力知覚経路の病変の主座はどこにあるだろうか？　CT および MRI における虚血病巣を Olszewski と Baxter の定位脳幹アトラス[33]に投影したところ，前庭神経内側核(または上核)が重要な前庭構造であることが示された(図 9.3)．前庭神経の内側核や上核は，眼傾斜反応を呈する Wallenberg 症候群患者における虚血領域に含まれていた．この前庭構造への血流は，後下小脳動脈，椎骨動脈の分枝，または前下小脳動脈の分枝から供給されている．

　眼傾斜反応，側方突進，SVV 傾斜に関して，前額面の前庭機能異常の静的影響を検討したところ，これらは数日から数週持続し，その間徐々に自然と落ち着いてくることがわかった．脳梗塞急性期には，外旋性回転性めまいと回旋性眼振といった動的徴候と症候も出現する[34,35]．この場合，回旋性眼振の緩徐相が静止時偏倚の方向と一致しているのに対し，急速相は病変と対側向きとなる．このように静的動的影響は混在するが，垂直半規管入力と耳石器入力は二次前庭神経核ニューロンに収束しており，この構造により両者が併存することは驚くべきことではないということが裏づけられてい

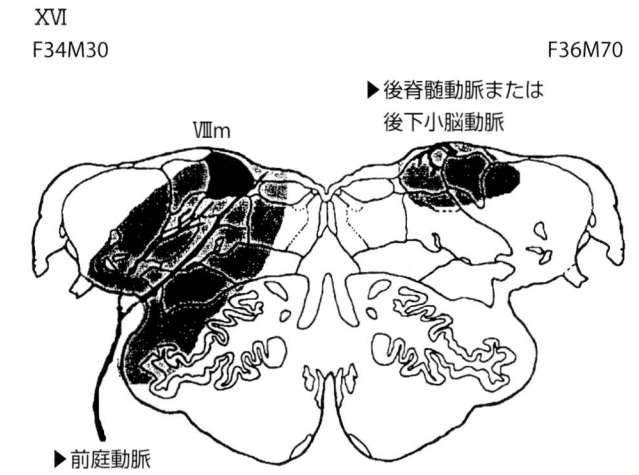

図 9.3　眼傾斜反応やその構成要素〔頭部傾斜，斜偏倚，眼球捻転，自覚的視性垂直位(SVV)傾斜〕のいずれかを呈する，前額面における前庭機能障害の原因となる片側橋延髄梗塞．Olszewski と Baxter(1982)[33]の定位脳幹アトラスの 2 つの横断面(XVI, XXIV)に，MRI での典型的な片側橋延髄梗塞(4 例)を投影した．椎骨動脈，後下小脳動脈，後脊髄動脈の灌流領域内の延髄外側梗塞(Wallenberg 症候群)では，前庭神経内側核(Ⅷm)の障害により病巣側向きの傾斜を伴う前庭機能障害がみられる(下)．橋梗塞では，前下小脳動脈の灌流領域内の前庭神経上核(Ⅷs)または脳底動脈から分枝する傍正中動脈領域の内側縦束の障害により，前額面における前庭機能障害が起こる(上)．前下小脳動脈閉塞では前庭神経上核が病変に含まれ，病巣側向き眼傾斜反応を呈するが，内側縦束病変では対側向き眼傾斜反応を呈する．

る[36]．

　本章では，小脳 cerebellum に関する検討をかなり省略した．小脳虫部(虫部垂，虫部小節)，片葉，室頂核，歯状核，中小脳脚の虚血病変は，めまいや何らかの前庭症候群の原因となると思われるものの，小脳半球に限局した梗塞ではあまり

第9章：前庭症候群と回転性めまい　117

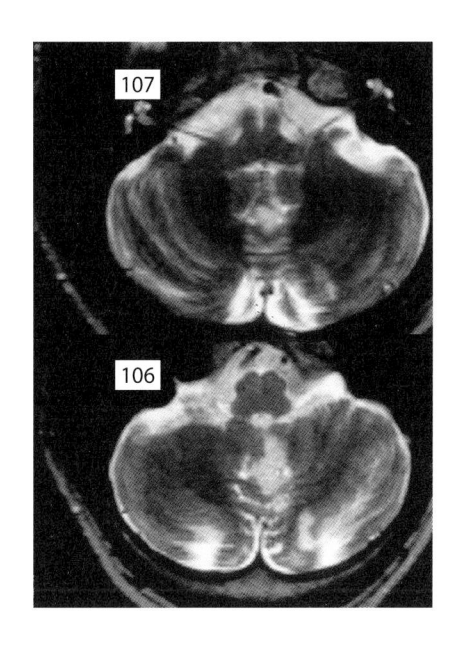

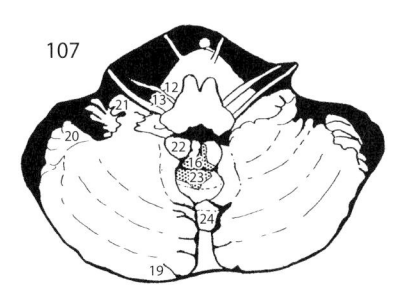

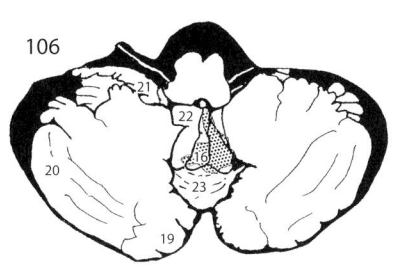

図 9.4 対側向き眼傾斜反応の原因となる片側小脳病変．ヒト脳幹小脳における2つの横断面（106，107）(Duvernoy, 1995[90] のアトラス）に，MRIでの典型病変（左）を投影した（右）．患者（SK49M）は右への不完全眼傾斜反応を呈し〔右15度の体幹頭部傾斜，側方視時の1度のわずかな交代性斜偏倚，左0度・右12度の外旋斜視を伴う眼球捻転，右10〜16度の自覚的視性垂直位（SVV）傾斜〕，左扁桃（22），虫部垂（16）に及ぶ後下小脳動脈内側領域の小梗塞が認められた．
12：顔面神経，13：前庭蝸牛動脈，16：虫部垂，19：下半月小葉，20：上半月小葉，21：片葉，22：扁桃，23：虫部錐体，24：虫部隆起．

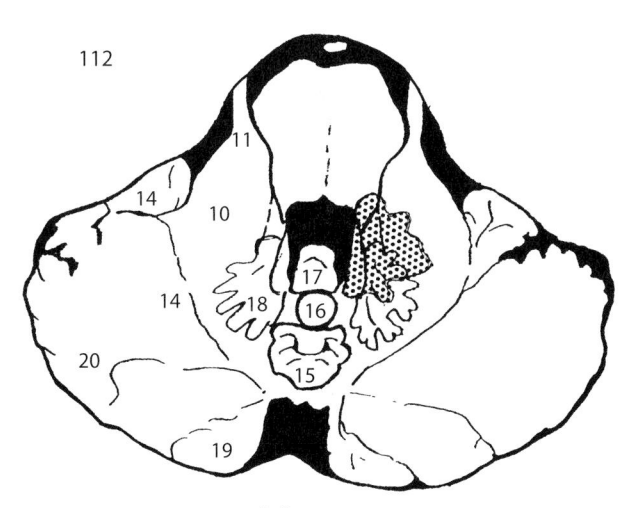

図 9.5 Duvernoy, 1995[90] のアトラスにおけるヒト脳幹小脳の横断面（112）．偽性前庭神経炎と対側（右）向き不完全眼傾斜反応〔強い回転性めまい，38度/秒の左向き水平回旋性自発眼振，右耳カロリック反応低下，左2.5度の内旋斜視・右13度の外旋斜視を呈する眼球捻転，右8度の自覚的視性垂直位（SVV）傾斜〕を呈した症例（LA25F）の病変を示す．左中小脳脚（10）と左歯状核（18）に及ぶ第4脳室側壁の海綿状血管腫の小出血が原因疾患であった．
10：中小脳脚，11：三叉神経，14：単小葉，15：山腹，16：虫部垂，17：虫部小節，18：歯状核，19：下半月小葉，20：上半月小葉．

みられない．動物実験では，小脳小節と虫部垂は視覚と前庭（耳石と半規管）からの情報を，登上線維の経路（特に背内側の細胞柱，下オリーブのβ核，前庭神経核）を通じて受けることがわかっている[37,38]．小節の関与が示唆されるような急性期小脳病変の数例（出血：1例，後下小脳動脈領域梗塞：1例，など）では，病変と対側向きの部分的眼傾斜反応が報告されている[39-41]．我々は，後下小脳動脈または前下小脳動脈領域梗塞の急性期，小脳虫部（特に虫部垂）の出血（図 9.4），歯状核および中小脳脚の海綿状血管腫（図 9.5）などにより，完全または不完全眼傾斜反応を呈した例を15例以上経験している．さらに近年の片側小脳限局性梗塞急性期43例の前向き研究では，58%に対側向きのSVV傾斜，35%に対側向きの眼球捻転，14%に斜偏倚がみられたが，病巣側向きの徴候は少なく，SVV傾斜が26%，眼球捻転が14%，斜偏倚が9%であったとされている[15]．新しい病変マッピング法を用いた31例の急性期小脳梗塞例の研究では，対側向きの傾斜が歯状核の障害と関連していた．それに対して，眼傾斜反応の病巣側向き徴候を示す例では，病変は，二腹小葉，中小脳脚，小脳扁桃，下半月小葉にあり，歯状核は保たれていた（図 9.6）[14]．橋延髄病変では，前額面の徴候である病巣側向きの傾斜が常に認められるが，これとは対照的に，小脳虫部と歯状核の病変では，病巣側の前庭神経核における耳石ニューロンの小脳性抑制が消失することにより，傾斜はすべて対側向きとなる（緊張性安静時活動の増加をきたす）．

ネコの実験的小節病変では，下眼瞼向き眼振を呈する[42,43]が，これはヒトでも生じることが確認されている[44-46]．我々の経験によれば，重度の中枢性頭位性めまいは，第4脳室の背外側の病変で出現する．臨床例では，テント下の主幹動脈は脳幹と小脳の両者を灌流しているため，脳幹梗塞と小脳梗塞を鑑別することは不可能である．

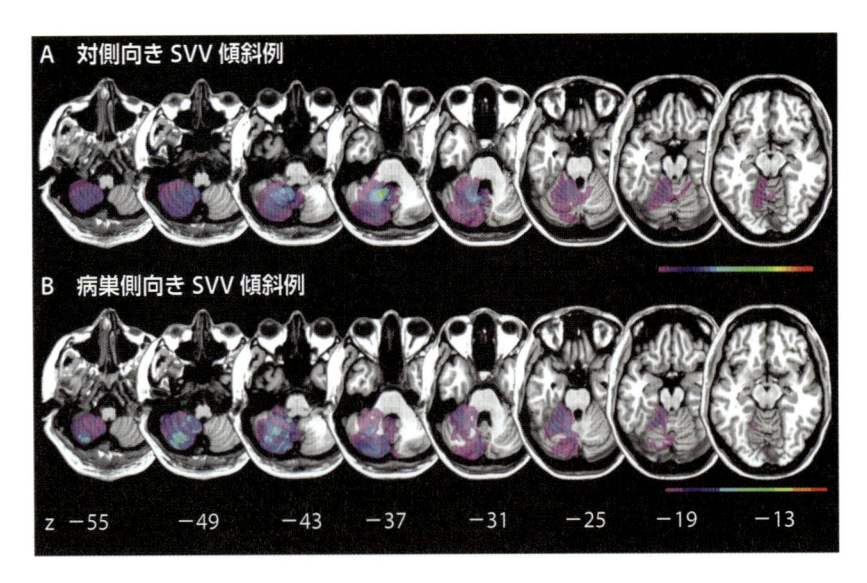

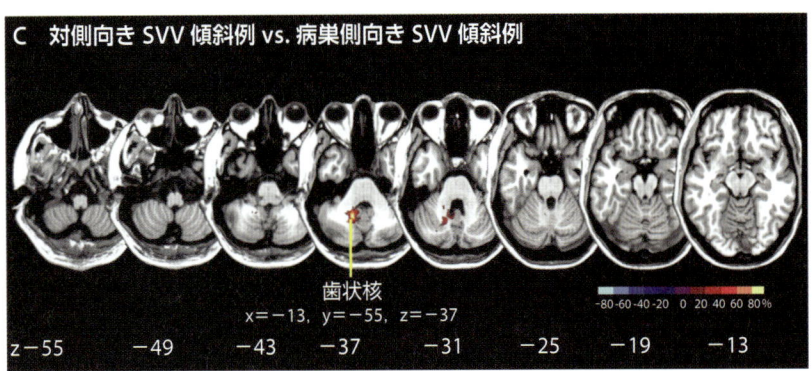

図9.6　A：病変と対側向きの自覚的視性垂直位(SVV)傾斜を呈した例の病巣のオーバーレイ(n＝23).病変のオーバーラップ数を紫(n＝1)から赤(n＝23)で色別に示してある.B：病巣側向きのSVV傾斜を呈した例の病巣のオーバーレイ(n＝8).病変のオーバーラップ数を紫(n＝1)から赤(n＝8)で色別に示してある.C：サブトラクション法により,対側向きSVV傾斜例の病巣オーバーレイから病巣側向きSVV傾斜例(対照群)の病巣オーバーレイを引いた図.両群の病変オーバーラップのパーセンテージの差を暗赤色(差が1〜20％)から黄白色(差が81〜100％)の5段階で表す.すなわち,各色は20％の増加を示す.濃青色(差が－1〜－20％)から水色(差が－81〜－100％)の部位は対照群でより高度に障害される部位を示す.下段の数字は各横断面のTalairachのz座標を表す(Talairach and Tournoux, 1988[92]).対側向きSVV傾斜に関与する解剖学的部位は歯状核であることがわかる.
(Baier et al, 2008[14]を改変して転載)

脳底動脈，傍正中橋動脈，中脳動脈

basilar artery, paramedian pontine artery and mesencephalic artery

橋中脳の前庭経路は内側縦束 medial longitudinal fasciculus に沿って走行している．この経路の片側性虚血病変は，主に前額面の前庭緊張の不均衡の原因となり，SVV傾斜，skew torsion，眼傾斜反応が生じる．

知覚，眼球運動，頭位傾斜の方向は，脳幹病変の高位診断や障害側の診断に有用である．橋延髄尾側部の病変では，傾斜は病巣側向きであり(すなわち，病巣側眼が下にくるように傾く)，橋中脳の吻側部の病変では，傾斜は病巣と対側向きである(すなわち，対側眼が下にくるように傾く)．このような前額面における前庭機能異常の方向特異的な所見は，重力知覚経路が橋上部の中央で交叉して(図9.7，図9.8)[47,48]，内側縦束に沿って走行し，前額面における眼-頭位協調運動の統合中枢であるCajal間質核[49,50]へと至るため，その片側性病変によって説明されうる．稀ではあるが，上行する内側縦束近傍の前庭神経核と同側(同側の前庭視床路)の病変により，眼球捻転や斜偏倚を伴わない同側向きのSVV傾斜が生じたという報告がある[51]．臨床症候から脳幹障害のレベルがわかれば，SVV傾斜，眼傾斜反応，skew torsionが左右のどちらがより重度に障害されているかがわかる．逆に，左右のどちらが障害されているかが臨床所見から明らかな場合は，脳幹障害レベルはこれらの所見の傾斜の方向により推測できる(すなわち，同側方向へ傾いていれば尾側の病変であり，対側方向へ傾いていれば吻側の病変である)．局在診断においては，前額面における静的前庭機能障害所見の有用性は，脳神経症候と同等であるが，感度はより高い．

斜偏倚を呈した患者の全員が，下側にある眼球の方向への眼球捻転を呈したことは印象的な所見であった．同方向への斜偏倚と眼球捻転の合併は，核上性(中脳性)斜偏倚と核性，または束性動眼神経麻痺，滑車神経麻痺などとの臨床的鑑別に有用である．中脳性斜偏倚では両眼性の共同性眼球捻転が多いのに対し，片側の動眼神経麻痺や滑車神経麻痺では麻痺側の眼球捻転が多い．動眼神経または滑車神経の両側麻痺の場合であっても，眼球捻転の向きにより鑑別可能であり，末梢神経麻痺では非共同性を呈する(すなわち，両側滑車神経

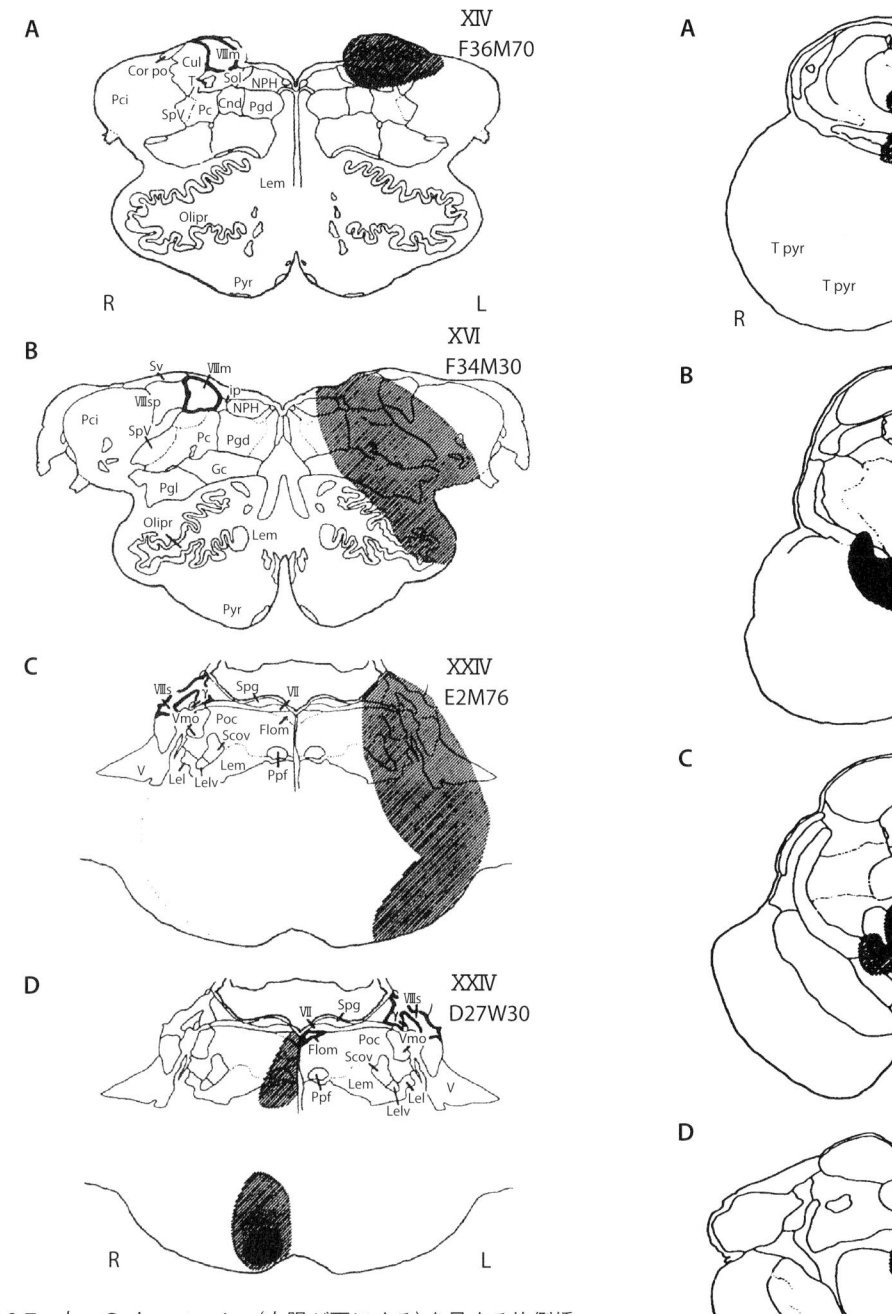

図9.7 左への skew torsion（左眼が下にくる）を呈する片側橋延髄梗塞の4例の典型的病変部位. MRIでの梗塞巣を, Olszewski and Baxter 1982[33] の定位脳幹アトラスの対応する横断面に投影した. 前庭神経内側核（Ⅷm）と前庭神経上核（Ⅷs）を含む延髄病変〔横断面ⅩⅣ（**A**）およびⅩⅥ（**B**）における Ⅷm, 横断面ⅩⅩⅣ（**C**）におけるⅧs〕では, skew torsion は病巣側向きであった. 対側向きの skew torsion は, 内側縦束が障害されるが, 前庭神経核は保たれている場合にみられた〔（**C**）と（**D**）は同じ横断面〕. **C**：橋レベルの病変で, 病巣側の経路が障害され, 対側向きの skew torsion がみられた. **D**：対側の経路が障害されており, 前額面における眼位に関与する重力知覚経路の交叉が示唆される.

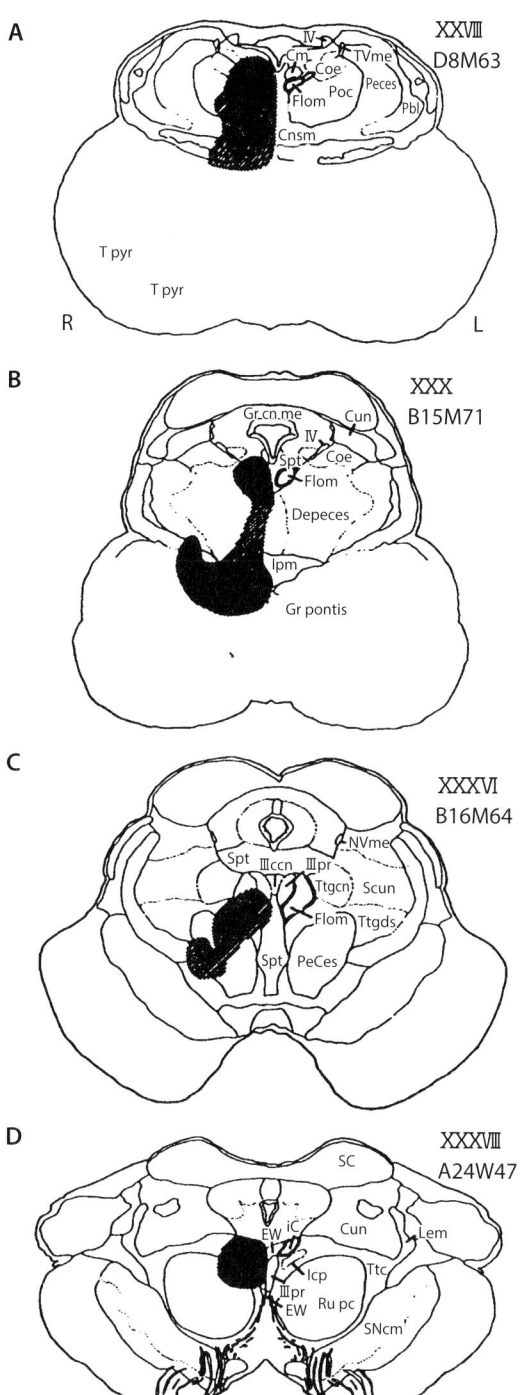

図9.8 病変と対側（左）向きへの skew torsion を呈した右橋中脳梗塞の4例の虚血病巣. さまざまな橋中脳レベルの内側縦束を巻き込む病変〔横断面ⅩⅩⅧ（**A**）, ⅩⅩⅩ（**B**）, ⅩⅩⅩⅥ（**C**）における Flom（内側縦束）〕か, 中脳被蓋吻側部での Cajal 間質核を巻き込む病変〔横断面ⅩⅩⅩⅧ（**D**）における iC（Cajal 間質核）〕が示唆される. 後者は skew torsion に関与する脳幹構造の中で最も吻側にあると考えられる.

麻痺では両側外旋性であり，両側動眼神経麻痺では両側内旋性である）．ゆえに，脳幹障害が疑われる場合，斜偏倚と眼球捻転(眼底写真による)の神経眼科的検査は常に行うべきである[52]．さらに，脳幹病変による前額面における障害と，外眼筋麻痺による眼球捻転やSVV傾斜との鑑別も可能であり，外眼筋麻痺の場合，両眼視ではSVV傾斜はみられないことから区別できる．

視床梗塞

thalamic infarction

片側の視床梗塞は，対側への転倒，失立 astasia[53]，対側への眼傾斜反応[54]の原因となりうる．前額面の前庭機能における緊張度の差を評価するため，35例の急性期視床梗塞(傍正中梗塞：14例，後外側部梗塞：17例，極部梗塞：4例)[32]と5例の中脳間脳出血の患者を対象に，SVV傾斜，眼球捻転，斜偏倚，側方への頭部傾斜を検討した．傍正中視床梗塞の14例中8例が完全眼傾斜反応を呈し，対側向きへの頭部傾斜，斜偏倚，眼球捻転，SVV傾斜がみられた．CTまたはMRIでの梗塞部位を細胞構築アトラスの対応する横断面に投影すると，Cajal間質核を含む中脳被蓋吻側部の虚血の合併により眼傾斜反応が生じていたことがわかった(図9.9)．この2つの領域の血管支配は傍正中視床動脈および傍正中中脳動脈であり，共通の起源をもつ．すなわち，眼傾斜反応は視床性には出現せず，前額面における眼-頭位協調運動に関与する最も吻側の脳幹構造はCajal間質核(および内側縦束吻側間質核)であるといえる．

視床後外側部梗塞の17例中11例では，病巣側向きまたは対側向きのSVV傾斜が中等度ではあるが有意に認められた[32](図9.10)．このような患者では，病変が視床の副核〔腹中間(Vim)核，外側腹尾側(Vce)核，背尾側(Dc)核〕に及んでおり，これらの副核は動物実験で皮質の前庭および体性知覚情報を伝達していることがわかっている．SVV傾斜のなかった患者では，梗塞巣はより腹内側に位置していた．極動脈領域の梗塞では，前額面の前庭機能異常はみられなかった．前庭神経副核を含む視床梗塞でも，自発眼振や斜偏倚などの眼球運動徴候が出現することはなかった．

皮質梗塞

cortical infarction

動物研究では，頭頂葉皮質と側頭葉皮質には，頭頂間溝の先端にある2v野[55-57]や，中心溝の3aV野(3a野の頸部，体幹および前庭の領域)[58]，島の後端の頭頂島前庭皮質[59-62]，下頭頂小葉の7野[63]などのように，前庭からの

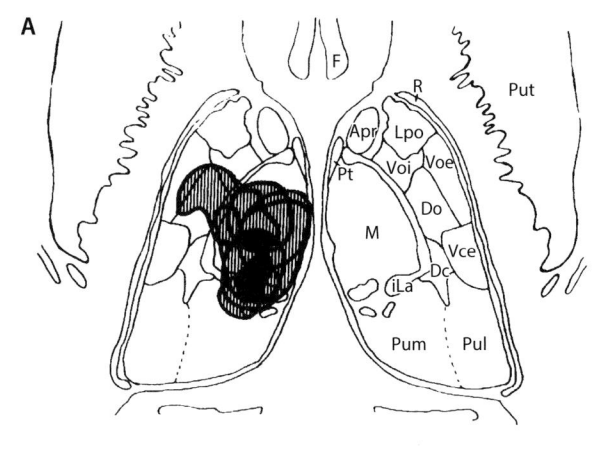

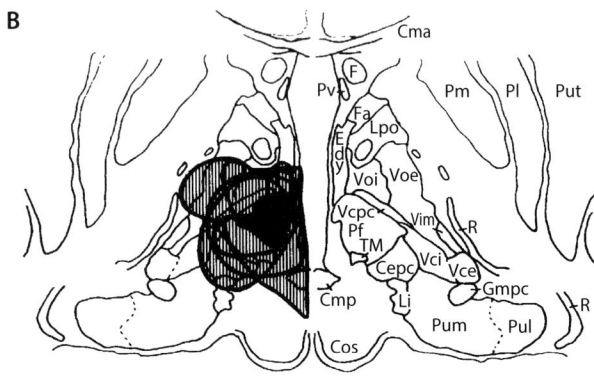

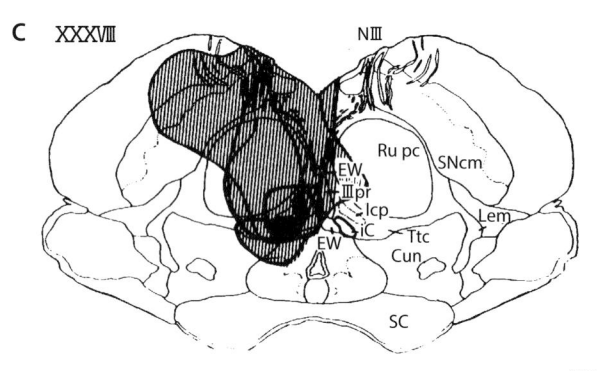

図9.9 MRIで捉えた病変を，Van Buren and Borke 1972[91]の定位視床アトラスの対応する横断面〔前交連-後交連面(AC-PC線)から9.7mm上方(**A**)および0.9mm上方(**B**)〕と，Olszewski and Baxter, 1982[33]の中脳アトラスのアトラスの対応する横断面〔XXXVIII(**C**)〕に投影した集約図．AC-PC間隔は25mm．対側向きの完全眼傾斜反応を呈した7例では，中脳被蓋吻側部の梗塞は，Cajal間質核と，隣接する内側縦束吻側間質核に及んでいた．

Apr：前主核，Cepc：中心核小細胞部，Cma：前交連，Cmp：後交連，Cos：上丘，Cun：楔状核，Dc：背尾側核，Do：腹吻側核，Edy：nucleus endymalis，EW：Edinger-Westphal核，F：脳弓，Fa：束状核，iC：Cajal間質核，Icp：嚢内核，iLa：層内核，Lem：毛帯核，Li：境界核，Lpo：外側極核，M：内側核，NIII：動眼神経，Pl：淡蒼球外節，Pm：淡蒼球内節，Pt：紐傍核，Pul：外側視床枕核，Pum：内側視床枕核，Put：被殻，Pv：視床下部室傍核，R：網様核，Ru pc：赤核小細胞部，SC：上丘，SNcm：黒質緻密部，TM：Meynert束，Ttc：中心被蓋路，Vce：外側腹尾側核，Vci：内側腹尾側核，Vcpc：腹尾側核小細胞部，Vim：腹中間核，Voe：外側腹吻側核，Voi：内側腹吻側核，IIIpr：動眼神経主核．

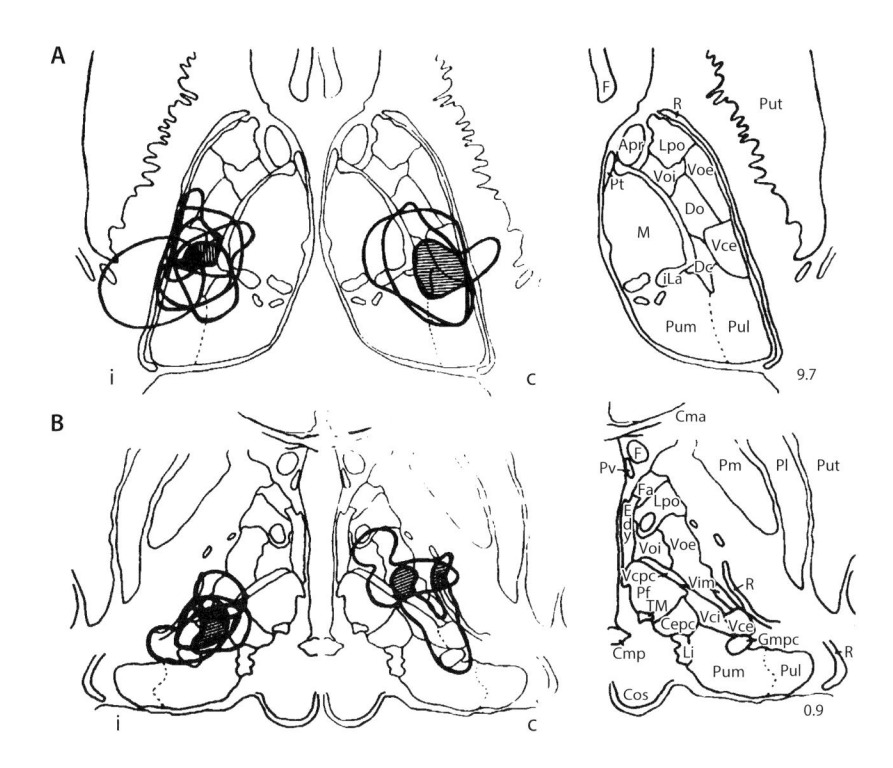

図9.10 病巣側向き(n=6)または対側向き(n=3)の自覚的視性垂直位(SVV)傾斜を呈した9例のMRIでの視床後外側部梗塞を，Duvernoy, 1995[90]のアトラスの対応する横断面〔前交連-後交連面(AC-PC線)から9.7 mm上方(A)および0.9 mm上方(B)〕に投影した集約図．オーバーラップ領域は視床の外側腹尾側(Vce)核，背尾側(Dc)核，腹中間(Vim)核，内側腹尾側(Vci)核とときに外側腹吻側(Voe)核に及んでおり，重力の内的表現の傾斜の方向とは無関係であった．黒色領域は6例でオーバーラップが，斜交線領域は左で5例のオーバーラップ，右で3例のオーバーラップがみられた．

Apr：前主核，C：対側，Cepc：中心核小細胞部，Cma：前交連，Cmp：後交連，Cos：上丘，Dc：背尾側核，Do：腹吻側核，Edy：nucleus endymalis，F：脳弓，Fa：束状核，Gmpc：内側膝状体小細胞部，I：病巣側，iLa：層核，Li：境界核，Lpo：外側極核，M：内側核，Pf：束傍核，Pl：淡蒼球外節，Pm：淡蒼球内節，Pt：紐傍核，Pum：内側視床枕核，Put：被殻，Pv：視床下部室傍核，R：網様核，TM：Meynert束，Vce：外側腹尾側核，Vcpc：腹尾側核小細胞部，Voe：外側腹吻側核，Voi：内側腹吻側核．

入力を受ける領域がいくつかあることが示されている（図9.11）．ヒトにおける前庭皮質の機能はそれほど精密ではないといわれており，これは主に，古くはエビデンスの乏しい刺激実験の報告と，近年では画像研究に基づいている．画像研究では，帯状束前部や海馬と同様に，頭頂島前庭皮質，visual temporal Sylvian area (VTS)，上側頭回，下頭頂小葉なども，他の感覚情報を統合して処理する多感覚統合前庭皮質回路 multisensory vestibular cortical circuit に含まれることが示された．これらの構造のうち，頭頂島前庭皮質が前庭系ネットワークの核となる領域であると思われる[64-70]（詳細は参考文献[71]を参照）．AndersonとGnadt[72]がアカゲザルとヒトのBrodmann 7野を示したものの，サルのデータからヒトの皮質を推定することは常に可能というわけではない．2v野は前庭皮質に対応することが，1936年にFoersterによって報告された[73]．頭頂島前庭皮質は，PenfieldとJasper[74]がSylvius裂の中の一次聴覚皮質の内側に挿入した深部電極の電気刺激により，前庭感覚を発生させることに成功した領域に合致する．この領域は，fMRIやPETを用いた研究で，前庭のカロリック刺激[66,69,75-77]や電気刺激[68,70,78,79]によっても活性化されることが示されている．

それでは，前庭皮質の臨床的意義とは何だろうか？　回転

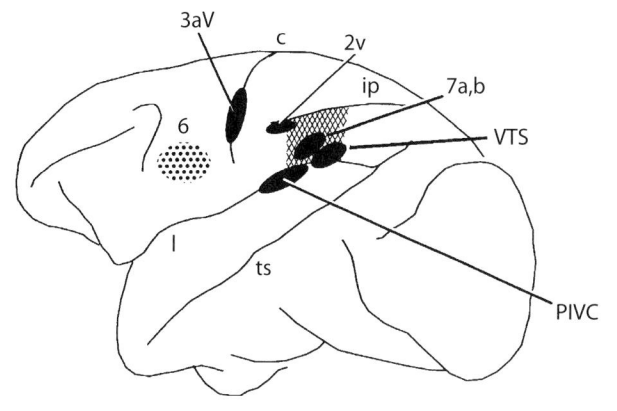

図9.11 サルの脳において前庭入力を受ける皮質野として実験的に確立された領域．この領域には，頭頂間溝前部の2v野，中心溝内の3aV野，弓状後部の6野，頭頂葉皮質下部の多感覚野の7a, b野，島の後端の深部の頭頂島前庭皮質(PIVC)が含まれる．頭頂島前庭皮質の後端の visual temporal Sylvian area (VTS)は主に視覚入力を受け，前庭入力はごくわずかである．

c：中心溝，ip：頭頂間溝，l：外側溝(Sylvius裂)，ts：上側頭溝．

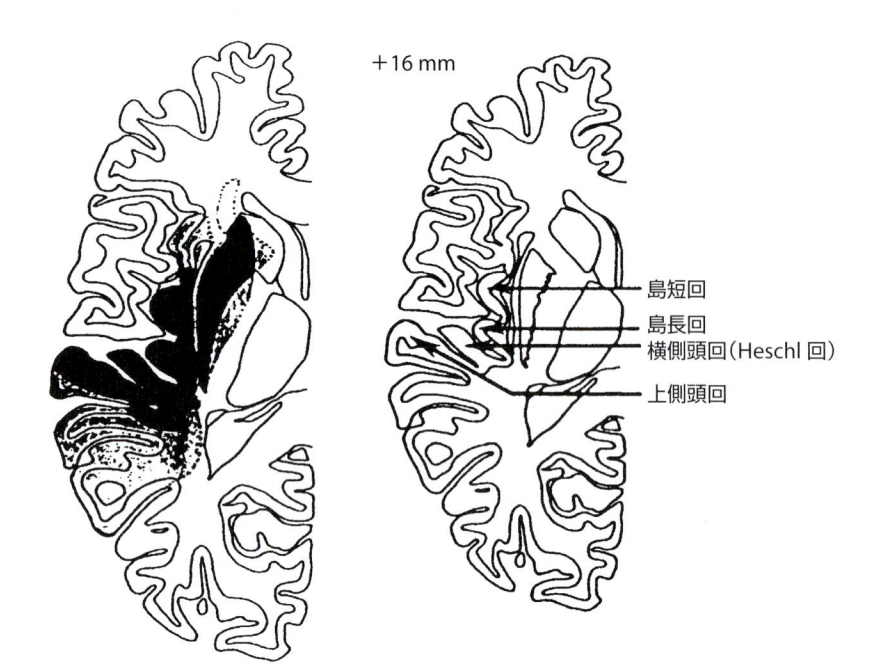

図 9.12 知覚上の有意な対側向きの垂直の傾斜を呈した 7 例の MRI での辺縁明瞭な中大脳動脈領域梗塞を，Duvernoy, 1995[90] のアトラスの対応する横断面に投影した集約図．前交連-後交連面（AC-PC 線）から 16 mm 上方の横断面におけるオーバーラップ領域（7 例中 7 例，黒色領域）は島後部にあり，島長回，隣接する島短回，横側頭回，上側頭回にも病変が及んでいた．この領域がサルの頭頂島前庭皮質に対応する領域と考えられている（図 9.10 を参照）．

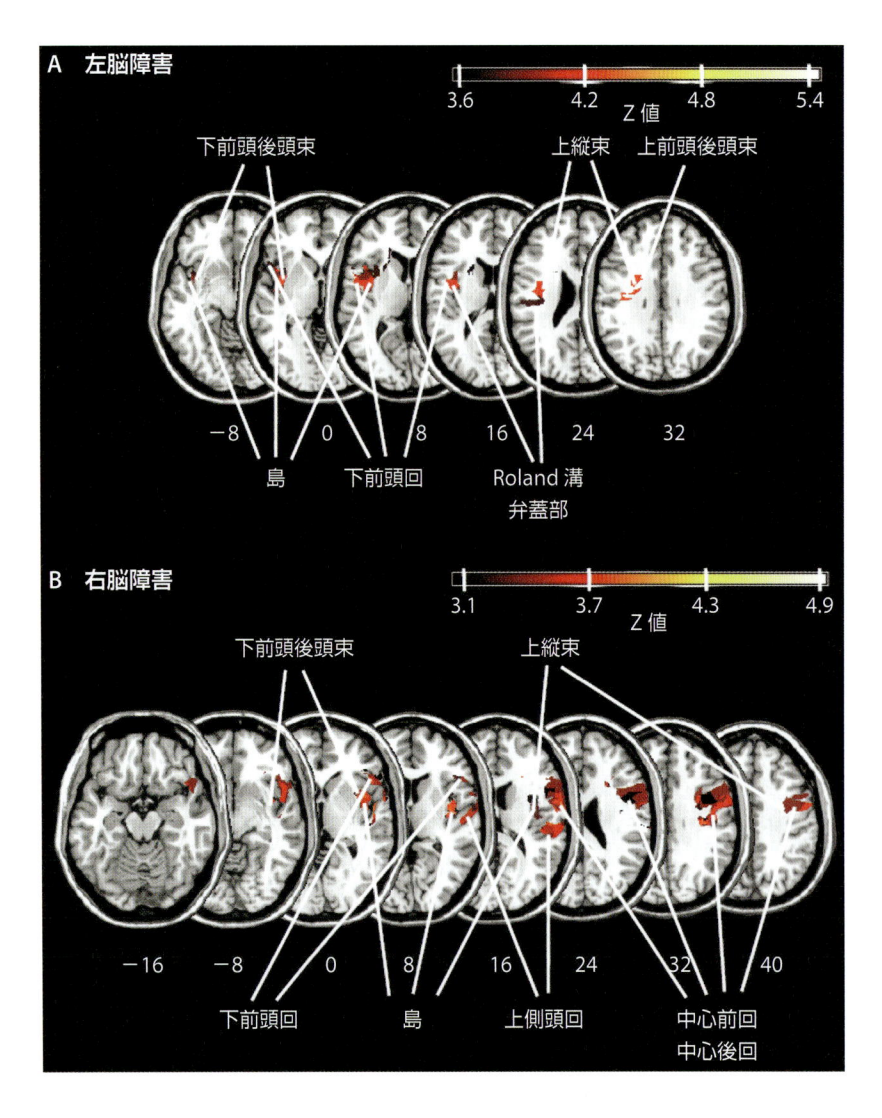

図 9.13 絶対的自覚的視性垂直位（SVV）傾斜に関する，左脳障害（**A**）の 22 例，右脳障害（**B**）の 32 例のボクセルに基づく障害部位と症状のマッピングの統計解析（t 検定）．偽陽性率のカットオフ値を 1% とした多重比較の補正で残ったすべてのボクセルを示した．これにより，SVV 傾斜により評価された垂直知覚障害と関連する解剖学的皮質野が示された．

性めまいは古くからてんかん発作の症候としても知られている[73,74,80]．この場合のめまいは，前庭皮質からの片側性局所放電により二次的に生じるが，一方で，中大脳動脈の梗塞のような前庭皮質の機能消失では，回転性めまいはみられないことが多い．脳梗塞急性期におけるこういった前庭皮質由来の機能障害を診断するのに，既報では何らかの信頼できる前庭機能検査を用いている．SVV傾斜の評価がそのうちの1つとして選ばれており，片側性末梢性前庭機能異常[81,82]と片側性中枢性前庭機能異常[14,15,31]を方向特異的に評価でき，感受性が高い．

中大脳動脈，後大脳動脈，前大脳動脈領域梗塞の全71例において，ある直線を垂直に合わせるという視覚能力が系統的に評価された[83]．前額面における前庭機能の知覚的および眼球運動的評価として，斜偏倚と眼球捻転も評価し，責任病巣の特定のため，CTおよびMRIでの梗塞領域をDuvernoyのアトラス[84]の対応する横断面に投影した．この研究の目的は次の3つの疑問を解明することにある．すなわち，SVVの方向特異的傾斜を呈する特定の領域がテント上にあるか？　その構造は動物実験で示されている既知の前庭構造に関連づけられるか？　テント上病変によるSVVの病的傾斜が知覚上の傾斜の方向への斜偏倚や眼球捻転に関連するか？

この71例の片側テント上梗塞例において，SVV傾斜，斜偏倚，眼球捻転を含む前額面における静的前庭機能を評価した．後大脳動脈と前大脳動脈領域の梗塞では，静的前庭機能に異常はみられなかった．52例の中大脳動脈領域梗塞のうち，23例でSVVの有意な病的傾斜があり，その大半は病巣と対側向きの傾斜であった．これらの例の梗塞巣に共通する領域は島後部と上側頭回であり，前者はサルの頭頂島前庭皮質に対応する領域と考えられている（図9.12）．動物における電気生理学的，細胞構築的データでは，単独の一次前庭皮質というよりいくつかの感覚を扱う領域の存在が示唆されている．これは，近年のヒトにおける温度または電流による前庭刺激の機能画像データと合致する（詳細は参考文献[71]を参照）．島後部の頭頂島前庭皮質は，空間における垂直知覚と体位感覚を担う側頭頭頂葉にあり，多感覚統合前庭皮質回路として機能していることが示唆される．MRIによるボクセルに基づく障害部位と症状のマッピングの統計的手法を用いた近年の研究では，左半球のみならず右半球の頭頂島前庭皮質，上側頭回，下前頭回の急性期片側梗塞は，垂直知覚の障害をもたらし，眼球捻転や斜偏倚を伴わない病巣側または対側向きのSVVの軽度の傾斜が数日間生じることとなる[85,86]（図9.13）．

参考文献

1. Brandt T, Daroff RB. Physical therapy of benign paroxysmal positional vertigo. Arch Otolaryngol 1980; 106: 484-485.
2. Brandt T. Vertigo: Its Multisensory Syndomes. 2nd edn. London: Springer, 1991.
3. Brandt T, Dieterich M, Strupp M, eds. Vertigo and Dizziness: Common Complaints. London: Springer, 2005.
4. Baloh RW. Stroke and vertigo. Cerebrovasc Dis 1992; 2: 3-10.
5. Brandt T, Dieterich M. Vascular compression of the eighth nerve: vestibular paroxysmia. Lancet 1994; i: 798-799.
6. Atkinson WJ. The anterior inferior cerebellar artery. J Neurol Neurosurg Psychiatry 1949; 12: 137-151.
7. Hüfner K, Barresi D, Glaser M, et al. Vestibular paroxysmia: diagnostic features and medical treatment. Neurology 2008; 71: 1006-1014.
8. Moller MB, Moller AR, Jannetta PJ, Sekhar L. Diagnosis and surgical treatment of disabling positional vertigo. J Neurosurg 1986; 64: 21-28.
9. Andrews J, Hoover LA, Lee RS, Honrubia V. Vertigo in the hyperviscosity syndrome. Otolaryngol Head Neck Surg 1988; 98: 144-149.
10. Head PW. Vertigo and barotrauma. In: Dix MR, Hood JD, eds. Vertigo. Chichester: John Wiley, 1984; 199-215.
11. Rafferty MA, McConn Walsh R, Walsh MA. A comparison of temporal bone fracture classification systems. Clin Otolaryngol 2006; 31: 287-291
12. Williams D, Wilson TG. The diagnosis of the major and minor syndromes of basilar insufficiency. Brain 1962; 85: 741-777.
13. Brandt T, Dieterich M. Central vestibular syndromes in roll, pitch, and yaw planes. Topographic diagnosis of brain-stem disorders. Neuro-ophthalmology 1995; 15: 291-303.
14. Baier B, Bense S, Dieterich M. Are signs of ocular tilt reaction in cerebellar lesions mediated by the dentate nucleus? Brain 2008; 131: 1445-1454.
15. Baier B, Dieterich M. Ocular tilt reaction–a clinical sign of cerebellar infarctions? Neurology 2009; 72: 572-573.
16. Leigh RJ, Brandt T. A reevaluation of the vestibulo-ocular reflex: new ideas of itspurpose, properties, neural substrate, and disorders. Neurology 1993; 43: 1288-1295.
17. Kim HN, Kim YH, Park IY, Kim GR, Chung IH. Variability of the surgical anatomy of the neurovascular complex of the cerebellopontine angle. Ann Otol Rhinol Laryngol 1990; 99: 288-296.
18. Amarenco P. The spectrum of cerebellar infarctions. Neurology 1991; 41: 973-979.
19. Hinojosa R, Kohut RI. Clinical diagnosis of anterior inferior cerebellar thrombosis: autopsy and temporal bone histopathology study. Ann Otol Rhinol Laryngol 1990; 99: 261-271.
20. Oas JG, Baloh RW. Vertigo and the anterior inferior cerebellar artery syndrome. Neurology 1992; 42: 2274-2279.
21. Lee H. Audiovestibular loss in anterior inferior cerebellar artery territory infarction: a window to early detection? J Neural sci 2012; 313: 153-159.
22. Brandt T, Dieterich M, Büchele W. Postural abnormalities in central vestibular brain stem lesions. In: Bles W, Brandt T, eds. Disorders of Posture and Gait. Amsterdam: Elsevier, 1986; 141-156.
23. Hopf HC. Vertigo and masseter paresis. A new local brain-stem syndrome probably of vascular origin. J Neurol 1987; 235: 42-45.
24. Kim HA, Lee H. Isolated vestibular nucleus infarction mimicking acute peripheral vestibulopathy. Stroke 2010; 41: 1558-1560.
25. Kattah JC, Talkad AV, Wang DZ, et al. HINTS to diagnose stroke in acute vestibular syndrome. Three-step bedside oculomotor examination more sensitive than early MRI diffusion-

weighted imaging. Stroke 2009; 40: 3504-3510.
26. Yang PJ, Latack JT, Gabrielson TO, et al. Rotational vertebral artery occlusion at C1-C2. Am J Neuroradiol 1985; 6: 98-100.
27. Kuether TA, Nesbit GM, Clark WM, Barnwell SL. Rotational vertebral artery occlusion: a mechanism of vertebrobasilar insufficiency. Neurosurgery 1997; 41: 427-433.
28. Westheimer G, Blair SM. The ocular tilt reaction - a brain-stem oculomotor routine. Invest Ophthalmol 1975; 14: 833-839.
29. Brandt T, Dieterich M. Pathological eye-head coordination in roll: tonic ocular tilt reaction in mesencephalic and medullary lesions. Brain 1987; 110: 649-666.
30. Dieterich M, Brandt T. Wallenberg's syndrome: lateropulsion, cyclorotation and subjective visual vertical in 36 patients. Ann Neurol 1992; 31: 399-408.
31. Dieterich M, Brandt T. Ocular torsion and tilt of subjective visual vertical are sensitive brain-stem signs. Ann Neurol 1993; 33: 392-399.
32. Dieterich M, Brandt T. Thalamic infarctions: differential effects on vestibular function in the roll plane (35 patients). Neurology 1993; 43: 1732-1740.
33. Olszewski I, Baxter D. Cytoarchitecture of the Human Brain-stem. Basel: Karger, 1982.
34. Morrow MJ, Sharpe JA. Torsional nystagmus in the lateral medullary syndrome. Ann Neurol 1988; 24: 390-398.
35. Lopez L, Bronstein AM, Gresty MA, Rudge P, Du Boulay EPGH. Torsional nystagmus: a neuro-otological and MRI study of 35 cases. Brain 1992; 115: 1107-1124.
36. Angelaki DE, Bush GA, Perachio AA. Two-dimensional spatio-temporal coding of linear acceleration in vestibular nuclei neurons. J Neurosci 1993; 13: 1403-1417.
37. Takeda T, Maekava K. Olivary branching projections to the flocculus, nodulus, and uvula in rabbit. II. Retrograde double labeling with fluorescent dyes. Exp Brain Res 1989; 76: 232-233.
38. Barmack NH. GABAergic pathways convey vestibular information to the beta nucleus and dorso-medial cell column of the inferior olive. Ann N Y Acad Sci 1996; 781: 541-552.
39. Mossman S, Halmagyi GM. Partial ocular tilt reaction due to unilateral cerebellar lesion. Neurology 1987; 49: 51-54.
40. Min W, Kim J, Park S, Suh C. Ocular tilt reaction due to unilateral cerebellar lesion. Neuroophthalmology 1999; 22: 81-85.
41. Lee H, Lee SY, Lee SR, et al. Ocular tilt reaction and anterior inferior cerebellar artery syndrome. J Neurol Neurosurg Psychiatry 2005; 76: 1742-1743.
42. Fernandez C, Alzate R, Lindsay JR. Experimetal observation on postural nystagmus. II. Lesions of the nodulus. Ann Otol Rhinol Laryngol 1960; 69: 94-114.
43. Fernandez C, Fredrickson JM. Experimental cerebellar lesions and their effect on vestibular function. Acta Otolaryngol 1964; 192: 52-62.
44. Kattah JC, Kolsky MP, Luessenhof AJ. Positional vertigo and cerebellar vermis. Neurology 1984; 34: 527-529.
45. Sakata E, Ohtsu K, Shimura H, Sakai S. Positional nystagmus of benign paroxysmal type (BPPV) due to cerebellar vermis lesions. Pseudo-BPPV. Auris Nasu-Larynx 1987; 14: 17-21.
46. Urban PP, Horwat HK, Wellach I, et al. Positional vertigo in cerebellar nodulus infarctions. Nervenarzt 2009; 80: 948-952.
47. Brandt T, Dieterich M. Skew deviation with ocular torsion: a vestibular brain-stem sign of topographic diagnostic value. Ann Neurol 1993; 33: 528-534.
48. Brandt T, Dieterich M. Vestibular syndromes in the roll plane: topographic diagnosis from brain-stem to cortex. Annals of Neurology 1994; 36: 337-347.
49. Anderson JH. Ocular torsion in the cat after lesions of the interstitial nucleus of Cajal. Ann N Y Acad Sci 1981; 374: 865-871.
50. Fukushima K. The interstitial nucleus of Cajal and its role in the control of movements of head and eyes. Prog Neurobiol 1987; 29: 107-192.
51. Zwergal A, Büttner-Enever J, Brandt T, Strupp M. An ipsilateral vestibulothalamic tract adjacent to the medial lemniscus in humans. Brain 2008; 131: 2928-2935.
52. Dieterich M, Brandt T. Ocular torsion and perceived vertical in oculomotor, trochlear and abducens palsies. Brain 1993; 116: 1095-1104.
53. Masdeu JC, Gorelick PB. Thalamic astasia: inability to stand after unilateral thalamic lesions. Ann Neurol 1988; 23: 596-603.
54. Halmagyi GM, Brandt T, Dieterich M, et al. Tonic contraversive ocular tilt reaction due to unilateral meso-diencephalic lesion. Neurology 1990; 40: 1503-1509.
55. Fredrickson JM, Figge U, Scheid P, Kornhuber HH. Vestibular nerve projection to the cerebral cortex of the rhesus monkey. Exp Brain Res 1966; 2: 318-327.
56. Schwarz DWF, Fredrickson JM. Rhesus monkey vestibular cortex: a bimodal primary projection field. Science 1971; 172: 280-281.
57. Büttner U, Buettner UW. Parietal cortex area (2v) neuronal activity in the alert monkey during natural vestibular and optokinetic stimulation. Brain Res 1978; 153: 392-397.
58. Ödkvist LM, Schwarz DWF, Fredrickson JM, Hassler R. Projection of the vestibular nerve to the area 3a arm field in the squirrel monkey (Saimiri sciureus). Exp Brain Res 1974; 21: 97-105.
59. Grüsser O-J, Pause M, Schreiter U. Neuronal responses in the parieto-insular vestibular cortex of alert Java monkeys (Macaca fascicularis). In: Roucoux A, Crommelinck M, eds. Physiological and Pathological Aspects of Eye Movements. Boston, MA: Dr. W. Junk, 1982; 251-270.
60. Grüsser OJ, Pause M, Schreiter U. Localization and responses of neurons in the parieto-insular vestibular cortex of awake monkeys (Macaca fascicularis). J Physiol 1990; 430: 537-557.
61. Grüsser OJ, Pause M, Schreiter U. Vestibular neurons in the parieto-insular cortex of monkeys (Macaca fascicularis): visual and neck receptor responses. J Physiol 1990; 430: 559-583.
62. Chen A, DeAngelis GC, Angelaki DE. Macaque parieto-insular vestibular cortex: responses to self-motion and optic flow. J Neurosci 2010; 30: 3022-3042.
63. Faugier-Grimaud S, Ventre J. Anatomic connections of inferior parietal cortex (Area 7) with subcortical structures related to vestibulo-ocular function in a monkey (Macaca fascicularis). J Comp Neurol 1989; 280: 1-14.
64. Guldin WO, Grüsser OJ. The anatomy of the vestibular cortices of primates. In: Collard M, Jeannerod M, Christen Y, eds. Le cortex vestibulaire. IRVINN edn. Paris: Ipsen, 1996; 17-26.
65. Lobel E, Kleine JF, Le Bihan D, et al. Functional MRI of galvanic vestibular stimulation, J Neurophysiol 1998; 80: 2699-2709.
66. Bottini G, Sterzi R, Paulescu E, et al. Identification of the central vestibular projections in man: a positron emission tomography activation study. Exp Brain Res 1994; 99: 164-169.
67. Bottini G, Karnath HO, Vallar G, et al. Cerebral representations for egocentric space: functional-anatomical evidence from caloric vestibular stimulation and neck vibration. Brain 2001; 124: 1182-1196.
68. Bense S, Stephan T, Yousry TA, Brandt T, Dieterich M. Multisensory cortical signal increases and decreases during vestibular galvanic stimulation (fMRI). J Neurophysiol 2001; 85: 886-899.
69. Dieterich M, Bense S, Lutz S, et al. Dominance for vestibular cortical function in the non-dominant hemisphere. Cereb Cortex 2003; 13: 994-1007.
70. Stephan T, Deutschländer A, Nolte A, et al. Functional MRI of galvanic vestibular stimulation with alternating currents at different frequencies. Neuroimage 2005; 26: 721-732.
71. Dieterich M, Brandt T. Functional brain imaging of peripheral and central vestibular disorders. Brain 2008; 131: 2538-2552.
72. Andersen RA, Gnadt JW. Posterior parietal cortex. In: Wurtz RH, Goldberg ME, eds. Reviews in Oculomotor Research. Vol. 3. The Neurobiology of Saccadic Eye Movements. Amsterdam: Elsevier, 1989; 315-335.
73. Foerster O. Sensible kortikale Felder. In: Bumke O, Foerster O, eds. Handbuch der Neurologie. Vol. VI. Berlin: Springer, 1936; 358-449.
74. Penfield W, Jasper H. Epilepsy and the Functional Anatomy of the Human Brain. Boston, MA: Little Brown, 1954.
75. Friberg L, Olsen TS, Roland PE, Paulson OB, Lassen NA. Focal increase of blood flow in the cerebral cortex of man during vestibular stimulation. Brain 1985; 108: 609-623.
76. Fasold O, von Brevern M, Kuhberg M, et al. Human vestibular cortex as identified with

caloric stimulation in functional magnetic resonance imaging. Neuroimage 2002; 17: 1384-1393.
77. Suzuki M, Kitano H, Ito R, et al. Cortical and subcortical vestibular response to caloric stimulation detected by functional magnetic resonance imaging, Cogn Brain Res 2001; 12: 441-449.
78. Bucher SF, Dieterich M, Wiesmann M, et al. Cerebral functional magnetic resonance imaging of vestibular, auditory, and nociceptive areas during galvanic stimulation. Ann Neurol 1998; 44: 120-125.
79. Fink GR, Marshall JC, Weiss PH, et al. Performing allocentric visuospatial judgements with induced distortion of the egocentric reference frame: an fMRI study with clinical implications. Neuroimage 2003; 20: 1505-1517.
80. Schneider RC, Calhoun HD, Crosby EC. Vertigo and rotational movement in cortical and subcortical lesions. J Neurol Sci 1968; 6: 493-516.
81. Friedmann G. The influence of unilateral labyrinthectomy on orientation in space. Acta Otolaryngol 1971; 71: 289-298.
82. Curthoys IS, Dai MJ, Halmagyi GM. Human ocular torsional position before and after unilateral vestibular neurectomy. Exp Brain Res 1991; 85: 218-225.
83. Brandt T, Dieterich M, Danek A. Vestibular cortex lesions affect the perception of verticality. Ann Neurol 1994; 35: 403-412.
84. Duvernoy HM. The Human Brain. Surface, Three-dimensional Sectional Anatomy and MRI. New York, NY: Springer, 1991.
85. Barra J, Marquer A, Joassin R, et al. Humans use internal models to construct and update sense of verticality. Brain 2010; 133: 3552-3563.
86. Baier B, Suchan J, Karnath HO, Dieterich M. Neuronal correlate of verticality perception – a voxelwise lesion study. 2012. [In Press]
87. Schuknecht HF. Pathology of the Ear. Cambridge, MA: Harvard University Press, 1974.
88. Graf W, McCrea RA, Baker R. Morphology of posterior canal-related secondary vestibular neurons in rabbit andcat. Exp Brain Res 1983; 52: 125-138.
89. Graf W, Ezure K. Morphology of vertical canal related second order vestibular neurons in the cat. Exp Brain Res 1986; 63: 35-48.
90. Duvernoy HM. The Human Brain Stem and Cerebellum. Surface, Structure, Vascularization, and Three-dimensional Sectional Anatomy with MRI. New York, NY: Springer, 1995.
91. Van Buren JM, Borke RC. Variations and Connections of the Human Thalamus. 2. Variations of the Human Diencephalon. Berlin, Germany: Springer, 1972.
92. Talairach J, Tournoux P. Co-planar stereotaxic atlas of the human brain: 3-dimensional proportional system – an approach to cerebral imaging. New York, NY: Thieme, 1988.

CHAPTER 10

脳卒中における聴力障害

Hyung Lee and Robert W. Baloh

序論

聴力障害は世界的に最も多い感覚障害であり，個人的，社会的，職業的機能に計り知れない影響をもたらしうる．炎症や外傷，加齢(老年性難聴 *presbyacusis*)，耳毒性のある薬物，遺伝性疾患，脳卒中など，さまざまな病態が聴力障害の原因となる．聴覚系は血行を椎骨脳底動脈系に依存しており，椎骨脳底動脈領域梗塞では，難聴と耳鳴 *tinnitus* がよくみられる[1,2]．急性難聴は後方循環の虚血性脳卒中の約 1/10 でみられる[3]．ときに，聴力障害や耳鳴が切迫性椎骨脳底動脈領域梗塞の警告症状となることがある[4-7]．本章では，脳卒中に関連する聴力障害の臨床像について概説する．

聴覚系の機能と血管解剖

■ 末梢聴覚系 peripheral auditory system

聴覚入力変換器である Corti 器は，側頭骨内のコイル状構造である蝸牛にある[8]．前庭迷路が方向感覚や視覚，平衡感覚の安定化を担っている一方，蝸牛は聴覚に特化した器官である．らせん状の蝸牛には，高周波数音は主に基部の有毛細胞を刺激し，低周波数音は主に頂部の有毛細胞を刺激するといった，周波数帯域ごとの空間的構築がある．この聴覚伝導路の周波数帯域別の空間的構築は，聴覚皮質に至るまでの聴覚路のすべてにわたり固有の特徴である[8-10]．有毛細胞には，らせん神経節内に細胞体がある神経双極細胞の末梢突起が分布している．この双極細胞の中枢側の突起は，聴神経の蝸牛部分に入り，硬膜と錐体骨を栄養する血管，すなわち前下小脳動脈，後下小脳動脈，および椎骨動脈からの豊富な血流を受ける[11-13]．

内耳 *inner ear* は通常，前下小脳動脈 *anterior inferior cerebellar artery* から分岐する内耳動脈 *internal auditory artery* により灌流されている[11]．ときに，内耳動脈は脳底動脈から直接分岐したり，後下小脳動脈から分岐したりすることがある．内耳動脈は内耳道で神経節細胞，神経，硬膜，くも膜に灌流し，総蝸牛動脈 *common cochlear artery* と前前庭動脈 *anterior vestibular artery* の 2 枝に分岐する (**図 10.1**)．さらに，総蝸牛動脈は主蝸牛動脈 *main cochlear artery* と前庭蝸牛動脈 *vestibulocochlear artery* に分かれ，後者は後前庭動脈 *posterior vestibular artery* と蝸牛枝 *cochlear ramus* となる．主蝸牛動脈は蝸牛の頂部から 3/4 を栄養し，蝸牛枝は基部側の 1/4 を栄養する[13]．前前庭動脈は，卵形嚢，球形嚢の上部，前半規管と水平半規管の膨大部を灌流する．対して，後前庭動脈は，球形嚢の下部と後半規管の膨大部を灌流する[13]．蝸牛は前庭迷路のすぐ隣にあり，両者の血管支配とリンパ腔は共通しているため，内耳を障害する疾患では，通常蝸牛と前庭迷路の両系統が障害され，難聴や耳鳴のほか，浮動性めまい *dizziness* やふらつきがみられる[6]．前前庭動脈は口径が小さく側副血行に乏しいため，前前庭動脈に灌流される前庭迷路上部は迷路下部より虚血に対して脆弱である[1,2]．

■ 中枢聴覚系 central auditory system

蝸牛神経核 *cochlear nucleus* は，脳表からみると，蝸牛神経が橋延髄接合部の脳幹背外側部に入る膨大した部分にある．蝸牛神経核は蝸牛神経背側核と蝸牛神経腹側核の 2 系に大別される(**図 10.2**)．蝸牛神経背側核のニューロンは台形体背側に軸索を出すが，同部の正中で交叉したのち，対側の外側毛帯を上行する．蝸牛神経腹側核の細胞体からは複数

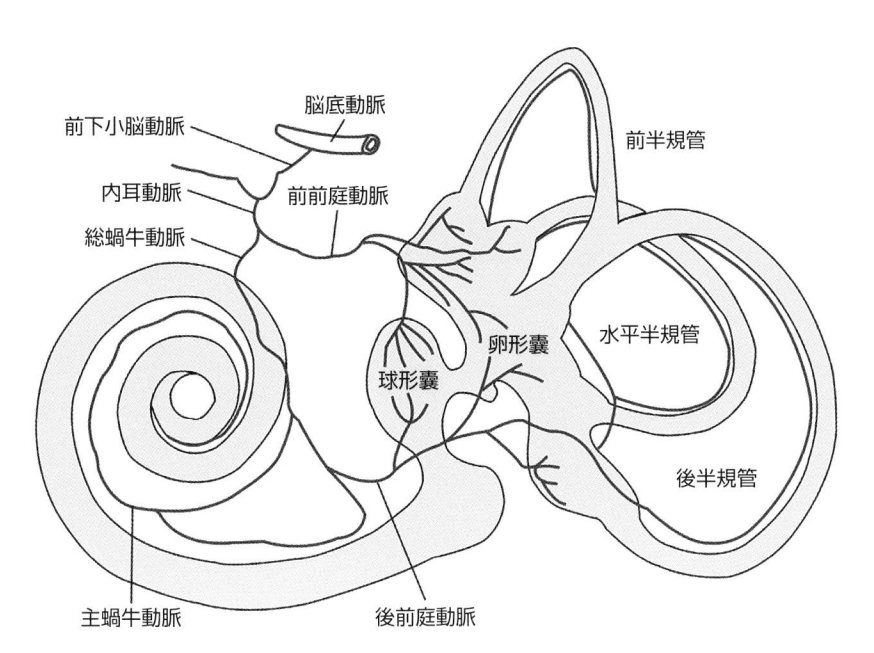

図10.1 内耳への血液供給．
(Kim, 2009[6]より許可を得て転載)

の軸索が出ており，対側の蝸牛神経核に投射するほか，台形体腹側を経て同側と対側の上オリーブ複合体へも投射している．一部の腹側神経線維はシナプスを形成し，他のものは上オリーブ複合体を横断して，対側の外側毛帯を通り下丘と内側膝状体へ至る．蝸牛神経腹側核にこのように豊富な線維連絡があることは，多様な聴覚機能がここで処理されていることを示唆している[9]．求心性線維の約50％は蝸牛神経核の中枢側で交叉するため，この付近の病変（たとえば，橋延髄外側部の病変で，蝸牛神経根の入口部，および蝸牛神経核を含むもの）は，片側の純音難聴を呈する最も中枢側の病変といえる[8-10]．機能的にみると，中枢聴覚系は橋中心部（すなわち，上オリーブ複合体）から始まり，その橋核群が両耳の聴覚信号の統合を最初に担っているといえる[9,10]．これらの橋核群やさらに吻側の聴覚神経核群の障害では，通常は片側聴力障害は呈さない．蝸牛神経核は，前下小脳動脈と後下小脳動脈からの分枝を含む，複数の系統からの豊富な血管支配を受けている[9,14]．

蝸牛神経核から出るほぼすべての軸索は，橋延髄接合部から中脳の間で少なくとも1回はシナプスを形成する[15]．橋核群としては，台形体核 *trapezoid nucleus*，上オリーブ複合体 *superior olivary complex*，外側毛帯核 *lateral lemniscus nucleus* が同定されている（図10.2）．台形体核と上オリーブ複合体は，蝸牛神経核の吻内側に位置し，橋下部1/3の被蓋部と底部のすぐ背側にある．台形体核は片側の蝸牛神経腹側核からの入力を受け，対側の外側毛帯核へ投射する．上オリーブ複合体は同側および対側の蝸牛神経腹側核からの入力を受け，外側毛帯核と下丘へ投射する．脳底動脈の穿通枝または前下小脳動脈がこの領域を灌流している[14]．外側毛帯核は橋中部の台形体核の吻外側から中脳蓋にある下丘へとわたり，下丘と内側膝状体に投射している[9]．実質すべての聴覚系の上行路と下行路は下丘にシナプスをもつ．外側毛帯核とその上下行路の血管支配は，脳底動脈や上小脳動脈，後大脳動脈の穿通枝が担っている[14]．

これらの橋核群は，聴覚信号の上行系の中継地点として，または反射の中枢として機能している．下丘の主要な投射系は下丘腕を経由し同側の内側膝状体に至る経路である．内側膝状体は，視床後部，すなわち視床の尾側の軟膜下部にある小さな丸い隆起である．この領域は視床膝状体動脈と後脈絡叢動脈からの血管支配を受けている[14]．下丘は近傍にある網様体と豊富な連絡をもつばかりでなく，交叉性連絡も多数もつが，対側の内側膝状体との交連連絡はない．聴放線は内包後脚を通り側頭葉の聴覚皮質に達する[16]．

ヒトの聴覚皮質は，Sylvius裂に沿って上側頭回に存在する[17]．Brodmannの分類では，41，42，22野に対応する．前述したとおり，蝸牛のらせん神経節，蝸牛神経幹，蝸牛神経腹側核，上オリーブ複合体，内側膝状体の吻側部，および一次聴覚皮質には，音の周波数帯域ごとの空間的伝導路配列がある[17]．一次聴覚皮質では，高周波数音の領域は前方に，低周波数音の領域は後方にある[9,10]．一次聴覚皮質を囲むのが連合皮質であり，内側は島付近まで，後方は頭頂弁蓋部まで，そして前方は眼窩前頭皮質付近まで広がる[17,18]．一次聴覚皮質領域の電気刺激により，ブンブンいう音やベル音のような単純な音の感覚が生じるが，連合野の刺激では音に対する解釈の要素が生じるため，犬の吠え声やなじみのある

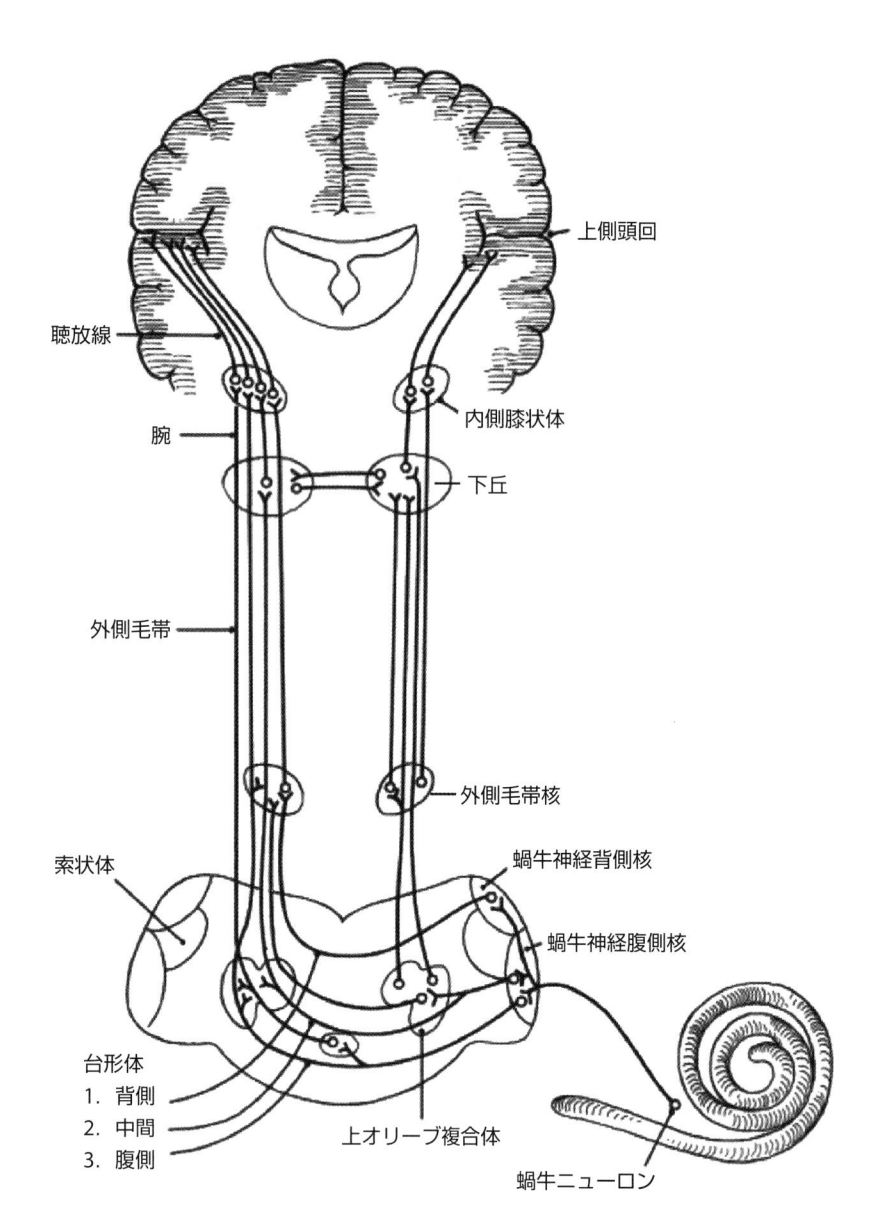

図 10.2 耳から上行する中枢聴覚系.
（Baloh, 1998[10] より許可を得て転載）

声などのように聞こえる．中大脳動脈の分枝が側頭葉のこの部分を灌流している．左右の聴覚皮質をつなぐ半球間線維は，脳梁の背側部を通り，前大脳動脈の分枝である脳梁周動脈により灌流される[9,14]．皮質レベルでは聴覚入力は両側で処理されるため，大脳半球切除では純音聴力検査上での聴力異常は認められない．このような患者では，ひずんでいたり，途切れたり，加速性のある会話の弁別に障害がみられ，特に対側の耳で聴取された場合に強くみられる[9,10]．

聴覚異常の分類

聴覚異常は，難聴 hearing loss と知覚性難聴 perceptive auditory disturbance の 2 つに大別される．難聴（聴力低下 *hypoacusis*）は，純音聴力閾値のシフト（正常聴覚耳に比べ音の強度を強くしないと聴こえない）を意味する．患者は聴力低下を訴える．これは，聴神経根の入口部と蝸牛神経核を含む末梢聴覚系の病変で起こる．中枢性聴覚処理障害や中枢性聴覚障害は口語の理解障害を示唆する．これは，聴覚インパルスの高次脳中枢への伝達障害により，音の知覚認知分析の過程が障害されることによる．純音聴力検査と語音弁別検査には，通常異常はみられない．患者は心理音響検査（後述）のみにて検出されうる軽微な聴力障害を呈する[9,10,19,20]．中枢性聴覚障害は，蝸牛神経核より中枢，つまり脳幹の聴神経核から側頭葉の聴覚皮質までの間の病変により起こる[9,10]．

椎骨脳底動脈領域梗塞による急性難聴

■ 迷路虚血 labyrinthine ischemia

迷路は高エネルギー代謝を要し，血流は終動脈である内耳動脈と耳嚢からのわずかな側副血行のみに依存しているため，特に虚血に弱い[1,2,21]．対して，聴神経後迷路部は，近傍の硬膜や錐体骨，橋外側下部，延髄外側部の動脈からの豊富な側副血行を受けている[11-13,22]．ときに，前下小脳動脈領域梗塞の患者では孤発性反復性回転性めまい vertigo や，動揺性の難聴または耳鳴（Ménière 病と同様の症状）が先行症状として，梗塞発症の 1～10 日前にみられることがある[23]．さらに，迷路に限局した梗塞が前下小脳動脈領域梗塞に先行することもある[7,24,25]．後方循環系の中では，内耳は脳幹や小脳に比べ，虚血に対してより脆弱である．

● 前庭迷路 vestibular labyrinth と蝸牛 cochlea：どちらが虚血に対してより感受性が高いか？

モルモットでは，内耳動脈の一時的閉塞は，数分の聴覚機能の完全停止と蝸牛の非可逆性の変性を起こす[26]．蝸牛の頂部が特に脆弱であり（低周波数帯域の難聴を生じる），前庭終末器ではある程度耐性がある[21,27,28]．加えて，蝸牛の外有毛細胞は内有毛細胞より虚血に弱い．一方で，椎骨脳底動脈 vertebrobasilar artery 領域の一過性虚血の主な症状は難聴や耳鳴ではなく，回転性めまいであるとする報告も多い[1,2,29,30]．孤発性反復性回転性めまいのみが椎骨脳底動脈領域の一過性虚血症状となることもある[1,2,29,30]．これは，ごく軽い前庭系の左右差でも患者は回転性めまいを自覚するが，一過性で軽度の片側性聴力低下は気づきにくいことによると思われる．稀にみられる頸部回旋性椎骨動脈症候群では，耳鳴が回転性めまいと眼振に数秒遅れてみられるが，これは前庭系が蝸牛系よりも虚血感受性が高いことを示唆している[31]．前前庭動脈虚血例では，卵形嚢の平衡斑の虚血性壊死と平衡砂の後半規管への放出による典型的な良性発作性頭位性めまいのエピソードを呈することがある[32]．後半規官は総蝸牛動脈の分枝である後前庭動脈に支配されているため，前前庭動脈領域梗塞では障害されないことが多い[33]．ラットでは，前庭神経核は蝸牛神経核より虚血耐性が低い[34]．以上のようにさまざまな報告があるが，ヒトにおいて前庭迷路と蝸牛のどちらで虚血感受性が高いかは依然わかっておらず，さらなる研究が望まれる．

■ 前下小脳動脈領域梗塞

内耳動脈は蝸牛と前庭迷路を灌流し，閉塞すると聴力や前庭機能の低下がみられるため，難聴と回転性めまいを呈する，いわゆる迷路（内耳）梗塞をきたす．内耳動脈領域梗塞は，主として前下小脳動脈自体か脳底動脈の前下小脳動脈入口部の血栓性狭窄による[35,36]．内耳は通常の MRI では十分に描出できないため，迷路梗塞の確定診断には病理学的検討が必須である．内耳梗塞患者では，蝸牛および前庭終末器の広範な壊死が認められる[37]．迷路の膜の線維化は，最終的には迷路腔の骨化に至る[33,37,38]．迷路梗塞は，通常脳幹や小脳の前下小脳動脈領域の梗塞を伴う[24,35-37]．ある研究では，頭部 MRI で前下小脳動脈領域梗塞と診断された 12 例のうち，11 例（92％）に主に蝸牛由来の難聴があった[24]．突発性難聴も前下小脳動脈領域梗塞の重要な徴候であり，通常内耳の虚血による蝸牛の機能障害が原因である[24]．いくつかの報告では，難聴は前下小脳動脈領域梗塞の重要な徴候であると強調している[39-42]．前下小脳動脈領域梗塞の頭部 MRI の典型例とそれに伴う蝸牛性難聴の聴覚検査所見を図 10.3 に示す．脳幹または小脳徴候を伴わずに突発性難聴と回転性めまいのみを呈する前下小脳動脈の閉塞は稀であるが，そのような例でも頭部 MRI で小梗塞がみられることがある[39]．ゆえに，臨床医は，特に突発性難聴を呈し血管危険因子をもつ高齢者においては，古典的な脳幹徴候や小脳徴候がなくとも，前下小脳動脈領域梗塞の可能性を考慮すべきである．

● 前下小脳動脈領域の切迫性梗塞の徴候としての急性難聴

難聴または回転性めまいが他の脳幹小脳徴候に随伴して生じた際は，前下小脳動脈領域梗塞の診断は容易である．しかしながら，内耳動脈は他血管からの側副血行の少ない終動脈で，蝸牛と前庭器は内耳動脈の異なる分枝による血管支配を受けているため，前下小脳動脈閉塞性疾患で孤発性の難聴または回転性めまいのみを生じることもある[1,2,21]．いくつかの症例報告[4,5,7,23]では，急性難聴は前下小脳動脈領域の切迫性梗塞の徴候であるとしている．また，ある研究[23]によれば，前下小脳動脈領域梗塞例の 31％（5/16）で，ときに耳鳴を伴う反復性一過性難聴もしくは遷延性難聴が脳幹小脳徴候の出現の 1～10 日前にみられた．一方，MRI で診断された前下小脳動脈領域梗塞の 9％（4/43）では，当初は MRI に異常はなく，聴前庭系の症状（突発性難聴または回転性めまい）が単独でみられたという報告もある[25]．臨床医は，突発性難聴と回転性めまいの患者，特に血管危険因子があり頭部 MRA で椎骨脳底動脈に閉塞性変化がみられるような例では，後方循環系の梗塞を考慮すべきである[43]．さらに，MRI が正常でも血管障害（すなわち迷路梗塞）を除外できない[43]．図 10.4 に前下小脳動脈領域梗塞の前駆症状として急性聴覚前庭機能低下をきたした例の MRI 所見を示す．急性聴覚前庭機能低下のみを呈していた患者の発症時の MRI 拡散強調画像には異常がなく，症候の責任病巣は内耳または

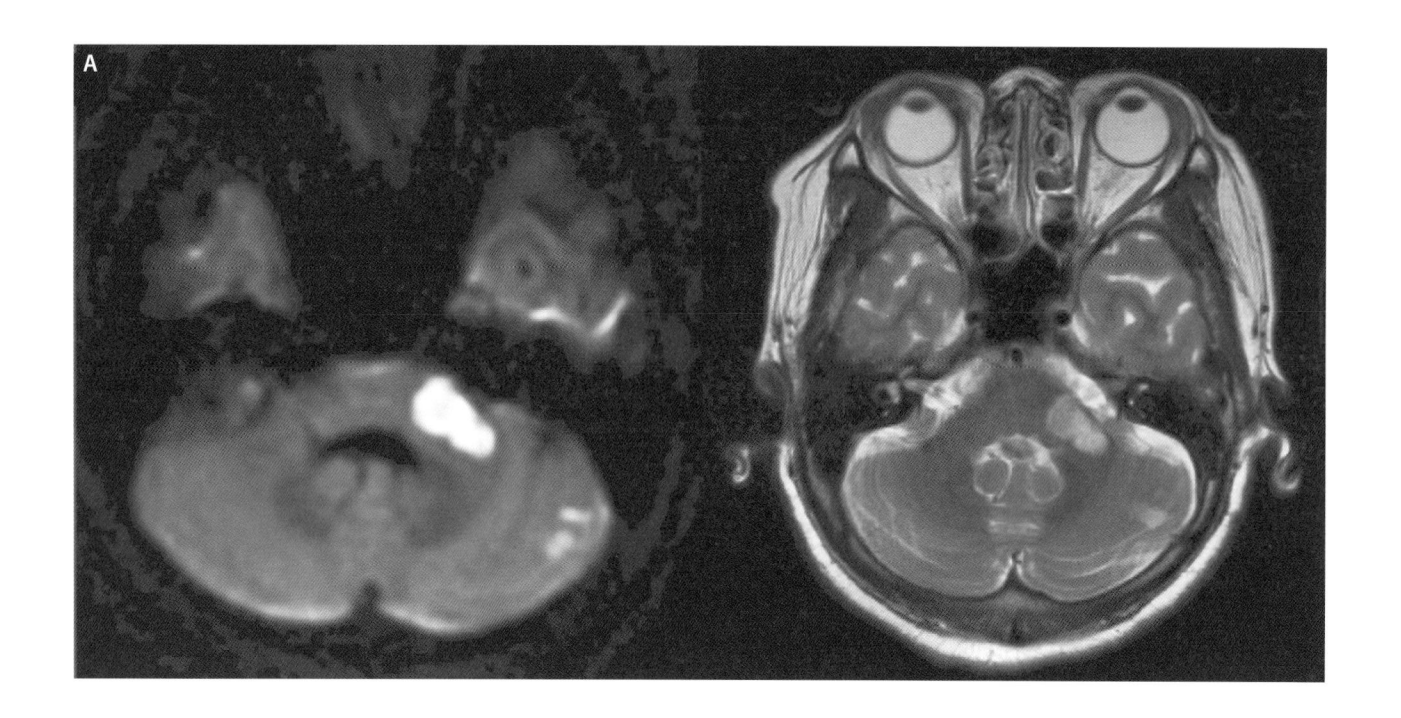

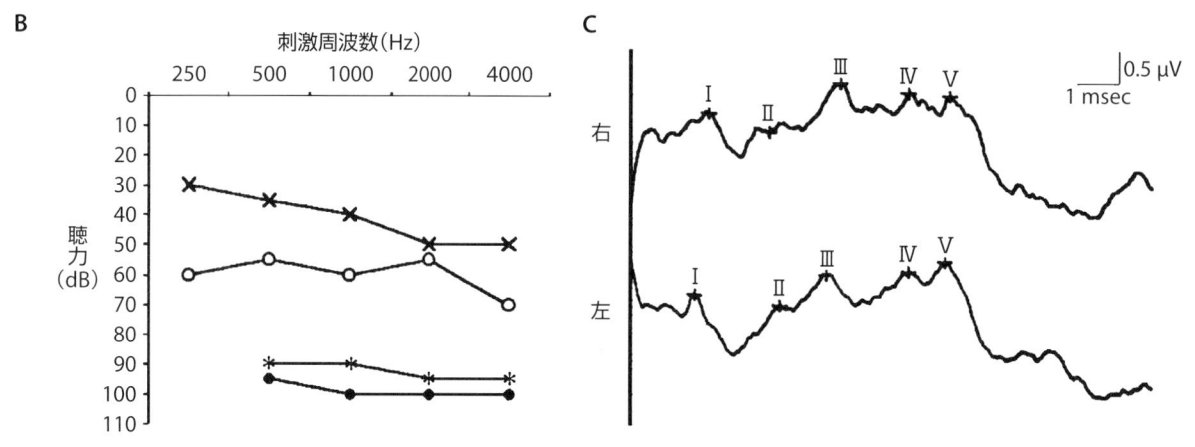

図 10.3 前下小脳動脈領域梗塞患者における MRI と聴覚検査所見. **A**：頭部 MRI の拡散強調画像および T2 強調画像では，左中小脳脚と橋の左背外側に及ぶ高信号域が認められるほか，後下小脳動脈と前下小脳動脈の境界領域梗塞と思われる高信号域も認められた. **B**：純音気導聴力図では，左耳の 50 dB の中等度感音難聴および 85％ の語音弁別を呈した. 聴力の単位はデシベル（dB）（American National Standard Institute, 1989）で，刺激周波数に対し対数尺度でプロットしてある. ○：左側における気導，×：右側における気導. アブミ骨筋反射（●：左，＊：右）は両側とも正常範囲であった. **C**：聴性脳幹誘発電位は両側で正常な反応が得られた.
（Kim, 2009[6] より許可を得て転載）

前庭神経であると推測された.

前下小脳動脈領域梗塞による聴覚前庭機能低下のスペクトラム

急性聴覚前庭機能低下は前下小脳動脈領域の脳梗塞急性期によくみられることが知られているが，前下小脳動脈領域梗塞に伴う聴覚前庭機能低下に関する系統的研究はなされていない. 2 つの大学病院のめまい外来で，前下小脳動脈領域梗塞における聴覚前庭機能低下パターンの調査が行われた[44]. MRI で診断された前下小脳動脈領域梗塞の連続 82 例に，標準聴覚前庭機能質問票による調査および冷温カロリックテストと純音聴力検査を含む神経耳科的検査を行い，2 例を除く全例（80 例，98％）に急性遷延性（24 時間以上）回転性めまいと末梢性・中枢性・混合性の前庭機能低下がみら

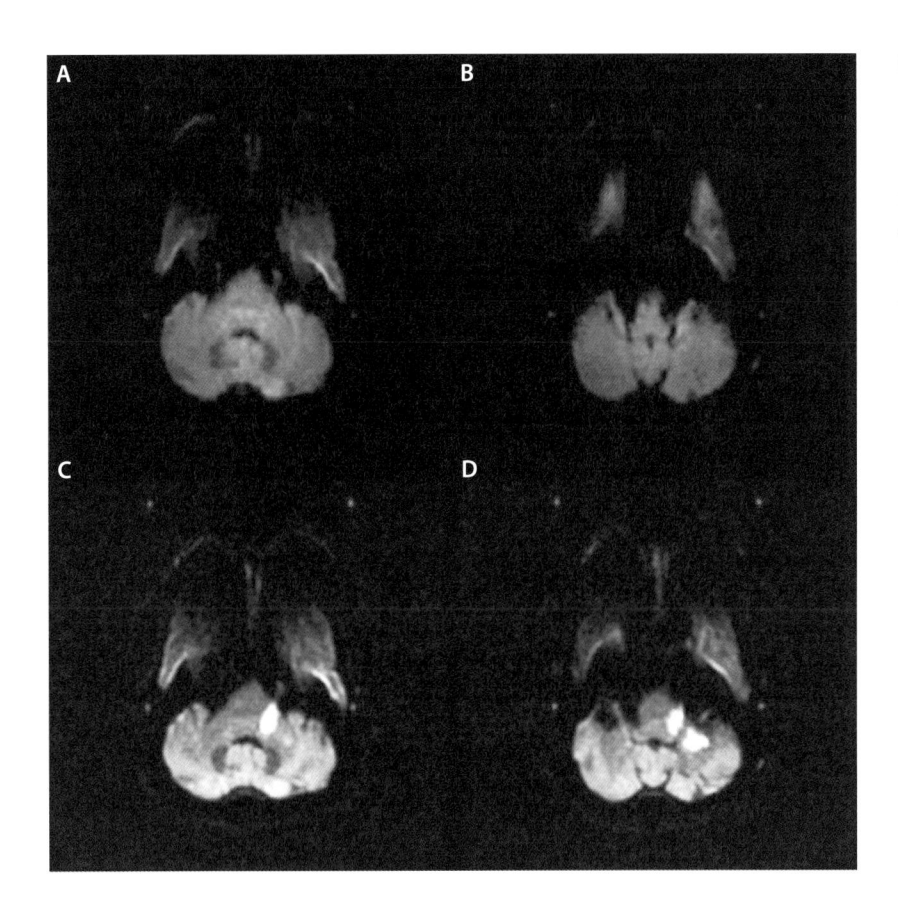

図10.4 前下小脳動脈領域梗塞の患者のMRI所見. A,B：前駆症状として急性聴覚前庭機能低下がみられた. 突発性難聴と回転性めまいの発症翌日に撮影されたMRI拡散強調画像では異常はみられなかった. C,D：2日後，拡散強調画像で左中小脳脚，左橋背外側部，左小脳前部を巻き込む高信号域が認められた.
(Kim, 2009[6] より許可を得て転載)

れた(**表10.1**). 聴覚前庭機能低下のパターンとしては，聴覚と前庭機能の両者の低下が最も多く(49例，60％)，純音聴力低下とカロリックテスト上の半規管麻痺が認められた. 前庭機能のみの低下(4例，5％)や蝸牛機能のみの低下(3例，4％)は稀であった.

前下小脳動脈領域梗塞は神経耳科症候のパターンにより分類できる(**表10.2**). 主な2つのパターンは，聴覚前庭機能低下所見を呈する急性遷延性回転性めまいおよび難聴(35例)と，聴覚前庭機能低下所見を呈する急性遷延性回転性めまいで，梗塞発症前の1か月以内に一過性回転性めまいや聴力障害のエピソードが先行するもの(13例)である. 内耳の血管障害は典型的には聴覚と前庭機能の複合性の障害をきたす一方で，ウイルス性内耳障害の場合は前庭機能単独(たとえば，前庭神経炎)もしくは聴覚単独(たとえば，突発性難聴)の障害をきたすことが多い. しかしながら，例外もあるため，血管性とウイルス性の鑑別には他の臨床所見(年齢，血管危険因子，聴覚および前庭機能検査の結果など)も重視すべきである.

■ 前下小脳動脈領域以外の椎骨脳底動脈領域梗塞に伴う急性聴力低下

急性聴力低下と関連する梗塞域としては前下小脳動脈領域が多いが，これは内耳の主な灌流動脈である内耳動脈が前下小脳動脈から分岐することが多いためである[11]. 原則として後下小脳動脈は聴覚路を灌流せず，後下小脳動脈領域の虚血では聴覚症状を呈さない. しかしながら，内耳動脈は，ときに後下小脳動脈から分枝したり，脳底動脈から直接分岐することがあるため，後下小脳動脈領域梗塞でも稀に難聴がみられる[45]. Mazzoni[11] は，100例の側頭骨解剖のうち3例で後下小脳動脈から分枝する迷路動脈を認めたと報告している. 前下小脳動脈領域以外の梗塞で急性聴力低下をきたしたとする報告もいくつかある[46-50]. 近年の報告では，椎骨脳底動脈領域梗塞の1％(685例中7例)が前下小脳動脈領域以外の椎骨脳底動脈領域梗塞による急性片側性難聴を呈したとされ，この多くは後下小脳動脈領域梗塞であった(7例中5例，71％)[51]. このような例での難聴の責任病巣は病理学的検査なしには確定できないが，聴覚機能試験では蝸牛の障害が示唆された[51].

表 10.1 前下小脳動脈領域梗塞 82 例における聴覚前庭系異常の頻度

聴覚前庭系異常	頻度（n＝82）
前下小脳動脈領域梗塞の初発症状もしくは主症状としての回転性めまい	80（98％）
中枢性眼球運動または前庭徴候[a]	79（96％）
前庭迷路梗塞	53（65％）
蝸牛梗塞	52（63％）
前庭梗塞と蝸牛梗塞の合併	49（60％）
聴覚系・前庭系の梗塞なし	26（32％）
蝸牛症状のない孤発性前庭梗塞	4（5％）
前庭症状のない孤発性蝸牛梗塞	3（4％）
前下小脳動脈領域梗塞の初発症状もしくは主症状としての回転性めまい以外の症状	2（2％）
中枢性症候のない孤発性聴覚前庭機能低下	1（1％）

[a] 非対称性追従もしくは視運動性眼振，注視誘発性両方向性眼振，または前庭反応の 1 点固視による抑制の障害.
（Lee et al., 2009[44] より許可を得て転載）

表 10.2 前下小脳動脈領域梗塞 82 例における聴覚前庭系異常のパターン

	グループ 1 (n＝35)	グループ 2 (n＝13)	グループ 3 (n＝3)	グループ 4 (n＝4)	グループ 5 (n＝24)	グループ 6 (n＝1)	グループ 7 (n＝2)
回転性めまい	＋	＋	＋	＋	＋	＋	－
複合性聴覚前庭機能低下	＋	＋	－	－	－	＋	－
孤発性聴力障害	－	－	＋	－	－	－	－
孤発性前庭機能低下	－	－	－	＋	－	－	－
聴覚前庭機能異常	＋	＋	＋	＋	－	－	－
眼球運動障害	＋	＋	＋	＋	＋	－	－
他の神経症候	＋	＋	＋	＋	＋	－	＋
聴覚前庭機能障害の前兆	－	＋	－	－	－	－	－

（Lee et al., 2009[44] より許可を得て転載）

■ 椎骨脳底動脈領域梗塞における急性難聴：頻度，臨床症候，長期予後[3]

MRI で確定診断された椎骨脳底動脈領域梗塞例の前向き研究では，8％（364 例中 29 例）で初診時に急性難聴があった．難聴は主に片側性（29 例中 27 例，93％）で，1 例を除いて回転性めまいを伴っていた．31％（29 例中 9 例）では，孤発性の難聴が初期症状として他の症状出現の 10 日前までに認められた．ほぼ半数（29 例中 14 例）で内耳虚血が難聴の原因であり，聴力検査では蝸牛性の聴力低下，カロリックテストでは同側の半規管麻痺がみられた（**表 10.3**）．少なくとも 1 年以上の経過観察が行われた例の約 80％（21 例中 17 例）では，ある程度以上の聴力の改善が得られた．難聴が重度の例は軽度の例と比較して転帰不良であった．難聴の完全回復が得られた転帰良好例と聴力の回復が得られなかった転帰不良例の実例をそれぞれ**図 10.5** と**図 10.6** に示す．

脳卒中による中枢性聴覚異常（知覚性難聴）

■ 中枢性聴覚語音検査

口語の理解困難と特徴づけられる中枢性聴覚障害は，蝸牛神経核より吻側の中枢聴覚路の病変により生じる．会話にはかなりの冗長性が含まれるため，通常，中枢病変患者では標準聴力検査上は異常はみられない．中枢聴覚路の中では冗長性は多重の交雑と干渉により増強される[9,10]．中枢病変の患者では純音聴力の障害はなく，口語でも静かな環境で明瞭に発語されれば理解可能である．背景音や競合する言語が

表 10.3　椎骨脳底動脈領域梗塞に伴う急性聴力低下の聴覚前庭所見

特徴	患者数
病変	
片側性	27
両側性	2
症候（初診時）	
聴覚前庭機能低下のみ[a]	10
他の神経症候を伴う	19
難聴の程度[b]	
重度	9
高度	4
中等度	12
軽度	5
障害部位[c]	
蝸牛	14
後蝸牛	4
不明（もしくは混合性）	12
半規管麻痺の合併[d]	25

[a] 難聴，耳鳴，回転性めまいがあり，他の神経症候を伴わないもの．9例では遅れて神経学的異常が出現した．
[b] 難聴は計30例．1例は程度の異なる両側性難聴あり．
[c] 障害部位は計30病変．1例は程度の異なる両側性難聴があり，左側は原因不明の重度の難聴，右側は蝸牛の病変によると思われる中等度の難聴あり．
[d] 冷温カロリックテストで25℃/秒以上の左右差と定義．
(Lee and Baloh, 2005[3] より許可を得て転載)

あって聞き手にとって課題がより難しくなる場合，中枢病変のある患者は健常者と比べて成績が劣る．これは精緻な精神聴覚検査で検出可能である[9,10,19,20]．側頭葉病変の患者では，課題がひずみ語により複雑化すると，病変の対側耳での会話の弁別が困難となる[19]．見かけ上，会話の冗長性を少なくするために，聴覚皮質の統合合成機能に大量の要求がなされるようである．現在，中枢性語音検査として数種が用いられており，そのほとんどにひずみ語を提示する多様な手法が用いられている（**表10.4**）[9]．たとえば，語音のある周波数域をフィルタリングしたり，語音に時間的圧縮をかけたり，非常に小さい音量で提示したり，不規則な間隔で中断させたりなどの手法が用いられる．両耳分離刺激はそれぞれの耳にそれぞれ異なる内容を聴かせるものである[52-55]．単音節語および同じところにアクセントのある2音節語が用いられる．

■ 脳幹梗塞に伴う中枢性聴覚障害

　脳幹梗塞 brainstem infarction は，難聴，聴覚幻想 phantom auditory perception（耳鳴や幻聴），聴覚過敏 hyperacusis などの聴覚症状を呈しうる．聴覚過敏は音に対する感受性の上昇のことを指し，聴覚に関する愁訴の中では最も稀である[9]．これは，両側中脳蓋の出血[56]や，台形体を含む橋被蓋の後内側部に及ぶ梗塞[57]で報告されている．耳鳴や幻聴にあたる聴覚幻想は，脳幹梗塞と関連するとされている[9]．蝸牛神経核の吻側に及ぶ片側脳幹梗塞では，通常，精緻な精神聴覚検査のみにより検出できる程度のわずかな聴力障害を呈する．台形体や外側毛帯の梗塞では，難聴ではなく音の左右方向の認識障害をきたす．台形体梗塞の患者では，すべての音が正中方向に聴こえ（正中偏倚），外側毛帯梗塞の患者では，すべての音が外側方向に聴こえる（外側偏倚）[19]．稀に，上小脳動脈領域梗塞が難聴の原因となることがあるが，この場合は外側毛帯の交叉性聴覚線維が障害されることによるため，難聴は通常障害の対側に出現する[47]．台形体を含む橋被蓋正中部の血腫で両側性の全聴覚消失がみられたが，これはおそらく台形体で交叉する腹側聴条の不活化によると考えられる[58]．この症例報告は，ヒトの聴覚にとって必要な神経信号の大半を橋腹側聴覚交叉が伝達するという説を支持している．中脳梗塞では，中脳蓋や下丘の領域が障害されることはほとんどない．片側もしくは両側の下丘の障害は聴力障害を呈しうるが，この場合は通常，純音聴力検査や語音弁別検査では目立った異常はみられない[59-61]．

■ 大脳半球梗塞における中枢性聴覚障害

　皮質聾 cortical deafness，純粋語聾 pure word deafness，環境音に対する聴覚性失認 auditory agnosia，失音楽 amusia は，大脳半球梗塞 cerebral hemisphere infarction に伴う中枢性聴覚障害として有名である[9]．皮質聾は両側側頭葉病変[62]，または上行性聴覚路を両側性に障害する皮質下病変[63]で起こる稀な症候である．皮質聾では患者は聾を呈するものの，突然の大音響に対する回避などの反射性応答は保たれることもある．聴覚性失認はある種の音に限定した知覚障害のことである[64]．たとえば，純粋語聾は非言語性の音は鑑別できるにもかかわらず，言語は理解できない状態を指す．純粋語聾は，読み書きと自発語が正常である点から失語と区別される．患者は読唇術や書字によりコミュニケーションを図る．語聾は2つの一次聴覚皮質とWernicke野との連絡が断たれる両側側頭葉病変で起こることが多い．ときに，純粋語聾は片側の側頭葉後部病変[65]や両側下丘病変[59]で起こることがある．失音楽はメロディー認識の障害などの音楽の認知障害のことであり，多くは右側頭葉病変と関連する[9,66]．失音楽で音色や音程，強さの感覚が保たれているような例はほとんどなく，他の聴覚性失認を伴っている[9]．片側聴覚消失 hemianacusia は，片側側頭葉皮質病

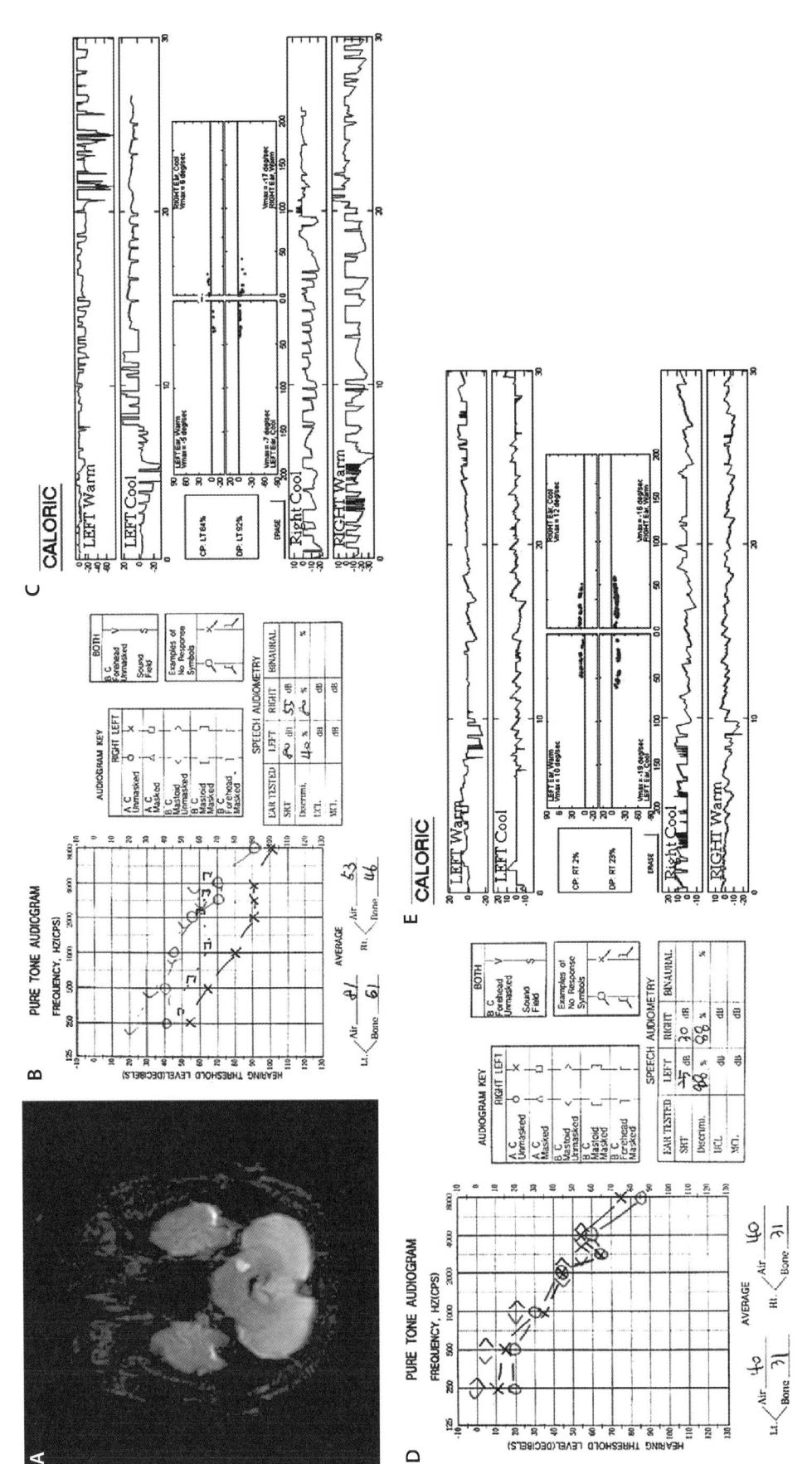

図10.5 発症時に高度難聴がみられたが正常聴力まで回復が得られた前下小脳動脈領域梗塞の患者のMRIと聴覚前庭機能異常の経過．**A**：MRI拡散強調画像では右中小脳脚に急性期梗塞巣が認められる．**B**：発症時の純音聴力検査では右耳に高度難聴（80 dB）がみられ，語音弁別検査では語音明瞭度40%であった．聴力の単位はデシベル（dB）（American National Standard Institute, 1989）で，刺激周波数に対し数尺度でプロットしてある．**C**：発症時の冷温カロリックテストでは，左半規管麻痺（84%）が示唆された．**D**：発症から4年後の経過観察では右耳聴力の完全回復が認められた．**E**：発症4年後のカロリックテストでは，左側でも正常反応が得られた．
CP：半規管麻痺，Vmax：眼振緩徐相の最大速度．

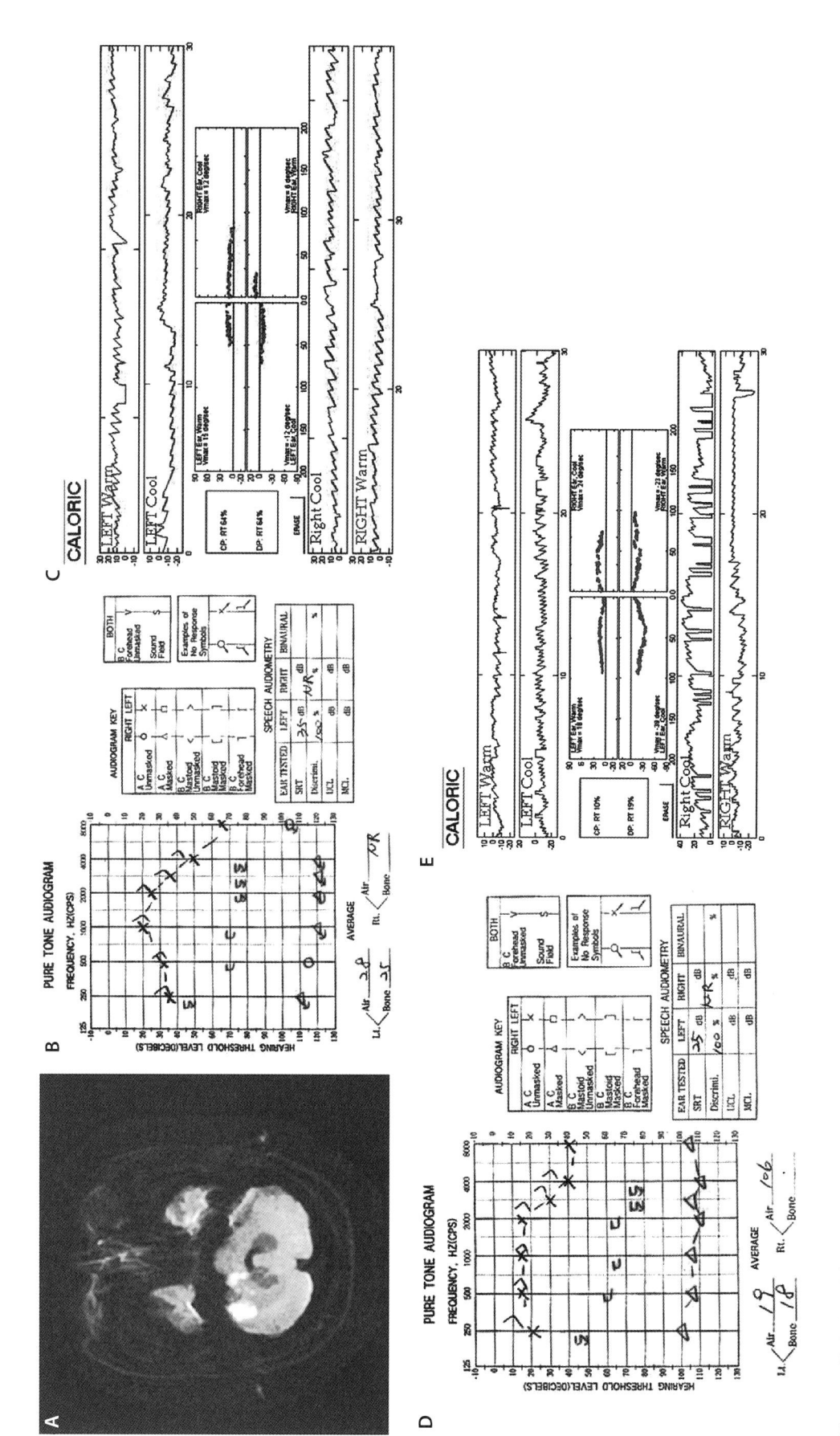

図 10.6 発症時に重度難聴がみられ現在まで残存している前下小脳動脈領域梗塞の患者の MRI と聴覚前庭機能異常の経過。**A**：MRI 拡散強調画像では右中小脳脚と右小脳半球前部に急性期梗塞巣が認められた。**B**：発症時の純音聴力検査では右耳に重度難聴がみられた。聴力の単位はデシベル (dB) (American National Standard Institute, 1989) で、刺激周波数に対し対数尺度でプロットしてある。**C**：発症時のカロリックテスト時のビデオ眼球運動記録では、右半規管麻痺 (64%) が示唆された。**D**：発症から 6 年後の経過観察では難聴は永続性と思われ、程度に著変はみられなかった。**E**：発症 4 年後のカロリックテストでは、右側でも正常反応が得られた。
CP：半規管麻痺、Vmax：眼振緩徐相の最大速度。

表 10.4　中枢性聴覚機能を評価する精神聴覚検査

検査名	解説
Ⅰ．脳幹での処理に関する検査（統合に関する両耳での評価）	
音の左右方向の認識	音の両耳間での時間の差または強度の差
マスキングレベル差（マスキング解除）	両耳に対しマスキングノイズと同位相または逆位相の語音や純音を同時に聴取させる
両耳融合現象	片耳で低域濾波語音，対側耳で高域濾波語音を聴取させる
発語変化（vox alternans）	連続性語音を 300 ms ごとに片耳ずつ切り替えて聴取させる
Ⅱ．皮質での処理に関する検査	
（ⅰ）ひずみ刺激（冗長性に関する片耳ずつの評価）	
雑音下発話	さまざまなシグナル/ノイズ比，ノイズ強度下の発話
加速発話	時間圧縮発話
減速発話	時間拡張発話
濾波語音	低域濾波語音
（ⅱ）競合性刺激（聴覚消去現象もしくは半球優位性の評価）	
両耳分離聴取検査（vox simultanea）	左右耳に異なる刺激を同時に聞かせる（子音，母音，数，単語，文章，音楽など）

（Häusler and Levine, 2000[9] より許可を得て転載）

変と関連し，ひずみ語または両耳分離刺激を用いた検査によってのみ検出されるわずかな聴力障害のことである[9]．片側の皮質病変は対側耳における消去現象をきたしうる．側頭葉病変の対側からくる音の局在認識が障害されるほか，垂直方向の音の局在認識も障害される[9,10,67]．

参考文献

1. Grad A, Baloh RW. Vertigo of vascular origin: clinical and electronystagmographic features in 84 cases. Arch Neurol 1989; 46: 281-284.
2. Oas JG, Baloh RW. Vertigo and the anterior inferior cerebellar artery syndrome. Neurology 1992; 42: 2274-2279.
3. Lee H, Baloh RW. Sudden deafness in vertebrobasilar ischemia: clinical features, vascular topographical patterns, and long-term outcome. J Neuro Sci 2005; 228: 99-104.
4. Lee H, Whitman GT, Lim JG, Lee SD, Park YC. Bilateral sudden deafness as a prodrome of anterior inferior cerebellar artery infarction. Arch Neurol 2001; 58: 1287-1289.
5. Yi HA, Lee SR, Lee H, et al. Sudden deafness as a sign of stroke with normal diffusion-weighted brain MRI. Acta Otolaryngol 2005; 125: 1119-1121.
6. Kim JS, Lee H. Inner ear dysfunction due to vertebrobasilar ischemic stroke. Semin Neurol 2009; 29: 534-540.
7. Lee H, Kim HJ, Koo JW, Kim JS. Progression of acute cochleovestibulopathy into anterior inferior cerebellar artery infarction. J Neurol Sci 2009; 278: 119-122.
8. Santi PA, Mancini P. Cochlear anatomy and central auditory pathways. In: Cummings CW, et al. eds. Otolaryngology-Head and Neck Surgery. Vol. 4. St. Louis, MO: Mosby Year Book, 1993.
9. Häusler R, Levine RA. Auditory dysfunction in stroke. Acta Otolaryngol 2000; 120: 689-703.
10. Baloh RW. Dizziness, Hearing Loss and Tinnitus. New York, NY: Oxford University Press, 1998.
11. Mazzoni A. Internal auditory canal. Arterial relations at the porus acusticus. Ann Otol Rhinol Laryngol 1969; 78: 797-814.
12. Mazzoni A. Internal auditory artery supply to the petrous bone. Ann Otol Rhinol Laryngol 1972; 81: 13-21.
13. Mazzoni A. The vascular anatomy of the vestibular labyrinth in man. Acta Otolaryngol 1990; 472: 1-83.
14. Duvernoy HM. Human brainstem vessels. Berlin: Springer-Verlag, 1978.
15. Phillips DP. Introduction to Anatomy and Physiology of the Central Auditory Nervous System. New York, NY: Raven Press, 1988.
16. Percheron G. The anatomy of the arterial supply of the human thalamus and its use for the interpretation of the thalamic vascular pathology. J Neurol 1973; 205: 1-13.
17. Galaburda A, Friedrich S. Cytoarchitectonic organization of the human auditory cortex. J Comp Neurol 1980; 190: 597-610.
18. Pandya DN. Anatomy of the auditory cortex. Rev Neurol (Paris) 1995; 151: 486-494.
19. Berlin CI, Lowe-Bell SS, Jannetta PJ, Kline DG. Central auditory deficits after temporal lobectomy. Arch Otolaryngol 1972; 96: 4-10.
20. Antonelli AR, Bellotto R, Grandori F. Audiologic diagnosis of central versus eighth nerve and cochlear auditory impairment. Audiology 1987; 26: 209-226.
21. Perlman HB, Kimura RS, Fernandez C. Experiments on temporal obstruction of the internal auditory artery. Laryngoscope 1959; 69: 591-613.
22. Kim HN, Kim YH, Park IY, Kim GR, Chung IH. Variability of the surgical anatomy of the neurovascular complex of the cerebellopontine angle. Ann Otol Rhinol Laryngol 1990; 99: 288-296.
23. Lee H, Cho YW. Auditory disturbance as a prodrome of anterior inferior cerebellar artery infarction. J Neurol Neurosurg Psychiatry 2003; 74: 1644-1648.
24. Lee H, Sohn SI, Jung DK, et al. Sudden deafness and anterior inferior cerebellar artery infarction.

25. Kim JS, Cho KH, Lee H. Isolated labyrinthine infarction as a harbinger of anterior inferior cerebellar artery territory infarction with normal diffusion-weighted brain MRI. J Neurol Sci 2009; 278: 82-84.
26. Levine RA, Bu-Saba N, Brown MC. Laser-doppler measurements and electocochleography during ischemia of the guinea pig cochlea: implication for hearing preservation acoustic neuroma surgery. Ann Otol Rhinol Laryngol 1993; 102: 127-136.
27. Lee H, Yi HA, Baloh RW. Sudden bilateral simultaneous deafness with vertigo as a sole manifestation of vertebrobasilar insufficiency. J Neurol Neurosurg Psychiatry 2003; 74: 539-541.
28. Schuknecht HF. Pathology of the ear. 2nd edn. Philadelphia, PA: Lea and Febiger, 1993.
29. Fife TD, Baloh RW, Duckwiler GR. Isolated dizziness in vertebrobasilar insufficiency: clinical features, angiography, and follow-up. J Stroke Cerebrovasc Dis 1994; 4: 4-12.
30. Gomez CR, Cruz-Flores S, Malkoff MD, Sauer CM, Burch CM. Isolated vertigo as a manifestation of vertebrobasilar ischemia. Neurology 1996; 47: 94-97.
31. Choi KD, Shin HY, Kim JS, et al. Rotational vertebral artery syndrome: oculographic analysis of nystagmus. Neurology 2005; 65: 1287-1290.
32. Lindsay JR, Hemenway WG. Postural vertigo due to unilateral sudden partial loss of vestibular function. Ann Otol Rhinol Laryngol 1956; 65: 696-706.
33. Kim JS, Lopez I, DiPatre PL, et al. Internal auditory artery infarction: clinical-pathologic correlation. Neurology 1999; 52: 40-44.
34. Inui H, Murai T, Yane K, Matsunaga T. Brainstem ischemic damage following occlusion of the blood vessels in the rat's posterior cerebral circulation. Eur Arch Otorhinolaryngol 1996; 253: 176-181.
35. Amarenco P, Hauw J-J. Cerebellar infarction in the territory of the anterior and inferior cerebellar artery. Brain 1990; 113: 139-155.
36. Amarenco P, Rosengart A, Dewitt LD, Pessin MS, Caplan LR. Anterior inferior cerebellar artery territory infarcts. Mechanism and clinical features. Arch Neurol 1993; 50: 154-161.
37. Hinojosa R, Kohut RI. Clinical diagnosis of anterior inferior cerebellar artery thrombosis: autopsy and temporal bone histopathology study. Ann Otol Rhinol Laryngol 1990; 99: 261-271.
38. Lee H, Lopez I, Ishiyama A, Baloh RW. Can migraine damage the inner ear? Arch Neurol 2000; 57: 1631-1634.
39. Lee H, Ahn BH, Baloh RW. Sudden deafness with vertigo as a sole manifestation of anterior inferior cerebellar infarction. J Neurol Sci 2004; 222: 105-107.
40. Rajesh R, Rafeequ M, Girija AS. Anterior inferior cerebellar artery infarct with unilateral deafness. J Assoc Physicians India 2004; 52: 333-334.
41. Patzak MJ, Demuth K, Kehl R, Lindner A. Sudden hearing loss as the leading symptom of an infarction of the left anterior inferior cerebellar artery. HNO 2005; 53: 797-799.
42. Son EJ, Bang JH, Kang JG. Anterior inferior cerebellar artery infarction presenting with sudden hearing loss and vertigo. Laryngoscope 2007; 117: 556-558.
43. Kim HA, Lee SR, Lee H. Acute peripheral vestibular syndrome of a vascular cause. J Neurol Sci 2007; 254; 99-101.
44. Lee H, Kim JS, Chung EJ, et al. Infarction in the territory of anterior inferior cerebellar artery: spectrum of audiovestibular loss. Stroke 2009; 40: 3745-3751.
45. Sunderland S. The arterial relations of the internal auditory meatus. Brain 1945; 68: 23-27.
46. Lownie SP, Parnes LS. Isolated vestibulocochlear dysfunction of central vascular origin. Laryngoscope 1991; 101: 1339-1342.
47. Doyle KJ, Fowler C, Starr A. Audiological findings in unilateral deafness resulting from contralateral pontine infarct. Otolaryngol Head Neck Surg 1996; 114: 482-486.
48. Sunose H, Toshima M, Mitani S, et al. Sudden bilateral hearing loss and dizziness occurred with cerebellar infarction. Otolaryngol Head Neck Surg 2000; 122: 146-147.
49. Sauvaget E, Kici S, Petelle B, et al. Vertebrobasilar occlusive disorders presenting as sudden SNHL. Laryngoscope 2004; 114: 327-332.
50. Raupp SF, Jellema K, Sluzewski M, de Kort PL, Visser LH. Sudden deafness due to a right vertebral artery dissection. Neurology 2004; 62: 1442.
51. Lee H. Sudden deafness related to posterior circulation infarction in the territory of the nonanterior inferior cerebellar artery: frequency, origin, and vascular topographical pattern. Eur Neurol 2008; 59: 302-306.
52. Springer SP, Gazzaniga MS. Dichotic testing of partial and complete split brain subjects. Neuropsychologia 1975; 13: 341-346.
53. Musiek FE. Assessment of central auditory dysfunction: the Dichotic Digit Test revisited. Ear Hear 1983; 4: 79-83.
54. Jäncke L, Shah NJ. Does dichotic listening probe temporal lobe functions? Neurology 2002; 58: 736-743.
55. Pollmann S, Maertens M, Lespien J, von Cramon DY. Dichotic listening in patients with splenial and nonsplenial callosal lesions. Neuropsychology 2002; 16: 56-64.
56. Sand JJ, Biller J, Corbett JJ, Adams HP, Dunn V. Partial dorsal mesencephalic hemorrhages: report of three cases. Neurology 1986; 36: 520-533.
57. Cambier J, Decroix JP, Masson C. Auditory hallucinosis in brainstem lesions. Rev Neurol (Paris) 1987; 143: 255-262.
58. Egan CA, Davies L, Halmagyi GM. Bilateral total deafness due to pontinehaematoma. J Neurol Neurosurg Psychiatry 1996; 61: 628-631.
59. Vitte E, Tankéré F, Bernat I, et al. Midbrain deafness with normal brainstem auditory evoked potentials. Neurology 2002; 58: 970-973.
60. Musiek FE, Charette L, Morse D, Baran JA. Central deafness associated with a midbrain lesion. J Am Acad Audiol 2004; 15: 133-151.
61. Kimiskidis VK, Lalaki P, Papagiannopoulos S, et al. Sensorineural hearing loss and word deafness caused by a mesencephalic lesion: clinicoelectrophysiologic correlations. Otol Neurotol 2004; 25: 178-182.
62. Ho KJ, Kileny P, Paccioretti D, McLean DR. Neurologic, audiologic, and electrophysiologic sequelae of bilateral temporal lobe lesions. Arch Neurol 1987; 44: 982-987.
63. Musiek FE, Lee WW. Neuroanatomical correlates to central deafness. Scand Audiol Suppl 1998; 49: 18-25.
64. Spreen O, Benton AL, Fincham RW. Auditory agnosia without aphasia. Arch Neurol 1965; 13: 84-92.
65. Praamstra P, Hagoort P, Maassen B, Crul T. Word deafness and auditory cortical function. A case history and hypothesis. Brain 1991; 114: 1197-1225.
66. Alossa N, Castelli L. Amusia and musical functioning. Eur Neurol 2009; 61: 269-277.
67. Häusler R, Colburn S, Marr E. Sound localization in subjects with impaired hearing. Spatial-discrimination and interaural-discrimination tests. Acta Otolaryngol 1983; 400: S1-S62.

CHAPTER 11

脳卒中における異常運動

Joseph Ghika

序論

　脳卒中において，急性，突発性，再発性，一過性，持続性，遅発性の異常運動が出現することがある．脳卒中急性期に生じる場合もあれば，急性血管病変の数か月から数年後に遅発性症候として出現する場合もある．このような異常運動は，脳卒中急性期の約1％にみられるといわれるが，症例報告や小数例の報告がほとんどで，疫学研究は少ない[1-3]．脳卒中急性期にみられる異常運動の中では，おそらく片側の固定姿勢保持困難 asterixis の頻度が高いと思われるが，症状は急性期の数日間にとどまるため，救急病棟では看過され報告には至らないものが多い．血管障害に特徴的な不随意運動としては，片側舞踏運動-片側バリズムがあり，さらには肢の震え limb-shaking，視床手 thalamic dystonic hand，Holmes振戦を伴う Benedikt や Claude の中脳症候群が知られている．

　運動過多症 hyperkinesia と運動減少症 hypokinesia のほぼすべての型が脳卒中後にも生じることが報告されている．なかでも，片側性あるいは限局性ジスキネジア dyskinesia が最も多く，両側に生じることは稀である．前頭葉皮質下運動回路の各レベルの障害でさまざまなジスキネジアが起こりうる[4]が，より幅広い感覚運動基質の障害においても生じることがある．その障害部位には，感覚運動前頭頭頂葉皮質，線条体（尾状核や被殻），淡蒼球，視床下核，感覚運動にかかわる視床の外側腹側核や視床後部，小脳，脳幹，さらにはそれらを結ぶ白質の神経路が含まれる[5]．脳卒中後に他の誘因なしに発症することが多いが，服用する薬剤の影響や低カルシウム血症などの電解質異常を伴って生じる場合もある．

　運動減少をきたす症候群（脳血管性 Parkinson 症候群，無動性無言 akinetic mutism，無為 abulia，無気力 athymhormia，心的自己賦活喪失 loss of psychic self-activation，緊張病 catatonia，片側運動減少症，片側運動無視，非対称性カタレプシー，前頭葉性歩行障害，同時失行 simultanapraxia）もまた，脳卒中でみられる異常運動である．しかし，本章では，脳卒中後に運動過多を呈するもの（図 11.1）に限って記述する．

片側舞踏運動-片側バリズム
hemichorea-hemiballism

■ 急性片側舞踏運動-片側バリズム

　片側舞踏運動と片側バリズムは，おそらく一過性で片側の固定姿勢保持困難を除き，脳卒中後の急性期に最も多い不随意運動である．片側の固定姿勢保持困難はあまり目立ったものではなく，しかも発症後数日以内の短時日にしか認められないことが多いため，しばしば見過ごされがちである[6,7]．片側バリズムは，肢節近位関節での高度で不規則で爆発的に大きなすばやい振幅を伴う不随意運動であり，回転性の要素を伴い，安静時にも出現するが，動かそうとするとさらに増強されるものとして定義される．患者は，不随意運動を生じる側を対側で抑えようとしたり，また，慢性心不全を伴う場合などではそのような激しい動作により疲弊することもある．異常運動は，通常，上下肢のいずれかに優勢で片側性である．また睡眠中は消失している．

　片側舞踏運動は，屈曲や進展，回旋や対側への捻曲が特徴的な片側の急峻な不随意運動ですべての部位で起こりうる．特に，遠位側に顕著で，遠位側から近位側へ，近位側から遠位側への運動の頻繁な移動を伴う．顔をしかめたり，舌を突

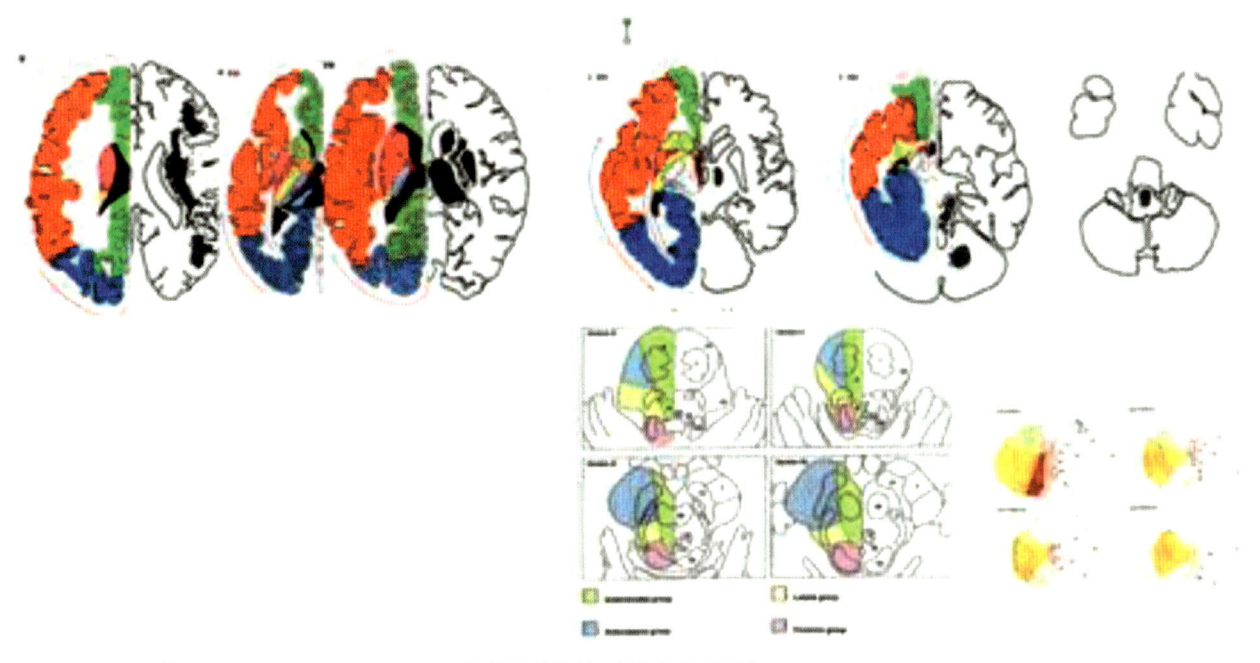

図 11.1 さまざまなジスキネジアにかかわる一般的運動基質の低解像度断層像.

き出したり，声がもれたりもする．患者は，たびたび不随意運動を半ば目的にあった動きに合わせて隠そうとしたり，自由になるほうの手で勝手に動く側を押さえたりする．

Kase らは，片側舞踏運動-片側バリスムとまとめて扱うことを提唱している．これは，どちらも，ときにはアテトーゼ様ジストニアさえ伴い，臨床的には入り混じって出現することが多いためである[8]．両者の混在は，投げつけるような動きが特徴的で，精神的なストレスによって増強する．また，いくらかのジストニア(過度な屈曲・進展・回旋を伴う持続的な姿勢異常)やアテトーゼ(ゆっくりとした蛇のようなくねりを伴い一定の姿勢を維持することの困難，さらにはまさにジストニア様の姿勢動作)を伴いうる．患者はそのような動きをしていることを通常は自覚せず，場合によっては否定さえする[9]．その際に関連する皮質脊髄路や知覚，運動失調，神経心理学的あるいは精神的(躁病など)な特徴についても報告されている[10,11]．両側前大脳動脈領域梗塞の患者で不随意な自慰行為や性欲過多 hypersexuality などの奇異な行動を伴ったという記述もある．

片側舞踏運動-片側バリスムの症状は，一過性で，数週間に及ぶことは少なく，多くは数日内に治まる[12,13]．けれども，稀には不随意運動が継続したり[14]，再発したりすることもある[15]．また，偽性アテトーゼと似た実例も認められる．

古典的には，急性の片側舞踏運動やその亜型は，対側の視床下核の急性の小梗塞や小出血で生じることが報告されている[16-22]．また，視床下核の障害は同側に認められることもある[23]．Alexander らが報告した前頭葉皮質下運動回路[4]と運動にかかわる基質のいずれの部位の障害でも，これらの症状は生じうると考えられる．病巣は，尾状核や被殻(線条体)，視床，淡蒼球にみられた[2,5,8,9,12,16,17,19-21,24-62]．また，前頭葉皮質梗塞[17,24,58-60]，頭頂側頭葉皮質梗塞や動静脈奇形，疼痛症候群[63]でも報告があり，稀に橋梗塞でも認められる．片側舞踏運動は，運動にかかわる核同士を結ぶ神経路の障害でも起こりうるもので，放線冠病変[64]，頭頂葉の後方境界領域梗塞[65]，島病変，多発性脳梗塞でも，また正確な機序はともかくも内頸動脈内膜剥離術後や後大脳動脈狭窄例においても報告されている．同様の部位における脳出血や出血性梗塞での報告は，虚血病変に比して少ない[2,20,30,66]．線条体の動静脈奇形で片側舞踏運動-片側バリスムを生じた例もある．両側の線条体病変，特に低酸素症によるものでは，片側舞踏運動-片側バリスムを生じうる[67]．この病態は，両側の頸動脈狭窄で生じることもあり，その場合には交代性の片側バリスムを生じることもある．もやもや病(ときに過換気で誘発される)，血管炎，真性多血症も，他の潜在的な原因である．稀には，血管腫でも起こりうる[29]．片側舞踏運動は，高血圧緊急症の経過中に生じたり，硬膜下血腫の患者でも起こりうる．

一過性あるいは発作性の片側舞踏運動-片側バリスムは，limb-shaking との鑑別が難しく，ときに椎骨脳底動脈の一過性脳虚血発作とみなされることもあった[31]．鎖骨下動脈盗血症候群でも一過性の症状は起こりうる．発作性複雑性ジ

スキネジアは，視床後外側部梗塞[53,54,61]，もやもや病でも報告されている．SPECT 所見から，片側舞踏運動の出現に視床の脱抑制が関与しているとする報告もある[68]．繰り返す舞踏運動も起こりうる[69]．

両下肢，両側あるいは二肢のバリズムや全身性舞踏運動バリズムは，両側大脳深部病変[30,35,38,70]，もやもや病，両側黒質梗塞，前頭弁蓋部症候群の場合に認められる．多発性ラクナ梗塞の症例報告では，臨床像は Huntington 舞踏病にそっくりなものであった．

1 つの肢に限局した単バリズムあるいは単舞踏運動も，同様な病変分布で報告されている[12,71]．

治療に関しては，向精神薬のほかに，スルピリドやトピラマート，ガバペンチン，divalproex，オランザピン，セルトラリンおよび理学療法が有効である．さらには，外科的治療や磁気刺激療法も提唱されている．

■ 遅発性片側舞踏運動–片側バリズム

遅発性麻痺後片側舞踏運動は稀な病態である．基底核を含む脳卒中後数年を経過して出現する場合や，低酸素症後に生じることが多く[72]，また視床病変でも出現することがある[60]．一過性片側舞踏運動の患者にも起こると考えられている．

■ アテトーゼ athetosis, 偽性アテトーゼ pseudoathetosis, 舞踏病アテトーゼ choreoathetosis

アテトーゼは，ジストニア様の姿勢異常にもがくような努力様の動きも伴ったもので，脳卒中によって生じることは比較的稀だが，出現の際は片側性のことが多い．Heubner 動脈領域の梗塞や橋梗塞で報告がある．脳卒中におけるアテトーゼは，視床後部梗塞や頭頂葉梗塞などで生じた高度の固有感覚障害が背景にあり，ジストニア様の視床手を伴う急性期に認められる[73]．通常のアテトーゼ症候群は，周産期低酸素症に由来するものや晩発性痙直症候群 late spastic syndrome に重畳して生じるものが多く遅発性症候群の形をとる[72]．偽性アテトーゼは，閉眼によって増強する手のもだえるような動きが特徴的であり，アテトーゼに似ているが高度の固有感覚障害によってもたらされるものである．偽性アテトーゼは，頭頂葉，視床，脳幹，脊髄の病変による高度の固有感覚障害に関連して[73-77]，あるいは橋梗塞例において認められている．

ジストニア

dystonia

■ 急性ジストニア

ジストニアは，動作時あるいは安静時に認められる過度の屈曲・進展・回旋などを伴う持続性の不自然な姿勢を指し，拮抗筋の持続性の同時収縮や単純に緊張性の局所筋収縮をきたすことによって生じる．振戦様の動き（ジストニア振戦 *dystonic tremor*）やアテトーゼ様のへびのくねるような運動（アテトーゼ様ジストニア *athetotic dystonia*）が生じることもある．

急性に生じる片側ジストニアは，脳卒中急性期の症例で報告されている．小梗塞や小出血が前頭葉皮質下運動回路に生じる例で認められる．線条体（尾状核と被殻）もしくはレンズ核 *lenticular nucleus* に病巣を有する例[5,66,78-82]，特に被殻病変で多く[5,79,83-91]，視床後核あるいは外側核病変[5,20,62,76,86,90-93]，頭頂葉あるいは前頭葉病変[2,20,81,94]，橋や中脳などの脳幹病変[95]でも報告がある．

過換気中の発作性ジストニアは，もやもや病で両側基底核病変を有する例で報告されている．発作性片側ジストニアは，線条体梗塞でも起こりうる．頭頂葉の動静脈奇形で動作誘発性ジストニア例が報告されている[63]．小脳梗塞と同側の椎骨動脈の閉塞で発作性片側ジストニアをきたした症例報告や[96]，硬膜下出血で生じた報告もある．発作性運動誘発性ジストニア *paroxysmal kinesigenic dystonia* は，延髄梗塞で報告があり[97]，動作誘発性の律動的なジストニアは，視床病変[98]，前頭頭頂葉の動静脈奇形[63]，視床下部病変[20]で報告されている．発作性非運動誘発性ジストニア，発作性斜頸，眼瞼攣縮は，両側小脳梗塞で報告されている．

● 局所性ジストニア

局所性ジストニア症候群 *focal dystonic syndrome* は，レンズ核と尾状核[2,5,45,47,63,81,99-101]あるいは視床（視床手，凹み手徴候 *signe de la main creuse*，ヒトデの手 *starfish hand*）[2,20,45,63,76,81,91,102]のラクナ梗塞，さらには，頭頂葉表層を含む梗塞や動静脈奇形[2,63,73,94,103,104]で報告されている．頭頂葉皮質梗塞では動作性手ジストニア[103]が，視床前部梗塞ではジストニア振戦[102]が報告されている．

眼球回転発作 *oculogyric crisis* が線条体梗塞で遅れて出現した例が報告されている[105]．眼瞼攣縮 *blephalospasm* は，両側[105]あるいは片側[106]の間脳梗塞で，またその他の部位，たとえば，視床中脳[95]，尾状核と被殻[107]，延髄尾側部，前頭葉（皮質性眼瞼攣縮）の梗塞で生じることが知られている．眼瞼攣縮は，眼瞼下垂 *palpebral ptosis*（または *blepharoptosis*），皮質性眼瞼攣縮 *cortical blephalospasm*,

皮質性眼瞼下垂 cortical ptosis, 大脳性眼瞼下垂 cerebral ptosis などの用語とは同義ではなく，ときに片側性である場合も含め，過剰な閉眼や開眼困難を生じるという意味が込められている[108,109]．閉眼否認もしくは視覚性作話は，左半球性脳卒中で起こることは稀であり，多くは右半球性脳卒中の急性期（10〜40％）[108-110]に起こることが知られている．眼瞼攣縮は傾眠と誤診されて見過ごされることが多い．

眼瞼下垂と対側の Collier 徴候（眼瞼の後退する徴候）は視床中脳梗塞で生じる．眼瞼攣縮と閉口ジストニア jaw closing dystonia は右半球の脳卒中で報告されている．一過性眼瞼攣縮は，片側線条体梗塞，両側線条体梗塞[105]，間脳梗塞[106]で認められ，強直性眼瞼攣縮を呈するものは中脳[91]や視床[20]の梗塞で認められることが知られている．

発作性斜頸 paroxysmal torticollis と眼瞼攣縮は，両側小脳梗塞，両側傍正中視床梗塞，前頭葉の半球性脳卒中後に認められている．非対称性眼瞼攣縮は，左前頭葉梗塞後に起こることが報告されている．片側眼瞼攣縮は，視床中脳梗塞後に報告がある[95]．反射性眼瞼攣縮は，両側基底核梗塞で認められる．開眼失行 apraxia of lid opening や瞼板前眼瞼攣縮は，右半球梗塞後[111]や被殻出血後[107]に生じることが報告されており，瞼板前筋攣縮を伴わずただ閉眼を続ける皮質性眼瞼下垂とは異なっている．閉眼困難あるいは閉眼失行は，両側分水嶺梗塞で認められることが多い．

随意的に閉眼を持続することとまばたきをすることとの閉眼運動の解離が，右半球性脳卒中後に生じると報告されている．右半球性脳卒中で，両眼の閉眼継続不能や，左側あるいは両側の眼瞼動作維持困難を生じる[110,112]．両眼の閉眼不能は，両側半球[111]，左半球，右半球のいずれの脳卒中でも，また両側分水嶺病変でも生じることが知られており，それはおそらく，環境探索への強迫反応を示しているのではないかと考えられる．

片側顔面攣縮 hemifacial spasm と振戦は，尾状核梗塞と関連があることが示されている．口顔面ジスキネジア（Meige 症候群）は，数例ではあるが脳幹梗塞で生じることが知られており，そのうち 1 例は軟口蓋ミオクローヌス palatal myoclonus も生じ，その他は視床梗塞も伴っていた．視床梗塞で，顔面もしくは舌の局所性ジストニアの報告もある[113]．橋梗塞後に律動的な舌の運動や下顎ジストニア，口顎ジストニアを生じる例の報告もあり，脳底動脈血栓による脳幹梗塞に関連していたり，小脳出血後しばらく経過して生じる例などが認められている．開口ジストニアは橋梗塞の後に，口顎ジストニアは両側性病変や頭頂葉梗塞の後に報告されている．

急性発症の痙笑 risus sardonicus は視床出血で[114]，急性の頸部ジストニアは基底核のラクナ梗塞で[20]，痙性斜頸 spasmodic torticollis は脳幹と小脳を巻き込む脳卒中で，発作性斜頸と眼瞼攣縮は脳幹病変あるいは両側大脳病変で，繰り返す斜頸はもやもや病で報告されている．稀だが，局所性の足ジストニアもしくは下肢ジストニアも脳卒中後に認められ[101]，内頸動脈瘤のクリップ術 1 年後に対側に緊張性歩行性足ジストニアが起こったという報告がある．

脳卒中後に全身性ジストニアの報告もあり，それには舞踏病アテトーゼ様運動を伴うものもあれば伴わないものもある．

有痛性反復性強直性攣縮 painful repetitive tonic spasm は，「突然で猛烈な筋肉の攣縮が，同肢の痛みに先行あるいは伴って，通常は片側性に生じるもの」で，下肢よりも上肢に多いが，上下肢同時に生じる場合もある．全身性エリテマトーデス，抗カルジオリピン抗体症候群，他の血管炎などを要因とした被殻梗塞で数秒間から数分間にわたり顔をしかめるような不随意運動が報告されている[83]．特発性あるいは，不安，過換気，運動，感覚刺激などさまざまな要因を引き金に攣縮は起こりうる．攣縮の最中に肢のさまざまな全汎性テタニー様肢位を生じることもある．

進行性ジストニアは，被殻梗塞[84]や内大脳静脈血栓症から両側視床梗塞をきたした例[92]でも報告されている．

バーチャルジストニア virtual dystonia，すなわち精神的ジストニアが，視床後腹外側部梗塞で起こったという報告もある．

■ 遅発性片側ジストニア

片麻痺後の片側ジストニア，もしくは局所性ジストニアが，脳血管障害による片麻痺後に生じる[72,115-118]．それは，被殻尾状核病変ないしはそれより頻度は低いが内包視床梗塞[2,81]で生じることが，CT[78,79,81,90]や MRI を用いた研究で示されている．また，内頸動脈銃創による基底核病変で視床後部の梗塞と疼痛症候群を呈した例[60]や，周産期低酸素症と梗塞を呈した例[72]でも認められている．新生児では，頭頂葉や前頭葉の大梗塞例，周産期由来の片側全汎萎縮を伴う例が，CT, MRI もしくは剖検で確認されている[81]．深部脳刺激は，そのような例の治療に有効かもしれない[119]．

振戦

tremor

■ 急性発症の振戦

振戦は，脳卒中の患者では急性期の現象としてのみ観察される．Holmes 振戦（赤核，中脳，小脳出力系の障害による）は，動眼神経麻痺と 3〜4 Hz の安静時振戦 resting tremor

および動作時振戦 action tremor を伴い，対側の小脳性運動失調を伴うもの（Claude 症候群）や対側の運動失調と不全麻痺を伴うもの（Benedikt 症候群）がある[120]．振戦は視床中脳の小梗塞や小出血でも稀だが認められている[5,20,121-126]．

頭頸部の振戦は，両側視床と中脳の梗塞例および両側小脳半球の梗塞例で認められる．動作時振戦は，延髄，橋[127]，前頭葉，頭頂葉[63,73,95,128,129]や小脳の脳卒中で生じうる．急性に出現する安静時振戦としては，視床と内包との間に生じたラクナ梗塞や，視床外側部あるいは後部に生じたラクナ梗塞[2,5,20,45,47,51,63,126,130-135]．さらには，視床前部，視床腹外側部梗塞でも報告されている[136]．視床下部梗塞で，急性の安静時および動作時振戦を生じることもある．稀に，尾状核，被殻，線条体の病変でも報告がある[133,137]．中脳尾側部の梗塞で四肢の失調を伴って振戦を生じる場合もある．

皮質性振戦 cortical tremor は，前頭葉や頭頂葉，小脳の脳卒中で生じ，姿勢時振戦，安静時振戦，企図時振戦を呈する[63,73,94,129,138]．特に小児か若年成人で認められることが多く，脳梗塞急性期や虚血病変の発生後数週から数年で発症する[116]．

軟口蓋振戦 palatal tremor や口顔面常同運動症 orofacial stereotypy は閉じ込め症候群で認められることがある．書字振戦 writing tremor は前頭葉皮質梗塞[129]で出現することが知られており，線条体梗塞[139]でも生じうる．

脳卒中によって本態性振戦や Parkinson 病様の振戦が消失したという例もある[139]．巨細胞動脈炎で振戦が生じたいう報告もある．急性発症の振戦の治療には，ceruletide，クエチアピン，視床破壊術，深部脳刺激が有効であると期待されている．

■ 遅発性発症の振戦

原因疾患より数か月から数年遅れて，企図時振戦，動作時振戦，姿勢時振戦，Holmes 振戦，ミオクローヌス様振戦，ジストニア振戦などの種々の振戦が生じる場合がある．その原因疾患としては，両側視床病変を伴う静脈洞血栓症[93]，後脈絡叢動脈領域の視床後部の核を含む梗塞[2,60,89,140]，視床膝状体動脈領域の梗塞[2,45,47,51,52,123,132]，脳幹の小脳からの出力系にかかわる領域の障害[20,45,122,125,135,141,142]などが報告されている．ときには，原因となる梗塞が線条体に見いだされる場合もあり[133]，視床下核，前脈絡叢動脈領域，前頭葉皮質や頭頂葉皮質の病変[73,94,133]，巨細胞動脈炎においても報告されている．

遅発性振戦は，舞踏病アテトーゼやバリズムの特徴を備えており，ジストニアや視床痛を伴うこともある．後脈絡叢動脈領域の障害による視床後外側部を巻き込む梗塞を生じてから何か月も後に振戦を生じることがあり，Déjerine-Roussy 症候群の部分症を呈する[76,142]．遅発性姿勢時皮質性振戦は頭頂葉の脳卒中で起こりうる[2]．

遅発性に出現する単肢の Parkinson 病様振戦は，黒質を巻き込む中脳梗塞[143]や，小脳梗塞と同側の中脳梗塞[144]で報告されている．

視床中脳梗塞後に，遅発性に赤核（Holmes）振戦を生じた例の報告もある[126]．

Holmes 振戦や安静時振戦の治療には，ドパミン作動薬とレボドパが有効であるかもしれない．外科的治療も，Holmes 振戦への有効性が確認されている[145]．

肢の震え：一過性，発作性，反復性，起立性ジスキネジア

limb-shaking

ときに常同的となりうる，発作性，反復性，一過性のジスキネジアが，内頸動脈領域[146-148]あるいは椎骨動脈領域[149,150]の一過性脳虚血発作症状として生じることがある．常同的でしばしば複雑な繰り返す肢節の不随意運動は，内頸動脈領域の一過性脳虚血発作症状として重要である．動きは，律動的なこともあればそうでないことあり，自ら制止できず，数秒から数分続く一過性のもので，座位，立位あるいはストレス下に生じるが，稀に運動に誘発されることもある．起立性の limb-shaking 発作は，不随意に生じ，コントロールできない，粗大で不規則に波打ち跳ねるような，側方へ激しく振り回したり曲げたり身震いしたりするような上肢あるいは下肢の震えと記述される．片側のみのこともあれば，両側とも震えることもある．ジャクソン伝播 *jacksonian march* のようにみえるため，てんかん発作や片側バリズムとの鑑別が難しいことや，左右が入れ替わることもある[31,151-156]．手関節の屈曲と回内を生じ，手を首の後ろに回したり，一過性の舞踏病アテトーゼ様運動をしたり，身もだえするような，へびのような，回旋する動き，あるいは数分間続く片側バリズムは，片側あるいは両側の頸動脈高度狭窄[32]，脳底動脈狭窄あるいは閉塞例[154]で報告されている．また，小児のもやもや病，椎骨脳底動脈血栓症，皮質下白質病変でも認められている．そのようなジスキネジアあるいは転倒発作に，一過性の脱力や，感覚症状・視覚症状・失語などの神経症候を伴う場合もある[148]．視床梗塞後に有痛性強直性攣縮[83]と一過性の異常運動をきたした例の報告があるが，虚血由来の異常運動と言い切るのは難しいかもしれない．発作性不随意運動時の脳波記録では徐波の出現はあるが発作波は認められず，脳血流の検査では対側前頭頂葉での一過性の血流低下を認めたとされている[152,153]．ときには，降圧薬の減量によって，発作を中断できることもある．

発作性複雑性ジスキネジアは，ジストニアやバリズム，舞踏運動，単収縮，常同運動の要素を伴い，limb-shakingとの鑑別が問題となる不随意運動であり，視床後外側部梗塞[53,157]やもやもや病の患者でときに刺激感受性[54]に出現する．脳卒中後の後天的で粗暴な不随意運動には，レボドパが有効である可能性がある．

ミオクローヌスと固定姿勢保持困難
myoclonus and asterixis

■ ミオクローヌス(陽性ミオクローヌス)

ミオクローヌスは，間代性発作に次いで，脳卒中後によく認められる不随意運動である．全身性ミオクローヌスは脳卒中では報告されていない．Lance-Adams症候群として知られる低酸素性動作時ミオクローヌス[158]と同様のミオクローヌスが，基底核の多発性梗塞で報告されている．動作時ミオクローヌスおよび企図時ミオクローヌスは，視床血管腫で認められる．また，前頭頭頂葉を巻き込むSylvius裂表層の梗塞で，局在性反射性ミオクローヌスを生じたと報告されている[159]．その患者は，片側ミオクローヌスを呈し，動きは律動的であったりなかったりするが，安静時に加え動作や反射刺激で増強し，睡眠中は消失していた．

体節性ミオクローヌス segmental myoclonus は，脳底動脈領域の脳梗塞[2]，中脳と橋の梗塞[160,161]，基底核梗塞[45]，小脳梗塞[159]，脊髄の虚血との関連が報告されている．良性体節性ミオクローヌスは，脳幹の一過性脳虚血発作や脳底動脈の巨大動脈瘤の症候として出現しうる．動作誘発性律動性ミオクローヌスは，視床後外側部梗塞で生じたという報告があり，振戦にも類似している[98,156]．ミオクローヌスはlimb-shakingの最中にも出現することがある．

軟口蓋ミオクローヌスまたは軟口蓋振戦は，ミオリズミアの一型で，橋や延髄の脳卒中[144,162-166]，視床外側部梗塞[166]，小脳の脳卒中で認められる．ミオリズミアは，筋収縮の群発より長い一定の休止を伴う非正弦リズムの規則的で律動的な筋収縮をいい，正弦リズムで連続する振戦とは区別される．その進展の仕方はさまざまである[144]．後下小脳動脈領域の小脳梗塞で声帯ミオクローヌス vocal myoclonus を生じることが報告されている．

難治性の吃逆 hiccup は，ミオクローヌスと同様の病巣で生じ，ガバペンチンが有効である．

脳底動脈領域の脳卒中急性期の患者で，限局性持続性律動性不随意舌運動がみられることがある．脳幹や視床の脳卒中後に，一過性に眼球クローヌス opsoclonus を生じることがある[167]．視床前頭離断後に間代性保続 clonic perseveration が出現することが知られている．脳卒中後に遅発性ミ

オクローヌスを生じたという報告もある[45]．

■ 固定姿勢保持困難(陰性ミオクローヌス)

臨床的には，固定姿勢保持困難は，一定の姿勢を維持するために筋収縮を持続することが困難な状態を指す．電気生理学的検査でも，陰性ミオクローヌスとしての特徴，すなわち，発作性の短い(200 ms以内)筋活動の消失が，上肢，下肢，体幹筋，舌に観察される．両側の固定姿勢保持困難は，びまん性脳症(代謝性，中毒性，感染性)に関連して認められることが多い．

片側の固定姿勢保持困難は，対側の運動を司る構造(前頭頭頂葉皮質，前大脳動脈領域，基底核，小脳，視床，脳幹など，ただし脊髄での報告例はない)の障害によってもたらされ[7,168-174]，さらには後大脳動脈領域の障害や，同側脳幹の脳卒中でも報告されている[174,175]．感覚障害，運動麻痺，失調，眼球運動障害，神経心理学的障害を伴うこともある．虚血性もしくは出血性の病巣は，CT，MRI，あるいは剖検で頭頂葉に認められており[73,169]，中大脳動脈から灌流されるレンズ核線条体動脈領域(尾状核頭部，レンズ核，内包)でも報告されている[177,178]．視床の虚血性あるいは出血性の病変(後大脳動脈領域)でも，急性の片側固定姿勢保持困難を生じうる[2,5,171,178-182]．病巣は，傍正中核群[179]，外側核群(視床膝状体動脈領域)[178]，前核群(極動脈領域)[177]，後核群[180]，中脳視床動脈領域[20,168,183]，両側視床[184]，さらには橋や延髄[127,175,176]，小脳にもみられる．両側大脳半球や小脳の多発性脳卒中でもまた，片側固定姿勢保持困難を生じることが報告されている[168,171]．

ミオリズミア
myorhythmia

ミオリズミアは，振戦にみられるような正弦波様のリズムではなく，間をおいて生じる律動的な筋の収縮である．視床[57]や視床下部[20]の脳卒中，内包，橋，中脳-橋被蓋部，延髄梗塞後でも認められる．軟口蓋ミオクローヌスや振戦はミオリズミアの1つの型である．

稀な運動過多症
hyperkinetic disorder

■ 常同運動症 stereotypy

複雑常同運動症は，右レンズ核線条体動脈領域の線条体梗塞，両側視床から内包とレンズ核の梗塞，頭頂葉梗塞で生じることが知られている[73]．失語症 aphasia を呈する脳卒中の患者で，会話の常同運動症を生じることもある．閉じ込め

症候群で，ある種の顔面の常同運動症が報告されている．

■ 同語反復 palilalia

傍正中視床および中脳の梗塞で同語反復を生じることがある[185]．反復現象は，失語症の患者の自発的な会話の中に，言語の保続，常同，反響言語 echolalia，自動的反復言辞として認められる．

■ 静座不能 akathisia，強迫衝動症候群 compulsive syndrome，興奮 agitation

静座不能症候群は，後天的な下肢静止不能 restless legs や静座不能な周期的な動きが特徴である．強迫行動は，書字過多 hypergraphia，書字癖 graphomania，強迫衝動性障害，収集癖 punding が特徴である．興奮・多動は，運動過多症を呈し，多動性無言 hyperkinetic mutism，利用行動，強迫的使用，片麻痺の対側の多動，二次性注意欠如多動性障害が特徴である．

静座不能症候群を脳卒中後に示すことは稀であるが，脳卒中で病巣対側に一過性の多動が出現したという報告[75]は少なくない．右レンズ核線条体動脈領域の梗塞後に下肢静止不能症候群を生じうる．片側の周期的な下肢の運動が，テント上梗塞，線条体梗塞，橋梗塞で生じる．脳卒中によって静座不能を生じたという報告は，視床後部[76]および淡蒼球の梗塞で片側症状を生じたという1例を認めるのみである．

強迫行動は稀な症候である．書字過多または書字癖[186,187]や強迫衝動行動を生じたという報告が，基底核[188,189]，視床下核[190]，側頭頭頂部，帯状束，椎骨脳底動脈および後大脳動脈領域，右半球の病変で認められる．収集癖（必要以上に食物を購入して溜め込んだり，たくさんのレシピの切抜きやコピーを収集したりするなど）は，脳幹梗塞で報告がある[191]．両側線条体梗塞で，強迫的運動を生じうる[192]．

興奮や興奮を伴う錯乱状態は，さまざまな部位の脳卒中で報告がある．視床下部梗塞[5,51,190]，尾状核の出血性および虚血性脳卒中[193]，黒質を含む中脳梗塞，視床あるいは右視床，右半球病変，多発性ラクナ梗塞などで認められる．

運動過多症は，線条体梗塞や左側頭頭頂葉の皮質梗塞回復期で生じるといわれている[94]．多動性無言は稀である[194]．利用行動と強迫的把握や強迫的使用は，両側線条体梗塞[195]，前大脳動脈領域の両側補足運動野[196]の障害，右正中前頭部の前大脳動脈領域梗塞（道具の強迫的使用），両側あるいは右側の傍正中視床梗塞[189]，白質離断症候群後[197]で認められている．非麻痺側の活動亢進は，重度の片麻痺を呈する脳卒中急性期患者において非常によく認められるが，検者の注意が麻痺側に向けられるためか，そのほとんどが見過ごされてしまう[198]．肢節の活動亢進は，前外側皮質梗塞で，右および左のいずれの半球の障害でも起こりうる．強迫的使用や健側上下肢の常同行動からなり，それは脳卒中発症から数日間という短い間のみで認められる．麻痺側とは対側で目立つ多動性の運動行動異常にはいくつかの型がある．たとえば，前頭葉梗塞で報告のある強迫的把握反応[196]，非合目的な両側あるいは全身性の多動，常同運動症などが挙げられる．対側多動性運動行動異常の何例かは，陳旧性前頭葉梗塞，右半球梗塞あるいは左側頭頭頂葉病変を既に有していた[94]．急性片側関心 acute hemiconcern は軽度の興奮を伴うことがある．被殻の脳卒中後に，注意欠如多動性障害の報告もある．

■ 二次性躁病 secondary mania

両側梗塞後に二次性躁病の出現も報告されており，これは橋腹側部梗塞を生じた後さらに右視床梗塞を生じた例で認められた[95]．

■ 連合運動 synkinesis

鏡像運動 mirror movement は脳卒中でも生じることが報告されており，陳旧性の錐体路病変で生じた例についての研究がある．先天的な鏡像運動は脳卒中の後も継続する[199]．両側性，同側性あるいは対側性の連合運動や後天性の鏡像運動は，陳旧性錐体路病変を伴う脳卒中例で比較的高頻度に認められる[200]．眼球連合運動（たとえば，側方注視時の下方への衝動性運動）は，傍正中視床と中脳の梗塞で報告されている．眼球内転時の上眼瞼奇異性挙上は中脳梗塞でときおり認められる[201]．前大脳動脈領域梗塞後に生じる他人の手症候群に鏡像運動が認められることがある．笑うと目が細まる笑い瞬目現象 smile-wink phenomenon が，線条体レンズ核内包梗塞で増強しうる[202]．

■ 過剰驚愕症 hyperekplexia

脳卒中と過剰驚愕症に関しては，後視床動脈閉塞により増悪した例[203]や，橋梗塞後に発症した例[204]が報告されている．

■ 複雑運動過多 complex hyperkinesia

脳卒中と関連する最も複雑な運動過多が，視床後外側部梗塞，特に後脈絡叢もしくは視床膝状体動脈との関連で生じることが知られている．赤核振戦 rubral tremor，舞踏運動，偽性アテトーゼ，ミオクローヌス，ジストニア，運動失調が入れ替わり出現するという症状を，我々は「ぎくしゃくしたジストニア様不安定な手症候群 jerky dystonic unsteady hand sydrome」と名づけており，これはDéjerine-Roussy

症候群の拡大運動版とでも呼べる状態である[57,142].

これは，ジストニアや回避・反発・逃避するような動作が入り混じった非常に複雑なジスキネジアで，筋緊張(poikilotonia)は亢進し，奇妙な姿勢(片側カタレプシーや空中浮揚)を持続したまま[205]，無動，複数の失行，運動失調，感覚運動障害を生じる．頭頂葉病変による運動症候群でよく認められる[73]が，側頭頭頂葉[94]，基底核[186]，前頭葉帯状回を巻き込む脳卒中(前述の興奮，強迫的運動，無気力状態に関する項も参照)，両側傍正中視床梗塞，小脳梗塞でも認められることが報告されている[126].

■ 手の空中浮揚 levitation

自発的に挙上動作を継続したままの状態は，片側カタレプシー hemicatalepsy とも呼ばれ，会話や歩行，対側の運動時に誘発され，疲れを知らず側方に挙げたままの姿勢をとる．頭頂葉の脳卒中で典型的な例が観察されている[76].

■ 回避 avoidance，退去 withdrawal，反発行動 repelland behavior

刺激に対し手や指を引っ込めるような動作[206]が，頭頂葉[2]，小脳，前大脳動脈領域の脳卒中で生じることが知られている．

他人の手症候群，言うことを聞かない/気まぐれな/無秩序な手，拮抗性失行

alien hand syndrome, wayward/capricious/anarchic hand, diagonistic apraxia

他人の手症候群には3つの亜型がある．1つ目は，脳梁に病変を有するもの(前方型)で，ときに内側頭葉皮質の障害(前部帯状回を含む前大脳動脈領域梗塞)も伴う型である．この型の手は，自分の望まない動き，不随意で目的に沿わない動きを伴う，言うことを聞かない気まぐれな手である．持ち主を忘れたかのような反射性の強迫的把握，道具の強迫的使用を伴うこともあり[66,207-211]，手を伸ばしてつかんでしまう本能的な反応を示したり[212]，衝動的に模索したり，不随意に手を宙に浮かせたり，喉元をつかんだり，顔を叩いたり，這いつくばるような動きをしたり，ナチス式敬礼のごとく右手を突き出すような仕草(Peter Sellers の Dr. Strangelove 症候群)[213]をとったりすることもある．また，鏡像書字を伴うこともある．これらの不随意運動は，ストレス下や会話中に増強される．また，前大脳動脈領域の右前頭葉前内側部と前部帯状回の梗塞で不随意の自慰行為を生じたとの報告もある．Goldbergら[214]は，脳梁病変に加えて前頭葉内側部の障害を伴うことが重要であると述べている．脳梁が障害された場合，両手の協調運動の障害，両手間抗争 *intermanual conflict*，右手あるいは両手の観念運動性失行 *ideomotor apraxia* と構成失行 *constructional apraxia*，左手の失書 *agraphia*，触覚性呼名障害 *tactile anomia*，片側運動減少，空間的失計算 *spatial dyscalculia*，言語と運動の保続，左側の失名辞 *anomia*，非動的失語 *adynamic aphasia* や左手での鏡像書字などを生じる[66,215]．1例だが，右後大脳動脈領域梗塞での報告も認められている．その動作は，通常は片方の手に限られているが，稀には下肢(他人の足 alien foot)にも及ぶことがある[213]．勝手な手の動きは日常生活の大きな障害となる．

2つ目の亜型は，皮質下に病変を有するものを含み，後方(感覚)型[216]と呼ばれる．この型は，肢節の異常な感覚 *somatoparaphrenia* の訴えが主徴であり，患者の表現によれば，自分の手足が他人のもののように感じたり，手足を自分のものではないと言ったり，物のように過剰に酷使したりするもので，体の感覚的なイメージの喪失による影響が強いと考えられている．後方型の他人の(気まぐれな)手においても，自動的な手の動きは生じ，その場合，自分の腕でないような感じを伴い，その腕はあたかも他の人格をもったかのようにふるまうのである．後方型他人の手症候群は，視床梗塞[217]や頭頂葉梗塞(左より右に多い)[218]で認められることが多く，また頻度は低いが後大脳動脈領域の脳卒中でも生じる．下肢が障害されることは稀である．臨床症状出現における無視の意義が重要視されている[212].

3つ目の亜型は，拮抗性失行 *diagonistic apraxia* といわれるもので，両手の拮抗行動や両手間抗争を伴う．それは，一方の手の動作に対し他方の手が当然伴う動作を行わなかったり，逆に自分の意志に反して正常な方の手の邪魔をする状況をいう．拮抗性失行は，前大脳動脈領域梗塞による線条体や外側運動前皮質，脳梁線維にかかる病変によって生じることが報告されている[212,219].

他人の手(右前大脳動脈領域梗塞で生じるもの)と同様の症候が足に生じる場合があり，右前頭前部帯状回，補足運動野，内側前頭前皮質，脳梁を巻き込む脳卒中で報告されている．自分の意志で止められない強迫的な直線歩行が特徴的で，足を意図しないところに運んでしまうことの背景には，意志と行動の解離が存在すると考えられている．さらには，空間的見当識障害によらない記憶障害や，聴覚情報の補助によっても言葉と実際の足の運動とが一致しない現象を伴い，その場に立ちすくんだり，あるいは歩き続けたり，短時間だがまるで無動のようにその場に足がくぎづけになったり，左右の足の動きがそろわなかったりする．

一部の頭頂葉の脳卒中の症例では，ラクナ梗塞でありながら大脳皮質基底核変性症に類似の病像(脳血管性偽性大脳皮

質基底核変性症 vascular pseudocorticobasal degeneration）を呈しうる．また，前大脳動脈領域梗塞において，四肢運動失行 melokinetic apraxia（手足の物まねを連続して流暢にこなすことができずたどたどしい）や力動性失行 dynamic apraxia を伴うこともある．

脳梁を含まない前頭葉病変で両方向性協調運動障害が生じたとの報告もある．

二次性チックと Tourette 障害
secondary tic and Tourettism

チックを呈する患者の9％が基底核に病変をもっている．成人発症の単純音声チックは，尾状核梗塞後に生じた例が報告されており，ほかにも，抗リン脂質抗体症候群，深部白質および基底核病変，基底核と大脳皮質にかかる出血例，動静脈奇形の症例報告がある．

発作性ジスキネジア
paroxysmal dyskinesia

発作性全身性，交代性あるいは再発性の片側症候群，すなわち，運動起源性あるいは非運動起源性，過換気誘発性，薬物誘発性もしくは自発性などの舞踏運動，バリズム，ジストニア，チックは，脳卒中や一過性脳虚血発作の急性症状として生じる場合がある．limb-shaking[32] を呈する場合もあり，視床下核[20]や視床[20,53,54,98]，線条体，小脳[96]の梗塞で生じたり，もやもや病や両側脳卒中例[78]で過換気[77]によって誘発されることがある．また，動静脈奇形[63]や硬膜下血腫で生じたり，脳卒中の遅発性の症状として現れたり，あるいは代謝性の要因や新規薬剤の開始[157]によって誘発されるなど，発作性の不随意運動の様態や要因は多岐にわたっている．発作性複雑性ジスキネジアは，視床後外側部梗塞[53,54,61]やもやもや病で報告されている．

以前からある異常運動への脳卒中の影響

特定の部位における脳卒中，特に視床梗塞[28,220-223]や視床下部梗塞[224] などは，本態性振戦，安静時振戦，書字振戦を病巣の対側において消失させることがある．安静時振戦については，視床後外側部，前頭葉皮質[139]，小脳，橋[225]の病変，さらには内頸動脈内膜剥離術後に消失したという報告もある．一方で，Huntington 舞踏病は，脳卒中後に増悪することがある．Parkinson 症候を呈する患者に生じた小脳梗塞で Holmes 振戦を生じたという報告もある[226]．基底核の梗塞が，遅発性ジスキネジアの出現に一役買うこともあるといわれている．

フェニトインのような薬物が，脳血管病変を背景にもつ患者でジスキネジアを誘発したといういくつかの報告もある．

結論

運動減少症候群あるいは運動過多症候群は，Alexander の前頭葉皮質下運動回路のどのレベルを障害する脳卒中でもその急性期に起こりうる．その症状の多くは片側舞踏運動か片側バリズムだが，急性片側性の固定姿勢保持困難，ジストニア，さらには，頻度は低いがミオクローヌスや常同運動症，無動状態を含む複雑運動行動を生じることがある．それらの異常運動のほとんどは一過性のもので，特異的な血管支配や解剖学的構造への局在があるわけではないが，基底核や視床に病変を有する場合が多い．例外的に，limb-shaking などの複雑で繰り返す急性異常運動が一過性脳虚血発作の症状として出現することもあり，早期にそれと認識することが重要である．遅発性あるいは再発性の運動過多症候群は，脳卒中後に何か月あるいは何年も経過して出現することもある．

参考文献

1. D'Olhaberriague L, Arboix A, Marti-Vilalta JL, Mora A, Massons J. Movement disorders in ischemic stroke: clinical study of 22 patients. Eur J Neurol 1995; 2: 553-557.
2. Ghika-Schmid F, Ghika J, Regli F, Bogousslavsky J. Hyperkinetic movement disorders during and after acute stroke. J Neurol Sci 1997; 146: 109-116.
3. Alarcon F, Zijlmans JC, Duenas G, Cevallos N. Post stroke movement disorders: report of 56 patients. J Neurol Neurosurg Psychiatry 2004; 75: 1568-1574.
4. Alexander GE, Delong MR, Strick PL. Parallel organization of functionally segregated circuits linking basal ganglia and cortex. Annu Rev Neurosci 1986; 9: 357-381.
5. Bhatia KP, Marsden CD. The behavioral and motor consequences of focal lesions of the basal ganglia in man. Brain 1994; 117: 859-894.
6. Ghika J. [Movement disorders and Stroke]. Rev Neurol (Paris) 2008; 164: 1132-1144.
7. Ristic A, Marinkovic J, Dragasevic N, Stanisavljevic D, Kostic V. Long-term, prognosis of vascular hemiballism. Stroke 2002; 33 2109-2111.
8. Kase CS, Maulsby GO, De Juan E, Mohr JP. Hemichorea-hemiballism and lacunar infarction within the basal ganglia. Neurology 1981; 31: 452-455.
9. Kawamura H, Takahashi N, Hirayama K. Hemichorea and its denial in a case of caudate infarction diagnosed by magnetic resonance imaging. J Neurol Neurosurg Psychiatry 1988; 51: 590-591.
10. Kulisevsky J, Berthier ML, Pujol J. Hemiballismus and secondary mania following a right thalamic infarction. Neurology, 1993a; 43: 1422-1424.
11. Bogousslavsky J, Ferrazzini M, Regli F. Manic delirium and frontal lobe syndrome with paramedian infarction of the right thalamus. J

12. Hyland HH, Forman DM. Prognosis in hemiballismus. Neurology 1957; 7: 381-391.
13. Reimer F, Krüppel H, Über Hemiballism. Ein Beitrag zur Prognose der Vaskulären Formen. Psychiatr Neurol 1963; 145: 211-222.
14. Lang AE. Persistent hemiballismus with lesions outside the subthalamic nucleus. Can J Neurol Sci 1985; 12: 125-128.
15. Goldblatt D, Markesbery W, Reeves AG. Recurrent hemichorea following striatal lesions. Arch Neurol 1974; 31: 51-54.
16. Martin JP. Hemichorea resulting from a focal lesion of the brain (syndrome of the body of Luys). Brain 1927; 50: 637-651.
17. Martin JP. Hemichorea (hemiballismus) without lesion in the corpus Luysii. Brain 1957; 80: 1-10.
18. Schwartz GA, Burrows LJ. Hemiballism without involvment of the Luy's body. Arch Neurol 1960; 2: 420-434.
19. Bhatia KP, Lear G, Luthert PS, Marsden CD. Vascular chorea case report with pathology. Mov Disord 1994; 9: 447-450.
20. Lee MS, Marsden CD. Movement disorders following lesions of the thalamus and subthalamic region. Mov Disord 1994; 9: 493-507.
21. Chung SJ, Im JH, Lee MC, Kim JS. Hemichorea after stroke: clinical-radiological correlation. J Neurol 2004; 251: 725-729.
22. Kim HJ, Lee DH, Park JH. Posttraumatic hemiballism with focal hemorrhage in centralateral subthalamic nucleus. Parkinsonism Rel Disord 2008; 14: 259-261.
23. Crozier S, Leheriay S, Verstickel P, Masson C. Transient hemiballism/hemichorea due to an ipsilateral subthalamic nuleus infarct. Neurology 1996; 46: 267-268.
24. Papez JW, Benett AE, Cash PT. Hemichorea (hemiballism). Association with pallidal lesions involving afferent and efferent connections of subthalamic nucleus: curare therapy. Arch Neurol Psychiatry 1942; 47: 667-676.
25. Meyers R, Sweeney DB, Schwidde JT. Hemiballism: etiology and surgical treatment. J Neurol Neurosurg Psychiatry 1950: 13: 115-126.
26. Myers R. Ballism In: Vinken PJ, Bruyn GW, eds. Handbook of Clinical Neurology. Vol 6. Amsterdam: North Holland Publishing Company, 1968; 476-490.
27. Denny Brown D. The basal ganglia and their relation to disorders of movement. London: Oxford University Press, 1962; 55-56.
28. Gioino GG, Dierssen G, Cooper IS. The effect of subcortical lesions on prediction of alleviation of hemiballic or hemichoreic movements. J Neurol Sci 1966; 3: 10-36.
29. Lobos-Antunes J, Yahr MD, Hilal SK. Extrapyramidal dysfunction with arteriovenous malformations. J Neurol Neurosurg Psychiatry 1974; 37; 259-268.
30. Lodder J, Baard WC. Paraballism caused by hemorrhagic infarction in the basal ganglia. Neurology 1981; 31: 484-496.
31. Fisher CM. Lacunar strokes and infarcts: a review. Neurology 1982; 32: 871-876.
32. Margolin DI, Marsden CD. Episodic dyskinesia and transient cerebral ischemia. Neurology 1982; 32: 1379-1380.
33. Saris S. Chorea caused by caudate infarcts. Arch Neurol 1983; 40: 590-591.
34. Jones HR, Baker RA. Hypertensive putaminal hemorrhage presenting with hemichorea. Stroke 1985; 16: 130-131.
35. Tabaton M, Mancardi G, Loeb C. Generalized chorea due to bilateral small deep cerebral infarcts. Neurology 1985; 35: 588-589.
36. Buruma OJS, Lakke JPWF. Ballism. In: Vinken PJ, Buyn GW, Klawans HL, eds. Handbook of Clinical Neurology. Vol 5: Extrapyramidal disorders. Amsterdam: Elsevier Science, 1986; 369-380.
37. Mas JL, Launay M, Derouesne C. Hemiballism and CT-documented lacunar infarct in the lenticular nucleus. J Neurol Neurosurg Psychiatry 1987; 50: 104-105.
38. Sethi KD, Nicholas FT, Yaghmai F. Generalized chorea due to basal ganglia lacunar infarcts. Mov Disord 1987; 2: 61-66.
39. Srinivas K, Rao VM, Subbulaksimi N, Bhaskaran J. Hemiballismus after striatal hemorrhage. Neurology 1987; 37: 1428-1429.
40. Dewey RB Jr, Jankovic J. Hemiballism-hemichorea. Clinical and pharmacological findings in 21 patients. Arch Neurol 1989; 46: 862-867.
41. Destée A, Moller JP, Vermersch P, Pruvo JP, Warot P. Hemiballisme-hémichorée. Infarctus striatal. Rev Neurol (Paris) 1990; 146: 150-152.
42. Defebvre L, Destée A, Cassini F, Muller JP. Transient hemiballismus and striatal infarct. Stroke 1990; 21: 967-968.
43. Hommel M, Besson G. Clinical features of lacunar and small deep infarcts at specific anatomical sites. Adv Neurol 1993; 62: 161-179.
44. Fukui T, Hasegawa Y, Seriyama S, et al. Hemiballism-hemichorea indiced by subcortical ischemia. Can J Neurol Sci 1993; 20: 4: 324-328.
45. Scott BL, Jankovic J. Delayed-onset progressive movement disorders after static brain lesions. Neurology 1996; 46: 68-74.
46. Zagnoli F, Rouhart F, Perotte P, Bellard S, Goas JY. Hemichorea and straital infarction. Rev Neurol (Paris) 1996; 152: 615-622.
47. Karsidag S, Ozer F, Sen A, Arpaci B. Lesion localization in developing post-stroke hand dystonia. Eur Neurol 1998; 40: 99-104.
48. Hashimoto T, Morita H, Tada T, et al. Neuronal activity in the globus pallidus in chorea caused by striatal lacunar infarction. Ann Neurol 2001; 50: 528-531.
49. Cardoso F, Seppi K, Mair KJ, Wenning GK, Poewe W. Seminar on choreas. Lancet Neurol 2006; 5: 589-602.
50. Galbreath AD, Goldstein LB. Dysnomia, ataxia, choreoathetosis, sensory impairment and gait imbalance after lentiform nucleus stroke. J Stroke Cerebrovasc Dis 2009; 18: 494-496.
51. Graff-Radford NR, Damasio NR, Damasio H, et al. Non-hemorrhagic thalamic infarction. Brain 1985; 108: 485-516.
52. Bogousslavsky J, Regli F, Uske A. Thalamic infarction: clinical syndromes, etiology and prognosis. Neurology 1988; 38: 837-848.
53. Camac A, Greene P, Khandji A. Paroxysmal kinesigenic dystonic choreoathetosis associated with a thalamic infarct. Mov Disord 1990; 5: 235-238.
54. Nijssen PCG, Tijssen CC. Stimulus-sensitive paroxysmal dyskinesias associated with a thalamic infarct. Mov Disord 1992; 7: 364-366.
55. Caplan LR, de Witt D, Pessin MS, Gorelick PB, Adelman L. Lateral thalamic infarcts. Arch Neurol 1998; 45: 959-964.
56. Lee MS, Kim YD, Kim JT, Lyoo CH. Abrupt onset of transient pseudochoreoathetosis associated with proprioceptive sensory loss as a result of thalamic infarctions. Mov Disord 1998; 13: 184-186.
57. Lera G., Scipioni O, Garcia S, et al. A combined pattern of movement disorders resulting from posterolateral thalamic lesions of a vascular nature: a syndrome with clinico-radiologic correlation. Mov Disord 2000; 15: 120-126.
58. Kim JS. Involuntary movements after anterior cerebral artery territory infarction Stroke 2001; 32: 258-261.
59. Kim JS, Suh DC. Hemiballism - hemichorea and posterior communicating artery stenosis. Eur Neurol 2001; 45: 182-183.
60. Kim JS. Delayed onset mixed involuntary movements after thalamic stroke: clinical, radiological and pathophysiological findings. Brain 2001; 124: 299-309.
61. Lee MS, Kim YD, Yang JW, et al. Clinical and anatomical factors associated with thalamic dyskinesia. J Neurol Sci 2001; 182: 137-142.
62. Schmahmann JD. Vascular syndromes of the thalamus. Stroke 2003; 34: 2264-2278.
63. Krauss JK, Kiriyanthen GD, Borremans JJ. Cerebral arteriovenous malformation and movement disorders. Clin Neurol Neurosurg 1999; 101: 92-99.
64. Barinagarrementeria F, Vega F, Del Brutto OH. Acute hemichorea due to infarct in the corona radiata. J Neurol 1989; 236: 371-372.
65. Mizushima N, Park-Matusmoto YC, Amakayawa T, Hayashi H. A case of hemichorea-hemiballism associated with parietal lobe infarction. Eur Neurol 1997; 37: 65-66.
66. Giroud M, Dumas R. Dystonie causée par un infarctus putamino-caudé chez un enfant. Rev Neurol (Paris) 1988; 144: 375-377.
67. Durran-Ferreras E, Redondo L, Izquierdo G. [Acute generalized chorea following bilateral pallidal infarction due to cerebral anoxia]. Rev Neurol (Paris) 2006; 42: 767-768.
68. Kim JS, Lee KS, Lee KH, et al. Evidence of thalamic disinhibition in patients with hemichorea: semiquantitative analysis using SPECT. J Neurol Neurosurg Psychiatry 2002; 72: 329-333.
69. Park SY, Kim HJ, Cho YJ, Cho JY, Hong KS.

Recurrent hemichorea following a single infarction in the contralateral subthalamic nceulus. Mov Disord 2009: 24: 617-618.
70. Hoogstraten MC, Lakke JPWF, Zwarts MJ. Bilateral ballism: a rare syndrome. Review of the literature and presentation of a case. J Neurol 1986; 233: 25-29.
71. Ikeda M, Tsukagoshi H. Monochorea caused by a striatal lesion. Eur Neurol 1991; 31: 257-258.
72. Dooling EC, Adams RD. The pathological anatomy of posthemiplegic athetosis. Brain 1975; 98: 29-48.
73. Ghika J, Ghika-Schmid F, Bogousslavsky J. Parietal motor syndrome: a clinical description of 32 patients in the acute phase of pure parietal strokes studied prospectively. Clin Neurol Neurosurg 1998: 100: 271-282.
74. Sharp FR, Rando TA, Greenberg SA, Brown L, Sagar SM. Pseudochoreoathetosis movements associated with loss of proprioception. Arch Neurol 1994; 51: 1103-1109.
75. Kim JW, Kim SH, Cha JK. Pseudochoreoathetosis in four patients with hypesthetic ataxic hemiparesis in a thalamic lesion. J Neurol 1999; 246: 1075-1079.
76. Ghika J, Bogousslavsky J, Regli F. Hyperkinetic motor behaviors contralateral to acute hemiplegia. Eur Neurol 1995; 35: 27-32.
77. Kim JS, Lee SB, Park SK, et al. Periodic limb movement during sleep developed after pontine lesion. Mov Disord 2003; 18: 1403-1405.
78. Traub M, Ridley A. Focal dystonia in association with cerebral infarction. J Neurol Neurosurg Psychiatry 1982; 45: 1073-1077.
79. Demierre B, Rondot P. Dystonia caused by putamino-capsulo-caudate vascular lesions. J Neurol Neurosurg Psychiatry 1983; 46: 404-409.
80. Russo LS. Focal dystonia and lacunar infarction of the basal ganglia. Arch Neurol 1983; 40: 61-62.
81. Marsden CD, Obeso JA, Zarranz JJ, Lang AE. The anatomical basis of symptomatic hemidystonia. Brain 1985; 108: 463-483.
82. Chuang C, Fahn S, Fruccht SJ. The natural history and treatment of acquired hemidystonia: report of 33 cases and review of the literature. J Neurol Neurosurg Psychiatry 2002; 72: 59-67.
83. Merchut MP, Brumlik J. Painful tonic spasms caused by putaminal infarction. Stroke 1986; 17: 1319-1321.
84. Berkovic SF, Karpati G, Carpenter S, Lang AE. Progressive dystonia with bilateral putaminal hypodensities. Arch Neurol 1987; 44: 1184-1187.
85. Fross RD, Martin WRW, Li D, et al. Lesions of the putamen: their relevance to dystonia. Neurology 1987; 37: 1125-1129.
86. Krystowiak P, Martinat P, Defebvre L, et al. Dystonia after striatopallidal and thalamic stroke: clincopathological correlations and pathophysiological mechanisms. J Neurol Neurosurg Psychiatry 1998; 65: 650-657.
87. Midgard R, Aarli JA, Julsrud OJ, Odergaard H. Symptomatic hemidystonia of delayed onset. Magnetic resonance demonstration of pathology in the putamen and the caudate nucleus. Acta Neurol Scand 1989; 79: 27-31.
88. Ferraz HB, Andrade LA. Symptomatic dystonia: clinical profile of 46 Brazilian patients. Can J Neurol Sci 1992; 19: 504-507.
89. Léhéricy S, Vidailhet M, Dormont D, et al. Striatopallidal and thalamic dystonia. A magnetic resonance imaging anatomoclinical study. Arch Neurol 1996; 53: 241-250.
90. Kostic VS, Stojanovic-Svetel M, Kacar A. Symptomatic dystonias associated with structural brain lesions: report of 16 cases. Can J Neurol Sci 1996; 23: 53-56.
91. Garcin R. Syndrome cérébello-thalamique par lésion localisée du thalamus avec une digression sur le "signe de la main creuse" et son intérêt sémiologique. Rev Neurol (Paris) 1955; 93: 143-149.
92. Solomon GE, Engel M, Hecht HL, Rapoport AR. Progressive dyskinesia due to internal cerebral vein thrombosis. Neurology 1982; 32: 769-772.
93. Ghika J, Bogousslavsky J, Henderson J, Regli F. The "jerky dystonic unsteady hand", a delayed complex hyperkinetic syndrome in posterior thalamic infarcts. J Neurol 1994; 241: 537-542.
94. Ferbert A, Rickert HB, Biniek R, Brückmann H. Complex hyperkinesia during recovery from left temperoparietal cortical infarction. Mov Disord 1990; 5: 78-82.
95. Kulisevsky J, Avila A, Roig C, Escarfin A. Unilateral blepharospasm stemming from a thalamomesencephalic lesion. Mov Disord 1993b; 8: 239-240.
96. Rumbach L, Barth P, Costaz A, Mas J. Hemidystonia consequent upon ipsilateral vertebral artery occlusion and cerebellar infarct. Mov Disord 1995; 10: 522-525.
97. Riley DE. Paroxysmal kinesigenic dystonia associated with a medullary lesion. Mov Disord 1996; 11: 738-740.
98. Sunohara N, Mukoyama M, Mano Y, Satoyoshi E. Action-induced rhythmic dystonia: an autopsy case. Neurology 1984; 34: 321-327.
99. Pettigrew LC, Jankovic J. Hemidystonia: a report of 22 patients and a review of the literature. J Neurol Neurosurg Psychiatry 1985; 48: 650-657.
100. Nakashima K, Rothwell JC, Day BL, et al. Reciprocal inhibition between forearm muscles in patients with writer's cramp and other occupational cramps, symptomatic hemidystonia and hemiparesis due to stroke. Brain 1989; 112: 681-697.
101. McKeon A, Matsumoto JY, Bower JH, Ahlsok JE. The spectrum of disorders presenting as adult-onset focal lower extremity dystonia. Parkinsonism Rel Disord 2008; 14: 613-619.
102. Cho C, Samkoff LM. A lesion of the anterior thalamus producing dystonic tremor of the hand. Arch Neurol 2000; 15: 1026-1028.
103. Burguera JA, Bataller L, Valero C. Action hand dystonia after cortical parietal infarction. Mov Disord 2001; 16: 1183-1185.
104. Ho BK, Morgan JC, Sethi KD. "Starfish" hand. Neurology 2007; 69: 115.
105. Keane JR, Young JA. Blepharospasm associated with bilateral basal ganglia infarction. Arch Neurol 1985; 42: 1237-1240.
106. Powers JM. Blepharospasm due to unilateral diencephalon infarction. Neurology 1985; 35: 283-284.
107. Verghese J, Milling C, Rosenbaum DM. Ptosis, blepharospasm and apraxia of lid opening secondary to putaminal hemorrhage. Neurology 1999; 53: 652.
108. Averbuch-Heller L, Stahl JS, Remler BF, Leigh RJ. Bilateral ptosis and upgaze palsy in right hemisphere lesions. Ann Neurol 1996; 40: 465-468.
109. Averbuch-Heller L, Leigh RJ, Mermelstein V, Zagalsky L, Streifler JY. Ptosis in patients with hemispheric stroke. Neurology 2002; 58: 620-624.
110. De Renzi E, Gentilini M, Bazolli C. Eyelid movement disorders and motor impersistance in acute right hemisphere disease. Neurology 1986; 36: 414-418.
111. Schmidtke K, Buttner-Ennever JA. Nervous control of eyelid function: a review of clinical, experimental and pathological data. Brain 1992; 115: 227-247.
112. Gallois P, Hautecoer P, Chatelet P, Dereux JF. [Motor impersistence of the eyelids: study of 93 cases and a discussion of pathogenic mechanisms]. Rev Neurol (Paris) 1989; 145: 795-798.
113. Kim HJ, Lee MC, Kim JS, et al. Lingual dystonia as a manifestation of thalamic infarction. Mov Disord 2009; 24: 1703-1704.
114. Sibon I, Burbaud P. Risus sardonicus after thalamic hemorrhage. Mov Disord 2004; 19: 829-831.
115. Solomon G, Hilal S, Gold A, Carter S. Natural history of acute hemiplegia of childhood. Brain 1970; 93: 107-120.
116. Quaglieri CE, Chun RW, Cleeland C. Movement disorders as a complication of acute hemiplegia in childhood. Am J Dis Child 1977; 131: 1009-1010.
117. Factor SA, Sanchez-Ramos J, Weiner WJ. Delayed-onset dystonia associated with corticospinal tract dysfunction. Mov Disord 1988; 3: 201-210.
118. Nardocci NN, Zorzi G, Grisoli M, et al. Acquired hemidystonia in childhood: a clinical and neuroradiological study of thirteen patients. Pediatr Neurol 1996; 15: 108-113.
119. Franzini A, Messina G, Marras C, et al. Poststroke fixed dystonia of the foot relieved by chronic stimulation of the posterior limb of the internal capsule. J Neurosurg 2009; 111: 1216-1219.
120. Benedikt M. Tremblement avec paralysie croisée du moteur oculaire commun. Bull Med 1889; 3: 547-548.
121. Berkovic SF, Bladin PF. Rubral tremor: clinical features and treatment of three cases. Clin Exp Neurol 1984; 20: 119-128.
122. Mossuto-Agatiello L, Puccetti G, Castellano AE.

122. "Rubral" tremor after thalamic hemorrhage. J Neurol 1993; 241: 27-30.
123. Ferbert A, Gerwig M. Tremor due to stroke. Mov Disord 1993; 8: 179-182.
124. Okuda B, Tachibana H. Rubral tremor. Neurology 1996; 46: 288-289.
125. Defer GL, Remy P, Malapert D, et al. Rest tremor and extrapyramidal symptoms after midbrain hemorrhage: clinical and ^{18}F-dopa PET evaluation. J Neurol Neurosurg Psychiatry 1994; 57: 987-989.
126. Tan H, Turanli G, Ay H, Saatçi I. Rubral tremor after thalamic infarction in childhood. Pediatr Neurol 2001; 25: 409-412.
127. Shepherd GM, Tauboll E, Bakke SJ, Nyberg-Hansen R. Midbrain tremor and hypertrophic olivary degeneration after pontine hemorrhage. Mov Disord 1997; 12: 432-437.
128. Toro C, Pascual-Leone A, Deuschl G, et al. Cortical tremor. A common manifestation of cortical myoclonus. Neurology 1993; 43: 2346-2353.
129. Kim JS, Lee MC. Writing tremor after discrete cortical infarction. Stroke 1994; 25: 2280-2282.
130. Holmes G. On certain tremors in organic lesions. Brain 1904; 27: 327-375.
131. Sigwald J, Monnier M. Syndrome thalamo-hypothalamique avec hemitremblement (ramollissement du territoire thalamo-perforé). Rev Neurol (Paris) 1936; 66: 616-631.
132. Lapresle J, Haguenau M. Anatomo-clinical correlation in focal thalamic lesions. J Neurol 1973; 205: 29-46.
133. Kim JS. Delayed onset hand tremor caused by cerebral infarction. Stroke 1992; 23: 292-294.
134. Miwa H, Hatori K, Kondo T, Imai H, Mizuno Y. Thalamic tremor: case reports and implications of the tremor-generating mechanisms. Neurology 1996; 46: 45-59.
135. Nowak DA, Seidel B, Reiner B. Tremor following ischemic stroke of the posterior thalamus. J Neurol 2010; 257: 1934-1936.
136. Qureshi F, Morales A, Elble RJ. Tremor due to infarction in the ventrolateral thalamus. Mov Disord 1996; 11: 440-444.
137. Dethy S, Luxen A, Bidaut LM, Goldman S. Hemibody tremor related to stroke. Stroke 1993; 24: 2094-2096.
138. Brannan T, Yahr MD. Focal tremor following striatal infarct: a case report. Mov Disord 1999; 14: 368-370.
139. Kim DH, Kim J, Kim JM, Lee AY. Disappearance of writing tremor after striatal infarction. Neurology, 2006; 67: 362-363.
140. Akkus DE, Diramali AB. Postischemic delayed Holmes' tremor responding to low-dose cabergoline. Mov Disord 2006; 21: 733-734.
141. Benamer HT, Russell AJ, Hadley DM, Grosset DG. Unilateral arm tremor as the sole feature of ischemic stroke: a 5-year follow-up. Mov Disord 2000; 15: 346-347.
142. Déjerine J, Roussy G. Le syndrome thalamique. Rev Neurol (Paris) 1906; 14: 521-532.
143. Gonzalez-Alegre P. Monomelic Parkinson tremor caused by contralateral substantia nigra stroke. Parkinsonism Relat Disord 2007; 13: 182-184.
144. Yanagisawa T, Sugihara H, Shibahara K, et al. Natural course of combined limb and palatal tremor caused by cerebellar-brainstem infarction. Mov Disord 1999; 14: 851-854.
145. Nikkah G, Prokop T, Hellwig B, Lücking CH, Ostertag CB. Deep brain stimulation of the nucleus ventralis intermedius for Holmes (rubral) tremor and associated dystonia caused by brainstem, lesions. Report of two cases. J Neurosurg 2004; 100: 1079-1083.
146. Han SW, Kim SH, Kim JK, et al. Hemodynamic changes in limb shaking TIA associated with anterior cerebral artery stenosis. Neurology 2004; 63: 1519-1521.
147. Persoon S, Kappelle LJ, Klijn CJ. Limb shaking transient ischaemic attacks in patients with internal carotid artery occlusion: a case-control study. Brain 2010; 133: 915-922.
148. Gerstner E, Liberato B, Wright CB. Bi-hemispheric anterior cerebral artery with drop attacks and limb shaking TIAs. Neurology 2005; 65: 174.
149. Lee MS, Oh SH, Lee KR. Transient repetitive movements of the limbs in patients with acute basilar artery infarction. Neurology 2002; 7: 1116-1117.
150. Jiang WJ, Gao F, Du B, Srivastava T, Wang YJ. Limb-shaking transient ischemic attack induced by middle cerebral artery stenosis. Cerebrovasc Dis 2006; 21: 421-422.
151. Stevens H, Washington DC. Paroxysmal choreoathetosis. Arch Neurol 1966; 14: 415-420.
152. Baquis GD, Pessin MS, Scott RM. Limb shaking - a carotid TIA. Stroke 1985; 16: 444-448.
153. Yanagihara T, Piepgras DG, Klass DW. Repetitive involuntary movements associated with episodic cerebral ischemia. Ann Neurol. 1985; 18: 244-250.
154. Stark SR. Transient dyskinesia and cerebral ischemia. Neurology 1985; 35: 445.
155. Hess DC, Nichols FT 3rd, Sethi KD, Adams RJ. Transient cerebral ischemia masquerading as paroxysmal dyskinesia. Cerebrovasc Dis 1991; 1: 54-57.
156. Fraix V, Delalande I, Parrache M, Derambure P, Cassim F. Action-induced clonus mimicking tremor. Mov Disord 2008; 23: 285-288.
157. Blakeley J, Jancovic J. Secondary causes of paroxysmal dyskinesia. Adv Neurol 2002; 89: 401-420.
158. Lance JW, Adams RD. The syndrome of intention or action myoclonus as a sequel to hypoxic encephalopathy. Brain 1963; 86: 111-136.
159. Sutton GG, Meyer RF. Focal reflex myoclonus. J Neurol Neurosurg Psychiatry 1974; 37: 207-217.
160. Palmer JB, Tippett DE, Wolf JS. Synchronous positive and negative myoclonus due to pontine hemorrhage. Muscle Nerve 1991; 14: 124-132.
161. Saposnik G, Caplan LR. Convulsive-like movements in brainstem stroke. Arch Neurol 2001; 58: 654-657.
162. Matsuo F, Ajax ET. Palatal myoclonus and denervation supersensitivity in the central nervous system. Ann Neurol 1979; 5: 72-78.
163. Nagaoka M, Narabayashi H. Palatal myoclonus - its remote influence. J Neurol Neurosurg Psychiatry 1984; 47: 921-926.
164. Deuschl G, Toro C, Valls-Solé J, et al. Symptomatic and essential palatal tremor. 1. Clinical, physiological and MRI analysis. Brain 1994; 117: 775-788.
165. Massry GG, Chung SM. Magnetic resonance imaging findings in oculopalatal myolconus. Am J Ophthalmol 1994; 117: 811-812,
166. Cerrato P, Grosso M, Azzaro C, et al. Palatal myoclonus in a patient with lateral thalamic infarction. Neurology 2005; 64: 924-925.
167. Keane JR. Transient opsoclonus with thalamic hemorrhage. Arch Neurol 1980; 37: 423.
168. Tarsy D. Unilateral asterixis. Arch Neurol 1977; 34: 723.
169. Degos JD, Verrroust J, Bouchareine A, Serdaru M, Barbizet J. Asterixis in focal brain lesions. Arch Neurol 1979; 36: 705-707.
170. Kim JS. Asterixis after unilateral stroke: lesion location of 30 patients. Neurology 2001; 56: 533-536.
171. Shuttleworth EC, Drake ME Jr. Asterixis after lacunar infarctions. Surg Neurol 1987; 27: 62-63.
172. Nighoghossian N, Trouillas P, Vial C, Froment JC. Unilateral upper limb asterixis related to primary motor cortex infarction. Stroke 1995; 26: 326-328.
173. Tatu L, Moulin T, Martin V, et al. [Unilateral asterixis and focal brain lesions 12 cases]. Rev Neurol (Paris) 1996; 152: 121-127.
174. Song IU, Kim JS, An JY, Kim YL, Lee KS. Co-occurrence of astasia and unilateral asterixis caused by acute mesencephalic infarction. Eur Neurol 2007; 57: 106-108.
175. Kudo M, Fukai M, Yamadori A. Asterixis due to pontine hemorrhage. J Neurol Neurosurg Psychiatry 1985; 48: 705-707.
176. Peterson DI, Peterson GW. Unilateral asterixis due to ipsilateral lesions in the pons and medulla. Ann Neurol 1987; 22: 661-663.
177. Massey EW, Goodman JC. Unilateral asterixis. JAMA 1979; 241: 133-134.
178. Mizutani T, Shiozawa R, Nozawa T, Nozawa Y. Unilateral sterixis. J Neurol 1990; 237: 480-482.
179. Donat JR. Unilateral asterixis due to thalamic hemorrhage. Neurology 1980; 30: 83-84.
180. Trouillas P, Nighoghossian N, Maughière F. Syndrome cérébelleux et asterixis unilatéral par hematome thalamique. Mécanismes présumés. Rev Neurol (Paris) 1990; 146: 484-489.
181. Still R, Davis S, Carroll WM. Unilateral asterixis due to a lesion of the ventrolateral thalamus. J Neurol Neurosurg Psychiatry 1994; 57: 116-118.
182. Tatu L, Moulin T, Martin V, Monnier G,

Rumbach L. Unilateral pure thalamic asterixis: clinical, electromyographic, and topographic patterns. Neurology 2000; 54: 2339-2342.

183. Bril V, Sharpe JA, Ashby B. Midbrain asterixis. Ann Neurol 1979; 6: 362-364.

184. Rondot P, de Recondo J, Davous P, Bathien N, Gignet A. Infarctus thalamique bilateral avec mouvements anormaux et amnésie durable. Rev Neurol (Paris) 1986; 142: 398-405.

185. Yasuda Y, Akiguchi I, Ino M, Nabatabe H, Kameyama M. Paramedia thalamic and midbrain infarcts associated with palilalia. J Neurol Neurosurg Psychiatry 1990; 53: 797-799.

186. Williams AC, Owen C, Heath DA. A compulsive movement disorder with cavitation of the caudate nucleus. J Neurol Neurosurg Psychiatry 1988; 51: 447-448.

187. Trillet M, Vighetto A, Croisile B, Charles N, Aimard G. Hémiballisme avec libération thymoaffective et logorrhée par lésion du noyau sousthalamique gauche. Rev Neurol (Paris) 1995; 151: 416-419.

188. Baron JC. (1994). Conséquences des lésions des noyaux gris sur l'activité métabolique cérébrale: implications cliniques. Rev Neurol (Paris) 1994; 150: 599-604.

189. Eslinger PI, Warner GE, Grafton LM, et al. "Frontal-lobe" utilization behavior associated with paramedian thalamic infarction. Neurology 1991; 41: 450-452.

190. Trillet M, Croisile B, Tourniaire D, Schott B. Perturbations de l'activité motrice volontaire et lésions des noyaux caudés. Rev Neurol (Paris) 1990; 146: 338-344.

191. Nguyen FN, Pauly RR, Okun MS, Fernandez HH. Punding as a complication of brainstem stroke? Report of a case. Stroke 2007: 38: 1390-1392.

192. Croisile B, Tourniaire D, Confavreux C, Trillet M, Aimard G. Bilateral damage to the head of the caudate nucleus. Ann Neurol 1989; 25: 313-314.

193. Fernandez-Pardal MM, Michel F, Asconape J, Paradiso G. Neurobehavioral symptoms in caudate hemorrhage: two cases. Neurology 1985; 35: 1806-1807.

194. Keppel Hesselink JM, van Gijn J, Verwey JC. Hyperkinetic mutism. Neurology 1987; 37: 1566.

195. Strub RL. Frontal lobe syndrome in patients with bilateral globus pallidus lesions. Arch Neurology 1989; 46: 1024-1027.

196. Lhermitte F. "Utilization behaviour" and its relation to the frontal lobes. Brain 1983; 106: 237-255.

197. Ishihara K, Nishino H, Maki T, Kawamura M, Murayama S. Utilization behavior as a white matter disconnection syndrome. Cortex 2002; 38: 379-387.

198. Oshino S, Kato A, Hirata M, et al. Ipsilateral motor-related hyperactivity in patients with cerebral occlusive vascular disease Stroke 2008; 39: 2769-2775.

199. Rocca MA, Mezzapeasa DM, Comola M, et al. Persistence of congenital mirror movements after hemiplegic stroke. Am J Neuroradiol 2005; 26. 4: 831-834.

200. Carr U, Harrison LM, Evans AL, Stephens JA. Patterns of central motor reorganization in hemiplegic cerebral palsy. Brain 1993; 116: 1223-1247.

201. Messé SR, Shin RK, Liu GT, Galetta SL, Volpe NJ. Oculomotor synkinesis following a midbrain stroke. Neurology 2001; 57: 1106-1107.

202. Kim JS. Smile-wink phenomenon: aggravated narrowing of palpebral fissure by smiling after lenticulocapsular stroke. J Neurol 2001; 248: 389-393.

203. Fariello RG, Schwartzman RJ, Beall SS. Hyperekplexia exacerbated by occlusion of posterior thalamic arteries. Arch Neurol 1983; 40: 244-246.

204. Kimber TE, Thompson PD. Symptomatic hyperekplexia occurring as a result of pontine infarction. Mov Disord 1997; 12: 814-816.

205. Bogousslavsky J, Ghika J. Catalepsy after stroke. Neurology 2000; 54: 1711-1712.

206. Laplane D, Meininger V, Bancaud J, Talairach J, Broglin D. [Contribution to analtomical and clinical studies of avoidance phenomena]. Rev Neurol (Paris) 1979; 135: 775-787.

207. Feinberg TE, Schindler RJ, Flanaghan NG, Haber LD. Two alien hand syndromes. Neurology 1992; 42: 19-24.

208. Doody RS, Jankovic J. The alien hand and related signs. J Neurol Neurosurg Psychiatry 1992; 55: 806-810.

209. Geschwind DH, Iacoboni M, Mega MS, Zaidel DW, Cloughessy T Z E. Alien hand syndrome: interhemispheric motor disconnection due to a lesion of the midbody of the corpus callosum. Neurology 1995; 45: 802-808.

210. Pageot N, Nighogossian N, Derex L, Bascoulergue Y, Trouillas P. Involuntary motor activity or alien hand syndrome following an ischemic lesion sparing the medial frontal cortex. Rev Neurol (Paris) 1997; 153: 339-343.

211. Fisher CM. Alien hand phenomena: a review with addition of six personal cases. Can J Neurol Sci 2000; 27: 192-203.

212. Chan JL, Ross ED. Alien hand syndrome: influence of neglect on the clinical presentation of frontal and callosal variant. Cortex 1997; 33: 287-299.

213. Banks G, Short P, Martinez L, et al. The alien hand syndrome. Clinical and postmortem findings. Arch Neurol 1989; 46: 456-459.

214. Goldberg G, Mayer NH, Toglia JU. Medial frontal cortex infarction and the alien hand sign. Arch Neurol 1981; 38: 683-686.

215. McNabb AW, Carroll WM, Mastaglia FL. "Alien hand" and loss of bimanual coordination after dominant anterior cerebral artery territory infarction. J Neurol Neurosurg Psychiatry 1998; 51: 218-222.

216. Persaud RS. Sensory alien hand syndrome. J Neurol Neurosurg Psychiatry 1999; 67: 130-131.

217. Marey-Lopez J, Rubio-Nazabal E, Alonso-Magdalena L, Lopez-fecal A. Posterior alien hand syndrome after a right thalamic infarct. J Neurol Neurosurg Psychiatry 2002; 73: 447-449.

218. Marti-Fabregas J, Kulisevsky J, Baro E, et al. Alien hand sign after a right parietal infarction. Cerebrovasc Dis 2000; 10: 70-72.

219. Levine DN, Rinn WE. Opticosensory ataxia and alien hand syndrome after posterior cerebral artery infarction. Neurology 1986; 36: 1094-1097.

220. Barbaud A, Hadjout K, Blard JM, Pages M. Improvement in essential tremor after pure sensory stroke due to thalamic infarction. Eur Neurol 2001; 46: 57-79.

221. Le Pira F, Giuffrida S, Panetta MR, Lo Bartolo ML, Politi G. Selective disappearance of essential tremor after ischaemic stroke. Eur J Neurol 2004; 11: 422-423.

222. Constantino AE, Louis ED. Unilateral disappearance of essential tremor after cerebral hemispheric infarct. J Neurol 2003; 250: 354-355.

223. Choi SM, Lee SH, Park MS, et al. Disappearance of resting tremor after thalamic stroke involving the territory of the tuberothalmic artery. Parkinsonism Rel Disord 2008; 14: 373-375.

224. Struck LK, Rodnizky RL, Dobson JK. Stroke and its modification in Parkinson's disease. Stroke 1990; 21: 1395-1399.

225. Nagaratnam N, Kalasabail G. Contralateral abolition of essential tremor following a pontine stroke. J Neurol Sci 1997; 149: 195-196.

226. Kim DG, Koo YH, Kim OJ, Oh SJ, Development of Holmes' tremor in a patient with Parkinson's disease following cerebellar infarction. Mov Disord 2009; 24: 463-464.

CHAPTER 12

脳卒中とてんかん

Christopher F. Bladin and Geoffrey A. Donnan

序論

　脳卒中は，特に高齢者においては，てんかん発作 *epileptic seizure* の主要な原因の1つであることが認識されている[1]．60歳以上で新たに発作と診断された患者において，脳卒中がその原因となる割合は30％にものぼり[2]，二次性てんかんの最大の要因である[3]．脳卒中後のけいれん発作 *seizure* およびてんかん *epilepsy* の疫学研究は複数あるが，対象（入院患者 vs. 一般住民），観察期間，サンプルサイズ，発作の分類や診断のばらつきなどのデザインの違いのため，その結果には相違が認められる．脳卒中後発作あるいは脳卒中後てんかんの薬理学的なエビデンスの蓄積は不十分で，特に高齢者では治療関連の副作用や薬物相互作用が問題になることが多く，また通常の臨床試験の対象から外れることもあるため，そのデータは不足している．脳卒中後発作あるいは脳卒中後てんかんの長期における医学的，神経心理学的，社会的影響については，十分に解明されているとは言い難い．
　本章では，脳卒中後発作および脳卒中後てんかんのさまざまな疫学研究の成果を概観し，その病態，予後，治療について言及する．

脳卒中後発作の用語，発症時期，頻度

poststroke seizure

　脳卒中後の発作の頻度は，報告によって異なることが多い．対象とした集団の相違，サンプルサイズ，観察期間，脳卒中や発作の定義も異なっており，また，画像診断に何を用いたのか（CTなのか，MRIなのか）なども影響していると思われる．ほとんどの研究で観察期間は数週間以内であり，晩発作や再発発作（脳卒中後てんかん）に関する記述は限られている．脳卒中後発作は，通常，早発発作と晩発発作に二分される．報告例での早発発作の扱いは，最初の発作が脳卒中発症後48時間以内にみられるもの[4-6]，あるいは7日以内[7]，2週間以内[8-10]，1か月以内[11]と異なっている．International League Against Epilepsy（ILAE）の分類[12]では，早発発作の定義は脳卒中発症後7日以内に発作を生じるもの，晩発発作の定義は1週間を経過した後に生じるものとしている．脳卒中後てんかんは，脳卒中後に繰り返すてんかん発作をいい，予防的な抗てんかん薬の投与を必要とし[13]，考えられる他の原因を除外できるものと定義されている．
　大まかには，脳卒中の約10％に発作を生じる．病院を基盤とした大規模前向き研究としては，1,897例の脳卒中連続例を調査して発作頻度とその予後を評価したSeizure After Stroke Study（SAS）があり[11]，脳卒中全体での発作頻度は9％だが，脳出血の場合は10.6％と最も高頻度で，脳梗塞では8.6％と報告されている．一般住民を対象とした調査でも，同様な発作頻度が得られている．Oxfordshire Community Stroke Projectにおいては，虚血性脳血管障害後に発作を生じる保健統計上の累積リスクは1年後で4.2％，5年後で9.7％であった[4]．
　早発発作は，脳卒中後2～5％程度に生じ，脳梗塞より脳出血に多いと報告されている．虚血性脳血管障害にかかわる早発発作の頻度は2～33％とばらつきがあるが，その多く（50～78％）が最初の24時間以内に発症している[13]．既に脳血管障害の背景を有する例では，早発発作なのか晩発発作なのかの時間関係の判断は難しいが，脳卒中既往に加えてさらに新たな脳卒中を生じた症例では発作の頻度は20％にの

表 12.1　脳卒中後の発作の頻度

報告者	対象	発作の割合(%)：脳梗塞/脳出血	早発発作	晩発発作	てんかん
Burn et al.(1997)[4]	一般住民	—	24時間, 2%	>24時間, 3%	3%
Lamy et al.(2003)[7]	病院	5.8/—	1週, 2.4%	>1週, 3.4%	2%
Lanceman et al.(1993)[8]	病院	7/25	30日, 3.8%	>30日, 3.2%	—
Reith et al.(1997)[10]	病院/一般住民	3/8	14日, 4%	—	—
Bladin et al.(2000)[11]	病院	—	2週, 4%	>2週, 3.8%	2%
Gupta et al.(1988)[14]*	病院	—	2週, 33%	>2週, 67%	>2週, 39%
Giroud et al.(1994)[18]	病院/一般住民	5/15	15日, 5%	—	—
Sung and Chu(1989)[19]	病院	—/5	—	—	—
Faught et al.(1989)[20]	病院	—/25	17%	8%	—
Kilpatrick et al.(1990)[22]	病院	—	2週, 6.5%	—	—
Labovitz et al.(2001)[27]	一般住民	3.1	1週, 3.1%	—	—
Berger et al.(1988)[30]	病院	—	17%	—	7%
Davalos et al.(1992)[31]	病院	4/8	48時間, 5%	—	—
Arboix et al.(1997)[39]	病院	2/4	48時間, 2%	—	—
Lossius et al.(2005)[99]	病院/一般住民	—	5.7%	3%	3.1%
Arboix et al.(2003)[100]	病院	2.2	48時間, 2.2%	—	—
Kotila and Waltimo(1992)[101]	リハビリ患者	14/15	—	—	14%

＊訳注：本研究は脳卒中後発作を起こした患者のみを対象としている．

ぼる．

表12.1に，脳卒中後に早発発作や晩発発作を生じた症例の研究結果をまとめる．脳卒中前に既に発作を生じていた例は除外してあり，脳梗塞か脳出血かの診断にはCTが用いられている．

脳卒中後にほかに原因が認められない発作（脳卒中後発作，脳卒中後てんかん）を生じた場合の，発作の再発頻度については，十分に解明されているわけではない．これは，患者の継続評価が十分な期間に及ばないことや，既に抗痙攣薬が使用されている例も使用されていない例も対象に含まれているなどの理由による[13]．脳卒中後の発作再発例の86%が，何の抗痙攣薬も使われていなかったか，あるいは使われていてもその血中濃度は治療域に達してはいなかったという後向き研究の結果もある[13,14]．報告されている脳卒中後てんかんの発症率は2～4%である．一般住民を対象としたCopenhagen Stroke Studyでは，おおむね2,000例の患者が7年間経過観察されており，そこでは，脳卒中後てんかんは3.2%に認められている[15]．

発作の頻度は小児の脳卒中で高く，これまでの研究では，脳卒中において急性運動麻痺を発症するよりも痙攣を発症する場合のほうが多いようである[16,17]．住民ベースに子供から大人までを対象とした脳卒中急性期における発作の発症率に関する研究では，小児の場合は脳卒中急性期に58%の発症率を呈し，脳卒中発症後24時間以内に限れば子供の発症率は大人の18倍にも及んでいた．小児では，脳卒中の病型によって急性期の発作発症率は変わらなかったが，大人では，出血性脳卒中でより高頻度であった[17]．

発作の病型

脳卒中後発作の病型の詳細を検討するには，後向き研究では限界がある．これは，患者本人や観察者から発作時情報を得る際に想起バイアスの影響を受けるためである．発作の63%が患者本人には自覚されていないという指摘もある[4]．発作が早発性であっても晩発性であっても，また原因が虚血性脳卒中か出血性脳卒中かにかかわらず，脳卒中後発作は部分発作（単純部分発作，運動/感覚発作，二次性全汎発作を含む）がほとんどであり，発作の約50～90%を占めるといわれている[4,11,18-24]．ただし，早発発作の場合，局所の発作を伴わない全身性強直性間代性発作が高頻度（50%）であった

という報告もある[5]．発作を繰り返す例では，ほとんどは初回発作と同様の発作形式をとる[11]．

全身性強直性間代性発作は最も多く報告されているが，おそらく多くの場合，局所の発作は気づかれず見逃されているのではないかと思われる．脳卒中後の複雑部分発作は比較的稀ではあるが，表に示した研究でも過少評価されている可能性は否定できず，複雑部分発作と確認されたものは部分発作の15％にとどまっていた[4]．

高齢者において，脳血管障害はてんかん重積状態 status epilepticus を生じるよくある原因の1つである．脳卒中の病型や観察期間の長短によって報告は異なるが，脳卒中患者の0.14～21％にてんかん重積状態が生じるとされている[11,22-27]．逆に，てんかんの側からみれば，脳卒中は比較的ありふれた背景であり，てんかん重積状態をきたす要因の25％に及ぶ[28]．抗痙攣薬の中断や怠薬も，脳卒中後のてんかん重積状態の重要な要因である[25]．

脳波所見を得なければわからないが，脳卒中患者は非痙攣性のてんかん重積状態を生じることがある．非痙攣性てんかん重積状態の診断は特に高齢者においては難しく，意識不鮮明やわずかな人格の変化として現れるのみのことも少なくない[29]．早発発作においては，非痙攣性てんかん重積状態のほうが，痙攣性てんかん重積状態よりも頻度が高いかもしれない[28]．てんかん重積状態は脳梗塞や脳出血の初発症状となることもあれば，発症後しばらくして生じる場合もある．発作活動は麻痺側の局所の運動にかかわることが多いが，強直性間代性の発作型をとる場合もある[19,20,22,30]．脳葉型（皮質下）出血は，他の型の脳出血よりもてんかん重積状態との関連が深い[19]．

脳卒中後発作の危険因子

■ 脳卒中の部位と大きさ

脳卒中発症時において脳卒中後発作の出現に最も関連があると思われる因子は，病巣の大きさと皮質障害の有無である．病巣が大きな前方循環の虚血性脳血管障害は，発作リスクが最も高い[4,7,8,11,18,20,22,30-33]．また，特定の皮質病変が脳卒中関連発作に発展しやすい病巣として指摘されている[34]．脳卒中関連発作を生じたものとそうでないもので，CTあるいはMRIを用いて梗塞の部位や大きさに違いがあるかどうかを検討した後向き研究[34]では，晩発発作の患者群において，発作を生じていない群に比し，中大脳動脈の側頭葉および頭頂葉を灌流する分枝領域の梗塞の頻度が高かった．また，早発発作の患者群と脳梗塞を再発して発作を生じた患者群では，中大脳動脈の側頭葉および後頭葉への分枝領域が解剖学的な主要な病変であった．てんかん重積状態は，側頭葉後部の梗塞と有意に関連していたと報告されている[34]．

皮質下梗塞は，皮質梗塞と比べて発作とのかかわりは低い．それはおそらく，障害された視床皮質路の神経終末から放出されるグルタミン酸の興奮毒性がかかわっているからと推察されている[35,36]．ラクナ梗塞後の発作は3％程度にとどまるのに対して，線条体内包梗塞後では，23％を示す[11,18,22,37-39]．それらの患者のほとんどは，頭部CTは正常であり，頭部MRIまでは行われていないものが多い．皮質下梗塞患者の皮質の虚血に関しては，CTでは十分に評価できないことが多く，潜在的で小さな皮質病変が見逃されていた可能性が考えられる[11,36]．ラクナ梗塞患者における脳波の異常は38％程度に認められ，脳波の左右差はラクナ梗塞後の早発発作患者の80％以上に生じている．このことは皮質梗塞の関与の可能性を示唆している[13,18,40,41]．

脳出血については，脳葉型出血が脳卒中後発作の高リスク群であり，頭蓋内偏倚や脳脊髄腔内での出血所見などの他の要因は，発作の出現に影響を与えないと報告されている[11,30]．

■ 脳卒中の病型

脳出血のほうが脳梗塞よりも発作を起こしやすいことが知られている．発作のリスクは，脳室あるいは脳槽内への出血量，水頭症の有無，正中の偏倚によって上昇しない[11,30]．また，出血性梗塞も発作リスクを上昇させないと報告されている[11]．連続脳波モニタリングによれば，脳出血例のほぼ1/3に発作が疑われる脳波異常を認めたが，そのうち半分以上は，脳波異常のみにとどまっていたと報告されている[42]．

臨床研究や剖検の報告で，従来，発作は虚血性脳血管障害では心原性脳塞栓に多いといわれてきた[18,43-45]が，そのような関連はないとする報告も少なくない[11,22,31,46,47]．

■ 臨床的特徴

虚血性脳血管障害においては，重症度によって，発作のリスクは6～10倍上昇するが，脳出血の場合は重症度には影響されない[10,32,39]．早発発作に限っていえば，脳卒中の部位や病型を調整した研究では，重症度とのはっきりした関連は認められていない[27]．また，CTを用いて梗塞の大きさを測定し，病巣と病型を調整して脳卒中重症度の発作リスクへの関与を多変量解析を用いて検討した報告でも，重症度との関連は証明されなかった[11,27]．

脳卒中後てんかんの危険因子

poststroke epilepsy

脳卒中後てんかんは，長期間にわたる患者の経過追跡が難

しいことなどから，十分に研究されているとは言い難い．脳卒中発症後数週以内の比較的早期に発作を生じた患者は，同世代者との比較では高リスクであるにしても，発作の再発はほとんどない．早発発作よりも晩発発作で，脳卒中後てんかんに発展するリスクが高い．晩発発作から脳卒中後てんかんを生じるリスクは，早発発作の12倍程度にのぼると見込まれる[11,19,20,48-52]．発作の再発は，早発発作では約10%であるのに対して，晩発発作では約半数を超えることが報告されている[53]．Soらによれば，晩発発作の初発患者の約2/3が平均4.5年でてんかんに移行しており[54]，一般に原因不明の初回発作からてんかんに移行する頻度よりは高いことが示されている[55]．臨床的には，入院時の神経学的重症度は，晩発発作を起こすか否か，脳卒中後てんかんを生じるかどうかを予測する因子にはならないようである[56]．

脳卒中後てんかん危険度評価表 poststroke epilepsy risk scale（PoSERS）を作成し，その発症を予測しようとする試みがなされている[57]．それによると，PoSERS は高い特異度（99.6%）と中等度の感度（70%）を示しているが，この研究の対象人数は多くはないので，臨床的な有用性を確立するためには大規模な前向き研究を必要とする．他の研究と同様，脳波所見からは脳卒中後てんかんの発症を予見できないことが示されている[57]．

病態生理

脳卒中後発作の発生機序については，皮質の関与が重要であること以外，十分なことはわかっていない．脳出血による発作と脳梗塞による発作とではその頻度に違いがあるため，発作の機序は異なっていると思われる．脳卒中後発作の時間経過，臨床的特徴，考えられる発作の病因は，脳外傷に起因する発作と共通している[58,59]．脳梗塞の患者では，細胞の神経化学的な一過性機能障害によって電気的興奮を生じやすい組織状態となっており，それが早発発作を引き起こすのではないかと考えられている[60,61]．脳虚血はグルタミン酸の過剰やカルシウムの放出などの細胞の生化学的な異常を生じる[11]．虚血による障害が大きいほど，細胞への障害も大きく，細胞膜の興奮性は高まり発作の域値も下がっており，特にペナンブラ領域においてはこのような変化は顕著である[13,60,62]．これは動物実験で証明されており[62,63]，また，中大脳動脈閉塞によってそのペナンブラ領域で一過性に梗塞周囲の脱分極が生じることも報告されている[13,64,65]．梗塞時に生じる他の代謝性の異常も影響する可能性がある．実験モデルでは，たとえば，虚血時における高血糖やナトリウムとカルシウムの生化学的な変化が，てんかん原性を誘発すると報告されている[66]．

虚血によるペナンブラの大きさも，病態発生にかかわっていると思われる．CT や SPECT を用いた研究では，発作を生じた脳卒中患者ではそうでない患者に比べて約3倍の虚血領域を有しており，虚血性ペナンブラ領域がより大きく，電気的にも被刺激性がより亢進した状態にあることを示している[11]．De Reuck らの組織プラスミノゲンアクチベーター（t-PA）治療患者も含めた研究[67]では，早発発作の発症は治療の種類によらず重症度にかかわっていること，また血栓溶解は虚血脳に良好な再灌流をもたらすことによって晩発発作を抑制している可能性があることが報告されている．

早発発作とは異なって，晩発発作や脳卒中後てんかんは，頭部外傷後てんかんにみられるものと類似の器質的な変化，すなわちグリオーシスや髄膜・脳の損傷を生じることによって起こると考えられている[58]．膜の性状の変化，求心性の喪失，選択的細胞死，側芽形成は，神経興奮性の永続的な変化をもたらし，再発作の潜在性を高める結果，脳卒中後てんかんの頻度を高めることになる[68]．脳出血では，血液の代謝物（ヘモジデリンなど）が脳局所における化学的な刺激となり，発作を起こしやすくする[69]．さらには，長期的には慢性的なてんかん焦点へ変容すると推察されている[49,70,71]．

発作と脳卒中の予後

発作そのものの影響により，虚血性脳卒中の予後が悪化するかどうかは不明である．脳梗塞や脳出血後に早発発作を生じた患者の入院中の死亡率は高値であるという報告がある一方[6,39,72]，そうでないとする報告もある[10,22,31,46]．他の報告では，発作後に高い死亡率を示したのは，出血性脳卒中後ではなく虚血性脳卒中後においてであり，さらには，急性期入院中における神経学的なスコアとその後（中央値で9か月後）のRankin スコアも同様に虚血群で悪い結果であった[11]．1年間の大規模前向き観察研究では，晩発発作に対するリハビリテーションの効果は認めていない[13,73]．また，一般住民を対象とした研究において，脳卒中重症度をあらかじめ調整した後の検討では，早発発作と死亡との因果関係は証明されなかった[10,27]．脳出血後発作は死亡の危険因子とはならなかったが，脳梗塞後発作は死亡の独立した危険因子として確認されている[11]．

脳卒中後てんかんの発症は高い死亡率をもたらすという報告[26]がある一方で，脳卒中後てんかんと死亡率に独立した関連は認められないとする報告もある[25]．ある前向き研究では，急性虚血性脳卒中だけを有する患者群に比して急性虚血性脳卒中と脳卒中後てんかんを有する患者群では，死亡率はほぼ3倍になることが報告されている[13,74]．予想される

ように，痙攣性てんかん重積状態の予後は悪いが，非痙攣性てんかん重積状態の場合（特に高齢の患者ほど），その予後は持続する脳波活動よりも背景の病態によって決まってくる[71,75]．

脳卒中後早発発作の予後への関与については，発作が特に認知機能の低下に影響しているかどうかを含め，定まった見解は得られていない[10,27]．Lille Stroke/Dementia Studyでは，認知症を有する患者が脳卒中を発症した場合，発作を生じやすいことが示されている．また，てんかんを有する脳卒中患者では，脳卒中発症から3年以内に新たに認知症を生じるリスクが3倍に上昇することが示されている[76]．このため，てんかん発作は，認知症への陥りやすさと関連する病態，すなわち，より高度な脳血管の器質的障害や，Alzheimer病などの潜在的な変性を反映している可能性があり，これらの病態の指標になりうるのではないかと考えられている[76]．

脳波検査の役割

脳卒中後の脳波変化は特異的なものではなく，所見として観察されるとすれば局所のものであることが多い[14,20,24,39]．大脳虚血では，徐波化や正常な背景活動の消失，全般的な振幅の低下なども観察される[77]．周期性一側てんかん型放電 periodic lateralizing epileptiform discharge や焦点性棘波，両側独立性周期性一側てんかん型放電などの脳波異常をもって，脳卒中後発作の発症の可能性を推し量ることができるかもしれない[78]が，概していえば，脳卒中後発作の病型，発症時期，再発を予測するには信頼できる手段とはならない．脳波所見のみをもって予防的抗痙攣薬投与の根拠とすべきではない[11,78,79]．

出血性脳卒中では，28%に脳波上の発作を認め，それは48〜72時間後のCT上での正中偏倚と関連しており，予後不良を示す所見であった[80]．出血性脳卒中102例に脳波の連続記録を行った研究では，1/3の患者に発作が生じており，そのうち半分以上は脳波上のみの発作であった．脳波上の発作は出血領域の拡大と関連し，周期性放電は皮質出血や予後不良と関連していた[42]．

治療

脳卒中後発作や脳卒中後てんかんに対する薬物療法の選択は，患者の年齢，発作型，併用薬の有無，合併症を考慮して決定される．新規抗てんかん薬が従来からの抗てんかん薬より優れているとするエビデンスはない．一部の新規抗てんかん薬は，副作用の面で使いやすく，従来の薬剤では効果が不十分な場合や，副作用により薬剤変更を余儀なくされる場合の有効な代替薬となりうる．新規抗てんかん薬の代謝に最も重要な経路は，肝チトクロームP450酵素系である[81]．一般には，従来からの抗てんかん薬は肝酵素誘導をもたらすのに対して，新規抗てんかん薬の肝での薬物相互作用は潜在的な影響に限定される．肝酵素誘導の影響を受けやすい薬物は数多くあり，抗うつ薬，ジゴキシン，ワルファリン，スタチンなどに代表される．しかも，これらの薬物は高齢者に用いられることが多い．

高齢者においては，治療上特別の配慮を必要とする．治療に関連した副作用（たとえば，骨代謝への影響，鎮静，認知機能低下），多剤併用による薬物相互代謝の問題，服薬遵守状況，転倒骨折による外傷のリスク上昇などを考慮に入れなければならない．抗てんかん薬の有害事象の出現は高齢になるほど増加し，また若い人より低濃度でも出現しうる．カルバマゼピンやフェニトインといったよく使われる抗てんかん薬でも，肝酵素誘導や活性型ビタミンDの代謝亢進によって骨粗鬆症がもたらされる．それに関しては，骨への他の直接的な作用もかかわっているといわれている[82]．65歳以上の女性においては，酵素誘導をもたらす抗てんかん薬の投与によって，大腿骨骨折のリスクは2倍に上昇すると報告されている[83]．カルバマゼピンとフェニトインは，脂質異常とも関連があり，脳卒中後発作の患者においては，脳卒中の再発予防の観点から問題となりうる[84]．高齢患者は，バルプロ酸の静注や経口の急速付加的投与で薬物毒性を生じやすく，高アンモニア血症による脳症をきたし，発作そのものも増悪しうる[85]．発作後の意識障害と非痙攣性てんかん重積状態との区別は難しいかもしれないが，バルプロ酸の影響によるものであれば薬剤の中止によって通常は改善する．

脳卒中後てんかんを生じた患者では，通常，薬物療法が必要となる．脳卒中後てんかん患者の1/2〜2/3が，ほとんどは抗てんかん薬単剤による治療で少なくとも1年は発作を予防できると報告されている[86,87]．しかし現在のところ，脳卒中後や他の脳損傷急性期の抗痙攣薬の使用が，後々の脳卒中後てんかんの発症を抑制していることを示すデータは乏しい[88]．てんかん重積状態での死亡率は，60歳以上では年齢とともに，また発作の持続時間とともに上昇するため[89,90]，早期の治療が重要である．

晩発発作に対するガバペンチン単剤療法の前向きコホート研究では，81%の患者が30か月にわたって発作の再発を認めなかった[91]．しかしながら，早発発作のため治療を開始しても，いったん薬物療法を中断してしまえば再発発作を低減できるわけではないようである[92]が，2年あるいは3年にわたって一度も再発発作を起こすことなく，健康に過ごしている患者に薬を中断する試みは理にかなっている．多施設

共同二重盲検無作為化試験で，高齢者の新たに生じたてんかん発作(ほとんどは虚血性脳血管障害による)において，ラモトリギンとガバペンチンは初回治療に用いてもカルバマゼピンと同様の効果と優れた忍容性を有していた[93]．脳卒中後晩発発作をきたした25例の高齢者を対象として前向きに行った最近のオープンラベル研究では，レベチラセタムの単剤療法が，安全かつ有効な治療選択であることが示されている[9]．最近導入された抗てんかん薬のうち，レベチラセタムは多くの都合のよい特徴をもちあわせている．たとえば，相互作用の可能性が低いこと，活性代謝物を生じないこと，半減期が短く除去が早いこと[81]，睡眠の妨げが少ないこと，認知機能に有害な作用をもたらさないこと[94]などの特徴がある．脳卒中の動物モデルでも，レベチラセタムは，脳虚血において神経細胞保護作用を有しているかもしれないことが明らかになってきている[95]．これらの特徴は，高齢者への使用に適したものである[95]．最近の2つの小規模な前向き観察研究では，脳卒中後の晩発発作に対してレベチラセタムの単剤療法により，発作を良好にコントロールできたと報告されている[95,96]．

脳卒中後発作のリスク低減のために抗てんかん薬を予防的に投与する意義については十分なデータに乏しい．脳卒中発症後数週間以内に生じた脳卒中後発作については，再発をきたすことは稀である．そのため，急性虚血性脳血管障害を発症したが発作を生じていない患者に予防的に抗痙攣薬を投与することは一般には勧められない．American Stroke Associationの脳出血ガイドラインでは，出血直後の早発発作を防ぐために短い期間抗てんかん薬を予防的に投与することを考慮してもよいとしているが，それを支持するエビデンスは乏しく，標準的な治療として確立しているわけではない[97]．他の研究では，予測因子を調整した後の検討で，脳出血後の発作そのものは予後不良と独立してかかわっているものではないようであり，脳出血後の予防的投薬は全般的な予後を改善しないかもしれないことを示唆している．むしろ，脳出血後の抗てんかん薬(たとえばフェニトイン)の使用は，発熱や予後不良と関連している可能性があることが示されている[98]．

結論

脳卒中後発作を生じる割合は，脳卒中発症後最初の数週間では10％以下である．発作は，脳梗塞よりも脳出血に多い．脳卒中後てんかんに至るリスクは3％以下にとどまるが，年齢調整人口ではさらに高値である．脳卒中後発作および脳卒中後てんかんの病態に関しては十分には解明されていないことが多いが，梗塞であれ出血であれ皮質の障害が重要な危険因子であることは示されている．治療ガイドラインを策定するためには，脳卒中後発作および脳卒中後てんかんの予防と治療に関する抗痙攣薬の役割をより深く理解する必要がある．現在のところ，新規抗痙攣薬に関する脳卒中後の臨床経験には限界があるが，てんかん研究によって得られたデータをあてはめることによって，近い将来には役に立つものになると思われる．

参考文献

1. Jackson JH. Epileptiform convulsions from cerebral disease. In: Taylor J, Holmes G, Walshe FMR, eds. selected Writings of John Hughlings Jackson on Epilepsy and Epileptiform Convulsion. London: Hodder and Stoughton, 1931; 330-340.
2. Forsgren L. Prevalence of epilepsy in adults in northern Sweden. Epilepsia 1992; 33: 450-458.
3. Hauser WA, Anneggers JF, Kurland LT. Incidence of epilepsy and unprovoked seizures in Rochester, Minnesota: 1935-1984. Epilepsia 1993; 34: 453-468.
4. Burn J, Dennis M, Bamford J, et al. Epileptic seizures after a first stroke: the Oxfordshire Community Stroke Project. BMJ 1997; 315: 1582-1587.
5. Arboix A, Bechich S, Oliveres M, et al. Ischemic stroke of unusual cause: clinical features, etiology and outcome. Eur J Neurol 2001; 8: 133-139.
6. Shinton RA, Gill JS, Melnick AK. The frequency, characteristics, and prognosis of epileptic seizures at the onset of stroke. J Neurol Neurosurg Psychiatry 1988; 51: 273-276.
7. Lamy C, Domigo V, Semah F, et al. Early and late seizures after cryptogenic ischemic stroke in young adults. Neurology 2003; 60: 400-404.
8. Lanceman ME, Golimstock A, Norscini J, Granillo R. Risk factors for developing seizures after a stroke. Epilepsia 1993; 34: 141-143.
9. Garcia-Escriva A, Lopez-Hernandez N. [The use of levetiracetam in monotherapy in poststroke seizures in the elderly population]. Rev Neurol (Paris) 2007; 45: 523-525.
10. Reith J, Jorgensen HS, Nakayama H, Raaschou HO, Olsen TS. Seizures in acute stroke: predictors and prognostic significance. The Copenhagen Stroke Study. Stroke 1997; 28: 1585-1589.
11. Bladin CF, Alexandrov AV, Bellavance A, et al. Seizures after stroke: a prospective multicenter study. Arch Neurol 2000; 57: 1617-1622.
12. Guidelines for epidemiologic studies on epilepsy. Commission on Epidemiology and Prognosis, International League Against Epilepsy. Epilepsia 1993; 34: 592-596.
13. Camilo O, Goldstein LB. Seizures and epilepsy after ischemic stroke. Stroke 2004; 35: 1769-1775.
14. Gupta SR, Naheedy MH, Elias DE, Rubino FA. Post infarction seizures - a clinical study. Stroke 1988; 19: 1477-1481.
15. Kammersgaard LP, Olsen TS. Poststroke epilepsy in the Copenhagen stroke study: incidence and predictors. J Stroke Cerebrovasc Dis 2005; 14: 210-214.
16. Zimmer JA, Garg BP, Williams LS, Golomb MR. Age-related variation in presenting signs of childhood arterial ischemic stroke. Pediatr Neurol 2007; 37: 171-175.
17. Chadehumbe MA, Khatri P, Khoury JC, et al. Seizures are common in the acute setting of childhood stroke: a population-based study. J Child Neurol 2009; 24: 9-12.
18. Giroud M, Gras P, Fayolle H, et al. Early seizures after stroke: a study of 1,640 cases. Epilepsia 1994; 35: 959-964.

19. Sung CY, Chu NS. Epileptic seizures in intracerebral haemorrhage. J Neurol Neurosurg Psychiatry 1989; 52: 1273–1276.
20. Faught E, Peters D, Bartolucci A, Moore L, Miller PC. Seizures after primary intracerebral hemorrhage. Neurology 1989; 39: 1089–1093.
21. De Reuck J, Hemelsoet D, Van Maele G. Seizures and epilepsy in patients with a spontaneous intracerebral haematoma. Clin Neurol Neurosurg 2007; 109: 501–504.
22. Kilpatrick CJ, Davis SM, Tress BM, et al. Epileptic seizures in acute stroke. Arch Neurol 1990; 47: 157–160.
23. Sung C-Y, Chu N-S. Epileptic seizures in elderly people: aetiology and seizure type. Age Ageing 1990; 19: 25–30.
24. Lo YK, Yiu CH, Hu HH, Su MS, Laeuchli SC. Frequency and characteristics of early seizures in Chinese acute stroke. Acta Neurol Scand 1994; 90: 83–85.
25. Velioglu SK, Ozmenoglu M, Boz C, Alioglu Z. Status epilepticus after stroke. Stroke 2001; 32: 1169–1172.
26. Rumbach L, Sablot D, Berger E, et al. Status epilepticus in stroke: report on a hospital-based stroke cohort. Neurology 2000; 54: 350–354.
27. Labovitz DL, Hauser WA, Sacco RL. Prevalence and predictors of early seizure and status epilepticus after first stroke. Neurology 2001; 57: 200–206.
28. Afsar N, Kaya D, Aktan S, Sykut-Bingol C. Stroke and status epilepticus: stroke type, type of status epilepticus, and prognosis. Seizure 2003; 12: 23–27.
29. Beyenburg S, Elger CE, Reuber M. Acute confusion or altered mental state: consider nonconvulsive status epilepticus. Gerontology 2007; 53: 388–396.
30. Berger AR, Lipton RB, Lesser ML, Lantos G, Portenoy RK. Early seizures following intracerebral hemorrhage: implications for therapy. Neurology 1988; 38: 1363–1365.
31. Davalos A, de Cendra E, Molins A, et al. Epileptic seizures at the onset of stroke. Cerebrovasc Dis 1992; 2: 327–331.
32. Olsen TS, Hogenhaven H, Thage O. Epilepsy after stroke. Neurology 1987; 37: 1209–1211.
33. Lo YK, Yiu CH, Hu HH, Su MS, Laeuchli SC. Frequency and characteristics of early seizures in Chinese acute stroke. Acta Neurol Scand 1994; 90: 83–85.
34. De Reuck J, De Groote L, Van Maele G, Proot P. The cortical involvement of territorial infarcts as a risk factor for stroke-related seizures. Cerebrovasc Dis 2008; 25: 100–106.
35. Bentes C, Pimentel J, Ferro JM. Epileptic seizures following subcortical infarcts. Cerebrovasc Dis 2001; 12: 331–334.
36. Ross DT, Ebner FF. Thalamic retrograde degeneration following cortical injury: an excitotoxic process? Neuroscience 1990; 35: 525–550.
37. Giroud M, Dumas R. Role of associated cortical lesions in motor partial seizures and lenticulostriate infarcts. Epilepsia 1995; 36: 465–470.
38. Lees KR, Bluhmki E, von Kummer R, et al. Time to treatment with intravenous alteplase and outcome in stroke: an updated pooled analysis of ECASS, ATLANTIS, NINDS, and EPITHET trials. Lancet 2010; 375: 1695–1703.
39. Arboix A, Garcia-Eroles L, Massons JB, Oliveres M, Comes E. Predictive factors of early seizures after acute cerebrovascular disease. Stroke 1997; 28: 1590–1594.
40. Kapelle LJ, van Latum JC, Koudstaal PJ, van Gijn J. Transient ischaemic attacks and small-vessel disease. Lancet 1991; 337: 339–341.
41. Macdonell RA, Donnan GA, Bladin PF, Berkovic SF, Wriedt CH. The electroencephalogram and acute ischemic stroke – distinguishing cortical from lacunar infarction. Arch Neurol 1988; 45: 520–524.
42. Claassen J, Jette N, Chum F, et al. Electrographic seizures and periodic discharges after intracerebral hemorrhage. Neurology 2007; 69: 1356–1365.
43. Richardson EP, Dodge PR. Epilepsy in cerebral vascular disease. Epilepsia 1954; 3: 49–74.
44. Mohr JP, Caplan LR, Melski JW, et al. The Harvard Cooperative Stroke Registry: a prospective registry. Neurology 1978; 28: 754–762.
45. Kraus JA, Berlit P. Cerebral embolism and epileptic seizures – the role of the embolic source. Acta Neurol Scand 1998; 97: 154–159.
46. Black SE, Norris JW, Hachinski VC. Post-stroke seizures. Stroke 1983; 14: 134.
47. Kittner SJ, Sharkness CM, Price TR, et al. Infarcts with a cardiac source of embolism in the NINCDS Stroke Data Bank: historical features. Neurology 1990; 40: 281–284.
48. Louis S, McDowell F. Epileptic seizures in nonembolic cerebral infarction. Arch Neurol 1967; 17: 414–418.
49. Lesser RP, Luders H, Dinner DS, Morris HH. Epileptic seizures due to thrombotic and embolic cerebrovascular disease in older patients. Epilepsia 1985; 26: 622–630.
50. Sung CY, Chu N. Epileptic seizures in thrombotic stroke. J Neurol 1990; 237: 166–170.
51. Hornig CR, Buttner T, Hufnagel A, Schrider-Rosenstock K, Dorndorf W. Epileptic seizures following ischemic cerebral infarction. Clinical picture, CT findings, and prognosis. Eur Arch Psychiatry Neurol Sci 1990; 239: 379–383.
52. Weisberg LA, Morteza S, Elliott D. Seizures caused by nontraumatic parenchymal brain hemorrhages. Neurology 1991; 41: 1197–1199.
53. Horner S, Ni XS, Duft M, Niederkorn K, Lechner H. EEG, CT and neurosonographic findings in patients with postischemic seizures. J Neurol Sci 1995; 132: 57–60.
54. So EL, Annegers JF, Hauser WA, O'Brien PC, Whisnant JP. Population-based study of seizure disorders after cerebral infarction. Neurology 1996; 46: 350–355.
55. Hauser WA, Rich SS, Lee JR, Annegers JF, Anderson VE. Risk of recurrent seizures after two unprovoked seizures. N Engl J Med 1998; 338: 429–434.
56. De Reuck J, Goethals M, Vonck K, Van Maele G. Clinical predictors of late-onset seizures and epilepsy in patients with cerebrovascular disease. Eur Neurol 2005; 54: 68–72.
57. Strzelczyk A, Haag A, Raupach H, et al. Prospective evaluation of a post-stroke epilepsy risk scale. J Neurol 2010; 257: 1322–1326.
58. Jennett B. Posttraumatic epilepsy. Adv Neurol 1979; 22: 137–147.
59. Willmore LJ. Post-traumatic seizures. Neurol Clin 1993; 11: 823–834.
60. Heiss WD, Huber M, Fink GR, et al. Progressive derangement of periinfarct viable tissue in ischemic stroke. J Cereb Blood Flow Metab 1992; 12: 193–203.
61. Luhmann HJ. Ischemia and lesion induced imbalances in cortical function. Prog Neurobiol 1996; 48: 131–166.
62. Buchkremer-Ratzmann I, August M, Hagemann G, Witte OW. Epileptiform discharges to extracellular stimuli in rat neocortical slices after photothrombotic infarction. J Neurol Sci 1998; 156: 133–137.
63. Congar P, Gaiarsa JL, Popovici T, Ben-Ari Y, Crepel V. Permanent reduction of seizure threshold in post-ischemic CA3 pyramidal neurons. J Neurophysiol 2000; 83: 2040–2046.
64. Iijima T, Mies G, Hossmann KA. Repeated negative DC deflections in rat cortex following middle cerebral artery occlusion are abolished by MK-801: effect on volume of ischemic injury. J Cereb Blood Flow Metab 1992; 12: 727–733.
65. Branston NM, Strong AJ, Symon L. Extracellular potassium activity, evoked potential and tissue blood flow. Relationships during progressive ischaemia in baboon cerebral cortex. J Neurol Sci 1977; 32: 305–321.
66. Uchino H, Smith ML, Bengzon J, Lundgren J, Siesjo BK. Characteristics of postischemic seizures in hyperglycemic rats. J Neurol Sci 1996; 139: 21–27.
67. De Reuck J, Van Maele G. Acute ischemic stroke treatment and the occurrence of seizures. Clin Neurol Neurosurg 2010; 112: 328–331.
68. Stroemer RP, Kent TA, Hulsebosch CE. Neocortical neural sprouting, synaptogenesis, and behavioral recovery after neocortical infarction in rats. Stroke 1995; 26: 2135–2144.
69. Kucukkaya B, Aker R, Yuksel M, Onat F, Yalcin AS. Low dose MK-801 protects against iron-induced oxidative changes in a rat model of focal epilepsy. Brain Res 1998; 788: 133–136.
70. Chusid JG, Kopeloff LM. Epileptogenic effects of pure metals implanted in motor cortex of monkeys. J Appl Physiol 1962; 17: 696–700.
71. Willmore LJ, Sypert GW, Munson JB. Recurrent seizures induced by cortical iron injection: a model of posttraumatic epilepsy. Ann Neurol 1978; 4: 329–336.
72. Vernino S, Brown RD Jr, Sejvar JJ, et al. Cause-specific mortality after first cerebral infarction: a population-based study. Stroke 2003; 34: 1828–1832.
73. Paolucci S, Silvestri G, Lubich S, et al. Poststroke

74. Waterhouse EJ, Vaughan JK, Barnes TY, et al. Synergistic effect of status epilepticus and ischemic brain injury on mortality. Epilepsy Res 1998; 29: 175-183.
75. Ramsay RE, Rowan AJ, Pryor FM. Special considerations in treating the elderly patient with epilepsy. Neurology 2004; 62: S24-S29.
76. Cordonnier C, Henon H, Derambure P, Pasquier F, Leys D. Early epileptic seizures after stroke are associated with increased risk of new-onset dementia. J Neurol Neurosurg Psychiatry 2007; 78: 514-516.
77. Faught E. Current role of electroencephalography. Stroke 1993; 24: 609-613.
78. Holmes GL. The electroencephalogram as a predictor of seizures following cerebral infarction. Clin Electroencephalogr 1980; 11: 83-86.
79. Luhdorf K, Jensen LK, Plesner AM. The value of EEG in the investigation of postapoplectic epilepsy. Acta Neurol Scand 1986; 74: 279-283.
80. Vespa PM, O'Phelan K, Shah M, et al. Acute seizures after intracerebral hemorrhage: a factor in progressive midline shift and outcome. Neurology 2003; 60: 1441-1446.
81. Patsalos PN, Froscher W, Pisani F, van Rijn CM. The importance of drug interactions in epilepsy therapy. Epilepsia 2002; 43: 365-385.
82. Pack AM. The association between antiepileptic drugs and bone disease. Epilepsy Curr 2003; 3: 91-95.
83. Cummings SR, Nevitt MC, Browner WS, et al. Risk factors for hip fracture in white women. Study of osteoporotic fractures research group. N Engl J Med 1995; 332: 767-773.
84. Nikolaos T, Stylianos G, Chryssoula N, et al. The effect of long-term antiepileptic treatment on serum cholesterol (TC, HDL, LDL) and triglyceride levels in adult epileptic patients on monotherapy. Med Sci Monit 2004; 10: MT50-MT52.
85. Verrotti A, Trotta D, Morgese G, Chiarelli F. Valproate-induced hyperammonemic encephalopathy. Metab Brain Dis 2002; 17: 367-373.
86. Semah F, Picot MC, Adam C, et al. Is the underlying cause of epilepsy a major prognostic factor for recurrence? Neurology 1998; 51: 1256-1262.
87. Stephen LJ, Kwan P, Brodie MJ. Does the cause of localisation-related epilepsy influence the response to antiepileptic drug treatment? Epilepsia 2001; 42: 357-362.
88. Herman ST. Epilepsy after brain insult: targeting epileptogenesis. Neurology 2002; 59: S21-S26.
89. Lowenstein DH, Alldredge BK. Status epilepticus at an urban public hospital in the 1980's. Neurology 1993; 43: 483-488.
90. DeLorenzo RJ, Towne AR, Pellock JM, Ko D. Status epilepticus in children, adults and the elderly. Epilepsia 1992; 33: S15-S25.
91. Alvarez-Sabin J, Montaner J, Padro L, et al. Gabapentin in late-onset poststroke seizures. Neurology 2002; 59: 1991-1993.
92. Gilad R, Lampl Y, Eschel Y, Sadeh M. Antiepileptic treatment in patients with early post-ischemic stroke seizures: a retrospective study. Cerebrovasc Dis 2001; 12: 39-43.
93. Rowan AJ, Ramsay RE, Collins JF, et al. New onset geriatric epilepsy: a randomized study of gabapentin, lamotrigine, and carbamazepine. Neurology 2005; 64: 1868-1873.
94. Meador KJ, Gevins A, Loring DW, et al. Neuropsychological and neurophysiologic effects of carbamazepine and levetiracetam. Neurology 2007; 69: 2076-2084.
95. Belcastro V, Pierguidi L, Tambasco N. Levetiracetam in brain ischemia: clinical implications in neuroprotection and prevention of poststroke epilepsy. Brain Dev 2011; 33: 289-293.
96. Kutlu G, Gomceli YB, Unal Y, Inan LE. Levetiracetam monotherapy for late poststroke seizures in the elderly. Epilepsy Behav 2008; 13: 542-544.
97. Broderick J, Connolly S, Feldmann E, et al. Guidelines for the management of spontaneous intracerebral hemorrhage in adults: 2007 update: a guideline from the American Heart Association/American Stroke Association Stroke Council, High Blood Pressure Research Council, and the Quality of Care and Outcomes in Research Interdisciplinary Working Group. Circulation 2007; 116: e391-e413.
98. Naidech AM, Garg RK, Liebling S, et al. Anticonvulsant use and outcomes after intracerebral hemorrhage. Stroke 2009; 40: 3810-3815.
99. Lossius MI, Ronning OM, Slapo GD, et al. Poststroke epilepsy: occurrence and predictors - a long-term prospective controlled study (Akershus Stroke Study). Epilepsia 2005; 46: 1246-1251.
100. Arboix A, Comes E, Garcia-Eroles L, et al. Prognostic value of very early seizures for in-hospital mortality in atherothrombotic infarction. Eur Neurol 2003; 50: 78-84.
101. Kotila M, Waltimo O. Epilepsy after stroke. Epilepsia 1992; 33: 495-498.

CHAPTER 13

脳卒中における睡眠覚醒障害

Carlo W. Cereda, Mauro Manconi, and Claudio L. Bassetti

序論

　脳の広範囲にわたる多くの部位(視床下部 hypothalamus の視索前野 preoptic area, 視床 thalamus, 脳幹 brainstem, 視床下部後部)が, 睡眠と覚醒の調整にかかわっている. 結果として, 虚血性にしろ出血性にしろ, 脳の局所の損傷によって, 睡眠需要の増加(過眠), 睡眠の障害(不眠), 日周期の異常, 睡眠構造の変化, 睡眠時異常行動 parasomnia などの睡眠覚醒障害 sleep-wake disturbance がもたらされるのは稀なことではない.

　脳卒中後の睡眠覚醒障害の臨床的重要性は, それが高頻度に認められることと, 脳卒中後の生活の質や機能の面も含めた予後不良と関係していること, さらに大部分は治せる可能性があるという事実にある.

疫学

　睡眠覚醒障害は, 脳卒中患者に高頻度(20～50%)に認められる. 過眠, 日中の過度の眠気, 疲労感, 不眠が臨床症状として挙げられる. 脳卒中後の患者では, 睡眠覚醒障害の複数の症状を伴うことも少なくない.

　いくつかの研究で, 疲労感は, 脳卒中後に高頻度に認められると報告されている[1-3].

　連続285例で, 脳卒中発症21か月後に評価したところ, 27%が1日10時間以上眠りにつき(過眠), 28%が Epworth Sleepiness Scale が10点以上(日中の過度の眠気)であった. また, 46%に Fatigue Severity Scale で3点以上(疲労)が認められた(自験例, 未発表).

　脳卒中後の不眠も頻度は高い. 連続277例で脳卒中発症3か月後に評価したところ, 57%に不眠が認められた. 脳梗塞後に新たに生じた不眠は調査例全体の18%に及んでいた[4].

　頻度は低くなるが, 睡眠関連運動障害や睡眠時異常行動が脳卒中後に観察されている. 脳卒中発症1か月後に, 下肢静止不能症候群を新規に発症する例は12%に及んでいた[5]. 睡眠覚醒障害の徴候として, このほかにも夢と現実の錯綜 dream-reality confusion(夢幻状態 oneiroid state)や夢の変化(内容や頻度), 時間感覚の異常(Zeitgefühl)を伴った覚醒から睡眠への(また, 睡眠から覚醒への)病的な移行が報告されている[6-8].

臨床的特徴

■ 過眠 hypersomnia, 日中の過度の眠気 excessive daytime sleepiness

　過眠は臨床的には, 睡眠に至る潜時の減少, 睡眠需要の増加, もしくは日中の過度の眠気をきたすものと定義される. 脳卒中によって覚醒賦活系(正式には上行網様体賦活系 ascending reticular activating system)や傍正中視床が障害されているときには, 過眠が不眠に取って変わることもある.

　脳卒中後の過眠は, 日中の過度の眠気を伴う場合もあれば伴わない場合もあり, 通常は視床, 間脳, 橋吻側部の病変と関連して認められる. 脳卒中後過眠の最も顕著なものは, 傍正中視床の両側性病変によるものであり[8-12](図13.1～図13.3), なかには1日20時間にも及ぶ睡眠様状態を呈する例もある. 尾状核, 線条体, 橋尾側部, 延髄内側部, 大脳半球の病変(圧排効果の有無によらず)でも, 稀に過眠を合併することがある[13]. 大脳半球深部および視床の脳卒中で生

160 | 第1部　臨床症候

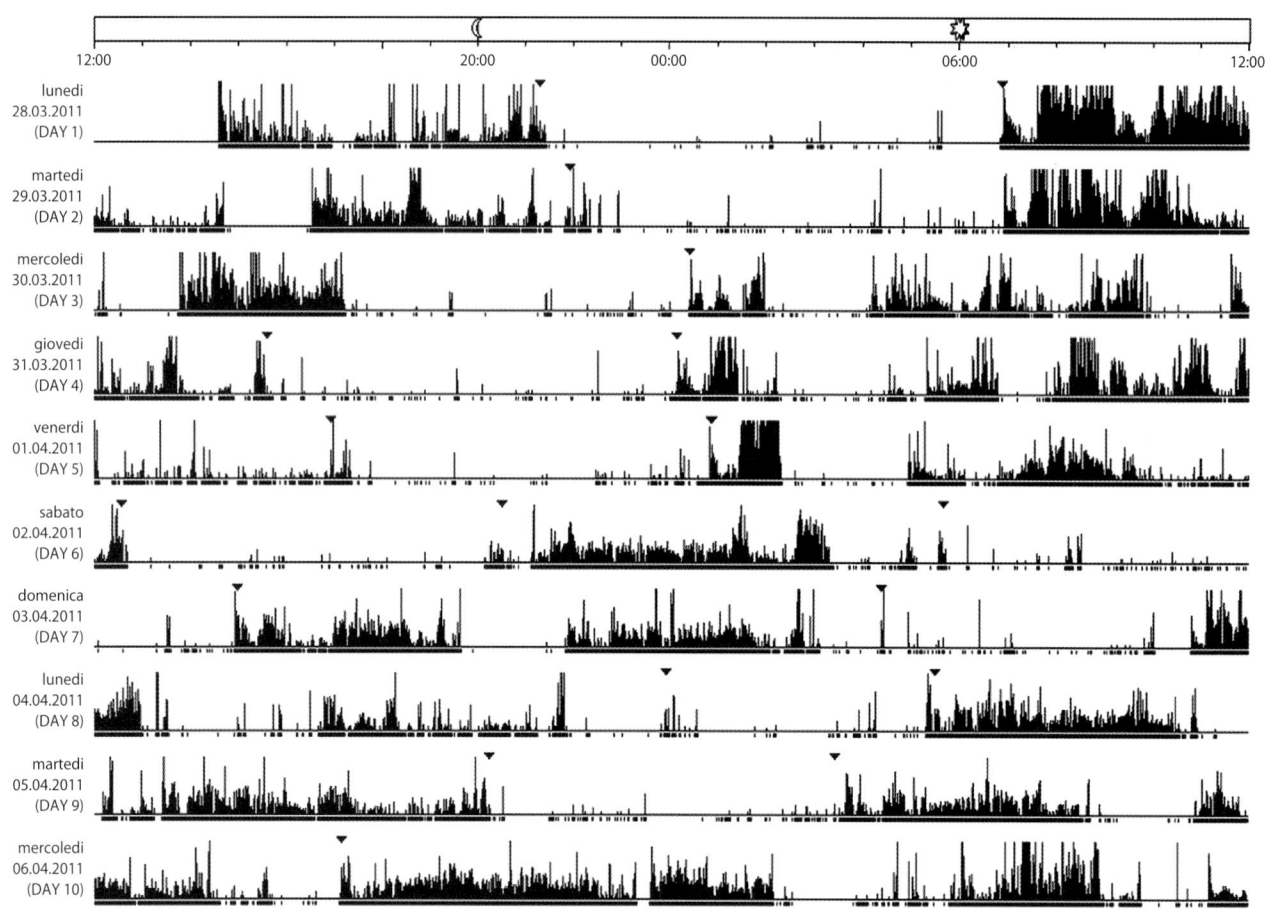

図 13.1　62歳の男性の10日間の睡眠時系列図．両側傍正中視床梗塞を有する．不規則な睡眠周期と睡眠時間の延長（過眠）が記録されている．

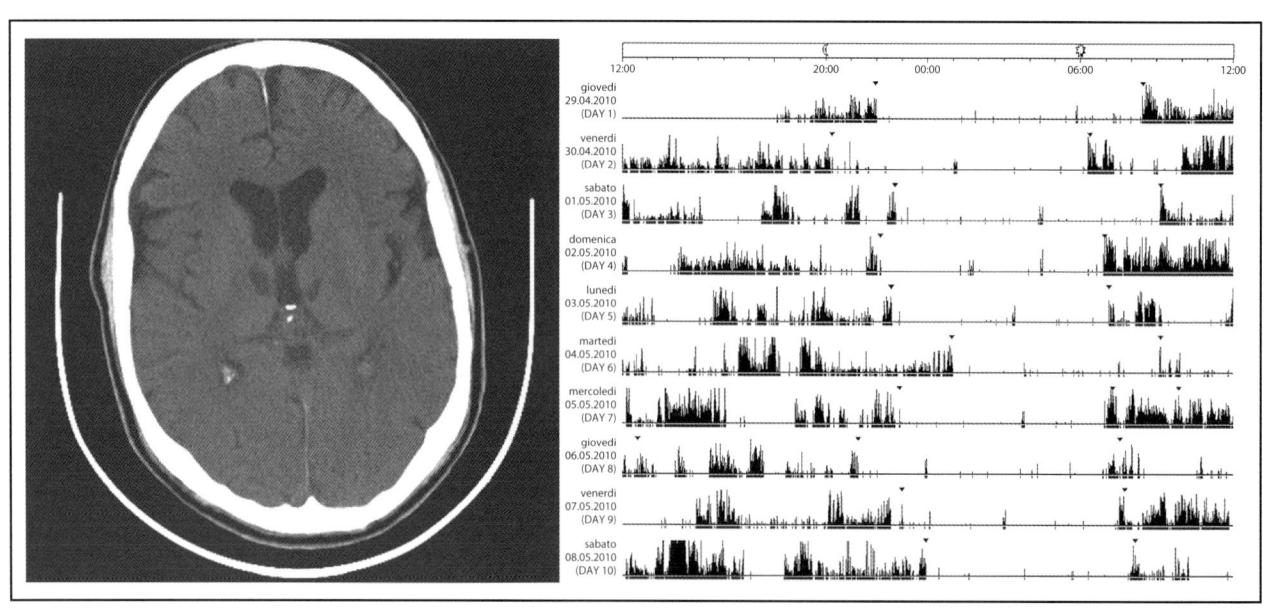

図 13.2　59歳の男性の頭部CT像（左）と10日間の睡眠時系列図（右），両側虚血性傍正中視床病変を有し，夜間の睡眠時間の延長と昼間の二次性過眠の状態が認められる．

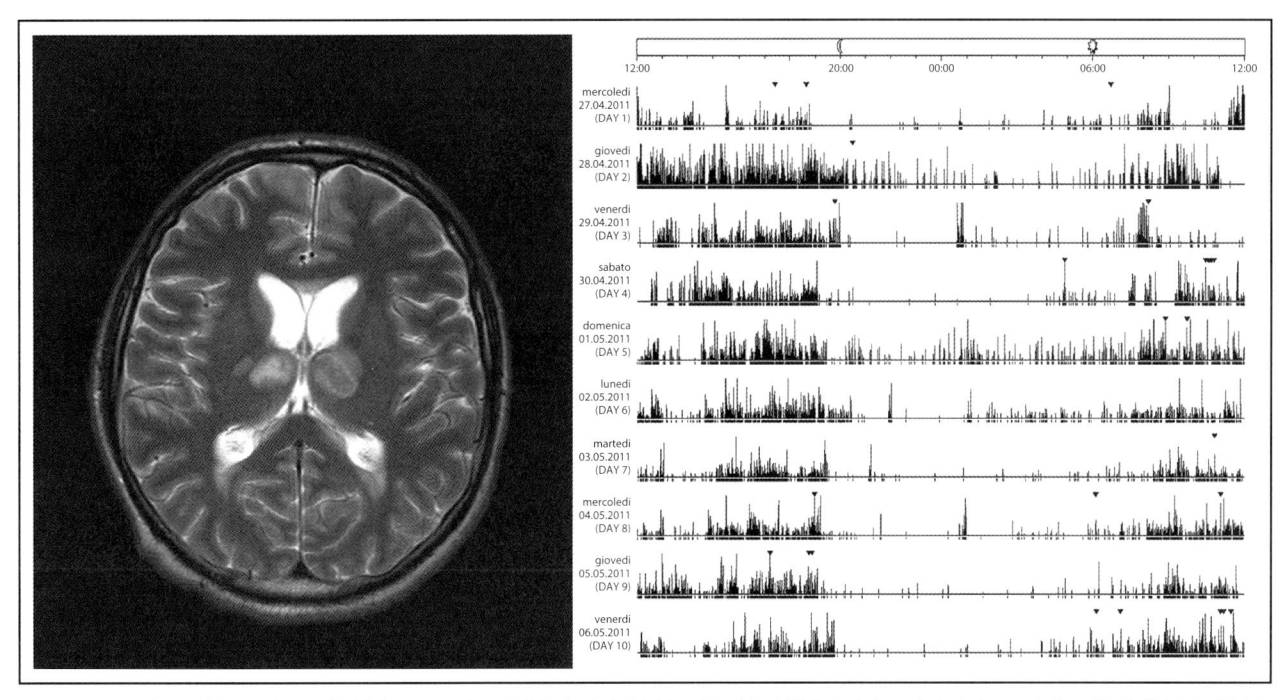

図 13.3 46 歳の男性の頭部 CT 像(左)と 10 日間の睡眠時系列図(右). 両側虚血性傍正中視床病変を有し, 夜間の睡眠時間の延長(平均夜間総睡眠時間 12 時間 31 分)と昼間の二次性過眠の状態が認められる.

じる過眠では，いわゆる睡眠前行動 presleep behavior が認められ，たとえば，あくびをしたり，のびをしたり，目を閉じて体を丸めたり，耐えきれない眠気に抗いながらいつもの眠る姿勢をとったりする[14]．適当な刺激を加えることで，睡眠前行動を抑制できる患者もいるが，この現象はときには抑えきれないものとなる．日中眠っているようにみえても，問いかけに対しての反応は比較的すみやかで，実は覚醒状態にあることを示している．自動的賦活が喪失し異質的賦活が保持されているというこの解離に対しては，無気力 athymhormia（動機づけの欠如）あるいは純粋精神的無動 pure psychic akinesia という用語が使われている[15]．

またある患者では，過眠は発動の欠如および動作の緩慢や欠乏を伴った高度の無感情 apathy に移行し，さらに無動性無言 akinetic mutism というほうがふさわしい状態に進行する[16]．警戒の常態化あるいは不眠の出現にもかかわらず，無動性無言やそれよりもやや軽度な無為 abulia という状態は続いていると思われる．それらの患者では，最終的に，脳卒中後疲労（後述）あるいは脳卒中後うつ病と診断されることもある．ヒト白血球抗原の特異型や髄液中のヒポクレチン 1 欠損を有さない例であっても，脳卒中後にナルコレプシー様の表現型を呈することは稀にある[17-20]．

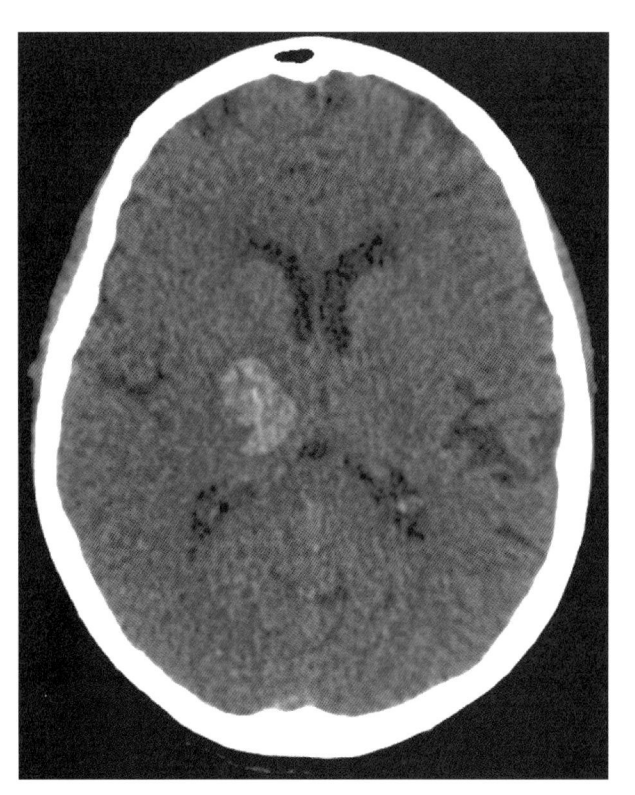

図 13.4 72 歳の女性の頭部 CT 像．視床外側部出血後に新たに高度の不眠を発症した．

■ 疲労感 fatigue

疲労感は，生理的に眠気を催すような具合に（逆に目が冴

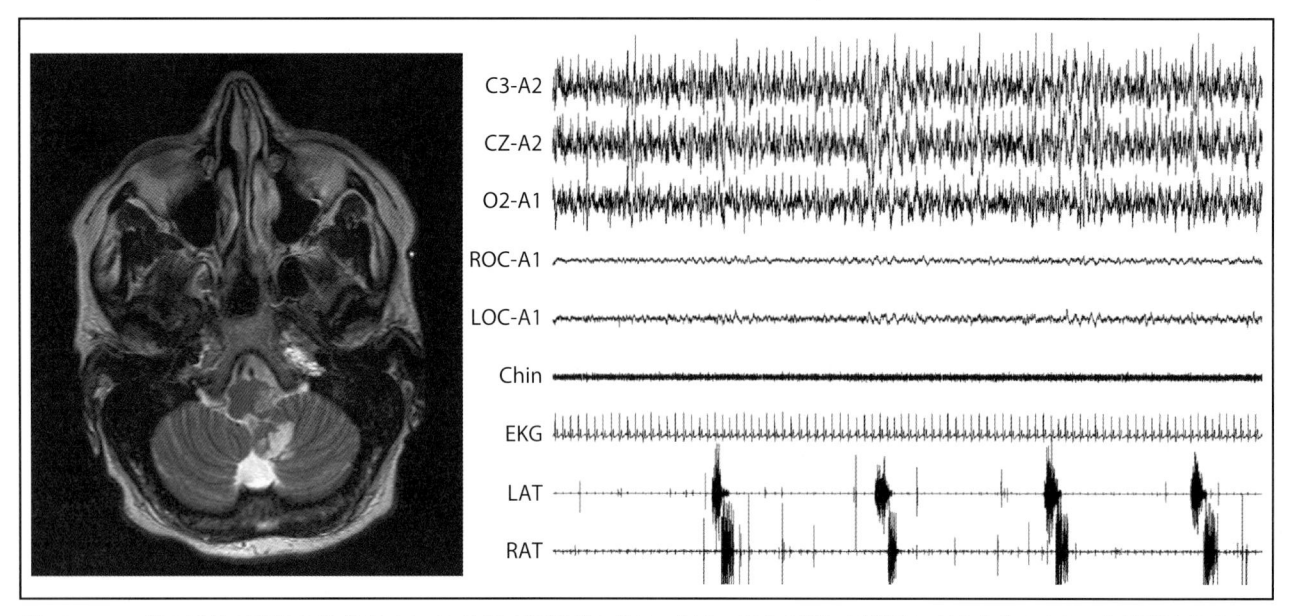

図 13.5 71 歳の男性の頭部 MRI 像(左)と 60 秒間の睡眠ポリグラフ(右).後方循環に両側性に虚血病変を有し,無緊張を呈さないレム睡眠期にあり,脳卒中の数日後よりレム期睡眠行動異常症を呈する.
A1：左乳様突起,A2：右乳様突起,Chin：頤筋筋電図,EKG：心電図,LAT：左前脛骨筋筋電図,RAT：右前脛骨筋筋電図,LOC：左外眼角,ROC：右外眼角.

えることもあるが)眠りたいという強い欲求を伴い,身体的な疲れやすさ,消耗感,活力の欠如を感じる状況と定義される.Epworth Sleepiness Scale は,日中の過度の眠気と疲労感の区別に役立つ指標である[21].疲労感は,過眠や日中の過度の眠気やうつ病を伴う場合もあれば,単独で生じる場合もある.

■ 不眠 insomnia

睡眠の導入もしくは持続の困難さ,早期覚醒,睡眠の質の低下は,不眠を明らかにするうえで重要である.

一次性神経原性不眠 agrypnia の文献報告は少ない[8,22].最初の報告の 1 つは Van Bogaert によるもので,2 か月以上にわたってほぼ完全な不眠を呈した橋中脳の脳卒中の症例が示されている[23].橋中脳の脳卒中で閉じ込め症候群をきたした症例では,睡眠ポリグラフで不眠が確認された[24,25].

脳卒中後不眠は,皮質下病変,傍正中から外側に及ぶ視床出血(図 13.4),中脳被蓋・橋病変を呈する例で認められている.それらの症例の中には,夜間は不眠と興奮を,日中は過眠を呈するという,睡眠覚醒サイクルの逆転を伴う不眠がみられることもある[23-27].

■ 睡眠関連運動障害 sleep-related movement disorder,睡眠時異常行動 parasomnia

橋被蓋の脳卒中後に二次的にレム期睡眠行動異常症 rapid eye movement sleep behavior disorder を生じることが報告されている[28,29](図 13.5).

脳卒中後に新たに下肢静止不能症候群 restless legs syndrome が生じることも知られている[30-34].下肢静止不能症候群は,橋,視床,基底核,放線冠の脳卒中で報告されている[5].最も多いのは,両側性に出現するもので,脳卒中後 1 週間以内に生じ,睡眠時周期性四肢運動障害 periodic limb movements during sleep を伴うものである.

脳卒中後に,周期性四肢運動が増悪あるいは新規に生じることがあり,不眠の原因となりうる(図 13.6).周期性四肢運動障害は,片側大脳半球の脳卒中後に減少する例や,脊髄梗塞後に持続する例の報告もある[34,35].ごく一部の脳卒中の患者において,麻痺側に生理的なノンレム睡眠時ミオクローヌスが生じるという報告もある[36].

■ 幻覚 hallucination,夢の変化

橋中脳もしくは中脳の被蓋,傍正中視床の脳卒中で,Lhermitte の中脳性幻覚 peduncular hallucination を起こしうる(図 13.7).その幻覚は,複雑に入り組んだ色彩豊かな視覚性の幻覚であり,特に夕方や睡眠導入期に出現する[37,38].中脳性幻覚は,不眠とも関連があるが典型的には自然に消失する.

Charles Bonnet 症候群は,典型的には複雑に入り組んだ視覚性幻覚を生じることは少なく,覚醒レベルが低下した条

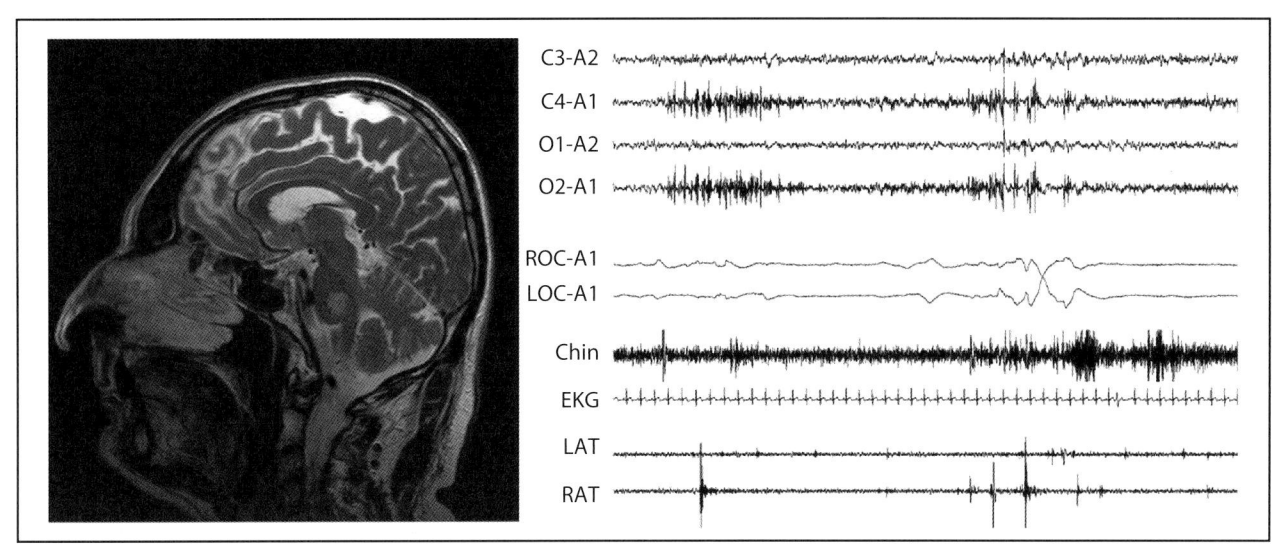

図13.6 48歳の女性の頭部MRI像(左)と60秒間の睡眠ポリグラフ(右)．左小脳半球と延髄に梗塞を有し，臨床的にはWallenberg症候群を呈する．下肢静止不能症候群の病歴はないが，脳梗塞後2日目に，ノンレム睡眠時に両側性周期性下肢運動が出現していた．この部位の病変で睡眠中に周期性下肢運動を呈した理由は不明である．下肢静止不能症候群を呈さなくても，脳卒中発症以前から周期性運動を有していた可能性も考えられる．
A1：左乳様突起，A2：右乳様突起，Chin：頤筋筋電図，EKG：心電図，LAT：左前脛骨筋筋電図，RAT：右前脛骨筋筋電図，LOC：左外眼角，ROC：右外眼角．

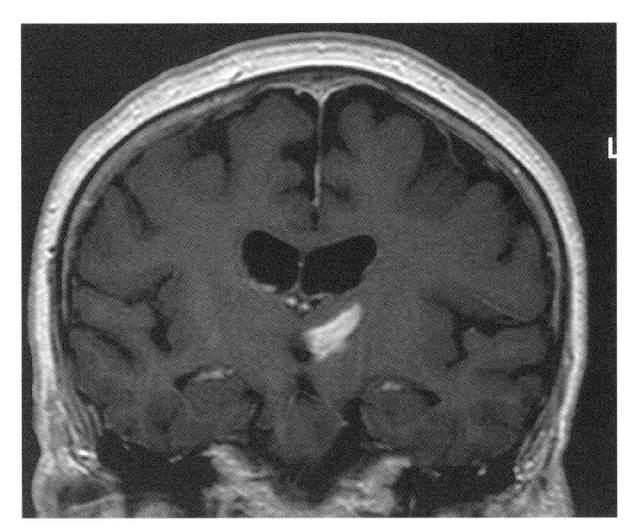

図13.7 62歳の女性の頭部MRI像．片側視床内側部脳卒中後に中脳性幻覚を発症した．

件で生じ[39]，半盲を呈する視野に限定されることが多い[40,41]．

Charcot-Willbrand症候群では，夢の中断もしくは減少を生じるが，ときには，夢の視覚的要素のわずかな変化にとどまる場合もある(Charcotの原文献に記載されている)．この症候群は，頭頂後頭葉，後頭葉，もしくは前頭葉深部の脳卒中で起こりうるもので，多くは両側性病変を呈する[42-47]．必ずというわけではないが，しばしば患者は見たものをもう一度目に浮かべることができず(視覚的回想不能 *visual irreminiscence*)，地誌的健忘 *topographical amnesia* や相貌失認 *prosopagnosia* を伴う．一方，レム睡眠は正常であると報告されている[48]．

高度の不眠と夢をみることの喪失は，延髄外側の脳卒中に続いて起こることが報告されている[27]．脳卒中に続発する部分(側頭葉)発作で，夢と現実の錯綜あるいは繰り返す悪夢を生じることがある．これは，右半球病変で頻度が高く，抗てんかん薬によって改善する[47]．特に，視床や頭頂葉，後頭葉の脳卒中に続いて夢の頻度が高まったり，生き生きとしたものになったりすることがある．稀には，高度の運動障害を呈する患者で，脳卒中後数年間にわたり，あたかも運動機能が正常であるような夢をみて，目が覚めるとその落差に失望するような場合もある．逆に，脳卒中発症後数日間にわたり，夢の中に運動障害を呈した自分の姿が出てくる場合もある．

病態生理

脳卒中の患者における睡眠覚醒障害は，さまざまな要因に起因するようである．脳の障害そのものに加えて，騒音や光，ICUのモニタリング機器などの環境要因も睡眠覚醒障害の出現に関与しているかもしれない．さらには，睡眠障害性呼

吸，心臓呼吸器疾患，けいれん発作，感染，発熱，薬物などは，睡眠の断片化を引き起こし，睡眠障害を惹起する可能性がある．不安，抑うつ，心理的ストレス（一般に脳卒中の場合避けられないことではあるが）は，高頻度で合併し，さらには睡眠覚醒障害へとつながりうる．これらの要因は，脳損傷以外の患者，特にICU患者などでも睡眠覚醒障害との関連が明確に示されている[49]．

■ 過眠，日中の過度の眠気

脳卒中後の過眠（覚醒レベルの低下）の多くは，上行賦活系を巻き込む病変によって生じる[13]．視床，視床下核，視床下部，中脳被蓋，橋上部などの両側性病変では上行賦活系の線維が集中している部位であるため，小病変であっても重大な障害を及ぼし，高度で持続する覚醒障害の責任病巣となる．臨床的には，この領域の脳卒中では，最初から昏睡を呈するか，あるいは過眠状態に陥る前に逆に，躁状態を伴うせん妄や過覚醒状態，不眠を呈することがある．視床から中脳にいたる高位では，背内側核，髄板内核，正中中心核，上行網様体賦活系頭側が通常障害される．精神覚醒は内側部の病変で顕著に障害されるのに対して，運動覚醒は外側部の病変によってより強く障害される[50,51]．脳卒中で過眠を生じうる他の病変部位としては，尾状核，線条体，橋被蓋，延髄内側部，大脳半球が挙げられる．大脳半球の脳卒中後に過眠を生じることは，右半球よりも左半球，後方よりも前方の障害で多く認められ，通常は大病変である[8,52,53]．半球の大病変の場合，脱覚醒は脳浮腫による縦方向（小脳テントをまたぐ）もしくは水平方向の偏倚によって脳幹上部が破壊されることで生じる[54]．皮質あるいは線条体の脳卒中では，圧排効果を伴わなくても睡眠覚醒障害を生じる場合があり，それらの部位が覚醒の保持，さらには睡眠と覚醒の調節に一定の役割を担っていると考えられている[55-57]．

視床，中脳，橋の脳卒中患者において，24時間ごとの区切りでみた際に睡眠時間の増加を伴う過眠（真の過眠）が，睡眠ポリグラフを用いて記録されている[58-60]．頭蓋咽頭腫の切除術後に両側間脳に脳卒中を生じた23歳の患者では，髄液中のヒポクレチン1濃度が低下しており，脳卒中後過眠とヒポクレチン神経伝達の欠損との関連が示唆された[61]．しかしながら，過眠を呈した視床と橋の脳卒中を起こした2例を対象とした我々の研究では，いずれも髄液中のヒポクレチン1濃度は正常であった[13]．

■ 疲労感

疲労感は，睡眠覚醒障害（過眠，日中の過度の眠気，不眠），気分や感情の変化，神経学的な脱落症状，神経心理学的な後遺症などとともに脳卒中後に生じることがある．脳卒中後疲労と脳卒中後うつ病との重複もみられる．また一般的には，（ⅰ）脳卒中後疲労と脳卒中の部位や大きさとは関連が認められないこと，（ⅱ）心筋梗塞後（脳損傷を伴わない）に疲労感は高頻度であること[62]，から示唆されるように，脳卒中後遺症のために物事をうまく進められないという心理的ストレスが，おそらく大きく影響していると考えられる．覚醒と注意の回路の障害が，脳卒中後過眠のいくつかの型でみられたように（前述），脳卒中後疲労にもかかわっていると考えられている[63]．

■ 不眠

軽度から中等度の不眠は，高頻度で，通常非特異的であり，脳卒中急性期に生じる多因子性の合併症である．頻回覚醒，睡眠不連続，断眠は，基礎疾患（たとえば，心不全，呼吸器疾患），睡眠障害性呼吸，薬物，感染や発熱，活動低下，環境要因（たとえば，ICU入室），ストレス，うつ病などによって生じることが少なくない．向精神薬の使用，不安，認知症，以前からの不眠および脳卒中重症度は，脳卒中後不眠の危険因子であることがわかっている．

不眠は脳への障害とも関連があるかもしれない[8,22,64]．脳幹の背側部や被蓋，視床の外側部や傍正中，皮質下の病変などとの関連が示されている．それらの病変を呈する患者の中には，不眠から過眠への急速な移行が観察される者もあり，視床，基底前脳，橋中脳，橋延髄接合部などの領域が，睡眠覚醒の調節において二重の役割を担っている可能性が高い[65,66]．

■ 睡眠関連運動障害，睡眠時異常行動

橋被蓋の脳卒中後にレム期睡眠行動異常症が出現することは，この脳部位がレム睡眠期の無緊張の調節に中心的役割を演じていることと合致する[67]．皮質下や脳幹の脳卒中で新規に下肢静止不能症候群を発症することは，この疾患の病態生理に皮質脊髄路の障害が関与していることを強く示唆している[5]．

■ 幻覚，夢の変化

中脳性幻覚は，レム睡眠期の思考からの開放を意味しているのかもしれない．Charles Bonnet症候群で認められる幻視は，視力の低下や脳卒中後視野異常によって生じる一種の開放現象と理解されている．

臨床的意義

脳卒中後睡眠覚醒障害の出現は，認知機能障害や精神障害（うつ病，不安）と関連している[4,12,68,69]．最近では，脳卒中

の患者のリハビリテーション中に意図的に睡眠を導入することにより，運動機能の回復や学習に良好な成果をあげることができると報告されている[70,71]．

動物実験では，睡眠障害の導入によって，脳卒中による障害が遷延し機能回復も阻害されることが示されている．また，それとは逆に，睡眠を誘導する薬剤(sodium oxybate)の使用は，機能的回復を促進するといわれている[72-74]．

一般集団においては，過眠と不眠はいずれも死亡率の上昇と関連している[75]．最近の論文では，客観的な睡眠時間の短縮を伴う不眠は，高血圧のリスクを高めることが示されている[76]．脳卒中から2年後の疲労感は，施設入所や死亡の予測因子であると報告されている[77]．

診断

脳卒中後の睡眠覚醒障害の認識や診断は，元来，臨床的観察を基盤とする．Epworth Sleepiness Scale や Fatigue Severity Scale などの妥当性が検証された質問票は，脳卒中後の眠気や疲労感の評価に役立つ[2]．

脳卒中患者においては，睡眠覚醒障害と睡眠時脳波との関連は単純なものではない[55,60]．しかしたとえば，脳卒中後過眠の患者では，睡眠時脳波を計測することで，ノンレム睡眠もしくはレム睡眠の増加(稀には減少)を判断できる．視床梗塞後の過眠において，眠っているような状態では，びまん性低振幅のアルファ波からベータ波帯域活動，ノンレム睡眠第1段階，徐波活動，レム睡眠などのさまざまな脳波変化が生じている[50,60,78]．

日中の過度の眠気は，睡眠潜時反復検査やその他の覚醒状態の検査から評価できる．しかし，視床皮質系病変を有する患者の評価には十分でない場合もあり，そのような例も含め脳卒中後の睡眠覚醒リズムの変化や睡眠休養要求の変化を評価するにはアクチグラフ actigraphy が有用である[8,12]．

治療

■過眠，日中の過度の眠気

脳卒中後過眠の治療はしばしば困難を伴う．個々の患者によって差はあるが，視床あるい中脳の脳卒中の場合，アンフェタミン類，モダフィニル，メチルフェニデート，ドパミン作動薬によりいくらかの改善が得られる[13]．

傍正中視床梗塞の患者で，20～40 mg のブロモクリプチンが無感情と睡眠前行動に改善をもたらした[14]．メチルフェニデート 20 mg とモダフィニル 200 mg の投与で，両側中脳間脳傍正中梗塞の患者の覚醒に改善をもたらしたという報告もある[59]．

合併するうつ症候を抗うつ薬によって治療することにより，脳卒中後の過眠も同時に改善できる場合がある．メチルフェニデート(5～30 mg/日，3週間投与)やレボドパ(100 mg/日，3週間投与)での治療とともに，脳卒中後早期からのリハビリテーションがよい結果をもたらしたという報告は注目すべきであり，少なくとも部分的には覚醒の改善が認められている[79,80]．

■疲労感

抗うつ薬やアマンタジンによる賦活が脳卒中後疲労に試みられている[81]．一方では，fluoxetine の投与は無効であったという報告もある[82]．

■不眠

脳卒中後不眠の治療では，患者が夜間は騒音や無用な光のない静かな個室で過ごせるように，また日中は明るいところで適度な身体活動を行えるようにすべきである．必要ならば，認知機能への影響の少ない睡眠薬，たとえば，ベンゾジアゼピンやベンゾジアゼピン様の作用を有する薬剤(ゾルピデム，ゾピクロン)の一時的な使用も考慮すべきである．しかし，それらの薬剤は，鎮静を促し脳卒中後の神経心理学的症状を増悪させたり，他の神経症状を再燃させるおそれもあるため，用いる場合は注意を要する[83]．小規模な無作為化二重盲検試験だが，脳卒中後不眠を呈する 12 例において，ゾピクロン(3.75～7.5 mg)はロラゼパム(0.5～1.0 mg)と同様に有効であった[84]．51 例の脳卒中患者を対象とした研究では，うつ病を有さない患者であっても，60 mg/日のミアンセリンの投与がプラセボ群に比較して不眠の改善に有効であったと報告されている[85]．

■睡眠関連運動障害，睡眠時異常行動

クロナゼパム(0.5～2.0 mg，就寝の1～2時間前に服用)は，レム期睡眠行動異常症の第1選択薬である．ロピニロール(0.125～1 mg/日)とプラミペキソール(0.125～0.5 mg/日)は通常脳卒中後の下肢静止不能症候群に有効である[5]．

睡眠構造の変化

脳卒中急性期において局所的あるいは大局的な睡眠構造の異常をきたすのはよくあることだが，そのすべてが急性期の脳損傷によってもたらされるわけではない．睡眠構造の変化は，(ⅰ)脳卒中を生じる以前の患者とその健康状態に関する特徴(たとえば，年齢，睡眠関連呼吸障害など)，(ⅱ)病変分布やその大きさ，(ⅲ)脳卒中の合併症(たとえば，睡眠障害性呼吸，発熱，感染，心血管系障害，うつ病，不安など)，

(ⅳ)薬物療法，（ⅴ）脳卒中発症後の経過時間，によって影響を受ける．急性心筋梗塞後にICUに収容された患者では，脳の障害がなくても，総睡眠時間や睡眠効果の減少，レム睡眠や徐波睡眠の短縮を生じうる[48]．睡眠構造のある種の変化は，脳損傷との特定の関連が示されている（後述）．たとえば，紡錘波と徐波睡眠の持続性の出現はテント上脳卒中で，持続するレム睡眠の異常はテント下脳卒中で生じる．

脳卒中の動物モデルでは，脳卒中患者と同様に，睡眠時行動や睡眠時脳波の変化が脳卒中の大きさに依存するのは確かであるが，その行動と脳波の関連は必ずしも密接なものではない[86,87]．たとえば，びまん性の皮質病変，視床病変，橋病変の患者の場合，脳波の顕著な異常を併うにもかかわらず，眼瞼緊張，呼吸，体温，体動などに関する睡眠覚醒の生理的周期は保持される[88,89]．

■ テント上脳卒中 supratentorial stroke

テント上脳卒中の急性期には，ノンレム睡眠・総睡眠時間・睡眠効果の減少が起こりうる[55,89-94]．紡錘波の減少が視床あるいは皮質皮質下脳卒中で生じることが観察されている[12,95-98]．しかし，片側視床脳卒中では，睡眠紡錘波は維持されていることが多い[12,88,89,99]．

稀に，紡錘波と徐波睡眠が中大脳動脈領域梗塞の急性期に増加する[92,97,100]．そのような症例では，徐波睡眠（スコア化して評価）の増加は，睡眠中および覚醒時の全般的なデルタ帯域の活動亢進を反映するものかもしれない[93,101]．睡眠紡錘波と徐波活動の変化には必ずしも同時性は認められない．

レム睡眠の一過性の減少は，テント上脳卒中後の最初の数日間に生じることが多い[89,97]．レム睡眠の変化は，大きな半球性脳卒中の場合に継続し，しばしば不良な予後と関連する[8,92,94]．大きな半球性脳卒中において，特に右半球を巻き込む場合には，鋸歯波は両側性に減少することが多い[89,102]．

半球性脳卒中後の睡眠構造の変化には，病変分布との高度の関連は認めない[89]．しかしながら，右半球の脳卒中ではレム睡眠とその密度が真っ先に減少し，左半球の脳卒中ではノンレム睡眠第4段階が選択的に減少するという特徴が報告されている[91,103]．

皮質盲 cortical blindness は，急速眼球運動の減少と関連することがわかっている[104]．傍正中視床梗塞では，紡錘波がしばしば減少し，頻度は低いながらも徐波活動やK complex の減少もみられる[12,88,99]．傍正中視床梗塞後の高度の過眠状態では，睡眠ポリグラフの長時間モニタリングによって，浅いノンレム睡眠第1段階がほとんど途切れることなく続いていることを証明することができる．その変化はおそらく，覚醒から睡眠への移行ができないこと，あるいは完全な覚醒へと移行できないことを反映しているものと思われる[88]．そのような患者では，夜間にも日中にも，レム睡眠が徐波睡眠を経ることなく生じている[88,89]．

覚醒時脳波と同様に，睡眠時脳波についても，急性障害からの回復の過程を表す変化があると思われるが，この点に関するデータは少ない[105]．Hachinski らは，左半球の大きな脳卒中後の臨床的な回復過程で，右半球の睡眠時脳波が進行性に不活発となった1例を報告している[97]．また，傍正中視床梗塞の患者で，ノンレム睡眠の有意な変化が続いていても，過眠からの回復は起こりうることも示されている[12,78,88]．通常は，半球性脳卒中が重症（容積＞50 mL）の場合でも，（健側の）脳波変化は時間経過とともに改善する[55]．

■ テント下脳卒中 infratentorial stroke

両側の橋被蓋傍正中梗塞や両側の橋被蓋腹側梗塞では，ノンレム睡眠，さらにはレム睡眠も減少しうる[5,106-111]．睡眠紡錘波の出現，K complex, 頭蓋頂鋭波 vertex wave といった正常の睡眠脳波の特徴は，完全に失われることもある[107,112]．通常，臨床的には，対側もしくは両側の感覚運動脱落症候や眼球運動障害を呈し，少なくとも発症時は意識障害を有している．稀ではあるが，睡眠時脳波で高度の変化を伴っているにもかかわらず，得られる局所所見は水平注視麻痺のみという橋被蓋病変の報告もある[112]．睡眠構造の異常を呈する患者は不眠を訴えるかもしれないが，認知機能や行動への影響を生じることなく，長年にわたってレム睡眠の消失のみが持続しうる[109,113]．通常，橋被蓋部周囲（そのものではなく）の両側梗塞や橋被蓋の片側のみの梗塞では，睡眠構造が変化することはない．変化を生じた報告例には，両側の橋延髄接合部梗塞，両側橋腹側部梗塞で閉じ込め症候群を呈した例，片側橋被蓋に複数の梗塞を生じた例が含まれている[114]．しかしながら，橋被蓋左側の出血でレム睡眠期に同側の脳波異常を呈した例（しかし急速眼球運動は正常で筋無緊張を伴う）[115]と，橋被蓋右側の出血で臨床的に過眠を呈しノンレム睡眠第1，2段階と総睡眠時間が増加した例[58]といった例外的な症例も報告されている．

ノンレム睡眠あるいはレム睡眠が選択的に変化する症例もときおり認められる．橋中脳接合部被蓋および縫線核の脳卒中で，中等度から高度の総睡眠時間の減少をきたし，レム睡眠の目立った変化を伴わずにノンレム睡眠が減少することがある[24,88]．傍正中視床と橋下部の梗塞では，徐波睡眠の欠如と関連があり，正常のレム睡眠が維持されたまま睡眠初期にもレム睡眠が出現していた[88,108]．対照的に，橋下部の梗塞でレム睡眠が選択的に著しく減少することがある[114]．

レム睡眠の増加も認められており，中脳被蓋部梗塞と橋延髄接合部被蓋部梗塞でそれぞれ 1 例の報告がある[116]．また，ノンレム睡眠の増加と（それより程度は軽いものの）レム睡眠の増加を伴う症例が中脳脳卒中で報告されている[110]．

睡眠の臨床的意義

記憶の定着や認知機能における睡眠の役割を示唆する知見が蓄積されてきたことにより，神経活動（同期）には通常脳波と睡眠時脳波の発現がともに必要で，その神経活動と実際の行動とを関連づける働きが，正常の認知にとって必要であると考えられるようになった．

しかしながら，これを直接的に関連づけるものは，脳卒中の患者において十分に証明されているわけではない．いくつかの観察研究により，脳卒中後の覚醒時および睡眠時の脳波変化と臨床転帰や認知機能の予後との関連が示唆されるにとどまっている[12,55,69,88,89,97,102,117]．

脳卒中発症の日周期と脳卒中による日周期の変化

虚血性脳卒中は，心筋梗塞や突然死と同様に，朝の時間帯，特に午前 6 時から正午までの起床後に頻発する．脳卒中の発症時間についての記述がある 31 論文 11,816 例のメタアナリシスでは，全脳卒中病型（虚血性脳卒中，出血性脳卒中，一過性脳虚血発作）での発症リスクは，午前 6 時から正午までの時間帯がリスク比で 49％の上昇を示していた[118]．Lago らによると，アテローム血栓性梗塞（29％）とラクナ梗塞（28％）は，脳塞栓（19％）に比して起床時の発症が多かった[119]．初発と再発とでは，日周期に相違はなかった．発症が午前中に多いことの説明として，日周期や体位による変化，なかでも，血小板凝集能，血栓溶解，血圧，心拍数，カテコールアミン濃度の変化など，身体および精神活動の覚醒と再開によりもたらされるさまざまな変化が注目されている[120]．加えて，レム睡眠中には自律神経系が不安定になることが知られており[121,122]，最長のレム睡眠は起床前に生じることもかかわっているかもしれない．朝早い時間帯の脳卒中の頻度は，起床時に脳卒中が明らかになった例を含んでいるため，やや過剰に評価されているおそれがある．アスピリンによる治療は，脳卒中発症の日周期のパターンを修飾しない[88,123]．

虚血性脳卒中の 20〜40％が夜間に発症する一方，脳出血やくも膜下出血が夜間に生じることは稀である[124]．このことは，睡眠時が特定の脳血管障害が生じやすい時間帯である可能性を表しているのかもしれない．睡眠時発症の脳卒中は，睡眠時呼吸障害と関連があるように思われる．脳梗塞急性期（特に右半球や島の障害）には自律神経（心拍数，血圧，体温のコントロール）や呼吸状態の日周期の乱れが生じ，そのことがさらに脳卒中後心血管系障害を増悪させる方向に作用していると思われる[125-131]．脳梗塞急性期には，睡眠中の成長ホルモンやメラトニンの分泌のような日周期に基づくさまざまな機能が影響を受けて変化するかもしれない[100,130]．脳梗塞急性期と多発性脳梗塞性認知症を併発した数例でアクチグラフを記録した結果，睡眠覚醒サイクルが，中断，短縮，延長あるいは偏倚していることが明らかとなっている[12]．大脳半球の大病変や脳幹病変によって昏睡を生じた後に覚醒した患者では，多相性の睡眠覚醒リズムが単相性リズムの再出に先駆けて出現していた[50]．腹側視床下部に限局病変（腫瘍）を生じた症例では中心体温の日周期の変化が報告されているが，脳梗塞急性期に同様の変化が生じたという報告はない[131]．高体温（間脳機能の障害を示唆する）は，脳卒中重症度と関連があり，急性期後の予後不良の徴候である[132]．

参考文献

1. Choi-Kwon S, Han SW, Kwohn SU, Kim JS. Poststroke fatigue: characteristics and related factors. Cerebrovasc Dis 2005; 19: 84-90.
2. Valko PP, Bassetti CL, Bloch K, Held U, Baumann CR. Validation of the Fatigue Severity Scale in a Swiss cohort. Sleep 2008; 31: 1601-1607.
3. Park JY, Chun MH, Kang SH, et al. Functional outcome in poststroke patients with or without fatigue. Am J Phys Med Rehab 2009; 88: 554-558.
4. Leppävuori A, Pohjasvaara T, Vataja R, Kaste M, Erkinjuntti T. Insomnia in ischemic stroke patients. Cerebrovasc Dis 2002; 14: 90-97.
5. Lee SJ, Kim JS, Song IU, et al. Poststroke restless legs syndrome and lesion location: anatomical considerations. Mov Disord 2008; 24: 77-84.
6. Hoff HE, Plötzl O. Uber eine Zeitrafferwirkung bei homonymer linksseitiger Hemianopise. Z Gesamte Neurol Psychiatr 1934; 151: 599-641.
7. Goody W. Disorders of the time sense. In: Vinken PJ, Bruyn GW, eds. Handbook of Clinical Neurology. Amsterdam: Elsevier, 1969; 229-250.
8. Bassetti CL, Hermann D. Sleep and Stroke. In: Montagna P, Chokroverty S, eds. Handbook of Clinical Neurology. Amsterdam: Elsevier, 2011; 1051-1072.
9. Façon E, Steriade M, Wertheim N. Hypersomnie prolongée engendrée par des lésions bilatérale du système activateur médial. Le syndrome thrombotique de la bifurcation du tronc basilaire. Rev Neurol (Paris) 1958; 98: 117-133.
10. Castaigne P, Escourolle R. Etude topographique des lésions anatomiques dans les hypersomnies. Rev Neurol (Paris) 1967; 116: 547-584.
11. Bassetti C, Aldrich M. Idiopathic hypersomnia. A study of 42 patients. Brain 1997; 120: 1423-1435.
12. Hermann DM, Siccoli M, Brugger P, et al. Evolution of neurological, neuropsychological and sleep-wake disturbances after paramedian thalamic stroke. Stroke 2008; 39: 62-68.

13. Bassetti CL, Valko P. Poststroke hypersomnia. Sleep Med Clin 2006; 1: 139–155.
14. Catsman-Berrevoets CE, Harskamp F. Compulsive pre-sleep behaviour and apathy due to bilateral thalamic stroke. Neurology 1988; 38: 647–649.
15. Laplane D, Baulac M, Widlöcher D, Dubois B. Pure psychic akinesia with bilateral lesions of basal ganglia. J Neurol Neurosurg Psychiatry 1984; 47: 377–385.
16. Cairns H, Oldfield RC, Pennybacker JB, Whitteridge D. Akinetic mutism with an epidermoid cyst of the 3rd ventricle. Brain 1941; 64: 273–290.
17. Niedermeyer E, Coyle PK, Preziosi TS. Hypersomnia with sudden sleep attacks ("symptomatic narcolepsy") on the basis of vertebrobasilar artery insufficiency. A case report. Waking Sleeping 1979; 3: 361–364.
18. Rivera VM, Meyer JS, Hata T, Ishikawa Y, Imai A. Narcolepsy following cerebral hypoxic ischemia. Ann Neurol 1986; 19: 505–508.
19. Nishino S, Kanbayashi T. Symptomatic narcolepsy, cataplexy, and hypersomnia, and their implications in the hypothalamic hypocretin/orexin system. Sleep Med Rev 2005; 9: 269–310.
20. Drake ME. Kleine-Levine syndrome after multiple cerebral infarctions. Psychosomatics 1987; 28: 329–330.
21. Johns MW. Sleepiness in different situations measured by the Epworth sleepiness scale. Sleep 1994; 17: 703–710.
22. Autret A, Hernry-Le Bras F, Duvelleroy-Hommet C, Lucas B. Les agrypnies. Neurophysiol Clin 1995; 25: 360–366.
23. Van Bogaert M. Syndrome de la calotte protubérantielle avec myoclonie localisée et troubles du sommeil. Rev Neurol (Paris) 1926; 45: 977–988.
24. Freemon FR, Salinas-Garcia RF, Ward JW. Sleep patterns in a patient with brainstem infarction involving the raphae nucleus. Electroencephalogr Clin Neurophysiol 1974; 36: 657–660.
25. Girard P, Gerrest F, Tommasi M, Rouves L. Ramollissement géant du pied de la protubérance. Lyon Méd 1962; 14: 877–892.
26. Rondot P, Recondo J, Dvous P, Bathien N, Coignet A. Infarctus thalamique bilatéral avec mouvements abnormaux et amnésie durable. Rev Neurol (Paris) 1986; 142: 389–405.
27. Hobson AJ. Sleep and dream suppression following a lateral medullary infarction: a first-person account. Conscious Cogn 2002; 11: 377–390.
28. Culebras A, Moore JT. Magnetic resonance findings in REM sleep behavior disorder. Neurology 1989; 39: 1519–1523.
29. Kimura K, Tachibana N, Kohyama J, et al. A discrete pontine ischemic lesion could cause REM sleep behavior disorder. Neurology 2000; 55: 894–895.
30. Kang SY, Sohn YH, Lee IK, et al. Unilateral periodic limb movement in sleep after supratentorial cerebral infarction. Parkinsonism Relat Disord 2004; 10: 429–431.
31. Anderson KN, Bhatia KP, Losseff NA. A case of restless legs syndrome in association with stroke. Sleep 2005; 28: 147–148.
32. Lee JS, Lee PH, Huh K. Periodic limb movements in sleep after a small deep subcortical infarct. Mov Disord 2005; 20: 260–261.
33. Unrath A, Kassubek J. Symptomatic restless legs syndrome after lacunar stroke: a lesion study. Mov Disord 2006; 21: 2027–2028.
34. Dyken ME, Rodnitzky RL. Periodic, aperiodic, and rhythmic motor disorders of sleep. Neurology 1992; 42: 68–74.
35. Yokota T, Hirose K, Tanabe H, Tsukagoshi H. Sleep-related periodic leg movements (nocturnal myoclonus) due to spinal cord lesion. J Neurol Sci 1991; 104: 13–18.
36. Dagnino N, Loeb C, Massazza G, Sacco G. Hypnic physiological myoclonias in man: an EEG-EMG study in normals and neurological patients. Eur Neurol 1969; 2: 47–58.
37. Van Bogaert L. Syndrome inférieur du noyau rouge, troubles psycho-sensoriels d'origine mésocéphalique. Rev Neurol (Paris) 1924; 31: 417–423.
38. Manford M, Andermann F. Complex visual hallucinations. Brain 1998; 121: 1819–1840.
39. Teunisse RJ, Cruysberg JR, Hoefnagels WH, Verbek AL, Zitman FG. Visual hallucinations in psychologically normal people: Charles Bonnet's syndrome. Lancet 1996; 347: 794–797.
40. Vaphiades MS, Celesia GG, Brigell MG. Positive spontaneous visual phenomena limited to the hemianopic field in lesions of central visual pathways. Neurology 1996; 47: 408–417.
41. Lepore FE. Spontaneous visual phenomena with visual loss: 104 patients with lesions of retinal and neural afferent pathways. Neurology 1990; 40: 444–447.
42. Bassetti C, Bischof M, Valko P. Dreaming: a neurological view. Schweiz Arch Neurol Psychiatr 2005; 156: 399–414.
43. Grünstein AM. Die Erforschung der Träume als eine Methode der topischen Diagnostik bei Grosshirnerkrankungen. Z Gesamte Neurol Psychiatr 1924; 93: 416–420.
44. Gloning K, Sternbach I. Uber das Träumen bei zerebralen Herdläsionen. Wien Z Nervenheild 1953; 6: 302–329.
45. Solms M. The Neuropsychology of Dreams. Mhawah, NJ: Lawrence Erlbaum, 1997.
46. Murri L, Arena R, Siciliano G, Mazzotta R, Muratorio A. Dream recall in patients with focal cerebral lesions. Arch Neurol 1984; 41: 183–185.
47. Murri L, Massetani R, Siciliano G, Giovanditti L, Arena R. Dream recall after sleep interruption in brain-injured patients. Sleep 1985; 8: 356–362.
48. Bischof M, Bassetti C. Total dream loss (Charcot-Wildbrand syndrome): a distinct neuropsychological dysfunction following bilateral posterior cerebral artery stroke. Ann Neurol 2004; 56: 583–586.
49. Krachmann SL, D'Alonzo GE, Criner GJ. Sleep in the intensive care unit. Chest 1995; 107: 1713–1720.
50. Passouant P, Cadilhac J, Baldy-Moulinier M. Physio-pathologie des hypersomnies. Rev Neurol (Paris) 1967; 116: 585–629.
51. Bassetti C, Mathis J, Gugger M, Lövblad K, Hess CW. Hypersomnia following thalamic stroke. Ann Neurol 1994; 39: 471–480.
52. Caplan LR, Schmahmann JD, Kase CS, et al. Caudate infarcts. Arch Neurol 1990; 47: 133–143.
53. Albert ML, Silverberg R, Reches A, Bernam M. Cerebral dominance for consciousness. Arch Neurol 1976; 33: 453–454.
54. Ropper AH. A preliminary MRI study of the geometry of brain displacement and level of consciousness with acute intracranial masses. Neurology 1989; 39: 622–627.
55. Vock J, Achermann P, Bischof M, et al. Evolution of sleep and sleep EEG after hemispheric stroke. J Sleep Res 2002; 11: 331–338.
56. Villablanca JR, Marcus RJ, Olmstead CE. Effect of caudate nuclei or frontal cortex ablations in cats. II. Sleep-wakefulness, EEG, and motor activity. Exp Neurol 1976; 53: 31–50.
57. Braun AR, Balkin TJ, Wesensten NJ, et al. Regional cerebral blood flow throughout the sleep-wake cycle. An $H_2^{15}O$ study. Brain 1997; 120: 1173–1197.
58. Arpa J, Rodriguez-Albarino R, Izal E, Sarria J, Barreiro ML. Hypersomnia after tegmental pontine hematoma: case report. Neurologia 1995; 10: 140–144.
59. Bastuji H, Nighoghossian N, Salord F, Trouillas P, Fischer C. Mesodiencephalic infarct with hypersomnia: sleep recording in two cases. J Sleep Res 1994; 3: 16.
60. Bassetti C, Aldrich M. Idiopathic hypersomnia. A study of 42 patients. Brain 1997; 120: 1423–1435.
61. Scammell TE, Nishino S, Mignot E, Saper CB. Narcolepsy and low CSF orexin (hypocretin) concentration after stroke. Neurology 2001; 56: 1751–1753.
62. Leegard OF. Diffuse cerebral symptoms in convalescents from cerebral infarction and myocardial infarction. Acta Neurol Scand 1983; 67: 348–355.
63. Staub F, Bogousslavksy J. Fatigue after stroke: a major but neglected issue. Cerebrovasc Dis 2001; 12: 75–81.
64. Autret A, Lucas B, Mondon K, et al. Sleep and brain lesions: a critical review of the literature and additional new cases. Neurophysiol Clin 2001; 31: 356–375.
65. Hösli L. Dämpfende und fördernde Systeme im medialen Thalamus und im Retikularapparat (Nachweis der funktionellen Dualität durch selektive Reizungen und Ausschaltungen). Inaugural dissertation. Basel, Switzerland: Buchdruckerei Birkhäuser AG, 1962.
66. Akert K. The anatomical substrate of sleep. Prog Brain Res 1965; 18: 9–19.

67. Fort P, Bassetti CL, Luppi PH. Alternating vigilance states: new insights regarding neuronal networks and mechanisms. Eur J Neurosci 2009; 29: 1741-1753.
68. Wyller TB, Holmen J, Laake P, Laake K. Correlates of subjective well-being in stroke patients. Stroke 1998; 29: 363-367.
69. Siccoli MM, Rölli-Baumeler N, Achermann P, Bassetti CL. Correlations between sleep and cognitive functions after hemispheric ischaemic stroke. Eur J Neurol 2008; 15: 565-572.
70. Siengsukon CF, Boyd LA. Sleep enhances implicit motor skill learning in individuals poststroke. Top Stroke Rehabil 2008; 15: 1-12.
71. Siengsukon CF, Boyd LA. Sleep to learn after stroke: implicit and explicit off-line motor learning. Neurosci Lett 2009; 451: 1-5.
72. Gao B, Kilic E, Baumann CR, Hermann DM, Bassetti CL. Gamma-hydroxybutyrate accelerates functional recovery after focal cerebral ischemia. Cerebrovasc Dis 2008; 26: 413-419.
73. Gao B, Cam E, Jaeger H, et al. Sleep disruption aggravates focal cerebral ischemia in the rat. Sleep 2010; 33: 879-887.
74. Zunzunegui C, Gao B, Cam E, Hodor A, Bassetti CL. Sleep disturbance impairs stroke recovery in the rat. 2011; 34: 1261-1269.
75. Hublin C, Partinen M, Koskenvuo M, Kaprio J. Sleep and mortality: a population-based 22-year follow-up study. Sleep 2007; 30: 1245-1253.
76. Vgontzas AN, Liao D, Bixler EO, Chrousos GP, Vela-Bueno A. Insomnia with objective short sleep duration is associated with a high risk for hypertension. Sleep 2009; 32: 491-498.
77. Glader EL, Stegmayr B, Asplund K. Poststroke fatigue: a 2-year follow-up study of stroke patients in Sweden. Stroke 2002; 33: 1327-1333.
78. Guilleminault C, Quera-Salva MA, Goldberg MP. Pseudo-hypersomnia and pre-sleep behaviour with bilateral paramedian thalamic lesions. Brain 1993; 116: 1549-1563.
79. Grade C, Redford B, Chrostowski J, et al. Methylphenidate in early poststroke recovery. A double-blind, placebo controlled study. Arch Phys Med Rehab 1998; 79: 1047-1050.
80. Scheidtmann K, Fries W, Muller F, Koenig E. Effect of levodopa in combination with physiotherapy on functional recovery after stroke: a prospective, randomized, double-blind study. Lancet 2001; 358: 787-790.
81. De Groot MH, Philipps SJ, Eskes GA. Fatigue associated with stroke and other neurologic conditions: implications for stroke rehabilitation. Arch Phys Med Rehab 2003; 84: 1714-1720.
82. Choi-Kwon S, Choi J, Kwon SU, Kang DW, Kim JS. Fluoxetine is not effective in the treatment of post-stroke fatigue: a double-blind, placebo-controlled study. Cerebrovasc Dis 2007; 23: 103-108.
83. Goldstein LB, the Sygen in Acute Stroke Study Investigators. Common drugs may influence motor recovery after stroke. Neurology 1995; 45: 865-871.
84. Li Pi Shan RS, Ashworth NL. Comparison of lorazepam and zopiclone for insomnia in patients with stroke and brain injury: a randomized, cross-over, double blind trial. Am J Phys Med Rehab 2004; 83: 421-427.
85. Palomäki H, Berg AT, Meririnne E, et al. Complaints of poststroke insomnia and its treatment with mianserin. Cerebrovasc Dis 2003; 15: 56-62.
86. Feldman SM, Waller HJ. Dissociation of electrocortical activation and behavioural arousal. Nature 1962; 196: 1320-1322.
87. Baumann CR, Kilic E, Petit B, et al. Sleep EEG changes after middle cerebral artery infarcts in mice: different effects of striatal and cortical lesions. Sleep 2006; 29: 1339-1344.
88. Bassetti C, Aldrich M. Night time versus daytime transient ischemic attack and ischemic stroke: A prospective study of 110 patients. J Neurol Neurosurg Psychiatry 1999; 67: 463-467.
89. Bassetti C, Aldrich MS. Sleep electroencephalogram changes in acute hemispheric stroke. Sleep Med 2001; 2: 185-194.
90. Sumra RS, Pathak SN, Singh N, Singh B. Polygraphic sleep studies in cerebrovascular accidents. Neurol India 1972; 20: 1-7.
91. Körner E, Flooh E, Reinhart B, et al. Sleep alterations in ischemic stroke. Eur Neurol 1986; 25: 104-110.
92. Giubilei F, Iannilli M, Vitale A, et al. Sleep patterns in acute ischemic stroke. Acta Neurol Scand 1992; 86: 567-571.
93. Müller C, Achermann P, Bischof M, et al. Visual and spectral analysis of sleep EEG in acute hemispheric stroke. Eur Neurol 2002; 48: 164-171.
94. Terzoudi A, Vorvolakos T, Heliopoulos I, et al. Sleep architecture in stroke and relation to outcome. Eur Neurol 2009; 61: 16-22.
95. Greenberg R. Cerebral cortex lesions: the dream process and sleep spindles. Cortex 1966; 2: 357-366.
96. Hachinski V, Mamelak M, Norris JW. Prognostic Value of Sleep Morphology in Cerebral Infarction. Amsterdam: Excerpta Medica, 1979.
97. Hachinski V, Mamelak M, Norris JW. Clinical recovery and sleep architecture degradation. Can J Neurol Sci 1990; 17: 332-335.
98. Gottselig J, Bassetti C, Achermann P. Power and coherence of sleep spindle activity following hemispheric stroke. Brain 2002; 125: 373-385.
99. Santamaria J, Pujol M, Orteu N, et al. Unilateral thalamic stroke does not decrease ipsilateral sleep spindles. Sleep 2000; 23: 333-339.
100. Culebras A, Miller M. Absence of sleep-related elevation of growth hormone level in patients with stroke. Arch Neurol 1983; 40: 283-286.
101. Yokohama E, Nagata K, Hirata Y, et al. Correlation of EEG activities between slow-wave sleep and wakefulness in patients with supratentorial stroke. Brain Topogr 1996; 8: 269-273.
102. Ron S, Algom D, Hary D, Cohen M. Time-related changes in the distribution of sleep stages in brain injured patients. Electroencephalogr Clin Neurophysiol 1980; 48: 432-441.
103. Ribeiro Pinto L, Baptistas Silva A, Tufik S. Rapid eye movements density in patients with stroke (abstract). Sleep Res 1994; 076.
104. Appenzeller O, Fischer AP. Disturbances of rapid eye movements during sleep in patients with lesions of the nervous system. Electroencephalogr Clin Neurophysiol 1968; 25: 29-35.
105. Hirose G, Saeki M, Kosoegawa H, et al. Delta waves in the EEGs of patients with intracerebral hemorrhage. Arch Neurol 1981; 38: 170-175.
106. Cummings JL, Greenberg R. Sleep patterns in the "locked-in" syndrome. Electroencephalogr Clin Neurophysiol 1977; 43: 270-271.
107. Autret A, Laffont F, De Toffol B, Cathala HP. A syndrome of REM and non-REM sleep reduction and lateral gaze paresis after medial tegmental pontine stroke. Arch Neurol 1988; 45: 1236-1242.
108. Tamura K, Karacan I, Williams RL, Meyer JS. Disturbances of the sleep-waking cycle in patients with vascular brain stem lesions. Clin Electroencephalogr 1983; 14: 35-46.
109. Gironell A, de la Calzada MD, Sagales T, Barraquer-Bordas L. Absence of REM sleep and altered non-REM sleep caused by a hematoma in the pontine tegmentum. J Neurol Neurosurg Psychiatry 1995; 59: 195-196.
110. Beck U, Kendel K. Polygraphische Nachtsschlafuntersuchungen bei Patienten mit Hirnstammläsionen. Arch Psychiatr Nervenkr 1971; 214: 331-346.
111. Landau ME, Maldonado JY, Jabbari B. The effects of isolated brainstem lesions on human REM sleep. Sleep Med 2005; 6: 37-40.
112. Vallderiola F, Santamaria J, Graus F, Tolosa E. Absence of REM sleep, altered NREM sleep and supranuclear horizontal gaze palsy caused by a lesion of the pontine tegmentum. Sleep 1993; 16: 184-188.
113. Lavie P, Pratt H, Scharf B, Peled R, Brown J. Localized pontine lesion: nearly total absence of REM sleep. Neurology 1984; 34: 118-120.
114. Markand ON, Dyken ML. Sleep abnormalities in patients with brainstem lesions. Neurology 1976; 26: 769-776.
115. Kushida CA, Rye DB, Nummy D. Cortical asymmetry of REM sleep EEG following unilateral pontine hemorrhage. Neurology 1991; 41: 598-601.
116. Popoviciu L, Asgian B, Corfarici D, et al. Anatomoclinical and polygraphic features in cerebrovascular diseases with disturbances of vigilance. In: Tirgu-Mures L, Popoviciu L, Asgia B, et al., eds. Sleep: Fourth European Congress on Sleep Research. New York, NY: Karger, 1978; 165-169.
117. Hachinski V, Mamelak M, Norris JW. Sleep Morphology and Prognosis in Acute Cerebrovascular Lesions. Amsterdam: Excerpta Medica, 1977.
118. Elliott WJ. Circadian variation in the timing of stroke onset: a meta-analysis. Stroke 1998; 29: 992-996.
119. Lago A, Geffner D, Tembl J, et al. Circadian variation in acute ischemic stroke. A hospital-

120. Krantz DS, Kop WJ, Gabbay FH, et al. Circadian variation of ambulatory myocardial infarction. Triggering by daily activities and evidence for an endogenous circadian component. Circulation 1996; 93: 1364-1371.
121. Verrier RL, Muller JE, Hobson JA. Sleep, dreams, and sudden death: the case for sleep as an autonomic stress test for the heart. Cardiovascu Res 1996; 31: 181-211.
122. Somers VK, Dyken ME, Clary MP, Abboud FM. Sympathetic neural mechanisms in obstructive sleep apnea. J Clin Invest 1995; 96: 1897-1904.
123. Marsh EE, Biller J, Adams HP, et al. Circadian variation in onset of acute ischemic stroke. Arch Neurol 1990; 47: 1178-1180.
124. Wroe SJ, Sandercock P, Bamford J, et al. Diurnal variation in incidence of stroke: Oxfordshire community stroke project. BMJ 1992; 304: 155-157.
125. Sander D, Klingelhöfer J. Stroke-associated pathological sympathetic activation related to size of infarction and extent of insular damage. Cerebrovasc Dis 1995; 5: 381-385.
126. Yoon BW, Morillo CA, Cechetto DF, Hachinski V. Cerebral hemispheric lateralization in cardiac autonomic control. Arch Neurol 1997; 54: 741-744.
127. Korpelainen JT, Sotaniemi KA, Huikuri HV, Myllylä VV. Circadian rhythm of heart rate variability is reversibly abolished in ischemic stroke. Stroke 1997; 28: 2150-2154.
128. Dawson SL, Evans SN, Manktelow BN, et al. Blood pressure change varies with stroke subtype in the acute phase. Stroke 1998; 29: 1519-1524.
129. Dawson SL, Mantelow BN, Robinson TG, et al. Which parameters of beat-to-beat blood pressure and variability best predict early outcome after acute ischemic stroke? Stroke 2000; 31: 463-468.
130. Beloosesky Y, Grinblat J, Laudon M, et al. Melatonin rhythms in stroke patients. Neurosci Lett 2002; 319: 103-106.
131. Jain S, Namboodri KKN, Kumari S, Prabhakar S. Loss of circadian rhythm of blood pressure following acute stroke. BMC Neurol 2004; 4: 1-6.
132. Reith J, Jorgensen HS, Pedersen PM, et al. Body temperature in acute stroke: relations to stroke severity, infarct size, mortality, and outcome. Lancet 1996; 347: 422-425.

CHAPTER 14

昏睡と意識障害

Eelco F.M. Wijdicks

序論

　意識障害は，脳卒中急性期の臨床的特徴として，高頻度なものではない．たとえ発症時には前後不覚であっても，その後はすぐに清明となることが多い．脳卒中の多くは小動脈領域あるいは片側半球病変であり，覚醒と意識を支配する構造に直接影響することは稀なため，意識の異常を呈することはそれほど多くはない．反応性の低下は，たとえば，患者移送中の鎮静剤の影響や，未確定の急性代謝性要因（急速に進行した非ケトン性高浸透圧性高血糖など），けいれん発作直後などの比較的ありふれた要因によるものが多いようである．緊急の要請で「会話のできない清明でない患者」を脳卒中を専門とする神経内科医が診察すると，全失語の所見だけであったということもある．

　脳卒中患者の場合，昏睡状態 coma に陥るのは不吉な徴候であり，主要な神経組織が障害されていることを示唆している．視点を変えれば，脳底動脈塞栓による脳幹梗塞は，初診時に理由のわからない昏睡の最も多い原因の1つである．小さな病変でも橋背側部の重要な部位が障害されれば，覚醒の機構が障害される．脳底動脈先端部に塞栓子がつまれば，Percheron 動脈（傍正中視床動脈）を閉塞することになり，両側傍正中視床に梗塞を生じさせる．脳卒中後の持続性昏睡は，原因や発症機序が臨床経過上どのような形を取ろうとも，予後に対して重要な意味をもつ．

　本章では，脳梗塞あるいは脳出血により，なぜどのように昏睡がもたらされるかを詳述する．また，昏睡患者に対する基本的な診察の要点と病型に特異的な留意点について述べる．

脳卒中後昏睡の解剖

　不応答や意識レベルの低下は，通常，橋 pons と中脳 midbrain の背側部に存在し，視床 thalamus と皮質 cortex に投射する上行網様体賦活系 ascending reticular activating system の障害と理解されている．視床はその髄板内核 interlaminar nucleus を通して，覚醒の維持や皮質伝導路への関所としての重要な役割を果たしている．上行網様体賦活系は，視床に投射するコリン作動性神経細胞と，視床，視床下部，基底前脳，皮質と順に投射するモノアミン作動性神経細胞を含んでいる．多くの場合，脳卒中急性期は片側半球のみの障害をきたすが，上行網様体賦活系は両側の大脳皮質へ投射しているため，片側のみの障害で覚醒レベルに支障をきたすことは少ない．脳卒中に由来する急性昏睡は，橋背側部および中脳にある上行網様体賦活系に障害をきたす脳底動脈の塞栓によりもたらされることがある．同様の組織障害は視床から中脳に広がる出血によっても生じうる．そのほか，視床に限局する出血でも，視床網様核と皮質から視床への短経路が障害される場合には，急性昏睡を生じることがある．

　稀だが，脳卒中急性期で両側半球が障害される場合には，発症時から昏迷 stupor や昏睡を生じることがある．例を挙げると，血管攣縮（動脈瘤性くも膜下出血，脳血管収縮症候群，可逆性後頭葉白質脳症）や多発性脳梗塞を生じる多発性大静脈閉塞によって，びまん性あるいは多巣性の大脳半球の障害が生じうる．両側中大脳動脈閉塞は，心原性脳塞栓によってもたらされることが多く，両側半球に急性の虚血性脳損傷を起こしうる[1]．多発性脳葉型血腫を生じる場合や，脳梗塞の既往があって対側に新たに再発した場合なども，両側半球の病変を生じることになる（**図 14.1**）．

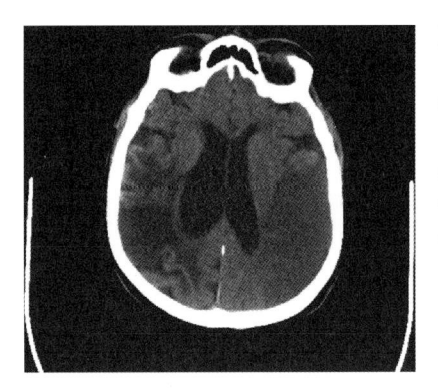

図14.1 以前の右中大脳動脈領域梗塞に加えて，新たに左中大脳動脈領域梗塞を生じ，両側の障害に至った例．

より多くの場合では，意識障害はもう少しゆっくりと進行する．虚血性脳卒中と出血性脳卒中のいずれにおいても，昏迷や昏睡は圧排効果と組織の偏倚が増悪していることを反映している．脳葉型(皮質下)の血腫では，占拠性病変の拡大をきたす結果，脳幹の偏倚をきたし，急性半球病変から意識の低下を生じることになる．腫大した虚血病変が原因の場合には，意識の低下は何日もかかって進行する．梗塞組織への再灌流によって脳浮腫による急速な意識低下が起こりうるが，出血性変化を伴い新たな脳出血を生じたかのように症状が進行することが最も多い．

昏睡を生じる際には，上行網様体賦活系，視床，両側白質，皮質の圧迫と破壊を伴っていることが多い．病変が広くまたがる(視床出血が中脳に拡大する，視床出血により急性水頭症を生じる)場合には，回復が難しくなることも少なくない．

臨床症候

昏睡あるいは意識障害を有する患者への対応は，3つのステップに分けられる[2]．第1に，患者が本当に昏睡状態にあるのかどうか，交絡因子もしくは紛らわしい徴候を誤って評価していないかどうかを見極めなければならない．本当に昏睡状態なのか，閉じ込め症候群 locked-in syndrome ではないのかをまず最初に確認する必要がある．脳幹脳卒中の急性期(脳底動脈の急性閉塞，頻度は低いが破壊的な橋出血)では閉じ込め症候群が比較的よく認められるので，このことは特に重要である．閉じ込め症候群の患者は，中脳動眼神経核以下の随意的な運動機能をほぼすべて失っている．ほとんどの患者は，自発的に開眼しているものの水平性の眼球運動はみられず，そのため，外観上は急性昏睡状態(閉眼したままである)というよりは植物状態(開眼している)に類似している．瞬目，垂直注視，聴力は保たれている．

誤りやすいもう1つの所見に大脳性の完全眼瞼下垂がある[3]．大きな半球性脳卒中(非優位半球が多い)のため，開眼失行を生じるもので，一見して昏迷のようにみえるが，単純な課題には容易に従命可能である点が異なっている．

第2に，関連のある神経学的所見に注目する．脳幹反射や，嫌悪刺激への回避運動反応に留意することで，病変の局在を見極めることが可能である．意識障害のため既に挿管されていることもあり，言語の反応から得られる情報は比較的少なく，以前の病歴を語ることができたにしても，意識が低下する前に構音障害や失語があったかどうかを何とか聞き取れる程度かもしれない．瞳孔の大きさと反応を確認し，眼球位置と眼球運動をみて，角膜反射や頭位変換眼球反射，気道吸引時の咳嗽反射が消失していないかを確認することによって，昏睡の深さを判断する指標を得ることができ，また障害部位(脳幹なのか半球なのか)も推定することができる．

第3に，呼吸のパターン，血圧，脈拍，体温の特徴が，特定の原因の可能性を示していることがある．急性の高血圧は脳卒中後にはありふれた現象であるが，新たに脳出血を生じた若年者の高血圧では，コカインやアンフェタミンの使用を示唆しているかもしれない(血圧の急上昇は著しい頻脈をしばしば伴う)．

昏睡を呈する破壊的な橋出血では，高体温が予想される．一方，脳卒中後の低体温は，昏睡状態のまま長時間にわたって外気温にさらされていた可能性も考えられる．破壊的な基底核出血で低体温を生じた場合には，すべての脳機能が失われていることもあり，瞳孔は固定し，角膜反射はなく，咳嗽反射も消失していることが多い．

昏睡状態を呈する患者の診察には，確認すべきいくつかの重要な要素がある．患者を最初に診るときに，昏睡尺度の確認から始めることもあるだろう．しかし，Glasgow Coma Scale にはいくつか不足する点があり，たとえば，失語，瞳孔不同 anisocoria，脳幹反射の欠如，異常な呼吸パターンなど，脳幹の脳卒中急性期に有用な局所徴候が含まれていない．

そこで，Full Outline of UnResponsiveness(FOUR)スコア[4]という，さらに詳しい昏睡尺度が考案されている．その尺度は，4つの構成要素からなり，それぞれ4点が最高得点で，昏睡の診察に必要な最小限の項目を含んでいる(**表14.1**)．また，FOURスコアは昏睡の深度を判定するのに十分な情報を含んでおり，重要な変化を認識でき，大まかに病変部位を推定できる．最近では，脳卒中を含む多くの神経疾患の急性期の評価に用いられている．これは意識レベルをより詳細に示すことができる点で，National Institute of Health Stroke Scale(NIHSS)よりも優れている[5,6]．

FOURスコアの4つの要素を評価した後に，さらに詳しい神経学的な診察を行うとよい．脳神経の診察により，破壊的な脳卒中で昏睡状態に陥った患者でも，さらなる情報を得ることができるかもしれない．

表 14.1　FOUR スコア

眼の反応（E）
- E4　開眼しており，追視や瞬目の従命ができる
- E3　開眼しているが，追視できない
- E2　閉眼しているが，大声で呼びかければ開眼する
- E1　閉眼しているが，痛み刺激に開眼する
- E0　痛み刺激にも開眼しない

運動反応（M）
- M4　親指を立てる，にぎりこぶし，ピースサインができる
- M3　痛みに手がいく
- M2　痛みにより屈曲反応を呈する
- M1　痛みにより伸展反応を呈する
- M0　痛みに無反応もしくは全身性ミオクローヌスを呈する

脳幹反射（B）
- B4　瞳孔反射と角膜反射は保たれる
- B3　片側の瞳孔は散瞳し固定している
- B2　瞳孔反射もしくは角膜反射が消失している
- B1　瞳孔反射と角膜反射がともに消失している
- B0　瞳孔反射，角膜反射，咳嗽反射が消失している

呼吸（R）
- R4　気管内挿管はなく，規則的に呼吸する
- R3　気管内挿管はなく，Cheyne-Stokes 型の呼吸をする
- R2　気管内挿管はなく，不規則に呼吸する
- R1　人口呼吸器の設定値以上に呼吸できる
- R0　人口呼吸器と同じの呼吸回数もしくは自発呼吸がない

火焔状出血を伴う急性乳頭浮腫は稀ではあるが，急性高血圧や静脈血栓症のために急性に網膜静脈圧が高まる状況において生じることがある．脳幹の病変を除いて，多くの場合脳卒中後も瞳孔は正常である．瞳孔は，橋病変では縮小し針の穴ほどになることがあり，中脳病変では中程度の径，中脳の動眼神経核や核下性線維が障害されれば最大拡張径を呈しうる．昏睡状態の患者にみられる瞳孔不同は，典型的には脳幹梗塞急性期に認められ，一側は極小径で対側は中等度径という左右に際立った差を呈した報告もある[7]．斜偏倚 skew deviation もまた，病変が脳幹にあることを示す重要な眼の所見の 1 つである．眼球偏倚は，浮腫を伴う大きな半球性脳卒中の場合によく認められる．この強制的眼球偏倚は，意識障害が回復するまで認められる（対側への一時的な眼球偏倚は，大きな半球性脳卒中患者では，けいれん発作を反映していることもある）．自発的な眼所見は，眼球浮き運動 ocular bobbing（しばしば非協調的な速い下向き運動の後，ゆっくりと正中位に戻る）を除いて，一般に局在診断としての意義は薄い．眼球浮き運動は，脳底動脈閉塞や橋出血で認められ，一般には予後不良の徴候である[8,9]．ただし前にも触れたように，閉じ込め症候群で認められることのある随意的な垂直眼球運動とは鑑別すべきである．

前庭眼反射 vestibular ocular reflex は，昏睡状態の患者のすべてに重要な検査である．30 度体を起こした姿勢（この姿勢で水平半規管は垂直になり内リンパが対流しやすくなる）で冷水を耳に入れたときに，反応がなかったり，内転障害がみられたり，冷水刺激の方向を注視したりする．前庭眼反射が認められない場合や核間性眼筋麻痺を呈する場合は，橋病変の存在を示唆している．気管吸引時の咳嗽反射を確認することも，他の脳幹反射のすべてを失った患者を診るときには重要で，その消失は非可逆性を示す所見である．

呼吸障害のパターンは，脳幹障害部位と伝統的に関連づけられてきたが，実際の臨床では局在診断としての意義はそれほど明確ではない．脳卒中急性期に最も高頻度に認められる異常呼吸パターンに Cheyne-Stokes 呼吸（漸増・漸減する周期的な呼吸パターンで間に無呼吸や微弱な呼吸をはさむ）がある[10]．この呼吸パターンは，意識低下を生じたどの患者にも認められる可能性があるが，大きな半球梗塞をきたした患者において早期の浮腫の影響を判断する際には，警告的な徴候と捉えることができる．

失調性の不規則な呼吸は，腫大した半球病変を有する患者や脳幹損傷急性期の患者で認められる死戦期の呼吸である．過換気は，虚血性脳卒中や出血性脳卒中では稀である．中枢性調節障害というよりは酸素化の低下などを補うために頻呼吸になっていることが多い．

虚血性脳卒中あるいは出血性脳卒中後に昏睡状態にある患者の臨床徴候の大半は，一次性にしろ二次性（大脳半球や小脳からの圧迫による偏倚）にしろ脳幹損傷に起因する．CT で病変部位を明らかにする前でも，いくつかの臨床症候を合わせて，その局在を推定することができる（**表 14.2**）．

障害の程度は，昏睡からの回復とは必ずしも関連しない．小脳出血あるいは小脳梗塞後の浮腫による脳幹圧迫は，後頭下開頭術によって占拠性病変の影響を回避することができれば，回復の見込みがある．脳葉型出血の場合でも，圧迫の原因になっている占拠性病変を取り除くことができれば，昏睡は可逆的である．しかし，血腫を除去しても出血が視床内にまで達しているいるようであれば，意識の調整に必須の組織が障害されている可能性があるため，あまり良好な結果は期待できないかもしれない．視床が破壊されていれば，占拠性病変を除去したところで，患者の症状の改善にはつながりにくいのである．脳室の圧排・偏倚によって急性水頭症を生じることもあるが，その際は，脳室吻合術により意識レベルが著明に回復することがある．このような病態は小脳出血の患者でみられ，意識が急速に低下する場合もあれば緩徐に低下する場合もあり，脳室の閉塞と拡大が部分的にせよ病態にかかわっていると考えられる．

表 14.2 昏睡の病巣とよくみられる臨床症候

病巣	臨床症候
両側大脳半球障害	自発的眼球運動(眼球彷徨,眼球沈み運動,ピンポン注視) 上方/下方偏倚 前庭眼反射正常 瞳孔/角膜反射正常 さまざまな運動反応 ミオクローヌス重積発作
脳幹内障害	斜偏倚 核間性眼筋麻痺 垂直性眼振または眼球浮き運動 縮瞳 瞳孔反射もしくは角膜反射の消失 頭位変換眼球反射と前庭眼反射の消失 両側伸展性の屈曲運動反応
脳幹偏倚(半球性/小脳性の圧排)	瞳孔不同,片側固定広径瞳孔(半球病変による側方からの圧排) 中間位固定瞳孔(半球病変による中心性下降圧排) 両側の角膜反射消失,瞳孔反射正常(小脳病変による圧排) 伸展性もしくは退避性の運動反応

表 14.3 脳卒中における昏睡の機序

脳出血
・大きな血腫による脳幹の偏倚
・間脳の破壊
・脳室内出血による急性水頭症
・多発性脳葉型出血
・橋全体もしくは橋被蓋の破壊
・小脳出血による急性水頭症

脳梗塞
・脳浮腫を伴う中大脳動脈領域梗塞
・多発性動脈領域梗塞
・橋中脳梗塞(脳底動脈血栓塞栓症)
・両側視床梗塞(脳底動脈血栓塞栓症)
・脳幹偏倚を伴う小脳梗塞

病型に特徴的な昏睡の機序

出血性あるいは虚血性脳卒中後の意識障害の原因を,**表 14.3** にまとめる.臨床医は特定の原因を念頭に入れて観察すべきである.

脳卒中急性期の臨床症候は刻々と変化するため,神経学的所見とCT所見とは必ずも一致しないかもしれない.脳卒中の病状変化に即応した画像所見を得るためには,繰り返しCTを撮影することが必要になる場合もある.

■ 出血性脳卒中

最初に脳の重要な領域が破壊されることが,基底核出血において昏睡を呈する第1の要因である.2番目に重要な要因としては,脳葉型出血での血腫の拡大が考えられる.出血がなかなか止まらずに血腫が拡大することがあり,これはワルファリンが事前に投与されている場合の出血に多い[11].血腫の拡大は,事前の血圧の状況や脈圧(心拍数で補正したものを含む)とは無関係だが,再出血は新たに生じたコントロールできない急激な血圧上昇に伴って生じることがある.最初の1時間以内に約30％の患者で血腫の拡大による強い圧排効果が生じるが,4時間を過ぎて血腫が拡大することは少ない.出血部位も問題となり,脳葉型出血では血腫の拡大は比較的少ないといわれている.時間経過とともに血腫の周りに浮腫を伴い,圧排効果はより増大する.血腫周囲の浮腫は,おそらく発症後数時間以内の比較的早い時期から出現し始め,その後少なくとも3〜4日間(血清成分の排出により血腫は退縮し,トロンビンの放出により凝固カスケードの活性化が生じる)にわたって持続すると思われる.

間脳 diencephalon が破壊されたCT所見からは,昏睡状態にあることが容易に想像できる(**図 14.2**).また別の例だが,間脳の破壊と脳幹の偏倚とが合わせて生じることがある(**図 14.3**).ほかにも,圧排効果のため比較的緩徐に意識が低下することや,拡大する脳葉型出血が脳幹を偏倚させ,それによって,上行網様体系の機能障害を引き起こすこともある.圧排効果を取り除くことができれば,回復の可能性も出てくる[12].最終的に,脳幹の偏倚が高度で,重要な構造が永久的に破壊されてしまえば,昏睡は不可逆的になる.

橋出血や小脳出血のため脳幹がかなり破壊され圧迫を受ければ,昏睡を生じてしまう[13-15].橋出血や小脳出血では脳室内出血を生じることもあり,そのため第4脳室が急拡大して,意識障害が強まることもある.橋出血が視床へ向けて広がれば,上行網様体賦活系が大脳皮質から機能的に孤立することになるかもしれない.小脳出血は橋を圧迫し,突然の無呼吸や心停止をきたすこともある[16].小脳の血腫除去後に覚醒が得られない場合,もしも著しい低酸素にさらされる状況があったとすれば,無酸素虚血損傷を生じている可能性も考えられる.稀ではあるが,急性水頭症への進展によって,反応性が低下することもある.橋の圧迫と急性水頭症は通常は同時に進行することが多く,その際は脳室ドレーンの留置を行っても,脳幹の圧迫が解除されなければ,症状の回復には必ずしもつながらない.

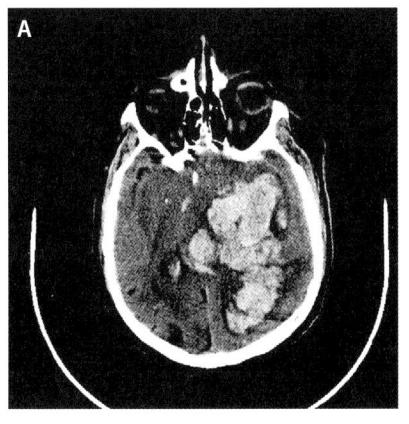

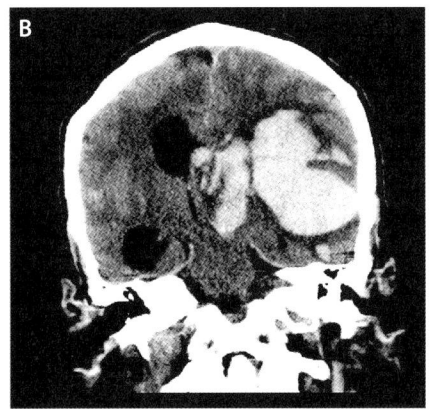

図14.2　基底核出血により視床と中脳が破壊された例.

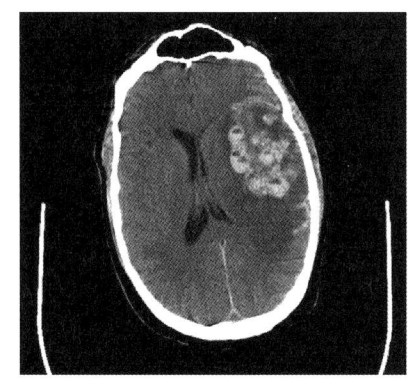

図14.3　出血性梗塞により圧排効果と正中構造の偏倚が生じた例.

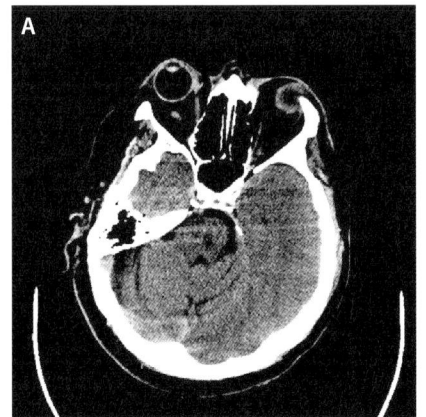

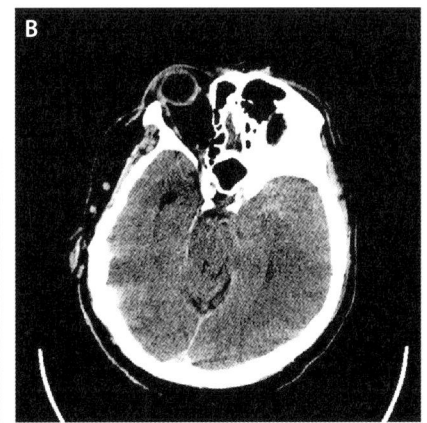

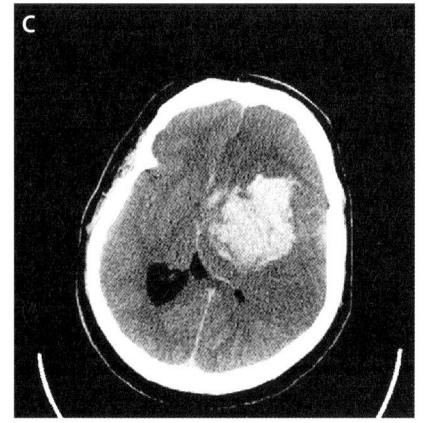

図14.4　巨大な脳出血のために脳幹の偏倚を生じている例. 脳幹が対側に偏倚した結果, 迂回槽が広がっていることに注目.

■虚血性脳卒中

半球性虚血性脳卒中後の昏睡には以下のような要因が作用している. すなわち, (ⅰ) 大脳半球の浮腫の拡大, (ⅱ) 脳梗塞の出血性変化と圧排効果の増大, (ⅲ) 短期間での多発性脳梗塞の発生, である[17]. 半球梗塞後の脳の腫大は昏睡の原因として最も多いものであり, 障害血管領域の大きさによって偏倚の状況は決まってくる(障害血管領域が増えるに従って梗塞の容積は大きくなる). 浮腫による症状の悪化は典型的には2日以内に生じ, それゆえ, 頻回のCTにより放射線学的に画像の変化を捉えることが必要である[18]. 発症時は虚血状態にあった組織に再灌流が起こり, 急速(24時間内)な脳浮腫を生じることもある. 出血性梗塞への移行が, 突然の悪化の原因として多く認められる(図14.4).

後方循環の閉塞機転による昏睡は, もっと複雑でさまざまな要因がかかわっていることが多い[19]. 前述のように, 橋や中脳の背側部の梗塞は, 昏睡を呈する頻度が高い[20].

脳底動脈血栓の椎骨動脈への伸長は, 小脳梗塞を生じ, 続いてその浮腫のため橋を圧迫することがある.

結論

昏睡がみられると, 重症でしばしば致命的な経過をたどる大脳基底核出血や橋出血が予想される. 半球性虚血性脳卒中では, 大きな浮腫を伴ったり, 大梗塞の部位に出血を伴ったりするものでない限り, 意識障害が主徴とはなりにくい. しかしながら, 両側視床や脳幹に初期病変を有する後方循環の虚血は, しばしば昏迷を呈する. 多くの例で, 意識障害は, 症状悪化の徴候であり, 圧排効果による脳幹の偏倚が原因とされる. 意識低下を招く他の稀な原因との鑑別は忘れてはならない. 非痙攣性てんかん, 急性代謝障害(たとえば, 高血糖の是正に用いたインスリンによる低血糖など), 低換気による著しい高炭酸ガス血症などは特に留意すべきである.

参考文献

1. Hu WT, Wijdicks EFM. Sudden coma due to acute bilateral M1 occlusion. Mayo Clin Proc 2007; 82: 1155.
2. Wijdicks EFM. The comatose patient. Oxford: Oxford University Press, 2008.
3. Blacker DJ, Wijdicks EFM. Delayed complete bilateral ptosis associated with massive infarction of the right hemisphere. Mayo Clin Proc 2003; 78: 836-839.
4. Wijdicks EFM, Bamlet W, Maramattom B, Manno EM, McClelland RL. Validation of a new coma scale: the FOUR score. Ann Neurol 2005; 58: 585-593.
5. Sacco S, Carolei A. The FOUR score: a reliable instrument to assess the comatose stroke patient. Eur Neurol 2010; 63: 370-371.
6. Idrovo L, Fuentes B, Medina J, et al. Validation of the FOUR score (Spanish version) in acute stroke: an interobserver variability study. Eur Neurol 2010; 63: 364-369.
7. Burns J, Schiefer TK, Wijdicks EFM. Large and small: a telltale sign of acute pontomesencephalic injury. Neurology 2009; 72: 1707.
8. Wessels T, Moller-Hartmann W, Noth J, et al. CT findings and clinical features as markers for patient outcome in primary pontine hemorrhage. AJNR Am J Neuroradiol 2004; 25: 257-260.
9. Wijdicks EFM, St Louis E. Clinical profiles predictive of outcome of pontine hemorrhage. Neurology 1997; 49: 1342-1346.
10. Rowat A, Wardlaw J, Dennis M. Abnormal breathing patterns in stroke: relationship with location of acute stroke lesion and prior cerebrovascular disease. J Neurol Neurosurg Psychiatry 2007; 78: 277-279.
11. Rabinstein AA, Wijdicks EFM. Determinants of outcome in anticoagulation-associated cerebral hematoma requiring emergency evacuation. Arch Neurol 2007; 64: 203-206.
12. Rabinstein AA, Atkinson J, Wijdicks EFM. Emergency craniotomy in patients worsening due to expanded cerebral hematoma: to what purpose? Neurology 2002; 58: 1367-1372.
13. Kirollos RW, Tyagi AK, Ross SA, et al. Management of spontaneous cerebellar hematomas: a prospective treatment protocol. Neurosurgery 2001; 49: 1378-1387.
14. Kiyoyuki Y, Yuji M, Tadao N. Management of spontaneous cerebellar hematomas: a prospective treatment protocol. Neurosurgery 2002; 51: 524-525.
15. Weisberg LA. Primary pontine hemorrhage: clinical and computed tomographic correlations. J Neurol Neurosurg Psychiatry 1986; 49: 346-352.
16. St. Louis EK, Wijdicks EF. Predicting neurologic deterioration in patients with cerebellar hematomas. Neurology 1998; 51: 1364-1369.
17. Stefini R, Latronico N, Cornali C. Emergent decompressive craniectomy in patients with fixed dilated pupils due to cerebral venous and dural sinus thrombosis: report of three cases. Neurosurgery 1999; 45: 626-629.
18. Maramattom BV, Bahn MM, Wijdicks EFM. Which patient fares worse after early deterioration due to swelling from hemispheric stroke? Neurology 2004; 63: 2142-2145.
19. Voetsch B, DeWitt LD, Pessin MS, et al. Basilar artery occlusive disease in the New England Medical Center Posterior Circulation Registry. Arch Neurol 2004; 61: 496-504.
20. Ginnopoulos S, Kostadima V, Selvi A, et al. Bilateral paramedian thalamic infarcts. Arch Neurol 2006; 63: 1652.

CHAPTER
15

脳卒中と失語症

Elisabeth B. Marsh and Argye E. Hillis

臨床所見の解説

　失語 aphasia は，神経疾患や外傷により言葉の理解や生成に障害をきたした状態である．失語症研究は，19 世紀後半に始まって以来大きく変化してきた．最初の頃は，さまざまな言語障害を呈する個々の患者を調べるには剖検によるしかなく，多くの課題により明らかにされた言語障害と脳の病変部位との関係が検討された[1,2]．Broca と Wernicke も同様の方法を用いて，左半球の前頭葉下部(Broca 野)の障害で話し言葉の表出が難しくなり，比較的後方の側頭葉を巻き込む病変(Wernicke 野)で言葉の理解が難しくなるという新しい仮説にたどりついたのである．

　20 世紀初頭までに，言語領域を探索する熱意は米国では冷め，行動神経学者の Norman Geschwind が，自ら観察した失語症の患者を言語障害のパターンの違いに着目して分類するまで，この領域は注目されなかった．彼は生涯を通じて，多岐にわたる言語障害を特徴的な失語症候群として整理し研究し続けた[3]．1800 年代に失語症のタイプが初めて記述されてから CT の登場までの間に，脳のどの部位の障害で，（必ずというわけではないにしても）どのようなタイプの失語症を生じうるかが明らかにされたのである[4]．

　脳神経の構造を描出する新たな神経画像を得ることができる時代がきて，脳のどの領域がさまざまな言語機能課題の遂行に関連しているのか，さらには，なぜ神経学的脱落症候が必ずしも病変と一致するわけではないのかを，より正確に理解することが可能になった．拡散強調画像を含む標準的な MRI は，梗塞や高度虚血領域を描出するのみである．臨床徴候と病巣との関連を考えるとき，かつては同じような言語症状の 2 人の患者が MRI では全く異なる病巣を呈することに困惑したものであった．それには，少なくとも 2 つの理由が考えられる．1 つは急性期の場合であり，たとえば 2 人の患者の拡散強調画像で描出された病変が全く同じであっても，片方の患者は，他方より核となる梗塞の周囲に広範な虚血巣を有しているかもしれない[5,6]．現在では言語障害にかかわる低灌流の部分は，標準的な撮影に加え造影剤を使用した灌流強調画像や動脈スピン標識法による灌流画像，あるいは，PET や CT 灌流画像を用いることで描出できる．灌流画像を用いれば，小梗塞であるにもかかわらず意外に障害の程度が強い原因を推定できるだけでなく，潜在的な治療標的である虚血性ペナンブラを特定することもできる（後述の「回復と治療」の項も参照）．慢性期の場合にも同様のことがいえ，同じような病変を有する 2 人の患者の後遺症が大きく異なる場合，それはおそらく構造機能連関の再構成がうまくいくかどうかにかかっていると考えられる．この回復は，障害を免れた領域が，障害された領域が担っていた機能を代替することによる場合が多い．十分に回復する人がいる一方でそうでない人もいる理由は，現在もなおよくわかっていない．

　機能的神経画像の出現は失語研究の分野において新たな精察を可能にした．1980 年代に入り，PET と fMRI が用いられるようになり，読んだり，書いたり，名前を言ったりするときに脳のどの部位が活性化しているかを即時に見ることができるようになった．この活性化は，以前から知られていた言語中枢ばかりではなく，側頭葉の下部と前部，基底核，視床といった離れた部位にも認められた[7]．このことから，以前から考えられていたよりもはるかに多くの領域が複雑な皮質皮質下回路を形成して言語活動にかかわっていることが推察され，さらに多くの疑問が生じることになった．しかし，機能的神経画像は，実行する言語課題にかかわる脳の部位を

示すだけで，示された部位のすべてがその課題の遂行にとって重要なわけではない．反復経頭蓋磁気刺激 repetitive transcortical magnetic stimulation(rTMS)，和田試験[*1]，脳神経外科的に格子状電極を配した皮質刺激によるマッピングなどの手段を用いて，脳の特定の部位を抑制することにより，どの脳部位が特定の機能に重要な働きを担っているかを視覚化して明らかにすることができる[8]．これらの「一時的な損傷」の研究と局所脳損傷をきたした患者の研究によって，（ⅰ）ある機能を正常に果たすために必要な部位（リハビリテーションを実施する前，かつ構造機能連関の再構成が生じる前の急性期に調べる必要がある），（ⅱ）ある機能の回復に必要な部位（リハビリテーションを終了した後の慢性期に調べる），を特定できる．

最近では，失語症研究の焦点は，血管支配領域に沿った古典的な意味での失語症候群からは離れて，脳内において言語がどう表されどう処理されるかを問題にする方向に移行してきている．読んだり理解したりを伴う複雑な言語課題は脳内のさまざまな部位の働きによっており，言語機能にかかわる神経回路のどの部位の障害でも，異なる型の言語障害を起こしうる．このことは，古典的な失語症候群のいずれにも該当しない特徴的な症候の理解を助けている．たとえば，脳卒中後のある患者では名詞よりも動詞を挙げるほうがたやすかったり，あるいは，動物のような特定のカテゴリーに属する名前は正常に列挙できるにもかかわらず，他のカテゴリーの名前を列挙できなかったりする理由を説明できる．

これらの特定の機能の障害は，一見単純な言語課題においても，言葉の処理がいくつもの別々の属性に分けられ，一部は連続的に一部は同時並行的に行われている事実を反映していると考えることができる．一見単純な言語課題が有する複雑さについては，以下のような例を考えれば理解しやすい．我々が「雌牛」の絵を見て「雌牛」と呼ぶとき，まず我々の頭の中にある意味表象に照会をかけることによって，雌牛は一体どのような形姿であったか，他の名前のものとはどのように違うのかという情報を検索する．この表象は，雌牛はどのように動き，何を食べ，どのように鳴き，足を何本もつか，といった特徴的な情報を含んでおり，それらの情報は脳の異なる領域に保存されている[9]．もし1つの領域が傷つけば，「雌牛」の意味表象に対する照会検索は不完全なものになる．この場合，患者は雌牛と馬とを区別できなくなり，間違って雌牛を「馬」と呼んでしまうことになるかもしれない．

別の理由（「雌牛」の意味表象への照会検索が保たれている場合）によっても雌牛を馬と呼び間違えることがある．その場合，「雌牛」という単語を正確に理解し，絵を見て「雌牛」と正しく綴ることができていても，声に出して名前を呼ぶ際に意味的過誤（たとえば「馬」と言う）を生じることがある[10]．このことは，様相特異的な音韻性表象（話し言葉の形式）と正字性表象（書き言葉の形式）は独立して意味表象を照会検索していることを示しており，脳損傷においてそれぞれ個別の障害が生じうることを示唆している．

単語の理解が保たれている（意味表象は保たれている）患者の多くで，それにもかかわらず，物の名前を想起するのが困難であったり，書いてある物あるいは話された物の名前を想起できないことがある．これらの症状は失名辞，あるいは「喉元まで出かかっている現象 tip-of-the-tongue phenomenon」と呼ばれている．このことから，意味表象と様相特異的表象（音韻性と正字性）との間を調節している様相非依存的な語彙の照会検索の段階が存在していると考えることができる．これらの複雑な神経回路に関してはまだ十分に議論されてはおらず，実際にどのように組立てられて機能しているのかについては，さまざまな仮説が考えられている．臨床症候の理解が進めば，言語構造に関する新たな考え方がもたらされるだろう．

言語の検査

失語は言語に限った問題であり，発声や発音の障害（構音障害 dysarthria），運動の計画や会話の構成の障害（発語失行 apraxia of speech），無為 abulia とは区別すべきである．失語を有する患者の神経学的診察では，物品呼称，流暢さ，復唱，理解，読み，書き，の6つの主要なカテゴリーに分けて診ていくことができる．物品呼称の検査には，高頻度語と低頻度語（たとえば，ペンとドングリ）の両方を含める必要がある．なぜなら，中等度失語の患者では，高頻度語や何度も繰り返して学んだ言葉，社会的なフレーズは保たれていることが多いからである．読み書きの評価には，規則的な言葉や文と不規則な言葉や文との両方を含めなければならない．

単語や文の復唱をみることも有用で，検査する単語や文の長さ，音韻や文法の複雑さを変えて調べるのがよい．

流暢さとは，ある種多次元的な用語であり，その中には会話に関する旋律，韻律，文法性，速度，調音の正確さを含んでいる．流暢性失語の場合には，言葉は流暢であるけれども，その内容はまるで外国語でもしゃべっているかのように意味不明である．それに対して，非流暢性失語の発話は，とぎれとぎれで，語の生成は努力性でひずんでおり，流れも悪い．また，特定のフレーズは流暢であるが，別のフレーズは非流暢なこともある．それゆえ，明らかに流暢な患者や明らかに非流暢な患者がいる一方，はっきりどちらと特徴づけること

[*1] 訳注：アモバルビタールの片側頸動脈内注入による検査．

が難しい患者も多く認められる．流暢さという指標は失語の病巣診断においてある意味最も重きが置かれる点であり，非流暢性失語（Broca 失語，超皮質性運動性失語）は中心溝より前方の病変で生じるもの，流暢性失語（Wernicke 失語，超皮質性感覚性失語）は中心溝より後方の病変で生じるものという認識からすると，この複雑さはなかなかやっかいである．非流暢性の目安として，調音のもたつきや，1 つの単語がどのように調音されまとめられているかということに注目すると，特に急性期においては区別しやすく，この経験則は意味をなす．最終的には，前方病変であっても流暢性を回復し失語が消失することがあり，また，後方病変であっても同様に失語から完全に回復することがある[11]．

理解については，yes/no で答える質問から多段階命令までの，さまざまな課題を用いて評価できる．物品呼称と同様に，文が長くなるほど，命令が難しくなるほど，わずかな異常を検出しやすくなる．標準的な語順でない文（たとえば，受動文）や，意味的に逆転可能な文（たとえば，「馬は犬よりも大きいか？」）の理解は，障害の検出には鋭敏な問いかけである．単語の理解の評価も重要である．多選択肢を用いた単語と絵のマッチングはよく用いられる方法であるが，単語と絵あるいは物と単語の直接的な検証（たとえば，「これはフォークですか？」）はさらに鋭敏である[12]．あらかじめ，視覚的にきちんと物が認識できているかを確認し，視覚性失認ではないことを見きわめておく必要がある．失行も理解の不十分さと間違われることがある．既に習得している動作（たとえば，敬礼）を行うよう指示してもできない場合は，その可能性がある．模倣を行わせることが，この鑑別の助けとなる．失行を有する患者は，身振り手振りで物まねをすることが苦手である．

Boston Diagnostic Aphasia Examination（BDAE）[13] や Western Aphasia Battery[14] のような失語症検査は，先の 6 つの言語カテゴリーに注目し，患者の症候を後述する症候群に分類するものである．間違いの型も明確にすべきである．最も多い間違いのタイプは，意味の関連はあるが間違った単語（高頻度語であることが多い）を用いる意味性錯語 *semantic paraphasia* であり，さらに単語の中の 1 つあるいは複数の音素が他の正しくないものに入れ替わる音素性錯語 *phonemic paraphasia* も多く認められる．

脳血管症候群による失語

古典的な失語症候群は，特定の血管支配領域の梗塞によりもたらされる．失語症候群はそれぞれ，特定の神経学的脱落症候を呈し，それらはまた脳の特定の領域の損傷に由来している．古典的失語症候群は，血管症候群といえるが，原因が虚血性脳血管障害でない場合や，血管支配領域の一部にしか障害が及んでいない場合には，すべての症候が決まって観察されるわけではない．さらに，言語症状と血管支配領域の関連については，再灌流や構造機能連関の再構築が図られる前の急性期にのみ，しばしば密接な関連が認められる[11]．急性期に認められる脱落症候は，MRI 拡散強調画像や CT で示された脳梗塞中核部分のみではなく，低灌流となった領域全体の機能低下を反映して起こる．症候群の責任病巣となっている障害組織の広がりは，MRI 灌流強調画像，CT 灌流画像，PET，SPECT で確認することができる．急性期の場合に比して，慢性期においては，構造機能連関の再構築が図られ機能が回復しているため，失語症候群と血管支配領域の直接的なかかわりはわかりにくい[11]．

■ Broca 失語，運動性失語 *motor aphasia*，非流暢性失語 *nonfluent aphasia*

Broca 失語は，Brodmann 44, 45 野〔下前頭回後部（Broca 野）〕の障害で生じるとされている（図 15.1）．しかし，Broca 野の脳梗塞だけでは，発語失行しか生じないと報告されている[15]．Broca 失語は，非流暢・緩徐・稚拙な語生成，物品呼称の困難（特に動詞），非文法的な構文で特徴づけられる．会話は努力性で，患者自身もうまく意思疎通が図られないことにいらいらする．しかしながら，繰り返し学んだ言葉や社会的なフレーズはしばしば保たれている．

Broca 失語の要因は，ほとんどの場合，左中大脳動脈上方枝の虚血である．語生成の困難を主徴とし，運動性失語，非流暢性失語，あるいは表出性失語 *expressive aphasia* と呼ばれることが多い．しかし，ほとんどすべての失語症患者は言語の表出に何らかの問題を抱えており，受容性失語 *receptive aphasia* に対する用語として表出性失語を用いることには注意が必要である．Broca 失語では，意味性にせよ音素性にせよ錯語性の誤りがよく認められ，固有の意味をもたない接続語は文の中に伴わないことが多い．電文のような会話といわれてきたが，現代社会においては，携帯電話の SNS などを用いたメッセージのやりとりに例えるほうが意味があるかもしれない．復唱も障害されているが，音声は通常の会話と同様である．理解は比較的保たれており，少なくとも個々の単語や文法的に単純な文に関しては維持されている．しかし，標準的な語順でない文（たとえば，受動文）や，意味的に逆転可能な文（たとえば，「火曜日は月曜日の後にくるか？」）の理解は，障害されていることが多い．

Broca 失語の多くは右片麻痺（顔面と上肢の麻痺が下肢より強い）を合併し，顔面と肢の観念運動性失行 *ideomotor apraxia* や韻律 *prosody* の障害を伴う．うつ症候もしばしば認められており，意思疎通の困難に伴って二次的に生じる

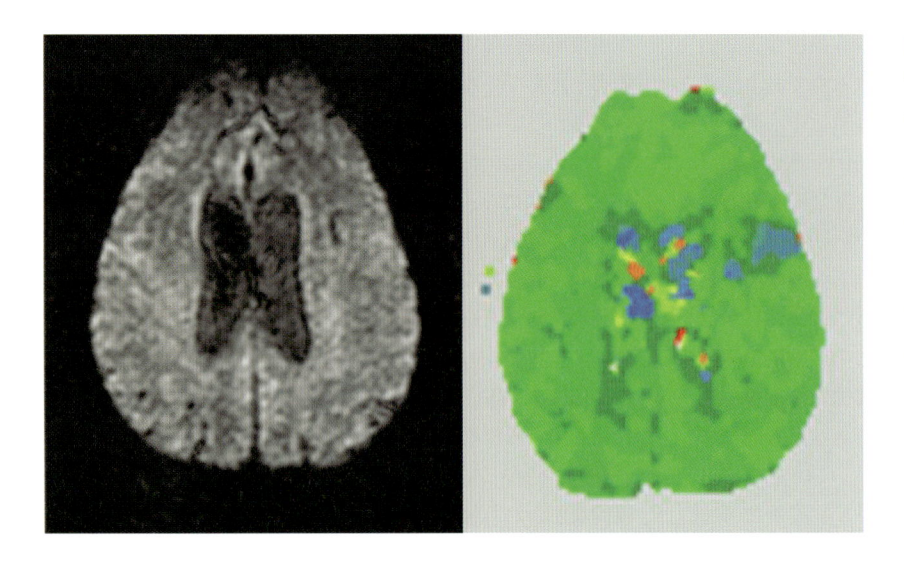

図 15.1 Broca 失語を呈する 67 歳の男性の MRI 像．急性に生じた電文体で努力性の発話，物品呼称の障害，意味的可逆文の理解困難を有するが，単語の理解や単純な能動文の理解は保たれていた．灌流強調画像（右）では下前頭回後部（Brodmann 44，45 野）の低灌流を生じていたが，拡散強調画像（左）では梗塞を認めなかった．症状は虚血巣の再灌流とともに改善した[18]．

ものと思われる[16]．いくらかは左前頭葉病変のかかわりも考えられるが，うつ症候は機能障害の程度とは関係しない[17]．

■ Wernicke 失語，感覚性失語 sensory aphasia, 流暢性失語 fluent aphasia

Wernicke 失語の患者では，理解の障害は高度で，自発語は流暢だが意味を欠いている．左中大脳動脈下方枝（側頭葉，頭頂葉下部，紡錘状回）の障害，とりわけ 22 野〔上側頭回後部(Wernicke 野)〕の障害で生じる（図 15.2）．話し言葉の表出は，実際の言葉と新作言語 neologism（意味のない単語）からなるジャルゴン jargon 様である．発話の構音と旋律 melody は正常に聞こえる．繰り返し学んだ言葉や社会的なフレーズは比較的保たれており，保続を生じることも稀である[19]．復唱を命じると，意味性あるいは音素性の錯語が頻回にみられる．読み書きは著しく障害されている．Wernicke 失語の患者は，多くは自分の症状を自覚してはおらず，Broca 失語の患者のように言語の障害にフラストレーションを感じるわけではない．通常，麻痺はないが，しばしば側頭葉 Meyer 係蹄の障害による右上四分盲が認められる．

■ 全失語 global aphasia

全失語は，Broca 失語と Wernicke 失語の両者の障害の連合と表現される．話し言葉の表出はかなりにしても非常に少なく，保続を伴う一語か二語に限られる程度である．理解，復唱，読み，物品呼称も著しく障害されている．全失語は Broca 野と Wernicke 野の両方を含む広い範囲の病巣もしくは低灌流によって生じる[4,20]．脳梗塞急性期において全失語を呈するが，時間がたつにつれてどちらか一方の特徴に限局してくる場合も少なくない．回復の程度は，血管病変の広がりによっており，急性期にはさらに，再開通や側副血行を介する再灌流も影響してくる．関連する神経学的脱落症候として，対側の不全片麻痺，感覚障害，半盲，姿勢保持障害などを伴っている．

■ 伝導性失語 conduction aphasia

伝導性失語は，他の失語型とは異なり，古典的には復唱が選択的に障害される失語である．実際には，物品呼称や理解が完全に保たれているわけではなく，自発的な会話の中に音素性錯語もたびたび出現する．しかしながら，それらの障害は復唱の困難さに比べると軽微にとどまる．当初は，Wernicke 野（情報がまず届き理解される）と Broca 野（書き言葉や話し言葉として適切な反応がなされるように処理される）を結ぶ白質神経路である弓状束の障害と考えられた[3]．しかし，最近では，弓状束のかかわりは疑問視されるようになっている．弓状束病変を有する患者に伝導性失語が認められないことが示され，代わりに上縁回と頭頂葉深部白質の病変とのかかわりが明らかになっている[21,22]．伝導性失語を呈する患者では，ほかに目立った神経学的脱落症候が認められないこともあるが，認められる場合は，病変の広がりに応じて，対側の感覚消失，同名半盲，肢節失行を伴うことがある．伝導性失語は，全失語や Wernicke 失語からの回復病型としても認められる．多くの患者は，作業記憶の著しい障害（たとえば，数唱や語唱の短縮）を伴い，そのため文を正確に復唱できない．しかし，他の言語機能はほぼ完全に回復することが少なくない（図 15.2）．

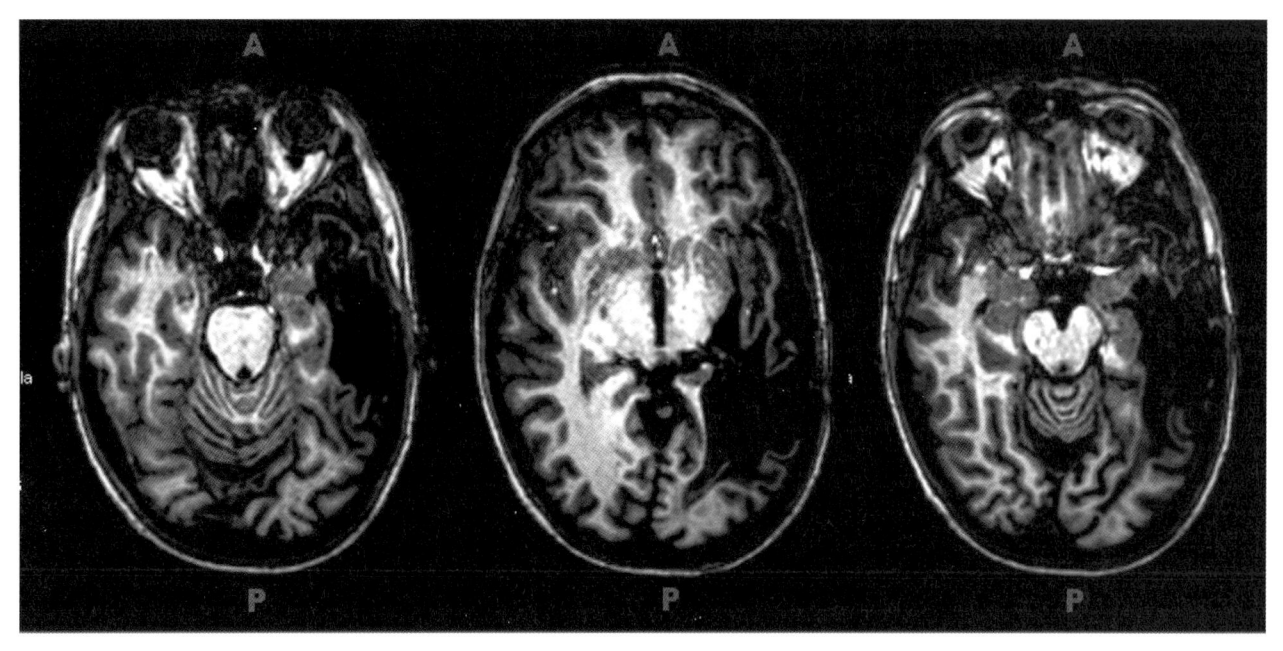

図 15.2 Wernicke 失語を呈する 57 歳の女性の MRI-FLAIR 画像．急性流暢性ジャルゴン発話と復唱の障害，単語や文章の理解の著しい障害が認められた．6 か月間の言語療法(最初は入院で，その後外来で実施)の後，おおむね改善した．撮影時には，ときおり，音素性錯語を認めるも，文法的には正しい流暢な発話であった．また，軽度の物品呼称の障害を認め，個々の単語，能動態，品詞変換の正確な理解は可能だが，文の復唱は難しく，伝導性失語の状態であった．受動文や可逆文(たとえば，「少年が犬に追いかけられている」と「犬が少年に追いかけられている」)の理解については，偶然生じる程度の正答率にとどまり，また，伝導性失語で認められるように言語作業記憶(たとえば，3 桁の数唱)は著しく制限されていた．

■ 超皮質性失語 transcortical aphasia：感覚性，運動性，混合性

Broca 失語にせよ Wernicke 失語にせよ，復唱は障害され，それぞれの自発会話は類似している．それに対し，超皮質性失語では文の復唱は不釣合いに保たれている．超皮質性運動性失語 transcortical motor aphasia は，Broca 失語と類似した特徴をもつが，文の復唱は流暢で文法的にも正しい．典型的には，左半球の前大脳動脈閉塞もしくは前大脳動脈と中大脳動脈の境界領域梗塞で生じ，虚血巣は Broca 失語よりも少し上前方に寄っている．運動性の発語領域は回避されているため復唱は保たれる[23](**図 15.3**)．超皮質性感覚性失語 transcortical sensory aphasia は，同様に，Wernicke 失語で復唱が保たれている状態といえるかもしれない[24]．この症状は中大脳動脈と後大脳動脈の境界領域梗塞で生じうる[25](**図 15.4**)が，視床病変でもみられることがある．超皮質性運動性失語は，無為，パラトニア paratonia，失調性麻痺を伴うことが多いが，皮質下の障害により，発声不全 hypophonia，構音障害，姿勢保持障害なども生じることがある．超皮質性感覚性失語では，視野障害を伴うことが多く，ときに視覚性失認や失読を合併する．視床や傍海馬の障害を伴う際には，記憶の障害をきたすこともある．

ときには，全失語様だが復唱は保たれる超皮質性混合性失語 mixed transcortical aphasia がみられることがある．1917 年に Goldstein が「会話領域の孤立」と記述したのが最初であり，その患者の発語は反響的で，単語や文の復唱のみが可能であった[26]．脳卒中での報告はごく少数で，認知症患者によく認められる．

■ 皮質下性失語 subcortical aphasia

内包線条体，基底核，視床といった皮質下構造の障害により，特定の失語症を生じうることが報告されている[27-29]．視床性失語 thalamic aphasia は，おそらく最も多く報告されており，遠隔機能障害 diaschisis(視床からの入力の減少により皮質の遠隔部位に生じる機能障害)が原因であるといわれている．保続，無感情，健忘，人格変化，遂行機能障害，認知症といったさまざまな障害を生じうる[30,31]．

急性の非視床性皮質下梗塞でも，重要な深部核や白質神経路そのものには実質的な梗塞を生じることなく，二次的に近傍皮質の低灌流をきたし言語障害を生じたという報告も存在する[5,32](**図 15.5**)．さらに，皮質下梗塞のみをきたし皮質の再灌流を生じた場合には，失語は回復している[20]．基底核の梗塞は，構音障害をたびたび生じるにしても，失語の直

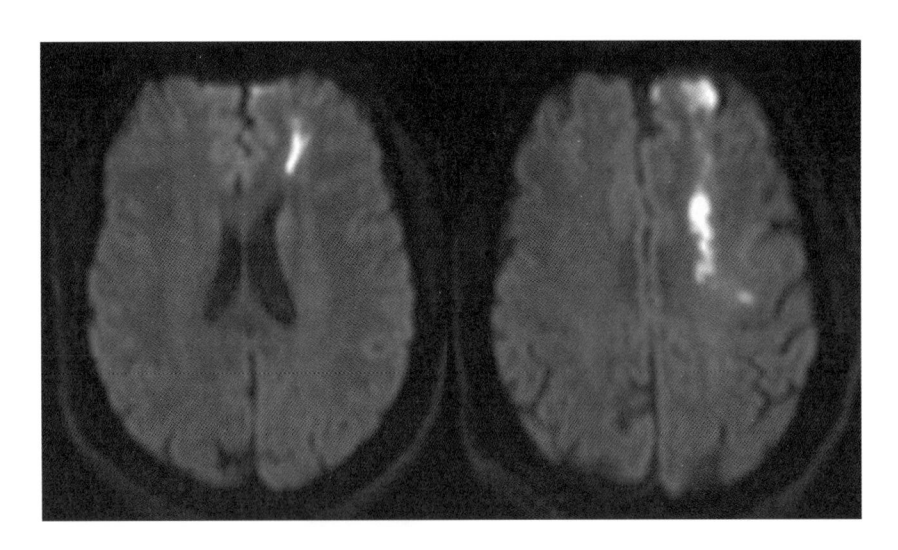

図15.3 急性超皮質性運動性失語を呈する男性のMRI拡散強調画像．非流暢，非文法的で努力を要する自発会話だが，復唱は流暢で文法的であった．左半球の前大脳動脈と中大脳動脈の境界領域梗塞を呈した．会話や単語の理解は正常だが，構文の複雑な可逆文の理解には問題があった．自分で何とか訂正しようとするが，意味性錯語，音素性意味性錯語を生じていた．軽度の右下肢の脱力とうつ病を伴う．3か月の経過ですべての症候は改善した．

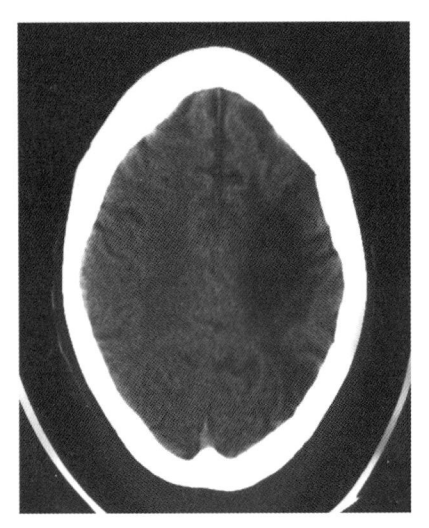

図15.4 急性超皮質性感覚性失語を呈する女性の単純CT像．流暢性ジャルゴン発話，新作言語，理解の著しい低下はあるが，文の復唱は正確であった．症状の自覚はなく，視野や感覚障害については評価できず，麻痺はなかった．左半球の後大脳動脈と中大脳動脈の境界領域を中心に広がりをもって梗塞を生じていた．集中的な言語療法を実施した結果，脳梗塞の1年後には，失名辞を軽度残した以外，おおむね改善した．

接的な責任病巣ではない．

■ 失名辞 anomia

失名辞は，他の失語症候群からの部分的回復の結果生じることが多い．言葉を見つけることの障害が残り，言葉の途中で時間が空いたり，迂言であったり，物の名前には「それ thing」，動作には「そうする do」というように，どんな場合にも通用する言葉で埋める傾向がある[34]．復唱と理解を確認することは，他の失語症候群と比較するうえで役に立つ．

患者は物忘れを訴えがちであるが，検査をしてみると障害は単語にかかわる記憶に限られ，経験に関する記憶は保たれている．他の神経学的脱落症候は，回復の程度や最初の病変の広がりなどによってさまざまである．

失名辞をきたす古典的な意味での単独の病巣は存在しないが，カテゴリー特異性失名辞での記述はある[35,36]．脳卒中で純粋失名辞を生じる場合は，左後下/中側頭葉皮質（37野）の障害によることが多い[9,37]．

■ 失読 alexia，失書 agraphia

失語症候群のほとんどは，言語のすべてのモダリティ（話し言葉と書き言葉）に障害を生じる．しかし，読み書きのどちらか一方のみの障害についても報告されており，それは皮質回路の少なくとも一部は言語の種類に特異的であることを支持している．1892年にDéjerineは，失書を伴わない純粋失読 pure alexia の症例を報告した．この症例は，左後頭葉と脳梁膨大部の双方の障害によって失読を生じたとされている[38]．左後頭葉病変は，言語野のある左半球で視覚情報を処理することを妨げ，脳梁膨大部病変は，右視覚野の情報が左言語野に伝わるのを妨げる．ほかにも同様の症例の報告がある[39,40]．典型的には，この病変をもつ患者は文字の認識と読みの両方が障害される[41]が，脳梁膨大部の病変が小さなものにとどまる例では，ときに1文字ずつを追って読みが可能な場合もある．1889年にFreundによって記述された視覚性失語 optic aphasia は，同様の血管支配領域の障害によって生じる類似現象の1つである[42]．患者は，言語処理体系への照会の障害のため，目で見た物や絵で示された物の名前を発することが難しい．対側の半盲はあったにしても，視覚の問題で生じるのではない．正面に置いた物は見えており（障害のない右後頭葉で処理される），その物をジェスチャーで表現することはできる．しかしながら，視覚的な情

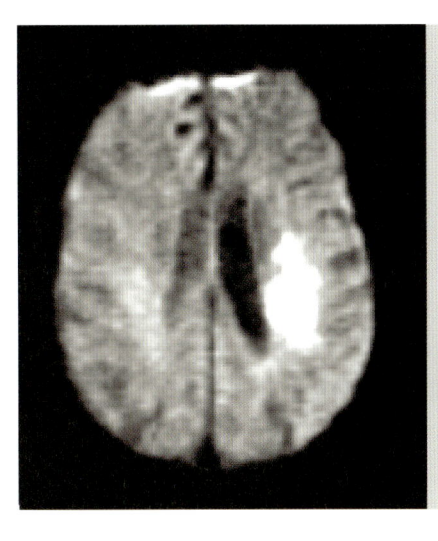

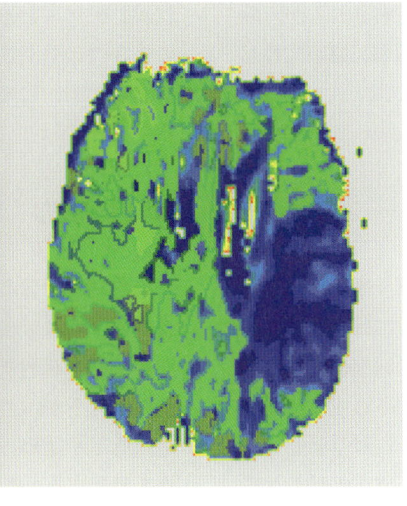

図 15.5 復唱と理解が障害され流暢性ジャルゴン発話を呈する患者の拡散強調画像（左）と灌流強調画像（右）．拡散強調画像では急性皮質下梗塞が描出されているが，Wernicke 野は低灌流にとどまっている．Wernicke 野では，右側の対照領域と比べて平均で 4 秒以上の造影剤のピーク到達の遅れを生じており，この部位が言葉の意味理解の障害とジャルゴン発話の責任病巣と推察された[33]．

報が右視覚野から左言語野に伝わらないため，その物の名前を言うことができないだけである．同様に，言語処理体系も障害はされていない．単純に視覚野から言語処理系への入力が障害されているだけである．患者はその物を触ったり，その物の名前を聞けば，それが何かを正確に理解することができる[43]．名前を言うことはできなくても，その特徴を言葉にすることができる場合も少なくない．これは，ある種の情報が他の白質神経路を通じて右半球から伝達されていることを示唆している．左後頭葉と左脳梁はともに，左後大脳動脈さらには鳥距溝動脈の分枝の灌流領域であるため，失書を伴わない失読を生じるのは特別稀なことではない．

　失書の場合，一般的には，書く能力は話す能力と同程度のことが多い．Broca 失語を有する患者の書字は，文法も綴りも間違っていることが多い．一方，Wernicke 失語では，書き言葉もしばしばジャルゴンを呈する．前頭葉病変を有する患者における正確な書字能力の評価は複雑である．なぜなら，ほとんどの患者は右利きであるため，課題を実施するときには麻痺側を使うか，もしくは利き手ではない左手を使わなければならないからである．失書は，単独で生じることもあり，その際は，純粋失書 pure agraphia と呼ばれる．その亜型の 1 つに失行性失書 apractic agraphia がある．典型的には頭頂葉上部梗塞で生じる[44]が，病変は前頭葉後部にも及んでいる[45]．また，運動の計画の障害，もしくは書字に欠かすことのできない文字形表象への照会の不十分さによって失書を生じることもある．

回復

　幸いなことに，脳卒中急性期にみられた失語は，比較的良好に回復し，軽度の言語症状を残すのみとなることが少なくない．しかし，しばしば言葉を見つけることの困難さを残し，そのため自発的な会話は迂遠になる．一方で，語の生成と理解はともに改善し，特に自発的な会話の中で前後の文脈から手がかりが得られる場合には問題も少ない．失語症の患者の研究を通じて，言語の回復過程には，3 つの重層する段階があることが提唱されるようになった[46]．急性回復相は，虚血性ペナンブラにあった組織の機能回復によるもので，脳損傷後数時間から数日と早期に始まる．血栓溶解，血栓除去，昇圧，頸動脈ステント挿入などの治療によって血流が回復し，失語の急速な改善がもたらされる[18,47-49]．亜急性回復相は，新しい神経接続が作られシナプス効率が改善する神経再構成によるもので，この段階は複雑な過程を含み，脳卒中発症後数週から数か月の間にみられる．最後に慢性回復相として，認知と意思疎通のさまざまな課題を遂行するために必要な新しい方法を習得し，代償機構が完成する．この段階は，脳卒中発症後数か月から数年を経て始まり，無期限に継続する．

　障害されずに残された脳部位が，損傷を受けた言語野の機能を肩代わりするというエビデンスがいくつか示されている．左半球の大部分が障害された患者でも，しばしば言語機能のかなりの回復がみられることがあり，これは失われた左半球の機能をおそらく右半球が代替しているものと推察される[50-52]．そのような患者で新たに右半球梗塞が生じると，失語が再出現することがあり，言語を担う機能が右半球へ移行していたことを示す証拠と考えられている[50,53,54]．同様に，〔磁気刺激を用いた研究（rTMS）や麻酔薬を用いる和田試験により〕右半球を一時的に麻痺させると，回復していた失語症患者の失語が再出現することが示されており，これに一致するように機能的画像の言語課題では右半球が活性化される所見も認められている[55-58]．使用する言語課題や，脳卒

中の大きさ，発症からの時間経過などにも左右されるが，障害部位の担っていた言語機能を左半球の周辺脳組織が代替しているという報告も認められる[59-62]．

治療

■ 神経リハビリテーション

認知機能のリハビリテーションについては，議論の余地が多く残されている．現在，言語療法士によって行われるリハビリテーションの多くは，障害された部分の回復に焦点を合わせたものである．しかし，一方では，障害されずに残った回路を有効活用することに焦点を合わせたリハビリテーションが効果的であると取り組む者もいる[63]．現在提唱されている多くの神経リハビリテーションは，神経科学の知見に基づいている．この最も重要な原則は，「非使用の予防 non-use prevention」にある．失語症の患者は，早くから自分の限界に気づき，意思疎通の手段を簡略化することにより失敗を目立たなくしようとする（たとえば，電文体で極度に簡略化した会話，身振り手振りの使用）[64]．これに対抗し非使用を防ぐためには，たとえ言葉による意思疎通が困難であっても，あえて言葉を使うように強制する方法が行われる．これは，代償手段の制約を用いた失語症治療〔Constrained Induced Aphasia Therapy（CIAT）〕といわれる方法である[65]．運動麻痺を有する患者のリハビリテーションに既に用いられており，健常側の上肢をつり包帯で固定し使えなくしたうえで，病巣側の上肢だけを使わざるをえなくすることで機能回復を促す．CIATでは，さまざまなテクニックが用いられており，多くはゲームのように楽しみながら，それまで避けていたであろう多くの型のコミュニケーションを実践することができるよう工夫されている．通常は，他の失語症の患者と一緒にグループで行い，言葉を介した社会的相互作用の促進も図られる．たとえば，カードゲームの"Go Fish"のようなもので，親になった人がある1枚のカードを提示し，そのカードとペアになるカードをもっていた人はすぐにそれを出して言葉で言わなければならない，といったように進められる．患者の言語障害の改善に応じて，さらに難易度を上げることもできる（たとえば，カードの中に glass と grass のように1字しか違わないものを混ぜる）．

さらには，同じ時間の訓練をする場合でも，長期に分散させるより，集中的なリハビリテーション（1日2時間以上で，週4日以上）を行うほうがより効果的であることが示されている[66]．この少なくとも一部の理由は，長期増強による学習促進効果が背景にあると思われる．長期増強は，分子レベルで生じる変化であり，継続した集中的な刺激により誘導されたシナプスの化学的環境変化の結果もたらされる．その変化がシナプスを強化し，関連する神経細胞とその神経回路への接合のしやすさを強めることになる．現在では，言語療法においても，この集中的な訓練方法をとることが推奨される[65]．

■ 薬物療法

言語の底流にある複雑な神経回路の仕組みや，損傷後の再構築を誘導する細胞レベルの過程について，新しい知見が日々積み重ねられている．機能的画像による研究では，病変周辺部に拡延性抑圧 spreading depression を反映する細胞活動の低下が示され[67]，脳磁図検査でも梗塞周囲の領域の活動低下が認められている[68]．この活動低下は神経の可塑性を障害する可能性がある．皮質の活動レベルを神経伝達物質で調整できれば，再構築を促進できると期待される．最終的に，薬物療法の発展により，すみやかに十分な回復をもたらすことができる日がくるよう，研究が続けられている．残念ながら，現在のところ，その成果は混沌としており，確信からはほど遠いが，その概要を以下にまとめる．

● コリンエステラーゼ阻害薬

Kirkwood らは1999年に，シナプスの可塑性を保つためには，ノルアドレナリンとアセチルコリンの両方が必須であることを示している[69]．既にその頃には，Alzheimer病による認知機能の低下を抑制するために，コリンエステラーゼ阻害薬（ドネペジルなど）が使われていた．脳卒中後の失語に対しても，コリンエステラーゼ阻害薬は補助的治療としての効果が期待できるかもしれないと考えられており，事実，自発会話，物品呼称，復唱，理解の改善をもたらしたという報告も認められる[70]．最近では，メマンチンも，認知症の患者の認知機能や言語機能によい効果を示していることから，脳卒中後の失語に対して言語聴覚療法との併用が試みられている[71]．

● 刺激薬

興奮したときや挑戦するときにはカテコールアミンの1つであるノルアドレナリンが分泌されるが，その使用を支持する強力なエビデンスがある[72]．多くの研究（1つの小規模な無作為化プラセボ対照比較試験を含む）で，言語療法中に刺激薬を用いると，言語機能の回復が促進されると結論されている[73-75]．一方で，効果は限定的とする報告や改善はみられなかったとする報告もある[76,77]．

● ドパミン作動薬

純粋なドパミン作動薬であるブロモクリプチンも研究されており，超皮質性運動性失語にみられるためらい，発話開始

の困難，錯語，物品呼称障害の改善に効果的であると報告されている[78,79]．しかし，投与を中止すると元の状態に戻ってしまう患者もいる．ドパミン神経路に作用する他の薬物（レボドパやアマンタジン）も賦活化効果について試されてはいるが，小規模な研究にとどまっている[80,81]．

◉ 抗うつ薬

抗うつ薬は，カテコールアミンとセロトニンの可用性に影響を及ぼす．カテコールアミンやセロトニンは神経可塑性にとって重要な働きを担っているので，行動療法と組み合わせて投与することによって言語機能の回復を促す効果もあるのではないかと考えられている．Gillen らは，その実例を示している[82]．抗うつ薬が，動機づけを強化したり，本当に長期増強を促したりすることによってその効果を発揮しているのかどうかは明らかではない[82,83]．

◉ GABA 作動薬

GABA 作動薬であるピラセタムは，興奮性モノアミン神経伝達物質を刺激し，アセチルコリンの分泌を促進することによって作用する．また，脳血流改善効果もあると考えられており，既に認知機能の改善を目的に脳梗塞の急性期にも慢性期にも使用されている．失語に対しては，いくつかの研究である程度の有効性が示されている一方，無効とするものも少なくない[84-88]．

薬物の失語に対しての効果を実証するには，治療成績に影響を及ぼす交絡因子を減らし，神経細胞の可塑性の改善に最も有効な治療を判定するために，すべての薬物の用量や治療期間，併用する言語聴覚療法の強度を同等に設定した，大規模な試験が必要になる．

可塑性を増加させる補助薬の使用について調べられている一方で，言語の回復を阻害する薬物の作用についても検討されている．神経伝達物質は長期増強にかかわっているため，ノルアドレナリン，アセチルコリン，ドパミンの作用に拮抗する薬物は，実際には神経再構築を阻害し，回復に悪影響を及ぼすかもしれない[89-92]．この例として，クロニジン，プラゾシン，向精神薬が挙げられる．多剤が処方され，その中に潜在的に悪影響を及ぼす薬物が含まれている可能性も少なからずあることを，脳卒中の治療にあたる際には念頭に置くべきである．

■ 反復経頭蓋磁気刺激 repetitive transcranial magnetic stimulation（rTMS），経頭蓋直流刺激 transcranial direct current stimulation（tDCS）

回復を促進させるため，薬物療法に加えて rTMS が用いられている．rTMS は，皮質の興奮性を変化させる痛みのない脳刺激である．刺激は頭皮上にかざした電極[*2]から供給される．脳卒中後，対側半球の相同部位は，しばしば抑制から開放され，ある程度は障害皮質の代わりを務めるようになる．rTMS では，健常側に低頻度刺激（1 Hz）を加え，健常側の神経活動を抑制された状態に戻すことによって，障害部位を発火しやすくさせて半球間の線維連絡の修復を目指す．一方，病巣側に高頻度刺激（5 Hz 以上）を加えることによって，前述の拡延性抑圧に影響を与え，低活動に陥った部位の再活性化を図ることができる．磁気刺激を用いた強化療法は，運動麻痺を伴う皮質梗塞に対しては詳しく検討され，比較的よい結果が報告されている[93]．また，脳卒中後の失語に対しても一定の効果があることが示されている[94]．Naser らは，小規模な研究ながらも，初回脳卒中から 5〜11 年が経過した 4 例で，rTMS 低頻度刺激を Broca 野右相同部位前部に 1 回 20 分の刺激を週 5 日，2 週間加えることによって，治療後数か月間にわたり絵の呼称能力が改善したと報告している[95]．脳卒中後に rTMS を行う最適な時期や刺激のパターン，治療の期間についてまだ十分に把握されているわけではない．最近では，言語療法の強化を目指した tDCS が使用され，いくつかの小規模研究で一定の効果が示されている[96,97]．

脳卒中は，拓かれた時代を迎えている．言語の背景にある複雑な神経回路と，再構築や回復にかかわる因子が解明されるにつれて，脳卒中後早期あるいは時間が経過した段階においても，失語症のよりよい治療ができるようになっていくであろう．神経画像の進歩によって，言語中枢を確定するために 1 人の患者を検討するしかなかった Broca や Wernicke の時代に比べ，我々ははるかに進んだ地に足を踏み入れているといえる．難しい単語や文章を脳はどのように作り出し理解しているのかの解明が進むつれて，この分野はさらに急速に発展していくに違いない．

[*2] 訳注：実際には 8 の字コイルが用いられることが多い．

参考文献

1. Broca P. Perte de la parole. Remollisement chronique et destruction partielle due lobe anterieur gauche du cerveau. Bull Soc Anthropol 1861; 2: 235-238.
2. Wernicke C. Lehrbruch der Gerhirnkrankheiten. Berlin: Theodore Fisher, 1881.
3. Geschwind N. Disconnexion syndromes in animals and man. Brain 1965; 88: 237-294, 585-644.
4. Naeser MA, Hayward RW. Lesion localization in

aphasia with cranial computed tomography and Boston Diagnostic Aphasia Examination. Neurology 1978; 28: 545-551.
5. Skyhøj-Olsen T, Bruhn P, Öberg RG. Cortical hypoperfusion as a possible cause of "subcortical aphasia." Brain 1986; 106: 393-410.
6. Hillis AE, Wityk RJ, Barker PB, et al. Subcortical aphasia and neglect in acute stroke: the role of cortical hypoperfusion. Brain 2002; 125: 1094-1104.
7. Wise RJS. Language systems in normal and aphasic human subjects: functional imaging studies and inferences from animal studies. Br Med Bull 2003; 65: 95-119.
8. Pascual-Leone A, Walsh V, Rothwell J. Transcranial magnetic stimulation in cognitive neuroscience: virtual lesion, chronometry, and functional connectivity. Curr Opin Neurobiol 2000; 10: 232-237.
9. DeLeon J, Gottesman RF, Kleinman JT, et al. Neural regions essential for distinct cognitive processes underlying picture naming. Brain 2007; 130: 1408-1422.
10. Caramazza A, Hillis AE. Where do semantic errors come from? Cortex 1990; 26: 95-122.
11. Ochfeld E, Newhart M, Molitoris J, et al. Ischemia in Broca area is associated with Broca aphasia more reliably in acute than in chronic stroke. Stroke 2010; 41: 325-330.
12. Breese EL, Hillis AE. Auditory comprehension: is multiple choice really good enough? Brain Lang 2004; 89: 3-8.
13. Goodglass H, Kaplan E. The assessment of aphasia and related disorders. Philadelphia, PA: Lea and Febiger, 1972.
14. Kertesz A. The Western Aphasia Battery. Orlando, FL: Grune and Stratton, 1982.
15. Mohr JP, Pessin M, Finkelstein S, et al. Broca aphasia: pathologic and clinical aspects. Neurology 1978; 28: 311-324.
16. Sinyor D, Jacques P, Kaloupek DB, et al. Post stroke depression and lesion location. An attempted replication. Brain 1986; 109: 537-546.
17. Robinson RG, Kubos KL, Starr LB, et al. Mood disorders in stroke patients: importance of location of lesion. Brain 1984; 107: 81-93.
18. Davis C, Kleinman JT, Newhart M, et al. Speech and language functions that require a functioning Broca's area. Brain Lang 2008; 105: 50-58.
19. Sandson J, Albert ML. Perseveration in behavioral neurology. Neurology 1987; 37: 1736-1741.
20. Hillis AE, Barker PB, Wityk RJ, et al. Variability in subcortical aphasia is due to variable sites of cortical hypoperfusion. Brain Lang 2004; 89: 524-530.
21. Palumbo CL, Alexander MP, Naeser M. CT scan lesion sites associated with conduction aphasia. In: Kohn SE, ed. Conduction Aphasia. Hillsdale, NJ: Lawrence Erlbaum, 1992; 51-75.
22. Selnes OA, van Zijl P, Barker PB, et al. MR diffusion tensor imaging documented arcuate fasciculus lesion in a patient with normal repetition performance. Aphasiology 2002; 16: 897-902.
23. Freedman MF, Alexander MP, Naeser MA. Anatomic basis of transcortical motor aphasia. Neurology 1984; 34: 40-94.
24. Alexander MP, Hiltbrunner B, Fischer RS. Distributed anatomy of transcortical sensory aphasia. Arch Neurol 1989; 46: 885-892.
25. Kertesz A, Sheppard A, Mackenzie R. Localization in transcortical sensory aphasia. Arch Neurol 1982; 39: 475-478.
26. Goldstein K. Die Transkortikalen Aphasien. Jena: G. Fischer, 1917.
27. Naeser MA, Alexander MP, Helm-Estabrooks N, et al. Aphasia with predominantly subcortical lesion sites: description of three capsular/putaminal aphasia syndromes. Arch Neurol 1982; 39: 2-14.
28. Fromm D, Holland AL, Swindell CS, et al. Various consequences of subcortical stroke. Prospective study of 16 consecutive cases. Arch Neurol 1985; 42: 943-950.
29. Mohr JP, Watters WC, Duncan GW. Thalamic hemorrhage and aphasia. Brain Lang 1975; 2: 3-17.
30. Graff-Radford NR, Damasio AR. Disturbances of speech and language associated with thalamic dysfunction. Semin Neurol 1984; 4: 162-168.
31. Carrera E, Bogousslavsky J. The thalamus and behavior. Effects of anatomically distinct strokes. Neurology 2006; 66: 1817-1823.
32. Vallar G, Perani D, Cappa SF, et al. Recovery from aphasia and neglect after subcortical stroke: neuropsychological and cerebral perfusion study. J Neurol Neurosur Psychiatry 1988; 51: 1269-1276.
33. Hillis AE, Wityk RJ, Tuffiash E. Hypoperfusion of Wernicke's area predicts severity of semantic deficit in acute stroke. Ann Neurol 2001; 50: 561-566.
34. Alexander MP, Hillis AE. Aphasia. In: Goldenberg G, Miller B, eds. Handbook of Clinical Neurology. Amsterdam: Elsevier, 2008; 287-309.
35. Warrington EK, Shallice T. Category specific semantic impairments. Brain 1984; 107: 829-854.
36. Hart J Jr, Berndt RS, Caramazza A. Category-specific naming deficit following cerebral infarction. Nature 1985; 316: 439-440.
37. Hillis AE, Kleinman JT, Newhart M, et al. Restoring cerebral blood flow reveals neural regions critical for naming. J Neurosci 2006; 26: 8069-8073.
38. Déjerine J. Contribution à l'étude anatomo-pathologique et clinique des différentes variétés de cécité verbale. Mem Soc Biol 1892; 4: 61-90.
39. Geschwind N, Fusillo M. Color-naming defects in association with alexia. Arch Neurol 1966; 15: 137-146.
40. Larsen J, Baynes K, Swick D. Right hemisphere reading mechanisms in a global alexic patient. Neuropsychologia 2004; 42: 1459-1476.
41. Binder JR, Mohr JP. The topography of callosal reading pathways. A case-control analysis. Brain 1992; 115: 1807-1826.
42. Freund CS. Uber optische aphasia and seelenblindheit. Arch Psychiatr Nervenkr 1889; 20: 276-297.
43. Marsh EB, Hillis AE. Cognitive and neural mechanisms underlying reading and naming: evidence from letter-by-letter reading and optic aphasia. Neurocase 2005; 11: 325-337.
44. Roeltgen DP, Heilman KM. Apractic agraphia in a patient with normal praxis. Brain Lang 1983; 18: 35-46.
45. Hillis AE, Chang S, Breese E. The crucial role of posterior frontal regions in modality specific components of the spelling process. Neurocase 2004; 10: 157-187.
46. Marsh EB, Hillis AE. Recovery from aphasia following brain injury: the role of reorganization. In: Møller A, Bond Chapman S, Lomber SG, eds. Reprogramming the Human Brain: a volume of Progress in Brain Research. Amsterdam: Elsevier Science, 2006; 143-156.
47. Hillis AE. Does the right make it right? Questions about recovery of language after stroke. Ann Neurol 2002; 51: 537-538.
48. Hillis AE, Breese EL. Aphasia recovery: stages and mechanisms. In: Freddi A, ed. Stroke Today. Rome: San Raffaele Termini, 2003; 288-297.
49. Croquelois A, Wintermark M, Reichhart M, et al. Aphasia in hyperacute stroke: language follows brain penumbra dynamics. Ann Neurol 2003; 54: 321-329.
50. Basso A, Gardelli M, Grassi MP, et al. The role of the right hemisphere in recovery from aphasia. Two case studies. Cortex 1989; 25: 555-566.
51. Willmes K, Poeck K. To what extent can aphasic syndrome be localized? Brain 1993; 116: 1527-1540.
52. Hillis AE. Stages and mechanisms of recovery from aphasia. Jpn J Neuropsychol 2005; 21: 35-43.
53. Nielson JM. Agnosia, Apraxia, and Aphasia. New York, NY: Hoeber, 1946.
54. Levine DM, Mohr JP. Language after bilateral cerebral infarctions: role of the minor hemisphere. Neurology 1979; 29: 927-938.
55. Kinsbourne M. The minor cerebral hemisphere as a source of aphasic speech. Arch Neurol 1971; 25: 302-306.
56. Czopf J. Role of the non-dominant hemisphere in the restitution of speech in aphasia. Arch Psychiatr Nervenkr 1972; 216: 162-171.
57. Martin PI, Naeser MA, Theoret H, et al. Transcranial magnetic stimulation as complementary treatment for aphasia. Semin Speech Lang 2004; 25: 181-191.
58. Thiel A, Habedank B, Winhuisen L, et al. Essential language function of the right hemisphere in brain tumor patients. Ann Neurol 2005; 57: 128-131.
59. Karbe H, Thiel A, Weber-Luxenburger G, et al. Brain plasticity in poststroke aphasia: what is the contribution of the right hemisphere? Brain Lang 1998; 64: 215-230.
60. Heiss WD, Kessler J, Thiel A, et al. Differential capacity of left and right hemisphere areas for compensation of poststroke aphasia. Ann Neu-

rol 1999; 45: 430-438.
61. Warburton E, Swinburn K, Price CJ, et al. Mechanisms of recovery from aphasia: evidence from positron emission tomographic studies. J Neurol Neurosurg Psychiatry 1999; 66: 155-161.
62. Perani D, Cappa SF, Tettamanti M, et al. An fMRI study of word retrieval in aphasia. Brain Language 2003; 85: 357-368.
63. Duffy RJ, Coelho CA. Schuell's stimulation approach to rehabilitation. In: Chapey R, ed. Language Intervention Strategies in Aphasia and Related Neurogenic Communication Disorders. 4th edn. Baltimore, MD: Williams and Wilkins, 2001.
64. Kolk HHJ, Heeschen C. Adaptation symptoms and impairment symptoms in Broca's aphasia. Aphasiology 1990; 4: 221-231.
65. Pulvermuller F, Berthier ML. Aphasia therapy on a neuroscience basis. Aphasiology 2008; 22: 563-599.
66. Bhogal SK, Teasell R, Speechley M. Intensity of aphasia therapy, impact on recovery. Stroke 2003; 34: 987-993.
67. Cramer SC, Riley JD. Neuroplasticity and brain repair after stroke. Curr Opin Neurol 2008; 21: 76-82.
68. Kamata K, Saguer M, Moller M, et al. Functional and metabolic analysis of cerebral ischemia using magnetoencephalography and proton magnetic resonance spectroscopy. Ann Neurol 1997; 42: 554-563.
69. Kirkwood A, Rozas C, Kirkwood J, et al. Modulation of long-term synaptic depression in visual cortex by acetylcholine and norepinephrine. J Neurosci 1999; 19: 1599-1609.
70. Chen Y, Li YS, Wang ZY, et al. The efficacy of donepezil for post-stroke aphasia: a pilot case control study. Zhonghua Nei Ke Za Zhi 2010; 49: 115-118.
71. Ferris S, Ihl R, Robert P, et al. Treatment effects of memantine on language in moderate to severe Alzheimer's disease patients. Alzheimers Dement 2009; 5: 375-379.
72. McGaugh JL, Roozendaal B. Role of adrenal stress hormones in forming lasting memories in the brain. Curr Opin Neurobiol 2002; 12: 205-210.
73. Walker-Batson D, Devous MD, Curtis S, et al. Amphetamine paired with physical therapy accelerates motor recovery after stroke. Further evidence. Stroke 1991; 26: 2254-2259.
74. Walker-Batson D. Use of pharmacotherapy in the treatment of aphasia. Brain Lang 2000; 71: 252-254.
75. Walker-Batson D, Curtis S, Natarajan R, et al. A double-blind placebo-controlled use of amphetamine in the treatment of aphasia. Stroke 2001; 32: 2093-2098.
76. MacLennan DL, Nicholas LE, Morley GK, et al. The effects of bromocriptine on speech and language function in a man with transcortical motor aphasia. In: Prescott T, ed. Clinical Aphasiology. Vol 21. Austin, TX: Pro-ed, 1991.
77. Gupta SR, Milcoch AG. Bromocriptine treatment of nonfluent aphasia. Arch Phys Med Rehabil 1992; 73: 373-376.
78. Albert ML, Bachman D, Morgan A, et al. Pharmacotherapy for aphasia. Neurology 1988; 38: 877-879.
79. Berthier ML. Post stroke aphasia: epidemiology, pathophysiology and treatment. Drugs Aging 2005; 22: 163-182.
80. Seniow J, Litwin M, Lesniak M, et al. New approach to the rehabilitation of post-stroke focal cognitive syndrome: effect of levodopa combined with speech and language therapy on functional recovery from aphasia. J Neurol Sci 2009; 283: 214-218.
81. Barrett AM, Eslinger PJ. Amantadine for adynamic speech: possible benefit for aphasia? Am J Phys Med Rehabil 2007; 86: 606-612.
82. Gillen R, Tennen H, McKee TE, et al. Depressive symptoms and history of depression predict rehabilitation efficiency in stroke patients. Arch Phys Med Rehabil 2001; 82: 1645-1649.
83. Hillis AE. For a theory of rehabilitation: progress in the decade of the brain. In: Halligan P, Wade D, eds. Effectiveness of Rehabilitation of Cognitive Deficits. Oxford: Oxford University Press, 2005; 271-280.
84. Enderby P, Broeckx J, Hospers W, et al. Effect of piracetam on recovery and rehabilitation after stroke: a double-blind, placebo-controlled study. Clin Neuropharmacol 1994; 17: 320-331.
85. De Deyn PP, Reuck JD, Deberdt W, et al. Treatment of acute ischemic stroke with piracetam. Stroke 1997; 28: 2347-2352.
86. Coq J, Xerri C. Acute reorganization of forepaw representation in the rat SI cortex after focal injury: neuroprotective effects of piracetam treatment. Eur J Neurosci 1999; 11: 2597-2608.
87. Orgogozo JM. Piracetam in the treatment of acute stroke. Pharmacopsychiatry 1999; 32: 25-32.
88. Kessler J, Thiel A, Karbe H, et al. Piracetam improves activated blood flow and facilitates rehabilitation of poststroke aphasic patients. Stroke 2000; 31: 2112-2116.
89. Goldstein LB, the Syngen in Acute Stroke Study Investigators. Common drugs may influence motor recovery after stroke. Neurology 1995; 45: 865-871.
90. Goldstein LB. Potential effects of common drugs on stroke recovery. Arch Neurol 1998; 55: 454-456.
91. Goldstein LB. Should antihypertensive therapies be given to patients with acute ischemic stroke? Drug Safety 2000; 22: 13-18.
92. Small SL. Biological approaches to the treatment of aphasia. In: Hillis AE, ed. Handbook of Adult Language Disorders: Integration of Cognitive Neuropsychology, Neurology, and Rehabilitation. New York, NY: Psychology Press, 2002.
93. Lefaucheur JP. Stroke recovery can be enhanced by using repetitive transcranial magnetic stimulation. Neurophysiol Clin 2006; 36: 105-115.
94. Waldowski K, Seniow J, Bilik M, et al. Transcranial magnetic stimulation in the therapy of selected post-stroke cognitive deficits: aphasia and visuospatial hemineglect. Neurol Neurochir Pol 2009; 43: 460-469.
95. Naeser MA, Martin PI, Nicholas M, et al. Improved picture naming in chronic aphasia after TMS to part of right Broca's area: an open-protocol study. Brain Lang 2005; 93: 95-105.
96. Baker JM, Rorden C, Fridriksson J. Using transcranial direct-current stimulation to treat stroke patients with aphasia. Stroke 2010; 41: 1229-1236.
97. Monti A, Cogiamanian F, Marceglia S, et al. Improved naming after transcranial direct current stimulation in aphasia. J Neurol Neurosurg Psychiatry 2008; 79: 451-453.

CHAPTER 16

興奮とせん妄

John C.M. Brust and Louis R. Caplan

用語の定義と症状の頻度

　せん妄の基本的特徴は注意障害である．せん妄を有する患者は，多くの刺激の中から1つの刺激を選んで注意を集中し維持することができず，自らの意思で注意を移すことができない．**表16.1**に米国精神医学会のせん妄の診断基準を示す．せん妄患者で検査を行うことが可能な場合，思考，受容，記憶の異常も伴っていることが多い．また，時間や場所にかかわる見当識障害，即時記憶・近時記憶・遠隔記憶の障害，呼称障害，失書，視空間障害がみられることもある．認知機能 *perceptual function* と発話の障害は，目の前の作業に対して注意を持続できないことに根ざしている．錯覚，幻覚，妄想が目立つ場合も多い．睡眠と覚醒のパターンにも異常を呈し，日中の覚醒度の低下と夜間のこま切れの睡眠をしばしば生じている．自律神経活動の亢進もきたし，紅潮，散瞳，発汗，頻脈，血圧の動揺を伴っている．せん妄患者は，活動亢進から活動低下へ短時間に変容することもある．日中は嗜眠あるいは緊張病的行動が目立っている場合でも，夜になると興奮，奇声，攻撃的行動などをきたすことさえある．

　せん妄 *delirium*，意識不鮮明 *confusion*（明識困難ともいう），興奮 *agitation*，錯乱状態 *confusional state* といった言葉は，神経内科医や精神科医によって異なって用いられることがある．**表16.1**に引用したせん妄の診断基準には，急性発症であること，思考や集中力の変容，意識レベル，背景疾患などのさまざまな要素が反映されている．Raymon Adams と Maurice Victor によれば，意識不鮮明は以下のように定義されている．

　「通常の速さ，明晰さ，一貫性をもって思考することができないことを意味する．最も目につく特性は，当惑した内的感覚，注意と集中力の障害，今起こった出来事を的確に記録したり思い出すことができず，内的に思考をめぐらすなどの精神活動のすべてに減退を生じていることであり，・・・．また，視覚的または聴覚的な錯覚によって外界を正確に認知する能力は低下し，さらには幻覚や偏執的な妄想 *paranoid delusion* を呈するなどの多彩な特徴を示す」[1]

　意識不鮮明は，上記の用法によると，せん妄の基本的な構成要素に位置づけられ，せん妄という用語は，錯乱状態の中の特別のタイプを意味するものとして用いられている．

　「せん妄は，認知の著しい障害として特筆すべき状態であり，幻覚や生々しい夢想を伴い，万華鏡のように折り重なる異様で非現実的な幻想や妄想，不眠，痙攣，激しい感情的な反応を伴う」[1]

　1990年にLipowskiらは，急性錯乱状態を以下のように定めている．

　「全般的な認知機能の低下，注意障害，意識レベルの低下，精神運動活動の亢進や減弱，睡眠覚醒サイクルの障害で特徴づけられる器質的精神症候群である」[2]

　Adamsらを含め幾人かの著者は，せん妄という用語を，不隠 *restlessness*，狂暴性を帯びた興奮，恐れおののき *trembling* などの覚醒度が亢進し過活動を呈する状態に用いている[1]．一方，我々を含めた他の内科医や精神科医の多くは，意識不鮮明もせん妄の範疇に含め，活動低下に伴う行動と活動亢進に伴う行動の両者に対して使用している．また，行動と認知機能の特異な状態を示すなじみのあるせん妄の様

表 16.1　せん妄の診断基準（米国精神医学会，1987）*

A. 外界からの刺激に対し注意を維持する能力の低下（たとえば，注意がそれているため，質問を繰り返さなければならない），新たな外界からの刺激に対して適切に注意を移すことができない（たとえば，新しい質問に 1 つ前の答えを続けてしまう）

B. 逍遥し見当違いで支離滅裂な発話を伴うまとまりのない思考

C. 以下のうち，少なくとも 2 項目を満たす
1. 意識レベルの低下（たとえば，検査の間，覚醒を維持するのが難しい）
2. 認知障害（たとえば，誤った解釈，錯覚，幻影）
3. 睡眠覚醒サイクルの障害（不眠や日中の眠気を伴う）
4. 精神運動活動の増加や減少
5. 時，場所，人に関する見当識障害
6. 記憶障害（たとえば，新しいことを学べない，無関係物品を 5 分間覚えておくことができない，過去の出来事を思い出せない，病気の経過を述べることができないなど）

D. 最近の短い期間（通常，数時間から数日）に臨床症状が認められ，1 日の経過中で重症度が変動する傾向がある

E. 以下のいずれかを満たす
1. 病歴，身体所見，検査所見から病因的に関連のある器質的要素を疑う証拠がある
2. そのような証拠に乏しい場合には，非器質的精神疾患（たとえば，興奮や睡眠障害の原因となる躁症候）ではない，器質的要因が推定される

*訳注：これは，DSM-Ⅲ の記述であり，現在は以下の DSM-5（2014）の診断基準が用いられている．
A. 注意の障害（注意の方向づけ，集中，維持，転換する能力の低下）および意識の障害（環境に対する見当識の低下）．
B. その障害は短期間（通常数時間から数日間）のうちに出現し，注意および意識レベルの変化を示し，さらに 1 日のうちにも重症度が変動する傾向がある．
C. 認知（たとえば，記憶，見当識，言語，視空間認知，知覚）の障害を伴う．
D. 基準 A および C に示す障害は，他の既存の，確定した，または進行中の神経認知障害ではうまく説明されず，昏睡のような覚醒レベルの著しい低下により起こるものではない．
E. 病歴聴取，身体診察，臨床検査所見から，その障害が他の医学的疾患，物質中毒または離脱（乱用薬物や医薬品によるもの），毒性への曝露，または複数の病因による直接的な生理学的結果により引き起こされたという証拠がある．

式，すなわちアルコール離断症候として認められる振戦せん妄 *delirium tremens* に類似した状態に限定して用いられる場合も少なくない．

せん妄と錯乱状態は，多彩な用い方をされる言葉であり，実臨床で使用するにあたっては何かと不都合を生じる場合がある．混乱した *confused* という単語は，通常の話言葉でもさまざまな意味を込めて用いられている．意識不鮮明は，思考能力の変容という意味が込められているが，専門領域に限って使われる言葉ではない．せん妄や錯乱状態という言葉もその用法はさまざまで異なる内容を指していることもあるため，混乱が生じることになる．病状を正確に表すためには，（ⅰ）疾患の急性度あるいは慢性度について，（ⅱ）その深さと活動の度合い，（ⅲ）変化した思考の性質，（ⅳ）その原因，といった内容を記述することが勧められる．

眠気や昏迷 *stupor* を伴う場合は，物事に注意を払えず集中できなくなっており，覚醒し意識清明な者と同様に考えられるはずはない．そのため，覚醒が低下した者にせん妄という言葉をあてることはあまり適切でないと考え，本章では，思考や集中力に異常をきたし活動亢進を呈する状態に限定して論じることとする．

我々は，臨床状態の定義には病因を盛り込まないほうがよいと考えている．意識レベルに変化をきたすびまん性脳障害で，生化学的あるいは生理学的変化が潜在的で可逆的であり，集中力が低下し認知機能が変容している場合は，通常，脳症 *encephalopathy* と呼ばれる．行動異常が内因性で，さまざまな内臓障害による生化学的異常に基づいている場合には，代謝性脳症という用語があてられ，障害が薬剤や中毒性物質への暴露などの外因による場合は，中毒性脳症と呼ばれる．本書では，脳卒中に関連した神経症候から示される神経解剖学あるいは神経生理学を関心の対象としており，局所脳卒中による意識不鮮明を伴う活動亢進状態に重きを置いているため，脳症については論じないこととする．

せん妄はありふれた病態である．興奮とせん妄は，ときには同時にあるいは別々に，高齢入院患者の約 1/3〜1/2 に生じるといわれ，一般的な外科手術を行った 65 歳以上の患者の 10〜15％ に認められる[3]．せん妄はさまざまな内科的疾患，たとえば，肺炎，尿路感染症，敗血症，髄膜炎，脱水，電解質異常，うっ血性心不全，尿毒症，肝不全，頭部外傷，発作後状態などに関連して生じることがある．抗コリン薬，コカイン，アンフェタミン，幻覚剤などの使用により，また，ベンゾジアゼピン，アルコール，バルビツール酸の離脱症候として生じることも少なくない．特に高齢者においては，せん妄の出現は予後不良の証でもある．せん妄をきたした 4,000 例の入院患者の 1/3 が，1 か月以内に死亡したという研究報告もある[4]．死亡率や罹患率の上昇は，背景にある基礎疾患の重症度によっているとともに，治療に協力が得られないきわめて興奮している患者に十分な治療を施すことが困難であることもかかわっている．

せん妄は脳卒中急性期にも生じ，それが唯一の神経学的異常であることもある[5-8]．脳卒中急性期のせん妄に関する前向き研究において，その有病率は，10％[9]，13％[10]，24％[11]，25％[12-14]，42％[15]，48％[16] と報告によって大きく異なっている．せん妄の出現しやすさにかかわる素因と

して，高齢，男性，認知症，重度の合併症，視覚障害，精神疾患(特にうつ病)，アルコール多飲，身体的虚弱 physical frailty，多剤併用，栄養障害，腎機能障害，脱水，入院時の嚥下障害，入院時の C 反応性蛋白値の亢進，脳卒中重症度(Barthel Index で判定)が挙げられている[13,17]．異なる研究からの抜粋だが，独立した危険因子として，左右麻痺[16]，出血性脳卒中[10,12]，心原性脳塞栓[10]，前方循環全域にまたがる梗塞[10]が示されている．重症脳卒中では内科的合併症も多く認められる傾向があるが，せん妄は脳の特定部位の脳卒中でより多く認められるとする報告もあれば[7]，脳卒中の病型よりも重症度のほうが強い危険因子であるらしいとする報告もある[14]．

低い有病率を示した研究には，平均年齢 57 歳と比較的若年の患者を対象としたもの(他の研究では 66〜80 歳と高齢)[10]と，脳卒中ケアユニットに入院し，動けるようになるためのリハビリテーションプログラムを早期から集中して実施したもの[9]がある．有病率に大きな差があることの理由には，評価判定のための尺度〔たとえば，Confusion Assessment Method(CAM)[18] や Delirium Rating Scale(DRS)[19]〕が異なることも挙げられ，さらに，失語，無視，認知障害を有している患者では，せん妄の判別が困難であるということ，また，せん妄の程度は変動する傾向があること(最も高い有病率を示した 2 つの研究では，連続的な評価が行われている[15,16])が考えられる．脳卒中 82 例を対象とした研究では，入院時にせん妄が認められた症例が 21 例あり，2 週目に敗血症を呈した 1 例と，4 週目に低ナトリウム血症を生じた 1 例にせん妄が生じている[14]．脳卒中後せん妄は，入院期間延長，入院中死亡率，長期間に及ぶ機能障害(認知機能の問題を含む)，施設療養，12 か月後死亡率と有意に高い関連を示した[10-12,14,16]．

せん妄の病態生理に脳内コリン活動の低下がかかわっていることが示されており[7,20]，入院前あるいは入院中の抗コリン薬の使用は(軽度の抗コリン作用を有する薬剤の使用を含め)，脳卒中後せん妄のリスクを上昇させる[10]．脳卒中後せん妄の予防や治療に確立した薬剤はないが，オープンラベルの予備研究としてアセチルコリンエステラーゼ阻害薬であるリバスチグミンの安全性が示され，比較試験を企画する基盤として提示されている[21]．

活動亢進と興奮の神経解剖
hyperactivity and agitation

せん妄は主症状であっても，また唯一認められた神経学的異常であっても，その原因は全身的な中毒性や代謝性の要因ではなく局所的な脳損傷であることが多いようである．オーストラリアの Perth にある病院に入院した脳卒中 661 例を対象とした後向き研究では，「せん妄，器質的妄想状態，急性発症の認知症や躁病，精神病類似状態」を呈した患者が 19 例(3％)あり，それらの患者の全例において CT あるいは剖検にて脳の限局病変が認められている[5]．そのうち急性せん妄を呈した症例は 9 例あり，すべて右半球の梗塞(Sylvius 裂周囲：3 例，側頭葉：2 例，前頭葉，頭頂葉，前頭側頭葉，後頭頭頂葉：各 1 例)であった．

脳卒中連続 145 例の前向き研究では，入院時または入院 1 週間内に 69 例(48％)にせん妄を認めたと報告されている[16]．この研究では，脳梗塞 113 例中 56 例(50％)，一過性脳虚血発作 21 例中 6 例(29％)，脳出血 8 例中 7 例(88％)にせん妄が出現した．せん妄は左半球の障害でより多く(38/65，58％)，右半球に障害を有する患者では比較的少なかった(18/47，38％)．せん妄に陥りやすい独立した予測因子として，重度の麻痺，せん妄の既往，高齢，抗コリン薬の服用が挙げられている．せん妄はまた，心筋梗塞，肺塞栓，深部静脈血栓，残尿，尿路感染症などの脳卒中合併症との関連も指摘されている．後に同じ著者から，せん妄は，デキサメタゾン負荷前後のコルチゾール値と関連があると報告された[15]．

せん妄と関連する解剖学的な病変部位を調べた研究では，急性錯乱状態を呈した入院患者 60 例中 36 例に，脳内限局病変を認めた[6]．そのうち 19 例では，他の症候を認めないか，あってもわずかなものにとどまっていた．他の報告を含め，意識不鮮明とせん妄は，前大脳動脈，中大脳動脈，後大脳動脈のいずれの領域の梗塞でも生じていた[8]．

Miller Fisher は，対極にある 2 つの行動状態，すなわち無為 *abulia* と興奮性行動にまつわる経験を見直して以下のように述べている[22]．無為を呈する患者の活動は減少しており，通常は無感情で自発的行動や探検的行動を欠いていた．また，反応は鈍く，長くは続かなかった．その対極にあるのが，活動亢進や興奮を呈している患者で，しばしば落ち着きなく，興奮し，過度に敏感で，言葉数は多く(語漏 *logorrhea*)，行動も増加していた[22]．無為を呈し，病巣の局在が明らかになった患者では，中脳被蓋上部，黒質，視床内側部，線条体，前頭葉に病巣が認められた．その病変の多くは，前頭葉への投射路を巻き込み遮断していた．一方，活動が亢進し興奮を呈する患者の病変は，大脳半球の後方，側頭葉，後頭葉，頭頂葉下部に認められる場合が多かった．興奮を呈する患者の多くに，辺縁系皮質を含む梗塞巣や炎症巣を認めた．

■ 後方循環領域の脳卒中
◉ 脳底動脈先端部閉塞，後大脳動脈領域梗塞

脳底動脈 *basilar artery* 吻側への塞栓は，中脳や傍正中視

床，後大脳動脈 posterior cerebral artery 領域の側頭後頭葉に梗塞を生じさせる[23,24]．海馬体，紡錘状回 fusiform gyrus，舌状回 lingual gyrus に両側性の梗塞を生じた中年女性で，興奮が2か月間続いた後に高度の認知症に至った例が報告されている[25]．ほかにも，後大脳動脈領域梗塞後に過活動性興奮行動と急性発症の視覚障害を生じた9例の報告がある[26]．この報告では，患者の行動は，「落ち着きがなく，苛立ちや焦りがみえ，叫び声を上げ，著しく移り気である」と記述されている．患者は多弁で，その会話は，外から干渉されずとも1つの話題から別の話題に次から次へと移る傾向があった．また，いずれの症例も，片側あるいは両側の後大脳動脈領域梗塞を呈しており，梗塞のほとんどは紡錘状回と舌状回を巻き込んでいた[24-26]．78歳の高齢男性の臨床的および器質的な所見として，急性発症の不穏興奮状態も認められている[27]．この男性は，一過性の左片麻痺，左感覚消失，左半盲を後遺症とする脳梗塞の既往はあるが，以前は物静かで穏やかな性格であったと記されている．患者の姪が，突然いらいらするようになったという変化に気づいた．患者は凶暴になり，姪を罵ったり，殴りかかったりしていた．入院時は，著しく興奮し，びっしょりと汗をかき，大声を上げ，噛みつこうとし，けんか腰であった．また，目が見えず，記憶力も低下していた．その興奮は脳卒中後5か月間続き，何かを要求するときは大声を上げる状態が亡くなるまで続いた．剖検では，右中大脳動脈の下方枝領域に陳旧性脳梗塞を認め，病変は上側頭回と頭頂葉下部を含んでいた．左後大脳動脈領域にも梗塞を生じており，舌状回のほぼ全域とそれに隣接する紡錘状回，海馬傍回，鳥距回を含んでいた[27]．左海馬，乳頭体，視床枕を含む左視床にも病変を認めた．

Symonds と MacKenzie は，自験例9例と他の報告から参照した49例のレビューの中で，視覚障害を呈する両側後大脳動脈領域の急性梗塞例では，約半数が発症時に意識不鮮明を生じていたと報告している[28]．この報告の中の1例では，両側後大脳動脈領域梗塞で偏執的行動を生じていた．他の症例では，幻覚あるいは目が見えないことの否認を伴う例もあったが，明らかにせん妄といえる症状の者はいなかった[28]．

Caplan らは，脳底動脈吻側枝と後大脳動脈分枝での塞栓によって生じた興奮せん妄状態を見直して報告している[23,24,29]．その症例の剖検や神経画像では，舌状回や紡錘状回を含み鳥距溝より下の後頭葉や側頭葉がさまざまな広がりで両側性に障害されていたことが示された．両側視野障害と記憶障害は，通常，興奮と活動亢進状態を伴っていた．何人かの患者は視野欠損を伴っており，その多くは上四分盲であった．また何人かは脳幹吻側部や上小脳動脈領域の病変を有していたが，脳幹吻側部の単独病変で興奮活動亢進状態を生じた例はなかった．それに対して，脳幹被蓋吻側部の両側性病変の患者では，眠気や活動低下が生じていた．後方循環での塞栓により生じたせん妄は，必ず後大脳動脈領域である鳥距溝下堤の梗塞により生じていた[23,24,29]．

活動亢進を伴う興奮状態は，椎骨動脈 vertebral artery の血管造影後に生じることがある[24,30]．造影剤を用いた血管造影中や撮影後に，活動亢進をきたし，じっとしていられず，著しい視力低下と記憶力の障害を生じる．興奮，意識不鮮明，その他の神経学的所見も伴うことがあるが，通常は数時間のうちに寛解する．ほとんどの例で，血管造影所見は正常であり，多量の造影剤が用いられていた．この症候群は，おそらくは両側の後大脳動脈領域における造影剤に対する反応で生じているものと思われる．

後大脳動脈領域の片側性病変での報告もみられる．Devinsky らは，左後大脳動脈領域梗塞を生じ興奮錯乱状態を呈した4例の臨床所見と画像異常を報告し，片側後大脳動脈領域梗塞のため錯乱状態を生じた過去の報告例をレビューしている[31]．4例とも，左側頭葉と左側頭葉後内側部に病巣を有していた．そのうち3例は，心原性脳塞栓によると思われる特徴を有し，左後大脳動脈領域梗塞を呈していた．また，1例は硬膜静脈洞および皮質静脈の血栓症が最も疑われ，左側頭葉後内側部と左後頭葉に梗塞を認めた．3例は興奮状態でときに嗜眠状態へと交替し，1例は突然発症の「意識不鮮明で興奮を伴う見当識障害を呈し，攻撃的行動をとり」，大声で悪態をつき，物を壁に投げつけた．その男性は，「注意散漫で，ちょっとした新奇な刺激にも容易に注意がそれてしまう状態」であった[31]．興奮を呈する別の患者の会話は，「言葉を見つけることの困難を伴い，流暢だが，容易に脱線する」と表現されている．一過性の興奮錯乱状態がみられる例もあった．Devinsky らは，急性錯乱状態を呈した片側後大脳動脈領域梗塞の報告をレビューしている．それによると，10編の報告の19例中18例(95％)が左後大脳動脈領域梗塞であるのに対して，右後大脳動脈領域梗塞は1例のみであった．Fisher もまた，片側後大脳動脈領域梗塞で興奮せん妄状態をきたす症例では，病巣は通常，左半球優位であることを報告している[22]．

● 視床 thalamus の脳卒中

Graff-Radford らは，片側の視床梗塞で認知機能に変化を生じた5例を報告している．そのうち4例は，背内側核，前核，外側腹側核，前腹側核，正中核の病変を，1例は，正中中心核，束傍核，背内側核，後腹側核の病変を有していた[32]．どの症例も，記憶・視空間認知・知能・人格の異常を伴っていた．左側病変を有する患者では，超皮質性失語を認めた．1例は妄想を有していたが，せん妄まで呈したものはなかっ

た．このほかに，視床前内側部の小出血5例の報告があり，それらは「独創力や自発的な動作の障害，内省の喪失，起伏のなさ，注意や見当識および前向き記憶の障害」を呈していた[33]．そのうち1例は，顕著な「興奮，多弁，笑いやすさ，社会的抑制の欠如」を示し，4例は失禁を呈した．また，5例すべてが，軽度の神経症候を有していた[33]．Bogousslavskyらは，「会話に障害をきたした脱抑制症候群（語漏，せん妄，冗談，笑い，虚伝，異常な作話）」の女性を報告した[34]．この患者は，右視床に梗塞を有し，背内側核，髄板内核，外側腹側核の内側部に病変を生じていた．会話の特徴とは対照的に，運動や行動の自発性は高くはなかった[34]．その患者のSPECTでは，大脳皮質，特に前頭葉に血流低下が広がっていた．著者は，この患者の所見について，前頭葉と辺縁系から視床背内側核への線維の離断を表しているかもしれないと強調している[34]．

● 脳幹 brainstem の脳卒中

ArseniとDanailaは，橋ponsや脳幹の病変と活動亢進および会話量の増大との関係について記述している[35]．脳底動脈瘤を有し，橋および脳幹上部に限局する臨床的巣症状を有する1例で，活動亢進と語漏を呈していた．何かの刺激に誘発されるわけでもなく，会話の内容は，1つの思いつきや話題から次のものへと途切れることなく変わっていった．活動亢進と語漏は必ずしも同時に起こるわけではないことも強調されている．13例検討したうち，6例が活動亢進と語漏の両者を呈し，1例は語漏は呈したが活動亢進はなく，残りの6例は活動亢進はあるが無言であった[35]．後方循環にかかわる動脈延長拡張症 dolichoectasia の症例の検討で，脳底動脈の延長拡張と橋動脈穿通枝の梗塞を呈した1例において，橋梗塞に由来する片麻痺を生じた後，突然多弁となりその後持続する語漏を生じた[36]．活動亢進と語漏は，興奮とせん妄を呈する場合にたびたび認められる症状ではあるが，脳幹病変の報告例において，真性のせん妄となった例はいなかった．

■ 中大脳動脈領域梗塞

Boudinらは，急性発症の興奮した行動を伴い，意識不鮮明を生じた10例を報告している[37]．そのうち2例は死亡し，剖検では右側頭葉の梗塞を生じていた．その他の患者の臨床所見と脳波異常からも，障害血管領域は右側頭葉であることが示唆された．Juilletらは，視覚異常を伴いしばしば興奮を生じた意識不鮮明の4例を報告している[38]．そのうち2例では，臨床所見および脳波異常から右側頭葉梗塞が示唆された．Mesulamらは，興奮を伴い急性意識不鮮明を呈した右中大脳動脈 middle cerebral artery 領域梗塞の3例を報告している[39]．それらの患者の異常行動は，突然発症し，著しい注意散漫，つじつまの合わない思考，落ち着きのなさ，興奮，活動亢進を伴っていた．1例では，初期のCTで右前頭葉下部に病変を認めたが，運動系や感覚系の症候はみられなかった．他の2例では，放射性同位元素を用いた撮影が行われ，右側頭葉と頭頂葉下部に病変が認められた．血管造影では，1例に中大脳動脈分枝の右角回動脈の閉塞を認めたが，CTで前頭葉に梗塞を認めた症例では異常はみられなかった．患者はすべて右中大脳動脈への塞栓があった[39]．この報告では，右頭頂葉梗塞が興奮状態の原因であると強調されているが，それらの患者の虚血巣の広がりについては不詳である．

Guardらは，右側頭葉病変を有し，無関心，見当識障害，興奮，認知機能障害を呈した10例を報告している[40]．4例は幻視を生じ，そのうち1例は当初は躁うつ病と考えられていた．10例中6例だけが左側に神経徴候を呈していた．ほかにも短い報告だが，中大脳動脈領域梗塞のため左片麻痺を呈した患者において，「筋の通った考えを保持するのが難しかったり，無頓着で飽きっぽい行動」を生じた3例の報告がある[41]．1年後には左片麻痺は消失したが，3例ともすべて明識困難なままであった．右側頭頭頂葉の急性病変で遅発性精神病を呈した右利きの患者8例（4例：脳塞栓症，3例：皮質下出血，1例：脳挫傷）の報告がある[42]．精神症状は最初の脳障害後1か月から11年を経過して突然に出現し，数日から数か月にわたって持続して，2例は再燃した．どの患者も幻聴と幻視を伴い，内省では幻覚の現実味はさまざまであり，見当識・記憶・認知・情動の障害も伴っていた．どの患者も偏執的な妄想と興奮を伴っており，一部は，変動を伴う配慮のなさ，保続，筋道の立たない思考，叫喚，攻撃的で粗暴な行動を生じた．局所徴候は軽度にとどまっていた．精神病の既往を有する者や薬物中毒の者はいなかった．8例中7例にけいれん発作を伴い，多くは焦点性発作であった．精神症状は発作後の症状というには持続が長く，発作後の容態とは異なっていた．発作と精神症状は，不安定な病態生理学的な状態を原因として生じるのではなく，並行して出現していた[42]．

PriceとMesulamは，おそらくは右頭頂・前頭・側頭葉に梗塞をきたし，そのため無関心，興奮，幻覚，妄想を生じた右利きの5例を報告している[43]．より多くのレビューとして，右中大脳動脈領域梗塞を有する46例の臨床所見と画像所見を検討した報告がある[44]．ここでは，2例に興奮と意識不鮮明が認められた．いずれも左同名半盲と左肢の軽度の運動徴候を有していた．そのうち1例はCTの結果が正常で，もう1例は造影剤による増強効果を伴う右側頭頭頂葉梗塞をきたしていた．CT正常所見で興奮を生じた患者の血管

造影では，右中大脳動脈下方枝である側頭動脈と下頭頂動脈の「遅発性造影 delayed filling」を認めた．残りの44例では，運動系や感覚系の症候はより重度で，梗塞は比較的前部か深部あるいはその両方にまたがって存在していた[44]．

Parisで開かれた臨床病理カンファレンスで，急性発症の異常行動を呈した68歳の男性例が提示された[45]．その男性は興奮し，課題に取りかかることができず，多弁で内容は支離滅裂であった．左半盲を認めたが，運動や感覚，反射の異常は認めなかった．CTでは，右頭頂葉下部と側頭葉，右中大脳動脈の下方枝領域に梗塞を認めた．また他の報告で，左脳葉型出血（側頭葉，前頭葉，後頭頭頂葉）の後，数週から数か月を経て出現した間欠的に入れ替わる行動異常の原因としてけいれん発作の可能性が推定された3例が示されている[5]．そのうち，2例は妄想と幻覚を，1例は躁病様のせん妄を呈した．

Caplanらは，NINDS (National Institute of Neurological Disorders and Stroke)の脳卒中データバンクへの登録例と自験例を用いて，右中大脳動脈下方枝領域に病変を有する急性期の脳梗塞例を調べ報告している[46]．報告された10例すべてに左視野の障害を認め，異常運動は軽度で一過性であった．3例は発症時に著しい興奮を伴うせん妄があった．1例は四六時中うめき，四肢を拘束しているにもかかわらず繰り返し点滴などのチューブやカテーテルを抜去した．12時間を過ぎたあたりからひっきりなしに動くことは少なくなったが，さまざまな名を呼び続け，とりとめもなくしゃべり続けるとともに話は次から次へとまとまりなく内容を変えた．患者の妻の話によると，誰かが窓から部屋へ入ってくると言っては，たびたびベッドカバーの下へ隠れるとのことであった．ほかの4例もじっとしていられず，神経学的検査に集中することは困難であった．落ち着きなく興奮している患者では，描画や模写の異常も認められた．興奮と不穏のある5例と興奮のない5例の梗塞巣の広がりを描画し，解剖学的な病巣分布が検討された（図16.1）．興奮をきたした患者は，すべて右側頭葉に病変を有していた．最終的には，右側頭葉梗塞が，右中大脳動脈領域梗塞に伴う興奮の責任病巣となっている可能性が高いと結論づけられている[46]．

MoriとYamadoriは，41例の右中大脳動脈領域梗塞を検討し，そのうち25例で急性意識不鮮明，6例で急性興奮性せん妄（著しい興奮，被刺激性，生々しい幻覚，妄想，不眠，自律神経系の活動亢進症状を伴う）を確認した[47]．興奮を伴う6例では，右中大脳動脈下方枝領域の梗塞を認め，中側頭動脈と後側頭動脈の灌流領域の障害は6例中5例に生じていた．これらのことから，意識不鮮明は右前頭葉と基底核の機能障害に，興奮性せん妄は側頭葉の梗塞に起因すると結論づけられている．辺縁系と感覚系の離断が興奮状態を生じる機序として重要であると考えている[47]．

興奮，怒り，妄想症は，ときにWernicke失語で認められ，多くは左中大脳動脈下方枝への塞栓性機序で生じた側頭葉梗塞によっている．短期で怒りっぽい失語症の患者は，普通はWernicke型の失語である[48]．そのような行動の変化は，側頭葉の内側部から円蓋部の構造の機能障害からくる失語の場合に生じることが多いと考えられている．

ここで引用した論文をまとめると，右中大脳動脈分枝の側頭動脈領域の梗塞は，語漏を伴う興奮性活動亢進状態の重要な要因であると結論される．語漏はまた，左側頭葉梗塞とWernicke失語の特徴でもある．著しい多弁はいずれの大脳半球であっても出現しうる側頭葉障害の特徴である可能性があり，失語症がなくても生じるものかもしれない．

■ 前大脳動脈領域梗塞
● 前頭葉 frontal lobe 内側部の脳卒中

特に両側の前大脳動脈 anterior cerebral artery 領域梗塞では，さまざまな行動異常を伴うことがあり，しばしば無為（発語と自発的な行動の減少，著しい無感情を伴う）を認める[22,49]．確実なものではないが，帯状回，補足運動野，眼窩前頭皮質，その他の辺縁系構造の障害は，無為の出現に何らかの関連があると考えられ，頻度は低いと思われるが興奮やせん妄をきたす可能性もある．

単一の起始部をもつ前大脳動脈の血栓症で左片麻痺と性欲亢進，多弁を呈した1例が報告されている[50]．AmyesとNielsonはまた，帯状回に病巣を有する8例（血管性病巣：7例，多発性硬化症：1例）を報告している．そのうち3例は，興奮と活動亢進，精神異常を呈した[51]．1例は動脈瘤および両側傍正中前頭葉梗塞と眼窩前頭葉梗塞を有しており，著しい興奮からやがて無為へと変化した．また，興奮と叫喚から無動性無言へと変化した両側前大脳動脈領域梗塞の症例もみられている[52]．Starksteinらは，前頭葉に密接な投射連絡を有する辺縁系とその近傍に病変を生じ，その後に躁病様の行動を呈した12例を検討し[53]，眼窩前頭葉が躁病の患者に認められる身体と気分の障害にかかわっているのではないかと述べている．またStarksteinらは後に，脳損傷後に躁病を呈した別の8例を報告した[54]．それらの症例はすべて，気分が高揚しており，とめどなくしゃべり続け，大仰な妄想を抱いていた．そのうち7例は，活動亢進，不眠，思考の飛躍を有し，5例は怒りっぽく，6例には性欲の亢進を認めた．すべて右半球に病変を有しており，その内訳は，尾状核頭部・内側側頭回・側頭葉基底部・前頭葉背外側部を巻き込む梗塞が1例，尾状核頭部・扁桃体・海馬・側頭葉基底部皮質を含む梗塞が1例，右側頭葉基底部血管奇形の塞栓後に生じた梗塞が1例，右側頭葉出血が1例，両側眼窩前頭葉の

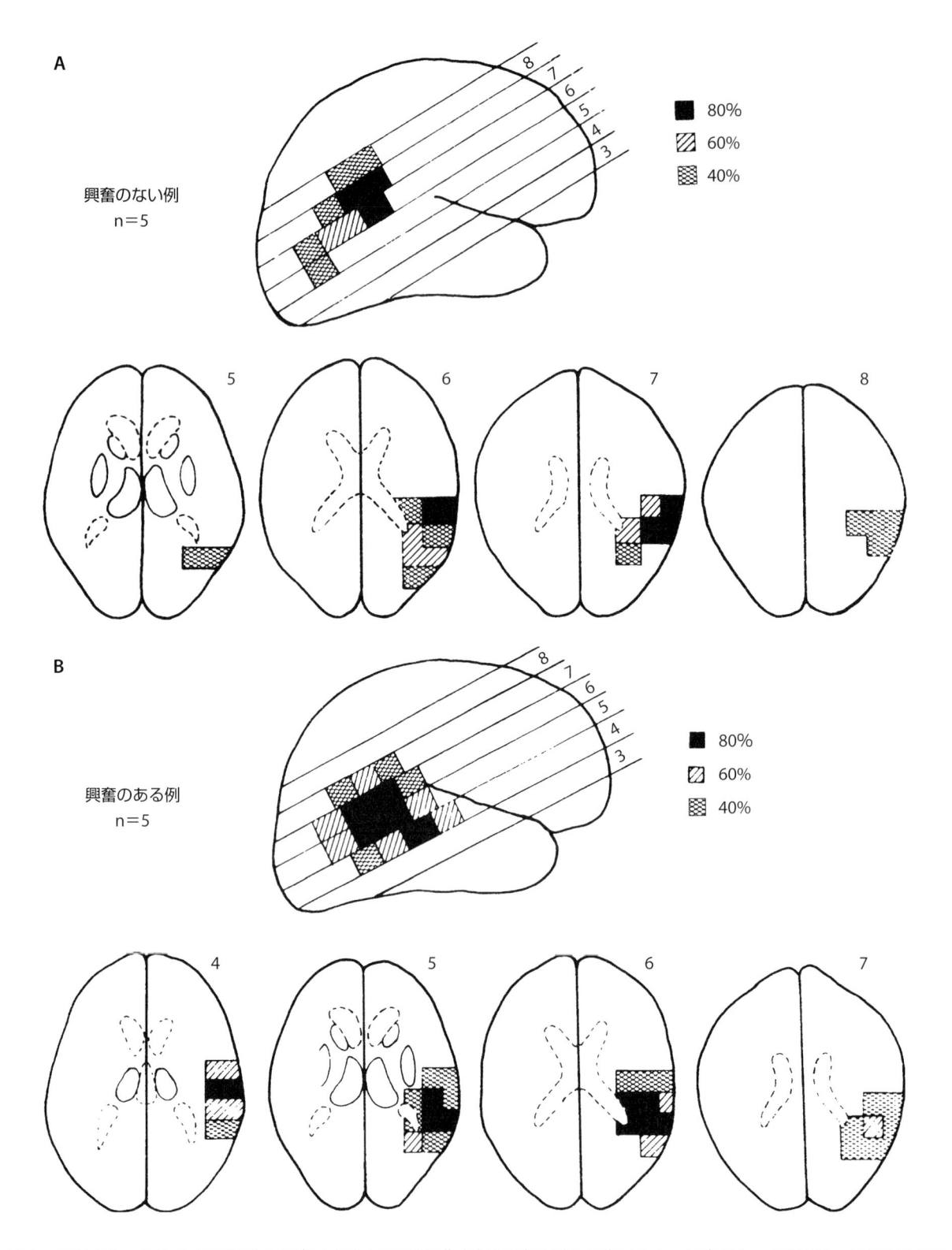

図 16.1 興奮のない5例のCT像(**A**)と興奮のある5例のCT像(**B**)の病巣を重ねて表示した．興奮のない患者では，頭頂葉下部に病巣の広がりを認めるも，側頭葉は保たれていた．興奮のある患者では，側頭葉に病巣が広がる傾向を示していた．黒塗り領域は80％の患者で障害されていた部位，斜線領域は60％の患者で障害された部位，斜め格子領域は40％の患者で障害された部位を示している．
(Caplan et al., 1986[46] より許可を得て転載)

挫傷が1例で，残り3例は神経画像所見で皮質下病変がみられ，前頭葉前部白質を巻き込む脳挫傷が1例，尾状核頭部の腹内側部とそれに隣接する内包前脚の梗塞が1例，尾状核と内包前脚を含むより大きな梗塞が1例であった．これら皮質下病変を有する3例のPETでは，右側頭葉外側基底部の代謝異常が示された[54]．

1例だが，両側眼窩前頭葉と右側頭頭頂葉の脳挫傷で躁状態を呈した症例が報告されている[55]．この患者は，1人でいるときは自発的な行動は減少しているが，外界から刺激が加わると躁病様の反応を呈した．また，睡眠時間は減少しており，たびたび怒りを爆発させた．話かけられると，とめどない語漏となり，次々と会話の内容が移り変わった．注意は散漫で，しばしば性的内容を含むジョークを口にした．

興奮，性欲亢進，攻撃性，怒りは，眼窩前頭葉の脳障害を有する患者にしばしば特徴的だが，側頭葉基底部脳挫傷の関与がどれほどかは，神経画像検査からは明らかにすることはできなかった．眼窩前頭皮質の病巣は，注意散漫，活動亢進，運動脱抑制の要因である．眼窩前頭病巣を有する患者では，干渉に対するいわゆる抑制的コントロールが失われている[56]．患者は，些細な刺激でも無視できず，何らかの刺激が外界から加われば，課題や思考に注意を保持することが難しくなる．

● 尾状核 caudate nucleus の脳卒中

Steinらは，尾状核出血について研究し，不穏，興奮，記憶障害，意識不鮮明が特徴的であると述べている[57]．出血はしばしば側脳室前角へ穿破し，くも膜下腔へ流れ出る．不穏，短気，興奮は，くも膜下出血や髄膜炎の患者においてもよく認識されることのある特徴だが，その機序については明らかにされていない．髄膜刺激や頭蓋内圧亢進が考えられる要因ではある．このような患者では，どの程度の行動が尾状核病変によるものなのか，どの程度が合併する脳室内出血やくも膜下出血によるものなのかを区別することは難しい．同様の徴候が尾状核梗塞で観察されてはじめて，尾状核そのものの病変によって行動異常が出現していることが明らかとなり，尾状核の辺縁系に果たしている臨床的意義が実証された．

Mendezらは，尾状核梗塞をきたし，神経行動上の異常を呈した12例（片側性病変：11例，両側性病変：1例）を報告した[58]．そのうち5例は，精神病的特徴を有する情動症状を呈した．1例には，著しい不安があり，入眠困難とパニックも呈した．疑い深く偏執で，「雰囲気に合わせて動くのだ」という声が聞こえ，検査の間も落ち着きがなく，そわそわしていた．興奮と精神病的特徴を有する患者は，尾状核の腹内側部に病変を有する例が多かった．他の3例の患者は，抑制が効かず，不適切で衝動的な行動が目立った．そのうち1例は，だらしない風采で，注意散漫，多弁，無頓着，性的にあからさまであった．これらの3例は尾状核頭部のほとんどを含む大きな病変を有していたが，近接する構造は正常に保たれていた．これらの患者にみられた行動と認知機能の異常は，尾状核障害が関連することが知られているHuntington舞踏病に認められる異常と類似していた[58]．また，解剖学者のWalle Nautaらの研究（1984）により，尾状核腹内側部（辺縁系線条体）は，解剖学的には眼窩前頭皮質に線維連絡があることが示されている[59,60]．

Caplanらは，18例の尾状核梗塞を研究し，尾状核梗塞は隣接する内包前脚から被殻前部に広がることが多いと報告した[61]．中大脳動脈近位の分枝であるレンズ核線条体動脈や前大脳動脈の分枝であるHeubner反回動脈の閉塞例が多い．一過性あるいは持続性の不穏と活動亢進が7例で認められ，そのうち3例は左尾状核梗塞，4例は右尾状核梗塞であった．それらの患者では，無感情と無為がしばしば活動亢進に取って代わって現れた．右側梗塞を呈した2例で，高度の活動亢進をきたし，多弁で動き続け，ときおり大声をあげた[61]．尾状核の解剖学的線維連絡の報告（Nauta and Domesick, 1984; Alexander et al., 1986; Nauta, 1986）をまとめると，外側眼窩前頭皮質（Brodmann 10野）は尾状核の腹内側部に投射しており，また，この部位は側頭葉の視覚および聴覚の連合皮質からも神経連絡を受けている[59-62]．前部帯状回（Brodmann 24野），両側海馬，扁桃体，嗅内皮質，嗅周皮質は，腹側線条体（側坐核，中隔核，嗅結節，尾状核腹内側部）に投射している．尾状核はまた，淡蒼球内節，黒質吻内側部，視床前核，視床背内側核との間に相反性線維連絡を有している[59-62]．しかしながら，我々の知るかぎり，淡蒼球や被殻のみの病変を有する患者では興奮状態は報告されていない．

結論

活動亢進を伴う興奮状態は，脳の限局障害で生じることがある．すべての例ではないが，興奮状態に随伴する特徴的な症状（たとえば，語漏，思考の拙速な移り変わり，注意散漫，不眠，叫喚，攻撃的で粗暴な行動，脱抑制，性欲亢進，幻覚，妄想，偏執症）を伴うことがある．これらすべての症候を伴いうるのは，海馬，扁桃体，嗅内皮質，嗅周皮質およびそれらの近傍の白質を含む右側頭葉梗塞の患者である．両側の紡錘状回と舌状回を巻き込む病変を有する患者は同様の興奮性せん妄を生じるが，これは左半球優位の紡錘状回と舌状回の梗塞でもときに認められる．尾状核の腹内側部とそのすぐ下の白質障害によって同様の症候を呈することがあり，特に右側病変で頻度が高いようである．眼窩前頭葉の障害で同様の

所見を呈することは少ない．

　病巣に共通するのは，側頭葉の辺縁系皮質と眼窩前頭葉に比較的近接した部位に広がっていることである．右側頭葉基底部とその右腹側辺縁系線条体との線維連絡および左舌状回・紡錘状回が，活動亢進，不穏，多弁を生じる障害好発部位である．脳幹病変でも語漏や活動亢進をきたしうるが，通常は錯乱状態は伴わない．

参考文献

1. Adams RD, Victor M, Ropper AH. Principles of Neurology. 6th edn, New York, NY: McGraw-Hill, 1997; 405-416.
2. Lipowski ZJ. Delirium. Acute Confusional States. New York, NY: Oxford University Press, 1990.
3. Lipowski ZJ. Transient cognitive disorders (delirium, acute confusional states) in the elderly. Am J Psychiatry 1983; 140: 1426-1436.
4. Bedford PD. General medical aspects of confusional states in elderly people. BMJ 1959; 2: 185-188.
5. Dunne JW, Leedman PJ, Edis RH. (1986). Inobvious stroke: a cause of delirium and dementia. Aust NZ J Med 1986; 16: 771-778.
6. Mullally W, Huff K, Ronthal M, et al. (1982a). Frequency of acute confusional states with lesions of the right hemisphere. Ann Neurol 1982; 12: 113 (Abstract).
7. Ferro JM, Caeiro L, Verdelho A. Delirium in acute stroke. Curr Opin Neurol 2002; 15: 51-55.
8. De Reuck J, Sieben G, De Coster W, Van der Eecken H. Dementia and confusional state in patients with cerebral infarcts: a clinicopathological study. Eur Neurol 1982; 21: 94-97.
9. Dahl MH, Renning OM, Thommessen B. Delirium in acute stroke‒ prevalence and risk factors. Acta Neurol Scand 2010; 122: 39-43.
10. Caeiro L, Ferro I, Albuquerque R, et al. Delirium in the first days of acute stroke. J Neurol 2004; 251: 171-178.
11. Heron H, Lebert E, Duriev I, et al. Confusional state in stroke. Relation to pre-existing dementia, patient characteristics and outcome. Stroke 1999; 30: 773-779.
12. Sheng AZ, Shen Q, Cordato D, et al. Delirium within three days of stroke in a cohort of elderly patients. J Am Geriatr Soc 2006; 54: 1192-1198.
13. McManus J, Pathansali R, Hassan H, et al. The evaluation of delirium post-stroke. Int J Geriatr Psychiatry 2009; 24: 1251-1256.
14. McManus J. Pathansaili R, Hassan H, et al. The course of delirium in acute stroke. Age Ageing 2009; 38: 385-389.
15. Gustafson Y, Olsson T, Asplund K, Hagg E. Acute confusional state (delirium) soon after stroke is associated with hypercortisolism. Cerebrovasc Dis 1993; 3: 33-38.
16. Gustason Y, Olsson T, Erikksson S, Asplund K, Bucht G. Acute confusional states (delirium) in stroke patients. Cerebrovasc Dis 1991; 1: 257-264.
17. McManus J, Pathansali R, Stewart R, MacDonald A, Jackson S. Delirium post-stroke. Age Ageing 2007; 26: 613-618.
18. Inouye SK, Dyck CH, Alessi CA, et al. Clarifying confusion: the confusion assessment method. A new method for detection of delirium. Ann Intern Med 1990; 113: 941-948.
19. Trzepasc PT, Baker RW, Greenhouse J. A symptom rating scale for delirium. Psychiatry Res 1988; 23: 89-97.
20. Trzepasc DT. Is there a final common neural pathway in delirium? Focus on acetylcholine and dopamine. Semin Clin Neuropsychiatry 2000; 5: 132-148.
21. Oldenbeuring AW, de Kort PLM, Jansen BPW, Kappelle J, Rohs G. A pilot study of rivastigmine in the treatment of delirium after stroke: a safe alternative. BMC Neurol 2008; 8: 34.
22. Fisher CM. Honored guest presentation: abulia minor vs. agitated behavior. Clinical Neurosurgery. Baltimore, MD: Williams and Wilkins, 1983; 9-31.
23. Caplan LR. Top of the basilar syndrome: selected clinical aspects. Neurology 1980; 30: 72-79.
24. Caplan LR. Posterior Circulation Disease; Clinical Findings, Diagnosis, and Management. Boston, MA: Butterworth-Heinemann, 1996.
25. Glees P, Griffith HB. Bilateral destruction of the hippocampus (cornu ammonis) in a case of dementia. Monatsschr Psychiatr Neurol 1952; 123: 193-204.
26. Horenstein S, Chamberlain W, Conomy J. Infarctions of the fusiform and calcarine regions with agitated delirium and hemianopsia. Trans Am Neurol Assoc 1967; 92: 85-89.
27. Medina JL, Rubino FA, Ross E. Agitated delirium caused by infarctions of the hippocampal formation and fusiform and lingual gyri: a case report. Neurology 1974; 24: 1181-1183.
28. Symonds C, Mackenzie I. Bilateral loss of vision from cerebral infarction. Brain 1957; 80: 415-455.
29. Caplan LR. (2000). Acute confusional states and delirium. In: Bogousslavsky J, Cummings JL, eds. Behavior and Mood Disorders in Focal Brain Lesions. Cambridge: Cambridge University Press, 2000.
30. Caplan LR. Getting started in an area of interest. Pract Neurol 2004; 4: 114-117.
31. Devinsky O, Bear D, Volpe BT. Confusional states following posterior cerebral artery territory infarction. Arch Neurol 1988; 45: 160-163.
32. Graff-Radford NR, Eslinger PJ, Damasio AR, Yamada T. Nonhemorrhagic infarction of the thalamus: behavioral, anatomic, and physiologic correlates. Neurology 1984; 34: 14-23.
33. Santamaria J, Blesa R, Tolosa E. Confusional syndrome in thalamic stroke. Neurology 1984; 34: 1618.
34. Bogousslavsky J, Ferrazini M, Regli F, et al. Manic delirium and frontal-like syndrome with paramedian infarction of the right thalamus. J Neurol Neurosurg Psychiatry 1988; 51: 116-119.
35. Arseni C, Danaila L. Logorrhea syndrome with hyperkinesia. Eur Neurol 1977; 15: 183-187.
36. Pessin MS, Chimowitz MI, Levine SR, et al. Stroke in patients with fusiform vertebrobasilar aneurysms. Neurology 1989; 39: 16-21.
37. Boudin G, Barbizet J, Lauras A, Lortat-Jacob O. Ramollissements temporaux droit: manifestations psychiques relevatrices. Rev Neurol 1963; 108: 470-474.
38. Juillet P, Savelli A, Rigal J, Sabourin M, Jenny B. Confusion mentale et lobe temporale droit: a propos de quatre observations. Rev Neurol 1964; 111: 430-434.
39. Mesulam M, Waxman S, Geschwind N, Sabin T. Acute confusional states with right middle cerebral artery infarctions. J Neurol Neurosurg Psychiatry 1976; 39: 84-89.
40. Guard O, Delpy C, Richard D, Dumas R. Une cause mal connue de confusion mentale: le ramollissement temporal droit. Rev Med 1979; 40: 2115-2121.
41. Mullally W, Huff K, Ronthal M, Geschwind N. Chronic confusional state with right middle cerebral artery occlusion. Neurology 1982; 32: A96 (Abstract).
42. Levine DN, Finkelstein S. Delayed psychosis after right temporoparietal stroke or trauma: relation to epilepsy. Neurology 1982; 34: 577-582.
43. Price BH, Mesulam M. Psychiatric manifestations of right hemisphere infarctions. J Nerv Ment Dis 1985; 173: 610-614.
44. Schmidley J, Messing R. Agitated confusional states in patients with right hemispheral infarctions. Stroke 1984; 15: 883-885.
45. Awada A, Poncet M, Signoret J. Troubles de comportement soudains avec agitation chez un homme de 68 ans. Rev Neurol 1984; 140: 446-451.
46. Caplan LR, Kelly M, Kase CS, et al. Infarcts of the inferior division of the right middle cerebral artery: mirror image of Wernicke's aphasia. Neurology 1986; 36: 1015-1020.
47. Mori E, Yamadori A. Acute confusional state and agitated delirium. Occurrence after infarction in the right middle cerebral artery territory. Arch Neurol 1987; 44: 1139-1143.

48. Fisher CM. Anger associated with dysphasia. Trans Am Neurol Assoc 1970; 95: 240-242.
49. Brust JCM. Anterior cerebral artery disease. In: Barnett HJM, Mohr JP, Stein BM, et al., eds. Stroke, Pathophysiology, Diagnosis, and Management. 3rd edn. London: Churchill-Livingstone, 1988; 401-426.
50. Hyland HH. Thrombosis of intracranial arteries. Report of three cases involving respectively the anterior cerebral, basilar, and internal carotid arteries. Arch Neurol Psychiatry 1933; 30: 342-356.
51. Amyes EW, Nielsen JM. Clincopathological study of the vascular lesions of the anterior cingulate region. Bull Los Angeles Neurol Soc 1955; 20: 112-130.
52. Faris AA. Limbic system infarction. Neurology 1969; 19: 91-96.
53. Starkstein SE, Boston JD, Robinson RG. Mechanisms of mania after brain injury: 12 case reports and review of the literature. J Nerv Ment Dis 1988; 176: 87-100.
54. Starkstein SE, Mayberg HS, Berthier ML, et al. Mania after brain injury: neuroradiological and metabolic findings. Ann Neurol 1990; 27: 652-659.
55. Bakchine S, Lacomblez L, Benoit N, et al. Manic-like state after bilateral orbitofrontal and right temporoparietal injury: efficacy of clonidine. Neurology 1989; 39: 777-781.
56. Stuss DT, Kaplan EF, Benson DF, et al. Evidence for the involvement of the orbitofrontal cortex in memory function - an interference effect. J Comp Physiol 1982; 96: 913-925.
57. Stein RW, Kase CS, Hier DB, et al. Caudate hemorrhage. Neurology 1984; 34: 1549-1554.
58. Mendez MF, Adams NL, Lewandowski KS. Neurobehavioral changes associated with caudate lesions. Neurology 1989; 39: 349-354.
59. Nauta HJW. The relationship of the basal ganglia to the limbic system. In: Vinken PJ, Bruyn GW, Klawans HL, eds. Handbook of Clinical Neurology: Extrapyramidal Disorders. Vol 5. Amsterdam: Elsevier Science, 1986; 19-31.
60. Nauta WJH, Domesick VB. Afferent and efferent relationships of the basal ganglia. In: Functions of the Basal Ganglia. Ciba Foundation Symposium 107, London: Pitman, 1984; 3-29.
61. Caplan LR, Schmahmann JD, Kase CS, et al. Caudate infarcts. Arch Neurol 1990; 47: 133-143.
62. Alexander GE, DeLong MR, Strick PL. Parallel organization of functionally segregated circuits linking basal ganglia and cortex. Ann Rev Neurosci 1986; 9: 357-381.

CHAPTER 17

前頭葉症候群

Nils Petersen, Paul Eslinger, Raymond Reichwein, and Randolph S. Marshall

序論

　前頭葉 *frontal lobe* は大脳の中でも大きく，前大脳動脈と中大脳動脈の両方から血流を受けるため，虚血性脳卒中になりやすい．前頭葉の脳卒中は経験豊富な臨床医でさえ頭を悩まされるほど多くの症候をきたし，その範囲は深刻な無動や無言から，わずかな感情処理過程の障害や人格変化までさまざまである．

　ヒトの前頭葉は計画や推論といった多くの高次の認知機能に非常に重要であり，ヒトとしての適応や社会活動を行っていくうえで重要な役割を果たしている．それゆえ，前頭葉の脳卒中は患者やその家族に壊滅的な後遺症を残すことがある．利用可能な，よりよい脳卒中急性期治療と，これらの症候を認識することが，初期の治療に重要となってくる．本章では，前頭葉の組織的視点および臨床的視点の両方から，とりわけ臨床医が遭遇する可能性がある徴候，症状，および血管病変のパターンについて記述する．

前頭葉の解剖学的および組織学的特徴

　前頭葉は多数の機能的要素があり，一次運動野 *primary motor area*，運動前野 *premotor area*，前頭前野 *prefrontal area* の3つの領域に分けられる．運動野と運動前野は機能的には独特な領域であり，これに対して前頭前野はより複雑で，機能的にさらに分割される．細胞構築からみると，前頭前野は他の領域への接続ならびに機能的特徴によって，眼窩前頭皮質，背外側前頭前皮質，内側前頭(前)帯状皮質に分類できる．これらの前頭前野の領域は，それぞれ個別の機能を媒介しており，障害を受けた際には，非常にユニークな臨床症状を呈する(純粋な症状は稀で，症状が混合することが多い)．図17.1 に前頭葉のそれぞれの領域を，それに合致するBrodmann 領野とともに，異なる方面から示した．

　以前から前頭葉は，運動する力，言語，ある種の反射，自律神経の調節，嗅覚，人格，社会的情動行動に重要な役割をもつとされてきた[1-6]．そのような多様で複雑な神経回路の処理を行うために，前頭葉は生体と環境についての常に移り変わる情報を，求心的な投射を行うことで受け止め，評価をする役割がある．さらに，それに対する適当な目標と行動を考案し，遂行するために，以前の経験と予測を取り入れるという役割も果たす．前頭葉はまた，認知，感情，自律的な働きの臓器，内分泌，反応に対する行動や修正を行う運動構造といった遠心系にも影響を与えていると思われる．前頭葉の求心系および遠心系の組織的な側面について以下にまとめる．

- 前頭葉の生理学的な枠組みとして，新皮質の処理(たとえば，短期的記憶の表象，長期的な知識の保存，意志決定のための連想機能)や，大脳辺縁系の処理(たとえば，学習，感情)が明らかになっている．
- 前頭前野は，側頭葉，頭頂葉，後頭葉など他の大脳皮質に連絡し，視覚，聴覚，体性感覚，その他の多様な知覚処理の補助を行っている．これは環境の中での知識，言語，空間，他の認知機能に関する事象と刺激について，詳細に伝達することで，前頭前野へ，もしくは前頭前野からの多くの投射路を介して行われる．
- 前頭前野は，扁桃体，海馬，視床背内側核，側頭極，島回，前部帯状回を含む辺縁系と傍辺縁系に連絡している．これらの構造は，記憶，感情，内臓自律神経に関連し，特に眼

第 17 章：前頭葉症候群 | 199

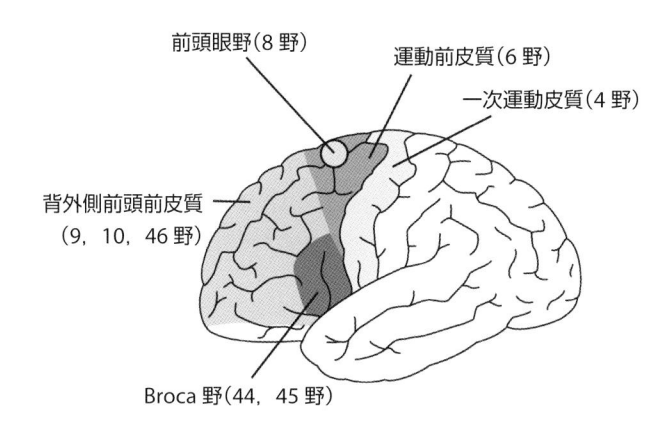

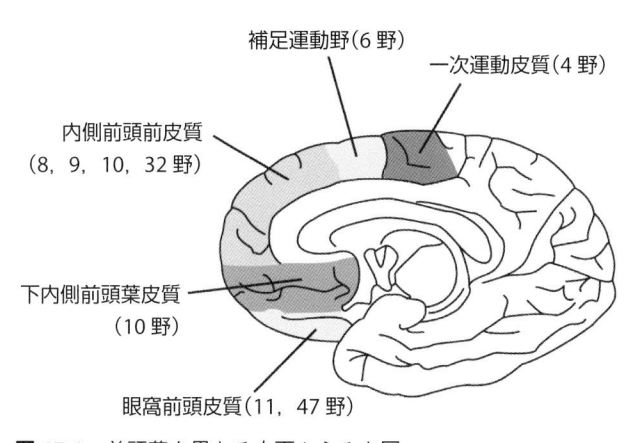

図 17.1 前頭葉を異なる方面からみた図.

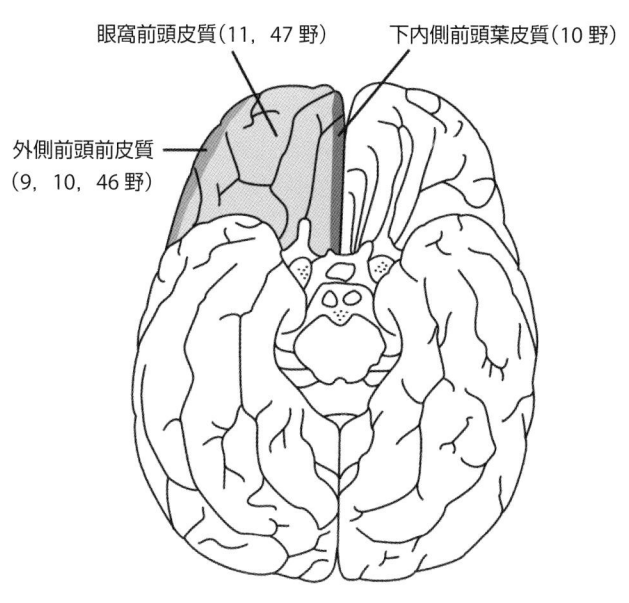

窩前頭葉に強く投射している．認知，感情，内臓自律神経の処理の流れは前頭葉に収束する．

- 体性，内臓性，自律神経性，ホルモン性の調整を介在する大脳皮質と皮質下の組織は，基底核，視床，一次運動野の運動系とともに前頭前皮質に連絡している．多数の効果器系は前頭前皮質に影響を受けている．
- 前頭前皮質領域は，基底核や視床の一部を含む皮質下の組織と複雑な回路を形成して連絡しており，適応した行動を補助する一連の並列したネットワークを形成している．これら皮質下の組織の障害では，皮質そのものが障害されたのと同様の前頭葉症状が起こる[7,8]．前頭葉-皮質下のネットワークは，前頭葉のモデルや，基底核障害患者（たとえば，Huntington 舞踏病）における神経精神症状の説明にも応用される．

前頭葉脳卒中と臨床症候の関連

独特で複雑な前頭葉の解剖学的および組織学的特徴を考慮すると，前頭葉の脳卒中で診断または管理すべき症状や徴候が多岐にわたるのは当然である．これには，運動機能，反射，自律神経の調整，認知，感情，人格，社会適応などが含まれる．特に前頭葉症状における認知，感情，行動の領域は興味深いところである．そのような障害では，患者の一時的な実生活の管理，環境の変化，長期的な目標の計画と達成だけでなく，多様な社会的，情緒的相互作用も取り扱われる．それらの障害のうちのいくつかは，本質的に正反対の症状（たとえば，無感情と脱抑制）であることもあるが，これは基本的に前頭葉が行動を調整しているからである．

前大脳動脈 anterior cerebral artery と中大脳動脈 middle cerebral artery の両方の分枝が前頭葉を灌流している．これらの分枝は別々に命名されているが，一定の法則があり，前大脳動脈は前頭葉の内側部を，中大脳動脈は外側部を灌流している[9]．前頭葉脳卒中における入手可能な文献と臨床例から，特定の領域が独特の臨床行動的特徴をもつことが同定できる．これらを7つの一般的な特性に分けて考察する．

■ 前頭葉皮質外側部 lateral frontal cortex
● 一次運動皮質 primary motor cortex, 運動前皮質 premotor cortex

　外側の一次運動皮質(Brodmann 4 野)と運動前皮質(6 野)の脳卒中は，典型的には中大脳動脈の上方の吻側枝(前中心動脈と中心動脈)がかかわっている．これらの領域は運動を起こすこと，計画，および感覚系と連携しながら計画された運動を遂行する機能にかかわっている．これらの領域の脳卒中では，病変と対側の顔面，口周囲，上肢の筋肉に異常(失行)をきたし，これまでできていた動きが思うようにできない，あるいは全くできなくなる．対側肢の遠位は近位よりも，筋固縮や筋緊張異常を伴って障害が大きくなるのが一般的である．同一動作維持困難 motor impersistence は右側の脳卒中で起こることがあり，たとえば，患者は 10 秒ほど目を閉じておくことができなくなる[10]．同時失行 simultanapraxia は 2 つの運動を同時にすることができないもので，右前頭葉(6, 8 野)の障害に特異的な同一動作維持困難の亜型と考えられている[11]．前頭前皮質，基底核，視床からの入力は，多様な運動反応を刺激したり抑制したりする知覚処理や意志決定において，運動野や運動前野の活動に重要な情報をもたらす．

　外側運動前野(6, 44, 45 野)の障害は，口や肢節の失行，構音障害，優位半球では，発話の開始や滑らかさに著明な障害を伴った非流暢性(または運動性)失語を引き起こす．対側の下部顔面筋，上肢末梢の筋力低下も起こす可能性がある．右前頭葉弁蓋部の障害は，自発語における感情の抑揚の急速な消失(情動的失韻律)を引き起こす[12]．

　下前頭回後部の障害あるいは機能低下は，典型的な Broca 失語を呈する．その症状は，自発語が非流暢で，復唱は不良であるが，言語理解は比較的保たれている．非流暢性失語の典型的な症候は，語の音調と構音の敏捷性が障害され，短いフレーズで話し，1 分間あたりの単語数が減り，文法的でない文章となる[13]．重要な特徴は，言語発声において努力を要し，患者が流暢に話せないことを十分に自覚しているため，しばしば目に見えてフラストレーションが溜まっているようになる．これは，音声出力の自覚が欠如している Wernicke 失語とは対照的である．他の重要な特徴は，発語のときにその運動を計画し調整する過程の障害，すなわち発声と呼吸における筋肉の運動を協調して行う際の口部の失行である．この障害は，構音を担う筋肉の低下によるものではない[13,14]．Broca 失語の全体の症候は，非流暢，電文体発話，短い単語での反応，発語における音または語の誤った置換，復唱障害，口部の失行，読字障害，書字障害，物品呼称障害であり[13,15]，中大脳動脈上方枝領域全域の障害による，より大きな周辺領域の障害が原因である．小さい病変では言語障害は比較的軽く，予後もよい[16]．Broca 野(44, 45 野)のみの障害では，言語出力の障害または純粋語唖となるかもしれない[17]．

　流暢さに関するこれらの要素は，通常同時に影響を受ける．ある程度障害を保持している患者もいるが，それを分類することは困難である．たとえば，患者は流暢に話すが，文法的に障害された会話であったりする．また，非流暢性失語の患者は，非流暢な反応を明確にする試験で，社会的に何度も学習したこと，たとえば「私の言っていることがわかりますか」などと言う能力や，痛み刺激などに対して「あっ，痛い」というように情動的に反応する能力は保持されているかもしれない．

■ 背外側前頭前皮質 dorsolateral prefrontal cortex

　背外側前頭前野は，前頭眼野(前頭葉眼球運動野)を含み，多様な認知機能を操作し，しばしば遂行機能と呼ばれる働きをしている．遂行機能は意図的な目標指向行動に必要な一連の技能として，幅広く定義されている[18]．それには，選択，計画，構築，実施，監視，調整，意志行為の終了など多くの側面が含まれ[19]，それら個々の構成要素の処理は，独立して影響を受ける可能性がある．遂行機能の障害のある患者は，遂行機能を介在する複雑な組織体系を反映して，さまざまな臨床徴候を示すことがある[20]．

　前頭眼野(8 野)は，意図的な眼球運動を司っている．この領域の小病変は，病巣側への眼球共同偏倚を起こす可能性がある[21]．しかしながら，ほとんどの患者において，眼球共同偏倚は，大脳皮質，白質および皮質下の組織を巻き込む大梗塞の指標であることが多い[22]．この偏倚は一過性で，数日以内に消失することが多い[23]．

　両側の背外側前頭前野の障害は，脳卒中によるものであると壊滅的なことになりうる(通常は 2 つの別々の脳卒中による)が，幸いなことに左か右の単独の前頭葉外側部梗塞であることが多い．遂行機能の内容は，一般的に半球優位性がある．吻側または深部(Broca 野まで)に及ぶ左背外側前頭前野の障害は，超皮質性運動性失語 transcortical motor aphasia，いくぶん程度は軽い語の流暢さにかかわる障害，言語作業記憶，言語による認知の障害が起こる．超皮質性運動性失語は，非流暢または半流暢性失語が特徴で，発話の開始と流暢さには困難を伴うが，理解，読み，書き，物品呼称の障害は少なく，復唱は保たれている[13]．この血管障害の徴候は，しばしば Broca 野の前部と上部の病変で起こり，前大脳動脈と中大脳動脈の分水嶺梗塞，または前大脳動脈の閉塞で起こる(15 章の「脳卒中と失語症」と 30 章の「中大脳動脈領域の脳卒中」も参照)．これに対して右背外側前頭前野の障害は，視空間の処理や認知を担う組織を破壊することになる．その結果，左側空間無視，空間的な計画や空間作業記憶の障

害，構成失行，無関心が起こる．前頭葉病変による無視の顕著な例は，驚くことではないが，提示された画面の左側の探索や，標的取り消しの作業ができないこと，動作維持困難を含んだ運動症状として現れる．

運動性失語と感覚性失語を分類するのと類似した方法で，無視も運動性と感覚性に二分され[24]，ときにそれぞれ意図的無視 intentional neglect と注意性無視 attentional neglect と呼ばれたりする[25]．背外側前頭前野の病変として報告されている他の運動反応や行動の症状には，把握反射，模索行動，模倣，利用行動，環境依存症候群などがある[26]．

■ 前頭葉皮質内側部 medial frontal cortex
● 前頭葉皮質上内側部 superior mesial frontal cortex

片側または両側の前大脳動脈領域梗塞によって，前頭葉内側部に広範な障害が起こることがある．前大脳動脈のさらに遠位の上方枝が閉塞すると，梗塞巣は一次運動野(4 野)の内側部，運動前野(6 野，補足運動野)，前部帯状回に拡大する．前頭葉正中後部は体幹と下肢の運動にかかわっている．その徴候は純粋な単麻痺か下肢や肩に優位な片麻痺として表現されるが，手足の筋力低下とともに失語や無視などが起これば，中大脳動脈の大病変と類似することがある．また，筋緊張亢進や Babinski 反射陽性も認められうる．中心後回まで病変が及ぶと，知覚の障害が起こり，典型的には運動障害の部位と同一の分布の知覚障害となる[27-30]（31 章の「前大脳動脈領域の脳卒中」も参照）．両側の補足運動野の障害は，麻痺のない純粋歩行失行を呈する[31]．

補足運動野，前頭極，前頭葉直回，前部帯状回の病変は，会話や活動を実行する動機づけの欠落した無為な状態を引き起こす[29,30,32,33]．これらの部位の障害は，基底核，一次運動野，橋，辺縁系などから前頭葉皮質上内側部への連絡を絶ちきることになる．無動性無言は無為の最も重篤な症状であり，両側性で広範な病変の患者に典型的である[28-30]．この患者は，臨床的にひどく無感情となる．患者は通常覚醒しているが，自発的には話さず，動きが少なく，失禁があり，飲食は介助がなければできない．感情を示さず，自身の不快な状況にも無関心である．片側性病変の患者はより迅速かつ完全にその状態から回復する．左側病変では，言語の異常がしばしば超皮質性運動性失語の形で存続する[30,32]．

超皮質性運動性失語は Broca 失語と似ているが，復唱は流暢で，文法上の異常もない．これは，Broca 野の単独病変で運動性言語の障害が起こり，その周囲の組織の損傷は他の症状に関与するという仮説に合致している[13]．その他の失語である超皮質性混合性失語や全失語についての報告もある[30]．全失語は，上前頭回の障害と密接に関連するとされる[29]（15 章の「脳卒中と失語症」も参照）．両側の前頭葉上内側部の障害は，しばしば下肢筋力低下，尿意切迫，尿失禁を伴い，それとともに動機づけ，感情表出，感情的な経験の深刻な喪失が起こるため，回復は片側障害よりはるかに困難となる．ドパミン作動薬であるブロモクリプチンなどによる治療が有効であったとするいくつかの症例報告があり，ある程度の効果が認められるかもしれない[34,35]．尿失禁は前頭葉内側部の病変でしばしば認められるが，特定の領域に局在化しているわけではない[28,29]．膀胱機能の調節には，多数の神経路を含む広範な領域が関与するかもしれない[36]．

他人の手症候群 alien hand syndrome は，前頭葉内側部梗塞の約 10％に認められる[29]．元来の定義では，自分自身の肢節を認識できず，診察時に手を背中に回してしまうとされていたが，現在では，患者が自分の肢節を，他人のもののように，不随意に，協調性がなく，妨害的に動かす奇妙な運動をまとめたものとされている．手足は患者自身でコントロールできないようにみえる[37,38]．他人の手症候群は，大まかに2つの一般的なカテゴリーに分けられる．1つは，単純に意図しない，決まりきった動きで，利き手における把握や模索，強制操作などという運動行動の「反射」である．これらの制御されていない視覚や触覚の刺激に対する運動反応は，補足運動野，前部帯状回，前頭葉内側部の障害と関連がある[29,37,39]．補足運動野を含む前頭葉内側部は，内面的に導かれた運動に関与していると結論されている．この運動系の障害では，心の内面で形成された意図的な行動を行う機能が障害され，無動，あるいは把握反射，手の模索行動などの意図しない反射様の運動が現れる[26]．他人の手症候群のもう1つのタイプは，主に両手間抗争 intermanual conflict を特徴とし，脳梁前部の病変が発症により起こる．この，より劇的なタイプでは，利き手が動かないようにもう一方の手で押さえるという動作がみられる．たとえば，右手で洋服のボタンをとめようとしたときに，左手は無意識にボタンを外そうとする．これは実際には，通常両手を協調して使う必要がある動作の際に，両手間で抗争や時間的な調整のエラーが起こっているためではない．また，利き手でない手が利き手と同様の動きをする鏡像運動や，一方の腕は両手で同時に動作をする場合だけ動かすことができる連合運動も，このタイプに分類できる[39]．これらすべての行動は失行として特徴づけることができる[37]．

その他の脳梁離断症状は稀であるが，左上肢の観念運動性失行[28-30]，失書，触覚性呼名障害などの異常が起こりうる[40]．視空間失認と片側運動無視は，右または左の前頭葉内側部病変で起こることが報告されている[28,30]．無視は脳梁病変でも起こることから，それぞれの大脳半球は対側空間に対する注意と意図を仲介しており，脳梁前部がこれらの運動系の統合にきわめて重要な役割を担っていることが示唆さ

れる[41].

● 前頭葉皮質下内側部 inferior medial frontal cortex

前頭葉皮質下内側部の脳卒中は単独の脳梗塞として，または前交通動脈近位部の動脈瘤破裂や外科的再建の合併症として起こる[28,30]．症状としては，動機づけや人格の変化，記憶の障害が高頻度にみられ，前頭葉上内側部梗塞で起こるような著明な無動，無言，超皮質性失語は起こりにくい．相貌や声における感情表出が減少し，特に家族といるときには感情の起伏が少なくなる．この領域は辺縁系と強くつながりをもち，自律神経を作動する構造体であり，双極性障害や一次性家族性うつ病に関連している[42].

脳卒中後のうつ状態は前頭葉下部の病変が関与し，脳卒中の回復を遅らせることがある[43]．しかしながら，脳卒中後うつ病に関する48の研究の系統的レビューでは，この仮説に反して，脳の特定の領域との関連は見いだせなかった[44]．一定の結果に至らなかった原因として，うつ状態の評価，研究デザイン，結果の提示の違いが影響しているものと思われる[45] (22章の「気分障害」も参照).

記憶の障害は，特に想起や学習効率が障害されるが，認知記憶や見当識は正常なことが多い．文脈記憶と行動案内の喪失は，利用行動と環境依存症候群につながる可能性があり，洋服ダンスにしまってあった昔の仕事着を見つけた患者が，数年ぶりにその仕事をしたくなって我慢できなくなったと報告されている[26,46,47].

■ 基底前脳 basal forebrain

基底前脳は間脳と大脳半球をつなぐ経路として，視交叉の上に存在する．ここには，いくつかの皮質下の神経核と経路が含まれ，扁桃体，海馬，線条体腹側部と強い連絡をもっている[48]．この領域は前大脳動脈近位部と前交通動脈の細い穿通枝によって灌流されている．基底前脳の障害はほとんどが前交通動脈の動脈瘤破裂か外科的再建によるが，稀にこの領域に近い部位の非動脈瘤性の脳梗塞で起こる．深刻な前向性および逆向性の健忘症候群は，この領域の病変で起こるとされている[49-53]．自発的な作話 contabulation は，しばしば夢のような作り話として記述され，記憶障害を伴っている様子はKorsakoff症候群を連想させる．言語性および非言語性の記憶が障害されるが，手がかりがあれば改善しやすいことから，情報検索の障害が示唆されている．海馬が，重要なコリン作動性の神経支配から外れることが健忘の主要原因とされており，コリンエステラーゼ阻害薬が記憶障害の治療薬として提案されている[54]．また，問題解決行動を起こすことが困難になり，人格や動機づけが変化する可能性がある．これらの症状は，しばしばより大きな血管の病変で起こる．

病巣が基底核だけでなく前頭葉内側部や眼窩前頭皮質にも拡大していると，回復が難しくなり，後遺症を残すことも多い[55].

■ 眼窩前頭皮質 orbitofrontal cortex

眼窩前頭皮質は大脳前頭部の腹側面にある．この領域は主要な神経学的異常や認知機能障害を伴わずに，人格や社会的行動の変化が起こることでよく知られている[56]．これらの所見の一部は，眼窩前頭皮質が意志決定や適応行動の調節に重要な役割を担っていることによる．眼窩前頭皮質の損傷は，予想しなかった結果に直面したときに，確立した行動を変更するという逆転学習の機能に影響を与えることがよく知られている．この過程は意志決定の基礎となり，我々が負のフィードバックに反応して行動を修正し，日常生活をうまく行っていくうえで不可欠である[57,58]．最近の研究では，眼窩前頭皮質は感情的な処理，共感，報酬，および快楽経験に関与しているとされている[59,60]．この皮質領域の単独の脳卒中は，前交通動脈の動脈瘤破裂や血行再建の合併症によるものを除いて稀であるが，そのときには人格や行動の変化とともに記憶障害が起こる．この領域の障害では，一般的に知能，記憶，知覚，言語は正常であるにもかかわらず，衝動的行動，脱抑制，社会的判断の欠如が起こる．対人関係における行動や判断力も，他の人(特に家族)に対する状況的および感情的経験の認識と評価が障害され，感情移入が少なくなることによる影響を受ける．

■ 深部白質経路 deep white matter pathway

中大脳動脈領域梗塞，または前大脳動脈や前交通動脈の穿通枝領域梗塞は，大脳深部白質と前頭葉の連絡経路に影響を与えることがある．前角に隣接する白質には，前頭葉と皮質下(たとえば，前頭葉-線条体，前頭葉-視床，前頭葉-扁桃体など)や，前頭葉と皮質(たとえば，眼窩前頭回-背外側前頭回，鉤状束)で高密度の交通領域があり，行動，認知，感情について重要な意義を果たしている[7]．白質の病変により皮質の連絡が途絶えると，複雑な感情処理に貢献している神経回路を大きく変えることになる可能性がある．

回復と予後

前頭葉の脳卒中患者を対象にした系統的に短期および長期予後を分析した研究は少ないが，その管理と治療に医療が果たす実質的な役割は明らかである．脳の障害部位やその広がり，随伴する認知機能障害，運動障害，情動障害，治療，支持療法などさまざまな要因が回復に影響を与える．障害は身体的制限から言語，認知，社会適応，感情の変化までと幅広

いことから，神経学，神経心理学，患者の日常の機能的能力を含めた多分野にまたがるアプローチがしばしば必要である．片麻痺，失語，記憶障害は，ほとんど現在の神経リハビリテーションによって対処することができるとされているが，動機づけや感情の障害，遂行機能障害，対人関係障害は，評価や治療がより困難である．いくつかの薬物による介入，たとえば，ドパミン作動薬，低用量ドパミン系刺激薬，選択的セロトニン再取り込み阻害薬が，動機づけ，注意，感情の障害に対して有望とされている．環境の変更，行動管理，認知の自己管理トレーニングは，家庭での管理を行う必要がある慢性の障害に有益な治療法である．経頭蓋磁気刺激と経頭蓋直流刺激は脳卒中後の運動と言語の回復を促進するものとして研究中である[61-64]．神経リハビリテーションを発展させていくためには，さらなる研究が必要である．

結論

前頭葉脳卒中の後遺症は，限定的で不可解なものであり，患者や家族の人生を変えるものである．明白なものと捉えがたい微妙なものの両方の脳卒中後機能障害を評価し早期診断につなげることが，患者の機能回復のための集学的アプローチを促進する重要な要素である．前頭葉症候群のいくつかの症状は，患者の一般的な知能が正常であるため，家族や会社の同僚にとって理解が困難なことがある．しかし，行動の開始，判断，先見性の欠如は，患者の日常生活での独立性と生産性を制限する可能性がある．うつ状態は前頭葉脳卒中後の感情の変化と認識されているが，社会的な行動や他人と共感し合う関係の消失を含んでいる場合もある．これらの微妙な，あるいはそれほど微妙でない前頭葉病変の後遺症は，家族や医療従事者による長期的な管理を必要とする．

参考文献

1. Freeman W, Watts JW. An interpretation of the functions of the frontal lobe: based upon observations in forty-eight cases of prefrontal lobotomy. Yale J Biol Med 1939; 11: 527-539.
2. Harlow JM. Passage of an iron rod through the head. 1848. J Neuropsychiatry Clin Neurosci 1999; 11: 281-283.
3. Moniz E. Prefrontal leucotomy in the treatment of mental disorders. 1937. Am J Psychiatry 1994; 151: 236-239.
4. Berker EA, Berker AH, Smith A. Translation of Broca's 1865 report. Localization of speech in the third left frontal convolution. Arch Neurol 1986; 43: 1065-1072.
5. Harlow JM. Recovery after severe injury to the head. Publication of the Massachusetts Medical Society 1868; 2: 327-346.
6. Broca P. Perte de la parole. Ramollissement chronique et destruction partielle du lobe antérieur gauche du cerveau. Bull Soc Anthropol 1861; 2: 235-238.
7. Cummings JL. Frontal-subcortical circuits and human behavior. Arch Neurol 1993; 50: 873-880.
8. Cummings JL. Frontal-subcortical circuits and human behavior. J Psychosom Res 1998; 44: 627-628.
9. Damasio H. A computed tomographic guide to the identification of cerebral vascular territories. Arch Neurol 1983; 40: 138-142.
10. Kertesz A, Nicolson I, Cancellier A, et al. Motor impersistence: a right-hemisphere syndrome. Neurology 1985; 35: 662-666.
11. Sakai Y, Nakamura T, Sakurai A, et al. Right frontal areas 6 and 8 are associated with simultanapraxia, a subset of motor impersistence. Neurology 2000; 54: 522-524.
12. Ross ED, Monnot M. Neurology of affective prosody and its functional-anatomic organization in right hemisphere. Brain Lang 2008; 104: 51-74.
13. Hillis AE. Aphasia: progress in the last quarter of a century. Neurology 2007; 69: 200-213.
14. Mohr JP, Pessin MS, Finkelstein S, et al. Broca aphasia: pathologic and clinical. Neurology 1978; 28: 311-324.
15. Kreisler A, Godefroy O, Delmaire C, et al. The anatomy of aphasia revisited. Neurology 2000; 54: 1117-1123.
16. Damasio AR. Aphasia. N Engl J Med 1992; 326: 531-539.
17. Schiff, H.B., Alexander MP, Naeser MA, et al. Aphemia. Clinical-anatomic correlations. Arch Neurol 1983; 40: 720-727.
18. Lezak MD. Neuropsychological assessment. 4th edn. New York, NY: Oxford University Press, 2004.
19. Royall DR, Lauterbach EC, Cummings JL, et al. Executive control function: a review of its promise and challenges for clinical research. A report from the Committee on Research of the American Neuropsychiatric Association. J Neuropsychiatry Clin Neurosci 2002; 14: 377-405.
20. Miller BL, Cummings JL. The Human Frontal Lobes: Functions and Disorders. 2nd edn. Series: The Science and Practice of Neuropsychology. New York, NY: Guilford Press, 2007.
21. Tanaka H, Arai M, Kubo J, et al. Conjugate eye deviation with head version due to a cortical infarction of the frontal eye field. Stroke 2002; 33: 642-643.
22. Singer OC, Humpich MC, Laufs H, et al. Conjugate eye deviation in acute stroke: incidence, hemispheric asymmetry, and lesion pattern. Stroke 2006; 37: 2726-2732.
23. De Renzi E, Colombo A, Faglioni P, et al. Conjugate gaze paresis in stroke patients with unilateral damage. An unexpected instance of hemispheric asymmetry. Arch Neurol 1982; 39: 482-486.
24. Binder J, Marshall R, Lazar R, et al. Distinct syndromes of hemineglect. Arch Neurol 1992; 49: 1187-1194.
25. Schwartz RL, Barrett AM, Kim M, et al. Ipsilesional intentional neglect and the effect of cueing. Neurology 1999; 53: 2017-2022.
26. Archibald SJ, Mateer CA, Kerns KA. Utilization behavior: clinical manifestations and neurological mechanisms. Neuropsychol Rev 2001; 11: 117-130.
27. Chamorro A, Marshall RS, Valls-Sole J, et al. Motor behavior in stroke patients with isolated medial frontal ischemic infarction. Stroke 1997; 28: 1755-1760.
28. Bogousslavsky J, Regli F. Anterior cerebral artery territory infarction in the Lausanne Stroke Registry. Clinical and etiologic patterns. Arch Neurol 1990; 47: 144-150.
29. Kang SY, Kim JS. Anterior cerebral artery infarction: stroke mechanism and clinical-imaging study in 100 patients. Neurology 2008; 70: 2386-2393.
30. Kumral E, Balyulkem G, Evyapan D, et al. Spectrum of anterior cerebral artery territory infarction: clinical and MRI findings. Eur J Neurol 2002; 9: 615-624.
31. Della Sala S, Francescani A, Spinnler H. Gait apraxia after bilateral supplementary motor area lesion. J Neurol Neurosurg Psychiatry 2002; 72: 77-85.
32. Nagaratnam N, Davies D, Chen E. Clinical effects of anterior cerebral artery infarction. J Stroke Cerebrovasc Dis 1998; 7: 391-397.
33. Nagaratnam N, Nagaratnam K, Ng K, et al.

Akinetic mutism following stroke. J Clin Neurosci 2004; 11: 25-30.
34. Barrett K. Treating organic abulia with bromocriptine and lisuride: four case studies. J Neurol Neurosurg Psychiatry 1991; 54: 718-721.
35. Muller U, von Cramon DY. The therapeutic potential of bromocriptine in neuropsychological rehabilitation of patients with acquired brain damage. Prog Neuropsychopharmacol Biol Psychiatry 1994; 18: 1103-1120.
36. Gelber DA, Good DC, Laven LJ, et al. Causes of urinary incontinence after acute hemispheric stroke. Stroke 1993; 24: 378-382.
37. Fisher CM. Alien hand phenomena: a review with the addition of six personal cases. Can J Neurol Sci 2000; 27: 192-203.
38. Feinberg TE, Schindler RJ, Flanagan NG, et al. Two alien hand syndromes. Neurology 1992; 42: 19-24.
39. Brainin M, Seiser A, Matz K. The mirror world of motor inhibition: the alien hand syndrome in chronic stroke. J Neurol Neurosurg Psychiatry 2008; 79: 246-252.
40. Yamadori A, Osumi Y, Ikeda H, et al. Left unilateral agraphia and tactile anomia. Disturbances seen after occlusion of the anterior cerebral artery. Arch Neurol 1980; 37: 88-91.
41. Wolk DA Coslett HB. Hemispheric mediation of spatial attention: pseudoneglect after callosal stroke. Ann Neurol 2004; 56: 434-436.
42. Drevets WC, Price JL, Simpson JR Jr, et al. Subgenual prefrontal cortex abnormalities in mood disorders. Nature 1997; 386: 824-827.
43. Singh A, Black SE, Herrmann N, et al. Functional and neuroanatomic correlations in poststroke depression: the Sunnybrook Stroke Study. Stroke 2000; 31: 637-644.
44. Carson AJ, MacHale S, Allen K, et al. Depression after stroke and lesion location: a systematic review. Lancet 2000; 356: 122-126.
45. Bhogal SK, Teasell R, Foley N, et al. Lesion location and poststroke depression: systematic review of the methodological limitations in the literature. Stroke 2004; 35: 794-802.
46. Lhermitte F. 'Utilization behaviour' and its relation to lesions of the frontal lobes. Brain 1983; 106: 237-255.
47. Lhermitte F. Human autonomy and the frontal lobes. Part II: Patient behavior in complex and social situations: the "environmental dependency syndrome." Ann Neurol 1986; 19: 335-343.
48. Phillips S, Sangalang V, Sterns G. Basal forebrain infarction. A clinicopathologic correlation. Arch Neurol 1987; 44: 1134-1138.
49. Abe K, Inokawa M, Kashiwagi A, et al. Amnesia after a discrete basal forebrain lesion. J Neurol Neurosurg Psychiatry 1998; 65: 126-130.
50. Alexander MP, Freedman M. Amnesia after anterior communicating artery aneurysm rupture. Neurology 1984; 34: 752-757.
51. Damasio AR, Eslinger PJ, Damasio H, et al. Multimodal amnesic syndrome following bilateral temporal and basal forebrain damage. Arch Neurol 1985; 42: 252-259.
52. Damasio AR, Graff-Radford NR, Eslinger PJ, et al. Amnesia following basal forebrain lesions. Arch Neurol 1985; 42: 263-271.
53. Wright RA, Boeve BF, Malec JF. Amnesia after basal forebrain damage due to anterior communicating artery aneurysm rupture. J Clin Neurosci 1999; 6: 511-515.
54. Benke T, Köylü B, Delazer M, et al. Cholinergic treatment of amnesia following basal forebrain lesion due to aneurysm rupture – an open-label pilot study. Eur J Neurol 2005; 12: 791-796.
55. Haug T, Sorteberg A, Sorteberg W, et al. Cognitive functioning and health related quality of life after rupture of an aneurysm on the anterior communicating artery versus middle cerebral artery. Br J Neurosurg 2009; 23: 507-515.
56. Eslinger PJ, Damasio AR. Severe disturbance of higher cognition after bilateral frontal lobe ablation: patient EVR. Neurology 1985; 35: 1731-1741.
57. Wallis JD. Orbitofrontal cortex and its contribution to decision-making. Annu Rev Neurosci 2007; 30: 31-56.
58. Schoenbaum G, Roesch MR, Stalnaker TA, et al. A new perspective on the role of the orbitofrontal cortex in adaptive behaviour. Nat Rev Neurosci 2009; 10: 885-892.
59. Kringelbach ML. The human orbitofrontal cortex: linking reward to hedonic experience. Nat Rev Neurosci 2005; 6: 691-702.
60. Rolls ET. The functions of the orbitofrontal cortex. Brain Cogn 2004; 55: 11-29.
61. Hamilton RH, Chrysikou EG, Coslett B. Mechanisms of aphasia recovery after stroke and the role of noninvasive brain stimulation. Brain Lang 2011; 118: 40-50.
62. Edwards DJ, Krebs HI, Rykman A, et al. Raised corticomotor excitability of M1 forearm area following anodal tDCS is sustained during robotic wrist therapy in chronic stroke. Restor Neurol Neurosci 2009; 27: 199-207.
63. Harris-Love ML, Morton SM, Perez MA, et al. Mechanisms of short-term training-induced reaching improvement in severely hemiparetic stroke patients: a TMS study. Neurorehabil Neural Repair. 2011; 25: 398-411.
64. Schlaug G, Renga V, Nair D. Transcranial direct current stimulation in stroke recovery. Arch Neurol 2008; 65: 1571-1576.

CHAPTER

18

記憶障害

José M. Ferro and Isabel P. Martins

記憶の分類

　記憶 memory は神経系における，情報の獲得と維持に関する能力と定義される．それは一連の独立した過程とシステムによって成り立っており，以下に述べる脳病変によって選択的に影響を受ける(図 18.1)[1]．

　新しい情報の取得と学習には，3 つの主要な認知過程が必要である．まず初めに，情報を表現し記憶痕跡として変換する(符号化 encoding または登録 registration)．次に，それを保存し，以前の知識と統合して，その痕跡を安定化 stabilization または強化 consolidation する．最後に，それを将来想起するために(つまり，検索して思い出すために)，利用できる状態にしておく．これらのどの過程が障害されても記憶障害が起こる．想起 retrieval と記憶の貯蔵 storage の障害は，過去の記憶と新しい記憶の両方に影響を及ぼし，それゆえ逆向性健忘 retrograde amnesia と前向性健忘 anterograde amnesia の両方の記憶障害をもたらす．想起の障害は手がかりや認識課題によって改善が可能であるが，記憶の貯蔵障害は回復がより困難である[2]．登録の障害は，主に前向性健忘を示す．すなわち，まだ記憶の強化の過程にある近時の記憶を含む限られた時間の逆向性健忘以外は，過去に獲得した知識にあまり影響を与えない[3]．記憶のシステムは通常 5 つの主要なカテゴリーに分類される[4]．それは，意味記憶，エピソード記憶，一次記憶，手続き記憶，知覚表象システムである．より広い分類では，陳述記憶または顕在記憶(エピソード記憶と意味記憶にさらに分けられる)，手続き記憶，感覚(潜在)記憶に分けられる．一次記憶(または短期記憶)はこの区分からは外れる．

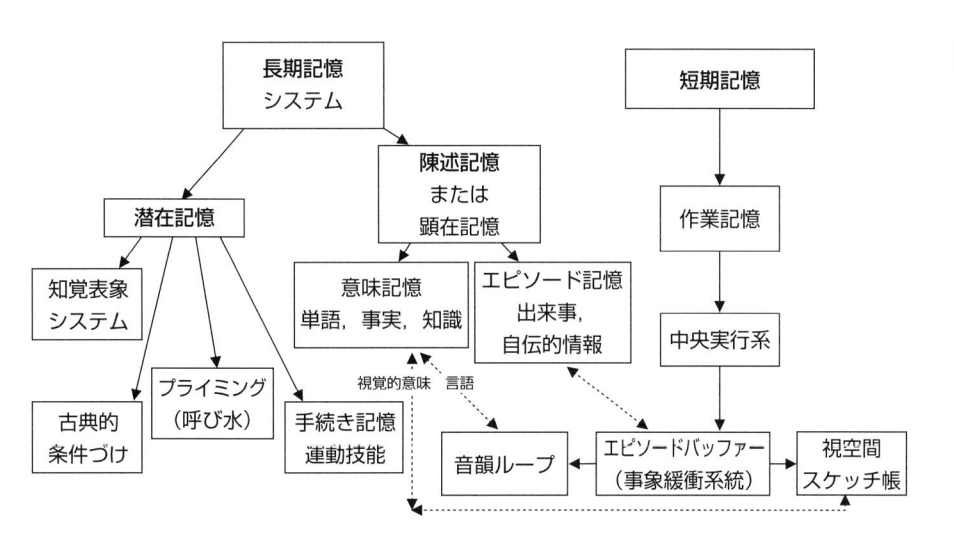

図 18.1 記憶システム(作業記憶の構成要素)．
(Baddeley, 2010[1] より転載)

陳述記憶 declarative memory は，個人が明確に意識し，意図的に再想起できる記憶である．それは，意味記憶，事象に対する一般的知識，概念，意味に細分化され，主に具体的な時空間の環境で枠組みされた自伝的なものから構成されるエピソード記憶が含まれる[4]．Tulving によれば，エピソード記憶の想起は記憶と再生の経験に関連し，想起意識 autonoetic consciousness と呼ばれるとしている．これに対して，意味性の想起は，非想起意識 noetic consciousness，または「知っている」という経験に相当する．記憶障害では，エピソード記憶，特に最近のエピソードが優位に障害されるが，意味記憶は比較的保たれる．しかし，これらの2つの記憶システムの関係はいまだ論争中である．

意味記憶 semantic memory とエピソード記憶 episodic memory は，両方とも長期記憶であり，その容量には限界がない．エピソード記憶は，通常新しい情報を学習する能力として検査される．たとえば，無関係の単語，ペアとなる単語，物語，視覚的材料などを列挙させたりする試験である．被験者は，リハーサル効果を防ぐため，さまざまな時間をあけて，別の作業をした後に情報を再生する課題を行う．その想起は，自然発生的(自由な記憶力)で，手がかり(手がかり再生)により促進され，認知を通して評価することができる．しかし，そのような試験は顕在記憶よりも慣れの現象に依存するかもしれない．逆向性記憶は，自伝的情報(エピソード記憶)や一般的情報(意味記憶)，たとえば，語彙の知識，有名人の名前を挙げること，よく知られた事件を述べることなどを評価することによって測定される．

一次記憶 primary memory は，短期記憶や即時記憶とも呼ばれ，情報を短時間保持するとき，または，別の精神的作業(たとえば，暗算，推理，問題解決，複雑な文章の読解)のときに，情報の一部を「オンライン」化する制限されたシステムである．この作業記憶 working memory システムは，中央実行系(注意，計画，監視制御システム)，エピソードバッファー(事象緩衝系)，そして2つの従属する画像(視空間スケッチ帳)と言語情報(音韻ループ)からなる多成分システムとして概念化されている[5,6]．作業記憶は通常数字や単語の即時記憶再生，または視覚的に提示された物体の再現により評価される．この記憶は，健忘症では完全に正常である[7,8]．

手続き記憶 procedural memory と知覚表象システム perceptual representation system は，運動や認知の技術(たとえば，熟練された感覚運動技能や読書)の習得，単純な条件づけ，および関連した学習などの能力の基礎にある潜在的な記憶である．これには，認知の促進や，初めて遭遇した際の刺激の識別に関連する知覚のプライミング priming が含まれる．これらの記憶は，健忘症では比較的保たれており[9]，断片化した単語の認知，文章をパズル化した問題，知覚運動課題によって評価される．

記憶の機能解剖

陳述記憶には多くの脳部位が関わっている．エピソード記憶は，情報が長期的に貯蔵される前の整理を行ういわゆる「ボトルネック機構 bottleneck structure」で処理される．この機構は3つの主要な解剖学的領域が担っている．1つ目は Papez 回路であり，海馬体，海馬傍回，嗅内皮質，嗅周皮質，帯状回，脳弓，視床前核，乳頭体視床路，乳頭体が含まれる．2つ目は外側底部辺縁系回路 basolateral limbic circuit であり，視床背内側核，脳梁下部領域，扁桃体からなる．3つ目は基底前脳 basal forebrain であり，中隔核，三角帯，Meynert 基底核が含まれる．基底前脳は，新しいことや動機づけに関連した出来事に衝撃を受けたり，それを記憶したりすることを促す．内側中隔核と三角帯は，海馬に主要なコリン作動性入力を提供している．Meynert 基底核も内側や外側の経路を介して密なコリン作動性入力を大脳皮質に投射している[10]．古いエピソード情報の想起は，別の部位，すなわち，側頭葉外側部と前頭前野下部で処理される．一般にエピソード記憶と意味記憶の貯蔵は大脳連合皮質の別々の領域が担っている．画像を用いた賦活試験では，それらの過程は大脳半球で，非対称に起こることが示されている[11]．エピソード記憶を符号化する(おそらくその意味論的な処理による)際には，左背外側前頭前野が優位であり，陳述記憶を想起する際には，右前頭前野(おそらく他の領域とともに)が優位である．右前頭葉の主な役割は，蓄えられた情報を実際に取り出すというものではなく，想起の過程を支援したり，誘導したりするものであるとされている．この左右の違いは，大脳半球の符号化/想起の非対称 hemispheric encoding/retrieval asymmetry (HERA) モデルとして概念化されている[4,12]．

作業記憶は，ほとんどが前頭葉(音韻ループにかかわる Brodmann 6，44野)と頭頂葉が関与する．潜在記憶に関する神経回路は，顕在的なシステムとは異なっている．PET を用いた研究では，運動技能と古典的条件づけに大脳基底核と小脳が働いている間，知覚のプライミングにおいては右後頭葉新皮質の活動が一貫して確認された[3,13]．

動脈血液供給

記憶に関与する解剖学的構造への血流は，さまざまな動脈から供給される[14-17]（**図 18.2**）．海馬 hippocampus の吻側1/3 と，隣接する皮質は，前海馬動脈を介して，前脈絡叢動

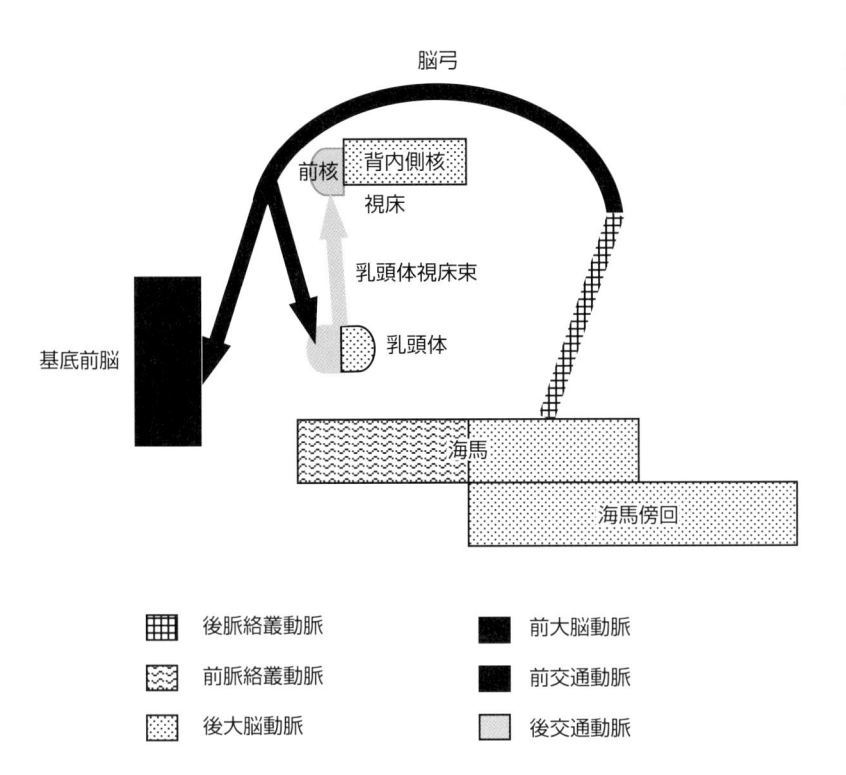

図 18.2 陳述記憶に関与する解剖学的構造と血液供給.

脈から灌流される．前脈絡叢動脈の海馬頭部への灌流は変異が多い．海馬の尾側 2/3 およびその体部と尾部は，中および後海馬動脈の血管支配を受ける．海馬動脈の遠位部は，それらの縦方向の末端部分がお互いに接続している．海馬吻側部と海馬傍回に隣接する皮質は，後大脳動脈の分枝である前および後側頭動脈に属している．脳弓 fornix は，前大脳動脈を介して脳梁下動脈，さらには後交通動脈，後脈絡叢動脈から脳弓脚 crura fornicis への分枝によって灌流される．乳頭体 mammillary body は後交通動脈と後大脳動脈によって灌流される．視床 thalamus の前核と乳頭体視床路の一部は，後交通動脈の分枝である極動脈（視床灰白隆起動脈 tubero-thalamic artery）から血流を受ける．左右の極動脈は同じ動脈が起源であることもある．視床背内側部は，後大脳動脈の P1 部の分枝である視床視床下部動脈（または視床穿通動脈）から灌流される．左右の視床穿通動脈もまた共通の動脈が起源のことがある．基底前脳は，前大脳動脈と前交通動脈からの穿通枝によって灌流される．

脳卒中後の記憶障害

脳卒中は 2 つの異なる機序で記憶の障害を引き起こす．いくつかの重要な部位の脳卒中は健忘症 amnesia を引き起こす．これらは健忘脳卒中 amnestic stroke と呼ばれていて，記憶障害が単独で起こることも，他の神経心理症状や神経症状と混在することもある．実際，記憶に関連する大脳辺縁系のすべての中継点は，脳卒中で障害されることがあるが，それぞれが単独で障害されることは稀である．一般には，脳卒中によって大脳辺縁系（健忘領域）の大脳白質線維の接続が集中する重要な領域が破壊されることで健忘症が生じる．これに対して，脳卒中によって正常な学習と記憶の再生に必要な認知過程に関与する領域が障害されると，古典的な健忘症とは別の記憶障害も引き起こされる．これらは過程の病変 process lesion と呼ばれている．その例として，言語機能を損なう優位半球病変，運動の記憶を障害する左半球病変，視空間記憶を障害する右半球病変，遂行機能や作業記憶を障害する脳卒中などがある[18]．

脳卒中後の記憶障害は，以前に起こした脳卒中や潜在性の Alzheimer 病の累積効果によって起こることや，認識されていなかった以前の認知症によって起こることもある[19]．

脳卒中既往者では，軽度の記憶障害がしばしば認められる．脳卒中の 3 か月後に神経心理学的検査を施行した研究では，脳卒中後の患者の 20% に検査上の記憶障害が認められ，その内訳は，軽度が 38%，中等度が 10%，重度が 52% であった．なお，対照群で検査上の異常がみられたのは，わずかに 6% であった．記憶の障害を認める患者では，そうでない例に比較して，より高齢で，左半球病変が多かった．記憶障害は抑うつ症状の程度とは相関しなかった[20]．

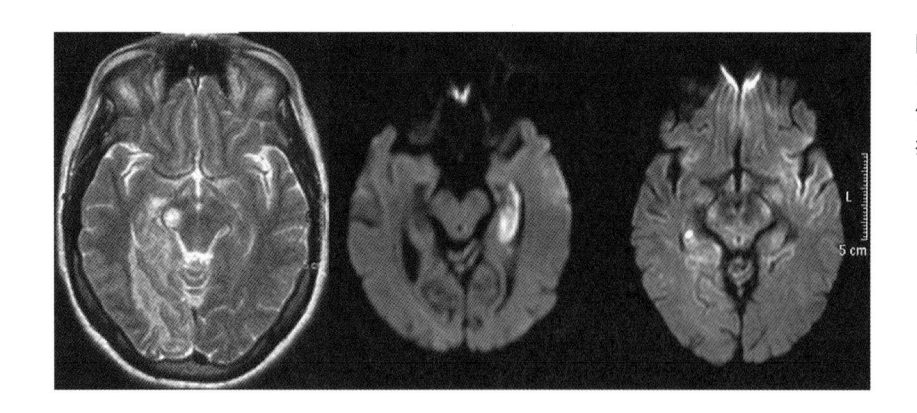

図18.3 海馬梗塞．完全型(左)，外側型(中央)，外接型(右)．完全型は永続的な健忘症，外側型と外接型は一過性の健忘症を呈した．

特殊な血管症候群

■ 側頭葉内側部梗塞

後大脳動脈領域の脳梗塞患者のうち，おおよそ20～25％が重度の記憶障害を合併し[21,22]，特に側頭葉内側部が障害された患者に多い．片側の海馬の障害のみでは重度の記憶障害は起こらないと思われるが，嗅内皮質，嗅周皮質，collateral isthmus，海馬傍回にまで障害が広がると健忘症を生じる[23]．海馬梗塞は，以下のように分類される．(ⅰ)完全型で，海馬以外の領域を広範に含む病変，(ⅱ)外側型で，体部と尾部の全体にまたがる病変，(ⅲ)背内側型で，体部の一部の病変，(ⅳ)外接型 circumscribed で，外側部の点状病変，である[17](図18.3)．海馬とその投射路の障害は，エピソード情報の想起を障害する．嗅皮質のようなその他の領域の障害は，精通した判断に基づく認識を崩壊させる[24]．記憶の障害は片側または両側の梗塞で起こりうる[25]が，側頭葉の左側[17,22,26,27]または両側[17,22,27]の病変の場合に頻度が高く，重症化しやすい．左側梗塞は通常，言語性の健忘症を引き起こし，しばしば純粋な色彩と物体の失認または失名辞を伴う[28]．これに対して，右側梗塞は視空間記憶の障害を起こすことが多い．さらに，相貌，場所，道筋の学習の記憶も障害されうる．高度の言語学習障害は，海馬傍回と collateral isthmus が同時に障害される場合に多い．左側頭葉内側部の片側性病変で，全般的な(言語および視空間)記憶の障害を起こすことは稀ではない[29]．視覚性健忘症(様式特異的)，すなわち視覚による学習障害も両側性病変で起こることが報告されている[30]．

側頭葉内側部病変による健忘症では，陳述記憶，特にエピソード記憶が障害され，主に前向性健忘がもたらされる．新しい事実，出来事，名前，概念のコード化と強化は不良となるが，以前に学習した情報の想起は，ごくわずかな影響しか受けない．作業記憶と手続き記憶も影響を受けない．ほとんどの患者は，自身の記憶障害に気づいており，特定の「メタ記憶」が保存されていることを示している．前頭葉-帯状回の求心路遮断に至ると考えられている視床内側部障害が偶発的に起こらない限り，作話 confabulation を引き起こすことは稀である[31]．後大脳動脈領域梗塞後の，記憶障害の回復についての研究はほとんどない．病変が片側性の場合は，回復は中等度または，ほぼ完全となるが，両側性病変の場合には好ましくない予後となる(図18.4)．両側性病変では，記憶障害は非常に重度で永続的なものになり，日常生活に介助が必要となる．両側の後大脳動脈領域梗塞は，血管性認知症を引き起こす重要な局所的梗塞部位の1つである[32,33]．

■ 視床 thalamus の脳卒中

視床の前(極)部，背内側(傍正中)部，複合型の梗塞[34-37](図18.5)，そして前外側部，内側部広範，後内側部の出血[38]は，神経心理学的機能(覚醒，注意，動機づけ，主導する能力，遂行機能)の広範囲な障害を引き起こし，深刻な記憶障害も惹起する．両側の前核への血液供給は単一の血管に依存していることから，同時に両側の梗塞が生じることがある．同じことは視床背内側核にもいえる[39]．視床梗塞が両側であった場合は，片側梗塞よりも，(それぞれの半球での病変が)より大きくなる傾向にある．言語性の記憶障害は深部静脈血栓症に伴う，うっ血性の視床梗塞の結果として報告されている[40-43]．

視床前(極)部の梗塞では，健忘症のほかに，無為，感情表出の減少，言語障害，無視などの症状を合併することが多い[44]が，純粋な健忘症の報告もある[45]．背内側部の梗塞後には，傾眠，無為，情動平板化，垂直注視麻痺とともに記憶障害が起こる[39,46,47]．健忘は，特に覚醒度が改善したときに明らかになる．前部病変[45]と背内側部病変[48]のどちらの記憶障害が重篤で永続的かは議論されているところである．前部梗塞は，乳頭体視床路，前核，そして前頭葉後内側部への投射を障害する．背内側部梗塞では，病変が乳頭体視床路，内側髄板の腹側部，下視床脚(腹側扁桃体遠心路に含ま

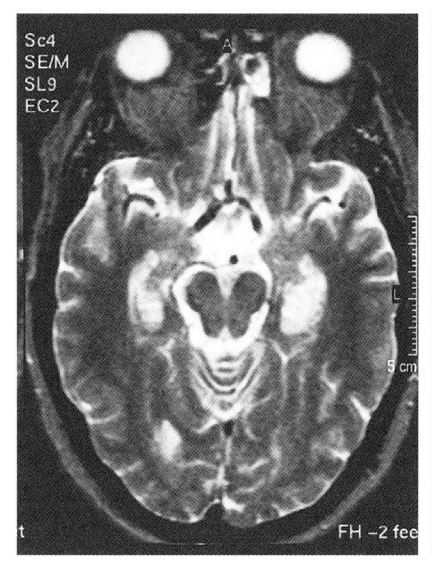

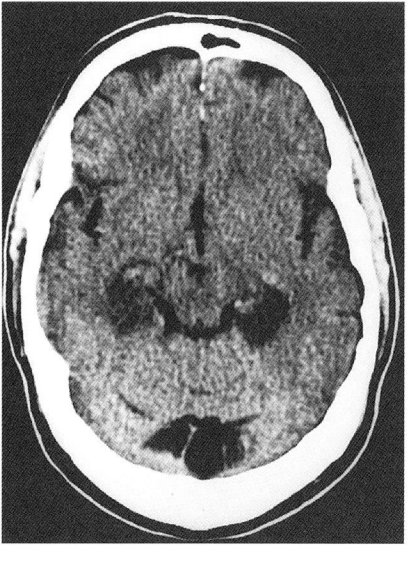

図 18.4　両側側頭葉内側部の同時梗塞の2例．永続的で重度の健忘症を呈した．

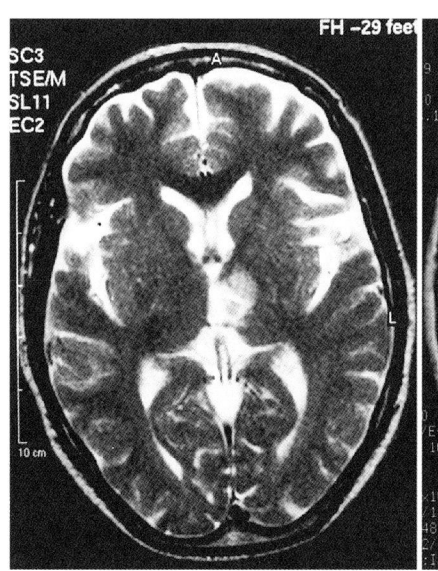

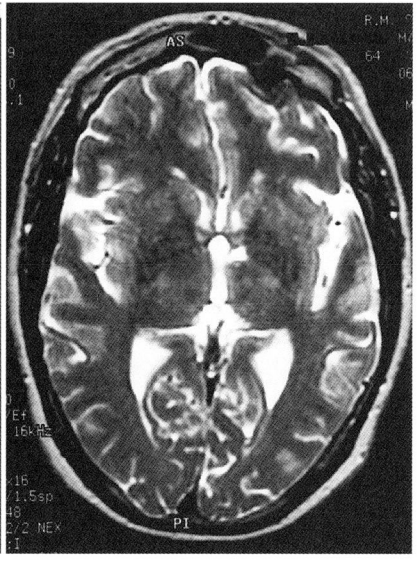

図 18.5　視床の極部（右）と背内側部（左）の梗塞．一過性の記憶障害を呈した．

れる）を巻き込むほど吻側に拡大しない限り，記憶障害は一過性である[49].

　視床病変において，左側病変では，言語記憶のみ[50]，または言語記憶と視覚記憶の両方が障害されるが，右側病変では，視覚記憶のみが障害される[51]．しかし，全健忘に関しては，右側[52]，左側[53]ともに，片側の視床病変で起こったとの報告がある．健忘症をきたす片側の脳卒中は，左半球病変を伴ったものが，より多く認められる[29,54].

　視床病変による健忘症では，エピソード記憶と陳述記憶が優位に障害され，新しい事実や出来事の獲得や想起ができなくなる．患者は重度の前向性健忘と，中程度かつ部分的な逆向性健忘を呈する．他の様式である間脳性健忘では，2つの器質的病態があるようで，新しい記憶をコード化することと，新しい記憶と古い記憶の両方を想起することに障害がある．急速な記憶の減退や物忘れはない．視床病変による健忘症の患者はプライミング効果が正常で，運動学習と潜在記憶は保たれている[55]．患者は障害に気づいている者もいれば自覚のない者もいる．記憶の障害が，他の行動異常に伴ったものとして起こるのではないことは，即時的な想起が必要な単一の検査で証明されている．視床背内側部梗塞の患者では，記憶の検査の際に著しく注意散漫である．これらの患者では，課題の最初の試行で最もよい記憶能力を呈し，その後はよい結果と悪い結果を交互に示す「ホタテ貝様の波形効果 scalloping effect」が認められることがある．この結果から，動機

づけと注意が記憶能力に影響を与えることが示唆される[56].

片側梗塞では，記憶障害は通常一定の回復を示すが，ときに障害が持続することもある．Salaら[57]は，右視床梗塞で全健忘が持続した例を報告しているが，この例はPETで両側の前頭葉内側部の代謝低下が認められた．

視床灰白隆起梗塞では，主に活動低下，うつ症状，記憶障害などが後遺症として残存し，しばしば仕事への復帰の妨げとなる[58]．両側性病変の患者では，より重度で長期的な記憶障害が残る．両側性の傍正中視床梗塞は，これとは異なる血管性認知症の形態の1つである[32,59].

■ その他の部位の脳卒中(尾状核，内包膝部，脳梁膨大後部皮質，乳頭体視床路，脳弓)

尾状核 caudate nucleus の梗塞あるいは出血は，さまざまな認知異常や行動異常を引き起こす[60,61]．正式な神経心理学的検査では，問題解決能力障害，注意能力の低下，また正常の認識能力があるにもかかわらず，手がかりを出しても想起の困難を伴う記憶課題の中等度の障害などが認められる．しかし，尾状核病変では，記憶障害よりも無為や前頭葉症状のような異常が優位になる[62].

意識不鮮明や記憶障害は，内包膝部 genu of internal capsule の下部の梗塞によっても起こる[63]．この症候の特徴は，変動する覚醒度，不注意，無感情，無為，精神運動遅滞，重度の記憶障害である．この重要な部位の梗塞は，下および前視床脚を遮断し，同側の前頭葉の活動低下を引き起こす．症候のほとんどは，経過観察中に改善し，患者は一般的に，以前の生活様式に影響しない程度の，軽度の認知機能障害と中程度の記憶障害が残存する[64].

Valensteinらは，脳梁膨大部近傍に位置する脳動静脈奇形からの出血で逆向性健忘と前向性健忘が持続した例を報告し，その責任病巣は脳梁膨大後部皮質 retrosplenial cortex の障害と，海馬台と視床前部をつなぐ経路の障害であるとしている[65]．また，McDonaldらは，左脳梁膨大後部皮質の脳動静脈奇形で，言語によるコード化の障害をきたした例を報告している[66]．左脳梁膨大後部梗塞では，前向性健忘や逆向性のエピソード記憶障害が引き起こされるが，短期記憶や意味記憶は保たれる[67]．右脳梁膨大後部梗塞で，地誌失認[68]や20時間の一過性全健忘[69]を伴って，言語性および視覚性健忘をきたした例も報告されている．

前脳弓の片側および両側梗塞の報告もいくつかあり[70-75]，重度の前向性健忘，言語性健忘，視覚性健忘，視空間性健忘，復唱障害がみられたが，逆向性健忘や手続き記憶の障害はなかった．また，想起することと熟知している記憶の解離が認められ，機能回復の程度はさまざまであった．

乳頭体視床路 mamillothalamic tract の梗塞では，重度の前向性健忘，時間的に傾斜のかかった逆向性健忘，作話，時間の見当識障害が認められるが，即時想起は正常である．視床前部梗塞の患者と対照的に，遂行機能障害や無感情はみられない[76,77].

■ 脳室内出血 intraventricular hemorrhage

エピソード記憶に役立つ多くの構造(脳弓，視床内側部，乳頭体，乳頭体視床路)は，解剖学的に第3脳室の近くに位置している．それゆえ，原発性脳室内出血で記憶障害が起こるのは理解しやすい．この脳出血の珍しい型は，出血が脳室内に限られており，近傍の脳実質内の血腫が破裂して二次的に脳室内に滲出したものではないとされている．急性期の症状として，昏睡でない患者では，しばしば一般的な認知機能の障害が，注意・見当識・集中力の変動とともに起こり，数週から数か月で改善する．約1/3の患者で軽度の記憶障害が後遺症として残る[78]．正式な神経心理学的検査では，新しい単語や関連づけの学習に，より著しい障害をきたす[79].

■ くも膜下出血 subarachnoid hemorrhage

健忘症は，前交通動脈の動脈瘤破裂によるくも膜下出血患者にしばしばみられる臨床所見である[80,81]．また，後交通動脈の動脈瘤破裂後にも認められる．記憶障害は頻度が高く(30～50%)，くも膜下出血の生存者，特に前交通動脈瘤破裂後の患者では長期間にわたって持続することがある[82-84].

完全な回復，またはかなりの回復が認められることもあるが，一部(15%以下)の患者では，記憶障害が永続的に残存する．健忘は基底前脳の障害によるものである．関連する解剖学的構造は，前部帯状回，脳梁下部領域，中隔核やMeynert基底核を含む基底前脳，三角帯である[85]．これらの解剖学的構造の障害は，とりわけ，左半球病変[86]の基底前脳の血腫，血管攣縮，脳梗塞による遅発性脳虚血，また，外科的に治療した病変，外科手術や血管内治療の合併症としての脳梗塞に関連して生じる．大脳皮質の障害は頭蓋内圧の亢進が遷延することや，くも膜下出血，髄膜炎でも起こる．実際に，くも膜下出血後に側頭葉内側部の萎縮が起こることがあり，それは神経心理学的な能力と相関する[87].

前交通動脈瘤破裂による健忘症は，重度の前向性健忘，軽度(数週から数か月)の逆向性健忘，そして正常な潜在記憶が特徴である[88]．即時想起は比較的正常であるが，遅延想起は著しく損なわれる．認知機能は軽度に障害され，後に正常に戻る．患者は誤った認識をもち，作話を言う傾向にある．前交通動脈領域梗塞の患者は，エピソード情報に適切な視空間のマーカーをつける能力の障害をきたす．この患者の記憶障害は，先をみこした，または過去に遡る干渉に影響されや

すい[89]．急性期や亜急性期には，患者は記憶の障害に気づかないが，慢性期には認識するようになる．作話は，前頭葉と基底前脳の両方の損傷に起因する[90-92]．腹内側前頭前皮質の損傷は，一時的な文脈の間違いを引き起こす．しかし，自発的な作話が起こるには，眼窩前頭皮質の損傷を伴うことが重要である[91]．

治療様式による記憶障害への影響に関しては，早期あるいは待機的な動脈瘤手術で違いはない[93]．動脈瘤破裂後の治療において，客観的な記憶障害は血管内治療よりも外科的治療のほうがより頻度が高い[84]．

治療

現在のところ，血管障害で生じた記憶障害に対する有効な薬物療法はない．いくつかの抗うつ薬が回復を促進するかどうか，臨床試験での検討が残されている．メチルフェニデートは，1つの試験で有効性が報告されている[94]．抗コリン作用を有する薬物は避けたほうがよいとされている．1つの症例報告と症例集積研究[95]で，コリン作動薬が記憶の改善をもたらしたと報告されているが，脳卒中患者に対する無作為化比較試験はいまだ行われていない．いくつかの行動学的記憶再教育プログラムは，記憶クリニックで利用されているが，長期的な生態学的効果は証明されていない．わずか18例で認知リハビリテーションの有効性を検討した2つの無作為化比較試験の系統的レビューがある．それによると，主観的な記憶能力や，客観的な記憶能力の測定値に関して有意な効果は認められなかった[96]．単群での偽刺激コントロールを用いて，10例に対して左前頭前野の経頭蓋刺激の有効性を検討したクロスオーバー試験では，作業記憶が強化されたと報告されている[97]．

参考文献

1. Baddeley A. Working memory. Curr Biol 2010; 20: R136-R140.
2. Ellis AW, Young AW. Memory. Human Cognitive Neuropsychology. A textbook with readings. Hove: Psychology Press, 1997; 271-343.
3. Squire LR, Ojeman JG, Miezin FM, et al. Activation of the hippocampus in normal humans: A functional anatomical study of memory. Proc Natl Acad Sci USA 1992; 89: 1837-1841.
4. Tulving E. Organization of memory: quo vadis? In: Gazzaniga M, ed. The Cognitive Neurosciences. Cambridge, MA: MIT Press, 1995; 839-847.
5. Baddeley AD. Working memory. In: Baddeley AD, ed. Essentials of Human Memory. Cognitive Psychology. A Modular Course. Hove: Psychology Press, 1999; 45-70,
6. Berlingeri M, Bottini G, Basilico S, et al. Anatomy of the episodic buffer: a voxel-based morphometry study in patients with dementia. Behav Neurol 2008; 19: 29-34.
7. Baddeley AD, Warrington EK. Amnesia and the distinction between long and short term memory. J Verbal Learn Verbal Behav 1970; 9: 176-189.
8. Cave CB, Squire LR. Intact verbal and non verbal short term memory following damage to the human hippocampus. Hippocampus 1992; 2: 151-163.
9. Cavaco S, Anderson SW, Allen JS, Castro-Caldas A, Damasio H. The scope of preserved procedural memory in amnesia. Brain 2004; 127: 1853-1867.
10. Selden NR, Gitelman DR, Salamon-Murayama N, Parrish TB, Mesulam MM. Trajectories of cholinergic pathways within the cerebral hemispheres of the human brain. Brain 1998; 121: 2249-2257.
11. Cabeza R, Nyberg L. Imaging cognition: an empirical review of PET studies with normal subjects. J Cogn Neurosci 1997; 9: 1-26.
12. Desgranges B, BaronGC, Eustache F. The functional neuroanatomy of episodic memory: the role of the frontal lobes, the hippcampal formation, and other areas. Neuroimage 1998; 8: 198-213.
13. Markowitsh HJ. Anatomical basis of memory disorders. In: Gazzaniga M, ed. The Cognitive Neurosciences. Cambridge, MA: MIT Press, 1995; 765-779.
14. Ghika JA, Bogousslavsky J, Regli F. Deep perforators from the carotid system. Template of the vascular territories. Arch Neurol 1990; 47: 1097-1100.
15. Krayenbühl H, Yasargil MG. Radiological anatomy and topography of the cerebral arteries. In: Vinken PJ, Bruyn GW, eds. Handbook of Clinical Neurology. Amsterdam: North-Holland Publishing Company, 1972; 65-101.
16. Lazorthes G. Vascularisation et circulation cérébrales. Paris: Masson, 1961.
17. Szabo C, Förster A, Jäger T, et al. Hippocampal lesion patterns in acute posterior cerebral artery stroke. Stroke 2009; 40: 2042-2045.
18. Lim C, Alexander MP. Stroke and episodic memory disorders. Neuropsychologia 2009; 47: 3045-3058.
19. Hénon H, Pasquier F, Durieu I, et al. Preexisting dementia in stroke patients: baseline frequency, associated factors, and outcome. Stroke 1997; 28: 2429-2436.
20. Madureira S, Guerreiro M, Ferro JM. Dementia and cognitive impairment three months after stroke. Eur J Neurol 2001; 8: 621-627.
21. Brandt T, Thie A, Caplan LR, Hacke W. Infarcts in the brain areas supplied by the posterior cerebral artery. Clinical aspects, pathogenesis and prognosis. Nervenarzt 1995; 66: 267-274.
22. Cals N, Devuyst G, Afsar N, Karapanayiotides T, Bogousslavsky J. Pure superficial posterior cerebral artery territory infarction in the Lausanne Stroke Registry. J Neurol 2002; 249: 55-861.
23. Von Cramon DY, Hebel N, Schuri U. Verbal memory and learning in unilateral posterior cerebral infarction. Brain 1988; 111: 1061-1077.
24. Aggleton JP, Saunders SC. The relationship between temporal lobe and diencephalic structures implicated in anterograde amnesia. Memory 1997; 5: 49-71.
25. Victor M, Angevine JB, Mancall EL, Fisher CM. Memory loss with lesions of hippocampal formation. Arch Neurol 1961; 5: 244-263.
26. Benson DF, Marsden CD, Meadows JC. The amnestic syndrome of posterior cerebral artery occlusion. Acta Neurol Scan 1974; 50: 133-145.
27. Takahashi S, Higano S, Kurihara N, et al. Correlation of lesions in hippocampal region noted on MR images with clinical features. Eur Radiol 1997; 7: 281-286.
28. Caplan LR, Hedley-White T. Cuing and memory dysfunction in alexia without agraphia. Brain 1974; 97: 251-262.
29. Ott BR, Saver JL. Unilateral amnestic stroke. Six new cases and a review of the literature. Stroke 1993; 24: 1033-1042.
30. Ross ED. Sensory-specific and fractional disorders of recent memory in man. Arch Neurol 1980; 37: 193-200.
31. Servan J, Verstichel P, Catala M, Rancurel G. Syndromes amnésiques et fabulations au cours d'infarctus du territoire de l'artère cérébrale postérieure. Rev Neurol (Paris) 1994; 150: 201-208.

32. Auchus AP, Chen CP, Sodagar SN, Thong M, Sng EC. Single stroke dementia: insights from 12 cases in Singapore. J Neurol Sci 2002; 203-204: 85-89.
33. Román GC, Tatemichi TK, Erkinjuntti T, et al. Vascular dementia: diagnostic criteria for research studies. Neurology 1993; 2: 250-260.
34. Bogousslavsky J, Regli F, Uske A. Thalamic infarcts: clinical syndromes, etiology, and prognosis. Neurology 1988; 38: 837-848.
35. Carrera E, Bogousslavsky J. The thalamus and behaviour. Effects of anatomically distinct strokes. Neurology 2006; 66: 1817-1823.
36. Graff-Radford NR, Damasio H, Yamada T, Eslinger PJ, Damasio AR. Nonhaemorrhagic thalamic infarction. Clinical, neuropsychological and electrophysiological findings in four anatomical groups defined by computerized tomography. Brain 1985; 108: 485-516.
37. Perren F, Clarke S, Bogousslavsky J. The syndrome of combined polar and paramedian thalamic infarction. Arch Neurol 2005; 62: 1212-1216.
38. Kawahara N, Sato K, Muraki M, et al. CT classification of small thalamic hemorrhages and their clinical implications. Neurology 1986; 36: 165-172.
39. Castaigne P, Lhermitte F, Buge A, et al. Paramedian thalamic and midbrain infarcts: clinical and neuropathological study. Ann Neurol 1981; 10: 127-148.
40. Haley EC, Brashear HR, Barth JT, Cail WS, Kassell NF. Deep cerebral vein thrombosis. Clinical, neuroradiological, and neuropsychological correlates. Arch Neurol 1989; 46: 337-340.
41. Peru A, Fabbro F. Thalamic amnesia following venus infarction: evidence from a single case study. Brain Cogn 1997; 33: 278-294.
42. Rousseaux M, Cabaret M, Bernati T, Pruvo JP, Steinling M. Déficit résiduel du rappel verbal après un infarctus de la veine cérébrale interne gauche. Rev Neurol (Paris) 1998; 154: 401-407.
43. Vucic S, Lye T, Mackenzie RA. Neuropsychological manifestations in a case of bilateral thalamic infarction. J Clin Neurosci 2003; 10: 238-242.
44. Bogousslavsky J, Regli F, Assal G. The syndrome of unilateral tuberothalamic artery territory infarction. Stroke 1986; 17: 434-441.
45. Clarke S, Assal G, Bogousslavsky J, et al. Pure amnesia after unilateral left polar thalamic infarct: topographic and sequential neuropsychological and metabolic (PET) correlations. J Neurol Neurosurg Psychiatry 1994; 57: 27-34.
46. Castaigne P, Buge A, Cambier J, et al. Démence thalamique d'origine vasculaire par ramollissement bilatéral, limité au territoire du pédicule rétro-mamillaire. A propos de deux observations anatomo-cliniques. Rev Neurol (Paris) 1966; 114: 89-107.
47. Guberman A, Stuss D. The syndrome of bilateral paramedian thalamic infarction. Neurology 1983; 33: 540-546.
48. Caplan LR. Posterior circulation disease: clinical findings, diagnosis and management. Oxford: Blackwell, 1996; 427.
49. Graff-Radford NR, Tranel D, van Hoesen GW, Brandt JP. Diencephalic amnesia. Brain 1990; 113: 1-25.
50. Mori E, Yamadori A, Mitani Y. Left thalamic infarction and disturbance of verbal memory: a clinicoanatomical study with a new method of computed tomographic stereotaxic lesion localization. Ann Neurol 1986; 20: 671-676.
51. Speedie LJ, Heilman KM. Anterograde memory deficits for visuospatial material after infarction of the right thalamus. Arch Neurol 1983; 40: 183-186.
52. Rousseaux M, Kassiotis P, Signoret JL, Cabaret M, Petit H. Syndrome amnésique par infarctus restreint du thalamus antérieure droit. Rev Neurol (Paris) 1991; 147: 809-818.
53. Von Cramon DY, Hebel N, Schuri U. A contribution to the anatomical basis of thalamic amnesia. Brain 1985; 108: 993-1008.
54. Pepin PA, Auray-Pepin L. Selective dorsolateral frontal lobe dysfunction associated with diencephalic amnesia. Neurology 1993; 43: 733-741.
55. Malamut BL, Graff-Radford N, Chawluk J, Grossman RI, Gur RC. Memory in a case of bilateral thalamic infarction. Neurology 1992; 42: 163-169.
56. Stuss DT, Guberman A, Nelson R, Larochelle S. The neuropsychology of paramedian thalamic infarction. Brain Cogn 1988; 8: 348-378.
57. Sala SD, Spinnler H, Venneri A. Persistent global amnesia following right thalamic stroke: an 11-year longitudinal study. Neuropsychology 1997; 11: 90-103.
58. Kotila M, Hokkanen L, Laaksonen R, Valanne L. Long-term prognosis after left tuberothalamic infarction: a study of 7 cases. Cerebrovasc Dis 1994; 4: 44-50.
59. Román GC, Tatemichi TK, Erkinjuntti T, et al. Vascular dementia: diagnostic criteria for research studies. Neurology 1993; 2: 250-260.
60. Caplan LR, Schmahmann JD, Kase CS,. Caudate infarcts. Arch Neurol 1990; 47: 133-143.
61. Mendez MF, Adams NL, Lewandowsky KS. Neurobehavioural changes associated with caudate lesions. Neurology 1989; 39: 349-354.
62. Kumral E, Evyapan D, Balkir K. Acute caudate vascular lesions. Stroke 1999; 30: 100-108.
63. Tatemichi TK, Desmond DW, Prohovnik I, et al. Confusion and memory loss from capsular genu infarction: a thalamocortical disconnection syndrome? Neurology 1992; 42: 1966-1979.
64. Madureira S, Guerreiro M, Ferro JM. A follow-up study of cognitive impairment due to inferior capsular genu infarction. J Neurol 1999; 246: 764-769.
65. Valenstein E, Bowers D, Verfaellie M, et al. Retrosplenial amnesia. Brain 1987; 110: 1631-1646.
66. McDonald CR, Crosson B, Valenstein E, Bowers D. Verbal encoding deficits in a patient with a left retrosplenial lesion. Neurocase 2001; 7: 407-417.
67. Katai S, Maruyama T, Hashimoto T, Yanagisawa N. A case of cerebral infarction presenting as retrosplenial amnesia. Rinsho Shinkeigaku 1992; 32: 1281-1287.
68. Yasuda Y, Watanabe T, Tanaka H, Tadashi I, Akiguchi I. Amnesia following infarction in the right retrosplenial region. Clin Neurol Neurosurg 1997; 99: 102-105.
69. Saito K, Kimura K, Minematsu K, Shiraishi A, Nakajima M. Transient global amnesia associated with an acute infarction in the retrosplenium of the corpus callosum. J Neurol Sci 2003; 210: 95-97.
70. Brion S, Pragier G, Guérin R, Teitgen M. Syndrome de Korsakoff par ramollissement bilatéral du fornix. Le problème des syndromes amnésiques par lésion vasculaire unilatérale. Rev Neurol (Paris) 1969; 120: 255-262.
71. Korematsu K Hori T, Morioka M, Kuratsu J. Memory impairment due to a small unilateral infarction of the fornix. Clin Neurol Neurosurg 2010; 112: 164-166.
72. Moudgil SS, Azzouz M, Al-Azzaz A, Haut M, Gutmann L. Amnesia due to fornix infarction. Stroke 2000; 31: 1418-1419.
73. Moussouttas M, Giacino J, Papamitsakis N. Amnestic syndrome of the subcallosal artery: a novel infarct syndrome. Cerebrovasc Dis 2005; 19: 410-414.
74. Park SA, Hahn JH, Kim JI, Na DL, Huh K. Memory deficits after bilateral anterior fornix infarction. Neurology 2000; 54: 1379-1382.
75. Renou P, Ducreux D, Batouche F, Denier C. Pure and acute Korsakoff syndrome due to a bilateral anterior fornix infarction: a diffusion tensor tractography study. Arch Neurol 2008; 65: 1252-1253.
76. Park K-C, Yoon S-S, Chang D, et al. Amnesic syndrome in a mammillothalamic tract infarction. J Korean Med Sci 2007; 22: 1094-1097.
77. Yoneoka Y, Takeda N, Inoue A, et al. Acute Korsakoff syndrome following mammillothalamic tract infarction. AJNR Am J Neuroradiol 2004; 25: 964-968.
78. Martí-Fàbregas J, Piles S, Guardia E, Martí-Vilalta JL. Spontaneous primary intraventricular hemorrhage: clinical data, etiology and outcome. J Neurol 1999; 246: 287-291.
79. Darby DG, Donnan GA, Saling MA, Walsh KW, Bladin PF. Primary intraventricular hemorrhage: clinical and neuropsychological findings in a prospective stroke series. Neurology 1988; 38: 68-75.
80. Lindqvist G, Norlen G. Korsakoff's syndrome after operation on ruptured aneurysm of the anterior communicating artery. Acta Psychiatr Scand 1966; 42: 24-34.
81. Alexander MP, Freedman M. Amnesia after anterior communicating artery aneurysm rupture. Neurology 1984; 34: 752-757.
82. Al-Khindi T, Loch Macdonald R, Schweizer TA. Cognitive and functional outcome after aneurismal subarachnoid hemorrhage. Stroke 2010; 41: e519-536.
83. Hackett ML, Anderson CS. Health outcomes 1

year after subarachnoid hemorrhage: an international population-based study. The Australian Cooperative Research on Subarachnoid Hemorrhage Study Group. Neurology 2000; 55: 658–662.

84. Scott RB, Eccles F, Molyneux AJ, et al. Improved cognitive outcomes with endovascular coiling of ruptured intracranial aneurysms. Neuropsychological outcomes from the International Subachnoid Aneurysm Trial (ISAT). Stroke 2010; 41: 1743–1747.

85. Damasio AR, Graff-Radford NR, Eslinger PJ, Damasio H, Kassell N. Amnesia following basal forebrain lesions. Arch Neurol 1985; 42: 263–271.

86. Vilkki JS, Juvela S, Silronen J, et al. Relationship of local infarctions to cognitive and psychosocial impairments after aneurismal subarachnoid hemorrhage. Neurosurgery 2004; 55: 790–802.

87. Bendel P, Koivisto T, Niskanen E, et al. Brain atrophy and neuropsychological outcome after treatment of ruptured anterior cerebral artery aneurysms: a voxel-based morphometric study. Neuroradiology 2009; 51: 711–722.

88. Bondi MW, Kaszniak AW, Rapcsak SZ, Butters MA. Implicit and explicit memory following anterior communicating artery aneurysm rupture. Brain Cogn 1993; 22: 213–219.

89. DeLuca J, Diamond BJ. Aneurysm of the anterior communicating artery: a review of neuroanatomical and neuropsychological sequelae. J Clin Exp Neuropsychol 1995; 17: 100–121.

90. DeLuca L, Cicerone KD. Confabulation following aneurysm of the anterior communicating artery. Cortex 1991; 27: 417–423.

91. Gilboa A, Alain C, Stuss DT, et al. mechanisms of spontaneous confabulations: a strategic retrieval account. Brain 2006; 129: 1399–1414.

92. Schnider A. Spontaneous confabulation, reality monitoring, and the limbic system – a review. Brain Res Rev 2001; 36: 150–160.

93. Mavaddat N, Sahakian BJ, Hutchinson PJ, Kirkpatrick PJ. Cognition following subarachnoid hemorrhage from anterior communicating artery aneurysm: relation to timing of surgery. J Neurosurg 1999; 91: 402–407.

94. Tiberti C, Sabe L, Jason L, Leiguarda R, Starkstein S. A randomized, double-blind, placebo-controlled study of methylphenidate in patients with organic amnesia. Eur J Neurol 1998; 5: 297–299.

95. Wong GK, Wong R, Mok V, et al. Rivastigmine for cognitive impairment after spontaneous subarachnoid haemorrhage: a pilot study. J Clin Pharm Ther 2009; 34: 657–663.

96. Nair RD, Lincoln NB. Cognitive rehabilitation for memory deficits following stroke. Cochrane Database Syst Rev 2007; 3: CD002293.

97. Jo JM, Kim YH, Ko MH, et al. Enhancing the working memory of stroke patients using tDCS. Am J Phys Med Rehabil 2009; 88: 404–409.

CHAPTER 19

深部白質脳卒中における神経行動学的症状

José M. Ferro and Ana Verdelho

序論

　言語とその他の高次神経機能における皮質下構造の役割についての議論は，Pierre Marie が Déjerine（corticalist）に反論した有名な論争に端を発する．Marie は失語を呈した皮質下脳卒中のいくつかの解剖臨床症例を提示し，島と外包を含む領域の障害が構音障害の発症にきわめて重要であると主張した．しかし，その後しばらくは，象徴および認知行動に関連した視床やその他の皮質下構造の役割について言及する者はほとんどいなかった．CT が広く使われるようになり，失語とその他の「皮質」症候群が，皮質下構造に限局した障害で生じることが明らかとなった．SPECT と PET の両者で，皮質下脳卒中では皮質代謝と循環の重要な異常を伴うことが示された．MRI は CT では認められない皮質病変を検出できる．これらの事実は，皮質下脳卒中後にみられる神経行動障害が皮質下障害そのものによるのか，または機能的皮質抑制（遠隔機能障害 diaschisis），皮質低灌流，わずかに併存する皮質損傷のいずれかによるのかという疑問を提示することになった．

　基底核と深部白質神経路の脳卒中は，口頭および書字言語の障害，失行，無視，健忘，無関心，その他の精神障害をきたしうる．多発性皮質下ラクナ梗塞と血管性白質変化は，認知障害，認知機能低下，うつ病，認知症と関連する[1]．

皮質下性失語 *subcortical aphasia*

■ 線条体内包性失語 *striatocapsular aphasia*

　Damasio ら[2]，Naeser ら[3]，Wallesch ら[4]は，CT 所見から最初の皮質下性失語の患者を報告した．彼らはみな，古典的皮質性失語症候群の観点から皮質下性失語を分類するのは難しいと強調している．失語を引き起こす皮質下梗塞の領域には，内包前脚，尾状核頭部，被殻の前上部が含まれている．これらの皮質下構造の病変では，さまざまな神経言語学的障害が起こり，異なった深部領域の障害で同じような言語学的症候が認められる．したがって，失語症候群は，被殻，淡蒼球，尾状核，さまざまな白質神経路の障害の程度からは鑑別ができない．一般に，皮質下脳卒中の部位と言語障害の強さやタイプとの間には関連がない[5-8]．線条体内包梗塞後は，比較的一貫した失語プロフィールを呈し，語彙選択的呼名障害 lexical selection anomia を伴った言語の遂行および生成機能が障害される．言語生成障害 *generative language defect* とは，会話や応答言語では流暢性や文法がほぼ正常であるにもかかわらず，口頭流暢性課題遂行異常，潜伏時間の延長を伴う文構造の単純化，保続 perseveration，反響言語 echolachia，奇妙で無責任な言動などを特徴とする．物品呼称や単語検索の能力も低下している．意味性錯語 *semantic paraphasia* は高頻度であるが，音素性錯語 *phonemic paraphasia* は稀である．復唱，口頭朗読，単語理解は正常である[8]．小さい皮質下梗塞では，構音障害，発声不全 hypophonia，発話開始の遅延のみのこともある．線条体内包性失語の予後は良好であり，約2/3 の患者では，通常は急速かつ完全に回復する．

■ 視床性失語 *thalamic aphasia*

　優位半球の視床 *thalamus* の梗塞や出血によっても失語が起こりうる．視床出血によって生じた失語の最初の報告では，音声量の減少，失名辞 *anomia*，保続，意味性錯語が強調

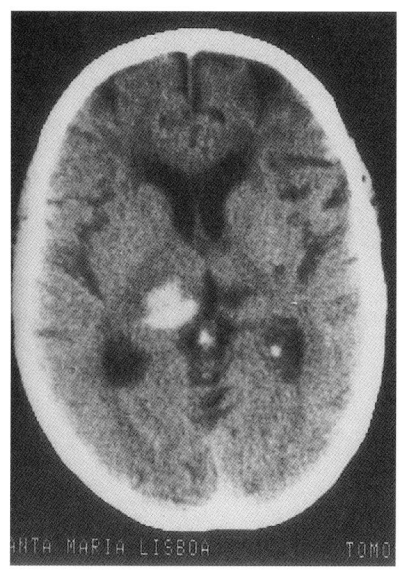

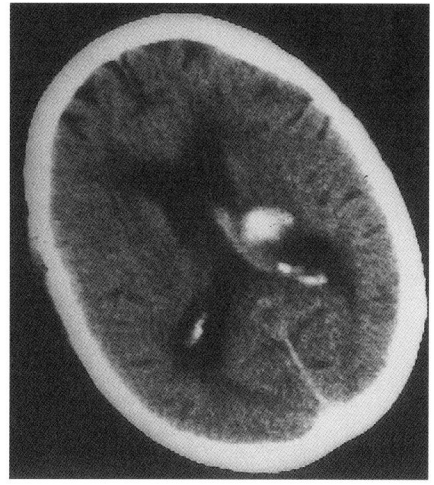

図 19.1 視床内側部の高血圧性脳出血．一過性の流暢性失語（意味性ジャルゴン）と言語記憶障害を呈した（右）．1 年後の右視床再出血では，無為と重度の認知症となった（左）．

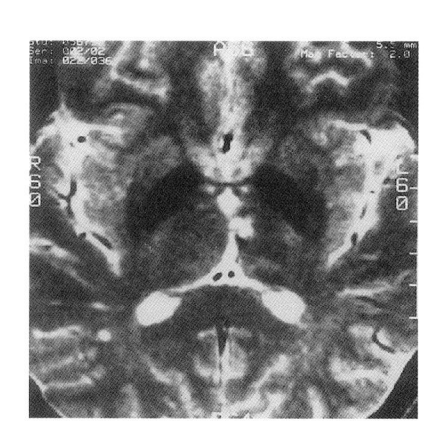

図 19.2 視床前部梗塞．軽度の言語障害（アウトプットの低下，アウトプットのモニタリング欠如，失名辞，意味性錯語）を呈した．

された[9]．それに加えて，完全に意識清明になり，言語機能が実質的に正常であると思われても，突然稀な語漏錯語 logorrheic paraphasia になってしまうといった動揺性遂行機能にも注目されている．Cappa と Vignolo[10] は，左視床出血後の超皮質性の失語（自発語の減少，意味性錯語，復唱能力の保持，聴覚性言語理解の部分的障害）を強調した．視床性失語の障害は暫定的に，錐体外路障害（発声不全），語彙検索の障害（失名辞，意味性錯語），覚醒の障害（実行機能の動揺），理解の障害に分けられる．

視床枕と背側核を含んだ視床後部血腫で失語との関連が最も多く認められ，この領域は皮質言語野と連結した唯一の視床部位である（図 19.1）．梗塞は出血に比べ，視床のさまざまな部位の言語学的関連性を検討するのに適している．失語は主に視床灰白隆起梗塞 tuberothalamic infarction，次いで傍正中視床梗塞，後脈絡叢動脈領域梗塞で生じる[11,12]．視床前部梗塞での言語機能障害としては，自発性喪失 asponta-neity，言語内容の減少，錯語，言語生成の低下，失名辞，綴り・理解・読み・書きの障害が起こる（図 19.2）．復唱能力は通常は保たれる．傍正中視床梗塞では，発話開始障害，アウトプットの全体的な低下，ときに作話 confabulation，アウトプットのモニタリング欠如，動揺，遂行機能の不安定さ，比較的正常な復唱と理解，単語リスト生成障害，音素性錯語や意味性錯語というよりは，認知誤認・非失語性呼称錯誤 nonaphasic misnaming・嵌入 intrusion・保続・作話によって特徴づけられる呼称障害が認められる．大部分の患者における主な症状は，発話開始障害と，記憶や覚醒の障害による発話途絶である．

■ 皮質下性失語における皮質機能障害

CT によって皮質下性失語が認識されるようになったすぐ後に，局所脳血流検査や PET により，深部障害部位を覆っている皮質の血流低下領域とわずかに代謝低下を起こしている広範な領域が示された[13]．皮質脳血流低下は，中大脳動脈の閉塞や狭窄で線条体内包梗塞や前頭側頭葉低灌流を生じるように，閉塞血管領域に限定されていた．側頭頭頂葉代謝低下と音素性錯語・理解障害との関連ばかりでなく，左 Sylvius 裂の低灌流と復唱障害との関連[14] が明らかにされたことで，局所遠隔機能障害の重要性が強調された．MRI を用いた研究では，CT で検出できない皮質病巣でも，失語やその他の皮質機能障害の発現やその重症度の一役を担っていることが強調された[15,16]．拡散強調画像や灌流強調画像を用いた最近の MRI の研究では，急性皮質下脳卒中による失語の大部分は皮質低灌流によって説明できることが確認されている[17]．MRI によって皮質異常を伴う患者を除外す

ると，皮質下性失語の重症度はSPECT上の左大脳皮質低灌流の広がりと程度に関連している[18]．さらに，PET研究では，皮質下性失語の回復が，古典的な言語野，特に左側頭回の活動亢進と関連していることが示された[19,20]．

皮質下性失書
subcortical agraphia

Kerteszは，皮質下病変でも皮質病変でも病巣の大きさが同じであれば，書字障害の重症度は同等であることを見いだした[21]．最も特徴的なエラーパターンは，正字法 *orthographic* や書字運動性（読みにくさ，文字の形や特徴のエラー）の障害である．それゆえ，失行性失書 *apractic agraphia* と呼ばれている[22]．失書は失語が回復しても永続する傾向があり，後遺症として残ることもある．

皮質下性失行
subcortical apraxia

失行を皮質野の離断と関連する白質神経路病変と関連づけた報告が以前にある．例としては，弓状束または外包の障害によってWernicke野が左運動前野から離断された結果生じた言語運動顔面失行 *verbomotor facial apraxia* や，両側の運動前野を連結する脳梁線維の遮断によって生じた左手（あるいは左足）の交感性失行 *sympathetic apraxia* がある．内部境界領域梗塞は，この型の失行をきたすことがある．レンズ核線条体梗塞は，運動手続き学習を含む戦略策定を障害する．深部に限局した出血や梗塞から生じる失行はめったに起こらず，報告された症例の多くでは，脳室周囲または線条体周囲白質も巻き込まれている[23]．皮質下病変を有する患者の身振りの模倣課題は正常な対照群よりも劣っている[24]が，大部分は推移的パントマイム *transitive pantomime*（具体的な対象のある動作）の生成遂行障害は軽度である[25]．

皮質下性無視
subcortical neglect

CTが実地臨床に導入されるとすぐに，皮質下脳卒中により無視をきたしうることが明らかとなった．いくつかの視床核[26]，線条体，内包前脚および後脚[27]の障害は，感覚消去，運動消去，半側空間無関心，対側空間探索企図欠如，感情表象無視，病態失認 *anosognosia* をきたしうる．これらの皮質下病巣の大部分は右大脳半球にあり，このことは，右皮質下構造が半側空間への関心や企図に関して優位であることを示している．深部出血によって生じる無視は，虚血病変によって生じる場合に比べて，病巣が大きく，圧排効果があり，より広範な皮質性遠隔機能障害を引き起こすため，通常は，より頻度が高く，重篤で，長く続く．

特定の深部血管領域や特定の皮質下構造の障害と無視の発現，病型，重症度とを関連づけようとする試みは裏切られてきた．単一の穿通枝病変では生じないことと，視床後部または内側部や前脈絡叢動脈領域の梗塞で頻度が高いことを除くと，一貫した関連性は浮かび上がってきていない（図19.3）．さらに，皮質下病巣の局在と無視の特徴あるいは構成要素との特別な関連は見いだされていない．灌流と代謝の検討からは無視は皮質の低灌流や低代謝と関連しており，無視の改善

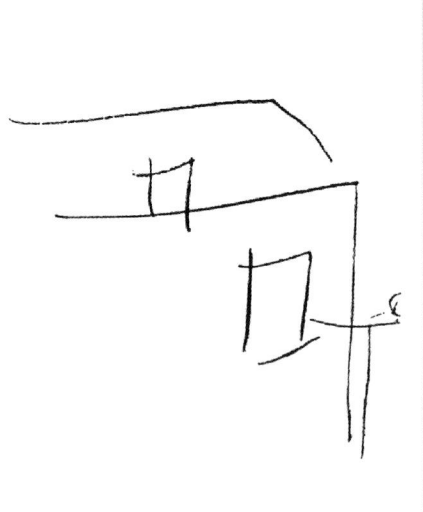

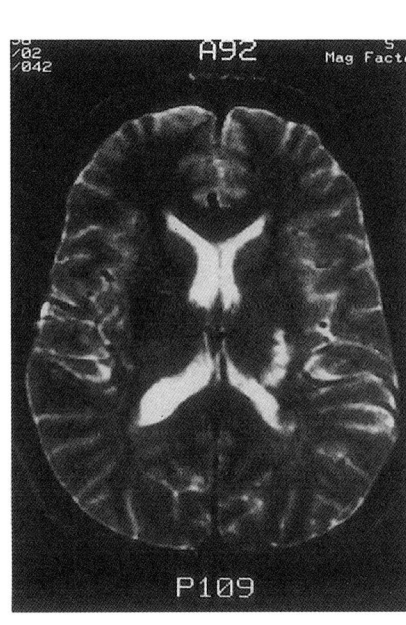

図19.3 右内包後脚を巻き込む梗塞．重篤な無視と視空間障害を呈した．

はその回復と並行していることが明らかにされている[17,28]．このことは，皮質性および皮質下性の無視が現象論的には同一であることを説明している．最近の MRI 研究，ボクセルに基づく障害部位と症状のマッピング，標準的解剖学的重複解析から，被殻と尾状核の障害は無視をきたす領域を巻き込んでいることと，脳室周囲白質神経路への皮質下障害は重篤な無視と関連することが示された[29,30]．

皮質下性健忘

subcortical amnesia

視床前部および内側部と，視床と海馬・乳頭体・基底前脳とを連結する白質神経路の梗塞や出血は重篤な記憶障害をきたしうる．病巣が両側であると，その障害はより強く長く続く．記憶障害は主に顕在記憶で明らかである（たとえば，新しい事実や出来事の獲得や再生）．視床性の健忘は，重篤な前向性健忘と，軽度で一過性の逆向性健忘を呈し，プライミング *priming* や運動学習能力，潜在記憶は保たれている．

重複記憶錯誤 *reduplicative paramnesia* が視床と尾状核の脳卒中で報告されている[31]．

無感情

apathy

無感情は，視床前部-帯状回路の障害で起こりうる．尾状核の梗塞[32]や出血[33]の後に生じる行動変化としては，無感情あるいはさらに重篤な無為 *abulia* が最も頻度が高い[34]．患者は自発的な言語および運動率先を欠き，促されたときにのみ発言あるいは行動する傾向がある．刺激への反応時間は遷延し，反応は正確ではあるが緩徐になる．注意を保ち，課題を持続することが困難である．頻度は低いが，落ち着きがなくなり，活動亢進となったり，無感情と興奮の時期を交互に繰り返すようになることもある．正式な神経心理学的検査では，問題解決能力の障害，関心能力の低下のほか，手がかりがあっても記憶課題の中等度の障害が見いだされるが，認知は正常である．これらの神経障害は持続し，仕事や病前の社会生活に戻る可能性を甚だしく制限するようである．

視床前部および内側部病変も無関心と無為をきたす．視床前部梗塞では，無為は，健忘，言語障害，無視を合併する．視床背内側部梗塞では，無為は，傾眠，記憶障害，垂直注視麻痺を合併する．特に両側傍正中視床梗塞（図 19.1）の患者では，認知障害や永続的な無為となることもある[35]．内包膝下部の梗塞[36,37]でも無関心，さらには無為を呈することがあり，覚醒の動揺，無関心，記憶喪失，精神運動遅滞を合併しうる．このきわめて重要な部位の梗塞は，視床脚の下方および前方を遮断し，脳血流検査で示されるように，病巣側の下および前頭葉内側部の失活をきたしうる．下視床脚が含まれない片側あるいは両側内包膝部梗塞では，記憶障害を伴わない無為が起こる[38]．

その他の精神行動異常

尾状核（特に両側）の病巣では，脱抑制を伴い，興奮，不適格な衝動的行動，また稀ではあるが，幻覚を伴う重篤な情動障害をきたしうる．部位にもよるが，視床梗塞後に，多幸症や躁病といった，その他の行動変化が観察されることもある．

不随意情動表出障害

involuntary emotional expression disorder

笑いや泣き，あるいはその両方がコントロールできなくなることは，皮質下病巣，特に左側あるいは両側病巣の患者でしばしば認められる．これらの症状は，発作性発症で，数秒から数分といった一過性であり，常同化し，解離性で，大げさに感情を表出する．感情に対する適当な刺激だけでなく，非特異的で不適格な刺激によっても誘発され，不適格な文脈でも起こりうる．患者は発作の程度や持続時間をコントロールできない．発作の間は，気分変化はなく，その後も安心感を伴わない．この障害は，病的あるいは強制泣き，情動不安定，情動表出失禁 *emotional expression incontinence*，情動過多 *emotionalism* というようにさまざまに名づけられている．

両側内包患者の半分では，不随意情動表出障害がある[39]．この障害はしばしば脳卒中後時間が経ってから現れる．障害は，笑いや泣きをコントロールする不随意神経路と感情インパルスを球部脳神経系へ伝える神経線維の障害に起因している．情動過多は抗うつ薬によって有意に改善する[40]．

"*fou rire prodromique*（前兆的ばか笑い）"は，感情表出コントロール障害のきわめて稀な病像であり，脳卒中急性期に先行（秒から日単位）して起こる，長引くコントロールできない笑い発作である．*fou rire prodromique* は，出血性[41]および虚血性[42]皮質下脳卒中前に報告されている．

皮質下血管性認知機能障害と認知症

subcortical vascular cognitive impairment and dementia

最近，大脳白質病変とその臨床徴候（特に認知機能）に関心がもたれている．白質信号異常は CT や MRI で検出でき

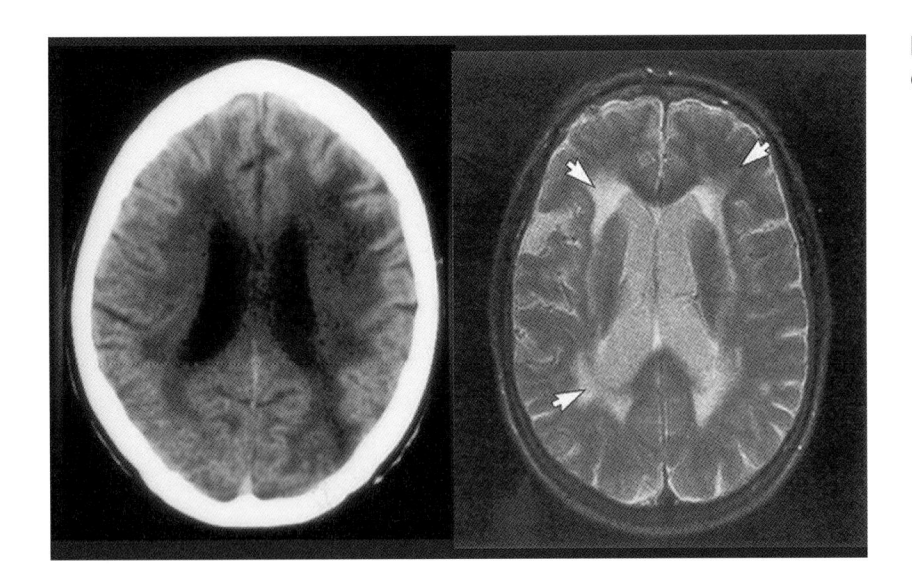

図 19.4　広範な融合性血管性白質変化の CT 像（左）と MRI 像（右）．

る．最初の肉眼での観察は，Otto Binswanger によってなされ，1894 年に「慢性進行性皮質下脳炎 encephalitis subcorticalis chronica progressiva」と記述された．Hachinski によって白質希薄化 leukoaraiosis という用語が導入され，CT での低吸収白質異常の視覚的記述の基本となった．MRI では，白質病変は T2 強調画像と FLAIR 画像での高信号領域として認められる（図 19.4）．

皮質下白質は，小穿通枝と終末皮質血管の収束する境界領域に位置しており，虚血性障害による影響を受けやすい．白質病変は小血管病変の一種であり，高齢者や血管危険因子を有する患者ではしばしば認められる．また，白質病変は，高齢者における障害（すなわち，歩行障害，うつ気分，排尿障害，最終的には認知症に至る認知障害）と関連しており，脳卒中，その他の血管イベント，突然死のリスクも上昇させる．その一方，重度の白質病変は無症候性の高齢者でもみられる．この所見については，いくつかの説明が可能である．白質病変の症候が現れる前に，病巣の体積が閾値を超えている必要があり，発症には脳卒中や Alzheimer 病といった引き金が必要なのかもしれない．逆に，保護的な因子により臨床徴候の発症を遅らせることができるかもしれない．通常の MRI では，白質病変の全体のスペクトラムを同定することはできない．拡散テンソル画像や磁化移動画像から，小血管病変によって通常の MRI では一見正常白質に描出される白質神経路整合性の消失が起こることが示唆されている．最近，この消失は，高齢者の認知機能低下と関連していることが示された[43-45]．

より重度の白質病変があると，たとえ臨床的に脳卒中がなくても，機能的，認知的な予後が悪いという事実がさまざまなエビデンスから示されている．白質病変の認知機能に対する影響は，脳卒中単独での影響よりも大きく，両者による影響が相加的に作用することもある[46]．

血管性白質変化における認知症候

認知障害のない高齢者における横断研究のいくつかから，白質病変は，遂行機能，注意，動作速度と運動制御[47-50]，物品呼称[47]，遅延性単語再生[48,50]，視覚的構成行為 visuo-constructional praxis[48,51] などの認知機能の低下と関連していることが示されている．認知障害のない高齢者の中で，白質病変を有する患者は，Mini-Mental State Examination（MMSE），Alzheimer's Disease Assessment Scale-cognitive subscale（ADAS-cog），Cambridge Cognition Examination（CAM-COG）[49-53] といった認知総合検査での点数も悪い．

縦断研究では，横断研究での原因推論の限界を克服することができる．しかしながら，縦断研究では，高齢者集団の長期試験での脱落や，経過観察期間の限界がある．縦断研究では，認知機能低下と認知症（ほとんどが血管性認知症）への進展におけるベースラインの白質病変の関与をより一貫性をもって示すことができる．ベースラインの白質病変の程度は，神経心理学的な既往低下とも関連している．これは特に，皮質下機能（注意，情報処理速度，遂行機能）に依存しており，年齢，教育水準，側頭葉内側部および全脳萎縮には依存していない[54-57]．

白質病変の進展は，認知機能障害の増悪と認知症への進展に関連している[58]．白質病変の拡大は，遂行機能に関する認知検査の点数[59]，記憶，概念化，視覚実用技能[60] の低下と関連している．また，白質病変の重症化は，MMSE， digit-symbol test[46,61], Stroop test[62]の点数と，言語性IQの低下とも関連している[61].

白質病変は部位によって認知機能に与える影響がさまざまであり，特に脳室周囲での白質病変は最悪の影響を及ぼす．脳室周囲での白質病変が大きい場合には，Stroop testを完了するのに時間がかかる[62]．また，病巣がない場合に比べて約3倍早く認知機能が低下し[63]，平均5年間の経過観察後にはAlzheimer病を含めてすべての認知症のリスクが高くなっている[64]．深部白質病変は隣接した脳回をつなぐU線維あるいは弓状線維として知られている短連合線維を主に破壊する．一方，脳室周囲白質病変はもっと遠くの皮質野を連結する長連合線維に影響を及ぼす[63]．さらに，脳室周囲白質病変は剖検で診断されたAlzheimer病や脳血管疾患がある例[59]や，脳室拡大がある例[65]での認知機能障害とも関連している．

Alzheimer病における血管性白質変化の影響

古典的には，白質病変は血管性認知症と混合型認知症に関連があると考えられてきた[57,66,67]．しかしながら，Alzheimer病においてさえ，白質病変は，前向性言語記憶障害[68]やclinical dementia rating（CDR）の低スコア[69]と関連している．最近の神経病理学的データから，血管疾患は，皮質下連結と白質病変の影響ばかりでなく，皮質萎縮の相乗的な増悪[70]によって，認知機能を障害することが示唆されている．

ラクナ梗塞における認知症候

無症候の高齢者での潜在的なラクナ梗塞 lacunar infarction の有病率は11～28％と報告されている[71,72]．ラクナ梗塞と認知機能障害との関連を示すエビデンス[73]が増えてきているが，ラクナ梗塞の認知への影響は，白質病変やその他の年齢関連認知症の影響と切り離して考えられるわけではない[57,74]．ラクナ梗塞の数や局在によりその影響はさまざまであるが，重要な部位であれば，単発のラクナ梗塞でも急性認知障害と関連しうる．

認知機能の正常な高齢者の中でも，皮質下ラクナ梗塞の総数は遂行機能の独立した予測因子である．ラクナ梗塞の数が多いほど，遂行機能が低下することが予想され[75]，これは主に前頭葉機能障害と関連している[76]．高齢者を前向きに検討した剖検研究でも，認知と行動に関わるラクナ梗塞の重要な病変部位が認められた[77]．視床と基底核のラクナ梗塞は，認知機能低下[78]，認知機能と遂行機能の全般的な増悪[78]，情報処理速度の低下[74,78]の独立した予測因子である．被殻と淡蒼球のラクナ梗塞は記憶機能の悪化とも関連している[77]．Alzheimer病の神経病理所見のある患者でも，基底核，視床，深部白質にラクナ梗塞があると，梗塞がない場合と比べて，特に認知症の有病率が高い[79]．

参考文献

1. Inzitari D, Simoni M, Pracucci G, et al., LADIS Study Group. Risk of rapid global functional decline in elderly patients with severe cerebral age-related white matter changes: the LADIS study. Arch Intern Med 2007; 167: 81-88.
2. Damasio AR, Damasio H, Rizzo M, Varney N, Gersh F. Aphasia with nonhemorrhagic lesions in the basal ganglia and internal capsule. Arch Neurol 1982; 39: 15-20.
3. Naeser MA, Alexender MP, Helm-Estabrooks N, et al. Aphasia with predominantly subcortical sites. Description of three capsular/putaminal aphasia syndromes. Arch Neurol 1982; 39: 2-14.
4. Wallesch C-W, Kornhuber HH, Brunner RJ, et al. Lesions of the basal ganglia, thalamus, and deep white matter: differential effects on language functions. Brain Lang 1983; 20: 286-304.
5. Puel M, Demonet JF, Cardebat D, et al. Aphasies sous-corticales. Étude neurolinguistique avec scanner X de 25 cas. Rev Neurol (Paris) 1984; 140: 695-710.
6. Colombo A, Sorgato P, Scarpa M. Language disturbances following vascular lesions restricted to the left basal ganglia, thalamus and white matter. Neuropsychology 1989; 3: 75-80.
7. Weiller C, Willmes K, Reiche W, et al. The case of aphasia or neglect after striatocapsular infarction. Brain 1993; 116: 1509-1525.
8. Mega MS, Alexander MP. Subcortical aphasia: the core profile of capsulostriatal infarction. Neurology 1994; 44: 1824-1829.
9. Mohr JP, Watters WC, Duncan GW. Thalamic hemorrhage and aphasia. Brain Lang 1975; 2: 3-17.
10. Cappa SF, Vignolo LA. "Transcortical" features of aphasia following left thalamic hemorrhage. Cortex 1979; 15: 121-130.
11. Graff-Radford NR, Damasio H, Yamaoa T, Eslinger PJ, Damasio AR. Nonhemorrhagic thalamic infarction. Clinical, neuropsychological and neurophysiological findings in four anatomical groups defined by computerized tomography. Brain 1985; 108: 485-516.
12. Bogousslavsky J, Regli F, Uske A. Thalamic infarcts: clinical syndromes, etiology, and prognosis. Neurology 1988; 38: 837-848.
13. Perani D, Vallar G, Cappa S, Messa C, Fazio F. Aphasia and neglect after subcortical stroke. A clinical/cerebral perfusion correlation study. Brain 1987; 110: 1211-1229.
14. Puel M, Démonet JF, Cardebat D, et al. Three topographical types of thalamic aphasia: a neurolinguistic, MRI, and SPECT study. In: Vallar G, Cappa SF, Wallesch CW, eds. Neuropsychological Disorders Associated with Subcortical Lesions. Oxford: Oxford University Press, 1992; 412-426.
15. Godefroy O, Rousseaux M, Leys D, et al. Frontal lobe dysfunction in unilateral lenticulostriate infarcts. Prominent role of cortical lesions. Arch Neurol 1992; 49: 1285-1289.
16. Godefroy O, Rousseaux M, Pruvo JP, Cabaret M, Leys D. Neuropsychological changes related to unilateral lenticulostriate infarcts. J Neurol Neurosurg Psychiatry 1994; 57: 480-485.
17. Hillis AE, Wityk RJ, Barker PB, et al. Subcortical aphasia and neglect in acute stroke: the role of cortical hypoperfusion. Brain 2002; 125: 1094-1104.
18. Choi JY, Lee KH, Na DL, et al. Subcortical aphasia after striatocapsular infarction: quantita-

19. Heiss WD, Kessler J, Thiel A, Ghaemi M, Karbe H. Differential capacity of left and right hemispheric areas for compensation of poststroke aphasia. Ann Neurol 1999; 45: 430-438.
20. de Boissezon X, Démonet JF, Puel M, et al. Subcortical aphasia: a longitudinal PET study. Stroke 2005; 36: 1467-1473.
21. Kertesz A. Subcortical agraphia. In: Vallar G, Cappa SF, Wallesch CW, eds. Neuropsychological Disorders Associated with Subcortical Lesions. Oxford: Oxford University Press, 1992; 344-356.
22. Maeshima S, Sekiguchi E, Kakishita K, et al. Agraphia with abnormal writing stroke sequences due to cerebral infarction. Brain Inj 2003; 17: 339-345.
23. Pramstaller PP, Marsden CD. The basal ganglia and apraxia. Brain 1996; 119: 319-340.
24. Tabaki NE, Vikelis M, Besmertis L, et al. Apraxia related with subcortical lesions due to cerebrovascular disease. Acta Neurol Scand 2010; 122: 9-14.
25. Hanna-Pladdy B, Heilman KM, Foundas AL. Cortical and subcortical contributions to ideomotor apraxia: analysis of task demands and error types. Brain 2001; 124: 2513-2527.
26. Watson RT, Valenstein E, Heilman KM. Thalamic neglect. Possible role of the medial thalamus and nucleus reticularis in behavior. Arch Neurol 1981; 38: 501-506.
27. Ferro JM, Kertesz A, Black SE. Subcortical neglect: quantitation, anatomy and recovery. Neurology 1987; 37: 1487-1492.
28. Pizzamiglio L, Perani D, Cappa SF, et al. Recovery of neglect after right hemispheric damage: $H_2^{15}O$ positron emission tomographic activation study. Arch Neurol 1998; 55: 561-568.
29. Karnath HO, Rorden C, Ticini LF. Damage to white matter fiber tracts in acute spatial neglect. Cereb Cortex 2009; 19: 2331-2337.
30. Verdon V, Schwartz S, Lovblad KO, Hauert CA, Vuilleumier P. Neuroanatomy of hemispatial neglect and its functional components: a study using voxel-based lesion-symptom mapping. Brain 2010; 133: 880-894.
31. McMurtray AM, Sultzer DL, Monserratt L, Yeo T, Mendez MF. Content-specific delusions from right caudate lacunar stroke: association with prefrontal hypometabolism. J Neuropsychiatry Clin Neurosci 2008; 20: 62-67.
32. Caplan LR, Schmahmann JD, Kase CS, et al. Caudate infarcts. Arch Neurol 1990; 47: 133-143.
33. Mendez MF, Adams NL, Lewandowski KS. Neurobehavioral changes associated with caudate lesions. Neurology 1989; 39: 349-354.
34. Kumral E, Evyapan D, Balkir K. Acute caudate vascular lesions. Stroke 1999; 30: 100-108.
35. Katz DI, Alexander MP, Mandell AM. Dementia following strokes in the mesencephalon and diencephalon. Arch Neurol 1987; 44: 1127-1133.
36. Tatemichi TK, Desmond DW, Prohovnik I, et al. Confusion and memory loss from capsular genu infarction: a thalamocortical disconnection syndrome? Neurology 1992; 42: 1966-1979.
37. Madureira S, Guerreiro M, Ferro JM. A follow-up study of cognitive impairment due to inferior capsular genu infarction. J Neurol 1999; 246: 764-769.
38. Yamanaka K, Fukuyama H, Kimura J. Abulia from unilateral capsular genu infarction: report of two cases. J Neurol Sci 1996; 143: 181-184.
39. Kim JS, Choi-Kwon S. Poststroke depression and emotional incontinence: correlation with lesion location. Neurology 2000; 54: 1805-1810.
40. Hackett ML, Yang M, Anderson CS, Horrocks JA, House A. Pharmaceutical interventions for emotionalism after stroke. Cochrane Database Syst Rev 2010; 2: CD003690.
41. Coelho M, Ferro JM. Fou rire prodromique. Case report and systematic review of literature. Cerebrovasc Dis 2003; 16: 101-104.
42. Uzunca I, Utku U, Asil T, Celik Y. "Fou rire prodromique" associated with simultaneous bilateral capsular genu infarction. J Clin Neurosci 2005; 12: 174-175.
43. Shenkin S, Bastin M, Macgillivray T, et al. Cognitive correlates of cerebral white matter lesions and water diffusion tensor parameters in community-dwelling older people. Cerebrovasc Dis 2005; 20: 310-318.
44. Fazekas F, Ropele S, Enzinger C, et al. MTI of white matter hyperintensities. Brain 2005; 128: 2926-2932.
45. Schmidt R, Ropele S, Ferro J, et al., LADIS Study Group. Diffusion-weighted imaging and cognition in the leukoariosis and disability in the elderly study. Stroke 2010; 41: e402-408.
46. Longstreth WJ, Arnold A, Beauchamp NJ, et al. Incidence, manifestations, and predictors of worsening white matter on serial cranial magnetic resonance imaging in the elderly: the Cardiovascular Health Study. Stroke 2005; 36: 56-61.
47. Verdelho A, Madureira S, Ferro JM, et al. Differential impact of cerebral white matter changes, diabetes, hypertension and stroke on cognitive performance among nondisabled elderly: the LADIS Study. J Neurol Neurosurg Psychiatry 2007; 78: 1325-1330.
48. Ylikoski R, Ylikoski A, Raininko R, et al. Cardiovascular diseases, health status, brain imaging findings and neuropsychological functioning in neurologically healthy elderly individuals. Arch Gerontol Geriatr 2000; 30: 115-130.
49. de Groot JC, de Leeuw FE, Oudkerk M, et al. Cerebral white matter lesions and cognitive function: the Rotterdam scan study. Ann Neurol 2000; 47: 145-151.
50. Stenset V, Hofoss D, Johnsen L, et al. White matter lesion severity is associated with reduced cognitive performances in patients with normal CSF Abeta42 levels. Acta Neurol Scand 2008; 118: 373-378.
51. Skoog I, Berg S, Johansson B, Palmertz B, Andreasson LA. The influence of white matter lesions on neuropsychological functioning in demented and non-demented 85-year-olds. Acta Neurol Scand 1996; 93: 142-148.
52. Breteler MM, van Swieten JC, Bots ML, et al. Cerebral white matter lesions, vascular risk factors, and cognitive function in a population-based study: the Rotterdam Study. Neurology 1994; 44: 1246-1252.
53. Longstreth WT Jr, Manolio TA, Arnold A, et al. Clinical correlates of white matter findings on cranial magnetic resonance imaging of 3301 elderly people. The Cardiovalscular Health Study. Stroke 1996; 27: 1274-1282.
54. Debette S, Beiser A, DeCarli C, et al. Association of MRI markers of vascular brain injury with incident stroke, mild cognitive impairment, dementia and mortality: the Framingham Offspring Study. Stroke 2010; 41: 600-606.
55. Prins ND, van Dijk EJ, den Heijer T, et al. Cerebral small vessel disease and decline in information processing speed, executive function and memory. Brain 2005; 128: 2034-2041.
56. Garde E, Mortensen EL, Krabbe K, Rostrup E, Larsson HB. Relation between age-related decline in intelligence and cerebral white-matter hyperintensities in healthy octogenarians: a longitudinal study. Lancet 2000; 356: 628-634.
57. Verdelho A, Madureira S, Moleiro C, et al. White matter changes and diabetes predict cognitive decline in the elderly: the LADIS study. Neurology 2010; 75: 160-167.
58. Silbert LC, Howieson DB, Dodge H, Kaye JA. Cognitive impairment risk: white matter hyperintensity progression matters. Neurology 2009; 73: 120-125.
59. Kramer JH, Mungas D, Reed BR, et al. Longitudinal MRI and cognitive change in healthy elderly. Neuropsychology 2007; 21: 412-418.
60. Schmidt R, Ropele S, Enzinger C, et al. White matter lesion progression, brain atrophy, and cognitive decline: the Austrian Stroke Prevention Study. Ann Neurol 2005; 58: 610-616.
61. Garde E, Lykke Mortensen E, Rostrup E, Paulson O. Decline in intelligence is associated with progression in white matter hyperintensity volume. J Neurol Neurosurg Psychiatry 2005; 76: 1289-1291.
62. Van den Heuvel D, ten Dam V, de Craen A, et al. Increase in periventricular white matter hyperintensities parallels decline in mental processing speed in a non-demented elderly population. J Neurol Neurosurg Psychiatry 2006; 77: 149-153.
63. de Groot JC, de Leeuw F-E, Oudkerk M, et al. Periventricular cerebral white matter lesions predict rate of cognitive decline. Ann Neurol 2002; 52: 335-341.
64. Prins ND, van Dijk EJ, den Heijer T, et al. Cerebral white matter lesions and the risk of dementia. Arch Neurol 2004; 61: 1531-1534.
65. Barber R, Gholkar A, Scheltens P, et al. MRI volumetric correlates of white matter lesions in dementia with Lewy bodies and Alzheimer's disease. Int J Geriatr Psychiatry 2000; 15: 911-916.

66. Bombois S, Debette S, Bruandet A, et al. Vascular subcortical hyperintensities predict conversion to vascular and mixed dementia in MCI patients. Stroke 2008; 39: 2046-2051.
67. Meyer JS, Huang J, Chowdhury MH. MRI confirms mild cognitive impairments prodromal for Alzheimer's, vascular and Parkinson-Lewy body dementias. J Neurol Sci 2007; 257: 97-104.
68. Capizzano AA, Ación L, Bekinschtein T, et al. White matter hyperintensities are significantly associated with cortical atrophy in Alzheimer's disease. J Neurol Neurosurg Psychiatry 2004; 75: 822-827.
69. Kovari E, Gold G, Herrmann FR, et al. Cortical microinfarcts and demyelination significantly affect cognition in brain aging. Stroke 2004; 35: 410-414.
70. Jagust WJ, Zheng L, Harvey DJ, et al. Neuropathological basis of magnetic resonance images in aging and dementia. Ann Neurol 2008; 63: 72-80.
71. Vermeer SE, Den Heijer T, Koudstaal PJ, et al. Incidence and risk factors of silent brain infarcts in the population-based Rotterdam Scan Study. Stroke 2003; 34: 392-396.
72. Roman GC, Erkinjuntti T, Wallin A, Pantoni L, Chui HC. Subcortical ischaemic vascular dementia. Lancet Neurol 2002; 1: 426-436.
73. Vermeer SE, Prins ND, den Heijer T, et al. Silent brain infarcts and the risk of dementia and cognitive decline. N Engl J Med 2003; 348: 1215-1222.
74. van Dijk EJ, Prins ND, Vrooman HA, et al. Progression of cerebral small vessel disease in relation to risk factors and cognitive consequences: Rotterdam Scan Study. Stroke 2008; 39: 2712-2719.
75. Carey CL, Kramer JH, Josephson SA, et al. Subcortical lacunes are associated with executive dysfunction in cognitively normal elderly. Stroke 2008; 39: 397-402.
76. Koga H, Takashima Y, Murakawa R, et al. Cognitive consequences of multiple lacunes and leukoaraiosis as vascular cognitive impairment in community-dwelling elderly individuals. J Stroke Cerebrovasc Dis 2009; 18: 32-37.
77. Gold G, Kovari E, Herrmann FR, et al. Cognitive consequences of thalamic, basal ganglia, and deep white matter lacunes in brain aging and dementia. Stroke 2005; 36: 1184-1188.
78. Benisty S, Gouw AA, Porcher R, et al., LADIS Study Group. Location of lacunar infarcts correlates with cognition in a sample of non disabled subjects with age-related white matter changes: the LADIS Study. J Neurol Neurosurg Psychiatry 2009; 80: 478-483.
79. Snowdon DA, Greiner LH, Mortimer JA, et al. Brain infarction and the clinical expression of Alzheimer disease. The NUN Study. JAMA 1997; 277: 813-817.

CHAPTER

20

右大脳半球症候群

Elliott D. Ross and Louis R. Caplan

序論

　右大脳半球 right hemisphere は，不適切に，非優位半球 nondominant hemisphere とか劣位半球 minor hemisphere と呼ばれることが多い[1,2]．この背景として，言語，情動，相貌認知，非言語記憶，視空間プロセスや，行動妄想症候群などの障害に関わるさまざまな認知機能と行動機能は，左半球に優位性 dominant と片側局在 lateralized があり，右半球は補足的と考えられることが多いが，本章では，これらの機能に対する右半球の優位性と片側局在について詳しく述べることにする．

言語障害：失韻律，会話に関連した疾患
language disorder

　伝統的に，言葉は左大脳半球が優位で高度に片側に支配される（特に，右利きの場合には）と教えられてきた．この考え方は，1860年代の Paul Broca[3,4] と 1870 年代の Carl Wernicke[5] の最初の報告に基づいている．Broca は，少なくとも左前頭葉後下部が含まれる病変により，相対的に理解は保たれているが，重度の非流暢性発話がみられることを報告した．Wernicke は少なくとも左側頭葉後上部が含まれる病変により，理解が重度に損なわれた，流暢だが錯語のある発話がみられることを報告した．Broca と Wernicke の両者は，いずれの症候群とも右大脳半球病変では認められなかったことを示し，言葉は左大脳半球に優位で高度に片側に支配されたものであることが急速に確立された．それにもかかわらず，Hughlings Jackson は，重篤な失語 aphasia の患者であっても，その多くは不自由なく使える単語や発声を駆使して，発声情動や身振りにより意図を伝えることがしばしば可能であることを指摘した[6]．これらの観察から，言葉の情動的な側面と伝達は右大脳半球優位の機能かもしれず，言葉と伝達は両側の大脳半球で行われていることが推測された．けれども，この観察結果は約1世紀にわたって調査されることはなかった．fMRI，PET，SPECT など近年の機能的画像検査の出現とともに，言葉のさまざまな側面が調べられるようになった．低水準のサブトラクション法（賦活化状態－安静状態）を使った最初のデータから，言葉を使用する際は常に，両側弁蓋部が少なくとも後 Sylvius 裂領域を巻き込み，対称性に著しく賦活化されていることが示され[2,7-11]，言葉は両側半球が連動して賦活化される分散型の脳機能であることが強く示唆された[2]．この基礎的で高い再現性のある観察は，正しく評価されずに，言葉は左半球優位に支配された機能であるという機能的画像の研究者たちの間違った思い込みによってしばしば軽視されてきた．

　人の言葉はさまざまな基本的要素で構成されており，それらは言語的要素 linguistic あるいは周辺言語的要素 paralinguistic のいずれかに分類される[12,13]．言葉の言語的あるいは命題的 propositional 側面は，単語（語彙 vocabulary，lexicon）と，統語（句や文の意味を伝えるために，単語を文法的に連結する方法）によって特徴づけられる．この単語に関連した言葉の側面は，さまざまな失語症候群を呈する左半球の限局病変によって主に障害される[2,14]．言葉の周辺言語的要素としては，単語の付属的なもの，特に韻律 prosody や動作 kinesics といった特性によって特徴づけられる．韻律とは，音の高さ，抑揚（経時的な音の高さの変動），旋律，律動，大きさ，音色（声質），強勢，間などの全体的な変化によって，発話が音声学的に伝えられることである．Monrad-

Krohn によって最初に示唆されたように，韻律は，言葉や会話において音と感情的(態度や情動)側面の両方を伝達するために用いられる[15]．間，強勢，抑揚は，多義の句や文の意味を明確にするのに用いられる．たとえば，文末の抑揚を半オクターブ上げると，平常文から疑問文に変わる．単語強勢とタイミングを変えると，多義の句を明確にしうる．たとえば，「黒い服を着た女と，男が訪ねてきた」とすると，女性のみが黒い服装であるのに対して，「黒い服を着た女と男が，訪ねてきた」とすると，2 人とも黒い服装であることになる．さらに，韻律は，伝達に際して，皮肉，軽蔑，熱意といった態度や，幸せ，悲しみ，恐れ，怒りのようなあからさまな情動を付け加えるのにも使われる．発話の感情的な意図が言語的な意味と異なっている場合には，成人と大部分の子供は言語命題的な意図よりも感情韻律的な意図にしっかり耳を傾ける[16-18]．たとえば，あなたが仕事から帰宅して妻に「今日は素晴らしい日だった」と皮肉な調子で言った場合，実際には，仕事でストレスがあり苛立たしい 1 日であったと理解されるだろう．動作は，音声言語と伝達に伴う顔，手足，体の動きである[19]．動きが勝利の"V"サインや同意を示すグーサイン(親指を立てる)といった定番の明確に定義された意味をもつものであるなら，それはパントマイム *pantomime* に分類される．一方，動きが情動的に会話を色づけしたり，強調したり，飾り立てたりするように使われるときは，それは身振り *gesture* に分類される．創り出す方でも理解する方でも，両者のパントマイムの障害は，特に観念運動性失行があったり，理解能力の消失といった失語後遺症と関連する左脳障害と結びつけられてきた[2,20-24]．しかし，身振り動作は通常は失語患者では保たれている[6,19]．右半球病変は身振り動作の消失と結びついており，情動の平板化や身振りの意味の理解能力の消失の原因となる[25-35]．

総括すると，感情韻律，身振り，その他の言葉の周辺言語的特徴は，会話に活力を与える．つまり，(i) 会話能力[16,18]と，(ii) 満足ある心理社会的意思疎通の促進と全体的な情動的福利 *emotional well-being*[36-38]に必要である．事実，右半球が言葉と会話に対する潜在的役割を担うという洞察を与え，現代の研究が開始されることになった発端症例は，心理社会的および情動的な苦悩として臨床的に存在してきた[25,39,40]．

1975 年，Heilman らは，側頭頭頂葉病変を有する右利き患者 12 例(左脳障害：6 例，右脳障害：6 例)において，感情韻律理解の能力を検討した[41]．左脳障害患者は検査結果に干渉しない最小限の失語症状を有していた．一方，右脳障害患者は，情動を見抜く能力の検査において偶然とほとんど差のない正答率であった．左脳障害と右脳障害の患者において，さまざまな情動的な抑揚を使って，言葉のうえで中立な文を繰り返す能力を検査する経過観察研究[42]でも同様に，右脳障害患者は，対照群や左脳障害患者と比べて，その課題における重度の障害があった．Ross と Mesulam[25]は，CT で右前頭頭頂弁蓋部の虚血巣が確認された 2 例を報告した．両者とも著明な情動の平板化があり，会話や動作行動に情動を投射することができなかった．それにもかかわらず，他人の会話や身振りにおける感情を理解する能力は保たれていた．Ross は，両患者の障害そのものについてと，その障害がさまざまな心理社会的関係にどのような悪影響を及ぼすかについての洞察も行った[39]．これらの患者と Heilman らによって発表された症例報告[41,42]に基づき，会話の感情的な側面(情動および態度)は，Hughlings Jackson[6]によって最初に提案されたように，右半球優位の片側性の機能であることと，左半球が命題的言語機能を司るのと同じように，右半球は感情的会話の機能解剖学的統合を司ることが推測された．この論文で解決されていない論点は，言葉の言語韻律的側面が右脳障害によっても障害されるかどうかであった．その後の研究[36,43,44]では，この点についてさらに注意深く検討された．その結果をまとめると，韻律の言語的側面は左脳障害においても右脳障害においても障害されることが示唆される．

右半球の感情韻律の仮説的統合[25]に基づき，Ross[45]は，CT によって確認された局所虚血性右脳障害の 10 例を引き続き検討した．命題的言語の評価に用いられるのと同様の方法によって，感情韻律と身振りを調節する能力がベッドサイドで評価された．この研究では，(i) 会話と動作行動への自発的な感情の投射，(ii) 異なる情動抑揚を用いた言語学的に中立な文の復唱，(iii) 感情韻律の理解，(iv) 身振りの理解，の能力が定量的に評価された．Sylvius 裂によって境界される弁蓋部病変を有するすべての患者で，感情的復唱の消失を伴う感情伝達の異常が認められた．前頭頭頂弁蓋部を含む病巣を有する患者では，情動の平板化が認められたが，感情韻律と身振りを理解する能力は保たれており，一方で，後 Sylvius 裂病変を有する患者では，感情韻律と身振りの理解に問題があったが，情動の平板化は認められなかった．超皮質症候群も弁蓋部を含まない病変で認められた．たとえば，情動の平板化や感情韻律と身振りの理解能力の消失がありながら，感情のさまざまな変動があり，復唱能力が保たれている患者にこの所見が認められた．右半球に限局した病変による感情・韻律の障害の組み合わせは，限局した左脳障害でみられる失語症の機能解剖学的関連と同じように考えることができる．このような症候群は失韻律 *aprosodia* と呼ばれ，失語と同じような概念で失韻律が細分類された[45] (**表 20.1**)．Gorelick と Ross[46]は，感情的伝達を盲検評価によって経過観察した研究を行い，提唱された失韻律分類と右半球の機

表 20.1　失韻律の分類

失韻律の型	自発的感情韻律	復唱感情韻律	感情韻律理解	身振り理解	右半球内の病変部位
運動性[a]	不良	不良	良好	良好	前頭頭頂弁蓋部
感覚性[a]	良好	不良	不良	不良	側頭頭頂弁蓋部
伝導性	良好	不良	良好	良好	（十分な症例がない）
全[a]	不良	不良	不良	不良	Sylvius 裂周囲
超皮質性運動性[a]	不良	良好	良好	良好	前頭葉内側部，基底核
超皮質性感覚性[a]	良好	良好	不良	不良	側頭葉 Sylvius 裂周囲，視床
失名辞[b]	良好	良好	良好	不良	（十分な症例がない）
超皮質性混合性	不良	良好	不良	不良	（十分な症例がない）

[a] 左半球優位な皮質病変による失語と同じように，右半球と機能解剖学的に関連のある失韻律．長期回復前[2]の発作後早期に評価されたもの[25,45-51,67-69]．
[b] 失名辞失韻律 agesic aprosodia[246] は失名辞失語 anomic aphasia と類似している．

能解剖学的な関連を裏づけた．さらに，右脳障害による失韻律症候群の有病率は，左脳障害による失語症候群の有病率と同じであり，言葉と会話の感情的な側面を評価する際，失韻律はよくみられる症候群であることを強調した．

前述のような右半球局在については，他の研究者も支持している[47-50]．失語と同じように，機能解剖学的局在は外傷直後の脳障害急性期にみられ，長期的には機能解剖学的な関連を変化させて機能回復が生じているかもしれない[2,51]．これらの機能解剖学的な関連が認められなかった文献は，脳障害後数か月から数年経った患者を検討したものか，さまざまな脳の器質的疾患をもつ患者を検討したもののどちらかである[51-57]．たとえば，右弁蓋部を巻き込む緩徐進行性の病変を有する患者では，感情韻律に関して予測されるような脱落症状は認められないとする報告がある[58]．しかしながら，右前頭弁蓋部を徐々に破壊する腫瘍のような場合には脳は再統合する時間があるということが考慮されていない[2,51]．この現象は，Hughlings Jackson[6] によって，「病巣の勢い Momentum of Lesions」[59] として最初に概念化された．失語と同じように，右基底核を含む限局した皮質下病変は，主に超皮質性運動性失韻律 transcortical motor aprosodia を起こすことが報告され，視床を含む病変は超皮質性感覚性失韻律 transcortical sensory aprosodia を起こすことが報告されている[45,46,55,60-63]．驚くべきことに，眼窩前頭皮質を含む病変と失韻律との関連が認められる[64,65]が，その機序についてはいまだに確定していない[66]．最後に運動性の失韻律は，主に比較的復唱が保たれた超皮質性のものであり，右前頭葉内側部の虚血性脳卒中によって起こることが報告されている[67-69]．これは，超皮質性失語が左前頭葉内側部の障害によって起こるのと似ている[70,71]．

感情韻律は当初は右半球に優位で片側局在した機能として概念化された[25,41,42]が，左脳障害による失韻律も多くの研究者によって報告された[48,51,57,72]ことで，この感情韻律に対する右半球の考え方に疑問がもたれている．多くの文献では，優位性と片側局在という用語は区別されずに使われているが，これらは異なった神経学的な意味合いを含んでいる．片側性病変が両側空間に同じ行動異常を引き起こすならば，その機能は優位と考えられ[2,72]，さまざまな失語や失韻律症候群に合致する基準である．一方，行動機能が強く片側局在しているならば，失語で典型的にみられるように，対側半球の病変では行動異常は起こらないはずである．前脳病変では病巣側でなく対側の片麻痺が起こるように，行動機能が片側局在であるとしても，必ずしも優位でないこともある．重度の失語症患者では，感情韻律の理解能力は失語障害の重症度と正の相関があり[73,74]，中等度から重度の命題的言語障害が感情韻律を理解する能力を障害しうることを示唆している[72]．しかしながら，失語のない左脳障害患者でも，感情韻律障害が報告されている[48,56,57,72,75]．

感情韻律は右半球に優位で片側局在であり，命題的言語は左半球に優位で片側局在であると仮定されるが，無視できない半球間の相互作用により，会話の構音と言語および感情と韻律が時間的に密接に関連し合っているということは疑う余地はない[60,72,76,77]．たとえば，怒りを表す場合，左半球はどのような単語をどのようなペースで構音するかという情報を右半球に送り，右半球は話される句や文に感情韻律的な情報を的確なタイミングで挿入する．逆に，右半球が皮肉などといった態度的情報を挿入しようとする場合，適切なペースで構音するために特定の音節を引き延ばす必要があるかもしれない[16,78]．そのため，左脳障害は大脳半球間の言語機能

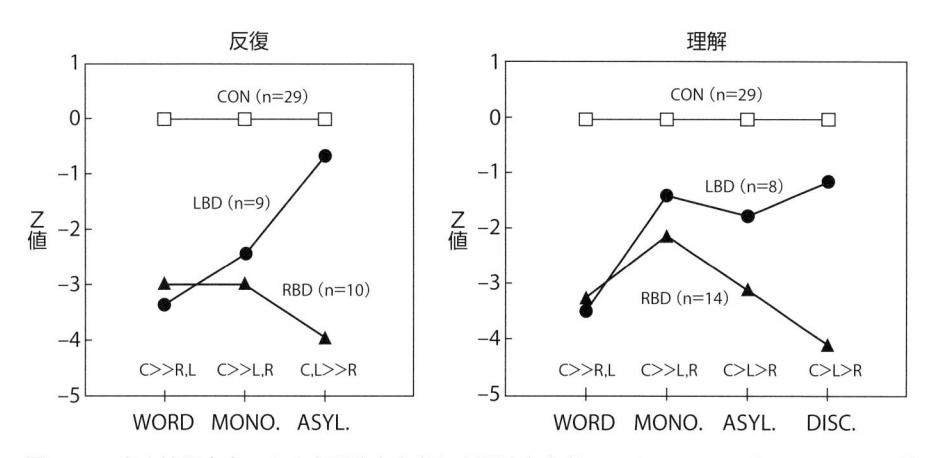

図 20.1 虚血性脳卒中による右脳障害患者と左脳障害患者における Aprosodia Battery での障害のパターン．異常成績に焦点を当てるために，反復または理解の副課題において，対照群と比較して Z 値が −1.64 未満の患者のみを図に示した．それぞれの副課題（α＝0.01）の事後統計学的関連を X 軸直上に示す（「＞」：$p<0.01$，「＞＞」：$p<0.001$）．
C と CON：対照群，L と LBD：左脳障害患者，R と RBD：右脳障害患者，WORD：感情韻律を伝える明確に発音された文，MONO.：感情韻律を伝える単音節の繰り返された発声，ASYL.：感情韻律を伝える非分節発声，DISC.：区別副課題．
(Ross らの抄録[51,72,247] より転載)

の協調を変えてしまい，間接的な感情韻律の混乱を引き起こすことがある．この可能性は Ross ら[51,72] によって，MRI で右半球または左半球の限局病変が確認された虚血性脳卒中の患者で調査された．患者は長期回復による交絡効果を避けるために，脳卒中発症から 6 週間以内に検査された．定量的聴覚行動検査（Aprosodia Battery）で感情韻律の理解と復唱を検査すると，言語構音に関する困難が徐々に減少することが観察された．感情的刺激は，完全に連結した文，単音節の繰り返された発声（「ばばばばばば」），または非分節発声（「あああああー」）が用いられた．左脳障害患者では，言語構音に関する困難が減少し，徐々に堅調な改善が認められ，感情韻律の理解や復唱の能力は正常か，ほぼ正常レベルになった（図 20.1）．一方，右脳障害患者では，言語構音に関する困難が全く改善しないか増悪することになり，区別課題も障害され，感情韻律の理解や復唱の能力は低下した（図 20.1）．左脳障害患者における感情韻律障害は，失語の有無，重症度，種類や，皮質病変の局在とは関連がない[51,72]．補足運動野の下方に位置する脳梁周囲の白質や帯状回を巻き込む病変では，自発的な感情韻律の表出や復唱の消失が予測される．対照的に，右脳障害患者における感情韻律障害は皮質病変の局在と密接に関連している[51,72]．これらの知見から，左脳障害患者における感情韻律障害の主な機序は，それぞれの半球で優位かつ片側局在している言語機能の半球間での統合障害であると考えられる（左脳障害/脳梁プロフィール，図 20.1）．これに対して，右脳障害患者における感情韻律障害の主な機序は，感情韻律を調整する能力の直接的な消失である（右脳障害/失韻律プロフィール，図 20.1）．これは，右脳障害が失

韻律の理論的な基礎となる感情伝達表明の消失の原因であるという考え方を支持する所見であり[75,79]，左脳障害が失語の理論的な基礎となる語彙-語義-統語表明の消失の原因であるのと同様であった．

最後に，右半球は高次の口頭言語能力に関する以下のような機能においても優位性をもつことが多数報告されている．(ⅰ) 単純（一次，二次）な単語ではなく内包的（三次，四次，さらに高次）な単語の理解，(ⅱ) テーマのある推論（つまり，句や文ではなく段落や章によって伝達される内容の理解），(ⅲ) 隠喩，複雑な言語関係，情動語，文字どおりでない慣用表現（たとえば，「彼は雲の上を歩いている」）などの処理[2]．

空間注意障害：半側空間無視，関連疾患
spatial attention deficit

半側空間無視 hemispatial neglect は，右半球の急性病変によってほぼ必ず起こるめざましい臨床症候群である．病巣が主に皮質に存在する場合，無視は頭頂葉下部への障害でみられることが最も多いが，背外側前頭前皮質の障害でも起こりうる[80-86]．常にではないが，通常，障害は，視覚，体性感覚，聴覚，味覚，嗅覚（後二者は検査により判明する）も含んだ多感覚性のものであり[83,87-91]，一次知覚障害や運動機能障害では説明できないものである．急性期には，患者は左側からの話しかけに反応せず，皿の左側半分の食事を食べず，顔の左半分の髭剃りや化粧をせず，新聞の左側を読まない．急性期には，患者はしばしば左上下肢の片麻痺を否認し（病態失認 anosognosia），麻痺した上肢を右側空間にもってく

ると，それが自分自身の腕であると認識できないこともある．回復が進むにつれて，左側の体を触られたり，左側から話しかけられたりすると，患者は右側空間への直接反応として反応するようになる（知覚転移 allesthesia）．

無視はしばしば感覚注意の障害の結果であると思われているが，運動企図の障害の結果であることも多い[92-98]．頭頂葉下部を含む病変では，無視は通常は対側の感覚刺激に対する相対的な注意欠如の結果であり，特に，同時に同側の刺激がある場合に起こりやすい．前頭葉背外側部を巻き込む病変では，無視は通常は無視空間側の肢節を動かそうという意欲の相対的な欠如によるものである．つまり，対側刺激に対する感覚注意の欠如ではなく，運動企図の欠如による直接的な活動低下である．運動企図の欠如と感覚注意無視を鑑別する簡単な検査は，両側に刺激を与え患者の行動言語反応を観察することである．頭頂葉下部病変の患者では，右側刺激を加えた場合，通常は，刺激のほうを向き，刺激を見た（聞いた，感じた）ことを報告することができるが，左側刺激に反応したり注意を払うことはできない．一方，前頭葉背外側部病変の患者では，通常は左側刺激のほうを向いたり注意を払うことはできないが，病巣側と対側のどちらの刺激も見た（聞いた，感じた）ことを報告することはできる．

ヒトでも動物でも，前部帯状回〔中脳黒質から内側前脳束を介するドパミン神経支配を濃厚に受ける中脳辺縁系皮質（後述）〕，基底核，視床，中脳網様体，内包を含まない病変によっても，対側の無視は認められる[82,83,85,86,99-105]．内側前脳束，すなわち視床下部外側野の離れたところにある脳幹核からの生体アミン線維を前脳に至らせる白質神経路の病変は，深刻な多感覚性の対側無視を引き起こしうる[87,106-109]．動物実験からは，無視はセロトニンやノルアドレナリンの神経線維ではなく，ドパミン神経線維の障害で特異的に起こり，直接ドパミン作動薬であるアポモルヒネを動物に投与することで，無視は回復しうることが示された[107-109]．また，動物において，両側内側前脳束を巻き込む病変により，両側無視による重篤な無動となる[87,106]．ヒトでも，同部位の病変により深刻な無動性無言となりうる．これは，ブロモクリプチンなどの直接ドパミン作動薬によって回復しうるが，カルビドパ/レボドパ合剤などのシナプス前ドパミン増強薬では回復しない[110-112]．

半側空間無視の急性行動障害では時間とともにかなりの回復が認められるが，体の両側への同時二重刺激によって検査したり，線分二等分課題や文字抹消課題といった紙と鉛筆によるある種の検査をすると，注意/企図障害が明らかになる[86,113]．左側空間無視は Bisiach と Luzzatti によって劇的に示されたように[114]，視覚イメージにも障害を与えうる．彼らは，左側空間無視のある患者に，患者がとてもよく知っている Milan のメイン広場を見て描くように依頼した．患者は大聖堂を西側に見る位置につき，広場を見て描いた際，右側（広場の北側）の建物は描いたが，左側（広場の南側）の建造物は無視した．次に，広場の西側に移動して大聖堂を東側に見ながら描かせると，右側（広場の南側）の建造物は描いたが，左側（広場の北側）の建造物は無視した．永続的な左側空間無視は，頭頂葉下部とその下にある深部白質や基底核を含む病変で最も多くみられる[115]．左側空間無視の症候に基づくと，右半球は注意機構を優位に調整しており，左半球は非優位で，主に対側の注意に関与しているにすぎないと結論されている[83,85,116]（**図 20.2** の上段）．

しかし，評価がまだ不十分な臨床研究ではあるが，左半球もまた注意に関して優位で補充的な役割を果たしていることが，かなり印象的に示されている．階層的図形（さまざまな形の小さな幾何学模様から形作られる大きな幾何学模様）[117,118]（**図 20.2** の下段）が，視覚プロセスの検証や全体と局所の特性を捉える能力の検査に用いられる．これに関しては，1980 年代と 1990 年代にさまざまな発表がなされた．特に，Delis，Robertson，Lamb ら[118-124]は，局所注意の調整は左半球優位であり，全体注意の調整は右半球優位であることを明確に示した（**図 20.2** の下段）．限局病変患者の慢性期（外傷後 1 年以内）の検査により，左上側頭回や左前頭葉背外側部ではなく，左頭頂葉下部が局所注意障害と関連していることが示された．右前頭連合皮質病変後の無視[81,82]と同じように，左前頭連合皮質の急性病変直後に，その影響が認められるかどうかはわかっておらず，機能回復についても縦断研究は行われていない．

前述した局所的な視覚障害が単感覚性の障害か多感覚性の障害かを系統的に明らかにすることを目的として，階層的刺激に対する局所と全体の触覚プロセスや聴覚プロセスを調べる研究があるが，まだ報告はされていない．しかし，左半球病変が単語や文レベル（局所の特性）の語義理解障害（失語）をきたす一方，右半球病変が段落や章（全体の特性）によって伝達される意味を含む非失語性のテーマ理解障害をきたすという報告があることから，視覚プロセスにおいて観察された全体と局所の区別は，おそらく多感覚的なものであると示唆される．これはまた，情報の分析プロセスは左半球で選択的になされており，情報の総合的なプロセスは右半球で選択的になされているという，一貫性のある包括的な概念でもある[125]．

生活能力の自立性を評価すると，永続的な半側空間無視は機能転帰不良と関連していることがわかる[126,127]．視覚，聴覚，前庭，体性感覚，運動刺激を含むさまざまなテクニックを使ったコントロールされたリハビリテーション環境下では，左側への注意を訓練することはできる[128-132]が，この

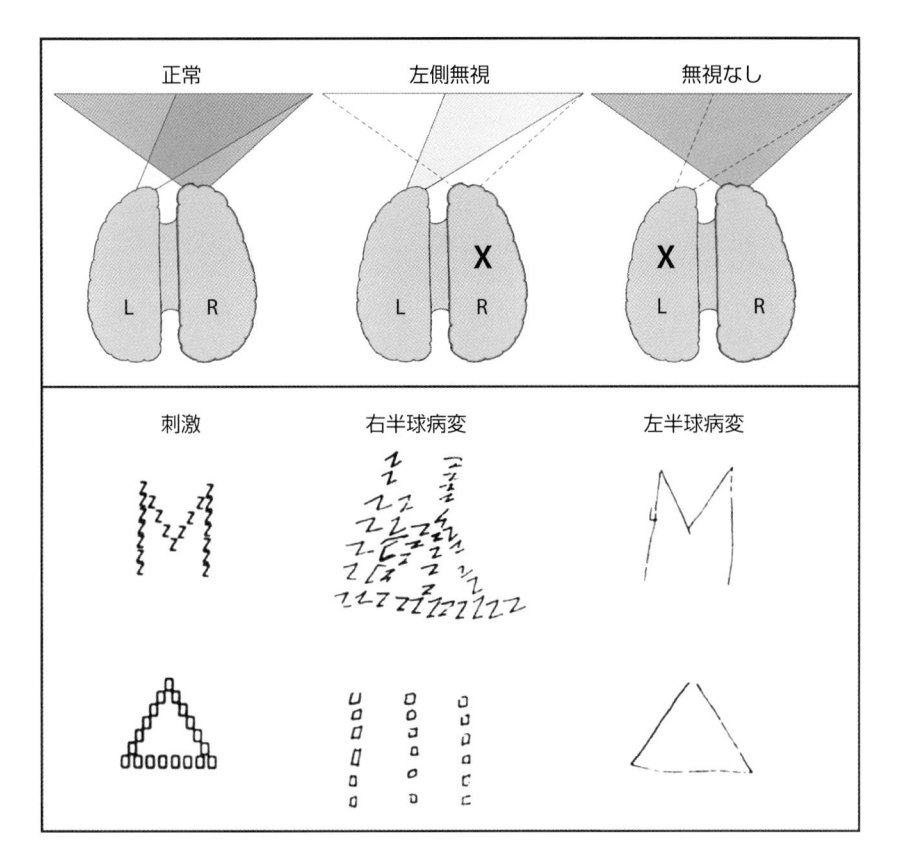

図20.2 優位機能の補完性．上段は，左側無視症候群に内在すると考えられる機序を示す[83,85,116]．右半球は空間の両側に注意を払うため（上段左），注意における役割は優位と考えられる．左半球は主に対側の空間に注意を払うため（上段左），注意における役割は非優位と考えられる．したがって，左側無視は，右半球病変（上段中央）で起こるが，左半球病変（上段右）では起こらない．臨床的にきちんと評価，確立されていないが，左半球は注意において優位な役割ももつ．下段は，Delisら[119]より（許可を得て）転載したもので，左右それぞれの半球の注意における優位な機能を示している．右半球病変では階層的図形の全体的な特徴を捉える能力が障害され，左半球病変では階層的図形の局所的な特徴を捉える能力が障害される．これらの報告[118-124]の蓄積から，右半球は全体注意の調整に優位であり，左半球は局所注意の調整に優位であると考えられる．

手法をコントロールされていない環境下での訓練に一般化することはできない[133,134]．今まで，半側空間無視に対して，さまざまなドパミン・ノルアドレナリン系薬物による薬理学的治療が試みられたが，効果は認められないか，ごくわずかなものであった[135-137]．

健忘：
記憶の非言語的および様式特異的障害
amnesia

健忘は，非開放性頭部外傷，チアミン欠乏，無酸素脳症，ヘルペス脳炎，Alzheimer病，虚血性脳梗塞，間脳への外傷といった多様な器質的変化と関連した劇的な臨床的障害である[138-140]．健忘症候群は関連した病変の原因と重症度によって，一過性のことも永続性のこともある[141,142]．健忘症候群は以下のように二分される．(ⅰ) 前向性健忘 *antero-grade amnesia*，つまり，新しい情報を学習することができない，(ⅱ) 逆向性健忘 *retrograde amnesia*，つまり，発症前に学習した情報を回想することができない．逆向性健忘は，脳震盪後や海馬体に限局した外傷でみられるように，発作前2年程度の相対的に短期間のこともある[143-145]．しかし，これらの部位の器質的変化に加え，前頭葉や側頭葉の前部および内側部の障害も合併していると，逆向性健忘はかなり長い期間のものとなる[144,146-148]．一過性の短期間逆向性健忘は，通常は作話や前頭葉性遂行機能障害といった他の認知-行動障害を伴わない[148-151]ことから，純粋で核心的な健忘とされる．健忘が回復すると，記憶障害の期間が発作の直前まで短縮されることから，逆向性健忘は，回復可能な障害と考えられている[141,142]．

通常，両側内側側頭辺縁系（特に海馬体），間脳-基底前脳，そしてそれらの相互連結（後述）の障害により健忘症候群が生じた場合は，その器質的変化を確定診断できる[152-154]．適切に評価すると，両側性病変による健忘は，聴覚，視覚，体性感覚，嗅覚，味覚を含む多感覚性である[138,154-158]．臨床的には，健忘は典型的な見当識の検査で明らかとなる．見当識が障害されていても正常な注意力がある患者の場合，臨床医は患者に口頭で一連の単語や短い話を言い，1～3分間気をそらさせた後にそれを思い出させるという形式的な検査を行うが，逆向性健忘の性質や長さはほとんど評価されることはない．不幸なことに，臨床において言語を基本とする評価[154,159-161]に頼っていると，非言語性健忘症候群はしばしば見過ごされる．特に，部分的（様式特異的）健忘などの右半球病変による健忘や，視覚のような感覚野と側頭辺縁系への情報とを離断する重要な領域の両側性病変による健忘（感

覚特異的健忘)は見過ごされやすい[159,160]．部分的および様式特異的健忘の背景に対する神経解剖学検査のみが，これらを取り扱えるであろう．

　ヒトを含む高等霊長類においては，それぞれの内側側頭辺縁系は同側半球に存在する感覚性の優位な認知プロセスを優先的に担っている[160,162-166]．内側側頭辺縁系の急性片側性病変は大脳半球の健忘プロセスを破壊しうる．会話の言語面は左半球に優位で片側局在した機能であるため，主に後大脳動脈領域梗塞による急性の左内側側頭辺縁系病変患者[167]では，伝統的な言語を基本とするベッドサイド評価(前述)によって容易に言語性健忘を明らかにすることができる．言語を基本とする評価による形式的な健忘検査では，右内側側頭葉病変患者の健忘を見いだすことはできない．したがって，文献で報告された片側脳障害による健忘患者の約85％が左半球障害によるものである[161]ということは驚くに値しない．多くの場合，片側性病変による健忘は回復する．回復の機序は，病巣側大脳半球の感覚野および認知野が，脳梁を介する神経回路を利用することで，対側の海馬体や関連する間脳領域に連絡できるようになるためと考えられている[160,162,163]．

　さまざまな部分的あるいは様式特異的な健忘が，内側側頭辺縁系や間脳系のいずれかを巻き込む右側(または左側)半球病変で文献報告されてきた．これらには以下のような患者が含まれている．(i)右側触覚性健忘のない左側触覚性健忘(あるいはその逆)[160]，(ii)メロディーや雑音といった非言語音による検査で検出される，言語性健忘のない非言語性の聴覚性健忘(あるいはその逆)[160,168]，(iii)言語性健忘のない視覚性健忘(あるいはその逆)[168-171]．

失認：
相貌失認，地誌見当識障害，関連疾患
agnosia

　失認は一次感覚消失や失語や総体的な精神的減退では説明できない認知の障害である[172]．失認には，(i)知覚型 *apperceptive type* と，(ii)連合型 *associative type*，の2つの型がある．行動学的には，知覚型失認は近時および遠隔記憶の両方の喪失として概念化することができ，健忘ではなく認知障害に至る[154,173-176]．これに対して，連合型失認は，特殊感覚属性野が左半球にある命題的言語野から，直接的あるいは間接的に離断する結果起こるようである．その結果，双方向性の呼称障害が起こる[163,177-180]．失認は，伝統的には，離散した両側性病変の患者で報告される比較的稀な病態と考えられている．大部分の失認は単一の感覚系に限られたものであり，その感覚系に寄与する特殊感覚が障害される．

たとえば，さまざまな型の視覚性失認が報告されている[181,182]．視覚的に物体を認識できないが，物体に触れると正常に認識できる患者では，色情報の処理は問題がなく，他人の相貌を視覚的に認識することもできる．顔による個人の視覚的な認識ができない(相貌失認 *prosopagnosia*)患者は，会話における相手の人特有の声の特徴から認識することができる．これらの患者では視覚性物体失認や色彩失認があることもないこともある．触感情報を必ずしも伴わない触覚性物体失認や[183,184]，環境音ではなく音楽に特異的なさまざまな聴覚性失認も報告されている[185]．感覚認知機能が片側に優位で限局した機能であると，失認は片側限局病変でも起こることがある[176]．したがって，Wernicke失語や感覚性失韻律は聴覚性失認の特別な型であると考えることもできる[176](健忘と失認の神経解剖学を基にした議論をさらに掘り下げたい方は参考文献[154]を参照)．失認の広義の定義に基づくと，失韻律を除いた他の失認は右半球の片側性病変で報告されている．

　相貌失認は，顔の特徴だけでは他人も自分も認識することができなくなる稀な臨床症候群であるが，声や動き(歩行)の特徴から他人を認識したり，あざなどの顔や体の特徴を見分けたりする能力は保たれており，顔写真の配列の中から個人の顔の写真をマッチングさせることもできる[186-190]．相貌失認患者は，通常は感情の顔表出を認識することができ，男性と女性の顔を見分けたり，顔の特徴から年齢を判定したりすることもできる．この症候群は，単独で生じることも，地誌失認や色彩失認といった他の視覚認知障害を伴うこともあるが，視覚性物体失認を伴うことは稀である[187]．かつては，比較的純粋な相貌失認の患者では，顔以外の物体の認知は正常であることが強調されていたが，一般的な物体の認知が正常であるのに対して，個人的な物体や特別な専門知識を必要とする物体の認知は損なわれていることを明確に示した報告がなされている[187,188,190-194]．相貌失認患者では，個人的な洋服，宝石，ペット，家，自分の手書きの文字を認識できないこともあり，特に専門家においては，鳥の種類(鳥類学者)，群れの中の自分の羊(羊飼い)，群れの中の自分の牛(農場労働者)，車のモデル(自動車販売員)，植物や魚の種類(魚や釣り具の販売員/花屋の経営者)が見分けられないこともある．大部分の患者は，典型的には側頭後頭葉下部，特に後大脳動脈によって灌流される紡錘状回と舌状回を巻き込む両側性病変をもち，少なくとも左上四分盲を伴う[188,193]．ごく最近のfMRIで裏づけされた機能解剖学的研究から，左側ではなく，右側の側頭後頭葉下部に位置する紡錘状回後部病変が相貌失認をきたす十分条件であることが確立された[195-198]．

　空間定位障害 *spatial disorientation* は，両側あるいは右

側病変で報告されている．空間定位障害には少なくとも5つの機序があり，そのうちの3つは失認の特徴がある．大脳の両側性病変による多感覚性の健忘障害患者と，側頭後頭葉下部，特に下縦束を含む両側性病変による感覚特異的視覚性健忘患者では，古い環境ではなく新しい環境において見当識障害をきたす[154,159,188,199]（前向性見当識障害 anterograde disorientation ともいう[200]）．空間定位障害での失認は右半球病変で最もよくみられ[157,159,196,200-202]，以下の3つの型がある．（ⅰ）舌状回を含む病変による空間失認 spatial agnosia または街並み失認 landmark agnosia（街並みを正しく認識することができない），（ⅱ）頭頂葉病変による自己中心的見当識障害 egocentric disorientation（自分から見た物体の位置を空間的に正しく表すことができない），（ⅲ）後部帯状回病変による道順障害 heading disorientation（空間内で目標物に至る方向を正しく認識できない）[200]．

行動障害：
動作維持困難，無為，興奮性活動亢進
behavioral disorder

1956年，Miller Fisher[203]は，閉眼，息止め，共同注視，提舌といった課題を維持することができない症状に対して「動作維持困難 motor impersistence」という用語を導入した（**表20.2**）．維持困難の患者は求められた課題を理解し，通常はその課題をすばやく行うが，その動作をやめるのも早く，続けることができない．たとえば，腕を伸ばしてその位置を保つように指示されたとき，維持困難な患者はすばやくその姿勢をとるが，すぐに腕を下げてしまう．維持困難は無為 abulia とは区別すべきである．無為の患者は課題を始めることが困難であり，何回も要求されると，かなりの時間をかけて反応する[204]．また，課題が始まったのちは，維持困難患者と同様に，課題を維持することはしばしば困難である．しかし，無感動・無関心で課題開始が遅い無為患者とは対照的に，維持困難患者はしばしば衝動的で，即座に課題を開始し，すべての指示が出される前や質問を受けつけているときに開始してしまうことも多い．

大部分の研究からは，動作維持困難は左半球よりも右半球病変後にみられるのが普通であり，多くの患者は左不全片麻痺を伴う[205-207]．右半球性脳卒中患者のある研究では[206]，閉眼を30秒間維持できないという定義での維持困難が41例中19例（46％）で認められた．これらの患者は通常は深部基底核と白質構造を含む前頭葉と頭頂葉にかかる大きな病巣があり，維持困難からの回復は，しばしば緩徐で不完全であった[206,208]．無為はいずれの側の半球でも主に前頭葉の大きな病巣に関連している．維持困難，無為，衝動の

表20.2　動作維持困難患者へのFisherの検査[203]

1.	物体や指を見るように指示したときに，いずれの方向の注視においても，しっかりと共同注視を保つことができるか
2.	提舌して開口を保つことができるか
3.	対座法による視野検査中に検者の鼻に視線を保持することができるか
4.	位置覚や手にもっている物体の同定の検査中に（手にもっている物体を盗み見しないように）目を閉じていることができるか
5.	息を深く吸い込んで息をとめたり，長く「あー」と発することができるか
6.	握手したときにしっかりと手を握っているように努めることができるか

患者は，特に高次の反復課題や，料理，清掃，修理，改築，多くの作業関連課題といった完遂に多くの段階を要するような動作は，全くできなくなる．

無為とは対照的に，Fisher[204]は，不穏状態，興奮，激越，談話心迫 pressured speech（語漏 logorrhea），興奮行動に特徴づけられる活動亢進状態 hyperactivity が，側頭後頭葉あるいは辺縁系皮質を巻き込む限局病変で起こりうることを報告した．右中大脳動脈下方枝領域梗塞の患者の系統的研究において，梗塞発症直後の急性期の患者に，しばしば活動亢進と意識不鮮明 confusion（せん妄 delirium）が認められた[209]．さらに，活動亢進は，舌状回と紡錘状回，側頭葉内側部，頻度は低くなるが尾状核と前部帯状領域を巻き込む病変で，右半球優位に報告されている[210]．しかし，活動亢進状態は左側や両側の辺縁系病変でも起こりうる．急性Wernicke失語をきたすような左側頭葉病変患者では，陰性感情やそれに関連する行動を調整する右半球優位の役割が解放されたため，環境刺激や社会的交流での感情的な反応として，きわめて攻撃的になることがある[211]．Wernicke失語から回復すると，急性失語の際に，怒り，驚愕，強い恐怖といった，とても強い陰性感情を経験することが必ず報告されている[211]．

構成失行
constructional apraxia

空間認知は，視覚的解析や統合に強く依存してみられる物体への視覚定位に関連している．構成失行という用語は通常，二次元あるいは三次元の物体を再構成（描画，模写，組み立て）できないことと定義される．右半球の機能は視覚と視覚記憶に特化していると考えられるため，構成失行が右半球病変患者で起こることは驚くに値しない．

視空間異常はどちら側の大脳半球の頭頂葉病変患者でも認められる[212-215]．これらの異常は通常は，ベッドサイドで，患者に，時計，花，自転車，家といったありふれた物体を描画させることで検査する．時計の描画には芸術的な技巧はほとんど必要なく，他のわずかな障害に関する情報も得られる最も有益な検査である．また，検者が描いた抽象的な図形を可能な限り正確に模写することができるかをみる検査も大切である．

描画や模写の障害は，左右どちらでも，通常は半球後部の病変で起こりうる．右頭頂葉障害患者では，模写がとても難しいことが多く，描画の際にはしばしば左側の物体を省略し，大きさ，角度，比率を見誤る．模写をしても上達することはない．対照的に，左頭頂葉障害患者は，しばしば単純で基本的な図形を描くが，片側の物体を省略することはなく，通常は大きさ，角度，比率はよく保たれている．模写も上手で，模写により描画の技術も大幅に向上する[212-215]．右頭頂葉障害患者は物体の抽象的観念の概念化に問題があり，物体の正常な観念はあるが，知覚表象の視空間的構成要素を組み立てることができない．左脳障害患者に対する言語機能検査と同じく，右脳病変患者で構成能力を検査することは重要である．

その他の症候群：
他人の手症候群，妄想的誤認

他人の手症候群 alien hand syndrome（1972年に Brion と Jedynak[216] は "le main étrangère" と命名）は，比較的稀であるが，目を見張らせる病態である．両手間抗争 intermanual conflict として現れた他人の手挙動の最初の症例報告は，1900年に Hugo Liepmann[217] によって，失行の臨床描写の一部として記述された[218,219]．最もよく知られた症例は，Kurt Goldstein[220] によって報告された，右前大脳動脈領域脳卒中で脳梁と前頭葉内側部が障害され，左側の観念運動性失行，失書，立体覚消失，上肢よりも下肢に強い左側不全片麻痺，左手の強制把握反射を呈した女性である[221]．患者の左上肢は十分に動かすことができ，協調的であったが，時々，彼女の喉をつかみ，窒息させようとしたりした．このため，右手で積極的に，また大変な苦労をしながら，左手を喉から引き離す必要があった〔Dr. Strangelove 症候群としても知られており，Stanely Kubrick の1964年の映画「博士の異常な愛情 または私は如何にして心配するのを止めて水爆を愛するようになったか（Dr. Strangelove or: How I Learned to Stop Worrying and Love the Bomb）」で描写された〕．左手は，「悪魔 an evil spirit」のごとく，「それ自身の意思」をもっているように患者自身が感じた[219,221]．Liepmann[217] と Goldstein[220] の発表以来，多くの他人の手症候群が報告され，大部分は左（非優位）手と上肢の障害である[222]．他人の手症候群には少なくとも5つの型があり，それぞれ行動発現と病変部位は異なる．
（i）左前頭葉内側部と脳梁前部病変では，把握反射，衝動的な模索，右手による道具の強迫的使用を呈するが，通常は両手間抗争はみられない[222,223]．（ii）脳梁に限局した病変では，通常は他人の手症候群の主要な徴候として両手間抗争がみられ[222-224]，たとえば，意識のある状態で，右手でドアを開け左手でドアを閉めようとする．これらの患者では把握反射や模索行動は稀である．（iii）右前頭葉内側部と脳梁前部病変では，通常は把握反射，衝動性模索，しばしば左手による道具の強迫的使用，ときに両手間抗争がみられる[222,223]．（iv）脳梁後部，後頭側頭葉内側部，視床を巻き込む右後大脳動脈領域梗塞では，感覚性失調と左上肢の粗暴な模索がみられることがあり，両手間抗争や把握反射は伴わない[222,225]．（v）右あるいは左頭頂葉病変では，把握運動や把握反射を伴わずに，粗い失調性模索や異常な姿位を伴う同側上肢の上方への空中浮遊をきたす[222,226-228]．

作話 confabulation（記憶の作り話）は，ストレス下の正常な行動として，また，さまざまな神経精神疾患において起こる．作話は，社会的あるいは職業的な交流中に起こる誘発性（一時性ともいう）と，妄想的誤認 delusional misidentification である自発性（空想性ともいう）のいずれかに分類される[229-233]．作話はチアミン欠乏に伴う Korsakoff 健忘症候群の一環として認められるが，基底前脳や関係する前頭葉内側下部および間脳を含まない限局病変による健忘症候群患者では，通常は作話と前頭葉性遂行機能障害を認めない[148-150]．誘発性あるいは一時性作話は，左あるいは右前頭葉内側下部の限局病変と関連することもある[234]．Turner ら[235] は，左前頭葉障害患者では，個人的なエピソード記憶に関連する質問をすると作話する傾向があり，右前頭葉障害患者では，思い出にかかわる場所や時間について質問をすると作話する傾向があるという，興味深いデータを報告した．しかし，自発的作話は，統合失調症，躁病，神経変性性認知症，外傷性脳損傷，局所脳病変といった，通常は前頭葉内側下部が両側性に侵される主要な神経精神疾患で，ほとんど常にみられる[141,236-239]．自発的作話が片側脳損傷の結果である場合は，損傷は圧倒的に右側に多く，少なくとも前頭葉内側下部が含まれる[236,237,240]．稀ではあるが Fregoli 症候群を呈するような場合には，側頭葉下部が含まれる[241]．

自発的作話には，以下のようなさまざまな型がある．
（i）よく知っていたり知らない場所の重複記憶錯誤 reduplicative paramnesia（たとえば，患者は2つの異なった場所

に同じ病院や自分の家があると主張する），(ii) よく知っている人物を詐欺師あるいは瓜二つの生き写しだと思う Capgras 症候群〔たとえば，患者は，自分の元を訪れた妻は実際の妻ではなく，詐欺師（複製）であり，本当の妻は家にいると信じている〕，(iii) 見知らぬ人をよく知った人と誤認したり，別々の人を実は外見を変えた同一人物だと思う Fregoli 症候群，(iv) 病的に嫉妬深く，配偶者が別の人を愛して性的関係にあると信じてしまう Othello 症候群[233,238]．患者に明らかな反証を提示しても，自発的作話が理性的に矯正されることはなく，しばしば妄想的信念に固執する．自発的作話の正確な機序はわかっていないが，左半球に固有の正確な状況判断能力（「解釈脳 interpreter brain」）と作話原因とが関係しているのかもしれない．このことは，分離脳患者でさまざまな片側からの刺激による反応を研究[238]した Gazzaniga によって示唆されている[242]．右前頭葉内側下部の機能は，記憶，よく知っていることへの関心[234,238]，間違いの訂正，現実性チェックを含む，認知と行動プロセスの自己監視である．この部位に障害があると，左半球固有の解釈機能が，抑制，間違い訂正，現実性チェックから解放され，作話における妄想的信念が確立する．局所脳障害による妄想的誤認は完全に永続的であることもある[243]が，時間が経つにつれて前頭葉性遂行行動異常の改善とともに回復することもある[231]．向精神薬や抗うつ作用のある選択的セロトニン再取り込み阻害薬（SSRI）による薬理学的治療は妄想的誤認の改善に役立つという不確かな報告がある[244,245]が，局所脳障害による妄想的誤認の患者の系統的治療研究は今までのところ行われていない[233]．

参考文献

1. Benton AL. The "minor" hemisphere. J Hist Med Allied Sci 1972; 27: 5-14.
2. Ross ED. Cerebral localization of functions and the neurology of language: fact versus fiction or is it something else? Neuroscientist 2010; 16: 222-243.
3. Broca P. Remarques sur le siege de la faculte du langage articule, suives d'une observation d'aphemie. Bull Soc Anat Paris 1861; 6: 330-337, 398-407 [translated by von Bonin G. The Cerebral Cortex. Springfield, IL: Thomas, 1960; 49-72].
4. Broca P. Sur le siege de la faculte du langage articule. Bull Soc Anthropol Paris 1865; 6: 337-393 [translated by Berker EA, Berker AH, Smith A. Arch Neurol 1986; 43: 1065-1072].
5. Eggert GH. Wernicke's Works on Aphasia: A Sourcebook and Review. The Hague: Mouton Publishers, 1977.
6. Jackson JH. On affections of speech from diseases of the brain (in 3 parts). Brain 1878-79; 1: 304-330; 2: 202-222, 323-356.
7. Larsen B, Skinhøj E, Lassen NA. Variations in regional cortical blood flow in the right and left hemispheres during automatic speech. Brain 1978; 101: 193-209.
8. Petersen SE, Fox PT, Posner MI, Mintun M, Raichle M. Positron emission tomographic studies of the cortical anatomy of single-word processing. Nature 1988; 331: 585-589.
9. Demonet JF, Thierry G, Cardebat D. Renewal of the neurophysiology of language: functional neuroimaging. Physiol Rev 2005; 85: 49-95.
10. Van Lancker Sidtis D. Does functional neuroimaging solve the questions of neurolinguistics? Brain Lang 2006; 98: 276-290.
11. Mitchell RL, Ross ED. fMRI evidence for the effect of verbal complexity on lateralisation of the neural response associated with decoding prosodic emotion. Neuropsychologia 2008; 46: 2880-2887.
12. Fromkin V, Rodman R. An Introduction to Language. New York, NY: Holt, Rinehart, and Winston, 1978; 39-53.
13. Ross ED. Affective prosody and the aprosodias. In: Mesulam MM, ed. Principles of Behavioral and Cognitive Neurology. New York, NY: Oxford University Press, 2000; 316-331.
14. Benson DF. Aphasia, Alexia, and Agraphia. New York, NY: Churchill Livingstone, 1979.
15. Monrad-Krohn GH. Dysprosdy or altered 'melody of language'. Brain 1948; 70: 405-415.
16. Bolinger D. Language: The Loaded Weapon. London: Longman Group, 1980.
17. Bowers D, Coslett HB, Bauer RM, et al. Comprehension of emotional prosody following unilateral hemispheric lesions: processing defect versus distraction defect. Neuropsychologia 1987; 25: 317-328.
18. Mehrabian A. Nonverbal Communication. Edison, NJ: Transaction Publishers, 2007.
19. Critchley M. The Language of Gesture. London: Edward Arnold, 1939.
20. Goodglass H, Kaplan E. Disturbance of gesture and pantomime in aphasia. Brain 1963; 86: 703-720.
21. Gainotti G, Lemmo M. Comprehension of symbolic gestures in aphasia. Brain Lang 1976; 3: 451-460.
22. Seron X, Van der Kaa MA, Remitz A, Van der Linden M. Pantomime interpretation and aphasia. Neuropsychologia 1979; 17: 661-668.
23. De Renzi E, Motti F, Nichelli P. Imitating gestures. A quantitative approach to ideomotor apraxia. Arch Neurol 1980; 37: 6-10.
24. Feyereisen P, Seron X. Nonverbal communication and aphasia: a review (in 2 parts). Brain Lang 1982; 16: 191-212, 213-236.
25. Ross ED, Mesulam MM. Dominant language functions of the right hemisphere? Prosody and emotional gesturing. Arch Neurol 1979; 36: 144-148.
26. Buck R, Duffy RJ. Nonverbal communication of affect in brain-damaged patients. Cortex 1980; 16: 351-362.
27. DeKosky ST, Heilman KM, Bowers D, Valenstein E. Recognition and discrimination of emotional faces and pictures. Brain Lang 1980; 9: 206-214.
28. Benowitz LI, Bear DM, Rosenthal R, et al. Hemispheric specialization in nonverbal communication. Cortex 1983; 19: 5-14.
29. Borod JC, Koff E, Lorch MP, Nicholas M. Channels of emotional communication in patients with unilateral brain damage. Arch Neurol 1985; 42: 345-348.
30. Borod JC, Bloom RL, Brickman AM, et al. Emotional processing deficits in individuals with unilateral brain damage. Appl Neuropsychol 2002; 9: 23-36.
31. Mammucari A, Caltagirone C, Ekman P, et al. Spontaneous facial expression of emotions in brain-damaged patients. Cortex 1988; 24: 521-533.
32. Blonder LX, Burns AF, Bowers D, et al. Right hemisphere facial expressivity during natural conversation. Brain Cogn 1993; 21: 44-56.
33. Blonder LX, Heilman KM, Ketterson T, et al. Affective facial and lexical expression in aprosodic versus aphasic stroke patients. J Int Neuropsychol Soc 2005; 11: 677-685.
34. Charbonneau S, Scherzer BP, Aspirot D, Cohen H. Perception and production of facial and prosodic emotions by chronic CVA patients. Neuropsychologia 2003; 41: 605-613.
35. Voeller KK. Clinical and neurological aspects of the right-hemisphere deficit syndrome. J Child Neurol 1995; 10: S16-S22.
36. Trauner DA, Ballantyne A, Friedland S, Chase

36. C. Disorders of affective and linguistic prosody in children after early unilateral brain damage. Ann Neurol 1996; 39: 361-367.
37. Carton JS, Kessler E, Pape CL. Nonverbal decoding skills and relationship well-being in adults. J Nonverbal Behav 1999; 23: 91-100.
38. Wymer JH, Lindman LS, Booksh R. A neuropsychological perspective of aprosody: features, function, assessment, and treatment. Appl Neuropsychol 2002; 9: 37-47.
39. Ross ED. The divided self. Sciences 1982; 22: 8-12.
40. Heilman KM. Matter of Mind: A Neurologist's View of Brain-Behavior Relationships. New York, NY: Oxford University Press, 2002; 53-63.
41. Heilman KM, Scholes R, Watson RT. Auditory affective agnosia. Disturbed comprehension of affective speech. J Neurol Neurosurg Psychiatry 1975; 38: 69-72.
42. Tucker DM, Watson RT, Heilman KM. Discrimination and evocation of affectively intoned speech in patients with right parietal disease. Neurology 1977; 27: 947-50.
43. Weintraub S, Mesulam MM, Kramer L. Disturbances in prosody. Arch Neurol 1981; 38: 742-744.
44. Shah AP, Baum SR, Dwivedi VD. Neural substrates of linguistic prosody: evidence from syntactic disambiguation in the productions of brain-damaged patients. Brain Lang 2006; 96: 78-89.
45. Ross ED. The aprosodias: functional-anatomic organization of the affective components of language in the right hemisphere. Arch Neurol 1981; 38: 561-569.
46. Gorelick PB, Ross ED. The aprosodias: further functional-anatomic evidence for the organization of affective language in the right hemisphere. J Neurol Neurosurg Psychiatry 1987; 50: 553-560.
47. Denes G, Caldognetto EM, Semenza C, et al. Discrimination and identification of emotions in human voice by brain damaged subjects. Acta Neurol Scand 1984; 69: 154-162.
48. Canceliere AE, Kertesz A. Lesion localization in acquired deficits of emotional expression and comprehension. Brain Cogn 1990; 13: 133-147.
49. Darby DG. Sensory aprosodia: a clinical clue to lesions of the inferior division of the right middle cerebral artery? Neurology 1993; 34: 567-572.
50. Starkstein SE, Federoff JP, Price TR, et al. Neuropsychological and neuroradiological correlates of emotional prosody comprehension. Neurology 1994; 44: 515-522.
51. Ross ED, Monnot M. Neurology of affective prosody and its functional-anatomic organization in right hemisphere. Brain Lang 2008; 104: 51-74.
52. Ehlers L, Dalby M. Appreciation of emotional expressions in the visual and auditory modality in normal and brain-damaged patients. Acta Neurol Scand 1987; 76: 251-256.
53. Bradvik B, Dravins C, Holtas S, et al. Disturbances of speech prosody following right hemisphere infarcts. Acta Neurol Scand 1991; 8: 114-126.
54. Pell MD, Baum SR. The ability to perceive and comprehend intonation in linguistic and affective contexts by brain-damaged patients. Brain Lang 1997; 57: 80-99.
55. Breitenstein C, Daum I, Ackermann H. Emotional processing following cortical and subcortical brain damage: contribution of the frontostriatal circuitry. Behav Neurol 1998; 11: 29-42.
56. Wertz RT, Henschel CR, Auther LL, et al. Affective prosodic disturbance subsequent to right hemisphere stroke: a clinical application. J Neurolinguistics 1998; 11: 89-102.
57. Adolphs R, Damasio H, Tranel D. Neuronal systems for recognition of emotional prosody: a 3-D lesion study. Emotion 2002; 2: 23-51.
58. Lebrun Y, Lessinnes A, De Vresse L, Lelux C. Dysprosody and the non-dominant hemisphere. Lang Sci 1985 7: 41-52.
59. Riese W. Aphasia in brain tumors. Its appearance in relation to the natural history of the lesion. Confin Neurol 1949; 9: 64-79.
60. Ross ED, Harney JH, de Lacoste C, Purdy P. How the brain, integrates affective and propositional language into a unified brain function. Hypothesis based on clinicopathologic correlations. Arch Neurol 1981; 38: 745-748.
61. Wolfe GI, Ross ED. Sensory aprosodia with left hemiparesis from subcortical infarction. Right hemisphere analogue of sensory-type aphasia with right hemiparesis? Arch Neurol 1987; 44: 668-671.
62. Cohen MJ, Riccio CA, Flannery AM. Expressive aprosodia following stroke to the right basal ganglia: a case report. Neuropsychologia 1994; 8: 242-245.
63. Van Lancker Sidtis D, Pachana N, Cummings JL, Sidtis JJ. Dysprosodic speech following basal ganglia insult: toward a conceptual framework for the study of the cerebral representation of prosody. Brain Lang 2006; 97: 135-153.
64. Hornak J, Rolls ET, Wade D. Face and voice expression identification in patients with emotional and behavioural changes following ventral frontal lobe damage. Neuropsychologia 1996; 34: 247-261.
65. Hornak J, Bramham J, Rolls ET, et al. Changes in emotion after circumscribed surgical lesions of the orbitofrontal and cingulate cortices. Brain 2003; 126: 1691-1712.
66. Ross ED, Monnot M. Affective prosody: what do comprehension errors tell us about hemispheric lateralization of emotions, sex and aging effects. Neuropsychologia 2011; 49: 866-877.
67. Bell WL, Davis DL, Morgan-Fisher A, Ross ED. Acquired aprosodia in children. J Child Neurol 1990; 5: 9-26.
68. Heilman KM, Leon SA, Rosenbek JC. Affective aprosodia from a medial frontal stroke. Brain Lang 2004; 89: 411-416.
69. Stringer AY, Hodnett C. Transcortical motor aprosodia: functional and anatomical correlates. Arch Clin Neuropsychol 1991; 6: 89-99.
70. Rubens AB. Aphasia with infarction in the territory of the anterior cerebral artery. Cortex 1975; 11: 239-250.
71. Masdeu JC, Schoene WC, Funkenstein H. Aphasia following infarction of the left supplementary motor area: a clinicopathologic study. Neurology 1978; 28: 1220-1223.
72. Ross ED, Thompson RD, Yenkosky JP. Lateralization of affective prosody in brain and the callosal integration of hemispheric language functions. Brain Lang 1997; 56: 27-54.
73. Schlanger BB, Schlanger P, Gerstmann LJ. The perception of emotionally toned sentences by right hemisphere-damaged and aphasic subjects. Brain Lang 1976; 3: 396-403.
74. Seron X, van der Kaa MA, van der Linden M, et al. Decoding paralinguistic signals: effect of semantic and prosodic cues on aphasic comprehension. J Commun Disord 1982; 15: 223-231.
75. Blonder LX, Bowers D, Heilman KM. The role of the right hemisphere in emotional communication. Brain 1991; 114: 1115-1127.
76. Speedie LJ, Coslett HB, Heilman KM. Repetition of affective prosody in mixed transcortical aphasia. Arch Neurol 1984; 41: 268-270.
77. Klouda GV, Robin DA, Graff-Radford NR, Cooper WE. The role of callosal connections in speech prosody. Brain Lang 1988; 35: 154-171.
78. Rockwell P. Lower, slower, louder: vocal cues of sarcasm. J Psycholinguist Res 2000; 29: 483-495.
79. Bowers D, Bauer RM, Heilman KM. The nonverbal affect lexicon: theoretical perspectives from neuropsychological studies of affect perception. Neuropsychology 1993; 7: 433-444.
80. Critchley M. The Parietal Lobes. New York, NY: Hafner, 1966.
81. Heilman KM, Valenstein E. Frontal lobe neglect in man. Neurology 1972; 22: 660-664.
82. Damasio AR, Damasio H, Chui HC. Neglect following damage to frontal lobe or basal ganglia. Neuropsychologia 1980; 18: 123-132.
83. Mesulam MM. A cortical network for directed attention and unilateral neglect. Ann Neurol 1981; 10: 309-325.
84. Heilman KM, Watson RT, Valenstein E, Damasio AR. Localization of lesions in neglect. In: Kertesz A, ed. Localization in Neuropsychology. New York, NY: Academic Press, 1983; 471-492.
85. Mesulam MM. Spatial attention and neglect: parietal, frontal and cingulate contributions to the mental representation and attentional targeting of salient extrapersonal events. Philos Trans R Soc Lond B Biol Sci 1999; 354: 1325-1346.
86. Heilman KM, Watson RT, Valenstein E. Neglect and related phenomena. In: Heilman KM, Valenstein E, eds. Clinical Neuropsychology. 4th edn. New York, NY: Oxford University Press, 2003; 243-293.
87. Marshall JF, Turner BH, Teitelbaum P. Sensory neglect produced by lateral hypothalamic damage. Science 1971; 174: 523-525.
88. Bellas DN, Novelly RA, Eskenazi B, Wasserstein J. The nature of unilateral neglect in the olfac-

89. Bellas DN, Novelly RA, Eskenazi B, Wasserstein J. Unilateral displacement in the olfactory sense: a manifestation of the unilateral neglect syndrome. Cortex 1988; 24: 267–275.
90. Corkin S, Amaral DG, Gonzalez RG, Johnson KA, Hyman BT. H. M.'s medial temporal lobe lesion: findings from magnetic resonance imaging. J Neurosci 1997; 17: 3964–3979.
91. Brozzoli C, Demattè ML, Pavani F, Frassinetti F, Farnè A. Neglect and extinction: within and between sensory modalities. Restor Neurol Neurosci 2006; 24: 217–232.
92. Watson RT, Miller BD, Heilman KM. Nonsensory neglect. Ann Neurol 1978; 3: 505–508.
93. Valenstein E, Heilman KM, Watson RT, Van Den Abell T. Nonsensory neglect from parietotemporal lesions in monkeys. Neurology 1982; 32: 1198–1201.
94. Coslett HB, Bowers D, Fitzpatrick E, Haws B, Heilman KM. Directional hypokinesia and hemispatial inattention in neglect. Brain 1990; 113: 475–486.
95. Snyder LH, Batista AP, Andersen RA. Coding of intention in the posterior parietal cortex. Nature 1997; 386: 167–170.
96. Na DL, Adair JC, Williamson DJ, et al. Dissociation of sensory-attentional from motor-intentional neglect. J Neurol Neurosurg Psychiatry 1998; 64: 331–338.
97. Heilman KM. Intentional neglect. Front Biosci 2004; 9: 694–705.
98. Ghacibeh GA, Shenker JI, Winter KH, Triggs WJ, Heilman KM. Dissociation of neglect subtypes with transcranial magnetic stimulation. Neurology 2007; 69: 1122–1127.
99. Watson RT, Heilman KM. Thalamic neglect. Neurology 1979; 29: 690–694.
100. Watson RT, Heilman KM, Cauthen JC, King FA. Neglect after cingulectomy. Neurology 1973; 23: 1003–1007.
101. Watson RT, Heilman KM, Miller BD, King FA. Neglect after mesencephalic reticular formation lesions. Neurology 1974; 24: 294–298.
102. Watson RT, Valenstein E, Heilman KM. Thalamic neglect. Possible role of the medial thalamus and nucleus reticularis in behavior. Arch Neurol 1981; 38: 501–506.
103. Vallar G, Perani D. The anatomy of unilateral neglect after right-hemisphere stroke lesions. A clinical/CT-scan correlation study in man. Neuropsychologia 1986; 24: 609–622.
104. Healton EB, Navarro C, Bressman S, Brust JC. Subcortical neglect. Neurology 1982; 32: 776–778.
105. Ferro JM, Kertesz A. Posterior internal capsule infarction associated with neglect. Arch Neurol 1984; 41: 422–424.
106. Marshall JF, Teitelbaum P. Further analysis of sensory inattention following lateral hypothalamic damage in rats. J Comp Physiol Psychol 1974; 86: 375–395.
107. Ljungberg T, Ungerstedt U. Sensory inattention produced by 6-hydroxydopamine-induced degeneration of ascending dopamine neurons in the brain. Exp Neurol 1976; 53: 585–600.
108. Marshall JF, Gotthelf T. Sensory inattention in rats with 6-hydroxydopamine-induced degeneration of ascending dopaminergic neurons: apomorphine-induced reversal of deficits. Exp Neurol 1979; 65:398–411.
109. Marshall JF, Berrios N, Sawyer S. Neostriatal dopamine and sensory inattention. J Comp Physiol Psychol 1980; 94: 833–846.
110. Ross ED, Stewart RM. Akinetic mutism from hypothalamic damage: Successful treatment with dopamine agonists. Neurology 1981; 31: 1435–1439.
111. Echiverri HC, Tatum WO, Merens TA, et al. Akinetic mutism: pharmacologic probe of the dopaminergic mesencephalofrontal activating system. Pediatr Neurol 1988; 4: 228–230.
112. Psarros T, Zouros A, Coimbra C. Bromocriptine-responsive akinetic mutism following endoscopy for ventricular neurocysticercosis. Case report and review of the literature. J Neurosurg 2003; 99: 397–401.
113. Farnè A, Buxbaum LJ, Ferraro M, et al. Patterns of spontaneous recovery of neglect and associated disorders in acute right brain-damaged patients. J Neurol Neurosurg Psychiatry 2004; 75: 1401–1410.
114. Bisiach E, Luzzatti C. Unilateral neglect of representational space. Cortex 1978; 14: 129–133.
115. Maguire AM, Ogden JA. MRI brain scan analyses and neuropsychological profiles of nine patients with persisting unilateral neglect. Neuropsychologia 2002; 40: 879–887.
116. Heilman KM, Van Den Abell T. Right hemisphere dominance for attention: the mechanism underlying hemispheric asymmetries of inattention (neglect). Neurology 1980; 303: 27–30.
117. Navon D. Forest before the trees: the precedence of global features in visual perception. Cogn Psychol 1977; 9: 353–383.
118. Lamb MR, Robertson LC, Knight RT. Component mechanisms underlying the processing of hierarchically organized patterns: inferences from patients with unilateral cortical lesions. J Exp Psychol Learn Mem Cogn 1990; 16: 471–483.
119. Delis DC, Robertson LC, Efron R. Hemispheric specialization of memory for visual hierarchical stimuli. Neuropsychologia 1986; 24: 205–214.
120. Robertson LC, Delis DC. 'Part-whole' processing in unilateral brain-damaged patients: dysfunction of hierarchical organization. Neuropsychologia 1986; 24: 363–370.
121. Robertson LC, Lamb MR, Knight RT. Effects of lesions of temporal-parietal junction on perceptual and attentional processing in humans. J Neurosci 1988; 8: 3757–3769.
122. Lamb MR, Robertson LC, Knight RT. Attention and interference in the processing of global and local information: effects of unilateral temporal-parietal junction lesions. Neuropsychologia 1989; 27: 471–483.
123. Robertson LC, Lamb MR, Knight RT. Normal global-local analysis in patients with dorsolateral frontal lobe lesions. Neuropsychologia 1991; 29: 959–967.
124. Robertson LC, Lamb MR. Neuropsychological contributions to theories of part/whole organization. Cogn Psychol 1991; 23: 299–330.
125. Bradshaw JL, Nettleton NC. The nature of hemispheric specialization in man. Behav Brain Sci 1981; 4: 51–91.
126. Denes G, Semenza C, Stoppa E, Lis A. Unilateral spatial neglect and recovery from hemiplegia: a follow-up study. Brain 1982; 105: 543–552.
127. Stone SP, Patel P, Greenwood RJ, Halligan PW. Measuring visual neglect in acute stroke and predicting its recovery: the visual neglect recovery index. J Neurol Neurosurg Psychiatry 1992; 55: 431–436.
128. Robertson IH, Cashman E. Auditory feedback for walking difficulties in a case of unilateral neglect. Neuropsychol Rehabil 1991; 1: 170–175.
129. Keane S, Turner C, Sherrington C, Beard JR. Use of Fresnel prism glasses to treat stroke patients with hemispatial neglect. Arch Phys Med Rehabil 2006; 87: 1668–1672.
130. Karnath HO. Transcutaneous electrical stimulation and vibration of neck muscles in neglect. Exp Brain Res 1995; 105: 321–324.
131. Cappa SF, Sterzi R, Vallar G, Bisiach, E. Remission of hemineglect and anosognosia during vestibular stimulation. Neuropsychologia 1987; 25: 775–782.
132. Robertson IH, North N. Spatio-motor cueing in unilateral neglect: the role of hemispace, hand and motor activation. Neuropsychologia 1992; 30: 553–563.
133. Weinberg J, Diller L, Gordon W, et al. Visual scanning training effect on reading-related tasks in acquired right brain damage. Arch Phys Med Rehabil 1977; 58: 479–486.
134. Singh-Curry V, Husain M. Hemispatial neglect: approaches to rehabilitation. Clin Rehabil 2010; 24: 675–684.
135. Fleet WS, Valenstein E, Watson RT, Heilman KM. Dopamine agonist therapy for neglect in humans. Neurology 1987; 37: 1765–1771.
136. Mukand JA, Guilmette TJ, Allen DG, et al. Dopaminergic therapy with carbidopa L-dopa for left neglect after stroke: a case series. Arch Phys Med Rehabil 2001; 82: 1279–1282.
137. Buxbaum LJ, Ferraro M, Whyte J, Gershkoff A, Coslett HB. (2007). Amantadine treatment of hemispatial neglect: a double-blind, placebo-controlled study. Am J Phys Med Rehabil 2007; 86: 527–537.
138. Brierley JB. The neuropathology of amnesic states. In: Whitty CWM, Zangwill OL, eds. Amnesia. London: Butterworths, 1966; 150–180.
139. Whitty CWM, Lishman WA. Amnesia in cerebral disease. In: Whitty CWM, Zangwill OL, eds. Amnesia. London: Butterworths, 1966; 36–91.
140. Gold JJ, Squire LR. The anatomy of amnesia: neurohistological analysis of three new cases. Learn Mem 2006; 13: 699–710.

141. Benson DF, Geschwind N. Shrinking retrograde amnesia. J Neurol Neurosurg Psychiatry 1967; 30: 539-544.
142. Symonds CP. Disorders of memory. Brain 1966; 89: 625-644.
143. Russell W, Nathan PW. Traumatic amnesia. Brain 1946; 69: 280-300.
144. Reed JM, Squire LR. Retrograde amnesia for facts and events: findings from four new cases. J Neurosci 1998; 18: 3943-3954.
145. Zola-Morgan S, Squire LR, Amaral DG. Human amnesia and the medial temporal region: enduring memory impairment following a bilateral lesion limited to field CA1 of the hippocampus. J Neurosci 1986; 6: 2950-2967.
146. Janowsky JS, Shimamura AP, Kritchevsky M, and Squire LR. Cognitive impairment following frontal lobe damage and its relevance to human amnesia. Behav Neurosci 1989; 103: 548-560.
147. Squire LR. Comparisons between forms of amnesia: some deficits are unique to Korsakoff's syndrome. J Exp Psychol Learn Mem Cogn 1982; 8: 560-571.
148. Zangwill OL. The amnestic syndrome. In: Whitty CWM, Zangwill OL, eds. Amnesia. 2nd edn. London: Butterworths, 1977; 104-117.
149. Squire LR. Two forms of human amnesia: an analysis of forgetting. J Neurosci 1981; 1: 635-640.
150. Squire LR, Clark RE, Knowlton BJ. Retrograde amnesia. Hippocampus 2001; 11: 50-55.
151. Brokate B, Hildebrandt H, Eling P, et al. Frontal lobe dysfunctions in Korsakoff's syndrome and chronic alcoholism: continuity or discontinuity? Neuropsychology 2003; 17: 420-428.
152. Aggleton JP, Brown MW. Episodic memory, amnesia, and the hippocampal-anterior thalamic axis. Behav Brain Sci 1999; 22: 425-44; discussion 444-489.
153. Kopelman MD. Disorders of memory. Brain 2002; 125: 2152-2190.
154. Ross ED. Sensory-specific amnesia and hypoemotionality in humans and monkeys: gateway for developing a hodology of memory. Cortex 2008; 44: 1010-1022.
155. Milner B, Corkin S, Teuber HL. Further analysis of the hippocampal amnesic syndrome: 14-year follow-up study of H. M. Neuropsychologia 1968; 6: 215-234.
156. Stepien L, Sierpinski S. The effect of focal lesions of the brain upon auditory and visual recent memory in man. J Neurol Neurosurg Psychiatry 1960; 23: 334-340.
157. Whitty CWM, Newcombe FRC. Oldfield's study of visual and topographic disturbances in a right occipito-parietal lesion of 30 years duration. Neuropsychologia 1973; 11: 471-475.
158. Corkin S. Lasting consequences of bilateral medial temporal lobectomy: clinical course and experimental findings in H.M. Semin Neurol 1984; 4: 249-259.
159. Ross ED. Sensory-specific and fractional disorders of recent memory in man. I. Isolated loss of visual memory. Arch Neurol 1980; 37: 197-200.
160. Ross ED. Sensory specific and fractional disorders of recent memory in man: II. Unilateral loss of tactile recent memory. Arch Neurol 1980; 37: 267-272.
161. Ott BR, Saver JL. Unilateral amnesic stroke. Six new cases and a review of the literature. Stroke 1993; 24: 1033-1042.
162. Mishkin M. Visual mechanisms beyond the striate cortex. In: Russell R, ed. Frontiers in Physiological Psychology. New York, NY: Academic Press, 1966; 93-119.
163. Geschwind N, Fusillo M. Color-naming defects in association with alexia. Arch Neurol 1966; 15: 137-146.
164. Amaral DG, Insausti R, Cowan WM. The commissural connections of the monkey hippocampal formation. J Comp Neurol 1984; 224: 307-336.
165. Rosene DL, Van Hoesen GW. The hippocampal formation of the primate brain. In: Jones EG, Peters A, eds. Cerebral Cortex. New York, NY: Plenum Press, 1987.
166. Wilson CL, Isokawa-Akesson M, Babb TL, Crandall PH. Functional connections in the human temporal lobe. I. Analysis of limbic system pathways using neuronal activity evoked by electrical stimulation. Exp Brain Res 1990; 82: 279-292.
167. Benson DF, Marsden CD, Meadows JC. The amnestic syndrome of posterior cerebral artery occlusion. Acta Neurol Scand 1974; 50: 133-145.
168. Stuss DT, Guberman A, Nelson R, Larochelle S. The neuropsychology of paramedian thalamic infarction. Brain Cogn 1988; 8: 348-378.
169. Speedie LJ, Heilman KM. Amnestic disturbance following infarction of the left dorsomedial nucleus of the thalamus. Neuropsychologia 1982; 20: 597-604.
170. Speedie LJ, Heilman KM. Anterograde memory deficits for visuospatial material after infarction of the right thalamus. Arch Neurol 1983; 40: 183-186.
171. Parkin AJ, Rees JE, Hunkin NM, Rose PE. Impairment of memory following discrete thalamic infarction. Neuropsychologia 1994; 32: 39-51.
172. Feinberg TE, Farah MJ (Eds.). Behavioral Neurology and Neuropsychology. 2nd edn. Part 3: Agnosia and Disorders of Perception. New York, NY: McGraw Hill, 2003; 227-303.
173. Ross ED. The anatomical basis of visual agnosia. Neurology 1980; 30: 109-110.
174. De Renzi E. Memory disorders following focal neocortical damage. Philos Trans R Soc Lond B Biol Sci 1982; 298: 73-83.
175. Damasio AR. Time-locked multiregional retroactivation: a systems level proposal for the neural substrates of recall and recognition. Cognition 1989; 33: 25-62.
176. Damasio AR. Category-related recognition defects as a clue to neural substrates of knowledge. Trends Neurosci 1990; 13: 95-98.
177. Geschwind N. Disconnexion syndromes in animals and man II. Brain 1965; 88: 585-644.
178. Lhermitte F, Beauvois MF. A visual-speech disconnexion syndrome. Report of a case with optic aphasia, agnostic alexia and colour agnosia. Brain 1973; 96: 695-714,
179. Rubens AB, Benson DF. Associative visual agnosia. Arch Neurol 1971; 24: 305-316.
180. Benson DF, Segarra J, Albert ML. Visual agnosia-prosopagnosia. A clinicopathologic correlation. Arch Neurol 1974; 30: 307-310.
181. De Renzi E. Disorders of visual recognition. Semin Neurol 2000; 20: 479-485.
182. Biran I, Coslett HB. Visual agnosia. Curr Neurol Neurosci Rep 2003; 3: 508-512.
183. Caselli RJ. Rediscovering tactile agnosia. Mayo Clin Proc 1991; 66: 129-142.
184. Bohlhalter S, Fretz C, Weder B. Hierarchical versus parallel processing in tactile object recognition: a behavioural- neuroanatomical study of aperceptive tactile agnosia. Brain 2002; 125: 2537-2548.
185. Vignolo LA. Music agnosia and auditory agnosia. Dissociations in stroke patients. Ann N Y Acad Sci 2003; 999: 50-57.
186. Hecaen H, Angelergues R. Agnosia for faces (prosopagnosia). Arch Neurol 1962; 7: 92-100.
187. Bornstein B. Prosopagnosia. In: Halpern L, ed. Problems of Dynamic Neurology. Jerusalem: Hadassah Medical Organ, 1963; 283-318.
188. Damasio AR, Damasio H, Van Hoesen GW. Prosopagnosia: anatomic basis and behavioral mechanisms. Neurology 1982; 32: 331-341.
189. Tranel D, Damasio AR, Damasio H. Intact recognition of facial expression, gender, and age in patients with impaired recognition of face identity. Neurology 1993; 38: 690-696.
190. Clarke S, Lindemann A, Maeder P, Borruat FX, Assal G. Face recognition and postero-inferior hemispheric lesions. Neuropsychologia 1997; 35: 1555-1563.
191. Bornstein B, Sroka H, Munitz H. Prosopagnosia with animal face agnosia. Cortex 1969; 5: 164-169.
192. Lhermitte J, Chain F, Escourolle R, Ducarne B, Pillon B. Etude anatomo-clinque d'un cas de prosopagnosia. Rev Neurol 1972; 126: 329-346.
193. Meadows JC. The anatomical basis of prosopagnosia. J Neurol Neurosurg Psychiatry 1974; 37: 489-501.
194. Rentschler I, Treutwein B, Landis T. Dissociation of local and global processing in visual agnosia. Vision Res 1994; 34: 963-971.
195. De Renzi E. Prosopagnosia in two patients with CT scan evidence of damage confined to the right hemisphere. Neuropsychologia 1986; 24: 385-389.
196. Landis T, Cummings J, Christen L, Bogen J, Imbof HG. Are unilateral right posterior cerebral lesions sufficient to cause prosopagnosia? Clinical and radiological findings in six additional patients. Cortex 1986; 22: 243-252.
197. Kanwisher N, Mcdermott J, Chun MM. The fusiform face area: a module in human extra-

198. Haxby JV, Hoffman EA, Gobbini MI. The distributed human neural system for face perception. Trends Cogn Sci 2000; 4: 223-233.
199. Bauer, RM. Visual hypoemotionality as a symptom of visual-limbic disconnection in man. Arch Neurol 1982; 39: 702-708.
200. Aguirre GK, D'Esposito M. Topographical disorientation: a synthesis and taxonomy. Brain 1999; 122: 1613-1628.
201. Brain WR. Visual disorientation with special reference to lesions of the right cerebral hemisphere. Brain 1941; 64: 244-272.
202. Barrash J, Damasio H, Adolphs R, Tranel D. The neuroanatomical correlates of route learning impairment. Neuropsychologia 2000; 38: 820-836.
203. Fisher CM. Left hemiplegia and motor impersistence. J Nerv Ment Dis 1956; 123: 201-218.
204. Fisher CM. Abulia minor vs agitated behavior. Clin Neurosurg 1983; 31: 9-31.
205. Joynt RL, Benton A, Fogel ML. Behavioral and pathological correlates of motor impersistence. Neurology 1964; 12: 876-881.
206. Hier DB, Mondlock J, Caplan LR. Behavioral abnormalities after right hemisphere stroke. Neurology 1983; 33: 337-344.
207. Kertesz A, Nicholson I, Cancelliere A, Kassa K. Motor impersistence: a right hemisphere syndrome. Neurology 1985; 35: 662-666.
208. Hier DB, Mondlock J, Caplan LR. Recovery of behavioral abnormalities after right hemisphere stroke. Neurology 1983; 33: 345-350.
209. Caplan LR, Kelly M, Kase CS, et al. Infarcts of the inferior division of the right middle cerebral artery: mirror image of Wernicke's aphasia. Neurology 1986; 36: 1015-1020.
210. Caplan LR. Delirium: a neurologist's view of the neurology of agitation and overactivity. Rev Neurol Dis 2010; 7: 111-118.
211. Ross ED. Acute agitation and other behaviors associated with Wernicke aphasia and their possible neurological bases. Neuropsychiatry Neuropsychol Behav Neurol 1993; 6: 9-18.
212. Hecaen H, Assal G. A comparison of construction deficits following right and left hemisphere lesions. Neuropsychologia 1970; 8: 289-304.
213. Gainotti G. Constructional apraxia. In: Vinken P, Bruyn G, Klawans H, eds. Handbook of Clinical Neurology. Vol. 45, Clinical Neuropsychology. Amsterdam: Elsevier Science, 1985; 491-506.
214. Caplan LR, Bogousslavsky J. Abnormalities of the Right Cerebral Hemisphere in Stroke Syndromes. 1st edn. Cambridge: Cambridge University Press, 1995; 162-168.
215. DeRenzi E, Scotti C, Spinnler H. Perceptual and associated disorders of visual recognition. Relationship to the side of the cerebral lesion. Neurology 1969; 19: 634-642.
216. Brion S, Jedynak CP. Troubles du transfert interhemispherique. A propos de trois observations de tumeurs du corps calleux. Le signe de la main etrangere. Rev Neurol 1972; 126: 257-266.
217. Liepmann H. Das Krankheitsbild der Apraxie ('motorischen Asymbolie') auf Grund eines Falles von einseitiger Apraxie. Monatsschr Psychiatr Neurol 1900; 8: 15-44 [Translated by Bohne WHO, Liepmann K, Rottenberg DA. In: Rottenberg DA, Hochberg FH, eds. Neurological classics in modern translation. New York, NY: Hafner Press, 1977; 155-182].
218. Biran I, Chatterjee A. Alien hand syndrome. Arch Neurol 2004; 61: 292-294.
219. Pearce JMS. Hugo Karl Liepmann and apraxia. Clin Med 2009; 9: 466-470.
220. Goldstein K. Zur Lehre der motorischen Apraxie. J Psychol Neurol 1908; 11: 169-187.
221. Geschwind N, Kaplan EF. A human cerebral disconnection syndrome. Neurology 1962; 12: 675-685.
222. Scepkowski LA, Cronin-Golomb A. The alien hand: cases, categorizations, and anatomical correlates. Behav Cogn Neurosci Rev 2003; 2: 261-277.
223. Feinberg TE, Schindler RJ, Flanagan NG, Haber LD. Two alien hand syndromes. Neurology 1992; 42: 19-24.
224. Akelaitis AJ. Studies on the corpus callosum. IV. Diagnostic dyspraxia in epileptics following partial and complete section of the corpus callosum. Am J Psychiatry 1945; 101: 594-599.
225. Levine DN, Rinn WE. Opticosensory ataxia and alien hand syndrome after posterior cerebral artery territory infarction. Neurology 1986; 36: 1094-1097.
226. Martí-Fàbregas J, Kulisevsky J, Baró E, et al. Alien hand sign after a right parietal infarction. Cerebrovasc Dis 2000; 10: 70-72.
227. Carrilho PEM, Caramelli P, Cardoso F, et al. Involuntary hand levitation associated with parietal damage: another alien hand syndrome. Arq Neuropsiquiatr 2001; 59: 521-525.
228. Kessler J, Hathout G. Dominant posterior-variant alien hand syndrome after acute left parietal infarction. Clin Neurol Neurosurg 2009; 111: 633-635.
229. Berlyne N. Confabulation. Br J Psychiatry 1972; 120: 31-39.
230. Stuss DT, Alexander MP, Lieberman A, Levine H. An extraordinary form of confabulation. Neurolgy 1978; 28: 1166-1172.
231. Kapur N, Coughlan AK. Confabulation and frontal lobe dysfunction. J Neurol Neurosurg Psychiatry 1980; 43: 461-463.
232. Kopelman MD. Two types of confabulation. J Neurol Neurosurg Psychiatry 1987; 50: 1482-1487.
233. Feinberg TE, Roane DM. Delusional misidentification. Psychiatr Clin North Am 2005; 28: 665-683.
234. Gilboa A, Alain C, Stuss DT, et al. Mechanisms of spontaneous confabulations: a strategic retrieval account. Brain 2006; 129: 1399-1414.
235. Turner MS, Cipolotti L, Yousry TA, Shallice T. Confabulation: damage to a specific inferior medial prefrontal system. Cortex 2008; 44: 637-648.
236. Feinberg TE, Shapiro RM. Misidentification-reduplication and the right hemisphere. Neuropsychiatry Neuropsychol Behav Neurol 1989; 2: 39-48.
237. Weinstein EA, Burnham DL. Reduplication and the syndrome of Capgras. Psychiatry 1991; 54: 78-88.
238. Devinsky O. Delusional misidentifications and duplications: right brain lesions, left brain delusions. Neurology 2009; 72: 80-87.
239. Christodoulou GN, Margariti M, Kontaxakis VP, Christodoulou NG. The delusional misidentification syndromes: strange, fascinating, and instructive. Curr Psychiatry Rep 2009; 11: 185-189.
240. Benson DF, Gardner H, Meadows JC. Reduplicative paramnesia. Neurology 1976; 26: 147-151.
241. Hudson AJ, Grace GM. Misidentification syndromes related to face specific area in the fusiform gyrus. J Neurol Neurosurg Psychiatry 2000; 69: 645-648.
242. Gazzaniga MS. Cerebral specialization and interhemispheric communication: does the corpus callosum enable the human condition? Brain 2000; 123: 1293-1326.
243. Mattioli F, Miozzo A, Vignolo LA. Confabulation and delusional misidentification: a four year follow-up study. Cortex 1999; 35: 413-422.
244. Pihan H, Gutbrod K, Baas U, et al. Dopamine inhibition and the adaptation of behavior to ongoing reality. Neuroreport 2004; 15: 709-712.
245. Spiegel DR, Laroia R, Samuels D. A possible case of Capgras syndrome after a right anterior cerebral artery cerebrovascular accident treated successfully with mirtazapine. J Neuropsychiatry Clin Neurosci 2008; 20: 494.
246. Bowers D, Heilman KM. Dissociation between the processing of affective and non-affective faces: a case study. J Clin Neuropsychol 1984; 6: 367-379.
247. Ross ED, Orbelo DM, Burgard M, et al. Functional-anatomic correlates of aprosodic deficits in patients with right brain damage. (Presented at Annual Meeting of American Academy of Neurology) Neurology 1998; 50: A363.

CHAPTER 21

脳卒中後の認知症

Didier Leys and Florence Pasquier

序論

　脳卒中と認知症の関連はよくみられ，メモリークリニックを受診する患者の評価の際にも，脳卒中患者の経過観察中にも，よく認められる[1]．血管性認知症 vascular dementia と脳卒中後認知症 poststroke dementia という2つの用語が，全く異なる臨床状況で使われている[2]．血管性認知症は，脳卒中による脳病変の直接の結果として認められる認知症症候群とされる[3,4]のに対して，脳卒中後認知症は，原因のいかんを問わず脳卒中後に起こるあらゆる認知症病型を含んだ，より広義な用語である[2]．血管性認知症で，脳卒中後認知症の一部が説明できるが[1,2,5]，しばしば臨床的に脳卒中の既往が明らかでないこともある[2]．血管性認知症は，Alzheimer病に次いで多い認知症の原因であり，責任病巣の多様性，患者背景，診断基準にもよるが，認知症例の10～50%に及ぶとされる[1,6,7]．虚血性脳卒中および出血性脳卒中は，いずれも認知機能障害や認知症の強力な発症リスクである[1,6,8]．

　およそ10例に1例が脳卒中初発以前に認知症を有しており，さらに10例に1例が初回の脳卒中発作後に新規の認知症を発症し，さらに脳卒中再発後に3例中1例以上が認知症に至る[6]．脳血管障害による認知機能障害は多く，しばしば予防可能であるので，早期発見と治療介入のメリットは大きい．脳血管性の認知機能障害や血管性認知症の正確な診断は重要な医学的課題である[9]．脳卒中後認知症は，おそらく脳卒中後の認知機能障害のごく一部で，氷山の一角に過ぎず，そのほとんどが認知症に至らない認知機能障害として現れる[9]．

脳卒中後認知症の疫学

■ 記述疫学
● 有病率

　脳卒中後認知症の有病率は，対象となるコホート，背景，脳卒中発症後の期間などにより多様である[1]．脳卒中発症後1年間の脳卒中後認知症のプールされた有病率は，脳卒中初回発作後かつ，脳卒中発症前からの認知症を除外した一般住民を対象とした研究では7.4%，病院を基盤に脳卒中再発例や脳卒中発症以前からの認知症例を含めた研究では41.3%と幅広い[6]．認知症の有病率は，マッチングさせた対照群に比べて脳卒中生存者で高い[10,11]．脳卒中後認知症患者は，脳卒中発症以前からすでに認知症であることもしばしばである．脳卒中発症以前からの認知症患者の有病率は，病院を基盤とした研究では脳卒中全患者の14.4%，一般住民を基盤とした研究では脳卒中の既往のある全患者の9.1%，病院を基盤とした研究で経過の追跡されている脳卒中患者では8.5%に及ぶ[6]．Alzheimer病の発症リスク因子として知られる側頭葉内側部萎縮[12]は，脳卒中発症以前から認知症を有する脳卒中患者でより高率に認められ[13]，新規脳卒中後認知症の発症リスクを高めることから[14]，脳卒中後認知症の多くはAlzheimer病によるのではないかという仮説につながっている[8,13]．実際に，脳卒中後認知症の系統的レビュー[6]では，脳卒中発症前の認知症に寄与する因子として，血管性認知症(糖尿病，心房細動，虚血性心疾患，一過性脳虚血発作や脳梗塞の既往，高血圧，喫煙，多発性脳卒中，無症候性脳卒中，白質病変)とAlzheimer病(女性，教育レベルが低いこと，認知症の家族歴，側頭葉内側部萎縮)の両者の関連が明らかにされている．

● 罹患率

新規発症脳卒中後認知症の罹患率は，一般住民を基盤とした研究と病院を基盤とした研究で異なる．一般住民を基盤とした研究では，脳卒中発症後1年の罹患率は5％で，発症後5年では12％まで増加する（年間1.7％の増加，95％信頼区間：1.4～2.0％）．一方，病院を基盤とした研究では，脳卒中発症後3か月の罹患率は18％で，発症後5年で35％まで増加する（年間3％の増加，95％信頼区間：1.3～4.7％）[6]．対照群に比べて脳卒中患者では，脳卒中後1年間に認知症を新規に発症するリスクが9倍に上昇する[6]．一般住民を基盤とした研究によれば，認知症発症の相対リスクは，脳卒中発症後1年で8.8であるが，25年間の経過観察中に2.2まで減少する[15]．Alzheimer病の罹患率も脳卒中患者で倍増する[15]．

● 危険因子

2009年5月1日までに発表された論文の系統的レビューでは，脳卒中後認知症の危険因子としては，人口統計上の特性因子（女性，加齢，非白人），血管危険因子（糖尿病，心房細動），脳卒中の特徴（出血性脳卒中，嚥下障害，左半球への局在，脳卒中再発，多発性脳卒中），脳卒中合併症（低酸素-虚血性障害，失禁，意識不鮮明，発症早期からのけいれん発作），画像所見（白質病変，脳萎縮，側頭葉内側部萎縮）などが知られている[6]．脳卒中後認知症発症を規定する因子として，これまでに少なくとも2つの独立した研究で示されてきたものを表21.1に示した．

■ 脳卒中後認知症の脳卒中予後への影響

脳卒中後認知症を有する脳卒中患者では，生存率の有意な低下が報告されている[5,16]．認知症のない脳卒中患者の5年累積生存率が75％であるのに対して，認知症がある脳卒中患者では39％とされる[5]．脳卒中発症3か月後に認知症と診断されることと，脳卒中再発との関連も示されている[17]．認知症が，多発性脳血管障害の危険因子の代理マーカーであり，脳卒中再発リスクを高めることも，この関連を説明するものの1つかもしれない[17]．しかしながら，認知機能障害のある脳卒中患者で徹底したリスク管理がなされていないことや，患者のコンプライアンスの欠如も再発の増加に寄与している可能性がある[17]．また，認知症のある患者は，脳卒中急性期において，せん妄[18]，うつ症状[19]，けいれん発作[20]を合併しやすい．

■ 脳卒中後認知症の診断

脳卒中後の認知症患者の評価における基本は，患者関係者の医療面接を含む詳細な経過観察，神経疾患の既往歴，伝統

表21.1 脳卒中後認知症の決定因子[a]

患者背景と臨床的特徴
多様な患者背景
・加齢
・女性
・低い教育レベル
・非白人
脳卒中発症前の依存状態
・自立度
脳卒中発症前の認知機能低下
・認知機能低下（認知症ではない）
血管障害の危険因子
・高血圧
・糖尿病
・心房細動
・心筋梗塞
低酸素-虚血性障害
・てんかん発作
・敗血症
・不整脈
・うっ血性心不全
神経画像上の特徴
・無症候性脳梗塞
・びまん性脳萎縮
・側頭葉内側部萎縮
・白質病変
脳卒中の特徴
脳卒中の病型
・出血性脳卒中
・脳卒中再発
・多発性脳卒中
脳卒中の重症度と合併症
・発症時により重度の臨床症状
・脳卒中再発
・失語の存在
・失禁の存在
・急性意識不鮮明
・発症早期のけいれん発作
脳病変の局在部位
・テント上病変
・左半球病変
・前大脳動脈および後大脳動脈領域の梗塞
・重要部位の脳梗塞
・多発性病変

[a] 少なくとも2つの独立した研究〔詳細はLeysら（2005）のレビュー[1]を参照〕で示されたものと，2009年までに発表された論文を解析したPendleburyとRothwell（2009）による系統的レビュー[6]で，脳卒中後認知症と有意な相関を認めたものをまとめた．

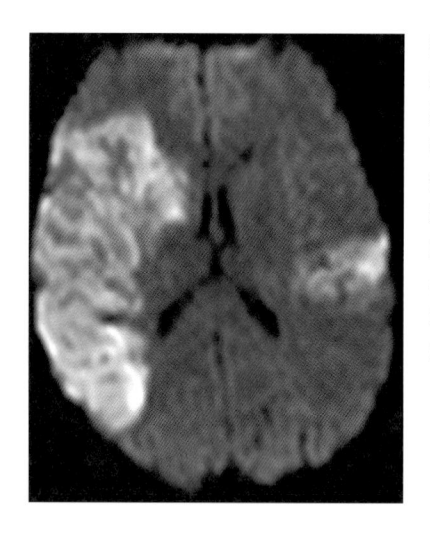

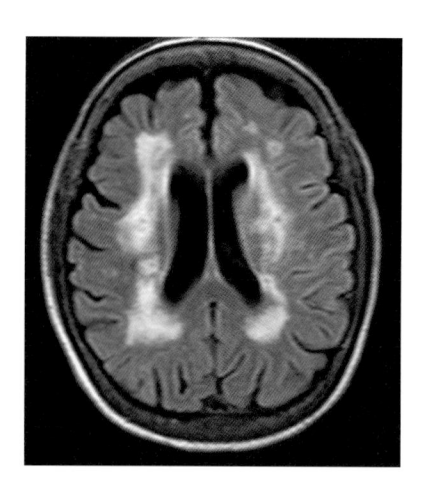

図21.1 心房細動患者における右中大脳動脈領域の虚血急性期の拡散強調画像．左中大脳動脈領域にも無症候性の虚血の明らかな所見がある．この患者は虚血性脳卒中急性期後に認知症の診断基準を満たした．

図21.2 ラクナ梗塞再発のため入院した患者における脳室周囲と深部白質の融合性の高信号域．この患者は脳卒中後認知症を発症した．

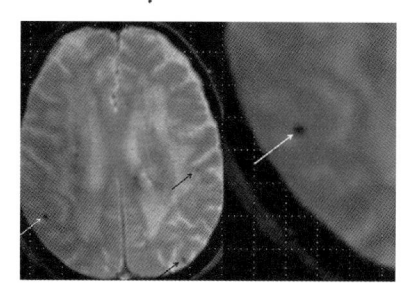

図21.3 ほぼ確実なアミロイド血管症．左：皮質出血のため入院したAlzheimer病患者の多発性微小出血（矢印）．右：左図の拡大図．

的な臨床技能による診察である．社会生活や日常生活動作，精神神経領域や神経行動領域に及ぶ症状の検査も基本的な評価である．

● 精神機能の診察

臨床現場での精神状態の検査には，伝統的にMMSE（Mini-Mental State Examination）が用いられてきた[21]．脳卒中患者へのMMSEの適応には，以下のようないくつかの限界がある．MMSEは言語操作を重視しており，時間的な要素を含まず，軽度の障害の検出感度が低く，教育レベルや年齢の影響を受ける．MoCA（Montreal Cognitive Assessment）は，MMSEに代わる脳卒中患者の広範な認知機能のスクリーニングテストとして開発された[22]．MoCAは，無料でアクセス可能なウェブサイト（http://www.mocatest.org）があり，34の言語で使用可能である[23]．MoCAでは，脳卒中患者での認知機能障害をMMSEよりも鋭敏に検出できる．MoCAスコアが30/30点の患者すべてがMMSEスコアも30/30点であるが，MMSEスコアが30点の患者の多くはMoCAでは20〜29点となる[23]．血管性認知症のスクリーニングテストとしては，このほかに，4〜10単語の遅延再生課題，立方体描画，複雑な絵の模写，言語流暢性の評価（1分間に列挙できる動物名の数），Luria's alternating hand sequence（片方の掌を上向きにし，もう片方の掌を下向きして，それを交互にすばやく繰り返す）などがある[4]．通常は，主な認知機能領域〔記憶（短期および長期記憶），抽象的思考，判断，失語，失行，失認，見当識，注意，遂行機能，情報処理の速度〕をカバーする，より詳細な神経心理学的評価が必要になる[24]．

● 画像検査

脳の画像検査は，最も可能性の高い認知症の原因を推定するうえできわめて重要である．MRIは，無症候性病変（図21.1），白質病変（図21.2），微小出血（図21.3），側頭葉内側部萎縮などの存在をCTよりも高い感度で描出できる点で優れている．Pittsburgh compound B（PIB）を用いたPETでは，生体で脳血管のβアミロイドを検出できるので，脳アミロイド血管症の存在を同定するのに役立つ[25]．

脳卒中後認知症の診断基準

血管性認知症の診断基準として現在汎用されているのは，DSM（Diagnostic and Statistical Manual of Mental Disorders）-Ⅳ*[26]，ICD（International Classification of Diseases）-10*[27]，ADDTC（Alzheimer's Disease Diagnostic and Treatment Centers）criteria[3]，NINDS-AIREN（National Institute of Neurological Disorders-Stroke and Association Internationale pour la Recherché et l'Enseignement en Neurosciences）criteria[4]であろう．

血管性認知症の臨床診断基準に求められる2つの鍵とな

---

* 訳注：現在，DSM-5が発表されており，またICD-10も改訂中である．

る要素は，（ⅰ）認知症の定義[7]と，（ⅱ）脳血管障害の定義[28,29]である．使用されている臨床診断基準はすべて，コンセンサスが得られており，血管危険因子の認知機能への影響を検討した一般住民を基盤とした前向き研究や，詳細な自然経過の追跡に基づく研究から導き出されたものではない[3,4,7,29,30]．これらすべての臨床診断基準は，高い特異度を示すようにデザインされているが，あまり使われておらず，その妥当性に関しては十分な検証がなされていない[7,30]．

認知症症候群の定義[7,11]や脳血管障害の原因の定義[28,31]は多様であるため，使われた定義により結果も多様であることに注意すべきである．すなわち，定義が異なれば，推定される有病率も異なり，対象患者も異なり，さらには異なった病型や病変分布として同定されることになる．

DSM-Ⅳの定義では，臨床的に障害と関連するものと判断できるような局所神経徴候や症状，または局所神経障害の臨床検査上の証拠が診断に必要とされている[26]．その臨床経過は，突発する認知機能や生活機能の喪失で特徴づけられている．神経画像診断の必要性についての詳述はない．DSM-Ⅳでの血管性認知症の定義は，幅広く妥当であるが，診療や画像検査に関する詳細なガイドラインはない．

ICD-10 の診断基準では，不均等に分布した認知機能障害の存在，局所脳損傷の根拠としての局所神経症状の存在，認知症の原因として妥当と判断されるほぼ確実な脳血管障害の存在が必要とされている[27]．神経画像検査の必要性についての詳述はない．ICD-10 の診断基準には，血管性認知症の 6 つのサブタイプが明記されている．この診断基準はきわめて選択性が高く，血管性認知症の一般的な診断基準を満たすうちのごく一部のみが定義された特定のサブタイプに分類される[28]．この欠点としては，認知機能の不均等な障害や画像診断などへの詳細な診療ガイドラインが示されていないことや，成因への手掛かりが示されていないこと，不均一性についての言及がないことなどがある[28]．

ADDTC の診断基準は，虚血性血管性認知症のみに特化している[3]．この診断基準では，（ⅰ）既往歴，神経徴候，神経画像検査による 2 回以上の虚血性脳卒中の証拠があること，（ⅱ）1 回の脳卒中の場合には，明記された時間的関係（詳細でなく）と神経画像上の所見として，小脳以外に明らかに 1 つ以上の梗塞巣を認めることが必要とされている．CT や MRI での虚血性白質変化は，ほぼ確実な虚血性血管性認知症の神経画像上の証拠とはならないが，疑いのある虚血性血管性認知症の診断を支持するものである．この診断基準は，診断を支援するとともに，ほぼ確実な虚血性血管性認知症の診断に疑問を喚起することを特徴としている．

NINDS-AIREN の血管性認知症の臨床研究診断基準[4]は，認知症症候群，脳血管障害，認知症と脳血管障害の関係も包含している．脳血管障害は，局所神経徴候の存在と詳細な神経画像所見上の局所脳虚血性変化によって定義されている．認知症と原因となる脳卒中との関係は，脳卒中診断後 3 か月以内に発症した認知症であること，あるいは認知機能の低下や変動が突然起こること，認知機能障害が階段的に進行することとされている．この診断基準には，診断を支持する臨床的特徴とともに，診断が不明確なものや診断が疑わしい場合の臨床的特徴も挙げられている．さらに臨床診断の確実度（probable, possible, definite）も示されている．NINDS-AIREN の診断基準[29]は，症候群の不均一性や血管性認知症の臨床経過の多様性についても認識したうえで，虚血病巣の検出，病巣と認知機能の関係，脳卒中と認知症発症との関係の重要性を強調している．NINDS-AIREN 診断基準の評価者間の信頼性は，中等度から高度（κ 係数：0.46～0.72）であると示されてきた[32]．

現在使用されているいくつかの血管性認知症の診断基準には互換性がなく，それぞれの診断基準によって血管性認知症と診断される患者数や患者集団は異なる．DSM-Ⅳは，ICD-10, ADDTC, NINDS-AIREN の診断基準に比べてその制限が緩い[28,33]．古くからの血管性認知症の臨床診断基準[33]には，診断のための神経画像検査が指定されず，詳述されていないものもある．ADDTC の診断基準では，小脳以外の部位に CT または MRI T1 強調画像で 1 つの梗塞巣の存在が必須であるが，白質病変の存在はほぼ確実な虚血性血管性認知症の診断を保証するものではない．NINDS-AIREN の診断基準では，多発性脳梗塞巣（2 つ以上の皮質皮質下梗塞またはラクナ梗塞），または広範な白質病変（CT または MRI T1 強調画像）が診断に必須であるが，臨床的に診断された単発の重要部位における脳梗塞も相応する脳血管障害と認めている．神経病理学的評価の観点からは，感度は ADDTC の診断基準のほうが高く，特異度は NINDS-AIREN の診断基準のほうが高いが，いずれも完璧ではない[34]．神経病理学的検討を行った症例報告では，NINDS-AIREN の診断基準の感度は 58％，特異度は 80％であった[34]．この診断基準により，症例の 91％の Alzheimer 病はうまく除外され，血管性認知症確実例と誤って分類された症例における混合型症例の比率は 29％であった[34]．ADDTC の診断基準に比べ，NINDS-AIRENN の診断基準は，より特異度が高く，誤分類例の除外にもより有効であった（54％ vs. 29％）[34]．

脳卒中患者における認知症の臨床病型

■ 認知機能障害症候群

血管性認知症の認知機能障害症候群は，（ⅰ）記憶障害，

(ⅱ)遂行機能障害症候群，(ⅲ)情報処理の遅延，(ⅳ)気分や人格の変化，で特徴づけられる．これらの臨床的特徴は，皮質下病変でより典型的となる．皮質病変を伴う患者では，さらに，異なった皮質領域の神経心理学的症候群を伴う．

血管性認知症における記憶障害は，しばしばAlzheimer病より軽症であり，想起の障害からなり，認知は比較的保たれ，手がかりを与えると想起が改善されやすい[35]．血管性認知症での遂行機能障害には，到達目標の設定，行動の開始，計画の立案，思考の整理，優先順位づけ，実行，set-shifting，set-maintenance，抽象化などの障害が含まれる[35]．血管性認知症での遂行機能障害は，前頭葉皮質，尾状核，淡蒼球，視床，視床皮質経路(内包膝部，内包前脚，半卵円中心前部，放線冠前部)を含む前頭葉皮質下経路に影響する病変に関連して認められる[36]．

血管性認知症の診断が不確実または疑わしいと考えられる場合の臨床的特徴としては，若年発症，記憶障害の進行性の増悪，神経画像上で対応する病変を伴わないその他の皮質性認知機能障害などが挙げられる[4]．

■ 神経学的随伴所見

血管性認知症の臨床経過のうち早期から高頻度に出現し，限局病変を示唆する局所神経徴候には，軽度の運動感覚障害，協調運動障害，深部腱反射亢進，Babinski反射陽性，視野欠損，嚥下障害や構音障害などの球麻痺症状，錐体外路症状(主に無動と固縮)，歩行障害(片麻痺性歩行，失行・失調性歩行，小刻み歩行)，ふらつきや予期せぬ転倒，頻尿や切迫尿などがある[4,37]．一方，認知機障のほかに局所神経徴候を認めない場合には，血管性認知症とは診断できないかもしれない[4]．

典型的な臨床徴候は，皮質性血管性認知症では，感覚運動症状，突然発症の認知機能障害，失語であり，皮質下性血管性認知症では，純粋運動不全片麻痺，球症状，構音障害である．

■ 認知症における行動および心理学的症状

血管性認知症では，抑うつ，不安，感情の不安定，感情失禁，その他の精神症状をしばしば認める[38]．抑うつ，無感情，感情失禁，精神運動遅滞は，皮質下性血管性認知症で頻繁に認められる[38]．

■ 虚血スコア

血管性認知症の主要な特徴は，Hachinski Ischemic Scoreに組み込まれている[39]．神経病理学的研究では，階段的な増悪(オッズ比：6.0)，変動する臨床経過(オッズ比：7.6)，高血圧の既往(オッズ比：4.3)，脳卒中の既往(オッズ比：4.3)，局所神経徴候(オッズ比：4.4)によって確実な血管性認知症例と確実なAlzheimer病例を鑑別した[40]．夜間の意識不鮮明やうつ病の有無には，鑑別上の価値はなかった．また，虚血スコアでは，血管性認知症と脳血管障害を有するAlzheimer病とを鑑別できなかった．

血管性認知症の分類の不均一性

血管性認知症は，(ⅰ)背景となる血管病理，(ⅱ)脳障害の病型，(ⅲ)病変の局在，(ⅳ)臨床症候群，によって分類できる．現在使用されている分類にも含まれる血管性認知症のサブタイプには，皮質性(あるいは多発性脳梗塞性認知症)と皮質下性(あるいは小血管性認知症)および戦略的重要部位の脳梗塞によるものがある[4,41,42]．そのほかの分類には，低灌流性認知症も含まれる[4,42]．さらに，脳出血性認知症，遺伝性血管性認知症，脳血管障害を合併したAlzheimer病といった分類もある．

血管性認知症の現在の臨床診断基準では，そのサブタイプの分類がそれぞれ異なり，サブタイプの詳細な診断基準を示すものはない．DSM-Ⅳ[26]では，サブタイプは示されていない．ICD-10[27]では，表面的な臨床症状から6つのサブタイプ(急性発症，多発性脳梗塞性，皮質下，皮質および皮質下混合性，その他，詳細不明)に分類されている．この診断基準は選択的で，血管性認知症の一般的な診断基準を満たすうちのごく一部のみが定義された特定のサブタイプに分類される[28]．ADDTC[3]では，詳細なサブタイプが示されていないが，研究目的の虚血性血管性認知症の分類は，梗塞巣の局在(皮質，白質，脳室周囲，大脳基底核，視床)，大きさ(体積)，分布(大血管，小血管，微小血管)，選択性(慢性虚血，梗塞)，病因(塞栓，アテローム性動脈硬化，動脈硬化，アミロイド血管症，低灌流)などの，障害を区別できる梗塞の特徴によって明確にすべきとしている．NINDS-AIREN[4]では，皮質性血管性認知症，皮質下性血管性認知症，Binswanger病，視床性認知症に分けられているが，それぞれの詳細な記述はなされていない．

(大脳)皮質性血管性認知症
cortical vascular dementia

皮質性血管性認知症は，大血管病，心原性脳塞栓症，低灌流に関連し，皮質動脈領域および皮質皮質下動脈領域とその遠位部(いわゆる分水嶺)に顕著な梗塞をきたす．典型的な臨床症状は，左右差を伴う感覚運動障害，突然発症の認知機能障害，失語である[43]．さらに，大脳皮質由来の異なる神経心理学的症候群をいくつか合併することも，皮質性血管性認

知症の存在を示唆するものとされてきた．この病因，発症機序，大脳病変，臨床症状は不均一である．

戦略的重要部位の脳梗塞による血管性認知症

　限局した，しばしば小さな，特殊な高次脳機能を担う戦略的に重要な部位の虚血病変は，独立した疾患として分類されてきた．この患者群が，最も多様な不均一性を示す．孤立した脳梗塞や脳出血が認知症を引き起こす．このような認知症は，失った脳の体積よりも病変の部位により生じる．左角回梗塞[44]，右半球の角回梗塞，側頭葉下部梗塞[45]，前頭葉内側部梗塞[46]といった皮質病変で，認知症との関連が明らかになってきた．皮質下の孤発性血管病変には，ラクナ梗塞，深部動脈領域梗塞，大脳深部の出血があり，正常な認知機能を維持するために不可欠な皮質-皮質下間の特殊な機能ループを破壊する[47]．視床[48]，左内包膝部[49]，尾状核[50]の梗塞による認知症例が報告されている．

(大脳)皮質下性血管性認知症
subcortical vascular dementia

　血管性認知症のサブタイプには，その不均一性を反映して臨床カテゴリーをさまざまに組み合わせたものが組み入れられている．皮質下性血管性認知症では，原因となる血管病態は小血管病，責任病変はラクナ梗塞と大脳白質病変，病変の局在は大脳皮質下領域とされる．血管性認知症の虚血病変は，とりわけ前頭葉皮質，尾状核，淡蒼球，視床皮質神経回路(内包膝部，内包前脚，半卵円中心前部，放線冠前部)を含む前頭葉皮質下回路を障害する[51]．これに応じて，最も顕著な症候は皮質下性のものであり，認知症が常に存在するとは限らない．ラクナ梗塞は，小さな粟粒状の軟化巣であり，ほとんどが，被殻，視床，橋，深部白質に分布する[52]．また，小さな(5〜15mm)空洞で，星状細胞の突起の微細なネットワーク，マクロファージ，鉄を貪食したマクロファージで満たされていたり，線維性星状細胞と原形質性星状細胞，ときにヘモジデリン色素に囲まれていたりする．これは，単一の深部穿通動脈の閉塞の結果である[53]．びまん性白質病変を伴った多発性ラクナ梗塞は，脳卒中の既往や認知症の階段的増悪がなく，臨床的にAlzheimer病と診断された患者での進行性の認知機能低下の解剖学的背景と報告されてきた[54]．同様に，進行性の認知機能低下をきたし，臨床的に脳卒中のない認知症患者において，ラクナ梗塞を欠くびまん性白質変化が剖検で報告されている[52]．しかしながら，これらの症例は臨床的に血管性認知症と診断されてきた．この

ような動脈血管障害は，通常，慢性の高血圧が原因である[52]．小血管病は，脂肪硝子変性 lipohyalinosis を伴う分節性のフィブリノイド壊死を原因とする単一の深部白質穿通動脈の閉塞の結果として起こる．多くの動脈穿通枝では，狭窄や狭窄後拡張が多発しており，局所の血栓症よりもむしろ何らかの血行力学的機序が重要な役割を果たしていると示唆されている[55]．ラクナ梗塞を有する脳卒中患者は，より白質変化をきたしやすく[56]，他の脳卒中患者より認知症を発症しやすい傾向がある[3,4,43]．

　伝統的に，血管性認知症は，比較的突然発症(数日から数週間)で，階段状増悪を認め，その後にいくらかの回復を伴うが，経過中で変動することが特徴とされてきた．これは，大脳皮質および皮質・皮質下に反復して病変を認める患者で観察されている．しかしながら，皮質下性血管性認知症患者では，認知症状の発症は比較的緩徐であり，臨床経過もより緩徐進行性である[57]．いずれの血管性認知症でも，平均罹病期間は約5年間であり[31]，生存率は一般人やAlzheimer病患者よりも低い[35]．皮質下性血管性認知症の自然経過に関する詳細な研究はなく，認知機能低下の進行速度や皮質下性血管性認知症の予後についてはほとんどわかっておらず，その予測もできない．

　皮質下性血管性認知症の認知機能障害症候群は，以下のように特徴づけられている．

- 遂行機能障害には，到達目標の設定，行動の開始，計画の立案，思考の整理，優先順位づけ，実行，set-shifting, set-maintenance, 抽象化などの障害が含まれる[35].
- 軽度記憶障害は，Alzheimer病より軽症であり，想起の障害からなり，認知は比較的保たれ，物忘れは比較的軽度で，手がかりを与えると想起が改善されやすい[35].
- 行動変化には，抑うつ，人格の変化，感情の不安定，感情失禁，無気力，感情鈍麻，精神運動遅滞が含まれる[58].

　皮質下性血管性認知症，特に初期における臨床的神経症状としては，軽度の上位運動ニューロン徴候(軽度筋力低下，深部腱反射の左右差，協調運動障害)，歩行障害(失行・失調性歩行，小刻み歩行)，ふらつきや転倒，頻尿や尿失禁，構音障害，嚥下障害，錐体外路症状(無動，固縮)，抑うつなどがある[59]．しかしながら，これらの神経症状は，しばしば軽度である[60]．

脳卒中後認知症に関連する脳病変

■ 多発性大血管病変

　認知症発症は，脳梗塞や脳出血により失った脳体積[51]と病変の部位[61]の2つの因子によって決まる．虚血巣周辺

の虚血性脳損傷の存在と体積による可能性も指摘されてきた[44]．認知症に至る明確な梗塞体積のカットオフ値は明らかになっていない．

■ 戦略的重要部位の脳血管病変

左角回梗塞，右半球の角回梗塞，側頭葉内側下部梗塞，前頭葉内側部梗塞などの皮質病変は，それぞれの部位に応じた神経心理学的障害を生じ，認知症を呈する[1]．認知症は，視床核，左内包膝部，尾状核のような皮質下病変を伴った脳梗塞でも報告されている[1]．

認知症を生じうるさまざまな重要な脳部位の病変が 1 例あるいは少数例報告されてきたが，第 1 世代の CT を用いた報告例では，描出できなかった他の脳病変の可能性を確実に除外することができず，それらの病変による神経心理学的影響も除外できないであろう[2,8,62]．さらに，脳卒中後の経過が観察されていない高齢者では，Alzheimer 病による神経心理学的関与も除外することは不可能となろう[55]．このように，戦略的重要部位の脳卒中という概念は，新たな画像診断技術と長期の経過観察のもとで再検討に迫られているのである．

■ 白質脳症 leukoencephalopathy を伴った多発性ラクナ梗塞 multiple lacunar intarction

大脳基底核，半卵円中心，脳幹の深部に多発する小梗塞は，しばしば白質脳症を伴っている[51]．ラクナ梗塞の患者では，必ずしも認知症を示すとは限らない．基礎に存在する脈管障害，ラクナ梗塞，白質脳症の組織学的所見が示された患者では，いわゆる Binswanger 病を考慮すべきかもしれない．Binswanger 病患者の組織学的検索では，髄鞘のびまん性あるいは斑状の脱落が，脳室周囲や半卵円中心の後頭部を中心に分布し，グリオーシスや海綿状変化を伴うことが示されている[63]．U 線維，内包，大脳皮質は通常保たれている[63]．また，大脳白質や大脳基底核の多発性ラクナ梗塞は，白質の変化を伴っている[51]．Binswanger 脳症は，ラクナ梗塞の終末期の組織像を代表しているのかもしれない．しかしながら，Binswanger 病の存在が，血管性認知症の特殊なサブタイプであるか否かについては，議論が分かれる[53]．数回の脳卒中の後で，構音障害，嚥下障害，小刻み歩行（marche à petits pas），失禁，強制泣き笑い，あるいはパーキンソニズムを呈するようになると，認知症が起こるかもしれない．ほかにも，認知症を呈するも臨床的に明らかな脳卒中の既往のない症例で画像検査を行うと，多発性脳梗塞が明らかになることもある．びまん性白質変化を伴った多発性ラクナ梗塞は，脳卒中の既往歴や認知症の階段状増悪がなく，かつ，臨床的に Alzheimer 病と診断された患者の進行性認知

機能低下の解剖学的基礎病変として報告されてきた[52]．

白質脳症を伴った多発性ラクナ梗塞のほとんどは，慢性の高血圧で好発する深部穿通動脈の脂肪硝子変性が原因である．しかしながら，このほかにも脳卒中患者の認知症発症リスクを高める原因が知られている．皮質下梗塞と白質脳症を伴った常染色体優性脳血管症 cerebral autosomal dominant arteriopathy with subcortical infarcts and leukoencephalopathy（CADASIL）は，第 19 染色体の Notch 3 遺伝子の変異によって起こる動脈疾患である[64]．通常，ラクナ梗塞は 40～50 歳で発症し，患者の 1/3 で認知症を呈し，死に至る前にはほぼ全例で認知症が認められる．認知症発症の数年前には，通常は皮質下性の軽度認知障害を認め，多発性脳梗塞の発症とともに認知症が階段状に憎悪する．進行性であることは稀である．症候性の場合には，MRI は常に異常であり，白質の融合性の高信号 confluent hyperintensity と多発性ラクナ梗塞を認める[65]．このほかにも，稀ながら多発性ラクナ梗塞と認知症を呈する動脈疾患が知られている．起源はいまだ不明であるが，遺伝学的研究が non-CADASIL や高血圧を伴わない Binswanger 病様症候群などの認知症の分類に役立つかもしれない．

血管性認知症は脳梗塞が検出されない場合にも起こりうるか？

■ 脳卒中後認知症における白質病変の影響

血管性認知症の組織学的所見のある患者の 1/3～1/2 は，臨床的に診断された脳卒中の既往がない[66]．慢性虚血は血管性認知症に重要であるかどうかという疑問はいまだ解決されていない．脳卒中後認知症における血行力学的な要因や低酸素症の役割については，すでに研究されてきた[67]．血管性認知症では，慢性虚血状態が PET で明らかにされない場合があることがいくつか報告されている[68]．しかし，深部白質における血管支配の境界領域の存在，乏突起膠細胞の虚血に対する感受性，血管性認知症患者での組織病理学的に証明された広範な非梗塞性障害の所見などから，血管性認知症を引き起こす慢性虚血性白質脳症の存在が示唆されている[47]．

皮質領域に梗塞巣のない慢性虚血は，認知症の原因として例外的であるが，PET での「貧困灌流 misery perfusion」により起こりうる[47]．このような認知症では，血行動態の障害を改善すると，認知機能も回復しうる[69]．不完全白質梗塞 incomplete white matter infarction という用語は，髄鞘，軸索，乏突起膠細胞のびまん性の部分的な脱落や，中枢性狭窄性小血管病に関連した星状細胞やマクロファージの反応を伴う深部白質の希薄化を記述するものとして提案されてい

CHAPTER

22

気分障害

Randolph S. Marshall

序論

　1924年にBleulerによって報告されたように，脳血管病変に続発するうつ病，より広くいうと，気分障害 *mood disorder* は，40年以上にわたってさらに系統的に研究され，脳卒中の転帰を決める重要な因子であることが認識されるようになった．脱抑制 *disinhibition*，否認 *denial*，無関心 *indifference*，顕在性悲嘆 *overt sadness*，攻撃性 *aggressiveness* といった特別な情動行動が，脳卒中発症後のごく初期にしばしば認められる．これらは適切にデザインされた評価尺度で系統的に検討されなければ見逃される．否認などの早期行動のいくつかは，その後に起こるうつ病と不安に関連することもある．脳卒中後の気分変化についての大規模な前向き研究は，遅発性情動障害発症のマーカーとなる早期情動行動変化を明らかにするかもしれない[1]．気分障害は，Center for Epidemiological Studies-Depression (CES-D) や Hospital Anxiety and Depression Scale (HADS) といった遅発性うつ病発症を予測しうる特別にデザインされた評価尺度を使って定量化できる[2]．脳損傷における情動障害の初期の研究では，切開術，外傷性閉鎖性頭部外傷，穿通性頭部外傷，脳卒中といった，病変部位を決めるのが難しいようなさまざまな病変を伴う患者を含んでいた．より最近の脳卒中の研究の一部から，左大脳半球前部がうつ病に決定的な役割を果たしていることが推測されるが，他の研究では，この責任病巣のうつ病への寄与は否定されている．二次性躁病における右半球の優位性はよく認識されているが，いまだに一致した意見は得られておらず，無感情，不安，破局反応 *catastrophe reaction*，病的泣き笑いといった疾患の臨床局在関連を決めるためには，さらなる検討が必要である．これらの情動障害は，神経学的回復にマイナスに作用したり，治療への反応性に影響を与えるため，脳卒中患者では考慮に入れることが重要である．

　脳卒中において，患者および近親者が早期の症状を軽視することは，専門家への紹介が遅れたり，血栓溶解療法などの急性期治療が行えないことにつながる[3]．改善したとしても，否認のある患者は，脳卒中再発予防に組み込むのに多大な説得が必要であったり，リハビリテーションを受容しようとしなかったりする．さらに，治療に重大な影響を与えるにもかかわらず，情動変化が脳卒中急性期患者にどのような精神的経験をもたらしているかはほとんどわかっていない．

うつ病

depression

■ 診断

　脳卒中後うつ病は一次性うつ病と同様の症候プロフィールであるので，Diagnostic and Statistical Manual of Mental Disorders (DSM)-Ⅳの気分障害の標準的診断基準を適用できる[4,5]．HADSやCES-Dのような適切なうつ病評価尺度は，脳卒中後うつ病の規範的なカットオフ値をもつ有用なツールである．脳卒中後うつ病をより直接的に評価することを目的に作られた尺度もある[6]．いくつかのよく使われている尺度〔Beck Depression Index (BDI), HADS, Hamilton Depression Rating Scale (HAM-D), Symptom Checklist-90 (SCL-90)〕を比較したレビューによれば，これらすべては，DSM-Ⅳによって定義された Structured Clinical Interview for depression (SCID) と，陽性的中率40～60％と陰性的中率90％以上でよく相関することがわ

60. Erkinjuntti T, Haltia M, Palo J, Sulkava R, Paetau A. Accuracy of the clinical diagnosis of vascular dementia: a prospective clinical and post-mortem neuropathological study. J Neurol Neurosurg Psychiatry 1988; 51: 1037-1044.

61. Brun A, Englund E. Neuropathological brain mapping. Dement Geriatr Cogn Disord 1997; 8: 123-127.

62. Snowdon DA, Greiner LH, Mortimer JA, et al. Brain infarction and the clinical expression of Alzheimer disease. The Nun Study. JAMA 1997; 277: 813-817.

63. Babikian V, Ropper AH. Binswanger's disease: a review. Stroke 1987; 18: 2-12.

64. Joutel A, Corpechot C, Ducros A, et al. Notch3 mutations in CADASIL, a hereditary adult-onset condition causing stroke and dementia. Nature 1996; 383: 707-710.

65. Chabriat H, Vahedi K, Iba-Zizen MT, et al. Clinical spectrum of CADASIL: a study of 7 families. Cerebral autosomal dominant arteriopathy with subcortical infarcts and leukoencephalopathy. Lancet 1995; 346: 934-939.

66. Moroney JT, Bagiella E, Desmond DW, et al. Risk factors for incident dementia after stroke. Role of hypoxic and ischemic disorders. Stroke 1996; 27: 1283-1289.

67. Frackowiak RS, Pozzilli C, Legg NJ, et al. Regional cerebral oxygen supply and utilization in dementia. A clinical and physiological study with oxygen-15 and positron tomography. Brain 1981; 104: 753-778.

68. Englund E. Neuropathology of white matter lesions in vascular cognitive impairment. Cerebrovasc Dis 2002; 13: S11-S15.

69. Brun A, Englund E. A white matter disorder in dementia of the Alzheimer type: a pathoanatomical study. Ann Neurol 1986; 19: 253-262.

70. Tarvonen-Schröder S, Röyttä M, Räihä I, et al. Clinical features of leuko-araiosis. J Neurol Neurosurg Psychiatry 1996; 60: 431-436.

71. Cordonnier C, Al-Shahi Salman R, Wardlaw J. Spontaneous brain microbleeds: systematic review, subgroup analyses and standards for study design and reporting. Brain 2007; 130: 1988-2003.

72. Fazekas F, Kleinert R, Roob G, et al. Histopathologic analysis of foci of signal loss on gradient-echo T2*-weighted MR images in patients with spontaneous intracerebral hemorrhage: evidence of microangiopathy-related microbleeds. AJNR Am J Neuroradiol 1999; 20: 637-642.

73. Cordonnier C, van der Flier WM, Sluimer JD, et al. Prevalence and severity of microbleeds in a memory clinic setting. Neurology 2006; 66: 1356-1360.

74. Henneman WJ, Sluimer JD, Cordonnier C, et al. MRI biomarkers of vascular damage and atrophy predicting mortality in a memory clinic population. Stroke 2009; 40: 492-498.

75. Jellinger KA, Attems J. Prevalence and pathogenic role of cerebrovascular lesions in Alzheimer disease. J Neurol Sci 2005; 229-230: 37-41.

mentia after first stroke. Stroke 1996; 27: 1205-1210.
11. Pohjasvaara T, Erkinjuntti T, Vataja R, Kaste M. Dementia three months after stroke. Baseline frequency and effect of different definitions of dementia in the Helsinki Stroke Aging Memory Study (SAM) cohort. Stroke 1997; 28: 785-792.
12. Jobst KA, Smith AD, Barker CS, et al. Association of atrophy of the medial temporal lobe with reduced blood flow in the posterior parietotemporal cortex in patients with a clinical and pathological diagnosis of Alzheimer's disease. J Neurol Neurosurg Psychiatry 1992; 55: 190-194.
13. Henon H, Pasquier F, Durieu I, Pruvo JP, Leys D. Medial temporal lobe atrophy in stroke patients: relation to pre-existing dementia. J Neurol Neurosurg Psychiatry 1998; 65: 641-647.
14. Cordoliani-Mackowiak MA, Henon H, Pruvo JP, Pasquier F, Leys D. Poststroke dementia: influence of hippocampal atrophy. Arch Neurol 2003; 60: 585-590.
15. Kokmen E, Whisnant JP, O'Fallon WM, Chu CP, Beard CM. Dementia after ischemic stroke: a population-based study in Rochester, Minnesota (1960-1984). Neurology 1996; 46: 154-159.
16. Henon H, Durieu I, Lebert F, Pasquier F, Leys D. Influence of prestroke dementia on early and delayed mortality in stroke patients. J Neurol 2003; 250: 10-16.
17. Moroney JT, Bagiella E, Tatemichi TK, et al. Dementia after stroke increases the risk of long-term stroke recurrence. Neurology 1997; 48: 1317-1325.
18. Henon H, Lebert F, Durieu I, et al. Confusional state in stroke: relation to preexisting dementia, patient characteristics, and outcome. Stroke 1999; 30: 773-779.
19. Verdelho A, Henon H, Lebert F, Pasquier F, Leys D. Depressive symptoms after stroke and relationship with dementia: a three-year follow-up study. Neurology 2004; 62: 905-911.
20. Cordonnier C, Henon H, Derambure P, Pasquier F, Leys D. Influence of pre-existing dementia on the risk of post-stroke epileptic seizures. J Neurol Neurosurg Psychiatry 2005; 76: 1649-1653.
21. Folstein MF, Folstein SE, McHugh PR. "Mini-mental state". A practical method for grading the cognitive state of patients for the clinician. J Psychiatr Res 1975; 12: 189-198.
22. Nasreddine ZS, Phillips NA, Bedirian V, et al. The Montreal Cognitive Assessment, MoCA: a brief screening tool for mild cognitive impairment. J Am Geriatr Soc 2005; 53: 695-699.
23. Pendlebury ST, Cuthbertson FC, Welch SJ, Mehta Z, Rothwell PM. Underestimation of cognitive impairment by mini-mental state examination versus the Montreal cognitive assessment in patients with transient ischemic attack and stroke: a population-based study. Stroke 2010; 41: 1290-1293.
24. Hachinski V, Iadecola C, Petersen RC, et al. National Institute of Neurological Disorders and Stroke-Canadian Stroke Network vascular cognitive impairment harmonization standards. Stroke 2006; 37: 2220-2241.
25. Johnson KA, Gregas M, Becker JA, et al. Imaging of amyloid burden and distribution in cerebral amyloid angiopathy. Ann Neurol 2007; 62: 229-234.
26. American Psychiatric Association. Diagnostic and Statistical Manual of Mental Disorders (DSM-IV). 4th edn. Washington, DC: American Psychiatric Association, 1994.
27. World Health Organization. The ICD-10 Classification of Mental and Behavioural Disorders. Diagnostic criteria for research. Geneva: WHO, 1993.
28. Wetterling T, Kanitz RD, Borgis KJ. Comparison of different diagnostic criteria for vascular dementia (ADDTC, DSM-IV, ICD-10, NINDS-AIREN). Stroke 1996; 27: 30-36.
29. Erkinjuntti T. Clinical criteria for vascular dementia: the NINDS-AIREN criteria. Dementia 1994; 5: 189-192.
30. Rockwood K, Parhad I, Hachinski V, et al. Diagnosis of vascular dementia: Consortium of Canadian Centres for Clinical Cognitive Research consensus statement. Can J Neurol Sci 1994; 21: 358-364.
31. Skoog I, Nilsson L, Palmertz B, Andreasson LA, Svanborg A. A population-based study of dementia in 85-year-olds. N Engl J Med 1993; 328: 153-158.
32. Lopez OL, Larumbe MR, Becker JT, et al. Reliability of NINDS-AIREN clinical criteria for the diagnosis of vascular dementia. Neurology 1994; 44: 1240-1245.
33. Verhey FR, Lodder J, Rozendaal N, Jolles J. Comparison of seven sets of criteria used for the diagnosis of vascular dementia. Neuroepidemiology 1996; 15: 166-172.
34. Gold G, Giannakopoulos P, Montes-Paixao Junior C, et al. Sensitivity and specificity of newly proposed clinical criteria for possible vascular dementia. Neurology 1997; 49: 690-694.
35. Desmond DW, Erkinjuntti T, Sano M, et al. The cognitive syndrome of vascular dementia: implications for clinical trials. Alzheimer Dis Assoc Disord 1999; 13: S21-S29.
36. Cummings JL. Frontal-subcortical circuits and human behavior. Arch Neurol 1993; 50: 873-880.
37. Ishii N, Nishihara Y, Imamura T. Why do frontal lobe symptoms predominate in vascular dementia with lacunes? Neurology 1986; 36: 340-345.
38. Roman GC. Senile dementia of the Binswanger type. A vascular form of dementia in the elderly. JAMA 1987; 258: 1782-1788.
39. Hachinski VC, Iliff LD, Zilhka E, et al. Cerebral blood flow in dementia. Arch Neurol 1975; 32: 632-637.
40. Moroney JT, Bagiella E, Desmond DW, et al. Meta-analysis of the Hachinski Ischemic Score in pathologically verified dementias. Neurology 1997; 49: 1096-1105.
41. Wallin A, Blennow K. The clinical diagnosis of vascular dementia. Dementia 1994; 5: 181-184.
42. Brun A. Pathology and pathophysiology of cerebrovascular dementia: pure subgroups of obstructive and hypoperfusive etiology. Dementia 1994; 5: 145-147.
43. Erkinjuntti T. Types of multi-infarct dementia. Acta Neurol Scand 1987; 75: 391-399.
44. Benson DF, Cummings JL. Angular gyrus syndrome simulating Alzheimer's disease. Arch Neurol 1982; 39: 616-620.
45. Caplan LR, Hedley-Whyte T. Cuing and memory dysfunction in alexia without agraphia. A case report. Brain 1974; 97: 251-262.
46. Damasio AR, Graff-Radford NR, Eslinger PJ, Damasio H, Kassell N. Amnesia following basal forebrain lesions. Arch Neurol 1985; 42: 263-271.
47. Baron JC, Bousser MG, Rey A, et al. Reversal of focal "misery-perfusion syndrome" by extra-intracranial arterial bypass in hemodynamic cerebral ischemia. A case study with 15O positron emission tomography. Stroke 1981; 12: 454-459.
48. Graff-Radford NR, Tranel D, Van Hoesen GW, Brandt JP. Diencephalic amnesia. Brain 1990; 113: 1-25.
49. Tatemichi TK, Desmond DW, Prohovnik I. Strategic infarcts in vascular dementia. A clinical and brain imaging experience. Arzneimittelforschung 1995; 45: 371-385.
50. Caplan LR, Schmahmann JD, Kase CS, et al. Caudate infarcts. Arch Neurol 1990; 47: 133-143.
51. De Reuck J, Crevits L, De Coster W, Sieben G, vander Eecken H. Pathogenesis of Binswanger chronic progressive subcortical encephalopathy. Neurology 1980; 30: 920-928.
52. Fisher CM. Lacunes: small, deep cerebral infarcts. Neurology 1965; 15: 774-784.
53. Pantoni L, Garcia JH, Brown GG. Vascular pathology in three cases of progressive cognitive deterioration. J Neurol Sci 1996; 135: 131-139.
54. Englund E, Brun A, Alling C. White matter changes in dementia of Alzheimer's type. Biochemical and neuropathological correlates. Brain 1988; 111: 1425-1439.
55. Leys D, Pruvo J, Scheltens P, et al. Leuko-araiosis: relationship with the types of focal lesions occuring in acute cerebrovascular disorders. Cerebrovasc Dis 1992; 2: 169-176.
56. Henon H, Vroylandt P, Durieu I, Pasquier F, Leys D. Leukoaraiosis more than dementia is a predictor of stroke recurrence. Stroke 2003; 34: 2935-2940.
57. Hebert R, Brayne C. Epidemiology of vascular dementia. Neuroepidemiology 1995; 14: 240-257.
58. Baezner H, Blahak C, Poggesi A, et al. Association of gait and balance disorders with age-related white matter changes: the LADIS study. Neurology 2008; 70: 935-942.
59. Skoog I. The relationship between blood pressure and dementia: a review. Biomed Pharmacother 1997; 51: 367-375.

る[69]．これは，高齢患者のCTやMRIで白質病変所見が高頻度で認められることと関係している．この場合，脳障害はより重症化することがあり，最も感受性の高い脳構造のいくつかが傷害されることで，新皮質層の壊死，海馬の神経変性，小脳のPurkinje細胞の脱落，深部白質の脱髄が生じうる．

白質病変は認知や行動のわずかな変化にも関連しうる[70]．白質変化に最も感受性の高い機能は，記憶，注意，前頭葉の機能である[71]．

■ 脳卒中後認知症における微小出血の影響

脳の微小出血は，小さな点状の病変であり，MRIグラディエントエコー法のT2*強調画像で低信号となる[72]．また，顕微鏡では古いヘモジデリン沈着として観察される[71]．微小出血は症候性の脳血管障害や高齢健常者でしばしば認められることから，脳のアミロイド血管症との関連が示唆されている[71]．微小出血が診断や予後のバイオマーカーとして使用できるかどうかは明らかでない[73]．最近では，Alzheimer病の病態形成に重要な因子ではないかと注目されており[74]，主にアミロイドの蓄積や脳血管障害に寄与すると考えられている．微小出血が認知機能障害症候群に寄与するかどうかはまだ明らかでないが，脳に微小出血を有するAlzheimer病患者では，認知障害の進行がより速く，より重度であることが示されている[75]．

■ 脳卒中後認知症における Alzheimer病組織所見の影響

Alzheimer病と脳の血管病変の関連は，しばしば剖検により示されている[2]．脳卒中後認知症とAlzheimer病は，おそらく想像していたよりも密接に関連している[2]．その2つの病態に共通する危険因子は，その共起性と関連しているかもしれない．加齢を除く共通する危険因子の1つに，アポリポ蛋白質E遺伝子のε4アレルがある．脳卒中によりアミロイド形成が誘導されるかどうかについては議論がある．

脳卒中後認知症の多因子原因論

臨床的な観点から，以下のような状況では，脳卒中単独により認知症が起こると考えられる．（ⅰ）1回以上の脳卒中後に認知症を発症した若年患者，（ⅱ）脳卒中発症前は認知機能が確実に正常であったことを臨床医が保証しており，脳卒中後に急速に認知機能が障害され，時間経過によっても増悪もわずかな改善も認められない場合，（ⅲ）病変が脳の重要な部位に局在する場合，（ⅳ）組織学的あるいは特定のマーカーによって認知症の原因となると証明されている特定の血管に障害がある場合．

脳卒中患者に生じた認知症の多くは，おそらく脳血管病変，Alzheimer病病変，白質病変による影響が累積した結果生じるのであろう．それぞれの病変単独では認知症に至らない場合でも，それらが累積することで認知症の発症となる障害の域値を超えるのかもしれない[2]．無症候性のAlzheimer病病変をもつ患者で，脳卒中や白質変化，またはその両方が生じた場合，Alzheimer病の前臨床期が短くなる可能性も考えられる[17,62]．

脳卒中後認知症患者の脳卒中予防

脳卒中後認知症患者は，認知症のない患者に比べ，アスピリンやワルファリンで治療されることが明らかに少ない．脳卒中の二次予防の試験では，通常，明らかな認知症のある患者は除外される．その結果，認知症のある脳卒中患者での適切な脳卒中の二次予防には疑問が残る．認知症患者には，抗凝固療法は推奨されておらず，頸動脈内膜剥離術は治療のリスクが高いと考えられている．しかしながら，このことはまだ証明されていない．したがって，脳卒中予防の試験には，二次エンドポイントとして認知症を含めるべきである．

参考文献

1. Leys D, Henon H, Mackowiak-Cordoliani MA, Pasquier F. Poststroke dementia. Lancet Neurol 2005; 4: 752-759.
2. Pasquier F, Leys D. Why are stroke patients prone to develop dementia? J Neurol 1997; 244: 135-142.
3. Chui HC, Victoroff JI, Margolin D, et al. Criteria for the diagnosis of ischemic vascular dementia proposed by the State of California Alzheimer's Disease Diagnostic and Treatment Centers. Neurology 1992; 42: 473-480.
4. Roman GC, Tatemichi TK, Erkinjuntti T, et al. Vascular dementia: diagnostic criteria for research studies. Report of the NINDS-AIREN International Workshop. Neurology 1993; 43: 250-260.
5. Tatemichi TK, Paik M, Bagiella E, et al. Dementia after stroke is a predictor of long-term survival. Stroke 1994; 25: 1915-1919.
6. Pendlebury ST, Rothwell PM. Prevalence, incidence, and factors associated with pre-stroke and posts-troke dementia: a systematic review and meta-analysis. Lancet Neurol 2009; 8: 1006-1018.
7. Erkinjuntti T, Ostbye T, Steenhuis R, Hachinski V. The effect of different diagnostic criteria on the prevalence of dementia. N Engl J Med 1997; 337: 1667-1674.
8. Cordonnier C, Leys D, Dumont F, et al. What are the causes of pre-existing dementia in patients with intracerebral haemorrhages? Brain 2010; 133: 3281-3289.
9. Hachinski V, Donnan GA, Gorelick PB, et al. Stroke: working toward a prioritized world agenda. Stroke 2010; 41: 1084-1099.
10. Censori B, Manara O, Agostinis C, et al. De-

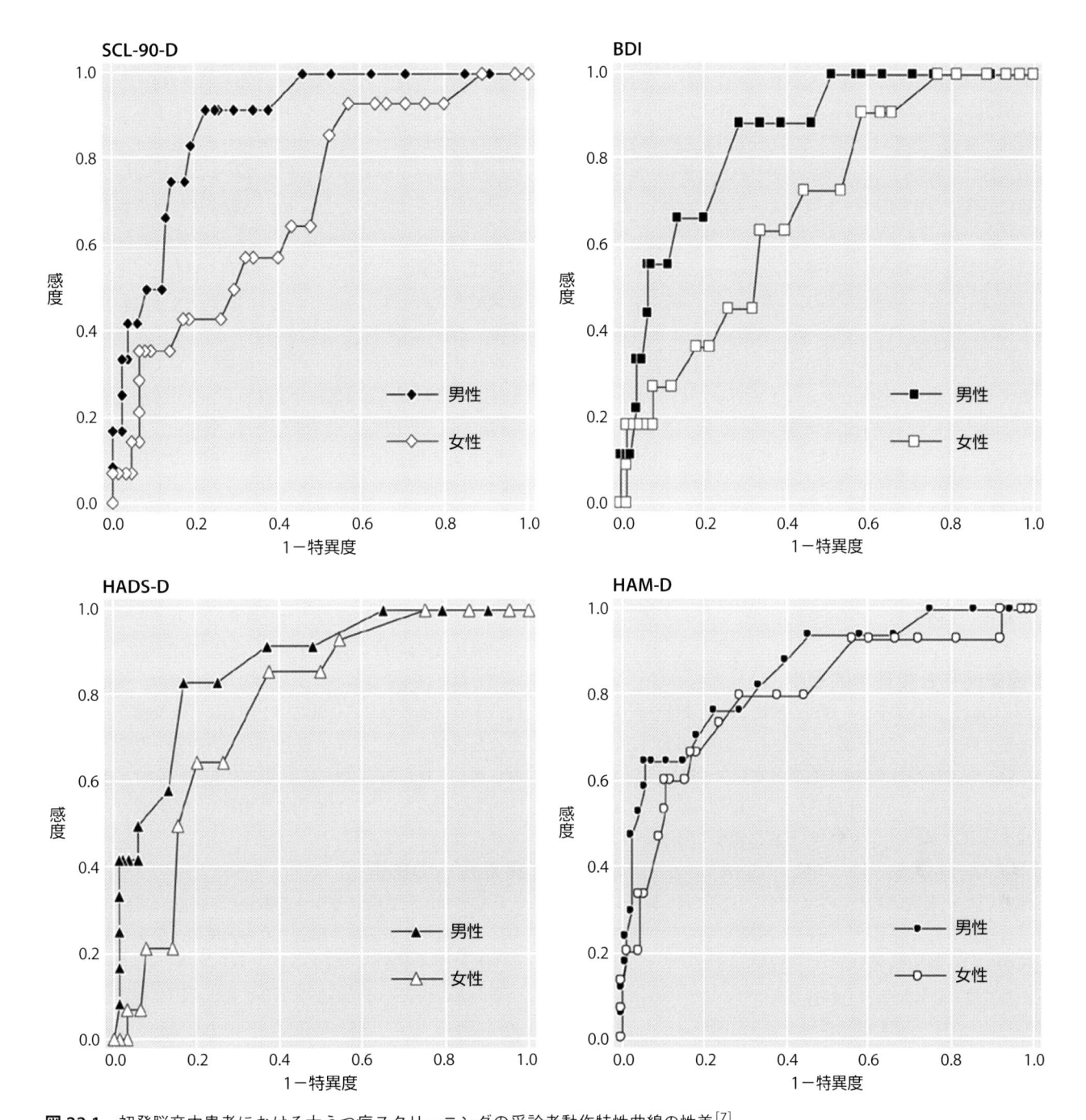

図 22.1 初発脳卒中患者における大うつ病スクリーニングの受診者動作特性曲線の性差[7].
SCL-90-D：depression subscale of the Symptom Checklist-90, BDI：Beck Depression Inventory, HADS-D：depression subscale of the Hospital Anxiety and Depression Scale, HAM-D：Hamilton Depression Rating Scale.

かっている[7]．おそらく女性では，非特異的症状がより多く報告される傾向があるため，感度がより低いと考えられている（図 22.1）．HADS と BDI は，最短で施行することができ，陽性的中率と陰性的中率が同等であることから，臨床的有用性が高い．尺度には，特異な臨床症候群として分類される不安や破局反応の測定も含まれており，これらの詳細は後述する．睡眠パターンの異常，食欲と性欲の低下，自律神経性不安徴候，自覚的アネルギー *anergia* といった自律神経障害にも特別な注意を払うべきである[1]．神経学的機能障害の重症度とうつ徴候の存在の間には明らかな関連はない[8]が，神経学的回復にうつ病が負の影響を与えることはよく認識されている[9-12]．

■ 有病率と危険因子

　脳卒中急性期におけるうつ病の有病率はおおよそ40％（大うつ病20％，小うつ病20％）[5,11]で，慢性期では18～54％の範囲と推定されている[13-15]．有病率の最も高い時期や疾患の進行は，研究によってバラバラである．脳卒中後うつ病は特に脳卒中急性期に頻度が高いように思われ[14]，脳卒中後に治療しないと1～2年持続しうる[5,11,15,16]．小うつ病や気分変調性うつ病 dysthymic depression と比べると，大うつ病はより短い経過を取るようである[17]．脳卒中後うつ病を起こす危険因子としては，教育水準が低いこと，低所得，重度の脳卒中，機能状態が悪いこと，日常生活において介助を要する自己申告の問題があることである[18]．以前から存在する脳萎縮も危険因子と推測されているが，議論のあるところである[8,19,20]．脳卒中後うつ病患者では，精神疾患の既往または家族歴の頻度が高く，個人的あるいは遺伝的な素因の関与が示唆される[5,11,21]．知的障害も気分尺度の変動を説明するかもしれない[21]．これらの多様な危険因子は，脳卒中後のさまざまな時期に起こるうつ病にそれぞれ異なる形で影響していることが考えられる[22]．

■ 病巣局在と生理学的機序

　多くの研究で脳卒中後うつ病が解剖学的関連性をもつことが示唆されているが，疑問が解決されているわけではない．左半球，特に左背外側前頭前皮質と左レンズ核[23]は，うつ病に重要であることが提唱されている[5,11,20]が，Carsonらによるメタアナリシス[23]とそれに続くGainottiらの研究[24]では，片側優位性は示唆されていない．左前頭葉との関連は脳卒中発症後最初の2か月以内にみられるうつ病で一番よく示されている[25]．右半球性脳卒中でうつ病になった患者では，後方病巣で正の関連がみられた[5,11]．白質病変，特にラクナ梗塞よりも白質で高信号の場合には，片側優位性をもたずに，高齢者でのうつ病と関連がみられた[24]．左前頭葉の賦活が正の情動に対して重要な役割を果たしているという電気生理学的エビデンス[26]と，健常ボランティアでの高頻度経頭蓋磁気刺激による前頭前皮質刺激が気分を片側優位に調節したこと[27]は，いまだに限局説を主張する根拠となっている．

　病巣局在を支持する人たちによって考慮されている仮説機序は，右側と左側病変でのうつ病の脆弱性の違いを示唆している[11,28]．PET研究からは，右半球性脳卒中では，5-HT$_2$（セロトニン）受容体の代償的上方調節が起こっている可能性が示されたが，これは左側病巣ではみられない[29]．動物実験でも虚血に対する片側性の生化学的反応が示されている．これは，ヒトでの外傷に対する生物学的反応の左右差を示唆するものであり，これらの見解を支持するものでもある[11]．しかしながら，うつ病を併う皮質下脳卒中患者での側頭辺縁系低灌流の所見もあり，別の機序も示唆される[30]．また，ある報告では，脳卒中患者の約40％に視床下部下垂体副腎系調節異常が起こり，コルチコステロイド高値が急性期の錯乱状態および1か月から1年間持続するうつ病に寄与することが示唆されている[31]．他の生理学的機序も提案されている．RobinsonとBloom[32]により提唱された生体アミン説は，梗塞が上行性モノアミン経路を遮断し，セロトニンとノルアドレナリンの産生が全体的に低下するというものである．それに続く研究では，脳卒中後気分障害は，神経発生，シナプス形成，ニューロン成熟の減少によって起こることが示唆されている．脳由来神経栄養因子 brain-derived neurotrophic factor（BDNF）の産生低下は，脳卒中後うつ病を伴う脳卒中急性期患者でみられる[33]．さらに，IL-1，IL-6，TNF-αといった炎症性サイトカインも脳卒中後うつ病の発症に役割を果たしている[34,35]．最後に，セロトニントランスポーターのプロモーター遺伝子のある多型をもつ患者は，虚血性脳卒中によりうつ病を起こしやすいかもしれない[36]．うつ病と冠動脈疾患とを関係づけるさまざまな機序も示唆されており，これには，たとえば，脂質代謝，カテコールアミンやコルチコイドによる調節，セロトニン性調節の変化，うつ病患者での不整脈につながるような交感神経系の亢進などがある[37]．脳卒中患者で同一の病態生理学的機序がみられることもある．同様に，脳卒中後うつ病は二次性高血圧の発症率が高いことにも関連しているかもしれない[38]．

■ 転帰への影響

　死亡率は，死亡時にうつ病の徴候がなくなっているとしても，うつ病がない脳卒中患者よりも初期のうつ病がある脳卒中患者のほうが高い．脳卒中患者55,000例の研究では，うつ病のある患者ではない患者よりも死亡率の調整オッズ比は30％高かった[39]．別の研究では，大または小うつ病のある脳卒中患者は，うつ病のない患者よりも10年間の経過観察期間中の死亡が3.4倍多かった[40]．自殺率は低く，もしあったとしても，その危険因子は不眠と認知障害である[41]．急性期の負の情動徴候は，治療に反応はしても，在院期間を延長させる原因となりうる[42]．うつ病は日常生活動作（ADL）の反応性低下のリスク増大に関連している[43]．ここで述べたうつ病における転帰への影響は，中枢神経系におけるカテコールアミンを遮断する薬剤が回復を遅らせたという観察に関連するものである．

■ 治療

　ノルトリプチリン，トラゾドン，セロトニン再取り込み阻害薬 serotonin reuptake inhibitor（SSRI）[44,45]は，無作為

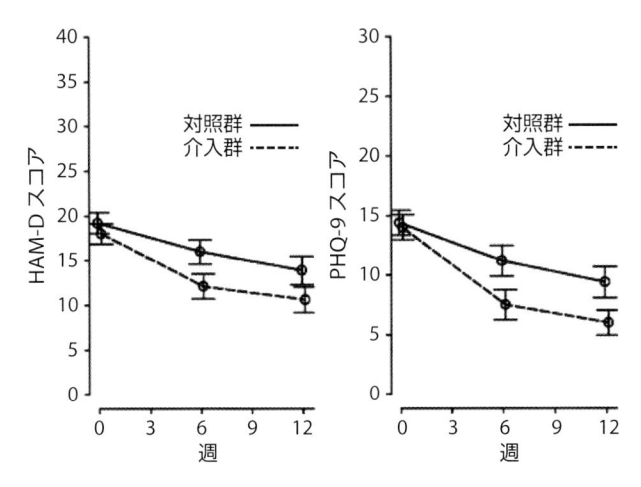

図 22.2 臨床試験期間中の HAM-D（Hamilton Depression Rating Scale）と PHQ-9（Patient Health Questionnaire-9）の平均値変化．6 週後と 12 週後でともに介入群が対照群よりも統計学的に有意に高い改善率を示している（すべて $p \leq 0.001$）．グラフでは，それぞれの時期における各群の平均値と 95％信頼区間を示す．
(Williams et al., 2007[51] より転載)

化プラセボ対照比較試験で脳卒中後うつ病に有効であることが示されている．治療期間は 4～26 週の範囲で，期間の長さと改善の程度は相関する[46]．禁忌と有害事象（起立性低血圧，房室ブロック）の頻度が高いことから，三環系抗うつ薬は脳血管疾患の第 1 選択ではない[47]．SSRI が最もよい選択である[48,49]と考えられているが，fluoxetine 誘発性躁病といった有害事象が脳卒中後うつ病患者で起こりうる[50]．最近の 2 つの無作為化試験からは，併用療法がよい成果をもたらすことが示唆される．Williams らは，薬理学的介入として SSRI を用いた Activate-Initiate-Monitor（AIM）と呼ばれる統合的アプローチを研究した[51]．介入群では，うつ病は有意に減少し（30％ vs. 51％，$p = 0.005$），寛解もより高率であった（図 22.2）．エスシタロプラムと行動療法の併用療法を用いた別の研究では，プラセボ群と比較して脳卒中後うつ病の発症率が低かった（22.4％ vs. 8.5％，調整ハザード比：4.5，95％信頼区間：1.4～3.5，$p < 0.001$）[52]．また，電気痙攣療法が有用である可能性も認められている[47,53]．

治療戦略と有効性は認知状態によっても影響される．いくつかの研究では，脳卒中後うつ病は脳卒中後認知障害と関連していることが示されている[54,55]．Fultz らは，脳卒中 5,646 例のデータを解析し，脳卒中に軽度認知障害を伴う場合には，脳卒中の機能的転帰への影響は最低限であるが，脳卒中に高度認知障害を伴う場合には，脳卒中の機能的転帰への影響は有意であると結論した[56]．しかし，原因と効果を見定めることは難しいと警告している．うつ病は短期記憶喪失としても起こることがあり，またうつ病は脳卒中急性期で広くみられることから，認知障害はうつ病が原因となりうるし，脳卒中の結果でもありうる．SSRI のエスシタロプラムを用いた脳卒中後うつ病の治療は，認知機能にも影響を与えることが最近の研究で示唆されている[57]．さらに，理学療法には神経徴候と認知に正のアドレナリン性効果があると示唆されてきている[58]．失語患者ではうつ病の診断が難しいため，これらの患者は脳卒中後うつ病の多くの治療研究では除外されている．非流暢性失語患者は，流暢性失語患者よりもうつ病の頻度が高いことが示されているが，このことは非流暢性失語とうつ病が病巣局在（左前頭葉）を共有していることと関連しているからかもしれない[5,11]．脳卒中後うつ病で研究されている主要な薬剤を表 22.1 にまとめた[46]．

不安

anxiety

恐怖 *fear* と不安は脳卒中でよくみられる．恐怖は，特別な対象物あるいは状況によって典型的に引き起こされる生理学的喚起 *arousal*（たとえば，心拍数の増加），苦悩 *distress* の口頭での報告（たとえば，心配 *apprehension*, 憂慮 *worry*），顕在行動 *overt behavior*（たとえば，回避 *avoidance*），認知途絶 *cognitive disruption*（たとえば，周囲の起こりうる脅威に対する過剰意識性 *hyperawareness*）が含まれる情動状態である．また，年齢，文化，人種，種を越えた基本的情動である．その機能は脅威に対して生物の活動性を賦活する警報装置としてしばしば記述される[59]．不安は恐怖と同様の情動状態を含んでいるが，肉体的作用はやや弱い．不安には，苦悩と憂慮の感覚，的外れな考えによる注意の不適応な偏移，嫌悪事象が予測もコントロールもできない形で起こるという予感といった特徴がある．また，不安は認知症状とより強く関連するが，内臓症状との関連は弱く，その症候の手がかりは，恐怖と比べると，より広範で移り気なものである[59]．

■ 有病率と危険因子

不安は脳卒中で起こる 2 番目に多い気分障害であり，患者の 3.5～24％にみられる[15,19,20,60-62]．病前の不安を調整した後でも，女性で 2 倍の有病率である[60]．しばしば，うつ病[20]，アルコール依存の既往[61]，脳萎縮[20]を伴う．いくつかの研究によれば，不安とうつ病の合併は左皮質脳卒中で頻度がより高く，うつ病のない不安は主に右半球病変でみられる[20,61]．特にうつ病との相互作用によって[28]，不安は，日常生活動作と社会生活機能の転帰[20]を有意に悪化させる．

表 22.1 主な研究の特徴（脳卒中後うつ病に対する薬物療法の研究における各パラメーター）

出典	場所	患者数 (n)	女性 (%)	平均年齢	薬剤, 用量 (mg/日)	評価	治療期間 (週)	サンプルサイズ概算	無作為化方法	盲検法	脱落数	ITT解析
介入群/対照群												
Lipsey et al. (1984)	米国	14/20	36/35	62/60	ノルトリプチリン, 20〜100	HDRS, ZDS	4	なし	数表	二重盲検	8/34	なし
Ohtomo (1991)	日本	150/135	NR	NR	aniracetam, 600	医師評価	12	なし	NR	二重盲検	NR	なし
Andersen et al. (1994)	デンマーク	33/33	64/58	68/66	citalopram, 10〜20	HDRS, MES	6	なし	NR	二重盲検	7/66	あり
Raffaele (1996)	イタリア	11/11	55/27	70/70	トラゾドン, 300	ZDS, BI	6.5	なし	NR	NR	NR	なし
Robinson (2000)	米国	23/17	26/47	66/67	fluoxetine, 10〜40	HDRS, FIM	12	なし	NR	二重盲検	9/40	あり
Robinson (2000)	米国	16/17	69/47	65/67	ノルトリプチリン, 25〜100	HDRS, FIM	12	なし	NR	二重盲検	7/33	あり
Wiart (2000)	フランス	16/15	44/60	66/69	fluoxetine, 20	MSDRS, FIM	6.5	なし	NR	二重盲検	2/31	あり
Murray (2002)	スウェーデン	62/61	48/56	71/71	セルトラリン, 50〜100	MADRS, EDS, SNSS	26	あり	数表	二重盲検	54/123	あり
Fruehwald (2003)	オーストリア	26/24	54/29	65/64	fluoxetine, 20〜40	HDRS, BDI, SNSS, CGI	12	なし	コンピューター処理	二重盲検	4/50	なし
Rampello (2005)	イタリア	16/15	56/53	78/77	reboxetine, 8	HDRS, BDI	16	なし	コンピューター処理	二重盲検	なし	なし
Choi-Kwon et al. (2006)	韓国	76/76	25/21	58/58	fluoxetine, 20	BDI	12	なし	コンピューター処理	二重盲検	27/152	あり
Chen (2001)	中国	21/20	58/61	61/63	fluoxetine, 20	HDRS, ZDS, BI, SNSS	12	なし	NR	NR	4/41	なし
Hu (2002)	中国	42/30	24/23	61/60	fluoxetine, 20	HDRS, CSS	8	なし	NR	NR	NR	なし
Yang (2002)	中国	64/57	37/44	64/63	パロキセチン, 20	HDRS, BI	16	なし	ランダム化分類	NR	11/121	なし
Chen (2003)	中国	25/32	NR	NR	fluoxetine, 20	HDRS, CSS	24	なし	NR	NR	NR	なし
He (2005)	中国	27/27	48/41	62/63	パロキセチン, 20	HDRS, BI, CSS	6	なし	ランダム化分類	NR	NR	なし
Wang (2005)	中国	54/54	NR	NR	fluoxetine, 20〜40	HDRS, CSS	4	なし	NR	一重盲検	2/108	なし

BDI：Beck Depression Inventory, BI：Barthel Index, CGI：clinical global impression, CSS：Chinese Stroke Scale, EDS：Emotional Distress Scale, FIM：Functional Independence Measure, HDRS：Hamilton Depression Rating Scale, ITT：intent-to-treat, MADRS：Montgomery-Asberg Depression Rating Scale, MES：Melancholia Scale, NR：未報告, SNSS：Scandinavian Neurological Stroke Scale, ZDS：Zung Depression Scale.

(Chen et al., 2006[46] より転載。詳細はこの文献の参考文献を参照)

■ 脳卒中との関係

Lausanne Emotion in Acute Stroke Study[63]の予備データで，急性期心原性脳卒中患者に早期情動障害の特別なパターンがあることが提唱されている．85例のうち，23例（男性：13例，女性：10例，年齢66±17歳，右側病変：10例，左側病変：13例）で心塞栓源があり，15例は中大脳動脈領域梗塞，8例は後方循環の脳卒中であった．急性情動反応として，脱抑制（12例），否認（6例），無関心（7例），顕在性悲嘆（6例），攻撃性（5例）を呈した．質問によって，恐怖（6例），怒り（5例），歓喜（14例），悲嘆（8例）も判明した．3か月間で，12例（52％）に，不安（4例），不安うつ病 anxiodepressive（3例），うつ病（5例）が認められた．無作為な病因による脳卒中55例と比べると，急性期に怒りを表出する率が高く（21％ vs. 12％），3か月後にうつ病を呈する率も高かった（21％ vs. 5％）（図22.3）．それ以外の両群間の差は認められなかった．これらのデータから，心原性塞栓性脳卒中では，脳卒中全体に比べて急性期に怒りを表出することが多いことが示された．これは，怒りのコントロールが難しいといった特別な人格的特徴と関連しているかもしれない．あるいは，このような行動パターンが心原性塞栓によるイベントのリスクであることを示しているのかもしれない．心塞栓性脳卒中患者は，3か月以内の不安ではなく，うつ病の発症率が高かった．このように，脳卒中後情動障害の表出は，脳卒中の病因によって異なるかもしれないし，病前の人格的特徴によっても影響されているかもしれない．

不安は脳卒中の結果ばかりでなく，ストレスと重なることで，遺伝的素因，生物学的成長，性別，学習経験などによる影響を介して，脳卒中の発症を増加させる[64]．未知のストレス源が生理学的喚起を引き起こす．既知の脅威は，肉体的反応の変化とともに，攻撃性，それに対する反応がない場合は攻撃対象の変移，無力感，絶望といった高コストの反応を引き起こす[64]．アルコールや薬物への依存やリスクを負うような行動が，これに対処するための別の選択肢である[64,65]．過覚醒的警戒状態 hypervigilance と関連する基底前脳，前頭頭頂領域，島とともに，扁桃体や海馬がストレス反応に関与している[66]．

脳卒中発症が精神的ストレスに影響される例が，頸動脈疾患患者でみられた[67]．心血管反応性は，困難だがやりがいのある認知課題（Stroop Colour Word Interference Task）での血行力学的変化の測定によって評価された．無治療患者136例の2年間の経過観察で，課題中の収縮期血圧の変化が大きいことは，Doppler超音波検査で測定した頸動脈動脈硬化の進展率の強い予測因子であった[67]．動物では，社会的ストレスと覇権争いにさらされることは冠動脈動脈硬化と関連している[68]．臨床現場での白衣高血圧もこれに似たリス

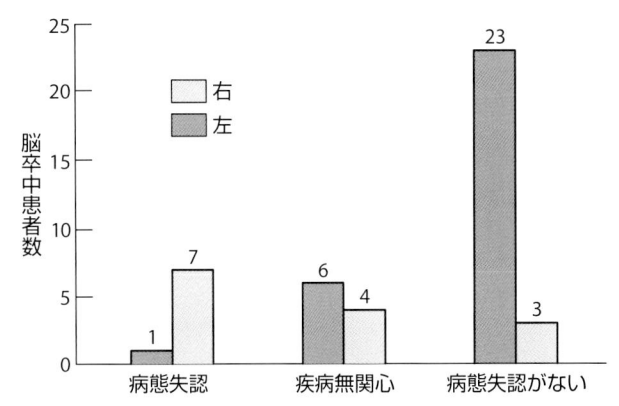

図22.3 脳卒中53例での観察．病態失認が左側脳卒中でもみられた．疾病無関心は左側脳卒中後に頻度がより高かった．
（Ghika-Schmid et al., 1999[63]より転載）

クといえるであろう．ストレスレベルの高い男性では，脳卒中の発症率が有意に高いと報告されている[69]．感情の個人的なそして文化的な多様性が，こうした現象に明らかに重要な役割を果たしているが，ストレスの脳卒中リスクへの影響という一般的な本質は文化を超えたものである．たとえば，Circulatory Risk in Communities Study（CIRCS）で，6,292人の日本人男女における怒り表出と緊張が評価された[70]．反応の最も低い3分位の人に比べると，最も高い3分位の人は，調整ハザード比で2倍脳卒中に，7倍冠動脈心疾患になりやすかった．しかし，オランダの大規模な横断研究では，不安やうつ病と冠動脈疾患との関連は認められたが，脳卒中との関連は認められなかった[71]．不安が特に脳卒中リスクを高めるかどうかについてはさらなる検討が必要である．

■ 治療

脳卒中後不安への治療戦略は，脳卒中後うつ病と同様のものとなる傾向があるが，不安に対する治療データは十分ではない．脳卒中後にうつ病と不安を合併した患者におけるノルトリプチリンの3つの治験をまとめて解析した研究によると，プラセボと比較した薬物治療の効果は，うつ病よりも不安のほうがより早く認められた[72]．

偽性うつ病症候
pseudodepressive manifestation

■ 無為 abulia

無感情 apathy あるいは無為の臨床的特徴には議論があるが，情動平板化，短い遅延した回答，発声不全 hypophonia，運動反応の低下，固定した注視，うつろな表情，保続

perseveration, 病識欠如などが含まれる[73]. 現在では, 診断と経過観察の手段として有用な臨床的尺度が作られている[5]. 無感情は左半球の内包後脚の脳卒中後に頻度が高いことが報告されているが, これはおそらく, 帯状回を含む前大脳動脈領域梗塞が稀なためである[74]. 最近の文献のレビューでは, 前部帯状回, 背内側前頭葉皮質, 尾状核の腹側面の前頭極と, 淡蒼球の前部および腹側部, 視床の背側正中核および髄板内核とを連結する神経ネットワークの遮断が無感情の発症に関与していると示唆されている[75]. ブロモクリプチンやメチルフェニデートといった賦活薬の治療効果が示唆されている[75-77]が, コリン作動性薬剤と併せて無作為化臨床試験による有効性の検証が必要である.

■ 心的自己賦活喪失 loss of psychic self-activation

運動的および情動的な意欲を伴わない, 無感情で, 自発的でなく, 無関心な行動は, 他人によって繰り返し刺激されると, 可逆的となりうる. このような症候は, 淡蒼球あるいは被殻を巻き込む中毒性両側皮質下病変と両側視床梗塞でみられる[78-80]. 最近行われた経頭蓋磁気刺激を用いた心的自己賦活喪失の機序の研究では, 皮質興奮性の低下が認められた (皮質沈黙期とペアパルス刺激に対する皮質間抑制が増加した). この皮質興奮性低下は GABA を介するものと信じられている[81]. ときに, 静脈性疾患に由来する両側視床梗塞による心的自己賦活喪失は, 強迫神経行動 obsessive-compulsive behavior を伴う[82].

■ 病的泣き笑い pathological laughing and crying

病的泣き笑いは, 患者の内的情動とは関連しないという特徴がある. うつ病とは独立して起こる[83]が, この点は議論のあるところである[21]. 責任病巣として両側橋病変が強調されている[49]が, これは明確ではない[83,84]. 特に皮質下の片側病変でも病的泣き笑いは起こりうる. 病的泣き笑いはしばしば遅発性であり[85], 遅発性運動障害と同様の機序が示唆される. SSRI や三環系抗うつ薬で症状の改善が報告されている[49,83]ことは, 脳卒中により脳幹におけるセロトニン性の縫線核とそこからの大脳半球への上行投射が部分的に障害されているという仮説を支持するものである[49,84]. さらに最近の研究では, 脳卒中後情動失禁, 脳卒中後易怒性, 脳卒中後うつ病の 152 例で, fluoxetine は脳卒中後の情動失禁と易怒性を改善させたが, うつ病は改善させなかった[86]. 情動過多 emotionalism は著者によっては好んで用いられる用語であり, 警告なく, また正常なコントロールを失って, 泣き笑いの頻度が上昇することとして定義される[87]. これは, 脳卒中 6 か月後の患者の 20〜25% にみられたと報告されている[87]. 情動不安定 emotional lability は両側大脳半球の前部が障害される脳卒中で主に起こる[88].

■ 躁病 mania

躁病は, 自尊心の高さまたは尊大さ, 睡眠欲求の減少, 注意散漫 distractibility, 観念奔逸 flight of ideas, 困った結果になる可能性が高い快楽的活動に熱中すること(DSM-Ⅳ)といった徴候によって特徴づけられるが, 脳卒中に引き続いて起こることは稀である. Starkstein ら[89]は, 脳卒中急性期の 300 例以上の連続例の中で躁病患者の有病率は 1% であったことを報告した. 脳損傷に引き続く躁病症候群では, 病巣は主に右半球にあり, 視床[19,82,90,91], 右側頭葉[19], 尾状核頭部[62], 両側前頭葉皮質[19,92,93]が巻き込まれていた. 大うつ病と同様に, 無症候性脳梗塞が遅発性躁病の発症に影響を与えうる[94]. 右側頭葉下部を含む代謝低下が, 右尾状核頭部の病巣を有する 2 例の PET 研究で認められ[62], 二次性躁病での右側頭葉下部の間接的役割(遠隔機能障害 diaschisis)の仮説が導かれた. 一次性躁病においても, 右側頭葉血流低下が見いだされている[95]. 脳卒中後躁病は, 精神疾患の家族歴はあるが病前には精神疾患がなかった患者でも報告されている[25,89]. 病前に繰り返す躁病エピソードがある患者では, 右視床梗塞後に持続性の気分高揚 hyperthymia を伴う劇的な症状変化が報告されている[96]. うつ病と躁病のそれぞれの機序は, 前者が左半球前部病変と, 後者が右半球病変と関連しており, セロトニン作動薬による神経調節と $5-HT_2$ 受容体適応機序が両側半球で異なることに関連していると考えられている[97]. 二次性気分障害を伴う右側病変患者での精神疾患の家族歴陽性は, これらの患者に遺伝的素因があることを示唆する[25]. リチウムは二次性躁病患者の治療に有効であるが, 付随する有害作用の報告もあるため, しばしばその使用が制限される[98]. 抗痙攣薬が代替治療として有効な可能性がある. たとえば, バルプロ酸は, 二次性躁病患者のオープンラベル研究で, 有効性と忍容性が示されている[98]. リスペリドンとバルプロ酸の併用療法も報告されている[99]. 二次性躁病の治療における気分安定薬の有効性と忍容性を検証するためには, さらなる比較試験が必要である.

■ 攻撃性炸裂 aggressive burst

攻撃性の炸裂は, 脳卒中後に, 叫喚や暴力といった行動を伴って起こる[100]. これらの行動は, Hamilton スコア高値と認知機能障害の強い患者で起こりやすいようである[100]. また, 左半球性脳卒中後に起こる頻度がより高い[100].

■ 脳卒中後精神病 poststroke psychosis

幻覚 hallucination や偏執的な妄想 paranoid delusion は高齢者でより頻度が高く，症例の50％では精神病の既往または家族歴がある[5]．脳実質に対する脳室の比率がこれらの患者ではしばしば低下しており，皮質下萎縮が示唆される[5]．原因となる脳卒中は右半球の頭頂側頭葉，後頭葉，前頭葉，皮質下，あるいは橋で起こる[5,101,102]．精神科医にコンサルトした場合，治療としては一般に，リスペリドン，クエチアピン，オランザピンといった非定型抗精神病薬が推奨される．他の原因による精神病とは経過が異なることから，頻回の経過観察が必要である[102]．

■ 否認 denial，病態失認 anosognosia

急性期の否認は緊急処置を妨げ，引き続く行動状態に影響する．前方循環（32例）と後方循環（21例）の脳卒中53例（右側病変：17例，左側病変：33例，両側病変：3例）の前向き研究によれば，否認は遅発性脳卒中後うつ病と不安のマーカーとみなされうる[63]．さらに，片麻痺の否認患者では，しばしばリハビリテーションを受けることを渋り，歩行に杖を使用することを拒否することもある[103,104]．しかし，管理のうえで重大な影響があるにもかかわらず，脳卒中患者の自覚的経験についてはほとんど知られていない．Brodal[105]は，右内包とその周囲の梗塞に続く運動片麻痺，構音障害，書字変更についての自身の経験に基づく詳細な内省 self observation から，「情動表出の失禁」や「もはや以前と同じようにできないことに対するつらい自覚」に言及している．Auguste Forel など数人の歴史的な脳卒中患者により，患者の自己評価の潜在的な重要性が指摘されているが，脳卒中での自覚的経験の研究は例外的である[104,106,107]．特に，脳卒中急性期において，見落とされてきた自覚的経験の影響を評価するための，系統的な前向き研究が必要である．

初期の報告以降，病態失認と否認という用語は区別しないで使われてきたが，片麻痺や半盲で最初に認識された病態失認よりもより広い概念を強調する「否認」を好む研究者もいる[103]．否認は，観察者が患者の行動を解釈した際の，相互作用に基づいた用語である．問診の型が否認の重症度に影響する[103]．また，病態失認を定量化するための尺度が提唱されている[103]．その一方で，さまざまな病態がしばしば否認あるいは病態失認という用語にひとまとめにされているが，それぞれを区別して考えるべきである．患者自身の病態の評価と観察された行動を分けるために，病態失認や疾病無関心 anosodiaphoria は質問に対する患者自身の障害の評価を表す際に用い，否認反応は検者によって観察される活動（たとえば，片麻痺にもかかわらず立とうとする）を記述するのに用いるべきである．さらに，情動状態（喜び，悲嘆，怒り，恐怖）の自覚的経験は，患者自身の評価に従って決定すべきことを強調しておく．

否認の急性行動徴候がみられるのは，脳卒中急性期患者の41％にのぼり，低い教育水準，無視，認知障害と関連しているようである[108]．これらは男性患者でよくみられる[109]．

気分，情動知覚，情動表出

脳卒中患者における情動能力 emotional aptitude と，気分障害や認知障害との関連はほとんど研究されていない[110]．情動性失韻律 emotional aprosody は脳卒中後うつ病と必ずしも関連するわけではなく[110]，脳卒中後無感情の必要条件でもない．動物実験では，扁桃体と海馬の情動機能は扁桃体海馬相互連結を通じて中継されていることが示唆される[111]．後天的な情動表出と理解（韻律，感情的な表情，語彙的情動表出）の障害における右半球の決定的な役割が多くの研究で示唆されている[112-117]が，議論あるところでもある[118]．基底核の役割を強調している研究者もいる[119]．両側海馬出血のため言語表現での恐怖の認識が障害されている患者でみられた Wechsler 記憶尺度での視空間的 IQ（70点）の言語性 IQ（54点）に対する優位性は，右側機能障害の優位性を示唆するものではない[1]．感情的な表情をタキストスコープで提示し，右半球と左半球の変化を測定したデータも，右半球がすべての情動行動に唯一関与しているという見方に異議を唱えるものであった[26]．Klüver-Bucy 症候群（両側側頭葉が切除されたアカゲザルで最初に記述された，すべての物体を口に運ぶ傾向，怒りと恐怖反応の欠如，性的活動性亢進）においては，精神盲 psychic blindness と呼ばれる興味深い所見が認められる．両側側頭葉の脳卒中後に持続性 Klüver-Bucy 症候群を発症する例が稀に報告されており（図22.4）[120]．親近感といった表情認知のある面においては，側頭正中領域の統合が必要であることが示唆される．これは，表情表現の認知にかかわるネットワークとは別のものであるかもしれず，右紡錘状回の機能に特異的な関連があるかもしれない．

総括と結論

急性期の限局的な脳病巣を伴う患者の研究から，左前頭葉前部，背外側前頭前皮質，白質が，うつ病に重要であると示唆されている[5,20,62,121]．これらの所見は常に再現されるわけではなく[121,122]，うつ病の原因となる病変部位についてのいかなる説も否認する研究者もいる[23,24,123]．二次性躁病においては，病変部位は主に右半球である[5,90,91]が，無関心，不安，破局反応，病的泣き笑いといった，脳卒中後に

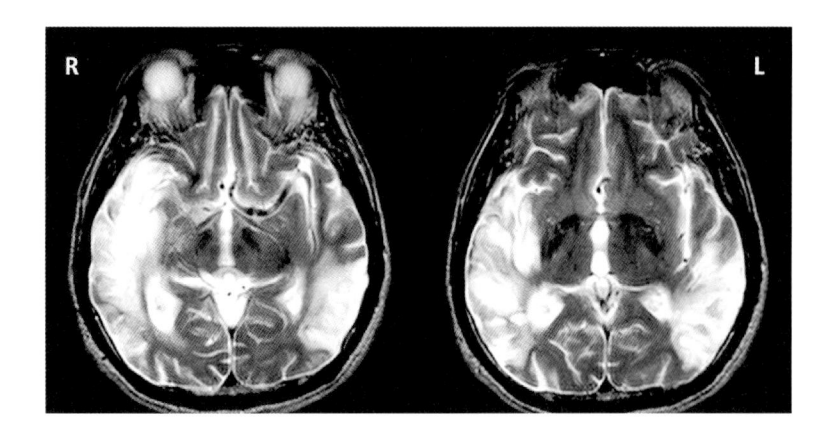

図22.4 両側側頭葉梗塞によってKlüver-Bucy症候群を呈した50歳男性のT2強調水平断像．右扁桃体が障害されている．
(Chou et al., 2008[120] より転載)

遭遇しうる病態の臨床的局所解剖学的な可能性についてのコンセンサスはいまだにない．データを比較する際に重要な方法論的問題と困難が，文献間の食い違いの一部を確実に説明する．精神科的診断は常に標準的な診断基準（DSM-Ⅳ）に則ってなされるわけではない．気分障害の有病率と関連は経過とともに変化するため，急性期あるいは慢性期のみを考慮した研究は正しいものではないかもしれない[5]．失語患者の精神科的評価は，睡眠や食事摂取といった行動変化を通して行われるが，それだけですべてを正しく評価できるわけではない[114]．こうした患者を研究対象から除外することはバイアスを生む．脳卒中の既往や多発性病巣を有する患者を含んだ研究は，臨床と局所解剖学的情報を関連づけようとする際に項目の混乱を生み出す[5,11,62]．さらに，脳卒中の亜型分類と病巣局在はさまざまであるにもかかわらず，しばしば過度に単純化されているため，研究を再現することがきわめて難しい場合がある．これらの点を明らかにするためには，大規模な患者群におけるMRI拡散トラクトグラフィーと機能的画像を用いて血管病変と構造連結を詳細に結びつける研究が必要である．脳卒中時および直後の気分変化に関する系統的研究はいまだに不十分である．しかし，早期の気分変調は後期の機能転帰の有用なマーカーとなりうる．また，CES-D，HADS，BDIといった適切にデザインされた尺度により，早期情動反応の定量化が可能となった．大規模な系統的研究は，急性情動行動を描写でき，晩発性の情動障害の発症のマーカーとなりうる．

動物実験からは，海馬と視床下部のグルタミン酸に対する反応性のストレス誘発性の生物学的調整が精神機能に決定的な役割を果たしていることが示唆されている[124]．ヒトにおいては，髄液中のセロトニン代謝物〔5-ヒドロキシインドール酢酸（5-HIAA）〕の選択的減少が，脳卒中後にうつ病のない患者では認められず，うつ病患者で認められたことは，脳卒中後うつ病のセロトニン性機序の仮説を支持するものである[125]．驚くことではないが，セロトニン系経路を介する薬物での治療が最も有効である．系統的研究で脳卒中の注意深いモニタリングとモノアミン代謝物および神経興奮性アミノ酸の測定を行うことにより，脳卒中後気分障害の生物学的機序のさらなる理解が得られるかもしれない．

結論として，初期の脳卒中研究では，うつ病における左半球前部の役割や，躁病における右半球の優位な役割といった，脳卒中後気分障害の解剖学的な基礎の詳細が明らかにされてきたが，最近の研究では，病態生理学，遺伝的素因とその調節，行動学的症候群を規定する社会的医学的危険因子の役割に焦点があてられている．部位間の構造連結の臨床的局所解剖学的関連を明らかにし，さらにそれぞれの情動行動のパターンに関連する社会的不利の予測因子を同定するためには，さらなる研究が必要である．

参考文献

1. Ghika-Schmid F, Bogousslavsky J. Affective disorders following stroke. Eur Neurol 1997; 38: 75-81.
2. Sagen U, Vik TG, Moum T, et al. Screening for anxiety and depression after stroke: comparison of the hospital anxiety and depression scale and the Montgomery and Asberg depression rating scale. J Psychosom Res 2009; 67: 325-332.
3. Grotta J, Bratina P. Subjective experiences of 24 patients dramatically recovering from stroke. Stroke 1995; 26: 1285-1288.
4. Starkstein SE, Robinson RG. Affective disorders and cerebral vascular disease. Br J Psychiatry 1989; 154: 170-182.
5. Starkstein SE. Mood Disorders after Stroke. In: Grinsberg M, Bogousslavsky J, eds. Cerebrovascular Disease. Cambridge: Blackwell Science, 1998.
6. Gainotti G, Azzoni A, Gasparini F, Marra C, Razzano C. Relation of lesion location to verbal and nonverbal mood measures in stroke patients. Stroke 1997; 28: 2145-2149.
7. Aben I, Verhey F, Lousberg R, Lodder J, Honig A. Validity of the Beck depression inventory, hospital anxiety and depression scale, SCL-90, and Hamilton depression rating scale as screening instruments for depression in stroke patients. Psychosomatics 2002; 43: 386-393.

8. Herrmann M, Bartels C, Schumacher M, Wallesch CW. Poststroke depression. Is there a pathoanatomic correlate for depression in the postacute stage of stroke? Stroke 1995; 26: 850–856.
9. Morris PL, Raphael B, Robinson RG. Clinical depression is associated with impaired recovery from stroke. Med J Aust 1992; 157: 239–242.
10. Willey JZ, Disla N, Moon YP, et al. Early depressed mood after stroke predicts long-term disability: the Northern Manhattan Stroke Study (NOMASS). Stroke 2010; 41: 1896–1900.
11. Starkstein SE, Robinson RG. Depression following cerebrovascular lesions. Semin Neurol 1990; 10: 247–253.
12. Parikh RM, Robinson RG, Lipsey JR, et al. The impact of poststroke depression on recovery in activities of daily living over a 2-year follow-up. Arch Neurol 1990; 47: 785–789.
13. Lenzi GL, Altieri M, Maestrini I,. Post-stroke depression. Rev Neurol 2008; 164: 837–840.
14. De Wit L, Putman K, Baert I, et al. Anxiety and depression in the first six months after stroke. A longitudinal multicentre study. Disabil Rehabil 2008; 30: 1858–1866.
15. Burvill PW, Johnson GA, Jamrozik KD, et al. Prevalence of depression after stroke: the Perth Community Stroke Study. Br J Psychiatry 1995; 166: 320–327.
16. House A, Dennis M, Warlow C, et al. Mood disorders in the year after first stroke. Br J Psychiatry 1991; 158: 83–92.
17. Robinson RG, Bolduc PL, Price TR. Two-year longitudinal study of poststroke mood disorders: diagnosis and outcome at one and two years. Stroke 1987; 18: 837–843.
18. Sienkiewicz-Jarosz H, Milewska D, Bochynska A, et al. Predictors of depressive symptoms in patients with stroke – a three-month follow-up. Neurol Neurochir Pol 2010; 44: 13–20.
19. Starkstein SE, Robinson RG, Price TR. Comparison of patients with and without poststroke major depression matched for size and location of lesion. Arch Gen Psychiatry 1988; 45: 247–252.
20. Astrom M. Generalized anxiety disorder in stroke patients. A 3-year longitudinal study. Stroke 1996; 27: 270–275.
21. Andersen G, Vestergaard K, Ingemann-Nielsen M, Lauritzen L. Risk factors for post-stroke depression. Acta Psychiatr Scand 1995; 92: 193–198.
22. Nishiyama Y, Komaba Y, Ueda M, et al. Early depressive symptoms after ischemic stroke are associated with a left lenticulocapsular area lesion. J Stroke Cerebrovasc Dis 2010; 19: 184–189.
23. Carson AJ, MacHale S, Allen K, et al. Depression after stroke and lesion location: a systematic review. Lancet 2000; 356: 122–126.
24. Gainotti G, Antonucci G, Marra C, Paolucci S. Relation between depression after stroke, antidepressant therapy, and functional recovery. J NeurolNeurosurg Psychiatry 2001; 71: 258–261.
25. Robinson RG, Boston JD, Starkstein SE, Price TR. Comparison of mania and depression after brain injury: causal factors. Am J Psychiatry 1988; 145: 172–178.
26. Davidson RJ, Mednick D, Moss E, Saron C, Schaffer CE. Ratings of emotion in faces are influenced by the visual field to which stimuli are presented. Brain Cogn 1987; 6: 403–411.
27. Pascual-Leone A, Catala MD, Pascual-Leone PA. Lateralized effect of rapid-rate transcranial magnetic stimulation of the prefrontal cortex on mood. Neurology 1996; 46: 499–502.
28. Shimoda K, Robinson RG. Effects of anxiety disorder on impairment and recovery from stroke. J Neuropsychiatry Clin Neurosci 1998; 10: 34–40.
29. Mayberg HS, Robinson RG, Wong DF, et al. PET imaging of cortical S2 serotonin receptors after stroke: lateralized changes and relationship to depression. Am J Psychiatry 1988; 145: 937–943.
30. Grasso MG, Pantano P, Ricci M, et al. Mesial temporal cortex hypoperfusion is associated with depression in subcortical stroke. Stroke 1994; 25: 980–985.
31. Mitchell AJ. Clinical implications of poststroke hypothalamo-pituitary adrenal axis dysfunction: a critical literature review. J Stroke Cerebrovasc Dis 1997; 6: 377–388.
32. Robinson RG, Bloom FE. Pharmacological treatment following experimental cerebral infarction: implications for understanding psychological symptoms of human stroke. Bioll Psychiatry 1977; 12: 669–680.
33. Yang L, Zhang Z, Sun D, et al. Low serum BDNF may indicate the development of PSD in patients with acute ischemic stroke. Int J Geriatr Psychiatry 2010; 26: 495–502.
34. Anisman H, Merali Z. Cytokines, stress and depressive illness: brain-immune interactions. Ann Med 2003; 35: 2–11.
35. Anisman H, Merali Z, Poulter MO, Hayley S. Cytokines as a precipitant of depressive illness: animal and human studies. Curr Pharm Des 2005; 11: 963–972.
36. Ramasubbu R, Tobias R, Buchan AM, Bech-Hansen NT. Serotonin transporter gene promoter region polymorphism associated with poststroke major depression. J Neuropsychiatry Clin Neurosci 2006; 18: 96–99.
37. Wassertheil-Smoller S, Applegate WB, Berge K, et al. Change in depression as a precursor of cardiovascular events. SHEP Cooperative Research Group (Systolic Hypertension in the elderly). Arch Intern Med 1996; 156: 553–561.
38. Jonas BS, Franks P, Ingram DD. Are symptoms of anxiety and depression risk factors for hypertension? Longitudinal evidence from the National Health and Nutrition Examination Survey I Epidemiologic Follow-up Study. Arch Fam Med 1997; 6: 43–49.
39. Williams LS, Ghose SS, Swindle RW. Depression and other mental health diagnoses increase mortality risk after ischemic stroke. Am J Psychiatry 2004; 161: 1090–1095.
40. Morris PL, Robinson RG, Andrzejewski P, Samuels J, Price TR. Association of depression with 10-year poststroke mortality. Am J Psychiatry 1993; 150: 124–129.
41. Kishi Y, Kosier JT, Robinson RG. Suicidal plans in patients with acute stroke. J Nerv Ment Dis 1996; 184: 274–280.
42. Galynker I, Prikhojan A, Phillips E, et al. Negative symptoms in stroke patients and length of hospital stay. J Nerv Ment Dis 1997; 185: 616–621.
43. Paolucci S, Antonucci G, Pratesi L, et al. Functional outcome in stroke inpatient rehabilitation: predicting no, low and high response patients. Cerebrovasc Dis 1998; 8: 228–234.
44. Hackett ML, Yang M, Anderson CS, Horrocks JA, House A. Pharmaceutical interventions for emotionalism after stroke. Cochrane Database Syst Rev 2010; 2: CD003690.
45. Lipsey JR, Robinson RG, Pearlson GD, Rao K, Price TR. Nortriptyline treatment of post-stroke depression: a double-blind study. Lancet 1984; 1: 297–300.
46. Chen Y, Guo JJ, Zhan S, Patel NC. Treatment effects of antidepressants in patients with post-stroke depression: a meta-analysis. Ann Pharmacother 2006; 40: 2115–2122.
47. Gustafson Y, Nilsson I, Mattsson M, Astrom M, Bucht G. Epidemiology and treatment of post-stroke depression. Drugs Aging 1995; 7: 298–309.
48. Reding MJ, Orto LA, Winter SW, et al. Antidepressant therapy after stroke. A double-blind trial. Arch Neurol 1986; 43: 763–765.
49. Andersen G, Ingeman-Nielsen M, Verstergaard K, Riis JO. Pathoanatomic correlation between poststroke pathological crying and damage to brain areas involved in serotonergic neurotransmission. Stroke 1994; 25: 1050–1052.
50. Berthier ML, Kulisevsky J. Fluoxetine-induced mania in a patient with post-stroke depression. Br J Psychiatry 1993; 163: 698–699.
51. Williams LS, Kroenke K, Bakas T, et al. Care management of poststroke depression: a randomized, controlled trial. Stroke 2007; 38: 998–1003.
52. Robinson RG, Jorge RE, Moser DJ, et al. Escitalopram and problem-solving therapy for prevention of poststroke depression: a randomized controlled trial. JAMA 2008; 299: 2391–2400.
53. Currier MB, Murray GB, Welch CC. Electroconvulsive therapy for post-stroke depressed geriatric patients. J Neuropsychiatry Clin Neurosci 1992; 4: 140–144.
54. Jaillard A, Grand S, Le Bas JF, Hommel M. Predicting cognitive dysfunctioning in nondemented patients early after stroke. Cerebrovasc Dis 2010; 29: 415–423.
55. Iacoboni M, Padovani A, Di Piero V, Lenzi GL. Post-stroke depression: relationships with morphological damage and cognition over time. Ital J Neurol Sci 1995; 16: 209–216.
56. Fultz NH, Ofstedal MB, Herzog AR, Wallace RB. Additive and interactive effects of comorbid physical and mental conditions on functional

57. Jorge RE, Acion L, Moser D, Adams HP Jr, Robinson RG. Escitalopram and enhancement of cognitive recovery following stroke. Arch Gen Psychiatry 2010; 67: 187-196.
58. Feeney DM. From laboratory to clinic: noradrenergic enhancement of physical therapy for stroke or trauma patients. Adv Neurol 1997; 73: 383-394.
59. McNeil DW, Turk CL, Reis BJ. Anxiety and fear. In: Ramachandran VS, ed. Encyclopedia of Human Behavior. New York, NY: Academic Press, 1994; 151-163.
60. Burvill PW, Johnson GA, Jamrozik KD, et al. Anxiety disorders after stroke: results from the Perth Community Stroke Study. Br J Psychiatry 1995; 166: 328-332.
61. Castillo CS, Starkstein SE, Fedoroff JP, Price TR, Robinson RG. Generalized anxiety disorder after stroke. J Nerv Ment Dis 1993; 181: 100-106.
62. Starkstein SE, Cohen BS, Fedoroff P, et al. Relationship between anxiety disorders and depressive disorders in patients with cerebrovascular injury. Arch Gen Psychiatry 1990; 47: 246-251.
63. Ghika-Schmid F, van Melle G, Guex P, Bogousslavsky J. Subjective experience and behavior in acute stroke: the Lausanne Emotion in Acute Stroke Study. Neurology 1999; 52: 22-28.
64. McEwen B. Stressful experience, brain and emotions: development genetic and hormonal influences. In: The Cognitive Neurosciences. Gazzaniga MS, ed. Cambridge, MA: MIT Press, 1996; 1117-1135.
65. Sher KJ. Stress response dampening. In: Psychological Theories of Drinking and Alcoholism. Bland HT, Leonard KE, eds. New York, NY: Guilford, 1987; 227-271.
66. Alvarez RP, Chen G, Bodurka J, Kaplan R, Grillon C. Phasic and sustained fear in humans elicits distinct patterns of brain activity. Neuroimage 2011; 55: 389-400.
67. Barnett PA, Spence D, Maruck SB, Jennings JR. Psychological stress and the progression of carotid artery disease. J Hypertens 1997; 15: 49-55.
68. Spence JD. Cerebral consequences of hypertension: where do they lead? J Hypertens 1996; 14: S139-S145.
69. Harmsen P, Rosengren A, Tsipogianni A, Wilhelmsen L. Risk factors for stroke in middle-aged men in Goteborg, Sweden. Stroke 1990; 21: 223-229.
70. Ohira T. Psychological distress and cardiovascular disease: the Circulatory Risk in Communities Study (CIRCS). J Epidemiol 2010; 20: 185-191.
71. Vogelzangs N, Seldenrijk A, Beekman AT, et al. Cardiovascular disease in persons with depressive and anxiety disorders. J Affect Disord 2010; 125: 241-248.
72. Kimura M, Tateno A, Robinson RG. Treatment of poststroke generalized anxiety disorder comorbid with poststroke depression: merged analysis of nortriptyline trials. Am J Geriatr Psychiatry 2003; 11: 320-327.
73. Fisher CM. Honored guest presentation: abulia minor vs. agitated behavior. Clin Neurosurg 1983; 31: 9-31.
74. Starkstein SE, Fedoroff JP, Price TR, Leiguarda R, Robinson RG. Apathy following cerebrovascular lesions. Stroke 1993; 24: 1625-1630.
75. Jorge RE, Starkstein SE, Robinson RG. Apathy following stroke. Can J Psychiatry 2010; 55: 350-354.
76. Watanabe MD, Martin EM, DeLeon OA, et al. Successful methylphenidate treatment of apathy after subcortical infarcts. J Neuropsychiatry Clin Neurosci 1995; 7: 502-504.
77. Muller U, von Cramon DY. The therapeutic potential of bromocriptine in neuropsychological rehabilitation of patients with acquired brain damage. Prog Neuropsychopharmacol Biol Psychiatry 1994; 18: 1103-1120.
78. Engelborghs S, Marien P, Pickut BA, Verstraeten S, De Deyn PP. Loss of psychic self-activation after paramedian bithalamic infarction. Stroke 2000; 31: 1762-1765.
79. Laplane D. La Perte d'auto activation pyschique. Rev Neurol 1990; 146: 397-404.
80. Bogousslavsky J, Regli F, Delaloye B, et al. Loss of psychic self-activation with bithalamic infarction. Neurobehavioural, CT, MRI and SPECT correlates. Acta Neurol Scand 1991; 83: 309-316.
81. Nardone R, Bergmann J, Kronbichler M, et al. Functional involvement of the cerebral cortex following paramedian bithalamic infarction. Neurocase 2010; 16: 286-292.
82. Bogousslavsky J, Regli F, Uske A. Thalamic infarcts: clinical syndromes, etiology, and prognosis. Neurology 1988; 38: 837-848.
83. Robinson RG, Parikh RM, Lipsey JR, Starkstein SE, Price TR. Pathological laughing and crying following stroke: validation of a measurement scale and a double-blind treatment study. Am J Psychiatry 1993; 150: 286-293.
84. Derex L, Ostrowsky K, Nighoghossian N, Trouillas, P. Severe pathological crying after left anterior choroidal artery infarct. Reversibility with paroxetine treatment. Stroke 1997; 28: 1464-1466.
85. Berthier ML, Kulisevsky J, Gironell A, Fernandez Benitez JA. Poststroke bipolar affective disorder: clinical subtypes, concurrent movement disorders, and anatomical correlates. J Neuropsychiatry Clin Neurosci 1996; 8: 160-167.
86. Choi-Kwon S, Han SW, Kwon SU, et al. Fluoxetine treatment in poststroke depression, emotional incontinence, and anger proneness: a double-blind, placebo-controlled study. Stroke 2006; 37: 156-161.
87. Calvert T, Knapp P, House A. Psychological associations with emotionalism after stroke. J Neurol Neurosurg Psychiatry 1998; 65: 928-929.
88. Morris PL, Robinson RG, Raphael B. Emotional lability after stroke. Aust N Z J Psychiatry 1993; 27: 601-605.
89. Starkstein SE, Pearlson GD, Boston J, Robinson RG. Mania after brain injury. A controlled study of causative factors. Arch Neurol 1987; 44: 1069-1073.
90. Bogousslavsky J, Ferrazzini M, Regli F, et al. Manic-like delirium and frontal-like syndrome with paramedian infarction of the right thalamus. J Neurol Neurosurg Psychiatry 1988; 51: 116-119.
91. Cummings JL, Mendez MF. Secondary mania with focal cerebrovascular lesions. Am J Psychiatry 1984; 141: 1084-1087.
92. Starkstein SE, Robinson RG, Berthier ML, Price TR. Depressive disorders following posterior circulation as compared with middle cerebral artery infarcts. Brain 1988; 111: 375-387.
93. Starkstein SE, Boston JD, Robinson RG. Mechanisms of mania after brain injury. 12 case reports and review of the literature. J Nerv Ment Dis 1988; 176: 87-100.
94. Fujikawa T, Yamawaki S, Touhouda Y. Silent cerebral infarctions in patients with late-onset mania. Stroke 1995; 26: 946-949.
95. Migliorelli R, Starkstein SE, Teson A, et al. SPECT findings in patients with primary mania. J Neuropsychiatry Clin Neurosci 1993; 5: 379-383.
96. Vuilleumier P, Ghika-Schmid F, Bogousslavsky J, Assal G, Regli F. Persistent recurrence of hypomania and prosopoaffective agnosia in a patient with right thalamic infarct. Neuropsychiatry Neuropsychol Behav Neurol 1998; 11: 40-44.
97. Starkstein SE, Mayberg HS, Berthier ML, et al. Mania after brain injury: neuroradiological and metabolic findings. Ann Neurol 1990; 27: 652-659.
98. Evans DL, Byerly MJ, Greer RA. Secondary mania: diagnosis and treatment. J Clin Psychiatry 1995; 56: S31-S37.
99. Dervaux A, Levasseur M. Risperidone and valproate for mania following stroke. J Neuropsychiatry Clin Neurosci 2008; 20: 247.
100. Paradiso S, Robinson RG, Arndt S. Self-reported aggressive behavior in patients with stroke. J Nerv Ment Dis 1996; 184: 746-753.
101. Kim JS, Lee JH, Joo HI, Myoung CL. Syndromes of pontine base infarction. A clinical-radiological correlation study. Stroke 1995; 26: 950-955.
102. Bourgeois JA, Hilty DM, Chang CH, Wineinger MA, Servis ME. Poststroke neuropsychiatric illness: an integrated approach to diagnosis and management. Curr Treat Options Neurol 2004; 6: 403-420.
103. Prigatano GP, Schacter DL. Awareness of Deficit after Brain Injury: Clinical and Theoretical Issues. New York, NY: Oxford University Press, 1991.
104. Ullman M, Ashenhurst EM, Hurwitz LJ, Gruen A. Motivational and structural factors in the denial of hemiplegia. Arch Neurol 1960; 3: 306-318.
105. Brodal A. Self-observations and neuro-anatomical considerations after a stroke. Brain 1973; 96:

675-694.

106. Ullman M, Gruen A. Behavioral changes in patients with strokes. Am J Psychiatry 1961; 117: 1004-1009.

107. Alajouanine T, Lhermitte F. Essai d'introspection del l'aphasie. Rev Neurol 1964; 110: 609-621.

108. Santos CO, Caeiro L, Ferro JM, Albuquerque R, Figueira ML. Denial in the first days of acute stroke. J Neurol 2006; 253: 1016-1023.

109. Aybek S, Carota A, Ghika-Schmid F, et al. Emotional behavior in acute stroke: the Lausanne Emotion in Stroke Study. Cogn Behav Neurol 2005; 18: 37-44.

110. Starkstein SE, Federoff JP, Price TR, Leiguarda RC, Robinson RG. Neuropsychological and neuroradiologic correlates of emotional prosody comprehension. Neurology 1994; 44: 515-522.

111. Aggleton JP. A description of the amygdalo-hippocampal interconnections in the macaque monkey. Exp Brain Res 1986; 64: 515-526.

112. Heilman KM, Scholes R, Watson RT. Auditory affective agnosia. Disturbed comprehension of affective speech. J Neurol Neurosurg Psychiatry 1975; 38: 69-72.

113. Ross ED, Mesulam MM. Dominant language functions of the right hemisphere? Prosody and emotional gesturing. Arch Neurol 1979; 36: 144-148.

114. Ross ED, Rush AJ. Diagnosis and neuroanatomical correlates of depression in brain-damaged patients. Implications for a neurology of depression. Arch Gen Psychiatry 1981; 38: 1344-1354.

115. DeKosky ST, Heilman K, Bowers D, Valenstein E. Recognition and discrimination of emotional faces and pictures. Brain Lang 1980; 9: 206-214.

116. Borod JC, Andelman F, Obler LK, Tweedy JR, Welkowitz J. Right hemisphere specialization for the identification of emotional words and sentences: evidence from stroke patients. Neuropsychologia 1992; 30: 827-844.

117. Ahern GL, Schomer DL, Kleefield J, et al. Right hemisphere advantage for evaluating emotional facial expressions. Cortex 1991; 27: 193-202.

118. Stone VE, Nisenson L, Eliassen JC, Gazzaniga MS. Left hemisphere representations of emotional facial expressions. Neuropsychologia 1996; 34: 23-29.

119. Cancelliere AE, Kertesz A. Lesion localization in acquired deficits of emotional expression and comprehension. Brain Cogn 1990; 13: 133-147.

120. Chou CL, Lin YJ, Sheu YL, Lin CJ, Hseuh IH. Persistent Kluver-Bucy syndrome after bilateral temporal lobe infarction. Acta Neurol Taiwan 2008; 17: 199-202.

121. Bogousslavsky J. Frontal stroke syndromes. Eur Neurol 1994; 34: 306-315.

122. House A, Dennis M, Warlow C, Hawton K, Molyneux A. Mood disorders after stroke and their relation to lesion location. A CT scan study. Brain 1990; 113: 1113-1129.

123. Burvill PW, Johnson GA, Chakera TMH, et al. The place of site of lesion in the etiology of poststroke depression. Cerebrovasc Dis 1996; 6: 208-215.

124. Bartanusz V, Aubry JM, Pagliusi S, et al. Stress-induced changes in messenger RNA levels of N-methyl-D-aspartate and AMPA receptor subunits in selected regions of the rat hippocampus and hypothalamus. Neuroscience 1995; 66: 247-252.

125. Bryer JB, Starkstein SE, Vtypka V, et al. Reduction of CSF monoamine metabolites in poststroke depression: a preliminary report. J Neuropsychiatry Clin Neurosci 1992; 4: 440-442.

CHAPTER 23

失認，失行，脳梁離断症候群

Arnaud Saj and Patrik Vuilleumier

序論

　脳卒中により起こるのは，脳の一次的な入力および出力機能の障害による感覚脱失，視覚障害，聴覚障害，運動麻痺などのような，通常の神経学的検査で証明されるものだけではない．意味のある認知につながる感覚入力と目標指向行動に至る運動出力とを統合する高次の過程もしばしば障害される．これらの情報処理過程は，両側大脳半球の特殊化された領域に分布するネットワークによって担われており，こうした神経ネットワークの病変や離断によって，失認や失行のように，特異的な行動や認知の障害が引き起こされる（**表 23.1**）．これらの障害は，神経解剖学的局在診断のためだけでなく，患者やその家族の日常生活で生じる困難を予想するうえでも重要である．

失認

agnosia

　失認は，視覚，聴覚，触覚といった一次性の感覚系の障害や，言語の障害，より一般的な知的障害などでは説明できない，環境刺激を認知する能力を失った状態と定義される．障害される認知機能の様式（たとえば，視覚認知，聴覚認知，触覚認知）によって，失認はさまざまな種類に区別される．本章では，こうした失認の臨床症候，臨床的評価，大脳局在の概要を示す．認知機能の機序については，簡単な言及にとどめる．

■ 視覚性失認 *visual agnosia*

　視覚性失認は，聴覚性失認や触覚性失認より高頻度に認められ，最も研究が進んでいる．最新のモデル仮説[1-6]は，並列および直列の両方の特殊な情報処理の流れを介して認知が行われるという知見に基づいている．古典的な（きわめて単純化された）モデル（**図 23.1**）によれば，視覚情報は，それぞれ独立してはいるが相互に結び付きのある2つの流れに分岐して処理される[7]．すなわち，腹側経路は一次視覚野（V1）から後頭葉腹側部と側頭葉を経て側頭葉前部に投射する経路で，物体の視覚的認知と記憶（what/who）にかかわる．一方，背側経路は一次視覚野（V1）から後頭葉背側部を経て頭頂葉皮質後部に投射する経路で，物体指向行動 *object-directed action*，上肢や眼球の運動のための空間解析，選択的注意（where/how）にかかわる．しかしながら，霊長類やヒトの神経画像研究では，さまざまな視覚情報は，視覚情報処理経路内やそれぞれの経路間での相互反応により処理され，大脳皮質 *cerebral cortex* の多くの領域（30以上）に伝っていることが示されている．それぞれの大脳半球での視覚経路も，それぞれの目的ごとに異なった内容の情報を処理している[8,9]．左側の経路は膨大な情報の各部分についての情報処理に特化しており（文字の読みなどに重要），一方で，右側の経路は全体についての情報処理に特化している（顔の認知などに重要）．腹側視覚情報処理経路に関連して起こる障害（対象物，色，顔などの物体失認）と背側視覚情報処理経路に関連して起こる障害（視空間失認など）については，引き続き以下で議論する．

● 物体失認 *object agnosia*

　視覚性失認のある患者は，視野がぼやけると訴え，視覚刺激には反応できるにもかかわらず，視覚喪失（全盲）患者のようにふるまうことがある．これらの患者は，視覚的に提示さ

表 23.1　失認，失行，脳梁離断症候群の典型的責任病巣のまとめ

血管支配領域	責任病巣 左大脳半球	右大脳半球	両側	脳梁
後大脳動脈軟膜枝	右半盲/上四分盲 純粋失読 連合型物体失認 視覚性失語 右側色盲 色名呼称不能 色彩失認 腹側型同時失認 統合失認	左半盲/上四分盲 相貌失認 左側色盲 地誌失認	皮質盲 知覚型物体失認 連合型物体失認 連合型相貌失認	左側失読 左側失名辞
後大脳動脈深部枝	視感覚性他人の手症候群 （観念運動性失行）	視感覚性他人の手症候群 （構成失行）		左側失書（失語性）
中大脳動脈	subangular alexia	視空間失認	背側型同時失認	
中大脳動脈軟膜枝 （上方枝）	片側性視覚性運動失調 手指失認 Gerstmann 症候群 （無視性失読） 皮質性右側立体覚消失 右側触覚性失認 （右側 palpatory apraxia） 観念運動性失行 口腔顔面失行	片側性視覚性運動失調 transformation agnosia （標準的でない視点） 無視性失読 皮質性左側立体覚消失 左側触覚性失認 （左側 palpatory apraxia） 構成失行 着衣失行	両側性視覚性運動失調 Bálint 症候群	
中大脳動脈軟膜枝 （下方枝）	連合型意味性聴覚性失認 失音楽（arrhythmia） 純粋語聾	知覚型音響性聴覚性失認 失音楽（amelodia） 受容性（感覚性）失韻律 phonagnosia	皮質聾 失音楽（完全聴覚性失認） 純粋語聾	
中大脳動脈深部枝	観念運動性失行 逆説的な左耳の消去現象 （両耳分離聴検査） 両側触覚性失名辞 両側触覚性失語 両側触覚性失読 （純粋語聾）	（構成失行）		
前大脳動脈の脳梁縁動脈/前極動脈	右側把握	左側把握	歩行失行	前頭葉性他人の手症候群 （無秩序な手）

［つづく］

れた物体や物体の絵を認知することができないが，物体の意味に関する知識や，視覚以外の感覚様式を通した物体の認知は保たれている．また，視野欠損（四分盲や半盲）も有していることが多いが，これは視覚障害を説明するには不十分である．詳細な眼科的検査は，視力，明るさ，運動視，コントラストなどの要素的な認知の障害を除外したり特定したりする

ために不可欠である．視覚認知の障害に関する初期の研究[1]から，認識に至る 2 つの連続した主要な情報処理段階に対応して，物体失認には知覚型 *apperceptive type* と連合型 *associative type* という 2 つの型が区別されてきた．知覚型失認では，まとまりのある視覚形態の構成ができないのに対して，連合型失認では，知覚された形態と意味的知識とを

表 23.1［つづき］

血管支配領域	責任病巣 左大脳半球	右大脳半球	両側	脳梁
前大脳動脈の脳梁周囲動脈	右側 palpatory apraxia	左側 palpatory apraxia		触られた身体部位の対側の同部位を指し示すことの障害 一側の手指の姿勢を対側で模倣することの障害 左右の手で触っている物体をマッチングさせることの障害 左手が自分のものでないという感覚(他人の手徴候) 両手の協調運動の障害 純粋脳梁性他人の手症候群(言うことを聞かない手) 左側観念運動性失行 左手の失書(失行性) 逆説的な左耳の消去現象(両耳分離聴検査) 左手の触覚消去現象(dichaptic test) 交叉性視覚性運動失調 左側触覚性失名辞 左側触覚性失読 右側構成失行

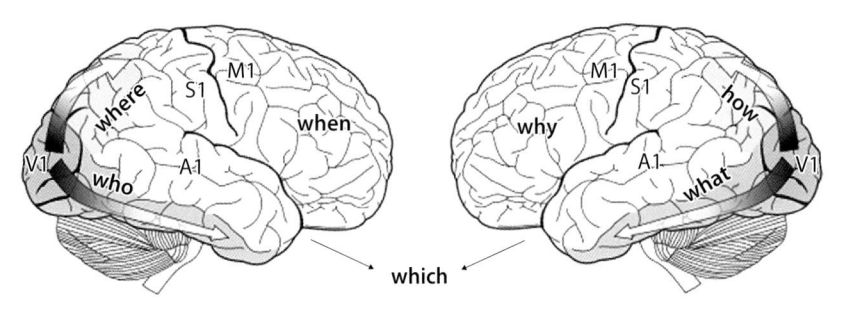

図 23.1 右大脳半球および左大脳半球における感覚系情報に特異的な大脳皮質の情報処理の流れ．後頭葉と側頭葉内側下部は，視覚刺激の認識過程に関与する［who（相貌失認），what（物体失認）］．頭頂葉の外側部と上部は，聴覚の認識に関与する［who（声），what（対象物の音，話された言葉）］．頭頂葉は，空間認知や刺激への動作に関与している［where（場所や方向の視空間失認），how（観念運動性失行）］．前頭葉は，情報と行動の統合やモニタリングのような高次の認識や戦略過程にかかわる［when（作話，時間感覚の異常），why（理由づけ，行動の自己への責任帰属の欠如）］．最後に，海馬を含む辺縁系は，固有の本質や出来事（which）に関するエピソード記憶の形成にかかわる．
AI：一次聴覚皮質，M1：一次体性運動皮質，S1：一次体性感覚皮質，V1：一次視覚皮質．

関連づけることができない．しかしながら，これらの中間型や混合型もよくみられることから，こうした区別は臨床的にも理論的にも曖昧である[9]．

▶ **知覚型視覚性失認** *apperceptive visual agnosia*

知覚型視覚性失認の患者は，以前ほどよく見えなくなったと言う．知覚型視覚性失認には，2つの基本的な亜型がある．形態失認 form agnosia では，物体の運動や物体表面の基本的特性（明るさ，色）については認知できるが，まとまりのある輪郭を構成することができない．絵の模写や，1つの物体や絵を口頭で説明することもできない（**表 23.2**）．また，対となる視覚刺激（たとえば，OとQ）に対して，同じあるいは異

表 23.2 視覚性，触覚性，聴覚性失認を検査するための視覚，触覚，聴覚の評価の例

障害		評価	知覚型	連合型
視覚性失認				
	物体	基本的な感覚識別	+/−	+
		模倣	−	+
		幾何学的図形の認識	−	+
		同一物品のマッチング	−	+
		機能分類	−	−
		呼称単位 denomination	−	−
		パントマイム動作	−	−
		記号表示	−	−
		視覚入力情報の定義づけ	−	−
	文字と書記記号	文字や数字の模写	−	+
		文字や数字のマッチング	−	+
		書記記号(同じ書体と書式)のマッチング	−	+
		書記記号(異なる書体と書式)のマッチング	−	−
		呼称単位 denomination(字や数字の読み)	−	−
		言葉や数字の読み	−	−
	顔	同一人物のマッチング	−	+
		同じ意味表象(たとえば，顔とプロフィール)のマッチング	−	+/−
		関連する意味性視覚入力(たとえば，顔と職業)のマッチング	−	−
	色	同じ色や陰影のマッチング	−	+
		同じ分類の色や陰影のマッチング	−	−
		関連する意味性視覚入力(たとえば，色と物)のマッチング	−	−
触覚性失認		実体のある物体や幾何学的図形の触覚での探索	−	+
		基本的な三次元的特性(形，大きさ，質感，重さ)の区別	−	+
		基本的図形の触覚でのマッチング	−	+
		物を使うこと	−	−
		物体の関連づけ	−	−
		音(たとえば，車のエンジン音)と関連する物体の触覚での探索	−	−
		言葉での定義されたこと(たとえば，through locomotion)と関連する物体の触覚での探索	−	−
聴覚性失認				
	言語	復唱，言葉の理解	−	−
		読みに対する書き取り能力，書字の理解	−	+
		音素の区別，異なる音(たとえば，動物，道具)の区別	−	+
	非言語	聴覚性識別課題(言語と非言語)	−	+
		音強や音程の認知	−	+
		リズムの認知，音の生成，音の方向	−	+
		メロディーの認知	−	−

＋：保たれている，−：障害されている
検査の際は以下の3つの点が重要である．
・採用基準：刺激を同定できない障害．
　除外基準：基本的な感覚障害や言語障害が直接の原因でない障害．
・選択性の基準：他の感覚様式には障害がないこと．
・比較の基準：2つの刺激の比較は保たれていることも障害されていることもある(知覚型障害か連合型障害による)．
評価は以下の神経心理学的評価表を用いる．Birmingham Object Recognition Battery (BORB)[90], Visual Object and Space Perception (VOSP)[91], Cortical Vision Screening Test (CORVIST)[92], Clinical Test Battery of Face Processing[93], Montréal Toulouse 86 (MT86)[94], Boston Diagnostic Aphasia Examination[95], assessment of limb apraxia[96], Montreal Battery of Evaluation of Amusia[48].

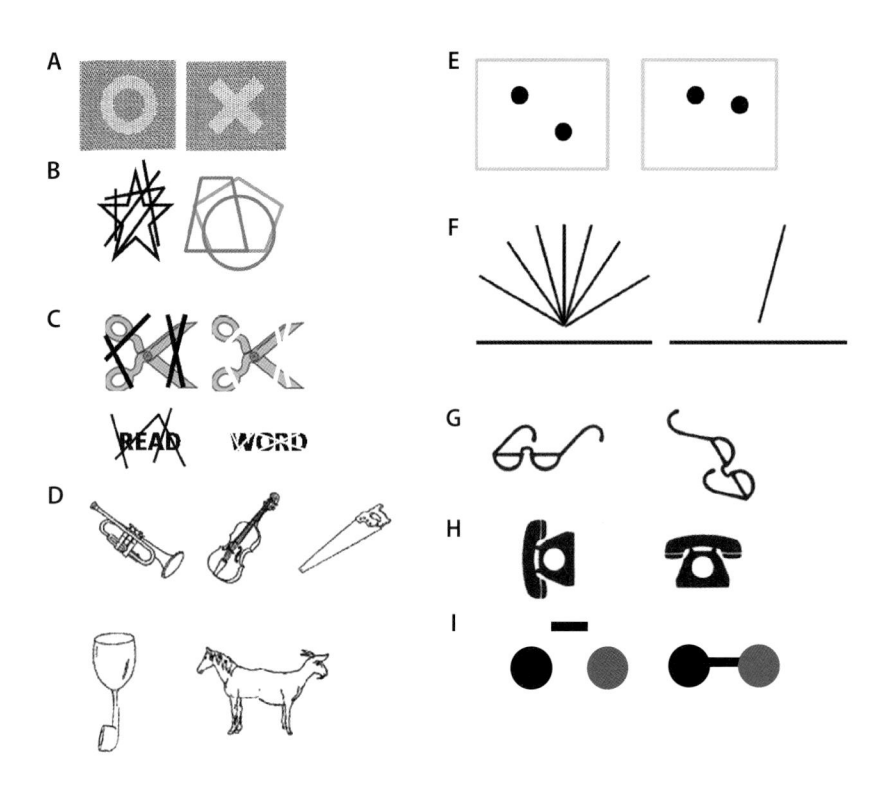

図 23.2 視覚性失認の検査に用いられる刺激の例．知覚型失認では，輪郭が曖昧な図形（**A**），重なった図形（**B**），交差する線で隠された図形（**C**）などから形を抽出する機能が障害されている．連合型失認では，形を正確に認識して模写もできるのに，その物体の意味がわからない（**D**）．視空間失認では，視覚刺激の空間的な位置（**E**）や方向（**F**）を判断する際にさまざまな困難があり，標準的でない向き（角度）で提示された物体を認識できなかったり（**G**），その物体を認識することはできるが，その向きを判断できなかったりする（**H**）．背側型同時失認では，同時には1つの物体しか認識できないが，その形を構成する要素を抽出したりまとめたりする知覚機序は保たれている（**I**）．すなわち，2〜3のつながっていない図形がある場合，そのうちの1つのみを認識できる（**I**の左側では，円のどちらか1つの棒は認識できるが，3つのうち2つ以上は認識できない）が，それらをつなげて1つの図形としたとき，その全体像を正確に認識できる（**I**の右側では，非対称的な眼鏡として認識できる）．

なった判断をすることができず，線の方向の区別や，基本的な図形の長さや大きさの比較もできない（**図 23.2**）．知覚型失認は，最重症であるが比較的稀である．もう1つの亜型である統合失認 integrative agnosia では，輪郭や単純な図形は知覚できるが，まとまった物体として，全体としての構造には組み入れられることがない．こうした患者は，知覚検査では（比較的）満足な結果を示すが，複数の部分からなる物体をそれぞれ抽出したり，特定の像を背景から切り離すことができない（**図 23.2**）．これら2つの型の失認は，後頭側頭葉皮質，舌状回や紡錘状回の腹側部，後頭葉皮質の外側下部が障害されることで生じる（**表 23.1**）．このことは，形の視覚情報処理に後頭葉皮質外側部と紡錘状回が関与することを示す神経画像研究[10-13]とも一致している．典型的な障害は，後大脳動脈領域の脳卒中（1回または2回の血管イベントでの虚血や出血）や心停止後の無酸素状態による．視覚性失認は，ICU患者における皮質盲や可逆性後頭葉白質脳症に続けて認められることもある．

transformation agnosia は，原型となる二次元での認知は保たれているにもかかわらず，通常とは異なる方向からの表現（標準的でない視点）や通常と異なる照明（陰影）でみた物体の三次元表現が特異的にうまく抽出できない障害である．この失認は，真の知覚型視覚性失認との関連から形態認知の障害とは区別されるが，左大脳半球で意味的な同定がなされる前に，物体の形状をそれぞれの視点ごとに表出する際の右大脳半球後部での情報処理の障害に帰するものである．したがって，この障害は，右側頭頭頂葉病変や脳梁膨大部の障害による脳梁離断で観察される[9,14]．鏡失認 mirror agnosia は，向きの対称性のみが異なる物体の絵の判別ができないことで特徴づけられる別の稀な障害である．

▶ 連合型視覚性失認 associative visual agnosia

連合型視覚性失認では，視覚認知したものを構造的な表現に統合することには問題がないが，視覚認知したものと意味を関連づけることができない．物体を視覚的に区別することはできるが，その名前を言ったり，機能を記述することができない．このような障害では，表出のための探索（意味探索型失認 semantic access agnosia）あるいは，意味表象そのもの（asemantic agnosia）が障害される．

意味探索型失認では，他の感覚を通した物体の認識は正常に保たれる．物体の正確な同定にかかわる過程の回復が選択的に障害されるが，形やその他の視覚的特徴の認識は保たれており，類似の形のペアをマッチングさせたり，模写することもできる（**図 23.2**）．症例によっては，生物（果物や動物）に対する人工産物（道具や家具）のように，特定のカテゴリーに

限定的に認識の困難を認めることもある．伝統的な臨床検査として，ある画像が実在の物体と関連するかどうか，患者に答えさせるものがある．非物体は，想像上のものや既知のいかなる物体にも似ていないものにする（図23.2）．物体の同定や分類のような非言語検査により，連合型失認と失名辞 anomia（物体の名前が言えない）を区別することができる．色彩や顔の認識の困難と同様に，しばしば純粋失読（失書を伴わない失読）も伴う．言葉や顔の失認を伴わない物体の連合型失認は例外的である．責任病巣は，後頭側頭葉の腹側部と前部を含み，しばしば両側性である．片側性病変の場合には左側病変の報告が多いが，最近の病巣マッピングの研究[15]では，右頭頂葉前部の障害によっても物体の視覚的同定や分類の検査で障害があることが示されている．

asemantic agnosia では，物体の同定は（視覚のみならず）すべての感覚様式で障害されている．なぜならば，物体の意味表象が変化しているからである[16]．しばしば上位のカテゴリーは保たれているが，どのような例を示してもそのカテゴリーに含まれる特定の1つのものの名前を言ってしまったり（たとえば，すべての動物を「イヌ」や「ネコ」と分類してしまう），その上位カテゴリー（たとえば，「動物」）としか言えなかったりする．この障害は，特に頭頂葉前部や前頭葉の機能障害がある場合に，認知症と同様，びまん性，多巣性の脳損傷に伴う意味記憶の低下を反映している．

▶ 視覚性失語 optic aphasia

この稀な障害は，臨床的にも理論的にも連合型失認との鑑別が難しい．患者は，視覚的に提示された物体の名前を言えない（詳細に定義することもできない）が，その物体の使用を模倣することはできるし，意味的に関連するものに分類することもできる．連合型失認と異なり，これらの患者は日常生活で使用する物品を上手に使ってみせることができる．意味的な知識の探索が可能であることは，非言語的なマッチングや意味的な分類の課題（Pyramid and Palm Trees Test[17]），つまり対象物に合った絵（言葉）を2つの選択肢の中から選び出す課題では正常であることから確認できる．視覚以外の感覚を通しての物品呼称は際立って保たれている．しかしながら，純粋失読と色名呼称不能 color anomia は，しばしば伴って認められる[18]．視覚性失語は，上位の意味表象を探索し，対応する名前と関連づけることを介して認知が行われているという知見と結びつけて考えることは困難である．この障害では，視覚から導かれた感覚様式特異的な意味的知識の要素の離断や選択的低下が生じている．典型例では，左側頭後頭葉病変が報告されているが，しばしば脳梁の大脳半球間を通る神経線維にまで広がっている（図23.1）．通常，右半盲が認められるが，これは，すべての視覚情報が左半球の言語野に伝達されるより前に右半球で処理されるからである．

● 色彩失認 color agnosia

物体失認と同じように，色彩の認識の障害には主に2つの型ある．すなわち，色彩の認知を失うもの（中枢性色盲 central achromatopsia）と，色彩に関する知識を失うもの（色彩失認）である．これらの障害は，色の呼称，区別，分類，マッチングの課題での成績によって区別される．

色盲 achromatopsia は，片眼の1/4または半視野，あるいは両眼の半視野の色彩の区別の障害で特徴づけられる．対象物とその形態は認識できるが，灰色の影がかかったように見える．色をよく知っている物体と関連づけて口頭で説明する課題では正常を示す．この障害は，後頭葉腹内側部，特に側副溝近傍の紡錘状回後部や舌状回の限局病変によって引き起こされる[19]．神経画像研究により，物体の色と質感の特性に関する情報処理の責任部位は，それぞれ側副溝の前部と後部であることが明らかにされてきた[10,11,19]．色盲は，しばしば物体失認や相貌失認（後述）や失読を伴う．

色彩失認については，色彩の認知や弁別は保たれているのに，物体に一般的に関連する色についての知識を喪失していることが示唆されている．たとえば，患者は，ひよこは紫であると言明しうる．列挙された物体やそのカテゴリーと対応する色とを線で結ぶ能力も障害されている．患者は，色の区別は保たれているにもかかわらず，類似の色をカテゴリー分けすることもできない．しかしながら，見せられた色の呼称は保たれる[20]．色彩失認の神経解剖学的な基質は定かではないが，一般的に左後頭側頭葉（図23.3），特に紡錘状回の外側部と前部に関連していると考えられている[21,22]．

色盲と色彩失認は，色彩の認識や弁別は正常で色の名前だけが選択的に障害された色名呼称不能とは区別されなければならない．色名呼称不能は，典型的には，脳梁膨大部からの下方線維の近傍にある左半球の後頭葉腹内側部の病変に関連する[23]．この障害は，右半盲（視放線の障害による）と，色に関する視覚情報の左半球言語野への伝達の障害（脳梁線維の障害による）の組み合わせの結果として起こると考えられている．

● 相貌失認 prosopagnosia

顔の失認，すなわち相貌失認は，顔を認識する能力の選択的消失であり，過去に知っていた顔（親戚，有名人）も新しく見た顔（担当医，病院の職員）も含まれる．他の手がかり（声，歩き方，身なり）を用いた人物の認識や人物の身元および経歴に関する知識は通常保たれている．相貌失認は，しばしば色盲，地誌見当識障害（後述），左半盲を伴う．多くの行動研究や画像研究から顔の認識の複雑な神経認知モデルが詳細に

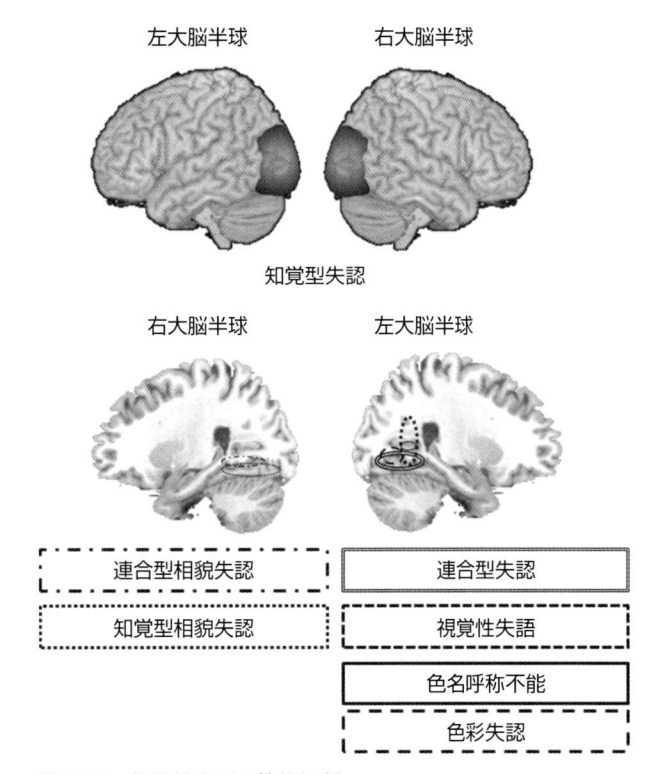

図 23.3 視覚性失認の機能解剖.

解明されてきた[4,24]. 顔の認識は主に以下の3つの連続的な段階を経て行われる．（ⅰ）顔の認知を行うために必要な構造的分析，（ⅱ）認知した顔と記憶されている顔の視覚的特徴の関連づけ，（ⅲ）その人物（名前も含む）に関する意味的情報の探索．

物体失認と同様に，相貌失認も2つの臨床病型に区別される[25]. 知覚型相貌失認 apperceptive prosopagnosia では，顔の特徴の構造的分析と特定の顔を同定する意味表象を作り出すあるいは引き出す能力が障害されている．患者は，2人の全く異なった個人を区別できないばかりでなく，よく知る同一人物の2枚の写真をマッチングさせることもできない．連合型相貌失認 associative prosopagnosia では，構造的な表象は適切に構築できるが，知っている顔の同定についての表象は障害ないし離断されているようにみえる．患者は，同一人物の顔をマッチングできるが，その人物を同定したり，その人物に関する情報を言ったり，よく知っている人と知らない人を区別することさえもできない．また，新たな顔を学習できない．知っている顔を表出する能力は保たれているが探索できない場合，心の中で像を思い浮かべたり，無意識的に認識したりすることが観察されることがある．ときに，人物以外の視覚的カテゴリー，特に知覚的に似た多くの例（花，イヌ，ネコ，有名な建物[26,27]）に対しても認識が困難になりうるが，人の顔の認識のみに選択的に障害のある患者も報告

されている[28,29].

責任病巣（図23.3）は通常，側頭後頭葉皮質の腹側部（紡錘状回，舌状回，海馬傍回後部を含む）である[9]. 障害は両側性であることが多いが，右利き患者の場合，相貌失認の原因として，右側病変が必要十分条件となる[30]. しかし，健常者の神経画像研究で顔に反応を示すそれぞれの領域の役割はまだ解明されていない．両側大脳半球において，下後頭回 inferior occipital gyrus と中紡錘状回 midfusiform gyrus の外側部における2つの領域が，他の視覚的刺激に比べて顔に選択的に反応するため，それぞれ後頭顔領域 occipital face area, 紡錘状顔領域 fusiform face area と呼ばれている[24,31]. 相貌失認は右紡錘状回に限局した血腫を有する1人の患者で報告されていたり[32], 重度の相貌失認があるにもかかわらず，下後頭回と中紡錘状回外側部の両方が構造的に保たれていて，少なくとも一側は顔に反応して活性化される患者も報告されている[28,33]. 後頭葉皮質外側部は保たれていて，病変が右中紡錘状回に限局しているという例は稀である．なぜなら，これらの領域は後大脳動脈と中大脳動脈の両方から血液供給を受けていて，虚血性障害から保護されているからである．一方で，中紡錘状回は保たれ，右下後頭回を巻き込む病変では，相貌失認はより多く認められるようである[31]. 最近のメタアナリシスでも，相貌失認の患者で最も多い病巣は右後頭葉皮質外側部の小領域であることが示され，この結果は健常者の研究で特定された後頭顔領域とよく一致している．血管支配領域を反映しているわけではないが，右側頭葉のより前部の病変でも，外傷や認知症に続いて，相貌失認が起こることが多い．

多くの相貌失認は表情や視線から正しく診断することができ，これらは並行した情報処理経路を介していることが示唆される．逆に，表情の認識の障害（顔面感情失認 prosopo-affective agnosia）は，側頭極，扁桃体，視床，眼窩前頭皮質の障害により生じる．視線の認知の障害は，側頭極，後上溝近傍，扁桃体の障害により生じる．

純粋失読 pure alexia

他の言語障害，特に書字障害がない場合にも，書かれた言葉を認識する能力が選択的に障害されることがある（失書を伴わない失読 alexia without agraphia, 純粋語盲 pure word blindness）．この患者では，個々の文字の認識や呼称は保たれているにもかかわらず，言葉の全体的な概要をつかむことができないと考えられている．短い単語であれば，1文字ずつゆっくりとぎこちなく読むのが最も効率のよい方法である．視覚的に似た文字（たとえば，GとC，hとb）を読み間違えることもある．検者が口頭で単語のスペルを言った際や，手の上に文字を書かれ触覚で認知する際には，正しく読

むことができる．おそらく，頭の中で単語を表出することはできるが，それが視覚からの情報入力であると単語の探索ができないと考えられる．アラビア数字(1998)，アイコンやシンボル($，％，象形文字，漢字)，有名な略語(USA)，有名な固有名詞(人，都市)などは，別の認知経路を介して認識されるため，これらの読みは保たれている．書かれた文章を読むことはできないが，よく知る人の手書きの文字を見て，誰が書いたかを正しく同定できる場合もある．

　純粋失読は，しばしば左後大脳動脈領域の病変で生じ，通常，側頭後頭葉内側下部と脳梁膨大部(後腹側部)を巻き込んでいる．Déjerineの研究[34]以来，最も重要な責任病巣は左後角周囲の側脳室周囲白質であり，脳梁膨大部からの線維は保たれているが，大鉗子下部からの線維が離断されることで純粋失読が生じると長年考えられてきた．この離断により，視覚情報を左半球の側頭葉のより前方領域と角回の言語表出領域に送る経路における半球間および半球内での伝達が遮断される[35,36]．これらの患者は右半盲(あるいは右上四分盲)，色名呼称不能，視覚性失認を伴うことがあるが，左視放線に障害が及んでいない場合は，視野は保たれている．半球間の離断は，純粋失読を説明する唯一の機序ではない．半盲を伴わない視覚性失認は，ときに，脳梁膨大部や後頭葉病変を伴わずに起こりうる．これは，左側頭葉下部の皮質連合野の障害による言葉特異的な視覚性失認を反映している[37]．このことは，左紡錘状回外側部は文字列(実際に言葉として意味がある場合もない場合も)に選択的に反応して活性化することを示した健常者の神経画像研究や，この領域の外科的切除後に失読が生じた稀な例の神経画像研究からも支持されている[38]．

　より稀であるが，半盲のない純粋失読は中大脳動脈の後方領域における左下角領域が障害され，垂直後頭束の連合線維が下方で切断されて起こることがある．Gerstmann症候群のいくつかの要素(手指失認，左右失認)を認めることもある．左角回の損傷それ自体が，全く別の障害である失読失書 *alexia with agraphia* の原因となる．失読失書は，視覚認知ではなく書き言葉の障害である．

　無視性失読 neglect dyslexia は，典型的には，右頭頂葉障害による左側無視に関連する障害と定義されているが，ときに，左右どちらか一側の半球障害後に単独で現れることもある．無視性失読は，単語を読む際に，最初の左側または最後の右側の文字(障害された半球が左右どちらかによる)を見落としたり，別の文字に置き換えたりする特徴がある．これは，認識や言語の問題ではなく視覚注意の障害である．

■ 視空間障害 visual spatial disorder

　空間認知のさまざまな障害が，背側視覚情報処理経路の障

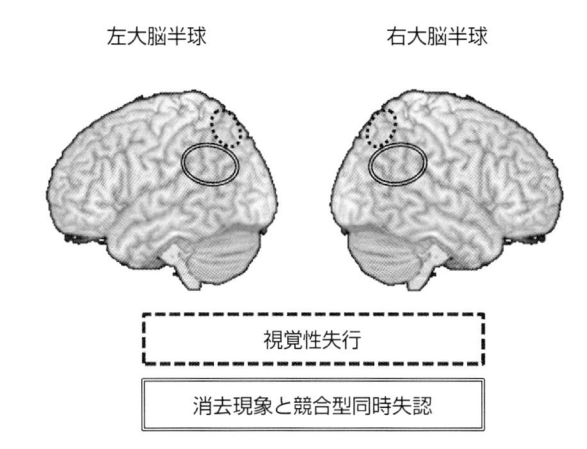

図23.4 空間失認の機能解剖．

害に関連している(図23.4)．それらのほとんどは，神経心理学的にも解剖学的にも，まだ腹側型視覚性失認ほど詳細に明らかにされていない．したがって，視空間失認 visuospatial agnosia とは，場所，物のレイアウト，ある要素の空間的配置(たとえば，点画)の認知や，物体の方向といったものの障害を寄せ集めた，大雑把に定義された用語である(transformation agnosia や鏡失認については，前述の「物体失認」の項を参照)．これらの障害は，通常，右頭頂後頭葉の損傷に関連し，空間認知における右半球の優位性を反映している(20章)．

● Bálint症候群

　Bálint症候群は，重篤な視空間障害に寄与する3つの症候(精神性注視麻痺，視覚性運動失調，同時失認)からなる[39]．これらは，それぞれ独立して起こりうる．Bálint症候群は，頭頂後頭葉皮質と皮質下白質の両側性病変によって起こる(表23.1)．

▶ 精神性注視麻痺 psychic paralysis of gaze (注視失行 apraxia of gaze)

　精神性注視麻痺では，眼球運動麻痺を伴うことなく，末梢視野の視標を随意的に直接注視できなくなる．これは，跳躍する視標の追試で検査できる．共同眼球運動は，典型的な場合には不規則な様式で視標を探索し，視標に到達すると，それから離れることが難しくなる．責任病巣には，見ている場所と眼球運動の制御を結びつける，前頭眼球運動野，視覚皮質，頭頂葉皮質後部，小脳を相互に中継する経路が含まれると想定されている．まず患者に側方に示した指を見つめてもらい，次に鼻や対側の手指を見てもらうことでも検査できる．

▶ 視覚性運動失調 optic ataxia

　視覚性運動失調は，視覚系，感覚運動系，小脳系に問題が

ないのに，末梢視野の視標を指示したり，視標に触れたりできない状態とされる．これは，半盲でない視野で検査すべきである．患者は，自身の身体部位を正確に指し示すことができ，閉眼状態でも視覚よりも固有知覚を頼りに同様のことが可能である．視覚性運動失調は，後頭頭頂葉病変により，片手(対側)または両手に生じたり，片側(対側)または両側の視野で生じる[40]．

▶ 同時失認 simultanagnosia

Bálint症候群では，背側型(または競合型)の同時失認を伴う．これは，視覚注意の障害と考えられており，両側の視覚性消去現象を伴う[41,42]．患者は，視力が保たれており，1つの物体を認識できるにもかかわらず，同時に2つの物体(空間的に重なるものも離れているものも)を見ることができない．この障害は，刺激の大きさとは独立している．また，数えたり，読んだり，書いたり，描いたり，複雑な画像を解釈することができない．絵画の細部に注目しがちで，情景を断片的に認識し，しばしば対象物が視界から消えてしまうと訴える傾向が認められる．2つの別々物体の認識は，それが1つの物体に付属する要素(たとえば，ゲシュタルト gestalt)であれば，しばしば可能であり，既存の単語の読みは，単語として意味をもたない文字列よりもうまくできる．このことは，腹側の物体認識経路での認知過程が保たれていることを反映している．責任病巣は，常に両側大脳半球の角回周囲の頭頂葉下部を含んでおり，後頭頂間溝を巻き込み，後頭葉上部の楔前部に広がっている．よくある原因としては，後大脳動脈と中大脳動脈の分水嶺領域に脳梗塞を合併しやすい高度の血圧低下を伴った冠動脈バイパス術や心停止などがある．中大脳動脈の分枝領域(後頭頂動脈や角回動脈)での塞栓性梗塞でも同様の障害が認められる．静脈血栓症(上矢状静脈洞後部)に続発することもある．

より稀であるが，Bálint症候群の他の症候を伴わない，腹側型(または統合型)の同時失認も起こることがある．これは，統合型視覚性物体失認(前述の「視覚性失認」の項を参照)と類似しており，文字単位での失読 letter-by-letter alexia を伴い，部分を意味のある物体と結びつけることができないことで特徴づけられる．患者は，多くの要素からなる対象(たとえば，オートバイや人)を誤認したり，また，細部はそれぞれ正しく見つけ出して認識するにもかかわらず，1つの場面の解釈はできなかったりする．この稀な障害は，左後頭側頭葉病変に関連している．

● 視運動性失認 agnosia for visual motion (動体視覚障害 akinetopsia)

周辺空間における視運動への選択障害(選択盲 choice blindness)は，後頭葉皮質外側部や近傍の白質にある運動選択的領域や深度反応性領域〔五次視覚野(V5)領域または中側頭視覚(MT)野〕の両側性病変で生じる[43,44]．患者は，静止画(ストロボ様の視野)だけを連続的に知覚する．この稀な障害は，後上大脳静脈の静脈血栓症や，頭頂側頭後頭葉の境界領域に起こる一連の血管イベントで報告されている．片側性病変による影響ははっきりしないが，同側に部分的な障害が起こりうる．

● 地誌失認 topographical agnosia

地誌失認では，一般的な記憶の障害，視力低下，無視などによらず，見慣れた土地が認識できず，自分のたどるべき道がわからなくなる．これには，いくつか異なった型がある．知覚型 perceptual type では，かつて見慣れた建物や目立つ建物が特定できなくなり，健忘型 amnestic type では，よく知る場所や場面が認識できなくなり，空間型 spatial type では，見慣れた建物や場所は認識できるが，空間の中での所在や位置関係が認識できなくなる[9]．知覚型や健忘型(しばしば相貌失認を伴う)では，右半球の側頭後頭葉内側部や海馬傍回が障害されており(健忘型では，さらに右後部帯状皮質も障害される)，一方，空間型では，右脳梁膨大後部や頭頂葉後内側部が障害されている[45]．一過性の地誌的健忘をきたす型も報告されているが，想起が保たれていること以外は一過性全健忘にいくぶん類似している．この原因として，血管障害の可能性が議論されている[46]．

■ 聴覚性失認 auditory agnosia

聴覚性失認は，一次性の聴覚異常を伴わない音(会話，音楽，環境音)の認識の障害とされる．患者は，音を伴う出来事に対して適切に反応できないために，聾唖者のように振る舞うことがある．視覚系と同様に，聴覚系の機構も，上側頭回(Heschl回)にある一次聴覚皮質の後で2つに分かれ，音の性質の同定(what/who)と音の位置(where/how)の情報処理の経路が並列していると考えられている．左半球は，会話やその他の連続的に構成された音の解析に特化しており，言語情報処理や意味づけと関連づけられている．右半球は，より非言語的な音や音強・音程の判別，特に情動の過程に関連している[47]．聴覚認知の臨床的評価(**表23.2**)には，注意深い聴力検査や詳細な神経心理学的評価表[48,49]が必要であるが，どこにでもあるもの(くしゃくしゃにまるめた紙や鍵)や録音した音を用いてベッドサイドでも評価できる．

● 非言語性聴覚性失認 nonverbal auditory agnosia

非言語性の聴覚認知の障害(sound agnosia)は，会話の理解の障害を伴わず，環境音(日用品や動物による雑音)の同定

図 23.5 聴覚性失認および触覚性失認の機能解剖.

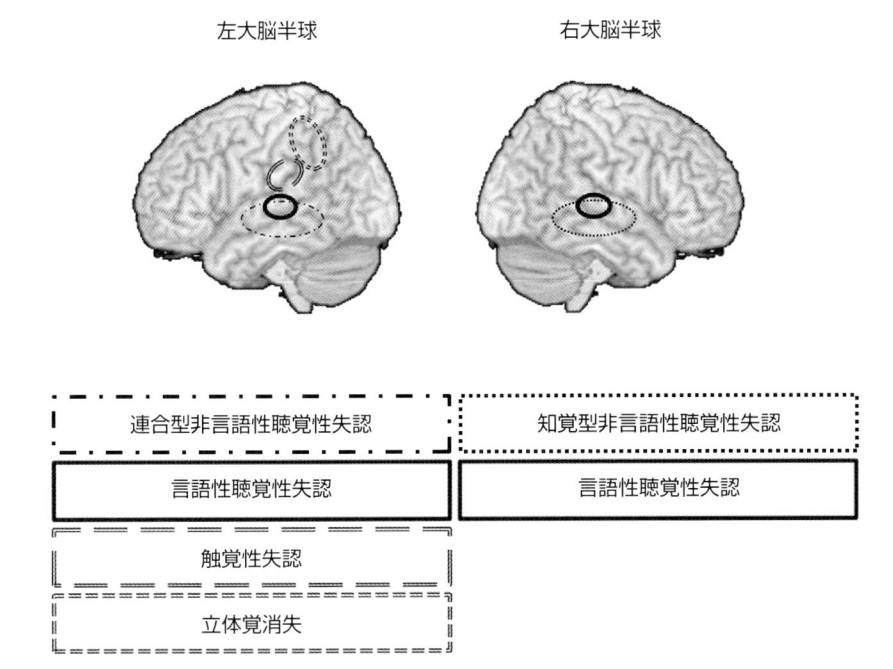

が困難であることで特徴づけられる．視覚系の異常と同様に，知覚型が存在し，音の特徴(たとえば，持続時間，周波数，音強，音程)の区別ができず，しばしば誤って認識してしまう．連合型では，聞いた音を判別し比較することができるが，その意味を探索することができず，関連する絵に適合させることができない．

病巣はしばしば両側性で，Sylvius 裂領域に生じた一連の脳卒中の結果である(図 23.5)．左側病変では連合型，右側病変では知覚型に関連することが多い[50]．障害される領域には，上側頭回あるいは一次聴覚皮質(Heschl 回)と上側頭回の連結部にある連合型聴覚領域が含まれるが，後者の場合は少なくとも一側の連結部は比較的保たれる．また，片側の中大脳動脈の軟膜枝の下方(側頭葉皮質やその皮質下を灌流する)や深部レンズ核線条体動脈(内包のレンズ核後部にある聴放線を灌流する)の閉塞で起こりうる．内包レンズ核後部の皮質下出血でも起こりうる．

● 言語性聴覚性失認 verbal auditory agnosia

純粋語聾 pure word deafness は，言語障害やその他の聞き取りの障害を伴わない，会話の認識の選択的な障害である．患者は音を知覚し認識するが，話された言葉が理解できず，聞いたことのない言葉，あるいは外国語のように聞こえると訴える．音素の弁別や復唱はできないが，読み，書き，話すことは正常である．この障害はしばしば Wernicke 失語の回復過程に認められ，Wernicke 野(左上側頭回)への聴覚入力の消失を反映している．これには，以下の 2 つの責任病巣が考えられている．(ⅰ)Heshl 回を除く，両側大脳半球の上側頭回を含む両側皮質および皮質下病変．(ⅱ)優位半球の側頭葉に限局し，一次聴覚野や，同側の内側膝状体からの聴放線と対側聴覚野からの脳梁線維の病変．

その他の聴覚-言語の認識障害(傍言語性失認 paralinguistic agnosia)には，会話での感情的な音調の理解が困難である受容性失韻律 receptive aprosodia や，知人の声の判別が困難になる phonagnosia がある．いずれの場合にも，発話された内容の理解は障害されない．これらの障害は，右半球で Wernicke 野に相当する側頭頭頂領域の損傷で報告されている．健常者での神経画像検査では，右上側頭回が人の声やその韻律に選択的に反応する領域として同定されている[51-53]．

● 失音楽 amusia

受容性の失音楽は，音楽の認識の選択的な障害であり，言語やその他の非言語的な音の同定は保たれている．多くの場合，失音楽は聴覚性失認を伴う．健常者や脳損傷患者での研究から，音楽の情報処理過程の複雑さが明らかになっている[54]．メロディーラインや音程の判別の障害(amelodia)は右上側頭回との関連が示されており，音間の時間間隔の判別やリズムやテンポをつかむことの障害は左側病変との関連が示されている．

■ 触覚性失認 tactile agnosia

触覚性失認は，基本的な運動や感覚の障害はないものの，

触るだけでは物体を同定できない障害と定義される．その他の様式の障害と同様に，いくつかの型に区別できる[55]．立体覚消失 asterognosia は，片手または両手の感覚統合の消失を伴う知覚型失認の1つであり，物体を手で触ったときの特性（形態，大きさ，質感，重さ）が判別できないことで特徴づけられる．通常，2点識別覚の障害や皮膚書字覚消失 agraphesthesia も存在する．右半球病変では，しばしば両側が障害されるが，これはおそらく，手触りによる認識に含まれる空間の構成要素の崩壊を反映するためであろう．真の触覚性失認は，触覚性失象徴 tactile asymbolia とも呼ばれ，物体に関する感覚情報と意味的知識の連合機能障害である．これは，通常，両手が障害される．患者は，触っている物体を記述したり，細部にわたって描くことはできるが，正確に同定したり，使用することはできない．

触覚認知の神経解剖については，十分に理解されていない．病巣研究と神経画像研究から，縁上回や前頭頂間溝周囲の皮質領域が，物体認知にきわめて重要であることが示唆されている．触覚の情報処理経路も視覚系や聴覚系と類似していると考え，体性感覚皮質からの投射路として，物体の同定には腹外側経路，感覚運動と空間認知には背内側経路というように，2つの別々の情報処理経路を想定している研究者もいる[56]．立体覚消失と皮膚書字覚消失は，典型的には中心後回の中あるいは周辺にある体性感覚皮質の病変の結果生じる．一方で，真の触覚性失認では，頭頂弁蓋部と島後部にある体性感覚皮質から側頭葉の前部および下部へ広がる腹外側部が障害される．上頭頂回と補足感覚野内側部を含む体性感覚皮質の背内側部の障害は，技術を要する操作的動作の障害（palpatory apraxia）が原因となった非典型的な触覚性失認や位置覚の消失に関連するかもしれない．特記すべきこととして，その他の触覚の障害を生じる病変が一般に中大脳動脈の皮質枝領域（前頭頂動脈や後頭頂動脈）の病変によるのに対して，体性感覚皮質背内側部は，部分的に前大脳動脈で灌流されていることが挙げられる．

触覚性失名辞 tactile anomia（または触覚性失語 tactile aphasia）は，独立した触覚-言語の離断障害であり，通常左手に生じる．触っている物体の呼称はできないが，正確に認識して使用することはできる（行動，マッチング，関連づけの能力は保たれている）．同様の離断で，文字を触って認識することの障害も起こる（純粋体性感覚性失読 pure somesthetic alexia）．責任病巣は，通常，脳梁後部（後述）または左頭頂葉下部の皮質下白質である．

失行

apraxia

意識的な認識では，特定の構造への一貫した感覚入力と貯蔵された知識への探索の統合が必要であるように，合目的的な行動の遂行には，構造化された動作とそれを学習したことによる誘導が統合された運動が必要となる．失行は，そのような行動の高次の制御の障害であり，熟達した運動を完遂するうえでの障害と定義され，基本的な運動障害（たとえば，錐体路症候群や錐体外路症候群），言語障害，より全般的な認知機能障害では説明できない．他の認知領域と同様に，左右の半球優位性は制御する動作の種類ごとに決定され，左半球は意味的分野，右半球は視覚的分野に優位である傾向がある[57]．しかし，失認とは異なり，失行の分類や理解に関する一貫性のある見解はまだ十分には得られていない．失行はその部位によって少なくとも3つの型（肢節型，口腔顔面型，全身型）に分けると理解しやすく，それぞれに違った程度の困難を伴っている．このほかの症候もあるが，それらの分類は難しい（後述）．その他の分類としては，模倣，情報伝達，道具の使用のように，その内容や目的によって，技術を要する運動を区分するものがある[58]．

■ 肢節失行 limb apraxia
● 運動感覚低下性失行 melokinetic apraxia

この障害では，特に手指を用いた精緻な運動（たとえば，小銭を拾う，ボタンをとめる）や要素的な動作を滑らかに連続して行う運動が著明に困難となる．通常は片側性であるが，錐体路徴候や錐体外路徴候では説明されない．責任病巣は，補足運動野，体性感覚野，前運動皮質，大脳基底核，頭頂葉上部などといった運動のプログラミングとモニタリングにかかわる領域である．運動のモニタリングの障害では，固有知覚の消失をしばしば認め，偽性ジストニア様失調性運動を伴う（afferent kinesthetic apraxia）．

● 観念運動性失行 ideomotor apraxia

観念運動性失行は，運動の敏捷性や感覚系のフィードバックに関してはいかなる障害がないにもかかわらず，必要に応じて目的にかなった所作ができないことで特徴づけられる最も一般的な失行である．象徴的な所作（軍隊式の敬礼），コミュニケーションのしぐさ（手を振って別れのあいさつ），道具を使っているパントマイム（ハンマーを使っているふり）などの意味のある身振りが障害される（表23.3）．この障害は，口頭指示や模倣，あるいはその両方で観察される．しかしながら，物体を視覚的に提示したり，触って操作したりする場合には，正常な身振りを行うことができる（自動運動と随意

表 23.3　失行の検査に用いる身振りの例

失行の分類	一般的な検査法			
	意味のある具体的な対象のある動作	意味のある具体的な対象のない動作	意味のない一側の動作	意味のない両側の動作
身振り（観念失行，観念運動性失行[a]，視覚性模倣失行，運動感覚低下性失行，前頭葉性失行，脳梁性失行）	はさみを使う 鋸を使う ハンマーを使う ねじ回しを使う 髪をとかす 歯をみがく スプーンで食べる グラスで飲む ボトルを開ける 鍵でドアを開ける パンを切る 鉛筆で書く	手を振る ヒッチハイクする 軍隊式敬礼 手で呼ぶ むこうへ行けと指示する 黙らせる 叱る，怖がらせる 鼻に親指をあて他の指を扇形に広げる（軽蔑する） オッケーサインを出す 静かにさせる 人差し指で頭の横を差して回わす（頭がおかしい） 十字を切る	手を顎の下に 手を耳の後ろへ 拳を頭の上に 手を肩の上へ 親指と小指を伸ばし他の指を曲げる （thumb to little finger）	指で2つの輪をつくる 左手と右手の甲を合わせる 左手と右手の指を互い違いにする 左手の人差し指を右手の中指につける 両手を交差させて蝶の形にする
遂行（構成失行，着衣失行，失行性失書）	絵を描く（単純・複雑な図形） 服を着る 字を書く			
分節性（歩行失行，口腔顔面失行[b]，構音失行）	舌を突き出す 息を吹きかける 唇をすぼめる 下唇をかむ キスする グー，チョキ，パーを1つずつ確認しながら繰り返し，その後すばやくグーチョキパーを数回繰り返す（高速変換課題） 発する単語の文字数を段階的に増やす 複数の音節をもつ言葉を3回繰り返す（たとえば，バタフライ，バタフライ，バタフライ）	口笛を吹く あくびをする 微笑む	舌先で鼻に触れようとする 頰を舌で押す	

[a] 観念運動性失行は，下肢の適切な身振り（たとえば，ペダルを漕ぐ，ボールを蹴る，たばこの火を踏み消す）によっても検査できる．
[b] 口腔顔面失行は，呼吸運動によっても検査できる（たとえば，臭いをかぐ，咳をする，息切れしたように短く呼吸する，不安げに咳払いをする，深呼吸する）．

運動の解離）．観念運動性失行では無意味な身振りの模倣もしばしば障害されるが，これが単独で起こる場合は，おそらく別の障害（視覚性模倣失行 visuoimitative apraxia）として扱われる．失行における誤りは，典型的には，運動における空間や時間の誤りであるが，置き換え（たとえば，叩くかわりにねじる），保続，身体の一部分を1つの物として使うこと（たとえば，握った拳で叩く）も含まれる．これらは基本的に手の動きで検査するが，しぐさの困難は脚でも観察される（たとえば，ボールを蹴る，足の姿勢）．ほとんどの症例で失語が存在するが，観念運動性失行を説明するには十分ではなく，この2つの異常は別々に生じうる．観念運動性失行は，一般に両側性であるが，左半球の損傷により右不全片麻痺を伴っているとき（右利き患者の場合）には，（麻痺のない）左手だけにみられることもある（病巣側の交感性失行 sympathetic apraxia）．

観念運動性失行は，Liepmann による報告[59]では，運動

のプログラミングと行動の概念的表現の協調の破綻の結果と提言されているが，より最近の研究では，運動と身体の位置に関する特異的な時空間パラメータのコード化の障害であることが示唆されている[58,60,61]．右利きの人では，左縁上回の頭頂部が運動の模倣や遂行におけるこうした時空間パラメータの解析や選択において重要と思われる．また，特別な身体の部分による運動の実行には，左縁上回から運動前野や補足運動野への投射が重要であり，これは，同側肢あるいは(脳梁線維を介する場合)対側肢を制御する一次運動野との連結を介して行われる．したがって，意味のある身振り(コミュニケーションのしぐさ，パントマイム)の失行に関連する病変は，常に左半球，特に左下前頭回(中大脳動脈の前方の皮質枝領域)にあり，皮質下白質や脳梁前部に広がっている(左半球と左手の動作の解離)．模倣もまた障害されており，典型的には Broca 失語や純粋語唖 aphemia が存在する．対照的に，縁上回や角回の周囲の左頭頂葉病変(中大脳動脈後方枝領域)では，指示による身振りの障害を伴わないが，典型的には伝導性失語(中大脳動脈の前頭頂枝)を伴って，模倣(意味のある身振りも無意味な身振りもともに)が障害されることが多い．視覚性模倣失行は，無意味な身振りの模倣に限られて失行が認められ，右半球病変でも起こる(左半球病変に比べて，時系列的というより空間的で，手全体というより手指の位置を間違える)．さらに，頭頂葉病変のある患者には，手の姿勢の解析ができなかったり記憶された運動パターンを失っているために，検者の身振りを認識できない(pantomime agnosia)者もいる．観念運動性失行は，左半球深部において，頭頂葉と運動前野を離断する脳室周囲白質の(上縦束，弓状束，上後頭前頭束に沿った)病変でも生じうる．大脳基底核に限局した病変では，観念運動性失行を認めることはないが，視床出血や極動脈領域(前腹側核や外側腹側核)や後脈絡叢動脈領域(視床枕)の梗塞では，軽度の言語障害を伴うという報告がいくつかなされている[62]．左利きの場合には，非典型的な症候を示すことがある．

● 観念失行 ideational apraxia

観念失行の患者は，日用品や道具を使った単純な動作ができない(表 23.3)．観念失行は，おそらくさまざまなタイプの障害を包含しているため，いまだ明確に定義されていない．物品やその機能について特定できる患者もいるが，それらを適切に使用することができない(たとえば，スプーンで歯を磨く，フォークでスープを飲む)．物品の機能についての知識だけを選択的に失う患者もいる(概念失行 conceptual apraxia または使用法の失認)．物品の正しい使用に関係する2つの別個の神経経路として，直接路と間接路が提唱されており，直接路が構造的特徴，間接路が意味的知識に働くとされている[63,64]．使い慣れた道具と初めて使う道具の使用に解離があることもある．他の型の観念失行として，物品を用いた一連の単純な動作の連続的な遂行(たとえば，便箋を封筒に入れる)の障害もある．側頭頭頂葉や前頭葉の左側または両側の病変では，一般に観念失行を伴う．

■ 頭蓋顔面失行 craniofacial apraxia
● 口腔顔面失行 orofacial apraxia

口腔顔面失行は，部分的(分節性)な観念運動性失行であり，口，舌，顔や声道さえも含む運動の障害を引き起こす．通常，慣れた・意味のある動作(たとえば，キス，まばたき，咳払い)でも，初めての・無意味な動作でも，口頭指示や模倣を試みようとしてもできない(表 23.3)．自動運動と随意運動の解離は，よく認められる(たとえば，単にキスの真似をしようとしてもできないが，手を口に近づけたときはできる)．口腔顔面失行は，一般的に非流暢性失語や肢節の観念運動性失行を伴う．実際的には，常に島前部や左半球の前頭弁蓋部や中心弁蓋部近傍の病巣で起こる(頭頂葉病変ではない)．口腔顔面失行は，両側の前頭弁蓋部病変による Foix-Chavany-Marie 症候群(口腔顔面のすべての随意運動が障害されるが，自動運動は保たれる)とは区別しなければならない．

● 発語失行 speech apraxia

発語の失行は，構音不能 anarthria に似ていて，発語が特異的に障害される．これは，音韻を生成するときの構音姿勢での試行錯誤による修正過程における，努力性の口唇舌の運動に際して生じるものである．誤りは，音素の置き換え，追加，反復で多く，音の歪みや省略は少ない．

■ 全身の失行 whole-body apraxia

体軸失行 axial apraxia は，肢節の観念運動性失行とともに体幹の異常運動(ダンス，屈曲)をきたしうる．しかしながら，一般的には体幹の運動は保たれることが多い．これはおそらく体幹運動は複雑性が低く，全身の姿勢は精密に保たれているためであろう．

歩行失行 gait apraxia は，歩行時の下肢運動の規則的なパターンの開始や維持の困難で特徴づけられる独立した異常であり，後方突進の傾向を伴う．これは，前頭葉皮質下梗塞やびまん性の前方白質病変，特に血管性認知症や水頭症でよく認められる．歩行失行は，真の失行を超えた，より高次の運動制御の問題である．

■ 運動遂行の失行 executive apraxia
● 構成失行 constructional apraxia

構成失行は，描画や書字の障害であり，空間での詳細な位

置関係に基づいて要素を配列することの障害を伴う(たとえば，平面で棒を組み合わせたり，三次元で立方体を組み立てたりする)．描画の障害は，手を使うかどうかにかかわらず，お手本を写したり，記憶に従って物をつくったりさせることで観察できる．この障害は，単純な図形(たとえば，重なり合った四角形や円)でも，より複雑な形(星や時計)や三次元の物体(立方体)でも認められる．視空間認知の障害や半側空間無視もしばしば伴うが，それだけでは構成失行を説明するのに不十分である．

こういった課題には，いくつもの異なった能力(視空間の認識，視運動性の統合や協調など)が要求されるので，構成失行にはさまざまな型があり，また原因となる病変も多彩である．構成失行は，右半球の障害と強い関連性をもち，特に頭頂葉の上部と後部に関連が強い．この障害はまた，右側の皮質下や視床(極動脈に灌流される前核)の障害でも起こりうる．典型的な場合には，全体の構造を欠いた描画となり，断片的で小刻みな調整がされていたり，曲がっていたりしており，お手本や目印を与えても改善しない．より稀ではあるが，左頭頂部の障害で失語を伴って生じることもあり，通常，観念運動性失行よりも視覚認知の困難と関連している．この場合，典型的には，描画は全体の構造を保っているものの，極度に単純化されており，しばしばお手本や目印で改善する．また，構成の能力は，前頭葉病変による計画立案の欠如によっても障害されるが，これはお手本を提示して順序立てて教えられれば，多くの場合正常にまで改善する．

● 着衣失行 *dressing apraxia*

着衣失行は，衣類を着たり身体に合わせることが困難な状態を示し，これは衣類の認識や知識の障害では説明できない．右頭頂葉後部の病変に伴い，左側空間無視，半身体失認，視運動障害に関連するが，観念運動性失行や観念失行とは関連しない．

● 失行性失書 *apraxic agraphia*

失行性失書は，感覚運動機能，綴り，タイプを打つ機能(タイピング)は保たれるが，書き取りに特異的な障害と特徴づけられる．観念運動性失行をよく伴うが，単独で起こることもある．この障害では，角回上方の頭頂部の病変や Broca 領域より上方の中前頭回(いわゆる Exner 領域)の病変を認める．

● 前頭葉性失行 *frontal apraxia*

前頭葉性失行は，しばしば運動系列のプログラミング障害として定義される．これは，患者に決められた順番で，一連の単純なしぐさ(たとえば，グー，チョキ，パー)を繰り返すように求めることで評価でき，保続したり，順序が乱れることで障害が明らかになる．計画立案を担う前頭前野の運動領域の障害を反映しており，背外側前頭前皮質(中大脳動脈領域)と腹内側前頭前皮質(前大脳動脈領域)を含む．

脳梁離断症候群
callosal disconnection syndrome

脳梁 *corpus callosum* の神経線維は，相同な大脳皮質領域を結んでおり，大脳半球間の情報の伝達を可能とし，同時に，首尾一貫した行動の決定に総合的で相補的抑制的な影響を与えている．脳梁離断徴候は，脳梁そのものや，近傍の白質の損傷による神経線維の遮断の結果生じる．これらの徴候は，それぞれの大脳半球が，対側のみから感覚入力(視覚，触覚など)を受けており，対側のみへの運動出力(少なくとも四肢遠位)を制御しているだけではなく，特殊な情報処理能も備えているという事実を反映している．左半球は言語機能に優位であり，通常は運動の実行に重要である．右半球は視空間や視覚構成の能力に優位であるが，聴覚および視覚言語の理解の優位性は中等度にすぎず，実質的に口頭言語や書字言語を生成する能力はない．右利き患者が離断状態になると，左半球だけが言語的な内容を表出できるので，名前を呼ぶことができず(失名辞)，右半球で処理された情報(感覚，視覚，聴覚，嗅覚)を書くことができない．逆に言うと，右半球だけでは，言語は表出できないが，刺激の認識，保持，使用，他の感覚様式との比較はできる．前述のように，半球間の情報伝達の消失は，脳梁線維を破綻させる限局的な半球病変によって生じるいくつかの失認や失行(たとえば，視覚性失語，色名呼称不能，純粋失読，純粋語啞，観念運動性失行)において重大な役割を果たしている．しかし，左右の半球間でのさまざまな情報伝達を直接検査すると，多くの他の徴候も脳梁障害後に観察されうる．

両側半球間の特殊な連結の経路についての正確な解剖学的局在は，まだ完全には明らかにされていないが，MRI 拡散テンソル画像を用いた最近の研究により，脳梁内の特定の部位の役割についての理解が進んできた[65]．正確な解剖学的情報と臨床症状との相関についてはまだ十分に確定されていないが，脳梁損傷の局在と広がりに基づいて，さまざまな離断徴候が観察されている(**図 23.6**)．大脳の片側優位性の個体差や脳梁の解剖学的相違は，右利きでも左利きでも存在するが，おそらくこのことが，それぞれの患者における両半球間の離断による臨床症候を決定しているのであろう．最も古典的な離断徴候は，脳梁の後半部にある幹部(前大脳動脈領域)と膨大部(後大脳動脈領域)の病変で観察される．より前方の脳梁膝部(前大脳動脈領域)での離断については，まだ十分

図 23.6 脳梁離断症候群の機能解剖.

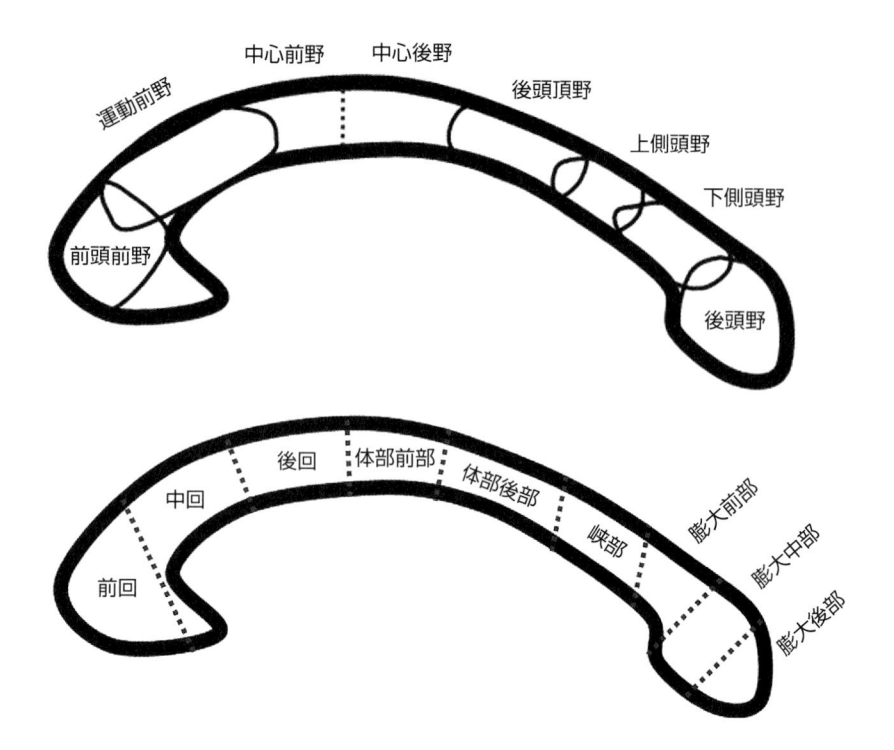

理解されていないが，より高次の遂行機能や運動企図の過程（後述）に関与するものと想定される．

■ 言語の離断障害

言語による出力は，もっぱら左半球が担っているので，刺激が右半球に提示された場合は必ずいくぶんの困難をきたしうる．このことは呼び名をつけて，言葉で記述されるべきである．こうした言語の離断障害は，脳梁障害の局在によって，いかなる感覚様式（視覚，聴覚など）でも生じうる．患者に左側と右側の情報をマッチングさせるような，より単純な比較の課題でもよく障害が示される．

● 左側の視覚性失名辞 visual anomia（片側失名辞 hemianomia）

各大脳半球に別々に画像を示すことは，眼球運動が起こるのを避けて，ごく短時間提示する（たとえば，タキストスコープやコンピューターのディスプレイで）ことで可能になる．視野の右半分（左半球）に見える画像は正常の名前を言え，記述できるが，その一方，視野の左半分（右半球）に見える画像ではできない（あるいは見たことを報告すらできない）．言葉での応答が求められていないときには，患者は物体を認識し，他のさまざまなものの中から正確に示すことができ，左手で描いたり，左手でマッチングさせたりもできる（右手ではできない）．責任病巣は，典型的には脳梁膨大部の最後部や背側部に位置する（**図 23.6**）．

● 左側の失読 alexia

左側失読は，左視野に示された単語に対する失名辞の特殊な例である．患者は，右視野に示された単語は誤りなく読むことができるが，左視野に示された単語は読み上げたり書き取ったりできない．しかしながら，左手を使って，いくつかの選択肢から単語を選び出したり，ある単語の意味を推測できなくても，その単語に関連した物品を選ぶことができることから，右半球にもある程度の読み取りの能力があることが示されている．左手で語彙や意味をカテゴリーに分類できたり，深層失読で観察される誤りに似た意味性錯読（たとえば，「涙」と読む代わりに「悲しい」と読む）を示す患者もいる[66]．脳梁病変は，一般に膨大部の最も背側部に位置している（**図 23.6**）．

純粋失読（失書を伴わない失読）は，左後頭葉の損傷による右半盲を伴った脳梁離断による左側失読の一種と考えられているかもしれない（前述）．しかしながら，純粋失読は後頭葉や脳梁膨大部の病変を伴わなくても起こる[37]．これは，文字列刺激に反応することが知られる左紡錘状領域の障害に続発する物体特異的な視覚性失認を反映している[67]．

● 左側の聴覚性失名辞 auditory anomia

聴覚経路では両側皮質への投射があるため，言語材料（シンボル，単語，数字）の復唱や聴覚刺激（音，声）の呼称は，それぞれの耳に別々に提示された場合は正常である．左耳（右半球）に提示された音に選択的な障害を証明するためには，

両耳分離聴検査(両側に同時に刺激を与える場合も含む)が必要である．左耳の消去現象は，片側聴覚消失(一次聴覚皮質の片側の障害による)とは異なり，右半球は聴覚刺激を処理することができ，言葉や音と関連する物体とを結びつけることができる(たとえば，左視野に提示された場合)．しかし，右半球から左半球の言語領域への情報伝達が消失すると，これらの刺激に対するいかなる言語表出も障害される．大脳半球間の聴覚情報の伝達に影響を与える病巣は，脳梁幹部の後下領域や脳梁峡部に局在している．左半球深部白質の片側性病変では，脳梁を横断する神経線維が遮断され，しばしば両側観念運動性失行や右側感覚消失を伴って，逆説的な左耳の消去現象も起こる．

● 左側の触覚性失名辞 tactile anomia
（偽性立体覚消失 pseudoastereognosia）

左側触覚性失名辞では，右手で触った物品を記述し，名前を言うことはできる(見なくても)が，左手ではできない．患者は左手のみでも物品を指し示し，マッチングさせ，描くことさえできるので，この障害を立体覚消失では説明できない．物品を右手と左手でもって比較することは不可能であり，左手の触覚消去も生じる．物品を不正確に呼称するからといって，正常な取り扱いや使用は妨げられるわけではない．たとえば，ある患者が左手でスプーンを触って，これはピンであると言ったとしても，それを使ってみるように頼むと，患者は適切に握って動かす．温度(冷たい金属)や不快な侵害刺激(ナイフの先端)のような，ある種の基本的な特性については，脊髄視床路は両側性に投射するために，左手であっても，しばしば正確に報告できる．手掌に書いた文字の読み取りも障害(片側性触覚性失読)されるが，文字の形の認識は保たれており，同じか違うかを判断する課題を連続で試行することにより判断できる(真の皮膚書字覚消失とは異なる)．また，肩や体幹に描かれた文字は言いあてることができ，これらの身体部分からの両側性の体性感覚の投射があることを反映している[68]．触れた左手の指を動かすことはできるが，その指の名前は言えない．

半球を横切る体性感覚の消失によっても，右手(左手)の姿勢の模倣を左手(右手)で行うことや，検者によって触られた身体部位(たとえば，手指)と対側の同部位を指し示すことが障害される．目をつむって，または自分の背部で，自分の一方の手(検者の手ではなく)がもう一方の手をつかんでいることをうまく認識できない場合は，Brion と Jedynak により名づけられた他人の手徴候 alien hand sign(後述の「運動性他人の手症候群 motor alien hand syndrome」と混同しない)である[69]．これらすべての症候は，脳梁幹部の後部の損傷を反映している．

● 右側の嗅覚性失名辞 olfactory anomia

嗅覚の感覚入力は同側性なので，右鼻腔(右半球)に提示された臭いの名前を答えることができないが，左鼻孔(左半球)に提示された臭いの名前は答えることができる．嗅覚消失はない．たとえ患者が臭いはしないと答えても，不快な悪臭に反応してひるむであろう．この障害は，脳卒中後には一般的ではないが，てんかん外科手術後の完全脳梁切断で認められる．半球間の主な嗅神経線維は前交連を通るが，前部帯状回や眼窩前頭皮質後部につながる線維には脳梁の吻側に分布するものもある．

■ 運動の離断障害

脳梁や正中構造の損傷により身振りのいくつかの型も障害されることがある．日常生活における大きく永続的な障害としては，感覚運動の情報伝達の欠如による両手の協調した身振りの困難がある．患者は，特にじっくりと見ないと，靴ひもを結んだり，物を束ねることができない．拍手や手拍子のように，両手で交互に行う素早い運動もひどく障害されている．こうした運動の協調障害は，通常，脳梁の前半部の病変による両側の補足運動野と一次運動野との間の神経線維の障害が関与している．課題の性質や両半球間の離断部位によっては，右手または左手に特異的な障害が起こる(後述)．

● 交叉性視覚性運動失調 crossed optic ataxia

この障害は，片側大脳半球の到達運動系 motor reaching system と対側大脳半球の視空間の情報の離断の結果生じる．物体が患者の周辺視野にあるとき，患者は視野と同側の手で物体をつかむことはできるが，対側の手ではつかむことができない．この交叉性の障害は，片側頭頂葉病変による視覚性運動失調とは異なり，両側で対称的に認められる．

● 左側の運動失行 motor apraxia

脳梁性の失行は，多くの場合，観念運動性失行(前述)の形を示し，左側肢が障害される．これは，技術を要する身振りや肢節の姿勢の表出にかかわる左半球と右運動皮質との離断を反映している．症状はさまざまなものが組み合わさって生じる[70]．この障害は，口頭指示を受けた際に最も重篤であり，脳梁幹部が損傷されていると，模倣できるようになるまで改善しない(動作パターンが両側で表出される場合を除く)．膝部前方の障害では正常な模倣が認められる(unilateral disassociation apraxia)．前大脳動脈領域梗塞では，典型的には，右側の下肢運動麻痺を伴う左側の観念運動性失行が生じる．左手の観念失行を伴うことも伴わないこともある．

● 左手の失書 agraphia

　左半球の言語野と右運動皮質との離断により，左手に選択的な2つの別の書字障害が起こる．片側性の失行性失書は，汚く書きなぐられた文字で特徴づけられるが，書字運動情報の伝達障害を反映して，タイピングやブロック体文字の書字は保たれている．近位・肩甲帯の運動のおかげで，書字は垂直な面で最もうまくできるようになっている．左手の失書は，左側の観念運動性失行とは独立して起こる．対照的に，片側性の失語性失書 aphasic agraphia では，言語情報の伝達における言語と運動との離断と両手での書字やタイピングの障害を呈する．失行性失書の責任病巣は脳梁幹部の後部，失語性失書の責任病巣は脳梁膨大部の前部と峡部である．

● 右側の構成失行 constructional apraxia

　左運動皮質と右半球視空間技能との離断（前述）により，（左手でなく）右手を使うときに描画や構築の能力に困難が生じる．しかしながら，お手本が左半球に示されたとき（タキストスコープを用いて）には，右手でも左手でも模写はできない．いずれの手でも描くことの困難が示されているが，誤り方は左右で異なっている．右手（左半球）で描くときには，全体像をつかめず細部を並べて描き，左手（右半球）で描くときには，細部を描くことはできないが，全体を捉えることはできる．同様のことが，書字でも観察されている[71]．責任病巣は，一般に脳梁後部に局在し，両側の頭頂葉の間の連絡線維が障害される．

● 他人の手症候群 alien hand syndrome，拮抗性失行 diagonistic apraxia

　運動性他人の手症候群は，随意運動の制御における稀であるが顕著な障害である．典型的には，脳梁前部（もしくは脳梁近傍の神経線維）の病変に帰するものとされる．これらの障害についての厳密な用語，症候学，解剖に関するコンセンサスは得られていない．少なくとも3つの主な症候群が区別されている[72-74]が，部分的なものや混合したものも報告されている．

▶ 純粋脳梁性他人の手症候群
pure callosal alien hand syndrome

　この症候群は，脳梁幹部の正中（特に腹側部）に限局した損傷で生じる．その少し前方も障害されると片側の観念運動性失行も合併する[75,76]．脳梁外の病変を伴うことも伴わないこともある．右利き患者では，いつも左手（非優位側）に起こる．この症候群は，「言うことを聞かない手 wayword hand」として最もよく記述され，それのみで起こる以下の2つの主要な側面をもつ．(ⅰ) 左手は目的のある動作の間，企図しない動きをみせる．たとえば，右手の動きに拮抗（両手間抗争 intermanual conflict）したり（たとえば，右手で空けた抽斗を左手で閉じる），拮抗はしないが無関係な動きをしたり（たとえば，右手で描いている間，左手で机をたたく），右手と同じ動きをしたりする（たとえば，同じ物を取ろうとする）．(ⅱ) 随意運動をしている間，左手を使おうと企図しているにもかかわらず，動かすことができない．たとえば，行動の開始や中断ができなかったり（たとえば，物をつかんだり離したりする），言葉で指示された内容とは一致しない誤った運動を遂行したりする（たとえば，直線の代わりに円を描く）．左足の異常な制御や全身の異常運動を認めることもある．また，（特に，患者はトイレに行きたいが，同時に入浴もしたいようなとき[77]）動作の開始・中断・反復の著明な逡巡や望まない動作を伴い，明らかな企図との葛藤による全般的な全身の動作の開始困難を示す患者もいる[77]．両手間抗争と左手での企図した動作開始の困難の組み合わせは，拮抗性失行と呼ばれてきた[78]．この症候群は，しばしば一過性であるが，疾患に特徴的な左手の症候が数年にわたって持続することもある．

　純粋脳梁性他人の手症候群は，半球間離断による右運動系の解放 release のため左側肢の意図的な制御の障害と独立した運動の開始を呈する．運動皮質領域は，内的な指令によって誘導される意図的運動を支配する補足運動野を中心とした内側運動系と，頭頂葉後部に誘導されて外的刺激に反応した行動を担う背外側前頭前皮質を中心とした外側運動系によって相互に制御されていると考えられている[79]．他人の手行動は，頭頂野と非優位（右）半球の運動前野（特に補足運動野）との脳梁を介した抑制の消失の結果起こるものと思われる．この抑制は，運動活動において優位である対側（左）半球の相同領域により駆動される．この症候群を引き起こすのに必須な脳梁損傷の厳密な局在や付加的な内側半球の損傷の役割はいまだわかっていないが，他人の手症候群に関連する病変は，典型的には脳梁周囲動脈領域を含んでいる[73]．

▶ 前頭葉性他人の手症候群
frontal alien hand syndrome

　この症候群は，片側または両側の前頭葉皮質内側部（前大脳動脈領域）の病変で生じる別の運動障害であり，脳梁前部の病変による付加的な離断を必ずしも必要としないかもしれない．「無秩序な手 anarchic hand」と記述されることもあり，優位側あるいは非優位側のいずれかの手（ときには両側）に認められる．このような意思を伴わない運動は，脳梁性他人の手症候群に関連する症状よりも基本的で定型的であり，(ⅰ) 物体の強制把握，(ⅱ) 近くに見えている物体に衝動的に手を伸ばしたり，探ったりすること，(ⅲ) 道具の強迫的使

用，などの行動をとる．患者は，対側の手で抑止するような所作をみせるが，自覚的な意思の葛藤を伴うことはない．逆説的だが，片側肢運動無視（hemikinesia）を伴うことがあり，そのため急性期や右半球障害後には障害が軽度にみえることがある．回復は一般に発症から6～12か月で認められるが，その程度は脳梁外の損傷範囲により異なる．前頭葉内側部の機能障害を反映して，下肢筋力低下，超皮質性失語，無言，無感情，失禁などを合併することが多い．

前頭葉性他人の手症候は，おそらく，基本的，反射的，探索的な運動行動の片側性の解放の結果生じる．把握graspingは，対側の補足運動野や中部帯状回に比較的限局した病変と関連している．一方，模索gropingや道具の脅迫的使用は，脳梁膝部に近接した前部帯状回のより広範な病変と関連している[80,81]．脳梁に限局した病変をもつ患者では，把握や模索を認めない．脳梁前部の離断と補足運動野病変の組み合わせにより，それに同調するように同側および対側からの抑制性の制御から一次運動皮質が解放され，基本的な運動パターンの異常活性化に至る．線条体や内包前脚の皮質下病変で，稀に不随意的な把握や他人の手徴候が観察されており，このことから，これらの領域は随意運動の制御に関与していることが示唆されている[82]．

▶ 感覚性または後方性他人の手症候群
sensory or posterior alien hand syndrome

固有知覚の障害（感覚性失調）と視運動性協調運動の障害（視覚性失調）の複雑な組み合わせを呈する患者では，病巣と対側に企図しない制御できない肢節の運動が生じる．これは，視感覚性他人の手症候群 *opticosensory alien hand syndrome* とも呼ばれており，手の空中浮動，動揺，繰り返し叩いたり引っかいたりするなどの自発的で目標指向のない行動をしばしば伴う．肢節の異質感（身体失認），半側空間無視，病態失認をしばしば伴う．感覚性の他人の手徴候は，後大脳動脈領域の視床（後外側腹側核や外側腹側核）と視床下部，あるいは中大脳動脈領域の頭頂葉上後部を含む広範な大脳半球後部の梗塞や出血で起こる[83,84]．病変は，左側よりも右側に多い．脳梁（膨大部）の損傷は，後大脳動脈領域梗塞に伴って認められることが多いが，必須というわけではない．視床による固有感覚のフィードバックが重要な役割を果たしていることは，頭頂葉皮質障害のある患者でのPET検査で観察されたこの領域での異常活動から示唆されている[85]．視床視床下部障害後には，ジストニアやミオクローヌスの要素となる症状が観察される．

● 脳梁離断によるその他の運動症状

脳梁前部に限局した脳梗塞急性期に続いて，がに股歩行，引きずり歩行，失立失歩 *astasia-abasia* を伴う歩行障害が報告されてきた[86,87]が，脳梁離断による両側前頭葉障害や遠隔機能障害の結果である可能性も示唆されている．

■ 記憶の離断障害

脳梁病変では，認知は保たれているが，想起に選択的な記憶障害も観察されている．この障害は言語記憶と視覚記憶の両方に関与し，想起の障害となる．これらの症状は，海馬や両側大脳半球の側頭葉内側部[88]につながる脳梁線維や，脳梁後部とともに脳弓後部の海馬交連の一部が障害されることによって生じる[89]．外科的交連切除術の結果として生じる両側の側頭葉内側部をつなぐ前交連の遮断も原因となることが示唆されている．

参考文献

1. Lissauer H. Ein Fall von Seelenblindheit nebst einem Beitrage zur Theorie derselben. Arch Psychiatr Nervenkr 1890; 21: 222-270.
2. Marr D, Nishihara HK. Representation and recognition of the spatial organization of three-dimensional shapes. Proc R Soc Lond B Biol Sci 1978; 23: 269-294.
3. Riddoch MJ, Humphreys GW. A case of integrative visual agnosia. Brain 1987; 110: 1431-1462.
4. Bruce V, Young A. Understanding face recognition. Br J Psychol 1986; 77: 305-327.
5. Dehaene S, Cohen L, Sigman M, Vinckier F. The neural code for written words: a proposal. Trends Cogn Sci 2005; 9: 335-341.
6. Devinsky O, Farah MJ, Barr WB. Chapter 21 Visual agnosia. Handb Clin Neurol 2008; 88: 417-427.
7. Goodale MA, Milner AD. Separate visual pathways for perception and action. Trends Neurosci 1992; 15: 20-25.
8. Farah MJ. Visua Agnosia. 2nd edn. Cambridge, MA: MIT Press/Bradford Books, 2004.
9. Grüsser O-J, Landis T. Visual Agnosias and other Disturbances of Visual Perception and Cognition. Boca Raton, FL: CRC Press, 1991.
10. Cavina-Pratesi C, Kentridge RW, Heywood CA, Milner AD. Separate channels for processing form, texture, and color: evidence from FMRI adaptation and visual object agnosia. Cereb Cortex 2010; 20: 2319-2332.
11. Cavina-Pratesi C, Kentridge RW, Heywood CA, Milner AD. Separate processing of texture and form in the ventral stream: evidence from FMRI and visual agnosia. Cereb Cortex 2010; 20: 433-446.
12. Vuilleumier P, Henson RN, Driver J, Dolan RJ. Multiple levels of visual object constancy revealed by event-related fMRI of repetition priming. Nat Neurosci 2002; 5: 491-499.
13. Grill-Spector K, Malach R. The human visual cortex. Annu Rev Neurosci 2004; 27: 649-677.
14. Warrington EK, Rudge P. A comment on apperceptive agnosia. Brain Cogn 1995; 28: 173-177.
15. Acres K, Taylor KI, Moss HE, Stamatakis EA, Tyler LK. Complementary hemispheric asymmetries in object naming and recognition: a voxel-based correlational study. Neuropsychologia 2009; 47: 1836-1843.
16. Warrington EK. The selective impairment of semantic memory. Q J Exp Psychol 1975; 27: 635-657.
17. Howard D, Patterson K. Pyramids and Palm Trees: A Test of Semantic Access from Pictures

and Words. Bury St Edmunds: Thames Valley Publishing, 1992.
18. De Renzi E, Saetti MC. Associative agnosia and optic aphasia: qualitative or quantitative difference? Cortex 1997; 33: 115-130.
19. Damasio A, Yamada T, Damasio H, Corbett J, McKee J. Central achromatopsia: behavioral, anatomic, and physiologic aspects. Neurology 1980; 30: 1064-1071.
20. Miceli G, Fouch E, Capasso R, et al. The dissociation of color from form and function knowledge. Nat Neurosci 2001; 4: 662-667.
21. Simmons WK, Ramjee V, Beauchamp MS, et al. A common neural substrate for perceiving and knowing about color. Neuropsychologia 2007; 45: 2802-2810.
22. Chao LL, Martin A. Cortical regions associated with perceiving, naming, and knowing about colors. J Cogn Neurosci 1999; 11: 25-35.
23. Damasio AR, Damasio H. The anatomic basis of pure alexia. Neurology 1983; 33: 1573-1583.
24. Gobbini MI, Haxby JV. Neural systems for recognition of familiar faces. Neuropsychologia 2007; 45: 32-41.
25. De Renzi E, Faglioni P, Grossi D, Nichelli P. Apperceptive and associative forms of prosopagnosia. Cortex 1991; 27: 213-221.
26. Damasio AR. Category-related recognition defects as a clue to the neural substrates of knowledge. Trends Neurosci 1990; 13: 95-98.
27. Gauthier I, Behrmann M, Tarr MJ. Can face recognition really be dissociated from object recognition? J Cogn Neurosci 1999; 11: 349-370.
28. Rossion B, Caldara R, Seghier M, et al. A network of occipito-temporal face-sensitive areas besides the right middle fusiform gyrus is necessary for normal face processing. Brain 2003; 126: 2381-2395.
29. Riddoch MJ, Humphreys GW, Akhtar N, et al. A tale of two agnosias: distinctions between form and integrative agnosia. Cogn Neuropsychol 2008; 25: 56-92.
30. De Renzi E, Lucchelli F. Are semantic systems separately represented in the brain? The case of living category impairment. Cortex 1994; 30: 3-25.
31. Fox CJ, Iaria G, Barton JJ. Disconnection in prosopagnosia and face processing. Cortex 2008; 44: 996-1009.
32. Wada Y, Yamamoto T. Selective impairment of facial recognition due to a haematoma restricted to the right fusiform and lateral occipital region. J Neurol Neurosurg Psychiatry 2001; 71: 254-257.
33. Steeves JK, Culham JC, Duchaine BC, et al. The fusiform face area is not sufficient for face recognition: evidence from a patient with dense prosopagnosia and no occipital face area. Neuropsychologia 2006; 44: 594-609.
34. Déjerine J. Contribution à l'étude anatomo-pathologique et clinique des différentes variétés de cécité verbale. Mém Soc Biol 1892; 4: 61-90.
35. Benito-Leon J, Sanchez-Suarez C, Diaz-Guzman J, Martinez-Salio A. Pure alexia could not be a disconnection syndrome. Neurology 1997; 49: 305-306.
36. Verstichel P, Cambier J. Letter-by-letter alexia after left hemispheral lesion without hemianopsia nor callosal involvement. 2 cases. Rev Neurol (Paris) 1997; 153: 561-568.
37. Binder JR, Mohr JP. The topography of callosal reading pathways. A case-control analysis. Brain 1992; 115: 1807-1826.
38. Kleinschmidt A, Cohen L. The neural bases of prosopagnosia and pure alexia: recent insights from functional neuroimaging. Curr Opin Neurol 2006; 19: 386-391.
39. Pisella L, Sergio L, Blangero A, et al. Optic ataxia and the function of the dorsal stream: contributions to perception and action. Neuropsychologia 2009; 47: 3033-3044.
40. Pisella L, Binkofski F, Lasek K, Toni I, Rossetti Y. No double-dissociation between optic ataxia and visual agnosia: multiple sub-streams for multiple visuo-manual integrations. Neuropsychologia 2006; 44: 2734-2748.
41. Riddoch MJ, Chechlacz M, Mevorach C, et al. The neural mechanisms of visual selection: the view from neuropsychology. Ann N Y Acad Sci 2010; 1191: 156-181.
42. Baylis GC, Driver J, Baylis LL, Rafal RD. Reading of letters and words in a patient with Balint's syndrome. Neuropsychologia 1994; 32: 1273-1286.
43. Zeki S. Cerebral akinetopsia (visual motion blindness). A review. Brain 1991; 114: 811-824.
44. Nawrot M. Eye movements provide the extra-retinal signal required for the perception of depth from motion parallax. Vision Res 2003; 43: 1553-1562.
45. Takahashi N, Kawamura M. Pure topographical disorientation – the anatomical basis of landmark agnosia. Cortex 2002; 38: 717-725.
46. Stracciari A, Lorusso S, Pazzaglia P. Transient topographical amnesia. J Neurol Neurosurg Psychiatry 1994; 57: 1423-1425.
47. Zatorre RJ, Belin P, Penhune VB. Structure and function of auditory cortex: music and speech. Trends Cogn Sci 2002; 6: 37-46.
48. Peretz I, Champod AS, Hyde K. Varieties of musical disorders. The Montreal Battery of Evaluation of Amusia. Ann N Y Acad Sci 2003; 999: 58-75.
49. Vignolo LA. Music agnosia and auditory agnosia. Dissociations in stroke patients. Ann N Y Acad Sci 2003; 999: 50-57.
50. Schnider A, Benson DF, Alexander DN, Schnider-Klaus A. Non-verbal environmental sound recognition after unilateral hemispheric stroke. Brain 1994; 117: 281-287.
51. Fecteau S, Armony JL, Joanette Y, Belin P. Judgment of emotional nonlinguistic vocalizations: age-related differences. Appl Neuropsychol 2005; 12: 40-48.
52. Ethofer T, Van De Ville D, Scherer K, Vuilleumier P. Decoding of emotional information in voice-sensitive cortices. Curr Biol 2009; 23: 1028-1033.
53. Belin P, Zatorre RJ, Lafaille P, Ahad P, Pike B. Voice-selective areas in human auditory cortex. Nature 2000; 403: 309-312.
54. Peretz I, Coltheart M. Modularity of music processing. Nat Neurosci 2003; 6: 688-691.
55. Bauer RM, Demery JA. Agnosia. In: Heiman KM, Valenstein E, eds. Clinical Neuropsychology. 4th ed. New York, NY: Oxford University Press, 2003; 236-295.
56. Caselli RJ. Ventrolateral and dorsomedial somatosensory association cortex damage produces distinct somesthetic syndromes in humans. Neurology 1993; 43: 762-771.
57. Buxbaum LJ, Kalenine S. Action knowledge, visuomotor activation, and embodiment in the two action systems. Ann N Y Acad Sci 2010; 1191: 201-218.
58. Goldenberg G. Apraxia. Handb Clin Neurol 2008; 88: 323-338.
59. Liepmann H. Drei Aufsätze aus dem Apraxiegebiet. Berlin: Karger, 1908.
60. Heilman KM, Maher LM, Greenwald ML, Rothi LJ. Conceptual apraxia from lateralized lesions. Neurology 1997; 49: 457-464.
61. Goldenberg G. Apraxia and the parietal lobes. Neuropsychologia 2009; 47: 1449-1459.
62. Pramstaller PP, Marsden CD. The basal ganglia and apraxia. Brain 1996; 119: 319-340.
63. Rothi LJ, Heilman KM, Watson RT. Pantomime comprehension and ideomotor apraxia. J Neurol Neurosurg Psychiatry 1985; 48: 207-210.
64. Graham NL, Bak TH, Hodges JR. Corticobasal degeneration as a cognitive disorder. Mov Disord 2003; 18: 1224-1232.
65. Chao YP, Cho KH, Yeh CH, et al. Probabilistic topography of human corpus callosum using cytoarchitectural parcellation and high angular resolution diffusion imaging tractography. Hum Brain Mapp 2009; 30: 3172-3187.
66. Michel F, Henaff MA, Intriligator J. Two different readers in the same brain after a posterior callosal lesion. Neuroreport 1996; 7: 786-788.
67. Gaillard R, Naccache L, Pinel P, et al. Direct intracranial, FMRI, and lesion evidence for the causal role of left inferotemporal cortex in reading. Neuron 2006; 50: 191-204.
68. Bachoud-Levi AC, Ergis AM, Cesaro P, Degos JD. Dissociation between distal and proximal left limb agraphia and agraphesthesia in a patient with a callosal disconnection syndrome. Cortex 2000; 36: 351-363.
69. Brion S, Jedynak CP. Les troubles du transfert interhémisphérique. Paris: Masson, 1975.
70. Heilman KM, Watson RT. The disconnection apraxias. Cortex 2008; 44: 975-982.
71. Schwartz MF, Montgomery MW, Buxbaum LJ, et al. Naturalistic action impairment in closed head injury. Neuropsychology 1998; 12: 13-28.
72. Feinberg TE, Schindler RJ, Flanagan NG, Haber LD. Two alien hand syndromes. Neurology 1992; 42:19-24.
73. Scepkowski LA, Cronin-Golomb A. The alien hand: cases, categorizations, and anatomical

correlates. Behav Cogn Neurosci Rev 2003; 2: 261-277.
74. Kikkert MA, Ribbers GM, Koudstaal PJ. Alien hand syndrome in stroke: a report of 2 cases and review of the literature. Arch Phys Med Rehabil 2006; 87: 728-732.
75. Geschwind DH, Iacoboni M, Mega MS, et al. Alien hand syndrome: interhemispheric motor disconnection due to a lesion in the midbody of the corpus callosum. Neurology 1995; 45: 802-808.
76. Tanaka Y, Yoshida A, Kawahata N, Hashimoto R, Obayashi T. Diagonistic dyspraxia. Clinical characteristics, responsible lesion and possible underlying mechanism. Brain 1996; 119: 859-873.
77. Nishikawa T, Okuda J, Mizuta I, et al. Conflict of intentions due to callosal disconnection. J Neurol Neurosurg Psychiatry 2001; 71: 462-471.
78. Akelaitis A. Studies on the corpus callosum: diagonistic dyspraxia in epileptics following partial and complete section of corpus callosum. Am J Psychiatry 1945; 101: 594-599.
79. Della Sala S, Marchetti C. Disentangling the alien and anarchic hand. Cogn Neuropsychiatry 1998; 3: 191-207.
80. De Renzi E, Barbieri C. The incidence of the grasp reflex following hemispheric lesion and its relation to frontal damage. Brain 1992; 115: 293-313.
81. Hashimoto R, Tanaka Y. Contribution of the supplementary motor area and anterior cingulate gyrus to pathological grasping phenomena. Eur Neurol 1998; 40: 151-158.
82. Pageot N, Nighoghossian N, Derex L, Bascoulergue Y, Trouilias P. [Involuntary motor activity or alien hand syndrome following ischemic lesion sparing medial frontal cortex]. Rev Neurol (Paris) 1997; 153: 339-343.
83. Levine DN, Rinn WE. Opticosensory ataxia and alien hand syndrome after posterior cerebral artery territory infaction. J Neurol Neurosurg Psychiatry 1986; 36: 1094-1097.
84. Ventura MG, Goldman S, Hildebrand J. Alien hand syndrome without a corpus callosum lesion. J Neurol Neurosurg Psychiatry 1996; 58: 735-737.
85. Delrieu J, Payoux P, Toulza O, et al. Sensory alien hand syndrome in corticobasal degeneration: a cerebral blood flow study. Mov Disord 2010; 25: 1288-1291.
86. Giroud M, Dumas R. Clinical and topographical range of callosal infarction: a clinical and radiological correlation study. J Neurol Neurosurg Psychiatry 1995; 59: 238-242.
87. Kumral E, Kocaer T, Sagduyu A, et al. [Callosal infarction after bilateral occlusion of the internal carotid arteries with hemineglect syndrome and astasia-abasia]. Rev Neurol (Paris) 1995; 151: 202-205.
88. Zaidel DW. The case for a relationship between human memory, hippocampus and corpus callosum. Biol Res 1995; 28: 51-57.
89. Phelps EA, Hirst W, Gazzaniga MS. Deficits in recall following partial and complete commissurotomy. Cereb Cortex 1991; 1: 492-498.
90. Riddoch MJ, Humphreys GW. Birmingham Object Recognition Battery (BORB). Hove: Lawrence Erlbaum, 1993.
91. Warrington EK, James M. The Visual Object and Space Perception Battery. Bury St Edmunds: Thames Valley Test Company, 1991.
92. James M, Plant GT, Warrington EK. Cortical Vision Screening Test. London: Harcourt Assessment, 2001.
93. Bruyer R, Schweich M. A clinical test battery of face processing. Int J Neurosci 1991; 61: 19-30.
94. Nespoulous JL, Joannette Y, Roch-Lecours A. Montréal Toulouse 86. (MT 86). Isbergues: Ortho-Edition, 1992.
95. Goodglass H, Kaplan E. The Assessment of Aphasia and Related Disorders. Philadelphia, PA: Lea et Febiger, 1972.
96. Bartolo A, Cubelli R, Della Sala S. Cognitive approach to the assessment of limb apraxia. Clin Neuropsychol 2008; 22: 27-45.

CHAPTER 24

脳卒中における末梢神経筋症状

Pariwat Thaisetthawatkul and Eric Logigian

序論

　脳卒中は，中枢神経系でよくみられる疾患であり，しばしば二次的な，あるいは合併症として末梢神経筋症候 neuromuscular manifestation を伴う．脳卒中に関連した末梢神経筋症候には，末梢性ニューロパチー peripheral neuropathy，ミオパチー myopathy，自律神経障害 dysautonomia が含まれる．こうした障害は，中枢神経系と末梢神経系の両方に直接影響を与える疾患でも，中枢神経系のみに影響を与えるが，二次的に神経筋に変化を及ぼす疾患でも起こる．本章では，脳卒中における一次性および二次性の末梢神経筋症候について概説する．

中枢神経系と末梢神経系の両方に影響を与える疾患での末梢神経筋症候

　これらの疾患は，脳，脊髄，末梢神経，筋の動静脈系を障害する．脳や脊髄の梗塞や出血を引き起こすとともに，虚血性，炎症性，代謝性のニューロパチーやミオパチーを引き起こす．こうした疾患には，感染性心内膜炎，各種の血管炎，薬物中毒，大動脈解離，大動脈瘤破裂，抗リン脂質抗体症候群，遺伝性や家族性の病態〔ミトコンドリア病，Fabry 病，神経線維腫症（Recklinghausen 病）など〕が含まれる．

■ 感染性心内膜炎 infective endocarditis

　感染性心内膜炎の神経症候は，Osler により報告された[1]．神経症候は患者の約 25〜40％に認められる[2,3]．最も一般的な神経症候は脳卒中であり，通常は脳塞栓症によるが，ときには細菌性動脈瘤の破裂による出血や出血性梗塞によっても生じる．その他の心内膜炎関連の神経症候には，多発性脳塞栓，脳膿瘍，けいれん発作，髄膜炎による脳症が含まれる．神経系の合併症は，僧帽弁や大動脈弁での 10 mm を超える疣贅を伴う黄色ブドウ球菌による心内膜炎や，感染した人工弁を有する抗凝固療法中の患者でよく認められる．感染性心内膜炎では，末梢神経系の合併症は稀であり，2 つの症例報告では，ニューロパチーの頻度は 5％ほどであった[2,4]．しかしながら，心内膜炎では全身や中枢神経系の症候が際立つために，末梢神経系の合併症が見逃されている可能性は残される．入手可能な臨床データは，一般的に病理学的確定診断を欠いた簡単な臨床症候の記述に限られている．ある症例報告では，腓骨神経（2 例），尺骨神経（3 例），正中神経，顔面神経，坐骨神経（それぞれ 1 例）で急性単ニューロパチーや多発性単ニューロパチーを呈した症例が認められた[5]．5 例の単ニューロパチー mononeuropathy はすべて，感染性心内膜炎に対する抗生物質治療後に改善した．末梢性ニューロパチーを呈した時点ですべての患者が心内膜炎の古典的徴候を呈していたが，いずれも脳卒中を伴わなかった．興味深いことに，単ニューロパチーの症候は，5 例中 4 例で主症候であり，著者らは塞栓が単ニューロパチーの原因と考えられると結論づけられた[5]．膝窩動脈瘤による急性の腓骨神経単ニューロパチーと後頭葉の出血性梗塞を伴う心内膜炎患者では，別の発症機序が報告されている[6]．この患者には膝窩動脈瘤の外科的治療により回復した．膵臓出血の手術後に，両側顔面四肢の筋力低下および人工呼吸器管理を要する呼吸不全を呈した重症黄色ブドウ球菌性心内膜炎の 1 例で，末梢神経を組織的に検討した研究が 1 つある．この患者の髄液蛋白は正常であった．また，プラスマフェレシスを受けたが，神経機能の改善は認められなかった．剖検時には，

脊髄神経根，後根神経節，末梢神経遠位に多発する微小膿瘍とグラム陽性細菌を認めた[7]．

■ 血管炎性疾患 vasculitic disorder

血管炎性疾患の臨床症候の多くは，障害される血管のサイズに依存する[8]．大きな動脈の血管炎においては，巨細胞動脈炎 giant cell arteritis では網膜中心動脈閉塞，高安動脈炎では肢節虚血や腎血管性高血圧，というように大きな血管の障害が生じやすい．巨細胞動脈炎患者の3〜4%に脳卒中や一過性脳虚血発作を認めるが，高安動脈炎や特に若年女性では稀である[9,10]．末梢性ニューロパチーは，剖検で確定された巨細胞動脈炎の約10%と報告されている[11]．神経根動脈の血管炎に関連していると思われる末梢神経の梗塞による頸部脈絡叢ニューロパチーはほとんど報告がない[12]．血管炎性ミオパチーも剖検で確定された巨細胞動脈炎で認められている[13]．自験例では，中枢および末梢神経系の障害を合併した巨細胞動脈炎の患者は1例だけである．この患者は剖検で巨細胞動脈炎と確定され，右手の急性単ニューロパチーに加えて右後頭頭頂葉梗塞を認めた[14]．中型または小型の動脈，細動脈，毛細血管，小静脈を侵す血管炎では，より高頻度に末梢性ニューロパチーを呈する．たとえば，結節性多発動脈炎患者を対象にした多数の連続症例の報告[15]では，末梢性ニューロパチーを68%に認める一方，中枢神経系の障害を示唆する症候（たとえば，脳卒中，頭痛，精神状態の変化，けいれん発作）を呈したのは46%であった．この報告で，中枢と末梢の両方の症候が認められたのは34%であった．脳卒中（特に脳梗塞）は13%前後の症例に認められ，そのほとんど(87%)は，末梢性ニューロパチー（主に多発性単ニューロパチーで，典型的には痛み）を伴っていた[15]．Churg-Strauss 症候群（好酸球性肉芽腫性血管炎）では，末梢性ニューロパチーが最もよくみられる神経症状（約62%）であり，脳卒中は少ない（約6%）[16]．末梢性ニューロパチーで最も多いのは有痛性多発性単ニューロパチーであり，非対称性の多発ニューロパチーや対称性の遠位末梢性多発ニューロパチーがこれに次ぐ．同様に，Wegener 肉芽腫症では，約33%に神経合併症を認める[17]．この典型的な神経合併症は末梢性ニューロパチーであり，多発性単ニューロパチー(16%)や対称性の遠位末梢性多発ニューロパチー(2%)を呈する．ニューロパチーを伴う Wegener 肉芽腫症では，脳卒中は稀(4%)であるが，腎障害をしばしば合併する．Wegener 肉芽腫症の単ニューロパチーが最もよく認められる部位は腓骨神経で，脛骨神経，尺骨神経，脳神経（視神経，外転神経，顔面神経）がこれに次ぐ[17]．一方，細い血管を障害する血管炎は，典型的には末梢性ニューロパチーを起こさない．たとえば，Behçet 病では，中枢神経系の合併症が多い．

特に脳静脈血栓症により脳卒中が生じることはあるが，Behçet 病の2つの多数例の報告でも末梢性ニューロパチーの報告は見当たらない[18,19]．同様に，Behçet 病患者の末梢神経生検でも血管炎や炎症は観察されていない[20]．Behçet 病では，剖検で確定診断された炎症性ミオパチーの報告も稀である[21]．

■ 薬物中毒

薬物中毒者で出血性および虚血性脳卒中の報告があり，循環血への異物注入，脳血管炎，高血圧のエピソード，動静脈シャント，心内膜炎，細菌性動脈瘤，HIV を含む感染症などとの関連が示唆されている[22]．また，アンフェタミン類，コカイン，マリファナ，ヘロイン，エフェドリンのような血管収縮物質の使用後に脳卒中が生じることが知られている[23]．ヘロイン中毒者の末梢性ニューロパチーは，多数例報告で詳細に検討されている[24]．これまでに報告のある末梢性ニューロパチーには，腕神経叢ニューロパチーや腰神経叢ニューロパチー，主に橈骨神経の単ニューロパチー，Guillain-Barré 症候群類似の多発性末梢性ニューロパチーなどがある[24]．興味深いことに，薬物中毒者の神経叢ニューロパチーや単ニューロパチーは，薬物を注射した部位から離れた肢節に生じているが，遠隔性に生じる末梢性ニューロパチーを説明できるような血管炎や先行感染を確認できない．横紋筋融解症も，ヘロイン[24]，コカイン[23]，アンフェタミン類[23]の依存症でしばしば認める．コカイン中毒の場合には，非外傷性の横紋筋融解症の機序の持続や重度の血管収縮も，少なくとも部分的に関与する[23]．

■ 大動脈解離 aortic dissection, 大動脈瘤破裂 aortic aneurysm rupture

大動脈解離と大動脈瘤破裂による出血は，高い罹病率と死亡率を伴う内科的および外科的救急疾患である．典型的には，急性の胸痛や背部痛を呈するが，疼痛を伴わないものも15%前後に及ぶ．神経症状は，40%前後に認められる[25]．神経症状で発症した患者の2/3では胸痛を伴わないため，診断が困難である．大動脈解離や大動脈瘤破裂における神経症候の表現型は，大動脈病変の局在部位に依存している[26]．脳卒中，主として半球性の脳梗塞は，最も頻度の高い神経合併症であり，患者の30%に及ぶ[25]．脳卒中は，両側頸動脈起始部を巻き込む解離が生じる DeBakey 1 型あるいは Stanford A 型でよく認められる[27]．大動脈解離と大動脈瘤破裂に伴う末梢神経系の症候スペクトラムは広範である．反回神経障害は，通常左側に生じ，左反回神経と大動脈弓が解剖学的に近接しているために，しばしば胸部症状を伴わずに，声帯麻痺や嗄声（Ortner 症候群）をきたす[28]．感覚障害

や疼痛などの下肢の症候は通常左側に生じ，筋力低下(括約筋障害は稀)を伴うことも伴わないこともある．この原因としては，腰仙部神経根や神経叢の虚血，あるいは腸腰筋の内部や近傍の出血が報告されている．後遺症として生じる臨床症候には，腰仙部神経根症[29]，神経叢障害[30]，急性大腿神経麻痺[31]，馬尾症候群[32]が含まれる．興味深いことに，こうしたニューロパチーの多くでは，大動脈解離や大動脈瘤破裂で典型的にみられるような胸痛や背部痛を伴わない．

■ Fabry 病

Fabry 病は，X 連鎖性リソソーム蓄積症 lysosomal storage disorder で，α ガラクトシダーゼの欠乏により神経系のスフィンゴ糖脂質(特にグロボトリアオシルセラミドとガラクトシルセラミド)の異常蓄積を，心筋細胞，血管平滑筋細胞，血管内皮細胞，腎糸球体足細胞，腎メサンギウム細胞，後根神経節細胞，中枢神経系のニューロンなど，さまざまな細胞や組織に認める[33]．脳血管系を含む血管壁に糖脂質の異常蓄積を認めるために，Fabry 病の患者では，一般人に比して虚血性脳卒中や一過性脳虚血発作のリスクが 20 倍高くなる[33]．Fabry 病患者では，脳卒中は若年(中央値は，男性 40 歳，女性 45 歳)で発症し，腎臓や心臓の合併症よりも先行して，最初の症候となりうる[34]．末梢性ニューロパチーは，通常，Fabry 病の最も初期の神経症候として，しばしば小児期にみられる．典型的には，初期徴候は神経痛であり，慢性持続性であることも，突発性の激痛発作であることもある．Fabry 病の末梢性ニューロパチーでは，主に小径神経線維が障害される．Fabry 病の小径線維ニューロパチーは，皮膚生検[35]や定量的感覚検査[36]で確定診断できる．腓腹神経生検では，毛細血管の血管内皮細胞や神経周膜細胞の中に，(電子顕微鏡で)オスミウム好性の顆粒沈着の集積を証明できる[37]．自律神経機能障害(発汗の消失，体温調節障害，瞳孔機能異常，唾液腺分泌低下，消化管運動機能低下など)もよく認められる[38]．現在では，酵素補充療法が疼痛緩和の一助となり，定量的感覚検査である定量的皮膚運動軸索反射や体温調節発汗検査での神経機能の改善はあるようにみえる[39]が，皮膚生検で評価できるような真皮内部の支配神経の改善はまだ示されていない[40]．酵素補充療法は脳卒中の初発までの時間を延長するであろうとのエビデンスはあるものの，脳卒中の予防効果があるかどうかについては，いまだ不明である[41]．

■ 抗リン脂質抗体症候群 antiphospholipid syndrome と関連する異常

抗リン脂質抗体は，カルジオリピンやその他の陰性に荷電したリン脂質に対する免疫反応を示す抗体の一群である[42]．抗リン脂質抗体は，リン脂質依存性の凝固経路の反応を延長させる(ループスアンチコアグラント)．抗リン脂質抗体の存在は，繰り返す血栓症，流産，血小板減少など，いわゆる抗リン脂質抗体症候群の症候に関連する．この症候群は，特発性(すなわち，他の膠原病を合併しない)の場合も，二次性(すなわち，全身性エリテマトーデス，Sjögren 症候群，関節リウマチなどの疾患を伴う)の場合もある．抗リン脂質抗体症候群の神経合併症も報告されている[42]．特に，動脈性および静脈性の両方の虚血性脳卒中がよく報告されている．脳卒中発症は，通常，一般的な虚血性脳卒中よりも若年である．抗リン脂質抗体症候群に関連した脳卒中は，in situ 血栓症あるいは心原性塞栓症のいずれによっても生じ，反復する傾向を示す．特発性抗リン脂質抗体症候群では，患者の 30％で末梢性ニューロパチーが報告されている[43]．末梢性ニューロパチーは，典型的には感覚優位の軸索性多発ニューロパチーであるが，軽度の遠位優位の筋力低下を認めることもある[43]．抗リン脂質抗体症候群で，再発性多発性脳梗塞を呈した症例において剖検で確定された血管炎性ニューロパチーの報告がある[44]．二次性抗リン脂質抗体症候群の末梢性ニューロパチーは抗リン脂質抗体のない炎症性の基礎疾患(たとえば，全身性エリテマトーデスや関節リウマチ)でみられるものに似ていることがある．したがって，二次性の抗リン脂質抗体症候群による末梢性ニューロパチーの原因としての抗リン脂質抗体の役割については不明確である．抗リン脂質抗体の役割については，Guillain-Barré 症候群との関連に関しても同様のことがいえる[45]．

■ ミトコンドリア病 mitochondrial disorder

ミトコンドリア病は，ミトコンドリア内や核内のいずれかに存在するミトコンドリア酵素をコードする遺伝子の変異によって生じる全身性の疾患である．ミトコンドリア病には，脳卒中，ミオパチー，ニューロパチーをきたすものや，心臓など他の臓器を障害するものがある．最もよい例は，ミトコンドリア脳筋症・乳酸アシドーシス・脳卒中様発作症候群 mitochondrial encephalomyopathy, lactic acidosis, and stroke-like episodes (MELAS) であり[46]，その最も多い(80％以上)原因は，ミトコンドリア DNA の MT-TL1 遺伝子の 3243 A＞G 変異である．MELAS の典型的な小児期の症候としては，低身長，反復する片頭痛，難聴，けいれん発作がある[46]．脳卒中は，通常 40 歳以前に起こり，けいれん発作を伴い，片麻痺，皮質盲，精神状態の変化が続発する．MELAS での脳卒中は，後頭葉に最も多く，次いで側頭葉に多い[47]．その他の症候には，難聴，糖尿病，認知機能障害，進行性外眼筋麻痺や骨格筋障害が含まれる．ミオパチーを示唆する四肢近位筋や体幹筋群の軽度から中等度の筋力低下

は，MELAS 患者の約 50% に認める[48]．骨格筋の罹患は，トリクローム染色後の生検筋に特徴的な赤色ぼろ線維 ragged-red fiber を確認することで明らかにできる．筋生検での異常所見は，MELAS 患者の約 70% にみられ，血清クレアチニンキナーゼは，典型的には正常ないしは軽度に上昇している．ミオパチーの重症度は，（生検筋での）チトクロームオキシダーゼ陰性線維の数や加齢と相関する[48]．末梢性ニューロパチーは，MELAS 患者の約 20% に認められ，主に感覚系の症状で，電気生理学的検査では感覚運動性の軸索性多発ニューロパチーを呈し，糖尿病の合併がなくても起こる[49]．ニューロパチーの発症リスクは高齢者や男性で高くなる．血清中の乳酸と髄液中の蛋白の増加を認める．遺伝子変異の解析で診断が確定される．

■ 神経線維腫症 neurofibromatosis

神経線維腫症は，常染色体優性の神経皮膚症候群で，血管障害や末梢性ニューロパチーの原因となる．神経線維腫症には，1 型と 2 型の 2 つの病型が存在する．1 型または末梢型の神経線維腫症は，臨床的には，多発性の皮膚神経線維腫，多発性のカフェオレ斑，（虹彩）Lisch 結節，腋下部の（雀卵様）色素斑の存在で特徴づけられる．1 型では，遺伝子異常は 17 番染色体に局在している．2 型あるいは中枢型の神経線維腫症では，臨床的に一側性または両側性の聴神経鞘腫および髄膜腫や神経膠芽腫などの脳腫瘍を認める．2 型では，一般的に末梢性の皮膚症候を認めないことが多い．2 型の遺伝子異常は，22 番染色体に局在する．神経線維腫症での血管障害は稀であるが，頭蓋内主幹動脈閉塞性疾患，頸部動静脈瘻，頭蓋内脳動脈瘤などに特徴づけられている[50]．

1 型神経線維腫症では，動脈病変は患者の約 6% に認められ，こうした動脈病変を有する患者の約 47% で脳卒中を，しばしば診断の数年後に発症する[51]．1 型では末梢性ニューロパチーは稀で，患者の約 1〜2% のみである[52,53]．この末梢性ニューロパチーは，典型的には慢性で緩徐進行性の感覚運動性の軸索性多発ニューロパチーを呈し，神経根と皮下に多数の神経線維腫のある患者でよく観察される[52,53]．末梢性ニューロパチーは，通常，四肢遠位部の感覚症状として認められるが，四肢遠位部の明らかな筋力低下や筋萎縮を認めることは少ない．多くの症例で，凹足やびまん性に触知可能な肥大した神経を認める[52]．腓腹神経生検では，活動性の変性をほとんど伴わない多発性の軸索脱落を伴った神経束内の神経線維腫を認める[52,53]．末梢性ニューロパチーを伴う 1 型神経線維腫症患者は，伴わない患者に比べて悪性の末梢神経鞘腫を合併する頻度が高い[53]．

2 型神経線維腫症では，脳卒中はきわめて稀であるが，報告例はある[54]．末梢性ニューロパチーは，患者の 3〜5% に起こる[55]．2 型での末梢性ニューロパチーの発症時期は，小児期あるいは 10 代である．臨床像は，対称性の遠位末梢性多発ニューロパチーであり，しばしば著しい機能障害を伴う重度の筋力低下と筋萎縮をきたす[56]．1 型と対照的に，2 型の多くの症例では，末梢性ニューロパチーの進展は，神経腫，神経根腫，神経鞘腫の存在とは相関しない[57]．病理学的な神経生検では，軸索の脱落，神経周膜線維化，オニオンバルブ形成，異常な Schwann 細胞の浸潤，Schwann 細胞の多発小腫瘍 tumorlet，異常な神経周辺細胞，神経周膜の神経線維腫を認める[56,57]．

脳卒中に伴う二次的な末梢神経・筋の変化

脳卒中により麻痺や痙縮した肢節では，筋肉，結合組織，末梢神経に二次的な変化が生じることが，電気生理学的，生物力学的，病理組織学的に明らかにされてきた[58,59]．報告された変化は複雑でまだ十分に明らかになっていないが，痙性の存在や重症度と障害された筋群の廃用に大きく関連していると考えられている．片麻痺に伴う筋萎縮は，ヒトの臨床例でも，実験的に上位運動ニューロン upper motor neuron の病変を作成した霊長類でもかなり以前から観察されてきた．この筋萎縮は，廃用性筋萎縮の要素が際立つものの，それ以外の原因を含めて多くの因子によると思われる．たとえば，脳卒中後に中枢性に麻痺した筋群の支配神経の脱神経は，針筋電図検査での線維性収縮電位 fibrillation potential や陽性鋭波 positive sharp wave の存在により，患者の 5〜50% に認められると報告されている[59]．脱神経は，典型的には上位運動ニューロン損傷後 4〜5 週で認められ，主に肢節遠位で観察される[59]．脱神経電位は，脳卒中発症後の約 6 か月後には消失するか著明に低下する[60]．しかしながら，片麻痺肢における脱神経の存在や原因については議論がある．提案されている病態機序は，末梢神経や神経叢への圧迫や牽引による神経損傷（後述）とするものから，脳卒中による上位運動ニューロンの障害後のシナプスを越えた前角細胞の変性とするものまで多岐にわたる．後者の前角細胞変性仮説への部分的批判としては，片麻痺肢における電気生理学的検査は一般に正常であり，その原因として末梢性ニューロパチーは示唆されないということが挙げられる[61]．この仮説は，近年，脳卒中患者と対照者での剖検研究で検討された．脊髄前角細胞数は，脳卒中患者においては非麻痺側に比して麻痺側での有意な減少が認められず，さらに，対照者に比して脳卒中患者の麻痺側での有意な減少も認められなかった[62]．

脳卒中後の筋萎縮に加えて，中枢性に麻痺した筋群では，運動単位 motor unit に機能的変化が生じる．たとえば，脳卒中後には，片麻痺側筋群の運動単位は，緩やかな収縮特性

を示し，電気生理学的(運動単位電位)に推察されるサイズも増大する[63]．長期経過した痙性片麻痺患者における単一運動単位での等尺性収縮の研究[64]では，平均運動単位収縮時間の延長と運動単位の易疲労性の亢進が示されている．痙性片麻痺肢の筋群での内因性変化も研究されており，運動線維サイズの多様性の増加，「円形」や「虫食い状 moth-eaten」の線維の増加，サルコメア(筋節)長の短縮，細胞外物質の増加などが認められた[58]．上位運動ニューロン病変により障害肢筋群のⅠ型筋線維とⅡ型筋線維の分布が変わるかどうか，あるいはどのように変わるのかについては，まだ明確にはされていない[58]が，こうした分布の変化は，痙性の重症度，廃用，筋肉への負荷を含む，いくつかの変数に依存すると考えられている．

上位運動ニューロン病変のある患者では，しばしば受動的で活動的な肢節や関節の運動時に抵抗が増大することがある．関節や筋肉のこわばりの増大は，速度依存性で神経反射性の要素や，拘縮(たとえば，筋-腱単位の短縮)や骨格筋線維構造の変化に伴う生物力学的な要素など多くの要因による[58]．最終的に，長期間の無動状態や重症脳卒中後の麻痺肢の筋群への圧迫によって横紋筋融解症をきたしうる．脳幹出血による悪性高熱からの横紋筋融解症も1例報告されている[65]．

脳卒中後には，末梢神経の多様な変化が報告されている．たとえば，片麻痺肢では，手根管症候群，足根管症候群，腓骨頭部を越えた腓骨ニューロパチーなど，絞扼性ニューロパチー entrapment neuropathy の頻度が上昇する[66]．脳卒中後の手根管症候群の増加は，非麻痺肢でも認められる．これは，特に麻痺肢が実用肢として機能せず，非麻痺肢を過度に使用していた際に顕著となる[67]．脳卒中患者での麻痺側と非麻痺側からの腓腹神経生検の定量形態学的研究では，髄鞘線維の変化を認める一方，無髄線維が保たれていることが示されている．特に，神経線維ときほぐしを用いた研究では，異常な線維の比率の有意な上昇が報告されており，輪間の髄鞘の50%に及ぶ菲薄化や有髄線維の平均径の減少を認め，一次性の軸索障害に続発した二次的脱髄が生じていることが示唆された[68]．脳梗塞後の末梢神経の定量形態学的変化は，その有無も機序もまだ不明である．

脳卒中後の心血管自律神経系の変化

悪性の心室頻拍や房室ブロックなどの不整脈は，脳卒中発症後の24時間以内にしばしば認められており[69]，突然死の原因にもなる．脳卒中関連の不整脈は，特に島皮質 insular cortex を障害する脳卒中による心血管系制御の変化によって生じる[70]．右島皮質の脳卒中では，左島皮質の脳卒中に比較して循環器系の異常の頻度が高いことや予後が不良であることを示唆するエビデンスがいくつか報告されている[71]が，これについてはまだ議論がある[70]．不整脈は，虚血性および出血性脳卒中の両者に認められており，交感神経系活動の亢進や，副交感神経系活動の抑制を含めた，心血管自律神経系の機能異常の結果起こると信じられている[70]．心拍数のパワースペクトル解析では，半球性の脳梗塞の急性期でも発症6か月後でも心拍変動の有意な減少を認め，心血管系の副交感神経系活動のダウンレギュレーションが示唆された[72]．これは，ラクナ梗塞後でも同様である[73]．自律神経障害は，脳卒中発症から最大で48か月後まで持続しうる[74]．圧受容器の感受性障害で明らかにされてきた心臓自律神経機能異常は，脳卒中の予後に関連することが示されてきた[75]．すなわち，圧受容器感受性の障害された患者では，予後と転帰は不良である．

参考文献

1. Osler W. Gulstonian lectures on malignant endocarditis. Lancet 1885; 1: 415.
2. Pruitt A, Rubin R, Karchmer A, et al. Neurologic complications of bacterial endocarditis. Medicine 1978; 57: 329-343.
3. Heiro M, Nikoskelainen J, Engblom E, et al. Neurologic manifestations of infective endocarditis: a 17-year experience in a teaching hospital in Finland. Arch Intern Med 2000; 160: 2781-2787.
4. Roydens Jones H Jr, Siekert R, Geraci J. Neurologic manifestations of bacterial endocarditis. Ann Intern Med 1969; 71: 21-28.
5. Royden Jones H Jr, Siekert R. Embolic mononeuropathy and bacterial endocarditis. Arch neurol 1968; 19: 535-537.
6. Ozcakar L, Aknc A, Aksoy D, et al. Peroneal neuropathy due to popliteal aneurysm in a patient with infectious endocarditis. Ann Vasc Surg 2004; 18: 115-117.
7. Pamphlett R, Walsh J. Infective endocarditis with inflammatory lesions in the peripheral nervous system. Acta Neuropathol 1989; 78: 101-104.
8. Rossi C, Comite G. The clinical spectrum of the neurological involvement in vasculitides. J Neurol Sci 2009; 285: 13-21.
9. Solans-Laque R, Bosch-Gil J, Molina-Catenario C, et al. Stroke and multi-infarct dementia as presenting symptoms of giant cell arteritis: report of 7 cases and review of the literature. Medicine (Baltimore) 2008; 87: 335-344.
10. Kerr G, Hallahan C, Giordano J, et al. Takayasu arteritis. Ann Intern Med 1994; 120: 919-929.
11. Caselli R, Hunder G, Whisnant J. Neurologic disease in biopsy-proved giant cell (temporal) arteritis. Neurology 1988; 38: 352-359.
12. Burton E, Winer J, Barber P. Giant cell arteritis of the cervical radicular vessels presenting with diaphragmatic weakness. J Neurol Neurosurg Psychiatry 1999; 67: 223-226.
13. Lacomis D, Giuliani M. Giant cell arteritis presenting with proximal weakness and skeletal muscle vasculitis. Muscle Nerve 1999; 1: 142-143.
14. McAlindon T, Ferguson I. Mononeuritis multiplex and occipital infarction complicating giant cell arteritis. Br J Rheumatol 1989; 28: 257-258.
15. Ford R, Siekert R. Central nervous system manifestations of periarteritis nodosa. Neurology 1965; 15: 114-122.

16. Sehgal M, Swanson J, DeRemee R, et al. Neurologic manifestations of Churg-Strauss syndrome. Mayo Clin Proc 1995; 70: 337-341.
17. Nishino H, Rubino F, DeRemee R, et al. Neurological involvement in Wegener's granulomatosis: an analysis of 324 consecutive patients at the Mayo Clinic. Ann Neurol 1993; 33: 4-9.
18. Kidd D, Steuer A, Denman A, et al. Neurological complications in Behcet's syndrome. Brain 1999; 122: 2183-2194.
19. Akman-Demir G, Serdaroglu P, Tasci B, et al. Clinical patterns of neurological involvement in Behcet's disease: evaluation of 200 patients. Brain 1999; 122: 2171-2181.
20. Namer I, Karabudak R, Zileli T, et al. Peripheral nervous system involvement in Behcet's disease. Eur Neurol 1987; 26: 235-240.
21. Worthmann F, Bruns J, Turker T, et al. Muscular involvement in Behcet's disease: case report and review of literature. Neuromusc Disord 1996; 6: 247-253.
22. Brust J. Acute neurologic complications of drug and alcohol abuse. Neurol Clin 1998; 16: 503-519.
23. Neiman J, Haapaniemi H, Hillborn M. Neurological complications of drug abuse: pathophysiological mechanisms. Eur J Neurol 2000; 7: 595-606.
24. Richter R, Pearson J, Bruun B, et al. Neurological complications of addiction to heroin. Bull N Y Acad Med 1973; 49: 3-21.
25. Gaul C, Dietrich W, Erbguth F. Neurological symptoms in aortic dissection: a challenge for neurologists. Cerebrovasc Dis 2008; 26: 1-8.
26. Lynch D, Dawson T, Raps E, et al. Risk factors for the neurologic complications associated with aortic aneurysms. Arch Neurol 1992; 49: 284-288.
27. DeBakey M, McCollum C, Crawford S, et al. Dissection and dissecting aneurysms of the aorta: twenty-year follow-up of five hundred twenty-seven patients treated surgically. Surgery 1982; 92: 1118-1134.
28. Khan I, Wattanasauwan N, Ansari A. Painless aortic dissection presenting as hoarseness of voice: cardiovocal syndrome: Ortner's syndrome. Am J Emerg Med 1998; 17: 361-363.
29. Wilberger J. Lumbosacral radiculopathy secondary to abdominal aortic aneurysms. J Neurosurg 1983; 58: 965-967.
30. Lefebvre V, Leduc J, Choteau P. Painless ischemic lumbosacral plexopathy and aortic dissection. J Neurol Neurosurg Psychiatry 1995; 58: 641.
31. Owens M. Psoas weakness and femoral neuropathy: neglected signs of retroperitoneal hemorrhage from ruptured aneurysm. Surgery 1982; 91: 363-366.
32. Patel N, Noel C, Weiner B. Aortic dissection presenting as an acute cauda equina syndrome. J Bone Joint Surg Am 2002; 84: 1430-1432.
33. Schiffmann R. Fabry disease. Pharmacol Ther 2009; 122: 65-77.
34. Sims K, Politei J, Banikazemi M, et al. Stroke in Fabry disease frequently occurs before diagnosis and in the absence of other clinical events: natural history data from the Fabry registry. Stroke 2009; 40: 788-794.
35. Scott L, Griffin J, Luciano C, et al. Quantitative analysis of epidermal innervation in Fabry disease. Neurology 1999; 52: 1249-1254.
36. Luciano C, Russell J, Banerjee T, et al. Physiological characterization of neuropathy in Fabry's disease. Muscle Nerve 2002; 26: 595-596.
37. Ohnishi A, Dyck P. Loss of small peripheral sensory neurons in Fabry's disease: histologic and morphometric evaluation of cutaneous nerves, spinal ganglia, and posterior column. Arch Neurol 1974; 31: 120-127.
38. Cable W, Kolodny E, Adams R. Fabry disease: impaired autonomic function. Neurology 1982; 32: 498-502.
39. Schiffmann R, Floeter M, Dambrosia J, et al. Enzyme replacement therapy improves peripheral nerve and sweat function in Fabry disease. Muscle Nerve 2003; 28: 703-710.
40. Schiffmann R, Hauer P, Freeman B, et al. Enzymes replacement therapy and intraepidermal innervation density in Fabry disease. Muscle Nerve 2006; 34: 53-56.
41. Banikazemi M, Bultas J, Waldek S, et al. Agalsidase-beta therapy for advanced Fabry disease: a randomized trial. Ann Intern Med 2007; 146: 77-86.
42. Brey R, Escalante A. Neurological manifestations of antiphospholipid antibody syndrome. Lupus 1998; 7: S67-S74.
43. Santos M, de Carvalho J, Brotto M, et al. Peripheral neuropathy in patients with primary antiphospholipid (Hughes') syndrome. Lupus 2010; 19: 583-590.
44. Erten N, Saka B, Akif-Karan M, et al. Catastrophic secondary antiphospholipid syndrome with peripheral nervous system involvement: a case report. Acta Med Okayama 2004; 58: 107-110.
45. Nakos G, Tziakou E, Maneta-Peyret L, et al. Anti-phospholipid antibodies in serum from patients with Guillain-Barre syndrome. Intensive Care Med 2005; 31: 1401-1408.
46. DiMauro S, Hirano M. In: Pagon RA, Bird TC, Dolan CR, Stephens K, eds. GeneReviews [Internet]. Seattle, WA: University of Washington, Seattle; 1993-2001 Feb 27 [updated 2005 Oct 13].
47. Hart P, De Vivo D, Schapira A. Clinical features of the mitochondrial encephalomyopathies. In: Schapira A, DiMauro S, eds. Mitochondrial Disorders in Neurology 2: Blue Book of Practical Neurology. Boston, MA: Butterworth-Heinemann, 2002; 35-68.
48. Karppa M, Herva R, Moslemi A, et al. Spectrum of myopathic findings in 50 patients with the 3243A>G mutation in mitochondrial DNA. Brain 2005; 128: 1861-1869.
49. Karppa M, Syrjala P, Tolonen U, et al. Peripheral neuropathy in patients with the 3243A>G mutation in mitochondrial DNA. J Neurol 2003; 250: 216-221.
50. Schievink W, Michels V, Piepgras D. Neurovascular manifestations of heritable connective tissue disorders. A review. Stroke 1994; 25: 889-903.
51. Rea D, Brandsema J, Armstrong D, et al. Cerebral arteriopathy in children with neurofibromatosis type 1. Pediatrics 2009; 124: e476-483.
52. Ferner R, Hughes R, Hall S, et al. Neurofibromatous neuropathy in neurofibromatosis 1 (NF1). J Med Genet 2004; 41: 837-841.
53. Drouet A, Wolkenstein P, Lefaucheur JP, et al. Neurofibromatosis 1-associated neuropathies: a reappraisal. Brain 2004; 127: 1993-2009.
54. Ng J, Mordekar S, Connolly D, et al. Stroke in a child with neurofibromatosis type 2. Eur J Paediatr Neurol 2009; 13: 77-79.
55. Gareth D, Evans R, Sainio M, et al. Neurofibromatosis type 2. J Med Genet 2000; 37: 897-904.
56. Hagel C, Lindenau M, Lamszus K, et al. Polyneuropathy in neurofibromatosis 2: clinical findings, molecular genetics and neuropathological alterations in sural nerve biopsy specimens. Acta Neuropathol 2002; 104: 179-187.
57. Sperfeld A, Hein C, Schroder J, et al. Occurrence and characterization of peripheral nerve involvement in neurofibromatosis type 2. Brain 2002; 125: 996-1004.
58. Lieber R, Steinman S, Barash I, et al. Structural and functional changes in spastic skeletal muscle. Muscle Nerve 2004; 29: 615-627.
59. Brown W. Electromyography and disorders of the central nervous system. In: Brown W, ed. The physiological and Technical Basis of Electromyography. Boston, MA: Butterworth, 1984; 459-489.
60. Spaans F, Wilts G. Denervation due to lesions of the central nervous system. J Neurol Sci 1982; 57: 291-305.
61. Brown W, Snow R. Denervation in hemiplegic muscles. Stroke 1990; 21: 1700-1704.
62. Qiu Y, Wada Y, Otomo E, et al. Morphometric study of cervical anterior horn cells and pyramidal tracts in medulla oblongata and the spinal cord in patients with cerebrovascular diseases. J Neurological Sci 1991; 102: 137-141.
63. McComas A, Sica R, Upton A, et al. Functional changes in motoneurones of hemiparetic patients. J Neurol Neurosurg Psychiatry 1973; 36: 183-193.
64. Young J, Mayer R. Physiological alterations of motor units in hemiplegia. J Neurol Sci 1982; 54: 401-412.
65. Kitanaka C, Inoh Y, Toyoda T, et al. Malignant brain stem hyperthermia caused by brain stem hemorrhage. Stroke 1994; 25: 518-520.
66. Kabayel L, Balci K, Turgut N, et al. Development of entrapment neuropathies in acute stroke patients. Acta Neurol Scand 2009; 120: 53-58.
67. Sato Y, Kaji M, Tsuru T, et al. Carpal tunnel syndrome involving unaffected limbs of stroke patients. Stroke 1999; 30: 414-418.
68. Pollock M, Nukada H, Allpress S, et al. Peri-

pheral nerve morphometry in stroke patients. J Neurol Sci 1984; 65: 341-352.
69. Mikolich J, Jacobs W, Fletcher G. Cardiac arrhythmias in patients with acute cerebrovascular accidents. JAMA 1981; 246: 1314-1317.
70. Oppenheimer S. Cerebrogenic cardiac arrhythmias: cortical lateralization and clinical significance. Clin Auton Res 2006; 16: 6-11.
71. Colivicchi F, Bassi A, Santini M, et al. Cardiac autonomic derangement and arrhythmias in right-sided stroke with insular involvement. Stroke 2004; 35: 2094-2098.
72. Korpelainen J, Sotaniemi K, Huikuri H, et al. Abnormal heart rate variability as a manifestation of autonomic dysfunction in hemispheric brain infarction. Stroke 1996; 27: 2059-2063.
73. Dutsch M, Burger M, Dorfler C, et al. Cardiovascular autonomic function in post-stroke patients. Neurology 2007; 69: 2249-2255.
74. McLaren A, Simon K, Alan L, et al. Autonomic function is impaired in elderly stroke survivors. Stroke 2005; 36: 1026-1030.
75. Robinson T, Dawson S, Eames P, et al. Cardiac baroreceptor sensitivity predicts long-term outcome after acute ischemic stroke. Stroke 2003; 34: 705-712.

CHAPTER 25

脳卒中における心症状と自律神経症状

Erica C.S. Camargo and Martin A. Samuels

序論

　神経系と心血管系の機能不全の相互関係を神経心臓病学 *neurocardiology* と呼ぶ．その重要性にもかかわらず，脳卒中治療において，この領域はまだ十分には検討されていない．脳卒中後の心合併症の認識は臨床医にとっては基本的なことであり，予見することは臨床的治療の指針となり，脳卒中後の転帰を明らかに変えるであろう．

　中枢神経系（主に脳）と心臓との関係についてはさまざまなことが知られており，多数の異なった器質的障害に関連している．これらは以下のように分類される．

■ 心臓の脳に対する影響

　心原性失神，低酸素虚血性脳症，心原性塞栓症，奇異性塞栓症，心内膜炎，大動脈弓部アテローム塞栓症，心房粘液腫・平滑筋肉腫・リンパ腫などの心内腫瘍による塞栓症といった脳血管症候群および低酸素虚血症候群の大部分では，脳への影響が認められる．心臓の脳に対する影響に関連した疾患については，15 章と 37 章で詳細に述べる．

■ 神経心臓症候群 neurocardiac syndrome

　心臓（伝導系や心筋など）の異常は，ときに神経疾患の経過中に神経疾患に関連して起こる．これらの神経心臓症候群を**表 25.1** にまとめる．神経心臓症候群を討議することは本章の範囲を超えているため，Cox と Emanuel のレビューを紹介するにとどめる[1,2]．

■ 脳の心臓に対する影響

　生理学者の Walter B. Cannon は，脳と心臓との関連についての観察を記録した最初の研究者の 1 人である．彼が 1942 年に発表した「"Voodoo" Death」というタイトルの論文は，強い恐怖によって亡くなった人々を 16 世紀まで遡ってまとめた人類学記録の編集物であり，その後の研究に大きな影響を与えた．その中の逸話には，悪霊やあらがえない力に取り付かれたような信念や，死につながりそうな意図的な人生の放棄も含まれていた．Cannon は，交感神経副腎髄質系の過剰な持続的活動が，手術ショックと同様の破滅的な血圧低下という形で現れて死に至ると主張した[3]．これ以降，突然死という破滅的なイベントに関連する医学文献がいくつか報告されている[4]．自律神経を介した脳の心臓機能障害への寄与に関する手掛かりは，脳損傷や脳卒中患者における心電図異常研究にも認められる[5,6]．これを補足するものとして，動物実験で，脳刺激による自律神経賦活が心臓壊死をきたすことが器質的に確認された[7]．この知見をさらに進展させた他の研究では，カテコールアミンが心筋傷害をきたしうることや，視床下部，島皮質，視床が心臓と連結した自律神経系局在を呈していることも示されている[8-11]．

　脳の心臓に対する影響（たこつぼ心筋症，予期せぬ突然死）を裏づける臨床病態の多くの研究や自律神経疾患の研究が，Cannon が最初に提唱した概念をより強固なものにしている[3,12,13]．本章では，主に脳の心臓に対する影響に焦点をあて，それが関連する疾患の神経解剖学的および病態生理学的な関係と，臨床症候や治療について議論する．

神経解剖

■ 心臓神経支配

　心臓には，外的および内的の両方の神経支配がある．神経

表 25.1　主要な神経心臓症候群とその心症状

神経心臓症候群	心症状	病態生理学相互関連
Duchenne 型筋ジストロフィー	僧帽弁逆流，収縮期心不全，不適切洞頻脈，洞結節リエントリー，PR 間隔短縮，高い前胸部 R 波，Ⅰ，V1，V5，V6 誘導での Q 波	後方基底部と外側心室壁の選択的な心筋線維化
Becker 型筋ジストロフィー	両心室不全，束枝ブロック，完全心ブロック	全心室腔を含む心筋症
Erb の肢体型筋ジストロフィー	心伝導系異常	心筋症
顔面肩甲上腕型筋ジストロフィー	心房粗動，心房細動，房室結節あるいは結節下伝導異常	
Emery-Dreifuss 型筋ジストロフィー	心房頻拍，心房粗動，心房停止，徐脈性接合部調律，完全心ブロック	心筋線維化
筋強直性ジストロフィー	PR 間隔延長，左前束枝ブロック，QRS 幅延長，洞徐脈，心房および心室期外収縮，心室頻拍，房室ブロック，心不全は稀	線維化，脂肪浸潤，伝導系の萎縮，心筋ジストロフィー
Friedreich 運動失調症	心不全，心房粗動，心房細動，心室不整脈	求心性左室肥大，拡張型心筋症
Guillain-Barré 症候群	徐脈性不整脈，頻脈性不整脈，心房および心室期外収縮，R-R 間隔変動，起立性低血圧，血圧と心拍の乱高下，広範囲 T 波逆転	

組織は心臓構造のかなりの部分を占めている．内的心臓神経系は心臓制御に重要であり，入ってくる神経情報を統合処理し，心臓収縮とリズムを調整する．また，内在心神経節は心臓動態の自律的な統制力としても機能している．心臓の神経伝達は，主にノルアドレナリンとアセチルコリンによってなされている．それ以外の関連する神経伝達として，非アドレナリン性，非コリン性の系もあり，プリン，モノアミン（たとえば，ヒスタミン），神経ペプチド（たとえば，サブスタンス P，血管作動性腸管ペプチド，ニューロペプチド Y，ソマトスタチン，カルシトニン遺伝子関連ペプチド），一酸化窒素，一酸化炭素が含まれる[14]．

● 求心性心臓神経支配

求心性神経インパルスは，心房，心室，大血管内の機械受容および化学受容感覚終末で生み出される．これらは，さまざまな生理学的状態に適合するため血圧，心臓収縮力，心拍数の制御に必要な情報を伝達する．

圧受容器は頸動脈洞と大動脈弓にあり，動脈圧変動に反応している．頸動脈洞圧受容器インパルスは舌咽神経を介して孤束核 nucleus tractus solitarius に伝達され，大動脈弓部圧受容器インパルスは迷走神経を伝わっていく．インパルスは，延髄 medulla oblongata の傍正中網様核にも送られる．これらの発火は徐脈をきたし，左心室の収縮力を低下させる．心室壁には壁の拡張と収縮を感知する独立した圧受容器もある．これら受容器からの信号は反射性徐脈をきたし，心室壁収縮力を低下させる．

心房圧/容量受容器は心房にびまん性に存在し，心房の拡張と圧の両方に反応する．伸張受容器は，心房性ナトリウム利尿ペプチドを放出する信号によって，心拍数と心容量のコントロールに寄与する．圧受容器は動脈圧のコントロールに重要である．

頸動脈洞および動脈弓の化学受容は心筋虚血を感知し，痛覚伝達に重要である．

求心性迷走神経 vagal afferent は，大部分の心筋，心内膜，心外膜や，肺，大静脈と心房の連結部に存在する．そこでのインパルスは節状神経節へ上行し，そこから孤束核に送られる．介在ニューロンが疑核と血管運動中枢を連結しており，これによって節前遠心性迷走神経と交感神経系の刺激に作用する．

求心性交感神経 sympathetic afferent は，主に心室筋に存在する．星状神経節を介して信号が伝達され，そこから脊髄網様体路および脊髄視床路を介して脳幹へと情報が送られ，介在ニューロンを介して疑核と血管運動中枢に再び作用する．また，これらのニューロンは，別の経路を介して脊髄の交感神経系刺激に直接作用する[14,15]．図 25.1 に心臓求心性連結の模式図を示す．

● 遠心性心臓神経支配

遠心性交感神経 sympathetic efferent と遠心性副交感神経 parasympathetic efferent による神経支配がある．これらの神経線維は迷走神経幹と交感神経幹を介して心臓基底部より入り，一緒になって心臓神経叢を形成する．心臓神経叢には，

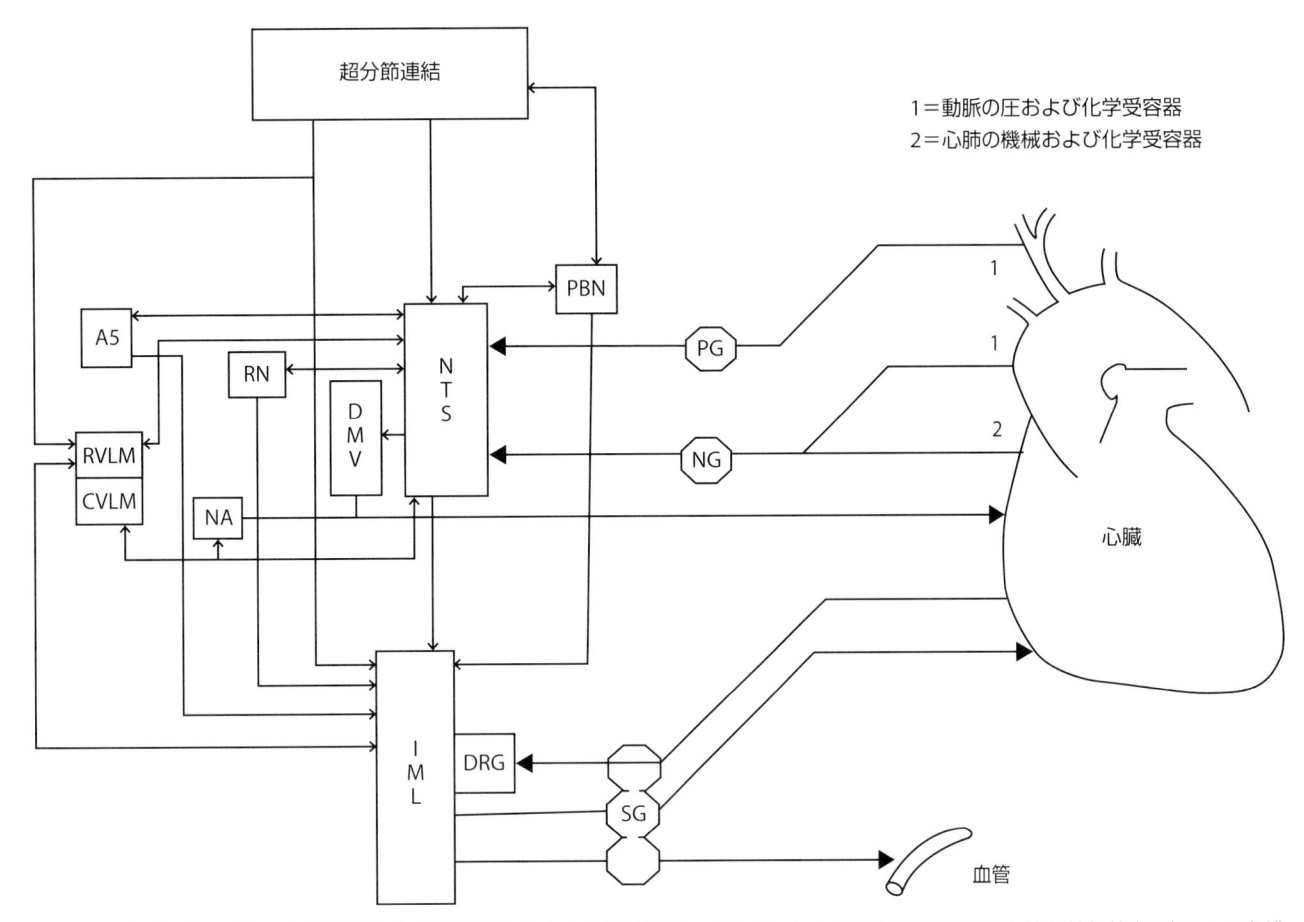

図25.1 心臓，肺，血管の圧受容器と化学受容器を介する中枢神経系への投射，および錐体神経節(PG)と節状神経節(NG)からの心臓血管求心性神経．

A5：延髄吻側腹外側野のノルアドレナリンを含むニューロン，CVLM：延髄尾側腹外側野，DMV：迷走神経背側運動核，DRG：後根神経節，IML：脊髄中間外側柱，NA：疑核，NG：節状神経節，NTS：孤束核，PBN：傍小脳脚複合体，PG：錐体神経節，RN：縫線核，RVLM：延髄吻側腹外側野，SG：交感神経節．

(Talman WT, Kelkar P. Neural control of the heart. Central and Peripheral. Neurol Clin 1993; 11: 239-256 より許可を得て転載)

副交感神経系の節前および節後遠心性線維と交感神経系の節後線維が含まれる．これらの神経線維はびまん性にさまざまな心臓組織（たとえば，心内膜，心筋）を神経支配している．求心性の化学受容器と圧受容器の賦活は，交感神経系と副交感神経系の遠心性反応を引き起こす[14,15]．

- 交感神経系遠心性心臓神経支配：交感神経系出力は主に視床下部の室傍核から始まり，節前交感神経ニューロンがある脊髄中間外側柱へ神経線維を送る．室傍核は，付随的に副交感神経系遠心性出力に影響する迷走神経背側運動核と，圧受容器信号を調整する孤束核にも情報を送っている．節前神経線維は上部胸神経の前根を介して脊髄より出て，傍脊椎神経節に至る．心臓神経支配にかかわる神経節の大部分は，上位胸部神経幹の神経節，星状神経節，上頸神経節である．主体となるノルアドレナリン性遠心性線維は，傍脊椎交感神経鎖の細胞体にある節後神経線維から分かれ，縦隔神経を介して心臓に投射する．交感神経線維は主に心外膜下に均一に広がる．右交感神経線維は主に洞房結節を神経支配し，左交感神経線維は房室結節を神経支配する．ノルアドレナリンが心臓内の主たるアドレナリン神経伝達物質である．右星状神経節刺激は一貫して心拍数を増加させ，左星状神経節刺激は結節外ペースメーカー部位を介して頻脈をきたす．したがって，左交感神経系刺激は上室性頻拍と関連しているのが一般的である[14,15]．

- 副交感神経系遠心性心臓神経支配：コリン作動性遠心性線維は延髄の迷走神経背側運動核と疑核から始まり，ニューロンは迷走神経を介して投射する．視床下部からの，孤束核の調整による副交感神経系への影響もある程度受けている．副交感神経系節後細胞は心外膜の内在性心臓神経節に位置している．副交感神経線維は，洞房および房室結節の

近くに集まっており，心内膜と心筋の深部に存在する．副交感神経系の最も重要な機能は，洞房結節の発火の頻度を調整することであり，これにより交感神経系のインパルスを覆すことができる．さらに，房室結節の発火率を低下させ，房室結節での伝達を遅延させる．交感神経系と同じように，右迷走神経は洞房結節に主に働き(したがって，右頸動脈洞刺激は，左頸動脈洞刺激に比較して，より著明な徐脈をきたす)，左迷走神経は房室結節と左心室に働き，房室結節伝導時間の延長，心機能抑制，心室補充調律を生じる[15]．

◉ 内在性心臓神経支配

これは心臓内神経節を含む心臓神経叢よりなる．主に心外膜表面にあり，心筋や結節系にもみられる．ヒトにおいては，この神経叢は主に心房の後面と心室の上面に分布しており，大血管と冠動脈の起始部にきわめて近接している[14]．

■ 中枢神経系による心機能調節

脳のさまざまな領域が心機能の神経調節にかかわっている．延髄神経核と視床下部に加えて，自律神経機能に影響することが知られている他の領域として，青斑核，中脳水道周囲灰白質，視床，扁桃体，島，前頭前皮質，前部帯状皮質，感覚運動皮質がある[14,16]．

- 島 insula：内臓感覚皮質と考えられている．迷走神経電気刺激によって島が賦活されたことから，初めて気づかれた．のちに，動物の島皮質の刺激によって，血圧，心拍数，呼吸，立毛，瞳孔散大，蠕動，唾液分泌，アドレナリン分泌が変化することが示された．島のニューロンは視床下部(NMDA受容体を介する)と延髄(AMPAあるいはカイニン酸受容体を介する)に投射している．島皮質は体性局在しており，交感神経系ニューロンは頭側と後側に位置している[10]．動物モデルでの中大脳動脈閉塞や島の直接的な障害により，血圧，ノルアドレナリン濃度，交感神経系活動の上昇が引き起こされ，筋細胞崩壊や死に至ることもある．右側病変では，QT間隔の延長，血圧と心拍数の上昇を含む交感神経系変化が，一貫してより強い[17]．左島皮質には副交感神経系の影響がみられ，ヒトでは左島皮質刺激により徐脈をきたす[16]．動物実験では，島後部の頭側の刺激によって頻脈が，尾側の刺激によって徐脈が引き起こされる[10]．
- 視床下部 hypothalamus：この領域の最初の研究として，Melvilleらは，自律神経系の視床下部体性局在が以下のようであることを発見した．視床下部前野刺激では，徐脈などの副交感神経変化が引き起こされた．視床下部外側野刺激では，高血圧，頻脈，ST低下が引き起こされた．両側視床下部刺激では，持続性非可逆性心電図変化と心臓壊死が引き起こされた[9]．視床下部外側野の効果は，星状神経節切除かC2レベルの脊髄離断によって回復したが，視床下部前野刺激は迷走神経切離によって遮断された．
- 下辺縁系皮質 infralimbic cortex：内臓運動皮質とも呼ばれる．動物モデルでは，視床下部外側野へのインパルスを中継し，血圧を低下させることが示された．これは，GABA性ニューロンによって調節されている[16]．
- 扁桃体 amygdala：心肺情報を受け，島，視床下部，視床，孤束核，迷走神経背側運動核と直接連結している．辺縁系皮質との直接の連結によって，扁桃体は感情行動とそれに伴う自律神経系変化の調整に決定的な役割を果たしている[16]．

ここで述べた解剖学的経路については，**図25.2** に示す．

神経を介する心臓傷害の病態生理

■ 生理学的研究

Selyeは，動物モデルで，ステロイド，ホルモン(バソプレシン，アドレナリン，インスリンを含む)，手術，精神的刺激，神経刺激が心臓壊死をきたすことを初めて見いだし，壊死を伴う電解質ステロイド心臓障害 electrolyte-steroid-cardiopathy with necrosis と命名した[7]．この障害は副腎摘出では予防できず，KClとMgKCl$_2$の経口投与で予防できた[7]．さらなる研究で，神経節を遮断する薬剤や心筋内カテコールアミンを直接枯渇させる薬剤が，この心筋壊死を避ける最も強力なものであることが示された[8]．これらのことから，神経連結によって心臓内にカテコールアミンが放出されると，血行性ルートを介するよりも心筋傷害をさらにきたしやすいと結論された．この新しく興味深い概念は，脳の心臓に対する強力な影響の重要性の核心である．カテコールアミンは，特に神経伝達を介して，心臓に興奮毒性効果をきたしうる．

■ 器質的所見

神経原性心筋傷害の器質的特徴は，収縮帯壊死 contraction band necrosis と呼ばれている．他の同義語としては，心筋細胞凝固壊死 coagulative myocytolysis や筋原線維変性 myofibrillar degeneration がある．前述のように，これは，Selyeらによって壊死を伴う電解質ステロイド心臓障害と名づけられ，動物実験で最初に報告された[7]．器質的特徴は過収縮状態における歪んだサルコメア(筋節)を伴う心筋細胞死である．筋原線維の直線的配置は損なわれ，帯間に好酸性横

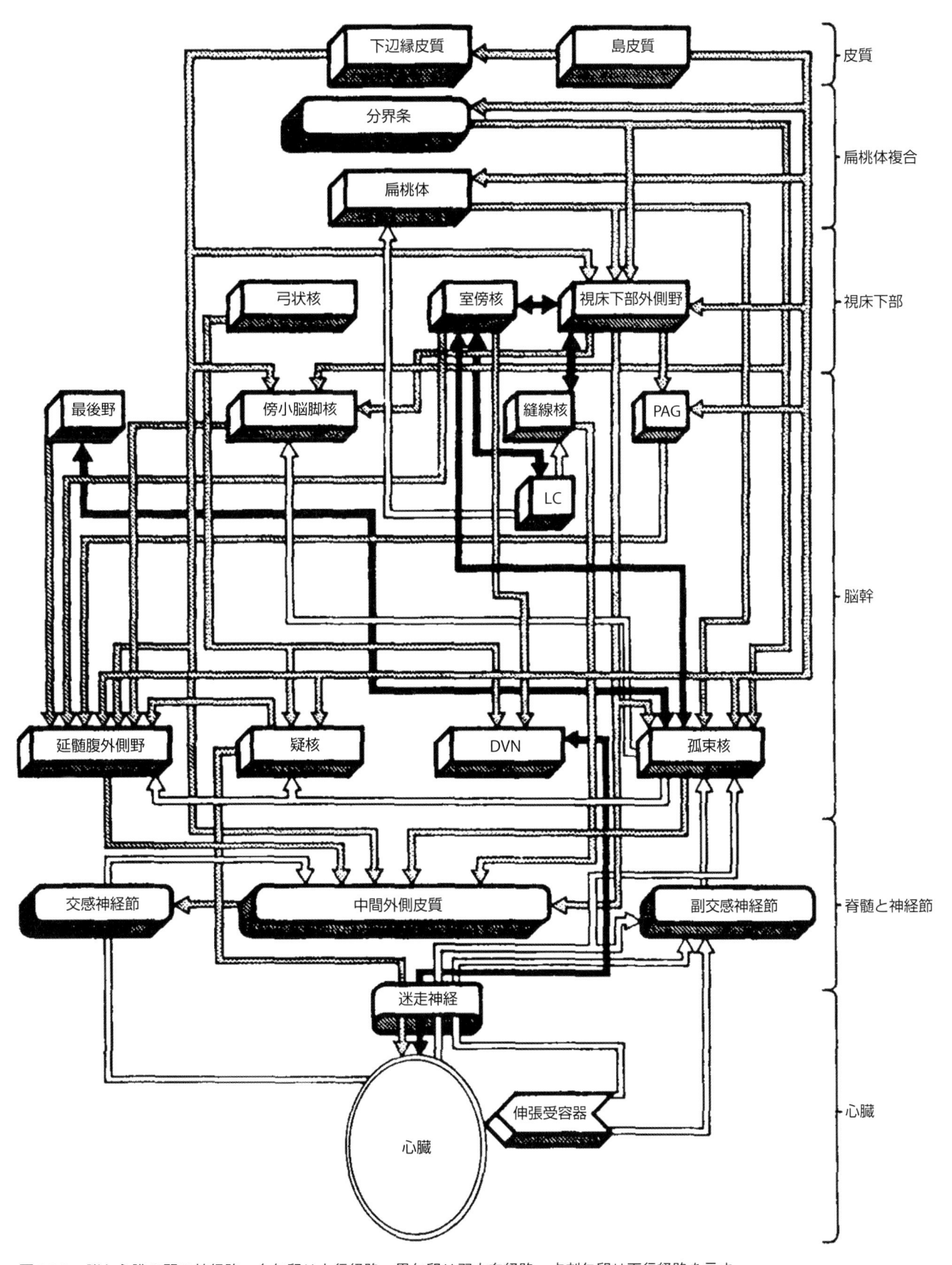

図 25.2 脳と心臓の間の神経路．白矢印は上行経路，黒矢印は双方向経路，点刻矢印は下行経路を示す．
DVN：迷走神経背側核，LC：青斑核，PAG：中脳水道周囲灰白質．
（Natelson BH, Chang Q. Sudden death. A neurocardiologic phenomenon. Neurol Clin 1993; 11: 293-308 より許可を得て転載）

帯 *eosinophilic transverse band* がみられる．これらの変化はびまん性であり，主に心内膜下領域に起こり，血管支配とは関係なく，冠動脈疾患がなくても起こる（図 25.3）．この型の病変は，早期石灰化や出血を伴う単核球反応をきたす[18]．

この心筋傷害のパターンは臨床的にも動物モデルでも，原因不明の突然死，すさまじいカテコールアミン高値への曝露（外因性も内因性も），心除細動，常温心バイパス術，心筋再灌流，体液電解質障害，脳幹刺激，ストレス，脳出血と関連している．さまざまな型の脳病変をもつ多数例の器質的所見から，Connor は 8％の患者で局所筋細胞崩壊がみられ，最も多い基礎疾患は脳出血であったと報告した[19]．Cebelin は，身体的暴行により死亡した内臓損傷を伴わない被害者に心臓の筋原線維変性を認めたことを報告した[20]．

病態生理学的には，収縮帯壊死による心筋傷害の重要な基本的機序は，筋細胞内へのカルシウムの突然の流入であるように思われる．細胞内カルシウムの喪失を伴うカルシウム欠乏，無酸素症とそれに続く電子伝達系の再酸素化，虚血に続く再灌流，局所でのノルアドレナリンの過剰放出による受容体作動性カルシウムチャンネルの開口は，細胞死の最終共通経路につながりうる．さらに，カルシウムチャンネルの開口は，カルシウムの流入とカリウムの流出をきたし，このことは，神経原性の心機能障害での T 波尖鋭化を説明するものである．再灌流の結果として，あるいはカテコールアミン代謝により産生されたフリーラジカルは，細胞膜傷害と心臓酵素漏出の原因となる．これらのすべての因子は，軽度の心電図変化から病的な Q 波，トロポニンと心筋由来クレアチンキナーゼ（creatine kinase myocardial band）の上昇，という一連の心電図とバイオマーカーの変化をきたす．これらの変化は心筋傷害の程度と一致しており，軽度の可逆的変化から炎症性浸潤と出血を伴う重度の収縮帯壊死にいたるまで，幅がある[21]．脳出血のラットモデルでのカルシウム代謝と心臓機能障害に関する他の研究では，心筋細胞機能障害により，細胞短縮の減少，伝導速度の低下，短縮−再伸展時間の延長（QT 間隔の延長として表れる），ベースラインの細胞内カルシウム濃度の低下，障害後 24 時間にわたる細胞内カルシウム減衰の遅れをきたすことが示された[22]．

脳血管疾患後の臨床的な心合併症

■ 心収縮の異常

神経原性心筋症 *neurogenic cardiomyopathy*（たこつぼ心筋症 *takotsubo-like cardio myopathy*）は急性心筋症であり，最初に日本の循環器医によって報告され[12]，その後に，日本人以外でも多くの症例報告がなされた[23-25]．この可逆性の病態は，急性のカテコールアミン性ストレスによって引き

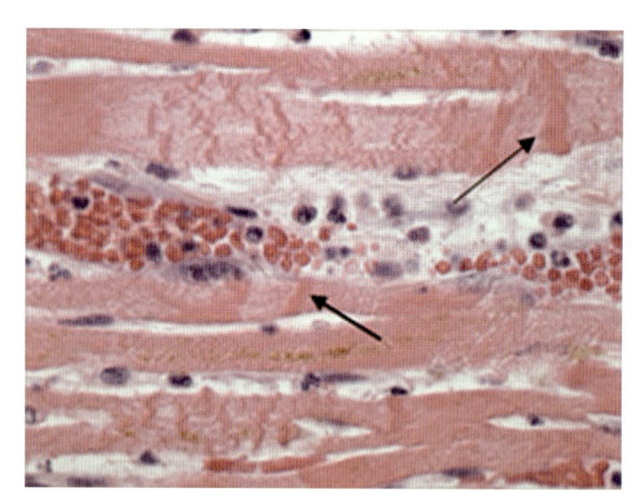

図 25.3 収縮帯壊死を認めた患者の心筋の hematoxylin-eosin 染色の強拡大顕微鏡像．矢印は収縮帯を示す．
（Frederick J. Shoen のご厚意による）

起こされた心筋気絶 *myocardial stunning* によると思われ，その器質的な証しは収縮帯壊死である．たこつぼ心筋症の罹患率は，臨床的に急性冠症候群を呈する患者の 0.7〜2.5％であり，その大部分は閉経後女性（90.7％，平均年齢 62〜76 歳）である．臨床症状は，急性胸痛，呼吸困難，失神，動悸，嘔気，嘔吐，低血圧，ショックである．口論，暴行，事故，地震，訃報，個人的な損失といった感情的ストレスイベントが 44％の症例で関係があるとされ，肉体的ストレスイベントは 36％の症例で起こっていた．心電図変化は，ST 上昇，T 波逆転，病的 Q 波，QT 間隔延長であった．心筋マーカーは 85％の患者で増加し，血清カテコールアミン値は 73％の症例で急性期に上昇していることが報告されている．心臓超音波検査と心室造影法では，典型的な心尖部バルーン状拡張 *apical ballooning* がみられる（図 25.4）．心駆出率は入院時には明らかに低下しており，平均 18 日後に正常化している．患者の 88％では冠動脈は正常である．神経原性心筋症急性期には，うっ血性心不全，心原性ショック，致死性不整脈，稀には壁在血栓や心臓壁破裂といった合併症をきたしうる．1.7％では死亡し，96％では完全に回復する．治療は通常は支持療法である．

左室壁運動の可逆性の異常はくも膜下出血 *subarachnoid hemorrhage* でもみられる．通常は，血行力学的不安定と肺水腫を伴う左室収縮機能の低下を特徴とする[26]．心駆出率は中等度から重度に低下し，局所的な壁運動低下や壁運動消失が血管支配領域とは一致せずにみられる．心電図異常を伴う患者では，明らかに入院時の Hunt-and-Hess スコアが不良である．T 波逆転，QTc 間隔の重度の延長，心筋由来クレアチンキナーゼの境界レベルの上昇が，心電図異常と高い感

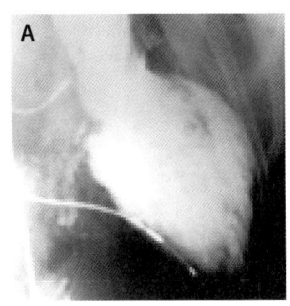

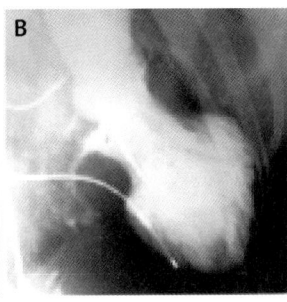

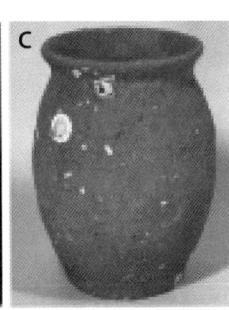

図 25.4　A, B：たこつぼ心筋症の左室造影像. 拡張末期（A）と, 収縮末期（B）で, 心尖部壁運動低下と心基部過収縮がみられる. C：日本でタコを捕まえるのに使う実際のタコ壺.
(Akashi YJ, et al. Takotsubo cardiomyopathy: a new form of acute, reversible heart failure. Circulation 2008; 118: 2754-2762 より許可を得て転載)

度と特異度で関連している[26]. くも膜下出血の大規模なメタアナリシスでは, 壁運動異常と脳性ナトリウム利尿ペプチドの増加は, 死亡率と遅発性脳虚血のリスクの上昇に有意に関連していることが示された[27].

■ 血圧調節の異常

血圧変化は中枢神経系活動によって引き起こされ, このことは実験的にも臨床的にも認められている.

高血圧は脳血管疾患の急性期には常にみられ, 高血圧の既往のない患者でもみられる. この影響は必ずしも持続するものではなく, カテコールアミン値の上昇と関連している. 血圧上昇は神経原性肺水腫もきたしうる[28]. 高血圧は孤束核を巻き込む病変で起こることがあり, 長く続く動脈圧不安定をきたす. さらに, 第4脳室底に沿った延髄背側部の病変は, Cushing 反応（高血圧, 徐脈, 無呼吸）の1つとして高血圧を引き起こす. 視床下部領域の病変も高血圧をきたすことがあり, 多くは副腎過敏による二次的なものである[29]. 最後に, 広範な研究から, 夜間高血圧などの血圧変化における島の関与が指摘されている[10]. これらのすべてのシナリオは虚血性脳卒中で報告されてきた[13,29]. しかし, Cushing 反応は古典的には, 進行性頭蓋内圧亢進状態における脳の保護的機序と考えられている[29].

くも膜下出血の実験動物モデルでは, 血行力学的変化も報告されている. 認められている変化としては, 左心室圧上昇を伴う血圧上昇, 洞頻脈, 不整脈, 冠動脈血流増加である. これらの変化はアドレナリン注入によって引き起こされるのと同様であった[30].

低血圧を主に引き起こす中枢神経系病変としては, 延髄吻側腹外側野や脊髄中間外側柱に連結する領域からの線維神経路の障害がある[29].

■ 心伝導系の異常

脳血管疾患により生じる最も多い心伝導系の異常は, 再分極異常と不整脈である. 多くの研究から以下のことが示されている. 中枢神経系病変と脳卒中患者で心電図異常がみられることは, 1950年代に初めて報告された[5,6]. その後, さまざまな症例報告でこれらの所見が確認された. 病態生理学的には, 再分極異常は, 交感神経系と副交感神経系活動の異常をきたす, 神経疾患での自律神経系の嵐 autonomic storm によるものと考えられる. これらの変化は冠動脈疾患がなくても起こるが, 病理学的には心内膜下虚血がある. 心筋細胞へのカルシウムの流入は, 破局的な神経学的障害でみられる心電図変化を引き起こすことと関連している. 脳卒中患者でもカテコールアミンの高値があり, この現象に関与していることが報告されている[21]. 図25.5A～C に, 脳血管疾患においてよくみられる心電図変化を示す.

● 再分極異常

最も多くみられるのは, ST 上昇または低下, T 波尖鋭化, 対称性 T 波逆転（脳性 T 波と呼ばれる）, T 波平坦化, 高い U 波である. これらの変化は前外側と下外側誘導で最も多くみられるが, 脳死後は消失する. しかし, 患者によっては11日間にわたって持続することもある[5]. それ以外の所見としては, P 波尖鋭化と病的 Q 波がある[31].

これらの心電図異常はあらゆる虚血性および出血性脳卒中, 特にくも膜下出血の患者で報告されている[32,33]. これらの所見に関する初期の報告の1つに, 虚血性脳卒中患者と大腸癌患者の心電図変化を比較した研究があり, それぞれ90％と50％に変化がみられることが示された[34].

心電図変化は虚血性脳卒中の急性期にはみられないこともあるが, 右側あるいは左側の島梗塞患者では, 経過とともに出現し, 連続遠隔測定装置でみられることもある. この観察から, 心電図変化は島梗塞の原因ではなく結果であるという仮説が支持される[35]. 重回帰モデルによれば, 虚血性脳卒中後の転帰不良の心電図上での予測因子は, ST 上昇, ST 低下, T 波逆転であった[36].

脳出血においても同様に, 心電図変化は患者の50～80％で認められる[36,37]. 重回帰モデルによれば, ST 低下と T 波逆転は脳出血の転帰不良の予測因子である[36].

症例集積研究では, くも膜下出血患者の80～100％で心電

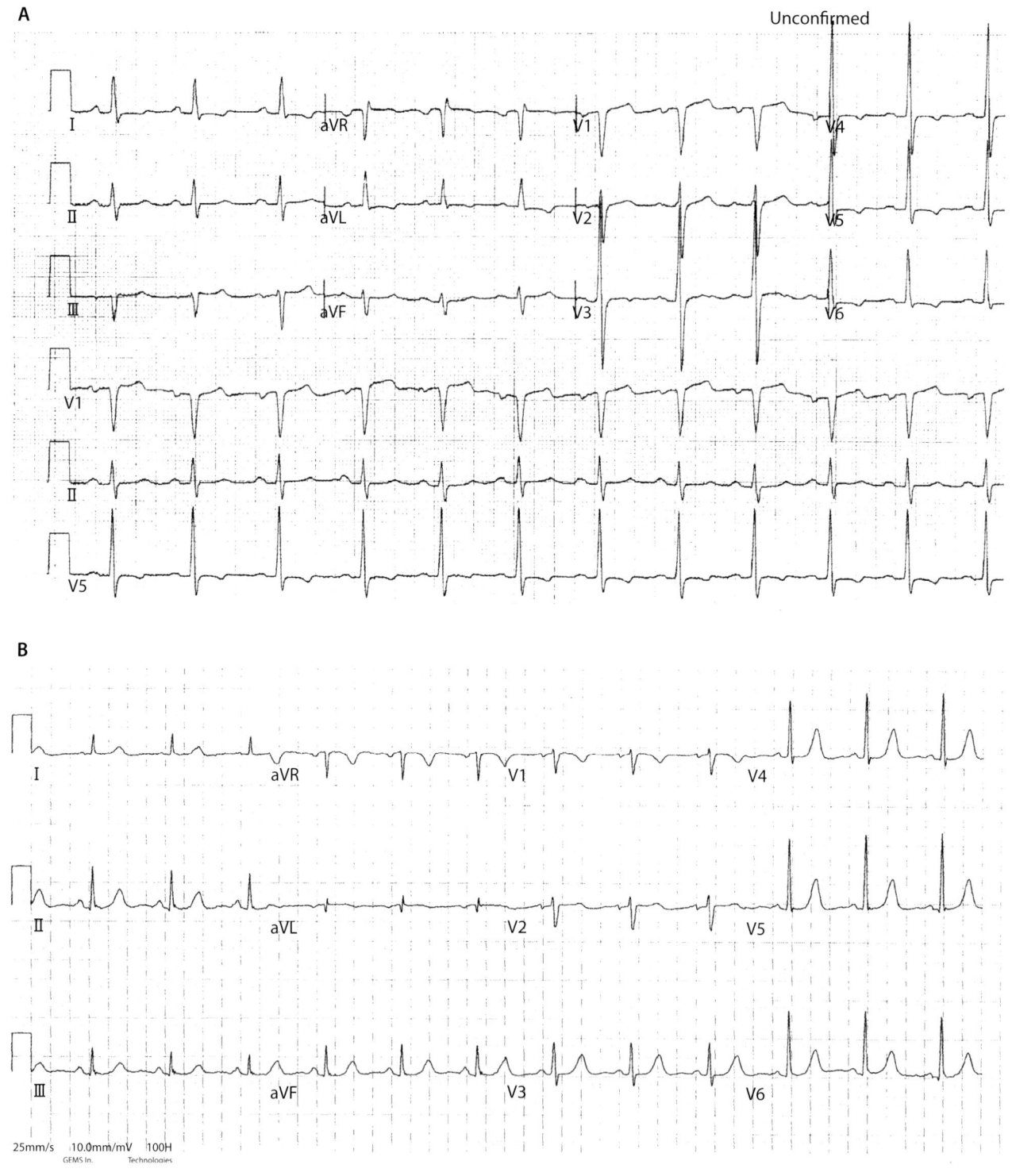

図 25.5 脳血管疾患にみられるさまざまな心電図変化. **A**：右頭頂葉出血患者の前胸部誘導でのT波逆転. **B**：左側頭葉出血患者の前胸部誘導でのT波尖鋭化.

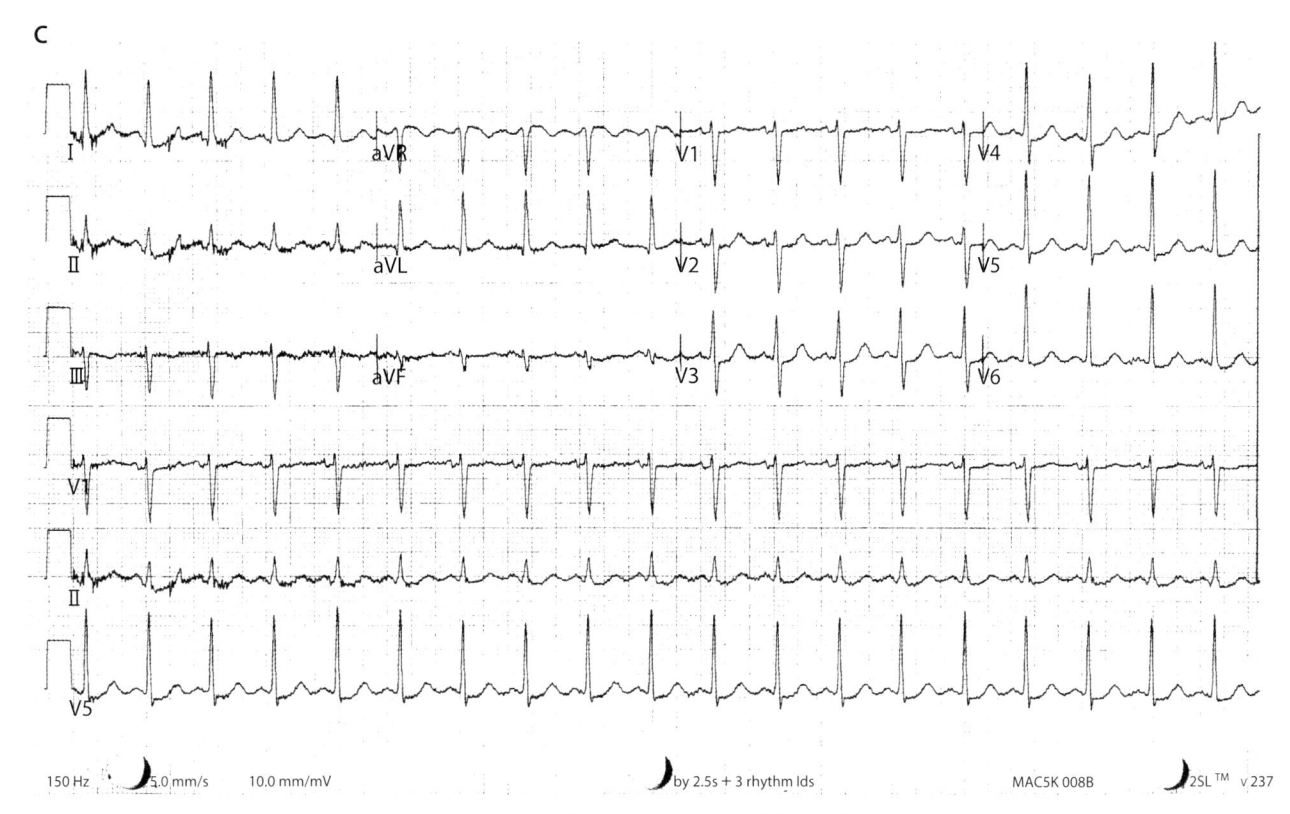

図 25.5 [つづき]　C：右 Sylvius 裂周囲の平均通過時間延長を伴う右内頸動脈高度狭窄による右線条体内包領域の虚血性脳卒中患者での洞頻脈.

図変化が報告されている[32,33]. 最も多いものは, QTc 間隔延長, ST 低下, T 波逆転である[32]. 心電図変化のいくつかはくも膜下出血の転帰不良と関連していることが示されている. 発作から最初の 96 時間以内に心電図を記録したくも膜下出血 121 例の前向き研究では, ST 低下が単回帰モデルで遅発性脳虚血と関連しており(ハザード比：2.4, 95％信頼区間：1.2〜4.9), 重回帰モデルでは 3 か月後の死亡あるいは要介護とも関連していた(オッズ比：6.2, 95％信頼区間：1.2〜33.7)[32]. くも膜下出血の大規模なメタアナリシスでは, 頻脈, Q 波, ST 低下, T 波異常が有意に死亡率上昇と関連していたが, 徐脈は死亡に対して保護的作用があった. さらに, ST 低下は遅発性脳虚血および臨床的転帰不良と有意に関連していた[27].

● **心調律障害** cardiac rhythm disturbance

急性中枢神経系病変患者の 75％で心調律障害が報告されており, 通常は比較的良性で自然治癒性である. 大部分は再分極異常の結果として起こるようであり, それが受攻期の延長をきたし, 期外収縮を引き起こす. 病理学的には, 心内膜下に分布した収縮帯壊死により, 心伝導系異常をきたしやすくなる. 心臓全体にわたる心房と心室のむらのある再分極の変化は, 異常調律を生み出すことにも寄与している. 脳血管発作の片側優位性(たとえば, 右側あるいは左側の島梗塞)は, 特別な調律変化をきたしうる[15]. 自律神経系の活動亢進(特に左側優位な場合)は, 心室細動をきたしうる. 心室細動の閾値は, 特に心筋が虚血にあるような状況では低下している[29].

最も頻度の高い不整脈は, 洞頻脈あるいは徐脈, 心房細動あるいは粗動, 心房頻拍, 心房あるいは心室期外収縮, 間欠性房室結節ブロック, 非持続性心室頻拍である. 心房細動と粗動は脳卒中患者ではきわめて頻度が高く, 急性中枢神経系発作患者の最大 1/3 にみられる. 完全心ブロックは稀であり, 通常は自然治癒性である. 心室細動と心室頻拍も報告されている. QT 間隔延長も起こり, トルサード・ド・ポアント torsades de pointes などの致死性不整脈を引き起こすこともある. 不整脈にかかわるその他の所見としては, PR 間隔変化がある[15].

虚血性脳卒中患者においては, 心房細動と房室ブロックは臨床的転帰不良の独立した予測因子であり, 脳出血では洞頻脈は臨床的転帰不良の独立した予測因子である[36].

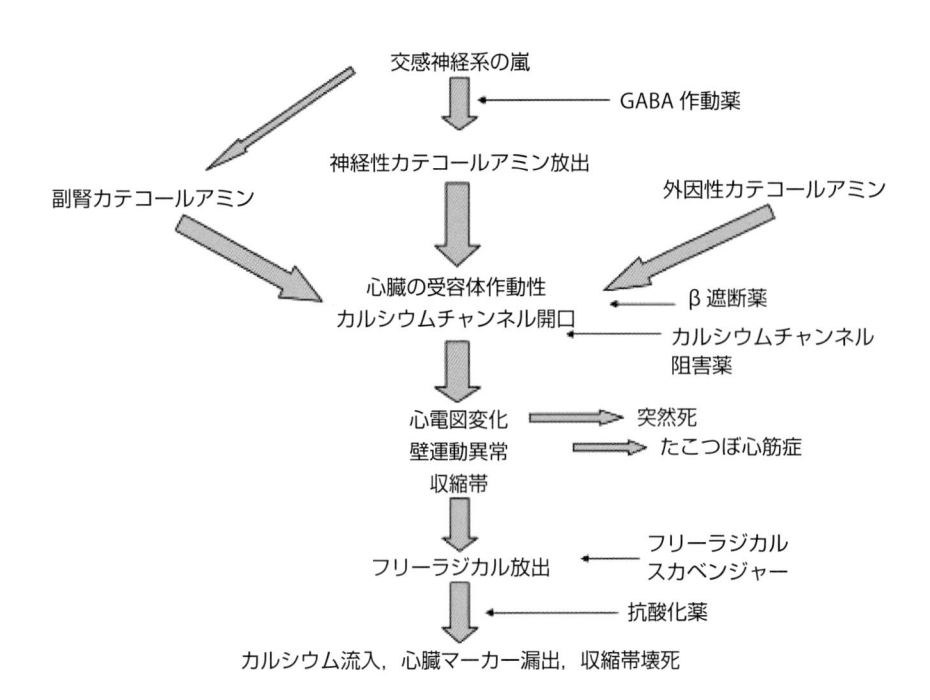

図 25.6 神経疾患での二次的心臓傷害を避けるための，可能性のある治療アプローチ．
(Samuels MA. The brain-heart connection. Circulation 2007; 116: 77-84 より許可を得て転載)

突然死

突然死の発生は，軽症虚血性脳卒中あるいは一過性脳虚血発作の患者を対象にした大規模研究では年間1%に及び，脳卒中急性期患者の前向き連続研究では年間6%に及ぶことが報告されている[38,39]．特別な心電図変化(QT間隔延長，心室遅延電位，心室期外収縮の多発，多形性心室期外収縮，R on T現象，心室頻拍の連発)が，突然心臓死と関連することが示されている[13]．

急性期虚血性脳卒中患者を年齢と性別でマッチングさせた対照群と比較した研究によると，脳卒中患者では交感神経系と副交感神経系の心拍変動が有意に少なかった．さらに，124例中7例で突然死が起こった．その7例全例が島皮質を含む脳卒中であり，うち5例は右側であった[40]．これに対してNASCET (North American Symptomatic Carotid Endarterectomy Trial) 研究からは反対の結果が得られた．この研究では，症候性頸動脈疾患患者(内膜剝離術を受けた患者群と最善の内科的治療を受けた対照群)が5年間にわたって経過観察された．5年間の突然死のリスクは，脳梗塞がない患者で5.3%，左側脳卒中患者で8.8%，右側脳卒中患者で6%，両側脳卒中患者で9.7%であった．脳卒中のない患者と比較した突然死の調整ハザード比は，左側脳卒中患者で1.45，両側脳卒中患者で1.4であった[38]．

虚血性心筋症 ischemic cardiomyopathy

虚血性および出血性脳卒中患者の17〜32%で心筋由来クレアチンキナーゼ，トロポニンT，トロポニンI値が上昇する[41-43]．島右側の後部・上部・内側部と右下頭頂小葉が，脳卒中関連心筋傷害に関係する主な部位と仮定されている[44]．

脳血管疾患におけるこれらのマーカーの予測価値については，一貫した報告はなされていない．虚血性脳卒中181例の前向き連続研究では，トロポニンT値の上昇は入院中の死亡リスクが3倍に上昇することと関連し，臨床の転帰不良の独立した予測因子であった[41]．虚血性と出血性脳卒中の両方において，トロポニンT値は心臓の1回拍出量と正の相関がみられた[43]．しかし，脳出血患者では，トロポニンT値は早期臨床転帰とは必ずしも相関しない[42]．くも膜下出血の大規模なメタアナリシスでは，トロポニン値上昇は死亡率，遅発性脳虚血，臨床的転帰不良と有意に関連していた[27]．

神経原性肺水腫 neurogenic pulmonary edema

神経原性に肺循環に変化が起こり，肺毛細血管漏出や肺血管内圧亢進をきたすことがある．この病態はくも膜下出血患者で最もよくみられるが，脳幹と視床下部を含むその他の脳血管障害でも報告されている[13]．

治療

今のところ脳卒中の心合併症を避ける確実な治療戦略はなく，しばしば重篤な病的状態と死亡に至る．くも膜下出血，頭部外傷，脳卒中といった病態で，これらの合併症に対処する研究がいくつか行われている．可能性のある治療アルゴリズム案を**図 25.6**に示す[21]．治療薬としては，カルシウムチャンネル阻害薬，カテコールアミン受容体阻害薬，フリーラジカルスカベンジャー，抗酸化薬などがある[21]．

参考文献

1. Cox GF, Kunkel LM. Dystrophies and heart disease. Curr Opin Cardiol 1997; 12: 329–343.
2. Emanuel R. Cardiomyopathy and neuromyopathic disorders: clinical aspects. Proc R Soc Med 1972; 65: 939–941.
3. Cannon WB. "Voodoo" death. American Anthropologist 1942; 44 (new series): 169–181. Am J Public Health 2002; 92: 1593–1596.
4. Engel GL. Sudden and rapid death during psychological stress. Folklore or folk wisdom? Ann Intern Med 1971; 74: 771–782.
5. Burch GE, Meyers R, Abildskov JA. A new electrocardiographic pattern observed in cerebrovascular accidents. Circulation 1954; 9: 719–723.
6. Cropp GJ, Manning GW. Electrocardiographic changes simulating myocardial ischemia and infarction associated with spontaneous intracranial hemorrhage. Circulation 1960; 22: 25–38.
7. Selye H. Experimental production of endomyocardial fibrosis. Lancet 1958; 1: 1351–1353.
8. Raab W, Stark E, Macmillan WH, Gigee WR. Sympathogenic origin and antiadrenergic prevention of stress-induced myocardial lesions. Am J Cardiol 1961; 8: 203–211.
9. Melville KI, Blum B, Shister HE, Silver MD. Cardiac ischemic changes and arrhythmias induced by hypothalamic stimulation. Am J Cardiol 1963; 12: 781–791.
10. Oppenheimer SM, Cechetto DF. Cardiac chronotropic organization of the rat insular cortex. Brain Res 1990; 533: 66–72.
11. Cechetto DF, Saper CB. Evidence for a viscerotopic sensory representation in the cortex and thalamus in the rat. J Comp Neurol 1987; 262: 27–45.
12. Kawai S, Suzuki H, Yamaguchi H, et al. Ampulla cardiomyopathy ('Takotsubo' cardiomyopathy) – reversible left ventricular dysfunction: with ST segment elevation. Jpn Circ J 2000; 64: 156–159.
13. Cheung RT, Hachinski V. The insula and cerebrogenic sudden death. Arch Neurol 2000; 57: 1685–1688.
14. Crick SJ, Sheppard MN, Anderson RH. Neural Supply of the Heart. In: Ter Horst GJ, ed. The Nervous System and the Heart. Totowa, NJ: Humana Press, 2000; 3–54.
15. Valeriano J, Elson J. Electrocardiographic changes in central nervous system disease. Neurol Clin 1993; 11: 257–272.
16. Cechetto DF. Neuropathology and cardiovascular regulation: fundamental aspects. In: Ter Horst GJ, ed. The Nervous System and the Heart. Totowa, NJ: Humana Press, 2000; 159–179.
17. Oppenheimer SM. Neurogenic cardiac effects of cerebrovascular disease. Curr Opin Neurol 1994; 7: 20–24.
18. Karch SB, Billingham ME. Myocardial contraction bands revisited. Hum Pathol 1986; 17: 9–13.
19. Connor RC. Myocardial damage secondary to brain lesions. Am Heart J 1969; 78: 145–148.
20. Cebelin MS, Hirsch CS. Human stress cardiomyopathy. Myocardial lesions in victims of homicidal assaults without internal injuries. Hum Pathol 1980; 11: 123–132.
21. Samuels MA. The brain-heart connection. Circulation 2007; 116: 77–84.
22. Fang CX, Wu S, Ren J. Intracerebral hemorrhage elicits aberration in cardiomyocyte contractile function and intracellular Ca2+ transients. Stroke 2006; 37: 1875–1882.
23. Wittstein IS, Thiemann DR, Lima JA, et al. Neurohumoral features of myocardial stunning due to sudden emotional stress. N Engl J Med 2005; 352: 539–548.
24. Sharkey SW, Lesser JR, Zenovich AG, et al. Acute and reversible cardiomyopathy provoked by stress in women from the United States. Circulation 2005; 111: 472–479.
25. Pilgrim TM, Wyss TR. Takotsubo cardiomyopathy or transient left ventricular apical ballooning syndrome: a systematic review. Int J Cardiol 2008; 124: 283–292.
26. Mayer SA, LiMandri G, Sherman D, et al. Electrocardiographic markers of abnormal left ventricular wall motion in acute subarachnoid hemorrhage. J Neurosurg 1995; 83: 889–896.
27. van der Bilt IA, Hasan D, Vandertop WP, et al. Impact of cardiac complications on outcome after aneurysmal subarachnoid hemorrhage: a meta-analysis. Neurology 2009; 72: 635–642.
28. Johnson RH, Lambie DG, Spalding JM. Neurogenic hypertension. In: Walton J, ed. Neurocardiology. East Sussex: W. B. Saunders, 1984; 81–111.
29. Talman WT. Cardiovascular regulation and lesions of the central nervous system. Ann Neurol 1985; 18: 1–13.
30. Jacob WA, Van Bogaert A, De Groodt-Lasseel MH. Myocardial ultrastructure and haemodynamic reactions during experimental subarachnoid haemorrhage. J Mol Cell Cardiol 1972; 4: 287–298.
31. Strauss WE, Samuels MA. Electrocardiographic changes associated with neurologic events. Chest 1994; 106: 1316–1317.
32. Schuiling WJ, Algra A, de Weerd AW, Leemans P, Rinkel GJ. ECG abnormalities in predicting secondary cerebral ischemia after subarachnoid haemorrhage. Acta Neurochir (Wien) 2006; 148: 853–858; discussion 858.
33. Brouwers PJ, Wijdicks EF, Hasan D, et al. Serial electrocardiographic recording in aneurysmal subarachnoid hemorrhage. Stroke 1989; 20: 1162–1167.
34. Dimant J, Grob D. Electrocardiographic changes and myocardial damage in patients with acute cerebrovascular accidents. Stroke 1977; 8: 448–455.
35. Pasquini M, Laurent C, Kroumova M, et al. Insular infarcts and electrocardiographic changes at admission: results of the PRognostic of Insular CErebral infarctS Study (PRINCESS). J Neurol 2006; 253: 618–624.
36. Christensen H, Fogh Christensen A, Boysen G. Abnormalities on ECG and telemetry predict stroke outcome at 3 months. J Neurol Sci 2005; 234: 99–103.
37. van Bree MD, Roos YB, van der Bilt IA, et al. Prevalence and characterization of ECG abnormalities after intracerebral hemorrhage. Neurocrit Care; 12: 50–55.
38. Algra A, Gates PC, Fox AJ, Hachinski V, Barnett HJ. Side of brain infarction and long-term risk of sudden death in patients with symptomatic carotid disease. Stroke 2003; 34: 2871–2875.
39. Silver FL, Norris JW, Lewis AJ, Hachinski VC. Early mortality following stroke: a prospective review. Stroke 1984; 15: 492–496.
40. Tokgözoglu SL, Batur MK, Topçuoglu MA, et al. Effects of stroke localization on cardiac autonomic balance and sudden death. Stroke 1999; 30: 1307–1311.
41. James P, Ellis CJ, Whitlock RM, et al. Relation between troponin T concentration and mortality in patients presenting with an acute stroke: observational study. BMJ 2000; 320: 1502–1504.
42. Maramattom BV, Manno EM, Fulgham JR, Jaffe AS, Wijdicks EF. Clinical importance of cardiac troponin release and cardiac abnormalities in patients with supratentorial cerebral hemorrhages. Mayo Clin Proc 2006; 81: 192–196.
43. Apak I, Iltumur K, Tamam Y, Kaya N. Serum cardiac troponin T levels as an indicator of myocardial injury in ischemic and hemorrhagic stroke patients. Tohoku J Exp Med 2005; 205: 93–101.
44. Ay H, Koroshetz WJ, Benner T, et al. Neuroanatomic correlates of stroke-related myocardial injury. Neurology 2006; 66: 1325–1329.

CHAPTER
26

構音障害

Joshua Kornbluth and Edward Feldmann

序論

構音障害 dysarthria は発語の運動障害であり，脳虚血患者の8～30%に起こる[1,2,3]．発語出力のコントロール，開始，協調運動に関係する構造(顔面神経，舌咽神経，迷走神経，舌下神経によって神経支配されている口唇，舌，顎，口蓋，喉頭)の機能不全によって特徴づけられる．純粋構音障害患者では，皮質言語機構は損なわれていない．すなわち，言語生成は流暢で，理解も正常であり，聞いたことを完全に理解して復唱することができ，読み書きに困難はない．しかし，発語しようとすると，発音ができず，観察者には理解できない．表26.1に，構音障害を見極めるための日常ベッドサイドスクリーニングの概要を示す．体性感覚障害では後天性の聾 deafness の症例と同様に構音障害をきたしうる．脳卒中では聾をきたすことはきわめて稀である．理論的には，固有感覚障害は感覚性運動失調と類似した構音障害をきたしうるが，分離して研究することは難しく，このことは証明されていない．

構音障害をきたす病巣は中枢神経軸のいくつかの部位の1つに生じる[4,5]．そこには，上位および下位運動ニューロンばかりでなく，基底核から小脳にわたる錐体外路系も含まれる[6]．それぞれの部位は1つ以上の動脈から灌流されている．構音障害患者の診察では，特別なタイプの異常が見いだされてきた．診察は，通常の会話での患者の発語，検査単語，舌音，口唇音，軟口蓋音をすばやく復唱させることによって行われている．この検査は，発声器を構成する構造の機能不全を直接観察することによって補強される．構音障害の臨床的特徴と随伴する神経学的所見で責任病巣を同定できる．構音障害は単一の症状としても報告されており[7-10]，この患者では，構音障害の特徴と神経画像検査によって責任病巣が示唆される．

最近の神経画像検査では，純粋構音障害患者では，構音障害と他の神経学的徴候を伴う患者よりも皮質が巻き込まれている頻度が高く，他の神経学的徴候を伴う患者では，純粋構音障害患者よりも橋が巻き込まれている頻度が高いことが示されている．純粋構音障害，舌麻痺を伴う構音障害，手不器用症候群を伴う構音障害，顔面麻痺を伴う構音障害は，特にラクナ梗塞を示唆するものである[11]．

発音の障害はいくつかの型に細分することができる．すなわち，上位運動ニューロン性あるいは痙性(偽性球麻痺性)，下位運動ニューロン性，神経筋接合部性あるいは筋性(神経筋性)，小脳性(運動失調性)，運動減少性あるいは運動過多性に分類される．本章では，脳卒中によって起こる構音障害の臨床的特徴と付随する神経学的徴候について総括する．構音障害のさまざまな型の特徴と付随する神経学的徴候の分類を表26.2～表26.7に示す．これらの表は，構音障害のそれぞれの亜分類における会話と声の38の特徴を解析して作成したものであり，Darleyらの報告[12]より転載した．構音障害は筋制御の障害によって起こる発語疾患の一群である．中枢神経系または末梢神経系の障害によることから，ある程度の運動麻痺，運動緩慢，協調運動障害，筋緊張変化が，発語機構の活動を特徴づける．特に，呼吸と発声(喉頭部での音生成)にかかわる筋肉が障害される．韻律(強調や抑揚パターンを含む音楽的およびメロディー的な特徴)も障害される[12]．この特徴については表26.8に示す．構音障害のそれぞれの型の特徴は，最も重要なものから順にまとめてある．これらの特徴は構音障害の2つ以上の別の型で認められることもあるが，Darleyらは，それぞれの構音障害の型でみられる神経

表 26.1　発声器の臨床的評価

構音	関与する口腔顔面構造
ママ	口唇，軟口蓋
チップトップ	舌前部
フィフティフィフティ	口唇，舌前部
ガーガー/カーカー	舌後部，口蓋
ハックルベリー	声帯，咽頭，軟口蓋，口唇，舌外側部，舌前部，筋組織
ベースボールプレイヤー	声帯，咽頭，軟口蓋，口唇，舌外側部，舌前部，筋組織

表 26.2　痙性（上位運動ニューロン性）構音障害の特徴と付随する神経学的徴候（重要な順に挙げる）

発語の特徴	付随徴候
不明確な子音	痙縮
単調音程	腱反射亢進
強勢の減少	Babinski 反射陽性
荒々しい声	舌，顔，手の麻痺
単調音強	選好注視 gaze preference
低音程	半盲
緩慢	失語
開鼻声	無視
しぼりあげた声	不全片麻痺
短い語句	

（Darley et al., 1969[12] より転載）

表 26.3　弛緩性（下位運動ニューロン性）構音障害の特徴と付随する神経学的徴候（重要な順に挙げる）

発語の特徴	付随徴候
開鼻声	顔面，舌，口蓋の麻痺
不明確な子音	線維束性収縮
息漏れ声	嚥下障害
単調音程	発声障害
	舌萎縮
	四肢麻痺，感覚消失
	運動失調
	外眼球運動障害

（Darley et al., 1969[12] より転載）

表 26.4　混合性（痙性と弛緩性）構音障害の特徴と付随する神経学的徴候（重要な順に挙げる）

発語の特徴	付随徴候
不明確な子音	舌，顔面，手の麻痺
開鼻声	萎縮
荒々しい声	痙縮
緩慢	腱反射低下
単調音程	半盲
短い語句	線維束性収縮
歪んだ母音	嚥下障害
低音程	発声障害
単調音強	外眼球運動障害
過度の強勢，強勢の消失	
間隔延長	

（Darley et al., 1969[12] より転載）

表 26.5　運動失調性（小脳性）構音障害の特徴と付随する神経学的徴候（重要な順に挙げる）

発語の特徴	付随徴候
不明確な子音	舌，顔面，手の麻痺
過度の強勢，強勢の消失	萎縮
不規則な調音途絶	痙縮
荒々しい声	腱反射低下
歪んだ母音	半盲
短い語句	線維束性収縮
	嚥下障害
	発声障害
	外眼球運動障害

（Darley et al., 1969[12] より転載）

表 26.6　運動減少性（Parkinson 症候群型）構音障害の特徴と付随する神経学的徴候（重要な順に挙げる）

発語の特徴	付随徴候
単調音程	安静時振戦
強勢の減少	仮面顔貌
単調音強	運動減少
緩慢	
不明確な子音	
不適切な沈黙	
短く突出した発話	
荒々しい声	

（Darley et al., 1969[12] より転載）

表 26.7　運動過多性（舞踏病型あるいはジストニア型）構音障害の特徴と付随する神経学的徴候（重要な順に挙げる）

発語の特徴	付随徴候
不明確な子音	舞踏病型：でたらめで，非持続性の，不規則な運動
歪んだ母音	
荒々しい声	ジストニア型：頭部，頸部，体幹，肢帯の捻れた姿勢
不規則な調音途絶	
しぼりあげた声	
単調音程	
単調音強	

（Darley et al., 1969[12] より転載）

表 26.8　構音障害でみられる発語障害の特徴

特徴	説明
不明確な子音	明瞭さと明確さの欠けた子音
単調音程	抑揚変化の欠けた単調な声
強勢の減少	適切な強調パターンの減少
単調音強	音の大きさが単調
低音程	音の高さが低い
緩慢	発語速度が遅い
開鼻声	過度の鼻音声
しぼりあげた声	多大な努力によって出された音
短い語句	まるで息切れのように短い語句
息漏れ声	弱く，連続する，息が漏れる声
鼻漏れ	鼻からの気流の漏れ
過度の強勢，強勢の消失	通常は強勢しない部分での過度の強勢
不規則な調音途絶	調音の整然としない途絶
歪んだ母音	母音発声時に必ず生じる音の歪み
荒々しい声	がらがら声，険しい声
不適切な沈黙	不適切な間隔での沈黙
短く突出した発話	短い語句ごとに休止がはさまる突出した発話
発話速度の変動	速緩の幅のある発話速度の変化

（Darley et al., 1969[12] より転載）

筋生理の想定される病態を形成している発語異常の群として同定している．これらの発語機能障害の群は，特徴的な臨床症状を伴う構音障害の亜分類として規定されている[13]．

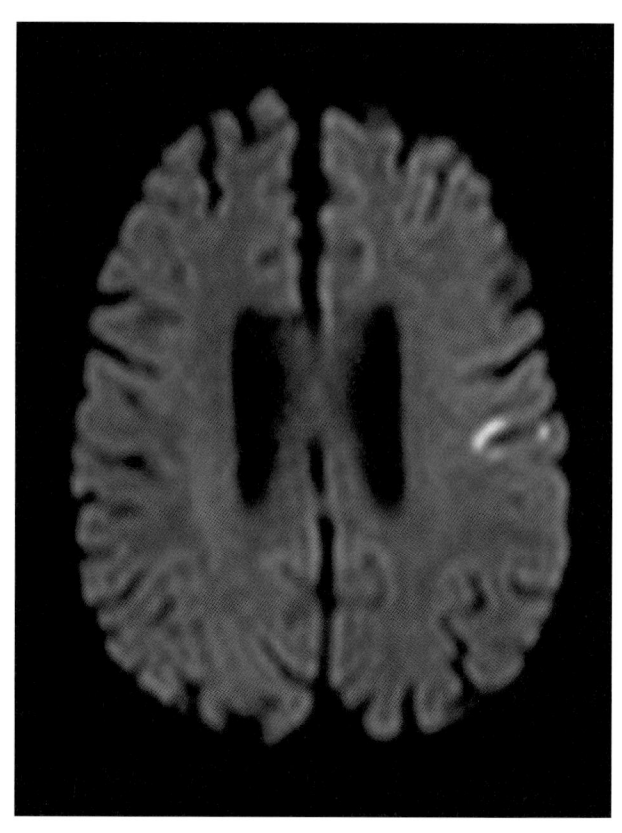

図 26.1　72 歳男性の左大脳半球皮質梗塞の MRI 拡散強調画像．急性発症の孤発性構音障害を呈した．

上位運動ニューロン病変

皮質脊髄線維は，運動皮質（Brodmann 4 野）（図 26.1），補足運動野（6 野），頭頂葉の一部（1, 3, 5, 7 野）から始まる．放線冠で収束し，内包後脚，中脳脚，橋底部，延髄を下行する．皮質脊髄路 corticospinal tract 内では神経線維は体部位局在性に配置されているが，重なり合う部分もある．脳神経核への神経線維は内包膝部の近くのより前方に位置し，頸部，胸部，腰部，仙骨部への神経線維はより後方に位置し，この順に並んでいる．脳幹においては，皮質脊髄路は，同側および対側への運動神経核に分布する皮質延髄路 corticobulbar tract と一緒に走行している．皮質脊髄線維と皮質延髄線維は発端部位が一緒で，脳幹の運動神経核は脊髄の運動神経核と同類であることから，上位運動ニューロン upper motor neuron という用語が両方の神経系に用いられる．

上位運動ニューロンの虚血病変は，片側あるいは両側に，また皮質性あるいは皮質下性に起こりうる．皮質性構音障害は前および中大脳動脈領域の梗塞により生じ[14]，皮質下性構音障害は，前，中，後大脳動脈領域の梗塞により生じる．

これらの血管は皮質下に位置する皮質橋線維と皮質延髄線維を栄養している[15-17]．皮質性でも皮質下性でも，上位運動ニューロンの病変によって起こる構音障害は，痙性構音障害 *spastic dysarthria* に分類される．

両側の皮質延髄路を含む病変では，痙性球（偽性球）麻痺 *spastic bulbar (pseudobulbar) palsy* として知られる症候群をきたす．それぞれの側の球筋は両側の運動皮質によって神経支配されていることから，片側の皮質延髄路病変では，発話や嚥下に障害が出ないこともある．臨床的には無症候性の片側皮質延髄線維を侵すような血管病変が過去に生じていた場合に，他方の皮質延髄線維を含むような別の脳卒中が起こると，患者は突然，しばしば舌と顔面筋の麻痺を伴って，嚥下障害 dysphagia，発声障害 dysphonia，構音不能 anarthria，構音障害をきたす[18]．

片側上位運動ニューロン病変では，嚥下困難と下位顔面神経麻痺を伴うことも伴わないこともあり，明らかな運動麻痺なしに，核上性構音障害をきたしうる．これは通常は一過性で，6週から6か月後にはかなり改善する．錐体路を含む両側の脳卒中では，明らかな運動麻痺を伴わずに核上性麻痺をきたすことがある．この場合には，多少の改善は認められても，通常は永続的な後遺症となる[13]．テント上脳卒中による構音障害を伴う患者をとりあげたさまざまな症例報告では，病巣は内包の前脚[7,17]，膝部[7,15,17]，後脚[19,20]，放線冠，下位運動皮質[17,21]にあった．しかし，画像検査で病変部位が明らかであったとしても，皮質脊髄路または皮質延髄路はとても近接しているために，これらの神経線維が障害されているか，または障害を免れているかを明確に結論することは困難である[22]．将来的には，神経線維路の拡散テンソル画像が皮質延髄路が保たれているかどうかの検討に有用であろう．

Urban らと Dyukova らの両者の最近の研究では，構音障害の片側優位性が示されている．Urban らは発話調音の左側局在性を示した[23]．Urban らは，構音障害を有する脳卒中急性期の62例の前向き研究から，構音障害の片側優位性の病変局在を評価した．すべての脳卒中で MRI により単一の限局した病変が同定された．この研究では，小脳以外の脳卒中での構音障害は，左側（89.5% vs. 10.5%）で多かったが，小脳病変の場合は右側（77.7% vs. 22.3%）で多かった．患者の利き手には関連がなかった．Dyukova らは，純粋構音障害は通常は左側病変で起こるが，構音障害をきたす右側脳卒中では皮質延髄路と皮質橋小脳路および感覚性求心性線維が含まれるという機序にも言及した．右側病変による構音障害は，左側構造の遠隔機能障害を伴って起こりうる[24]．

これらの症例報告では，この所見に対して孤発性顔面麻痺，純粋または孤発性構音障害[7,17]，内包膝部症候群[15]といっ
たさまざまな用語が使われてきた．連続13例の構音障害患者では，皮質舌路と皮質顔面路が巻き込まれたことにより，大部分は構音障害と顔面麻痺を合併していた．この両神経路は運動皮質から脳幹に至る経路全体が近接している．構音障害は通常は軽度から中等度で，不明瞭な発話は認められなかった．顔面麻痺も軽度かつ一過性であり，特に発症早期に診察されなければ，通常の神経学的診察では気づかれない程度であった．純粋構音障害と孤発性顔面麻痺は，もしあるとしてもきわめて稀であると結論された．純粋構音障害と孤発性顔面麻痺はこの症候群の両極端と考えられ，放線冠，基底核，内包，皮質下皮質運動領域の皮質脊髄線維は障害されないが，皮質延髄路が含まれる片側の小さい脳卒中によるものである[25]．

Bogousslavsky らは，内包膝部に限局した脳卒中急性期の6例を報告した．共通した所見は構音障害と対側顔面舌麻痺の合併であった．この症例報告から，内包における皮質橋線維と皮質延髄線維の位置が一定であり，咬筋，口蓋，咽頭，喉頭，手の麻痺を伴うかどうかによらず，顔面舌麻痺は対側内包膝部に限局した脳卒中を強く示唆するものであると推測される[15]．

Damasio らは，非典型的失語6例と失語を伴わない発話障害5例の解剖学的臨床的関連を調査した．2例以外のすべての症例では，内包前脚，尾状核頭部，被殻に一貫して病変が認めれ，以下のように結論された[26]．（ⅰ）内包前脚と尾状核頭部と被殻を含む左側病変を有する右利き患者では，失語，右不全片麻痺，そしてしばしば構音障害と失韻律を呈した．（ⅱ）前述の部位を含まないが，内包，放線冠，尾状核，被殻のより後方を含む病変を有する右利き患者では，失語はないが，構音障害と右不全片麻痺を呈した．（ⅲ）内包前脚，尾状核頭部，被殻を含む右側病変の右利き患者では，失語はないが，構音障害と左不全片麻痺を呈した[26]．

構音障害と対側の不全片麻痺または上腕単麻痺との関連は，脳底動脈の傍正中枝領域である傍正中橋梗塞急性期の連続49例の研究で報告された．橋内の病変の局所分布（傍正中部の底部・底部-被蓋・被蓋）にかかわらず，最もよくみられた運動障害は構音障害であった[27]．

構音障害と片手の巧緻運動障害の定型的な組み合わせは，構音障害・手不器用症候群 *dysarthria-clumsy hand syndrome* として，20例の症例集積研究で，Fisher によって報告された[28]．通常は神経学的障害の急速な発症に先行する前駆症状はない．この症候群は，典型的には橋底部のラクナ梗塞でみられる．臨床的特徴は，構音障害，片側の顔面と舌の中枢運動麻痺，嚥下障害，巧緻運動障害，そして通常大部分の患者で書字の際にみられる明らかな病巣側の手の軽い運動麻痺である[29]．

核上性病変で生じる構音障害の特徴を表26.2に示す．発話は緩慢で努力性であり，特に子音の複雑な組み合わせの場合，語調音は不正確である．声質は荒々しく，息の詰まるような感じであり，声の高さは低く，単調である．これらの特徴は，音域，スピード，運動力の低下や，上位運動ニューロン疾患で典型的な筋緊張亢進によるものである[12]．皮質性か皮質下性かは随伴する神経学的所見によって鑑別できる．皮質脳卒中による構音障害では，しばしば失語，注視偏倚，無視を伴う．皮質および皮質下卒中による構音障害では，顔面，舌，手の運動麻痺，不全片麻痺，腱反射亢進，痙縮，半盲，Babinski反射陽性を伴う．これらの所見は，左右大脳半球いずれの病変によっても起こりうる．

下位運動ニューロン病変

下位運動ニューロン lower motor neuron の病変による構音障害は，椎骨脳底動脈系およびその分枝領域の虚血による三叉神経，顔面神経，舌咽神経，迷走神経，舌下神経の運動神経核の病変によって起こりうる[18]．三叉神経 trigeminal nerve は脳神経の中で最も大きな神経であり，3つの分枝のうち，下顎神経が唯一運動神経として働き，咀嚼筋，口蓋帆張筋，顎舌骨筋，鼓膜張筋，顎二腹筋の前腹を神経支配している．顔面神経は橋延髄連結部より出る．顔面神経の運動と感覚を担う分枝は，内耳道を通って側頭骨錐体部に入り，顔面神経管を経て，茎乳突孔から出て，耳下腺を通り，ここで5枝に分かれる．この運動枝は顔面表情にかかわるすべての筋肉にいきわたる．舌咽神経 glossopharyngeal nerve は延髄吻側部より出て，頸静脈孔を通る．体性遠心性の分枝は喉頭の横紋筋，主に喉頭を挙上する茎突咽頭筋を運動神経支配している．迷走神経は延髄レベルで脳幹より出て，頸静脈孔を介して頭蓋外に出る．これには重要な2つの分枝があり，咽頭枝は口蓋と咽頭の筋肉を神経支配しており，喉頭枝は喉頭の筋肉を神経支配している．迷走神経 vagal nerve は咽頭と喉頭の粘膜の感覚情報も伝えている．舌下神経 hypoglossal nerve は延髄より出て，舌下神経管を通る．舌下神経は純粋な運動神経であり，迷走神経によって支配される舌口蓋筋を除いたすべての舌の筋肉を支配している．

下位運動ニューロン病変による構音障害は，弛緩性構音障害 flaccid dysarthria に分類される（表26.3）．これは，発声調音筋の運動麻痺をきたす神経筋疾患で起こる．最も顕著な特徴は鼻音性発話である．吸気と呼気が音を立て，息遣いが聞こえる発話となる．息消耗のため発話が短くなる．母音と子音は不明瞭となり，舌音性と口唇音性の子音は全く発音できない．付随する神経学的徴候としては，顔面，舌，口蓋の運動麻痺，舌萎縮，線維束性攣縮，発声障害，嚥下障害である[12,18]．それ以外の脳幹と長神経路の徴候は，他の脳幹構造が巻き込まれていることによって起こり，これらの徴候には，上位運動四肢麻痺，感覚消失，外眼球運動障害，小脳機能障害が含まれる．

上位と下位運動ニューロン病変の合併

椎骨脳底動脈領域の虚血巣は，上位と下位の運動ニューロンの両者を含みうる．そのような場合には，構音障害は，痙性と弛緩性の特徴をもった混合性と分類される．混合性構音障害 mixed dysarthria は上位と下位運動ニューロン病変の特徴をもっているのみならず，運動性発話機能障害の特徴的なパターンももつことを，表26.4に示した．声質は荒々しく，声の高さは上位運動ニューロン疾患と同様に低く単調であり，発話は開鼻音性である．母音と子音は下位運動ニューロン病変と同様に不明瞭である．概して，発話はきわめてわかりにくい．声質，調音，韻律，呼吸は著明に変化し，患者は短い語句でさえ生成するのが難しい．混合性構音障害の責任病巣は椎骨脳底動脈領域にあるため，その付随する神経学的徴候は，前述の弛緩性構音障害と同様のものが含まれる．

小脳病変

構音障害は小脳 cerebellum のすべての血管灌流領域における病変の結果として記述されている．運動失調性構音障害は，上小脳動脈と後下小脳動脈領域の病変で起こる．上小脳動脈の正中枝灌流領域に相当する小脳吻側部（単小葉と小半月小葉）の傍虫部領域は，運動失調性構音障害 ataxic dysarthria の最も頻度の高い関連部位である．機能的画像および病巣検討から，小脳前葉の吻側傍虫部領域の賦活は舌と口腔顔面筋の調音運動に関与していることが示された[23]．構音障害は小脳吻側部の特徴的徴候として報告され，回転性めまいは小脳尾側部の病変にかかわっている[30]．他の報告では，構音障害は，上小脳動脈の傍虫部領域ではなく，外側枝領域である小脳前吻側部の小梗塞患者で認められている[31]．小脳性構音障害にかかわる病巣の詳細な解剖学的部位は，いまだに議論あるところである．

小脳病変に関連した発話障害は以下の2つの形式のうちの1つをとる．すなわち，緩慢不明瞭構音障害 slow slurring dysarthria か，単語が音節に分かれてしまう断綴性運動失調性構音障害 scanning ataxic dysarthria，のいずれかである（表26.5）．断綴性構音障害は，発話緩慢，不明瞭，単調，単語の不自然な音節分裂（断綴性）を主とする小脳病変に特異な異常である．発話と呼吸の協調性が損なわれる．ある単語や音節を表出するのに十分な息がとれなかったり，意図した

以上の強い力で表出(爆発性発声 explosive speech)されたりする[18]. 発話は, 不自然で, 所々で一定の間隔が空く. 音律の変化としては, 通常は強勢(アクセント)しない単語や音節での過度の強勢がある. 構音障害の患者にみられる神経筋の異常としては, 運動の方向とリズムの不正確さ, 運動緩慢, 運動失調, 弛緩がある[12]. 小脳性構音障害に付随する神経学的徴候としては, 反復拮抗運動不能, 測定異常, 眼振, 筋緊張低下, 歩行失調, 体幹運動失調がある[18].

錐体外路病変

構音障害は, 前および中大脳動脈の深部穿通枝領域梗塞で生じる錐体外路系 extrapyramidal system の虚血病変によっても生じる. 前大脳動脈の深部穿通枝は, 内側線条体動脈であり, Heubner 動脈(通常は1本の血管ではなく並走する動脈群)として知られている. 中大脳動脈の深部穿通枝はレンズ核線条体動脈である. 錐体外路系の灰白質神経核, 尾状核, 被殻, 淡蒼球は構音障害を生じる病変部位と考えられている[18].

これらの構造の1つの病変による構音障害は, 運動減少性(表 26.6)あるいは運動過多性(表 26.7)のいずれかに分類される[12,32]. 運動減少性構音障害 hypokinetic dysarthria では, 声の高さは低く単調である. 単語の爆発性発声からほとんど聞き取れない発話まで, 音の大きさの変動が特徴である. 発話は短く突出しており, 不明瞭な調音で, 不適切な沈黙がはさまる. 基礎となっている神経筋機能障害には, 特定の運動や反復運動の幅の減少と運動時の脱力がある[12]. 運動減少性構音障害の例としては, Parkinson 病にみられる発話障害がある. 付随する神経学的所見としては, 振戦, 仮面顔貌, 運動減少がある.

運動過多性構音障害 hyperkinetic dysarthria では, 発話は声が大きく, 呼吸との協調がうまくできず, 先のことを考えたり不随意な体性および顔面運動によって遮られる. その結果, 調音と韻律の不調和のため予測外のところで途切れがちな発話となる(表 26.8). 呼吸周期変化による声の大きさの過度の変動がある. 神経筋の異常としては, 不正確で持続できない不規則な運動, 運動緩慢, 運動力の低下, 持続性あるいは攣縮性筋緊張亢進がある[12]. 舞踏病によるでたらめで非持続性の不規則な運動や, ジストニアによる頭部, 頸部, 体幹, 肢帯の捻れた姿勢は, 運動過多性構音障害に付随する神経学的徴候である.

構音障害をきたすびまん性皮質下性血管病変も提案されている[33]. これらの病変は典型的には, 皮質外套は保たれ, 皮質下白質と基底核に孤発性に生じる. Tomić ら[33]は, Scale for Evaluation of Perceptive Characteristics of Voice and Speech (SEPCVS), Multidimensional Computerized Evaluation of Speech and Voice (MCESV), そして, 声, 発話, 発話プロフィールを評価する発話の標準的なコンピューター分析計(Dr Speech 4)による音響音声評価を含む, 発話を評価するための精緻な新規手法を用いた. Tomić らは, この評価法を重度虚血性白質疾患患者ばかりでなく, 脳幹と右小脳のラクナ梗塞患者に適用した. これらの患者は主に孤発性構音障害の症状を呈していた. これらの方法を用いて, 発話開始遅延, 発話リズムと速度の変化, 調音運動の振幅と速度の低下ばかりでなく, 口腔顔面筋と舌筋の筋緊張低下を特徴とする運動減少性構音障害や発声不全性構音障害を含めて, 患者の構音障害の個々の様相を同定した. 皮質下性構音障害の特徴は, 不正確な調音, 発話速度と最初の音節の復唱の軽度の低下, そして運動減少性発声障害である. 特に発声の障害は, 頭蓋顔面筋, 喉頭筋, 呼吸筋を障害する皮質下白質病変によることが強調された. 中脳水道周囲灰白質も, 持続性発声や発話の大きさと頻度に重要な役割を果たしている.

参考文献

1. Arboix A, Marti-Vilalta JL, Garcia JH. Clinical study of 227 patients with lacunar infarcts. Stroke 1990; 21: 842-847.
2. Melo TP, Bogousslavsky J, van Melle G, Regli F. Pure motor stroke: a reappraisal. Neurology 1992; 42: 789-795.
3. Kumral E, Ozkaya B, Sagduyu A, et al. The Ege Stroke Registry: a hospital-based study in the Aegean region, Izmir, Turkey. Analysis of 2,000 stroke patients. Cerebrovasc Dis 1998; 8: 278-288.
4. Schiff HB, Alexander MP, Naeser MA, Galaburda AM. Aphemia. Clinical-anatomic correlations. Arch Neurol 1983; 40: 720-727.
5. Yorkston KM, Beukelman DR, Bell K. Clinical management of dysarthric speakers. Boston, MA: Little, Brown, and Co., 1988.
6. Urban PP, Marx J, Hunsche S, et al. Cerebellar speech representation: lesion topography in dysarthria as derived from cerebellar ischemia and functional magnetic resonance imaging. Arch Neurol 2003; 60: 965-972.
7. Ozaki I, Baba M, Narita S, Matsunaga M, Takebe K. Pure dysarthria due to anterior internal capsule and/or corona radiata infarction: a report of five cases. J Neurol Neurosurg Psychiatry 1986; 49: 1435-1437.
8. Caplan LR, Schmahmann JD, Kase CS, et al. Caudate infarcts. Arch Neurol 1990; 47: 133-143.
9. Yoon SS, Park KC. Neurological picture. Glossoplegia in a small cortical infarction. J Neurol Neurosurg Psychiatry 2007; 78: 1372.
10. Uzawa A, Hiraga A, Kamitsukasa I. Pure dysarthria resulting from a small cortical infarction located at the left middle frontal gyrus. Intern Med 2009; 48: 75-76.
11. Kumral E, Celebisoy M, Celebisoy N, Canbaz DH, Calli C. Dysarthria due to supratentorial and infratentorial ischemic stroke: a diffusion-weighted imaging study. Cerebrovasc Dis 2007; 23: 331-338.

12. Darley FL, Aronson AE, Brown JR. Differential diagnostic patterns of dysarthria. J Speech Hear Res 1969; 12: 246-269.
13. Darley FL, Aronson AE, Brown JR. Clusters of deviant speech dimensions in the dysarthrias. J Speech Hear Res 1969; 12: 462-496.
14. Ropper AH. Severe dysarthria with right hemisphere stroke. Neurology 1987; 37: 1061-1063.
15. Bogousslavsky J, Regli F. Capsular genu syndrome. Neurology 1990; 40: 1499-1502.
16. Sohn YH, Lee BI, Sunwoo IN, Kim KW, Suh JH. Effect of capsular infarct size on clinical presentation of stroke. Stroke 1990; 21: 1258-1261.
17. Ichikawa K, Kageyama Y. Clinical anatomic study of pure dysarthria. Stroke 1991; 22: 809-812.
18. Adams RD, Victor M. Principles of Neurology. 5th edn. New York, NY: McGraw-Hill, Health Professions Division, 1994.
19. Decroix JP, Graveleau P, Masson M, Cambier J. Infarction in the territory of the anterior choroidal artery. A clinical and computerized tomographic study of 16 cases. Brain 1986; 109: 1071-1085.
20. Combarros O, Diez C, Cano J, Berciano J. Ataxic hemiparesis with cheiro-oral syndrome in capsular infarction. J Neurol Neurosurg Psychiatry 1992; 55: 859-860.
21. Tonkonogy J, Goodglass H. Language function, foot of the third frontal gyrus, and rolandic operculum. Arch Neurol 1981; 38: 486-490.
22. Urban PP, Hopf HC, Fleischer S, Zorowka PG, Muller-Forell W. Impaired cortico-bulbar tract function in dysarthria due to hemispheric stroke. Functional testing using transcranial magnetic stimulation. Brain 1997; 120: 1077-1084.
23. Urban PP, Rolke R, Wicht S, et al. Left-hemispheric dominance for articulation: a prospective study on acute ischaemic dysarthria at different localizations. Brain 2006; 129: 767-777.
24. Dyukova GM, Glozman ZM, Titova EY, Kriushev ES, Gamaleya AA. Speech disorders in right-hemisphere stroke. Neurosci Behav Physiol 2010; 40: 593-602.
25. Kim JS. Pure dysarthria, isolated facial paresis, or dysarthria-facial paresis syndrome. Stroke 1994; 25: 1994-1998.
26. Damasio AR, Damasio H, Rizzo M, Varney N, Gersh F. Aphasia with nonhemorrhagic lesions in the basal ganglia and internal capsule. Arch Neurol 1982; 39: 15-24.
27. Kataoka S, Hori A, Shirakawa T, Hirose G. Paramedian pontine infarction. Neurological/topographical correlation. Stroke 1997; 28: 809-815.
28. Fisher CM. Lacunar strokes and infarcts: a review. Neurology 1982; 32: 871-876.
29. Wanger SL. Lacunar strokes. Prim Care 1979; 6: 757-769.
30. Lechtenberg R, Gilman S. Speech disorders in cerebellar disease. Ann Neurol 1978; 3: 285-290.
31. Amarenco P, Roullet E, Goujon C, et al. Infarction in the anterior rostral cerebellum (the territory of the lateral branch of the superior cerebellar artery). Neurology 1991; 41: 253-258.
32. Espir MLE, Rose FC. The Basic Neurology of Speech and Language. 3rd edn. Oxford: Blackwell Scientific Publications, 1983.
33. Tomić G, Stojanovic M, Pavlovic A, et al. Speech and language disorders secondary to diffuse subcortical vascular lesions: neurolinguistic and acoustic analysis. A case report. J Neurol Sci 2009; 283: 163-169.

CHAPTER 27

嚥下障害と誤嚥

Sandeep Kumar

序論

　食べることと飲むことは我々が生きていくうえで欠かせないことである．食べることの感覚的な側面は本質的に快いものであり，我々の文化的活動や社会的相互作用の多くは食べることを中心に展開している．脳卒中によって食べる能力が損なわれると，健康に悪影響を及ぼすだけでなく，生活の質も著しく低下する．脳卒中急性期の患者の30〜78％に嚥下障害が起こると推定されている[1]．脳卒中生存者の中には，時間の経過とともに嚥下機能が改善する者もいるが，過半数とはいわないまでもかなりの数の患者に嚥下障害 dysphagia が長期間にわたって持続する．一時的に嚥下機能が低下した患者も含め，すべての嚥下障害患者は肺炎を発症するリスクが高い．嚥下障害の存在は肺炎発症リスクを3倍以上増大させ，誤嚥 aspiration を伴う重度の嚥下障害の存在は肺炎発症リスクを約11倍増大させる[1]．嚥下障害のある脳卒中患者は死亡率が高く，死亡の大部分は致命的な胸部感染症と栄養不良が原因である[2,3]．入院時点での嚥下障害は転帰不良および施設入所と関連している[2,4]．脳卒中に関する文献では，嚥下障害の重要性がますます強調されている．しかし，脳卒中患者集団における嚥下障害の神経学的側面は依然として十分に報告されていない．本章では，嚥下の生理に関連する側面ならびに脳卒中発生部位別の嚥下障害の神経解剖学およびそのパターンを概説する．

正常な嚥下

　正常な嚥下 swallowing には，いくつかの口腔咽頭の筋肉と構造の精密な協調とともに呼吸の厳密な調節が必要とされる．嚥下は伝統的に3相に分けられている（図27.1）．

　第1相は口腔相 oral phase で，これには随意と不随意の要素の両方がある．口腔相では，食物が小さく噛み砕かれて食塊が形成された後に嚥下される．顎筋が咀嚼のために同調的に活動し，舌は歯と歯の間を食物を左右に送るように連続的に動く．適切な食塊が形成されると，舌尖が硬口蓋に対して挙上して前面を密閉し，舌が後退して食塊を後方へ動かして上咽頭へ送り込む．軟口蓋は挙上して鼻咽腔内へ食塊が入り込まないようにする．

　第2相は咽頭相 pharyngeal phase で，食塊が舌の動きによって口腔後方へ送り込まれることから始まる．呼吸は一時的に抑制される．喉頭が挙上し，披裂が前方に動いて喉頭蓋に近づき，喉頭開口部を閉じる．食塊は咽頭収縮筋の推進作用によって咽頭に送り込まれる．咽頭相はほとんどが不随意的であるが，感覚入力によって連続的に修正されている．

　咽頭相に続く第3相は食道相 esophageal phase で，完全に不随意的である．食道相では，食道平滑筋の逐次的な収縮と下部食道括約筋の弛緩によって食塊が食道上部から胃内に送り込まれる．

嚥下の神経解剖

　正常な嚥下に関与している神経解剖学的構造を感覚系および運動系と中枢パターン発生器に分けて考えるとわかりやすい（図27.2）．

■ 感覚系

　感覚系は嚥下行動を調節する無数の感覚情報を伝達している．これらには，触知，圧力，温度，自己受容，味などの感

口腔相　　　　　　　　　　咽頭相　　　　　　　　　　食道相

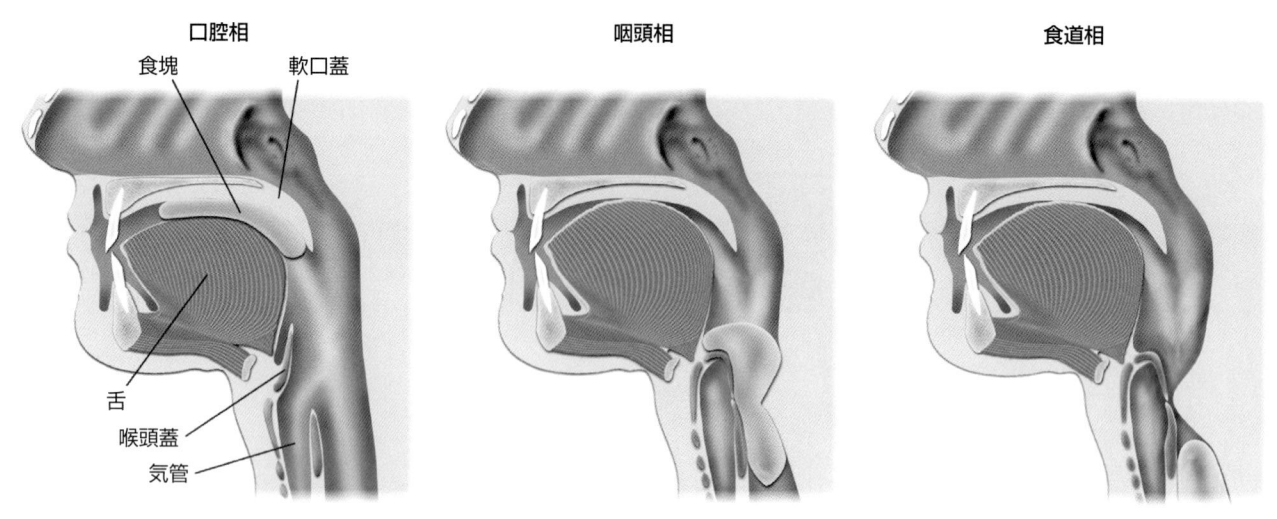

食塊　軟口蓋

舌
喉頭蓋
気管

図 27.1 嚥下の 3 相．嚥下における重要な口腔咽頭構造と食物の通過との関連を示す．

運動系　　　　　　　感覚系

三叉神経運動核（Ⅴ）

顔面神経核（Ⅶ）

三叉神経主知覚核（Ⅴ）

橋

三叉神経脊髄路核（Ⅴ）

孤束核（Ⅶ，Ⅸ，Ⅹ）

網様体

延髄

迷走神経背側運動核（Ⅹ）

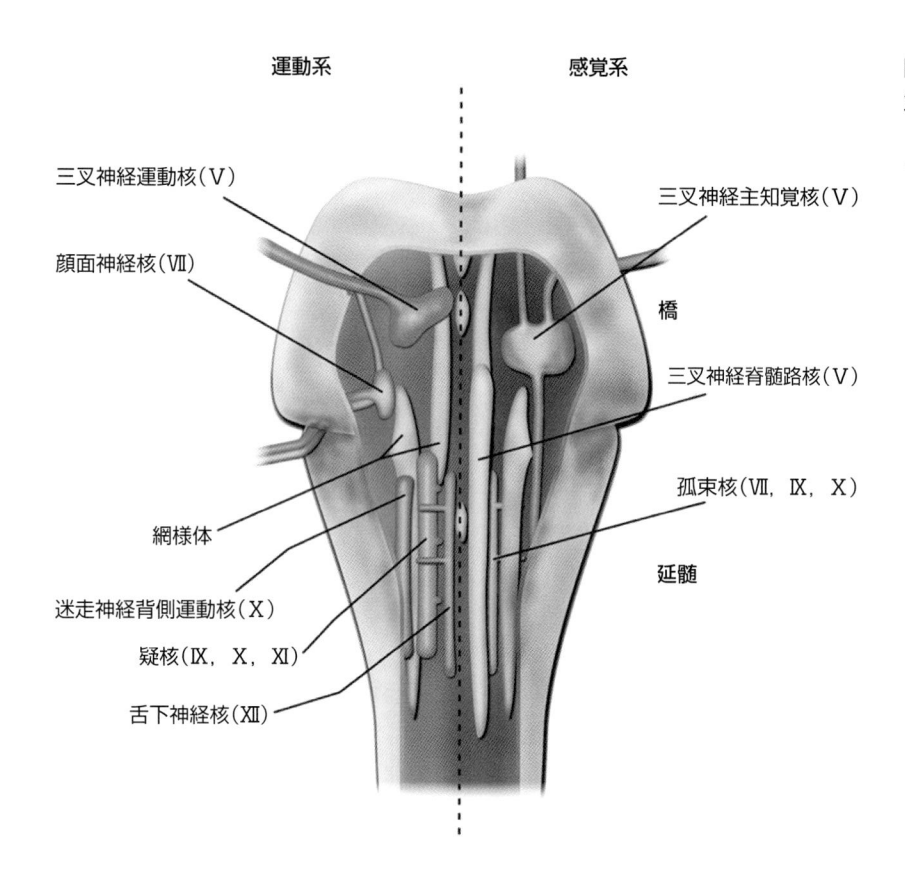

疑核（Ⅸ，Ⅹ，Ⅺ）

舌下神経核（Ⅻ）

図 27.2 脳幹（延髄，橋）における嚥下を調節する主な運動神経核と感覚神経核．これらの神経核から生じる脳神経を括弧内に示す．

覚がある．三叉神経の下顎部および上顎部からの知覚線維は，口唇，歯牙，硬口蓋，軟口蓋前部，口峡柱を神経支配し，三叉神経主知覚核と三叉神経脊髄路核に終止している．これらの神経線維は主に触覚，温度覚，味覚を伝達している．中間神経は顔面神経の分枝の 1 つで，舌の前方 2/3 からの味覚を伝達し，孤束核でシナプス結合している．舌の後方 1/3 および上咽頭部の神経線維は舌咽神経に支配されており，触覚，温度覚，味覚を伝達している．味覚を伝達する神経線維は孤束核でシナプス結合し，一次感覚を伝達する神経線維は三叉神経脊髄路核に終止する．

■ 運動系

嚥下に関与する運動系には多数の脳神経核とそれらの関連神経がある．顔面運動核とその関連神経は，口唇筋および顔

面筋をコントロールし，嚥下の口腔相および咽頭相に関与している．三叉神経運動核は咀嚼筋を神経支配している．舌下神経は咀嚼や食塊形成および嚥下に関与している舌筋を神経支配している．疑核からの運動ニューロンは，咽頭筋，軟口蓋，喉頭および食道へ投射している．これらのニューロンは，これらの筋肉の同期的な収縮と弛緩をもたらし，協調的な嚥下を引き起こす．迷走神経背側運動核は，軟口蓋，食道および胃へ神経線維を送り出しており，おそらく蠕動を調節している．

■ 中枢パターン発生器 central pattern generator

中枢パターン発生器は，脳幹内にあるニューロンとそれらの結合のネットワークで構成されており，これが協調的な嚥下のためにニューロンの逐次的な活性化を調整する．中枢パターン発生器は口腔咽頭構造からの感覚フィードバックと高次の皮質領域からの入力に基づいて正常な嚥下を調節する[5,6]．また，舐める，嚥下する，噛む，呼吸するなどの複数の活動を統合し調整する．嚥下の咽頭相および食道相の介在にとって重要な主な脳幹領域には，孤束核，延髄背側網様体，疑核，そして，その周囲のより腹側に位置する網様体がある(図27.2)．背側部は咽頭から感覚入力を受け取って嚥下の咽頭相を開始させる．そして，疑核およびその周囲のネットワークを含む腹側部へ入力を中継して，これらのニューロンからの逐次的な放電と口腔咽頭筋の協調的な活性化を引き起こす．

脳幹の他の領域も中枢パターン発生器とシナプス結合して嚥下を調節している．さらに，中心前回，島，下前頭回，補足運動野などの多数の皮質領域および大脳基底核を含む皮質下領域は嚥下機能に関係しているとされている[6]．

症状

嚥下障害は脳卒中発症後早期に現れることが多く，時間の経過とともに改善する．孤発性の発現は稀で，構音障害，顔面の脱力やしびれ，咳嗽反射の低下，意識不清明などの延髄機能障害に関する他の明確な徴候を伴うことが多い．脳卒中後にはさまざまな嚥下障害が発現する可能性がある．これらには，口腔相における嚥下困難，咽頭相開始の問題，咽頭の蠕動運動の低下，咽頭通過時間の延長，誤嚥などを引き起こす口腔運動機能の協調運動障害が含まれる．しかし，病変部位別の嚥下障害の種類に関する詳細な分析は依然として十分に行われておらず，小規模な研究に限定されている．これらの研究の大部分は病変部位と症状の単純な相関に依存している．この関連に関する研究の主要な知見を以下に概説する．

■ 脳幹 brainstem の脳卒中

脳幹の脳卒中患者における嚥下障害の推定発現率は高い．脳幹梗塞患者に限定したあるリハビリテーション施設でのコホート研究では，誤嚥を伴う重度の嚥下障害の有病率が40％であった[7]．これらの患者の大部分は，延髄や橋，または脳幹および小脳内の複数の部位に病変を有していた．

■ 延髄 medulla oblongata の脳卒中

嚥下の調節における延髄の役割は十分に証明されている[5,6]．延髄背外側部には嚥下にきわめて重要ないくつかの構造がある．これらには，口腔咽頭領域から感覚情報を伝達し嚥下機能に関係している三叉神経感覚核，また三叉神経路や孤束核だけでなく，軟口蓋やその他の口腔咽頭筋の運動制御にとって重要な疑核と迷走神経束，そして中枢パターン発生器を構成しているニューロンが含まれる．嚥下障害は延髄外側梗塞の既知の合併症の1つである[8]．延髄外側症候群における嚥下障害と誤嚥は，延髄の吻側部および背外側部に病変がある場合に起こることが多い[9]．このような症状の患者は，咳嗽反射の低下，口腔咽頭感覚の消失，喉頭挙上の遅延，声帯不全麻痺を呈していることが多く，これらは嚥下障害を呈する半球性脳卒中患者との臨床的鑑別に役立つ可能性がある[8,10]．

Kwonら[11]は，ビデオ蛍光観察で誤嚥と嚥下障害が確認された患者の頭部MRIに認められた梗塞のパターンを検討した．彼らは，延髄外側梗塞患者において，梗塞領域が深部にある患者では表層部にある患者に比べて嚥下障害の頻度が高い，と結論した．延髄吻外側梗塞患者は梗塞領域がより尾側にある患者に比べて嚥下障害の頻度が高く，これはおそらく疑核が内臓指向性組織であることと関連している．Kimら[12]は，病変が延髄に限局した23例を対象として，ビデオ蛍光観察における誤嚥とMRI上の病変部位の関連を分析した．延髄の1レベルを超えて垂直方向に広がる広範囲な病変を有する患者は誤嚥を呈する傾向が強かった．ほとんどの嚥下障害患者は下背外側部病変または下背外側部と背外側部の混合病変を有していた．延髄背側下部に梗塞を有した患者は誤嚥を呈さず，この領域は嚥下と密接には関与していないことが示唆される．

延髄正中部梗塞で嚥下障害が観察されることは稀である[8,13]．Kimらが報告した症例集積研究[12]では，延髄正中部梗塞における嚥下障害の発現率はこれまでに報告されていたよりも高かった．延髄正中部梗塞は舌下神経や舌下神経核を損傷する可能性があるが，この症例集積研究の患者のほとんどは病変が吻側部にあり，疑核および中枢パターン発生器を神経支配している皮質延髄路に影響していたものと考えられる[12]．また，Kimらは延髄正中部梗塞と延髄外側梗塞

の嚥下障害における特徴の違いを観察した．延髄外側梗塞の患者は，舌骨や喉頭の偏倚が少なく，疑核の直接的な関与を示していたが，延髄正中部梗塞の患者は，舌骨や喉頭が動くタイミングに問題があり，そのパターンは半球性脳卒中患者のものと類似していた[12]．さらに，軟口蓋の挙上不全と顔面の感覚鈍麻が誤嚥と密接に関連していることを見いだした[12]．発声障害および軟口蓋の運動性低下の存在が疑核や迷走神経運動核の病変を反映しているのに対し，顔面の感覚消失は三叉神経脊髄路核の病変と関連している可能性が高い[8,12]．

■ 橋 pons の脳卒中

脳幹の他の部位に病変がある場合の嚥下障害や誤嚥の存在については，あまり詳しい研究が行われていない．脳底動脈閉塞による橋の大梗塞に関する Kubik と Adams の報告[14]では，嚥下障害は構音障害や両側の舌および顔面の脱力ならびに眼球運動異常を伴っていた．New England Medical Center Posterior Circulation Registry[8]では，橋の大梗塞や片側橋梗塞の患者にも嚥下障害が発現したが，これは必ず前述の他の偽性球徴候とともに発現した．橋に限局した小梗塞に伴う嚥下障害については詳しく検討されていない．Kumral ら[15]は最近，橋の前内側部に限局した梗塞に伴う嚥下障害の発現に関して報告したが，大部分の患者で嚥下障害は軽度であり，顔面や上下肢の純粋運動性片麻痺，上下肢の運動失調，構音障害，眼球運動異常，歩行障害などの徴候や症状を伴っていた[15]．橋基部に限局した小梗塞は嚥下障害を引き起こすことはない[16]．

病変マッピングを用いた詳細な MRI 研究から，病変が橋の片側全体に及ぶ場合や，正中部，傍正中部および背側正中部に梗塞をきたした場合には嚥下障害が発現するが，腹側部や背外側部を巻き込むより外側の病変では嚥下障害が発現しないことが判明した[17]．嚥下は下行性の大脳脚の（皮質下行性）線維束正中部内に位置する病変で特に障害された．嚥下障害の特性に関する詳細については本研究には記述されていない．橋梗塞による嚥下障害患者は，対側肢不全麻痺，顔面の脱力，構音障害，四肢測定異常，注視麻痺を伴うことが多いが，感覚消失を伴うことはない[17]．

■ 中脳 midbrain の脳卒中

中脳の孤発性梗塞は稀である[18]．中脳梗塞患者の症例集積研究では，嚥下障害は稀であり，臨床像としては，眼球運動異常，意識障害，運動所見，運動失調が大半を占めたほか，肢節の不随意運動が認められることもある[18-20]．嚥下障害は延髄や橋の脳底動脈近位部にも病変が及んでいる場合に起こりうる[21]．

■ 小脳 cerebellum の脳卒中

脳幹に病変が及ばない小脳の梗塞は，嚥下障害を引き起こさないと考えられる．これまでの症例集積研究では，系統的評価を用いて丹念に調べられたか否かは不明であるが，嚥下障害の報告はなかった[22-24]．考えられるところでは，偽性腫瘍性の小脳梗塞または小脳出血による二次的な脳幹圧迫が嚥下障害を引き起こす可能性があるが，このような小脳病変患者における嚥下障害の発現については依然として十分に報告されていない．

■ 大脳半球 cerebral hemisphere の脳卒中

大脳半球を巻き込む脳卒中は，重度の嚥下障害を引き起こす可能性がある．左右の大脳半球はいずれも皮質延髄路から延髄の嚥下中枢へ投射しており，両側半球の脳卒中後に嚥下障害が起こることは想像に難くない．しかし，いくつかの臨床研究から片側半球の脳卒中も嚥下障害を引き起こすことが証明されている．その原因は，左右の半球間の嚥下機能に非対称性（嚥下制御の片側優位性）があるためとされている[25]．優位半球の損傷は嚥下障害を引き起こすが，非優位半球の脳卒中は嚥下障害を引き起こさないことが多い[26]．片側大脳半球病変では，嚥下障害は通常一時的なものであり，数か月以内に回復する．

嚥下機能は大脳半球に広く分布している．一次感覚運動皮質，眼窩前頭葉，島，基底核などのいくつかの領域が嚥下機能に関係しているとされている[6]．嚥下の神経制御の初期モデルでは，正常な嚥下に際して，基底核などの皮質下構造の役割と，島と脳幹との間の連絡を含む両側大脳半球からの入力が重要であるとされている[27]．このネットワークの離断が嚥下障害を引き起こすと仮定されている[28]．

最近の研究では，急性半球性脳卒中後の嚥下障害の発生におけるさまざまなテント上領域の役割が，頭部 MRI と専用の嚥下評価により検討された[29]．一次感覚運動皮質，眼窩前頭皮質，基底核，内包などのいくつかの脳領域の障害が嚥下障害の発生と相関していたが，脳卒中の重症度および病変容積について多変量調整後では，内包の病変のみが嚥下障害と有意に関連していた[29]．ただし，この研究は，用いたサンプルサイズが小さかったことから，嚥下に影響を及ぼしうる他の重要な脳領域を明らかにできなかった可能性がある．

半球性脳卒中後にはさまざまな嚥下障害が起こりうる．嚥下障害と病変部位のパターンを検討した報告のほとんどは，小規模な観察研究であった．一部の研究では，半球性脳卒中における嚥下障害の左右差が見いだされている．Robbins と Levin は，24 例の患者を対象とした予備研究において，左半球の脳卒中患者では口腔相に口腔内の食物残留および遅延などの問題が多かったのに対し，右半球の脳卒中患者では

誤嚥や咽頭内の食物残留を含む咽頭機能障害が多かったと報告している[30]．MRI 拡散強調画像で皮質下梗塞が確認された 20 例の研究では，左脳室周囲白質に梗塞を呈した患者は，右脳室周囲白質に類似した病変を呈した患者に比べて，嚥下障害の有病率が高く[31]，口腔内での食物の移動の遅延が最も特徴的な所見であった[31]．誤嚥は重度の嚥下障害患者によくみられ，身体に障害を引き起こすような大きな脳卒中で起こることが多い．Alberts らは，頭部 MRI および嚥下の系統的評価を受けた 38 例のコホート研究で，特定の神経解剖学的領域が誤嚥リスクに影響を及ぼすか否かを検討した[32]．この研究では，誤嚥は大梗塞で観察頻度が高かったが，多変量調整後では特定の脳領域と誤嚥との有意な関連を認めなかった．最近の研究では，2009 年に Steinhagen らが，嚥下障害と脳卒中急性期のパターンについて報告し，誤嚥の重症度と脳の病変部位の間に明確な関連がないことを見いだした[33]．ただし，嚥下時の不注意は，頭頂側頭葉の梗塞，左頭頂側頭葉の梗塞による口腔顔面失行，脳神経の上位運動ニューロンを障害する梗塞による口腔顔面不全麻痺と独立した関連を有していた[33]．

繰り返し起こる小梗塞は，皮質延髄路からの投射の進行性の離断と重度の嚥下障害を引き起こす可能性がある．このような患者は，構音障害，肢節の脱力や痙縮，歩行障害，下顎反射を含む深部腱反射の亢進などの明確な徴候を呈することが多い[34]．筋電図では，嚥下開始の大幅な遅延，皮質延髄線維の障害によるオトガイ下筋の興奮の延長，輪状咽頭括約筋の弛緩障害を伴う輪状咽頭筋の脱抑制を示すことが多い．

嚥下の遅延を伴うが関連する徴候や症状は比較的少ない進行性の口腔咽頭の嚥下障害が，高血圧，アミロイド血管症，多発性ラクナ梗塞を伴う融合性の白質病変により起こる場合がある[34,35]．

予後

嚥下障害を伴う多数の脳卒中患者は最終的に嚥下機能を回復するが，これらの患者における嚥下回復の時期に関するデータは依然として不十分である．病院コホートを対象とした症例集積研究では，嚥下障害の有病率は入院時で 50％，入院後 1 週時点は 27％，4 週時点は 17％，6 か月時点は 8％と報告されている[36]．また，別の研究では，片側半球性脳卒中患者の発症時の嚥下障害有病率は 29％であり，そのうち生存者の 58％は発症後 1 週間以内に改善し，80％は 1 か月以内に改善したと報告している[37]．重度の嚥下障害と誤嚥を伴う脳幹梗塞であっても，大部分の患者は時間の経過とともに改善した．しかし，一部の患者では嚥下障害が持続する可能性がある．重度の嚥下障害を伴う脳卒中急性期の患者を対象とした我々の研究では，両側半球性脳卒中の存在と National Institute of Health Stroke Scale（NIHSS）で評価した脳卒中の臨床的重症度が，多変量解析における嚥下機能回復失敗の有意な予測因子であった[38]．もっとも，これらの予測ツールを最適化し，脳卒中生存者における嚥下障害の理解を深めるには，さらなる研究が必要である．

参考文献

1. Martino R, Foley N, Bhogal S, et al. Dysphagia after stroke: incidence, diagnosis, and pulmonary complications. Stroke 2005; 36: 2756-2763.
2. Smithard DG, O'Neill PA, England RE, Park CL, Morris J. Complications and outcomes after acute stroke: does dysphagia matter? Stroke 1996; 27: 1200-1204.
3. Katzan IL, Cebul RD, Husak SH, Dawson NV, Baber DW. The effect of pneumonia on mortality among patients hospitalized for acute stroke. Neurology 2003; 60: 620-625.
4. Hankey GJ, Jamrozik, Broadhurst RJ, Forbes S, Anderson CS. Long-term disability after first ever stroke and related prognostic factors in the Perth Community Stroke Study, 1989-1990. Stroke 2002; 33: 1034-1040.
5. Jean A. Brain stem control of swallowing: neuronal network and cellular mechanisms. Physiol Rev 2001; 81: 929-969.
6. Ertekin C, Aydogdu I. Neurophysiology of swallowing. Clin Neurophysiol 2003; 114: 2226-2244.
7. Chua KSG, Kong KH. Functional outcome in brainstem stroke patients after rehabilitation. Arch Phys Med Rehabil 1996; 77: 194-197.
8. Caplan LR. Posterior Circulation Disease: Clinical Findings, Management and Diagnosis. Oxford: Blackwell Science, 1996.
9. Kim JS, Lee JH, Suh DC, Lee MC. Spectrum of lateral medullary syndrome: correlation between clinical findings and magnetic resonance imaging in 33 subjects. Stroke 1994; 24: 1405-1407.
10. Aydogdu I, Ertekin C, Tarlaci S, et al. Dysphagia in lateral medullary syndrome infarction (Wallenberg's syndrome): an acute disconnection syndrome in premotor neurons related to swallowing activity? Stroke 2001; 32: 2081-2087.
11. Kwon M, Lee JH, Kim JS. Dysphagia in unilateral medullary infarction: lateral vs medial lesions. Neurology 2005; 65: 714-718.
12. Kim H, Chung CS, Lee KH, Robbins J. Aspiration subsequent to a pure medullary infarction: lesion sites, clinical variables, and outcome. Arch Neurol 2000; 57: 478-483.
13. Kim JS, Kim HG, Chung CS. Medial medullary syndrome: report of 18 new patients and a review of the literature. Stroke 1995; 26: 1548-1552.
14. Kubik CS, Adams RD. Occlusion of the basilar artery a clinical and pathological study. Brain 1946; 69: 6-121.
15. Kumral E, Bayulkem G, Evyapan D. Clinical spectrum of pontine infarction. Clinical-MRI correlations. J Neurol 2002; 249: 1659-1670.
16. Kim JS, Lee JH, Im JH, Lee MC. Syndromes of pontine base infarction. A clinical-radiological correlation study. Stroke 1995; 26: 950-955.
17. Schmahmann JD, Ko R, MacMore J: The human basis points: motor syndromes and topographic organization. Brain 2004; 127: 12690-1291.
18. Bogousslavsky J, Maeder P, Regli F, Meuli R. Pure midbrain infarction: clinical syndromes, MRI, and etiologic patterns. Neurology 1994; 44: 2032-2040.
19. Martin PJ, Chang HM, Wityk R, Caplan LR. Midbrain infarction: associations and aetiologies in the New England Medical Center Posterior

20. Kim JS, im J. Pure midbrain infarction: clinical, radiologic, and pathophysiologic findings Neurology 2005; 64: 1227-1232.
21. Kumral E, Bayulkem G, Akyol A, et al. Mesencephalic and associated posterior circulation infarcts. Stroke 2002; 33: 2224-2231.
22. Kase CS, Norrving B, Levine SR, et al. Cerebellar infarction. Clinical and anatomic observations in 66 cases. Stroke 1993; 24: 76-83;
23. Chaves CJ, Caplan LR, Chung CS, et al. Cerebellar infarcts in the New England Medical Center Posterior CirculationStroke Registry. Neurology 1994; 44: 1385-1390;
24. Amarenco P, Kase CS, Rosengart A, et al. Very small (border zone) cerebellar infarcts. Distribution, causes, mechanisms and clinical features. Brain 1993; 116: 161-186.
25. Hamdy S, Aziz Q, Rothwell JC, et al. The cortical topography of human swallowing musculature in health and disease. Nat Med 1996; 2: 1217-1224.
26. Hamdy S, Aziz Q, Rothwell JC, et al. Explaining oropharyngeal dysphagia after unilateral hemispheric stroke. Lancet 1997; 350: 686-692.
27. Daniels SK, Foundas AL. Lesion localization in acute stroke patients with risk of aspiration. J Neuroimaging 1999; 9: 91-98.
28. Mosier K, Bereznaya I. Parallel cortical networks for volitional control of swallowing in humans. Exp Brain Res 2001; 140: 280-289.
29. Gonzalez-Fernandez M, Kleinman JT, Ky PK, Palmer JB, Hillis AE. Supratentorial regions of acute ischemia associated with clinically important swallowing disorders: a pilot study. Stroke 2008; 39: 3022-3028.
30. Robbins J, Levin RL. Swallowing after unilateral stroke of the cerebral cortex: preliminary experience. Dysphagia 1988; 3: 11-17.
31. Cola MG, Daniels SK, Corey DM, et al. Relevance of subcortical stroke in dysphagia. Stroke 2010; 41: 482-486.
32. Alberts MJ, Horner J, Gray L, Brazer SR. Aspiration after stroke: lesion analysis by brain MRI. Dysphagia 1992; 7: 170-173.
33. Steinhagen V, Grossmann A, Benecke R, Walter U. Swallowing disturbance pattern relates to brain lesion location in acute stroke patients. Stroke. 2009; 40: 1903-1906.
34. Ertekin C, Aydogdu I, Tarlaci S, Turman AB, Kiylioglu N. Mechanisms of dysphagia in suprabulbar palsy with lacunar infarct. Stroke 2000; 31: 1370-1376.
35. Levine R, Robbins JA, Maser A. Periventricular white matter changes and oropharyngeal swallowing in normal individuals. Dysphagia 1992; 7: 142-147.
36. Smithard DG, O'Neill PA, England RE, et al. The natural history of dysphagia following a stroke. Dysphagia 1997; 12: 188-193.
37. Barer DH. The natural history and functional consequences of dysphagia after hemispheric stroke. J Neurol Neurosurg Psychiatry 1989; 52: 236-241.
38. Kumar S, Langmore S, Goddeau RP Jr, et al. Predictors of percutaneous endoscopic gastrostomy tube placement in patients with severe dysphagia from an acute-subacute hemispheric infarction. J Stroke Cerebrovasc Dis 2010 [Epub ahead of print].

CHAPTER

28

呼吸機能障害

Emmanuel Carrera and Francois Vingerhoets

序論

　辺縁系による，自発性，自動性，または反射性の呼吸機能は，大脳皮質から橋延髄核へ伸びる構造に依存している．これらのさまざまな経路は脊髄レベルでのみ合流していると考えられる[1]．脳血管イベント後の呼吸機能障害に関する研究によって，神経解剖学的病変の部位の特定が可能となるかもしれない．さらに，一部の呼吸機能障害 respiratory dysfunction は，脳卒中の病因および予後に関連している．本章では，これらの関連についての最新の知見を概説する．また，呼吸機能障害と脳卒中の転帰の関係の理解における新たな進展についても紹介する．

呼吸に関与する中枢機構

　Lumsden による麻酔下のネコを用いた研究以来，呼吸の吻側尾側機構が確認されている[2]．皮質領域は呼吸機能に関して主に抑制的であるが（**図 28.1**），運動野と運動前野については呼吸をわずかに刺激する[3]．ヒトでは，呼吸に関与しているのは，海馬回前部，側頭葉の腹側および正中表面，島前部である[3,4]．これらの領域に起こる皮質刺激と発作が，長時間持続する無呼吸 apnea を引き起こしている[5,6]．下丘から下を完全に切除して後脳を分離しても，呼吸を変化させることはないため，呼吸に対する大脳半球の影響は顕著でないことが明らかである[2]．

　脳幹 brainstem では，呼吸に影響を及ぼす複数の相互依存的な中枢が確認されている（**図 28.2**）．橋吻側部には呼吸調節中枢 pneumotaxic center がある．これには，傍小脳脚内側核と Kölliker-Fuse 核が含まれる．この中枢は，延髄の換

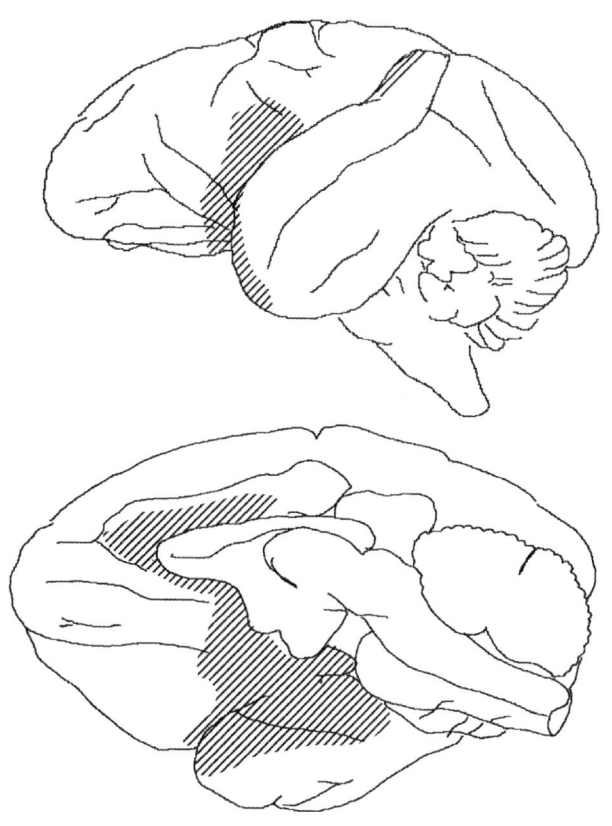

図 28.1　電気刺激で呼吸が抑制されるアカゲザルの皮質領域.
(Kaada BR. Somato-motor, autonomic and electrocorticographic responses to electrical stimulation of rhinencephalic and other structures in primates cat and dog. Acta Physiol Scand 1951; 24: 1 より転載)

気にかかわるニューロン群によって作動し，中継点として機能して換気パターンの発生装置を微調整していると考えられる[1]．橋吻側部のすぐ上で横切断すると，ゆっくりとした深

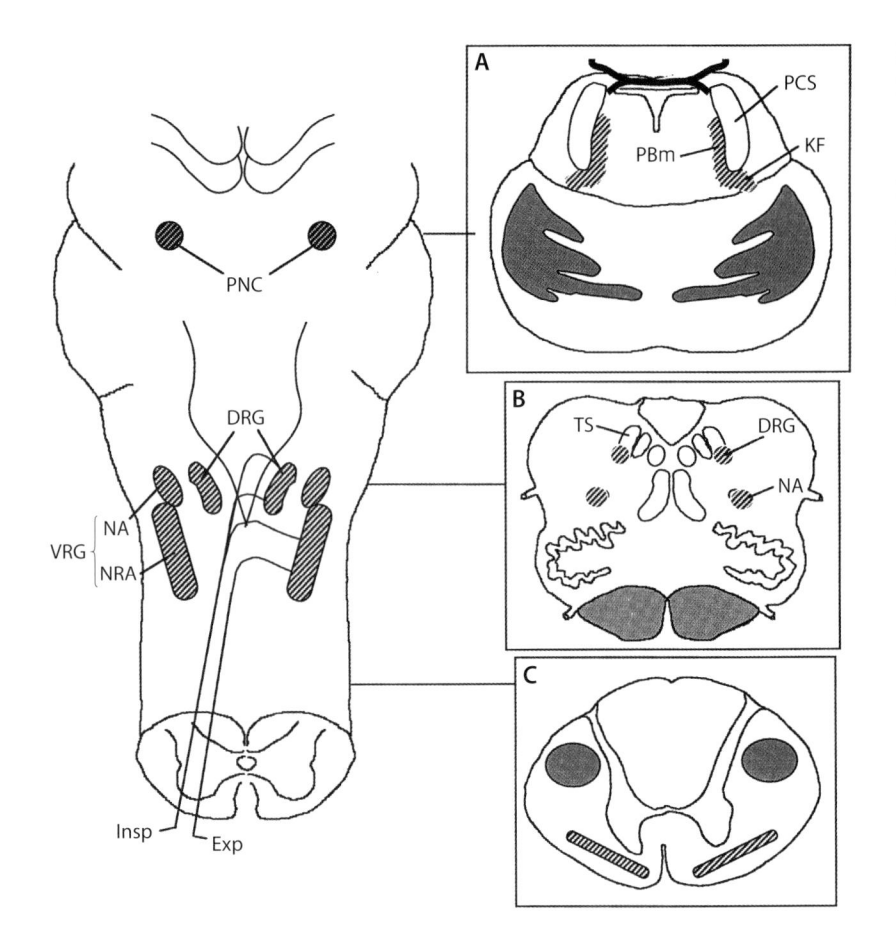

図28.2 脳幹の呼吸組織．橋上部（**A**），延髄（**B**），脊髄レベル（**C**）における呼吸の自発性コントロール領域（影部）と自動性コントロール領域（斜線部）．
DRG：背側呼吸ニューロン群，Exp：呼気運動ニューロン，Insp：吸気運動ニューロン，KF：Kölliker-Fuse核，NA：疑核，NRA：疑核後核，PBm：傍小脳脚内側核，PCS：上小脳脚，PNC：呼吸調節中枢，TS：孤束，VRG：腹側呼吸ニューロン群．
（詳細は本文と参考文献を参照）

い呼吸が起こる．迷走神経病変を合併すると，吸息が持続して起こる無呼吸と定義される持続性吸息が誘発される[2]．健常者に対する換気刺激中のMRI上の脳内酸素濃度依存性 *brain oxygen level dependent*（BOLD）信号の変化から，橋の吻背側部（Kölliker-Fuse核を含む）および腹側下部の重要性だけでなく，呼吸信号の統合における視床の前腹側核，後外側腹側核，外側腹側核ならびに被殻の役割も確認された[7,8]．

延髄 *medulla oblongata* は呼吸機能にとってきわめて重要な部分であり，延髄の上を横断する病変は呼吸周期を変化させることがないのに対し，延髄の下方の病変は呼吸を完全に中断させる[2]．延髄には背側と腹側の呼吸ニューロン群という2つの中枢がある．背側呼吸ニューロン群 *dorsal respiratory group* は，孤束の腹外側部に両側性に位置し，舌咽神経と迷走神経を通して一次内臓求心性線維を受ける．背側呼吸ニューロン群は内臓反射を処理する最初の部位である可能性がある．背側呼吸ニューロン群は，特殊な吸気性ニューロンであり，対側脊髄（横隔膜運動ニューロンに信号を送っている）と腹側呼吸ニューロン群 *ventral respiratory group* を駆動させる[1]．腹側呼吸ニューロン群は，さらに2つの細胞柱に分けられる．その1つは，疑核 *nucleus ambiguus*（NA）に存在する細胞柱で，反回神経の呼吸ユニットの細胞体を含む．もう1つは，疑核後核 *nucleus restroambiguus*（NRA）に存在する細胞柱で，閂から第1頚椎分節に向って，また外側へは疑核に向かって伸びる．これには，対側の脊髄に放射する吸気ニューロンと呼気ニューロンが含まれ，迷走神経の支配を受ける胸筋と補助筋に対する主要駆動系として働く[1]．孤束と，迷走神経背側運動核や疑核ならびに延髄腹外側部の吻側部および尾側部といった呼吸に関与するその他の構造との関連が，ヒト胎児10例の死後剖検で証明されている[9]．最近の画像技術の発達によって，延髄外側部が呼吸刺激時に著しく活性化していることが証明された[7]．画像の空間分解能の向上は，呼吸に関与している延髄の構造と機能を明らかにするうえで役立つであろう．

吻側尾側機構に加えて，呼吸は自発性，自動性および辺縁系によるコントロールを備えた並列システムに依存している[3,10]．自発性コントロールは皮質レベルに由来するもので，その遠心性の情報は皮質脊髄路を通って伝えられると考えられている．自発嚥下の障害は常に自発呼吸機能障害を伴っていることから，口腔頬咽頭筋組織との局所解剖学的関連がある可能性が高い．^{15}O標識化合物を用いたPET研究

から，健常者における自発呼吸中に運動前野と補足運動野が著しく活性化され，肢節の随意運動中に報告された皮質の活性化と類似していることが示されている[11]．この類似した活性化は，自発呼吸中(能動的課題)および機械換気中(受動的課題)における，MRI 上の BOLD 信号の変化を用いて認められている[12]．自動性コントロール中枢は，延髄背側部に認められている[3]．遠心性の情報は，第 4 脳室の門レベルで正中線を越え[13]，その後に皮質脊髄路を通って伝えられる．また，独立した辺縁系遠心路の存在が以下の 3 点から示唆されている．（ⅰ）皮質脊髄路における自発呼吸の経路が完全に遮断されている際の辺縁系による呼吸の維持(たとえば，笑ったり泣いたりしているときに呼吸を増やす能力)[14]，(ⅱ)持続性吸息の遷延を引き起こす場合がある偽性球麻痺における情緒不安定[15]，(ⅲ)大脳辺縁系皮質の刺激による影響とてんかん発作[4]．この経路において網様体を中継することが仮定されているが，実際の経路は不明である[10]．このような呼吸の多様なコントロールは，脊髄レベルでのみ収束していると考えられる．

大脳半球の脳卒中
cerebral hemisphere

片側の半球性虚血性脳卒中は呼吸機能にわずかに影響すると考えられている．胸壁の動きの減少[16]と脳卒中病変の対側の横隔膜可動域の減少[17]の両方が報告されており，これらの所見は経頭蓋磁気刺激を用いて認められた横隔膜の皮質性局在と対応している．後者の関連は経頭蓋磁気刺激によって認めた横隔膜の皮質性局在が片側優位性であることとよく相関している[18,19]．内包に病変が生じた後に片麻痺を呈する患者は，他の部位に病変が生じた患者に比べて，横隔膜の機能の左右非対称性が起こりやすいと考えられる[20]．

両側の半球性脳卒中は，Cheyne-Stokes 呼吸，すなわち，中枢性周期性呼吸 *central periodic breathing*[3,21]を伴う場合がある．これは呼吸性アルカローシスを伴い，進行性の過呼吸 *hyperpnea* と進行性の低換気 *hypoventilation* が交互に起こり，最終的に無呼吸となる呼吸である．このパターンは睡眠中や高地において健常者にも現れることがある．両側脳卒中との関連は，正常な皮質抑制の遮断後に CO_2 に対する反応が亢進して起こる場合がある．このような反応は脳卒中急性期で頻度が高いが[22]，発症後数か月から数年にわたって持続する場合もある．稀ではあるが，特に圧排効果を伴うような片側脳卒中患者[22]，前方循環に片側性病変が生じた患者[23]，基礎疾患として心臓または肺の機能障害が存在する片側脳卒中患者[24]でも，中枢性周期性呼吸が認められている．脳卒中後の中枢性周期性呼吸と高炭酸ガス血症は，不顕性の左室機能不全を示唆している場合がある[25]．脳卒中は心電図の異常を誘発する可能性があることから[26]，片側脳卒中との関連における中枢性周期性呼吸の意義は依然としてほとんど判明していない．しかし，中枢性周期性呼吸は転帰不良と独立して関連していることが証明されている[23]．

偽性球麻痺 *pseudobulbar palsy* は，古典的には，皮質核投射の両側性の遮断から生じた顔面，咽頭，舌，咀嚼の両側麻痺と定義されている[27]．一部の患者では，僧帽筋や胸鎖乳突筋，稀に声帯などの補助呼吸筋が麻痺する．通常これらの障害が呼吸困難 *dyspnea* を引き起こすことはない．周期性呼吸困難は両側弁蓋部の脳卒中に関連して報告されている．この脳卒中は声帯のきわめて遅い周期性運動を引き起こし，その位置を数分間で極度の外転状態から完全な内転状態に交互に変化させる(後者が呼吸困難を誘発)．この症候群は，病変が小さいことから，皮質抑制の低下が喉頭に限定していることと関係しているかもしれない[28]．

さまざまな両側半球性脳卒中が自発呼吸を障害すると報告されている[3]．残念ながら，これらの報告は解剖学的な相関による裏づけがなされていない．

呼吸コントロールの解剖学的機構と一致して，半球性脳卒中[29]が自発呼吸 *automatic respiration* を直接的に障害することはない．しかし，呼吸停止は脳卒中発症後数日間(急性期)における主たる死因となっている．このような変化は，脳浮腫が二次性の脳幹偏倚およびテント切痕ヘルニアを誘発する際に間接的に起こる場合がある．ヘルニアの進行とともに呼吸パターンが正常呼吸から Cheyne-Stokes 呼吸，さらに過換気となり，最終的に不規則な呼吸となった直後に死亡する[30]．呼吸停止の他の主原因は，二次性脳室内出血，大量の気管支誤嚥，肺塞栓症である[29]．

脳幹の脳卒中
brainstem

大脳半球に病変がある場合と対照的に，脳幹の脳卒中はより典型的な呼吸パターンを誘発し，構造と機能のより正確な関連づけが可能である．

■ 持続性吸息 *apneusis*

持続性吸息は脳卒中後の稀な徴候で，持続性のあえぎ吸息 *gasping inspiration* に続いて短い非効率的な呼息 *expiration* が起こる[2]．これは Plum らによって 2 例の患者で報告されている[31]．実験モデルにおいても一致した所見がみられ，三叉神経レベルの吻側で橋をほぼ完全に横断する病変を誘発したところ，迷走神経核の完全性は保たれていたにも

かかわらず持続性吸息が発現した．しかし，脳卒中後の呼吸障害に焦点をあてたいくつかの研究で，睡眠中にも覚醒中にもそのような脳卒中後の持続性吸息を同定しなかったように，脳卒中後の持続性吸息は稀である[32,33]．

■ 自律呼吸 autonomous breathing

延髄が保たれた脳幹病変，より正確にいうと脳幹の背外側部の病変[3]は，周期的で生理学的に有効な呼吸を障害することはない[34]（図 28.3）．さらに，そのような病変は，患者が自発的に呼吸を変えることができない自律呼吸を引き起こす場合があるが，この場合，生理的コントロールは保たれたままで[14]，長期間の生存が可能なこともある[35]．最も多い原因は，閉じ込め症候群を引き起こす橋正中部の病変である[14,35,36]．橋の皮質脊髄路上部に限局した小病変は孤発性の自発的な呼吸や嚥下の不能を引き起こす場合がある（図 28.4）[3]．

自律呼吸を呈する患者では，CO_2 に対する反応が保たれていることは以前から知られているが，そのほかにも，笑う，むせび泣く，泣き叫ぶ能力，ならびに不安に対する呼吸応答も保たれている場合がある[14]．脳卒中によって皮質脊髄路が遮断されていることから，辺縁系遠心路が自発性コントロール系を回避して延髄呼吸中枢を通して呼吸に影響を及ぼしていると推定されている．しかし，感情の表出を伴う泣き叫ぶ，笑う，むせび泣くなどができないという所見が，注意深く調査された Ondine の呪い症例において報告されたことがないため，これらの中枢は辺縁系遠心路のみの働きによるものではないのかもしれない．

■ Ondine 症候群

橋被蓋および延髄の外側部や頸髄上部の脳卒中では，自動呼吸が劇的に障害される[37-42]．臨床的に，この患者は，覚醒時に軽度のチアノーゼを呈する場合があるが，呼吸不全の影響を受けることはなく，要求に応じて能動的に改善できる場合がある．これらは良性の疾患にみえるものの，生命を脅かす疾患であり，呼吸に重大な機能障害を呈して，睡眠中の痙攣や場合によっては死亡につながることもある．この臨床像の名称は，ドイツの偉人 Jean Giraudoux の戯曲に登場する水の精霊〔オンディーヌ（Ondine）〕にちなんで命名された．Ondine は不貞を働いた騎士 Hans に彼の身体に備わった自動機能を無効にする呪いをかけた．それによって Hans は眠りについて死んでしまった．

Ondine の呪いを伴う脳卒中は多くの場合，椎骨動脈遠位部の閉塞により生じる．Ondine の呪いの発現は，この種の脳卒中の転帰不良に関する主要な決定因子の 1 つである[43,44]．これまでの Ondine の呪いの臨床病理研究の大多数が，片側の延髄外側梗塞患者での報告である[37,38,45]（図 28.5）．片側血管病変による脳卒中は生存が可能であることから，これらの症例が選択されたと考えられる．左側病変が優位（片側性病変を呈する 4 例中 3 例が左側）であることは，左側が呼吸機能のコントロール中枢であることを示唆している．呼吸コントロールの片側優位性に関するもう 1 つの説明として，広範囲な片側性病変によって対側の遠心路の交叉が遮断されている可能性が考えられる[37]．ごく一部の研究ではあるが，孤束核は保たれた疑核および隣接する延髄網様体の虚血病変で Ondine の呪いが生じたということも報告されている[37]．

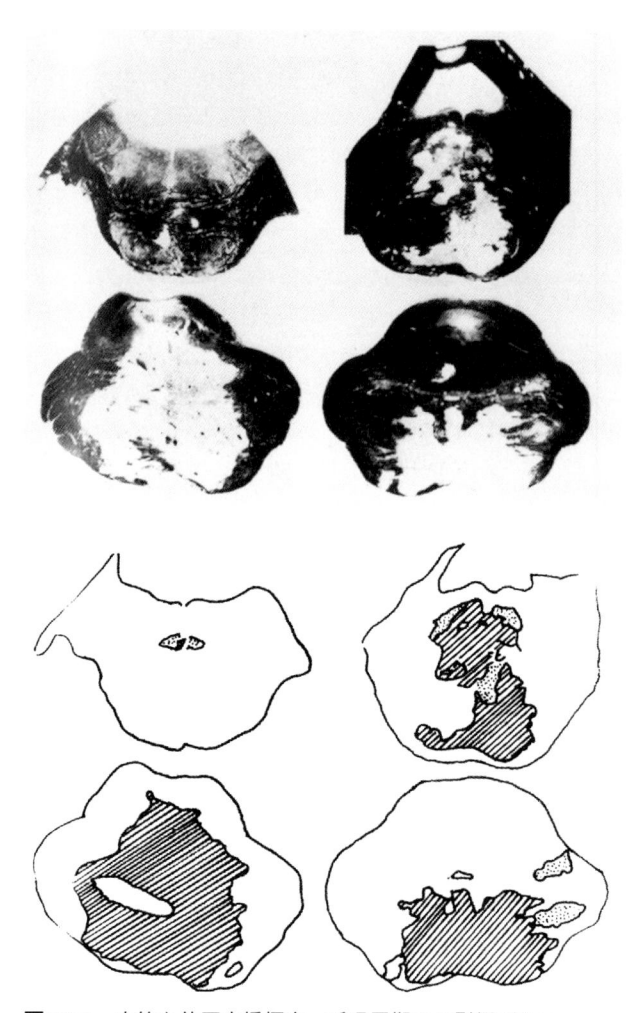

図 28.3 広範な傍正中橋梗塞．呼吸周期には影響がない．
（Plum, 1970[3] より転載）

睡眠時無呼吸症候群

sleep apnea syndrome

閉塞性睡眠時無呼吸 *obstructive sleep apnea* の診断には，

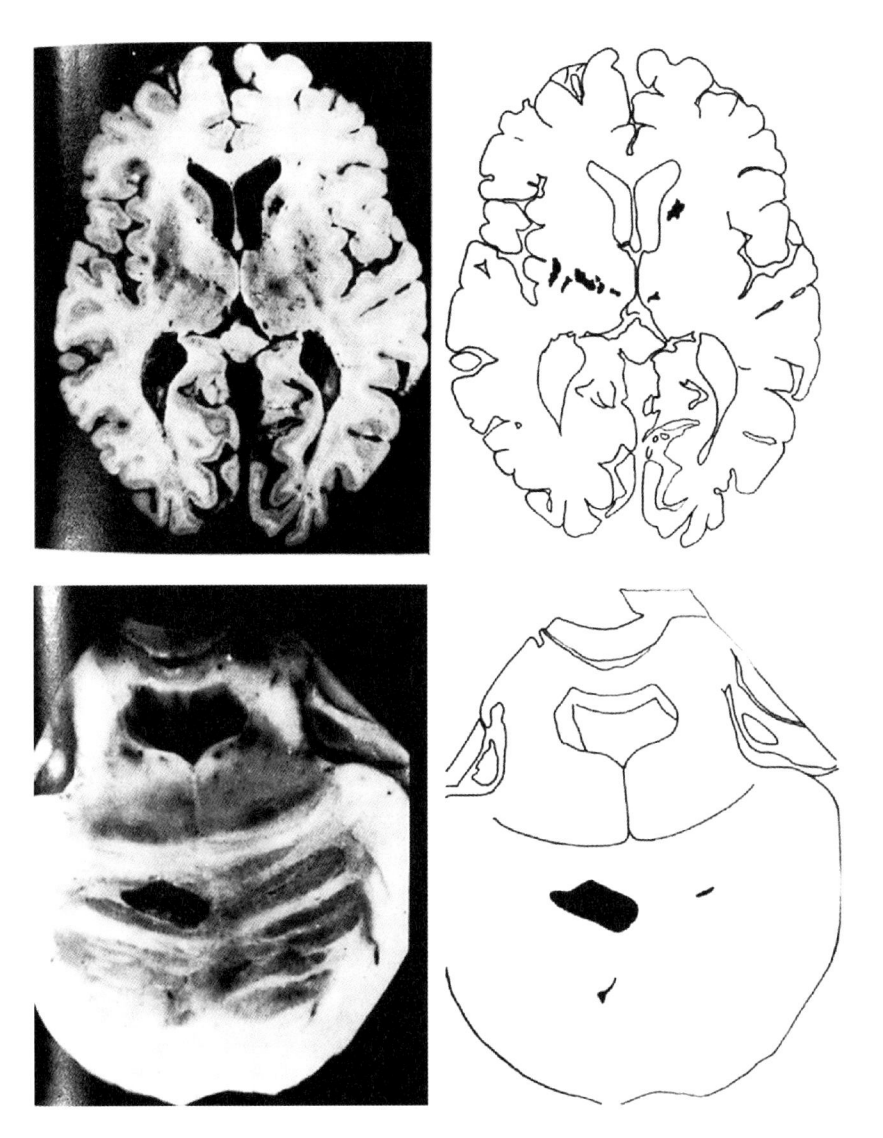

図 28.4 自発的な呼吸や嚥下に選択的な障害を引き起こしたラクナ梗塞.
(Plum, 1970[3] より転載)

1時間あたりの無呼吸-低呼吸エピソードの回数として算出する無呼吸低呼吸指数 apnea-hypopnea index(AHI)の定義に用いられる睡眠中の反復性の無呼吸と低呼吸の存在が必要とされる. American Academy of Sleep Medicine の閉塞性睡眠時無呼吸の分類では, 3段階のAHI(軽度：5〜15回/時, 中等度：15〜30回/時, 重度：30回/時以上)のほかに日中の眠気の程度も検討している[46].

閉塞性睡眠時無呼吸と虚血性脳卒中は類似した危険因子をもつが, 閉塞性睡眠時無呼吸と脳卒中の関連については依然として意見が分かれている[47,48]. たとえば, 最近の前向き縦断研究では, 年齢, 性別, 肥満度指数(BMI)を調整すると, 閉塞性睡眠時無呼吸と脳卒中の有意な関連は失われた[49]. 高齢者では, AHIが30回を超える閉塞性睡眠時無呼吸症候群は脳卒中と関連していたことから, 重度閉塞性睡眠時無呼吸患者では虚血性脳卒中の発症頻度が高いかもしれない[50]. 閉塞性睡眠時無呼吸患者における白質希薄化の有病率が高いことは, 閉塞性睡眠時無呼吸が白質希薄化を引き起こし, その結果として脳卒中を引き起こす可能性を示唆している[51]. しかし, 最新の文献レビューでは, 閉塞性睡眠時無呼吸と脳卒中の病変部位または重症度との明確な関連は示されていない[52].

閉塞性睡眠時無呼吸と虚血性脳卒中の間に疑われている関連には, さまざまな生理病理学的機序が関与している. 低酸素と CO_2 濃度の変化のために, 閉塞性睡眠時無呼吸では脳血流量が有意に減少する. 脳血流量減少の影響は, 血流が制限された脳動脈病変を有する患者では特に顕著となる場合があり, 虚血性イベントを発現しやすくさせる場合がある. 閉塞性睡眠時無呼吸患者の中でも特に無呼吸の頻度が高い患者(AHI＞30)[53]では, 睡眠中に脳の自動調節能と酸素化および内皮機能が損なわれる[54]ことが証明されている. 脳血行

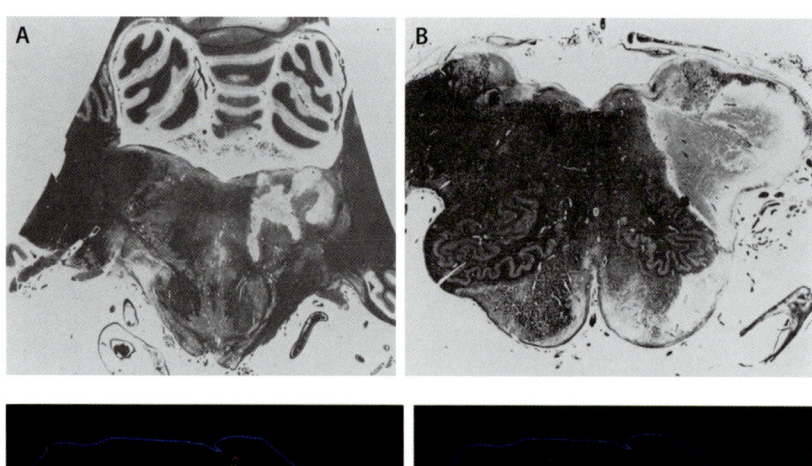

図 28.5 Ondine の呪いを引き起こした左延髄外側梗塞.

(Bogousslavsky J, Khurana R, Deruaz JP, et al. Respiratory failure and unilateral caudal brain infarction. Ann Neurol 1990; 28: 668 より転載)

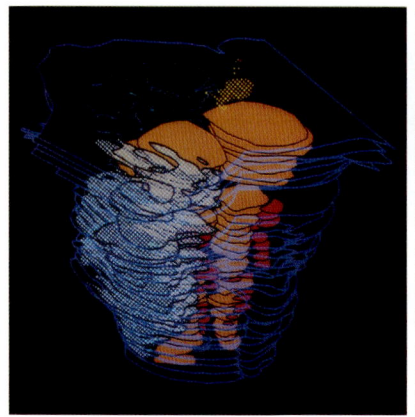

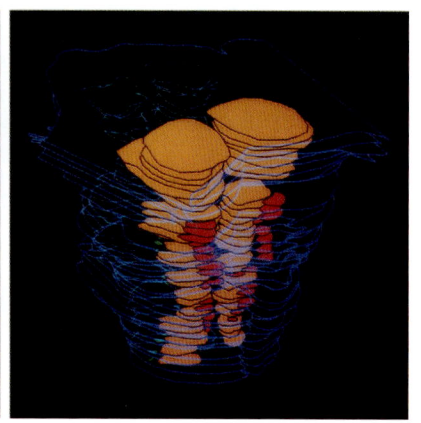

動態におけるこのような異常は覚醒中も持続し，閉塞性睡眠時無呼吸症候群の重症度と相関している[55]．

いくつかの最近の研究は，脳卒中後の閉塞性睡眠時無呼吸が意欲や認知能力を低下させ，脳卒中の再発および死亡のリスクを増大させることを示唆している．

閉塞性睡眠時無呼吸の影響を低減して脳血流量を回復するために，二次性脳卒中予防のための持続陽圧呼吸療法 continuous positive airway pressure が推奨されている．残念ながら，脳卒中急性期の患者における持続陽圧呼吸療法へのコンプライアンスと忍容性は低い[56]．

吃逆

hiccup

吃逆は声門閉鎖と吸息の間に通常交互に起こる興奮と抑制の失敗とみなされている．その調整中枢は脳幹網様体にある[57]．吃逆は延髄外側梗塞の発症時に現れる典型的な一過性症候群の1つである．延髄外側梗塞51例を対象として，梗塞発症後3日以内にMRIで検査を行ったある最近の研究では，7例（14％）に吃逆が発現した．延髄外側梗塞後の中レベルかつ背外側部の病変が吃逆のリスクを増大させていた[58]．脳卒中が慢性吃逆の原因である頻度は低く，症例全体の5％を占めるのみである[59]．リハビリテーション施設に入院した脳卒中患者の連続270例では，慢性吃逆（2日間持続）を認めたのはわずか3例であった[60]．既に球症状を呈している患者では，吃逆の持続は呼吸器合併症のリスクであるとともに適切な摂食を妨げるかもしれない．

慢性吃逆の治療では，さまざまなアプローチが用いられてきた．そのなかで，ガバペンチンとバクロフェンは，血管性の慢性吃逆の治療に一定の効果を示している[61,62]．最近になって，テント上およびテント下の脳卒中後の難治性吃逆に迷走神経刺激が一定の有効性を示すことが，複数の症例報告や小規模な症例集積研究で証明されている[63,64]．

咳，あくび，くしゃみ

cough, yawn, sneeze

これらの3つの不随意性呼吸機能の神経生理は依然としてほとんど解明されていない．

Ondine の呪いでは，咳は保たれている場合があることから，咳を引き起こす脊髄遠心路は自動呼吸の経路とは異なる[4]．半球性脳卒中急性期に随意性の咳と反射性の咳の両方が障害されることが証明されている[65]が，おそらくこれは左側病変の後である可能性が高い[66]．しかし，呼息筋の

筋力が半球性脳卒中後にも保たれているか否かや，皮質構造がどのようにして随意性の咳と反応性の咳を調整しているかについては，依然として議論がある[67]．脳卒中発症前の咳は，特に卵円孔開存を有する若年患者では奇異性塞栓症を引き起こす[68]．胸腔内圧の上昇を誘発するValsalva法は心房間の正常な圧勾配を逆転させる．これが卵円孔開存を通した右-左シャントを引き起こし，塞栓を脳の動脈血管系内へ放つ可能性がある．

あくびは主に中脳構造に依存しており，無脳症の新生児でも保たれていることが多い．橋上部または橋中脳接合部に限局した脳卒中後に，あくびが起こる場合があり[69]，ときには麻痺しているはずの四肢の自動運動を伴うこともある（個人的観察）．最近の報告では，7回のテント上脳卒中後にもあくびが報告されており，間脳のあくび中枢の皮質領域または皮質下領域によるコントロールが示唆されている[70]．

延髄外側梗塞後に，くしゃみ反射の消失が起こる場合がある．延髄外側梗塞急性期の4例において，反射性のくしゃみの可逆的な完遂不能が報告されており，これはネコを用いた先行研究と合致している[71]．別の報告では，右延髄梗塞後に鼻窩の表面感度が保たれている場合，病変がヒトの仮定上のくしゃみ中枢，すなわち，三叉神経脊髄路およびその核にきわめて近い部位に位置していることが示唆されている[72]．くしゃみは，脳卒中の原因の1つである椎骨動脈解離の可能性と関連づけられている[73]．

過換気
hyperventilation

脳卒中後の自然発症性の中枢性過呼吸は予後不良と関連している可能性があるものの，その発現率および危険因子はほとんど不明である．急性の重度脳血管イベント後では，自然発症性の過換気の発現頻度はこれまで考えられていたよりも高い[74]．脳組織の酸素化の低下との関連は，転帰に対する悪影響を説明するかもしれない．中枢性過換気の悪影響は低炭酸ガス血症によって誘発された動脈収縮と関連があり，これが脳血流量の減少を引き起こすだけでなく，脳の自動調節と動脈コンプライアンスの障害を誘発している可能性がある[75]．急性期では，不可逆的な損傷へと進行するリスクのあるペナンブラ組織が低炭酸ガス血症の影響を特に受けやすいと考えられている．

頻呼吸を呈する患者は，PO_2の低下や転帰不良と直接的な関連がある代謝性アシドーシスや肺機能障害を併発していたことから，頻呼吸が中枢起源であることについては疑問視されてきた．低炭酸ガス血症とPO_2正常値を伴った頻呼吸に限定すると，中枢性過呼吸は稀である[76]．原発性の中枢神経系病変は心臓および肺の機能障害を引き起こす場合がある[4,77]．末梢性と中枢性の病変が同時に診断された場合には，末梢性と中枢性の頻呼吸の鑑別は困難になるかもしれない．さらに複雑なことに，低炭酸ガス血症を伴う頻呼吸は肺塞栓症のよく知られた徴候であり，それ自体が脳卒中の合併症として高頻度に発現するとともに脳卒中関連死の主要な一因である．

機械換気を必要とする患者の予後は不良であり，院内死亡率は50～90%にものぼる．2年生存率はかろうじて10～30%であり，生存者の大部分に重度の身体障害が残る[78,79]．したがって，挿管と機械換気の前に脳卒中の総合的な予後を判定することが重要である．大規模な半球性脳卒中やテント下脳卒中の管理に関して，1970年代の初めに過換気誘発（CO_2：22～25 mmHg）の評価が行われているが，臨床転帰への有効性は証明されなかった[80-82]．頭蓋内圧亢進の管理では，マンニトールなどの薬物や高浸透圧性物質と併用した場合であっても過換気の有効性は一過性にすぎないため，脳血流量減少の影響と血管拡張遅延のリスクとのバランスを考慮しなければならない[83,84]．

結論

呼吸機能は大脳皮質から延髄に及ぶ多数の神経学的構造に依存している．自発経路のほかに自動経路と辺縁系経路も確認されている．自律呼吸は皮質脊髄運動路の両側性の機能不全を示唆している．一方，Ondine症候群は完全な呼吸不全を引き起こして睡眠中の死亡をきたす場合がある．最近になって，睡眠時無呼吸症候群は脳卒中の危険因子であるとともに脳卒中の結果でもあることが示された．脳卒中後の呼吸機能障害の診断をより正確に行うことによって，脳卒中の病因と予後に関する情報が得られるだけでなく，脳卒中治療にも影響が得られるかもしれない．

参考文献

1. Berger AJ, Mitchell RA, Severinghaus JW. Regulation of respiration: (second of three parts). N Engl J Med 1977; 297: 138-143.
2. Lumsden T. Observations on the respiratory centres in the cat. J Physiol 1923; 57: 153-160.
3. Plum F. Neurologic integration of behavioural and metabolic control of breathing. In: Porter R, ed. Ciba Foundation Hering Breuer Centenary Symposium: Breathing. London: J and A Churchill, 1970.
4. Simon RP. Physiopathology of respiratory dys-

5. Coulter DL. Partial seizures with apnea and bradycardia. Arch Neurol 1964; 41: 173-174.
6. Nelson DA, Ray CD. Respiratory arrest from seizure discharges in limbic system. Report of cases. Arch Neurol 1968; 19: 199-207.
7. Pattinson KT, Mitsis GD, Harvey AK, et al. Determination of the human brainstem respiratory control network and its cortical connections in vivo using functional and structural imaging. Neuroimage 2009; 44: 295-305.
8. McKay LC, Critchley HD, Murphy K, Frackowiak RS, Corfield DR. Sub-cortical and brainstem sites associated with chemo-stimulated increases in ventilation in humans. Neuroimage 2010; 49: 2526-2535.
9. Zec N, Kinney HC. Anatomic relationships of the human nucleus of the solitary tract in the medulla oblongata: a DiI labeling study. Auton Neurosci 2003; 105: 131-144.
10. Plum F. Breathing is controlled independently by voluntary, emotional, and metabolically related pathways. Arch Neurol 1992; 49: 441.
11. Colebatch JG, Adams L, Murphy K, et al. Regional cerebral blood flow during volitional breathing in man. J Physiol 1991; 443: 91-103.
12. Evans KC, Shea SA, Saykin AJ. Functional MRI localisation of central nervous system regions associated with volitional inspiration in humans. J Physiol 1999; 520: 383-392.
13. Bianchi A-L. Localisation et études des neurones respiratoires bulbaires. J Physiol (Paris) 1991; 1971: 5-40.
14. Munschauer FE, Mador MJ, Ahuja A, Jacobs L. Selective paralysis of voluntary but not limbically influenced automatic respiration. Arch Neurol 1991; 48: 1190-1192.
15. Stewart J, Howard RS, Rudd AG, Woolf C, Russell RW. Apneustic breathing provoked by limbic influences. Postgrad Med J 1996; 72: 559-561.
16. Fluck DC. Chest movements in hemiplegia. Clin Sci 1966; 31: 383-388.
17. Keltz H, Kaplan S, Stone DJ. Effect of quadriplegia and hemidiaphragmatic paralysis on thoraco-abdominal pressure during respiration. Am J Phys Med 1969; 48: 109-115.
18. Maskill D, Murphy K, Mier A, Owen M, Guz A. Motor cortical representation of the diaphragm in man. J Physiol 1991; 443: 105-121.
19. Urban PP, Morgenstern M, Brause K, et al. Distribution and course of cortico-respiratory projections for voluntary activation in man. A transcranial magnetic stimulation study in healthy subjects and patients with cerebral ischemia. J Neurol 2002; 249: 735-744.
20. Similowski T, Catala M, Rancurel G, Derenne JP. Impairment of central motor conduction to the diaphragm in stroke. Am J Respir Crit Care Med 1996; 154: 436-441.
21. Heyman A, Birchfield RI, Sieker HO. Effects of bilateral cerebral infarction on respiratory center sensitivity. Neurology 1958; 8: 694-700.
22. Rowat AM, Wardlaw JM, Dennis MS. Abnormal breathing patterns in stroke: relationship with location of acute stroke lesion and prior cerebrovascular disease. J Neurol Neurosurg Psychiatry 2007; 78: 277-279.
23. Rowat AM, Dennis MS, Wardlaw JM. Central periodic breathing observed on hospital admission is associated with an adverse prognosis in conscious acute stroke patients. Cerebrovasc Dis 2006; 21: 340-347.
24. Lee MC, Klassen AC, Resch JA. Respiratory pattern disturbances in ischemic cerebral vascular disease. Stroke 1974; 5: 612-616.
25. Nopmaneejumruslers C, Kaneko Y, Hajek V, Zivanovic V, Bradley TD. Cheyne-Stokes respiration in stroke: relationship to hypocapnia and occult cardiac dysfunction. Am J Respir Crit Care Med 2005; 171: 1048-1052.
26. Vingerhoets F, Bogousslavsky J, Regli F, Van Melle G. Atrial fibrillation after acute stroke. Stroke 1993; 24: 26-30.
27. Besson G, Bogousslavsky J, Regli F, Maeder P. Acute pseudobulbar or suprabulbar palsy. Arch Neurol 1991; 48: 501-507.
28. Cambier J, Viader F, Paquelin F, Poullot B, Pariser P. [Periodic laryngeal dyspnea in biopercular syndrome]. Rev Neurol (Paris). 1983; 139: 531-533.
29. Oppenheimer S, Hachinski V. Complications of acute stroke. Lancet 1992; 339: 721-724.
30. Plum F, Posner JB. The diagnosis of stupor and coma. Philadelphia, PA: FA Davis Co, 1982.
31. Plum F, Alvord EC Jr. Apneustic breathing in man. Arch Neurol 1964; 10: 101-112.
32. Lee MC, Klassen AC, Heaney LM, Resch JA. Respiratory rate and pattern disturbances in acute brain stem infarction. Stroke 1976; 7: 382-385.
33. Bassetti C, Aldrich MS, Quint D. Sleep-disordered breathing in patients with acute supra- and infratentorial strokes. A prospective study of 39 patients. Stroke 1997; 28: 1765-1772.
34. Davis JN. Autonomous breathing. Report of a case. Arch Neurol 1974; 30: 480-483.
35. Feldman MH. Physiological observations in a chronic case of "locked-in" syndrome. Neurology 1971; 21: 459-478.
36. Nordgren RE, Markesbery WR, Fukuda K, Reeves AG. Seven cases of cerebromedullospinal disconnection: the "locked-in" syndrome. Neurology 1971; 21: 1140-1148.
37. Bogousslavsky J, Khurana R, Deruaz JP, et al. Respiratory failure and unilateral caudal brainstem infarction. Ann Neurol 1990; 28: 668-673.
38. Levin BE, Margolis G. Acute failure of automatic respirations secondary to a unilateral brainstem infarct. Ann Neurol 1977; 1: 583-586.
39. Devereaux MW, Keane JR, Davis RL. Automatic respiratory failure associated with infarction of the medulla. Report of two cases with pathologic study of one. Arch Neurol 1973; 29: 46-52.
40. Hunziker A, Frick P, Regli F, Rossier PH. [Chronic alveolar hypoventilation of central origin in malacia of the medulla oblongata. contribution to Wallenberg's syndrome.]. Dtsch Med Wochenschr 1964; 89: 676-680.
41. Beal MF, Richardson EP Jr, Brandstetter R, Hedley-Whyte ET, Hochberg FH. Localized brainstem ischemic damage and Ondine's curse after near-drowning. Neurology 1983; 33: 717-721.
42. Howard RS, Thorpe J, Barker R, et al. Respiratory insufficiency due to high anterior cervical cord infarction. J Neurol Neurosurg Psychiatry 1998; 64: 358-361.
43. Norrving B, Cronqvist S. Lateral medullary infarction: prognosis in an unselected series. Neurology 1991; 41: 244-248.
44. Caplan LR, Pessin MS, Scott RM, Yarnell P. Poor outcome after lateral medullary infarcts. Neurology 1986; 36: 1510-1513.
45. Khurana R. Autonomic dysfunction in pontomedullary stroke. Ann Neurol 1982; 12: 87.
46. American Academy of Sleep Medicine Task Force. Sleep-related breathing disorders in adults: recommendations for syndrome definition and measurement techniques in clinical research. The Report of an American Academy of Sleep Medicine Task Force. Sleep 1999; 22: 667-689.
47. Bradley TD, Floras JS. Obstructive sleep apnoea and its cardiovascular consequences. Lancet 2009; 373: 82-93.
48. Somers VK, White DP, Amin R, et al. Sleep Apnea and cardiovascular disease. An American Heart Association/ American College of Cardiology Foundation Scientific Statement from the American Heart Association Council for High Blood Pressure Research Professional Education Committee, Council on Clinical Cardiology, Stroke Council, and Council on Cardiovascular Nursing Council. Circulation 2008; 118: 1080-1111.
49. Arzt M, Young T, Finn L, Skatrud JB, Bradley TD. Association of sleep-disordered breathing and the occurrence of stroke. Am J Respir Crit Care Med 2005; 172: 1447-1451.
50. Munoz R, Duran-Cantolla J, Martinez-Vila E, et al. Severe sleep apnea and risk of ischemic stroke in the elderly. Stroke 2006; 37: 2317-2321.
51. Harbison J, Gibson GJ, Birchall D, Zammit-Maempel I, Ford GA. White matter disease and sleep-disordered breathing after acute stroke. Neurology 2003; 61: 959-963.
52. Hermann DM, Bassetti CL. Sleep-related breathing and sleep-wake disturbances in ischemic stroke. Neurology 2009; 73: 1313-1322.
53. Pizza F, Biallas M, Wolf M, Werth E, Bassetti CL. Nocturnal cerebral hemodynamics in snorers and in patients with obstructive sleep apnea: a near-infrared spectroscopy study. Sleep 2010; 33: 205-210.
54. Furtner M, Staudacher M, Frauscher B, et al. Cerebral vasoreactivity decreases overnight in severe obstructive sleep apnea syndrome: a study of cerebral hemodynamics. Sleep Med 2009; 10: 875-881.
55. Nasr N, Traon AP, Czosnyka M, et al. Cerebral

autoregulation in patients with obstructive sleep apnea syndrome during wakefulness. Eur J Neurol 2009; 16: 386-391.
56. Bassetti CL, Milanova M, Gugger M. Sleep-disordered breathing and acute ischemic stroke: diagnosis, risk factors, treatment, evolution, and long-term clinical outcome. Stroke 2006; 37: 967-972.
57. Askenasy JJ. About the mechanism of hiccup. Eur Neurol 1992; 32: 159-163.
58. Park MH, Kim BJ, Koh SB, et al. Lesional location of lateral medullary infarction presenting hiccups (singultus). J Neurol Neurosurg Psychiatry 2005; 76: 95-98.
59. Souadjian JV, Cain JC. Intractable hiccup. Etiologic factors in 220 cases. Postgrad Med 1968; 43: 72-77.
60. Kumar A, Dromerick AW. Intractable hiccups during stroke rehabilitation. Arch Phys Med Rehabil 1998; 79: 697-699.
61. Moretti R, Torre P, Antonello RM, et al. Gabapentin as a drug therapy of intractable hiccup because of vascular lesion: a three-year follow up. Neurologist 2004; 10: 102-106.
62. Boz C, Velioglu S, Bulbul I, Ozmenoglu M. Baclofen is effective in intractable hiccups induced by brainstem lesions. Neurol Sci 2001; 22: 409.
63. Payne BR, Tiel RL, Payne MS, Fisch B. Vagus nerve stimulation for chronic intractable hiccups. Case report. J Neurosurg 2005; 102: 935-937.
64. Pierluigi L, Luca B, Mario M, Pietro C, Angelo F. Refractory central supratentorial hiccup partially relieved with vagus nerve stimulation. J Neurol Neurosurg Psychiatry 2010; 81: 821-822.
65. Ward K, Seymour J, Steier J, et al. Acute ischaemic hemispheric stroke is associated with impairment of reflex in addition to voluntary cough. Eur Respir J 2010; 36: 1383-1390
66. Stephens RE, Addington WR, Widdicombe JG. Effect of acute unilateral middle cerebral artery infarcts on voluntary cough and the laryngeal cough reflex. Am J Phys Med Rehabil 2003; 82: 379-383.
67. Harraf F, Ward K, Man W, et al. Transcranial magnetic stimulation study of expiratory muscle weakness in acute ischemic stroke. Neurology 2008; 71: 2000-2007.
68. Lechat P, Mas JL, Lascault G, et al. Prevalence of patent foramen ovale in patients with stroke. N Engl J Med 1988; 318: 1148-1152.
69. Cattaneo L, Cucurachi L, Chierici E, Pavesi G. Pathological yawning as a presenting symptom of brain stem ischaemia in two patients. J Neurol Neurosurg Psychiatry 2006; 77: 98-100.
70. Singer OC, Humpich MC, Lanfermann H, Neumann-Haefelin T. Yawning in acute anterior circulation stroke. J Neurol Neurosurg Psychiatry 2007; 78: 1253-1254.
71. Hersch M. Loss of ability to sneeze in lateral medullary syndrome. Neurology 2000; 54: 520-521.
72. Seijo-Martinez M, Varela-Freijanes A, Grandes J, Vazquez F. Sneeze related area in the medulla: localisation of the human sneezing centre? J Neurol Neurosurg Psychiatry 2006; 77: 559-561.
73. Gutowski NJ, Murphy RP, Beale DJ. Unilateral upper cervical posterior spinal artery syndrome following sneezing. J Neurol Neurosurg Psychiatry 1992; 55: 841-843.
74. Carrera E, Schmidt JM, Fernandez L, et al. Spontaneous hyperventilation and brain tissue hypoxia in patients with severe brain injury. J Neurol Neurosurg Psychiatry 2010; 81: 793-797.
75. Ainslie PN, Duffin J. Integration of cerebrovascular CO2 reactivity and chemoreflex control of breathing: mechanisms of regulation, measurement, and interpretation. Am J Physiol Regul Integr Comp Physiol 2009; 296: R1473-R1495.
76. Plum F. Hyperpnea, hyperventilation, and brain dysfunction. Ann Intern Med 1972; 76: 328.
77. Yamour BJ, Sridharan MR, Rice JF, Flowers NC. Electrocardiographic changes in cerebrovascular hemorrhage. Am Heart J 1980; 99: 294-300.
78. el-Ad B, Bornstein NM, Fuchs P, Korczyn AD. Mechanical ventilation in stroke patients - is it worthwhile? Neurology 1996; 47: 657-659.
79. Steiner T, Mendoza G, De Georgia M, et al. Prognosis of stroke patients requiring mechanical ventilation in a neurological critical care unit. Stroke 1997; 28: 711-715.
80. Christensen MS, Brodersen P, Olesen J, Paulson OB. Cerebral apoplexy (stroke) treated with or without prolonged artificial hyperventilation. 2. Cerebrospinal fluid acid-base balance and intracranial pressure. Stroke 1973; 4: 620-631.
81. Christensen MS, Paulson OB, Olesen J, et al. Cerebral apoplexy (stroke) treated with or without prolonged artificial hyperventilation. 1. Cerebral circulation, clinical course, and cause of death. Stroke 1973; 4: 568-631.
82. Simard D, Paulson OB. Artifical hyperventilation in stroke. Trans Am Neurol Assoc 1973; 98: 309-310.
83. Steiner T, Ringleb P, Hacke W. Treatment options for large hemispheric stroke. Neurology 2001; 57: S61-S68.
84. Bardutzky J, Schwab S. Antiedema therapy in ischemic stroke. Stroke 2007; 38: 3084-3094.

CHAPTER 29

脳の血管支配領域

Laurent Tatu, Thierry Moulin, Fabrice Vuillier, and Julien Bogousslavsky

序論

　神経画像の出現により，脳卒中の症候と解剖の関係の理解が進展した．解剖学的構造はMRIにより明瞭に同定されてきた．現在では，虚血病変の正確な局在を知るためには，血管支配領域の知識が必要とされる．

　MRIによる研究は，前方循環と後方循環の両方の脳卒中の臨床症候のスペクトラムに対する再検討を可能にした．局在，病因，臨床症候はさまざまであるため，詳細の明らかな患者を対象とした大規模前向き研究は最も重要な意義をもつ．古典的症候は再考され，新たな症候のパターンが明らかにされた．最近の多くの研究は解剖学的知見に基づくが，MRIでの梗塞巣の位置から病因を同定できると考えてしまったために，解剖学的な裏づけが十分ではないこともある．一方，血管支配領域の詳細を明らかにした解剖学的研究は少ない．血管支配領域の解剖とそれを明らかにするために用いるMRI画像の両者の標準化が不十分であることが，それらの報告の正確性を損ねている．最近の神経画像の進歩には，解剖・画像・臨床の対照をより正確なものにする手段が求められている．

　とはいえ，脳動脈循環についての確立された知識は，脳の血管支配の特殊性のいくつかを十分に理解するための第一歩である．

　本章では，脳の動脈血液供給について，脳地図を用いてより詳細に議論する．脳血管支配を臨床での神経画像に直接適用できるように説明する．

　我々は，現在までの報告に基づいて，脳地図上に血管支配領域の分布とその形態学的概要を提示する[1-4]．これは，第1に前交連と後交連の中心を通る平面での標準的テンプレートの作成，第2に解剖学的知見のみに基づいた脳血管支配領域の決定，という2つの大きな目的を達成するものである．

　この脳地図は，前交連と後交連の中心を通る平面を基準とする24の連続するテンプレートで示される．脳幹と小脳の断面（Ⅰ～Ⅻ）は4mm，大脳半球の断面（ⅩⅢ～ⅩⅩⅣ）は8mmのスライス厚である．断面図の右側は解剖学的構造を示し，左側は血管支配領域を示す．形態学的データはDuvernoyによる解剖学アトラス[5,6]に基づいている．血管支配領域は，脳血管の注入研究や微細解剖学的研究なども含む脳血液供給の解剖学的研究に基づいてまとめた[1,2,4]．

脳幹の血管支配

brainstem

　脳幹を灌流する動脈は，椎骨動脈，脳底動脈，前・後脊髄動脈，後下小脳動脈，前下小脳動脈，上小脳動脈，後大脳動脈，前脈絡叢動脈である（**図29.1**）．

　これらの動脈の側副血行は，実質内に穿通する位置により4つの血管支配領域（前内側，前外側，外側，後方）に分けられる．この分類は皮質動脈を前方，外側，後方に分けたLazorthesによって作成された[7]．前方群についての亜分類はDuvernoyにより最初に提唱され，前内側と前外側に分けられた[6,8]．

　前内側，前外側，外側，後方のそれぞれの血管群の灌流領域は，脳幹の血管支配に一致している．脳幹では各レベルにおいて，それぞれの領域での動脈の起始部は異なる．血管支配領域は，脳幹の異なるレベルでさまざまに伸びている．たとえば，後方群は第4脳室があるため橋下部で消失している．脳幹内に伸びている神経核や神経路は，いくつかの血管

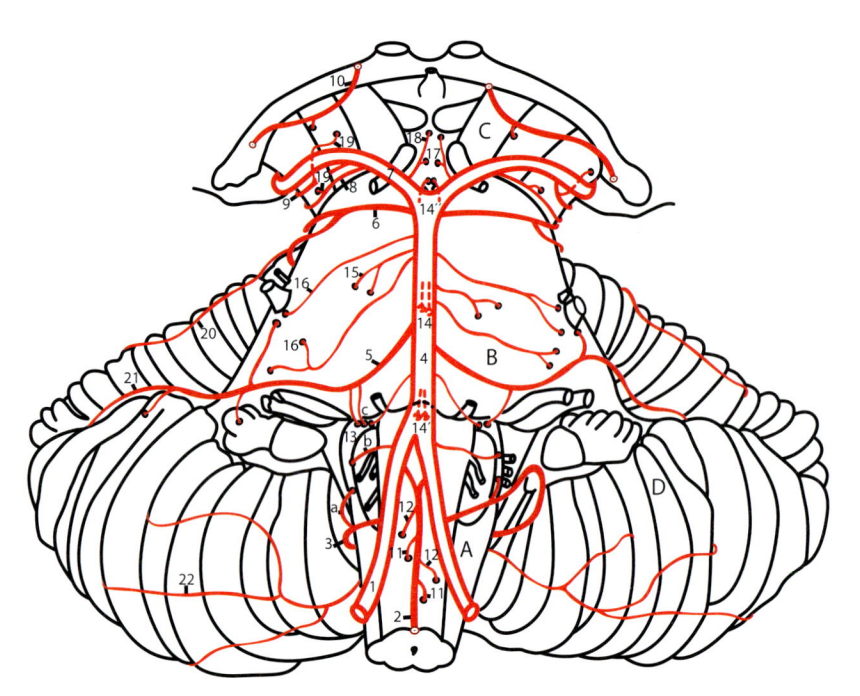

図 29.1 脳幹・小脳動脈の分布.

A：延髄，B：橋，C：中脳，D：小脳.

1. 椎骨動脈 vertebral artery
2. 前脊髄動脈 anterior spinal artery
3. 後下小脳動脈 posterior inferior cerebellar artery
4. 脳底動脈 basilar artery
5. 前下小脳動脈 anterior inferior cerebellar artery
6. 上小脳動脈 superior cerebellar artery
7. 後大脳動脈 posterior cerebral artery
8. 丘動脈 collicular artery
9. 後内側脈絡叢動脈 posteromedial choroidal artery
10. 前脈絡叢動脈 anterior choroidal artery
11. 脊髄髄質動脈前内側群 anteromedial group of medullary artery
12. 脊髄髄質動脈前外側群 anterolateral group of medullary artery
13. 脊髄髄質動脈外側群 lateral group of medullary artery（a：後下小脳動脈からの下方枝，b：椎骨動脈からの中枝，c：前下小脳動脈からの上方枝）
14. 脳底溝穿通橋動脈前内側群 anteromedial group of pontine artery penetrating basilar sulcus（14′：盲孔穿通動脈，14″：脚間窩穿通動脈，脚間窩下方枝）
15. 橋動脈前外側群 anterolateral group of pontine artery
16. 橋動脈外側群 lateral group of pontine artery
17. 中脳動脈前内側群 anteromedial group of mesencephalic artery（脚間窩動脈中枝）
18. 中脳動脈前外側群 anterolateral group of mesencephalic artery（脚間窩動脈上方枝）
19. 中脳動脈外側群 lateral group of mesencephalic artery
20. 上小脳動脈分枝 branch of superior cerebellar artery
21. 前下小脳動脈分枝 branch of anterior inferior cerebellar artery
22. 後下小脳動脈分枝 branch of posterior inferior cerebellar artery

群により灌流されている.

延髄の血管支配

medulla oblongata

　延髄を灌流する動脈は，外側延髄窩中枝を分枝する椎骨動脈，外側延髄窩下方枝を分枝する後下小脳動脈，前および後脊髄動脈である.

・**前内側群**：前脊髄動脈（**図 29.2A** の切片Ⅰ，Ⅱ，Ⅲ），前脊髄動脈と椎骨動脈（Ⅳ）から分枝

・**前外側群**：前脊髄動脈と椎骨動脈（Ⅰ），前脊髄動脈と後下小脳動脈（Ⅱ，Ⅲ），前脊髄動脈と椎骨動脈（Ⅳ）から分枝

・**外側群**：後下小脳動脈（外側延髄窩下方枝）（Ⅰ，Ⅱ，Ⅲ），椎骨動脈（外側延髄窩中枝）（Ⅳ）から分枝

・**後方群**：後脊髄動脈（Ⅰ，Ⅱ），後下小脳動脈（Ⅲ，Ⅳ）から分枝

第29章：脳の血管支配領域 | 321

■ 前内側群　■ 前外側群　■ 外側群　■ 後方群

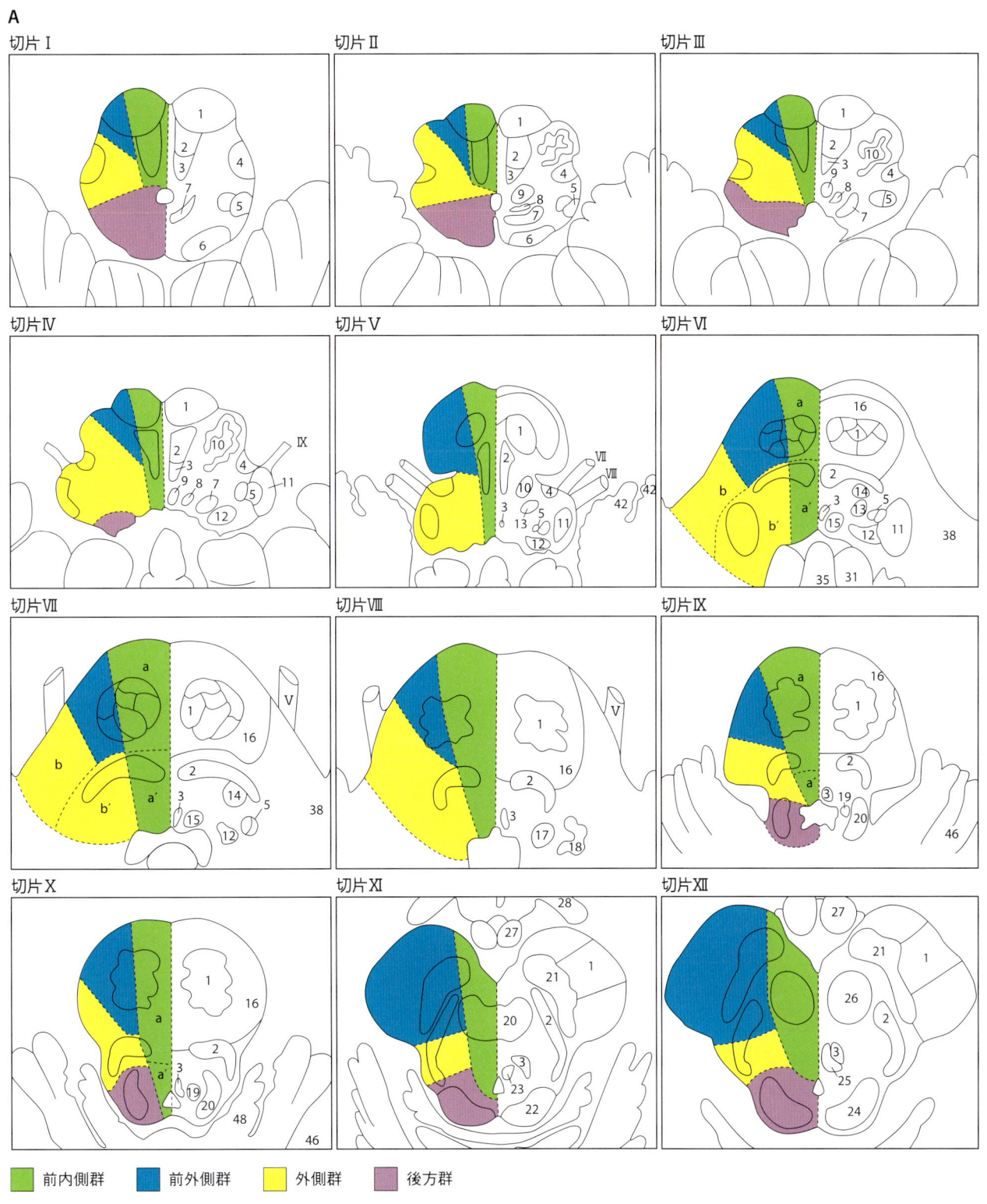

図 29.2 A：脳幹の解剖学的構造．各数字が示す領域は表 29.1 に示す．

322 第2部 血管局在性症候

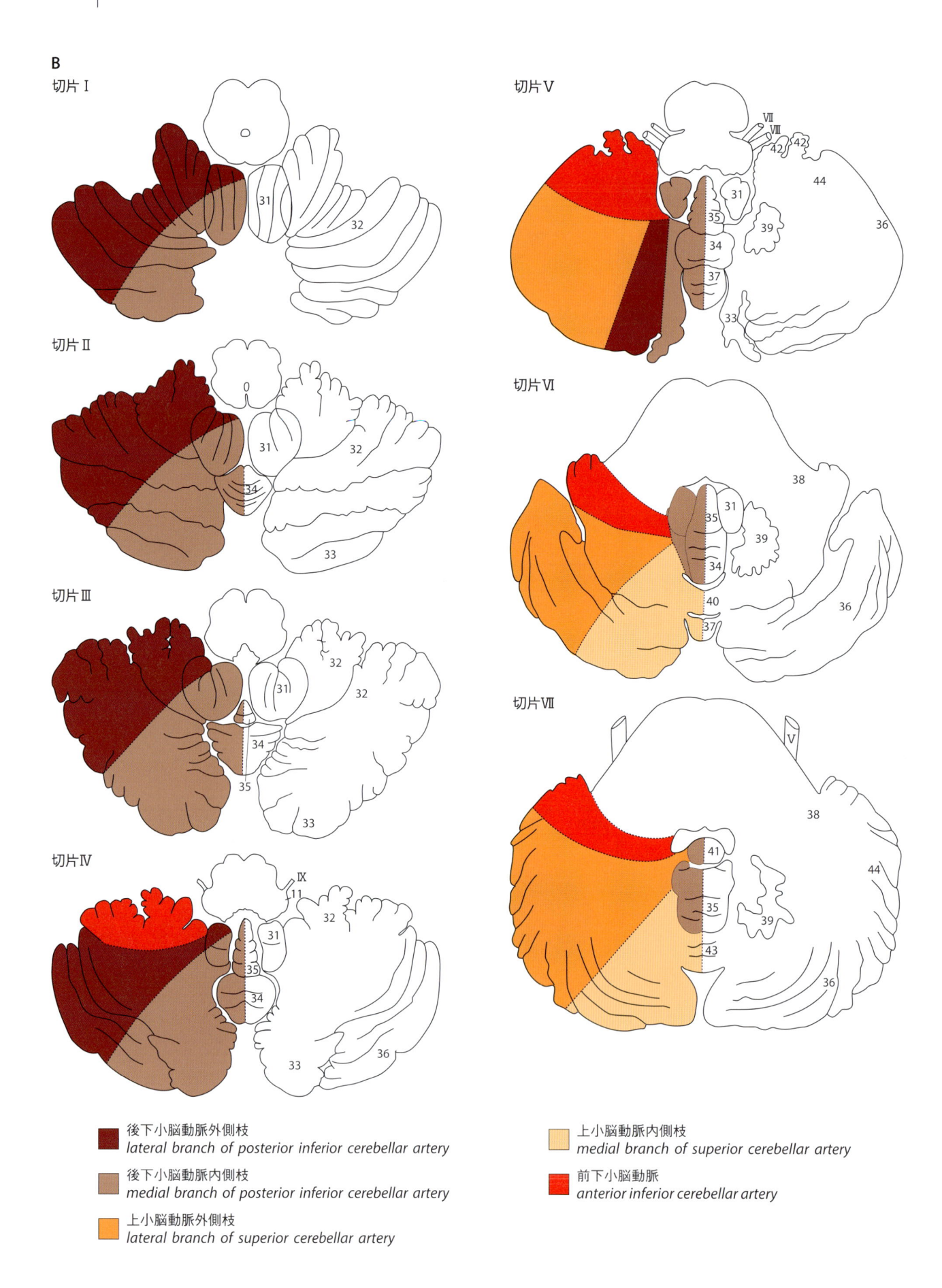

B
切片Ⅰ
切片Ⅱ
切片Ⅲ
切片Ⅳ
切片Ⅴ
切片Ⅵ
切片Ⅶ

■ 後下小脳動脈外側枝
lateral branch of posterior inferior cerebellar artery

■ 後下小脳動脈内側枝
medial branch of posterior inferior cerebellar artery

■ 上小脳動脈外側枝
lateral branch of superior cerebellar artery

■ 上小脳動脈内側枝
medial branch of superior cerebellar artery

■ 前下小脳動脈
anterior inferior cerebellar artery

第 29 章：脳の血管支配領域 | 323

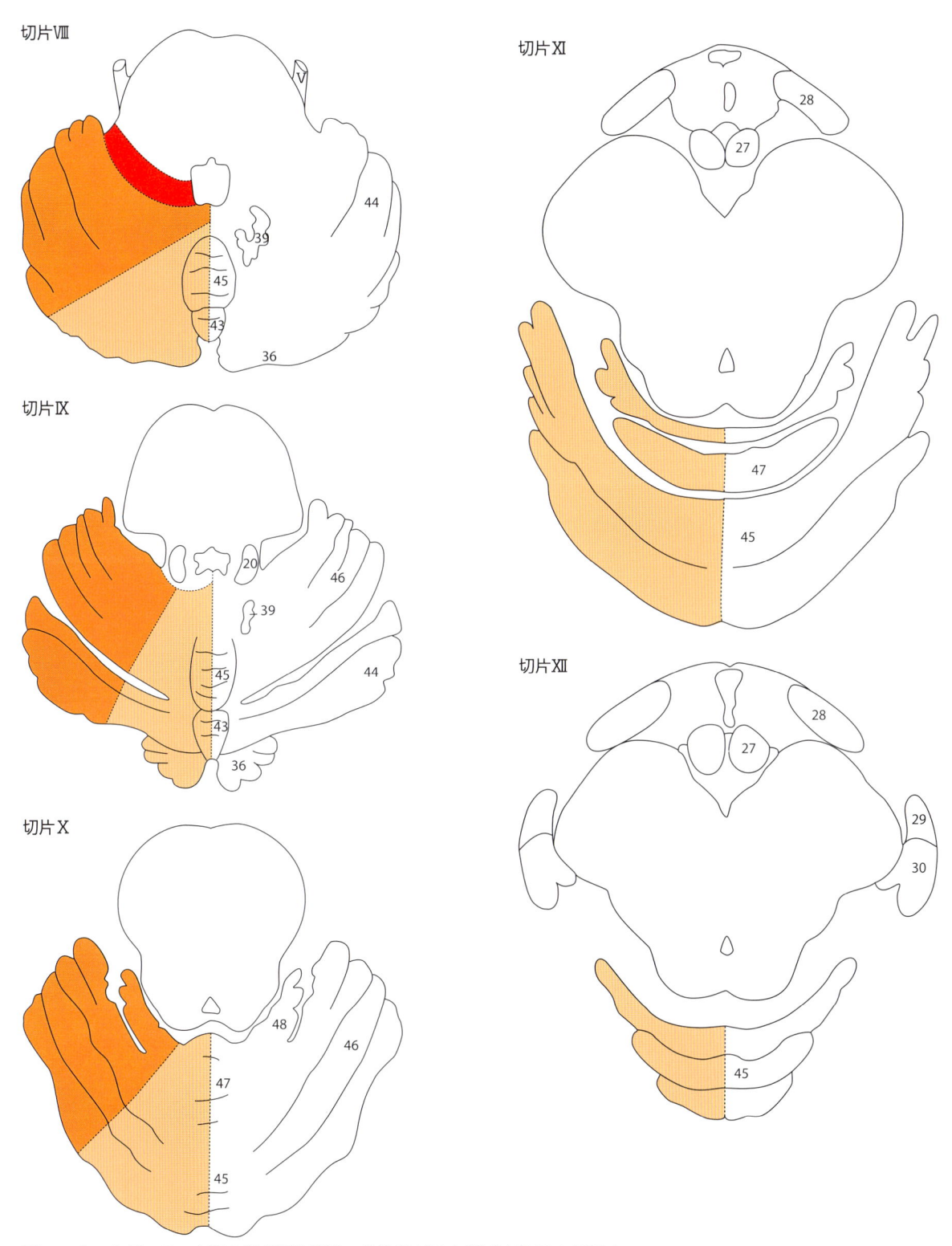

切片 Ⅷ

切片 Ⅸ

切片 Ⅹ

切片 Ⅺ

切片 Ⅻ

図 29.2 [つづき]　B：小脳の解剖学的構造．各数字が示す領域は表 29.1 に示す．

表 29.1　脳幹(図 29.2A)と小脳(図 29.2B)の解剖学的構造

1.	皮質脊髄路 corticospinal tract
2.	内側毛帯 medial lemniscus
3.	内側縦束 medial longitudinal fasciculus
4.	脊髄視床路 spinothalamic tract
5.	脊髄三叉神経路および脊髄三叉神経核 spinal trigeminal tract and nucleus
6.	薄束核および楔状束核 gracile and cuneate nucleus
7.	孤束核 nucleus of solitary tract
8.	迷走神経背側運動核 dorsal motor vagal nucleus
9.	舌下神経核 hypoglossal nucleus
10.	下オリーブ核 inferior olivary nucleus
11.	下小脳脚 inferior cerebellar peduncle
12.	前庭神経核 vestibular nucleus
13.	顔面神経核 facial nucleus
14.	上オリーブ核 superior olivary nucleus
15.	外転神経核 abducens nucleus
16.	橋核 pontine nucleus
17.	三叉神経運動核 motor trigeminal nucleus
18.	三叉神経主知覚核 principal sensory trigeminal nucleus
19.	青斑核 nucleus coeruleus
20.	上小脳核 superior cerebellar peduncle
21.	黒質 substantia nigra
22.	下丘 inferior colliculus
23.	滑車神経核 trochlear nucleus
24.	上丘 superior colliculus
25.	動眼神経核 oculomotor nucleus
26.	赤核 red nucleus
27.	乳頭体 mamillary body
28.	視索 optic tract
29.	外側膝状体 lateral geniculate body
30.	内側膝状体 medial geniculate body
31.	扁桃 tonsil
32.	二腹小葉 biventer lobule
33.	下半月小葉 inferior semilunar lobule
34.	小脳虫部錐体 pyramid of vermis
35.	小脳虫部垂 uvula
36.	上半月小葉 superior semilunar lobule
37.	小脳虫部結節 tuber of vermis
38.	中小脳脚 middle cerebellar peduncle
39.	歯状核 dentate nucleus
40.	虫部葉 folium of vermis
41.	結節 nodulus
42.	小脳片葉 flocculus
43.	山腹 declive
44.	単純小葉 simple lobule
45.	山頂 culmen
46.	四角小葉 quadrangular lobule
47.	中心小葉 central lobule
48.	中心小葉翼 ala of central lobule
Ⅴ.	三叉神経 trigeminal nerve
Ⅶ.	顔面神経 facial nerve
Ⅷ.	聴神経 vestibulocochlear nerve
Ⅸ.	舌咽神経 glossopharyngeal nerve

橋の血管支配

pons

　橋を灌流する動脈幹は，椎骨動脈，前下小脳動脈，上小脳動脈，脳底動脈である．前下小脳動脈は橋延髄溝で脳実質に入り，外側延髄窩の上方枝および後方枝を出す．脳底動脈の分枝は，下部で盲孔(盲孔動脈)に入り，上部で橋腹側部(前内側，前外側，外側橋動脈)あるいは脚間窩(脚間窩動脈下方枝)に入る．したがって，橋の前内側部は異なる2つの動脈により灌流される．これは，橋梗塞における異なる臨床症候を示す症候群を理解するうえで重要である(**図 29.3**)．

・**前内側群**：盲孔動脈(**図 29.2A** の切片Ⅴ，Ⅵa′，Ⅶa′)，橋動脈(Ⅵa′，Ⅶa′，Ⅷ，Ⅸa′，Ⅹa′)，脚間窩動脈(Ⅹa′，Ⅹa′)から分枝
・**前外側群**：橋動脈(Ⅴ，Ⅵ，Ⅶ，Ⅷ，Ⅸ，Ⅹ)から分枝
・**外側群**：椎骨動脈と前下小脳動脈(外側延髄窩の上方枝および後方枝)(Ⅴ)，橋動脈(Ⅵb，Ⅶb，Ⅸ)，前下小脳動脈(Ⅵb′，Ⅶb′)，橋動脈と前下小脳動脈(Ⅷ)，上小脳動脈(Ⅹ)から分枝
・**後方群**：橋上部にのみ存在し，上小脳動脈の内側枝と外側枝(Ⅸ，Ⅹ)から分枝

中脳の血管支配

midbrain

中脳を灌流する動脈は5本あり，底部から頂部に向って，上小脳動脈（主として内側枝），丘動脈，後内側脈絡叢動脈，後大脳動脈（脚間窩動脈中枝），前脈絡動脈である．

- **前内側群**：後脈絡叢動脈（XI，XII）から分枝
- **前外側群**：丘動脈と後内側脈絡叢動脈（XI），丘動脈と後内側脈絡叢動脈と前脈絡動脈（XII）から分枝
- **外側群**：丘動脈（XI），丘動脈と後内側脈絡叢動脈と後大脳動脈（XII）から分枝
- **後方群**：上小脳動脈と丘動脈（XI），丘動脈と後内側脈絡叢動脈（XII）から分枝

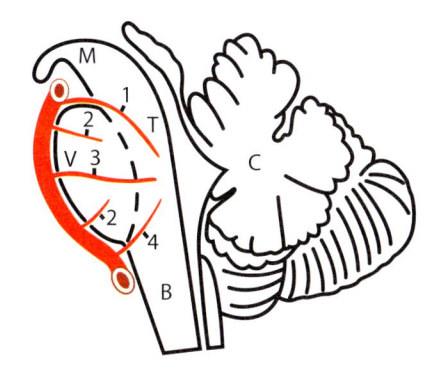

図 29.3 脳底動脈からの異なる橋動脈の経路を示した橋の矢状断像．
M：中脳，B：延髄，C：小脳，V：橋腹側部，T：橋被蓋．
1. 橋被蓋上部を灌流する下行動脈（脚間窩動脈下方枝）
2. 橋腹側部を灌流する直行動脈
3. 橋被蓋中部を灌流する直行動脈
4. 橋被蓋下部を灌流し，盲孔を穿通する上行動脈

小脳の血管支配

cerebellum

小脳を灌流する3本の長い小脳動脈は，後下小脳動脈，前下小脳動脈，上小脳動脈である（**図 29.2B**）．

後下小脳動脈 *posterior inferior cerebellar artery* は，小脳の動脈では最も変化に富んでおり，椎骨動脈に由来する．内側枝と外側枝に分かれ，小脳虫部下部，小脳半球の下部と後部の表面を灌流する．後下小脳動脈は，内側枝あるいは共通幹を介して，延髄動脈の外側および内側群の一部も形成している．

前下小脳動脈 *anterior inferior cerebellar artery* は，通常は脳底動脈の下部1/3から，稀には後大脳動脈から分枝し，単・上・下半月小葉の前面，片葉，中小脳脚を灌流する．多くの場合には，内耳動脈も分枝する．前下小脳動脈は中小脳脚を灌流するとともに，しばしば橋被蓋下部も灌流する．

上小脳動脈 *superior cerebellar artery* （前上小脳動脈としても知られている）は，内側枝と外側枝に分かれ，小脳半球と小脳虫部の上部1/2，歯状核を灌流する．これらの2分枝は独立して脳底動脈から分かれることもある．上小脳動脈は，しばしば橋被蓋上部も灌流する．

小脳の血管支配領域は，主としてAmarencoらの解剖病理学的研究とMarinkovicらの注入研究による知見に基づき作成されている[9-12]．

小脳の血管支配に関して，前下小脳動脈が低形成の後下小脳動脈に置き換わり，小脳半球の前方から下方の大部分を灌流するような変異は珍しくない．小脳動脈における多くのこのような変異は脳幹の血液供給にとっても重要であり，その意義についてはさらなる解剖学的研究が必要である．

大脳半球の血管支配

cerebral hemisphere

大脳動脈を穿通動脈と軟膜動脈に分ける古典的な分類に基づいて説明する（**図 29.4**）．ただし，穿通動脈は軟膜動脈から分枝したり，大きな穿通動脈はいくつかの軟膜動脈に由来することがある．

Willis動脈輪またはその直近の分枝から分かれる穿通動脈 *perforating artery* （あるいは深部穿通動脈 *deep perforating artery*）は，脳実質へ直接穿通する（**図 29.5**）．内頸動脈，前大脳動脈，中大脳動脈，前交通動脈から分かれる穿通動脈は，前有孔質を通過する．後大脳動脈から分かれるいくつかの穿通動脈は，脚間窩動脈を形成し，後有孔質を通り脳実質に入る．後者は，視床を灌流する上方枝（視床穿通動脈），橋を灌流する下方枝，中脳を灌流する中枝の3つに分類される．後大脳動脈は，視床と膝状体を灌流する視床膝状体動脈と後脈絡叢動脈にも分枝する．後交通動脈は，特に外側有孔質を通る前乳頭体動脈などの穿通枝に分枝する．

軟膜動脈 *leptomeningeal artery* （脳表動脈 *superficial artery* としても知られる）は，前・中・後大脳動脈の終末から形成され，これらは脳表で吻合ネットワークを構成し，大脳皮質，直下の白質，U線維に穿通する分枝を出している．最も深部の分枝は，髄質動脈 *medullary artery* （表層穿通動脈）を形成している．軟膜動脈の分枝パターンはさまざまであるため，前・中・後大脳動脈皮質枝それぞれの血管支配領域を記述することは難しい．ここでは，van der Zwannらの皮質境界に関する研究結果[13]を用いて，3つの主要な大脳動脈の皮質支配領域の多様性の詳細を解説し，皮質の最小から

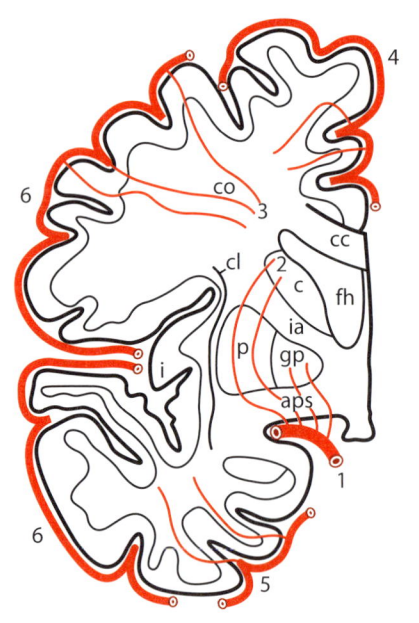

図 29.4 大脳半球動脈の分布.
aps：前有孔質, c：尾状核, cc：脳梁, cl：前障, co：半卵円中心, fh：側脳室前角, gp：淡蒼球, i：島, ia：内包前脚, p：被殻.
1. 中大脳動脈 middle cerebral artery
2. 穿通動脈 perforating artery（深部穿通脈）
3. 髄質動脈 medullary artery（表層穿通動脈）
4. 前脈絡叢動脈髄膜枝 leptomeningeal branch of anterior cerebral artery
5. 後脈絡叢動脈髄膜枝 leptomeningeal branch of posterior cerebral artery
6. 中大脳動脈髄膜枝 leptomeningeal branch of middle cerebral artery

最大までの灌流領域を示す（**図 29.6**）．

■ 大脳動脈 cerebral artery の穿通動脈
● 内頸動脈 internal carotid artery の穿通枝

　内頸動脈は，床突起上部から，脳下垂体，隣接する視床下部，視交叉に分布する動脈を分枝する．前脈絡叢動脈起始部近傍あるいは内頸動脈分岐部の床突起上部から分かれるいくつかの穿通動脈は，前有孔質を通って脳実質に入る．これらの分枝は，内包膝部および隣接する淡蒼球や内包後脚を灌流する．

● 前脈絡叢動脈 anterior choroidal artery の穿通枝

　前脈絡叢動脈は，通常，内頸動脈の床突起上部から分枝するが，中大脳動脈や稀には後交通動脈などから分枝することもある．この動脈の穿通領域は，内包下部の後方 2/3，レンズ核，隣接する視放線と聴放線，淡蒼球中部，尾状核尾部を含んでいる．

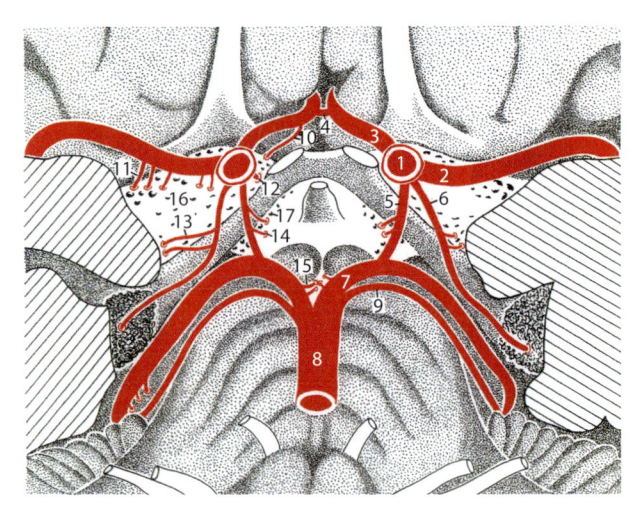

図 29.5 Willis 動脈輪.
1. 内頸動脈 internal carotid artery
2. 中大脳動脈 middle cerebral artery
3. 前大脳動脈 anterior cerebral artery
4. 前交通動脈 anterior communicating artery
5. 後交通動脈 posterior communicating artery
6. 前脈絡叢動脈 anterior choroidal artery
7. 後大脳動脈 posterior cerebral artery
8. 脳底動脈 basilar artery
9. 上小脳動脈 superior cerebellar artery
10. Heubner 反回動脈 recurrent artery of Heubner
11. 中大脳動脈穿通枝 middle cerebral artery perforating branch
12. 内頸動脈穿通枝 internal carotid artery perforating branch
13. 前脈絡叢動脈穿通枝 anterior choroidal artery perforating branch
14. 後交通動脈穿通枝 posterior communicating artery perforating branch
15. 後大脳動脈穿通枝 posterior cerebral artery perforating branch
16. 前有孔質 anterior perforated substance
17. 外側有孔質 lateral perforated substance

● 前交通動脈 anterior communicating artery の穿通枝

　前交通動脈の穿通枝は，現在，一定のパターンを有するとされる．すなわち，前交通動脈から直接，あるいは前交通動脈と前大脳動脈の結合部から分枝する．前交通動脈は，視床下部動脈，脳梁下動脈，脳梁中動脈の 3 つに分かれる穿通枝を分枝する．前二者が前交通動脈から一緒に分枝することは確認されていない．前交通動脈の血管支配領域は，終板，視床下部前部，透明中隔，前交連と脳弓の一部，中隔核を含む傍終回，ときに脳梁下部，脳梁前部，歯状回を含む．

● 前大脳動脈 anterior cerebral artery の穿通枝

　前大脳動脈の穿通枝は，2 群に分けられる．前大脳動脈の直接の穿通枝は前交通動脈までの近位部から分かれ，Heubner 反回動脈は前交通動脈後の近位部から分かれる．これらの動脈は，尾状核頭部の前部・下部，内包前脚の前部・下部，隣接する被殻，淡蒼球，直回尾側部，梁下回，前交連

第 29 章：脳の血管支配領域 | 327

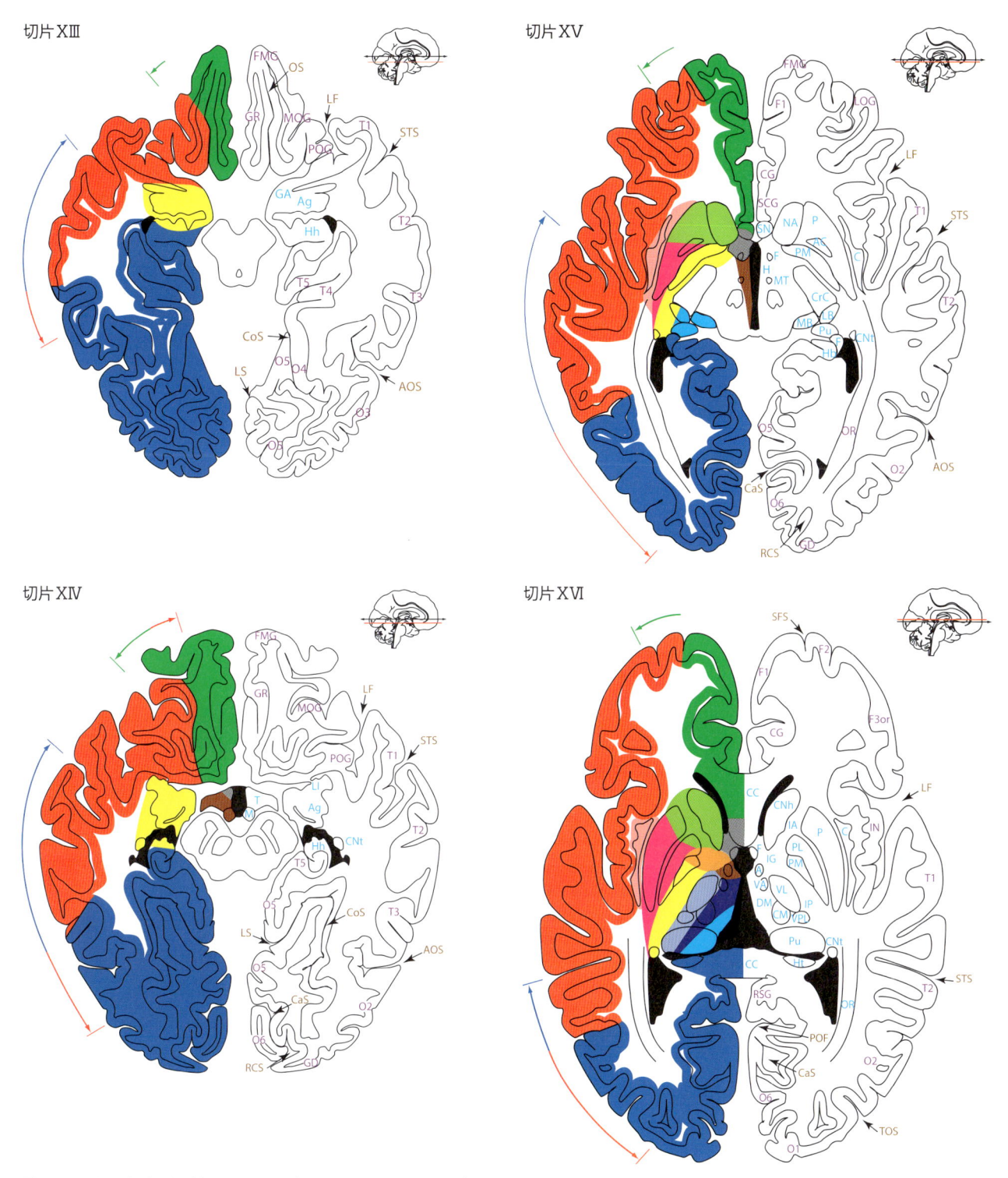

図 29.6 大脳半球の解剖学的構造．略語のフルスペルおよび訳語は表 29.2，各色の領域を支配する大脳動脈は表 29.3 に示す．

328 | 第 2 部 血管局在性症候

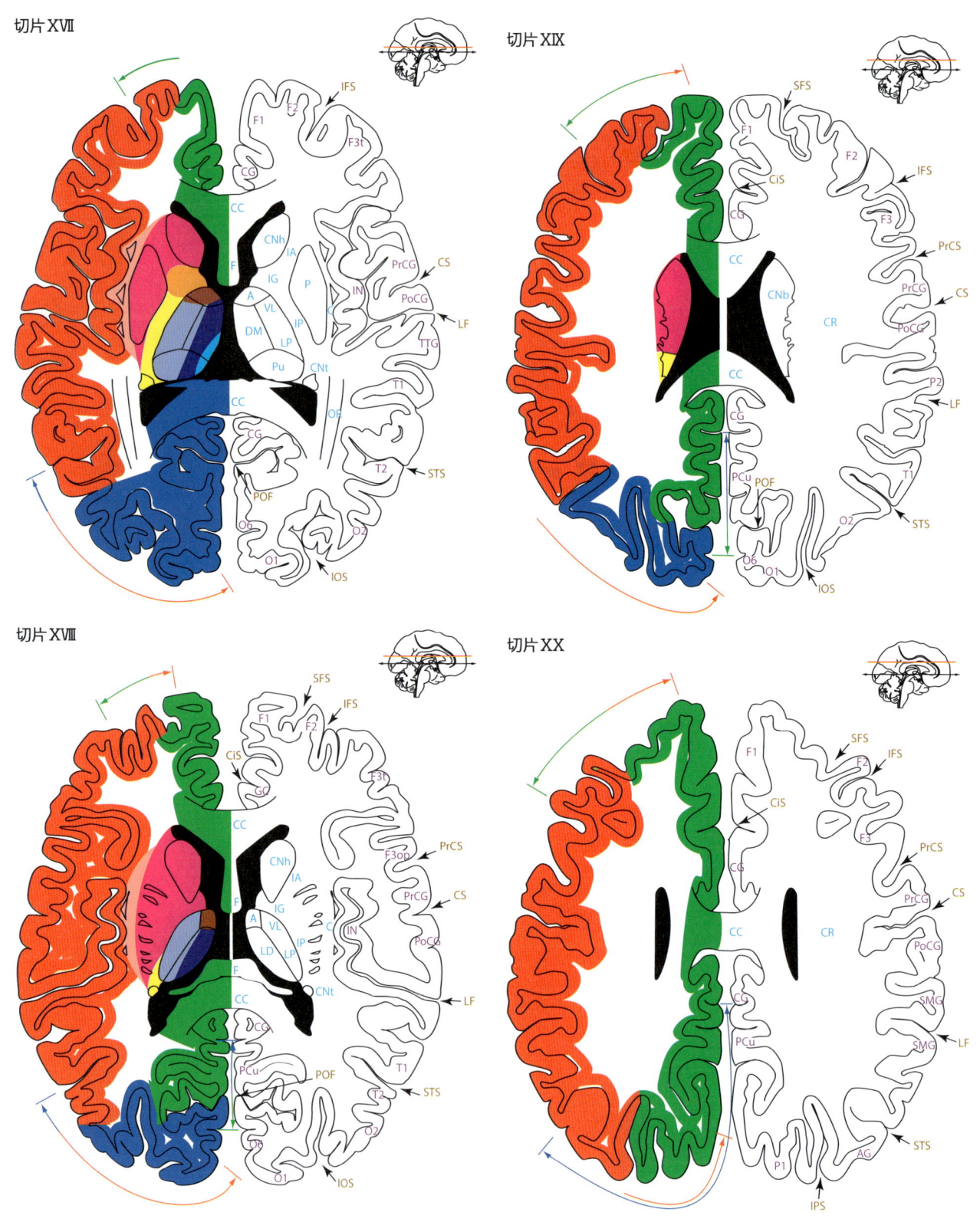

切片 XVII

切片 XVIII

切片 XIX

切片 XX

図 29.6［つづき］

切片 XXI

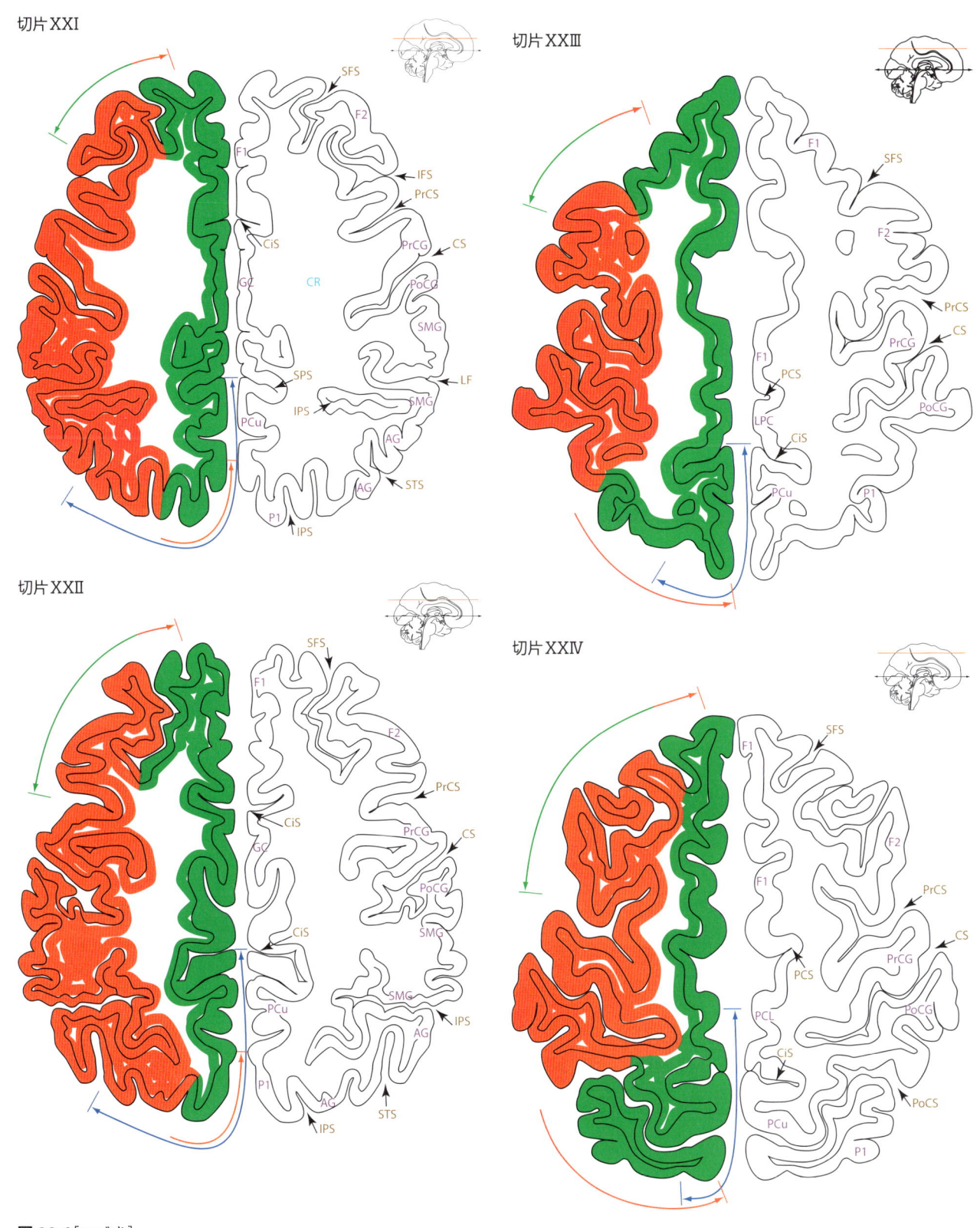

切片 XXII

切片 XXIII

切片 XXIV

図 29.6［つづき］

表 29.2　大脳半球（図 29.6）の解剖学的構造

脳回		
CG	帯状回	*cingulate gyrus*
F1	上前頭回	*superior frontal gyrus*
F2	中前頭回	*middle frontal gyrus*
F3	下前頭回	*inferior frontal gyrus*
F3op	下前頭回弁蓋部	*inferior frontal gyrus pars opercularis*
F3or	下前頭回眼窩部	*inferior frontal gyrus pars orbitalis*
F3t	下前頭回三角部	*inferior frontal gyrus pars triangularis*
FMG	前頭縁上回	*frontomarginal gyrus*
GR	直回	*gyrus rectus*
LOG	外側眼窩回	*lateral orbital gyrus*
MOG	内側眼窩回	*medial orbital gyrus*
PCu	楔前部	*precuneus*
POG	後眼窩回	*posterior orbital gyrus*
SCG	梁下回	*subcallosal gyrus*
IN	島回	*insular gyrus*
PCL	傍中心小葉	*paracentral lobule*
PoCG	中心後回	*postcentral gyrus*
PrCG	中心前回	*precentral gyrus*
AG	角回	*angular gyrus*
P1	上頭頂回	*superior parietal gyrus*
P2	下頭頂回	*inferior parietal gyrus*
SMG	縁上回	*supramarginal gyrus*
T1	上側頭回	*superior temporal gyrus*
T2	中側頭回	*middle temporal gyrus*
T3	下側頭回	*inferior temporal gyrus*
T4	紡錘状回	*fusiform gyrus*
T5	海馬傍回	*parahippocampal gyrus*
TTG	横側頭回	*transverse temporal gyrus*
O1	上後頭回	*superior occipital gyrus*
O2	中後頭回	*middle occipital gyrus*
O3	下後頭回	*inferior occipital gyrus*
O4	紡錘状回	*fusiform gyrus*
O5	舌状回	*lingual gyrus*
O6	楔部	*cuneus*
GD	下行回	*gyrus descendens*（Ecker）
RSG	後膨大部回	*retrosplenial gyrus*

脳溝		
AOS	前後頭溝	*anterior occipital sulcus*
CaS	鳥距溝	*calcarine sulcus*
CiS	帯状溝	*cingulate sulcus*
CoS	側副溝	*collateral sulcus*
CS	中心溝	*central sulcus*
IFS	下前頭溝	*inferior frontal sulcus*
IOS	後頭内溝	*intraoccipital sulcus*（上後頭溝 *superior occipital sulcus*）
IPS	頭頂内溝	*intraparietal sulcus*
LF	外側溝	*lateral fissure*
LS	舌状溝	*lingual sulcus*
OS	嗅溝	*olfactory sulcus*
PCS	傍中心溝	*paracentral sulcus*
PoCS	中心後溝	*postcentral sulcus*
POF	頭頂後頭溝	*parietooccipital fissure*
PrCS	中心前溝	*precentral sulcus*
RCS	後鳥距溝	*retrocalcarine sulcus*
SFS	上前頭溝	*superior frontal sulcus*
SPS	下頭頂溝	*subparietal sulcus*
STS	上側頭溝	*superior temporal sulcus*（平行溝 *parallel sulcus*）
TOS	横後頭溝	*transverse occipital sulcus*

内部構造		
CNb	尾状核体部	*caudate nucleus, body*
CNh	尾状核頭部	*caudate nucleus, head*
CNt	尾状核尾部	*caudate nucleus, tail*
IA	内包前脚	*internal capsule, anterior limb*
IG	内包膝部	*internal capsule, genu*
IP	内包後脚	*internal capsule, posterior limb*
NA	側坐核	*nucleus accumbens*
P	被殻	*putamen*
PL	淡蒼球外節	*globus pallidus, pars lateralis*
PM	淡蒼球内節	*globus pallidus, pars medialis*
SN	中隔核	*septal nucleus*
A	視床前核	*anterior thalamic nucleus*
CM	視床内側中心核	*centromedian thalamic nucleus*
DM	視床背内側核	*dorsomedial thalamic nucleus*
LD	視床背外側核	*lateral dorsal thalamic nucleus*

表 29.2 [つづき]

LP	視床後外側核 lateral posterior thalamic nucleus
Pu	視床枕 pulvinar
VA	視床前腹側核 ventral anterior thalamic nucleus
VL	視床外側腹側核 ventral lateral thalamic nucleus
VPL	視床後外側腹側核 ventral posterolateral thalamic nucleus
C	前障 claustrum
CR	放線冠 corona radiata
IN	島 insula
LI	島限 limen insulae
CC	脳梁 corpus callosum
F	脳弓 fornix
Hb	海馬体部 hippocampus, body
Hh	海馬頭部 hippocampus, head
Ht	海馬尾部 hippocampus, tail
AC	前交連 anterior commissure
Ag	扁桃体 amygdala
CrC	大脳脚 crus cerebri
GA	迂回回 gyrus ambiens
H	視床下部 hypothalamus
LB	外側膝状体 lateral geniculate body
M	乳頭体 mamillary body
MB	内側膝状体 medial geniculate body
MT	乳頭体視床路 mamillothalamic tract
OR	視放線 optic radiation
T	結節 tuber

中部を灌流する．

● 中大脳動脈 middle cerebral artery の穿通枝

　中大脳動脈（レンズ核線条体動脈 lenticulostriate artery としても知られている）の穿通枝は，通常，基底部で分枝する．しかし，この穿通枝の起源は多様で，多くは皮質枝または早期に中大脳動脈から分岐した穿通枝から出ている．皮質枝は中大脳動脈主幹部近傍から 2 分岐あるいは 3 分岐する．中大脳動脈穿通枝の分類は多数提唱されており，レンズ核線条体動脈の分布に基づいて 2 群または 3 群に分類される．通常は，内側枝と外側枝の 2 群に分けられる．しかし，この配列は多様であり，共通幹が存在することもある．これらの穿通枝は，尾状核頭部と体部の上部，淡蒼球外節，被殻，内包

表 29.3 大脳半球（図 29.6）の血管支配領域

- 前大脳動脈（ACA）髄膜枝 leptomeningeal branch of anterior cerebral artery
- 前大脳動脈（ACA）穿通枝 perforating branch of anterior cerebral artery
- 中大脳動脈（MCA）髄膜枝 leptomeningeal branch of middle cerebral artery
- 中大脳動脈（MCA）穿通枝 perforating branch of middle cerebral artery
- 島領域 insular zone
- 後大脳動脈（PCA）髄膜枝 leptomeningeal branch of posterior cerebral artery
- 視床穿通動脈 thalamoperforating artery
- 視床膝状体動脈 thalamogeniculate artery
- 後脈絡叢動脈（PChA） posterior choroidal artery
- 前脈絡叢動脈（AChA） anterior choroidal artery
- 前交通動脈（ACoA） anterior communicating artery
- 後交通動脈（PCoA）穿通枝 perforating branch of posterior communicating artery
- 内頸動脈（ICA）穿通枝 perforating branch of internal carotid artery

背側 1/2，前交連外側 1/2 を灌流する．

● 後交通動脈 posterior communicating artery の穿通枝

　後交通動脈は，内頸動脈の床突起上部の中部から後内側方向に伸び後大脳動脈につながる．7～10 本の分枝が後交通動脈から分かれる．最も大きな分枝は前乳頭体動脈 premamillary artery（前視床穿通動脈 anterior thalamoperforating artery または視床灰白隆起動脈 tuberothalamic artery）と呼ばれる．後交通動脈の穿通枝は，視交叉後部，視索，視床下部後部，乳頭体を灌流する．後交通動脈の視床領域は，前核，前腹側核と網様核の極部を含む．

● 視床穿通動脈 thalamoperforating artery の穿通枝

　視床穿通動脈（または傍正中視床動脈 paramedian thalamic artery)は，脚間窩動脈の一部を形成する．脚間窩動脈は後有孔質を通り，下方枝，中枝，上方枝の3群に分けられる．下方枝は脳底動脈分岐部あるいは後大脳動脈近位部から分岐し，中枝と上方枝は単独または共通幹として分岐する．下方枝と中枝は，脳幹（橋および中脳）を灌流する．上方枝のみ視床穿通動脈とともに視床を灌流する．さらに内側核，髄板内核，背内側核の一部，外側核後内側部，視床枕腹内側部を灌流する．

● 視床膝状体動脈 thalamogeniculate artery の穿通枝

視床膝状体動脈（下外側視床動脈 inferolateral thalamic artery）は，通常，個々の血管として膝状体近傍の後大脳動脈から分かれる．これらの血管は膝状体の動脈吻合ネットワークの一部として知られており，視床枕の腹外側部を含む視床尾側部の外側の大部分，外側核後部，背外側核後部，後腹側核，外側腹側核を灌流する．

● 後脈絡叢動脈 posterior choroidal artery の穿通枝

後脈絡叢動脈は，通常，1，2本の内側後脈絡叢動脈と，1〜6本の外側後脈絡叢動脈からなる．内側後脈絡叢動脈は，通常，後大脳動脈近傍の近位中脳周囲部から分かれる．外側後脈絡叢動脈は，後大脳動脈の遠位中脳周囲部から直接，または後大脳動脈の分枝から分かれる．内側後脈絡叢動脈は，内側膝状体，内側核後部，視床枕後部を灌流する．外側後脈絡叢動脈は，外側膝状体の一部，背外側核，視床枕を灌流する．

■ 大脳動脈の軟膜動脈
● 前大脳動脈の軟膜枝

前大脳動脈遠位部と脳梁周囲動脈は，皮質枝や脳梁枝を分枝する．脳梁枝は，脳梁の吻部，膝部，体部を灌流し，後方で後大脳動脈の脳梁膨大部動脈と結合する．多くの場合，前大脳動脈は，上前溝や頭頂後頭溝までの大脳半球内側表面の皮質領域を灌流する．眼窩前頭皮質表面では，血管支配領域は内側眼窩回を含む．前大脳動脈は，最大で下前頭溝まで灌流し，少なくとも前頭葉前部を灌流する．

● 中大脳動脈の軟膜枝

中大脳動脈は，Sylvius 裂基底部の皮質動脈で分かれ，遠位部を形成する大脳半球表面まで伸び，多くの場合大脳半球外側表面の上前頭溝，内頭頂溝，下側頭回を支配している．眼窩前頭皮質表面では，血管支配領域は外側眼窩回を含む．中大脳動脈は，最大で半球間裂までの大脳半球外側表面のすべてを，少なくとも下前頭溝から上側頭溝の間を灌流する．

● 後大脳動脈の軟膜枝

後大脳動脈は中脳背側表面に達し，皮質枝を分枝する．これらの分枝は，海馬動脈，脳梁膨大部動脈が含まれ，脳梁周囲動脈の遠位部と吻合して脳梁膨大部灌流している．皮質での最も一般的な後大脳動脈の分布は，頭頂後頭溝まで伸びる後頭葉と側頭葉の下内側表面を含む．後大脳動脈は，最大で上側頭溝と中心前溝上部まで，少なくとも頭頂後頭溝までの後頭葉内側表面を灌流する．

● 前脈絡叢動脈の軟膜枝

前脈絡叢動脈は，鉤の一部，海馬頭部，扁桃核の一部，外側膝状体を灌流する．

さらなる考察

後方循環では，脳幹の血管構築はよく確立されている．しかし，皮質や深部小脳核を灌流する動脈の多様性はまだ解明される必要がある．大脳皮質の血管支配領域のモデルを用いて，この多様性の意義を明らかにすることは興味深いことである．

脳の動脈循環（特に半卵円中心や島回周囲の血管構築）に関連して，確立されるべきことがいくつかある．半卵円中心の血管構築は議論が多く，これは限られた領域の皮質間動脈やいくつかの穿通枝の終動脈も含む問題である．半卵円中心の血管支配領域についての解剖学的研究が欠落しているため脳地図には加えられない．外包，前障，最外包の血管支配は複雑である．この領域はおそらく，皮質（U 線維など）への2本の動脈と外側線条体動脈の外側枝という三重の血管支配を受けている．これらの未確立な領域を明瞭にするためには，さらなる解剖学的研究が必要である．

参考文献

1. Tatu L, Moulin T, Duvernoy H, Bogousslavsky J. Arterial territories of human brain: brainstem and cerebellum. Neurology 1996; 47: 1125-1135.
2. Tatu L, Moulin T, Duvernoy H, Bogousslavsky J. Arterial territories of the human brain: cerebral hemispheres. Neurology 1998; 50: 1699-1708.
3. Tatu L, Moulin T, Duvernoy H, Bogousslavsky J. Arterial territories of human brain. In: Bogousslavsky J, Caplan L, eds. Stroke Syndromes. Cambridge: Cambridge University Press, 2001; 375-404.
4. Tatu L, Vuillier F, Moulin T. Anatomy of the circulation of the brain and spinal cord. In: Fisher M, ed. Handbook of Clinical Neurology (Stroke, part 1). Amsterdam: Elsevier, 2009;

247-281.
5. Duvernoy HM. The Human Brain: Surface, Three-Dimensional Sectional Anatomy, and MRI. Wien: Springer-Verlag, 1991.
6. Duvernoy HM. The Human Brainstem and Cerebellum. Surface, Structure, Vascularization and Three Dimensional Sectional Anatomy with MRI. Wien: Springer-Verlag, 1995.
7. Lazorthes G. Vascularisation et circulation de l'encéphale humain. Paris: Masson, 1976.
8. Duvernoy H. Human Brain Stem Vessels. Berlin: Springer-Verlag, 1978.
9. Amarenco P, Hauw JJ. Cerebellar infarction in the territory of the anterior and inferior cerebellar artery. A clinicopathological study of 20 cases. Brain 1990; 113: 139-155.
10. Amarenco P, Hauw JJ. Cerebellar infarction in the territory of the superior cerebellar artery: a clinicopathologic study of 33 cases. Neurology 1990; 40: 1383-1390.
11. Amarenco P, Hauw JJ, Hénin D, et al. Cerebellar infarction in the area of the posterior cerebellar artery. Clinicopathology of 28 cases. Rev Neurol (Paris) 1989; 145: 277-286.
12. Marinkovic S, Kovacevic M, Gibo H, et al. (1995). The anatomical basis for the cerebellar infarcts. Surg Neurol 1995; 44: 450-460.
13. van der Zwan A, Hillen B, Tulleken CA, Dujovny M, Dragovic L. Variability of the territories of the major cerebral arteries. J Neurosurg 1992; 77: 927-940.

CHAPTER 30

中大脳動脈領域の脳卒中

Jay Preston Mohr and Julia Kejda-Scharler

序論

中大脳動脈 middle cerebral artery とその分枝は，脳梗塞で最も多く障害される血管である．塞栓は虚血の原因の第1に挙げられる．塞栓子は，脳血流の大部分を占める内頸動脈に沿って，内頸動脈の頭蓋内の終末に流れ込み，中大脳動脈入口部に直接達する．そのため，脳卒中の統計では，中大脳動脈領域梗塞は全脳梗塞の2/3以上を占める．中大脳動脈の深部穿通枝（レンズ核線条体動脈 lenticulostriate artery）は，中大脳動脈主幹部から鋭く曲がるため，多くの塞栓子は中大脳動脈表層部の分枝に流れ込む．患者の半分以上でこの領域が障害されている．塞栓子の大きさにより閉塞される血管の内径が決まる．たとえば，中大脳動脈主幹部閉塞は比較的大きな塞栓子であることが必要であり，深部，表層部の梗塞を混合する脳梗塞の頻度は低い[1]．

隣接する前大脳動脈 anterior cerebral artery や後大脳動脈 posterior cerebral artery との境界領域に接する脳表の中大脳動脈分枝終末の内径はさまざまであり，主幹部あるいは皮質枝といった閉塞部位により，どの程度遠位まで梗塞巣が拡大するかが説明される．皮質枝全域の梗塞は頻度が高く（ある統計では3%），中大脳動脈上方枝領域と中大脳動脈下方枝領域の梗塞はそれぞれ18%と14%である[2]．梗塞は特に左側に多い[3,4]．

解剖と血管支配領域

中大脳動脈は最も大きく，また最も複雑で，6つの主要な脳血管と連絡している．解剖と血管支配領域は，着色物質の注入[5]，解剖用顕微鏡[6,7]，血管造影[8]，CT[9,10]，MRI，MRA，コンピューターによる三次元再構成[11]などのさまざまな手法で確定されてきた．

中大脳動脈はしばしば幹といくつかの枝をもつ木に例えられるが，分枝のパターンには決まったものはない．最も一般的なパターンは，主幹部があり，それに沿ってレンズ核線条体動脈が分岐して，その後2つの主要な分枝（上方枝と下方枝）に分かれる．上方枝は，島回，前頭部，中心部を灌流し，下方枝は，典型的には島回を過ぎるまでは分岐せず，側頭葉，後頭葉外側部を灌流している（78%）．頭頂葉と角回は，上方枝または下方枝から灌流される．稀な変異として，主幹部が3分岐し，そのうちの1分枝が側頭葉前部を灌流する（12%）．その対極にある変異のパターンとして，約15本の分枝が短い主幹部から扇状に広がることもある（10%）[6,12]．中大脳動脈の頭蓋内での変異は17種が観察されている[5]．

主幹部は，直径2.4～4.6 mm，長さ18～25 mmと幅がある[6,12-15]．5～17本のレンズ核線条体動脈が，主幹部，最も一般的にはその背側から分枝する．これらは，内側枝と外側枝に分かれ，外側枝の血管径は内側枝のほぼ2倍である[7]．これらの分枝は前有孔質に入り，尾状核頭部，尾状核体部，内包前脚上部，内包膝部，内包後脚前部，被殻，淡蒼球外節を灌流する．最大かつ最外側のレンズ核線条体動脈は，二次主幹部から分枝することがあり（15.3%），典型的には，特に主幹部が短い場合に中大脳動脈上方枝の起始部から数cmの部分から分枝する[16]．

■ 中大脳動脈の皮質動脈領域

中大脳動脈領域には，以下の3つの主要な部分がある．（i）皮質，皮質下領域の大部分，（ii）前大脳動脈や後大脳動脈との境界領域，（iii）皮質枝と深部枝の間の皮質下境界領域

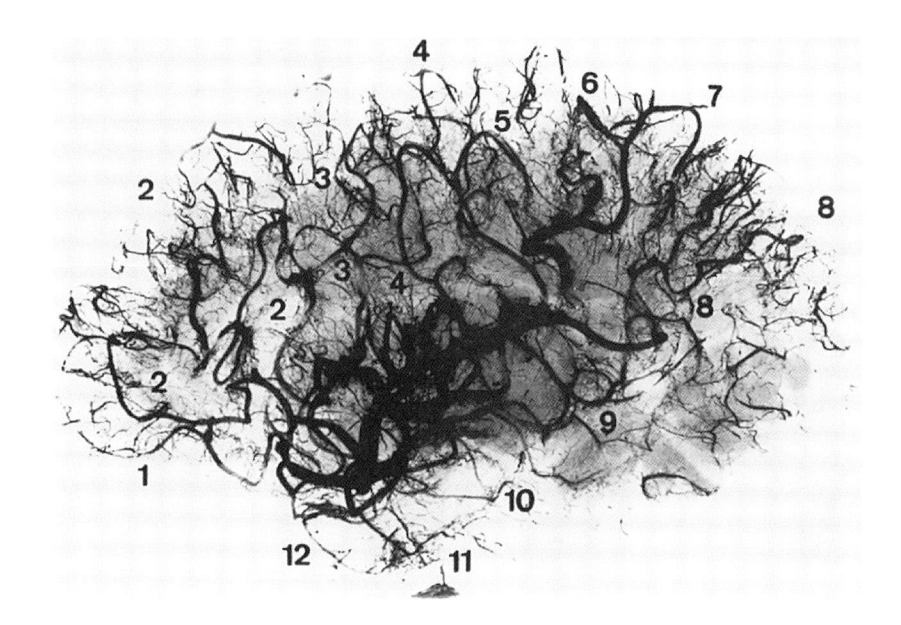

図30.1 中大脳動脈の選択的描出．外側像．
1：眼窩前頭（外側前頭脳底）動脈，2：前前頭動脈，3：中心前（前 Roland あるいは中心前溝）動脈，4：中心（Roland あるいは中心溝）動脈，5：前頭頂（中心後溝）動脈，6：後頭頂動脈，7：角回動脈，8：側頭後頭動脈，9：後側頭動脈，10：中（内側）側頭動脈，11：前側頭動脈，12：側頭極動脈．
（Salamon, 1973[17] より許可を得て転載）

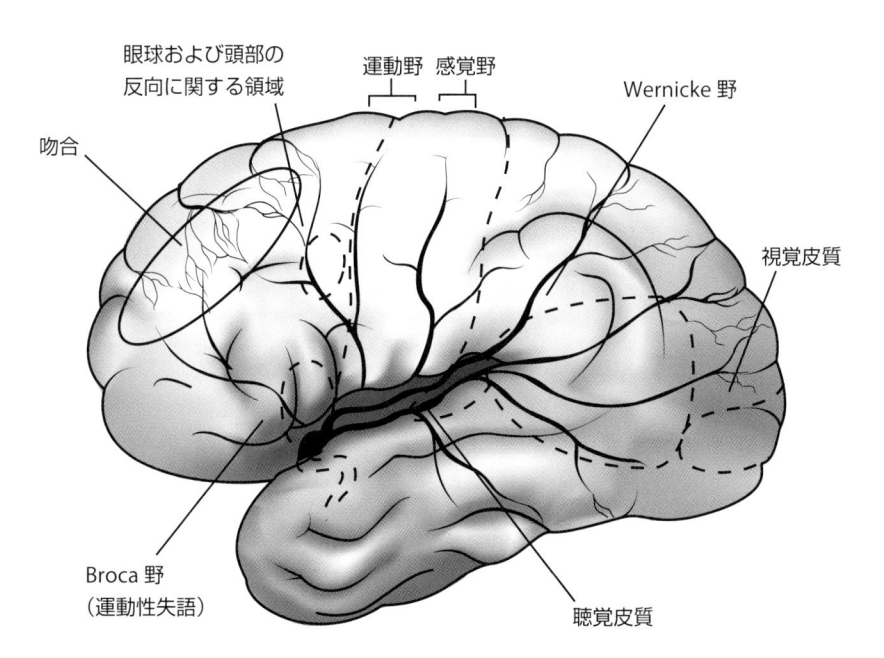

図30.2 中大脳動脈領域の主要な臨床解剖学的関連．境界領域に存在する吻合の例を，上前頭領域に示した．
（Mohr JP, Gautier JC, eds. Guide to Clinical Neurology. New York, NY: Churchill Livingstone, 1995; 567 より許可を得て転載）

である．皮質領域では，大脳半球円蓋部の4/5と，外側眼窩前頭葉，頭頂葉，側頭葉外側部が，12本の軟膜枝により灌流されている[6]．この軟膜枝について，Salamon[17]が提唱した広く用いられている分類を示す（図30.1）．さらに，血管造影のテンプレート[18]（図30.2）も作成されており，臨床医が脳梗塞に陥った領域を同定する際に有用である．CTやMRIの中大脳動脈皮質枝領域[19]と半卵円中心領域[20]でのテンプレートも作成されているが，血管構築の優位なパターンを提示しているにすぎない[20]（図30.3，図30.4）．

Sylvius 裂へ入る部分で，外側溝から異なる長さの皮質枝のいくつかが，大脳半球の外側表面（前頭葉，頭頂葉，側頭葉上部），白質，前障，最外包を灌流する[17]．それらは扇型に分布し，他の分枝と交叉することはなく，外側円蓋部を分節状に灌流する[21]．2分岐の場合には，上方枝は，眼窩前頭動脈，前頭前動脈，中心前動脈，そして通常，中心溝（Roland 溝）動脈へ分枝する．下方枝は，典型的には Sylvius 裂の終末部で現れ，後頭側頭動脈，中側頭動脈，前側頭動脈，側頭極動脈，側頭後頭動脈に分枝する．後頭頂動脈，前頭頂動脈，角回動脈は，上方枝と下方枝のどちらかから分枝する．3分岐の場合には，上方枝は，眼窩前頭動脈，前頭前動脈，中心前動脈に，中枝は，中心動脈，前頭頂動脈，そしてときに，中心前動脈，後頭頂動脈，角回動脈，側頭後頭動脈に分枝し，

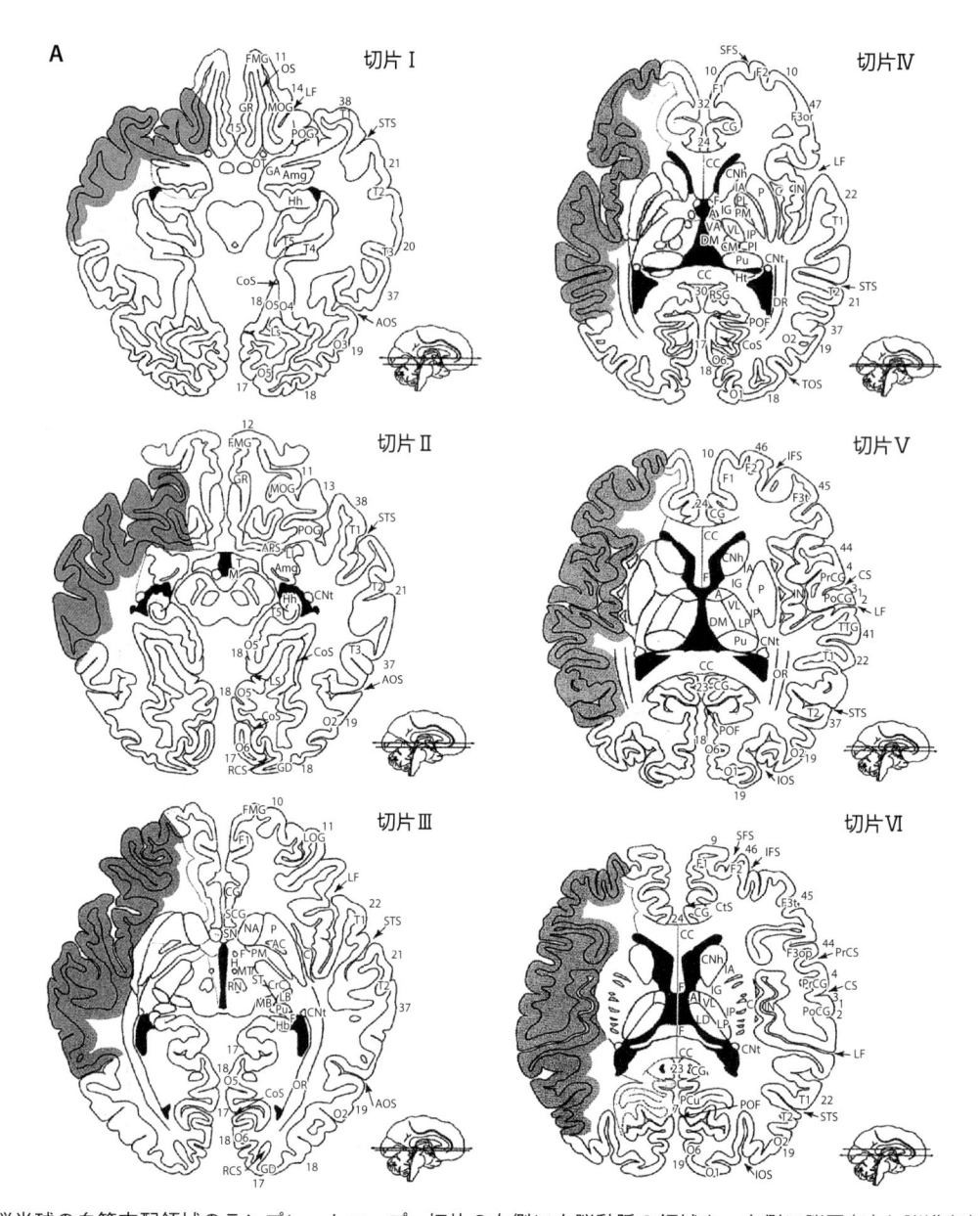

図 30.3 大脳半球の血管支配領域のテンプレートマップ．切片の左側に大脳動脈の領域を，右側に脳回（**A**）と脳溝（**B**）の解剖学的構造および Brodmann 領野を示す．

AG：角回，CG：帯状回，F1：上前頭回，F2：中前頭回，F3：下前頭回，F3op：下前頭回弁蓋部，F3or：下前頭回眼窩部，F3t：下前頭回三角部，FMG：前頭眼上回，GD：下行回（Ecker），GR：直回，LOG：外側眼窩回，MOG：内側眼窩回，O1：上後頭回，O2：中後頭回，O3：下後頭回，O4：紡錘状回，O5：舌状回，O6：楔部，P1：上頭頂回，P2：下頭頂回，PCL：中心傍回，PCu：楔前部，PoCG：中心後回，POG：後眼窩回，PrCG：中心前回，RSG：後膨大部回，SCG：梁下回，SMG：縁上回，T1：上側頭回，T2：中側頭回，T3：下側頭回，T4，紡錘状回，T5：海馬傍回，TTG：横側頭回．

下方枝は，側頭極動脈，後側頭動脈，前側頭動脈，中側頭動脈，そしてときに，後頭頂動脈，角回動脈，側頭後動脈に分枝する．

一般に皮質動脈は分枝をお互いに共有することはないとされていたが，現代の血管造影により，分枝狭窄がある場合には，軟膜枝同士の側副路ができることが証明されている．個々の分枝は，小動脈および細動脈が軟膜枝と端端，端側，側側で吻合することで，密なネットワークを形成し，皮質境界領域で 1 cm 以上の幅をもって前大脳動脈や後大脳動脈と連絡している[22]．吻合ネットワークは，通常，末梢循環不全を伴う全身性低血圧において分水嶺として記述されるが，主要な皮質動脈の間に広がる境界領域とは異なり，長い穿通枝の境界領域では短い穿通枝の境界領域よりも先に虚血領域が求心性に円状に広がる[23]．

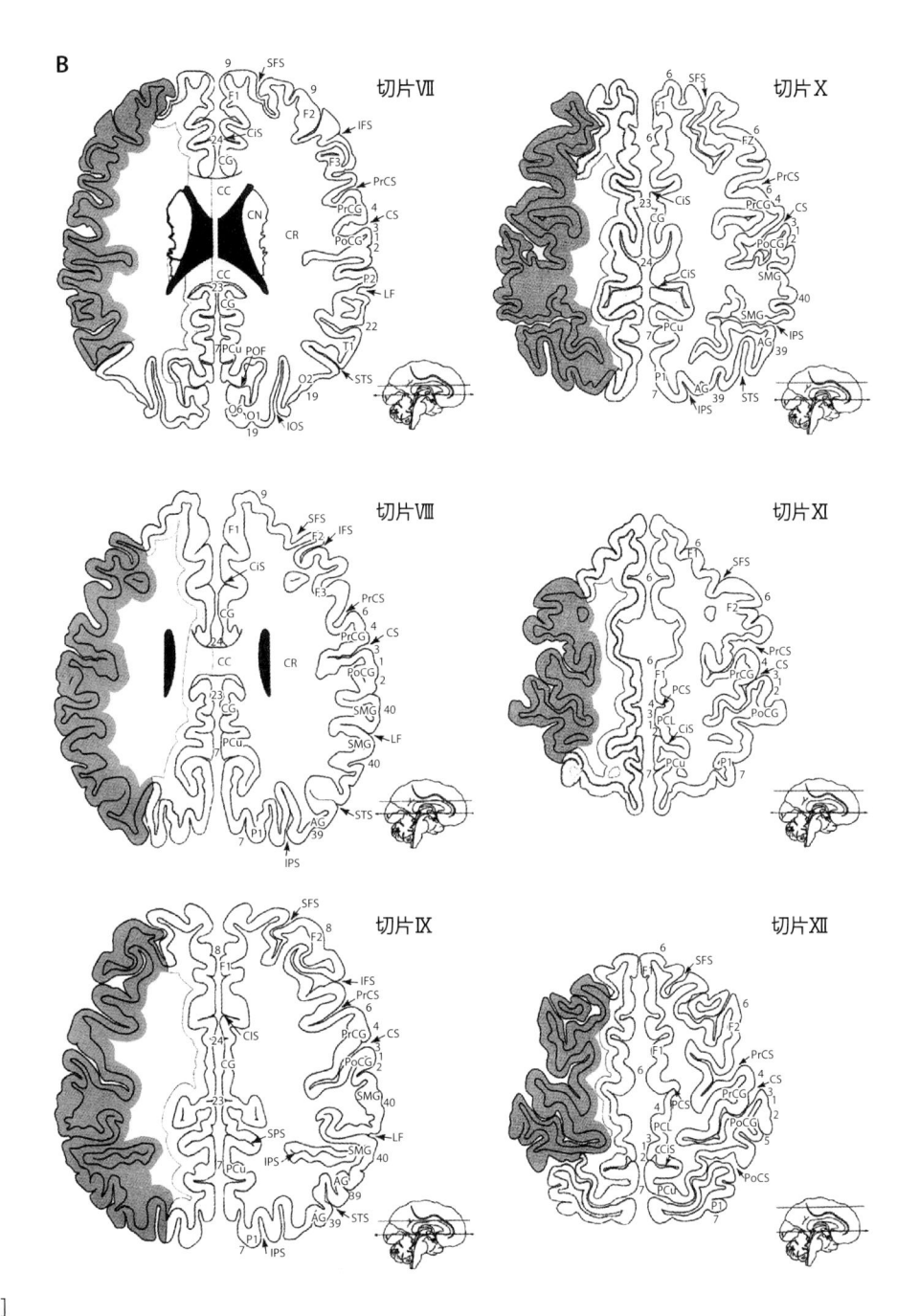

図 30.3 [つづき]
AOS：前後頭溝，CaS：鳥距溝，Cis：帯状溝，Cos：脳梁，CS：中心溝，IFS：下前頭溝，IOS：後頭内溝（上後頭溝），IPS：頭頂内溝，LF：外側溝，LS：舌状溝，OS：嗅溝，PCS：中心傍溝，PoCS：中心後溝，POF：頭頂後頭溝，PrCS：中心前溝，RCS：後鳥距溝，SFS：上前頭溝，SPS：下頭頂溝，STS：上側頭溝，TOS：横後頭溝．Brodmann 領野の説明は省略する．
（Tatu et al., 1998[19] より許可を得て転載）

　中大脳動脈の皮質枝は，半卵円中心を抜け側脳室上部に至る髄質動脈を通して，ほとんどの大脳白質を灌流している[24]．これらの髄質動脈は，通常，それぞれ単一の領域を灌流しており，他の動脈とは吻合しない[25]．深部境界領域は，髄質動脈と中大脳動脈の深部穿通枝（Duret のレンズ核線条体動脈），前脈絡叢動脈により形成されている．この境界領域は放線冠深部のレベルにあると考えられている．動静脈奇形で観察されるような異常血管であっても，確実に証明された髄質動脈の吻合はないため，この領域を分水嶺ということはできない．

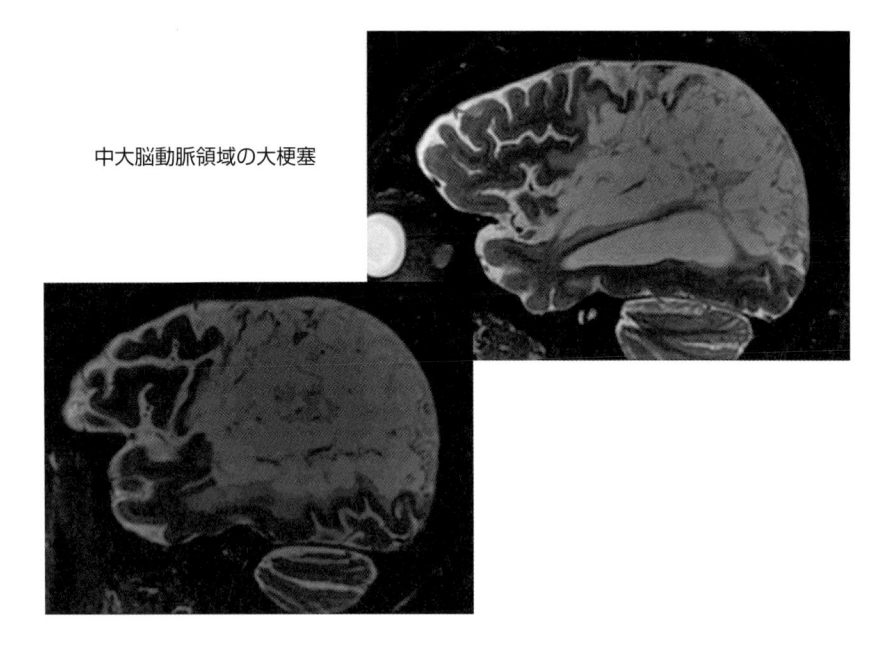

図 30.4 左中大脳動脈領域の大梗塞．Sylvius 裂，Roland 動脈，上行頭頂動脈，角回動脈，後および外側側頭動脈領域を巻き込み，持続する全失語と中等度の片麻痺を認める．

　ヒトでは，中大脳動脈の解剖学的変異や奇形は 3％以下である[26]．二重中大脳動脈は 109 例の剖検脳で 1 例報告されている[27]．Kai ら[28] は，A 型と B 型の分類を提唱しており，A 型は内頸動脈頂部から分かれ，B 型は前脈絡叢動脈と内頸動脈頂部の間から分かれるとしている．Chang と Kim[29] は，画像研究の大規模なレビューから，25 例(1,250 例の血管造影から 9 例，2,527 例の MRA から 7 例，1,453 例の CTA から 9 例)の二重中大脳動脈を見いだしている．前大脳動脈から分かれ前頭極領域を灌流する副中大脳動脈はあるが，中大脳動脈が欠損するということは非常に稀である．例外として，前大脳動脈[30,31] と視床灰白隆起動脈が中大脳動脈に起始している場合がある．

中大脳動脈の放射線学的記述

　中大脳動脈は，古典的には 4 つの部分に分けられる．M1 部または球状部は，中大脳動脈の起始部から始まり，水平方向に広がって 2 分岐部の直後で終わる．レンズ核線条体動脈と，前頭葉や側頭葉に分布する小さな皮質枝を分枝し[6]，中大脳動脈膝部で 90 度曲がる．M2 部または島回部は，島回を走行し多数の皮質動脈を分枝して島輪絡溝で終わる．M3 部または鰓部は，2 回 180 度曲がった後に Sylvius 裂の表面で終わる[12]．M4 部または皮質部は，Sylvius 裂から脳表に現れ，脳溝や脳回に沿って走行して大脳半球の皮質表面に伸びる．

中大脳動脈症候群

　画像診断の導入以前は，症候学が神経学的研究や診療において重要な要素であった．多くの症候群は，インスピレーションによる推測や，急性の臨床イベントからかなり時間を経て得られた剖検によって確認あるいは否定された事項を反映している．

　病変の部位や大きさ，症状の原因やそれらの評価についての洞察を重ねることで神経症候学と呼ばれてきた．しかし，画像診断の信頼性が高まるにつれて，それらの洞察の意義がいくぶん低下してきている．このような結果は，古典的な症候学を検証したり，脳卒中後の症状改善などの機序を知るには絶好の時機がきたと考えた多くの人々を失望させることになった．

　中大脳動脈領域梗塞の個々の症候群について記述しようとする試みは 19 世紀に遡る．退職後の時間をこの研究に費やしたといわれる Solomon Henschen[32] が，膨大な資料の中から剖検による文献を収集したのが始まりである．より最近になって，Foix と Lévy[33] は，中大脳動脈領域梗塞のさまざまな臨床症候は，梗塞の部位，大きさ，病巣側に依存すること示した．いくつかの臨床症候が，ある中大脳動脈分枝領域梗塞であることを強く示唆するものとされてるが，多くの部位で脳梗塞が生じると，あまり特徴がない区別しにくい症候を呈する．本章で引用した新たな文献では，主幹部，灌流領域，分枝レベルでの臨床症候の多様性について十分に示し，古典的・非古典的な症状症候の症候学的な予測可能性や信頼性に対する疑問が提起された．文献レビューでは，臨床

検査の範囲，評価の時期，脳梗塞の大きさを示す所見を確認することは必ずしも容易ではない．構造機能連関を確立するための挑戦は，脳実質のCTやMRIが行われる以前からなされており[34]，その後も継続されている[35]．

CTとMRIが発症から数時間以内に容易に撮影できるようになったことは，早期に脳梗塞の大きさを確定し，経過を観察する機会を大幅に拡大させた．最近の研究により，念願である脳の可塑性についてのエビデンスが集まりつつある[36,37]．このような努力により，すでに確立され，変わらない古典的な構造機能連関についても新たな理解が加えられている．本章では，古典的症候群にこれらの洞察を加えて記述する．

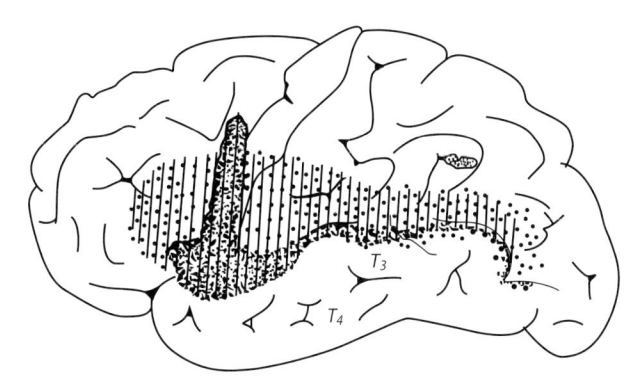

図 30.5 脳表の外観からはわからない深部構造に優位な Sylvius 裂周囲の大梗塞．持続する Broca 失語を認めた．
(Kleist K. Gehirnpathologie. Leipsig, JA Barth, 1934 より転載)

中大脳動脈皮質枝全域梗塞

中大脳動脈皮質枝全域梗塞は，通常，心原性または動脈原性塞栓による中大脳動脈主幹部閉塞によって生じ[38]，局所のアテローム性動脈硬化によるものは少ない[39]．そのような閉塞の影響は変化に富む．前大脳動脈と後大脳動脈との境界領域を通じて流入する側副血行が，中大脳動脈の遠位部分枝領域を灌流するため，中大脳動脈皮質枝全域梗塞は比較的少ない[2,40]（**図 30.4**）．

通常は中大脳動脈上方枝領域が障害されることが多いが，眼窩前頭枝や前側頭枝の領域はしばしば保たれる．これは，これらの分枝がより近位あるいは単独の血管として分枝していることによる[33]．

中大脳動脈領域梗塞が全域に及ぶと，深部レンズ核線条体動脈領域梗塞と皮質動脈領域梗塞の合併を反映して，重篤な片麻痺が起こる[41]．前頭葉の障害では，混迷，さらには昏睡に至る．そのような状態では，対側の著明な多汗が起こることが報告されている[42]．眼球運動を支配している領域全体の障害では，急性期には病巣側向きの著明な眼球共同偏倚が生じる．関連する対側の半側無視は，視野検査で半盲のような印象を与えるが，視放線や後頭葉のシステムは典型的には保たれている．同じく，病巣側の顔面，上下肢，体幹の体性感覚検査もまた半側無視の影響を受け，検査での反応性が低下して，不可解な結果となり検者は戸惑うことになる．

梗塞が全領域でないときの臨床像は，しばしば部分的な感覚鈍麻を伴う単独の顔面と上肢の感覚運動障害のみで，上肢遠位優位[43]となる[33,34]．片側感覚障害は，しばしば顔面以外の同じ分布領域における触覚と識別覚が主に障害される[33]．

中大脳動脈の近位領域（Sylvius 裂周囲，島回，弁蓋部）は，梗塞を免れた境界領域からの側副血行による十分な逆行性血流があることは稀なため，この領域の梗塞による神経心理学的異常は，通常，目立った症状として現れる．言語の優位半球の障害では，失行の検査が実施できないほどの重篤な全失語 global aphasia となる．非優位半球の障害では，病態の否認[44]，急性錯乱状態[45]，閉眼維持困難[46]を含む動作維持困難[44,46-48]，ささやき声[47]，対側視空間無視，疾病無関心，着衣失行および構成失行[44,48]，稀に感覚性失韻律[49]が観察される．

中大脳動脈上方枝（前方枝）領域梗塞

上方枝主幹部は非常に短い（20〜50 mm）ため[33]，この部位の梗塞は少ない[33,50]．しかしながら，梗塞になった場合，梗塞巣は典型的には非常に大きく，前頭葉，Roland 領域周囲，前頭頭頂葉のほとんどが障害される（**図 30.5**）．通常，原因は大きな塞栓であり，粥腫（アテローム）は稀である．臨床像は中大脳動脈領域の部分的な梗塞との区別が困難である．

通常，対側の顔面上肢優位（ときに軽度の下肢麻痺を伴う）の片麻痺と，同じ分布の片側感覚障害が通常生じる．眼球共同偏倚はあまりみられないが，対側への眼球探索を減少させ，頭部と眼が正中に残る半側無視を伴うことが多い．中大脳動脈皮質枝全域梗塞で述べたように，半側視空間無視は，しばしば半盲と間違われるが，視放線と後頭葉は障害されない．

神経心理学的機能障害は，よくみられる症状であり，島回や弁蓋部の障害を反映している[51]．会話や言語の優位半球が障害される脳梗塞では，しばしば発症時に無言を伴う全失語（純粋語啞）がみられ，数日から数週間で Broca 失語へ進展する．これには，しばしば口舌顔面失行を合併する[52]．稀に，言語障害が消失したり，Wernicke 失語となったりすることもある[3]．脳卒中後うつ病は，左前頭葉梗塞では特に頻繁に観察され[53]，軽度の Broca 失語と関連している[54-56]．非優位半球の脳梗塞では，中大脳動脈上方枝領域の 2/3 以上

の脳梗塞で急性錯乱状態を認めることがある[45]．半側注意障害や半側視空間無視にはさまざまな程度があり，通常，構音障害または失韻律（旋律や感情的な抑揚のない単調な発話）を合併する[57]．片麻痺の否認[58]（あるいは眼を閉じたまま ものが見えると主張する閉眼の否認[59]）も報告されており，これは特殊な診察により診断すべき重要な病態である．

中大脳動脈上方枝の分枝領域梗塞

■ 眼窩前頭（外側前頭脳底）動脈領域梗塞

眼窩前頭動脈 orbitofrontal artery（外側前頭脳底動脈 lateral frontobasal artery）は，中・下前頭回と前頭葉の下眼窩部を灌流している[11,17]．片側眼窩前頭動脈単独の梗塞は例外的である．というのは，眼窩前頭動脈や他の脳表動脈の上方枝にはアテローム性動脈硬化が少なく，また，塞栓子はまっすぐな血管に流入するものであるが，眼窩前頭動脈は中大脳動脈上方枝から鋭角に分枝しているので塞栓子が流入しにくいためである．眼窩前頭動脈が障害されるときには，通常，近接する前頭前動脈と中心動脈領域も一緒に閉塞する．血管造影で評価された中大脳動脈閉塞42例のうち，眼窩前頭動脈単独で障害された例は1例のみであった[18]．その例は，当時は脳動静脈奇形の塞栓術に一般的であったが，今では時代遅れとなった治療用シリコン製塞栓ペレットによる塞栓症であった．

稀であるがゆえに，この分枝の臨床像は明らかになっていないが，対側の強制把握や眼球共同偏倚[18]を伴う前頭葉症候群，社会的脱抑制，非常識，強迫的冗談（Oppenheimのふざけ症 Witzelsucht）[60]，乱暴な行動，不適切な遊び好き，持続的な笑い（Jastrowitzのモリア moria）[61]などが含まれるとされる．ふざけ症に関する最新の文献は期待はずれのものであり，報告されている原因は，脳梗塞ではなく，非優位半球の被殻出血によるものであった[62]．

■ 前頭前動脈領域梗塞

前頭前動脈 prefrontal artery は，上方枝から枝つき燭台型に分枝して，前頭葉の中前頭回，上眼窩三角部，弁蓋前部を灌流する[11]．神経心理学的異常（Luriaの前頭葉症候群）と相対的な感覚運動障害は，この領域の脳梗塞で最も目立つ症候である[63]．把握反射を認めることがある[64]．行動障害は，プログラミング能力，使用低下，模倣行動にも関連した認知・行動異常[65-67]，保続，抽象化とカテゴリー化の障害，精神的柔軟性の障害など多様であり，より大きな梗塞では無感情や無為がみられる．妄想は，時間と場所の見当識，過去の出来事，家族の識別を障害しうる．これらの症候群は，非優位半球の梗塞でしばしば報告されており，通常，脳萎縮が存在するような状態で起こる[68]．少数の文献では，いわゆる超皮質性運動性失語の存在が主張されているが，非優位半球のこの領域の梗塞でより多くみられる運動否認と比較して，この失語はほとんど認められない．

■ 中心前（前 Roland，中心前溝）動脈領域梗塞

中心前動脈 precentral artery（枝つき燭台型，前頭弁蓋動脈 operculofrontal artery，中心前溝動脈 precentral sulcus artery，前 Roland 動脈）は，主として中心前回の前部と中部，中前頭回後部，前頭葉の上眼窩部を灌流する1本の分枝，または，多くても，2，3本の分枝として存在する．虚血例での信頼性の高い症候群の報告はきわめて少ないが，通常は，境界領域を走行する前大脳動脈から灌流される側副血行が少なく，中大脳動脈主幹部高度狭窄があるような場合に，いくつかの分枝の終末部の虚血性脳梗塞により，この前頭葉高位部は障害される．

Freund と Hummelsheim[69] は，脱力の症候群（下肢より上肢に強い）や，上肢近位の外転，内転，挙上，屈曲，伸展の障害を報告したが，その後，この症候群の再現性を観察する研究は行われていない．同様に，連続する運動系列課題を滑らかに行えない（Luria の前頭葉症候群[70]）といわれている．しかし，通常パターンの上肢遠位優位麻痺を示す報告はない．前頭葉梗塞で予想されるように，感覚障害はないか，あるいはごく軽度である[71]．神経心理学的障害は，中心前動脈領域の障害が単一か複数かにかかわらず，前頭葉高位部の脳梗塞に特徴的な症候である．Luria[70] は，それぞれの動作は独立して容易に正しく行うことができるが，1つの動作から別の動作への円滑な切り替えの障害として特徴づけられる運動前野症候群または運動調律の障害（肢節運動失行）を報告している[69]．そのような非優位半球の脳梗塞では，Fisher により命名された動作維持困難 motor impersistence という症状は，簡単な動作〔開口や挺舌の維持，息止め[72]，10秒以上の閉眼維持（閉眼失行[73]）〕を調べることで発見される．半側無視は，通常，Roland 領域後方の病変で観察される[74]．しかし，右運動前野病変[75]でも，同様の運動プログラム協調の困難，自発的な認識反応の消失，正しい姿勢をとることの遅延や正しい姿勢をとっているという間違った思い込み，疼痛に対する不随意的な逃避反応の障害[41]，対側への運動の反応時間の延長[76]を伴って，半側無視が観察されることがある．前頭葉病変による無視と頭頂葉病変による運動行動の無視とを区別することは容易ではない．その代わり，この症候群の特徴として，消去に特化した検査課題における対側の反応性の低下がある（たとえば，線分二等分課題は正常であるが，面に多数散らばった文字の中から1つの文字を見つける課題は障害される[77]）．

会話と言語の障害の多様性は，優位半球の中心前動脈領域の梗塞で説明されている．これに関して，症候群から導かれる定型的な定義は不変のものかどうかという疑問が提起されている．最も多い徴候は，初期の無言，それに続いて数時間から数日以内に生じる調音の異常（構音障害性音節）があるが，文構造には明瞭な障害はみられない．この症候群では運動性失語の急速な改善[50,78]がみられたことから，優位半球の下前頭弁蓋部に限局した脳梗塞によりBroca失語を説明できるとする古典的なコネクショニズムの理論に異議を申し立てた（図30.6）．

他の著者が提唱している失語の定義として，正確なものではないが，以下のような型が記述されている．（ⅰ）失語ではなく，読字，復唱，音読，呼称などにより改善されない構音障害性の発話を伴う純粋語唖 aphemia あるいは純粋発語失行[79]．（ⅱ）Pierre Marie の純粋構音不能 pure anarthria．（ⅲ）古典的には優位半球の離れた2領域〔1つは後方，もう1つは前方の言語領域（Tranel らの6例の症例報告）〕の病変により生じる片麻痺のない全失語[80,81]．CTで示された単独の左側頭頭頂葉梗塞[82]．血管造影で優位半球の脳回の印象的な造影効果と視床梗塞を示した一過性症候群のより最近の症例[83]．（ⅳ）いわゆる超皮質性感覚性失語[84]．少数例だが，顕著な失読 alexia [33]．失計算 acalculia を伴う[85]．または伴わない失書 agraphia [86]．ときにアルファベットの錯書 paragraphia [50]．理解の障害[87]さえも報告されている．（ⅴ）いくつかの症例では，文法または語探索の障害，発話の遅延，復唱と理解が保たれた意味性錯語を伴う簡潔発話や文法的で分節長の発語が，離断症候群の時代遅れのモデルを引きずる用語である超皮質性失語[88]という興味深い名称で呼ばれている．

■ 中心（Roland，中心溝）動脈領域梗塞

中心溝は，前方領域は前頭部から，後方領域は後頭部からというように別々の分枝により灌流されている．稀には，中心溝は2本の平行する分枝により灌流され，前方の1本は運動野，後方の1本は感覚野を灌流している[11]．

中心動脈 central artery（中心溝動脈 central sulcal artery，Roland 動脈）の単独の脳梗塞は，はじめは Foix と Lévy により報告され，稀と考えられていたが，いくつかの症例が報告されている[18,89]．

この全域が障害された脳梗塞では，運動障害は重度であり，障害される運動・感覚機能は，下肢に限局したやや軽度のものから，運動障害と同様の分布の感覚鈍麻を伴う顔面と上下肢全体に及ぶものまでさまざまである[18,41,89]．この領域の末端の分枝閉塞では，印象的な腕，手首，手，指の部分的な麻痺を示す[90-92]．いくつかの症例では，中心溝動脈後方枝

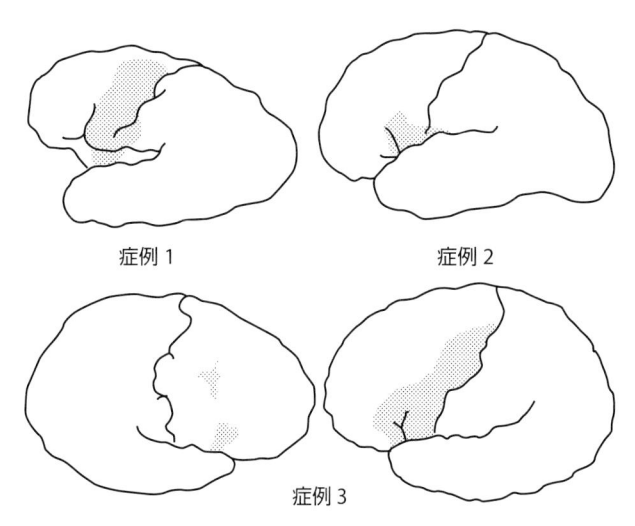

図30.6 運動性失語が急速に改善した3例．
（Mohr, 1973[78] より転載）

の閉塞による頭頂弁蓋部に限局した脳梗塞で起こる，いわゆる手口症候群 cheiro-oral syndrome（手掌と口の感覚鈍麻，Bruyn の後弁蓋部症候群）が報告されている[93]．

独立した例では，固定姿勢保持困難を伴い感覚障害がない上肢の片側運動失調が報告されている（Nighoghossian らの1例の症例報告[94]．Tatu らの7例の脳梗塞の報告[95]，書字振戦[96]．分節性動作時ミオクローヌス[97]もこの中に含まれる）．

両側の一次運動皮質（前頭弁蓋部）障害で，反射的および自律的機能は保たれ，構音不能 anarthria または重度の構音障害 dysarthria を認める顔面筋・咽頭筋・舌筋・咀嚼筋の随意運動障害を伴う前弁蓋部症候群（Foix-Chavany-Marie 症候群）が報告されている[98-105]．これらの症例は，発音の困難さを有しているが，その症状を付随して生じている言語障害の所見と区別することはできない．片側の脳梗塞で両側前弁蓋部症候群を呈した症例は，Berthier らの画像診断や剖検による研究[106]だけでなく，Pertuiset と Perrier らによっても報告されている[107]．

■ 前頭頂（中心後溝）動脈領域梗塞

前頭頂動脈 anterior parietal artery（中心後溝動脈 post-central artery）の灌流領域は中心後回後部を含み，中心溝傍矢状部，下頭頂回前部，縁上回，上および中側頭回などを含むことは少ない．前頭頂動脈領域梗塞は，比較的少なく，その理由としては，主として局所のアテロームが少ないことと，塞栓は中大脳動脈上方枝のより近位の分枝を閉塞する可能性が高いことが挙げられる．Lausanne Stroke Registry の2,500例以上の中で，この脳梗塞はわずか18例（右側：5例，

左側：13 例)であった[108].

　優れた聴覚理解と十分な発声能力がある状態で復唱が困難になる状態は，伝導性失語 conduction aphasia と呼ばれる．Wernicke の独自の観察以来，これは"Leitungsaphasie"として知られ，その概念は，推察される白質路(弓状束として知られる)，つまり上側頭面内の聴覚系と前頭葉下部の発話系の結合の遮断と考えられている．その結果，音，文字，単語，文節，文などの復唱が障害される．これらの障害は，発音の誤り，すなわち，いわゆる錯語として容易に検出可能である．

　視床出血や皮質下出血などの疾患の急性期に，このような症候群を示す例は少ない．実際に復唱の保続に関して，剖検または画像診断(視床出血[109])により詳細に確認・記録されているが，それらはこの概念に異議を投げかけている．さらに，明瞭な皮質下経路の障害を伴わない頭頂葉下部の円蓋部梗塞に関連する症候の多くは，それらの患者が実際に発音障害を有しており，その障害は口腔咽頭の位置決めに関する求心性調節障害を反映したものであるという考え方を支持している．Luria により提唱された(しかし立証されていない)求心性運動性失語[110]や運動感覚性失語[111]は，通常，短期間のみ観察される[112]．脳卒中患者の伝導性失語は，一般に側頭頭頂葉梗塞に続発する Wernicke 失語が進展したものであることを強調しておきたい(後述)．

　典型的異常は，正確な口腔咽頭の位置決めが必要な複合的多音節(たとえば，"six mixed biscuits" や "he sells seashells down by the seashore")の復唱に関する課題(一般に健常人にさえ生じる問題)により最も容易に示される．いくつかの報告では，誤りは，文字ではなく，口語で生じ，誤った単語は目的の単語といくらか弱い関連がある(たとえば，復唱の際に期待される数字とは別の数字を言う)[113]．Wernicke 失語の重要な症候である字性または語性錯語と関連する病変部位についての専門家による文献では，Wernicke 失語を呈すると考えられる病変は，上側頭面を除く頭頂弁蓋部に限局した梗塞であることが立証されている[114]．神経画像が普及する以前にはこのような症候学の詳細が重要とされ，たとえば，伝導性失語の症状があれば皮質下脳卒中，おそらくは脳出血と診断されることが多かったが，現在では実際の原因は塞栓による皮質の表層梗塞であることが証明されている．多くの臨床医にとって症候学の重要性が低下している現在，画像所見は診断に有用な手段となっている．

　上行頭頂動脈は多くの中心後回の皮質感覚系を灌流しているとすれば，片側の感覚障害は一般的な所見となるはずであるが，運動機能は保たれる一方で感覚機能は障害される感覚運動性脳卒中の主要症候として観察されることはあまり多くない．この分枝領域梗塞は，むしろ急性の片側感覚障害のスペクトラムを特徴づける稀な症候群に関連している．このスペクトラムの一端には，自傷を気づかないほどの重度の半側感覚無視があり，他端には，痛覚が誇張あるいは遷延された状態さえある．感覚障害が顕著であるとき，偽性視床症候群 pseudothalamic syndrome と呼ばれるような典型的な視床梗塞と近似した障害を示す．これは，視床梗塞または出血による疼痛を示す Déjerine-Roussy 症候群[115]の共同研究者である Roussy と Foix によって最初に報告され[116]，後に Foix らにより再び報告された[117]．この感覚障害では，典型的には顔面，上肢，下肢，そしてしばしば体幹の感覚の基本的要素(触覚，痛覚，温度覚，振動覚)が障害され，通常は上肢優位である[111,117-119]．梗塞は島回後部，頭頂弁蓋部，縁上回前部，それら直下の白質を含んでいる[119,120]．視床梗塞と頭頂葉梗塞の鑑別方法を知らない臨床医がこの症候群に直面した場合，感覚障害だけでは鑑別できないため，関連する神経心理学的障害(言語障害または視空間障害)によって疑うことができる．

　臨床医が病変と症候群との関連を固定的に覚えていると，半側無視や自傷と関連する症候群(疼痛の失象徴 asymbolia for pain とも呼ばれる[118,121])の観察に自信がもてなくなり，その正反対の訴え[易刺激性あるいは自発性の疼痛(灼熱痛，凍るような痛み，絞扼性の疼痛)[122]，痛覚過敏の積み重ね，異痛症(アロディニア)]を重視するかもしれないが，これらは，島回，頭頂葉下部の脳梗塞で報告されている．これらの症候群が，急性期，あるいは2～3か月後に出現する理由は[123]，十分にはわかっておらず，観察されることも稀である．

　最後に，片側感覚障害(急性期に検査され，剖検との関連が示された1例[124])，感覚消失，軽度の運動麻痺(顔面下部の左右差，または手末梢の巧緻運動障害)，あるいは稀に手の運動失調とジストニア肢位[119]を伴わない頭頂葉性失調が報告されている．

　頭頂弁蓋部梗塞による手口症候群の希少性は，頭頂弁蓋部が側頭頭頂枝と前頭頂枝の二重血管支配を受けることによると推測されている．その臨床症候には，上肢末梢の強い感覚過敏を伴う他覚的または自覚的感覚障害〔主として位置覚，立体覚，描画覚障害 dysgraphesthesia (Verger-Déjerine の皮質感覚鈍麻)を含む〕と，稀には温度と疼痛に対する反応障害がある[125,126]．しかし，手口症候群は，視床障害でより一般的に報告されており[127-130]，橋梗塞[130]，橋出血[131-133]，中脳出血[134]での報告は少ない．

　非優位半球梗塞では，片側感覚無視，または視空間および視覚構成異常が一般的な症状であり，主として右頭頂葉下部の障害による[74]．半側視空間無視がない場合，特定の運動および視覚行動(acute hemiconcern と呼ばれる)は，右前頭

頂動脈領域梗塞の少なくとも半数の症例で遭遇する[135]. 脳梗塞急性期の 0.2％以下の症例で観察されるこの稀なパターンは，急性片側感覚障害を伴う他の領域（視床，内包，脳幹）の梗塞ではみられないため，右前頭頂動脈領域梗塞を強く示唆している．すべての症例で，重度の感覚障害を呈する．患者は，自分の体の左側に感覚を集中しており，自分自身の体を長い時間見つめ，左腕，左体幹，左脚を右手あるいは右足で絶え間なく撫で，触れ，つまみ，押し，持ちあげ，動かす．彼らの関心と活動性は，自分自身の体の左側に限定されており，左側空間への過剰な関心とは関連していない．急性期の神経心理学的検査では，どのようなわずかな異常も示されない．急性期の半側空間への関心は，一過性であり，数日以上は持続せず，左側の感覚異常の改善とともに消失する[108]．これは，通常，症状が見過ごされてしまう理由の1つである．

中大脳動脈下方枝（後方枝）領域梗塞

中大脳動脈下方枝領域梗塞は，Lausanne Stroke Registry の患者 2,000 例中，14％にみられた[3]．その領域は，上側頭動脈と中側頭動脈の分枝を包含しており，角回動脈や上行頭頂動脈さえも下方枝領域であることに基づいている．その領域の梗塞は，上側頭面，上および下側頭回を確実に障害し，後方への拡大は後大脳動脈からの逆行性の側副血行の程度による．側副血行の程度は非常に多様で，梗塞の大きさは予測できない（図 30.7）．

塞栓症は，他の閉塞機序よりも多く，通常は心原性であり，稀に局所アテロームに起因する[3,4,136,137]．中大脳動脈下方枝領域梗塞の内因性閉塞は稀である[138]．側頭葉血腫の患者の約 10％が似たような症状を示すことに留意する必要があり[4,139]，臨床所見のみでは抗血栓療法を開始するのに十分な診断を下すことはできない．

梗塞巣は，島回を通り過ぎ，動脈が上側頭面表面に達した直後に分枝する下方枝領域の欠如を反映する．この分枝があるため，1 つの下方枝末梢領域の塞栓性閉塞が，角回動脈や上および中側頭動脈の分枝領域にわたる広範な梗塞となったり，1 本以上の分枝に限定したものになるという違いが生じる．側副血行は一般に，障害されていない後大脳動脈からこれら分枝末梢に生じるため，梗塞巣はいくつかの領域に明らかに限局することがある．一部の梗塞は，Sylvius 裂の上側頭終末部に事実上限局する．

臨床症候は，感覚運動領域の回避を反映する．神経学的所見は，主として視野と神経心理学的異常が特徴となる．運動麻痺は，もしそれが起こるとしても，一部の顔面上肢症状に限局され，しばしば一過性である．触覚と痛覚の感覚障害が

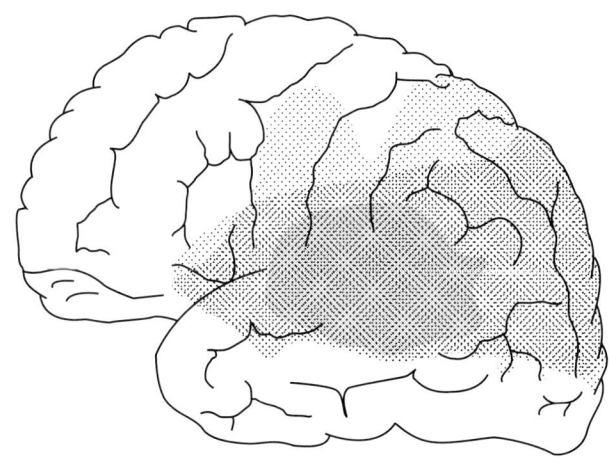

図 30.7 中大脳動脈下方枝領域梗塞の後方への拡大の主要な変異.
（Kertesz A, Lesk D, McCabe P. Isotope localization of infarcts in aphasia. Arch Neurol 1977; 34: 590-601 より転載）

存在することがあるが，症候は通常軽度であり，両側触覚刺激による診察が必要である．視野異常では，対側同名半盲に幅広い違いがある．梗塞がきわめて重度で脳室壁にまで深く達していると，完全な対側同名半盲が生じる．それほど深部に達していなければ，四分盲にとどまることもある[140]．脳表に限局され，視放線の多くを回避していれば，症状は主として半側視空間無視であり，長い単語の対側の端を読み落としたり，絵や図の重要な構成要素となる左右両端の部分を見落としたりする．

優位半球梗塞では，言語異常と行動異常が主要な症候であり，臨床像は典型的には Wernicke 失語を示し[141,142]，より限局された症候や伝導性失語を示すこともある．発話や発語の障害を認める例は，最初の数時間から数日間は重度であり，全失語を認めるが，通常は Wernicke 失語に向かい軽減していく[143]．

対側視野への反応は，典型的には明瞭な半盲がなくても障害される．この半側無視は，長い単語の音読における対側の末端，あるいは上から下へと続く文章で最も対側にあるすべての単語を読み落としたりすることに限定されることがある．

非優位半球の脳梗塞では，対側視空間無視が一般的な症候であり，聴覚，体性感覚，視覚刺激における無視も認める．半数の患者では，行動変容が最も目立つ[4,140]．急性混迷状態が最も多く[45,140]，またときに急性興奮性せん妄も認められる．これらの症状は，それぞれ優位半球梗塞の症状としてもみられる．色鮮やかな幻覚，妄想，感情的，自律的興奮も報告されており[45]，患者は興奮して，落ち着きがなく，不適切

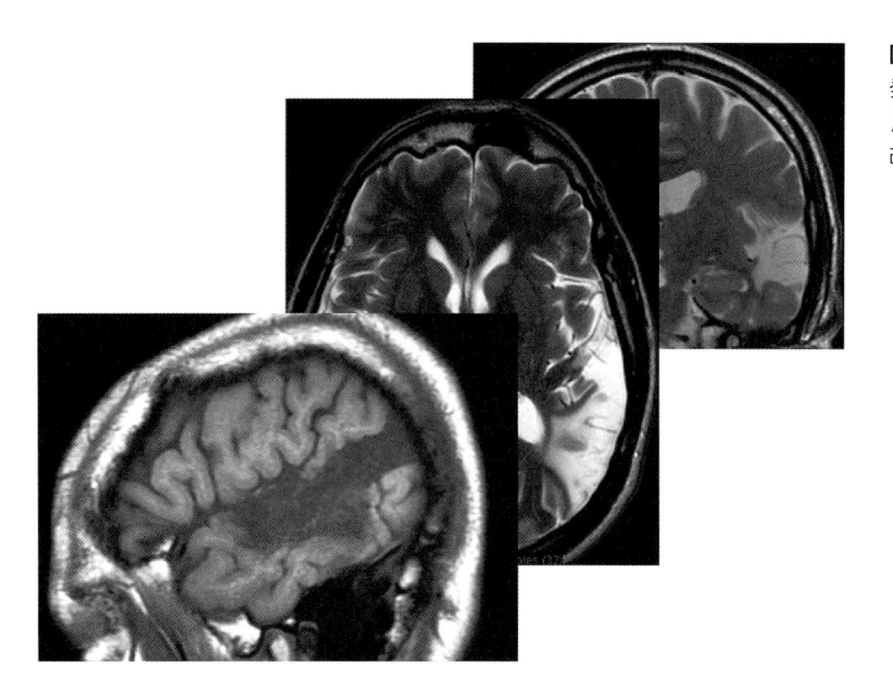

図30.8 中大脳動脈下方枝領域の大梗塞．発症時にWernicke失語が生じたが，数か月後には専門的職業を行えるレベルまで改善した．

な無関心，おどけ，不眠傾向を呈し，愚痴のような発言を続ける[144]．特筆すべきこととして，そのような急性興奮性せん妄は中大脳動脈下方枝領域梗塞の症候ではないが，広範な後大脳動脈領域梗塞，特に舌状回や紡錘状回を含む梗塞で報告されている．

感覚性失韻律は，非優位半球の中大脳動脈下方枝領域梗塞の急性期のマーカーのように思われるが，右中大脳動脈全域梗塞，右中大脳動脈上方枝領域梗塞[49]，右側の大きな皮質下梗塞[145]でも観察されうる．それは，偽感情的理解，復唱，感情的身振りの同定の障害を伴う感情的な発話の障害であり，感情表出は比較的保たれている[49,57,146-148]．感覚性失韻律は，おそらく右側頭葉後上部の損傷の結果生じる[49]．特に左側肢に顕著な姿勢の保続を伴った非対称性カタレプシーが，稀ではあるが報告されている[149]．このあまりみられない症状は，運動保持困難のミラーイメージとして観察され，重度の左側視空間無視や左側感覚障害と関連している．遅発性の脳卒中後うつ病は，左半球後部梗塞よりも右半球後部梗塞でより一般的に観察される[150]．

個々の側頭動脈領域梗塞

5本の側頭動脈 temporal artery の分枝の中で，典型的には3本だけが下方枝領域から分枝する．（i）側頭後頭動脈 temporooccipital artery は，外側後頭回の下部，上側頭回の後方1/2，中・下側頭回の後方末端を灌流する．（ii）後側頭動脈 posterior temporal artery は，上側頭回の中部・後部，中側頭回の後方1/3，下側頭回の後方末端を灌流する．（iii）中側頭動脈 middle temporal artery は，上側頭回，中側頭回中部，下側頭回の中部・後部を灌流する．

下方枝領域の遠位端と側頭動脈の分枝が非常に近接していると，それぞれの分枝閉塞による症状を明確に区別することができない．しかし，特殊な症状については多くの文献がある．これには，しばしば一過性で軽度の運動麻痺や感覚障害[140]を伴う対側の同名半盲あるいは上四分盲[33]がある．

Wernicke失語は，上側頭面が障害されるだけで生じると古くから想定されていたが，最近の神経画像では，Wernicke失語の重症度は，梗塞の後方への拡大の程度に関連することが示されている．また，限局した脳梗塞では，初期には症状が著しいが，急速にほぼ正常まで消失した症例も報告されている[151]．分枝閉塞領域の拡大により頭頂葉後部まで障害されるような脳梗塞では，聞くあるいは話すことよりも，読み書きがより強く障害されるのが特徴である[152]．純粋失読失書の症例はきわめて稀であり，頭頂葉後部梗塞による読字や書字に関する要素と，側頭葉後部障害による聴覚や発語に関する要素という2つの要素〔この2つの副次症状は語性（意味性）錯語の多くの特徴を有する〕からなるWernicke失語と考えたほうがよいと思われる．上側頭面を障害する脳梗塞であるにもかかわらず，当初みられた症状が，以前の専門的職業を行えるレベルまで改善する可能性もある（**図 30.8**）．健常者を対象として，Broca野とWernicke野の位置を推定するために言語課題を用いて行われたfMRIでは，文章理解課題により，伝統的なWernicke

野で 33 mm の大きさの領域に分散した活性化が示されている[153]．加えて，脳梗塞に関する fMRI による研究では，臨床症候とこの領域への近接性との間に明瞭な関連が見いだされている[154]．

非優位半球の梗塞では，対側視覚無視，視空間無視を伴わない小視症[155]，両側触覚刺激における対側の消去現象，構成失行[140] が最も一般的な所見である．興奮状態には 2 つの型があり，非優位半球中側頭回梗塞[67] によると考えられている急性興奮性せん妄と，辺縁系構造の途絶[140] によると考えられている過活動，幻覚[156]，不穏，注意散漫[140,157] などの特徴をもつ興奮性錯乱状態が報告されている．どちらの症状も 40 歳以上の脳卒中患者に多くみられ，既存の認知機能低下，代謝性あるいは感染性疾患ともしばしば関連がある[158]．非優位半球梗塞でより多く報告されているせん妄状態は，特定の梗塞部位によるものと考えられている[159] が，初期の報告では，多くは優位半球梗塞に起因するとされている[160]．また，視床梗塞[161-163] や，非優位半球前大脳動脈領域梗塞で生じる例もある．ごく少数例ではあるが，優位半球後大脳動脈領域梗塞での報告もある[164]．

主要な聴覚受容領域は上側頭面であり，実際に片側皮質聾（半側聾）が稀であることは特筆すべきである．この希少性は，おそらく不適切な検査によるものであるが，特別な検査で証明された症状の中に以下のような症状を示した大きな非優位半球側頭頭頂葉梗塞のオルガン奏者の 1 例があり，「…単純なリズムや，広く親しまれているオルガンのメロディーを繰り返すことが難しい」表出器械型失音楽 expressive instrumental amusia と記述されている[165]．この症例には，音楽的知識あるいは訓練[167] とは無関係の音楽認知[166] の困難さや，通常は左側頭葉損傷でみられる旋律同定[168] あるいはリズム認知[169] の困難さが認められる．優位半球側頭頭頂葉病変（盲目のオルガン奏者の 1 例[170]）では，失語があるにもかかわらず，失音楽は認めない．Assal は，音楽的能力には何の障害もない語聾と Wernicke 失語のピアニストの症例も報告している[171]．

両側性病変で障害位置が一致する場合（**図 30.9**），すべての音に対する完全[172]，あるいは部分的聾[173] を伴う皮質聾が観察されることがある[174]．皮質聾は，何日にもわたり持続する時間の失見当識に特徴づけられる妄想と関連している[175]．聴覚的言語理解の選択的障害を伴うが，自発語，読解，書字の障害はない純粋語聾は，優位半球側頭葉梗塞[176]，あるいは両側頭頂側頭葉梗塞で報告されている．この症状は主として，最初は Wernicke 失語であった例の後期後遺症として現れる[177]．

平衡感覚についてはどのような異常も稀であるが，島回後部，長島回，横断側頭回（Heschl 回）の障害を伴う回転性めまいが報告されている[178]．

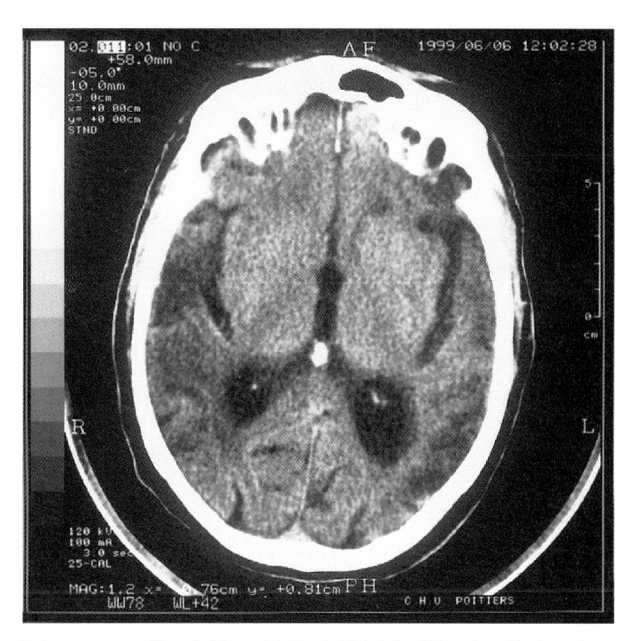

図 30.9　78 歳の男性の非弁膜症性心房細動により発症した両側側頭動脈領域梗塞の CT 像．皮質聾を呈していた．

中大脳動脈上方枝の分枝か下方枝の分枝かを予測できない分枝領域梗塞

後頭頂動脈と角回動脈は，上方枝あるいは下方枝から個々に分枝している．そのため，それらの閉塞による症状は，どちらを起源としているかによって異なる．解剖学的起始は予測できないが，これらの動脈の一方のみあるいは両方の閉塞による症状が，ごく稀ではあるが報告されている．

■ 後頭頂動脈領域梗塞

同様の理由で上行頭頂動脈や後頭頂動脈 posterior parietal artery 領域に限局した梗塞も稀であり，その報告は CT や MRI などによる現代の脳実質画像以前の非常に古いものである[18,89]．その希少性は，角回動脈領域梗塞との関連で説明されると考える著者もいる[33,89]．後頭頂動脈は，縁上回を含む上および下頭頂小葉の後部を灌流する．

体の 1 つ，あるいは 2 つの部分を識別する能力の障害を伴う片側感覚障害は，古くから Verger[179] や，Déjerine と Mouzon[116] によって報告されている．触覚，振動覚，痛覚，温度覚は障害されず，描画覚障害，立体認知不能，位置覚障害を呈する[96,119]．上肢のしびれは常に報告されるが，顔面，腕，脚，体幹はお互い同時に障害されることはない．軽度で一過性の運動麻痺（通常は顔面上肢型）は，稀に上肢の運

動失調やジストニアを伴う[119]．個々の例で，偽性視床症候群[180]，視野障害(対側の同名半盲あるいは下四分盲)[181]，あるいは，固有感覚障害を伴わない頭頂葉性運動失調[182]が報告されている．

神経心理学的症候は，後頭頂動脈領域梗塞で2番目に多い症候であり，非優位半球病変では両側同時刺激における半側消去現象，視空間障害，視覚構成障害などが生じる[119]．Wernicke失語，観念運動性失行[18,88,119,183]，失名辞失語，音韻性失書，失読は優位半球梗塞で観察される．目立った臨床症候のない高位円蓋部梗塞も数例認められている(図30.10)．

■ 角回動脈領域梗塞

角回を灌流している動脈は，上方枝あるいは下方枝の最後の分枝である．上方枝あるいは下方枝から分枝する角回動脈 angular artery や後頭頂動脈の血管支配領域の大きさは，閉塞した分枝による頭頂葉梗塞の大きさに重要な影響を及ぼす[6]．角回動脈領域は，通常，後上および後下頭頂小葉，外側後頭回下部，縁上回および角回のさまざまな部位を含んでいる．

この血管は，いくつかの独特な解剖学的特徴を有し，その特徴は，頭蓋外-頭蓋内バイパス(EC-ICバイパス)術において受け手となる中大脳動脈分枝にとって都合がいいものである．大脳を灌流する多くの動脈分枝は，脳溝の深部に入っていく．角回は例外であり，いくつかの脳溝が頭尾側に向かって走る頭頂領域を通り過ぎ，血管へのアクセスを確保できるように，1つ以上の脳回表面を越える．大脳後部の比較的深部では，吻合を形成する際に必要な局所血流の一時的な途絶や，その結果として生じる限局梗塞は，運動徴候を惹起しない．会話，言語，行動，視覚，感覚機能の障害は，あってもわずかであり，外科医と患者の双方が受け入れられるレベルである．

角回動脈の限局閉塞についてのいくつかの報告は，(失読失書の症候について)実際の観察以上の重要な影響を症候学に与えている[18,25,89,152]．遠位部閉塞では，梗塞巣がどちらであっても，視野障害(対側半盲あるいは下四分盲)は神経心理学的異常を伴わない唯一の症候となる[89]．視覚性運動失調として知られている梗塞巣側へ向かう視標追跡の異常も観察されている[184]．近位部閉塞では，症状はより重篤である．一過性運動麻痺は，視野障害，神経心理学的異常と関連して認められる[18,89]．両側後頭頂動脈や角回動脈領域梗塞では，Bálint症候群(精神性注視麻痺，視覚性注意障害，視覚性運動失調)[185]をときに前向性健忘および一部逆向性健忘に関連して認める[186]．

一般に，Gerstmann症候群[187,188](頭頂葉症候群とも呼ばれる)は，限定された血管解剖学的基盤を有している．これは，1924年にGerstmannがドイツで発表した1例の報告に端を発している．Gerstmannは，課題遂行において，左右どちらの手でも正しい指をきちんと使うことができない症例を紹介し，これを手指失認 fingeragnosie と結論した．正確な病変部位やその大きさを確定する剖検は行われていないが，この52歳の女性は脳卒中であったと推察されている．その後1940年[188]に，HerrmannとPötzlにより腫瘍と診断された症例を引用して，「…病変部位は角回」であったと記述した．また，「…私と共著者の双方により行われた剖検での観察により，…病変部位は頭頂葉下部と，角回に直接隣接する中後頭回であることが確認されている」と注記した．加えて，身体部位定位の障害，左右識別障害，失計算，失

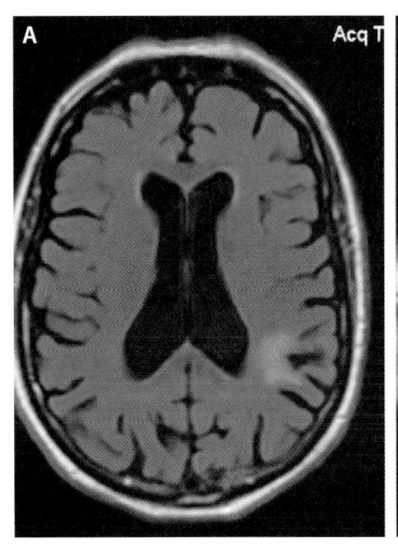

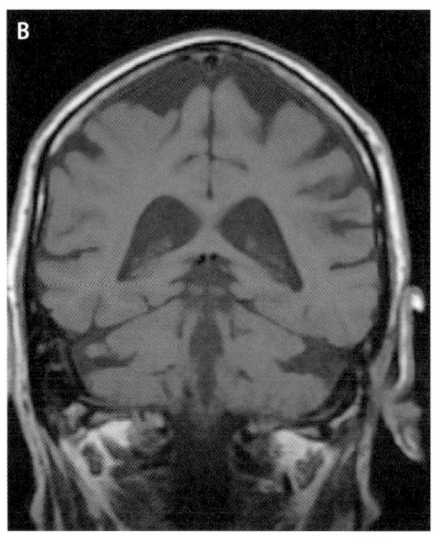

図30.10　A,B：別の目的のために撮影された画像で偶然発見された無症候性の左頭頂葉に限局した梗塞．

書[18,119,189]が，角回症候群[190,191]として数人の著者らにより引用されている．Gerstmann症候群はこの半世紀，あまり関心をもたれてこなかった．この症候群は角回に限局した梗塞患者で単独で観察されり[192]，脳地図の角回に記載された例がいくつかあった[193]．一方，最近の報告では，この症例群をMRIで確定した結果，中前頭回梗塞による症状であり[194]，非優位半球梗塞の主要な症状としている[195,196]．関連する症状には，超皮質性感覚性失語，失名辞失語，Wernicke失語[25,197]，失書，あるいはAlzheimer病[197]に類似した構成障害が含まれている．非優位半球梗塞では，感覚優位の半側視空間無視，両側同時刺激による半側消去現象，身体失認，視覚構成障害，視空間障害，構成失行が多い．しかし，Gerstmann症候群はこれにあてはまらない[25]．他人の手症候群がこのグループに属するかどうか問われるかもしれない[198]．

前側頭動脈および側頭極動脈領域梗塞

　前側頭動脈 anterior temporal artery と側頭極動脈 polar temporal artery は，側頭葉を灌流しており，通常は中大脳動脈主幹部の遠位端近くから分枝しているため，上方枝および下方枝が主幹部から分岐する部位またはその近傍の短い共通幹から起始する．前側頭動脈は，上・中・下側頭回の前部を灌流する．側頭極動脈は，上・中・下側頭回の前極部を灌流する．それら個々の動脈閉塞と症候について記述している文献はほとんどない（図30.11）．

半卵円中心梗塞

　Vieussensの卵円中心 centrum ovale（または半卵円中心 centrum semiovale）は，大脳半球の中心部白質からなり，放線冠の最表層部と長連合線維束を含んでいる[63]（図30.12）．中大脳動脈皮質枝（軟膜枝）から分枝する長い穿通髄質動脈（2～5 cm）は，通常，近接する分枝との吻合はなく，半卵円中心の単一の領域を灌流している．これらの動脈が分枝する親動脈の閉塞が十分に重篤あるいは持続的であれば，この閉塞に関連した梗塞巣は髄質動脈によって灌流されている白質深部まで貫通し，脳室壁にまで達したり，真の裂脳症となる例もある（図30.13）．

　半卵円中心梗塞の占める割合は，全脳卒中のわずか1.2[199]～2.0％[63]にすぎない．半卵円中心梗塞は，臨床的，放射線学的，病因的特徴により，（ⅰ）大きな半卵円中心梗塞（最大径＞1.5 cm），（ⅱ）小さな半卵円中心梗塞（最大径≦1.5 cm），という2つの病型に分けられる．しかしながら，最近，これらの梗塞の頻度や臨床パターンに関して，いくつかの相

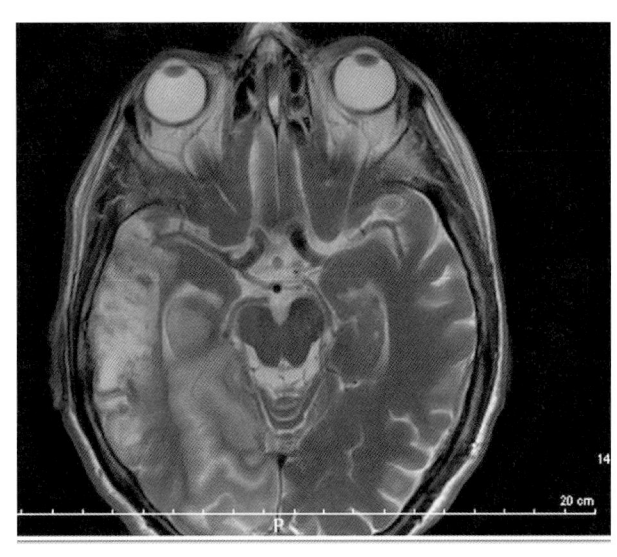

図30.11　稀に記録される前側頭動脈領域限局梗塞の例．

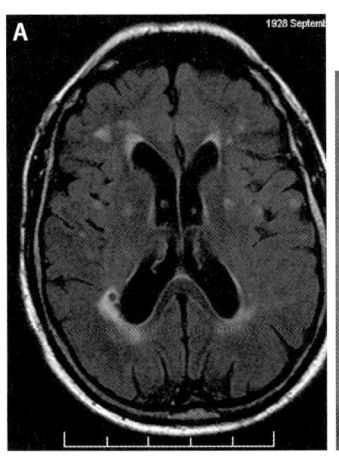

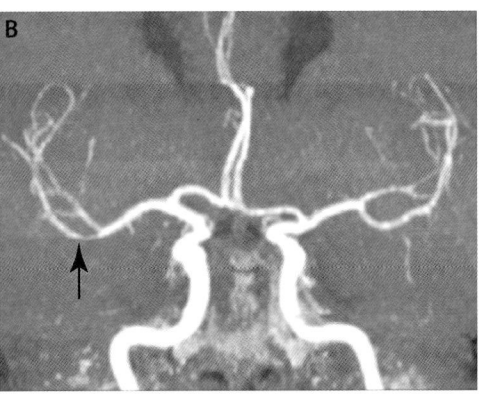

図30.12　A,B：多発性半卵円中心梗塞．

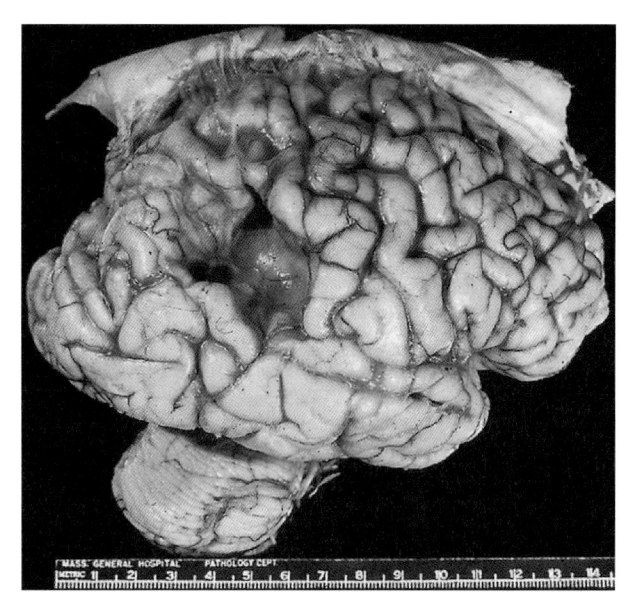

図 30.13 裂脳症の原因となりうるほど大きな円蓋部から脳室壁まで拡大した限局梗塞の剖検例.

る[199]．発症は，通常，急性で，数分のうちに安定する．神経症状は，大きな表層梗塞，あるいは中大脳動脈領域に広がる梗塞で観察される症状と同様であり，神経心理学的症状（失語，視空間障害，半側無視），運動障害，感覚障害，視覚障害などを示す．CT や MRI では，大梗塞は，しばしば皮質の内部境界に続く境界の不明瞭な不整形を示す．大梗塞の機序は明らかではなく，いまだ議論がある．病巣側内頚動脈高度狭窄による血行力学的破綻が主要な要因[63]であり，患者の約 3/4 に認められるが，動脈原性塞栓や心原性塞栓もみられる[199]．

小梗塞はしばしば無症候であり[201]，大梗塞よりも頻度が高い[199]．症候性の患者の少なくとも半数は発症後数時間以上かけて神経症状が進行する[63]．85％の患者では，神経症状はいわゆるラクナ症候群に合致するが，運動障害あるいは感覚障害の分布は多くの場合部分的で，顔面や下肢よりも上肢に目立つ[63,202]．純粋運動性脳卒中は最も頻度が高い[199]が，純粋感覚性脳卒中や感覚運動性脳卒中，運動失調不全片麻痺もみられる[202]．舞踏病アテトーゼ様の運動障害[203]や神経心理学的異常（発語障害）[204]は一般的ではない．CT や MRI では，小梗塞は，円形，または卵円形が多い[63]．それらは，通常，高血圧や糖尿病と関連しており，中大脳動脈深部穿通枝領域のラクナ梗塞と同様の発症機序が示唆されている．多くの患者は小血管病の危険因子を有しており，通常はすべての診断的検査を行う必要がある．小さな半卵円中心梗塞の原因は塞栓[199]であり，1/3 の例は心原性塞栓によると報告されている[201]．

容れない結果が報告されている．頻度は以前の報告よりも高いと思われ無症候性の半卵円中心脳梗塞や卵円中心外の梗塞も含めた報告ではあるが，ECST 研究では 7％[200]，Lille での研究では 22％[201]と報告されている．さらに，臨床パターンは，半卵円中心梗塞の 2 つの病型ではあまり変わらないとされている[199]．

大梗塞は少なく，半卵円中心梗塞の中で 1/4 以下である

参考文献

1. Bogousslavsky J, Van Melle G, Regli F. The Lausanne Stroke Registry: analysis of 1,000 consecutive patients with first stroke. Stroke 1988; 19: 1083-1092.
2. Bogousslavsky J. Double infarction in one cerebral hemisphere. Ann Neurol 1991; 30: 12-18.
3. Bogousslavsky J, Van Melle G, Regli F. Middle cerebral artery pial territory infarcts: a study of the Lausanne Stroke Registry. Ann Neurol 1989; 25: 555-560.
4. Mohr JP, Caplan LR, Melski JW, et al. The Harvard Cooperative Stroke Registry: a prospective registry. Neurology 1978; 28: 754-762.
5. van der Zwan A, Hillen B, Tulleken CA, Dujovny M, Dragovic L. Variability of the territories of the major cerebral arteries. J Neurosurg 1992; 77: 927-940.
6. Gibo H, Carver CC, Rhoton AL Jr, Lenkey C, Mitchell RJ. Microsurgical anatomy of the middle cerebral artery. J Neurosurg 1981; 54: 151-169.
7. Marinkovic SV, Milisavljevic MM, Kovacevic MS, Stevic ZD. Perforating branches of the middle cerebral artery. Microanatomy and clinical significance of their intracerebral segments. Stroke 1985; 16: 1022-1029.
8. Taveras JM, Wood EH. Diagnostic Neuroradiology. 1st edn. Baltimore, MD: Williams and Wilkins, 1964.
9. Berman SA, Hayman LA, Hinck VC. Correlation of CT cerebral vascular territories with function: 3. Middle cerebral artery. AJR Am J Roentgenol 1984; 142: 1035-1040.
10. Takahashi S, Goto K, Fukasawa H, et al. Computed tomography of cerebral infarction along the distribution of the basal perforating arteries. Part I: Striate arterial group. Radiology 1985; 155: 107-118.
11. Gloger S, Gloger A, Vogt H, Kretschmann HJ. Computer-assisted 3D reconstruction of the terminal branches of the cerebral arteries. II. Middle cerebral artery. Neuroradiology 1994; 36: 181-187.
12. Lazorthes G, Gouazé A, Salamon G. Vascularisation et Circulation de l'Encéphale. Paris: Masson, 1976.
13. Grand W. Microsurgical anatomy of the proximal middle cerebral artery and the internal carotid artery bifurcation. Neurosurgery 1980; 7: 215-218.
14. Grellier P, Roche JL, Duplay J. [Radioanatomical study of the main trunk of the middle cerebral artery (author's transl.). Neurochirurgie 1978; 24: 227-233.
15. Jain KK. Some observations on the anatomy of the middle cerebral artery. Can J Surg 1964; 7: 134-139.
16. Shellshear JC. A contribution to our knowledge of the arterial supply of the cerebral cortex in man. Brain 1927; 50: 236.
17. Salamon G. Atlas of the arteries of the human brain. Paris: Sandoz, 1973.
18. Waddington MM, Ring BA. Syndromes of occlusions of middle cerebral artery branches. Brain 1968; 91: 685-696.
19. Tatu L, Moulin T, Bogousslavsky J, Duvernoy H. Arterial territories of the human brain:

cerebral hemispheres. Neurology 1998; 50: 1699-1708.
20. Damasio H. A computed tomographic guide to the identification of cerebral vascular territories. Arch Neurol 1983; 40: 138-142.
21. Carpenter MB, Sutin J. Human Neuroanatomy. 8th edn. Baltimore, MD: Williams and Wilkins, 1983.
22. Duvernoy HM, Delon S, Vannson JL. Cortical blood vessels of the human brain. Brain Res Bull 1981; 7: 519-579.
23. Mohr JP. Neurologic complications of cardiac valvular disease and cardiac surgery. In: Vinken PJ, Bruyn GW, eds. Handbook of Clinical Neurology. Amsterdam: North-Holland Publishing Company, 1979; 143-171.
24. De Reuck J. The human periventricular arterial blood supply and the anatomy of cerebral infarctions. Eur Neurol 1971; 5: 321-334.
25. Moore MR, Saver JL, Johnson KA, Romero JA. Right parietal stroke with Gerstmann's syndrome. Appearance on computed tomography, magnetic resonance imaging, and single-photon emission computed tomography. Arch Neurol 1991; 48: 432-435.
26. Umansky F, Dujovny M, Ausman JI, Diaz FG, Mirchandani HG. Anomalies and variations of the middle cerebral artery: a microanatomical study. Neurosurgery 1988; 22: 1023-1027.
27. Vincentelli F, Caruso G, Andriamamonji C, et al. Modalities of origin of the middle cerebral artery. Incidence on the arrangement of the perforating branches. J Neurosurg Sci 1990; 34: 7-11.
28. Kai Y, Hamada J, Morioka M, et al. Treatment of unruptured duplicated middle cerebral artery aneurysm: case report. Surg Neurol 2006; 65: 190-193; discussion 3.
29. Chang HY, Kim MS. Middle cerebral artery duplication: classification and clinical implications. J Korean Neurosurg Soc 2011; 49: 102-106.
30. Goldberg HI. The anterior choroidal artery. In: Newton TH, Potts DG, eds. Radiology of the Skull and Brain. St. Louis, MO: Mosby, 1974.
31. Rhoton AL Jr, Fujii K, Fradd B. Microsurgical anatomy of the anterior choroidal artery. Surg Neurol 1979; 12: 171-187.
32. Henschen SE. Klinische und anatomische Beiträge zur Pathologie des Gehirns. Stockholm: Nordiska, 1920.
33. Foix C, Lévy M. Les ramollissements sylviens. Rev Neurol (Paris) 1927; 1: 1-51.
34. Lascelles RG, Burrows EH. Occlusion of the middle cerebral artery. Brain 1965; 88: 85-96.
35. Basso A, Lecours AR, Moraschini S, Vanier M. Anatomoclinical correlations of the aphasias as defined through computerized tomography: exceptions. Brain Lang 1985; 26: 201-229.
36. Marshall RS, Zarahn E, Alon L, et al. Early imaging correlates of subsequent motor recovery after stroke. Ann Neurol 2009; 65: 596-602.
37. Zarahn E, Alon L, Ryan SL, et al. Prediction of motor recovery using initial impairment and fMRI 48 h poststroke. Cereb Cortex 2011; 21: 2712-2721.
38. Saito I, Segawa H, Shiokawa Y, Taniguchi M, Tsutsumi K. Middle cerebral artery occlusion: correlation of computed tomography and angiography with clinical outcome. Stroke 1987; 18: 863-868.
39. Ueda S, Fujitsu K, Inomori S, Kuwabara T. Thrombotic occlusion of the middle cerebral artery. Stroke 1992; 23: 1761-1766.
40. Bogousslavsky J. Topographic patterns of cerebral infarcts. Cerebrovasc Dis 1991; 1: 61-68.
41. Mohr JP, Foulkes MA, Polis AT, et al. Infarct topography and hemiparesis profiles with cerebral convexity infarction: the Stroke Data Bank. J Neurol Neurosurg Psychiatry 1993; 56: 344-351.
42. Labar DR, Mohr JP, Nichols FT 3rd, Tatemichi TK. Unilateral hyperhidrosis after cerebral infarction. Neurology 1988; 38: 1679-1682.
43. Moody DM, Bell MA, Challa VR. Features of the cerebral vascular pattern that predict vulnerability to perfusion or oxygenation deficiency: an anatomic study. AJNR Am J Neuroradiol 1990; 11: 431-439.
44. Hier DB, Mondlock J, Caplan LR. Behavioral abnormalities after right hemisphere stroke. Neurology 1983; 33: 337-344.
45. Mori E, Yamadori A. Acute confusional state and acute agitated delirium. Occurrence after infarction in the right middle cerebral artery territory. Arch Neurol 1987; 44: 1139-1143.
46. De Renzi E, Gentilini M, Bazolli C. Eyelid movement disorders and motor impersistence in acute hemisphere disease. Neurology 1986; 36: 414-418.
47. Fisher M. Left hemiplegia and motor impersistence. J Nerv Ment Dis 1956; 123: 201-218.
48. Hier DB, Mondlock J, Caplan LR. Recovery of behavioral abnormalities after right hemisphere stroke. Neurology 1983; 33: 345-350.
49. Darby DG. Sensory aprosodia: a clinical clue to lesions of the inferior division of the right middle cerebral artery? Neurology 1993; 43: 567-572.
50. Mohr JP, Pessin MS, Finkelstein S, et al. Broca aphasia: pathologic and clinical. Neurology 1978; 28: 311-324.
51. Heilman KM, Valenstein E. Frontal lobe neglect in man. Neurology 1972; 22: 660-664.
52. Tognola G, Vignolo LA. Brain lesions associated with oral apraxia in stroke patients: a clinico-neuroradiological investigation with the CT scan. Neuropsychologia 1980; 18: 257-272.
53. Robinson RG, Starkstein SE. Current research in affective disorders following stroke. J Neuropsychiatry Clin Neurosci 1990; 2: 1-14.
54. Astrom M, Adolfsson R, Asplund K. Major depression in stroke patients. A 3-year longitudinal study. Stroke 1993; 24: 976-982.
55. Robinson RG, Benson DF. Depression in aphasic patients: frequency, severity, and clinical-pathological correlations. Brain Lang 1981; 14: 282-291.
56. Signer S, Cummings JL, Benson DF. Delusions and mood disorders in patients with chronic aphasia. J Neuropsychiatry Clin Neurosci 1989; 1: 40-45.
57. Ross ED. The aprosodias. Functional-anatomic organization of the affective components of language in the right hemisphere. Arch Neurol 1981; 38: 561-569.
58. Cutting J. Study of anosognosia. J Neurol Neurosurg Psychiatry 1978; 41: 548-555.
59. Ellis SJ, Small M. Denial of eye closure in acute stroke. Stroke 1994; 25: 1958-1962.
60. Oppenheim H. Zur Pathologie der Gehirngeschwülste. Arch Psychiatr Nervenkr 1889; 21: 560-578.
61. Jastrowitz M. Beiträge zur Lokalisation im Grosshirn und über deren praktische Verwerthung. Dtsch Med Wochenschr 1888; 14: 81.
62. Chen YC, Tseng CY, Pai MC. Witzelsucht after right putaminal hemorrhage: a case report. Acta Neurol Taiwan. 2005; 14: 195-200.
63. Bogousslavsky J, Regli F. Centrum ovale infarcts: subcortical infarction in the superficial territory of the middle cerebral artery. Neurology 1992; 42: 1992-1998.
64. De Renzi E, Barbieri C. The incidence of the grasp reflex following hemispheric lesion and its relation to frontal damage. Brain 1992; 115: 293-313.
65. Lhermitte F. 'Utilization behaviour' and its relation to lesions of the frontal lobes. Brain 1983; 106: 237-255.
66. Lhermitte F, Pillon B, Serdaru M. Human autonomy and the frontal lobes. Part I: Imitation and utilization behavior: a neuropsychological study of 75 patients. Ann Neurol 1986; 19: 326-334.
67. Mori E, Yamadori A. Compulsive manipulation of tools and pathological grasp phenomenon. Rinsho shinkeigaku 1982; 22: 329-335.
68. Levine DN, Grek A. The anatomic basis of delusions after right cerebral infarction. Neurology 1984; 34: 577-582.
69. Freund HJ, Hummelsheim H. Lesions of premotor cortex in man. Brain 1985; 108: 697-733.
70. Luria AR. Frontal lobe syndromes. In: Vinken PJ, Bruyn EW, eds. Handbook of Clinical Neurology. Amsterdam: Elsevier, 1969, 725-757.
71. Kunesch E, Binkofski F, Steinmetz H, Freund HJ. The pattern of motor deficits in relation to the site of stroke lesions. Eur Neurol 1995; 35: 20-26.
72. Kertesz A, Nicholson I, Cancelliere A, Kassa K, Black SE. Motor impersistence: a right-hemisphere syndrome. Neurology 1985; 35: 662-666.
73. Lewandrowsky M. Über Apraxie des Lidschlusses. Berlin Klin Wochenschr 1907; 44: 921.
74. Vallar G, Perani D. The anatomy of unilateral neglect after right-hemisphere stroke lesions. A clinical/ CT-scan correlation study in man.

75. Castaigne P, Laplane D, Degos JD. 3 cases of motor neglect due to prerolandic frontal lesion. Rev Neurol 1972; 126: 5-15.
76. Heilman KM, Bowers D, Coslett HB, Whelan H, Watson RT. Directional hypokinesia: prolonged reaction times for leftward movements in patients with right hemisphere lesions and neglect. Neurology 1985; 35: 855-859.
77. Binder J, Marshall R, Lazar R, Benjamin J, Mohr JP. Distinct syndromes of hemineglect. Arch Neurol 1992; 49: 1187-1194.
78. Mohr JP. Rapid amelioration of motor aphasia. Arch Neurol 1973; 28: 77-82.
79. Schiff HB, Alexander MP, Naeser MA, Galaburda AM. Aphemia. Clinical-anatomic correlations. Arch Neurol 1983; 40: 720-727.
80. Tranel D, Biller J, Damasio H, Adams HP Jr, Cornell SH. Global aphasia without hemiparesis. Arch Neurol 1987; 44: 304-308.
81. Van Horn G, Hawes A. Global aphasia without hemiparesis: a sign of embolic encephalopathy. Neurol 1982; 32: 403-406.
82. Bogousslavsky J. Global aphasia without other lateralizing signs. Arch Neurol 1988; 45: 143.
83. Kim DH, Choi CH, Lee JH, Lee JI. Transient global aphasia with hemiparesis following cerebral angiography: relationship to blood brain barrier disruption. J Korean Neurosurg Soc 2010; 48: 524-527.
84. Otsuki M, Soma Y, Koyama A, et al. Transcortical sensory aphasia following left frontal infarction. J Neurol 1998; 245: 69-76.
85. Tohgi H, Saitoh K, Takahashi S, et al. Agraphia and acalculia after a left prefrontal (F1, F2) infarction. J Neurol Neurosurg Psychiatry 1995; 58: 629-632.
86. Rapcsak SZ, Arthur SA, Rubens AB. Lexical agraphia from focal lesion of the left precentral gyrus. Neurology 1988; 38: 1119-1123.
87. Tramo MJ, Baynes K, Volpe BT. Impaired syntactic comprehension and production in Broca's aphasia: CT lesion localization and recovery patterns. Neurology 1988; 38: 95-98.
88. Alexander MP, Baker E, Naeser MA, Kaplan E, Palumbo C. Neuropsychological and neuroanatomical dimensions of ideomotor apraxia. Brain 1992; 115: 87-107.
89. Geraud J, Rascol A, Bes A, et al. Ring's method in the diagnosis of occlusions of the branches of the middle cerebral artery. Neuroradiological study. Radio-clinical correlations. Rev Neurol (Paris) 1970; 123: 387-413.
90. Lee PH, Han SW, Heo JH. Isolated weakness of the fingers in cortical infarction. Neurol 1998; 50: 823-824.
91. Terao Y, Hayashi H, Kanda T, Tanabe H. Discrete cortical infarction with prominent impairment of thumb flexion. Stroke 1993; 24: 2118-2120.
92. Mohr JP, Wolf PA, Grotta JC, et al. Stroke Pathophysiology, Diagnosis and Management. 5th edn. Philadelphia, PA: Elsevier, 2011.
93. Bruyn GW, Gathier JC. The operculum syndrome. In: Vinken PJ, Bruyn GW, eds. Handbook of Clinical Neurology. Amsterdam: North-Holland Publishing Company, 1969.
94. Nighoghossian N, Trouillas P, Vial C, Froment JC. Unilateral upper limb asterixis related to primary motor cortex infarction. Stroke 1995; 26: 326-328.
95. Tatu L, Moulin T, Martin V, et al. Unilateral asterixis and focal brain lesions. 12 cases. Rev Neurol (Paris) 1996; 152: 121-127.
96. Kim JS, Lee MC. Writing tremor after discrete cortical infarction. Stroke 1994; 25: 2280-2282.
97. Manai R, Abdulnayef A, Logak M, Rancurel G. Segmental myoclonus in contralateral focalized cerebral cortex infarction. Mov Dis 1998; 13: 290.
98. Alajouanine T, Thurel R. La diplégie faciale (forme corticale de la paralysie pseudobulbaire). Rev Neurol (Paris) 1932; 38: 516-517.
99. Alajouanine T, Boudin G, Pertuiset B, Pepin B. Unilateral synodrome of the rolandic operculum with involvements in the contralateral region of the fifth, seventh, ninth, tenth, eleventh and twelfth cranial nerves. Rev Neurol (Paris) 1959; 100: 411-429.
100. Besson G, Bogousslavsky J, Regli F, Maeder P. Acute pseudobulbar or suprabulbar palsy. Arch Neurol 1991; 48: 501-507.
101. Foix C, Chavany JA, Marie J. Diplégie facio-linguo-masticatrice d'origine cortico-sous-corticale sans paralysie des membres. Rev Neurol (Paris) 1926; 33: 214-219.
102. Levine DN, Mohr JP. Language after bilateral cerebral infarctions: role of the minor hemisphere in speech. Neurology 1979; 29: 927-938.
103. Mao CC, Coull BM, Golper LA, Rau MT. Anterior operculum syndrome. Neurology 1989; 39: 1169-1172.
104. Weller M. How to define the opercular syndrome? J Neurol 1992; 239: 294-295.
105. Weller M. Anterior opercular cortex lesions cause dissociated lower cranial nerve palsies and anarthria but no aphasia: Foix-Chavany-Marie syndrome and "automatic voluntary dissociation" revisited. J Neurol 1993; 240: 199-208.
106. Berthier M, Starkstein S, Faccia E, Leiguarda R. Bilateral opercular syndrome, crossed aphemia and neglect due to right insular infarction (Abstract). Neurol 1986; 36: 318.
107. Pertuiset B, Perrier F. Unilateral opercular syndrome (inferior rolandic) of vascular origin. Rev Neurol 1960; 103: 63-64.
108. Bogousslavsky J. The plurality of subcortical infarction. Stroke 1992; 23: 629-631.
109. Mohr JP, Watters WC, Duncan GW. Thalamic hemorrhage and aphasia. Brain Lang 1975; 2: 3-17.
110. Luria AR. Higher Cortical Functions in Man. New York, NY: Basic Books, 1966.
111. Lhermitte F, Desi M, Signoret JL, et al. Kinesthetic aphasia associated with a pseudothalamic syndrome (author's transl.). Rev Neurol 1980; 136: 675-688.
112. Hyman BT, Tranel D. Hemianesthesia and aphasia. An anatomical and behavioral study. Arch Neurol 1989; 46: 816-819.
113. Benson DF, Sheremata WA, Bouchard R, et al. Conduction aphasia. A clinicopathological study. Arch Neurol 1973; 28: 339-346.
114. Damasio H, Damasio AR. The anatomical basis of conduction aphasia. Brain 1980; 103: 337-350.
115. Déjerine J, Mouzon J. Deux cas de syndrome sensitif cortical. Rev Neurol (Paris) 1914; 28: 388-392.
116. Roussy G, Foix C. Etude anatomique d'un cas d'hémianesthésie par lésion corticale. Rev Neurol (Paris) 1910; 2: 660-662.
117. Foix C, Chavany JA, Levy M. Syndrome pseudothalamique d'órigine pariétale. Lésion de l'artére du sillon interpariétal (Pa P1 P2 antérieures, petit territoire insulo-capsulaire). Rev Neurol (Paris) 1927; 35: 68-76.
118. Masson C, Koskas P, Cambier J, Masson M. Left pseudothalamic cortical syndrome and pain asymbolia. Rev Neurol (Paris) 1991; 147: 668-670.
119. Bassetti C, Bogousslavsky J, Regli F. Sensory syndromes in parietal stroke. Neurology 1993; 43: 1942-1949.
120. Pause M, Kunesch E, Binkofski F, Freund HJ. Sensorimotor disturbances in patients with lesions of the parietal cortex. Brain 1989; 112: 1599-1625.
121. Berthier M, Starkstein S, Leiguarda R. Asymbolia for pain: a sensory-limbic disconnection syndrome. Ann Neurol 1988; 24: 41-49.
122. Schmahmann JD, Leifer D. Parietal pseudothalamic pain syndrome. Clinical features and anatomic correlates. Arch Neurol 1992; 49: 1032-1037.
123. Michel D, Laurent B, Convers P, et al. Cortical pain. Clinical, electrophysiologic and topographic study of 12 cases. Rev Neurol (Paris) 1990; 146: 405-414.
124. Appenzeller O, Hanson JC. Parietal ataxia. Arch Neurol 1966; 15: 264-269.
125. Bogousslavsky J, Dizerens K, Regli F, Despland PA. Opercular cheiro-oral syndrome. Arch Neurol 1991; 48: 658-661.
126. Mrabet A, Gouider R, Bouteraa M, Haddad A. Cheiro-oral syndrome and parietal stroke. Cerebrovasc Dis 1993; 3: 183-184.
127. Garcin R, Lapresle J. Sensory syndrome of the thalamic type and with hand-mouth topography due to localized lesions of the thalamus. Rev Neurol 1954; 90: 124-129.
128. Garcin R, Lapresle J. 2D personal observation of a sensory syndrome of the thalamic type with cheiro-oral topography caused by localized lesion of the thalamus. Rev Neurol 1960; 103: 474-481.
129. Haguenau M. Contribution á l'étude des syndromes sensitifs cheiro-oraux. Thèse. Paris, 1965.
130. Kawakami Y, Chikama M, Tanimoto T, Shimamura Y. Radiological studies of the cheiro-oral syndrome. J Neurol 1989; 236: 177-

181.
131. Araga S, Fukada M, Kagimoto H, Takahashi K. Pure sensory stroke due to pontine haemorrhage. J Neurol 1987; 235: 116-117.
132. Iwasaki Y, Kinoshita M, Ikeda K, Takamiya K, Shiojima T. Pure sensory stroke and cheiro-oral syndrome. J Neurol 1989; 236: 186-187.
133. Yasuda Y, Akiguchi I, Ishikawa M, Kameyama M. Bilateral cheiro-oral syndrome following pontine haemorrhage. J Neurol 1988; 235: 489-490.
134. Ono S, Inoue K. Cheiro-oral syndrome following midbrain haemorrhage. J Neurol 1985; 232: 304-306.
135. Bogousslavsky J, Kumral E, Regli F, Assal G, Ghika J. Acute hemiconcern: a right anterior parietotemporal syndrome. J Neurol Neurosurg Psychiatry 1995; 58: 428-432.
136. Harrison MJ, Marshall J. Wernicke aphasia and cardiac embolism. J Neurol Neurosurg Psychiatry 1987; 50: 938-939.
137. Zaraspe-Yoo E, Caplan LR, Hier DB. Stroke mechanism and aphasia type. Ann Neurol 1982; 12: 95-96.
138. Caplan L, Babikian V, Helgason C, et al. Occlusive disease of the middle cerebral artery. Neurology 1985; 35: 975-982.
139. Knepper LE, Biller J, Tranel D, Adams HP Jr, Marsh EE 3rd. Etiology of stroke in patients with Wernicke's aphasia. Stroke 1989; 20: 1730-1732.
140. Caplan LR, Kelly M, Kase CS, et al. Infarcts of the inferior division of the right middle cerebral artery: mirror image of Wernicke's aphasia. Neurology 1986; 36: 1015-1020.
141. Fisher CM. Anger associated with dysphasia. Trans Am Neurol Assoc 1970; 95: 240-242.
142. Ross ED. Acute agitation and other behaviors associated with Wernicke aphasia and their possible neurological bases. Neuropsychiatry Neuropsychol Behav Neurol 1993; 6: 9-18.
143. Vignolo LA, Boccardi E, Caverni L. Unexpected CT-scan findings in global aphasia. Cortex 1986; 22: 55-69.
144. Grafman J, Vance SC, Weingartner H, Salazar AM, Amin D. The effects of lateralized frontal lesions on mood regulation. Brain 1986; 109: 1127-1148.
145. Wolfe GI, Ross ED. Sensory aprosodia with left hemiparesis from subcortical infarction. Right hemisphere analogue of sensory-type aphasia with right hemiparesis? Arch Neurol 1987; 44: 668-671.
146. Cancelliere AE, Kertesz A. Lesion localization in acquired deficits of emotional expression and comprehension. Brain Cogn 1990; 13: 133-147.
147. Gorelick PB, Ross ED. The aprosodias: further functional-anatomical evidence for the organisation of affective language in the right hemisphere. J Neurol Neurosurg Psychiatry 1987; 50: 553-560.
148. Hughes CP, Chan JL, Su MS. Aprosodia in Chinese patients with right cerebral hemisphere lesions. Arch Neurol 1983; 40: 732-736.

149. Saver JL, Greenstein P, Ronthal M, Mesulam MM. Asymmetric catalepsy after right hemisphere stroke. Mov Disord 1993; 8: 69-73.
150. Finset A. Depressed mood and reduced emotionality after right hemisphere brain damage. In: Kinsbourne M, ed. Cerebral Hemisphere Function in Depression. Washington, D. C.: American Psychiatric Press, 1988.
151. Mohr JP. The vascular basis of Wernicke aphasia. Symposium on cerebrovascular disease in honor of C. Miller Fisher. Trans Am Neurol Assoc 1980; 105: 133-137.
152. Hier DB, Mohr JP. Incongruous oral and written naming. Evidence for a subdivision of the syndrome of Wernicke's aphasia. Brain Lang 1977; 4: 115-126.
153. Black DF, DeLone DR, Kaufmann TJ, et al. Retrospective analysis of interobserver spatial variability in the localization of Broca's and Wernicke's area using three different functional MR imaging language paradigms. Ann Meet Am Soc Neuroradiol Seattle, 2011; paper 082.
154. Baniulis D, Kornder N, Gallagher T, et al. Impact of vascular lesions on morbidity and mortality paper: a retrospective functional MR Imaging study. Ann Meet Am Soc Neuroradiol Seattle, 2011; paper 082.
155. Ceriani F, Gentileschi V, Muggia S, Spinnler H. Seeing objects smaller than they are: micropsia following right temporo-parietal infarction. Cortex 1998; 34: 131-138.
156. Peroutka SJ, Sohmer BH, Kumar AJ, Folstein M, Robinson RG. Hallucinations and delusions following a right temporoparietooccipital infarction. Johns Hopkins Med J 1982; 151: 181-185.
157. Awada A, Poncet M, Signoret JL. Conference at the Salpetriere, 4 May 1983. Sudden behavior disorders with agitation in a 68-year-old man. Rev Neurol 1984; 140: 446-451.
158. Henon H, Lebert F, Durieu I, et al. Confusional state in stroke: relation to preexisting dementia, patient characteristics, and outcome. Stroke 1999; 30: 773-779.
159. Oldenbeuving AW, de Kort PL, Jansen BP, et al. Delirium in the acute phase after stroke: incidence, risk factors, and outcome. Neurology 2011; 76: 993-999.
160. Gustafson Y, Olsson B, Eriksson S, Asplund K, Bucht G. Acute confusional states (delirium) in stroke patients. Cerebrovasc Dis 1991; 1: 257-264.
161. Bogousslavsky J, Ferrazzini M, Regli F, et al. Manic delirium and frontal-like syndrome with paramedian infarction of the right thalamus. J Neurol Neurosurg Psychiatry 1988; 51: 116-119.
162. Friedman JH. Syndrome of diffuse encephalopathy due to nondominant thalamic infarction. Neurology 1985; 35: 1524-1526.
163. Santamaria J, Blesa R, Tolosa ES. Confusional syndrome in thalamic stroke. Neurology 1984; 34: 1618.
164. Devinsky O, Bear D, Volpe BT. Confusional states following posterior cerebral artery infarction. Arch Neurol 1988; 45: 160-163.

165. McFarland HR, Fortin D. Amusia due to right temporoparietal infarct. Arch Neurol 1982; 39: 725-727.
166. Mazzucchi A, Marchini C, Budai R, Parma M. A case of receptive amusia with prominent timbre perception defect. J Neurol Neurosurg Psychiatry 1982; 45: 644-647.
167. Damasio H, Damasio AR. Musical faculty and cerebral dominance. In: Crichley M, Henson RA, eds. Music and the Brain. Springfield, IL: C. C. Thomas, 1977.
168. Souques A, Baruk H. Autopsie dún cas dámusie (avec aphasie) chez un professeur de piano. Rev Neurol (Paris) 1930; 1: 545-557.
169. Peretz I. Processing of local and global musical information by unilateral brain-damaged patients. Brain 1990; 113: 1185-1205.
170. Signoret JL, van Eeckhout P, Poncet M, Castaigne P. Aphasia without amusia in a blind organist. Verbal alexia-agraphia without musical alexia-agraphia in braille. Rev Neuro (Paris)l 1987; 143: 172-181.
171. Assal G. Wernicke's aphasia without amusia in a pianist. Rev Neurol(Paris) 1973; 129: 251-255.
172. Barraquet-Bordas L, Pena-Casanaova J, Öons-Irazazabal L. Surdité centrale sans troubles aphasiques par lésion temporale biláterale. Rev Neurol (Paris) 1980; 136: 377-380.
173. Michel F, Peronnet F, Schott B. A case of cortical deafness: clinical and electrophysiological data. Brain Lang 1980; 10: 367-377.
174. Khurana RK, O'Donnell PP, Suter CM, Inayatullah M. Bilateral deafness of vascular origin. Stroke 1981; 12: 521-523.
175. Assal G, Bindschaedler C. Systematized temporal delusion and hearing disorders of cortical origin. Rev Neurol 1990; 146: 249-255.
176. Schuster P, Taterka H. Beitrag zur Anatomie und Klinik der reinen Worttaubheit. Z Neurol Psychiatr 1926; 105: 494-538.
177. Praamstra P, Hagoort P, Maassen B, Crul T. Word deafness and auditory cortical function. A case history and hypothesis. Brain 1991; 114: 1197-1225.
178. Brandt T, Botzel K, Yousry T, Dieterich M, Schulze S. Rotational vertigo in embolic stroke of the vestibular and auditory cortices. Neurology 1995; 45: 42-44.
179. Verger H. Sur le troubles de la sensibilité générale consécutifs aux lésions des hémisphéres cérébraux chez l'homme. Arch Gén Méd 1900; 6: 641-713.
180. Jeannerod M, Michel F, Prablanc C. The control of hand movements in a case of hemianaesthesia following a parietal lesion. Brain 1984; 107: 899-920.
181. Saver JL, Biller J. Superficial middle cerebral artery. In: Caplan LR, Bogousslavsky J, eds. Stroke Syndromes: Cambridge: Cambridge University Press, 1995; 247-258.
182. Ghika J, Bogousslavsky J, Uske A, Regli F. Parietal kinetic ataxia without proprioceptive deficit. J Neurol Neurosurg Psychiatry 1995; 59: 531-533.

183. Rothi LJ, Heilman KM, Watson RT. Pantomime comprehension and ideomotor apraxia. J Neurol Neurosurg Psychiatry 1985; 48: 207-210.
184. Larmande P, Prier S, Masson M, Cambier J. Ocular tracking movements: organization and disturbances in occipitoparietal lesions (author's transl). Rev Neurol (Paris) 1980; 136: 345-353.
185. Balint R. Seelenlähmung des "Schauens" optische Ataxie, räumliche Störung der Aufmerksamkeit. Monatsschr Psychiatr Neurol 1909; 25: 51-81.
186. Rousseaux M, Delafosse A, Devos P, Quint S, Lesoin F. Balint syndrome as a result of a biparietal infarct. Neuropsychological analysis. Cortex 1986; 22: 267-277.
187. Gerstmann J. Fingeragnosie und isolierte Agraphie - ein neues Syndrom. Wiener Klin Wochenschr 1924; 37: 1010-1012.
188. Gerstmann J. Syndrome of finger agnosia, disorientation for right and left, agraphia and aculia. Arch Neurol Neurosurg Psychiatry 1940; 59: 531-533.
189. Roeltgen DP, Sevush S, Heilman KM. Phonological agraphia: writing by the lexical-semantic route. Neurology 1983; 33: 755-765.
190. Benton AL. The fiction of the "Gerstmann Syndrome". J Neurol Neurosurg Psychiatry 1961; 24: 176-181.
191. Benton AL. Gerstmann's syndrome. Arch Neurol 1992; 49: 445-447.
192. Strub RL, Geschwind N. Localization in Gerstman Syndrome. Localization in Neuropsychology. New York, NY: Academic Press, 1983.
193. Roux FE, Boetto S, Sacko O, Chollet F, Tremoulet M. Writing, calculating, and finger recognition in the region of the angular gyrus: a cortical stimulation study of Gerstmann syndrome. J Neurosurg 2003; 99: 716-727.
194. Ando Y, Sawada M, Morita M, Kawamura M, Nakano I. Incomplete Gerstmann syndrome with a cerebral infarct in the left middle frontal gyrus. Rinsho shinkeigaku 2009; 49: 560-565.
195. Santos CC, Cope ML, Keller K. Gerstmann syndrome secondary to posterior left thalamic lesion. Ann Neurol 1991; 30: 474.
196. Beis JM, Paysant J, Bret D, Le Chapelain L, Andre JM. Specular right-left disorientation, finger-agnosia, and asomatognosia in right hemisphere stroke. Cogn Behav Neurol 2007; 20: 163-169.
197. Benson DF, Cummings JL. Angular gyrus syndrome simulating Alzheimer's disease. Arch Neurol 1982; 39: 616-620.
198. Marti-Fabregas J, Kulisevsky J, Baro E, et al. Alien hand sign after a right parietal infarction. Cerebrovasc Dis 2000; 10: 70-72.
199. Read SJ, Pettigrew L, Schimmel L, et al. White matter medullary infarcts: acute subcortical infarction in the centrum ovale. Cerebrovasc Dis 1998; 8: 289-295.
200. Boiten J, Rothwell PM, Slattery J, Warlow CP. Frequency and degree of carotid stenosis in small centrum ovale infarcts as compared to lacunar infarcts. Cerebrovasc Dis 1997; 7: 138-143.
201. Leys D, Mounier-Vehier F, Rondepierre P. Small infarcts in the centrum ovale: predisposing factors. Cerebrovasc Dis 1994; 4: 83-87.
202. Gutmann DH, Scherer S. Magnetic resonance imaging of ataxic hemiparesis localized to the corona radiata. Stroke 1989; 20: 1571-1573.
203. Barinagarrementeria F, Vega F, DelBrutto OH. Acute hemichorea due to infarction in the corona radiata. J Neurol 1989; 236: 371-372.
204. Kleist K. Gehirnpathologie. Leipsig, JA Barth, 1934.

CHAPTER

31

前大脳動脈領域の脳卒中

John C.M. Brust

解剖

　前大脳動脈 anterior cerebral artery は内頸動脈の2分岐の内側枝として，前床突起のレベルで分岐する．前大脳動脈は，前頭葉と頭頂葉の内側面，脳梁の前方4/5，大脳皮質前脳基底部，間脳前部，その他の深部構造を灌流している．前大脳動脈支配領域の後方への進展は，後大脳動脈およびその膨大部枝からの血流の程度に依存している．前大脳動脈の外側皮質への灌流は，しばしば上前頭溝を越えて前方に広く広がり，後方に向かい狭まっていく．前大脳動脈は，5つの部分(A1-A5)に分けられる[1]．A1部は，前大脳動脈近位部 *proximal anterior cerebral artery* と呼ばれ，内頸動脈分岐部から前交通動脈までの部分を指す．前大脳動脈の交通部以遠は，一般には前大脳動脈遠位部 *distal anterior cerebral artery* と呼ばれ，A2，A3，A4，A5部からなる．A2部(円蓋下前部)とA3部(円蓋上前部)は，上行部に属している．A4部とA5部は水平部を形成しており，冠状縫合(A4部)まで後方に伸び，そこから動脈の終末まで伸びている(A5部)．

■ 頭蓋底部動脈 basal artery とその穿通枝

　多くの穿通枝がWillis動脈輪前方から分枝する(図31.1，表31.1)．それらのほとんどは細く，Heubner反回動脈だけが血管造影により容易に同定できる．短いA1水平部より末梢の前大脳動脈は，尾状核前内側部，内包前脚，前有孔質を灌流し，穿通動脈を分岐している[2-5]．これら穿通枝の血管群は，通常，Heubner動脈と呼ばれる．解剖学的研究では，単一の血管ではなく，しばしばHeubner動脈および内側線条体動脈と比較的平行に走行する血管群を一括にして扱われる[3,5]．間脳や基底核を灌流する他の穿通枝と同様に，前

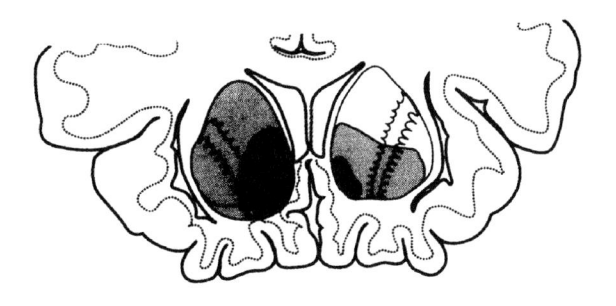

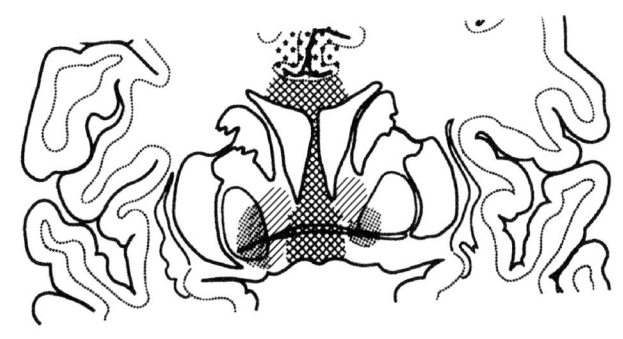

図 31.1 頭蓋底部動脈穿通枝の灌流領域．斜線部はA1部の灌流領域，点描部はHeubner動脈の灌流領域を表す．左半球は最大の灌流領域，右半球は最小の灌流領域を示す．斜交線部とアステリスク部は前交通動脈穿通枝の灌流領域を表す．
(Dunker and Harris, 1976[5] より転載)

大脳動脈や前交通動脈から起始する血管では，血管吻合はまばらである(動脈の終末領域)．

■ A1部

　A1部は，前床突起上で内側，前方に曲がり，視交叉または視神経と交叉する．視交叉と嗅三角の間で直角に曲がり，前

表 31.1　Willis 動脈輪前方からの頭蓋底部動脈穿通枝の特徴

分枝	本数（平均）	穿通部位	灌流領域
A1 近位側	1〜11（4.2〜5.3）	APS, OC, OT	ICG, ICP, RT, HT, PT, PL
A1 遠位側	0〜6（1.1〜3.2）	ON, OC, OT	ON, OC, OT
前交通動脈	0〜13（2.0〜3.9）	LT, APS, OC	HT, AC, LT, Fo, BF, CC, Ci
A2 部	0〜10（1.2〜4.8）	GR, OS, OC, LT	GR, IFA, SA, AD, CC
Heubner 動脈	1〜12（4.2〜6.5）	APS, SF, OFL	HC, ICAI, PL, PT, HT

AC：前交連，AD：間脳前部，APS：前有孔質，BF：基底前脳（正中部および傍正中部），CC：脳梁，Ci：帯状束，Fo：脳弓，GR：直回，HC：尾状核頭部，HT：視床下部，ICAI：内包前脚下部，ICG：内包膝部，ICP：内包後脚，IFA：前頭葉下部，LT：終板，OC：視交叉，OFL：眼窩前頭葉，ON：視神経，OS：嗅溝，OT：視索，RT：視床吻側部，PL：淡蒼球，PT：被殻，SA：視交叉上部，SF：Sylvius 裂．

交通動脈と結合して大脳半球間裂に入っていく．A1 部の長さは 7.2〜18.0 mm（平均 12.7 mm）と幅があり，血管径は中大脳動脈のおよそ半分で，0.9〜4.0 mm（平均 2.6 mm）である．Heubner 反回動脈を除いて，2〜15 本（平均 8 本）の頭蓋底部動脈穿通枝が A1 部から分枝している[6]．

A1 部の近位側（外側）半分は，遠位側（内側）半分よりも分枝が多い．近位側の血管は，前有孔質，視交叉外側部，視索を経由して脳内に入っていく．内頸動脈分岐部の A1 部からの分枝は，内包膝部，隣接する内包後脚，視床吻側部を灌流する．A1 近位 4 mm からの分枝は，内包前脚，近接する視床下部，前腹側被殻，淡蒼球を灌流する．A1 遠位側からの分枝は小さく，視神経，視交叉，視索の動脈叢にのみ分布する[5]．

■ 前交通動脈 anterior communicating artery

前交通動脈は平均血管径 1.4 mm，全長 3.3 mm である．前交通動脈からの穿通枝は，主として後上部から起始し，終板，前有孔質，視交叉内側部で脳内に入っていく．これらの穿通枝は，視床下部前部のほとんど，前交連正中部，終板，脳弓，基底前脳（中隔核，側坐核，対角核，無名質内側部を含む）を灌流する．前交通動脈は脳梁と前部帯状回も灌流している[6-8]．

■ A2 部

A2 起始部の血管径はおよそ 2.5 mm である．A2 部には，直回，嗅溝，視交叉，終板で脳内に入る穿通枝がある[6,7]．これらの穿通枝の数は 0〜10 本である．A2 部の分枝は，直回，前頭葉下部，視交叉上部，間脳前部，脳梁吻部に終わる[6]．

■ Heubner 反回動脈 recurrent artery of Heubner

Heubner 反回動脈は平均血管径 0.8〜1.0 mm，平均長 20〜23 mm と報告されている．前交通動脈近位部から分枝するが，10〜78% は A2 近位 5 mm から，8〜55% は前大脳動脈と前交通動脈結合部から，8〜35% は A1 遠位側から分枝する．Heubner 反回動脈は単一の血管として分枝し，その名前が示唆するように A1 部に沿って後方へ向かうものもあるが，単一の血管ではなく，しばしば Heubner 動脈および内側線条体動脈と比較的平行に走行する血管群を一括りにして扱われる[3,5]．これらの血管は，前有孔質外側部，Sylvius 裂内側部，または眼窩前頭葉のレベルで脳内に入り，12 本弱の分枝がある[5,6,8]．Heubner 反回動脈は，尾状核頭部，内包前脚前下部，淡蒼球前部，被殻，視床下部前部を灌流する．

■ 皮質枝（前大脳動脈遠位部）

前大脳動脈遠位部は，脳梁周囲動脈 pericallosal artery（A2〜A5）と脳梁縁動脈 callosomarginal artery の 2 つの主要な部分で構成され，通常，以下の 8 本の皮質枝を分枝する．眼窩前頭動脈，前頭極動脈，前内側前頭動脈，中内側前頭動脈，後内側前頭動脈，傍中心動脈，上頭頂動脈，下頭頂動脈（図 31.2，表 31.2）．脳梁周囲動脈は，典型的には並んで観察されることはなく，しばしば一方（通常は左方）が他方より後方にある．脳梁周囲動脈の全走行は，後方を除いては，大脳鎌自由縁の下方にあり，固定せず，中心線を交叉しうる．一方で，脳梁縁動脈は，前方のほとんどが大脳鎌自由縁の下方にある．残りの部分は，自由縁上を走行しており，中心を越えての変位は大脳鎌が硬いために制限されている．脳梁縁動脈は前大脳動脈の A3 部から分枝することが最も多く，帯状回周囲の帯状溝内で脳梁周囲動脈と平行して走行しているが，大脳半球の 7〜60% で欠損している[6,9]．脳梁縁動脈のない大脳半球では，すべての皮質枝が脳梁周囲動脈から分枝している．

眼窩前頭動脈 orbitofrontal artery は A2 部から分枝し，直回，嗅球，嗅神経，前頭葉眼窩面の内側部に分布する．前頭極動脈 frontopolar artery は主として A2 部から分枝し，前頭葉の内側部や外側部に分布する．前内側前頭動脈 ante-

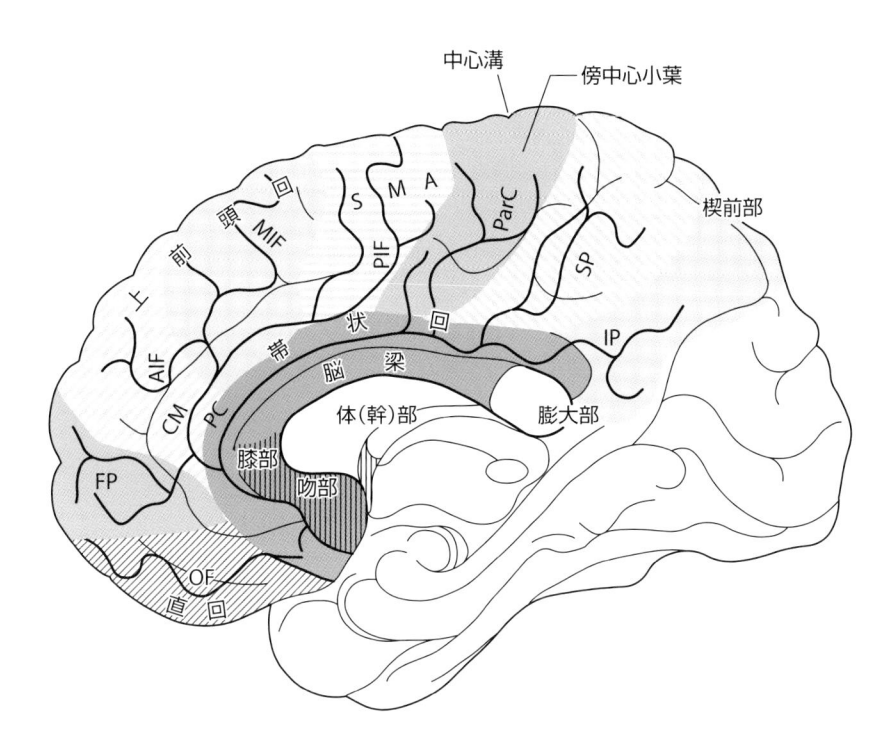

図 31.2 前大脳動脈遠位部とその灌流領域．縦平行線で示した領域（膝部と吻部）は，前交通動脈により灌流されている．
PC：脳梁周囲動脈，CM：脳梁縁動脈，OF：眼窩前頭動脈，FP：前頭極動脈，AIF：前内側前頭動脈，MIF：中内側前頭動脈，PIF：後内側前頭動脈，ParC：傍中心動脈，SP：上頭頂動脈，IP：下頭頂動脈，SMA：補足運動野．
（Crowell and Morawetz, 1977[8] と Perlmutter and Rhoton, 1976[6] より転載）

表 31.2 前大脳動脈（皮質枝）の頻度，閉塞部位，灌流領域

皮質動脈	存在頻度(%)	起始部(%) A2部	A3部	A4部	A5部	脳梁縁動脈	灌流領域
眼窩前頭動脈	100	100					直回，嗅球，嗅索，前頭葉（内側眼窩表面）
前頭極動脈	100	90				10	前頭極（内側，外側表面）
前内側前頭動脈	86	14	48			24	上前頭回の前方1/3
中内側前頭動脈	90	2	42	4		42	上前頭回の中央1/3
後内側前頭動脈	76		24	24		28	上前頭回の後方1/3，帯状回の一部
傍中心動脈	90		18	32	14	26	傍中心小葉
上頭頂動脈	78			10	50	18	上楔前部
下頭頂動脈	64			10	52	2	下楔前部，楔部近接部

（Perlmutter and Rhoton, 1976[6] より転載）

rior internal frontal artery は A2 部または A3 部の脳梁縁動脈から分枝し，上前頭回前部に分布する．中内側前頭動脈 middle internal frontal artery は脳梁縁動脈または A3 部から分枝し，上前頭回内側面および外側面の中部に分布する．後内側前頭動脈 posterior internal frontal artery は A3 部または A4 部の脳梁縁動脈から分枝し，上前頭回の後方1/3，帯状回の一部に分布する．傍中心動脈 paracentral artery は A4 部または脳梁縁動脈から分枝することが最も多く，傍中心小葉に分布する[9]．上頭頂動脈 superior parietal artery は，A4 部，A5 部，脳梁縁動脈から分枝し，楔前部上部に分布する．下頭頂動脈 inferior parietal artery は A5 部の脳梁周囲動脈から分枝することが最も多く，楔前部後下部と楔部近接部に分布する．

前大脳動脈は，脳梁を主に灌流する動脈である．脳梁周囲動脈は，脳梁吻部，膝部，体部へ分枝を送り，しばしば膨大部まで，ときに膨大部下方まで伸びる．膨大部は，通常，後大脳動脈の膨大部枝により灌流される．

■ 変異

Willis 動脈輪前方は，健常者においても変化に富んでお

表 31.3 Willis 動脈輪前方の正常変異

変異	頻度（%）
A1 部	
欠損	0.2〜2
低形成（径<1.0 mm）	2.0〜11
窓形成	0.1〜7.2
前交通動脈	
欠損	0.2〜2
低形成（径<1.0 mm）	1〜37
重複	4.5〜33.3
三重複	6〜10
網状	6〜9
Wilder の "arteria termatica"*	1.5〜20
Heubner 反回動脈	
欠損	0〜35
重複	3〜20
前大脳動脈遠位部	
奇前大脳動脈（不対）	0.5〜5
脳梁縁動脈欠損	18〜60
三重複	7.8〜8.4
対側半球への分枝	30〜64

＊訳注：前大脳動脈 A2 部が融合し，1本の動脈を形成する変異．

表 31.4 前大脳動脈領域梗塞の病因

脳動脈瘤
動脈瘤破裂に続発する血管攣縮
未破裂動脈瘤からの動脈原性塞栓
手術関連
心原性脳塞栓
アテローム血栓性梗塞
局所血栓
近位部の閉塞病変からの動脈原性塞栓
内頸動脈閉塞からの進展
ラクナ梗塞
その他
動脈解離
線維筋形成不全
Wegener 肉芽腫症
孤発性血管炎
可逆性分節性血管収縮および血管拡張
鎌状赤血球症
大脳鎌ヘルニア

り，その変異の頻度は報告によりかなり異なっている（**表 31.3**）．脳梁周囲動脈と同程度の内腔径を有する大きな脳梁枝は，1.5〜20％が前交通動脈から分枝している．この動脈は，脳梁正中動脈 median artery of corpus callosum, Wilder の "arteria termatica"，正中前大脳動脈 median anterior cerebral artery などと呼ばれる．前大脳動脈低形成と前交通動脈瘤との関連は比較的高率である[9]．

前・中・後大脳動脈の境界（境界領域）も変異に富んでいる．死後の注入研究において，前大脳動脈領域が最も拡大した例では，一次感覚運動皮質の円蓋部を越え，中前頭溝だけではなく下前頭溝まで灌流していた．一方，最も狭い例では，一次感覚運動皮質をわずかに，あるいは全く灌流していなかった[10]．

病因

前大脳動脈領域梗塞（**表 31.4**）の患者では，中大脳動脈領域もしばしば障害されている．前大脳動脈領域に限局した梗塞は少なく，文献的に報告されている頻度は脳梗塞の 0.6[11]〜3％[12] である．頭蓋内動脈瘤の頻度，前交通動脈瘤の分布，症候性血管攣縮の頻度に関する疫学的データから，前交通動脈瘤破裂に続発する血管攣縮による脳梗塞の発症は，虚血性脳卒中の頻度と同程度とされている．

A1 部閉塞は，対側前大脳動脈からの十分な側副血行のため，通常，耐性が高い．

前大脳動脈領域梗塞は，心原性あるいは内頸動脈からの塞栓によるものが最も多い[13]．内頸動脈からの血栓により遠位側が閉塞する症例もある[12,14,15]．前大脳動脈に生じた血栓による脳梗塞は，欧米では稀である．対照的に，明瞭な内頸動脈病変を伴わない前大脳動脈の in situ 血栓症はアジア人でより多くみられる[11,15]（**図 31.3**）．前大脳動脈への塞栓は，片側内頸動脈閉塞，奇前大脳動脈，A1 部低形成のような異常な血行力学的環境と関連していることが多い[11,12]（**図 31.4**）．このような患者では，心臓，大動脈，頸動脈に由来する塞栓が，正常の血管構築と比較して血流が増加しているときに，前大脳動脈の近位部を通過して遠位部まで達する傾向にある．Rodda は，前大脳動脈領域梗塞が両側内頸動脈病変，両側前大脳動脈狭窄，または小径の前交通動脈による灌流の制限と関連していることを見いだした[16]．梗塞巣の拡大は，Willis 動脈輪前方の動脈分布，動脈の境界領域の位置，閉塞部位に依存する．

前大脳動脈近位部，前交通動脈，Heubner 反回動脈から分枝する深部穿通枝には吻合が少なく，それぞれの血管支配領

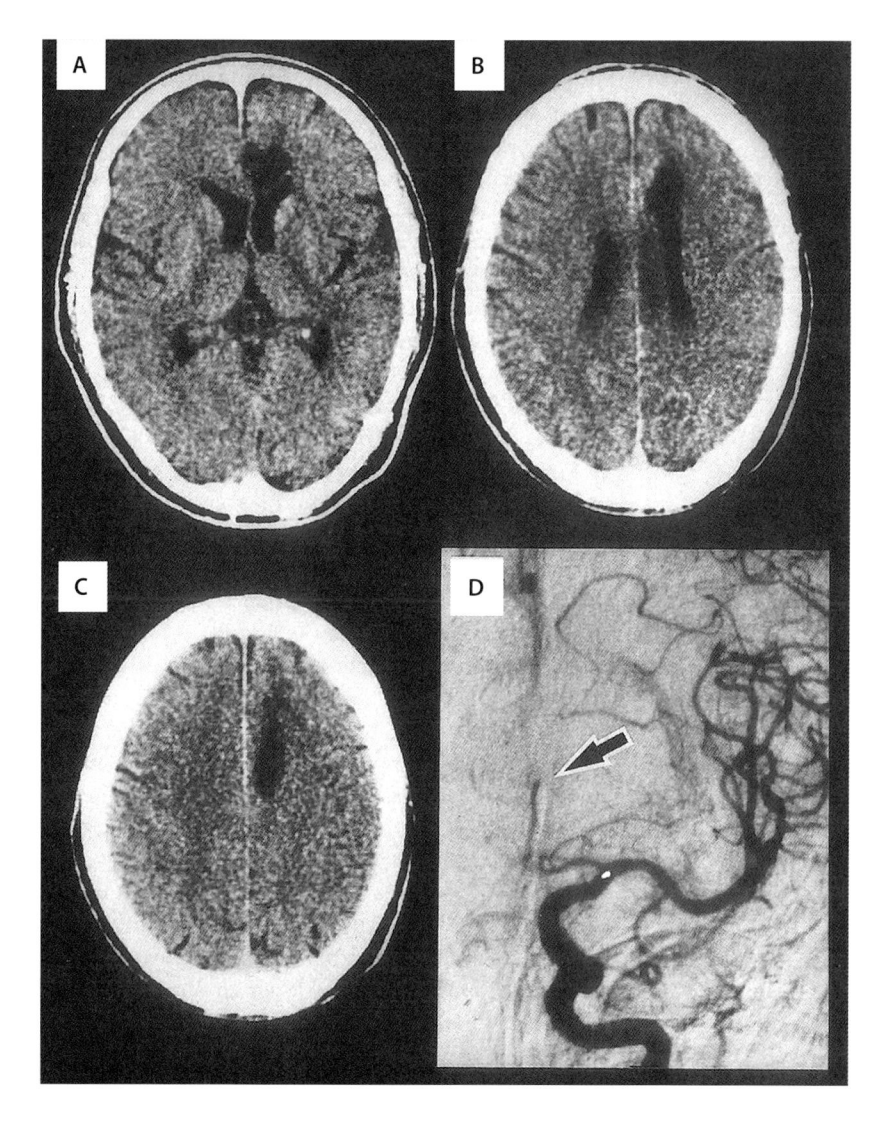

図 31.3 64 歳の右利き男性の左前大脳動脈アテローム血栓性閉塞．一過性無言，下肢優位の右片麻痺，片側の観念運動性失行，失書，左手の触覚性呼名障害，右手の道具の強迫的使用を呈した．**A～C**：CT では，左正中半球と脳梁前方 2/3 に低吸収域を示した．**D**：左頸動脈造影では，左中大脳動脈の分枝からの軟膜側副血行を伴う左前大脳動脈 A2 部閉塞（矢印）を認めた．

域（基底核や内包を含む）では小梗塞（ラクナ梗塞）が起こりやすい．

　そのほかに報告されている前大脳動脈領域梗塞の機序には，前大脳動脈自体のあるいは内頸動脈解離に伴う動脈解離，線維筋形成不全，Wegener 肉芽腫症，孤発性血管炎，鎌状赤血球症，大脳鎌ヘルニア，アルコール中毒，播種性血管内凝固，くも膜下神経囊虫症に続発する血管炎，放射線血管炎，原因不明の可逆性分節性血管収縮および血管拡張などがある[11,17,18]．前大脳動脈あるいはその主要な分枝の動脈解離は，日本において前大脳動脈領域梗塞の一般的な原因として報告されている[18]．

臨床症候

　前大脳動脈領域梗塞のいくつかの特徴ある徴候は，他の障害との鑑別に役立つ．

■ 運動障害

　運動障害は前大脳動脈領域梗塞で最も多い症候である．古典的記述では，皮質枝閉塞は通常，下肢の運動障害を呈し，上肢の麻痺 paresis の程度は軽く，顔面と舌はほとんど障害されない[19,20]．上肢の筋力低下 weakness は近位部で最も強く，肩周囲を障害し，通常，手は障害されない．下肢の筋力低下は遠位部で最も強い．筋緊張は，はじめは弛緩性であり，後に痙性になる．腱反射は，はじめは減弱あるいは亢進し，しばしば伸展性足底反射は陽性を示す．ほとんどの患者は比較的良好に回復する．責任病巣は，傍中心小葉と運動皮質の上部だけでなく，それらの領域から放線冠に伸びる皮質下線維まで含まれる．下肢単麻痺を呈する患者もいる[20,21]（図 31.5）．しかしながら，脳梗塞が深部まで進展した患者では，上下肢に同程度の筋力低下[22]，あるいは上肢優位の片麻痺[15]が報告されている．前大脳動脈領域単独梗塞の連続 14 例では，全例で病変と対側の麻痺を認めた．そのうち

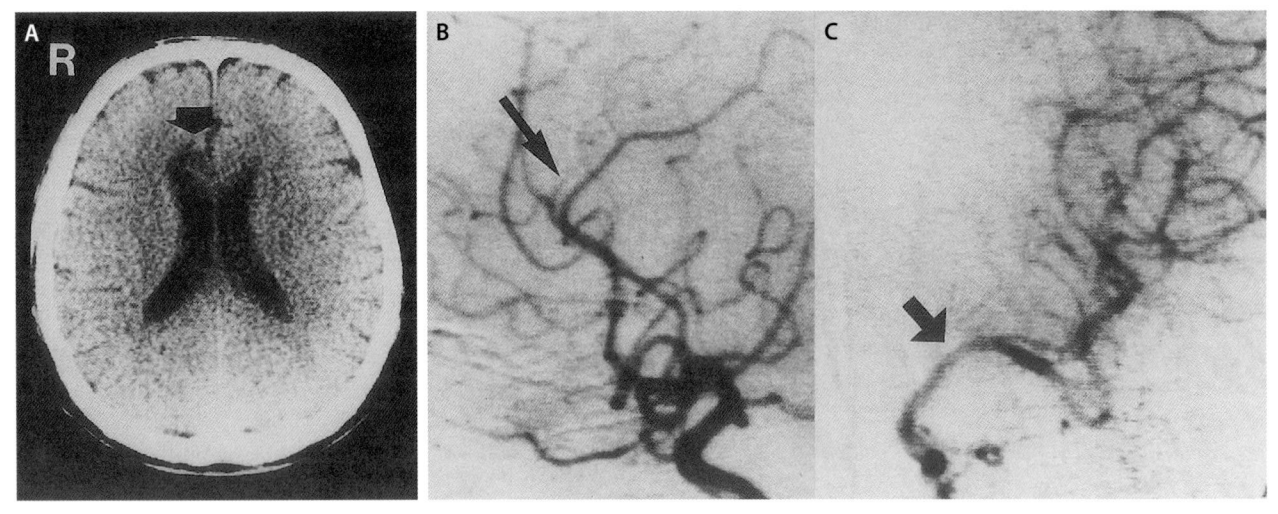

図31.4 57歳男性．僧帽弁狭窄症と心房細動があり，下肢優位の左片麻痺を突然発症した（心原性脳塞栓）．**A**：CTでは，右前大脳動脈領域に低吸収域（矢印）を認めた．**B**：右頸動脈造影では，右脳梁周囲動脈閉塞（矢印）を認めた．**C**：左頸動脈造影では，左A1部低形成（矢印）を認めた．

86％は下肢優位の片麻痺，7％は下肢単麻痺，7％は上肢優位の片麻痺であった[11]．ラクナ梗塞による純粋運動麻痺[22]，片側運動失調と同側の下肢麻痺[23]もまた，前大脳動脈遠位部閉塞で生じることがある．

顔面上肢優位の片麻痺は，Heubner反回動脈閉塞による尾状核頭部，被殻，内包前脚の梗塞により起こる[19]．DunkerとHarrisは，このような麻痺はHeubner反回動脈閉塞ではなく，A1近位側から分枝する穿通枝の閉塞よると主張している．その理由として，これらの穿通枝が内包膝部と隣接する内包後脚を灌流していることを挙げている[5]．

補足運動野を含む前頭葉内側部（通常，右側）損傷は，筋力と感覚は正常であるにもかかわらず，病変の対側の運動無視と上肢（および下肢）の不使用を呈する．前頭葉内側部の前大脳動脈領域梗塞では，運動無視が顕著な症例もある[24]．この患者は，麻痺側の随意運動が少なくなっている．自発的運動の欠如にもかかわらず，強い刺激により，ゆっくりとした不器用な腕の動きが誘発される．下肢麻痺は，中心前回運動皮質の障害で説明できるが，上肢運動機能障害は，中心前回の前方にある運動前皮質の梗塞に関連している．

両側前大脳動脈領域梗塞は，対麻痺を生じ，感覚障害を伴うときとそうでないときがある．原因としては，前大脳動脈・前交通動脈瘤破裂による両側前大脳動脈の血管攣縮，A1部低形成を伴う前大脳動脈閉塞，遠位奇前大脳動脈がある．このような患者では，誤って脊髄疾患を疑うことがある[25]．

Pusher症候群は，冠状面での重度の身体失認がある患者に起こる，非麻痺側から麻痺側へ押された際の立位姿勢調節障害とされている．この症候は，左片麻痺，空間無視，視覚・

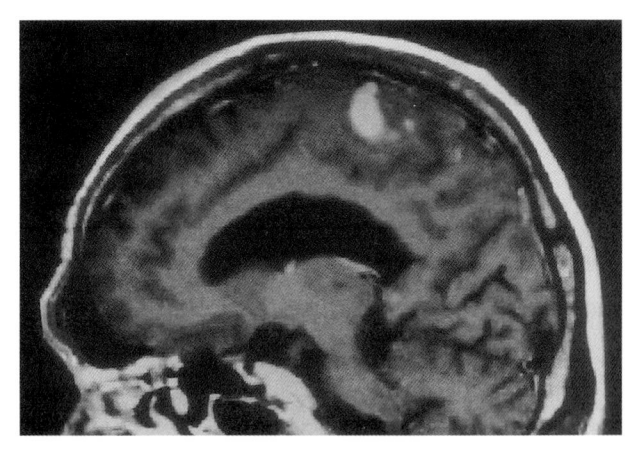

図31.5 62歳男性，右下肢単麻痺を突然発症．Gd-DTPA静注後のMRI T1強調矢状断像では，右傍中心小葉に信号上昇領域（最近の脳梗塞）を認めた．

聴覚消去現象がある患者での右前大脳動脈領域梗塞で生じる[26]．

対側下肢の震え limb-shaking を伴う一過性脳虚血発作は，脳梁周囲動脈の局所狭窄によって起こる．この発作は，血管形成やステント留置により消失する[27]．

■ 感覚障害

感覚障害は，通常，軽度あるいは不明瞭で，半身，特に下肢にみられるが，全くみられないこともある．識別覚や固有感覚が障害されることが最も多い．足の位置覚やつま先の触知を特定する能力が障害される症例もある．

■ 無動性無言 akinetic mutism, 無為 abulia, その他の精神運動障害

一過性意識消失は，前大脳動脈領域梗塞例で報告されているが稀である．持続する無反応は，多くは無為あるいは無動性無言である．無為は，自発的活動や発語の減少，問いかけまたは指示に対する反応潜時の延長，課題を持続する能力の減退である[4,28]．重度の無為の患者は，無動と無言を認めるが，真の昏迷，昏睡，閉じ込め状態，錐体外路性無動，緊張病，ヒステリー，植物状態とは区別される．

持続する無為は，両側前大脳動脈領域梗塞で認められる[29]．片側性病変では，無為は，対側の運動無視（片側の無為のようにみえる）に置き換わる状態で何日も持続する傾向にある．無為の原因となる特異的な障害部位ははっきりしていないが，帯状回，補足運動野，尾状核が，臨床的および実験的報告でさまざまに想定されている[30]．両側性病変は，両側前大脳動脈を灌流する片側内頸動脈（対側A1部の欠損または低形成）が閉塞する場合と，破裂あるいは外科的に修復された前交通動脈瘤の患者で血管攣縮により前頭葉内側基底部梗塞が生じた場合に最も頻度が高い．

前頭葉正中部梗塞は，情緒不安定，多幸感，錯論理症 paralogia，ふざけ症 Witzelsucht のような精神症状の原因になる．不穏，過活動，不安，興奮，多弁は，片側尾状核梗塞で一般的に認められる[4,29]．左尾状核病変は，高頻度に重度のうつ病を呈する[31]．これらの行動障害や精神障害は，前頭葉尾状核神経回路の障害によると考えられている[32]．

■ 括約筋機能障害 sphincter dysfunction

尿失禁が，片側または両側前大脳動脈閉塞の古典的症候の1つとして報告されているが，その頻度は比較的低い．外側および内側上前頭回と同様に前部帯状回の損傷で生じやすい．これらの患者は，尿意は正常に感じるが，排尿を我慢できない．同様の障害は排便にも生じるが，頻度はさらに低く，より軽度である[33]．

■ 言語障害

右または左前大脳動脈閉塞では，しばしば急性の無発声を呈し，多くは比較的急速に回復する．そのような患者では，言語障害は無為の症状の1つとして現れる．ささやくような言葉となる傾向を示す患者もいる．

片側前大脳動脈閉塞が真の失語 aphasia を呈するかどうかははっきりしない．いくつかの報告では，言語理解の障害，失名辞，失読，言語性または書字性錯語を呈することが示されており，また，他の報告では錯語がないことが強調されている．復唱は保たれているが，自発語の減少を伴う超皮質性失語もしばしば報告されている[30,34,35]．これらの言語障害は，真の失語であるかどうかにかかわらず，いくつかの例外を除いて，おそらく補足運動野の損傷によって生じており，病変は言語優位半球にある[36]．ヒトにおいて，この領域に電気刺激を加えると，言語と動作の停止，発声，対側上肢の反向と運動が誘発されることが示されている[37]．

失語を伴わない後天性の吃音は，片側あるいは両側前頭葉，または脳梁前部の障害により生じる．鏡像書字は，左または右補足運動野の脳梗塞患者で起こりうる．

■ 健忘 amnesia

前向性健忘は前交通動脈瘤の破裂および外科手術によって生じることが知られている[38]．責任病巣は前交通動脈から分枝する穿通枝が灌流する基底前脳の正中部および傍正中部に限局する梗塞であると考えられている．前頭葉正中部障害が加わった症例では，持続性で自発的な作話が健忘に伴って生じる．

■ 病的把握現象 pathological grasp phenomenon

把握反射は，手掌の特定の部位を指先に向かって圧をかけて擦ることによって誘発される1指または数指が屈曲内転する反応である．この反応は，患者の覚醒度や意志とは独立して生じる．本能的な把握反射は，把握反射とは対照的に，手のあらゆる部分への軽く安定した触知に対するゆっくりとした反応である．これには，患者の意思により部分的に抑制される磁石反応，捕獲反応，衝動的模索行為のような亜型反応も含まれる[39]．これらの病的把握現象は片側または両側前大脳動脈領域梗塞患者の一部にみられる．把握反射は，対側前頭葉あるいは基底核の梗塞で生じる．上前頭回や帯状回を含む前頭葉内側部障害は，脳梁前部病変の有無にかかわらず，本能的な把握反射の原因になる．

■ 脳梁離断症候群 callosal disconnection syndrome

前大脳動脈領域梗塞により生じる脳梁離断に特徴的な症候は，観念運動性失行，失書，右利き患者の左手に限定される触覚性呼称障害を含む．左側の観念運動性失行は，右手では口頭指示を受けて，さよならの手を振る仕草，敬礼，髪をとかす，歯を磨くなどの動作を正しく完璧にできるが，左手ではこれらの身につけているはずの動作ができない状態を指す．GeschwindとKaplanの報告[40]では，左前大脳動脈を外科的に閉塞された脳腫瘍の患者は，検者の動作の真似を正しく行うことができたとされる．しかし，前大脳動脈領域梗塞のほとんどの患者は，左手での動作の真似が多かれ少なかれ障害されている．片側の失行を示す最も重要な部位は，脳梁体部と考えられており，その障害では左半球から右半球

への連絡の基本的経路が中断される．ある観察研究では，前大脳動脈に限局した脳梗塞14例のうち左側失行は3例(21%)のみであり[11]，この徴候の頻度は低いことが示唆される．

左手の失書 agraphia では，認識できない走り書き，理解できない文字，線が加わるか足りない，単語の誤り，書き取りあるいは自発的な書字での書き換えまたは保続が認められる．一方，同じ患者でも右手では麻痺や把握反射がみられても，言語的な誤りはない[40,41]．これらの患者は，ブロック体をタイプしたり形作ることも正しく行うこともできない．書字または模写の能力は，一般に障害されない．Kawamura らは，左脳梁周囲動脈閉塞の日本人患者で，左側失書がカナ(音節表記文字)ではみられないにもかかわらず，漢字(形態文字)では生じた症例を報告しており[42]，これら2つの言語情報は脳梁体部後部の異なる神経路を介して左半球から右半球へ連絡されることが示唆される．

左手の観念運動性失行 ideomotor apraxia と失書は，通常は同時に生じ，これらの症状の責任病巣は脳梁体部とされている．しかし，前大脳動脈領域梗塞による左手の失書はあるが，失行のない患者[41,42]，また，その逆の患者[11]も報告されている．この障害部位の相違は，脳梁線維が脳梁体部の吻側後部で交叉していることを示唆している．

左手の触覚性失名辞 tactile anomia は，左手に置かれた物体の名前を言う能力の障害である．目隠しした状態では，左手で触れた物体の名前を正しく言うことができず，その物体に類似点がない物体と間違え，作話してしまう．一方で，右手では即座に正しい名前を言うことができ，どちらかの手で適切に物体を扱うこともできる．物体を左手に置いた後に取り除き，たくさんの物と並べて置くと，患者は閉眼時でも正しい物を指し示したり，左手でその物体を正しく描画したりできるなど，立体認知能力は保たれている．この異常の発症機序は，右半球から脳梁を越えて，障害されていない言語中枢に触覚情報を送る際の伝達障害である．左手の触覚性失名辞は，左手の失書と密接に関連しており，脳梁体部後部に位置する病変によって起こる．右手では，片側の構成障害が起こりうることから，構成能力は右大脳半球優位であることが示唆される．

両側の交叉性偽性無視 crossed pseudoneglect の印象的な所見は，Heilman らにより報告された[43]．半側空間無視あるいは消去現象のような臨床徴候がないにもかかわらず，視覚および触覚による線分二等分課題において，課題が左側空間で行われたときに，右手では右に片寄り，課題が右側空間で行われたときに，左手では左に片寄りを示した．この症例では，梗塞が脳梁体部に限局しており，おそらくは，対側半側空間へ注意を向けるために重要な大脳半球と，肢節の感覚運動プロセスをコントロールするために重要な他の大脳半球との間の連絡の中断が生じていた．

一方で，Kashiwagi らは右手の遂行課題だけでなく，言語反応を含む課題において左側の半側空間無視 hemispatial neglect を呈する患者を報告した[44]．このような離断性の無視は，左半球は対側空間に対してのみ注意を向けているが，右半球は両側空間へ注意を向けることができるという仮説を支持している．脳梁体部と大脳半球正中部の広範囲の障害では，この型の無視の徴候を認めるのかもしれない．

交叉性視覚性運動失調 crossed visuomotor ataxia ("ataxie optique")は，脳梁後部背側面の障害により生じる．患者は，対側の周辺視野に置かれた物体に触れたり，握ったりできない．脳梁病変は，半球間の視覚性運動経路を遮断する．これに対して，他の離断症候群に伴う左手の交叉性回避反応が，最近，脳梁膝部および体部や左帯状回に病変を有する患者で報告されている[45]．この患者は，右側空間に置かれた物体に手を伸ばし，握ろうとする際，どのように努力しても左手を動かすことができなかった．

■ 他人の手徴候 alien hand sign

Brion と Jedynak は，"le signe de la main étrangère"(これを翻訳すると，奇妙な手の徴候)を報告している[46]．このような症例は，脳梁腫瘍を有し，深部感覚の障害はないにもかかわらず，右手を背部に保持したときに左手が自分の手ではないという印象を抱く．Bogen は，一方の手が他方の手と異なる勝手な動きをする解離現象に言及して，これを両手間抗争 intermanual conflict と呼んだ[47]．他人の手徴候という用語は，右手と左手の動きにおける多様な解離を示しており，これは，前頭葉内側部，脳梁，またはその両方の梗塞によって生じる．これらの症状には，運動保続，道具の強迫的使用，利用行動，拮抗性統合運動障害などがある．

運動保続 motor perseveration は，母指と示指を擦る，ベッドシーツを撫でる，あるいは軽く叩くというような，自発的に繰り返される単純で定型的な手の動きに対して使用される用語である[48]．患者はこれらの動きを煩わしく思っているが，随意的に止めたり，他方の手で押さえたりすることができない．運動保続は，離断症候群を併わず，必ず把握反射や本能的な把握反応と関連している．原因となる病変は，おそらく症状のある手の対側の前頭葉内側部を含んでいる．

Mori と Yamadori は，自分の前に置かれた使い慣れた物品(くし，鉛筆，歯ブラシなど)を握り，意思に反して右手で適切に使うことを抑えられない前大脳動脈領域梗塞の患者を報告している[49]．この動きは，検者の口頭指示でも止めることができず，自身の左手で抑えることもできなかった．この異常な動きは道具の強迫的使用 compulsive manipulation of tools と呼ばれる．これは，離断症候群なしに，把握反射や本能的な把握反応とともに起こり，脳梁膝部に加え補足運動野と帯状回を含む左前頭葉内側部の障害による身についた習慣の解放現象の一型である．Lhermitte も利用行動について報告している[50]が，患者の前に置かれた物品が使用されるという点では道具の強迫的使用と同様の現象であったが，強迫性を欠き，両手に生じるため，異なる症候とされ，原因となる病変もさまざまな部位に見いだされている．

拮抗性統合運動障害 diagonistic dyspraxia という診断名は，Akelaitis が 1945 年に最初に記述したもので，患者の一方の手(通常は左手)が他方の手と矛盾する動きをする独特の解離運動(たとえば，右手で布を置くと，直ちに左手が取り去ってしまう)として報告されている[51]．一方の手の異常な行動は，他方の手(通常は右手)の随意的活動によって誘発される．拮抗性統合運動障害は，常に離断症候群と関連している．脳梁体部の障害が，この行動を引き起こすために必須と考えられる[52]．

分類不能な他人の手徴候には，上方への揺れ，脇の下に挟み込む，喉をつかむなどの単純あるいは無目的な右左どちらかの手の動きが含まれる[53,54]．これらの異常な動きは，対側の前頭葉内側部，脳梁体部，脳梁膝部の障害によって生じる．

参考文献

1. Fischer E. Die Lageabweichungen der vorderen Hirnarterie im Gefässbild. Zentralbl Neurochir 1938; 3: 300-312.
2. Rhoton AL, Sacki N, Pearlmutter D, Zeal A. Microsurgical anatomy of common aneurysm sites. Clin Neurosurg 1978; 26: 248-306.
3. Gorczyca W, Mohr G. Microvascular anatomy of Heubner's recurrent artery. J Neurosurg 1976; 44: 359-367.
4. Caplan LR, Schmahmann JD, Kase CS, et al. Caudate infarcts. Arch Neurol 1990; 47: 133-143.
5. Dunker R, Harris A. Surgical anatomy of the proximal anterior cerebral artery. J Neurosurg 1976; 44: 359-367.
6. Perlmutter D, Rhoton AL Jr. Microsurgical anatomy of the anterior cerebral-anterior communicating-recurrent artery complex. J Neurosurg 1976; 45: 259-272.
7. Gomes F, Dujovny M, Umansky F, et al. Microsurgical anatomy of the recurrent artery of Heubner. J Neurosurg 1984; 60: 130-139.
8. Crowell RM, Morawetz RB. The anterior communicating artery has significant branches. Stroke 1977; 8: 272-273.
9. Cavalcanti DD, Albuquerque FC, Silva BF, Spetzler RF, Preul MC. The anatomy of the callosomarginal artery: applications to microsurgery and endovascular surgery. Neurosurgery 2010; 66: 602-610.
10. Van der Zwan A, Hillen B, Tulleken CAF, et al. Variability of the territories of the major cerebral arteries. J Neurosurg 1992; 77: 927-940.
11. Kazui S, Sawada T. Callosal apraxia without agraphia. Ann Neurol 1993; 33: 401-403.
12. Gacs G, Fox AJ, Barnett HJM, Vinuela F. Occurrence and mechanisms of occlusion of the anterior cerebral artery. Stroke 1983; 14: 952-959.
13. Arbiox A, Garcia-Eroles L, Sellars N, et al. Infarction in the territory of the anterior cerebral artery: clinical study of 51 patients. BMC Neurol 2009; 9: 30.
14. Lhermitte F, Gautier JC. Sites of cerebral arterial occlusions. In: Modern Trends in Neurology. Vol 6. Williams D, ed. London: Butterworth, 1975; 123-140.
15. Bogousslavsky J, Regli F. Anterior cerebral artery territory infarction in the Lausanne Stroke Registry: clinical and etiologic patterns. Arch Neurol 1990; 47: 144-150.
16. Rodda RA. The arterial patterns with internal carotid disease and cerebral infarctions. Stroke 1986; 17: 69-75.
17. Call GK, Fleming MC, Sealfon S, et al. Reversible cerebral segmental vasoconstriction. Stroke 1988; 19: 1159-1170.
18. Sato S, Toyota K, Matsuoka H, et al. Isolated anterior cerebral artery territory infarction: dissection as an etiological mechanism. Cerebrovasc Dis 2010; 29: 170-177.
19. Critchley M. The anterior cerebral artery, and its syndromes. Brain 1930; 53: 120-165.
20. Hiraga A, Uzawa A, Tanaka S, Ogawara K, Kamitsukasa I. Pure monoparesis of the leg due to cerebral infarctions: a diffusion-weighted imaging study. J Clin Neurosci 2009; 16: 1414-1416.
21. Wilson G. Crural monoplegia and paraplegia of cortical origin with a discussion of the cortical centers for the rectum, bladder and sexual functions. Acta Neurol Psychiatry 1923; 10: 669-679.
22. Weisberg LA. Computed tomography and motor hemiparesis. Neurology 1979; 29: 490-495.
23. Bogousslavsky J, Martin R, Moulin T. Homolateral ataxia and crural paresis: a syndrome of anterior cerebral artery territory infarction. J Neurol Neurosurg Psychiatry 1992; 55: 1146-1149.
24. Chamarro A, Marshall RS, Valls-Sole J, et al. Motor behavior in stroke patients with isolated medial frontal ischemic infarction. Stroke 1997; 28: 1755-1760.
25. Loh PK, Sharma VK. Atherosclerosis in congenital azygous solitary A2 anterior cerebral artery with simultaneous bifrontal infarctions. J Neurol Neurosurg Psychiatry 2010; 81: 203.
26. Karnath H-O, Suchan J, Johannsen L. Pusher syndrome after ACA territory infarction. Eur J Neurol 2008; 15: e84-85.
27. Kalia J, Wolfe T, Zaidat OO. Limb-shaking transient attack masquerading as lumbar radiculopathy from pericallosal artery stenosis treated successfully with intracranial angioplasty and stenting. J Stroke Cerebrovasc Dis 2010; 19: 169-173.
28. Fisher CM. Honored guest presentation: abulia minor vs. agitated behavior. Clin Neurosurg 1983; 31: 9-31.
29. Kang SY, Kim JS. Anterior cerebral artery infarctions: stroke mechanism and clinical imaging study in 100 patients. Neurology 2008; 70: 2286-2293.
30. Brust JCM. Anterior cerebral artery disease. In: Stroke: Pathophysiology, Diagnosis, and Treatment. 3rd edn. Barnett HJM, Mohr JP, Yatsu F, et al., eds. Philadelphia, PA: Churchill-Livingstone, 1998; 401-425.
31. Starkstein SE, Robinson RG, Berthier ML, Parikh RM, Price TR. Differential mood changes following basal ganglia vs. thalamic lesion. Arch Neurol 1988; 45: 725-730.
32. Alexander GE, DeLong MR, Strick PL. Parallel organization of functionally segregated circuits linking basal ganglia and cortex. Ann Rev Neurosci 1986; 9: 357-381.
33. Andrew J, Nathan PW. Lesions of the anterior frontal lobes and disturbances of micturition and defecation. Brain 1964; 87: 233-262.
34. Ross ED. Left medial parietal lobe and receptive language functions: mixed transcortical aphasia after left anterior cerebral artery infarction. Neurology 1980; 30: 144-151.
35. Kumral E, Bayulkem G, Evyapan D, Yunten N. Spectrum of anterior cerebral artery territory infarction: clinical and MRI findings. Eur J Neurol 2002; 9: 615-624.
36. Brust JCM, Plank C, Burke A, et al. Language disorder in a right-hander after occlusion of the right anterior cerebral artery. Neurology 1982;

37. Penfield W, Welch K. The supplementary motor area of the cerebral cortex. A clinical and experimental study. Arch Neurol Psychiatry 1951; 66: 289-317.
38. Damasio AR, Graff-Radford NR, Eslinger PJ, Damasio H, Kassell N. Amnesia following basal forebrain lesions. Arch Neurol 1987; 42: 263-271.
39. Seyffarth H, Denny-Brown D. The grasp reflex and the instinctive grasp reaction. Brain 1948; 71: 109-183.
40. Geschwind N, Kaplan E. A human cerebral deconnection syndrome: a preliminary report. Neurology 1962; 12: 675-685.
41. Yamadori A, Osumi Y, Ikeda H, Kanazawa Y. Left unilateral agraphia and tactile anomia: disturbances seen after occlusion of the anterior cerebral artery. Arch Neurol 1980; 37: 88-91.
42. Kawamura M, Hirayama K, Yamamoto H. Different interhemispheric transfer of kanji and kana writing evidenced by a case with left unilateral agraphia without apraxia. Brain 1989; 112: 1011-1018.
43. Heilman KM, Bowers D, Watson RT. Pseudo-neglect in a patient with partial callosal disconnection. Brain 1984; 107: 519-532.
44. Kashiwagi A, Kashiwagi T, Nishikawa T, Tanabe H, Okuda J. Hemispatial neglect in a patient with callosal infarction. Brain 1990; 113: 1005-1023.
45. Nagumo T, Yamadori A, Soma Y, Kayamori R, Ito M. Crossed avoiding reaction: a disturbance of the manual spatial function. J Neurol Neurosurg Psychiatry 1993; 56: 552-555.
46. Brion S, Jedynak CP. Troubles du transfert interhémisphérique (disconnection calleuse). A propos de trois observation de tumeurs du corps calleux. Le signe de la main étrangère. Rev Neurol (Paris) 1972; 126: 257-266.
47. Bogen JE. The callosal syndrome. In: Clinical Neuropsychology. Heilman KM, Valenstein EV, eds. Oxford: Oxford University Press, 1979; 308-359.
48. Shahani BT, Burrows P, Whitty CWM. The grasp reflex and perseveration. Brain 1970; 93: 181-192.
49. Mori E, Yamadori A. Compulsive manipulation of tools and pathological grasp phenomenon. Clin Neurol 1982; 22: 329-335.
50. Lhermitte F. Utilization behaviour and its relation to lesions of the frontal lobes. Brain 1983; 106: 237-255.
51. Akelaitis AJ. Studies on the corpus callosum. IV. Diagionistic dyspraxia in epileptics following partial and complete section of the corpus callosum. Am J Psychiatry 1945; 101: 594-599.
52. Tanaka Y, Iwasa H, Yoshida M. Diagnostic dysplaxia: case report and movement-related potentials. Neurology 1990; 40: 657-661.
53. McNabb AW, Carrol WM, Mastaglia FL. 'Alien hand' and loss of bimanual coordination after dominant anterior cerebral artery territory infarction. J Neurol Neurosurg Psychiatry 1988; 51: 218-222.
54. Banks G, Short P, Martínez J, et al. The alien hand syndrome: clinical and postmortem findings. Arch Neurol 1989; 45: 456-459.

CHAPTER 32

前脈絡叢動脈領域の脳卒中

Cathy Helgason and Louis R. Caplan

序論

　前脈絡叢動脈 *anterior choroidal artery* 領域の脳梗塞は, 1891年に Kolisko により最初に報告された[1]. 1925年の Foix らの短い報告により, この梗塞は臨床的興味の中心となった[2]. CT 出現以前の前脈絡叢動脈領域梗塞の臨床診断は, Foix らが報告した特徴的な臨床所見の存在と, 1例あるいは連続症例の症例報告による病理学的エビデンスに依存していた. 片麻痺, 半側感覚消失, 同名半盲の組み合わせは, 前脈絡叢動脈領域梗塞の徴候と古くから考えられていた[2]. しかし現在, 同じような臨床徴候は中大脳動脈の深部枝あるいは皮質枝領域または脳幹穿通動脈領域の脳梗塞でもみられる可能性があり, 穿通動脈閉塞は両領域の梗塞の最も一般的な原因と考えられている. 前脈絡叢動脈の破裂あるいは閉塞の臨床経過・予後・原因は, 特に患者にとって特別重要な意味をもつために, 臨床医はこの動脈領域の梗塞および出血の診断に特別な注意を払う必要がある.

　CT および MRI は, この動脈領域の脳卒中研究の機会を提供した. 1983年の Cambier ら[3], Masson ら[4] の CT を用いた研究より以前には, 前脈絡叢動脈領域梗塞の文献的報告は25例にも満たなかった[1-20]. より最近の神経画像研究では, 前脈絡叢動脈領域梗塞は頸動脈系の深部穿通枝領域に位置しており, 古典的臨床三徴は, さまざまな程度で観察される[21-33].

　前脈絡叢動脈領域梗塞の病因を示す病変や危険因子は研究により異なる. 非常にコントロール不良の高血圧と両側前脈絡叢動脈閉塞の臨床像は, Helgason らにより報告されている[31]. 1人の患者に病因や危険因子が1つ以上存在することも頻繁にある. このことから, これらの病因間の相互関係により, 前脈絡叢動脈の閉塞あるいは破裂の原因となる動態を生じることが示唆される. この相互関係は他の動脈とは異なる, 前脈絡叢動脈での血管整合性の消失に特徴的なものと考えられる.

前脈絡叢動脈の灌流領域と解剖学的走行

　前脈絡叢動脈の解剖学的走行についての知識は, 脳神経外科および神経血管内科的手技にとって重要である[34]. 前脈絡叢動脈は, Willis 動脈輪に由来する中径の筋性動脈であり, もやもや病の患者では, 中大脳動脈遠位部に接続する頭蓋内内頸動脈および後交通動脈に沿って複合的経路を形成している. この病態では, 視床穿通動脈やレンズ核線条体動脈が入る脳底部か, 細く蛇行し拡張した血管が穿通していく[35].

　前脈絡叢動脈の灌流領域についての多くの解剖学的研究では, この動脈の灌流領域がさまざまであることが報告されている[22,28,30,33]. これは, 剖検による解剖学的研究の欠如, 放射線学的情報の信頼性の欠如とともに, 豊富に発達した血管吻合によるかもしれない. この動脈の灌流領域の解剖は, 脳神経外科および神経血管内科的手技のためだけでなく, 前脈絡叢動脈閉塞によって生じる神経脱落症状, 臨床経過, 予後を説明するためにも重要である.

　前脈絡叢動脈領域梗塞の大きさ（<20 mm か >20 mm か）は, 予後や病因と関連している[36]. 前脈絡叢動脈の皮質枝領域を巻き込む梗塞は, 発症時が最も重度で, 予後不良と関連している[37]. 前脈絡叢動脈の大梗塞（>15 mm）は, 多くの場合, 内頸動脈閉塞により生じるが, 心原性塞栓, あるいは動脈原性塞栓によって生じることもある. しかし, 大梗

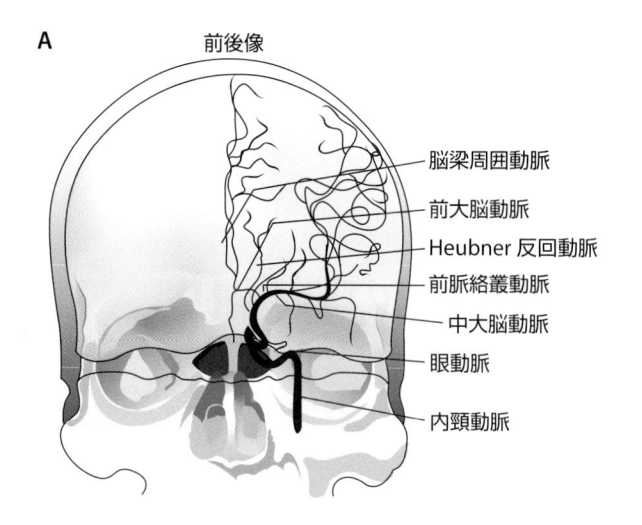

図32.1 内頸動脈頭蓋内分枝．**A**：前後像，**B**：側面像．
（Caplan LR. Caplan's Stroke, a Clinical Approach. 4th edn. Philadelphia, PA：Saunders-Elsevier, 2009 より許可を得て転載）

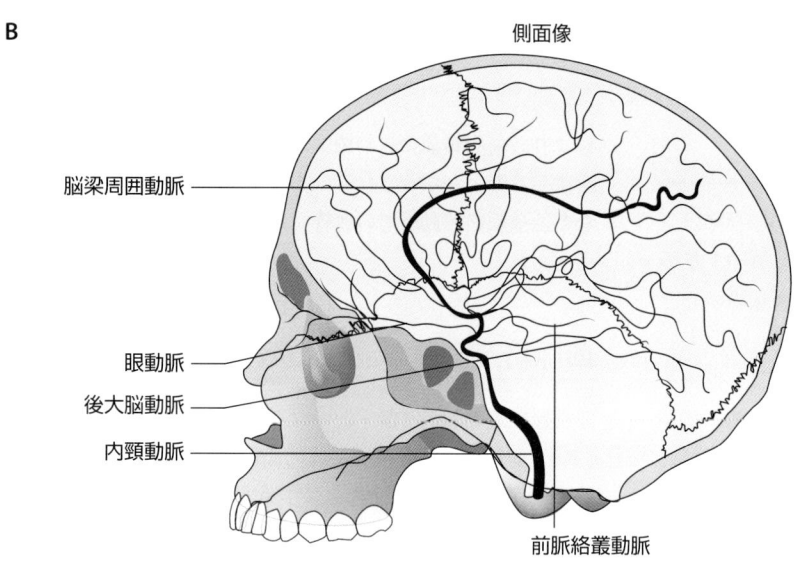

塞は，稀に前脈絡叢動脈特有の部位に生じることがある[26]．この領域の部分的な梗塞は，プラークや血栓による前脈絡叢動脈入口部の閉塞によるとされ，進行性の運動麻痺を呈し，機能予後が不良となる[38]．

　前脈絡叢動脈の走行は，解剖学的研究および微細手術による研究によって詳細が明らかにされている[8,9,38-70]．その結果，大きさ，走行，分枝部位，動脈の灌流領域などの変異や，稀な前脈絡叢動脈欠損などが明らかになっている[41]．血管造影画像や剖検所見がない場合，通常，症状および徴候とCTやMRIの画像所見に基づいて診断される．通常，前脈絡叢動脈は内頸動脈から起始しており，しばしば後交通動脈より遠位側における最初の分枝である．図32.1 と図32.2 に，通常の内頸動脈近位部からの前脈絡叢動脈起始部とその走行を示す．ときおり，中大脳動脈，後交通動脈，内頸動脈分岐部が起始部となる[42,46,53]．また，内頸動脈から2本あるいは3本の前脈絡叢動脈が分岐することもある[65]．前脈絡叢動脈は視索外側部に始まり，交叉して大脳脚外側部に達する[40,46]．その後，外側膝状体から脚溝を抜けて鉤に達し，脳内に穿通する前に脈絡叢裂を通り，側脳室内の脈絡叢に終わる．ウサギでは，側脳室の脈絡叢下部への灌流は前脈絡叢動脈，中心上部への灌流は後脈絡叢動脈によってなされる．したがって，脈絡叢が部位によって異なる機能を有しているかもしれない[66]．

　前脈絡叢動脈の平均長は25 mmである[40]．前脈絡叢動脈は，走行途中で多くの分枝を出しており，脳漕部での分枝か，脈絡叢部での分枝かにより分けられる[46,53]．Rhotonらによれば，前脈絡叢動脈は4〜18本の分枝を出す[46]．脳漕部からの分枝は，視索，鉤，大脳脚，外側膝状体，前有孔質，側頭葉先端部，側脳室下角の脈絡叢，歯状回に分布している[42]．上方穿通枝はおよそ50％の人で，淡蒼球内節と内包膝部の2つを灌流している[45,46]．（脈路叢部の）遠位部からの分枝は，内包後脚の下半分，内包の後レンズ核線維，視

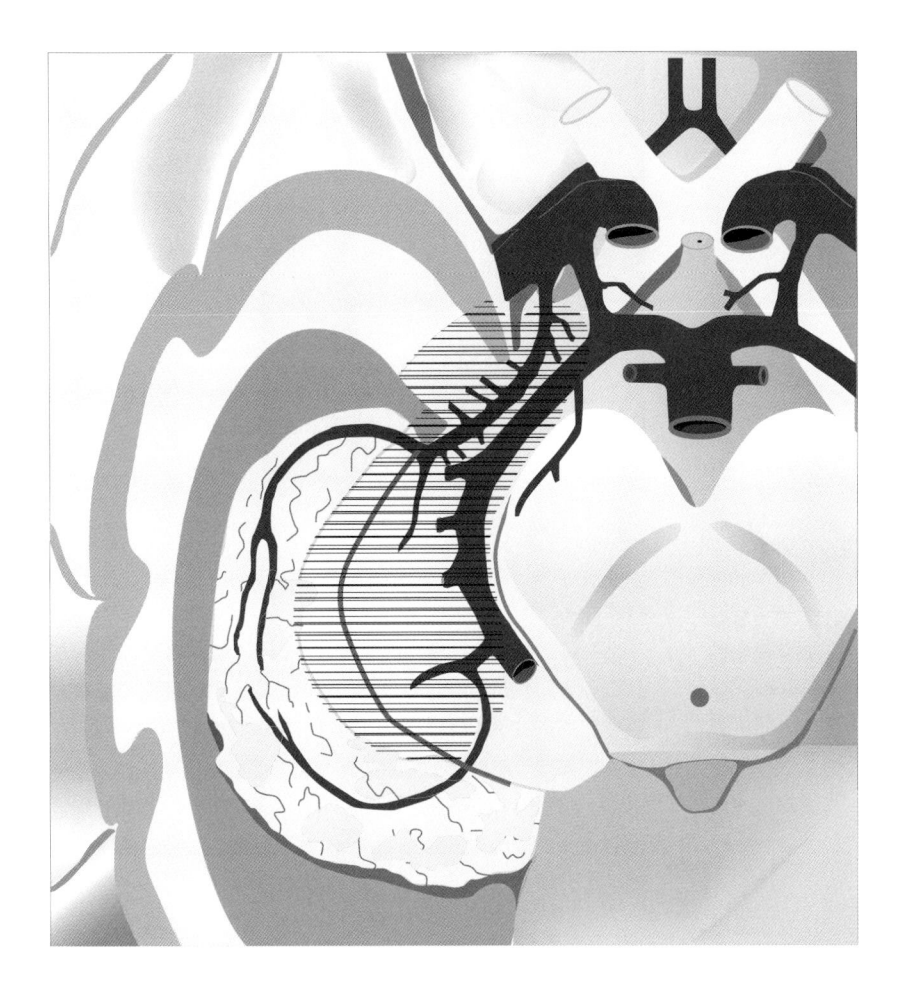

図 32.2 前脈絡叢動脈の灌流領域.
(Caplan LR. Caplan's Stroke, a Clinical Approach. 4th edn. Philadelphia, PA：Saunders-Elsevier, 2009 より許可を得て転載)

放線起始部を灌流している[53]（図 32.3）．図 32.4 に，側脳室下角付近の典型的な前脈絡叢動脈領域梗塞の MRI 像を示す．

Abbie によれば，前脈絡叢動脈は，常に視索，外側膝状体，内包後脚の後方 2/3，淡蒼球の大部分，視放線起始部，大脳脚の内側 1/3 を灌流する[8,9]．多くの著者らの間で，前脈絡叢動脈は，内包後脚の後方 2/3 およびレンズ核後部を灌流するとしている点で一致している[8,9,24,28-30,38,39,47,67,68]．他の分枝は，黒質，赤核の一部，視床下部の一部，視床腹外側表面を灌流している可能性がある[30,42,46,48,49,67,68]．視床の外側境界部もまた前脈絡叢動脈によって灌流される[25,28,42,45,46,48,49]．Fujii らは，50 例の剖検研究で，前脈絡叢動脈領域梗塞の患者の 10％で視床が障害されると報告しており[42]，これは他の研究でも確認されている[25,45,46]．Hupperts らは，42％の症例でレンズ核内側部が障害されていたことを報告しており[33]，これも他の研究で確認されている[25,28,33]．

傍側脳室放線冠後部の前脈絡叢動脈の灌流領域はさまざまである[28,33,67,68]．多くの研究により，放線冠後部における前脈絡叢動脈領域梗塞の広がりが示されている[23,25,30,31,69,70]．

いくつかの剖検での研究により，傍側脳室後部は前脈絡叢動脈領域に属しているとされていたが[8,9,38-40]，最近の研究で前脈絡叢動脈領域が傍側脳室放線冠後部に広がることが確認されている[33]．Hupperts らは，51 例の前脈絡叢動脈領域梗塞の研究で，71％の例でこの領域に梗塞巣が拡大していたと報告している[33]．Pullicino らは，この領域は動脈領域間の分水嶺領域を示していると断定している[67,68]．

Heubner 反回動脈や後脈絡叢動脈のように前脈絡叢動脈と同程度の径を有する動脈の灌流領域の正確な評価は，病理学的評価がなければ困難である．血管造影による研究では，脳穿通動脈の灌流領域全体を描出することはできない[67,68]．傍側脳室放線冠後部の灌流は，Mohr らによって議論されてきた[28]．彼らは，16 例の前脈絡叢領域梗塞の局在について研究し，側脳室壁と放線冠の病変は前脈絡叢動脈の灌流領域の梗塞によるものではないという見解を述べている[28]．また，内包後脚はすべての例で含まれ，淡蒼球内節は 75％，大脳脚および視放線は 44％，視床外側表面は 37％（表面のみの障害：5 例，実質までの障害：1 例），側頭葉内側部（海馬と鉤）37％であり，放線冠まで拡大した梗塞はなかったと報告している[28]．脳動静脈奇形塞栓術の際に発症した

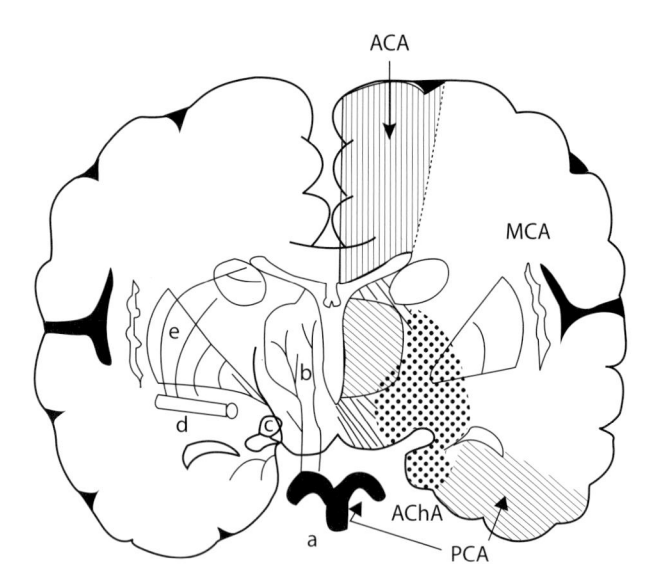

図 32.3 頭蓋内動脈の灌流領域の冠状断図．右側は，前大脳動脈（ACA），中大脳動脈（MCA），後大脳動脈（PCA），前脈絡叢動脈（AChA）の灌流領域を示す．左側は，個々の動脈を示す．
a：脳底動脈，b：近位後大脳動脈から分枝する視床穿通枝，c：前脈絡叢動脈，d：中大脳動脈，e：中大脳動脈レンズ核線条体枝．
(Caplan LR. Stroke, a Clinical Approach. 2nd edn. Boston, MA：Butterworth-Heinemann, 1993 より許可を得て転載)

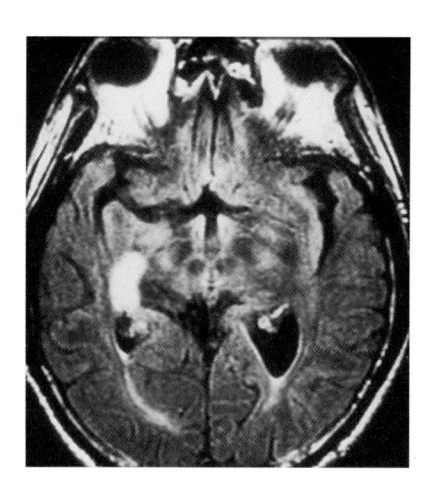

図 32.4 MRI 拡散強調像の水平断像．図の左側に側脳室に接する右前脈絡叢動脈領域梗塞を認める．

大きな前脈絡叢動脈領域梗塞の MRI 冠状断像では，側脳室壁に近接した脳実質への梗塞巣の進展はみられなかった[28]．対照的に，Hupperts らの研究では，7 例の前脈絡叢動脈領域梗塞で放線冠前部に梗塞巣が拡大していた[33]．

前脈絡叢動脈分枝の分布には非常に変異が多い[8,9,40,46]．前脈絡叢動脈はときに後大脳動脈の重要な部分を灌流している[59]．また，後大脳動脈，後交通動脈，内頸動脈，中大脳動脈，外側後脈絡叢動脈と多数の吻合があることが報告されている[8,9,41,47,49,50]．外側後脈絡叢動脈との吻合は常にあり，側脳室脈絡組織および脈絡叢のレベルで最も発達している[60]．この前脈絡叢動脈の分枝と吻合の多様性が，前脈絡叢動脈の灌流領域の多様さを詳細に説明していると考えられる．

臨床症候

前脈絡叢動脈領域梗塞の古典的臨床症候は，片麻痺，半側感覚消失，同名半盲であり，しばしば神経心理学的症候と関連している[2,8,9,23]．失語，空間無視，注意障害，高次機能障害，記憶障害は，視床または皮質梗塞により生じる場合よりも軽度であることが報告されている[71]．前脈絡叢動脈領域梗塞で失語がないことや，頭部および眼球の偏倚が軽度であることは，大きな中大脳動脈皮質枝領域梗塞と鑑別する手助けになる[23,26,33]．

前脈絡叢動脈領域梗塞の頻度は，いくつかの研究で報告されている．しかし，どの患者においても，この梗塞の存在と重要性を認識するには，臨床症候に関する認識が必要である．この梗塞は全脳梗塞の 1～10％で，全脳梗塞入院症例の 2～9％とされている[29,31-33,69,72]．Hupperts らは，CT で確定されたすべての深部小梗塞の 48％が前脈絡叢動脈領域梗塞であると推測している[33]．

■ 運動障害

診察上，ラクナ症候群と類似の臨床症候が前脈絡叢動脈領域梗塞で最も多くみられる．77 例の前脈絡叢動脈領域梗塞の研究では，87％の症例がラクナ症候群の症状の 1 つを呈していた[33]．深部小梗塞の 83 例とは臨床的な差異はなかった．片麻痺 hemiplegia は感覚障害の有無にかかわらずほぼ 90％の例で報告されている[1,2,4,16,19,73-75]．運動障害は，内包後脚，大脳脚，傍側脳室放線冠後部の錐体路障害により生じる[2,76,77]．傍側脳室放線冠後部では，顔面，上肢，下肢の運動神経線維が部位別に前方から後方に向かって並んでいると推定されている[78,79]．内包後脚後部では，運動神経線維が密に集中しており，部位別の順列についてはあまり明瞭ではないと考えられている[76,79,80]．capsular warning syndrome は，前脈絡叢動脈領域，特に内包を除いた左視床外側部，淡蒼球後部，放線冠後部の拡散強調像での変化によると考えられる，運動および感覚障害の定型的な症候である[81]．

■ 感覚障害

半側感覚消失 hemiahesthesia はさまざまであり，半側全体に及ぶこともある．通常は不完全で一過性であり，単独でみられることは稀である[74]．しばしば，すべての種類の感覚が障害されるが，固有感覚は障害されないとの報告もあ

る[16,71].

重篤な感覚障害の残存が報告されることは稀である．Abbie は，前脈絡叢動脈領域梗塞の患者で有痛性感覚異常が頻繁に存在すると報告した[8,9]．「視床様症候群 thalamic-like syndrome」も稀に報告されている[72]．脳卒中発症時には，上肢あるいは下肢の疼痛，灼熱痛あるいはチクチクする感覚が一時的に存在する[16,72,74]．前脈絡叢動脈領域梗塞による感覚障害は，内頸動脈領域の他の深部小梗塞よりも頻度が高く，2/3 の患者で起こる．内包後脚内あるいは視床外側腹側核レベルでの感覚放線の障害が，この感覚障害を説明する．

■ 視野欠損

同名半盲 homonymous hemianopia は，前脈絡叢動脈領域梗塞の古典的三徴で最もバリエーションに富む症候である．対座法による神経診察では確認できず，正式な Goldman 視野検査が必要になることがある[82,83]．同名半盲は，視索，外側膝状体，視放線のいずれの病変によっても起こりうる．図 32.5 に，Foix と Schiff-Wertheimer[84] が最初に報告した視覚系領域への血液供給を示す．視放線は視覚障害の原因として最も障害されやすい部位である[23]．視覚障害で最も一般的である同名半盲以外にも，さまざまな視野欠損が報告されている．たとえば，外側膝状体に脳梗塞が生じている場合，相同性同名半盲（梗塞巣に視索が含まれていれば Wernicke の半盲性瞳孔反応を伴う），上四分盲，四重扇状半盲 quadruple sectoranopia（水平線に沿った水平区域を除く，上方および下方 1/4 の視野欠損）が起こる[3,23,30-32,82,85,86]．図 32.6 は，前脈絡叢動脈領域梗塞の患者での四重扇状半盲を示している．片側の古典的三徴と対側の同名上四分盲が両側前脈絡叢動脈閉塞の患者で報告されている[8,9]．四重扇状半盲あるいは相同性上四分盲は通常，前脈絡叢動脈領域の外側膝状体の虚血病変に起因する[83,85,86]．

視野欠損は前脈絡叢動脈領域の小梗塞より大梗塞で頻繁に観察される[48,49]．半盲は前脈絡叢動脈領域梗塞患者の 1/3 にみられるとされる[26,28,87]が，この頻度は研究により大きく異なる．Decroix らは，視野欠損は 16 例中 3 例であったと報告している[23]．一方で，77 例の大規模研究では，半盲は 4％のみと報告されている[33]．Ghika らは，前脈絡叢動脈領域梗塞患者の 13％に半盲が存在すると推測している[24]．視索と外側膝状体は，後脈絡叢動脈，後交通動脈，あるいは軟膜動脈から吻合を受けているため，視野異常はしばしば一過性である．半盲が存在しないことから，前脈絡叢動脈領域梗塞を除外すべきではない．

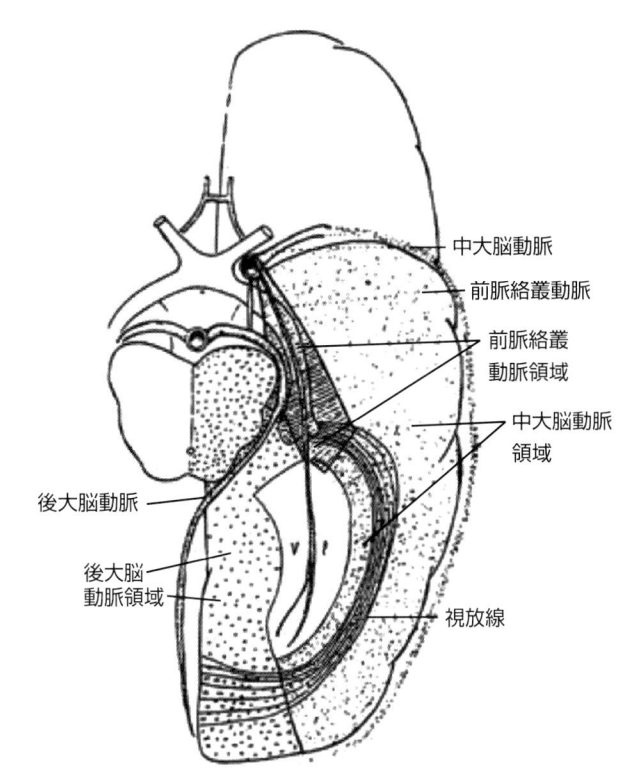

図 32.5 さまざまな頭蓋内動脈により灌流される視覚投射領域の水平断図．

(Foix C, Schiff-Wertheimer S. Revue d'Oto-Neuro-Oculistique. Paris, France：Gaston Doin et Cie, 1926；561-584[84] より許可を得て転載)

■ ラクナ症候群

ラクナ梗塞 lacunar infarction の約 60～70％は，内包，基底核，放線冠に生じる[88,89]．72 例の内包梗塞患者のうち，20.8％は梗塞巣が前脈絡叢動脈領域に位置していた[90]．

前脈絡叢動脈領域梗塞での純粋運動性脳卒中は，Fisher と Curry が最初に報告した[90]．この症状はラクナ症候群で最も多いと考えられているが，前脈絡叢動脈領域梗塞患者では稀である[91-93]．ある大規模研究では，前脈絡叢動脈領域梗塞 77 例中 67 例（87％）にラクナ症候群がみられ，45％は純粋運動性脳卒中であった[33]．

純粋感覚性脳卒中は少なく，Derouesné らが前脈絡叢動脈領域梗塞に関連した臨床症候として最初に報告した[74]．解離性半側感覚消失がある 3 例は，内包後脚の虚血病変で報告されている[23,94]．

視覚障害あるいは高次脳機能障害のどのような徴候も伴わない感覚運動症候群は，前脈絡叢動脈領域梗塞の 27％と多くにみられることが，Hupperts らによって報告されている[33]．最近の MRI による研究は，感覚運動症候群では通常，他のラクナ症候群より梗塞巣が大きいことを示している[89,95-98]．感覚運動症候群は，内包，視床内包部，放線冠，

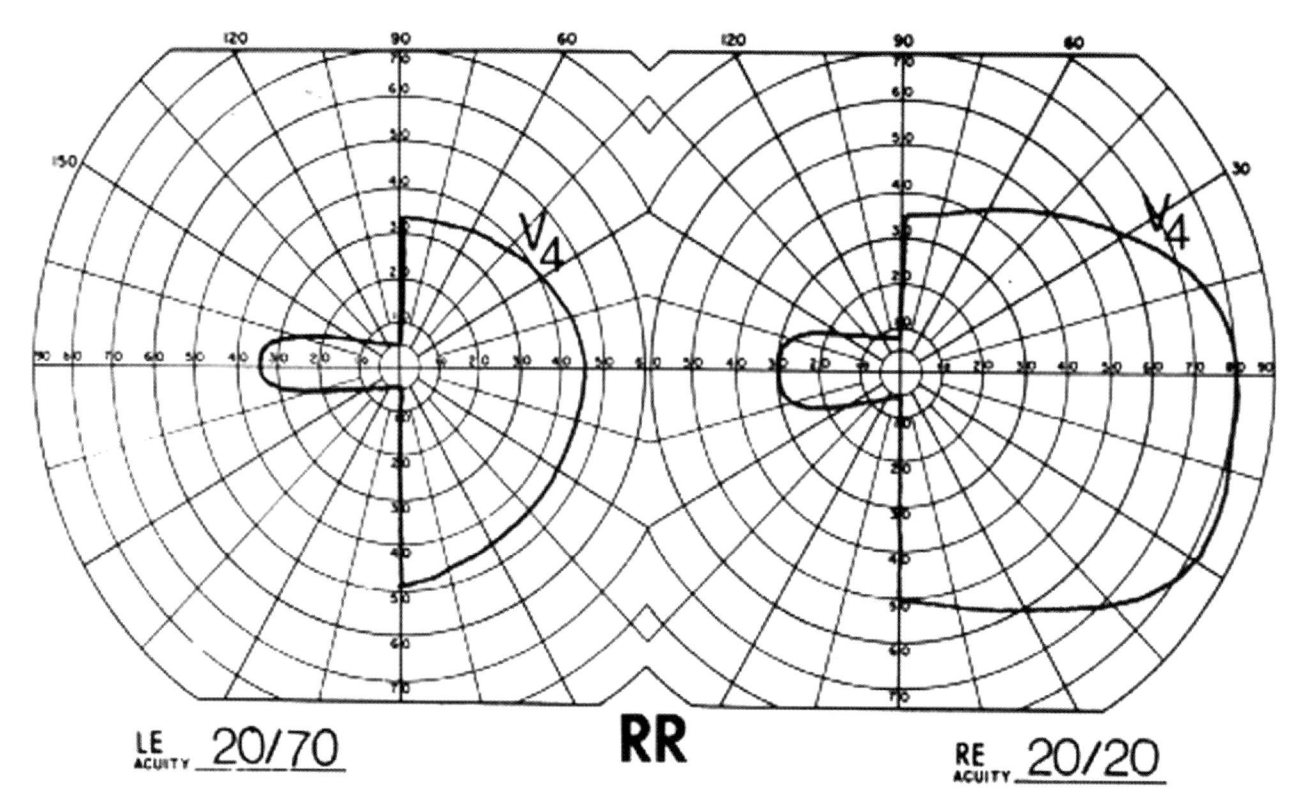

図32.6 外側膝状体を含む前脈絡叢動脈領域梗塞の患者の視野．水平線に沿った水平区域が保たれた左上および左下1/4の視野欠損．

被殻，脳幹，大脳皮質の虚血病変により起こる．特に内包/視床内包領域が多く，MRIで確定された病変の77％を占める[98-100]．

　Fisher と Cole は，錐体路症状および小脳症状が複合したラクナ症候群である運動失調不全片麻痺 ataxic hemiparesis を報告している[101,102]．フランスとルーマニアの神経学者もこの症候群を報告しているが，この症候群を運動失調不全片麻痺として紹介したのは，Fisher らである[103-107]．橋，放線冠，内包の虚血病変はこの症候群を起こす可能性があり，この場合，皮質脊髄路と小脳視皮質橋小脳路の両方が障害されている[101,102,108,109]．視床または皮質病変も運動失調不全片麻痺を起こすことがある[109-111]．Moulin らは，運動失調不全片麻痺を呈した100例の初発脳卒中で最も多かった病変の局在は，前脈絡叢動脈領域に含まれる内包後脚であるとしている（39％）[103]．内包後脚と放線冠上部（側脳室体部近傍）が前脈絡叢動脈の灌流領域に含まれると，前脈絡叢動脈とその分枝に由来する梗塞の頻度が高くなる．運動失調不全片麻痺が進展する際の放線冠の役割は既に報告されている[112,113]．Hupperts らは，前脈絡叢動脈領域梗塞が，内包後脚に限局されている場合と傍側脳室放線冠後部に位置する場合とで，運動失調症状の頻度に差がないことを見いだ

した[33]．この研究では，前脈絡叢動脈領域梗塞の患者の14％に運動失調不全片麻痺がみられ，Ghikaらも13％と同様の結果を示している[24]．Helgasonらは，この領域の脳梗塞に起因する感覚過敏を伴う運動失調不全片麻痺を報告している．Helgason と Wibur は，この前脈絡叢動脈に起因する症候群では固有感覚が保たれることを示している[25]．

■ 神経心理学的障害

　Foixらの古典的三徴があるにもかかわらず，皮質症状がないことは，一般に前脈絡叢動脈領域梗塞を示唆している．しかし，いくつかの症例報告では，神経心理学的機能異常は前脈絡叢動脈領域梗塞では少なくないことが示されている[3,4,23,71,99,114-120]．Cambierらは，CTで同定された前脈絡叢動脈領域梗塞の4例において，右側病変の3例では，視覚性無視，構成失行，病態失認，動作維持困難がみられ，もう1例では，言語流暢性の低下，意味性失語，言語の保続などがあることを報告した[3]．神経心理学的症候は，通常，視床性失語と類似している．言語異常は，おそらく虚血病変が内包よりも視床外側部に拡大していることと関連している[3,70,118]．Graff-Radfordらは，前脈絡叢動脈領域に一致する視床外側部と内包後脚の梗塞の8例を報告した[70]．視

床外側部に障害がある患者では，構音障害，軽度の言語構成障害，短期言語記憶障害がみられた．反対に，大半は被殻にまで拡大した内包後脚を巻き込む後方病変12例（そのうち3例は深部白質にまで拡大）では，失語を呈する患者はいなかった[100]．

半側空間無視は，通常，右側病変の患者で観察される[119]．Decroixらによると，これは注意要素が優位な視空間活動において特徴的に観察される[23]．一方，意図された活動では半側空間無視はみられないか，非常に軽度である．無視は，内包後脚レベルでの前頭葉皮質と視床との間の線維連絡の遮断の結果である[23]．

感情表出の変化も前脈絡叢動脈領域梗塞の患者で報告されている．急性偽性球無言の9例の患者では，両側内包梗塞がみられた[30,31]．左前脈絡叢動脈領域梗塞で，重篤な病的泣きが生じることも報告されている[120]．この症候群は，内包においてセロトニン性の縫線核からの上行性投射が障害された結果と考えられる．

■ その他の稀な所見

Poppiは，前脈絡叢動脈領域梗塞および中脳傍正中部の虚血病変により，片麻痺とは対側の眼球運動障害と眼瞼下垂を呈した患者を報告している[5,6]．Bugeらは，両側前脈絡叢動脈領域梗塞の患者で上方注視麻痺がみられたことを報告している[19]．病巣側の上方注視障害はその以前にも報告されていた[75]．Mohrらは，前脈絡叢動脈領域梗塞と同側に生じる一過性の対側注視，眼瞼下垂，Horner症候群，および一過性片側バリスムを報告している[28]．前脈絡叢動脈瘤と前脈絡叢動脈領域の虚血性脳卒中がある別の患者では，数日間の血管攣縮の後に右片麻痺が生じた[121]．Archerらは，視神経乳頭蒼白の患者を報告している．この徴候は，眼動脈起始部より近位の内頸動脈閉塞によって起こり，前脈絡叢動脈領域の血流不全の原因にもなる[122]．

危険因子と病因

前脈絡叢動脈領域梗塞を含め，危険因子から脳卒中の原因が推測される．危険因子は，それ自体が病態生理学的過程に寄与するものでも，血管閉塞または破綻のような破局的動態を構成する因子として寄与するものでもない．前脈絡叢症候群は，前脈絡叢動脈領域の虚血病変に限られるわけではなく，腫瘍，動脈瘤，動静脈奇形などでも起こる．前脈絡叢動脈結紮はかつてParkinson病の治療として行われていた[20]．この手技から，前脈絡叢動脈閉塞では全く症状がないことが示された．これは前脈絡叢動脈に豊富な吻合があることを支持しており，前脈絡叢動脈領域梗塞の危険因子が研究間で異なることを説明する[22,27,33]．出血も前脈絡叢動脈症候群を引き起こすが，この領域に限局するのは稀である．

前脈絡叢動脈領域梗塞は，頸動脈系の深部穿通枝領域梗塞の中で，レンズ核線条体動脈に次いで2番目に多いが，可能性がある病因は明瞭でないことが多い[20,29,33]．病因はどのような相互作用が起こるかを示すものではあるが，それがなぜ特定の時間または動態に起こるかについては示していない．さらに，梗塞巣の大きさにより小血管病変と大血管疾患に単純に分類するだけでは，この動脈領域の脳梗塞のすべての危険因子あるいは病因を明確にすることはできない[22,28,123-130]．

大梗塞は大血管の血栓塞栓あるいは心原性塞栓により起こる[127-129]．Leysらは，CT/MRIで証明された前脈絡叢動脈領域梗塞16例を検討した[27]．11例では，病変の直径は15 mmより大きく，このうち7例は側頭葉内側領域が含まれていた．小さな前脈絡叢動脈領域梗塞では，心原性塞栓はみられなかった．一方，大梗塞の7例中4例は心原性脳梗塞と推定された．1例は頸動脈塞栓が示唆され，2例は頸動脈解離が原因とされている．6例では，別の灌流領域にも同時に虚血病変が生じていたことが証明されている[27]．29例の大きな線条体内包梗塞の研究では，11例で梗塞巣が前脈絡叢動脈領域に部分的に位置していた[100]．内頸動脈閉塞性疾患は7例にみられ，そのうち3例は心原性塞栓で，1例は原因が特定できなかった．他の研究では，前脈絡叢動脈領域を巻き込む大きな線条体内包梗塞は，主として局所動脈閉塞あるいは心原性塞栓や頸動脈塞栓による大血管閉塞によって起こることが示されている[124-126]．前脈絡叢動脈領域を巻き込む大梗塞を認める35例の神経病理学的研究では，塞栓性閉塞が74%（心原性塞栓が54%）を占める[26]．

ほとんどの前脈絡叢動脈領域梗塞は小さい[22,24,28,29,33]．それらはCTで同定されたすべての深部小梗塞の48%とされている．放線冠後部梗塞は，前脈絡叢動脈深部小梗塞の多くを占める[33]．多くの研究で内頸動脈狭窄または心原性塞栓の頻度が低いことは，前脈絡叢動脈領域梗塞の基本的な原因が小血管病変であることを示している．1989年，Brunoらは，小血管病変が最も頻度の高い血管病変であり，単独の危険因子としては高血圧が最も重要であると結論している[22]．31例の前脈絡叢動脈領域梗塞では，65%に高血圧，33%に糖尿病がみられたが，心原性塞栓はわずか6%であったとしている[22]．Ghikaらは，脳卒中の原因の少なくとも43%は，高血圧や糖尿病を有する患者の小血管病変であると推定している[24]．この明白な高血圧の優位性は，28例のさまざまな大きさの前脈絡叢動脈領域梗塞の研究でも示されている．この研究では41%に高血圧，26%に糖尿病がみられ，30%では塞栓による閉塞の可能性が高かった[29]．

Huppertsらは，前脈絡叢動脈領域梗塞と他の小梗塞あるいは表在性梗塞を比較し，ラクナ梗塞と同様に，小血管病変が小さな前脈絡叢動脈領域梗塞の原因として最も多いと結論している[33]．頸動脈性または心原性の塞栓も前脈絡叢動脈領域梗塞の原因となる．同研究においては，表在性梗塞と比較して前脈絡叢動脈領域梗塞では，同側頸動脈狭窄，虚血性心疾患，心原性塞栓の頻度は低かった．深部小梗塞との比較では，前脈絡叢動脈領域梗塞は同側の顕著な頸動脈狭窄と強く関連しているが，心原性塞栓とは関連が弱い[33]．Ghikaらは，27％の患者では頸動脈由来の動脈内塞栓の可能性があり，17％は心原性塞栓の可能性があったとしている[24]．小さな前脈絡叢動脈領域梗塞の原因が主として小血管閉塞であるとしても，塞栓性梗塞である可能性も考慮に入れ，評価するべきである．

予後

前脈絡叢動脈領域梗塞の患者の予後についての情報は，多くが症例報告による．Huppertsらの研究の目的の1つは，前脈絡叢動脈領域梗塞の患者の転帰を他の梗塞の患者と前向きに比較することであった[33]．他の深部小梗塞の患者と同様に，前脈絡叢動脈領域梗塞では，表在性梗塞に比べ30日致死率と1年死亡率が低かった[33]．前脈絡叢動脈領域梗塞患者の1年後の機能的自立は，表在性梗塞患者よりも高く，他の深部小梗塞患者よりも良好である．片麻痺，半側感覚消失，視覚障害の完全な古典的三徴を示す前脈絡叢動脈全域梗塞は，機能的回復に関して悲惨な予後を示す[30,31]．

結論

前脈絡叢動脈領域梗塞は，頸動脈系で2番目に多い梗塞である．Foixらの古典的三徴は，一般に前脈絡叢動脈症候群（片麻痺，半側感覚消失，同名半盲）と定義され，多くは不完全な形であり，皮質症状を伴うことがある．多くの前脈絡叢動脈領域梗塞はラクナ症候群を呈する．

小さな前脈絡叢動脈領域梗塞に対する単独の危険因子として，高血圧または糖尿病の頻度が高いことは，小血管病変が前脈絡叢動脈領域梗塞の一般的な病因であることを示唆している．しかし，多くの患者，特にこの領域の大梗塞の患者では，塞栓の可能性もある．最近の研究の結果では，大血管病変や心原性塞栓が他の深部小梗塞よりも前脈絡叢動脈領域梗塞で重要な原因となっていることが確認されている．これらの患者，特に前脈絡叢動脈領域の大梗塞の患者および他の前方循環または他領域の梗塞も同時に起こった患者では，頸動脈および心臓の評価を無視すべきではない．

臨床症候，血管危険因子，推定される脳梗塞の病因，予後は，脳虚血による前脈絡叢動脈領域の小梗塞と大梗塞の鑑別診断の手助けとなる．前脈絡叢動脈領域梗塞の診断は常に，特定の病因を示す神経放射線学的または神経学的所見を認めないときにも，塞栓性梗塞の可能性は常に考慮すべきであり，動脈疾患，凝固異常，Virchowの三徴として知られる血管内皮・血流・血球成分の間の相互作用を反映する要素なども考慮すべきである．

参考文献

1. Kolisko A. Ueber die Beziehungen der Arteria choroidea anterior zum hinteren Schenkel der inneren Kapsel des Gehirns. Vienna: Haelder, 1891.
2. Foix C, Chavany JA, Hillemand P, Schiff-Wertheimer S. Oblitération de l'artère choroïdienne antérieure. Ramollissementcérébral, hémiplégie et hémianopsie. Bull Soc Ophthalmol 1925; 37: 221-223.
3. Cambier J, Graveleau P, Decroix JP, Elghozi D, Masson M. Le syndrome de l'artère choroïdienne antérieur. Etude neuropsychologique de 4 cas. Rev Neurol (Paris) 1983; 139: 553-559.
4. Masson M, Decroix JP, Henin D, et al. Syndrome de l'artère choroïdienne antérieure. Etude clinique et tomodensitométrique de 4 cas. Rev Neurol (Paris) 1983; 139: 547-552.
5. Poppi U. La sindroma anatomo-clinica conseguente a lesione dell'arteria coroidea anteriore. Rev Neurol (Paris) 1928; 1: 446-476.
6. Poppi U. Syndrome talamo-capsulare per ramollimento nel territorio dell'arteria coroidea anteriore. Rev Patol Nerv Ment 1928; 33: 505-542.
7. Ley J. Contribution à l'étude du ramollissement cérébral. J Neurol Psychiatry 1932; 32: 875-970.
8. Abbie AA. The clinical significance of the anterior choroidal artery. Brain 1933; 56: 233-246.
9. Abbie AA. The blood supply of the lateral geniculate body, with a note of the morphology of the choroidal arteries. J Anat 1933; 67: 491-527.
10. Austregesilo A, Borges Fortes A. Syndrome de l'artère choroïdienne antérieure. Rev South Am Med Chir 1983; 4: 93-100.
11. Steegman AT, Roberts DJ. The syndrome of the anterior choroidal artery. Report of a case. 1935; 104: 1695-1697.
12. Trelles JO, Lazorthes G. Sobre un caso de syndrome de la coroidea anteriore. Rev Neuropsychiatr 1939; 2: 546-551.
13. Hansen K, Peters E. Symptomatologie und Pathogenese eines Falle von Migraine ophtalmique associee (Charcot). Syndrome der Arteria Choroidea anterior. Klin Mon Augen 1940; 105: 521-542.
14. Mettler FA, Cooper I, Liss H, Carpenter MB. Patterns of vascular failure in the central nervous system. J Neuropathol Exp Neurol 1954; 13: 528-539.
15. Morello A, Cooper IS. Visual field studies following occlusion of the anterior choroidal artery. Am J Ophthalmol 1955; 40: 796-801.
16. Pertuiset B, Àran D, Dilenge D, Mazalton A. Les syndromes de l'artère choroïdienne antérieure. Etude clinique et radiologique. Rev Neurol (Paris) 1962; 106: 286-294.
17. Denecheau RE. Contribution à l'étude du syndrome de l'artère choroïdienne antérieure. Thèse médecine. Paris, 1963.
18. Fisher CM. Lacunes: small deep cerebral infarcts. Neurology 1965; 15: 774-784.

19. Buge A, Escourolle R, Hauw JJ, et al. Syndrome pseudobulbaire aigu par infarctus bilateral limité au territoire des artères choroïdiennes antérieures. Rev Neurol (Paris) 1979; 135: 313-318.
20. Cooper IS. Surgical occlusion of the anterior choroidal artery in Parkinsonism. Surg Gynecol Obstet 1954; 99: 207-219.
21. Takahashi S, Kawata Y, Uemara K. CT findings in anterior choroidal artery occlusion. Rinsho Hoshasen 1980; 25: 575-581.
22. Bruno A, Graff-Radford NR, Biller J, Adams HP. Anterior choroidal artery territory infarction: a small vessel disease. Stroke 1989; 20: 616-619. (Comment,1591-1592.)
23. Decroix JP, Graveleau P, Masson M, Cambier J. Infarction in the territory of the anterior choroidal artery. A clinical and computerized tomographic study of 16 cases. Brain 1986; 109: 1071-1085.
24. Ghika J, Bogousslavsky J, Regli F. Infarcts in the territory of the deep perforators from the carotid system. Neurology 1989; 39: 507-512.
25. Helgason CM, Wilbur AC. Capsular hypesthetic ataxic hemiparesis. Stroke 1990; 21: 24-33.
26. Levy R, Duyckaerts C, Hauw JJ. Massive infarcts involving the territory of the anterior choroidal artery and cardioembolism. Stroke 1995; 26: 609-613.
27. Leys D, Mounier-Vehier F, Lavenu I, Rondpierre P, Pruvo JP. Anterior choroidal artery territory infarcts. Study of presumed mechanisms. Stroke 1994; 25: 837-842. (Comment, 1884-1885.)
28. Mohr JP, Steinke W, Timsit SG. The anterior choroidal artery does not supply the corona radiata and lateral ventricular wall. Stroke 1991; 22: 1502-1507.
29. Paroni Sterbini GL, Agatiello LM, Stocchi A, Solivetti FM. CT of ischaemic infarctions in the territory of the anterior choroidal artery: a review of 28 cases. Am J Neuroradiol 1987; 8: 229-232.
30. Helgason CM. A new view of anterior choroidal artery territory infarction. J Neurol 1988; 235: 387-391.
31. Helgason C, Wilbur A, Weiss A, Redmond KJ, Kingsbury NA. Acute pseudobulbar mutism due to discrete capsular infarction in the territory of the anterior choroidal artery. Brain 1988; 11: 507-524.
32. Helgason C, Caplan LR, Goodwin J, Hedges T. Anterior choroidal artery territory infarction. Report of cases and review. Arch Neurol 1986; 43: 681-686.
33. Hupperts RMM, Lodder J, Heuts-van Raak EPM, Kessels F. Infarcts in the anterior choroidal artery territory. Anatomical distribution, clinical syndromes, presumed pathogenesis and early outcome. Brain 1994; 117: 825-834.
34. Lihoshi S, Nonaka T, Miyata K, Houkin K. Angiographic analysis of variations and anomalous origin of the anterior choroidal artery and posterior communicating artery. No Shinkei Geka 2010; 38: 523-530.
35. Burke GM., Burke AM, Sherma AK, et al. Moyamoya disease: a summary. Neurosurg Focus 2009; 26: E11.
36. Ois A, Cuadrado-Godia E, Solano A, Perich-Alsina X, Roquer J. Acute ischemic stroke in the anterior choroidal artery territory. J Neurol Sci 2009; 281: 80-84.
37. Palomares E, Fossas P, Cano AT, Sauz P, Floriach M. Anterior choroidal artery infarction. A clinical, etiologic and prognostic study. Acta Neurol Scand 2008; 118: 42-47.
38. Beevor CE. The cerebral arterial supply. Brain 1907; 30: 403-425.
39. Beevor CE. On the distribution of the different arteries supplying the human brain. Philos Trans R Soc Lond Biol 1909; 200: 1-55.
40. Carpenter MB, Noback CR, Moss ML. The anterior choroidal artery. Its origins, course, distribution, and variations. Arch Neurol Psychiatry 1954; 71: 714-722.
41. Chan CC, Huang F, Shao HX, et al. Sectional anatomy of the optic pathways on the coronal plane. J Chin Med Assoc 2009; 72: 515-520.
42. Fujii K, Lenkey C, Rhoton AL. Microsurgical anatomy of the choroidal arteries: lateral and third ventricles. J Neurosurg 1980; 39: 165-188.
43. Herman LH, Fernando OU, Gurdijan ES. The anterior choroidal artery: an anatomical study of its area of distribution. Anat Rec 1966; 154: 95-102.
44. Hussein S, Renella RR, Dietz H. Microsurgical anatomy of the anterior choroidal artery. Acta Neurochir 1988; 92: 19-28.
45. Percheron G. Les artères du thalamus humain. Les artères choroïdiennes. Rev Neurol (Paris) 1977: 133: 547-558.
46. Rhoton AL, Fujii K, Fradd B. Microsurgical anatomy of the anterior choroidal artery. Surg Neurol 1979: 12: 171-187.
47. Saeki N, Rhoton AL. Microsurgical anatomy of the upper basilar artery and the posterior circle of Willis. J Neurosurg 1997; 46: 563-578.
48. Takahashi S, Fukasawa H, Ishii K, Sakamoto K. The anterior choroidal artery syndrome. I. Microangiography of the anterior choroidal artery. Neuroradiology 1994; 36: 337-339.
49. Takahashi S, Ishii K, Matsumoto K, et al. The anterior choroidal artery syndrome. II. CT and/or MR in angiographically verified cases. Neuroradiology 1994; 36: 340-345.
50. Zwan van der A, Hillen B, Tulleken CAF, Dujovny M, Dragovic L. Variability of the territories of the major cerebral arteries. J Neurosurg 1992; 77: 927-940.
51. De Reuck J. The human periventricular arterial blood supply and the anatomy of cerebral infarctions. Eur Neurol 1971; 5: 321-334.
52. Gibo H, Lenkey C, Rhoton AL. Microsurgical anatomy of the supraclinoid portion of the internal carotid artery. J Neurosurg 1981; 55: 560-574.
53. Goldberg H.I. The anterior choroidal artery. In: Radiology of the Skull and Brain. Newton TH, Potts DG, eds. St Louis, MO: Mosby, 1974; 1628-1658.
54. Hara N, Koike T, Akiyama K, Toyama M. Anomalous origin of the anterior choroidal artery. Neuroradiology 1989; 31: 88.
55. Moyer DJ, Flamm ES. Anomalous arrangement of the origins of the anterior choroidal and posterior communicating arteries. J Neurosurg 1992; 76: 1017-1018.
56. Erdem A, Yasargil MG, Roth P. Microsurgical anatomy of the hippocampal arteries. J Neurosurg 1993; 79: 256-265.
57. Wolfram-Gabel R, Maillot C, Koritke JG, Laude M. La vascularisation de la toile choroïdienne du ventricule lateral chez l'homme. Acta Anat 1987; 128: 301-321.
58. Rosner SS, Rhoton AL, Ono M, Barry M. Microsurgical anatomy of the anterior perforating arteries. J Neurosurg 1984; 61: 468-485.
59. Morandi X, Brassier G, Darnault P, et al. Microsurgical anatomy of the anterior choroidal artery. Surg Radiol Anat 1996; 18: 275-280.
60. Mounier-Kuhn A, Bouchet, A, Costaz G. Contribution à l'étude anatomique radiologique et chirurgicale de l'artère choroïdienne antérieure. Neurochirurgie 1955; 4: 345-370.
61. Otomo E. The anterior choroidal artery. Arch Neurol 1965; 13: 656-658.
62. Theron J, Newton TH. Anterior choroidal artery: anatomic and radiographic study. Neuroradiology 1976; 3: 5-30.
63. Furlani J. The anterior choroidal artery and its blood supply to the internal capsule. Acta Anat 1973; 85: 108-112.
64. Pacholec E, Klapecki J, Ciszek B, Mazurowski W, Aleksandrowicz R. Anatomy of the anterior choroidal artery - clinically orientated study. Folia Morphol (Warsz) 1996; 55: 411-413.
65. Akar A, Sengul G, Aydin H. The variations of the anterior choroidal artery: an intraoperative study. Turk Neurosurg 2009; 19: 349-352.
66. Weiger T, Lametscjwandtmer W, Hodde KC, Adam H. The angioarchictecture of the choroidal plexus of the lateral ventricle of the rabbit. A scanning electron migcroscopic study of vascular corrosion casts. Brain Res 1986; 378: 285-296.
67. Pullicino PM. The course and territories of cerebral small arteries. Adv Neurol 1993; 62: 11-41.
68. Pullicino P, Alexandrov A, Kwen PL. Infarcts in the anterior choroidal artery territory (Letter to the Editor). Brain 1995; 118: 1353-1356.
69. Ghika J, Bogousslavsky J, Regli F. Deep perforators from the carotid system. Template of the vascular territories. Arch Neurol 1990; 47: 1097-1100.
70. Graff-Radford N, Damasio H., Yamada T, Eslinger PJ, Damasio AR. Non-hemorrhagic thalamic infarction. Clinical, neuropsychological and electrophysiological findings in four anatomical groups defined by computerized tomography. Brain 1985; 108: 485-516.
71. Rousseaux M, Cabaret M, Kozlowski O. An evaluation of cognitive disorders after anterior

71. choroidal artery infarction. J Neurol 2008; 255: 1405-1410.
72. Bogousslavsky J, Regli F, Delaloye B, et al. Hémiataxie et déficit sensitif ipsilatéral. Infarctus du territoire de l'artère choroïdienne antérieure. Diaschisis cérébelleux croisé. Rev Neurol (Paris) 1986; 142: 671-676.
73. Rascol A, Clanet M, Manelfe C, Guiraud B, Bonafe A. Pure motor hemiplegia: CT study of 30 cases. Stroke 1982; 13: 11-17.
74. Derouesné C, Yelnik A, Castaigne P. Déficit sensitif isolé par infarctus dans le territoire de l'artère choroïdienne antérieure. Rev Neurol (Paris) 1985; 141: 311-314.
75. Viader F, Masson M., Marion MH, Cambier J. Infarctus cérébral dans le territoire de l'artère choroïdienne antérieure avec trouble oculomoteur. Rev Neurol (Paris) 1984; 140: 668-670.
76. Ross ED. Localization of the pyramidal tract in the internal capsule by whole brain dissection. Neurology 1980; 30: 59-64.
77. Hiramaya K, Tsubaki T, Toyokura Y, Okinaka S. The representation of the pyramidal tract in the internal capsule and basis pedunculi. Neurology 1962; 12: 337-342.
78. Donnan GA, Tress BM, Bladin PF. A prospective study of lacunar infarction using computerized tomography. Neurology 1982; 32: 49-56.
79. Ishii S. Clinical characteristics of infarction of the corona radiata adjacent to the body of the lateral ventricle. Clin Neurol 1989; 29: 269-274.
80. Brion S, Guiot G. Topographie des faisceaux de projection du cortex dans la capsule interne et dans le pédoncule cérébral. Rev Neurol (Paris) 1964; 110: 123-144.
81. Teng HW, Hong CT. Capsular warning syndrome. Acta Neurol Taiwan 2008; 17: 248-252.
82. Nakae Y, Higashiyama Y, Kwroidwa Y. A case of brain infarction in the anterior choroidal artery territory with homonymous scotama. Nerve Brain 2009; 61: 979-982.
83. Luco C, Hoppe A, Schweitzer M, Vicuna X, Fantin A. Visual field defects in vascular lesions of the lateral geniculate body. J Neurol Neurosurg Psychiatry 1992; 55: 12-15.
84. Foix C, Schiff-Wertheimer S. Revue d'Oto-Neuro-oculistique. In: Schiff-Wertheimer S, ed. Les Syndromes hémianopsiques dans le ramollissement cérébral. Paris: Gaston Doin et Cie, 1926; 561-584.
85. Frisen L, Holmegaard L, Rosenerantz M. Sectorial optic atrophy and homonymous, horizonal sectoranopia: a lateral choroidal artery syndrome. J Neurol Neurosurg Psychiatry 1978; 41: 374-380.
86. Frisen L. Quadruple secctoranopia and sectorial optic atrophy: a syndrome of the distal anterior choroidal artery. J Neurol Neurosurg Psychiatry 1979, 42. 590 594.
87. De Bleecker J, De Reuck J, Vingerhoets G, Thiery F, Ceusters W. Het arteria choroidea anterior syndroom. Tijdsch Geneesk 1988; 44: 259-262.
88. Chamorro A, Sacco RL, Mohr JP, et al. Clinical-computed tomographic correlations of lacunar infarction in the Stroke Data Bank. Stroke 1991; 22: 175-181.
89. Tei H, Uchiyama S, Maruyama S. Capsular infarcts: location, size and etiology of pure motor hemiparesis, sensorimotor stroke and ataxic hemiparesis. Acta Neurol Scand 1993; 88: 264-268.
90. Fisher CM, Curry HB. Pure motor hemiplegia of vascular origin. Arch Neurol 1965; 13: 30-44.
91. Bamford J, Sandercock P, Jones L, Warlow C. The natural history of lacunar infarction: the Oxfordshire Community Stroke Project. Stroke 1987; 18: 545-551.
92. Melo TP, Bogousslavsky J, van Melle G, Regli F. Pure motor stroke: a reappraisal. Neurology 1992; 42: 789-798.
93. Arboix A, Marti-Vilalta JL, Garcia JH. Clinical study of 227 patientswith lacunar infarcts. Stroke 1990; 21: 824-827.
94. Rosenberg NL, Koller R. Computerized tomography and pure sensory stroke. Neurology 1981; 31: 217-220.
95. Hommel M, Besson G, Le Bas JF, et al. Prospective study of lacunar infarction using magnetic resonance imaging. Stroke 1990; 21: 546-554.
96. Samuelsson M, Lindell D, Norrving B. Gadolinium-enhanced magnetic resonance imaging in patients with presumed lacunar infarcts. Cerebrovasc Dis 1994; 4: 12-19.
97. Rothrock JF, Lyden PD, Helsselink JR, Brown JJ, Healy ME. Brain magnetic resonance imaging in the evaluation of lacunar stroke. Stroke 1987; 18: 781-786.
98. Staff G, Samuelsson M, Lindgren A, Norrving B. Sensorimotor stroke; clinical features, MRI findings, and cardiac and vascular concomitants in 32 patients. Acta Neurol Scand 1998; 97: 93-98.
99. Hommel M, Besson G. Lacunar syndromes in cerebral small artery disease. Advances in Neurology. Vol. 62. Pullicino PM, Caplan LR, Hommel M, eds. New York, NY: Raven press, 1993; 141-180.
100. Weiller C, Ringelstein B, Reiche W, Thron A, Buell U. The large striatocapsular infarct. A clinical and pathophysiological entity. Arch Neurol 1990; 47: 1085-1091.
101. Fisher CM, Cole M. Homolateral ataxia and crural paresis: a vascular syndrome. J Neurol Neurosurg Psychiatry 1965; 28: 48-55.
102. Fisher CM. Ataxic hemiparesis. A pathologic study. Arch Neurol 1978; 35; 126-128.
103. Moulin T, Bogousslavsky J, Chopard J, et al. Vascular ataxic hemiparesis: a re-evaluation. J Neurol Neurosurg Psychiatry 1995; 58: 422-427.
104. Babinski J, Jumentie J. Syndrome cerebelleux unilateral. Rev Neurol (Paris) 1911; 115-118.
105. Foix C, Hillemand P. Les syndromes de la région thalamique. Presse Med 1925; 33: 113-117.
106. Garcin R. Syndrome cérébello-thalamique par lésion localisée du thalamus avec une digression sur le 'signe de la main creuse' et son intérêt sémeiologique. Rev Neurol (Paris) 1955; 93: 143-149.
107. Nicolesco I, Cretu V, Demestresco L. Syndrome de l'artère cérébrale antérieure. Monoplégie crurale droite avec symptomatologie cérébelleuse prépondérante. Bull Soc Méd Hôpitaux Bucarest 1930; 276.
108. Fisher CM. The arterial lesions underlying lacunes. Acta Neuropathol 1969; 12: 1-15.
109. Fisher CM. Lacunar strokes and infarcts: a review. Neurology 1982; 32: 871-876.
110. Bamford J, Warlow, C. Evolution and testing of the lacunar hypothesis. Stroke 1988; 19: 1074-1082.
111. Bogousslavsky J. The plurality of subcortical infarction. Stroke 1992; 23: 629-631.
112. Gutmann DH, Scherer S. Magnetic resonance imaging of ataxic hemiparesis localized in the corona radiata. Stroke 1989; 20: 1571-1573.
113. Huang CY, Lui FS. Ataxic hemiparesis, localization and clinical features. Stroke 1984; 15: 363-366.
114. De la Sayette V, Petit-Taboue MC, Bouvier F, et al. Infarctus dans le territoire de l'artère choroïdienne antérieure droite et syndrome de l'hémisphère mineur: étude clinique et métabolique par tomographie émission de positrons. Rev Neurol (Paris) 1995; 151: 24-35.
115. Ferro JM, Kertesz A. Posterior internal capsule infarction associated with neglect. Arch Neurol 1984; 41: 422-424.
116. Bogousslavsky J, Miklossy J, Regli F, et al. Subcortical neglect: neuropsychological, SPECT, and neuropathological correlations with anterior choroidal artery territory infarction. Ann Neurol 1988; 23: 448-452.
117. Hommel M, Dubois F, Pollack P, et al. Le syndrome de l'artère choroïdienne antérieure gauche avec roubles du langage et apraxie constructive. Rev Neurol (Paris) 1985; 141: 137-142.
118. Damasio AR, Damasio H, Rizzo M., Varney N, Gersh F. Aphasia with nonhemorrhagic lesions in the basal ganglia and internal capsule. Arch Neurol 1982; 39: 15-20.
119. Weiller C, Willmes K, Reiche W, et al. The case of aphasia or neglect after striatocapsular infarction. Brain 1993; 116: 1509-1525.
120. Derex L, Ostrowsky K, Nighoghossian N, Trouillas P. Severe pathological crying after left anterior choroidal artery infarct. Stroke 1997; 28: 1464-1466.
121. Morgensten LB, Hankins LL, Grotta JC. Anterior choroidal artery aneurysm and stroke. Neurology 1996; 47: 1090-1092.
122. Archer JS, Gracies JM, Tohver E, et al. Bilateral optic disk pallor after unilateral internal carotid artery occlusion. Neurology 1998; 50: 809-811.
123. Lodder J, Bamford J, Sandercock PAG, Jones LN, Warlow CP. Are hypertension or cardiac embolism likely causes of lacunar infarction? Stroke 1990; 21: 375-381.
124. Boiten J, Lodder J. Large striatocapsular infarcts:

clinical presentation and pathogenesis in comparison with lacunar and cortical infarcts. Acta Neurol Scand 1992; 86: 298-303.

125. Blecic S, Bogousslavsky J, van Melle G, Regli F. Isolated sensorimotor stroke: a reevaluation of clinical, topographic and etiological patterns. Cerebrovasc Dis 1993; 3: 357-363.

126. Landi G, Anzalone N, Cella E, Boccardi E, Musicco M. Are sensorimotor strokes lacunar strokes? A case control study of lacunar and non lacunar infarcts. J Neurol Neurosurg Psychiatry 1991; 54: 1063-1068.

127. Mayer JM, Lanoe Y, Pedetti L, Fabry B. Anterior choroidal artery territory infarction and carotid occlusion. Cerebrovasc Dis 1992; 2: 315-316.

128. Ward TN, Bernat JL, Goldstein AS. Occlusion of the anterior choroidal artery. J Neurol Neurosurg Psychiatry 1984; 47: 1048-1049.

129. Ueda M, Morinaga K, Matsumoto Y, et al. Infarction in the territory of the anterior choroidal artery due to embolic occlusion of the internal carotid artery. Report of two cases. No To Shinkei 1990; 42: 655-660.

130. Fisher M, Lingley JF, Blumenfield A, Felice K. Anterior choroidal artery territory infarction and small-vessel disease [letter; comment]. Stroke 1980; 20: 1591-1592. (Comment, 616-619.)

CHAPTER

33

視床の梗塞と出血

Emmanuel Carrera, Louis R. Caplan, and Patrik Michel

序論

　解剖学的に，視床 thalamus は，脳幹の吻側，第 3 脳室の外側，内包の内側に位置している．この 3 cm 長の卵形構造は大脳半球と脳幹の間，およびさまざまな皮質構造との間を中継する灰白質核群を含んでいる．視床はこのように戦略的に重要な位置にあるので，小さな視床梗塞でさえ，大脳皮質および皮質下の脳卒中を示唆するような症候を示すことがある[1,2]．しかし，視床病変の臨床症候と所見は多様であるため，臨床医は視床の脳卒中を高度に特異性をもった脳卒中症候群として認識しなければならない．その症候としては，意識障害，体性感覚症状，垂直注視麻痺，認知および行動症候がある．

視床体部への血液供給

　視床体部は主として後方循環から血液が供給され，よく知られたいくつかの変異を伴う 4 つの古典的領域に分けられている（図 33.1）．生理学的に正常な Willis 動脈輪では，視床への血液供給が後交通動脈 posterior communicating artery からであるとすれば，頸動脈循環から血液供給を受けるのは視床前部のみと考えられる．視床への血液供給のほとんどは，脳底動脈 basilar artery 先端部と後大脳動脈 posterior cerebral artery 近位部から受けているため，視床病変は，同時に中脳（間脳中脳梗塞や視床中脳梗塞）あるいは後大脳動脈遠位部領域の病変を伴うことがある．前脈絡叢動脈による視床への血液供給は多様であるが，どの供給路を介するものでも，その臨床的重要性は低い．

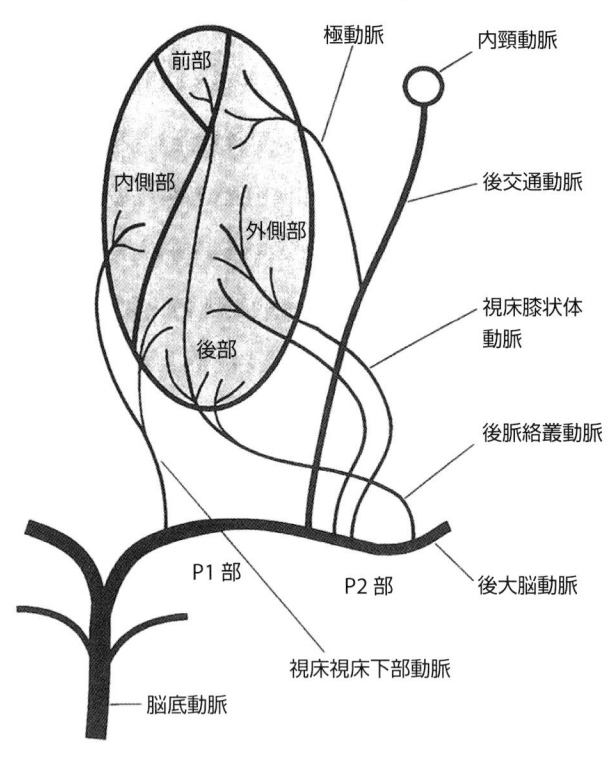

図 33.1 極動脈，視床視床下部動脈，視床膝状体動脈，後脈絡叢動脈による視床への血液供給．

■ 視床膝状体動脈 thalamogeniculate artery

　視床膝状体動脈は，後大脳動脈の P2 部から 6〜10 本の茎動脈として分枝している．その起始部は後大脳動脈と後交通動脈が連結する部位より末梢にあり，ここは共通部後部 postcommunal segment と呼ばれている．これらの動脈は，後内側腹側核，外側核，内側中心核の外側部，視床枕 pulvi-

nar の吻外側部を含む視床腹外側部を灌流している.

■ 極動脈 polar artery

極動脈(視床灰白隆起動脈 tuberothalamic artery, 前内眼動脈 anterior internal optic artery[3], 乳頭前茎動脈 premamillary pedicle artery[4] とも呼ばれる)は, 後交通動脈から分枝する. 約1/3の例で極動脈は欠損しており, その領域は同側の視床視床下部動脈により灌流されている[5]. 極動脈は, レンズ核, 乳頭体視床路, 外側腹側核, 背内側核, 前視床極を含む視床前内側部および前外側部を灌流している[5].

■ 傍正中動脈 paramedian artery

視床視床下部動脈 thalamosubthalamic artery(傍正中視床動脈 paramedian thalamic artery[6], 脚間深動脈 deep interpeduncular profunda artery, 後内眼動脈 posterior internal optic artery[4], 視床穿通茎動脈 thalamoperforating pedicle artery[7] とも呼ばれる)は, 後大脳動脈のP1近位部から分枝する. 約1/3の例では, 視床視床下部動脈は, 一側または共通茎から分枝する. それらは, 内側縦束の吻側間質核, 背内側核の後下部, 束傍核, 内板核を含む視床後内側部を灌流する.

■ 後脈絡叢動脈 posterior choroidal artery

内側および外側後脈絡叢動脈は, 視床膝状体動脈の次にP2部(共通部後部)から分枝する. これらの動脈は視床後方から前方に向かって走行している. 内側後脈絡叢動脈は, 手綱, 視床枕の前内側部, 正中中心核の内側部, 傍正中核を含む視床後内側部および背内側部を灌流する. 外側後脈絡叢動脈は, 外側膝状体に向かって走行する途中で, 視床枕, 内側核の背側部, 前核, 外側膝状体の一部を含む視床背外側部のほとんどを灌流する. そのほとんどは, 視床枕, 視床後部, 膝状体を灌流している[8].

視床梗塞

thalamic infarction

血管解剖によると, 視床は以下の4つの血管から血液供給を受ける. それは, (ⅰ)腹外側部を灌流する視床膝状体動脈領域, (ⅱ)前外側部を灌流する極動脈領域, (ⅲ)内側部を灌流する視床視床下部動脈領域, (ⅳ)背側部を灌流する後脈絡叢動脈領域, である(図33.2). 視床の血管病変には, (ⅰ)4領域のうち2領域以上が同時に障害される, (ⅱ)灌流領域の変異, または推測される境界領域の機序のどちらかにより血管支配領域間で障害が生じる[9], (ⅲ)単一の茎動脈が両側視床を同時に灌流することにより両側視床が障害される, という3つがある.

■ 視床外側部梗塞

視床膝状体動脈によって灌流される腹外側領域(図33.3A)は, 視床で最も頻繁(40%)に障害される領域である. 塞栓源が見つかることもあるが, 視床外側部梗塞の原因としては小血管病変が最も多い[9,10]. これらの梗塞は, 3つの異なる症候群の原因となる. 第1に, 純粋感覚性脳卒中 pure sensory stroke があり, 発症時は通常, 半身の強い異常感覚またはしびれがあり, その後すぐに片側感覚障害が進行する[11-14]. 感覚障害はしばしば軽度であり, 半身の一部, 特に末梢部に生じる[11]. 最も多い症候は感覚異常で, しびれ, 無感覚, 凍ったような, ヒリヒリする, こわばった, 締めつけられるような, チクチクするなどと患者に表現されている. 感覚症状は, 顔面や上下肢に突然現れたり, 数秒から数分で広がっていったりする. 顔全体または肢全体が障害されることもあるが, 多くの患者では障害は部分的である. 体幹も障害されうる. 時々, 耳にチクチク感を感じるが, これは体性感覚皮質が障害される大脳病変では非常に少ない所見である. 感覚障害は, 一過性のことも持続性のこともある. しびれている間, または確認された感覚症状後の患者の診察では, 感覚消失のわずかな他覚的所見(たとえば, 髪の触覚閾値の低下, 触覚または他の刺激の主観的差異, 振動覚のわずかな低下など)のみである. Fisher は, 純粋感覚性脳卒中に関する最初の論文で, 「感覚の相対的保持が目立ち, 『純粋異常感覚性脳卒中 pure paresthetic stroke』という用語のほうがより適切である」と記述した[13]. すべての種類の感覚が障害される可能性があるが, 温痛覚が保たれるような感覚解離がむしろ一般的である[15,16]. 視床脳卒中による純粋感覚症候群は, 後外側腹側核と後内側腹側核の障害により生じる. 数週間あるいは数か月後に, 時々, 病巣側に遅発性疼痛症候群(Déjerine と Roussy[17] は「有痛性感覚消失 anesthésie douloureuse」と記述した)が生じてくることがある. この症候群は治療抵抗性であることが多い[18].

第2に, 前腹側核および外側腹側核の障害では, 純粋感覚性脳卒中の臨床症候に加えて, 運動失調 ataxia と異常運動を伴うことがある. 肢節運動失調は, 視床外側腹側核でシナプスを形成する上小脳脚と赤核からの小脳遠心性線維の途絶に起因する. 舞踏病アテトーゼやジストニアといった異常運動は, おそらく外側腹側核および前腹側核に向かうレンズ核ワナからの錐体外路線維の途絶に関連する[19,20]. 視床外側部梗塞では, 脳卒中発症後数日間に, 一過性の舞踏病様およびアテトーゼ様不随意運動を認める患者がいる. 固有感覚障害との関連でも, 患者は, 揺れ, 測定過大, 反復拮抗運動不能を伴う小脳性片側運動失調を認めうる. 一部の患者では,

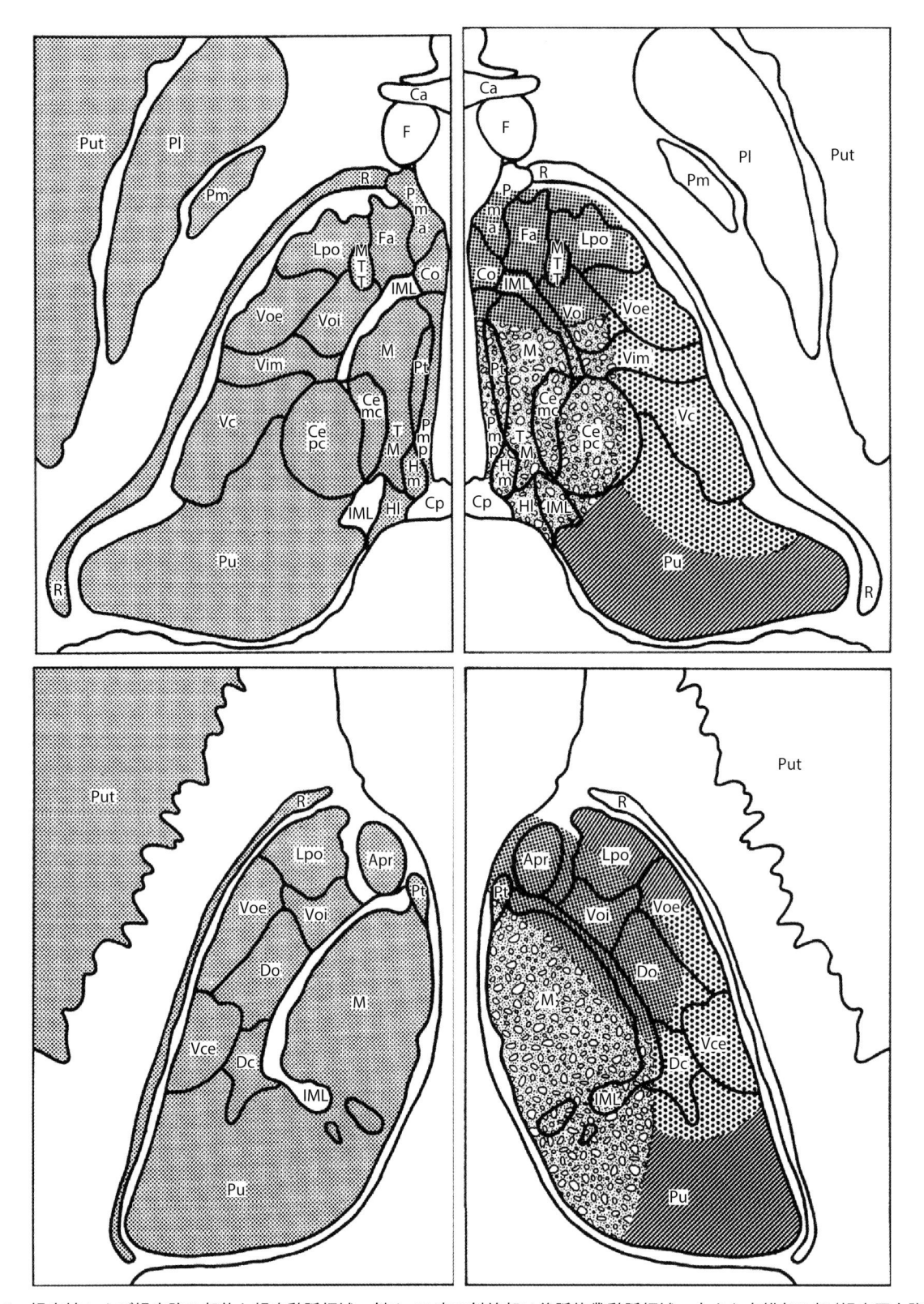

図 33.2 視床核および視床路の部位と視床動脈領域．斜め 45 度の斜線部は後脈絡叢動脈領域，小さな点描部は極（視床灰白隆起）動脈領域，大きな点描部は視床膝状体（下外側）動脈領域，集塊部は視床視床下部（傍正中，視床穿通茎）動脈領域を示す．

Apr：前主核，Cemc：中心核大細胞部，Cepc：中心核小細胞部，Co：交連核，Dc：背尾側核，Fa：束状核，Hl：外側手綱核，Hm：内側手綱核，Lpo：外側極核，M：背内側核，Pma：傍内側前核，Pmp：傍内側後核，Pt：紐傍核，Pu：視床枕，R：網様核，Vc：腹尾側核，Vim：中間腹口側核，Voe：外側腹口側核，Voi：内側腹口側核，MTM：Meynert 路，IML：内側髄板，MTT：乳頭体視床路．

（von Cramon DY, Hebel N, Schuri U. A contribution to the anatomical basis of thalamic amnesia. Brain 1985; 108: 993-1008 より許可を得て転載）

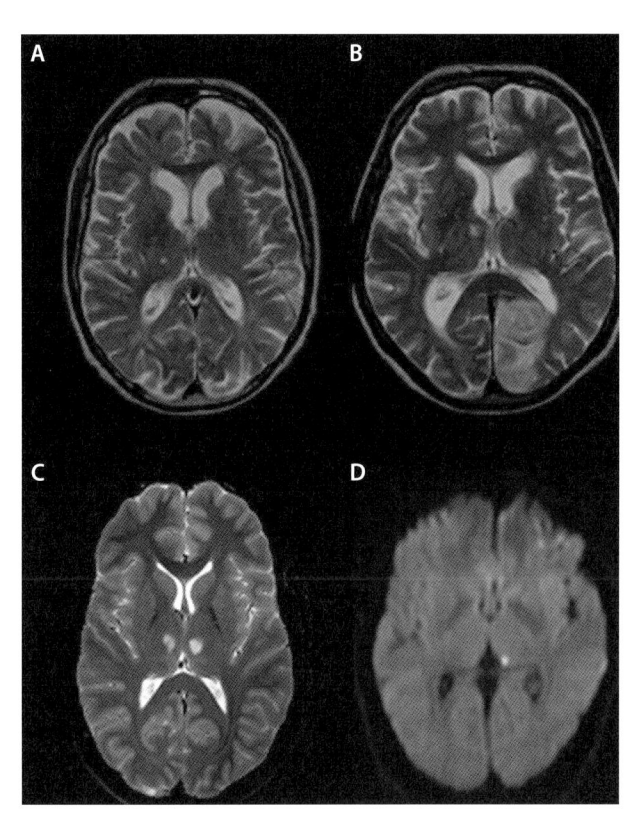

図 33.3 4つの視床領域の虚血性梗塞の例．A：右視床外側部梗塞，B：右極動脈領域梗塞（左後大脳動脈領域にも梗塞あり），C：両側傍正中動脈領域梗塞，D：左後脈絡叢動脈領域梗塞．

起立と歩行の障害が顕著になり，視床性失立 thalamic astasia と呼ばれる症状を呈する[18]．特に著明な感覚障害と運動失調を認める患者では，片側ジストニアや手のぎくしゃくした動きのような異常運動が，数週間後に目立つようになる．手は，固定されたジストニア肢位（la main thalamique）を保とうとする[4,19,21]．

第3に，ときに感覚障害と同側に，腱反射亢進や Babinski 反射陽性といった運動障害が一過性に出現し，消失することがある[17,22]．視床膝状体動脈が視床のちょうど外側に位置する内包を灌流している場合があることが，この原因と考えられる[19]．一過性運動徴候が生じる原因についての別の説明としては，視床外側核に隣接する内包後脚の一過性の急性浮腫がある．視床梗塞，特に左側病変で，一過性の超皮質性運動性失語と同様に遂行機能障害がみられることがあるが，認知および行動の機能は保たれることが特徴である[23]．

■ 極動脈領域梗塞

極動脈に限局した梗塞（**図 33.3B**）は全視床梗塞の約 15% であり，通常，塞栓性である[24]．極動脈領域梗塞の患者にみられる主要な臨床症候は，神経心理学的異常である．患者は，前頭葉の急性病変の症例のように，無為，無感情，だらしなさを示す[25]．対側の手に，わずかな不器用さや速い変換運動の困難を生じたり，わずかな腕の動揺が観察されることもある．顔の非対称は一般的で，特に情緒的な刺激への反応として対側の顔に起こる表現の欠如がみられることが多い．対側肢に軽度の異常感覚を認める患者も報告されている．多くの報告にみられる主要な症状は，無感情と無為である．通常，自発性の低下を伴う無気力，発語量と声の大きさの減少，自発的活動の低下がある．通常，反応が遅くゆっくりしている．口頭あるいは書字による返答は，簡素で複雑にならない傾向にある．患者は，果物，動物，服などの一般的な物を列挙することが困難である．また，一時的に絵をまとめることも困難である．反応の選択，反応の抑制，選択肢の中からの行動の選択，行動や活動の選択・順序・統合，新たな要求に見合った戦略の変更，計画性などの遂行機能が障害される．

自己賦活喪失 loss of self-activation（無感情）がしばしば認められ[26]，一般的には，新たな記憶を形成できなくなる健忘に伴って生じる[27,28]．健忘は乳頭体視床路[29]の途絶により生じることが，最近の拡散トラクトグラフィーで示された．言語による想起の障害は左視床梗塞でより多くみられる一方で，視覚記憶の障害は右視床梗塞により生じる．左側梗塞は，軽度の失語，主として呼名障害と関連している[30,31]．極動脈領域の両側梗塞の患者の無為と健忘性異常は重篤で，時間とともに改善はせず，重篤な後遺症として残る．行動変化は，保続と palipsychism（一時的に無関係な情報を重ね合わせること）を含んでいることが報告されている[32]．

■ 傍正中動脈領域梗塞

傍正中動脈領域梗塞（**図 33.3C**）は，視床外側部梗塞とほぼ同じ頻度でみられ，全視床梗塞の 35% に起こる．主たる病因は，心原性塞栓である．傍正中視床視床下部動脈の片側梗塞の患者は，（ⅰ）急性意識障害，（ⅱ）神経心理学的症候（特に健忘），（ⅲ）垂直注視麻痺，という古典的3症候によって特徴づけられる[10,33-36]．

（ⅰ）傍正中視床梗塞急性期の患者は，しばしば睡眠過剰になる．このような患者は，覚醒させることはできるが，刺激が止むとすぐに深い眠りに落ちてしまう．あるいは，あたかも無酸素性または代謝性昏睡のような昏睡状態になることもある．意識障害は，おそらく内板核および中脳網様体吻側部の障害による．睡眠構造は，睡眠紡錘波の消失を含む，持続する異常により頻繁に障害される[37]ため，視床構造は覚醒の維持だけでなくレム睡眠の発現にかかわることが示唆される[38]．心的自己賦活

喪失(無為または無感情)もまた，傍正中病変，特に両側性病変の患者の治療で大きな問題になる[39]．

(ⅱ) 意識レベルが回復するにつれて，患者はより清明になり，神経心理学的異常がより明白になる．患者は，見当識が障害され，無関心，無感情になる．健忘は一般的に生じるが，前方領域の病変ほど重篤ではない．原因としては，背内側核の障害が考えられ，これにより新たな記憶の形成と作話が困難となる[40]．背内側核の障害で時間に限局した失見当識(thalamic chronotaraxis)がみられる．失語は左側病変，無視は右側病変で観察される．患者によっては，睡眠時の姿勢をとりたいというやむにやまれぬ欲求があったり，前頭葉病変の患者で観察されるような理由のない物品の強迫的使用を伴う利用行動をしきりに行ったりする[41]．その他の行動変化として，躁病性せん妄[42]，視床前頭神経症[43]，幼稚な行動[44]，持続するKlüver-Bucy症候群[45]などが報告されている．両側傍正中動脈領域梗塞では，神経心理学的障害は片側梗塞の場合よりも重篤で長く持続する[33-36]．

(ⅲ) 傍正中視床梗塞の患者では，垂直注視機能の障害が特徴的で中脳病変がなくとも，上方注視麻痺，または上方注視および下方注視の混合型麻痺[46]が起こる．これは，視床の皮質中脳路の途絶により起こることが示唆されている[47]．斜偏倚もまたよくみられる．純粋な下方注視麻痺は両側傍正中動脈領域視床梗塞でのみみられる．水平注視障害はかなり少なく，測定過小を伴う対側への衝動性眼球運動と，衝動性眼球運動で干渉される低利得low-gainな同側への追従性眼球運動から構成される[48]．急性内斜視のような非共同性の異常がときに報告されている[49]．Horner症候群の有無によらず，眼瞼下垂と眼瞼攣縮は，同側の傍正中動脈領域病変または極動脈領域病変で時々みられる[50-52]．

■ 後脈絡叢動脈領域梗塞

後脈絡叢動脈領域梗塞(図33.3D)は稀(約10％)であるため，主要な原因を特定することが困難である．この領域の梗塞の最も古典的な臨床症候は，外側膝状体梗塞による視野欠損である[53-56]．内側後脈絡叢動脈領域梗塞では，典型的には上四分盲あるいは下四分盲などの視野欠損が起こり，外側後脈絡叢動脈領域梗塞では，水平楔状あるいは筒状の部分半盲が起こりうる[57]．視床枕や視床後核の障害は，特異的ではないが，同側への追従運動障害，対側への衝動性眼球運動障害，片側感覚障害，軽度の片麻痺，振戦，異常ジストニア運動，神経心理学的症候(たとえば，失語，健忘，無為，視覚性幻覚)などの多くの症候を引き起こす．半側無視は，右視床枕梗塞では一般的な症候である[58]．

■ 間脳中脳梗塞を伴う吻側脳底動脈病変

上中脳動脈 superior mesencephalic artery は，ときに視床視床下部動脈との共通茎として分枝する．脳底動脈先端部閉塞によるこの動脈の閉塞は，両側中脳水道周囲灰白質，動眼神経核，動眼神経束，内板核，束傍核，中間核および中心核の一部，上小脳脚を含む脳梗塞を引き起こす[59]．傍正中視床視床下部動脈領域梗塞でみられる臨床症候に加え，患者は，動眼神経麻痺に伴い，対側片麻痺，対側運動失調，垂直性one-and-a-half症候群，両側完全眼瞼下垂，下方注視麻痺あるいは上方注視麻痺と下方注視麻痺の合併，後退性眼振，眼の過内転を伴う偽性外転神経麻痺などの症状を呈する[60-63]．これらの所見は，傍正中視床出血の所見とほぼ一致している．

■ 視床梗塞を伴う後大脳動脈近位部病変

後大脳動脈近位部閉塞は，後頭葉や側頭葉と同様に，視床や中脳における傍正中穿通動脈領域や脚穿通動脈領域の梗塞の原因となる[64]．同側動眼神経麻痺と対側片麻痺は，片側感覚障害，半盲，行動異常，中大脳動脈領域梗塞に類似する症候と関連する[65,66]．後大脳動脈近位部閉塞は，動脈の最起始部を外れて生じることが多く，視床外側部および後大脳動脈の半球領域の一部を障害する梗塞となる[67]．外側膝状体動脈や後脈絡叢動脈の閉塞による視床外側部梗塞の患者では，側頭葉および後頭葉の障害が合併し，半盲，健忘，失読，健忘性または超皮質性感覚性失語，視覚性無視などの臨床症候を呈する[68]．攻撃的行動は，後大脳動脈近位部領域梗塞および視床梗塞でも報告されている[69]．後大脳動脈領域梗塞の患者のより詳細な所見は35章で詳細に述べる．これらの患者にみられる視覚異常は7章を参照されたい．

視床出血

thalamic hemorrhage

小出血は，直径2cm未満として定義される．小さな視床出血は同じ動脈領域に起こる視床梗塞と同様の臨床症候を示す[70]．大きな視床出血は2cm以上と定義され，より多くの神経核や神経路を障害し，脳室穿破を伴ったり伴わなかったりするが，結果として臨床症候が重複する．視床出血の患者にみられる一般的な臨床像は，急性発症，意識障害(大出血でさえ一定しない)であり，橋および基底核の出血と比較して相対的に予後は良好である．運動障害と意識レベルの変化は，視床梗塞より視床出血(図33.4)でより顕著である[71,72]．

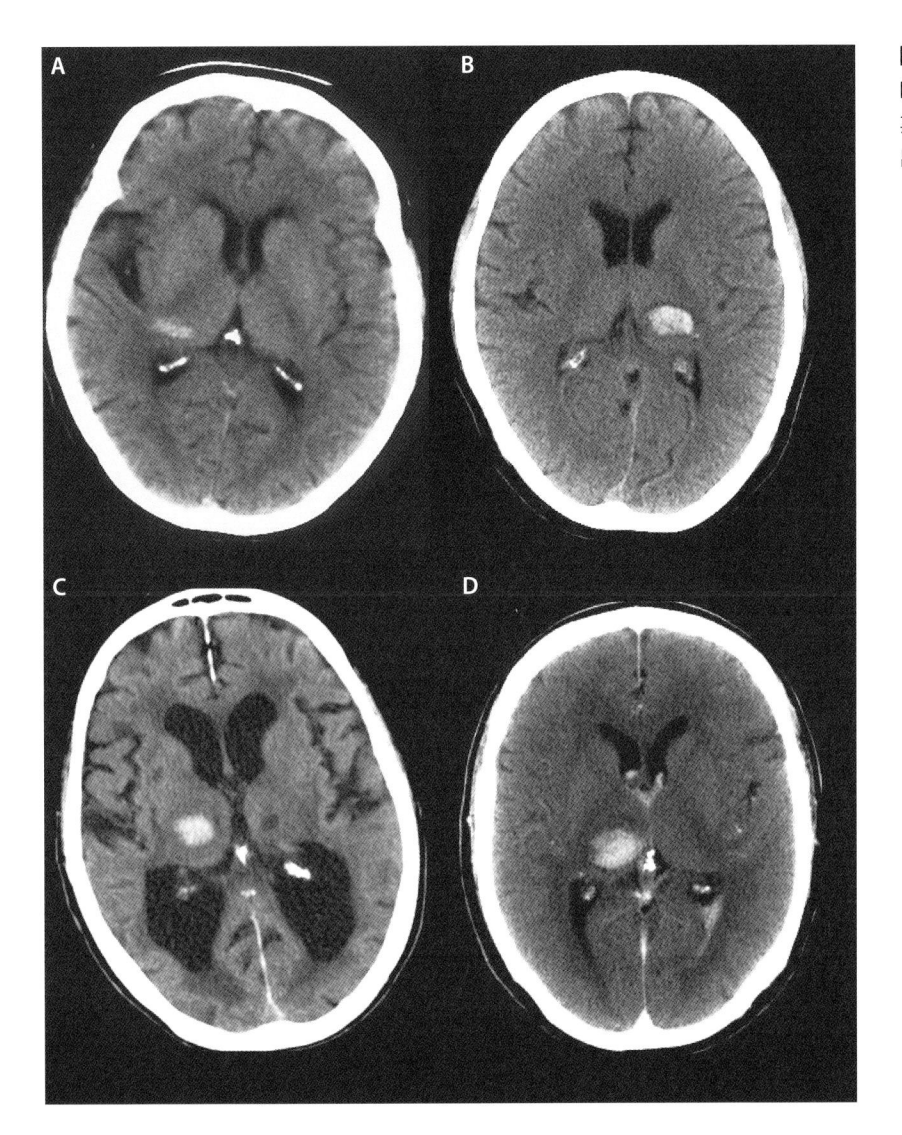

図33.4 視床出血の例．A：右後部出血，B：左外側部出血，C：右内側部出血（慢性期左傍正中虚血性梗塞あり），D：右内側部出血．

■ 大きな視床出血

大きな視床出血の患者にみられる多くの典型的臨床症候は，急速に進行し感覚障害を伴う片麻痺と，上方注視麻痺および緊張性下方偏倚，輻輳，小さく固定された遅い瞳孔の動きを伴う垂直注視障害を認める[71,73-76]．眼は，あたかも鼻を見つめているかように内側かつ下方に向く傾向がある．一方の眼が他方より下を向くこともある．

視床梗塞とは対照的に，血腫の内包への進展または圧迫のため運動障害がより顕著であり[71]，一過性単麻痺から弛緩性完全片麻痺まで幅がある．右視床出血後の運動無視[77]あるいは固定姿勢保持困難[78]のような複合的運動障害がときに観察される．対側肢の協調運動失調や重度の固有感覚障害を伴う感覚性運動失調不全片麻痺は，視床腹外側部を含む出血で報告されている[79]．純粋な垂直注視障害ではなく，斜偏倚，病巣側または対側への解離性あるいは共同偏倚を呈する患者もいる[74-76]．意識レベルの低下は，頻繁にみられるが，一定しない[74]．患者の多くは昏迷状態になるが，大出血にもかかわらずほぼ意識清明である例も報告されている[76]．

言語障害，健忘，意識不鮮明，病態失認，半側無視，「視床性認知症 thalamic dementia」などの神経心理学的障害は，視床出血の患者で一般に観察される．典型的には，錯誤性の誤りや呼名障害を伴うが，理解と復唱能力は保たれた軽度の流暢性失語を呈する[80,81]．混合性失語も報告されており[82]，右視床出血では稀に交叉性視床性失語が起こる[83]．短期記憶障害を伴う健忘は，出血が視床前部や内側部に拡大している患者で顕著である[84,85]．右視床出血後には，病態失認を伴うまたは伴わない半側無視がよくみられる[86]．3日以内に改善しない発症時の深昏睡と同様に，出血の部位と大きさ，脳室穿破は，予後不良をもたらすと考えられてい

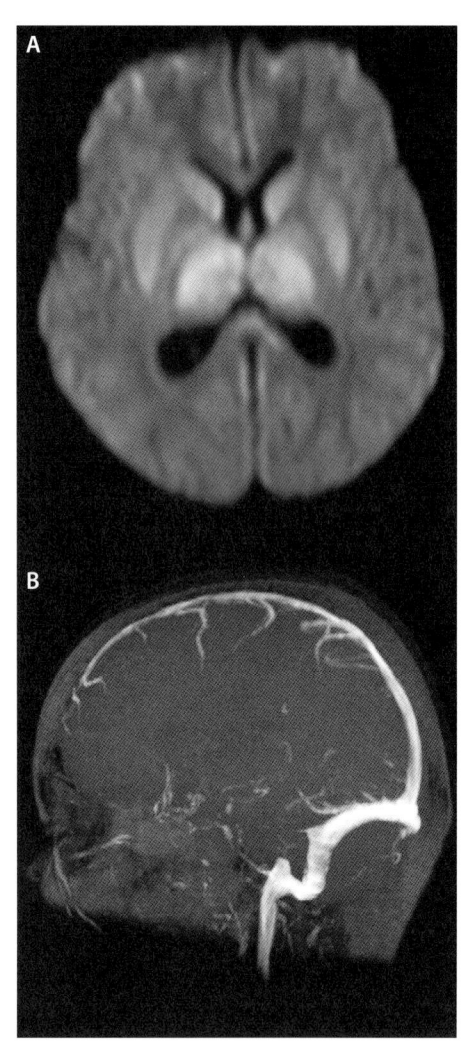

図33.5 両側視床梗塞．A：深部視床静脈閉塞．B：直静脈洞閉塞．

る[87,88]．

■ 小さな視床出血

視床の一部に限局した小出血は，その位置により，（ⅰ）後外側部，（ⅱ）前外側部，（ⅲ）内側部，（ⅳ）背側部，に分類される[70,73]．この分類は，前述の灌流領域に基づく視床梗塞の分類とおおむね一致する．

（ⅰ）後外側部出血は，視床外側部梗塞と一致して，重度の片麻痺と感覚障害により特徴づけられる．一過性意識障害，垂直注視障害，小さく固定された瞳孔もみられる．より稀には，水平性眼振や同名半盲が外側膝状体出血により起こると報告されている[89]．長期間の経過として，疼痛はあまり多くない[90]が，不随意運動は起こる[91]．Pusher症候群は，姿勢のバランスの保持における後核の役割を反映して，後部出血の際に観察される[92]．

（ⅱ）前外側部出血では，極動脈領域梗塞と一致して，前頭葉性の神経心理学的症状を呈し，軽度の片麻痺と片側感覚鈍麻を伴う．

（ⅲ）内側部出血では，傍正中視床視床下部動脈領域梗塞に一致して，典型的には意識レベルの低下，垂直および水平注視麻痺，健忘，無為がみられる．また，この出血により行動変化も起こりうる[93]．

（ⅳ）背側部出血では，後脈絡叢動脈領域梗塞と一致して，ごく軽度の一過性片麻痺と片側感覚鈍麻，失行，失語，健忘がみられる．最近，視床の微小出血は，視床内の病巣局在とは関係なく，脳卒中後の感情不安定の出現に関連しているとされている[94]．

静脈性視床梗塞

venous thalamic infarction

視床の静脈流出は，視床線条体静脈から内大脳静脈へ流入し，Galenの大静脈へ至る．その後，直静脈洞，両側横静脈洞へと流れ込む．深部脳静脈系の静脈血栓は稀であるが，通常，両側視床（および基底核）の浮腫を起こし，放射線診断の際にしばしば誤診される．古典的症候は，進行性の頭痛，意識障害，眼球運動障害，長経路徴候がある（**図33.5**）．稀な症候として，傾眠，嗜眠，瞳孔反射障害，視野欠損，軽度の片麻痺がある[95]．長期的には，認知機能障害と中枢性神経障害性疼痛[96]が持続するが，予後は，特に若年者では良好である[97]．

謝辞：すべての神経画像は，Radiology Department of the CHUV, Lausanne, Switzerland から提供していただいた．
付記：本章の一部は，Alain Barth, Julien Bogousslavsky, Louis R. Caplan, and Emmanuel Carrera が執筆した前版（第2版）の同章からそのまま流用させていただいた．

参考文献

1. Carrera E, Bogousslavsky J. The thalamus and behavior: effects of anatomically distinct strokes. Neurolog. 2006; 66: 1817-1823.
2. Schmahmann JD. Vascular syndromes of the thalamus. Stroke 2003; 34: 2264-2278.
3. Duret H. Recherches anatomiques sur la circulation de l'encéphale. Arch Physiol Norm Pathol 1874; 6: 60-91, 316-358.
4. Foix C, Hillemand P. Les syndromes de la région thalamique. La Presse Méd 1925; 1: 113-117.
5. Percheron G. [Arteries of the human thalamus. I. Artery and polar thalamic territory of the posterior communicating artery]. Rev Neurol (Paris) 1976; 132: 297-307.
6. Percheron G. [Arteries of the human thalamus. II. Arteries and paramedian thalamic territory of the communicating basilar artery]. Rev Neurol (Paris) 1976; 132: 309-324.
7. Foix C, Hillemand P. Les artères de l'axe encéphalique jusqu'au diencéphale inclusivement. Rev Neurol (Paris) 1925; 41: 705-739.
8. Percheron G. [Arteries of the thalamus in man. Choroidal arteries. III. Absence of the constituted thalamic territory of the anterior choroidal artery. IV. Arteries and thalamic territories of the choroidal and postero-median thalamic arterial system. V. Arteries and thalamic territories of the choroidal and postero-lateral thalamic arterial system]. Rev Neurol (Paris) 1977; 133: 547-558.
9. Carrera E, Michel P, Bogousslavsky J. Anteromedian, central, and posterolateral infarcts of the thalamus: three variant types. Stroke 2004; 35: 2826-2831.
10. Bogousslavsky J, Regli F, Uske A. Thalamic infarcts: clinical syndromes, etiology, and prognosis. Neurology 1988; 38: 837-848.
11. Garcin R, Lapresle J. [Sensory syndrome of the thalamic type and with hand-mouth topography due to localized lesions of the thalamus]. Rev Neurol (Paris) 1954; 90: 124-129.
12. Garcin R, Lapresle J. [2D personal observation of a sensory syndrome of the thalamic type with cheiro-oral topography caused by localized lesion of the thalamus. Rev Neurol (Paris) 1960; 103: 474-481.
13. Fisher CM. Pure sensory stroke involving face, arm, and leg. Neurology 1965; 15: 76-80.
14. Fisher CM. Thalamic pure sensory stroke: a pathologic study. Neurology 1978; 28: 1141-1144.
15. Sacco RL, Bello JA, Traub R, Brust JC. Selective proprioceptive loss from a thalamic lacunar stroke. Stroke 1987; 18: 1160-1163.
16. Combarros O, Polo JM, Pascual J, Berciano J. Evidence of somatotopic organization of the sensory thalamus based on infarction in the nucleus ventralis posterior. Stroke 1991; 22: 1445-1447.
17. Déjerine J, Roussy G. Le syndrome thalamique. Rev Neurol (Paris) 1906; 14: 521-532.
18. Klit H, Finnerup NB, Jensen TS. Central post-stroke pain: clinical characteristics, pathophysiology, and management. Lancet Neurol 2009; 8: 857-868.
19. Caplan LR, DeWitt LD, Pessin MS, Gorelick PB, Adelman LS. Lateral thalamic infarcts. Arch Neurol 1988; 45: 959-964.
20. Moulin T, Bogousslavsky J, Chopard JL, et al. Vascular ataxic hemiparesis: a re-evaluation. J Neurol Neurosurg Psychiatry 1995; 58: 422-427.
21. Ghika J, Bogousslavsky J, Henderson J, Maeder P, Regli F. The "jerky dystonic unsteady hand": a delayed motor syndrome in posterior thalamic infarctions. J Neurol 1994; 241: 537-542.
22. Mohr JP, Kase CS, Meckler RJ, Fisher CM. Sensorimotor stroke due to thalamocapsular ischemia. Arch Neurol 1977; 34: 739-741.
23. Annoni JM, Khateb A, Gramigna S, et al. Chronic cognitive impairment following laterothalamic infarcts: a study of 9 cases. Arch Neurol 2003; 60: 1439-1443.
24. Kim J, Choi HY, Nam HS, Lee JY, Heo JH. Mechanism of tuberothalamic infarction. Eur J Neurol 2008; 15: 1118-1123.
25. Sandson TA, Daffner KR, Carvalho PA, Mesulam MM. Frontal lobe dysfunction following infarction of the left-sided medial thalamus. Arch Neurol 1991; 48: 1300-1303.
26. Clarke S, Assal G, Bogousslavsky J, et al. Pure amnesia after unilateral left polar thalamic infarct: topographic and sequential neuropsychological and metabolic (PET) correlations. J Neurol Neurosurg Psychiatry 1994; 57: 27-34.
27. Graff-Radford NR, Tranel D, Van Hoesen GW, Brandt JP. Diencephalic amnesia. Brain 1990; 113: 1-25.
28. Bogousslavsky J, Miklossy J, Deruaz JP, Regli F, Assal G. Unilateral left paramedian infarction of thalamus and midbrain: a clinico-pathological study. J Neurol Neurosurg Psychiatry 1986; 49: 686-694.
29. Cipolotti L, Husain M, Crinion J, et al. The role of the thalamus in amnesia: a tractography, high-resolution MRI and neuropsychological study. Neuropsychologia 2008; 46: 2745-2758.
30. Gorelick PB, Hier DB, Benevento L, Levitt S, Tan W. Aphasia after left thalamic infarction. Arch Neurol 1984; 41: 1296-1298.
31. Bogousslavsky J, Regli F, Assal G. The syndrome of unilateral tuberothalamic artery territory infarction. Stroke 1986; 17: 434-441.
32. Ghika Schmid F, Bogousslavsky J. The acute behavioral syndrome of anterior thalamic infarction: a prospective study of 12 cases. Ann Neurol 2000; 48: 220-227.
33. Castaigne P, Lhermitte F, Buge A, et al. Paramedian thalamic and midbrain infarct: clinical and neuropathological study. Ann Neurol 1981; 10: 127-148.
34. Guberman A, Stuss D. The syndrome of bilateral paramedian thalamic infarction. Neurology 1983; 33: 540-546.
35. Swanson RA, Schmidley JW. Amnestic syndrome and vertical gaze palsy: early detection of bilateral thalamic infarction by CT and NMR. Stroke 1985; 16: 823-827.
36. Eslinger PJ, Warner GC, Grattan LM, Easton JD. "Frontal lobe" utilization behavior associated with paramedian thalamic infarction. Neurology. 1991; 41: 450-452.
37. Hermann DM, Siccoli M, Brugger P, et al. Evolution of neurological, neuropsychological and sleep-wake disturbances after paramedian thalamic stroke. Stroke 2008; 39: 62-68.
38. Bassetti C, Mathis J, Gugger M, Lovblad KO, Hess CW. Hypersomnia following paramedian thalamic stroke: a report of 12 patients. Ann Neurol 1996; 39: 471-480.
39. Engelborghs S, Marien P, Pickut BA, Verstraeten S, De Deyn PP. Loss of psychic self-activation after paramedian bithalamic infarction. Stroke 2000; 31: 1762-1765.
40. Stuss DT, Guberman A, Nelson R, Larochelle S. The neuropsychology of paramedian thalamic infarction. Brain Cogn 1988; 8: 348-378.
41. Hashimoto R, Yoshida M, Tanaka Y. Utilization behavior after right thalamic infarction. Eur Neurol 1995; 35: 58-62.
42. Bogousslavsky J, Ferrazzini M, Regli F, et al. Manic delirium and frontal-like syndrome with paramedian infarction of the right thalamus. J Neurol Neurosurg Psychiatry 1988; 51: 116-119.
43. McGilchrist I, Goldstein LH, Jadresic D, Fenwick P. Thalamo-frontal psychosis. Br J Psychiatry 1993; 163: 113-115.
44. Fukatsu R, Fujii T, Yamadori A, Nagasawa H, Sakurai Y. Persisting childish behavior after bilateral thalamic infarcts. Eur Neurol 1997; 37: 230-235.
45. Muller A, Baumgartner RW, Rohrenbach C, Regard M. Persistent Kluver-Bucy syndrome after bilateral thalamic infarction. Neuropsychiatry Neuropsychol Behav Neurol 1999; 12: 136-139.
46. Buttner-Ennever JA, Buttner U, Cohen B, Baumgartner G. Vertical glaze paralysis and the rostral interstitial nucleus of the medial longitudinal fasciculus. Brain 1982; 105: 125-149.
47. Clark JM, Albers GW. Vertical gaze palsies from medial thalamic infarctions without midbrain involvement. Stroke 1995; 26: 1467-1470.
48. Brigell M, Babikian V, Goodwin JA. Hypometric saccades and low-gain pursuit resulting from a thalamic hemorrhage. Ann Neurol 1984; 15: 374-378.
49. Gomez CR, Gomez SM, Selhorst JB. Acute thalamic esotropia. Neurology 1988; 38: 1759-1762.
50. Rossetti AO, Reichhart MD, Bogousslavsky J. Central Horner's syndrome with contralateral ataxic hemiparesis: a diencephalic alternate syndrome. Neurology 2003; 61: 334-338.

51. Kim EJ, Lee DK, Kang DH, et al. Ipsilateral ptosis associated with anterior thalamic infarction. Cerebrovasc Dis 2005; 20: 410-411.
52. Powers JM. Blepharospasm due to unilateral diencephalon infarction. Neurology 1985; 35: 283-284.
53. Frisen L, Holmegaard L, Rosencrantz M. Sectorial optic atrophy and homonymous, horizontal sectoranopia: a lateral choroidal artery syndrome? J Neurol Neurosurg Psychiatry 1978; 41: 374-380.
54. Besson G, Bogousslavsky J, Regli F. Posterior choroidal artery infarct with homonymous horizontal sectoranopia. Cerebrovasc Dis 1991; 1: 117-120.
55. Serra Catafau J, Rubio F, Peres Serra J. Peduncular hallucinosis associated with posterior thalamic infarction. J Neurol 1992; 239: 89-90.
56. Luco C, Hoppe A, Schweitzer M, Vicuna X, Fantin A. Visual field defects in vascular lesions of the lateral geniculate body. J Neurol Neurosurg Psychiatry 1992; 55: 12-15.
57. Neau JP, Bogousslavsky J. The syndrome of posterior choroidal artery territory infarction. Ann Neurol 1996; 39: 779-788.
58. Karnath HO, Himmelbach M, Rorden C. The subcortical anatomy of human spatial neglect: putamen, caudate nucleus and pulvinar. Brain 2002; 125: 350-360.
59. Tatemichi TK, Steinke W, Duncan C, et al. Paramedian thalamopeduncular infarction: clinical syndromes and magnetic resonance imaging. Ann Neurol 1992; 32: 162-171.
60. Caplan LR. "Top of the basilar" syndrome. Neurology 1980; 30: 72-79.
61. Bogousslavsky J, Regli F. Upgaze palsy and monocular paresis of downward gaze from ipsilateral thalamo-mesencephalic infarction: a vertical "one-and-a-half" syndrome. J Neurol 1984; 231: 43-45.
62. Mehler MF. The neuro-ophthalmologic spectrum of the rostral basilar artery syndrome. Arch Neurol 1988; 45: 966-971.
63. Johkura K, Komiyama A, Hasegawa O, Kuroiwa Y. Downgaze palsy and bilateral ptosis due to a thalamomesencephalic lesion. J Neurol Sci 1998; 161: 176-179.
64. Lee E, Kang DW, Kwon SU, Kim JS. Posterior cerebral artery infarction: diffusion-weighted MRI analysis of 205 patients. Cerebrovasc Dis 2009; 28: 298-305.
65. Hommel M, Besson G, Pollak P, et al. Hemiplegia in posterior cerebral artery occlusion. Neurology 1990; 40: 1496-1499.
66. Chambers BR, Brooder RJ, Donnan GA. Proximal posterior cerebral artery occlusion simulating middle cerebral artery occlusion. Neurology 1991; 41: 385-390.
67. Foix C, Masson A. Le syndrome de l'artère cérébrale postérieure. La Presse Méd 1923; 31: 361-365.
68. Yamamoto Y, Georgiadis AL, Chang HM, Caplan LR. Posterior cerebral artery territory infarcts in the New England Medical Center Posterior Circulation Registry. Arch Neurol 1999; 56: 824-832.
69. Botez SA, Carrera E, Maeder P, Bogousslavsky J. Aggressive behavior and posterior cerebral artery stroke. Arch Neurol 2007; 64: 1029-1033.
70. Kawahara N, Sato K, Muraki M, et al. CT classification of small thalamic hemorrhages and their clinical implications. Neurology 1986; 36: 165-172.
71. Lhermitte J. Symptomatologie de l'hémorragie du thalamus Rev Neurol (Paris) 1936; 65: 89-93.
72. Saez de Ocariz MM, Nader JA, Santos JA, Bautista M. Thalamic vascular lesions. Risk factors and clinical course for infarcts and hemorrhages. Stroke 1996; 27: 1530-1536.
73. Chung CS, Caplan LR, Han W, et al. Thalamic haemorrhage. Brain 1996; 119: 1873-1886.
74. Fisher CM. The pathologic and clinical aspects of thalamic hemorrhage. Trans Am Neurol Assoc 1959; 84: 56-59.
75. Fazio C, Sacco G, Bugiani O. The thalamic hemorrhage. An anatomo-clinical study. Eur Neurol 1973; 9: 30-43.
76. Walshe TM, Davis KR, Fisher CM. Thalamic hemorrhage: a computed tomographic-clinical correlation. Neurology 1977; 27: 217-222.
77. Watson RT, Heilman KM. Thalamic neglect. Neurology 1979; 29: 690-694.
78. Donat JR. Unilateral asterixis due to thalamic hemorrhage. Neurology 1980; 30: 83-84.
79. Dobato JL, Villanueva JA, Gimenez-Roldan S. Sensory ataxic hemiparesis in thalamic hemorrhage. Stroke 1990; 21: 1749-1753.
80. Mohr JP, Watters WC, Duncan GW. Thalamic hemorrhage and aphasia. Brain Lang 1975; 2: 3-17.
81. Cappa SF, Vignolo LA. "Transcortical" features of aphasia following left thalamic hemorrhage. Cortex 1979; 15: 121-130.
82. Ciemins VA. Localized thalamic hemorrhage. A cause of aphasia. Neurology 1970; 20: 776-782.
83. Maeshima S, Ozaki F, Okita R, et al. Transient crossed aphasia and persistent amnesia after right thalamic haemorrhage. Brain Inj 2001; 15: 927-933.
84. Choi D, Sudarsky L, Schachter S, Biber M, Burke P. Medial thalamic hemorrhage with amnesia. Arch Neurol 1983; 40: 611-613.
85. Hankey GJ, Stewart-Wynne EG. Amnesia following thalamic hemorrhage. Another stroke syndrome. Stroke 1988; 19: 776-778.
86. Kumral E, Kocaer T, Ertubey NO, Kumral K. Thalamic hemorrhage. A prospective study of 100 patients. Stroke 1995; 26: 964-970.
87. Kwak R, Kadoya S, Suzuki T. Factors affecting the prognosis in thalamic hemorrhage. Stroke 1983; 14: 493-500.
88. Steinke W, Sacco RL, Mohr JP, et al. Thalamic stroke. Presentation and prognosis of infarcts and hemorrhages. Arch Neurol 1992; 49: 703-710.
89. Han YS, Lee E, Kim JS. Horizontal nystagmus and homonymous hemianopia due to lateral geniculate body hemorrhage. Eur Neurol 2009; 61: 371-373.
90. Tong DM, Zhou YT, Wang GS, et al. Hemorrhagic pure sensory strokes in the thalamus and striatocapsular area: causes, clinical features and long-term outcome. Eur Neurol 2010; 64: 275-279.
91. Kim JS. Delayed onset mixed involuntary movements after thalamic stroke: clinical, radiological and pathophysiological findings. Brain 2001; 124: 299-309.
92. Masdeu JC, Gorelick PB. Posterior thalamic hemorrhage induces "pusher syndrome". Neurology 2005; 65: 1682; author reply.
93. Kazui H, Mori E, Hashimoto M, Hirono N. Phobia after bilateral thalamic hemorrhage. Cerebrovasc Dis 2001; 12: 283-284.
94. Tang WK, Chen YK, Lu JY, et al. Microbleeds and post-stroke emotional lability. J Neurol Neurosurg Psychiatry 2009; 80: 1082-1086.
95. van den Bergh WM, van der Schaaf I, van Gijn J. The spectrum of presentations of venous infarction caused by deep cerebral vein thrombosis. Neurology 2005; 65: 192-196.
96. Bugnicourt JM, Garcia PY, Canaple S, Lamy C, Godefroy O. Central neuropathic pain after cerebral venous thrombosis is not so uncommon: an observational study. J Neurol 2011; 258: 1150-1156.
97. Bezerra DC, Michel P, Maulaz AB, Binaghi S, Bogousslavsky J. Resolution of bilateral thalamic lesions due to deep cerebral venous thrombosis. Arch Neurol 2005; 62: 1638-1639.

CHAPTER 34

尾状核の梗塞と出血

Chin-Sang Chung and Louis R. Caplan

序論

尾状核 caudate nucleus を含む大脳基底核 basal ganglion は，運動機能との関連でよく知られている．それらは大脳皮質とともに，運動，認知，辺縁系回路を通して，目標指向的，計画的，意欲的行動を協調的に遂行できるように働く[1]．尾状核脳卒中についての多くの研究は，CT が導入され，幅広く使用されるようになったことで進展した．尾状核の血管病変は，虚血性，出血性ともに尾状核に限局することは稀で，被殻，内包，白質などの周囲構造も障害する[2-14]．

尾状核の解剖

■ 機能的神経解剖：
並行する前頭葉-線条体-視床-前頭葉回路

基底核は，解剖学的，機能的に前頭葉-線条体-視床-前頭葉回路(あるいはループ)に関連している．基底核腹側部は，報酬と強化に重要な役割を果たし，常習行為と習慣形成の発達に重要である．中心基底核領域は手続き学習と作業記憶課題のような認知機能に関与している．加えて，線条体 *striatum* の背外側部と前交連 *anterior commissure* の尾部は，動作の制御に働いている[15,16]．

尾状核は，側脳室外側壁に沿って弯曲した彗星状の形であると推測されている．前方にある大きな頭部，細い背側体部，薄い尾部から構成され，側脳室下角に沿い腹側に向かい，扁桃体で終わる．尾状核頭部の下方は，側坐核のレベルで腹側部が被殻と連結している．体部，尾部レベルでの尾状核の区別は容易で，内側からは側脳室に，外側からは内包に取り囲まれている．尾状核頭部と被殻は，灰白質の薄いブリッジ (尾状核レンズ核灰白質橋 pontes girisei caudatolenticularis) により連結されている．

尾状核は，対象への単純な接近からロマンティックな愛までの接近-接触行動 *approach-attachment behavior* をコントロールしており，また，指示された動作の速度と正確性と同様に，身体および四肢の姿勢に大きく寄与している[15,16]．尾状核を含む線条体には，運動，連合，辺縁系などの基底核と連結している，機能的に分離された少なくとも5つの回路が並行して存在する[1]．それぞれの回路は，線条体の特定の領域に投射する大脳皮質の領域，およびそれに対応して前頭葉皮質の特定の領域へ戻る視床皮質投射により規定される．これらの回路同士は，多かれ少なかれ基底核や視床のいたるところで分離されたままであり，種々の中継点において回路間でクロストークしている．それぞれの回路の中では，基底核は同様の一般的機能を実行する．すなわち，皮質入力を大脳皮質と脳幹へ戻すように，淡蒼球内節核と黒質網様核から視床への出力信号へ変換する．これらの回路は，皮質入力の起源と視床出力が投射される前頭葉皮質の領域により規定される[1,2,17,18]．

尾状核はこれらの回路の主要な交叉領域であるため，尾状核の血管障害は，障害された回路によりさまざまな神経症状や徴候を呈する．この5つの回路を以下で説明し，**図 34.1** に示す．(ⅰ) 古典的運動回路：感覚運動皮質・補足運動野・弓状運動前野から被殻への投射と，外側腹側核口部・前腹側核小細胞部・運動皮質から補足運動野・中心前皮質への視床投射により規定される．(ⅱ) 眼運動回路：腹前側核大細胞部・内側背側傍板部から前頭眼野・補足眼野への視床皮質投射の応答を伴う，前頭眼野(Brodmann 8 野)・背外側前頭前皮質(9, 10 野)・頭頂葉皮質後部(7 野)から尾状核への入力

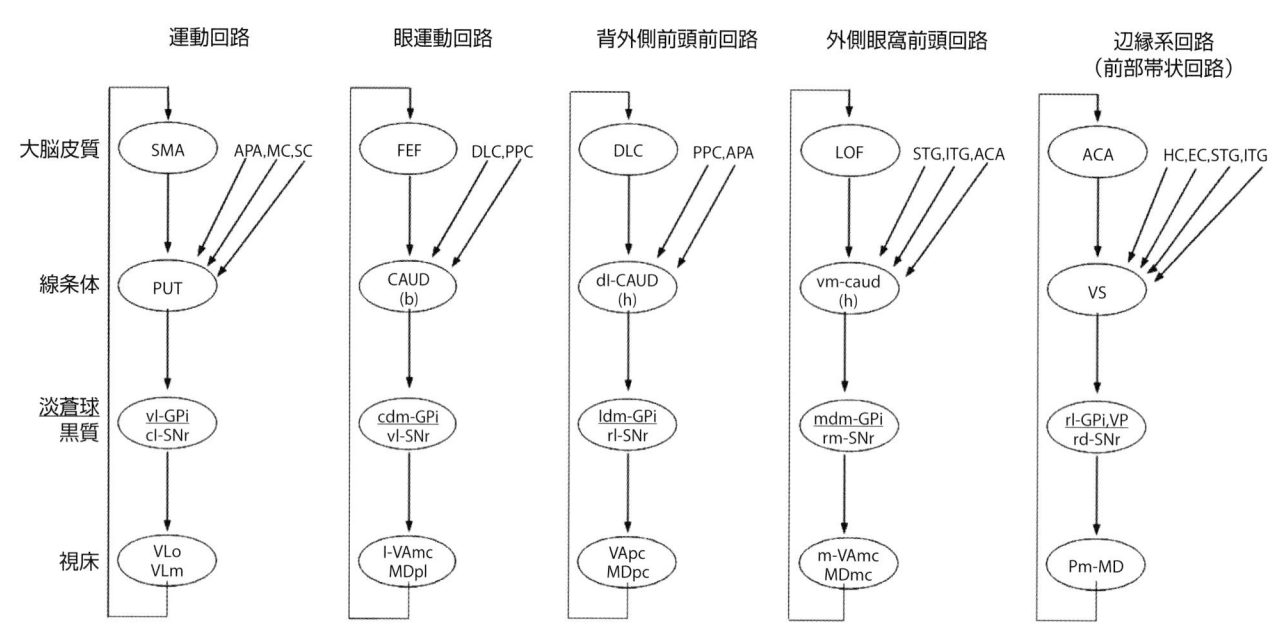

図 34.1 基底核-視床-皮質回路．それぞれの回路は，大脳皮質，線条体，淡蒼球，黒質，視床の特異的領域が連動している．
ACA：前部帯状領域，APA：弓状運動前野，CAUD：尾状核〔(b)：体部，(h)：頭部〕，DLC：背外側前頭前皮質，EC：嗅内皮質，FEF：前頭眼野，GPi：淡蒼球内節，HC：海馬皮質，ITG：下側頭回，LOF：外側眼窩前頭皮質，MC：運動皮質，MD：背内側核，MDmc：背内側核大細胞部，MDpc：背内側核小細胞部，MDpl：背内側核傍板部，PPC：頭頂葉皮質後部，PUT：被殻，SC：体性感覚皮質，SMA：補足運動野，SNr：黒質網様部，STG：上側頭回，VAmc：前腹側核大細胞部，VApc：前腹側核小細胞部，VLm：外側腹側核内側部，VLo：外側腹側核口部，VP：淡蒼球腹側部，VS：線条体腹側部．cl-：尾外側，cdm：尾背内側，dl-：背外側，l-：外側，ldm-：外側背内側，m-：内側，mdm-：内側背内側，pm-：後内側，rd-：吻背側，rl-：吻外側，rm-：吻内側，vm-：腹内側，vl-：腹外側．
(Alexander et al., 1986[1]より転載)

により規定される．(iii) 背外側前頭前回路：前腹側核小細胞部・背内側核小細胞部から主溝周囲の背外側前頭前皮質への応答視床投射と，頭頂葉皮質後部(7野)・弓状前頭野からの重複した入力を伴う，前頭前皮質背側円蓋部(9，10野)から尾状核への入力により規定される．(iv) 外側眼窩前頭回路：前腹側核大細胞部・背内側核大細胞部から外側眼窩前頭皮質への応答視床投射と，上側頭回による聴覚連合野からの入力と下側頭回による視覚連合野からの重複した入力を伴う，外側眼窩前頭皮質(10野)から尾状核への入力により規定される．(v) 辺縁系回路：背内側核から前部帯状領域・内側眼窩前頭皮質への応答視床投射と，前部帯状領域(24野)や側頭葉の広範に分布したさまざま領域からの重複した入力を伴う，大脳皮質の辺縁系領域(28，35野)・海馬・扁桃体から線条体腹側部への入力により規定される[1,2,18,19]．

尾状核への血液供給

尾状核は，個々に違いはあるが，主として前大脳動脈および中大脳動脈から分枝した深部穿通枝により血液を供給されている[20-24]（図34.2）．前大脳動脈は，通常，Heubner反回動脈，すなわち前交通動脈と前大脳動脈結合部近傍のA2部から2～4本の血管を分枝する[25]．これらの血管は，尾状核頭部下部，近接する内包前脚，前頭葉皮質下白質などを灌流する．

前大脳動脈 anterior cerebral artery からの直接の穿通動

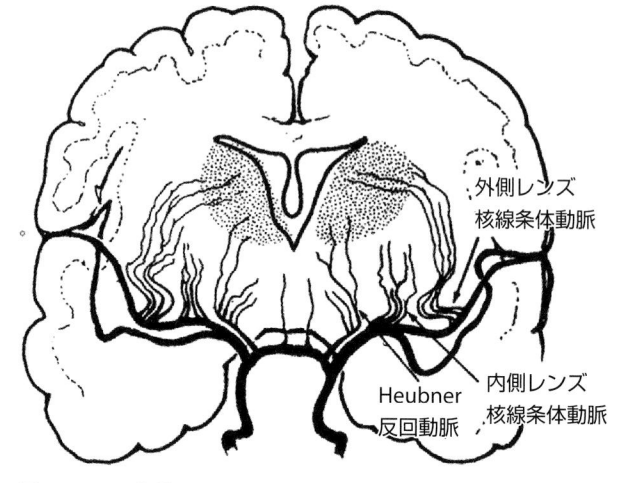

図 34.2 尾状核への血液供給．
(Kase and Caplan, Intracerebral Hemorrhage. Stoneham, MA: Butterworth Heinemann, 1994より許可を得て転載)

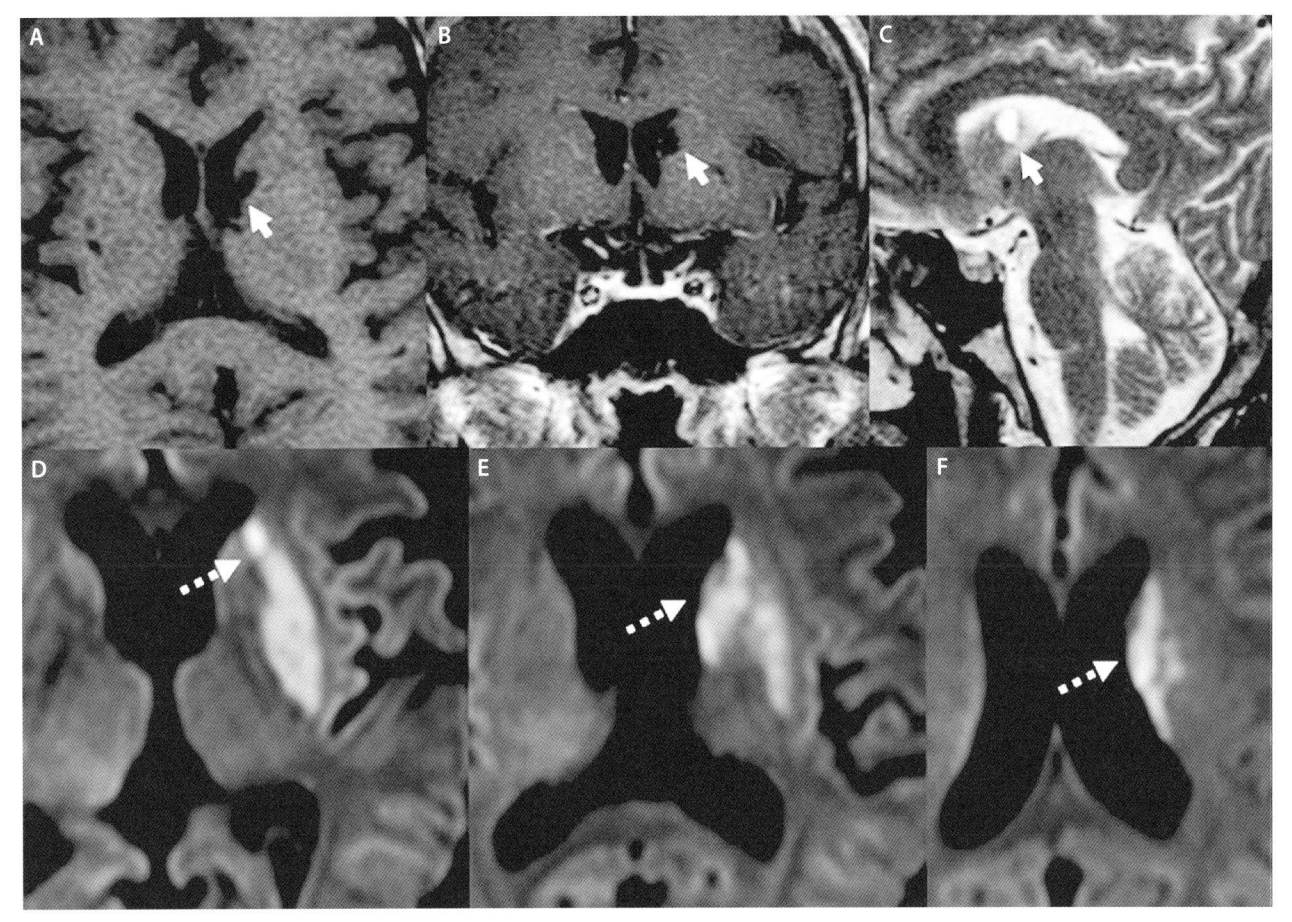

図34.3 A〜C：尾状核内側部に限局した梗塞（矢印）の MRI 像．D〜F：左尾状核頭部と左尾状核体部に広がる大きな線条体内包梗塞（点線矢印）の MRI 像．

脈（内側線条体動脈 medial striate artery または前レンズ核線条体動脈 anterior lenticulostriate artery と呼ばれる）は，尾状核頭部前部を灌流している．中大脳動脈 middle cerebral artery は，M1 近位部から内側レンズ核線条体動脈を分枝し，尾状核頭部外側縁のごく一部と，隣接する内包を灌流している．

外側レンズ核線条体動脈 lateral lenticulostriate artery は，中大脳動脈主幹部または上方枝から分枝し，尾状核頭部の主要部，隣接する内包，被殻前方半分を灌流する．尾状核頭部を灌流する3本の動脈（外側レンズ核線条体動脈，前レンズ核線条体動脈，Heubner 反回動脈）にはかなりの重複がある[24-26]．前レンズ核線条体動脈は，尾状核外側部・内側部・腹側部，内包前脚の一部を灌流する．

前レンズ核線条体動脈領域梗塞は，わずかな神経心理学的症候を示すのみだが，外側レンズ核線条体動脈領域梗塞を伴うと，顕著な運動および神経心理学的障害を呈する．

尾状核梗塞
caudate nucleus infarction

尾状核梗塞の患者で障害されている動脈領域についての報告はわずかであるが，これらの梗塞で最も一般的に障害されている動脈は，外側レンズ核線条体動脈と前レンズ核線条体動脈である[2,4,7-9,14]．外側レンズ核線条体動脈領域梗塞は，尾状核内側部・外側部・腹側部，内包前脚，被殻に限局している．Heubner 反回動脈領域梗塞は，尾状核下部，内包前脚，側坐核を障害する[4]．

尾状核梗塞は，解剖学的構造によりいくつかのグループに分けられる．1つの研究では，18 例中 4 例は尾状核に限局していたが，9 例は尾状核と内包前脚，5 例は尾状核，内包前脚，被殻前部に梗塞が広がっていた[2]．**図 34.3** に尾状核に限局した梗塞と尾状核の頭部と体部に広がる大きな線条体内包梗塞の MRI 像を示す．尾状核は，頭蓋内内頸動脈閉塞または中大脳動脈主幹部閉塞によって起こる大きな線条体内包梗塞においても障害される．

表 34.1　尾状核梗塞の病変部位（49 症例の報告とイリノイ大学での 34 症例の研究）

病変部位	病変数（%）
尾状核単独	22（24%）
尾状核＋内包前脚＋放線冠	25（28%）
尾状核＋内包前脚＋被殻	44（48%）
合計	91

（Caplan and Helgasson, 1995[26] より転載）

表 34.2　複合研究に基づく尾状核梗塞の危険因子と血管機序

危険因子	症例数（%）[a]
高血圧	92（67%）
糖尿病	44（32%）
大血管病変	19（14%）
心原性塞栓	18（13%）
全症例数	137

[a] 1 つ以上の危険因子を有する症例がある．
（参考文献[3,4,26] より転載）

過去に報告されている 49 症例の報告とイリノイ大学での 34 症例の研究をまとめて，合計 83 症例，91 病変の尾状核梗塞が解析された[26]．そのうち 22 病変（24%）では，CT または MRI にて梗塞巣が尾状核に限局していることが示された．25 病変（28%）では，梗塞が尾状核とそれに隣接する内包前脚および放線冠に及んでいた．残りの 44 病変（48%）では，梗塞が尾状核，内包前脚，被殻に及んでいた（**表 34.1**）．

■ 機序

報告例の多くは，血管造影および心臓の評価を含む十分な評価が行われておらず，データは尾状核梗塞の正確な発症機序を確定するためには不十分である．尾状核は深部穿通動脈から灌流されているため，穿通枝病変が主要な機序として提唱されている．実際，穿通枝病変の危険因子は尾状核梗塞の患者でよくみられる．しかし，心臓と大径動脈の評価は穿通枝病変の危険因子がない患者では必須である．

心エコー，頸動脈エコー，経頭蓋 Doppler 法，MRA，CTA は，重要な閉塞性血管病変や心原性塞栓の同定のため有用な非侵襲的スクリーニング検査である．

尾状核梗塞の主要な危険因子は，高血圧，高コレステロール血症，糖尿病，陳旧性心筋梗塞，喫煙である[2,4]．稀な危険因子としては，非弁膜症性心房細動，心筋ジスキネジア，壁在血栓を伴う心室瘤，梅毒，Hodgkin リンパ腫がある．**表 34.2** に，過去の報告とイリノイ大学の報告をまとめた尾状核梗塞の危険因子と機序を示す[26]．

■ 臨床症候

尾状核梗塞は多様な臨床症候を引き起こす．無為，興奮，遂行機能障害を含む行動異常は，特によくみられる．構音障害，発声障害，運動麻痺もまた一般的な症状である．稀に，片側舞踏病，バリスム，振戦のような運動障害が起こる（**表 34.3**）[26]．

表 34.3　尾状核梗塞[a] の症状と徴候

症状と徴候	症例数（%）
構音障害，発声障害	18/21（86%）
運動麻痺	21/21（100%）
行動異常	12/21（57%）
興奮	6（左 3，右 3）
無為	10（左 2，右 7，両側 1）
無視	2（右 2）
失語	1（左 1）

[a] 神経画像との関連を利用できた症例（21 例）．
（Caplan and Helgasson, 1995[26] より転載）

● 認知・行動異常

尾状核血管病変の最も著明な臨床症候は行動・認知異常である[2,6-14,27]．行動変化は，基底核−視床−皮質回路の主要な交叉部位である尾状核から線条体への遠心性投射の障害による皮質機能低下によって起こる．一般的な行動異常は，活動低下，運動緩慢，不穏，過活動，興奮，課題への注意低下，想起の障害などがある[2,9,28]．神経心理学的検査は，遂行機能，記憶，注意の異常を示す．障害は，病巣側とは関係ないが，感情異常がある患者は大梗塞でみられる傾向がある．

Mendez らは，行動症状を以下の 3 群に分けている．（i）自発的な言語および運動活動の減少を伴った無感情（尾状核背外側部障害），（ii）脱抑制，不適切で直情的な行動（尾状核腹内側部の小病変），（iii）精神症候を伴う感情症候（尾状核背外側部障害が最初の群より大きく，隣接する部位まで拡大していることが多い）[9]．

▶ 興奮 *agitation*

興奮，不安，多弁は，一般的な症候であり，不穏，脱抑制，意識不鮮明にも注意が必要である．不穏，興奮，焦燥，叫喚を伴う行動の活発化は，側頭葉中部または後下部および頭頂

後頭葉の梗塞で生じることがある[2,9].

▶ 無為 abulia

尾状核梗塞の患者は,「無感情,無関心,情動平板化,通常の日常活動での自発性喪失」として定義される無為を呈する.無為は,両側尾状核梗塞でより重篤で,より持続する.臨床的に,患者は無動を呈し,重篤な精神的および感情的沈滞,無意識的な活動および発語の減少,活動および会話の自発性喪失,質問および他の刺激に対する反応潜時の延長といった特徴的な症候が認められる.無動の患者は重篤な甲状腺機能低下症のようにみえる.これらの無動発作はしばしば遷延し,定型的行動が一般にみられる.患者は,直情性,脱抑制,暴力的発作を示すこともある[3,7].これらの症候は,両側淡蒼球または被殻病変を有する患者で報告されている[29,30].Fisherは,無為を示す患者は前頭葉とその下方の病変または視床と脳幹上部の病変を有することを報告した[31].辺縁系と前頭葉の連絡の離断が無為の責任病巣である.

▶ 無視 neglect

対側の運動無視および半側視空間無視は,右尾状核病変,特に内包前脚も障害されている患者の1/4でみられる[2-4].半側無視を認める患者の全例で,尾状核内側部・外側部・腹側部および隣接する部位の障害を認める[4].運動-探索半側無視は,前頭連合皮質,線条体,黒質を含む前頭葉-線条体-視床-前頭葉回路の途絶により生じる.

▶ 気分の変化

うつ病 depression は,正常な認知機能を有する尾状核血管病変患者の1/3に観察される[32].これは尾状核がヒトの気分の調整にも役割を果たしていることを示唆している.

▶ 記憶障害

片側性病変は前頭葉機能障害とエピソードおよび意味性要素の自由想起の減少の原因となる.左尾状核病変の患者の1/3は言語性健忘 verbal amnesia を呈し,右尾状核病変の患者は視覚性健忘 visual amnesia を呈す.これは尾状核が視覚記憶および言語記憶の統合に役割を果たしていることを示唆している.言語理解と言語記憶の障害は,皮質尾状核結合の機能障害により生じる[3,4,13].尾状核病変が非常に大きい場合には,前頭葉皮質と尾状核の連絡の離断により,計画性および優先順位づけの課題で障害を呈する[9].全汎性の認知症は,両側尾状核頭部梗塞に伴って生じる.これは尾状核が基底核-視床-皮質回路に不可欠な構成要素であり,認知機能と行動形成に寄与していることを示している[33].

▶ 他の認知・行動機能障害

稀ではあるが,尾状核梗塞発症時に,運動性韻律障害,閉眼における動作維持困難,手および腕の姿勢保続,不適切な笑いを示す.Stroop test や Luria の相反性課題を用いた前頭葉機能検査で障害を示す患者もいる.

◉ 会話・言語障害

▶ 構音障害 dysarthria

構音障害も尾状核血管病変の一般的徴候である.構音障害は尾状核脳卒中の病巣側に優位性はない.舌への皮質舌路または皮質-線条体-小脳回路の途絶が構音障害の責任病巣であり,これらの回路は均一な発話にきわめて重要な役割を果たしている[2-4,9,34].

▶ 失語 aphasia

左尾状核梗塞は,軽度の失語の原因になる[2].左尾状核病変を有する患者の約半数は,軽度の一過性言語障害を示す[4].超皮質性失語,非流暢性失語,意味性および言語性錯語により特徴づけられる言語障害,理解障害のない保続を伴う失語は,左尾状核病変でみられることがある[2,3,6-14,35].全失語は大脳半球内の機能解離によりもたらされる.尾状核,内包前脚,被殻を含む大きな線条体内包梗塞は,語探索困難,重篤な失語のないためらいを起こすことがある[27].このような患者では,SPECT で左前頭葉と左側頭頭頂葉の灌流低下を認める[4].左尾状核と内包前脚を結合する前方および後方の言語領域間の言語経路の急性離断は,異なるタイプの失語をもたらすことがある.

◉ 異常運動

尾状核は,淡蒼球外節への抑制性投射を有しており,その後,視床下核に投射する.視床下核への抑制性入力の消失は異常運動を惹起する.運動および緊張の異常は,線条核または視床下核のどちらかの急性病変によってもたらされる[36].

尾状核梗塞による異常運動は報告はされているが,詳細は不明である.異常運動は,通常,病変の対側に生じ,脳卒中発症時に起こる.これらの異常運動は,バリスム様,舞踏病様,あるいはその両者を伴うと報告されている.非常に稀だが,異常運動が四肢に同時に始まることがある[37,38].一方で,ジストニアまたは安静時振戦のような異常運動が,尾状核脳卒中発症後,数年または10年以上経過した後に起こることもある[39].

◉ 運動障害

運動の異常または筋力低下は,尾状核梗塞患者の約40%

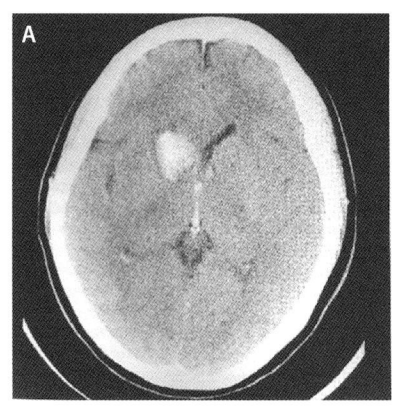

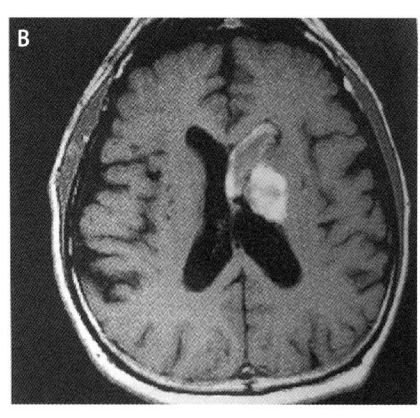

図34.4 A：尾状核頭部出血のCT像．
B：尾状核体部出血のMRI像．通常，側脳室への脳室穿破を伴う．

にみられる．筋力低下は，病変が内包前脚および被殻にまで拡大し，線条体橋線維を遮断したときに出現する．尾状核に限局した病変は筋力低下の原因にはならない．筋力低下は存在するとしても，通常はごく軽度であり，どのような運動障害も永続して残ることは稀である．ジストニア，異常運動，筋力低下がある患者は，不随意運動と異常な筋緊張によりその症状が隠されることがある．運動障害の頻度は，選択バイアスにより過小評価される傾向にある．文献では，ほとんどの患者で，行動障害あるいは運動障害のような特殊な異常が報告されている[2,4,9,28]．

■ 治療と予後

尾状核梗塞の臨床経過は良好で60%の患者が自立する．外側レンズ核線条体動脈または前レンズ核線条体動脈領域の片側尾状核梗塞では，稀にごく軽度の後遺症を認めることがある．また，片側尾状核梗塞の患者で臨床的に悪化することは稀である．両側尾状核梗塞または外側レンズ核線条体動脈領域の大きな片側梗塞では，重大な後遺症が生じる．稀に尾状核梗塞自体ではなく，潜在する心疾患により死亡する患者もいる[4]．

尾状核梗塞は，脂肪硝子変性，分枝粥腫病，主幹動脈のアテローム血栓症，塞栓症などあらゆる脳梗塞の機序により生じるため，治療は根本的な脳梗塞発症機序に依存する．抗血小板薬や抗凝固薬の投与，および脳梗塞の危険因子に対する治療は，脳梗塞の発症機序（**表34.2**）に基づいて行われる．

尾状核出血

caudate nucleus hemorrhage

尾状核出血は全脳出血のうち7%を占め[6]，穿通動脈の破裂により起こる．高血圧は，最も一般的で重要な危険因子である[4,5]．動静脈奇形，頸動脈瘤，糖尿病も重要な原因である．ときに原因が見つからないこともある[4,6,11,12]．稀に，もやもや病，高血圧により二次性に生じたもやもや病様のアテローム硬化性血管病変，頭蓋内内頸動脈閉塞病変が尾状核出血の原因となる[40-45]．

線条体内包出血の国際的研究では，23例に尾状核出血があり，主として尾状核頭部，ときに尾状核体部が障害されていた[5]．血腫は小さい（2.5 cm未満）が，常に側脳室前角に穿破しており，ときに内包前脚や被殻前部まで後外側に向かって拡大していた（**図34.4**）．

■ 臨床症候

尾状核出血の臨床症状および徴候は，病変の大きさと隣接する部位の障害に依存する．最も一般的な臨床症候としては，頭痛，嘔気，嘔吐，および血腫の側脳室前角への穿破により生じる著明な髄膜刺激症状があり，これは，くも膜下出血や一次性脳室内出血に類似している．血腫が尾状核頭部または尾状核体部に限局している場合や，内側に裂け，同側の脳室内出血や脳室拡大を認める場合には，ほとんどの患者は，明瞭な運動，感覚，視覚異常は示さない[5]．血腫が大きく，外側または後外側の被殻，内包前脚または後脚まで拡大した際には，無為，前頭葉機能障害，1週間以内に消失する一過性の軽度の運動麻痺を含む運動症状および神経心理学的症状が生じうる[4,5]．これらの患者は，通常，意識清明である．尾状核出血による二次性皮質尾状核路の離断は，言語理解障害と言語記憶障害の原因となる[13]．超皮質性運動性失語は大きな血腫の患者で生じるが，時間とともに完全に改善する．

無視，感覚障害，眼球運動，瞳孔異常は稀に観察されるが，血腫が内包前脚を越えるほど拡大していなければ，通常，軽度で一過性である[5]．血腫が下方に拡大しているときには，視床の障害または視床下部の圧迫によりHorner症候群を生じることがある[4]．稀に，尾状核出血は，片側バリスムのような異常運動の原因になる[46]．両側尾状核出血も稀に報告されている[47]．

■ 治療と予後

　尾状核出血の長期予後は，きわめて良好であり，80％以上の患者が正常な活動レベルにまで回復する．20％未満の患者にはわずかな片麻痺が残存するが，尾状核出血自体により死亡する患者はいない[5]．尾状核出血後の全汎性脳血管攣縮により死亡した患者の報告があるが，脳血管造影で異常は認められていなかった[4]．通常，外科的治療の必要はないが，重度の急性閉塞性水頭症を起こした場合には，緊急の脳室ドレナージが必要になる．しかし，脳室腹腔内シャントのような永続的バイパス術が適応になるのはごくわずかである．

参考文献

1. Alexander GE, DeLong MR, Strick PL. Parallel organization of functionally segregated circuits linking basal ganglia and cortex. Annu Rev Neurosci 1986; 9: 357-381.
2. Caplan LR, Schmahmann JD, Kase CS, et al. Caudate infarcts. Arch Neurol 1990; 47: 133-143.
3. Chung CS, Kim J. Clinical neurology of striatocapsular infarction. Chungnam Med J 1994; 21: 521-533.
4. Kumral E, Evyapan D, Balkir K. Acute caudate vascular lesions. Stroke 1999; 30: 100-108.
5. Chung CS, Caplan LR, Yamamoto Y, et al. Striatocapsular haemorrhage. Brain 2000; 123: 1850-1862.
6. Stein RW, Kase CS, Hier DB, et al. Caudate hemorrhage. Neurology 1984; 34: 1549-1554.
7. Richfield EK, Twyman R, Berent S. Neurological syndrome following bilateral damage to the head of the caudate nucleus. Ann Neurol 1987; 22: 768-771.
8. Mehler M. A novel disorder of linguistic expression following left caudate nucleus infarction. Neurology 1987; 37: S167.
9. Mendez MF, Adams NL, Lewandowski KS. Neurobehavioral changes associated with caudate lesions. Neurology 1989; 39: 349-354.
10. Valenstein E, Heilman KM. Unilateral hypokinesia and motor extension. Neurology 1981; 31: 445-448.
11. Weisberg L. Caudate hemorrhage. Arch Neurol 1984; 41: 971-974.
12. Waga S, Fujimoto K, Okada M, Miyazaki M, Tanaka Y. Caudate hemorrhage. Neurosurgery 1986; 18: 445-450.
13. Pozzilli C, Passafiume D, Bastianello S, D'antona R, Lenzi GL. Remote effects of caudate hemorrhage: a clinical and functional study. Cortex 1987; 23: 341-349.
14. Damasio AR, Damasio H, Rizzo M, Varney N, Gersh F. Aphasia with nonhemorrhagic lesions in the basal ganglia and internal capsule. Arch Neurol 1982; 39: 2-14.
15. Villablanca JR. Counterpointing the functional role of the forebrain and of the brain stem in the control of the sleep-waking system. J Sleep Res 2004; 13: 179-208.
16. Villablanca JR. Why do we have a caudate nucleus? Acta Neurobiol Exp 2010; 70: 95-105.
17. Haber SN. The primate basal ganglia: parallel and integrative networks. J Chem Neuroanat 2003; 26: 317-330.
18. DeLong M, Wichmann T. Update on models of basal ganglia function and dysfunction. Parkinson Rel Dis 2009; 15: S237-S240.
19. Nambu A. Seven problems on the basal ganglia. Curr Opin Neurobiol 2008; 18: 595-604.
20. Kaplan HA. The lateral perforating branches of the anterior and middle cerebral arteries. J Neurosurg 1965; 23: 305-310.
21. Gillilan L. The arterial and venous blood supplies to the forebrain (including the internal capsule) of primates. Neurology 1968; 18: 653-670.
22. Dunker RO, Harris AB. Surgical anatomy of the proximal anterior cerebral artery. J Neurosurg 1976; 44: 359-367.
23. Gorczyca W, Mohr G. Microvascular anatomy of Heubner's recurrent artery. Neurol Res 1987; 9: 259-264.
24. Ghika JA, Bogousslavsky J, Regli F. Deep perforators from the carotid system: template of the vascular territories. Arch Neurol 1990; 47: 1097-1100.
25. De Reuck J. Arterial vascularisation and angioarchitecture of the nucleus caudatus in human brain. Eur Neurol 1971; 5: 130-136.
26. Caplan LR, Helgason C. Caudate infarcts. In: Donnan GA, Norrving B, Bamford JM, et al., eds. Lacunar and Other Subcortical Infarctions. London: Oxford University Press, 1995; 117-130.
27. Alexander MP, Naeser MA, Palumbo CL. Correlation of subcortical CT lesion sites and aphasia profiles. Brain 1987; 110: 961-991.
28. Markowitsch HJ, Von Cramon DY, Hofmann E, Sick CD, Kinzler P. Verbal memory deterioration after unilateral infarct of the internal capsule in an adolescent. Cortex 1990; 26: 597-609.
29. Laplane D, Baulac M. Perte de l'autoactivation psychique: activité compulsive d'allure obsessionnelle: lésion lenticulaire bilatérale. Rev Neurol (Paris) 1982; 138: 137-141.
30. Laplane D, Baulac M, Widlöcher D, Dubois B. Pure psychic akinesia with bilateral lesions of basal ganglia. J Neurol Neurosurg Psychiatry 1984; 47: 377-385.
31. Fisher CM. Abulia versus agitated behavior. Clin Neurosurg 1983; 31: 9-31.
32. Bokura H, Robinson RG. Long-term cognitive impairment associated with caudate stroke. Stroke 1997; 28: 970-975.
33. Mrabet A, Hammouda IM, Abroug Z, Smiri W, Haddad A. Bilateral infarction of the caudate nuclei. Rev Neurol (Paris) 1994; 150: 67-69.
34. Saris S. Chorea caused by caudate infarction. Arch Neurol 1983; 40: 590-591.
35. Perani D, Vallar G, Cappa S, Messa C, Fazio F. Aphasia and neglect after subcortical stroke: a clinical-cerebral perfusion correlation study. Brain 1987; 110: 1211-1229.
36. Lownie SP, Gilbert JJ. Hemichorea and hemiballismus: recent concepts. Clin Neuropathol 1990; 9: 46-50.
37. Lodder J, Baard WC. Parallelism caused by bilateral hemorrhagic infarction in the basal ganglia. Neurology 1981; 31: 484-486.
38. Tabaton M, Mancardi G, Loeb C. Generalized chorea due to bilateral small deep cerebral infarcts. Neurology 1985; 35: 588-589.
39. Midgard R, Aarli JA, Julsrud OJ. Symptomatic hemidystonia of delayed onset. Magnetic resonance demonstration of pathology in the putamen and the caudate nucleus. Acta Neurol Scand 1989; 79: 27-31.
40. Carton C, Hickey W. Arteriovenous malformation of the head of the caudate nucleus: report of a case with removal. J Neurosurg 1955; 12: 414-418.
41. McConnel TH, Leonard JS. Microangiomatous malformations with intraventricular hemorrhage: report of two unusual cases. Neurology 1967; 17: 618-620.
42. Becker DH, Towsend JJ, Kramer RA, Newton TH. Occult cerebrovascular malformations: a series of 18 histologically verified cases with negative angiography. Brain 1979; 102: 249-87.
43. Aoki N, Mizutani H. Does moyamoya disease cause subarachnoid hemorrhage? J Neurosurg 1984; 60: 348-353.
44. Chen ST, Liu TH, Hsu CY, Hogan EL, Ryu SJ. Moyamoya disease in Taiwan. Stroke 1988; 19: 53-59.
45. Steinke W, Tatemichi TK, Mohr JP, et al. Caudate hemorrhage with moyamoya-like vasculopathy from atherosclerotic disease. Stroke 1992; 239: 1360-1363.
46. Giroud M, Guard O, Dumas R. Hemiballismus from hematoma in caudate nucleus. Surg Neurol 1985; 24: 587-588.
47. Bertol V, Gracia-Naya M, Oliveros A, Gros B. Bilateral symmetric caudate hemorrhage. Neurology 1991; 41: 1157-1158.

CHAPTER 35

後大脳動脈領域の脳卒中

Claudia Chaves and Louis R. Caplan

解剖

　後大脳動脈 *posterior cerebral artery* は，中脳，視床，後頭葉，側頭葉内側下部，頭頂葉後下部への血液供給の主要な血管である．後大脳動脈は脳底動脈の分枝終末から起始し，中脳の周囲を回り，中脳背側部に達したのち皮質枝に分かれる[1]．後大脳動脈の大脳脚，迂回部 *ambient segment*，四丘体部 *quadrigeminal segment* は，動脈が通過する脳溝から名づけられている．

　後大脳動脈の起始部は，内頸動脈からの後交通動脈との吻合の前にあり，P1部，中脳動脈 *mesencephalic artery*，後大脳動脈の共通部前部 *precommunal segment* として言及されている．約10％では，後大脳動脈が内頸動脈から起始している胎児型が成人まで残存しており，そのような例では脳底動脈からのP1部は低形成になっている[2]．一方の後大脳動脈が著しく大きい（29％），または著しく小さい（24％）こともある[2]．P1部の主要な分枝は，傍正中中脳動脈，視床穿通動脈（視床視床下部動脈とも呼ばれる），内側後脈絡叢動脈である．これらの血管は，中脳内側部と視床後内側部を灌流している．視床前部および前外側部は，通常，後大脳動脈ではなく後交通動脈からの分枝である視床灰白隆起動脈 *tuberothalamic artery*（極動脈）に灌流されている．しかし，視床灰白隆起動脈が欠損し，これらの領域が視床穿通動脈に灌流される患者もいる．

　後大脳動脈の迂回部からは2本の重要な分枝が出ている．すなわち，中脳外側部を灌流する大脳脚穿通動脈 *peduncular perforating artery* と，視床腹外側部を灌流する視床膝状体動脈 *thalamogeniculate artery* である．後大脳動脈が中脳を回った後，外側後脈絡叢動脈に分枝し，その後，4本の皮質枝（前側頭動脈，後側頭動脈，頭頂後頭動脈，鳥距動脈）に分かれる．図35.1に後大脳動脈とその分枝を図示する．

　前側頭動脈 *anterior temporal artery* は迂回部から最初に分枝する．次に，後側頭動脈 *posterior temporal artery* が外側に向かって分かれ，海馬回に沿って走行する．後側頭動脈は，小脳テントと側頭葉内側部の間を走行するため，頭蓋内圧亢進あるいはテント切痕ヘルニアのときに小脳テントにより圧迫される．テント切痕での後側頭動脈の圧迫は，海馬や側頭葉内側部の梗塞を生じる[3]．海馬を栄養する動脈は，外側脈絡叢動脈起始部近傍の後大脳動脈主幹部から分かれる[4]．海馬の後方2/3は後大脳動脈の分枝に灌流され，吻側1/3は前脈絡叢動脈の分枝により灌流されている．後大脳動脈の分枝は外側に走行し，海馬に沿って曲がり，熊手状の形で海馬裂に穿通する分枝を出し，歯状回，海馬白板，海馬采の一部を灌流している[4]．中および後海馬動脈は，海馬の体部と尾部を灌流し，前海馬動脈は海馬の頭部と鉤を灌流している[5]．

　頭頂後頭動脈 *parietooccipital artery* は，通常，迂回部から分枝し，後頭葉と頭頂葉内側下部を灌流しており，脳梁膨大部を回る後脳梁周囲動脈も分枝している．約16％では，鳥距動脈 *calcarine artery* も頭頂後頭動脈から分枝している[1]．通常，鳥距動脈は後大脳動脈の1本の分枝として分かれ，最初は頭頂後頭動脈として外側に走行し，その後，鳥距溝に沿って内側に広がっていく．

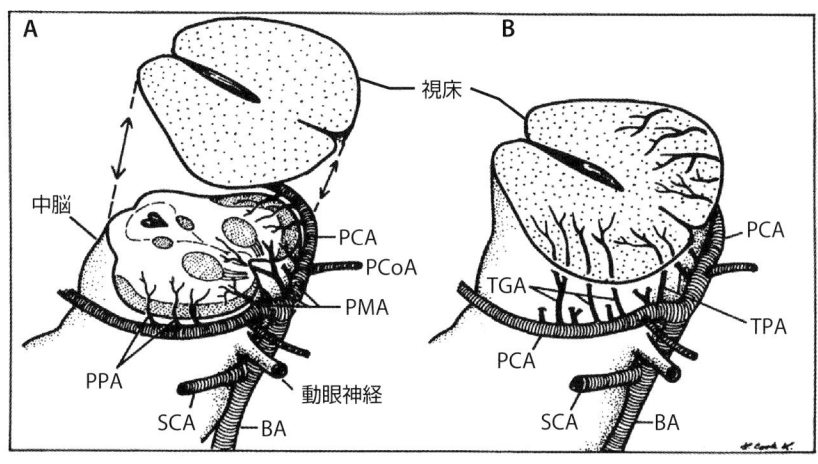

図35.1 後大脳動脈と中脳，視床，側頭葉，後頭葉への血液供給．
BA：脳底動脈，PCA：後大脳動脈，PCoA：後交通動脈，PMA：傍正中中脳動脈，PPA：大脳脚穿通動脈，SCA：上小脳動脈，TGA：視床膝状体動脈，TPA：視床穿通動脈．
（Laurel Cook-Lowe 画）

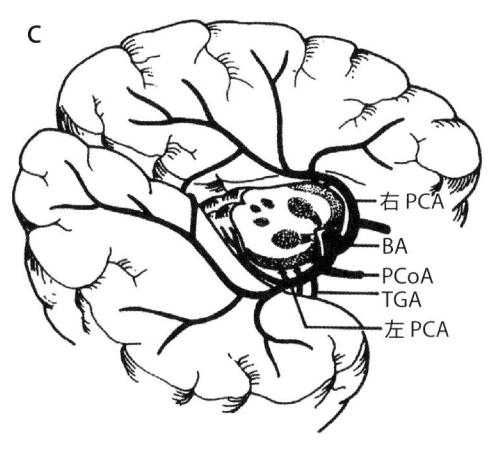

片側後大脳動脈領域の虚血と梗塞

■ 臨床症候（表35.1）

● 後大脳動脈狭窄

　後大脳動脈狭窄（図35.2）の患者は，（梗塞に先行する場合としない場合がある）一過性脳虚血発作を生じうる[6,7]．一過性脳虚血発作の大部分は，視覚および感覚症状をきたす．視覚症状は，最も一般的であり，実際には陰性徴候（たとえば，視覚消失）と陽性徴候（たとえば，光視症，視覚性幻覚）がある．患者は，視野の片側が見えなくなることを突然自覚し，一時的な半盲様の視野欠損や，視野の同名性の穴または暗点を訴えることがある．Fisher は，視野の中心に現れては消える明るいチョコレート色の点を2週間見続けた患者を報告している[6]．他の患者は，一視野中に点滅する光，縞状の風景，色のついた物体，幾何学的模様などを見たと述べている．これらの陽性現象は，後大脳動脈狭窄患者では，発作が短いことと，視覚現象が片頭痛の前兆のように数分を越えて持続したり進行したりはしないことを除けば，古典的片頭痛で報告されている症候と同一である．感覚異常もまた比較的多い症候であり，多くの場合は顔面と上肢に症状が現れるが，上下肢または顔面と上下肢に現れることもある．しびれの一過性発作や感覚消失もまたよくみられる症候である．後大脳動脈狭窄の患者では，ときに肢の巧緻運動障害，ふらふらするめまい感，短時間の混乱および意識不鮮明が報告されている．通常，数秒から数分，ときに数時間持続する多発性の発作が起こる．多くの患者は2つ以上の症候を示す．視覚異常と感覚症状は，通常は1回の発作中に両方が生じることはないが，同時に起こることもある．視覚症状や他の症候をもたず，数週間から数か月間にわたり繰り返す純粋感覚性一過性脳虚血発作が，稀に後大脳動脈病変により起こる．しかし，純粋感覚性脳卒中は視床膝状体動脈とその分枝の病変によって起こることが多い[6]．

● 後大脳動脈領域梗塞

　臨床症候は，後大脳動脈の閉塞部位に依存しており，梗塞部位，梗塞範囲，閉塞側による[6,8-15]．最も多い閉塞部位は迂回部であり，1本以上の半球枝が関与する．後大脳動脈閉塞による高吸収徴候 hyperdense sign が，頭部 CT でみられることもある[16]．

　片側後大脳動脈領域梗塞は，簡便に以下の4群に分類さ

表 35.1 後大脳動脈領域梗塞患者での臨床所見

臨床所見	Pessin et al., 1987[10] (n=35[a])	Brandt et al., 1995[33] (n=127)	Yamamoto et al., 1999[14] (n=79)
視野欠損	100%	93%	84%
感覚障害	20%	29%	15%
運動障害	9%	28%	29%
認知および行動異常[b]	20%	32%	25%
運動失調	3%	未報告	27%

[a] 後頭葉梗塞と半視野欠損を認める患者のみを対象とした研究
[b] 最も多い所見は，失読，呼名障害，その他の言語異常，記憶障害，意識不鮮明，視覚性無視，失認．

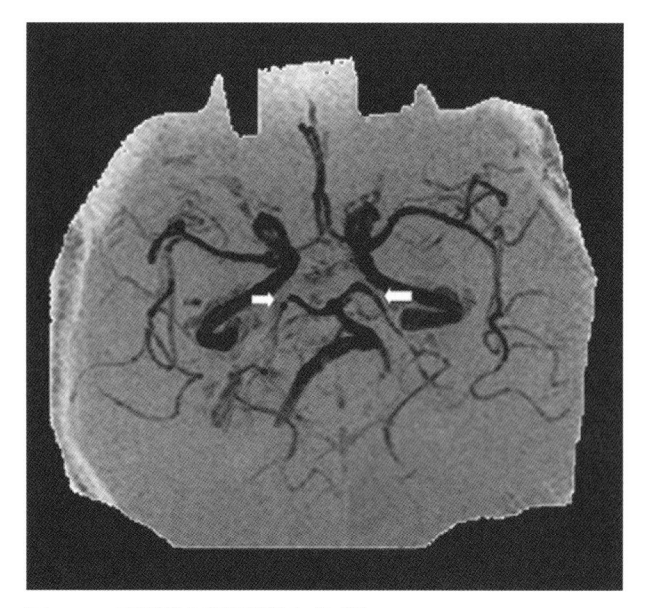

図 35.2 両側後大脳動脈狭窄(矢印)．

れ，それぞれ特徴のある所見をもつ．（ⅰ）中脳，視床，大脳半球梗塞の原因となる後大脳動脈の最近位部閉塞，（ⅱ）視床外側部と大脳半球梗塞の原因となる視床膝状体動脈を分枝する前の後大脳動脈近位迂回部閉塞，（ⅲ）主に鳥距動脈を障害する1本の後大脳動脈分枝閉塞，（ⅳ）鳥距動脈，頭頂後頭動脈，後側頭動脈領域がしばしば障害される後大脳動脈領域の大きな半球梗塞．最初の2群の患者は，通常，深部および表層部の両方の梗塞を認め，後の2群は半球表層部だけの梗塞を認める．

後大脳動脈は，また，しばしば後方循環および前方循環の他の梗塞に伴って起こる．Yamamotoらは，New England Medical Center Posterior Circulation Registryの後大脳動脈領域梗塞79例のうち，39%は他の領域の梗塞を伴っていたことを見いだした[14]．後大脳動脈領域以外で最も多く障害された部位は，小脳，特に後下小脳動脈および上小脳動脈領域であった．

◉ 後大脳動脈共通部前部閉塞

後大脳動脈共通部前部閉塞は少ない．Fisherは片側後大脳動脈領域梗塞の約1/7であると推定している[6]．これらの梗塞では，しばしば梗塞巣が，中脳内側部，視床内側部および外側部，大脳半球後部まで拡大している．脳幹と視床の両側傍正中病変は，後大脳動脈から共通幹として分枝し脳幹の吻側に穿通する動脈(Percheron動脈と呼ばれる)を巻き込む片側後大脳動脈閉塞でも起こる．これらの両側梗塞の患者は，しばしば，遷延する昏迷あるいは昏睡，または過眠，健忘，垂直注視麻痺を認める[6,17]．

後大脳動脈近位部閉塞と他の型の後大脳動脈領域梗塞を区別する主要な臨床症候は，片麻痺 hemiplegia である[18-23]．麻痺は傍正中中脳動脈および大脳脚穿通動脈により灌流されている大脳脚の虚血によって生じる．視床外側部梗塞と後頭頭頂側頭葉梗塞では，片麻痺はないが，重篤な感覚障害，筋緊張低下，巧緻運動障害，異常運動を認める．部分または完全な片側動眼神経麻痺，両側眼瞼下垂，垂直注視麻痺，嗜眠，無為は，後大脳動脈近位部閉塞に伴う多様な症状である．

後大脳動脈共通部前部閉塞は，ときに中大脳動脈領域梗塞の臨床像と類似する．Chambersらは，12例のそのような患者を報告している．それらの患者の多くは，対側の片麻痺，同名半盲，半側空間無視，感覚不注意を伴う感覚障害を認めた[21]．左後大脳動脈領域梗塞の患者には失語も認められた．中脳障害により二次的に生じる症候(復唱は正常であるが，声量の減少と眼球運動症状を認める)の存在は，中大脳動脈よりも後大脳動脈を障害する病変を示唆する．後方大脳皮質障害の徴候である視覚性失認，色名健忘，視覚性幻覚，錯視も，これら2つの領域の障害を区別するのに有用であるが，ときに急性の重篤な脳卒中患者では所見をとることができなかったり見過ごされたりする．最近，Maulazらは，Lausanne Stroke Registryから，後大脳動脈単独の脳卒中の全患者のうち，17.8%が中大脳動脈領域梗塞に類似していたと報告している[24]．この研究では，後大脳動脈皮質枝領域梗塞も中大脳動脈領域梗塞に類似する可能性を示している．両者に類似する最も一般的な臨床症候は，失語，空間無視，重篤な片麻痺であった．

◉ 後大脳動脈共通部後部・迂回部閉塞

視床膝状体動脈より近位の後大脳動脈閉塞は，通常，視床腹外側部梗塞および後大脳動脈領域半球領域梗塞の原因にな

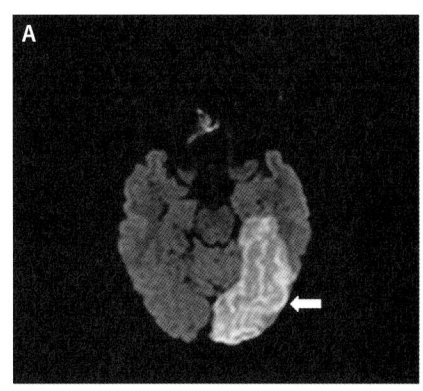

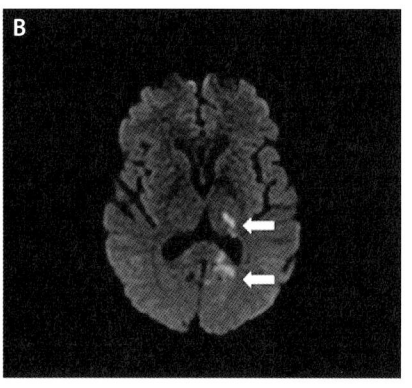

図 35.3 　A：視床，脳梁膨大部，後頭葉，側頭葉を巻き込む左後大脳動脈領域梗塞．B：左後大脳動脈，視床膝状体動脈近位部の二次的閉塞．

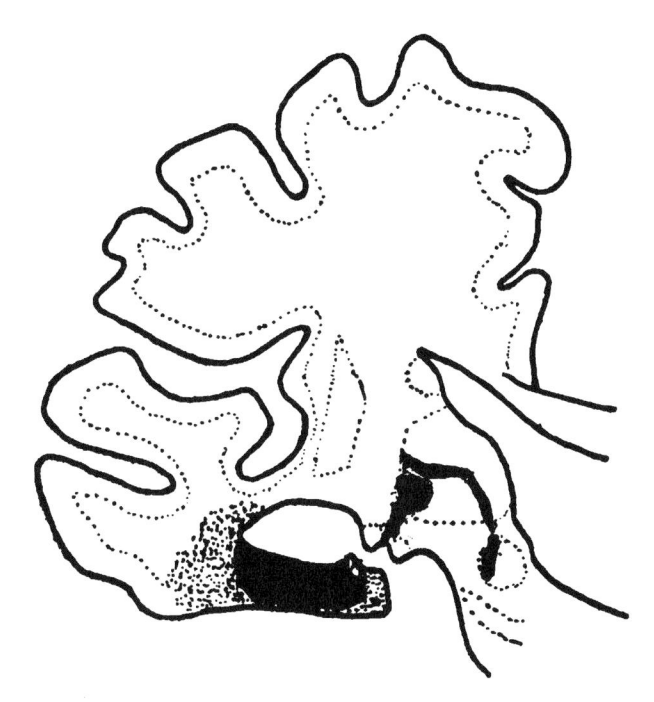

図 35.4 　視床外側部と側頭葉を含む典型的な後大脳動脈領域梗塞．
（Foix and Hillemand, 1925[27] より許可を得て転載）

る（図 35.3）．通常，外側後脈絡叢動脈領域も障害されるが，その臨床症候および所見は，後大脳動脈共通部後部の他の分枝も障害されるためわかりにくくなる[11]．

外側後脈絡叢動脈領域の単独梗塞は稀である．通常，同名四分盲や水平性扇状半盲を伴うが，片側感覚障害や神経心理学的機能障害（たとえば，超皮質性失語，記憶障害）は伴ったり，伴わなかったりする．小血管障害が最も多い病因である[25]．

視床外側部梗塞と側頭葉後部梗塞の組み合わせは，Foixと Hillemand により後大脳動脈症候群と呼ばれている[26]．
図 35.4 はこの病変を描いた原画を複製したものである[27]．

後大脳動脈閉塞患者での視床外側部梗塞は，中大脳動脈閉塞病変を有する患者のレンズ核線条体動脈領域梗塞と類似している．視床外側部梗塞またはレンズ核線条体梗塞は，アテローム性分枝閉塞あるいは穿通枝前の主幹動脈の閉塞病変[28]による二次性閉塞により起こる（図 35.5）[23]．

視床腹外側部梗塞（図 35.6）は，対側の顔面，上下肢，体幹を巻き込む感覚症状の原因として最も多いものである[29]．異常感覚は最も一般的であり，通常，ヒリヒリする痛み，チクチクする痛み，灼熱感，蟻走感などがある．痛覚，触覚，温度覚の低下があるが，他覚的感覚鈍麻は軽度である．脊髄視床路の線維の多くは，視床体性感覚核，後外側腹側核，後内側腹側核に達しない．脊髄からの線維，核からの線維，三叉神経下行路は，脳幹被蓋傍正中部の上行性網様体に達する脳幹の脊髄視床路から出る．

梗塞が視床内側部および腹外側部を含む場合，あるいは大脳皮質体性感覚野 I および II へ向かう視床頭頂葉白質線維が障害される場合，位置覚，触覚，痛覚，温度覚の強い障害を伴う重篤な感覚消失が起こる．

視床膝状体動脈の分枝領域の視床外側部梗塞は，運動障害の原因ともなる．巧緻運動障害と運動失調は，レンズ核ワナを経由する基底核からの錐体外路線維，および視床外側腹側核とシナプス形成する赤核と上小脳脚からの小脳遠心性線維の途絶，あるいは視床腹外側部に近接する内包後脚の梗塞により生じる[23,30]．その結果として，軽度の片麻痺，しばしば舞踏病やアテトーゼに似た対側肢の自発的異常運動，対側肢の運動失調，屈曲して握りこぶしの中に親指を握り込んだ対側手の異常肢位が起こる．通常，片麻痺は軽度で，回復はかなり早い．視床腹外側部梗塞または視床頭頂茎を含む虚血の患者では，疼痛は脳卒中後数週から数か月かけて強くなってくる．疼痛，灼熱感，感覚異常は重篤で，対側肢または体幹のあらゆる部位に生じる．疼痛は通常，障害肢に触れたり，動かすことにより増強する．感覚消失と疼痛は対側半身のどこかの部位に限局することもある．

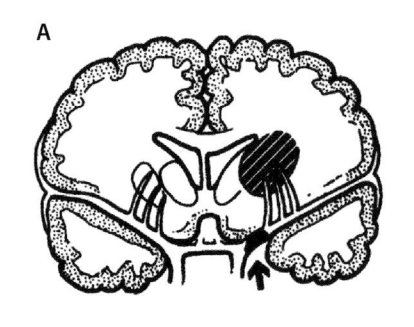

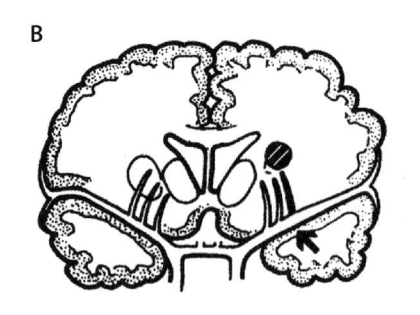

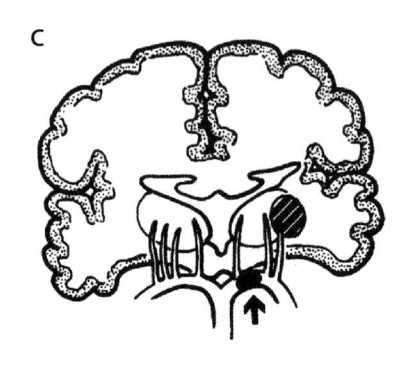

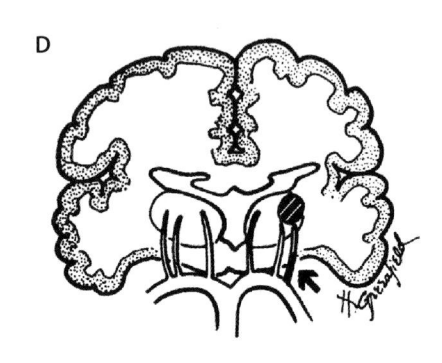

図35.5 深部梗塞の原因となる血管病変．A,B：中大脳動脈領域梗塞．A：中大脳動脈主幹部閉塞．B：内包のラクナ梗塞を伴うレンズ核線条体動脈1本の閉塞．C,D：後大脳動脈領域梗塞．C：隣接する白質まで広がる大きな視床外側部梗塞の原因になる後大脳動脈主幹部閉塞．D：視床外側部梗塞の原因になる視床膝状体動脈閉塞．

(Caplan et al., 1988[23] より許可を得て転載)

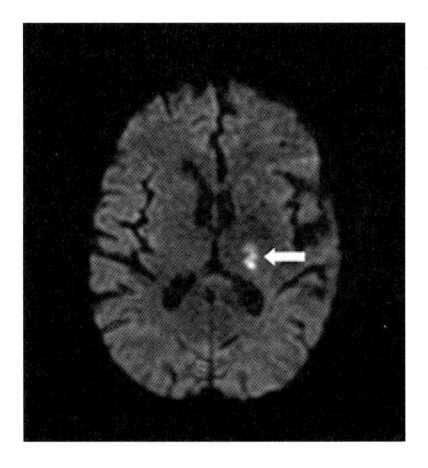

図35.6 左視床外側部梗塞(矢印).

中脳と視床のどちらかまたは両方を含む深部梗塞の患者では，通常，後大脳動脈領域半球の側頭葉および後頭葉の大きな梗塞を伴う．その場合，半球梗塞の所見が前述の深部梗塞の所見に加わる．

● 大脳半球の後大脳動脈領域梗塞

さまざまな研究で，半球に限局する梗塞(図35.7)は，全後大脳動脈領域梗塞の1/3～2/3を占めることが示されている．その最も多い病変部位は後頭葉であり，側頭葉後部と頭頂葉がそれに続く[10,14,15,31,32]．半球機能障害の徴候は，障害された分枝領域と閉塞側により異なる．

最も頻度の高い臨床症候は視覚障害であり，神経心理学的症候がその次に多い[15,33]．半盲は最もよくみられる視覚異常である．梗塞が後頭極に達しないときには，少なくとも部分的には黄斑部はしばしば回避される．通常，半盲は相同性であるが，鳥距線条皮質の最前部では回避されるか，または同側の耳側三日月形欠損にとどまる．視野欠損は，四分盲にとどまることもある．上方四分盲は，線条皮質下部の梗塞または側頭後頭葉の視放線下部の梗塞により生じる．下方四分盲は，鳥距縁上部の梗塞または頭頂葉下部や後頭葉の視放線上部の障害により生じる．視野欠損はときに黄斑部に固定された同名暗点となる(後頭極梗塞)．

より複合した視覚異常もしばしばみられ，事実上，後大脳動脈領域梗塞の診断となる．これらの異常は7章で詳細に議論した．視覚性保続には以下のような例がある．(ⅰ)固視が持続しているにもかかわらず，障害された半視野で視野中の物体を繰り返して何回も見る，(ⅱ)半盲視野に注視を向けた後も，その前から視野内にある物体を見ている，(ⅲ)物体または観察者が移動したにもかかわらず，残像として物体を見続ける(反復視 *palinopsia*)[34]．患者は障害された半視野の物体の存在や動きを捉えることはできるが，物体の性質や色について話をすることはできない．半視野内での距離，深さ，物体の位置の知覚もまた障害される．視覚異常と視覚現象は6章で詳細に議論した．

半盲やその他の視覚異常が全くない後大脳動脈領域梗塞は稀である．Johnらは，血管造影で左後大脳動脈閉塞が認められ，右側感覚障害と右側運動障害を呈したが，視覚異常は

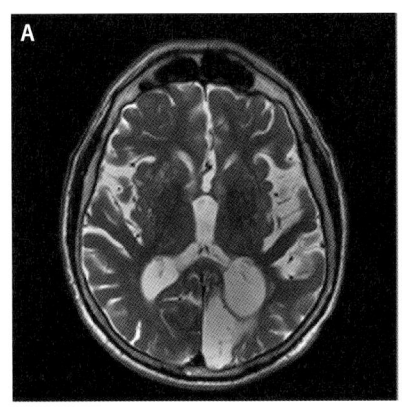

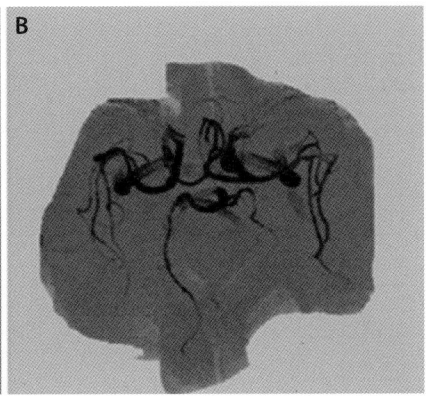

図35.7 A：左後大脳動脈領域梗塞．
B：この患者の鳥距枝単独閉塞．

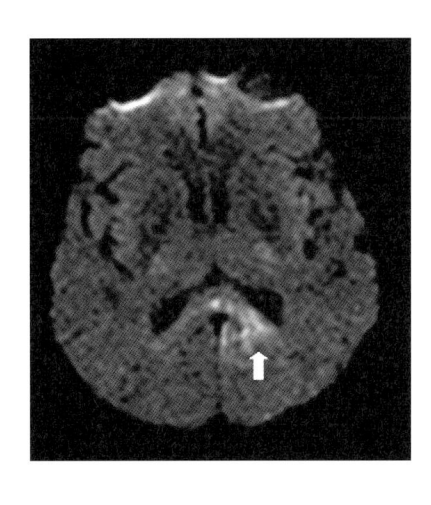

図35.8 心臓カテーテル検査後の脳梁膨大部梗塞（矢印）．患者は失書を伴わない失読を呈した．

なく，CT所見も正常であった1例を報告した[35]．ある研究では，後大脳動脈領域梗塞で持続的な障害をもつ42例のうち，41例に視野の異常が認められたと報告されている[33]．

我々の経験では，視覚異常のある患者の約半数は，障害が半視野に限局していることがわかっている．そのような患者は，病巣側を見ることができなかったり，視野が灰色がかったり，視野中に空白や暗点が見えたり，または病巣側視野にある物体に焦点を合わせることが困難であると訴える．また，視覚の問題は認識しているが，それをはっきりさせ，突き止めることができない患者もいる．彼らは見ることが困難であり，物にぶつかってしまう，焦点が合わない，霧視，眼前の点，その他の問題を訴える[6]．これらの患者のほとんどは，脳卒中急性期に，特に半視野欠損について説明されると，視覚異常の片側優位性を認識する．脳卒中急性期または視野欠損を認識した後，患者は障害された視野に，点・色・物体・人などが見えると言う[36,37]．

感覚症状（14〜20％）と運動症状（19〜28％）は，後大脳動脈領域半球梗塞の患者の研究で報告されている[15,38]．これらの患者での感覚障害は，視床外側部障害で二次的に起こると仮定されている一方で，運動障害は視床内包領域または大脳脚の虚血の結果として起こる（これは，CTでの研究では過小評価されている[9]）．運動障害の原因として他に考えられる説明は，この領域のP2部の分枝の直接閉塞による内包虚血の進展である[39]．後大脳動脈領域梗塞と片麻痺のある4例の患者の最近のMRIでの研究では，4例全例が視床膝状体動脈領域の虚血性変化を示し，2例は外側後脈絡叢動脈領域梗塞を合併し，1例は外側後脈絡叢動脈と大脳脚の脚穿通動脈領域梗塞を合併していた[40]．

神経心理学的障害と高次視覚機能障害は，系統的な研究では約60％の患者で遭遇する[15]．障害は梗塞側により異なる．

▶ 左大脳半球の後大脳動脈領域梗塞

後大脳動脈領域の左大脳半球（優位半球）梗塞の患者は，通常，記憶障害あるいは言語関連の障害を認める．高次皮質機能異常は，左後大脳動脈の頭頂後頭枝と側頭枝の双方，またはどちらかを障害する線条領域外の梗塞に常に関連する．

読字の異常は2つの異なる症候群により特徴づけられる．失書を伴わない失読 alexia without agraphia の患者は，書く，話す，綴るのは正常だが，単語や文章を読めず，色の名前を言えない[41-43]が，個々の文字と数字は読むことができる．その責任病巣は，通常，脳梁膨大部（図35.8）または脳梁からの投射を受ける頭頂後頭領域の白質線維を含んでいる[44]．症候群の伝統的説明は，右視覚皮質で生み出される視覚認知が，（左線条領域または視放線が障害されたために）左側頭頂葉の言語領域に到達しない，というものである[41,42]．左言語領域が障害されないため，書く，話す，綴る能力は保持される．これらの非視覚刺激は，おそらく脳梁の後大脳動脈領域梗塞より前方で半球間の伝達が行われ，脳梁を横断する．色覚表象は純粋な視覚表象に限られる（すなわち，情報を生み出すことができる他の感覚要素がない）．物体，幾何学的形，光景は，体性感覚，味，匂い，他の記憶と

連想したものを呼び起こす．左側頭頭頂葉皮質梗塞では，色を認識したり，一致する色を選ぶことはできるが，色名は言えない．断層写真で左後大脳動脈領域梗塞が確定された連続16例に神経心理学的検査を系統的に行った研究では，最も多い異常は失書を伴わない失読であり，75％の患者に認められた[45]．

失読失書 alexia with agraphia の患者では，読む，書く，単語を綴る能力のすべてが異常である．原因となる梗塞は，通常，角回領域を含むか，角回の機能が損われる領域を含んでいるかである．左後大脳動脈領域梗塞で，梗塞巣が大きく，角回に隣接する頭頂葉下部の白質が巻き込まれていれば，この症候群の原因になる．Déjerine は，左角回領域が識字能力の解剖学的領域であると推測している[41]．頭頂葉下部は，線条野および線条周囲野からの視覚求心性情報と側頭葉からの聴覚入力の両方を受ける重要な領域と位置づけられている．文字と文節を読む能力（ときに単語認識）の低下，綴るおよび書く能力の障害は，検査で見つけられる．Gerstmann 症候群の要素（失計算，左右失認，手指失認，構成失行，失書）もまた，しばしばみられる[43]．頭頂葉下部病変がある患者は，錯語と復唱の異常で特徴づけられる伝導性失語の要素も有している．

左大脳半球梗塞の患者での錯読 paralexia は，単語の終わり（右側）に向かう読み誤りを表す用語である．単語の始まりに誤りがみられるのは，右半盲の患者が単語の終わりを推測あるいは仮定していることによるのかもしれない．

失語 aphasia は，左後大脳動脈領域梗塞の患者では少ないが，左後側頭動脈領域を含む大梗塞の患者では，失名辞失語 anomic aphasia または超皮質性感覚性失語 transcortical sensory aphasia のどちらかがみられる[46,47]．超皮質性感覚性失語の患者では，会話は流暢だが，錯語的誤りがあり，ときにジャルゴンになる．呼称は困難で，会話はしばしば回りくどい．患者は，何を言ったかを理解することはできないが，言葉を繰り返す能力は保たれている．これは超皮質性失語の特徴である．健忘性失語 amnestic aphasia と呼ばれる失名辞失語の患者は，ときに語探索および呼称の困難を認めるが，復唱，理解，読む，書く，綴る能力は正常に保たれる．

視覚性失認 visual agnosia も左後大脳動脈領域梗塞の患者に起こり，通常，失書を伴わない失読と色名呼称障害のある患者に起こる[43]．この症候群では，視覚的に提示された物体の認識と呼称が困難であるが，触覚あるいは聴覚的に提示されたときには同定できる．たとえば，ある患者は，ネコの絵を見てネコと言えないが，ある動物のニャーという特徴的な鳴き声を聞いたとき，また家で飼うペットの一覧を挙げる課題では，即座にネコという単語を使うことができる[43]．

海馬および隣接する側頭動脈領域の白質を含む左側頭葉内側部の梗塞は，少なくとも6か月は持続する持続的健忘の原因になる[11,43]．これらの患者は，新たに記憶できず，新たな技術をすぐには習得できない．左側頭葉内側の拡大した梗塞で，6か月後に新たに記憶する能力が戻ったある患者は，脳卒中急性期および回復期のあらゆる記憶，および健忘があった6か月間に起こった活動の記憶を取り戻すことができなかった[43]．

Szabo らの研究では，急性期後大脳動脈領域梗塞の378例のうち，57例（21％）に MRI 拡散強調画像で海馬梗塞がみられた[5]．また，後大脳動脈領域の別の部位にも梗塞が認められた．これら57例の患者で最も多い障害は，視野（70％），感覚・運動（32％），片側感覚（28％）の障害である．臨床的に証明された記憶障害（見当識と3物品の想起の障害）は11例（19％）にみられ，うち2例は両側海馬梗塞であった．左海馬梗塞32例のうち11例は，神経心理学的検査により物語の即時想起と遅延想起の障害が明らかになった．

▶ 右大脳半球の後大脳動脈領域梗塞

右大脳半球病変は十分に解析されていない．対側視野の無視は，左より右後大脳動脈領域梗塞でより多く起こる．頭頂葉と側頭葉を含む梗塞では構成失行を認める．この患者の描画はしばしば左側の構成要素を無視してしまい，大きさ，角度，形はしばしば誤って描かれる．模写する能力も乏しく，独自に描いても改善を示さない[48,49]．一部の右頭頂葉後部梗塞患者は，場所の見当識が全くなくなってしまう[50]．彼らは，実際には遠く離れたところにある施設にいると言ったり，そのような施設の分所にいるというように，自身のいる場所をもう1つ作ってしまう．2つの地理的位置にいるという信念は，Pick により最初に報告された後に，重複記憶錯誤 reduplicative paramnesia と呼ばれるようになった[51]．Szabo らの研究[5]では，右海馬梗塞の患者は，非言語性の長期記憶が障害されることが示された．

■ 機序

片側後大脳動脈領域梗塞の患者について検討したすべての研究で，塞栓が最も多い原因であるとされている[52]．心臓，大動脈，椎骨動脈近位部からの血栓とその破片は，しばしば，後大脳動脈が1本になる前の脳底動脈の2分岐部（脳底動脈先端部）にとどまる[53]．

Castaigne らは，後方循環の梗塞の剖検による研究で，後大脳動脈領域梗塞30例のうち，アテローム性動脈硬化による後大脳動脈血栓症は3例に過ぎなかったことを報告した[13,54]．Pessin らは，半盲があり CT で確定された後大脳動脈領域梗塞35例の脳梗塞の機序について検討し，10例（28.5％）は心原性脳塞栓，6例（17％）は椎骨動脈近位部病変

表 35.2 いくつかの研究での後大脳動脈領域梗塞の発症機序

発症機序	Castaigne et al., 1973[54] (n=30)	Pessin et al., 1987[10] (n=35)	Brandt et al., 1995[33] (n=127)	Steinke et al., 1997[38] (n=74)	Yamamoto et al., 1999[14] (n=79)
心原性脳塞栓	3%	28.5%	28%	31%	40.5%
原因不明の塞栓	NM	31.4%	20%	NM	10%
椎骨動脈近位部からの動脈原性塞栓	50%	17%	16.5%	22%	31.5%
後大脳動脈病変	10%	0	16%	8%	9%
血管攣縮	NM	14%	3%	NM	5%
凝固異常症	NM	9%	NM	NM	4%
その他	26.5%	0	NM	11%	0
原因不明	10%	0	16%	24%	0

NM：未報告.

からの塞栓，11例(31.4%)は塞栓源不明の塞栓としている[10]．Brandtらは，後大脳動脈領域梗塞の127例中83例(65%)が塞栓性であり，そのほぼ半数が動脈内血栓による塞栓としている[33]．Steinkeらは，CTまたはMRIで確定された後大脳動脈領域梗塞の連続74例の研究で，その原因として最も多いのは心原性塞栓で31%，続いて椎骨脳底動脈病変が22%，後大脳動脈内の病変が8%としている[38]．また，15%に凝固異常や奇異性塞栓が認められた．残りの24%の例では，詳細な原因検索を行ったにもかかわらずその機序は特定できなかった．

Yamamotoらは，後大脳動脈領域梗塞79例の機序を報告している[14]．この報告では，61%は後大脳動脈領域に限局した梗塞（純粋後大脳動脈領域梗塞）であり，39%は他の領域の梗塞も有していた．最も頻度の高い梗塞機序は塞栓症であり，心原性塞栓が40.5%，動脈内塞栓が31.6%，原因不明の塞栓が10%であった．後大脳動脈病変，血管攣縮，凝固異常がそれぞれ9%，5%，4%の患者に起こっていた．心原性脳塞栓や後大脳動脈病変の患者では，しばしば純粋な後大脳動脈領域梗塞となるが，動脈内塞栓の患者では，後大脳動脈を含む（より広い）梗塞になることが多い（表35.2）．

Calsらは，Lausanne Stroke Registryから後大脳動脈の表在性梗塞117例の脳梗塞発症機序について報告している[15]．塞栓が最も多く（54.5%），43.5%が心原性脳塞栓，11%が動脈原性脳塞栓であった．原因が特定できない例が32%あり，少数に後大脳動脈アテローム血栓症(3.4%)，片頭痛性梗塞(3.4%)があった．

前方循環での塞栓のように，塞栓はしばしばアテローム性プラーク，またはごく最近の椎骨動脈近位部閉塞により生じる[55,56]．我々は，頭蓋内塞栓10例のうち，7例は椎骨動脈近位部閉塞により生じ，3例は高度狭窄により生じたことを報告しており[56,57]，また，11例の後大脳動脈の動脈原性塞栓で，5例は頭蓋外，3例は頭蓋内，3例は頭蓋外・頭蓋内両方に可能性のある塞栓源を認めた．後大脳動脈起始部が胎児型の場合には，後大脳動脈への塞栓は，内頚動脈のアテローム硬化性病変あるいは解離により生じることもある[58]．後大脳動脈への散弾塞栓 shotgun pellet embolus についても報告されている[59]．

一部の患者，特にアフリカ系米国人，日本人，タイ人，中国人，韓国人では，後大脳動脈領域梗塞は，しばしば後大脳動脈狭窄部での血栓症により生じる．Leeらは，後大脳動脈領域梗塞を認める205例の韓国人患者のうち，126例は後大脳動脈に限局した梗塞であり，79例は他の領域にも同時に梗塞が生じていたことを報告している[60]．それらの患者では，大血管のアテローム性動脈硬化が，最も頻度の高い病因であり(42.4%)，ほぼ半数に後大脳動脈病変が認められた．

後大脳動脈遠位部からの塞栓も，後大脳動脈近位部病変のある患者では可能性のある病因であり，経頭蓋Doppler法により立証されている[61]．

片頭痛 migraine は後大脳動脈血栓の別の重要な原因である．ある研究では，後大脳動脈領域梗塞35例のうち，5例(14%)が片頭痛性脳梗塞によるとされている．この5例全例で後大脳動脈あるいはその分枝の閉塞が血管造影で証明され，うち2例に血栓が認められた[10]．経頭蓋Doppler法を用いたモニタリングにより，後大脳動脈閉塞の別の機序として，閉塞部位での血栓形成を伴う凝固異常が立証され，これは35例中3例(9%)に認められた[10]．

後大脳動脈解離（図35.9）は稀であるが，大脳虚血またはくも膜下出血と関連して生じる．頭痛は両方の病態において一

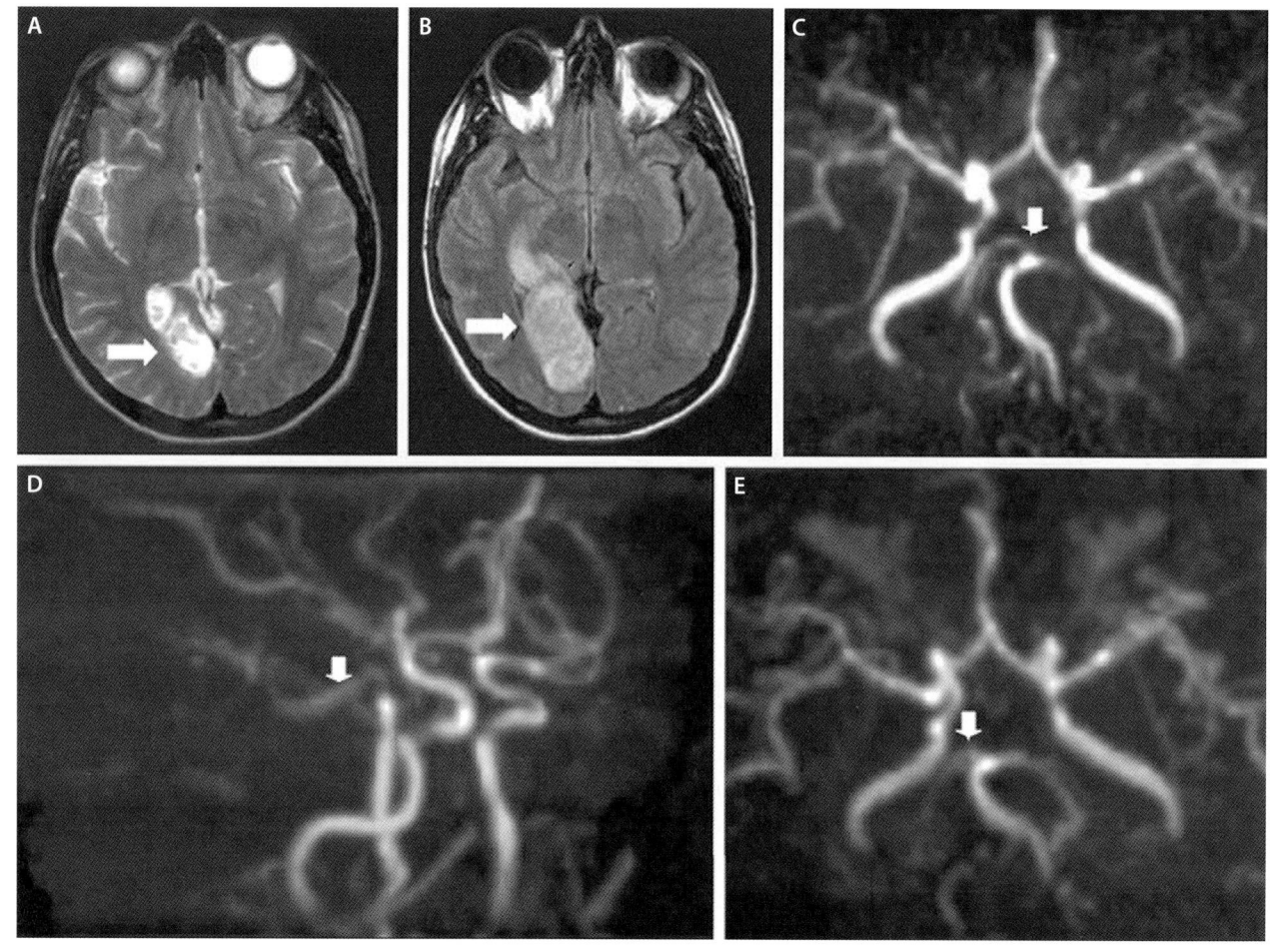

図 35.9 **A, B**：右視床外側部，右後頭葉，右側頭葉を含む右後大脳動脈領域梗塞の頭部 MRI 像．**C, D**：狭窄と拡張が交互に生じている右後大脳動脈の MRA 像．**E**：数か月後に撮影された経過観察中の MRA では，右後大脳動脈の改善が認められる．

般的な初期症状であり，くも膜下出血の患者では嘔気・嘔吐を伴い，大脳虚血の患者では片側感覚障害や視覚障害を伴うことが多い．前方循環の頭蓋内動脈解離とは対照的に，後方循環の解離は高齢者に起こる傾向にある．常に認められるわけではないが，潜因性の身体的異常は，後大脳動脈解離の原因を明らかにするものとして役立つかもしれない[62]．

片側および両側後大脳動脈領域梗塞は，テント切痕ヘルニアや頭蓋内圧亢進の原因となる腫瘍性病変によっても起こる．側頭動脈と鳥距動脈分枝は，最も頻繁に障害される[3]．鳥距動脈圧迫により半盲または皮質盲が生じる[3,63]．片側の大きな内頸動脈領域梗塞あるいは大きな血腫は，浮腫と圧排効果を生じ，後大脳動脈分枝の圧迫と二次性後大脳動脈領域梗塞を起こす．硬膜下血腫は二次性後大脳動脈領域梗塞を起こす最も多い臨床病態である．後大脳動脈領域梗塞は血腫ドレナージ後に認識される[63]．

両側後大脳動脈領域梗塞

■ 臨床症候

臨床症候は，梗塞の大きさ，分布，部位に大きく依存する．しばしば，梗塞は鳥距溝の両側下部（**図 35.10**）または両側上部に限局する．

皮質盲 cortical blindness は，線条皮質の両側梗塞によって起こる[53,64]．患者によっては，見えていないことを認識していない，あるいは認めない（Anton 症候群）こともある．皮質盲患者は，物にぶつかる前に避けることや，視覚的危険に対しては目をつむることはできる．この「盲視 blindsight」について最も支持されている仮説は，上丘と線条皮質周囲の連結を含む膝状体外視覚路が保たれているというものである．視野の一部が保たれている両側半盲または両側暗点の患者もいる．

健忘 amnesia は，両側側頭葉内側部梗塞の永続する後遺症である[65-67]．この患者は，新たに記憶する能力を失う．

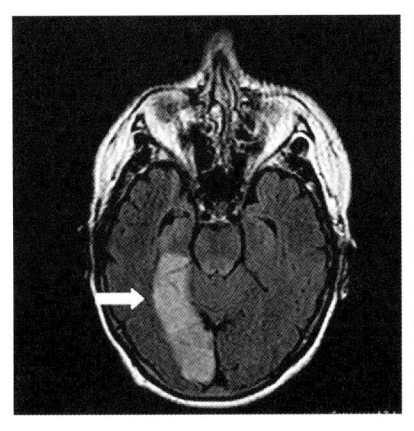

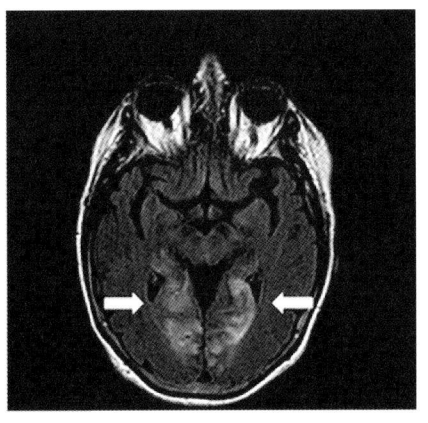

図 35.10 両側後大脳動脈領域下部梗塞のMRI-FLAIR画像．右側の梗塞巣が左側より大きい．

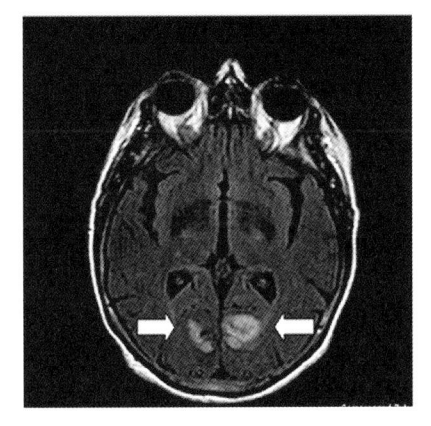

　記憶障害は決して単独の症候ではなく，常に視覚異常と感覚異常を伴い，しばしば意識レベルの急性低下も認められる．
　吻側脳底動脈の塞栓は，しばしば両側後大脳動脈を通過し，後頭葉および側頭葉の線条皮質とその周囲を含む鳥距溝下の構造を灌流している後大脳動脈分枝に流入しやすい．その結果，両側下部梗塞が起こる．患者は，通常，異常な色彩認知，相貌認知の困難，物体の形を再認識する能力の消失，またときに興奮性せん妄を伴う上四分盲を認める．色は，淡褐色あるいは色落ちしたように見え，周囲環境は色がないように見える．色彩認知異常や中心性全色覚異常の患者は，色名を言えず，一致する色を選ぶことができず，色合いを区別できないが，石原式色覚検査表では容認できる結果を示す[68]．相貌失認 prosopagnosia の患者は，通常，顔の組み合わせ識別ができず，また，しばしば動物や車や物品などをカテゴリーに分類して認識することができない[69]．鳥距溝下の構造は，物体の特性，形式，形状，一般的な形態学と関連する特殊化されたネットワークを含む後頭葉遠心系の一部である．これは，鳥距溝上部を占める後頭葉遠心路が物体の視空間的な"where"に特殊化した系統であるのに対して，"what"の系統と呼ばれる[70-72]．両側下部梗塞は物体またはヒトを再認識できないが，絵の方向と場所の関連は再認識できる[73]．

　側頭葉下部の舌状回と紡錘状回を含む両側（ときに片側）梗塞の患者は，しばしば不穏状態や過活動状態となる[53,74,75]．これらの患者は，通常，とりとめのない多弁な会話，きわめて注意散漫，集中困難を呈し，ときに攻撃的で闘争的な行動をとる．この興奮性せん妄は，おそらく辺縁系皮質の梗塞により起こる．興奮性せん妄は，片側側頭葉後下部梗塞，特に左側梗塞でみられる[76]．
　両側上部梗塞は，下部梗塞よりもかなり少ない．両側上部後方梗塞の最も多い原因は，重症低血圧であり，後大脳動脈-中大脳動脈の後方境界領域梗塞を伴う．患者は，通常，Bálint 症候群の徴候，場所の失見当識，場所の再認識の困難を認める．Bálint 症候群には，同時失認，視覚性運動失調，注視失行が含まれるが，どの要素も単独でみられるか，半視野に限局される[53,77]．同時失認 asimultagnosia の患者は，全景を認識することができず，物事を断片的に見る．いくつかの物体が提示されたとき，患者はそれらを1つずつ同定し，頭と眼で探索行動を行った後，1つ以上の物があったことを思い出す．時々，物体，文字，単語，顔の一部分のみを見て，同定する．視覚性運動失調 optic ataxia では，視覚による誘導で手の動きを制御できない（眼と手の動きの協調の消失）．注視失行 apraxia of gaze では，患者が関心を向けて

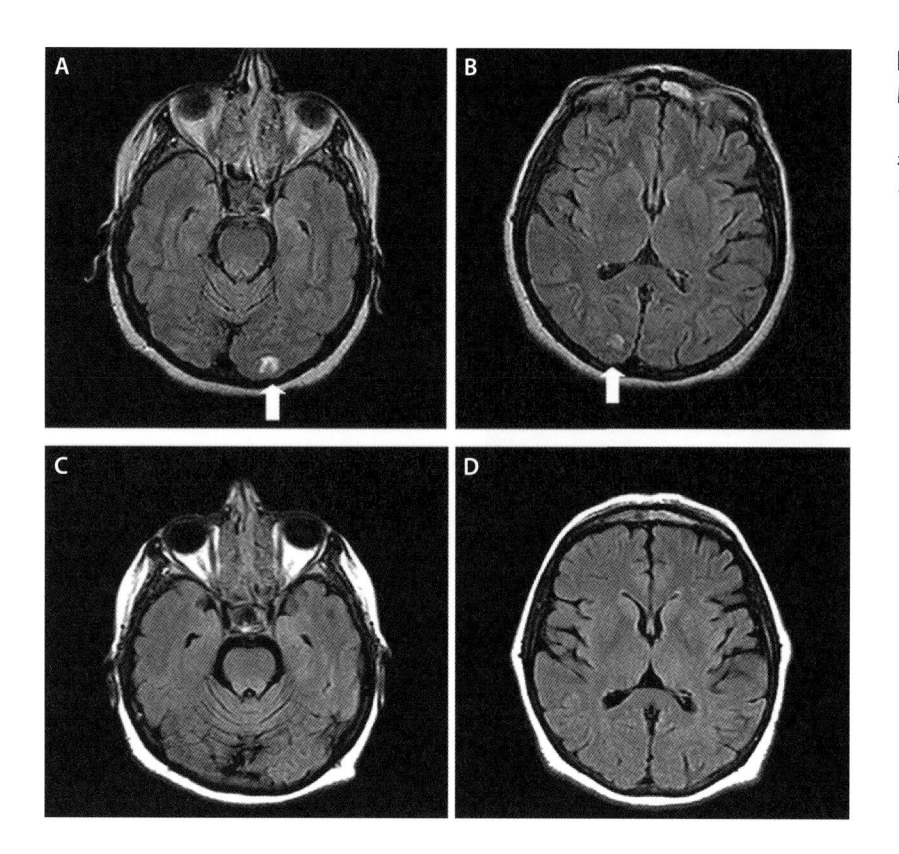

図35.11 両側後大脳動脈領域梗塞のMRI-FLAIR画像．A,B：急性の血圧上昇があり視覚障害を呈した患者に認めた内側後頭葉の小さな局所高信号病変．C,D：1か月後に撮影された経過観察中の画像では，異常は完全に消失していた．

いる位置または物体を直接見ることができない．

上部病変のある患者は，しばしば，方向と関連性（物体，人，場所が位置的にどういう関係にあるか？）の再認識が困難である[73]．この患者は，場所についての見当識が完全になくなり，しばしば自分が実際にいる場所と何らかの関係のある離れた場所にいると信じている[50]．

稀に，大きな両側後大脳動脈領域梗塞は，重篤な浮腫とそれによる頭蓋内圧亢進から不可逆的な二次的脳損傷とそれに続く死に至る．この病態は，悪性後大脳動脈領域梗塞と呼ばれている[78]．

■ 機序

両側後大脳動脈領域梗塞は，連続して，あるいは同時に起こる．連続して起こる両側梗塞は，両側の後大脳動脈狭窄と血管内のアテローム性動脈硬化が過大評価された場合を除くと，一般に片側後大脳動脈領域梗塞と同じ原因で起こる．同時に起こる両側梗塞は，ほとんどが塞栓または脳底動脈血栓が後大脳動脈に進展したことによる．後大脳動脈境界領域梗塞は，低血圧や低灌流で起こることもある．鑑別診断で考慮すべき重要な点は，後大脳動脈領域梗塞と，急性代謝性浮腫性後方白質脳症あるいは高血圧性脳症，子癇，シクロスポリンなどの抗腫瘍薬投与でみられる急性の血圧上昇に続発する毛細血管漏出症候群とを区別することである[79]．梗塞は，皮質または皮質下にあるが，急性浮腫は白質優位または白質だけを障害する（図35.11）．

Fisherは，両側後大脳動脈領域梗塞の剖検例についての個人的研究での47例をレビューし，しばしば脳幹吻側部の「蝶形」の梗塞に付随して起こるとしている[6]．また，47例中44例（94％）で塞栓を示唆する所見が認められたことを報告した．塞栓の多くは，心臓または椎骨脳底動脈近位部由来であった．一部かの患者では，より近位部の梗塞が，最終の灌流動脈に達する前に移動中の塞栓が一時的に止まったためであることを示す証拠が得られた[6]．Mehlerは，脳幹吻側部および後大脳動脈領域梗塞の61例の研究を行った（血管造影を含む詳細な評価が行われたのは64％のみ）[80]．その結果，61例中28例（47.5％）で原因が塞栓（心原性塞栓：14例，動脈原性塞栓：14例）であると立証された[80]．一部の患者では，後大脳動脈への進展を伴う脳底動脈遠位部の動脈閉塞，および脳底動脈遠位部解離が，両側後人脳動脈領域梗塞の原因になる可能性がある．両側後大脳動脈領域梗塞は片頭痛との関連も報告されている[81]．

参考文献

1. Margolis MT, Newton TH, Hoyt WF. The posterior cerebral artery. Section 111. Gross and roentgenographic anatomy. In: Newton TH, Potts DG, eds. Radiology of the Skull and Brain. Vol. 2, Book 2, Angiology. Great Neck, NY: Media Books, 1974; 1551–1579.
2. Hoyt WF, Newton TH, Margolis MT. The posterior cerebral artery. Section I: Embryology and developmental abnormalities. In: Newton TH, Potts DG, eds. Radiology of the Skull and Brain. Vol. 2, Book 2, Angiology. Great Neck, NY: Media Books, 1974; 1540–1550.
3. Lindenberg R. Compression of brain arteries as pathogenetic factor for tissue necrosis and their areas of prediction. J Neuropathol Exp Neurol 1955; 14: 223–243.
4. Stephens RB, Stilwell DL. Arteries and Veins of the Human Brain. Springfield, IL: Charles C Thomas, 1969.
5. Szabo K, Forster A, Jager T, et al. Hippocampal lesion patterns in acute posterior cerebral artery stroke. Stroke 2009; 40: 2042–2045.
6. Fisher CM. The posterior cerebral artery syndrome. Can J Neurol Sci 1986; 13: 232–239.
7. Pessin MS, Kwan ES, Dewm LD, et al. Posterior cerebral artery stenosis. Ann Neurol 1987; 21: 85–89.
8. Bogousslavsky J, Regli F, Schneider U. Les ramollissements dans le territoire de l'artere cerebrale postérieure. Med Hyg 1981; 39: 3469–3478.
9. Brandt T, Sternke W, Thie A, et al. Posterior cerebral artery territory infarcts: clinical features, infarct topography, causes, and outcome. Cerebrovasc Dis 2000; 10: 170–182.
10. Pessin MS, Lathi ES, Cohen MB, et al. Clinical features and mechanism of occipital infarction. Ann Neurol 1987; 21: 290–299.
11. Caplan LR. Posterior cerebral artery syndromes. In: Vinken PJ, Bruyn GW, Klawans HL, et al., eds. Handbook of Clinical Neurology. Vol. 53, Vascular Diseases, Part 1. Amsterdam: Elsevier, 1988; 409–415.
12. Mohr JP, Pessin MS. Posterior cerebral artery disease. In: Barnett HJM, Mohr JP, Stein BM, et al., eds. Stroke: Pathophysiology, Diagnosis, and Management. 2nd edn. London: Churchill Livingstone, 1992; 419–441.
13. Caplan LR. Posterior Circulation Disease. Clinical Findings, Diagnosis, and Management. Boston, MA: Blackwell Science, 1996.
14. Yamamoto Y, Georgiadis A, Chang HM, et al. Posterior cerebral artery territory infarcts in the New England Medical Center (NEMC) Posterior Circulation Registry. Arch Neurol 1999; 56: 824–832.
15. Cals N, Devuyst G, Afsar N, et al. Pure superficial posterior cerebral artery territory infarction in The Lausanne Stroke Registry. J Neurol 2002; 249: 855–861.
16. Krings T, Noelchen D, Mull M, et al. The hyperdense posterior cerebral artery sign: a computed tomography marker of acute ischemia in the posterior cerebral artery territory. Stroke 2006; 37: 399–403.
17. Jimenez Caballero PE. Bilateral paramedian thalamic artery infarcts: report of 10 cases. J Stroke Cerebrovasc Dis 2010; 19: 283–289.
18. Benson DF, Tomlinson EB. Hemiplegic syndrome of the posterior cerebral artery. Stroke 1971; 2: 559–564.
19. Hommel M, Besson G, Pollak P, et al. Hemiplegia in posterior cerebral artery occlusion. Neurology 1990; 40: 1496–1499.
20. Hommel M, Moreau DO, Besson G, Perret J. Site of arterial occlusion in the hemiplegic posterior cerebral artery syndrome. Neurology 1991; 41: 604–605.
21. Chambers BR, Broder RJ, Donnan GA. Proximal posterior cerebral artery occlusion simulating middle cerebral artery occlusion. Neurology 1991; 41: 385–390.
22. North K, Kan A, Desilva M, Ouvrier R. Hemiplegia due to posterior cerebral artery occlusion. Stroke 1993; 24: 1757–1760.
23. Caplan LR, Dewitt LD, Pessin MS, et al. Lateral thalamic infarcts. Arch Neurol 1988; 45: 959–964.
24. Maulaz AB, Bezerra DC, Bogousslavsky J. Posterior cerebral artery infarction from middle cerebral artery infarction. Arch Neurol 2005; 62: 938–941.
25. Neau JP, Bogousslavsky J. The syndrome of posterior choroidal artery territory infarction. Ann Neurol 1996; 39: 779–788.
26. Caplan LR. Charles Foix – the first modern stroke neurologist. Stroke 1990; 21: 348–356.
27. Foix C, Hillemand P. Les syndromes de la region thalamique. Presse Med 1925; 33: 113–117.
28. Caplan LR. Intracranial branch atheromatous disease: a neglected, understudied, and underused concept. Neurology 1989; 39: 1246–1250.
29. Georgiadis AL, Yamamoto Y, Kwan ES, et al. Anatomy of sensory findings in patients with posterior cerebral artery infarction. Arch Neurol 1999; 56: 835–838.
30. Déjerine J, Roussy G. Le syndrome thalamique. Rev Neurol (Paris) 1906; 12: 521–532.
31. Goto K, Tagawa K, Yemura K, et al. Posterior cerebral artery occlusion: clinical, computed tomographic, and angiographic correlation. Radiology 1979; 132: 357–368.
32. Kinkel WR, Newman RP, Jacobs L. Posterior cerebral artery branch occlusion: CT and anastomotic considerations. In: Bergner R, Bauer R, eds. Vertebrobasilar Arterial Occlusive Disease. New York, NY: Raven, 1984; 117–133.
33. Brandt T, Thie A, Pessin MS, et al. Vertebrobasilar occlusive disease: review of selected aspects. 5. Posterior cerebral artery territory infarcts: clinical features, pathogenesis, prognosis. Nervenarzt 1995; 66: 267–274.
34. Critchley M. Types of visual perseveration: palinopsia and illusory visual spread. Brain 1951; 74: 267–299.
35. John K, Kramer DS, Smrtnik LM, et al. Posterior cerebral artery occlusion without hemianopia. J Natl Med Assoc 1984; 76: 509–511.
36. Lance JW. Simple hallucinations confined to the area of a specific visual field defect. Brain 1976; 74: 267–299.
37. Brust JC, Behrens M. 'Release hallucinations' as the major symptom of posterior cerebral artery occlusion: a report of two cases. Ann Neurol 1977; 2: 432–436.
38. Steinke W, Mangold J, Schwartz A, et al. Mechanisms of infarction in the superficial posterior cerebral artery territory. J Neurol 1997; 244: 571–578.
39. Zeal AA, Rhoton AL Jr. Microsurgical anatomy of the posterior cerebral artery. J Neurosurg 1978; 48: 354–359.
40. Finelli PF. Magnetic resonance correlate of hemiparesis in posterior cerebral artery infarction. J Stroke Cerebrovasc Dis 2008; 17: 378–381.
41. Déjerine J. Contribution à l'etude anatomopathologique et clinique des differentes variete de la cecite verbale. Mem Soc Biol 1892; 4: 61–90.
42. Geschwind N, Fusillo M. Color naming defects in association with alexia. Arch Neurol 1966; 15: 137–146.
43. Caplan LR, Hedley-White T. Cuing and memory dysfunction in alexia without agraphia – a case report. Brain 1974; 97: 251–262.
44. Damasio AR, Damasio H. The anatomic basis of pure alexia. Neurology 1983; 33: 1573–1583.
45. De Renzi E, Zambolin A, Crisi G. The pattern of neuropsychological impairment associated with left posterior cerebral artery infarcts. Brain 1987; 110: 1099–1116.
46. Kertesz A, Shepard A, MacKenzie R. Localization in transcortical sensory aphasia. Arch Neurol 1982; 39: 475–478.
47. Servan J, Verstichel P, Catala M, et al. Aphasia and infarction of the posterior cerebral artery territory. J Neurol 1995; 242: 87–92.
48. Piercy MF, Hecaen H, De Ajuriaguerra J. Constructional apraxia associated with unilateral cerebral lesions. Brain 1960; 83: 225–242.
49. Hier DB, Mondlock J, Caplan LR. Behavioral abnormalities after right hemisphere stroke. Neurology 1983; 33: 337–344.
50. Fisher CM. Disorientation for place. Arch Neurol 1982; 39: 33–36.
51. Benson DF, Gardner H, Meadows JC. Reduplicative paramnesia. Neurology 1976; 26: 147–151.
52. Caplan LR, Tettenborn B. Vertebrobasilar occlusive disease: review of selected aspects. 2. Posterior circulation embolism. Cerebrovasc Dis 1992; 2: 320–326.
53. Caplan LR. 'Top of the basilar' syndrome. Neurology 1980; 30: 72–79.

54. Castaigne P, Lhermitte F, Gautier JC, et al. Arterial occlusions in the vertebral-basilar system. Brain 1973; 96: 133-154.
55. Pelouze GA. Plaque ulceree de l'ostium de l'artere vertebrale. Rev Neurol (Paris) 1989; 145: 478-481.
56. Caplan LR, Amarenco P, Rosengart A, et al. Embolism from vertebral artery origin occlusive disease. Neurology 1992; 42: 1505-1512.
57. Koroshetz W, Ropper A. Artery-to-artery embolism causing stroke in the posterior circulation. Neurology 1987; 37: 292-296.
58. Christoph DH, Souza-Lima F, Saporta MAC, et al. Isolated posterior cerebral artery infarction caused by carotid artery dissection. Arch Neurol 2009; 66: 1034-1035.
59. Hungerford GD, Reines HD, Powers JM, et al. Shotgun pellet embolus to the posterior cerebral artery. Am J Neuroradiol 1981; 2: 185-186.
60. Lee E, Kang D-W, Kwon SU, et al. Posterior cerebral artery infarction: diffusion-weighted MRI analysis of 205 patients. Cerebrovasc Dis 2009; 28: 298-305.
61. Diehl RR, Sliwaka U, Rautenberg W, et al. Evidence for embolization from a posterior cerebral artery thrombus by transcranial Doppler monitoring. Stroke 1993; 24: 606-608.
62. Caplan LR, Estol CJ, Massaro AR. Dissection of the posterior cerebral arteries. Arch Neurol 2005; 62: 1138-1143.
63. Keane JR. Blindness following tentorial herniation. Ann Neurol 1980; 8: 186-190.
64. Symonds C, MacKenzie I. Bilateral loss of vision from cerebral infarction. Brain 1957; 80: 415-454.
65. Bechterew W. Demonstration eines Gehirns mit Zerstorung der vorderen und inneren Teile der Hirnrinde beider Schlafenlappen. Neurol Zentbl 1900; 19: 990-991.
66. Victor M, Angevine J, Mancall E, et al. Memory loss with lesions of hippocampal formation: report of a case with some remarks on the anatomical basis of memory. Arch Neurol 1961; 5: 244-263.
67. Benson DF, Marsden CD, Meadows JC. The amnestic syndrome of the posterior cerebral artery. Acta Neurol Scand 1974; 50: 133-145.
68. Damasio AR, Yamada T, Damasio H, et al. Central achromatopsia: behavioral, anatomic, and physiologic aspects. Neurology 1980; 30: 1064-1071.
69. Damasio AR, Damasio H, Van Hoesen GW. Prosopagnosia: anatomic basis and behavioral mechanisms. Neurology 1982; 32: 331-341.
70. Mishkin M, Ungerleider LG, Macks KA. Object vision and spatial vision: two cortical pathways. Trends Neurosci 1983; 6: 414-417.
71. Livingstone M, Hubel D. Segregation of form, color, movement and depth: anatomy, physiology, and perception. Science 1988; 240: 740-749.
72. Mesulam MM. Higher visual functions of the cerebral cortex and their disruption in clinical practice. In: Albert DM, Jakobiec FA, eds. Principles and Practice of Ophthalmology. Vol. 4. Philadelphia, PA: W.B. Saunders, 1994; 640-653.
73. Levine DN, Warach J, Farah M. Two visual systems in visual mental imagery: dissociation of 'what' and 'where' in imaging disorders due to bilateral posterior cerebral lesions. Neurology 1985; 35: 1010-1018.
74. Horenstein S, Chamberlain W, Conomy J. Infarction of the fusiform and calcarine regions: agitated delirium and hemianopia. Trans Am Neurol Assoc 1962; 92: 357-367.
75. Medina J, Rubino F, Ross E. Agitated delirium caused by infarction of the hippocampal formation and fusiform and lingual gyri: a case report. Neurology 1974; 24: 1181-1183.
76. Devinsky O, Bear D, Volpe BT. Confusional states following posterior cerebral artery infarction. Arch Neurol 1988; 45: 160-163.
77. Hecaen H, De Ajuriaguerra J. Balint's syndrome (psychic paralysis of visual fixation) and its minor forms. Brain 1974; 77: 373-400.
78. Pfefferkorn T, Deutschlaender A, Riedel E, et al. Malignant posterior cerebral artery infarction. J Neurol 2006; 253: 1640-1641.
79. Hinchey J, Chaves C, Appignani B, et al. The reversible predominantly posterior leucoencephalopathy (RPPL) syndrome. New Engl J Med 1996; 334: 494-500.
80. Mehler MF. The rostral basilar artery syndrome: diagnosis, etiology, prognosis. Neurology 1989; 39: 9-16.
81. Moen M, Levine SR, Newman DS, et al. Bilateral posterior cerebral artery strokes in a young migraine sufferer. Stroke 1988; 19: 525-528.

CHAPTER 36

テント上/下の占拠性脳梗塞

Julian Bösel, Stefan Schwab, and Rainer Kollmar

序論

進行性の脳浮腫を伴う重症脳梗塞は，頭蓋内圧亢進により予後不良となることが多く，ときには致命的になることもある．通常このような型の脳梗塞患者においては，ICUでの管理や頭蓋内圧亢進に対する積極的な治療が必要となる．過去10年間においてさまざまな研究が行われ，その病態の理解や治療に関して重要な知見が得られてきているが，現時点では有効性が証明された治療法は報告されていない．本章では，減圧術の役割も含め，テント上/下の占拠性脳卒中 space-occupying stroke について述べていく．

中大脳動脈領域の占拠性梗塞

■ 疫学，定義，原因

中大脳動脈 middle cerebral artery 領域の大梗塞は，「悪性中大脳動脈領域脳卒中 malignant middle cerebral artery stroke」と呼ばれる臨床症候群を呈する．この症候群は通常重症の臨床経過をたどり，全脳卒中の10％にのぼると推定される．発症率は10万人あたり10〜20人/年である[1-4]．この占拠性梗塞は，中大脳動脈領域の1/2〜2/3以上を占める大梗塞 large infarction，また前大脳動脈 anterior cerebral artery 領域（図36.1）や後大脳動脈 posterior cerebral artery 領域を含んだ（全）片側大脳半球梗塞（pan）-hemispheric infarction と呼ばれることもある（図36.1）．典型的には内頸動脈遠位部や中大脳動脈近位部（M1部，M2部）の血栓性・塞栓性閉塞が原因であり，多くは心原性塞栓，動脈原性塞栓，内頸動脈解離による[1,3]．この型の脳梗塞は他の型の脳梗塞に比し，しばしば若年に発症し，男性優位ではなく，脳梗塞の既往のないことが多い[5,6]．梗塞巣の大きさや中大脳動脈以外の血管支配領域への影響は，どの程度近位で血管が閉塞したかということと，Willis動脈輪や前・後交通動脈，軟膜吻合等を介した側副血行路の発達により規定される[5,6]．

■ 病態生理

他の型の脳梗塞と同じように，脳虚血組織では，脳血流の自動調節能の破綻と代償性の酸素摂取に引き続き，神経細胞での低酸素，興奮毒性，エネルギー供給の停止，膜電位低下が起こり，最終的にはナトリウムイオンとカルシウムイオンが水とともに細胞内に流入する[7]．この一連のカスケードは，発症後数時間において細胞毒性脳浮腫を引き起こし，その後血管内皮や血液脳関門の障害による血管性浮腫を生じさせる．悪性中大脳動脈領域梗塞においては，梗塞巣の大きさと前述の脳虚血後のカスケードの程度の強さが，その後引き続いて起こる脳浮腫の発症に影響し，臨床経過を規定する重要な因子となるが，脳虚血後の脳浮腫形成における増悪因子や重症度，その変化や症例間における差異についての正確な機序はほとんど理解されていない．脳浮腫は通常2日以内に発生し，2〜5日目の間に最大となることが多い[1,8]．ときにはピークが遅れることもあるが，その理由は不明である．頭蓋内には限られたスペースしかないため，半球の脳浮腫が進行すると，まず血液と髄液が頭蓋外に押し出され，それに引き続いて頭蓋内圧亢進をきたし，正中偏倚 midline shift による正常脳組織の障害や脳幹への水平方向の偏倚，最終的には鉤ヘルニアやテント切痕ヘルニアが生じる[8-10]．

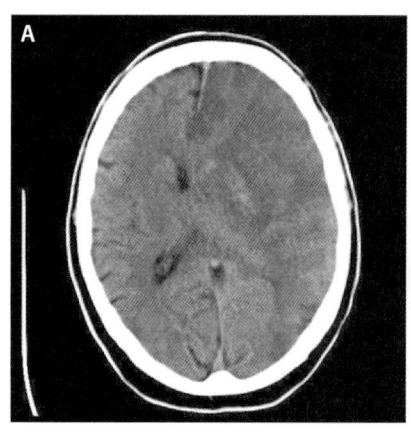

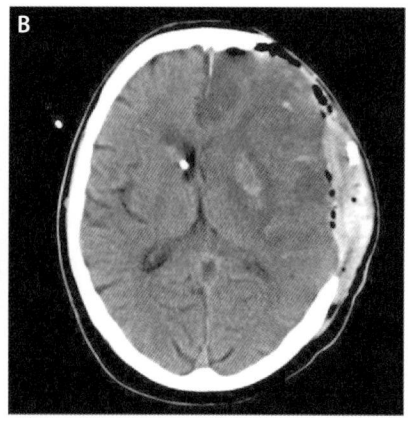

図 36.1 左中大脳動脈および左前大脳動脈領域梗塞の 41 歳例．**A**：CT にて発症 2 日後の広範な脳浮腫と重度の正中偏倚が示されている．**B**：開頭減圧術により脳組織が腫脹できる空間が確保された結果，正中偏倚は軽減されている．**C**：発症 18 日後，リハビリテーション施工前の頭部 CT 像．
(CT は Department of Neuroradiology, University Hospital Erlangen にて施行された．Prof. Dr. Dörfler と Dr. Struffert のご厚意による)

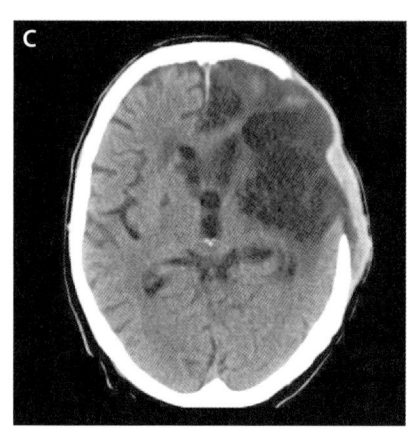

■ 臨床経過

　初期の典型的な症状としては，重度の不全・完全片麻痺，片側感覚鈍麻，半盲(中大脳動脈領域後方への圧迫による)，対側の Babinski 反射陽性，顔面や眼球の病巣側への偏倚，そして障害半球により全失語や半側無視が認められることもある[1,11,12]．最後の 2 つの症状は無反応を引き起こす可能性があるが，初期には意識自体は保たれていることもある．発症後 2 日間以内には傾眠から昏睡までのさまざまな程度の意識障害を呈し，しばしば新規神経症状の出現や症状の増悪を伴う．これらの症状は脳浮腫や頭蓋内圧亢進と関連している[1,8,10,13]．

　初期において予後不良を示唆する因子としては，入院時の National Institute of Health Stroke Scale (NIHSS) 高値，高血圧や心不全の既往，白血球増加，初期の嘔気・嘔吐，初期の血圧上昇が挙げられる．症状の増悪を示唆する因子としては，対光反射の緩慢や消失を伴う同側の(次第に両側の)瞳孔散大，嘔気，嘔吐，眼球運動障害，正中偏倚を示唆するような肢位，脳幹機能障害，そしてヘルニアである．ときには偏倚した脳組織により対側の大脳脚が圧迫され，病巣と対側の瞳孔散大が生じ，それに引き続いて病巣と同側の片麻痺を呈することもある[14]．また患者の多くは，自発呼吸の低下や循環不全を伴う不整脈を示し，必要な場合には，気管内挿管，人工呼吸器管理，集中治療が行われることもある(後述)．このような臨床経過の際に頭蓋内圧の持続的な上昇が確認される．通常頭蓋内圧が 30 mmHg を超す場合には致死的なことが多い[11]が，正中偏倚やヘルニアは著明な頭蓋内圧亢進がなくても起こりうる[9]．

■ 診断

　頭部 CT は，悪性中大脳動脈領域梗塞の診断と経過観察においていまだに一番広く用いられている放射線診断法である．また頭部 CT は，撮影時間が短く容易に撮影できることが重要になる集中治療下の患者にとっては，臨床経過の推移を診るために最も適していると考えられている．しかしながら，CT が悪性梗塞の早期の診断や臨床経過の予測に理想的であるかは，異論のあるところである．CT は，水平方向に 4 mm 以上の松果体の偏倚を 48 時間以内に[15]，また皮髄境界の不明瞭化や脳溝の消失を数時間以内に捉えることができ[16]，その点からは予後不良を早期からかなりの確率で検出できると考えられる．CT において発症 6 時間以内に中大脳動脈領域の 50% 以上に低吸収域を認めることは，悪性梗塞と関連し，高率で致命的となる(陽性的中率：85%，特異

度：94％）[17]．しかしながら，これらの画像所見が発症早期のすべての患者に確認されるわけではなく，診断確定のためには発症後3日間は繰り返しCTを撮影する必要がある[18]．したがって，多くの重症患者が病院に搬送される発症6時間以内の時期に，なるべく早期に診断と予後予測ができるような画像検査を行うべきである[19,20]．発症6時間以内の ^{99m}Tc による脳血流シンチグラフィー（SPECT）は，82％の感度と98％の特異度で致死的かどうかを判定できる[21]．一方で，MRIも同じくらい迅速に，より安価に，そしてより多くの施設で施行が可能である．MRIは，「$82\ cm^3$ 以上の領域において，見かけ上の拡散係数 apparent diffusion coefficient（ADC）＜80％」というパラメーターを用いることにより，発症6時間（中央値3時間）以内に悪性梗塞を87％の感度と91％の特異度で検出可能である[22]．以前，Oppenheimらは，後向き研究において，発症14時間以内のMRI拡散強調画像で $145\ cm^3$ 以上の病巣を認める場合は，100％の感度と94％の特異度で悪性梗塞を検出できると報告している．予後の予測は，ADC値と組み合わせることによりさらに改善する[23]．患者が発症早期に病院に到着した場合，その後の治療方針と管理方針の決定を容易に行うために，可能であればこれらの診断機器をうまく用いるべきである．閉塞血管の部位や長さ，側副血行路の状態をMRAやCTAあるいはDoppler/duplex超音波検査を用いて把握することも，臨床経過の予測や治療方針の決定に役立つ．

■ 治療

脳梗塞急性期において閉塞血管の解除と血流の再灌流を目指すという原則は，悪性梗塞においても他の梗塞と同様である．しかしながら，画像上あるいは神経学的所見から重度で広範囲の組織障害が予想される部位の閉塞血管に対して，経静脈・経動脈的な血栓溶解または機械的な再開通を行うことは慎重に判断しなければならない．なぜなら，再灌流障害や脳出血のリスクが高くなる可能性があるからである[24]．

テント上の大梗塞を保存的に加療することは，特に集中治療という側面からは有効性に疑問があるところである．

このような型の梗塞において，確固たるエビデンスがあり，臨床経過に大きな影響を与える唯一の特異的な治療選択肢は，減圧術 decompressive surgery，すなわち開頭術 hemicraniectomy である[25]．この手技は1930年代初頭に報告され，基本的には物理的な徐圧ということに基づいているが，この20年あまりで十分に理解が進み，発展してきた．米国において，減圧術の施行率は増加傾向にはあるもののきわめて低く（脳卒中患者の1％未満），2007年の無作為化比較試験において新しい知見が発表されても，その施行率は上昇しなかった[26]．手技としては，腫脹した脳が頭蓋外に拡張でき，正中偏倚が避けられる程度の大きな骨弁を取り去り，骨膜，側頭筋膜または人工素材から作成した硬膜パッチを挿入して，硬膜にかかる緊張を下げる（硬膜形成術）．「逆クエスチョンマーク」のような形に切開をいれた皮膚は閉創し，骨弁は冷所に保存しておき，6週から6か月後にそのまま，あるいは人工的な加工を加えて元の場所に再挿入する[27,28]．

この手技に伴う合併症は，脳卒中への適応についての系統的な評価は行われていないが，25％にのぼると報告されており，10％の患者には再手術が必要とされる[29]．大規模な研究により，開頭部位や骨弁の大きさ，あるいは硬膜形成の質が十分でない場合には，さらなる虚血や出血が起こり，開頭部位より外側への脳組織のヘルニアを起こすことが示された[30]．取り除く骨弁の直径は，少なくとも12 cmは必要である[31]．合併症としては，梗塞部位の出血性変化，同側または対側の新規梗塞，硬膜下血腫・水腫，sinking skin flap syndrome（SSFS）という脳組織の陥凹*1，およびそれによる正中偏倚，髄膜炎，脳膿瘍，硬膜外・硬膜下出血，骨の再移植による壊死性びらんや適合不全，創部感染などが挙げられる[11,29,30,32,33]．新規の梗塞や出血はよくみられるが，ほとんどは病巣が小さく臨床上問題にならないのに対して，SSFS[34]や他の合併症のいくつかは致命的となりうる．永続的な髄液シャント術が必要になる術後水頭症も起こりうるが，Waziriらは，早期の頭蓋形成術によりこれを防げる可能性があるとしている[35]．多くの合併症は，致命率を上げるような悪影響を及ぼすことはないが，入院期間の延長とリハビリテーションの遅延が必要となる[29]．開頭減圧術の効果としては，頭蓋内圧の低下，健常脳組織の保護，脳血流の改善，酸素供給の増加が挙げられる[33]．

最近まで，この治療の効果に関するエビデンスは，症例報告，観察研究，非無作為化試験，非比較試験を基にしたものであった[11]．これらの報告の包括的レビューによると，保存的治療では致死率が80％であったが，開頭減圧術の施行により24％まで著減したと主張されており，救命できた患者の1/3がこの手術の恩恵を受けたと推測されている[4]．直近の5年間*2において，悪性梗塞における開頭減圧術の効果を明らかにするため，以下の5つの前向き無作為化試験が行われた．DECIMAL（decompressive craniectomy in malignant middle cerebral artery infarcts）[36]，DESTINY（decompressive surgery for thetreatment of malignant infarction of the middle cerebral artey）[37]，HAMLET（hemicraniectomy after middle cerebral artery infarction

---

*1 訳注：頭蓋骨欠損部位への大気圧による圧迫で起こる．
*2 訳注：本書の原著は2012年に発行された．

with life-threatening edema）[38]．HeADDFIRST（hemicraniectomy and durotomy upon deterioration from infarction-related swelling trial），HeMMI（hemicraniectomy for malignant middle cerebral artery infarcts）である．

　米国で行われた HeADDFIRST 試験とフィリピンで行われた HeMMI 試験はまだ論文化されていない．現在も進行中の欧州で行われている他の 3 つの試験は，プール解析されることが当初より予定されており，その途中経過（DECIMAL 試験と DESTINY 試験は中途終了*3，HAMLET 試験は予備試験の段階）が 2007 年に報告された[39]．2009 年に HAMLET 試験が終了し，この 3 試験からプールされた 109 例のメタアナリシスが行われ，開頭術により死亡率の 49.9％（95％信頼区間：33.9〜65.9）の絶対リスク減少を認め，modified Rankin Scale（mRS）が 4 点以上の患者を 41.9％（95％信頼区間：25.2〜58.6）減少させた．この 2 つの結果から，死亡率が約 80％から約 20％に低下し，mRS が 4 点以下の機能障害に回復させ救命できる可能性が非常に高くなる治療必要数 number needed to treat（NNT）は，年間わずか 2 例であるということが導かれた．しかしながら，この手術により mRS が 3 点以下のよりよい機能回復が得られるかについては示されていない．これは 2007 年のプール解析によって得られた結果〔58 例の手術例のうち 23 例，51 例の保存的治療例のうち 12 例が上記の機能回復を得られ，手術により 16.3％（95％信頼区間：−0.1〜33.1）の絶対リスク減少と 6 例という NNT が得られた〕とは異なるものであった[38]．

　エビデンスを示した画期的なこれらの結果は，臨床診療や治療方針の決定に対して大きな影響力をもっている．ここでの重要な問題点は，mRS が 4 点（介護を必要とし，介助なしでは歩行困難で，多くは施設入所を必要とするレベル）を好ましい，あるいは許容できる予後として考えられるかであり[40]，その答えは個々の患者，家族，介護者によって決められるべきである．今後，無作為化比較試験には，以下のようないくつかの重要な課題が残されている．（ⅰ）術後の QOL，（ⅱ）手術に関する年齢制限，（ⅲ）手術をする時期，（ⅳ）障害された半球側が左右どちらであるかは手術の効果に影響するか，などである．

（ⅰ）QOL は，mRS や他のスコア〔Barthel Index（BI），Glasgow Outcome Score（GOS）など〕では必ずしもよく反映されないものである．詳細にみると，認知機能障害やうつ病は評価の対象とはなっていない．これらの評価項目について手術群と保存的治療群では有意な差は認められなかったという報告[38,41-43]や，患者や介護者においては手術を行った後の満足度が高いという報告[44]もあるが，これらの項目は無作為化比較試験で十分に検討されて設定されているわけではないため，その評価は難しくバイアスを生みやすい．現在進行中の DESTINY Ⅱ試験では，うつ病や日常生活動作に関しての評価が明らかになる可能性があるが，60 歳以上の症例のみが対象であることに注意が必要である[45]．

（ⅱ）悪性中大脳動脈領域梗塞患者の約 40％が 60 歳以上である[1,29,46]．前述の無作為化比較試験においては，60 歳未満の症例のみを対象にしているため，このような高齢の患者において減圧術の効果があるかどうかは不明である．2004 年の無作為化比較試験前の観察研究からのレビュー[4]においては，年齢（50 歳以上か否か）が予後に影響する唯一の因子であるとしているが，無作為化比較試験のプール解析[39]ではそれは証明されておらず，HAMLET 試験の結果では 50 歳〜60 歳の患者がそれより若い患者に比してよりよい予後を得られやすいとしている．この年齢に関する以前の研究からのデータが確定的でない理由としては，高齢者に対する保存治療は，若年者に対するそれよりもしばしば積極的ではなくなるということが関与しているかもしれない．現時点では未解決の年齢に関する問題は，現在進行中の多施設無作為化試験である DESTINY Ⅱ試験（60 歳以上の悪性中大脳動脈領域梗塞患者に対する開頭減圧術の効果を評価する）で明らかにされるかもしれない[45]．

（ⅲ）適切な手術の時期は，もう 1 つの難しい問題である．1 つの動物実験と，1 つの臨床観察研究からの知見[11,29]によると，特に死亡率に着目すると，発症 12〜24 時間後の早期の手術のほうが，症状の増悪を確認してから行う手術より有効であると示唆している．しかし，この結論は，2004 年の観察研究からのレビュー[4]や，2007 年の欧州での 3 つの無作為化比較試験からのプール解析[39]では確認されなかった．しかし，3 つの無作為化比較試験のうち 2 つは 48 時間以内の症例を対象としているため，この問題に対しての十分な答えは出ないと考えられる．HAMLET 試験のみが発症後 96 時間までの患者を対象にしているため，この設問に対する答えが出る可能性がある．HAMLET 試験の副次評価項目の解析においては，48 時間より早期に手術を行った群のほうが，それより後に行った群より効果があったとしているが，全 64 例のうち遅い時期に手術を行った症例はわずか 11 例のみであり，その結果の解釈には注意を要する[38]．まとめると，現時点においては悪性の経過を

---

*3 訳注：手術効果が早期に証明されたため．

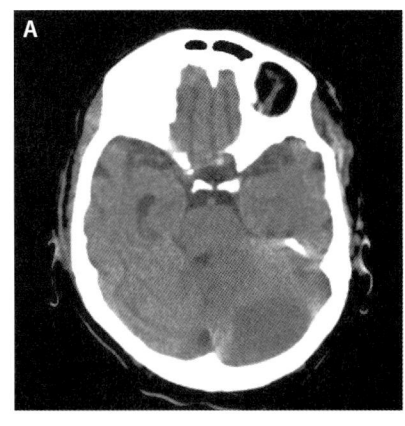

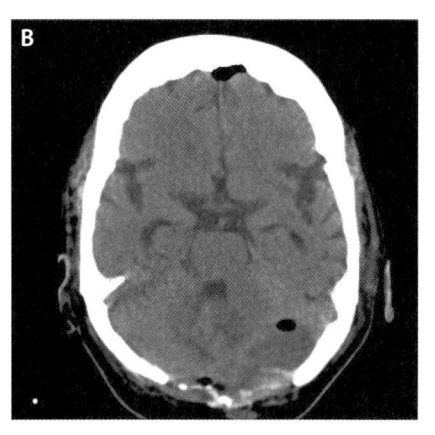

図36.2 左小脳梗塞に対して開頭減圧術を施行された64歳例．**A**：手術前のCT像．小脳半球の腫脹により脳幹が圧迫され，意識レベルの悪化をきたしている．**B,C**：手術後のCT像．脳浮腫に対する空間が確保され，意識レベルは改善し，脳幹の圧迫は解除されている．
（CTはDepartment of Neuroradiology, University Hospital Erlangenにて施行された．Prof. Dr. DörflerとDr. Struffertのご厚意による）

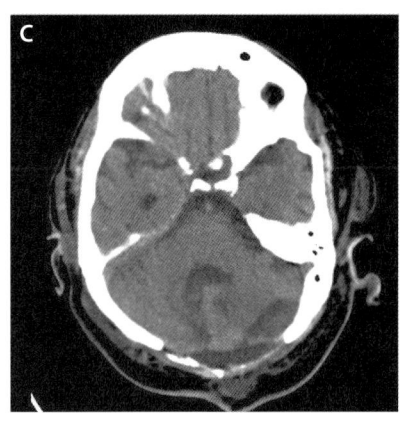

示唆する臨床的因子または画像的因子を早期に発見し[3,13,17,22,23]，早期の手術につなげるのが適当であると考えられる．

(iv) 優位半球の悪性中大脳動脈領域梗塞患者に対して手術を施行することは，失語症がその後のQOLを著しく低下させる可能性があるため，無駄であるという意見もある[27]．しかしながら，半球の病巣側の問題に関して，複数の非無作為化・無作為化試験で，手術の効果に対する左右差は確認されていない．これは，多くの左半球梗塞患者において失語症はかなり改善することがあり，また右半球梗塞の多くの患者において神経行動学的または心理的後遺症は，左半球梗塞患者の後遺症とほぼ同程度にQOLや介護に影響を与えるからである[25]．現時点においては，優位半球の脳梗塞患者において手術を差し控える理由はないと思われる．

■ 予後

積極的な集中治療を含んだ最良の内科的治療によっても，中大脳動脈領域の占拠性梗塞患者の予後はきわめて悪く，致命率は80％にのぼる（この数字は以前の非無作為化試験[4]でも報告され，最新の無作為化比較試験[39]でも確認されて

いる）．症状の増悪を示唆する臨床徴候と予後不良を予見する画像所見としては，前述のように，最初の数時間での進行性意識障害と内頸動脈遠位部での閉塞であり，この組み合わせは一番予後が悪いと考えられる．開頭減圧術は死亡率を20％程度まで低下させ，重度の機能障害を残さずに救命できる可能性を上げる．しかしながら，相当数の手術患者では，中等度からやや重度の機能障害が残存することが多い．この結果を許容できるかは，個々の患者の受け止め方によると思われる．

テント下の占拠性梗塞

小脳梗塞患者は，さまざまな程度の臨床徴候を示しうる．運動失調や眼球運動障害などの軽度の症状のみを呈することもある．しかし，なかには集中治療や手術が必要となる症例もある．これらの症例は，典型的には小脳 cerebellum の占拠性梗塞である．占拠性小脳梗塞による腫脹は発症後数日のうちに現れ，脳幹や中脳を圧迫し，水頭症を生じさせる．このような危険な経過をたどるため，CTやMRIにて全小脳やそれに近い範囲の梗塞を認めた場合には，ICUにて経過観察を行うべきである（**図36.2**）．意識レベルの低下は，脳幹

圧迫や水頭症を示唆する所見である．健常脳組織への圧迫や水頭症の可能性があるため，このような患者では脳室ドレナージと開頭減圧術を行うべきである．脳室ドレナージのみでは脳幹や中脳への局所的圧迫は改善されない．

近年のガイドラインでは，脳幹を圧迫するような占拠性小脳梗塞の治療として脳室造瘻術 ventriculostomy や減圧術を考慮するように勧めている．しかしながら，エビデンスレベルは class Ⅲ, level C[*4] であり[47]，また，この件に関する多くのデータは後向き研究に基づくものであり，前向き無作為化研究は行われていない．European Stroke Organization のガイドラインにおいてはヘルニアの徴候が出現する前の時点での手術を推奨しており，手術前に昏睡状態に陥っている患者においても，救命しえた場合の予後は非常によいと考えられている．

小脳梗塞後の減圧術に関する重要な研究の1つに，German Austrian Cerebellar Infarct Study があり，84例での前向き観察研究が行われた．その内訳としては，34例は脳室ドレナージと開頭減圧術，14例は脳室ドレナージのみ，36例は保存的に治療された[48]．観察期間は21日から3か月である．各群間では，意識レベルやCTでの圧排所見，脳幹障害に関して違いがあった．この研究での一番重要な結論は，予後不良は症状増悪後の意識障害のレベルにより規定されるということであった．覚醒/傾眠または嗜眠/昏迷患者において，すべての治療群間で治療結果に差異は認められなかったが，昏睡状態に陥った患者で脳室ドレナージと開頭減圧術を施行されたうちの約半数は，mRSが2点以下の予後良好を示した．症状が悪化した場合には，内科的治療のみが行われるということはなかったため，対照群は存在しない．

小脳梗塞患者での長期予後の詳細な報告はなされていないが，最近ドイツで行われた2つの後向き研究において，小脳梗塞に対して開頭減圧術を行った症例の予後が検討されている[49,50]．1つの研究では，57例中16例（28％）が手術後6か月以内に死亡している．また，平均観察期間は4.7年で，21例（40％）はmRSで2点以下と定義された予後良好を示したが，4例（8％）はmRSで4点または5点の大きな機能障害が残存した．QOLは健常対照群に比べ，中等度に悪いと判断された[50]．もう1つの研究は1996～2005年までに1つの施設で治療を受けた症例についての後向き研究である．その報告では，56例中22例（39％）が脳梗塞後3年以内に死亡し，52％はmRSが3点以下であり，36％がmRSが2点以下であった[49]．双方の研究とも脳幹梗塞が予後不良と関連していた．

少人数での検討しか行われていないため，いまだに多くの未解決の課題が残っている．報告されているデータではNNTの推測は不可能である．しかしながら，手術を含む適切な治療がなされないと，小脳梗塞は悪性中大脳動脈領域梗塞と同程度に危険な梗塞である．いずれにせよ，ここで引用した文献では，致死的な占拠性小脳梗塞から生存し，良好な予後を示した患者が一定数報告されている．したがって，内科的な保存的治療と手術を比較するような無作為化試験は，倫理的に不可能である．また無作為化試験では単純にすべての内科的治療を検討することは困難である．しかしながら，いくつかの治療方針に関する課題は，臨床研究で明らかにしなければならない．脳室ドレナージと開頭減圧術の併用は，開頭減圧術単独または脳室ドレナージ単独に比べ勝っているかどうかは不明である．我々の意見としては，脳室ドレナージと開頭減圧術の併用は，占拠性小脳梗塞により意識レベルが低下している症例に対する治療選択肢の1つである．また，頭蓋骨を切除する開頭「外」減圧術に加え，梗塞部位の切除を行う「内」減圧術を行うことが，外減圧術のみの施行より優れているかも不明である．さらには，適切な手術時期，脳幹梗塞を伴う患者への手術適応の判断，手術前の意識状態の影響など，解明できていない課題は多く残されている．

[*4] 訳注：本邦の脳卒中治療ガイドライン2015では，グレードC1（行うことを考慮してもよいが，十分な科学的根拠がない）である．

参考文献

1. Hacke W, Schwab S, Horn M, et al. 'Malignant' middle cerebral artery territory infarction: clinical course and prognostic signs. Arch Neurol 1996; 53: 309-315
2. Heinsius T, Bogousslavsky J, Van Melle G. Large infarcts in the middle cerebral artery territory. Etiology and outcome patterns. Neurology 1998; 50: 341-350
3. Krieger DW, Demchuk AM, Kasner SE, et al. Early clinical and radiological predictors of fatal brain swelling in ischemic stroke. Stroke 1999; 30: 287-292.
4. Gupta R, Connolly ES, Mayer S, et al. Hemicraniectomy for massive middle cerebral artery territory infarction: a systematic review. Stroke 2004; 35: 539-543.
5. Ringelstein EB, Biniek R, Weiller C, et al. A Type and extent of hemispheric brain infarction and clinical outcome in early and delayed middle cerebral artery recanalization. Neurology 1992; 42: 289-298.
6. Jaramillo A, Gongora-Rivera F, Labreuche J, et al. Predictors for malignant middle cerebral artery infarctions: a postmortem analysis. Neurology 2006; 66: 815-820.
7. Dirnagl U, Iadecola C, Moskowitz MA. Pathobiology of ischaemic stroke: an integrated view. Trends Neurosci 1999; 22: 391-397.
8. Frank JI, Large hemispheric infarction, deterioration, and intracranial pressure. Neurology 1995; 45: 1286-1290.
9. Ropper AH, Shafran B. Brain edema after stroke. Clinical syndrome and intracranial pressure.

Arch Neurol 1984; 41: 26-29.
10. Wijdicks EFM, Diringer MN. Middle cerebral artery territory infarction and early brain swelling: progression and effect of age on outcome. Mayo Clin Proc 1998; 73: 829-836.
11. Schwab S, Steiner T, Aschoff A, et al. Early hemicraniectomy in patients with complete middle cerebral artery infarction. Stroke 1998; 29: 1888-1893.
12. Donnan GA, Fisher M, MacLeod M, et al. Stroke. Lancet 2008; 371: 1612-1623.
13. Berrouschot J, Sterker M, Bettin S, et al. Mortality of space-occupying ('malignant') middle cerebral artery infarction under conservative intensive care. Intensive Care Med 1998; 24: 620-623.
14. Ropper AH. Lateral displacement of the brain and level of consciousness in patients with an acute hemispheral mass. New Engl J Med 1986; 314: 953-958.
15. Bullicino PM, Alexandrov AV, Shelton JA, et al. Mass effect and death from severe acute stroke. Neurology 1997; 49: 1090-1095.
16. Moulin T, Cattin F, Crépin-Leblond T, et al. Early CT signs in acute middle cerebral artery infarction: predictive value for subsequent infarct locations and outcome. Neurology 1996; 47: 366-375.
17. von Kummer R, Nolte PN, Schnittger H, et al. Detectability of cerebral hemisphere ischaemic infarcts by CT within 6 h of stroke. Neuroradiology 1996; 38: 31-33.
18. Barber PA, Demchuk AM, Zhang J, et al. Computed tomographic parameters predicting fatal outcome in large middle cerebral artery infarction. Cerebrovasc Dis 2003; 16: 230-235.
19. Lacy CR, Suh DC, Bueno M, et al. Delay in presentation and evaluation for acute stroke: Stroke Time Registry for Outcomes Knowledge and Epidemiology. Stroke 2001; 32: 63-69.
20. Morris DL, Rosamond W, Madden K, et al. Prehospital and emergency department delays after acute stroke: the Generech Stroke Presentation Survey. Stroke 2000; 31: 2588-2590.
21. Berrouschot J, Barthel H, von Kummer R, et al. [99m]Technetium-ethyl-cysteinate-dimer single-photon emission CT can predict fatal ischemic brain edema. Stroke 1998; 29: 2556-2562.
22. Thomalla GJ, Kucinski T, Schoder V, et al. Prediction of malignant middle cerebral artery infarction by early perfusion- and diffusion-weighted magnetic resonance imaging. Stroke 2003; 34: 1892-1899.
23. Oppenheim C, Samson Y, Manai R, et al. Prediction of malignant middle cerebral artery infarction by diffusion-weighted imaging. Stroke 2000, 31: 2175-2181.
24. Bardutzky J, Schwab S. Antiedema therapy in ischemic stroke. Stroke 2007; 38: 3084-3094.
25. Huttner HB, Schwab S. Malignant middle cerebral artery infarction: clinical characteristics, treatment strategies, and future perspectives. Lancet Neurol 2009; 8: 949-958.
26. Adeoye O, Hornung R, Khatri P, et al. The rate of hemicraniectomy for acute ischemic stroke is increasing in the United States. J Stroke Cerebrovasc Dis 2011; 20: 251-254.
27. Delashaw JB, Broaddus WC, Kassell NF, et al. Treatment of right hemispheric cerebral infarction by hemicraniectomy. Stroke 1990; 21: 874-881.
28. Wirtz CR, Steiner T, Aschoff A, et al. Hemicraniectomy with dural augmentation in medically uncontrollable hemispheric infarction. Neurosurg Focus 1997; 2: E3.
29. Uhl E. Decompressive hemicraniectomy for space-occupying cerebral infarction. Cen Eur Neurosurg 2009; 70: 195-206.
30. Wagner S, Schnippering H, Aschoff A, et al. Suboptimum hemicraniectomy as a cause of additional cerebral lesions in patients with malignant infarction of the middle cerebral artery. J Neurosurg 2001; 94: 693-696.
31. Unterberg A, Jüttler E. The role of surgery in ischemic strokes: decompressive surgery. Curr Opin Crit Care 2007; 13: 175-179.
32. Rieke K, Schwab S, Krieger D, et al. Decompressive surgery in space-occupying hemispheric infarction: results of an open prospective trial. Crit Care Med 1995; 23: 1576-1587.
33. Diedler J, Sykora M, Blatow M, et al. Decompressive surgery for severe brain edema. J Intensive Care Med 2009; 24: 168-178.
34. Sarov M, Guichard JP, Chibarro S, et al. DECIMAL investigators. Sinking skin flap syndrome and paradoxical herniation after hemicraniectomy for malignant hemispheric infarction. Stroke 2010; 41: 560-562.
35. Waziri A, Fusco D, Mayer SA, et al. Postoperative hydrocephalus in patients undergoing decompressive hemicraniectomy for ischemic or hemorrhagic stroke. Neurosurgery 2007; 61: 489-494.
36. Vahedi K, Vicaut E, Mateo J, et al. Sequential-design, multicenter, randomized, controlled trial of early decompressive craniectomy in malignant middle cerebral artery infarction (DECIMAL trial). Stroke 2007; 38: 2506-2517.
37. Jüttler E, Schwab S, Schmiedek P, et al. Decompressive surgery for the treatment of malignant infarction of the middle cerebral artery (DESTINY): a randomized, controlled trial. Stroke 2007; 38: 2518-2525.
38. Hofmeijer J, Kappelle LJ, Algra A, et al. Surgical decompression for space-occupying cerebral infarction (the Hemicraniectomy After Middle Cerebral Artery infarction with Life-threatening Edema Trial [HAMLET]): a multicentre, open, randomised trial. Lancet Neurol 2009; 8: 326-333.
39. Vahedi K, Hofmeijer J, Juettler E, et al. Early decompressive surgery in malignant infarction of the middle cerebral artery: a pooled analysis of three randomised controlled trials. Lancet Neurol 2007; 6: 215-222.
40. Puetz V, Campos CR, Eliasziw M, et al. Assessing the benefits of hemicraniectomy: what is a favourable outcome? Lancet Neurol 2007; 6: 580.
41. Woertgen C, Erban P, Rothoerl RD, et al. Quality of life after decompressive craniectomy in patients suffering from supratentorial brain ischemia. Acta Neurochir 2004; 146: 691-695.
42. Vahedi K, Benoist L, Kurtz A, et al. Quality of life after decompressive craniectomy for malignant middle cerebral artery infarction. J Neurol Neurosurg Psychiatry 2005; 76: 1181-1182.
43. Benejam B, Sahuquillo J, Poca MA, et al. Quality of life and neurobehavioral changes in survivors of malignant middle cerebral artery infarction. J Neurol 2009; 256: 1126-1133.
44. Green TL, Newcommon N, Demchuk A. Quality of life and caregiver outcomes following decompressive hemicraniectomy for severe stroke: a narrative literature review. Can J Neurosc Nurs 2010; 32: 24-33.
45. Jüttler E, Bösel J, Amiri H, et al. DESTINY II – DEcompressive Surgery for the Treatment of malignant INfarction of the middle cerebral arterY II. Int J Stroke 2011; 6: 79-86.
46. Holtkamp M, Buchheim K, Unterberg A, et al. Hemicraniectomy in elderly patients with space-occupying media infarction: improved survival but poor functional outcome. J Neurol Neurosurg Psychiatry 2001; 70: 226-228.
47. European Stroke Organisation (ESO) Executive Committee; ESO Writing Committee. Guidelines for management of ischaemic stroke and transient ischaemic attack 2008. Cerebrovasc Dis 2008; 25: 457-507.
48. Jauss M, Krieger D, Hornig C, et al. Surgical and medical management of patients with massive cerebellar infarctions: results of the German-Austrian Cerebellar Infarction Study. J Neurol 1999; 246: 257-264.
49. Jüttler E, Schweickert S, Ringleb PA, et al. Long-term outcome after surgical treatment for space-occupying cerebellar infarction: experience in 56 patients. Stroke 2009; 40: 3060-3066.
50. Pfefferkorn T, Eppinger U, Linn J, et al. Long-term outcome after suboccipital decompressive craniectomy for malignant cerebellar infarction. Stroke 2009; 40: 3045-3050.

CHAPTER 37

多発性脳梗塞と両側大脳半球梗塞

Emre Kumral

序論

多発性脳梗塞 multiple cerebral infarction の背後にある原因や臨床的・部位的・機能的特徴については，複数の研究において報告されてきた．多発性脳梗塞という用語は，片側・両側半球のさまざまな異なった部位での梗塞や，テント上とテント下の双方の動脈領域に複数個ある梗塞に対して使われてきた．また多発性脳梗塞は，同時に発症した複数の梗塞と，違う時期に生じた複数の梗塞の両者を包括している．近年のMRIでの拡散強調画像 diffusion-weighted imaging (DWI)の利用により，以前に比較して容易に新規の小さな虚血病変を検出でき，陳旧性病変や非特異的白質高信号と新規病変を見分けることができるようになってきた．本章では，最近の文献をもとに，多発性脳梗塞の頻度と原因，そしてその背後にある病態や病因を示唆するような特有の臨床徴候や梗塞部位について概説していく．

多発性脳梗塞の頻度と発症率

従来の研究では，多発性脳梗塞についてさまざまな定義（初発梗塞のみか既往の梗塞すべてか，新規梗塞か陳旧性梗塞か）が用いられてきたが，異論もある．Lausanne Stroke Registryでは，CTまたはMRIで診断をした連続2,000例の新規脳梗塞患者において，3％は頸動脈 carotid artery 領域に，2％は椎骨脳底動脈 vertebrobasilar artery 領域に，そして2％は頸動脈領域と椎骨脳底動脈領域の双方に多発性病巣が認められた[1]．さらには，同施設からの報告では，142例の脳梗塞急性期患者において，臨床症状と一致する病巣がDWIにて79％に検出されたとしている．多発性脳梗塞を認めた患者は，臨床症状と病巣の関係より以下の3つに分類された．13例(30.2％)はすべてが新規の多発性脳梗塞，24例(55.8％)は新規単発性脳梗塞と陳旧性多発性脳梗塞，6例(13.9％)は新規多発性脳梗塞および陳旧性多発性脳梗塞であった[2]．Ege Stroke Registry(Cambridge大学)の病院を基盤とした研究でも同様の傾向を認め，多発性脳梗塞の2％は頸動脈領域，3％は椎骨脳底動脈領域，3％は頸動脈領域と椎骨脳底動脈領域であった[3]．一方，他の施設での入院10日以内に頭部CTとMRIを施行した脳梗塞急性期の116例を対象とした研究では，MRIにて22例(18.9％)に「2つ以上の血管支配領域での多発性脳梗塞」を認めた[4]．これらの報告では，梗塞が発症した時期についての情報は記載されていない．脳梗塞発症4日以内にDWIとMRI/MRAを施行した連続329例を対象とした以前の報告では，前述の報告より高頻度(29％)で多発性脳梗塞を認めたとしている[5]．その後，脳梗塞発症48時間以内にDWIを撮像した研究では119例中20例(16.8％)[6]に，他の研究では685例中67例(9.8％)[7]に多発性脳梗塞を認めたと報告している．

他のいくつかの研究では，脳梗塞既往のない新規の脳梗塞入院患者に認められた無症候性の脳梗塞の頻度について検討している．それらの報告によると，CTで判明した無症候性脳梗塞の頻度は10～38％であり，報告によりばらつきを認めた[8-11]．無症候性脳梗塞の多くは小さく，症状を起こさないか，起こしてもごく軽度の部位に位置していた．Framingham Offspring Studyでは，参加者の11％に少なくとも1つの無症候性脳梗塞があり，そのうち16％には多発性脳梗塞を認めた．無症候性脳梗塞の多くは基底核(52％)に位置し，次いで皮質下(35％)，皮質(11％)の順であった[12]．NINCDS(National Institute of Neurological

Disorders and Stroke) Stroke Data Bank study[8]やSEPIVAC (Studio Epidemiologico sulla Incidenza delle Vasculopatie Acute Cerebrali) study[10]では，小病変の多くは脳の深部に位置し，また右半球に認める（右半球の非ラクナ梗塞は左半球より多い）としている．NINCDS studyによると，無症候性脳梗塞を認める135例のうち37例は複数個の無症候性病変を有しており[8]，そのうち14例では片側半球のみに，23例では両側半球に多発性病変を認めた．両側の無症候性脳梗塞を認めた症例のうち，5例は大きな皮質梗塞（1 cm以上）のみを認め，10例は両側の深部小梗塞，残りの8例は大きな皮質梗塞と深部小梗塞の両方を有していた．NINCDS study[8]では，多発性病巣群と単発性病巣群の間に脳卒中危険因子の差異は認められなかった．一方で，Framingham study[9]では，耐糖能，SEPIVAC study[10]では，男性，心電図での虚血性変化，高血圧，Copenhagen Stroke Study[13]では，加齢，高血圧，跛行，男性，Boonらの研究[11]では，高齢，高血圧が有意に無症候性脳梗塞と関連していた．CHARGE Consortiumからのメタアナリシスによると，無症候性脳梗塞はrs2208454（マイナー対立遺伝子頻度：20%）との遺伝的関連が最も強く，これはMACRO domain containing 2遺伝子のイントロン3に位置し，fibronectin leucine-rich transmembrane protein 3 (FLRT3)遺伝子の下流にあたる[14]．

　無症候性あるいは症候性の脳深部小梗塞の発症機序のほとんどが小血管病であり，ある程度の大きさの無症候性あるいは症候性梗塞の原因の多くは心原性脳塞栓症か大血管の血栓塞栓症である[11]．複数の無症候性あるいは症候性ラクナ梗塞を有する患者の再発や予後に関する危険因子の検討では，高血圧，糖尿病，心疾患，高コレステロール血症，高ホモシステイン血症，白質希薄化，頸動脈内膜中膜厚，頸動脈プラークが重要な危険因子となる[9,10,15,16]．多発性ラクナ梗塞の存在は，機能回復の面とともに，高い再発率を示唆するという点からも重要な予後予測因子である[17]．無症候性の多発性脳梗塞の存在は，30日後および1年後の死亡率には影響しなかった[9-11]．

多発性脳梗塞の原因

　多巣性に脳血管を障害するようなさまざまな機序や再発を繰り返すことが，多発性脳梗塞の原因として考えられるかもしれない．さらには，多発性脳梗塞のリスクを上げるさまざまな併存症をもっている患者もいると考えられる．

　過去20年間にわたり，CTやMRI（DWIを含めて）を用いた研究により，病巣の部位とその背後にある機序の関連が示されてきた[7,17-20]．これらの研究では，異なる血管支配領域に多発する新規の梗塞は，塞栓性の機序，すなわち心臓病変や頭蓋内・外の塞栓源となりうる主要血管病変，またはその両者（狭窄や塞栓源となりうる心疾患を伴うアテローム性動脈硬化）に関連していると報告している．多血管支配領域にわたる新規多発性脳梗塞は，心臓または大動脈の塞栓源の存在，全身性炎症病変，または過凝固状態の存在を強く示唆すると考えられている[21,22]．多発性の新規脳梗塞は，「シャワー塞栓 shower of emboli」のように同時に起こることもあれば，数時間から数日以内に複数回に分けて発症することもある．見かけ上の拡散係数 apparent diffusion coefficient (ADC)マップを用いると，亜急性期から慢性期病変と急性期病変を見分けることができる．脳梗塞急性期はDWIで高信号，ADCマップで低信号を呈する[23]．

　前方循環の多発性脳梗塞の主な原因としては，同側の内頸動脈 internal carotid artery病変（50%以上の狭窄または閉塞），心原性の塞栓症，その両者，そして小血管病である．また，頻度としては低いが，片側の頸動脈解離，肉芽腫性血管炎，そして低血圧を呈する循環血漿量低下も原因である[6,7,24,25]．後方循環の新規多発性脳梗塞は，椎骨動脈・脳底動脈の大血管病変，心原性脳塞栓，大動脈原性塞栓，動脈解離，抗リン脂質抗体症候群を基盤に発症する[26,27]．

■ アテローム性動脈硬化 atherosclerosis

　アテローム性動脈硬化は主に中から大血管（特にその動脈分岐部）に影響する．これは多発性塞栓症，脳梗塞再発，認知機能障害，認知症のリスクを上昇させ，またアテローム硬化性病変の重症度や性状（潰瘍形成，硬/柔プラークなど）によってもそのリスクは影響を受ける．アテローム硬化性頸動脈狭窄（図37.1）は脳血管障害の指標であり，脳卒中のリスクが高いことを示唆するが，その血管支配領域に脳卒中が発症するとは限らない．症候性および無症候性の頸動脈アテローム性動脈硬化病変は，狭窄の程度が軽度であっても，神経心理学的能力の低下と関連する．Framingham Studyの一部では，内頸動脈の50%以上の狭窄は，無症候性脳梗塞，広範な白質病変，遂行機能の低下と関連すると報告されている[28]．複数の血管支配領域での大血管アテローム性動脈硬化または小血管の閉塞，あるいはその合併は，多発性脳梗塞患者の34.3%に認められる[7]．4 mm以上の大動脈弓部アテローム硬化性プラークは脳梗塞のリスクと関連している．厚いプラークは脳梗塞の危険因子と考えるべきで，脳塞栓源となりうる[29]．

　単発性または多発性の脳梗塞患者での大動脈弓部の（深さと幅が2.0 mm以上の）潰瘍形成プラークは脳梗塞の進行（特に多発性脳梗塞）と関連し（10.6%），そのうちの一部は塞栓性の機序によると考えられる[30]．微小塞栓信号 micro-

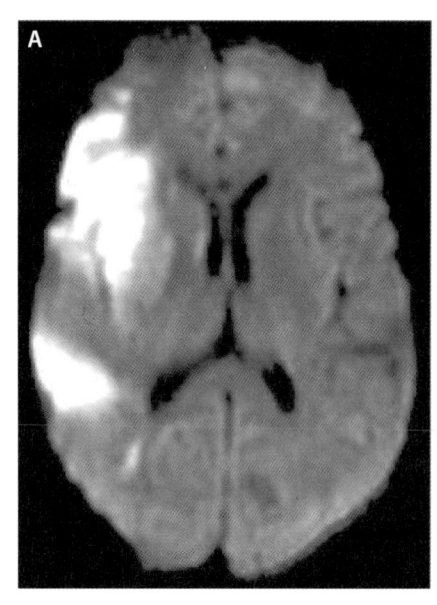

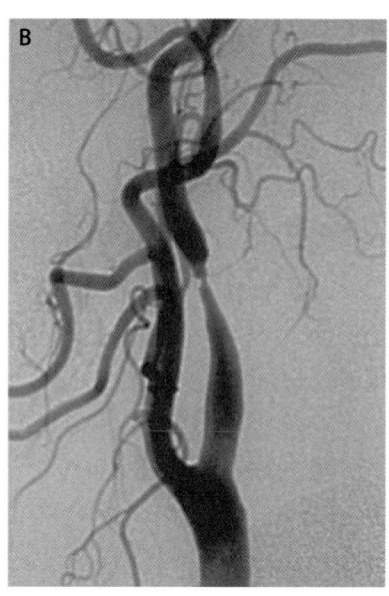

図 37.1 左不全片麻痺と無視を主訴に入院した高血圧既往のある 76 歳男性．**A**：MRI にて右側の前頭葉，島，側頭葉後部に梗塞を認めた．**B**：脳血管造影では右内頚動脈に 80〜90％の狭窄を認めた．

embolic signals(*MESs*)は，頸動脈病変を有する患者の頸動脈造影時や心臓または頸動脈手術中に，経頭蓋 Doppler 法 *transcranial Doppler*(*TCD*)によって検出される．MESs は，血栓，空気，フィブリノゲン，アテローム性物質からなる微小な塞栓子を反映しており，脳梗塞急性期患者の 11〜12％に検出され，脳梗塞既往のある患者に多いとされている．また，MESs はその後の脳梗塞発症の危険因子となる可能性もある．小さな，しばしば無症候性の DWI 高信号は，MESs を認めない脳梗塞患者に比して，TCD により MESs が検出された患者や大血管の閉塞病変をもつ患者に，より多く認められる[31]．分水嶺の多発性脳梗塞は，重度の頸動脈狭窄病変を有する患者に分水嶺領域遠位部の血行力学的機序を介して発症するが，そのような患者ではしばしばプラークでの炎症を伴い，時間あたりの MESs の検出率が高い[32]．

■ 心原性脳塞栓症 cardiogenic cerebral embolism

心原性脳塞栓症は，多発性・多血管性の脳梗塞の，そして再発性脳梗塞の 2 番目に多い原因である．心原性脳塞栓症の原因としては非弁膜症性心房細動が最も多く，年間の脳卒中再発率は約 10％である〔European Atrial Fibrillation Trial(EAFT)〕[33]．Ege Stroke Registry では，前方および後方循環の双方に脳梗塞を発症した患者の 28％には心原性の塞栓源があり，40％には狭窄病変のないアテローム性動脈硬化が認められた[3]．前方循環に多発性脳梗塞を認める患者の 1/3 と，後方循環に多発性脳梗塞を認める患者の 1/6 には心臓由来の塞栓源がある．Lausanne Stroke Registry では，脳梗塞の既往がある患者において，脳表面の軟膜動脈領域に多発性脳梗塞を認める頻度は，心臓由来の塞栓源をも

つ可能性のある患者で多く〔305 例中 14 例(4.6％)〕，もたない患者では少なかった〔1,006 例中 22 例(2.2％)〕[1]．対照的に，脳深部の多発性脳梗塞は，心原性脳塞栓症の可能性の低い患者で多く〔32 例(3.2％)〕，心原性脳塞栓症と診断された患者では少なかった〔1 例(0.3％)〕．NINDS study の 1,267 例においては，前方循環での両側皮質梗塞は塞栓源となる心臓疾患を確実にもつ患者に多く(5.7％)，それが明らかではない患者では少なかった(2.9％)[34]．前方および後方循環の両方の皮質梗塞(症候性・無症候性，新規・陳旧性の両者を考慮した全梗塞巣)の割合は，両群間に明らかな差異は認めなかった．

最近の研究では，心原性脳塞栓症が初発の脳梗塞患者 (20/102 例)では，17 例に心原性脳塞栓症の再発を認め，そのうち 10 例(76％)は前方循環であった[35]．初発の病変が前方循環であった 10 例中 8 例(80％)と，初発病変が後方循環であった 7 例中 5 例(71％)は，前方循環に再発を認めた．心原性脳塞栓症の患者において，境界領域梗塞は認めなかった．この知見とは対照的に，非ラクナ非心原性の脳梗塞再発患者の 3 例中 2 例は，頸動脈狭窄と関連した境界領域梗塞であった．

■ 小血管病 small vessel disease

脳深部穿通枝の小血管病(脂肪硝子変性 *lipohyalinosis*)はしばしば高血圧症と関連し，被殻，尾状核，淡蒼球，視床，橋，内包，側脳室周囲白質などに深部多発性小梗塞を呈する(**図 37.2**)．高血圧は小血管病の最も多い原因である．しかし，頸動脈狭窄，大動脈弓部からの動脈原性塞栓，心原性脳塞栓は，この脳深部穿通枝領域梗塞の原因にならないわけで

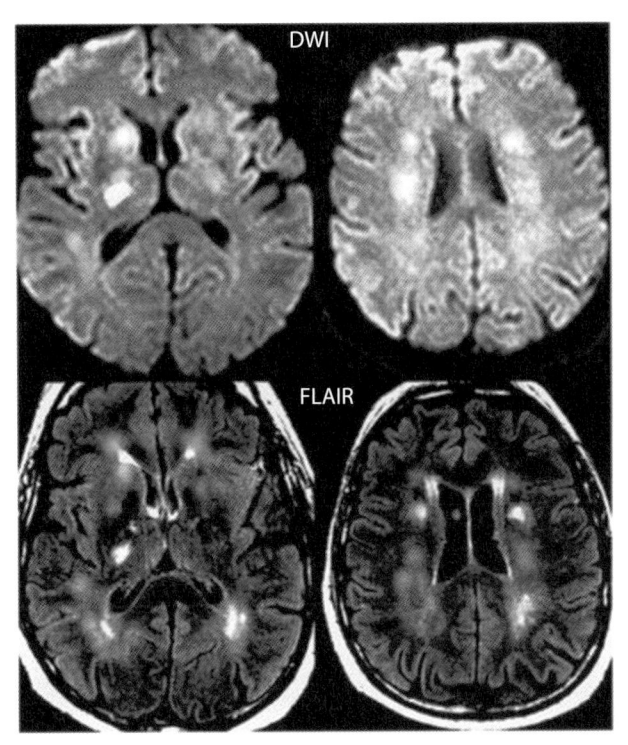

図 37.2 MRI 拡散強調画像（DWI）と FLAIR 画像．被殻，視床，皮質下に多発性小梗塞を認め，脳室周囲の白質希薄化も認めた．

はない[1,3,36]．Fisher の剖検での研究では，連続 1,042 例の剖検脳のうち 114 例でラクナ lacune を認め〔このうち 77%（114 例中 88 例）では，ラクナは無症候性であった〕，54 剖検脳では 1〜2 個のラクナ，60 剖検脳では 3 個以上のラクナ，全体では計 376 個のラクナを認め，1 つの脳あたり 3.3 個のラクナを認める計算であった[37]．MRI でラクナ梗塞と診断された連続 100 例の前向き観察研究では，153 個のラクナを認め，18 例は両側性であった[38]．MRI では 89 例において症状に対応した少なくとも 1 つのラクナが検出され，16 例では少なくとも 2 つの病変が臨床症状と関連していると考えられた．Oxfordshire Community Stroke Project では，ラクナ梗塞の既往のある患者の脳卒中再発率は最初の 1 年で 11.8% と報告されているが，再発の病型は言及されていない[39]．2 回目以降の脳卒中再発の機序を MRI にて検討した研究において，102 例中 13 例は初発梗塞がテント上ラクナ梗塞であり，4 例はテント下ラクナ梗塞，2 例は多発性ラクナ梗塞であった*1．その中で糖尿病が唯一の危険因子であった 8 例においては，3 例は心原性脳塞栓症，4 例は非ラクナ非心原性梗塞，1 例は脳出血，4 例はラクナ梗塞を再発した．一方，他の 11 例では，3 例は心原性脳塞栓症，4 例は非ラクナ非心原性の梗塞，その他合計 10 回のラクナ梗塞を再発した[35]．他の前向き研究においても，ラクナ梗塞患者の 32〜40% は非ラクナ非心原性梗塞を再発し，それは初発梗塞として非ラクナ非心原性梗塞を発症した患者がラクナ梗塞を再発する確率より高かった[40,41]．DWI はしばしば多発性の新規小梗塞を検出する．Oliveira-Filho らは，自験例の 9%（67 例中 7 例）で異なる血管支配領域に DWI で多発性の小さな高信号を認め，これらの症例では同時に多数の小塞栓子が放出されるような塞栓性機序が働いているとしている[42]．対照的に，高血圧性の小血管病による血栓症が穿通枝領域梗塞を起こしている場合，DWI で同時に多発性の高信号病変が出現することは稀と考えられている．

■ 他の血管症

血管症 angiopathy は，前方および後方循環に多発性脳梗塞を有している患者においてはきわめて稀である[24,26]．炎症性血管症は，原発性または膠原病，薬物，悪性新生物などに関連した続発性として認められ，多発性脳梗塞を起こすこともある．疾患により，血管炎 angiitis は脳梗塞を起こす唯一の機序，またはさまざまな機序の 1 つとなりうる．中枢神経系の孤発性血管炎 isolated angiitis of the central nervous system*2 は初期には小血管，ときには中血管を侵す肉芽腫性血管炎である．高頻度に認められる肉眼的病理所見としては，多数の小さな（ときには大きな）梗塞で，稀であるが出血も認める．75% 以上の症例において大脳・小脳・脳幹の複数の部位に病変を認める[43]．全身性エリテマトーデスでは，血管炎は中枢神経系病変としてそれほど頻度は高くない．50 例の全身性エリテマトーデス患者の報告では，半分の患者に中枢神経系病変が存在していた．それらのすべてにおいて中枢神経系血管炎が活動性であるという証拠は得られなかった[44]．またこの報告では，塞栓性の脳梗塞が最も多い脳卒中の原因であり（50 例中 10 例），その病巣の特徴はさまざまな時期に生じた皮質の多発性出血性梗塞であった．考えられる塞栓源としては，Libman-Sacks 心内膜炎（5 例），慢性血管炎（2 例），左心系の壁在血栓（2 例）であった．さらに，14 例の終末期患者において血栓性血小板減少性紫斑病の徴候が認められ，そのうち 7 例ではそれを示す病理所見も得られている．非炎症性血管炎の中で，もやもや病，眼・耳・脳に微小血管障害を起こす Susac 症候群，Sneddon 症候群，

---

*1 訳注：初発がラクナ梗塞であった症例は合わせて 19 例である．

*2 訳注：中枢神経限局性血管炎 primary angiitis of the central nervous system（PACNS）と同義である．

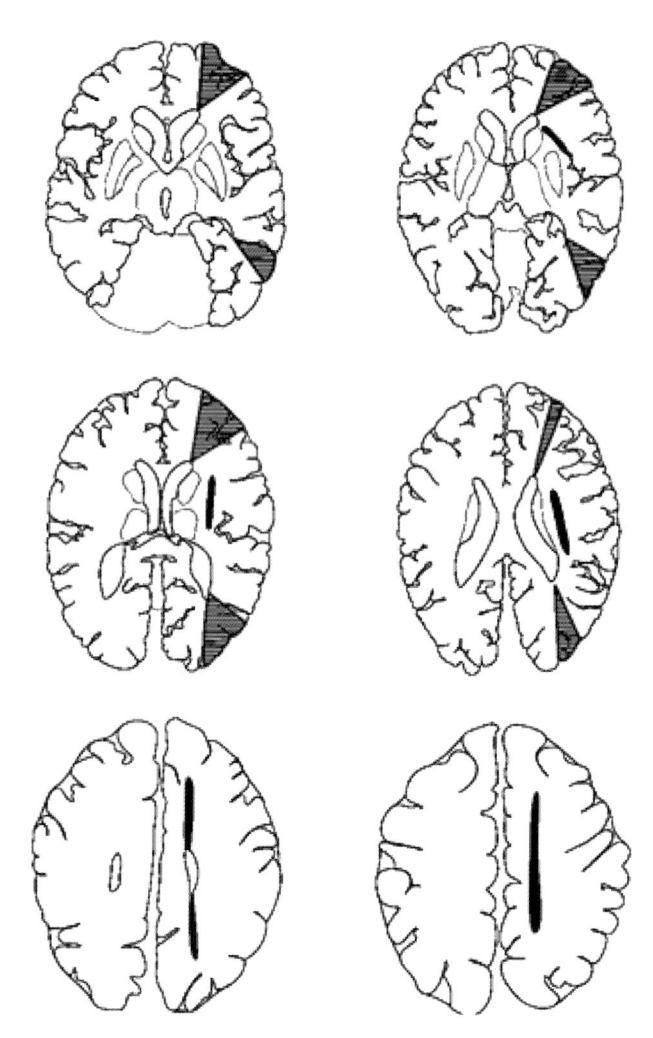

図 37.3 前方，後方，皮質下の分水嶺領域．
(J. Bogousslavsky, 1991[21] より許可を得て転載)

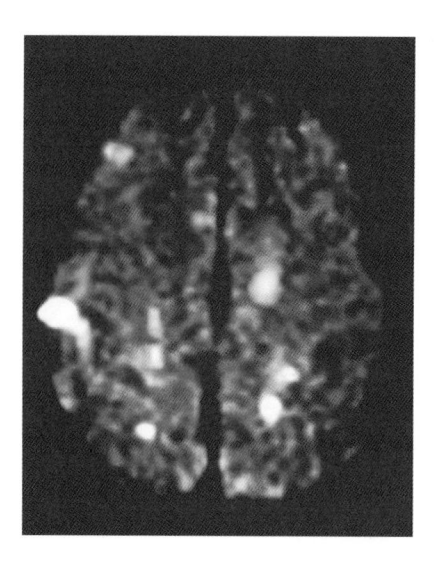

図 37.4 軽度の下肢筋力低下を認めた本態性血小板血症の 52 歳女性．拡散強調水平断像では，皮質と皮質下に多発性脳梗塞を認めた．

ミトコンドリア脳筋症・乳酸アシドーシス・脳卒中様発作(MELAS)症候群，皮質下梗塞と白質脳症を伴った常染色体優性脳血管症(CADASIL)，Bürger 病，血管内リンパ腫は，すべて多発性脳梗塞の原因となりうる．脳アミロイド血管症も多発性の皮質小梗塞の原因となるが，通常は脳内血腫と関連する．

■ 血管解離 vascular dissection

DWI を用いた研究からは，塞栓性の機序が頸動脈および椎骨脳底動脈の解離における脳梗塞の発症に重要であると考えられている．DWI を用いたある研究では，急性期多発性脳梗塞パターンを椎骨脳底動脈解離患者の 11 例中 8 例(72%)に認めたとしている．脳底動脈の終末分枝への遠位塞栓は，全症例の半分に認めたと報告されている．橋梗塞は 11 例中 2 例(18%)に認めたが，視床梗塞を認める症例は皆無であった[27]．内頸動脈解離患者を対象とした別の研究では，急性期多発性脳梗塞を 14 例中 10 例(71%)に認めた．8 例は皮質領域の梗塞を認め，6 例は皮質下に梗塞が限局していた．14 例中 9 例(64%)では，脳梗塞巣は 3 つの境界領域の 1 つに局在していた[25]．他の DWI を用いた研究では，狭窄性の特発性内頸動脈解離の患者は，閉塞性の特発性内頸動脈解離患者より多くの虚血巣を有することが示された．境界領域梗塞は狭窄性特発性内頸動脈解離患者にのみ認めた．閉塞性特発性内頸動脈解離の患者の多くは，その灌流領域のみの梗塞であった[45]．これらの結果は，急性期多発性脳梗塞が，内頸動脈および椎骨脳底動脈の解離に関連した脳卒中において高頻度に認められることを示している．

■ 低灌流 hypoperfusion

重度の低血圧下における脳の低灌流，心循環停止，心肺バイパス術，遷延する低酸素症は，分水嶺領域の(しばしば対称性の)多発性脳梗塞や中大脳動脈領域の深部と表層の境界領域の脳梗塞(subcortical junction hypoperfusion infarction)の原因となる[46]．前方の両側分水嶺梗塞(中大脳動脈 middle cerebral artery と前大脳動脈 anterior cerebral artery の境界領域梗塞)の患者では，両側上腕の麻痺(man-in-the-barrel syndrome)が起こりうる(図 37.3)．眼脳症候群 opticocerebral syndrome(視神経と脳の血行力学的梗塞)では，血行力学的障害を伴う内頸動脈閉塞が示唆される[47]．

■ 血液疾患

本態性血小板血症は小血管の多発性閉塞(図 37.4)を起こしうるが，内頸動脈などの大血管の多発性閉塞も起こすことが報告されている[48]．同様のことは真性多血症でも起こり，その病態としてはヘマトクリット値の上昇による二次的

な過粘稠状態や巨赤芽球の増殖が組織の低酸素を引き起こしていると考えられる．鎌状赤血球症のホモ接合体患者の3〜17％に脳卒中が発症する．その中では脳梗塞が最も多く(75％)，通常は15歳以下で発症し，境界領域や皮質下に病巣があり，しばしば再発する．非細菌性血栓性心内膜炎が関連するときとしないときの双方における播種性血管内凝固，血栓性血小板減少性紫斑病，溶血性尿毒症症候群では，高頻度に小血管の閉塞が起こりうる．因果関係は証明されていないが，抗リン脂質抗体陽性は特に全身性エリテマトーデス患者において血栓性の疾患と関連している．抗リン脂質抗体陽性の患者は，再発性で多発性の病変を起こす傾向があり，最終的には認知症に関連する．プロテインC，プロテインS，アンチトロンビンⅢの欠損症および高ホモシステイン血症は，大・中・小血管の多発性閉塞を起こす可能性がある．骨髄増殖性疾患や異常グロブリン血症などのさまざまな疾患による過粘稠状態は，小血管の多発性閉塞を起こしうる．血腫拡大の阻害と機能予後改善のために使用される遺伝子組換え活性化型血液凝固第Ⅶ因子製剤は，一部の患者において無数の急性期および亜急性期梗塞を起こす可能性がある[49]．

静脈性梗塞

venous infarction

　静脈血栓の報告は多くはない．なぜなら臨床診断が難しく，多くの症例では病理学的検討により診断されるからである．局在性または全汎性痙攣と，それに続発する不全片麻痺，失語，半盲，その他の神経機能障害が，頭蓋内圧亢進徴候を伴わずに出現した場合には，静脈血栓症が示唆される．神経画像(CT，MRI)では，通常の血管支配領域と一致しない単発性または多発性の虚血巣を認め，しばしば出血性変化を伴う．これらの所見は，静脈洞血栓症を伴う場合と伴わない場合がある[50]．MRIで証明された静脈性脳卒中46例の研究では，22例(48％)において診断時のCTまたはMRIで出血性梗塞や実質内出血を認め(皮質領域5例，皮質下5例，皮質＋皮質下12例)，10例(22％)には非出血性脳梗塞を認めた．DWIでは，ADC値が低下した不均一な高信号を呈する症例や，稀ではあるがADC値が上昇，または正常なままの症例もあった[51]．

同時発症の多発性脳梗塞

　急性期多発性脳梗塞はときに両側半球に起こり，特異的な臨床像や特有の原因(たとえば，大血管病，心原性脳塞栓症，血管炎，血液疾患，血行力学的機序，静脈性梗塞)が示唆される．前方循環の脳梗塞751例において，5％(40例)はMRIにて急性期に多発性脳梗塞を認めたとの報告がある[24]．その梗塞部位に関しては，以下の4つのパターンがあった．(ⅰ)脳表面の軟膜動脈領域梗塞(28％)，(ⅱ)脳表面の軟膜動脈領域と脳深部のレンズ核線条体動脈領域の双方の梗塞(30％)，(ⅲ)脳深部のレンズ核線条体動脈領域梗塞(8％)，(ⅳ)前方循環および後方循環の双方の梗塞(35％)である．またこの研究では，以前の報告では触れられていない特有な臨床徴候が20％の患者に認められたとしている．それには，(ⅰ)左半盲を伴う全失語，(ⅱ)左片麻痺と左側感覚消失を伴うBroca失語，(ⅲ)Bálint症候群を伴う失語，(ⅳ)半盲を伴う超皮質性混合性失語，(ⅴ)急性の認知症，がある．
　LamyとMasは，脳梗塞急性期の連続171例において，同時期に発症したテント上多発性脳梗塞を10例に認めたとしている[52]．すべての患者はCTやMRIにて診断され，6例は両側梗塞であった．その6例のうち3例は両側の後大脳動脈 *posterior cerebral artery* 領域の表在性梗塞(1例は両側の上小脳動脈領域梗塞も合併)，中大脳動脈領域の表在性梗塞と両側の後方分水嶺梗塞の合併が1例，多発性の皮質梗塞が1例，静脈性梗塞が1例であった．その原因としては，凝固異常〔播種性血管内凝固(2例)，本態性血小板血症(1例)〕，急性心筋梗塞(1例)，動脈内塞栓(1例)，静脈血栓症(1例)が認められた．DWIを用いた研究では，連続329例の脳梗塞患者において前方循環の多発性脳梗塞を62例(19％)に認めた〔片側半球：42例(13％)，両側半球：20例(6％)〕．22例(7％)は後方循環に多発性脳梗塞を認め，11例(3％)は前方および後方循環の双方に認めた．頻度の高い原因としては，大血管のアテローム性動脈硬化，心原性脳塞栓症，フィブリノゲン値とヘマトクリット値の上昇，前大脳動脈・後大脳動脈・後交通動脈開存の解剖的変異であった[5]．

■ 同時発症の片側大脳半球梗塞

　以前の報告では，片側半球で複数の梗塞が同時に発症するのは，初発から再発のすべての脳卒中のうち2％以下で，それらには特別な原因があるとされていた[53]．連続1,911例の初発脳卒中患者のうち，32例において片側半球で複数の梗塞を認めた．最も多い血管支配領域の組み合わせは，中大脳動脈の前方表在性領域と後方表在性領域の梗塞(15例)で，次いで中大脳動脈の前方表在性領域と後方分水嶺領域の梗塞(10例)であった．複数の梗塞は高度の内頸動脈狭窄と非常に関連しており，心臓由来の塞栓源をもつ割合は全脳梗塞患者のそれと違いはなかった．最も多く認められる神経徴候は，中大脳動脈領域の大梗塞に認められるものと同じであるが，約半数の症例では特異的な徴候(半盲・片麻痺症候群，不全片麻痺を伴う急性の伝導性失語，急性の超皮質性混合性失語)を認めた．半盲・片麻痺症候群は，2つの異なる部位の梗

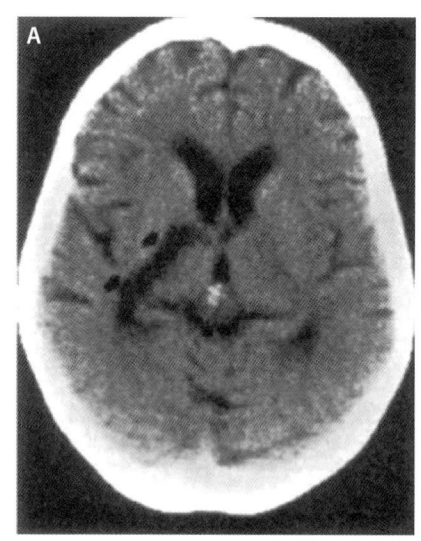

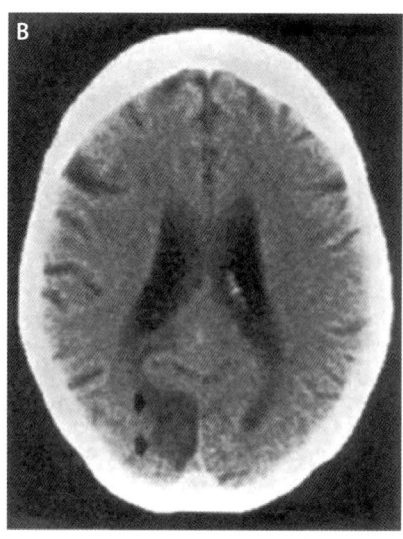

図37.5 右半球の複数の脳梗塞による半盲・片麻痺症候群を呈した70歳男性．単純CTでは，同時に発症した前脈絡叢動脈領域と後大脳動脈領域の脳梗塞を認めた．

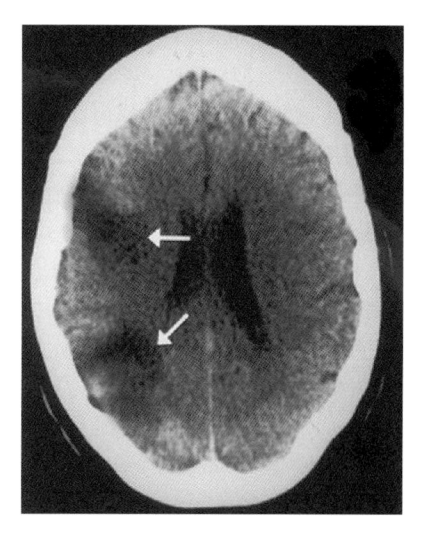

図37.6 不全片麻痺を伴わない探索的運動性および知覚性無視を呈した抗リン脂質抗体症候群の55歳女性．単純CTでは，同時に発症した右中大脳動脈の前方・後方皮質枝領域に脳梗塞を認めた．

塞により運動野と視覚野，またはその連絡路が同時に障害されるために起こると考えられる（図37.5）．不全片麻痺を伴う急性の伝導性失語は，感覚野にある縁上回 supramarginal gyrus が，運動野およびその直下の白質と同時に障害されるために起こる．急性の超皮質性混合性失語は，中心回/中心前回を灌流する前中大脳動脈の軟膜動脈領域梗塞と同時に，言語野のみが保たれるような後方分水嶺梗塞が起こることにより生じる[18]．不全片麻痺を伴わない全失語は，左前頭葉と左側頭葉を別々に障害するような梗塞と関連していると報告されている[54-56]．しかしながら，非虚血病巣と単一の梗塞でも前述の徴候を示す場合があり，これらを複数個の梗塞に特異的な臨床徴候とみなすことはできない[57]．

連続688例の右半球梗塞患者において，同時発症の多発性脳梗塞に特徴的なパターンがあることが確認された．それは不全片麻痺を伴わない探索的運動性および知覚性無視 exploratory-motor and perceptual-sensory neglect である[58]．それらのすべての症例では，随意運動野と皮質脊髄路が保たれるかたちで，前方・後方の皮質梗塞が認められた（図37.6）．

視神経と脳が同時に障害されるような梗塞はきわめて稀である．視神経脳症候群における血行力学的梗塞の機序は，片側または両側の頸動脈閉塞（通常はサイフォン部）であり，眼動脈起始部に影響し，眼動脈の血流を逆行させる[47]．

■ 同時発症の両側大脳半球梗塞

DWIで確認された前方循環の両側急性期梗塞の頻度は，1.4～6.1%である[5,20,23]．多発性脳梗塞の機序は，主に塞栓性と考えられている．両側梗塞の場合，心疾患や大動脈病変が塞栓源である可能性が高いと考えられる．しかし，Rohらは，片側の頸動脈病変が両側梗塞を起こす可能性について言及している[5]．その研究では，両側半球梗塞20例のうち5例で片側の内頸動脈狭窄病変を認めた．内頸動脈は前交通動脈を介した頭蓋内の対側血流を通して前大脳動脈に血液を供給するため，この5例では，両側梗塞巣はすべて狭窄のある内頸動脈からの灌流領域に位置していた．したがって，両側梗塞の発症に片側の頸動脈病変からの塞栓が寄与していたことになる．他のDWIを用いた研究では，両側半球梗塞〔35例中4例（11.4%）〕は両側の内頸動脈病変が関連していると報告している[59]．両側の脳梗塞発症を規定する因子はいまだに不明であるが，悪性腫瘍，フィブリノゲン値の上昇，赤血球増加症，過凝固状態，感染症，炎症性プロセスは，急性期の反応性物質を増加させ，同時期に症状を呈するような両側内頸動脈閉塞病変を惹起する可能性がある．両側の小さ

な散在性病変のパターンは，塞栓源として心疾患より頸動脈や大動脈病変を強く示唆する．以前の研究データから，両側半球梗塞の原因の少なくとも20％は大動脈病変によると推測される[23,60]．

両側半球梗塞患者の20％は，それに特異的な神経徴候を呈することがある．両側半球梗塞では，無為，急性の認知症，無動性無言症，構音障害，両側性の運動障害と感覚消失，失語と無視，左半盲を伴う全失語，左半盲を伴う超皮質性混合性失語，Gerstman症候群と対側の運動障害と感覚消失，皮質盲，Bálint症候群，尿失禁，歩行障害などを生じることがある[27,53,60]．前頭葉や下頭頂小葉上部を含む両側の前頭頭頂葉病変の場合，眼球運動失行を呈することがある[61]．

■ 単一血管閉塞による同時発症多発性脳梗塞

この型の梗塞は，前大脳動脈，後大脳動脈，傍正中視床動脈近位部の閉塞や先天性の血管変異〔たとえば，全体の1/4症例では後大脳動脈は内頸動脈から分岐している〕に関連して発症する．同時発症の両側前大脳動脈領域梗塞は，前大脳動脈と前交通動脈との解剖的位置関係が発症に関与する（図37.7）．両側大脳半球の内側面は，健常者においても18％は単一の血管によって灌流されている[62]．脳偽性対麻痺症候群 cerebral pseudoparaplegic syndrome*3，尿失禁を伴う無動性無言症，無為，両側性の把握反射は，この型の脳梗塞を示唆し，前大脳動脈全域梗塞のうち10％未満に認められる[21,63]．

全体の25％程度では，後大脳動脈は内頸動脈から分岐している．ここに解剖的変異があると，内頸動脈閉塞は後大脳動脈領域と中大脳動脈領域に同時に梗塞を起こすことがある（図37.8）．半盲・片麻痺症候群や，片麻痺を伴わないが左半盲を伴う全失語は，この型の梗塞を示唆する[21,24]．

両側の後大脳動脈領域梗塞（図37.9）は，アテローム血栓または塞栓性機序による脳底動脈先端部の閉塞によって発症することがある．この型の梗塞は通常，皮質盲か，しばしば黄斑回避を伴う両側半盲を呈する．重度の健忘を呈する場合，両側の海馬傍回後部が障害されている可能性がある．傍正中視床動脈は，後大脳動脈のP1部から分岐することが全体の1/3程度の割合で認められる．両側傍正中視床梗塞（図37.10）は傍正中視床動脈の閉塞により生じるため決して稀ではない[64]．両側傍正中視床梗塞は，突然発症の意識障害，傾眠とそれに引き続いて起こるさまざまな神経心理学的症状（無感情，洞察力欠如，さまざまな程度の健忘，作話，不明瞭言語，情動平板化，自発性の低下）を特徴とし，視床性認

---

*3 訳注：対麻痺は主に前大脳動脈領域の病変によって起こる．

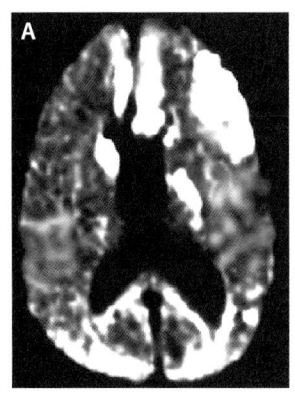

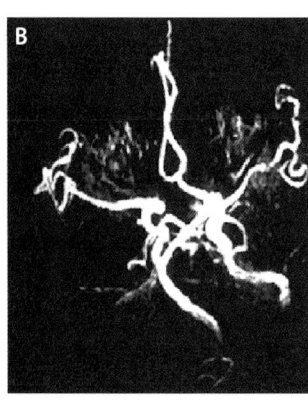

図37.7 全失語と右不全片麻痺を呈した72歳男性．A：拡散強調画像では両側の前大脳動脈領域と左中大脳動脈領域に急性期多発性脳梗塞を認めた．B：MRAでは両側の前大脳動脈は左前大脳動脈共通幹から分岐していることを認めた．

知症 thalamic dementia と呼ばれることもある．両側梗塞は高頻度で，選択的な眼球運動障害（上転，下転，または上下転障害）を起こす．両側の尾状核梗塞（図37.11）が同時期に発症するのは非常に稀であるが，この梗塞では発症時には急性の意識不鮮明と見当識障害を呈し，その後，重度の精神活動の障害と外からの刺激に対する反応や情動の消失が起こり，精神的無動 psychic akinesia と呼ばれる[65]．脳底動脈吻側部の閉塞病変は高頻度に，中脳・視床，そして脳底動脈由来の後交通動脈や後大脳動脈により栄養される側頭後頭葉の一部に梗塞を起こす（図37.12）．またその神経徴候は脳底動脈先端症候群 top-of-the-basilar syndrome と呼ばれる[66]．その主な徴候は，輻輳攣縮を含む眼球運動異常，偽性外転神経麻痺，上眼瞼の挙上と退縮，斜偏倚，神経心理学的症状（鮮明な幻覚，夢幻的行動，記憶障害，興奮的行動）である．

■ 後方循環での同時発症多発性脳梗塞

椎骨脳底動脈領域の後方循環での脳梗塞70例の前向き研究では，MRI，MRA，非侵襲的な心臓検査が行われ，49例（70％）では脳幹 brainstem または小脳 cerebellum に限局した脳梗塞（14例は両側性）を認め，10例（14％）は後大脳動脈領域の部分/全域梗塞（3例は両側性），11例（16％）はテント上下双方の梗塞（5例は両側性）を認めた[67]．合計すると22例（31％）に椎骨脳底動脈領域の多発性またはテント上下双方の脳梗塞を認めた．小脳梗塞を認めた33例の内訳としては，16例が後下小脳動脈領域（3例は両側性），13例が上小脳動脈領域（2例は両側性），4例は複数の血管支配領域（1例は両側性）であった．脳底動脈先端症候群は2例に認めた．この研究によると，椎骨脳底動脈領域の多発性脳梗塞は，

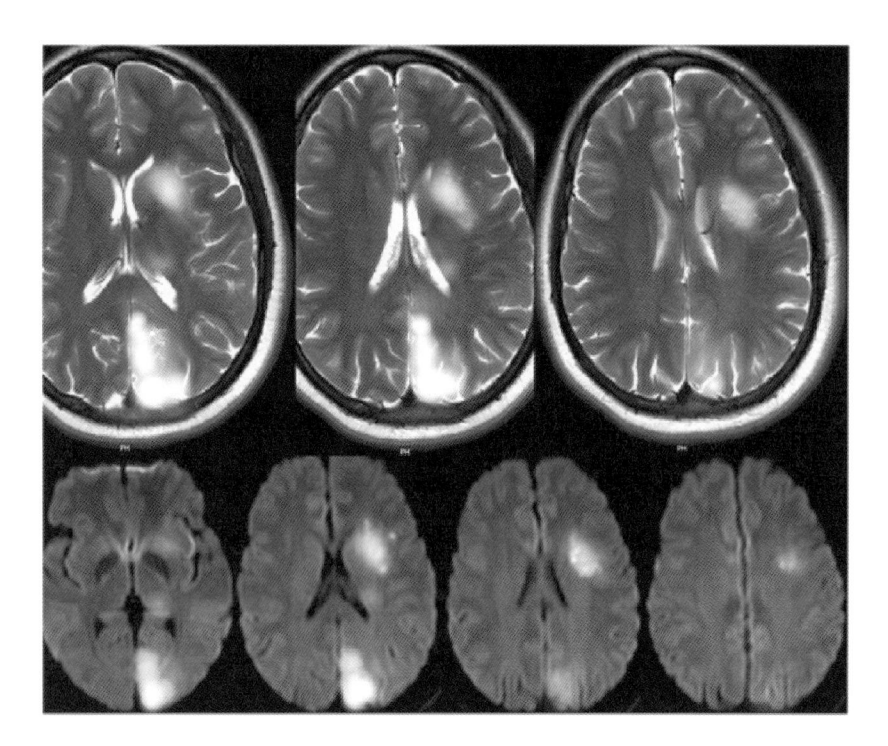

図 37.8 右側の顔面と上腕の筋力低下と四分盲を発症した心房細動を既往にもつ65歳男性. MRI T2 強調（上段）および拡散強調（下段）水平断像では，中大脳動脈深部，後大脳動脈皮質枝，視床に同時発症の脳梗塞を認めた．血管造影では，左後大脳動脈は右内頸動脈から分岐していた．

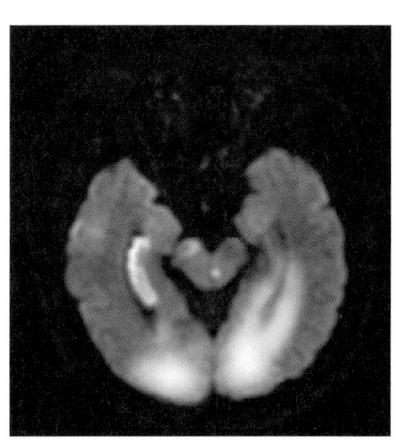

図 37.9 皮質盲の80歳男性．拡散強調画像では両側後大脳動脈領域に急性期脳梗塞を認めた．

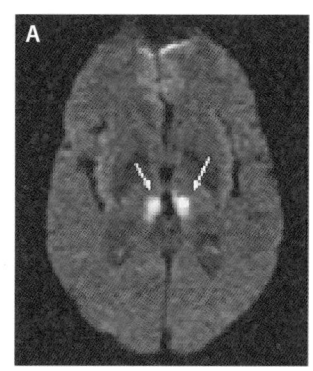

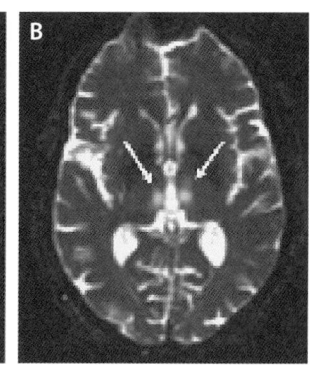

図 37.10 軽度の意識不鮮明，無感情，健忘を呈した65歳男性．拡散強調画像（A）とT2*強調画像（B）で両側傍正中視床（矢印）に異常高信号を認めた．

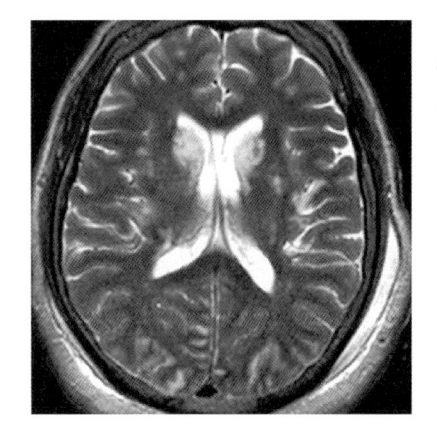

図 37.11 T2強調横断像．尾状核頭部と皮質下に両側の脳梗塞を認めた．

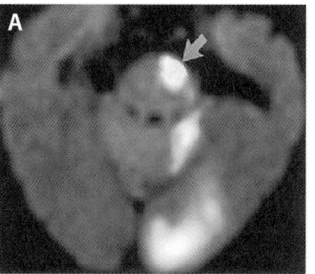

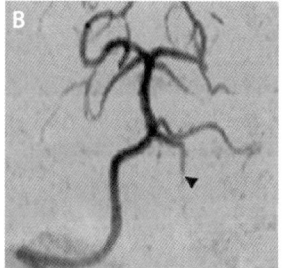

図 37.12 小脳症状，核間性眼筋麻痺，半盲を呈した60歳男性．A：拡散強調画像では脳幹梗塞（矢印）を認め，発症2日後には左側の脳幹，上小脳動脈領域，後大脳動脈領域に同時発症の脳梗塞を認めた．B：MRAでは右椎骨動脈に閉塞（矢頭）を認めた．これらの多発性脳梗塞は，おそらく動脈原性塞栓症によると考えられる．

多くはテント上下の双方に発症し，心原性または動脈原性の塞栓症が原因ということが判明した．後方循環の異なる血管支配領域に急性期多発性脳梗塞を認めた27例について検討した他の研究では，18例に小脳や後大脳動脈領域を含むテント上下の双方の多発性脳梗塞が生じ，そのうち7例では脳幹梗塞を合併していた[26]．また，7例は小脳と脳幹下部に急性期多発性脳梗塞を発症していた．大血管に病変をもつ2例では，脳幹と後大脳動脈領域に多発性脳梗塞を生じていた．さらに，この研究では，後方循環の多発性脳梗塞の主な原因は心原性または動脈原性の塞栓症であるということが強調された．急性期テント下梗塞22例を対象としたDWIを用いた前向き研究においては，22例中21例（95％）で急性期病変が検出され，心原性脳塞栓症の症例において，他の原因の症例より多くのDWI病変が認められることが判明した．またその病変の分布は，非心原性脳塞栓症患者の分布とは異なっていた[68]．

身体診察，電気生理学的検査，画像検査を用いた研究では，238例の椎骨脳底動脈領域梗塞患者のうち58例（25％）が脳幹に多発性脳梗塞を呈していた[69]．多発性脳幹梗塞の部位は，7例が延髄と橋，3例が延髄と中脳，10例が両側橋，19例が橋と中脳，6例が両側橋と両側中脳，5例が両側中脳，8例がさまざまな多発性脳幹梗塞であった．身体診察のみで多発性脳幹梗塞と判明した症例は，わずか30例（52％）のみであった．CTまたはMRIにて多発性病巣が示されたのはわずか28例であるが，電気生理学的検査（聴覚誘発電位，電気眼振検査法，瞬目反射，咬筋反射）を組み合わせると，多発性病変を37例（64％）で確認することができた．3つすべての方法を用いて総合的に脳幹の多発性脳梗塞と診断したのは14例（24％）で，他の44例（76％）は3つの方法のうち1つか2つのみで診断が可能であった．最も多い原因は55％の症例に認められた小さな穿通枝領域梗塞で，動脈原性塞栓症を伴う大血管の閉塞病変は35％，心原性脳塞栓症は15％であった．

New England Medical Centerでの中脳梗塞39例の研究では，36例（92％）において中脳以外の周囲の組織を含む多発性脳梗塞を認めた．その部位としては，4例は中脳と後下小脳動脈領域（小脳と脳幹），19例は中脳と橋あるいは前下小脳動脈領域，13例は中脳と視床または後大脳動脈または上小脳動脈領域で，中脳のみの梗塞は3例であった[70]．その原因として多いのは，心原性脳塞栓症（28％），大血管の動脈原性塞栓症（18％），穿通枝領域梗塞（13％）であった．他の研究でも，中脳梗塞は単独で発症するより他の後方循環の多発性脳梗塞と合併することのほうが5倍多いとされており，また中脳梗塞のみの場合，両側性であったのは10例中1例のみであった[71]．

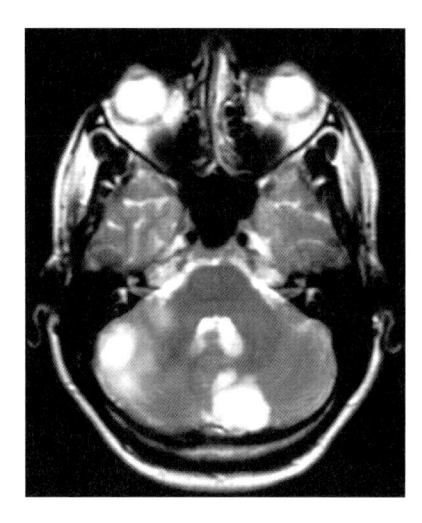

図37.13 突然発症の歩行障害と失調を呈した，高血圧と糖尿病の既往のある70歳女性．拡散強調画像では多発性小脳梗塞を認めた．

小脳梗塞103例を対象とした研究では，Caplanらの分類法を用いて，梗塞部位を近位（後下小脳動脈領域，延髄），中位（前下小脳動脈領域，橋），遠位（上小脳動脈領域，中脳，視床，側頭葉，後頭葉）領域に分けて検討した[72]．20例は近位と遠位領域に梗塞を認め，22例は中位とその他の領域（近位と中位：9例，中位と遠位：7例，近位と中位と遠位：6例）であった．近位と遠位領域梗塞の原因として可能性が高いのは，動脈内の塞栓症，心原性脳塞栓症，血行力学的要素をもつ大血管の閉塞病変であった．

小脳の多発性脳梗塞を対象にしたいくつかの研究がある（図37.13）．臨床症状と病理所見から小脳梗塞を検討した研究では，単一血管に病巣を認めるのは51例で，複数の血管支配領域に認めるのは13例（後下小脳動脈と前下小脳動脈：3例，後下小脳動脈と上小脳動脈：6例，後下小脳動脈と上小脳動脈と前下小脳動脈：4例）であった[73]．MRIを用いた他の小脳梗塞の研究では，34例中13例（38％）に両側梗塞を認め，その多くが（大梗塞を伴う場合と伴わない場合があるが）小脳白質の小梗塞であった[74]．2例は後下小脳動脈領域と上小脳動脈領域に大梗塞，2例は小梗塞とともに中から大サイズの梗塞，4例は上小脳動脈領域と後下小脳動脈領域に両側多発性小梗塞，3例は後下小脳動脈の内側と外側の血管境界領域に両側の中等度梗塞を認めた．多発性小梗塞は，椎骨脳底動脈のアテローム性動脈硬化と関連していた〔12例中8例（67％）〕．

テント上下の多発性脳梗塞と認知症

血管性認知症 vascular dementia の臨床症候は，さまざまな型の脳梗塞がその症状を引き起こす領域（視床，角回，縁上回）に両側性に起こる結果として発症する．連続158例の脳

卒中患者を対象とした研究では，認知症を発症する累積リスクは1年で29％，3年で34％であった[75]．他の3.8年の観察期間（中央値）の研究からは，軽度認知障害の患者において血管性または混合性認知症を発症するリスクは，観察開始時点での皮質下の血管病変の数が多いほど有意に高かった[76]．大血管/小血管の血栓症による多発性の大梗塞/小梗塞や心原性または動脈原性の多発性脳塞栓が累積すると，認知機能，記憶，高次機能の障害が生じる可能性がある[77]．認知症は，大梗塞や脳出血がなくても，広範な白質虚血病変によって（認知に重要な領域の機能的な線維連絡の途絶を介して）引き起こされる[78]．皮質下組織に限局した障害でも，皮質・皮質下の神経回路の途絶を招くことによって，認知症様の神経行動学的症状を起こすような機能的脳障害を引き起こす可能性がある．両側の傍正中視床梗塞と尾状核梗塞は，運動・言語・精神・感情機能が鈍化するような症状を呈する．

前方循環の多発性脳梗塞急性期の40例を対象とした研究では，脳卒中発症前には認知機能障害の既往のなかった4例が急性の認知症を発症したとしている[24]．これらの患者では，運動野，感覚野，視覚野とその神経路が保たれたような前方・後方循環に及ぶ大梗塞を発症していた．脳卒中に関連した認知症のさまざまな型を定義，診断，分類することの難しさは，多くの研究で強調されている．Troncosoらは，Baltimore Longitudinal Aging Studyから得られた病理所見（男性122例，女性57例，死亡時の平均年齢86.9歳）を報告している[79]．無症候性か症候性かにかかわらず脳梗塞の存在は，認知症のリスクを上昇させていた．大脳梗塞は（大きさではなく）数が重要であり，一方で皮質下梗塞は認知症発症のリスクを上昇させなかった．肉眼的脳梗塞と顕微鏡的脳梗塞は，どちらも同等に認知症発症のリスクに関連し，認知症症例（症候性・無症候性の双方，Alzheimer病の病理を合併する場合としない場合も含め）の35％に大脳梗塞を認めた．この所見は，Alzheimer病と血管性の病理との相乗効果の可能性を示唆し，また脳梗塞の重症度と部位が重要であることを示している．認知機能障害において血管因子が重要な影響を与えている可能性があることに関連して，疫学的研究からも以下のようなことが示されている．（i）糖尿病とAPOE遺伝子のe4変異体を有していると，認知症（特にAlzheimer病と混合性認知症）のリスクが上がる可能性がある．（ii）葉酸の少ない高齢者において，高ホモシステイン血症と認知機能低下が関連している．（iii）糖尿病の有無とは独立して，空腹時のインスリン高値が認知機能低下に関連しうるというエビデンスがある．（iv）高齢者において肥満度指数（BMI）が高くても，将来の認知機能低下とは関連しない[80]．

結論

現時点において多発性脳梗塞に関する臨床的および疫学的知識は，新たな画像診断機器の発達により，20年前に比べてはるかに多いと考えられる．同時発症の多発性，両側半球性，テント上下にわたる脳梗塞患者において，その多くの原因は共通していると考えられる．多くの患者において，同時発症の多発性，テント上下にわたる脳梗塞は特異的な認知機能障害や精神症状と関連しており，これは正確に診断するための手がかりとなる．MRI拡散強調画像や灌流強調画像，超音波検査，経食道心エコーや造影剤を用いた心エコーなどの心臓検査をより幅広く用いることで，多発性脳梗塞の発症機序の理解や生涯にわたる正確な病巣の把握が可能になると考えられる．

参考文献

1. Bogousslavsky J, Van Mele G, Regli F. The Lausanne Stroke Registry: analysis of 1,000 consecutive patients with first stroke. Stroke 1988; 19: 1083-1092.
2. Altieri M, Metz RJ, Muller C, et al. Multiple brain infarcts: clinical and neuroimaging patterns using diffusion-weighted magnetic resonance. Eur Neurol 1999; 42: 76-82.
3. Kumral E, Özkaya B, Sagduyu A, Sirin H, Vardarlı EM. The Ege Stroke Registry: a hospital-based study in the Aegean Region, Izmir, Turkey. Cerebrovasc Dis 1998; 8: 278-288.
4. Shuaib A, Lee D, Pelz D, Fox A, Hachinski VC. The impact of magnetic resonance imaging on the management of acute ischemic stroke. Neurology 1992; 42: 816-818.
5. Roh JK, Kang DW, Lee SH, Yoon BW, Chang KH. Significance of acute multiple brain infarction on diffusion-weighted imaging. Stroke 2000; 31: 688-694.
6. Wen HM, Lam WW, Rainer T, et al. Multiple acute cerebral infarcts on diffusion-weighted imaging and risk of recurrent stroke. Neurology 2004; 63: 1317-1319.
7. Cho AH, Kim JS, Jeon SB, et al. Mechanism of multiple infarcts in multiple cerebral circulations on diffusion-weigthed imaging. J Neurol 2007; 254: 924-930.
8. Chodosh EH, Foulkes MA, Kase CS, et al. Silent stroke in the NINCDS Stroke Data Bank. Neurology 1988; 38: 1674-1679.
9. Kase CS, Wolf PA, Chodosh EH, et al. Prevalance of silent stroke in patients presenting with initial stroke: the Framingham study. Stroke 1989; 20: 850-852.
10. Ricci S, Celani MG, La Rosa F, et al. Silent brain infarctions in patients with first-ever stroke. A community-based study in Umbria, Italy. Stroke 1993; 24: 647-651.
11. Boon A, Lodder J, Raak LH, Kessels F. Silent brain infarcts in 755 consecutive patients with a first-ever supratentorial stroke. Relationship with index-stroke subtype, vascular risk factors, and mortality. Stroke 1994; 25: 2384-2390.
12. Das RR, Seshadri S, Beiser AS, et al. Prevalence and correlates of silent cerebral infarcts in the Framingham Offspring Study. Stroke 2008; 39: 2929-2935.
13. Jorgensen HS, Nakayama H, Raaschou HO, et al. Silent infarction in acute stroke patients. Prevalence, localization, risk factors, and clinical

significance: The Copenhagen Stroke Study. Stroke 1994; 25: 97-104.
14. Debette S, Bis JC, Fornage M, et al. Genome-wide association studies of MRI-defined brain infarcts: meta-analysis from the CHARGE Consortium. Stroke 2010; 41: 210-217.
15. Bernick C, Kuller L, Dulberg C, et al. Cardiovascular Health Study Collaborative Reseach Group. Silent MRI infarcts and the risk of future stroke: the Cardiovascular Health Study. Neurology 2001; 57: 1222-1229.
16. Putaala J, Metso AJ, Metso TM, et al. Analysis of 1008 consecutive patients aged 15 to 49 with first-ever ischemic stroke: The Helsinki Young Stroke Registry. Stroke 2009; 40: 1195-1203.
17. Arauz A, Murillo L, Cantu C, Barinagarrementeria F, Higuera J. Prospective study of single and multiple lacunar infarcts using magnetic resonance imaging: risk factors, recurrence, and outcome in 175 consecutive cases. Stroke 2003; 34: 2453-2458.
18. Bogousslavsky J, Regli F, Assal G. Acute transcortical mixed aphasia. A carotid occlusion syndrome with pial and watershed infarcts. Brain 1988; 111: 631-641.
19. Altieri M, Metz RJ, Muller C, et al. Multiple brain infarcts: clinical and neuroimaging patterns using diffusion-weighted magnetic resonance. Eur Neurol 1999; 42: 76-82.
20. Baird AE, Lovblad KO, Schlaug G, Edelman RR, Warach S. Multiple acute stroke syndrome. Marker of embolic disease? Neurology 2000; 54: 674-678.
21. Bogousslavsky, J. Topographic patterns of cerebral infarcts. Cerebrovasc Dis 1991; 1: 61-68.
22. Ueno Y, Kimura K, Iguchi Y, et al. Mobile aortic plaques are a cause of multiple brain infarcts seen on diffusion-weighted imaging. Stroke 2007; 38: 2470-2476.
23. Saito K, Moriwaki H, Oe H, et al. Mechanisms of bihemispheric brain infarctions in the anterior circulation on diffusion-weighted images. AJNR Am J Neuroradiol 2005; 26: 809-814.
24. Bogousslavsky J, Bernasconi A, Kumral E. Acute multiple infarction involving the anterior circulation. Arch Neurol 1996; 53: 50-57.
25. Koch S, Rabinstein AA, Romano JG, Forteza A. Diffusion-weighted magnetic resonance imaging in internal carotid artery dissection. Arch Neurol 2004; 61: 510-512.
26. Bernasconi A, Bogousslavsky J, Bassetti C, Regli F. Multiple acute infarcts in the posterior circulation. J Neurol Neurosurg Psychiatry 1996; 60: 289-296.
27. Koch S, Amir M, Rabinstein AA, et al. Diffusion-weighted magnetic resonance imaging in symptomatic vertebrobasilar atherosclerosis and dissection. Arch Neurol 2005; 62: 1228-1231.
28. Romero JR, Beiser A, Seshadri S, et al. Carotid artery atherosclerosis, MRI indices of brain ischemia, aging, and cognitive impairment: the Framingham Study. Stroke 2009; 40: 1590-1596.
29. Amarenco P, Cohen A, Tzourio C, et al. Atherosclerotic disease of the aortic arch and the risk of ischemic stroke. New Engl J Med 1994; 331: 1474-1479.
30. Yoshimura S, Toyoda K, Kuwashiro T, et al. Ulcerated plaques in the aortic arch contribute to symptomatic multiple brain infarction. J Neurol Neurosurg Psychiatry 2010; 81: 1306-1311.
31. Kimura K, Minematsu K, Koga M, et al. Microembolic signals and diffusion-weighted MR imaging abnormalities in acute ischemic stroke. AJNR Am J Neuroradiol 2001; 22: 1037-1042.
32. Moustafa RR, Izquierdo-Garcia D, Jones PS, et al. Watershed infarcts in transient ischemic attack/minor stroke with ≥ 50% carotid stenosis: hemodynamic or embolic? Stroke 2010; 41: 1410-1416.
33. EAFT. European Atrial Fibrillation Trial Study Group: secondary prevention in nonrheumatic atrial fibrillation after transient ischaemic attack or minor stroke. Lancet 1993; 342: 1255-1262.
34. Kittner SJ, Sharkness CM, Sloan MA, et al. Features on initial computed tomography scan of infarcts with a cardiac source of embolism in the NINDS Stroke Data Bank. Stroke 1992; 23: 1748-1751.
35. Yamamoto H, Bogousslavsky J. Mechanisms of second and further strokes. J Neurol Neurosurg Psychiatry 1998; 64: 771-776.
36. Longstreth WT Jr, Bernick C, Manolio TA, Jr, for the Cardiovascular Health Study Collaborative Research Group. Lacunar infarcts defined by magnetic resonance imaging of 3660 elderly people: the Cardiovascular Health Study. Arch Neurol 1988; 55: 1217-1225.
37. Fisher CM. Lacunes: small, deep cerebral infarcts. Neurology 1965; 15: 774-784.
38. Hommel M, Besson G, Le Bas JF, et al. Prospective study of lacunar infarction using magnetic resonance imaging. Stroke 1990; 21: 546-554.
39. Bamford J, Sandercock P, Jones L, Warlow C. The natural history of lacunar infarction: the Oxfordshire Community Stroke Project. Stroke 1987; 18: 545-551.
40. Clavier I, Hommel M, Besson G, Noelle B, Perret JEF. Long term prognosis of symptomatic lacunar infarcts - a hospital-based study. Stroke 1994; 25: 2005-2009.
41. Kappelle J, van Latum JC, van Swieten JC, et al. Recurrent stroke after transient ischemic attack or minor ischemic stroke: does the distinction between small and large vessel disease remain true to type? Dutch TIA Trial Group Study. J Neurol Neurosurg Psychiatry 1995; 59: 127-131.
42. Oliveira-Filho J, Ay H, Schaefer PW, et al. Diffusion-weighted magnetic resonance imaging identifies the "clinically relevant" small-penetrator infarcts. Arch Neurol 2000; 57: 1009-1014.
43. Moore PM. Diagnosis and management of isolated angiitis of the central nervous system. Neurology 1989; 39: 167-173.
44. Devinsky O, Petito CK, Alonso DR. Clinical and neuropathological findings in systemic lupus erythematosus: the role of vasculitis, heart emboli, and thrombotic thrombocytopenic purpura. Ann Neurol 1988; 23: 380-384.
45. Bonati LH, Wetzel SG, Gandjour J, et al. Diffusion-weighted imaging in stroke attributable to internal carotid artery dissection. The significance of vessel patency. Stroke 2008; 39: 483-485.
46. Bogousslavsky J, Regli F. Unilateral watershed cerebral infarcts. Neurology 1986; 36: 373-377.
47. Bogousslavsky J, Regli F, Zorafos L, Uske A. Optico-cerebral syndrome simultaneous hemodynamic infarction of optic nerve and brain. Neurology 1987; 37: 263-268.
48. Muller JP, Destée A, Verier A, et al. Occlusion carotidienne interne et thrombocythémie essentielle. Rev Neurol (Paris) 1990; 146: 361-364.
49. Libman RB, Lungu C, Kwiatkowski T. Multiple ischemic strokes associated with use of recombinant activated factor VII. Arch Neurol 2007; 64: 879-881.
50. Jacobs K, Moulin T, Bogousslavsky J, et al. The stroke syndrome of cortical vein thrombosis. Neurology 1996; 47: 376-382.
51. Sagduyu A, Sirin H, Mulayim S, et al. Cerebral cortical and deep venous thrombosis without sinus thrombosis: clinical MRI correlates. Acta Neurol Scand 2006; 114: 254-260.
52. Lamy C, Mas JL. multiple, multilevel and bihemispheric infarcts. In: Bogousslavsky J, Caplan L, eds. Stroke syndromes. 1st edn. Cambridge: Cambridge University Press, 1995; 306-316.
53. Bogousslavsky J. Double infarction in one cerebral hemisphere. Ann Neurol 1991; 30: 12-18.
54. Van Horn G, Hawes A. Global aphasia without hemiparesis: a sign of embolic encephalopathy. Neurology 1982; 32: 403-406.
55. Tranel D, Biller J, Damasio H, Adams HP, Cornell SH. Global aphasia without hemiparesis. Arch Neurol 1987; 44: 304-308.
56. Legatt AD, Rubin MJ, Kaplan LR, Healton EB, Brust JCM. Global aphasia without hemiparesis: multiple etiologies. Neurology 1987; 37: 201-205.
57. Ferro JM. Global aphasia without hemiparesis. Neurology 1983; 33: 1106.
58. Kumral E, Evyapan D. Associated motor-exploratory and sensory-perceptual neglect without hemiparesis. Neurology 1999; 52: 199-202.
59. Kang D-W, Chu K, Ko S-B, et al. Lesion patterns and mechanism of ischemia in internal carotid artery disease. A diffusion-weighted imaging study. Arch Neurol 2002; 59: 1577-1582.
60. Matsumoto N, Yokota T, Hasegawa Y, Yamaguchi T, Minematsu K. Analysis of acute multiple brain infarction using diffusion-weighted MR imaging. Jpn J Stroke 2001; 23: 248-254.
61. Pierrot-Deseilligny C, Gautier JC, Loron P. Acquired ocular motor apraxia due to bilateral frontoparietal infarcts. Ann Neurol 1988; 23: 199-202.
62. Lasjaunias P, Berenstein A. Internal carotid artery (ICA) anterior division. The anterior cerebral artery. In: Lasjaunias P, Berenstein A, eds. Surgical Neuro-angiography. Vol.3, Functional Vascular Anatomy of the Brain, Spinal Cord and Spine. Berlin: Spinger-Verlag, 1990;

11-39.

63. Minagar A, David NJ. Bilateral infarction in the territory of the anterior cerebral arteries. Neurology 1999; 52: 886-888.
64. Kumral E, Evyapan D, Balkır K, Kutluhan S. Bilateral thalamic infarction. Clinical, etiological and MRI correlates. Acta Neurol Scand 2001; 103: 35-42.
65. Kumral E, Evyapan D, Balkır K. Acute caudate vascular lesions. Stroke 1999; 30: 100-108.
66. Caplan LR. "Top of the basilar syndrome". Neurology 1980; 30: 72-79.
67. Bogousslavsky J, Regli F, Maeder P, et al. The etiology of posterior circulation infarcts; a prospective study using magnetic resonance imaging and magnetic resonance angiography. Neurology 1993; 43: 1528-1533.
68. Engelter ST, Wetzel SG, Radue EW, et al. The clinical significance of diffusion-weighted MR imaging in infratentorial strokes. Neurology 2004; 62: 574-580.
69. Tettenborn B. Multifocal ischemic brain-stem lesions. In: Caplan LR, Hopf HC, eds. Brainstem Localization and function. Berlin: Springer-Verlag, 1994; 23-31.
70. Martin PJ, Chang HM, Wityk R, Caplan LR. Midbrain infarction: associations and aetiologies in the New England Medical Center Posterior Circulation Registry. J Neurol Neurosurg Psychiatry 1998; 64: 392-395.
71. Kumral E, Bayulkem G, Akyol A, et al. Mesencephalic and associated posterior circulation infarcts. Stroke 2002; 33: 2224-2231.
72. Caplan LR, Tettenborn B. Vertebrobasilar occlusive disease: review of selected aspects. 1. Spontaneous dissection of extracranial and intracranial posterior circulation arteries. Cerebrovasc Dis 1992; 2: 256-265.
73. Amarenco P, Hauw J-J. Anatomie des artères cérébelleuses. Rev Neurol (Paris) 1989; 145: 267-276.
74. Barth A, Bogousslavsky J, Regli F. The clinical and topographic spectrum of cerebellar infarcts: a clinical-magnetic resonance imaging correlation study. Ann Neurol 1993; 33: 451-456.
75. Treves TA, Aronovich BD, Bornstein NM, Korczyn AD. Risk of dementia after a first-ever ischemic stroke: a 3-year longitudinal study. Cerebrovasc Dis 1997; 7: 48-52.
76. Bombois S, Debette S, Bruandet A, et al. Vascular subcortical hyperintensities predict conversion to vascular and mixed dementia in MCI patients. Stroke 2008; 39: 2046-2051.
77. Saczynski JS, Sigurdsson S, Jonsdottir MK, et al. Cerebral infarcts and cognitive performance: importance of location and number of infarcts. Stroke 2009; 40: 677-682.
78. Pohjsvaara T, Mantyla R, Salonen O, et al. How complex interactions of ischemic brain infarcts, white matter lesions, and atrophy relate to poststroke dementia. Arch Neurol 2000; 57: 1295-1300.
79. Troncoso JC, Zonderman AB, Resnick SM, et al. Effect of infarcts on dementia in the Baltimore Longitudinal Study on Aging. Ann Neurol 2008; 64: 168-176.
80. Bowler JW, Gorelick PB. Advances in vascular cognitive impairment. Stroke 2009; 40: e315-e318.

CHAPTER 38

中脳の梗塞と出血

Marc Hommel and Louis R. Caplan

序論

　中脳 midbrain は，領域としては小さいものの脳卒中を起こすと無症状であることは稀であると認識されている．中脳の脳卒中は，さまざまな臨床徴候や症状を呈することがある．さらに，中脳へ血液を供給する動脈は非常に複雑であり（**図 38.1**），その血管支配領域を**図 38.2** に示す．中脳に灌流する動脈系は中脳への終動脈であり，脳底動脈 basilar artery およびその分枝を由来とする．脳底動脈から分岐した終動脈は，視床，側頭葉，後頭葉も灌流する．終動脈では他の動脈との吻合もあり，個人差を認める．臨床症状から病巣を正確に言い当てるのは，ときに難しいこともある．しかしながら，四肢の運動，意識，認知，眼球運動は主に中脳が担っている機能であり，それらの組み合わせはときに特徴的で梗塞部位の特定に重要である．

　中脳の解剖と血管支配を理解することは，障害された神経，罹患血管，閉塞部位を特定するのに重要である．病巣の解剖を理解することは血管閉塞の機序を推定するうえで役に立ち，ひいては最適な治療の選択に寄与する[1]．たとえば，運動障害を呈すれば中脳を灌流する動脈の前外側群が障害されたと推測される．この動脈群は後大脳動脈または前脈絡叢動

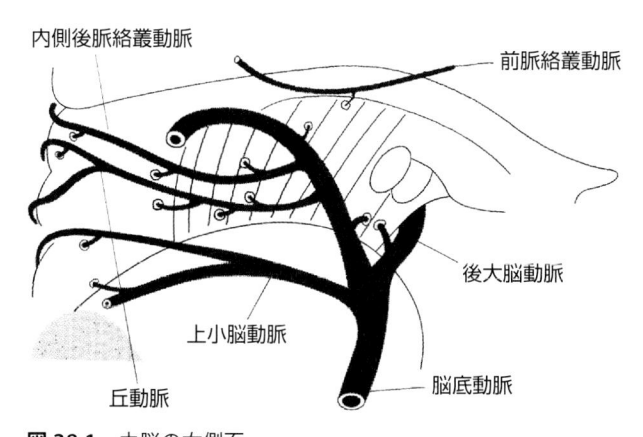

図 38.1 中脳の右側面．
(Tatu et al., 1996[1] より転載)

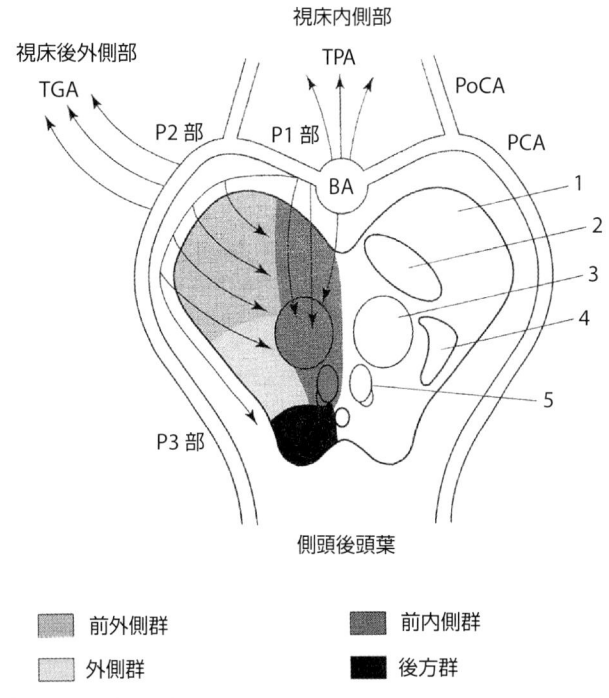

図 38.2 中脳上部の横断面．
BA：脳底動脈，PCA：後大脳動脈，PoCA：後交通動脈，TGA：視床膝状体動脈，TPA：視床穿通動脈，1：皮質脊髄路，2：黒質，3：赤核，4：内側・外側毛帯，5：動眼神経核．

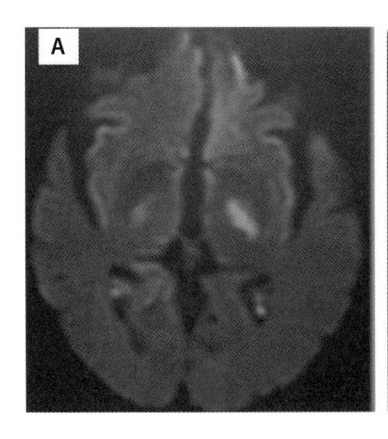

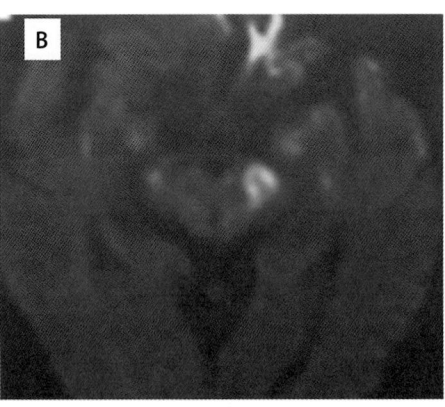

図 38.3　A：前脈絡叢動脈領域梗塞の83歳例．B：MRI 拡散強調画像では前脈絡叢動脈の中脳への灌流領域が示されている．

脈本幹からの分岐と考えられ，塞栓症やアテローム血栓症などの大血管の閉塞機序が最も疑われる（図 38.3）．一方で眼球運動障害や小脳徴候を呈すれば，脚間窩の脳底動脈からの分枝によって灌流される片側の前内側群に病変があると考えられ，脳底動脈からの分枝閉塞 branch occlusion* または穿通枝病変が推測される．単一の中脳視床動脈閉塞によって起こる（両側性の）傍正中視床視床下部梗塞を除けば，中脳の両側性病変は脳底動脈病変か塞栓性機序に関連している[2]．さらには，MRI の拡散強調画像，灌流強調画像，FLAIR 画像，MRA などの近年の画像技術の進歩により，中脳の血管病変の診断は大いに進んだ．

中脳脳卒中の頻度

　MRI を用いた脳卒中登録研究によると，中脳病変は脳卒中全体の 0.9％を占め[3]，後方循環脳梗塞の 3％[3]〜8％[2]にあたる．中脳のみに限局した梗塞は 0.7％，中脳から視床，後頭葉，側頭葉にも広がった梗塞は 1.4％，中脳とともに橋や小脳上部も障害された梗塞は 0.9％である[3]．

中脳脳卒中の臨床症候

■ 眼球運動障害 oculomotor disorder

　眼球運動麻痺は中脳の脳卒中でしばしば認められ，特徴的な神経徴候を示す．それは病変が中脳にあることを強く示唆し，特に動眼神経障害があれば中脳中部病変，垂直注視麻痺があれば中脳上部病変を示唆する．これらは脳底動脈上部からの分枝である傍正中脳動脈の閉塞によって生じる．この徴候は単独で起こることも，他の障害を伴うこともある（表 38.1）．

---

* 訳注：分枝のアテローム硬化性病変（分枝粥腫病 branch atheromatous disease）と同義と考えられる．

■ 孤発性動眼神経麻痺
isolated oculomotor nerve palsy

　孤発性動眼神経麻痺は，中脳の動眼神経線維が梗塞か血腫により障害されることによって生じる[4,5]．動眼神経「核」を障害する脳卒中では両眼瞼の挙上が障害されるため，動眼神経「線維」が障害される梗塞とは臨床的に区別可能である．上直筋は対側の核により支配され，そこからの遠心性線維は同側の動眼神経核からの線維と同様に障害されうる[6,7]．散瞳はしばしば起こるが，瞳孔機能は保たれることもある[8]．最も内側の灌流領域が障害されると，眼瞼下垂と散瞳が両側性に起こる．しかしながら，片側の動眼神経または動眼神経核単独の梗塞は非常に稀で，多くは運動症状や視床障害の徴候が同時に認められる．

■ 動眼神経麻痺と片麻痺 hemiplegia

　Herman Weber は，中脳の傍正中部と外側部を障害する血腫により，片側の動眼神経麻痺と交叉性片麻痺を呈した患者を報告し，この症候群は Weber 症候群と呼ばれるようになった[9]．しかしながら，これはこの症候群に関する最初の報告ではない．調べられる限り初めての例は，Marotte が報告した中脳梗塞の症例である[10]．Weber 症候群を呈する脳梗塞は稀である．動眼神経麻痺は核上性注視麻痺を伴うことがあり，同側の瞳孔は散瞳または縮瞳することがある（散瞳または縮瞳は，交感神経線維が保たれるかどうかによる）．感覚障害も合併しうる．脳梗塞の場合，この症候群は後大脳動脈の P1 部の閉塞に関連していることが多く[11]，視床や後頭葉の症状を合併することも多い．

■ 動眼神経麻痺，小脳徴候，不随意運動

　動眼神経麻痺と対側の小脳徴候の組み合わせは，Claude 症候群と呼ばれる．これは動眼神経核または動眼神経線維と，赤核を通過する小脳視床路が脳梗塞に陥ることによって生じる[12,13]．

表 38.1　中脳脳卒中症候群

1. **眼球運動症状 oculomotor syndrome**

   動眼神経麻痺 oculomotor nerve palsy
   （神経核または神経線維）

   動眼神経麻痺と交叉性片麻痺 crossed hemiplegia
   （Weber 症候群）

   動眼神経麻痺と交叉性小脳症状 crossed cerebellar syndrome
   （Claude 症候群）

   動眼神経麻痺と交叉性異常運動 crossed abnormal movement
   （Benedikt 症候群）

   孤発性上斜筋麻痺 isolated superior oblique palsy

   核上性垂直共同注視麻痺
   supranuclear conjugate vertical-gaze palsy

   上方注視麻痺 upward-gaze palsy

   下方注視麻痺 downward-gaze palsy

   上下方注視麻痺
   combined upward- and downward-gaze palsy

   核上性垂直非共同注視麻痺
   supranuclear disconjugate vertical-gaze palsy

   単眼の上転障害 monocular evaluation palsy

   垂直性 one-and-a-half 症候群
   vertical one-and-a-half syndrome

   核間性眼筋麻痺 internuclear ophthalmoplegia
   （片側性眼傾斜 ocular tilt を伴う場合も含む）

   他の神経眼科症状 neuroophthalmological feature

   斜偏倚 skew deviation

   眼傾斜反応 ocular tilt reaction

   視蓋前野性偽性眼球浮き運動 pretectal pseudobobbing

   偽性外転神経麻痺 pseudo-sixth phenomenon

   眼振 nystagmus

   後退性眼振 nystagmus retractorius

   上眼瞼向き眼振 upbeat nystagmus

   シーソー眼振 seesaw nystagmus

   過大衝動性眼球運動 hypermetric saccade

   輻輳障害 disorder of convergence

   輻輳眼振 convergence nystagmus

   輻輳攣縮 convergence spasm

   輻輳後退性眼振 convergence retraction nystagmus

   上眼瞼の異常 eyelid abnormality

   Horner 症候群

   眼瞼下垂 ptosis

   眼瞼痙攣 blepharospasm

   上眼瞼 upper eyelid の後退 retraction と挙上 elevation
   （Collier 徴候＝びっくり眼）

   瞳孔異常 pupillary abnormality

   対光近見反応解離 light-near dissociation

   逆 Argyll-Robertson 瞳孔 inverse Argyll-Robertson

   散瞳 mydriasis

   縮瞳 miosis

   瞳孔偏倚 corectopia

   視野異常 visual field abnormality

   扇状半盲 sectoranopia

   同名半盲 homonymous hemianopia

   両側性水平性半盲 bilateral altitudinal hemianopia

   皮質盲 cortical blindness

   色覚異常 color vision abnormality

   色盲 achromatopia

   変形視 metamorphopsia

2. **ラクナ症候群 lacunar syndrome**

   純粋運動性脳卒中 pure motor stroke

   純粋感覚性脳卒中 pure sensory stroke

   運動失調不全片麻痺 ataxic hemiparesis

   中脳性閉じ込め症候群 midbrain locked-in syndrome

3. **後大脳動脈閉塞 posterior cerebral artery occlusion による片麻痺 hemiplegia**

   中大脳動脈近位部偽性閉塞症
   pseudoocclusion of proximal middle cerebral artery

4. **運動障害 movement disorder**

   固定姿勢保持困難 asterixis

   舞踏病 chorea

   バリスム ballism

   振戦 tremor

   パーキンソニズム parkinsonism

   小脳症候群 cerebellar syndrome

   両側性小脳症候群 bilateral cerebellar syndrome
   （Wernekink 交連症候群）

5. **神経精神症状 neuropsychological syndrome**

   中脳性幻覚症 peduncular hallucinosis

   行動変化 behavioral change

   意識不鮮明 confusion

   記憶障害 memory disturbance

   意識障害 consciousness disturbance，昏睡 coma

   過眠 hypersomnia，不眠 insomnia

6. **感覚変化 sense alteration**

   味覚鈍麻 hypoageusia

   聴力低下 hearing loss

7. **関連徴候**

   後頭葉，側頭葉内側部，視床，小脳の梗塞に関連した諸症状

動眼神経麻痺と対側の不随意運動(対側肢のジストニア,パーキンソニズム,安静時・姿勢時振戦,舞踏病など)はBenedikt症候群として知られている[14].多くの患者が小脳徴候と不随意運動の両者を呈するため,従来からClaude症候群とBenedikt症候群の違いは過大に議論されてきた.これらの症候群は,中脳腹内側部,被蓋腹側部,黒質線条体経路,上小脳脚,赤核を障害するような中脳上部の傍正中部の脳卒中で引き起こされる.ジストニアのみを呈する患者に比べ振戦を呈する患者では,黒質の中でもより背外側に病巣があり,また赤核オリーブ小脳ループを巻き込んで赤核周囲や赤核後部も障害されている[15].また通常は上肢遠位が優位である[15].ジストニアと異なり,振戦はドパミン[15]や脳深部刺激療法[16]に反応しやすい.ジストニアの重症度は,ドパミンニューロンの脱神経の程度に比例する[15].

■ 孤発性上斜筋麻痺 isolated superior oblique palsy

孤発性上斜筋麻痺は,滑車神経核を障害するラクナ梗塞か小血腫によって生じる[17].

■ 核上性垂直共同注視麻痺
supranuclear conjugate vertical-gaze palsy

核上性共同注視麻痺は,中脳上部の正中部または傍正中部の梗塞による.障害される動脈により3つの型がある.傍正中穿通動脈やその分枝の閉塞は,中脳上部の傍正中部に小梗塞を生じさせ,注視麻痺を呈する.上小脳動脈の閉塞は,後交連や中脳水道周囲灰白質の梗塞を生じさせる.傍正中視床/中脳動脈領域が障害されると,症状はさらに複雑になる.この血管はしばしば両側遠位の分枝に分かれる共通幹をもつ.この血管の近位部が閉塞すると,両側性に視床・視床下部や中脳上部の傍正中部が障害されるような「蝶形」の脳梗塞が生じる.そのような患者では,両側性の視床徴候や中脳徴候を呈する[18,19].

■ 上方注視麻痺 upward-gaze palsy

上方注視麻痺は,片側または両側の中脳梗塞と関連している.後交連,中脳水道周囲,内側縦束吻側間質核 rostral interstitial nucleus of medial logitudinal fascile(riMLF)の梗塞が,上方注視麻痺を起こしうる[20-23].

■ 下方注視麻痺 downward-gaze palsy

単独の下方注視麻痺は非常に稀である.下方注視麻痺を呈する症例としては,中脳上部の両側梗塞を呈した場合のみが報告されている.この散在性の両側梗塞の部位は,上方注視麻痺を呈する場合よりも尾側に位置している[6].

■ 上下方注視麻痺
combined upward- and downward-gaze palsy

上下方注視麻痺は両側または片側の中脳梗塞と関連している[18].内側縦束吻側間質核を障害する散在性片側脳梗塞が,垂直共同注視麻痺の責任病巣である[22,24].

■ 核上性垂直非共同注視麻痺
supranuclear disconjugate vertical-gaze palsy

垂直非共同注視麻痺,単眼の上転障害,垂直性 one-and-a-half症候群は,中脳上部傍正中部を障害する同側または対側の散在性片側梗塞に関連している[22,25].

■ 他の神経眼科症状

他の神経眼科症状としては,斜偏倚,緊張性眼傾斜反応[26],間欠性瞳孔偏倚 intermittent corectopia(eccentric pupil)[27],上眼瞼退行[28],眼瞼下垂[29](核間性眼筋麻痺と共同退縮眼振を伴う[30]),片側性眼傾斜を伴う核間性眼筋麻痺[31],シーソー眼振,動眼神経核と滑車神経核の障害[32],分離性垂直注視麻痺,固定姿勢保持困難[33,34]がある.

■ 関連する臨床症候

視床や中脳への動脈領域が障害されると,さまざまな注視麻痺に加え他の臨床徴候(多くは行動異常,神経心理学的症状,意識障害)が出現する.その場合,初期には昏睡,その後過眠となることが多い.無動性無言,時間と場所に対する見当識障害,記憶障害(前向性健忘),運動やその他の感覚様式の無視,顔面上腕の感覚鈍麻,超皮質性運動性失語も起こりやすい.遅発性アテトーゼや間代性運動も起こる場合がある[18,21].

中脳脳卒中によるラクナ症候群

■ 純粋運動性脳卒中 pure motor stroke

大脳脚の錐体路を障害する中脳外側部のラクナ梗塞は,純粋運動性脳卒中を起こす可能性がある[35-37].

■ 運動失調不全片麻痺 ataxic hemiparesis

不全片麻痺,運動失調,感覚鈍麻の組み合わせ(hypesthetic ataxic hemiparesis)は,中脳背外側部梗塞と関連する可能性がある[2].

■ 純粋感覚性脳卒中 pure sensory stroke

中脳出血[38,39]と中脳梗塞[40,41]は,感覚毛帯 *sensory lemniscus* を障害することにより,純粋感覚性脳卒中の原因となりうることが報告されている.

■ 中脳性閉じ込め症候群
midbrain locked-in syndrome

両側の皮質脊髄路を障害する中脳外側部の孤発小梗塞は四肢麻痺と無言症の原因となり，患者は意識があるものの，コミュニケーションは眼球運動のみからしかとれなくなる[42,43].

その他の症候

■ 後大脳動脈閉塞による片麻痺

後大脳動脈近位部閉塞は，中脳，視床，後頭葉の梗塞による症状を組み合わせた特徴をもつ．その臨床徴候としては，同名半盲，視覚障害，神経心理学的症状などである．通常，筋力低下はないか，わずかである．しかし，後大脳動脈起始部の閉塞は中脳上部の外側部を障害する中脳梗塞を起こす可能性があり，錐体路を障害することにより対側の片麻痺を起こす．画像検査や剖検での確証がないが，後大脳動脈領域梗塞で片麻痺を呈した2例が報告されている[44]．Caplanらは，中脳外側部梗塞を剖検にて証明した症例を報告している[45]．さらに，Hommelらは，後大脳動脈領域梗塞に片麻痺を合併した4例を報告している[46]．これらの報告では，視床と後頭葉の梗塞によって生じる片麻痺，神経心理学的症状，視覚障害の組み合わせは，急性期においては，中大脳動脈近位部が閉塞した場合に類似していると強調されている．後大脳動脈の閉塞部位で最も多いのは，P2近位部である[47,48]．

■ 異常運動

視床下部の深部小梗塞は固定姿勢保持困難のような異常運動を起こす可能性があり[33,34]，ときに片側性または両側性のバリスム様の運動[49]や眼瞼攣縮を伴う．筋緊張亢進，振戦，無動を伴う片側性の突然発症または進行性のパーキンソニズムは，対側の黒質を障害するラクナ梗塞で生じ[50-52]，ドパミンによる治療への反応性が悪いと報告されている[50].

すくみ足のような歩行障害は，脚橋核を障害する両側の脳梗塞患者で報告されている[53].

■ 小脳症状

動眼神経は，赤核 *red nucleus* を障害するような脳梗塞で常に侵されるわけではない．Chirayらは，赤核の外側部と吻側部のみの脳梗塞患者において，小脳症状を呈したと報告している[54]．上小脳動脈領域の小脳梗塞により生じた片側性の上下肢運動失調は，さまざまな中脳吻側症候群の組み合わせと合併しうる．小脳性運動失調はしばしば，中脳上部や視床視床下部障害の症状によりマスクされてしまう．中脳症状は上小脳動脈や脳底動脈吻側部への塞栓か，中脳の上小脳動脈領域梗塞によって生じる．

Wernekink交連症候群は，中脳の内尾側部にある上小脳脚の交叉を障害する稀な症候群である．その特徴としては，両側の小脳症状，ときに中脳の動眼神経症状を呈し[55,56]，遅発性に延髄オリーブの過形成と口蓋ミオクローヌスが生じる[57,58].

■ 意識障害
● 中脳性幻覚症 *peduncular hallucinosis*

稀ではあるが，中脳上部に限局した梗塞では，中脳性幻覚症という症候群を呈する．幻覚は鮮明，写実的，複雑，情景的で，通常は視覚性であるが，視覚聴覚性，視覚触覚性のこともあり，同じものを繰り返す．通常は，認知機能障害や行動異常を伴う．またそれは睡眠覚醒サイクルが障害された患者に起こりやすい．1日の中でも決まった時間，特に日没時に限って起こることが多い．幻覚症 hallucinosis という用語は，せん妄患者に起こる幻覚 hallucination と区別するために用いられる．中脳性幻覚症の患者はしばしば幻覚を異常な知覚と自覚し，精神症状はないとわかっているからである[49,59].

● 昏睡 *coma*

臨床的観察から，昏睡は主に橋中脳被蓋の上行網様体賦活系が脳卒中により障害されることで起こると判明している．正中に近接した片側性病変で被蓋を障害する場合は昏睡をきたしうるが，長期の昏睡の場合は両側性病変である場合が多い[60].

昏睡の患者では，中枢性過換気，瞳孔や眼位の異常，除皮質硬直，麻痺，Babinski反射陽性などの中脳徴候を伴う．

■ 味覚と聴覚の変化

対側の味覚鈍麻と聴力低下が，下丘の梗塞または出血患者で報告されている[61,62].

変動性・進行性の症状を呈する脳卒中

椎骨脳底動脈 *vertebrobasilar artery* 領域の梗塞では，数時間にわたり症状が変動したり進行したりする傾向が強い（**図38.4**）．気をつけなければならないのは，前述の症候群は永続的な症状であり，変動しやすい症状は（特に治療方針の決定に大きな関心が割かれる最初の数時間において）あまり気づかれない可能性があるということである．臨床医は，患者を診察する際には，軽度の変動する症状（斜偏倚，注視制限，

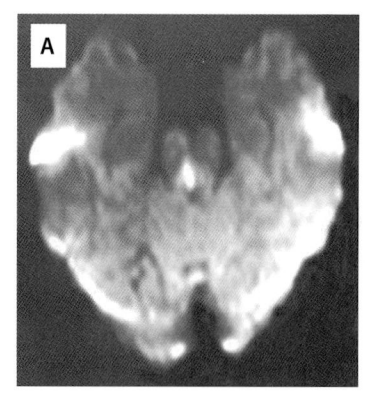

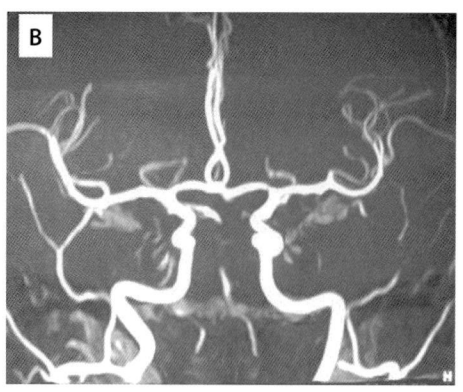

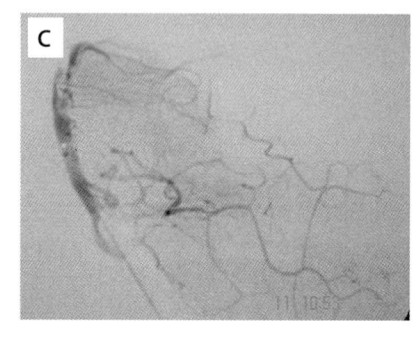

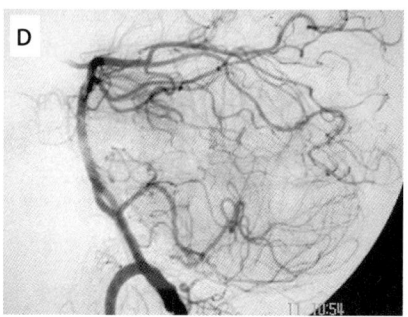

図38.4 嘔吐と浮動性めまいが主訴の，片頭痛の既往のある42歳女性（経口避妊薬内服中，喫煙者）．10時間後には斜偏倚を呈した．12時間後には傾眠傾向となり，上方注視麻痺と左側不全片麻痺を認めた．A：MRIでは中脳傍正中部に梗塞を認め，B：MRAで脳底動脈の異常血流を認めた．C：発症13時間後の脳血管造影では，血栓を脳底動脈先端部に認め，D：血管内血栓溶解術により改善した．原因検索のための検査では卵円孔開存を認めた．7日後には改善傾向にある片側運動失調を認めるのみで退院し，1か月後には後遺症は消失した．

軽度の運動失調，意識の低下など）に特に注意深くならなければならない．動眼神経徴候は，小血管病による傍正中部病変の可能性を示唆する．しかしながら，運動と感覚の症状を伴う場合（特にそれらが両側性であれば），大血管病が強く疑われる．

中脳梗塞の原因

中脳梗塞の原因に関する知見は，剖検例の蓄積が基となっていた．しかしこの数十年間で，脳血管や心臓の画像検査とともに生理学的検査や患者のモニタリング法が進歩し，中脳梗塞の発生機序が飛躍的に解明されてきた．また，さまざまな角度からの多くの研究により新たな知見が集まってきているが，それぞれの原因に関する定量的なデータは（特に中脳をはじめとする神経系の選択的な側面を検討する際に）いまだに不十分である．

剖検研究

KubikとAdamsは，脳底動脈閉塞などの予後の悪い症例を剖検により研究し，脳底動脈閉塞がその上部に限局している場合には，その原因は塞栓症であると報告している[63]．また，18例中7例（36％）において，脳底動脈閉塞の原因はそれが中部でも下部でも塞栓症であったとしている．Gauthierは，20例では脳底動脈の上部がその分岐部で閉塞しており，8例では脳底動脈は上1/3の部位で閉塞し，18例では脳底動脈の全長にわたる血栓が観察されたとしている[64]．これらの閉塞病変は，しかる部位では中脳梗塞を起こしうるものである．この研究では，閉塞の原因の詳細なデータはなく，脳底動脈の状態の報告があったのは80例のみで，閉塞部位とは関係なく80例中64例（80％）でアテローム血栓症がその機序であった．脳底動脈の紡錘状動脈瘤による広範囲の血栓は稀である．Castaigneらは，剖検例での研究で，in situ血栓症を認めたのは30例中わずか3例でのみであったとしている[65]．近位の血管病変からの塞栓は15例で認め，8例には脳底動脈からの病変の進展，1例には心原性の塞栓源を認めた．

Fisherは，深部小梗塞の原因として，穿通枝の完全閉塞との関連を示し，脂肪硝子変性 lipohyalinosis という用語を用いてその機序を報告した[66,67]．また，FisherとCaplanは，アテローム硬化性のプラークが親動脈に形成され，それが細い穿通動脈の入口部を閉塞する「分枝閉塞 branch occlusion」という概念を紹介している[68]．Fisherはさらに，これらの小梗塞の一部は塞栓性機序によると考察している．

登録研究

椎骨脳底動脈領域梗塞の機序を議論するに際して，病院[2,3,69]あるいは特定の集団[70]を対象とした，最新の診療機器を用いた連続症例での包括的な研究が非常に少ないという

事実を知っておくことは非常に重要である.

特定の集団を対象とした登録研究において，頭蓋外・頭蓋内椎骨脳底動脈系のアテローム性動脈硬化と，内頸動脈系のアテローム硬化性の狭窄とを比較すると，後方循環の梗塞において椎骨動脈に有意狭窄を認める割合(26％)は，前方循環の梗塞や一過性脳虚血発作に対して頸動脈の有意狭窄を認める割合(11％)に比べて有意に高かった[70].また，この所見と関連して，後方循環梗塞では再発の頻度も高いことが報告されている.

中脳梗塞の機序

■ 塞栓症

塞栓症は，椎骨脳底動脈領域梗塞の最も多い発症機序(40〜54％)である.心原性塞栓は24〜33％，動脈原性塞栓は14〜18％であった[69].これらの塞栓の割合は，中脳や脳底動脈先端部といった遠位部において若干高かった[2,49,69].塞栓症による脳梗塞患者の予後は，他の原因による患者の予後に比べて悪かった[69].

■ 椎骨動脈病変

頭蓋外の椎骨動脈狭窄や閉塞は椎骨脳底動脈領域梗塞の2番目に多い原因(32％)であり，7％の症例では両側性であった[69].狭窄はアテローム性動脈硬化によるものが多く，若年者では椎骨動脈解離の頻度が高かった.これによる梗塞は主には動脈原性塞栓症であり[69]，わずか3％のみが血行力学的機序であった.

頭蓋内の椎骨動脈狭窄や閉塞は32％の症例に認められ，9％の症例では両側性であった[69].これらの患者では，アテローム性動脈硬化とそれに関連した危険因子が特に多く認められた.

脳底動脈病変は全症例の27％で，そのほぼすべてでアテローム性動脈硬化が関連していた[69].

■ 穿通枝病変と分枝病変

穿通枝病変と分枝病変では，梗塞巣はその単一血管の分布に限局しており，それに対応した症状を呈していた.これらは全症例の14％であった[69].

結論

中脳梗塞は多彩な臨床症状を呈し，ときには診断に苦慮する.梗塞部位と血管閉塞部位を正確に陳述しようとするなら，特別な臨床訓練と努力が不可欠である.これらの患者に対しては，頸動脈領域梗塞患者に対して施行するのと同じような心臓と動脈の評価のための検査を施行しなければならない.梗塞の機序を決定するためにも，これらの検査が必要となる.よりよい治療に向けての方針を決定するためには，原因，予後，治療に関しての知識を深めることが重要である.将来的には，椎骨脳底動脈領域梗塞患者を対象にした，外科的手技，血管内治療，内科的治療の効果を評価するための臨床試験が計画されるべきである.

参考文献

1. Tatu L, Moulin T, Bogousslavsky J, Duvernoy H. Arterial territories of human brain: brainstem and cerebellum. Neurology 1996; 47: 1125-1135.
2. Bogousslavsky J, Maeder P, Regli F, Meuli R. Pure midbrain infarction: clinical syndromes, MRI, and etiologic patterns. Neurolog. 1994; 44: 2032-2040.
3. Kumral E, Bayulkem G, Akyol A, et al. Mesencephalic and associated posterior circulation infarcts. Stroke 2002; 33: 2224-2231.
4. Achard C, Levi L. Paralysie totale et isolée du moteur oculaire commun par foyer de ramollissement pédonculaire. Rev Neurol (Paris) 1901; 9: 646-648.
5. Thömke F, Gutmann L, Stoeter P, Hopf HC. Cerebrovascular brainstem diseases with isolated cranial nerve palsies. Cerebrovasc Dis 2002; 13: 147-155.
6. Pierrot-Deseilligny CH, Chain F, Gray F, et al. Parinaud's syndrome: electro-oculographic and anatomical analyses of six vascular cases with deductions about vertical gaze organization in the premotor structures. Brain 1982; 105: 667-696.
7. Bogousslavsky J, Regli F. Intra-axial involvement of the common oculomotor nerve in mesencephalic infarctions. Rev Neurol (Paris) 1984; 140: 263-270.
8. Breen LA, Hopf HC, Farris BK, Gutmann L. Pupil-sparing oculomotor nerve palsy due to midbrain infarction. Arch Neurol 1991; 48: 105-106.
9. Weber H. A contribution to the pathology of the crura cerebri. Med Chir Trans 1863; 46: 121-137.
10. Marotte M. Observation de ramollissement du pédoncule cérébral gauche, avec lésion du nerf oculaire commun. Union Méd 1853; 7: 407-408.
11. Zeal AA, Rhoton AL Jr. Microsurgical anatomy of the posterior cerebral artery. J Neurosurg 1978; 48: 534-559.
12. Claude H. Syndrome pédonculaire de la région du noyau rouge. Rev Neurol (Paris) 1912; 13: 311-313.
13. Claude H, Loyez M. Ramollissement du noyau rouge. Rev Neurol (Paris) 1912; 13: 49-51.
14. Souques M, Crouzon M, Bertrand I. Révision du syndrome de Benedikt à propos de l'autopsie d'un cas de ce syndrome: forme tremoro-choreo-athetoïde et hypertonique du syndrome du noyau rouge. Rev Neurol (Paris) 1930; 2: 377-417.
15. Vidailhet M, Dupel C, Lehericy S, et al. Dopaminergic dysfunction in midbrain dystonia: anatomoclinical study using 3-dimensional magnetic resonance imaging and fluorodopa F18 positron emission tomography. Arch Neurol 1999; 56: 982-989.
16. Bandt SK, Anderson D, Biller J. Deep brain stimulation as an effective treatment option for postmidbrain infarction-related tremor as it presents with Benedikt syndrome. J Neurosurg 2008; 109: 635 639.
17. Thomke F, Ringel K. Isolated superior oblique palsies with brainstem lesions. Neurology 1999; 53: 1126-1127.
18. Castaigne P, Lhermitte F, Buge A, et al. Paramedian thalamic and midbrain infarct: clinical

19. Tatemichi TK, Steinke W, Duncan C, et al. Paramedian thalamopeduncular infarction: clinical syndromes and magnetic resonance imaging. Ann Neurol 1992; 32: 162-171.
20. Serdaru M, Gray F, Lyon-Caen O, Escourolle R, Lhermitte F. Parinaud's syndrome and tonic vertical gaze deviation. 3 anatomo-clinical observations. Rev Neurol (Paris) 1982; 138: 601-617.
21. Bogousslavsky J, Miklossy J, Deruaz JP, Regli F, Assal G. Unilateral left paramedian infarction of thalamus and midbrain: a clinico-pathological study. J Neurol Neurosurg Psychiatry 1986; 49: 686-694.
22. Hommel M, Bogousslavsky J. The spectrum of vertical gaze palsy following unilateral brainstem stroke. Neurology 1991; 41: 1229-1234.
23. Mehler MF. The neuro-ophthalmologic spectrum of the rostral basilar artery syndrome. Arch Neurol 1988; 45: 966-971.
24. Ranalli PJ, Sharpe JA, Fletcher WA. Palsy of upward and downward saccadic, pursuit, and vestibular movements with a unilateral midbrain lesion: pathophysiologic correlations. Neurology 1988; 38: 114-122.
25. Thomke F, Hopf HC. Acquired monocular elevation paresis. An asymmetric upgaze palsy. Brain 1992; 115: 1901-1910.
26. Halmagyi GM, Brandt T, Dieterich M, et al. Tonic contraversive ocular tilt reaction due to unilateral meso-diencephalic lesion. Neurology 1990; 40: 1503-1509.
27. Selhorst JB, Hoyt WF, Feinsod M, Hosobuchi Y. Midbrain corectopia. Arch Neurol 1976; 33: 193-195.
28. Gaymard B, Lafitte C, Gelot A, de Toffol B. Plus-minus lid syndrome. J Neurol Neurosurg Psychiatry 1992; 55: 846-848.
29. Chen L, Maclaurin W, Gerraty RP. Isolated unilateral ptosis and mydriasis from ventral midbrain infarction. J Neurol 2009; 256: 1164-1165.
30. Biller J, Shapiro R, Evans LS, Haag JR, Fine M. Oculomotor nuclear complex infarction. Clinical and radiological correlation. Arch Neurol 1984; 41: 985-987.
31. Zwergal A, Cnyrim C, Arbusow V, et al. Unilateral INO is associated with ocular tilt reaction in pontomesencephalic lesions: INO plus. Neurology 2008; 71: 590-593.
32. Growdon JH, Winkler GF, Wray SH. Midbrain ptosis. A case with clinicopathologic correlation. Arch Neurol 1974; 30: 179-181.
33. Bril V, Sharpe JA, Ashby P. Midbrain asterixis. Ann Neurol 1979; 6: 362-364.
34. Kim JS. Asterixis after unilateral stroke: lesion location of 30 patients. Neurology 2001; 56: 533-536.
35. Fisher M, Smith TW, Jacobs R. Pure motor hemiplegia secondary to a saccular basilar artery aneurysm. Stroke 1988; 19: 104-107.
36. Gaymard B, Saudeau D, de Toffol B, Larmande P, Autret A. Two mesencephalic lacunar infarcts presenting as Claude's syndrome and pure motor hemiparesis. Eur Neurol 1991; 31: 152-155.
37. Ho KL. Pure motor hemiplegia due to infarction of the cerebral peduncle. Arch Neurol 1982; 39: 524-526.
38. Alvarez-Sabin J, Montalban J, Tintore M, Codina A. Pure sensory stroke due to midbrain haemorrhage. J Neurol Neurosurg Psychiatry 1991; 54: 843.
39. Azouvi P, Tougeron A, Hussonois C, et al. Pure sensory stroke due to midbrain haemorrhage limited to the spinothalamic pathway. J Neurol Neurosurg Psychiatry 1989; 52: 1427-1428.
40. Kim JS, Bae YH. Pure or predominant sensory stroke due to brain stem lesion. Stroke 1997; 28: 1761-1764.
41. Tsivgoulis G, Spengos K, Vassilopoulou S, Zakopoulos N, Zis V. Isolated dorsal midbrain infarct: an uncommon cause of pure sensory stroke. Cerebrovasc Dis 2006; 21: 139-140.
42. Chia LG. Locked-in syndrome with bilateral ventral midbrain infarcts. Neurology 1991; 41: 445-446.
43. Zakaria T, Flaherty ML. Locked-in syndrome resulting from bilateral cerebral peduncle infarctions. Neurology 2006; 67: 1889.
44. Benson DF, Tomlinson EB. Hemiplegic syndrome of the posterior cerebral artery. Stroke 1971; 2: 559-564.
45. Caplan LR, DeWitt LD, Pessin MS, Gorelick PB, Adelman LS. Lateral thalamic infarcts. Arch Neurol 1988; 45: 959-964.
46. Hommel M, Besson G, Pollak P, et al. Hemiplegia in posterior cerebral artery occlusion. Neurology 1990; 40: 1496-1499.
47. Hommel M, Moreaud O, Besson G, Perret J. Site of arterial occlusion in the hemiplegic posterior cerebral artery syndrome. Neurology 1991; 41: 604-605.
48. North K, Kan A, de Silva M, Ouvrier R. Hemiplegia due to posterior cerebral artery occlusion. Stroke 1993; 24: 1757-1760.
49. Caplan LR. "Top of the basilar" syndrome. Neurology 1980; 30: 72-79.
50. Akyol A, Akyildiz UO, Tataroglu C. Vascular Parkinsonism: a case of lacunar infarction localized to mesencephalic substantia nigra. Parkinsonism Rel Disord 2006; 12: 459-461.
51. Gonzales-Alegre P. Monomelic parkinsonian tremor caused by contralateral substantia nigra stroke. Parkinsonism Relat Disord 2007; 13: 182-184.
52. Morgan JC, Sethi KD. Midbrain infarct with parkinsonism. Neurology 2003; 60: E10.
53. Kuo SH, Kenney C, Jankovic J. Bilateral pedunculopontine nuclei strokes presenting as freezing of gait. Mov Disord 2008; 23: 616-619.
54. Chiray M, Foix C, Nicolesco J. Hémi tremblement du type de la sclérose en plaques par lésion rubro thalamo-sous thalamique. Syndrome de la région supéro-externe du noyau rouge avec atteinte silencieuse ou non du thalamus. Ann Méd 1923; 14: 173-191.
55. Lhermitte F. Le syndrome cérébelleux. Etude anatomo-clinique chez l'adulte. Rev Neurol (Paris) 1958; 98: 435-477.
56. Sato S, Toyoda K, Kawase K, Kasuya J, Minematsu K. A caudal mesencephalic infarct presenting only with tetra-ataxia and tremor. Cerebrovas Dis 2008; 25: 187-189.
57. Lhermitte J, Ribadeau Dumas C, Sigwald J. Syndrome céréelleux compliqué de myoclonies rythmées facio-palato-oculo-pharyngées. Rev Neurol (Paris) 1941; 73: 370-371.
58. Mossuto-Agatiello L. Caudal paramedian midbrain syndrome. Neurology 2006; 66: 1668-1671.
59. McKee AC, Levine DN, Kowall NW, Richardson EP Jr. Peduncular hallucinosis associated with isolated infarction of the substantia nigra pars reticulata. Ann Neurol 1990; 27: 500-504.
60. Parvizi J, Damasio AR. Neuroanatomical correlates of brainstem coma. Brain 2003; 126: 1524-1536.
61. Cerrato P, Lentini A, Baima C, et al. Hypogeusia and hearing loss in a patient with an inferior collicular infarction. Neurology 2005; 65: 1840-1841.
62. Musiek FE, Charette L, Morse D, Baran JA. Central deafness associated with a midbrain lesion. J Am Acad Audiol 2004; 15: 133-151, quiz 72-73.
63. Kubik CS, Adams RD. Occlusion of the basilar artery; a clinical and pathological study. Brain. 1946; 69: 73-121.
64. Gauthier G. Contribution à l'étude de la thrombose basilaire. Arch Neurol Neurochir Psychiatr 1961; 90: 210-234.
65. Castaigne P, Lhermitte F, Gautier JC, et al. Arterial occlusions in the vertebro-basilar system. A study of 44 patients with post-mortem data. Brain 1973; 96: 133-154.
66. Fisher CM. Lacunes: small, deep cerebral infarcts. Neurology 1965; 15: 774-784.
67. Fisher CM. The arterial lesions underlying lacunes. Acta Neuropathol 1968; 12: 1-15.
68. Fisher CM, Caplan LR. Basilar artery branch occlusion: a cause of pontine infarction. Neurology 1971; 21: 900-905.
69. Caplan LR, Wityk RJ, Glass TA, et al. New England Medical Center Posterior Circulation Registry. Ann Neurol 2004; 56: 389-398.
70. Marquardt L, Kuker W, Chandratheva A, Geraghty O, Rothwell PM. Incidence and prognosis of > or = 50% symptomatic vertebral or basilar artery stenosis: prospective population-based study. Brain 2009; 132: 982-988.

CHAPTER 39

橋の梗塞と出血

Chin-Sang Chung and Louis R. Caplan

橋の神経血管解剖

　橋 pons は脳底動脈 basilar artery とその分枝からの血流を受けている．橋は3つの血管群から灌流されているため，以下の3つの領域に分けることができる[1,2]．

（ⅰ）前部は脳底動脈の背側面から直接分岐している穿通枝からの血流を受けている．前部は橋底部（皮質脊髄路 corticospinal tract）の大部分と橋被蓋腹側部（内側毛帯 medial lemniscus の一部）を含んでいる．また，前部は，正中・傍正中穿通枝によって灌流される前内側部と，短回旋動脈によって灌流される前外側領域に分けられる（**図 39.1**）．この領域の血管障害によって，さまざまな運動症状が生じる[2,3]．

（ⅱ）外側部は長回旋動脈 long circumferential artery からの分枝，前下小脳動脈 anterior inferior cerebellar artery（橋尾側部），上小脳動脈 superior cerebellar artery（橋吻側部）により灌流される．これらの血管は橋被蓋外側部の表面に沿って走行し，その後，被蓋部に穿通して，傍正中動脈に対して直角方向に走る分枝を出す．外側部は，橋底部の後外側部と，橋被蓋部に位置する多くの神経路や神経核を含んでいる（**図 39.1**）．

（ⅲ）後部は非常に小さく，上小脳動脈の分枝（橋被蓋外側部と橋吻側視蓋）によって灌流されている（**図 39.1A**）．この分枝は脳底動脈遠位部から分岐し，尾側へ走行して橋被蓋へ入る．この領域には上小脳脚を含む．

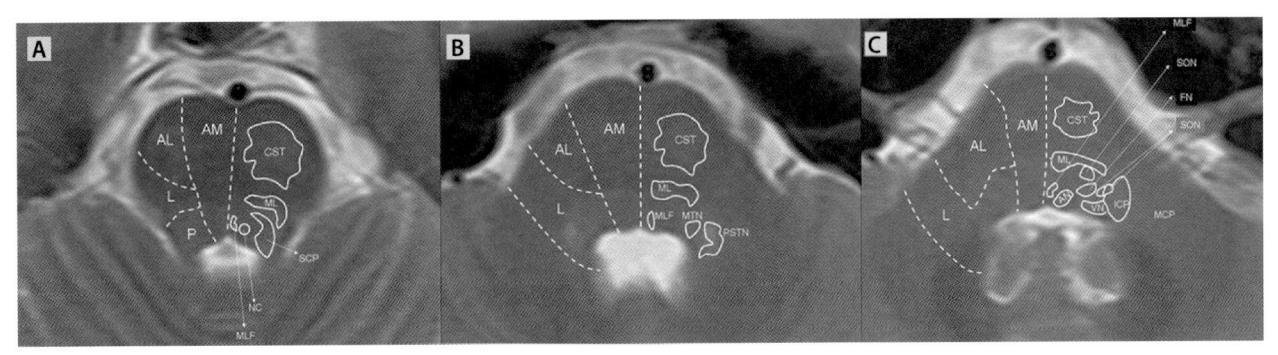

図 39.1　橋の吻側尾側方向の3つのレベルでの血管支配領域と代表的な神経路および神経核（MRI 水平断像との重ね合わせ）．
AL：前外側領域，AM：前内側領域，AN：外転神経核，CST：皮質脊髄路，FN：顔面神経核，ICP：下小脳脚，L：外側領域，MCP：中小脳脚，ML：内側毛帯，MLF：内側縦束，MTN：三叉神経運動核，NC：青斑核，P：後方領域，PSTN：三叉神経主知覚核，SCP：上小脳脚，SON：上オリーブ核，VN：前庭神経核．
（Tatu et al., 1996[1] より転載）

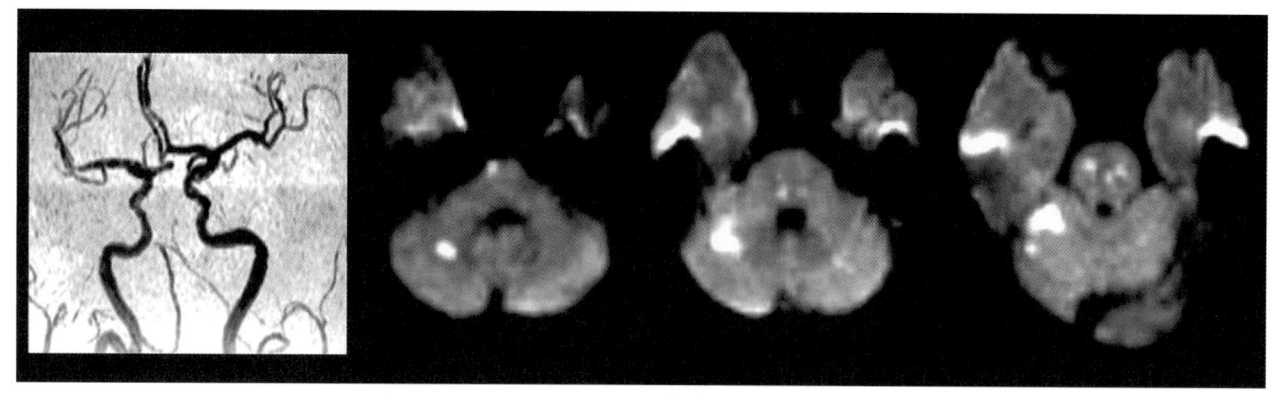

図 39.2　脳底動脈のアテローム血栓性閉塞によって生じた多発性橋・小脳梗塞.

橋梗塞
pontine infarction

　1926 年，Foix と Hillemand は，通常の脳幹の血管支配と以下の 2 つの臨床症候群について報告した．（i）片麻痺（病変が両側の場合には四肢麻痺）を呈する傍正中症候群と，（ii）同側の小脳症状や対側の運動および感覚症状を呈する被蓋外側症候群である[4]．1934 年，Lhermitte と Trelles は，橋の片側傍正中の軟化または脳底動脈病変による片麻痺（または四肢麻痺）の症例と，橋小脳部のより外側の両側性病変による偽性球麻痺を呈した症例を報告した[5]．1946 年，Kubik と Adams が，脳底動脈病変とそれに関連した橋梗塞の病的所見や臨床徴候（浮動性めまい dizziness，意識変容，瞳孔異常，眼筋麻痺，脳神経系の麻痺，構音障害，片麻痺または四肢麻痺，両側の伸展性足底反射などのさまざまな組み合わせ）について詳細な図とともに報告した[6]．これらの臨床徴候を捉えることで，CT のない時代においても死亡前（剖検前）に脳底動脈閉塞を診断することができた．1965 年，Fisher と Curry は，橋梗塞により片麻痺と構音障害を呈したいわゆるラクナ症候群 lacunar syndrome を報告した．瞳孔，感覚，高次機能の障害は認められなかった[7]．その 2 年後，Fisher は，橋の深部ラクナ梗塞により構音障害・手不器用症候群 dysarthria-clumsy hand syndrome を呈した症例を報告した[8]．Silverstein は，83 例の剖検例をレビューし，病巣（両側または片側の傍正中部，被蓋部，外側部，片側傍正中部と外側部の合併，散在性病変）により橋梗塞の症候群を分類した[9]．この報告では，およそ半数の患者が橋の片側傍正中部病変による症候群を呈していた．被蓋外側部に病変をもつ患者は非常に少なかった．CT や MRI といった画像診断の進歩は，脳幹の脳卒中の臨床診断に革新をもたらし，橋の脳卒中による臨床徴候についての研究が数多く報告されるようになった[10-12]．

■ 機序
◉ 脳底動脈アテローム血栓症

　脳底動脈のアテローム性狭窄はその部位での血栓形成 superimposed thrombosis により，脳底動脈主幹または分枝入口部を閉塞させることで橋梗塞を発症しうる（図 39.2）．18 例の脳底動脈閉塞患者（脳底動脈でのアテローム性狭窄による血栓症：11 例，塞栓症による閉塞：7 例）の組織学的検討によると，脳底動脈血栓症では全例において広範なアテローム性の内腔狭小を認めた[6]．しかしながら，この研究は CT が導入される以前のもので，また剖検に至るような重症の患者のみが対象であるため，重症度の高くない症例は含まれていない．MRI の出現により，脳底動脈血栓症によって生じた橋の小梗塞が検出されるようになってきた．高解像度の MRI では，脳底動脈のアテローム硬化性プラークを検出することが可能であり，個々の症例での橋梗塞の機序を分類できる[13]．

◉ 脳底動脈の塞栓性閉塞

　橋梗塞は，脳底動脈内腔にとどまるような大きな血栓塞栓症によっても引き起こされる．塞栓子は通常脳底動脈の遠位部にとどまり，上小脳動脈や脳底動脈遠位部からの分枝の入口部を閉塞する．塞栓子が遠位に移動する場合，橋の分枝動脈領域のみの梗塞となる症例もある．多くの症例では，脳底動脈先端部の塞栓により，中脳，視床，後大脳動脈領域の梗塞を伴う．

◉ 小血管病と微小塞栓

　脂肪硝子変性 lipohyalinosis と細い穿通枝の分枝粥腫病 branch atheromatous disease（BAD）は，橋梗塞の多くの症例において最も多い血管の病理変化である．Fisher と Curry は，橋梗塞の原因を病理学的に証明した 3 例の報告を行っている．その梗塞巣は橋の片側であり，正中を越えず，

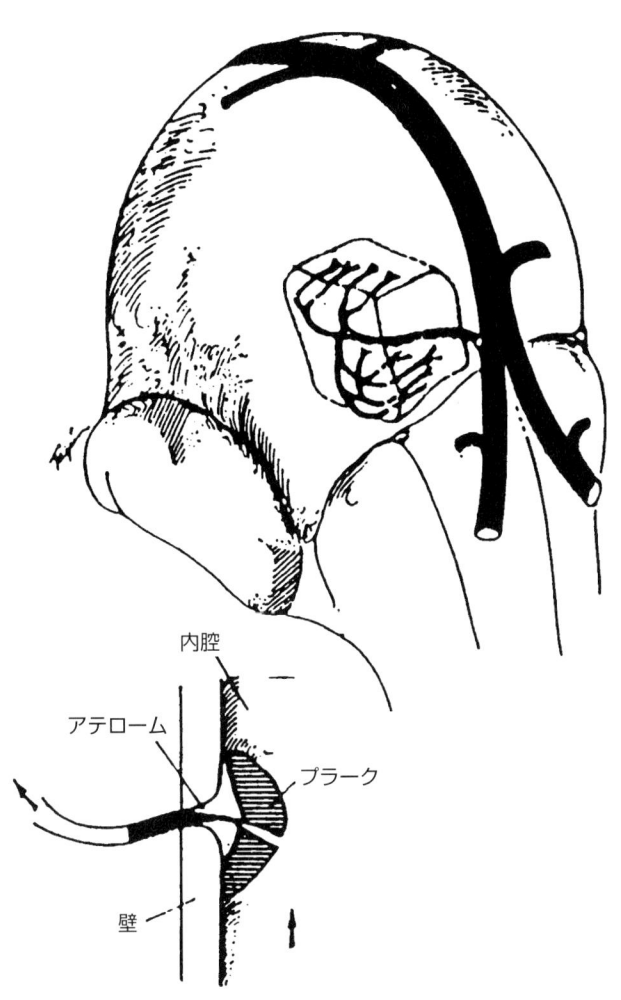

図39.3 脳底動脈分枝閉塞．下図は，上図の立方体内に示した動脈の拡大である．プラークが分枝内へ進展している．
(Fisher and Caplan, 1971[14] より許可を得て転載)

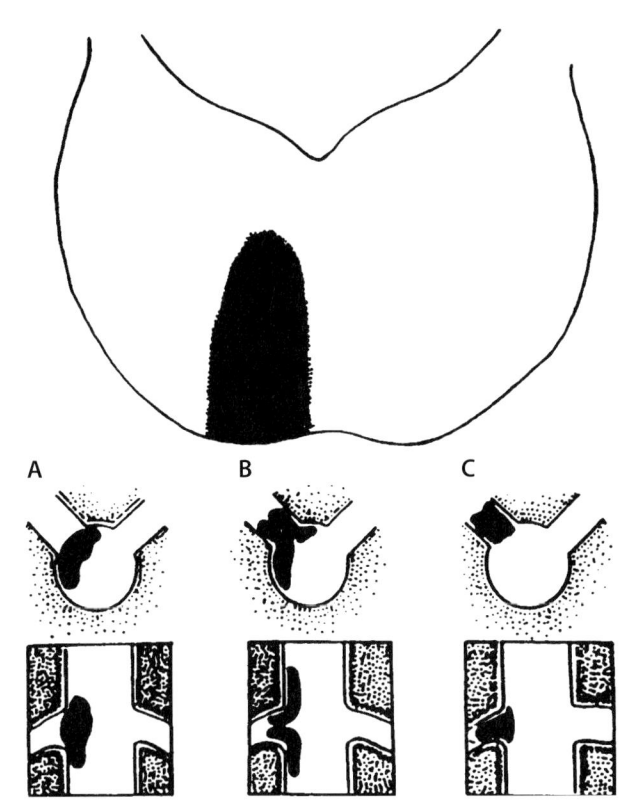

図39.4 橋傍正中底部梗塞（黒色部）．**A**：脳底動脈（親動脈）内のプラークが分枝の入口部を閉塞している．**B**：脳底動脈から分枝に進展したプラーク（接合部プラーク）を示す．**C**：分枝の入口部に生じた微小アテロームが分枝自体を閉塞している．
(Caplan LR. Stroke, a Clinical Approach. 3rd edn. Boston, MA: Butterworth-Heinemann, 2000 より許可を得て転載)

異なるレベルに位置していた．脳底動脈そのものは，すべての症例で開存していた[7]．また，これらの症例は高血圧か糖尿病のどちらかを有しており，心房細動のような塞栓源を認めなかった．Fisherは，内側毛帯に達するような橋深部に位置するラクナ梗塞の病理についても報告している．橋の梗塞部位を灌流する分枝に閉塞は認めなかった[8]．1971年，FisherとCaplanは，穿通枝の起始部に進展する脳底動脈の分枝粥腫病(BAD)により橋梗塞を生じた画期的な症例を報告した(図39.3)[14]．また，脳底動脈内腔から分岐する穿通枝の入口部に重度の閉塞病変を認めた2例についても報告している．そのうちの1例では，脳底動脈内のアテローム硬化性プラークが脳底動脈分枝の壁内貫通部を閉塞していた．もう1例では，脳底動脈内腔からのプラークが分枝入口部まで進展し，閉塞性接合部プラークを形成していた(図39.4)．Fisherは，両側の脳底動脈分枝領域梗塞の症例も報告している．この症例では，一方の分枝に微小解離が起こり，入口部に位置したプラークに裂け目が生じ，もう一方の分枝には微小なアテローム血栓を認めた[15]．橋梗塞は，主幹動脈にも伸展するようなさまざまな血管病変によって生じる．橋梗塞が脳底部表面に接する場合，最も可能性の高い血管障害は，微小アテローム血栓や接合部プラークのような分枝入口部の閉塞病変である[16] (図39.5)．一方で，橋実質内の深部に位置する梗塞は，穿通動脈の脂肪硝子変性による閉塞によって生じる真のラクナ梗塞であることが多い[17,18] (図39.6)．

■ 臨床所見

橋梗塞の臨床徴候に関する初期の報告は19世紀後半に遡り，20世紀前半には，脳幹の詳細な解剖学的および病理学的な研究が行われた[4,6,19-21]．剖検による研究では，橋梗塞74例のうち2例を除くすべての症例で，梗塞巣は橋の上部1/3か中部の片側に位置していた[9]．皮質脊髄路に病巣が位置している場合には不全片麻痺が生じ，橋外側部の病変では小脳症状が生じる．Fisherらは，橋病変によるラクナ症候

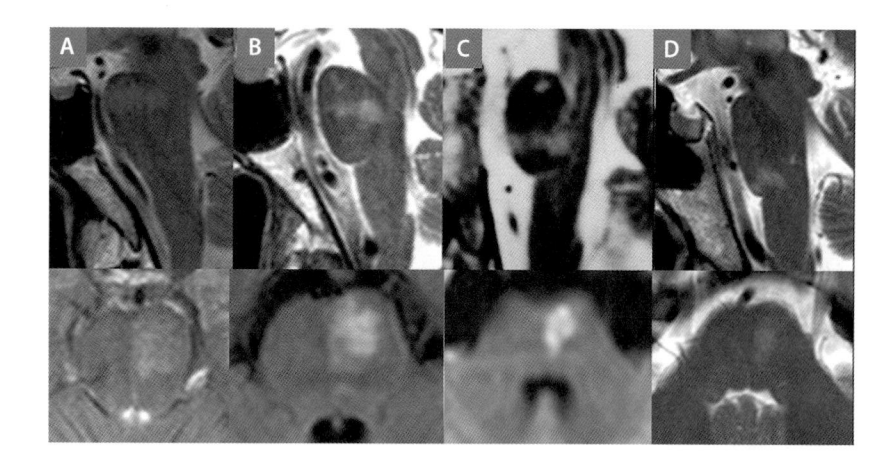

図39.5 さまざまなレベルに生じた傍正中橋梗塞のMRI矢状断像と水平断像. **A**：吻側レベル，**B**：上中レベル，**C**：下中レベル，**D**：尾側レベル.

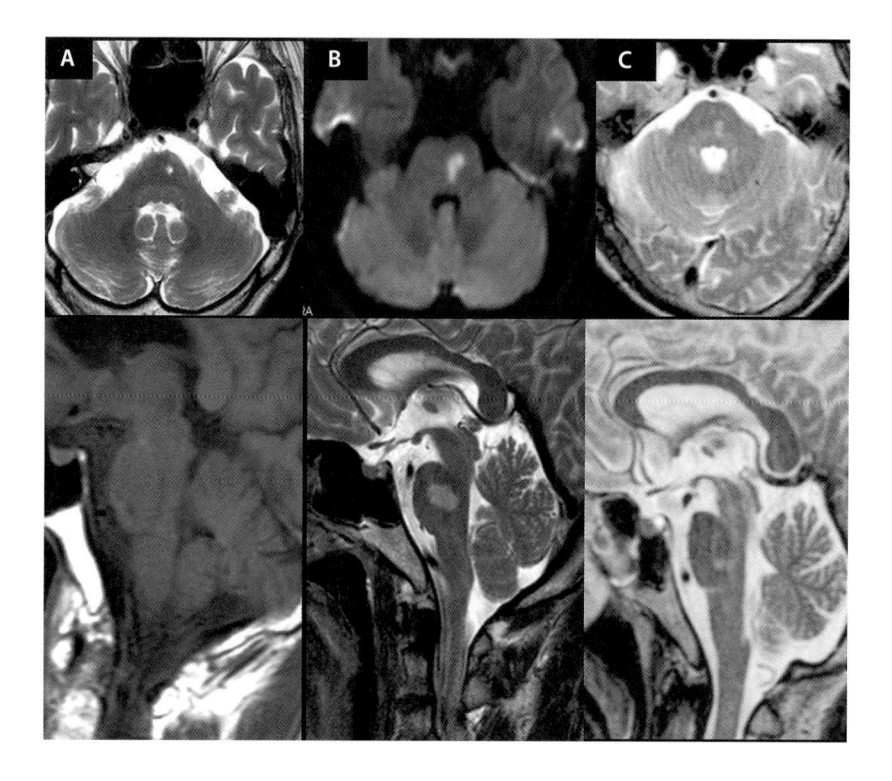

図39.6 さまざまなサイズ・形態の深部ラクナ梗塞のMRI水平断像と矢状断像. **A**：橋尾側底部に位置する非常に小さなラクナ梗塞. **B**：橋中部の脳底部-被蓋部境界をまたぐように水平方向に広がるラクナ梗塞. **C**：脳底部-被蓋部境界に沿って垂直方向に伸びるラクナ梗塞.

群（純粋運動性片麻痺[7], 運動失調不全片麻痺[8], 構音障害・手不器用症候群[8]）を報告している．最新の画像検査により，構音障害・顔面麻痺症候群 *dysarthria-facial paresis syndrome* などの新たな概念も加わってきている[22-26]．橋梗塞によるさまざまな臨床症状は，橋底部における皮質からの下行路の解剖学的位置関係の多様性を反映しているといえる．

サルにおいて，橋底部は感覚運動野とともに連合野や傍辺縁系皮質からの線維を，その位置関係を保ちながら受けている．補足運動野の顔面領域からの皮質橋路（運動路）は，橋の吻側から尾側までのすべてのレベルにおいて内側から腹側にわたる複雑な集合体を形成している．一次運動野（M1）の顔面領域からの線維は，補足運動野の顔面領域からの線維の外側で終わり，上肢領域からの線維は橋中部の半円部に終わり，下肢領域からの線維は橋尾側半分の核周囲で片側優位に伸展し，断裂したリングを形成する．このそれぞれの運動野に対応する橋の領域は，互いに分離しており，重なりは少ない[3]．

● 片側傍正中橋梗塞

傍正中枝の閉塞は，通常，皮質脊髄路，皮質橋小脳路，そして皮質延髄路を障害し，場合によっては脳神経核やその核下性線維束，内側縦束などが位置する被蓋内側部まで進展す

ることがある[2]. 神経学的徴候は，虚血重症度と被蓋部への進展の程度に影響される．したがって，さまざまなラクナ症候群が傍正中橋梗塞によって生じうる．運動障害が主症状であるが，ときには一過性の浮動性めまい，複視，共同偏倚，眼振，構音障害，嚥下障害を伴うことがある．よくあるラクナ症候群としては，純粋運動性片麻痺，構音障害・手不器用症候群，純粋感覚性脳卒中，運動失調不全片麻痺が挙げられる[7,28]. なんらかの警告徴候が，完全な神経症状に先行することがある[28,29]. 神経症状は進行することもありうる[30].

▶ 構音障害・手不器用症候群
dysarthria-clumsy hand syndrome

構音障害・手不器用症候群は多くの場合，橋梗塞で生じる．症状は梗塞の対側に生じる[22]. 患者は，構音障害，測定異常・律動異常・反復拮抗運動不能症によって特徴づけられる運動の拙劣さ，ときには体幹失調や歩行失調，そして同側の軽度の筋力低下を示す．典型的な症例では，明らかな顔面麻痺と構音障害を呈し，手はきわめて拙劣であるが，特記すべき筋力低下はなく，感覚障害も認めない．

▶ 純粋運動性片麻痺 pure motor hemiparesis

純粋運動性片麻痺は橋梗塞によって起こる神経症候群であるが，内包梗塞でも起こりうる[31]. 内包病変による純粋運動性片麻痺と橋病変による純粋運動性片麻痺は簡単には区別しにくいが，橋病変による純粋運動性片麻痺はしばしば構音障害，先行する一過性歩行障害，回転性めまい vertigo を伴うことがある．橋病変による純粋運動性片麻痺の患者では，診察時に衝動性眼球運動を伴う非対称性の水平性共同偏倚や，麻痺側の反対側(すなわち病巣側)への注視困難などの症状を認める．また，同側下肢につま先目標検査 toe-to-object testing で判明するような軽度の運動失調を示すことがあり，橋底部で交叉する線維の異常を反映していると考えられる．橋中部から尾側部を含む大きな傍正中梗塞では，重度純粋運動性片麻痺を呈し，同じ大きさの梗塞でも橋吻側部に位置する場合には，構音障害・手不器用症候群と核上性顔面麻痺を呈する[2,26].

▶ 運動失調不全片麻痺 ataxic hemiparesis

運動失調不全片麻痺は傍正中橋梗塞，特に錐体路が保たれている場合に起こることがある．構音障害・片側運動失調 dysarthria-hemiataxia や四肢運動失調不全片麻痺 quadrataxic hemiparesis のような運動失調不全片麻痺の異型を呈することもある[2,32]. この症候群は，梗塞巣が橋吻側部で若干外側に位置しているときに起こりやすい．

▶ 眼球運動障害 oculomotor disorder

橋底部梗塞患者で随意または反射性の眼球運動を観察すると，同側への滑動性追従眼球運動 smooth-pursuit eye movement が優位に障害され，衝動性眼球運動 saccade を行わせることにより消失する．この滑動性追従眼球運動の障害が目立つのに比べ，視覚誘導性衝動性眼球運動の障害や前庭眼反射の障害はほとんどない[33]. 橋底部から被蓋部にかけての梗塞では，さまざまな注視異常に加え，不全片麻痺や感覚障害を呈することがある．それには，外転神経麻痺，核間性眼筋麻痺 internuclear ophthalmoplegia，水平注視麻痺，一眼半水平注視麻痺症候群 one-and-a-half syndrome が含まれる[34].

▶ その他の神経症状

脳幹のラクナ梗塞は，不随意の肢節強直性攣縮に関連している可能性がある．初期に純粋運動性片麻痺を呈した橋腹側部ラクナ梗塞患者の急性期において，麻痺肢に不随意の強直性攣縮が認められたことが報告されており，その症状に対してジアゼパムの経口投与が著効した[35]. 病的笑いが3例に認められたという報告もある[34].

● 橋外側部梗塞

橋外側部梗塞は非常に稀で，内側毛帯を障害することがある(図 39.1). この梗塞では，初期にはしびれやチクチク・ヒリヒリといった痛みを呈し，最終的には三叉神経痛様の感覚障害を生じる[36].

● 片側橋被蓋部梗塞

橋被蓋外側部のみの梗塞は非常に稀で(図 39.7A)，通常は前下小脳動脈または上小脳動脈の閉塞による梗塞の一部として生じる(図 39.7B). この梗塞により，図 39.1 で示すような橋被蓋部に位置する神経路や神経核がさまざまな組み合わせで障害される．神経症状は，梗塞が吻側尾側方向のどのレベルにあるかによってさまざまである．よく認められる神経学的所見としては，病巣方向への共同注視麻痺，外転神経麻痺，顔面神経麻痺，三叉神経領域の感覚障害，そして対側の片麻痺や純粋感覚障害(頸部以下の対側の表層感覚異常と深部覚・振動覚の低下)である．聴覚異常は前下小脳動脈領域の梗塞に先行する場合がある[37].

● 前下小脳動脈領域梗塞

通常この領域の梗塞巣は，橋腕部 brachium pontis を含む．小脳片葉や被蓋外側部を含むこともある．前下小脳動脈領域梗塞では，前下小脳動脈領域内のみに梗塞巣がとどまる症例と，他の後方循環領域に梗塞を併発する症例に分けら

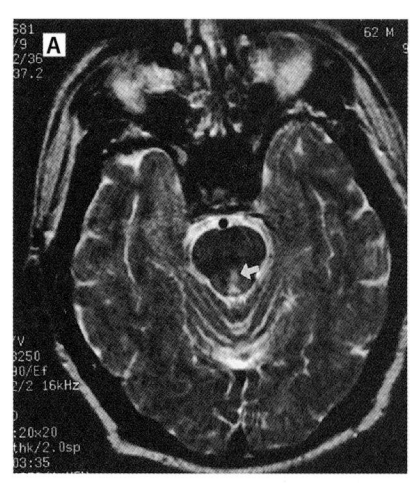

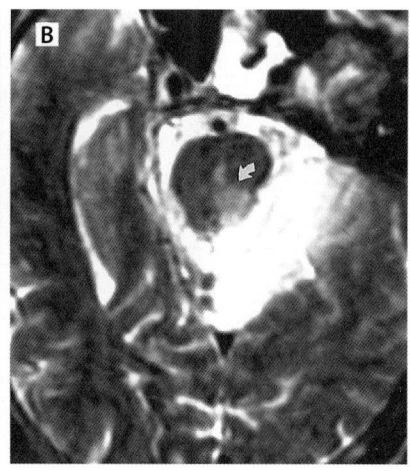

図 39.7　A：橋被蓋部の小さな片側の傍正中橋梗塞(矢印)の MRI 像．B：左上小脳動脈閉塞による比較的大きな片側の被蓋部梗塞(曲矢印)の MRI 像．

れる．前下小脳動脈領域のみに梗塞巣が限局する患者のほとんどは糖尿病であり，病変部位は前下小脳動脈の近位部である[38]．この患者では，同側の聴力低下や回転性めまいが先行することがある．これらの所見は，前下小脳動脈の分枝である内耳動脈 internal auditory artery 領域の虚血によって生じる．対照的に，前下小脳動脈全域の梗塞は，通常，頭蓋内椎骨動脈や脳底動脈などの大血管病変によって生じる．

　前下小脳動脈領域梗塞の症状は，橋梗塞では顔面神経と聴神経が障害され，延髄梗塞では舌咽神経と迷走神経が障害されるという点以外は，延髄外側梗塞の症状と似ている．前下小脳動脈領域梗塞の剖検例における最も大規模な研究は，Amarenco と Hauw により行われた[39]．この研究では，1963〜1982 年の間に Paris の Salpetriere 病院にて剖検が行われた 162 例の小脳梗塞患者において，前下小脳動脈領域梗塞を 20 例 24 血管に認めた．小脳内の前下小脳動脈領域のみに梗塞が限局していた症例は片側性の 10 例と両側性の 3 例であり，残りの 7 例では脳幹や他の血管支配を受ける小脳にも梗塞巣を認めた．小脳の前下小脳動脈領域のみに梗塞を認めた 13 例において多く認められた自覚的症状は，回転性めまい(7 例)，嘔吐(6 例)，頭痛(5 例)，歩行不安定性(5 例)，構音障害(4 例)であった．顔面の筋力低下(3 例)，顔面のしびれ(2 例)，耳鳴(2 例)の頻度は低かったと報告されている．5 例では傾眠を認め，そのうち 1 例では一過性の意識消失を認めた．この 13 例において多く認められた他覚的所見は，顔面の筋力低下(10 例)，三叉神経障害(7 例)，眼振(6 例)，四肢の測定異常(5 例)，注視麻痺(5 例)，聴力低下(3 例)であった．

▶ 脳神経麻痺

　橋被蓋部梗塞では，単独または複数の脳神経麻痺をしばしば生じる．眼球運動障害は多く認められる症状であり，水平方向の複視を生じさせる外転神経麻痺が単独で起こる場合や対側眼の垂直方向注視麻痺などの眼球運動障害がいくつか組み合わさる場合がある．橋被蓋外側部にのみ梗塞が限局すると，内側毛帯と外側脊髄視床路の両者を侵すような病変によって生じる対側の片側感覚消失を起こし，しばしば同側の外転神経麻痺，顔面神経麻痺，核間性眼筋麻痺，一眼半水平注視麻痺症候群(同側の注視麻痺と核間性眼筋麻痺)を合併する．脳幹の画像上の異常所見は，眼球運動症状とよく関連する．橋被蓋尾側部梗塞では，咀嚼筋の筋力低下，三叉神経領域の感覚障害，顔面下部の麻痺，口蓋運動の低下などの眼球運動以外の脳神経麻痺を起こす．眼球運動およびそれ以外の障害の双方とも，通常は数か月以内に改善する．

▶ 感覚障害

　橋被蓋部梗塞では，さまざまな感覚の症状とともに，運動失調，バランス障害，不明瞭言語，複視，耳鳴を伴う．橋被蓋外側部梗塞の症候は，固有感覚(深部感覚)を伝える内側毛帯や温痛覚情報を伝える外側脊髄視床路と関連し，その両方が障害された場合の症状はその組み合わせとなる．上肢と下肢，頭部，手と顔面のしびれやチクチク・ヒリヒリといった痛みは，最も多い感覚症状である．橋被蓋内側部または外側部の梗塞患者の一部では，純粋な感覚症状のみを呈する．感覚の訴えは，内側毛帯や外側脊髄視床路の障害に対応した手と口，または片側の体部に限局することもあるが，ときには大脳半球梗塞でよくみられるような一肢，上下肢，または顔面に限局することもある．感覚障害のみの，あるいは感覚障害優位の脳梗塞は，橋傍正中背側部の小梗塞によって生じることがほとんどである[40]．橋の純粋感覚性脳卒中 pure sensory stroke は，(ⅰ)浮動性めまいや歩行失調を伴う頻度が高い，(ⅱ)毛帯性感覚症状が優位である，(ⅲ)下肢優位または手口型になることがしばしばある，(ⅳ)両側の口周囲の

症状が多いという点で，視床の純粋感覚性脳卒中と区別される．視床の純粋感覚性脳卒中とは異なり，橋の純粋感覚性脳卒中では温痛覚が正常で振動覚と深部覚が選択的に障害されやすい．また，視床病変では体幹が保たれる傾向がある（橋病変では障害される）．感覚毛帯 sensory lemniscus が障害されると，温痛覚，触覚，固有感覚がいずれも障害され，多くは眼球運動障害を伴う．

◉ 両側橋梗塞

大きな両側橋梗塞は通常，塞栓性かアテローム血栓性の脳底動脈閉塞によって生じる（図39.8）．臨床所見は橋出血患者に認められるものと類似しており，両者の神経症状や徴候には多くの共通点がある．脳底動脈血栓症の患者において，回転性めまい，常にある疼くような鈍い頭痛，複視，霧視，失調性歩行，意識変容は，よく認められる症状である．構音障害，（嚥下障害などの）偽性球麻痺，情緒不安定，片麻痺または四肢麻痺，外転神経麻痺，瞳孔異常，顔面麻痺，舌の麻痺，感覚異常，腱反射亢進，両側のBabinski反射陽性は，よく認められる神経徴候である[41]．中脳障害を付随する場合には，中脳徴候を認める患者もいる[6,9]．

脳底動脈血栓症の場合，最初の数日は軽微な不全片麻痺や他の軽度な神経症状のみしか呈さないこともある．その後，血栓症の進展とともに，昏迷や昏睡傾向となり，四肢麻痺，眼筋麻痺，失声，嚥下障害を呈するようになる[42-44]．Fisherは，症状がしばしば不全片麻痺として始まることを報告し，この初期の軽度の神経徴候を"herald hemiparesis"と名づけた．麻痺側の対側にも，わずかな反射異常や運動障害を認めることもある．重度の脳底動脈狭窄の患者では，片側の橋梗塞後しばらくして対側の梗塞を生じ，両側橋梗塞に至ることもある（図39.9）．

■ 予後

他の脳卒中症例と同様に橋梗塞のすべての症例において，その発症の血管機序を理解するためにくまなく評価を行うべきである．機序を理解することは治療選択において，また予後を予測するにあたって重要である．梗塞巣拡大を抑え，危険因子の治療を行い，さらなる脳卒中発症を予防することが治療の主な目的である．抗血栓薬の選択は，背景にある血管の病態とその病態機序に基づいて行われるべきである．

CT, CTA, MRI, MRAを用いることで，橋とその動脈の構造的異常を捉えることができる[45]．経頭蓋Doppler法 transcranial Doppler（TCD）は血行動態を評価し，非侵襲的に微小塞栓信号 microembolic signals をモニタリングすることができる[46]．

脳底動脈閉塞は，例外なく致死的であると考えられてきた．

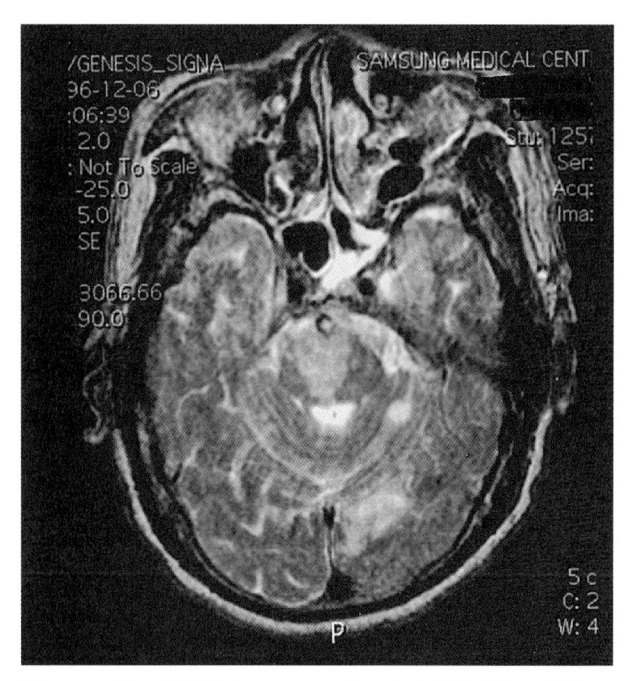

図39.8 脳底動脈閉塞によって生じた両側橋梗塞急性期のMRI像．脳底動脈内腔に高信号を認める．
P：後方．

しかしながら最近では，脳底動脈が閉塞しても障害がない，またはわずかな障害のみの症例も報告されている[47]．障害の進展は，側副血行路の存在と塞栓子の遠位への移動が起こるかによって規定されている．突然発症や緩徐進行性の徴候がある症例は通常，以前に一過性脳虚血発作を起こした症例より重症の障害を示す[48]．

橋のラクナ梗塞は梗塞領域が小さいため，通常は予後良好であるが，以前に脳に病変をもった症例の場合では，予後はさまざまである[49]．脳底動脈分枝の両側閉塞の患者で，時期を異にした橋梗塞を認める場合，進行性の症状悪化や致死的な予後を示すことがある[15]．良好な予後を得られるかどうかは，皮質脊髄路に影響する橋病変のレベルに関連している．橋吻側部の傍正中部や被蓋底部に梗塞がある患者は，橋下部に梗塞がある患者に比して有意に障害が軽い．皮質脊髄路を含まない橋底部の小梗塞患者や小血管病による被蓋部のラクナ梗塞患者は，脳底動脈分枝病変による大きな橋底部梗塞患者に比べ，回復が良好である[24]．眼球運動障害は通常，数か月間で改善する．

嚥下障害を認める場合，嚥下造影（video fluoroscopic modified barium-swallowing examination）は嚥下機能を評価する手段として非常に重要であり，予後に関する情報を得ることができる．初期には重症でも，回復は良好であることが多い．誤嚥防止の積極的なプログラムにより，ほとんどの患者では最終的に経口摂取を再開できる[50]．

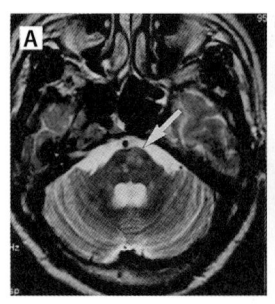

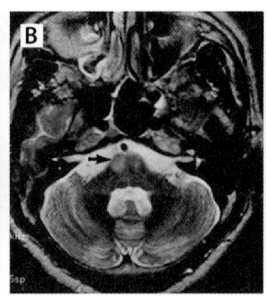

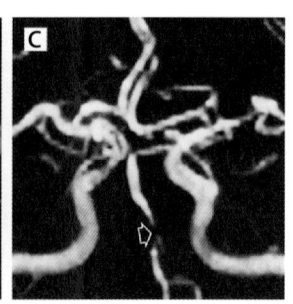

図39.9 A：片側橋梗塞のMRI像．B：3か月後に対側に別の梗塞を発症した．C：これらはMRAにて認められる脳底動脈の著明な狭窄（矢印）によって生じた．

■ 治療

穿通枝領域梗塞のほとんどの患者では症状が進行することがあるので，脳血流を最大限にすることが主な治療方針である．血圧に関しては，過度に高く（180/110 mmHg以上）ならなければ，降圧するべきではない．体液量は十分量の経静脈的輸液，または嚥下障害のない場合における経口水分摂取によって保たれるべきである．脳梗塞急性期において，患者はしばしばベッド上安静で看護される[51]．分枝領域の低灌流が大きな問題であり，また狭小化した分枝内腔では白色血栓（血小板とフィブリンが主体）と赤色血栓（赤血球とフィブリンが主体）のどちらが障害の主な原因であるか不明であるため，抗血小板薬（アスピリン，クロピドグレル，ジピリダモール，シロスタゾール）と抗凝固薬（ヘパリン，ヘパリン類似物質，低分子ヘパリン，ワルファリン）のどちらが有効かは不明である．

しかし，脳底動脈のアテローム性動脈硬化による血栓症，または脳底動脈への塞栓症により発症した橋梗塞の場合には，急性期で脳幹の梗塞巣が広範でなければ血栓溶解療法を検討する．脳底動脈閉塞において，経動脈的血栓溶解療法は，経静脈的血栓溶解療法よりおそらく効果的と思われる[52,53]．脳底動脈血栓症に加え，アテローム硬化性の血管狭小化を伴う患者の一部では，血栓溶解療法後の血管の開存を維持するため，血管形成術や自己拡張型ステント留置を考慮してもよい．しかし現時点において，その効果と安全性は証明されていない．

確実な塞栓源をもつ患者の場合，血栓溶解療法後には，塞栓源が改善されるまで，標準的なヘパリンの経静脈的投与とその後のワルファリン療法が行われる．血栓溶解薬が投与されていない脳底動脈血栓症の患者の場合，ヘパリンとそれに引き続くワルファリンが投与される．また，脳梗塞発症時に抗血小板薬を使用していた患者の場合，4～6週間の抗凝固療法を検討してもよい．臨床経過が安定化したときに，抗凝固薬から抗血小板薬への変更を行うか，他の抗血小板薬の追加を行ってもよい．重度の脳底動脈狭窄と再発性の脳梗塞を有している患者の場合，定期的にMRA，CTA，TCDにて脳底動脈の状態を観察しながら，長期のワルファリン療法も検討される[54,55]．

橋出血

pontine hemorrhage

すべての脳出血のうち10％は，橋出血である[56]．CTが開発される前の時代では，原発性橋出血は，水平注視麻痺，針先瞳孔 pinpoint pupils，高熱，四肢麻痺，急速発症の昏睡などを示す致死的な疾患と考えられていた．CTの導入により小さな血腫を検出できるようになったため，臨床症状と予後はさまざまであることが判明してきた．しかしながら，橋出血は依然として致死率の高い疾患であり，全症例での死亡率は55～60％以上である[57-62]．高血圧が最も多い原因であり[57]，海綿状血管腫のような発見されにくい血管奇形は，稀ではあるが，特に若年者において重要な高血圧以外の原因となる[60]．

■ 分類と臨床症候

原発性橋出血に関するさまざまな分類が，特にCTの導入以降提唱された．ChungとParkは臨床所見とCT所見から原発性橋出血を，広範囲型，橋底部-被蓋部型，両側被蓋部型，小さな片側被蓋部型，の4つに分類した[57]（図39.10）．この報告では，それぞれの型における臨床症状およびCT所見（血腫の大きさ，正中を越えるか，中脳への進展，第4脳室への穿破など）の特徴も示されている．

● 広範囲型または大きな傍正中型

広範囲型（図39.10A）における破裂血管は，脳底動脈からの太い正中・傍正中穿通枝の遠位部であり，血腫は初期には被蓋部と橋底部の境界に位置する．血腫は拡大すると最終的には円形または卵円形となり，橋の大部分は血腫で置き換わる[56]．この血腫はときには中脳に向けて吻側に進展することもあるが，延髄に向けて尾側に進展することは稀である．第4脳室への穿破はよく認められる[57,58]．

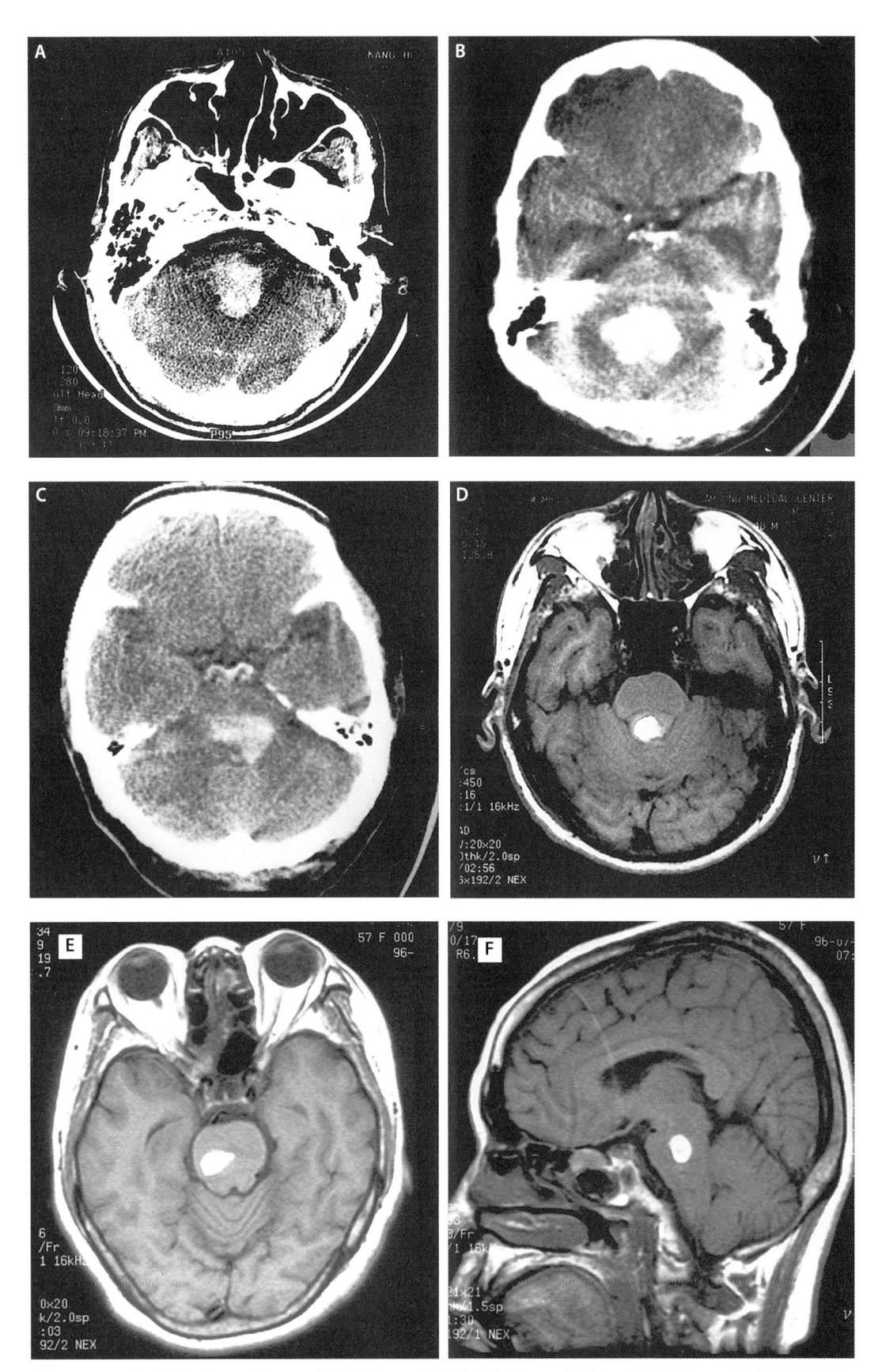

図 39.10 原発性橋出血の分類．**A**：広範囲型，**B**：両側被蓋部型，**C**：橋底部−被蓋部型，**D**：片側被蓋部型，**E,F**：片側橋底部型．

▶ 意識レベル

意識レベルの低下は，最も目立つ初期の徴候である．多くの患者では，数時間のうちに昏睡や昏迷になる．昏睡患者はすべて死亡に至る[57]．

▶ 幻覚

鮮明で色味のある幻覚は，出血発症の3〜50日後に起こり，数日のうちに消失する．幻覚体験の機序としては，おそらく橋被蓋部の網様体の機能障害が関連していると思われる[61]．

▶ 呼吸障害

異常な呼吸パターンは，「持続性吸息呼吸での吸気時あえぎ呼吸 inspiratory gasps of apneustic respiration」，Cheyne-Stokes呼吸，遅い努力性呼吸，あえぎ呼吸，無呼吸などと記述される[61,62]．致死的な橋出血の連続43例において，86％が入院時に呼吸異常を呈していた[56]．

▶ 運動障害

発症時に一部の患者では片麻痺を呈するが，その後すべての患者は四肢麻痺に至る．四肢の腱反射は亢進し，Babinski反射は陽性となる．振戦，激しい身震え shivering，ジストニア肢位などの他の自発運動がしばしば起こり，誤ってけいれん発作と捉えられてしまうことがある．除脳運動は自然に，または痛覚刺激後に起こる．除脳姿勢は多くの患者で認められる[56]．異常な四肢の運動が他の臨床症状の発症時に認められ，しばしばけいれん発作と誤解される[63]．

▶ 脳神経麻痺

延髄の脳神経運動核への皮質延髄路の破壊により，顔面・咽頭・口蓋・舌の筋力低下などの球症状が生じる．通常の神経診察は昏睡患者では困難である．呼気時に頬が膨れること，眼瞼の筋緊張低下，中咽頭での分泌物貯留が通常観察される．全聾や突然の聴力低下，浮動性めまい，回転性めまい，顔面のしびれもよく認められる症状である．生存患者において味覚障害が残存することもある．剖検において，孤束路の神経核と神経線維の減少が認められる[56]．

▶ 眼球運動障害

対光反射のある小さな針先瞳孔は，交感神経下行路の障害によって生じる橋出血の特徴的所見であるが，ときには瞳孔不同 anisocoria や斜偏倚 skew deviation も認められる[62]．両側の水平共同注視麻痺は，傍正中橋網様体 paramedian pontine reticular formation（PPRF）が障害されたときにしばしば出現する．随意性の，または頭位の回旋や氷水刺激による反射性の水平眼球運動は消失する．病巣が橋底部優位に存在する一部の患者では，反射性の眼球運動は保たれる[64]．眼球浮き運動 ocular bobbing（Fisher によって記述された，突然の急速な共同性の眼球の沈下と，それに続く数秒後の緩徐な正中位への上昇）も認める．この浮き運動は，中脳や間脳の垂直注視中枢が保たれる一方で，水平注視中枢が障害されるためと説明できる[65]．

▶ 自律神経障害

異常な発汗，神経因性膀胱といった自律神経障害の所見も報告されている．高体温は致死的な症例において多く認められる[57,58,62,66]．

▶ 予後

広範囲型原発性橋出血の予後は，すべての橋出血の病型の中で最も悪い．患者の90％以上は，数週間以内に死亡する．生存しても，植物状態か閉じ込め症候群となる[57]．

◉ 両側被蓋部型と橋底部-被蓋部型

両側被蓋部型（図 39.10B）と橋底部-被蓋部型（図 39.10C）は，障害されている構造によって分けられるが，両型ともきわめて類似した臨床所見と予後を示す．加えてこの両型での出血血管は，同じであると考えられている．血腫は両側橋被蓋部か，橋底部と被蓋部の境界に形成される．血腫の程度と進展の方向のみが両型の違いである．患者は通常，突然の傾眠・昏迷，ときには昏睡状態に陥り，両側の眼球運動麻痺や他の複数の脳神経麻痺，不全片麻痺・四肢麻痺，ときには除脳・除皮質姿勢を呈する[57]．両側性だが非対称性の被蓋部出血の患者では，片側の水平注視麻痺（通常は病巣側への注視麻痺*）を呈したり，一眼半水平注視麻痺症候群（麻痺性橋性外斜視 paralytic pontine exotropia とも呼ばれる）を認めることが多い[67]．

予後は広範囲型よりは多少よいが，きわめて悪い．橋出血のレビューの1つでは，生存率は両側被蓋部型で14.3％，橋底部-被蓋部型で25.1％と報告されている[57]．網様体の線維が保たれる場合，患者は意識清明のままで生き延びるが，完全な水平性眼筋麻痺と眼球浮き運動を呈する[68]．両側の水平注視麻痺は，傍正中橋網様体とそれに隣接する橋縫線を含む片側傍正中橋被蓋部病変によって生じる．この病変では，対側の橋被蓋部の網様体は障害されないため，意識は保たれる．稀ではあるが，橋底部-被蓋部の血腫が片側にとどまり，交叉する脳神経の異常と片麻痺を呈した症例が報告さ

---

* 訳注：眼球は病変の対側へ向く．

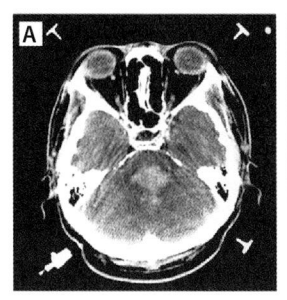

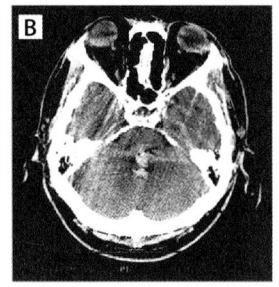

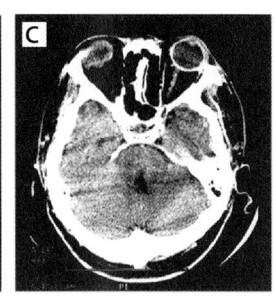

図 39.11　橋底部-被蓋部の原発性橋出血のCT像．定位脳手術によって血腫の吸引に成功した．A：手術前，B：手術直後，C：手術2週間後．

れている．

● 小さな片側被蓋部型

小さな血腫が片側被蓋部に生じ(図39.10D)，正中を越えず橋底部にも進展せずに局在することがある．この場合，古典的ラクナ症候群と同様の臨床症候を呈し，CTを撮影する前の段階ではラクナ梗塞と診断されうる[57]．この型の出血は，外側から被蓋部に入り内側へ走行して傍正中枝と直交する長回旋枝からの穿通枝の破裂，またはより頻度は低いものの橋底部から穿通する傍正中枝遠位部の破裂によって生じる．

主な臨床徴候としては，以下のような眼球の異常と他の脳神経の異常がある．(ⅰ)瞳孔不同のような瞳孔異常(この場合，同側の瞳孔は縮瞳しているが，瞳孔反射は正常である)，(ⅱ)同側の共同注視麻痺，核間性眼筋麻痺，一眼半水平注視麻痺症候群，同側の外転神経麻痺，上方注視障害，眼球浮き運動といった眼球運動の障害．片側の感覚消失は，被蓋外側部出血患者に通常認められる臨床所見で，内側毛帯の障害と関連している．稀ではあるが，三叉神経領域の感覚症状や，触覚・振動覚・位置覚のみの選択的な感覚障害も認められる．運動障害は初期には両側性であるが，通常は軽度で一過性である．小脳性の肢節運動失調が片側の感覚障害に伴うことがあり，障害部位が結合腕(上小脳脚)交叉の前か後か，またはそのレベルのどこにあるかによって，同側性，対側性，ときには両側性を呈する．

聴力低下，構音障害，嚥下障害，同側の顔面感覚の低下，同側の角膜反射の消失，両側眼瞼下垂といった他の脳幹所見も合併することがある[69]．運動失調は同側の上下肢，または両側四肢に出現することがある．血腫が被蓋部のどの部位にあるかによって臨床徴候はさまざまである．たとえば，血腫が傍正中の橋底部-被蓋部の境界に位置し内側毛帯を含んでいると，運動失調，ジストニア肢位，感覚低下，立体覚や2点識別覚の障害，温度覚が保たれた限局性の対側触覚異常を呈する．傍正中橋網様体を含んだ片側の被蓋背側部に血腫があると，一眼半水平注視麻痺症候群を呈することがある．

病巣と対側の聴覚過敏も生じうる[70]．非常に稀であるが，認知機能障害，注意力低下，前向性健忘が起こることもある[71]．片側の被蓋外側部の出血では，しばしば身体障害なく生存することがあり，ChungとParkの研究では生存率は94.1％であった[57]．

● 小さな片側橋底部型

片側橋底部型(図39.10E,F)の原発性橋出血は非常に稀で，構音障害を伴う，または伴わない純粋運動性片麻痺，運動失調不全片麻痺，構音障害・手不器用症候群といったラクナ症候群と近似する臨床徴候を呈する[52,72-74]．同側の感覚低下は，内側毛帯が含まれると起こることがある．脳出血患者をラクナ梗塞患者から見分ける唯一の徴候は，頭痛の存在か，「重苦しさ heaviness」と嘔気・嘔吐である．片側の橋底部の出血患者は通常生存することができ，後遺症として軽微な不全片麻痺を残すのみのことが多い．

■ 臨床経過と予後

橋出血患者の生存率は，内科的治療の進歩とCTやMRIで発見される小さな良性の橋出血の検出率が向上したために総じて改善傾向にあるが，正確な臨床経過の評価は根拠のある治療法の確立と不必要な介入を避けるために重要である．

原発性橋出血患者の臨床経過は，初期の意識レベル，血腫の大きさ，位置，橋以外への進展，全身合併症の有無によってさまざまである．血腫の体積と横断面や矢状面での長さは，最も重要な因子である[57,59,69]．血腫の小脳，中脳，第4脳室への進展，またはこれらの組み合わせは，予後不良と関連している．中脳への進展と正中を越える血腫は，予後に対して有意に関連している[57]．他の予後不良因子としては，高血圧の既往，入院時の昏睡，運動反応の欠如，頭位変換眼球反射の消失，角膜反射消失，高体温(>39℃)，高血圧(平均動脈圧>130 mmHg)，頻脈(>110 bpm)，中脳と視床へ進展，急性水頭症，脳室穿破が挙げられる[58]．

■ 治療

　原発性橋出血の治療にも，高血圧性脳出血に対する基本的な管理方法が適応できる．十分な気道確保と酸素投与，過換気や高浸透圧薬による頭蓋内圧のコントロール，血圧管理，合併症の予防が，内科的管理の基本方針である[75]．内科的管理は，ほとんどの症例において，外科的手技と同等の効果をもっている[63,69,73,76]．コンピューター支援による定位的血腫吸引術により，脳深部血腫に直接アプローチしてドレナージを行うことが可能になった（**図 39.11**）．ただし，外科的手技は，第 4 脳室に隣接した片側被蓋部に血腫を有する患者のみに限定して行うべきである．

参考文献

1. Tatu L, Moulin T, Bogousslavsky J, Dubernoy H. Arterial territories of human brain: brainstem and cerebellum. Neurology 1996; 47: 1125-1135.
2. Kumral E, Bayulkem G, Evyapan D. Clinical spectrum of pontine infarction. Clinical-MRI correlations. J Neurol 2002; 249: 1659-1670.
3. Schmahmann JD, Ko R, MacMore J. The human basis pontis: motor syndromes and topographic organization. Brain 2004; 127: 1260-1291.
4. Foix C, Hillemand P. Contribution a l'étude des ramollissements protubérantiels. Rev Méd 1926; 43: 287-305.
5. Lhermitte J, Trelles JO. L'artériosclérose du tronc basilaire et ses conséquences anatomo-cliniques. J Psychiat Neurol 1934; 51: 91-107.
6. Kubik CS, Adams RD. Occlusion of the basilar artery - a clinical and pathological study. Brain 1946; 69: 73-121.
7. Fisher CM, Curry HB. Pure motor hemiplegia of vascular origin. Arch Neurol 1965; 13: 30-44.
8. Fisher CM. A lacunar stroke: the dysarthria-clumsy hand syndrome. Neurology 1967; 17: 614-617.
9. Silverstein A. Pontine infarction. In: Vinken PJ, Bruyn GW, eds. Handbook of Clinical Neurology. Vol. 12. Vascular Disease of the Nervous System, part II. Amsterdam: North-Holland Publishing Company, 1972; 13-36.
10. Caplan LR. Posterior Circulation Disease: Clinical Findings, Diagnosis, and Management. Cambridge: Blackwell Science, 1996.
11. Caplan LR, Wityk RJ, Glass TA, et al. New England Medical Center Posterior Circulation Registry. Ann Neurol 2004; 56: 389-398.
12. Voetsch B, Dewitt LD, Pessin MS, Caplan LR. Basilar artery occlusive disease in the New England Medical Center Posterior Circulation Registry. Arch Neurol 2004; 61: 496-504.
13. Klein IF, Lavallee PC, Schouman-Claeys E, Amarenco P. High-resolution MRI identifies basilar artery plaques in paramedian pontine infarct. Neurology 2005; 64: 551-2.
14. Fisher CM, Caplan LR. Basilar artery branch occlusion: a cause of pontine infarction. Neurology 1971; 21: 900-905.
15. Fisher CM. Bilateral occlusion of basilar artery branches. J Neurol Neurosurg Psychiatry 1977; 40: 1182-1189.
16. Toyoda K, Saku Y, Ibayashi S, et al. Pontine infarction extending to the basal surfaces. Stroke 1994; 25: 2171-2178.
17. Fisher CM. The arterial lesions underlying lacunes. Acta Neuropathol 1968; 12: 1-15.
18. Caplan LR. Intracranial branch atheromatous disease: a neglected, understudied, and underused concept. Neurology 1989; 39: 1246-1250.
19. Stopford JSB. The arteries of the pons and medulla oblongata. Part II. J Anat Physiol (London) 1916; 50: 255-280.
20. Denny-Brown D. Basilar artery syndromes. Bull New Engl Med Cent 1953; 15: 53-60.
21. Hiller F. The vascular syndromes of the basilar and vertebral arteries and their branches. J Nerv Ment Dis 1952; 116: 988-1016.
22. Glass JD, Levey AI, Rothstein JD. The dysarthria-clumsy hand syndrome: a distinct clinical entity related to pontine infarction. Ann Neurol 1990; 27: 487-494.
23. Moulin T, Bogousslavsky J, Chopard JL, et al. Vascular ataxic hemiparesis: a re-evaluation. J Neurol Neurosurg Psychiatry 1995; 58: 422-427.
24. Bassetti C, Bogousslavsky J, Barth A, Regli F. Isolated infarcts of the pons. Neurology 1996; 46: 165-175.
25. Gorman MJ, Dafer R, Levine SR. Ataxic hemiparesis: critical appraisal of a lacunar syndrome. Stroke 1998; 29: 2549-2555.
26. Hopf HC, Tettenborn B, Kramer G. Pontine supranuclear facial palsy. Stroke 1990; 21: 1754-1757.
27. Rascol A, Clante M, Manelfe C, Guiraud B, Bonafe A. Pure motor hemiplegia: CT study of 30 cases. Stroke 1982; 13: 11-17.
28. Wali GM. 'Fou rire prodromique' heralding a brainstem stroke. J Neurol Neurosurg Psychiatry 1993; 56: 209-210.
29. Muengtaweepongsa S, Singh NN, Cruz-Flores S. Pontine warning syndrome: case series and review of literature. J Stroke Cerebrovasc Dis 2010; 19: 353-356.
30. Kunz S, Griese H, Busse O. Etiology and long-term prognosis of unilateral paramedian pontine infarction with progressive symptoms. Eur Neurol 2003; 50: 136-140.
31. Nighoghossian N, Ryvlin P, Trouillas P, Laharotte JC, Froment JC. Pontine versus capsular pure motor hemiparesis. Neurology 1993; 43: 2197-2201.
32. van Gijn J, Vermeulen M. Ataxic tetraparesis from lacunar infarction in the pons. J Neurol Neurosurg Psychiatry 1983; 46: 669-670.
33. Thier P, Bachor A, Faiss J, Dichgans J, Koenig E. Selective impairment of smooth-pursuit eye movements due to an ischemic lesion of the basal pons. Ann Neurol 1991; 29: 443-448.
34. Kataoka S, Hori A, Shirakawa T, Hirose G. Paramedian pontine infarction. Neurological/topographical correlation. Stroke 1997; 28: 809-815.
35. Kaufman DK, Brown RD Jr, Karnes WE. Involuntary tonic spasms of a limb due to a brain stem lacunar infarction. Stroke 1994; 25: 217-219.
36. Katsuno M, Teramoto A. Secondary trigeminal neuropathy and neuralgia resulting from pontine infarction. J Stroke Cerebrovasc Dis 2010; 19: 251-252.
37. Lee H, Cho Y-W. Auditory disturbance as a prodrome of anterior inferior cerebellar artery infarction. J Neurol Neurosurg Psychiatry 2003; 74: 1644-1648.
38. Amarenco P, Rosengart A, DeWitt LD, Pessin MS, Caplan LR. Anterior inferior cerebellar artery territory infarcts. Mechanisms and clinical features. Arch Neurol 1993; 50: 154-161.
39. Amarenco P, Hauw J-J. Cerebellar infarction in the territory of the anterior and inferior cerebellar artery. Brain 1990; 113: 139-155.
40. Shintani S. Clinical-radiologic correlations in pure sensory stroke. Neurology 1998; 51: 297-302.
41. Tei H, Sakamoto Y. Pontine infarction due to basilar artery stenosis presenting as pathological laughter. Neuroradiology 1997; 39: 190-191.
42. Fisher CM. The herald hemiparesis of basilar artery occlusion. Arch Neurol 1988; 45: 1301-1303.
43. Kim BK, Chung CS, Lee KH. Progression of in situ thrombosis of basilar artery. J Korean Neurol Assoc 1996; 14: 889-899.
44. Montaner J, Molina C, Alvarez-Sabin J, et al. "Herald hemiparesis" of basilar artery occlusion: early recognition by transcranial Doppler ultrasound. Eur J Neurol 2000; 7: 91-93.
45. Brandt T, Knauth M, Wildermuth S, et al. CT angiography and Doppler sonography for emergency assessment in acute basilar artery ischemia. Stroke 1999; 30: 606-612.
46. Ringelstein EB, Droste DW, Babikian VL, et al. Consensus on microembolus detection by TCD. International Consensus Group on Microembolus Detection. Stroke 1998; 29: 725-729.
47. Caplan LR. Occlusion of the vertebral or basilar

48. Kim HY, Chung CS, Moon SY, Lee KH, Han SH. Complete nonvisualization of basilar artery on MR angiography in patients with vertebrobasilar ischemic stroke: favorable outcome factors. Cerebrovasc Dis 2004; 18: 269–276.
49. Kim H, Kim YB, Lee KH, Chung CS, Robbins JA. Dysphagia characterized by aspiration subsequent to pontine stroke. J Med Speech Lang Pathol 2007; 15: 161–172.
50. Wojner-Alexander AW, Garami Z, Chernyshev OY, et al. Heads down: flat positioning improves blood flow velocity in acute ischemic stroke. Neurology 2005; 64: 1354–1357.
51. Brandt T, von Kummer R, Muller-Kuppers M, Hacke W. Thrombolytic therapy of acute basilar artery occlusion: variables affecting recanalization and outcome. Stroke 1996; 27: 875–881.
52. Montavont A, Nighoghossian N, Derex L, et al. Intravenous r-tPA in vertebrobasilar acute infarcts. Neurology 2004; 62: 1854–1856.
53. Caplan LR. Caplan's Stroke: A Clinical Approach. 4th edn. Philadelphia, PA: Saunders-Elsevier, 2009.
54. Savitz SI, Caplan LR. Vertebrobasilar disease. New Engl J Med 2005; 352: 2618–2626.
55. Silverstein A. Primary pontine hemorrhage. In: Vinken PJ, Bruyn GW, eds. Handbook of Clinical Neurology. Vol. 12. Vascular Disease of the Nervous System, part II. Amsterdam: North Holland Publishing Company, 1972; 37–53.
56. Chung CS, Park CH. Primary pontine hemorrhage: a new CT classification. Neurology 1992; 42: 830–834.
57. Wijdicks EF, St Louis E. Clinical profiles predictive of outcome in pontine hemorrhage. Neurology 1997; 49: 1342–1346.
58. Weisberg LA. Primary pontine hemorrhage: clinical and computed tomographic correlations. J Neurol Neurosurg Psychiatry 1986; 46: 346–352.
59. Holtzman RH, Zablozki V, Yang W, Leeds NE. Lateral pontine tegmental hemorrhage presenting as isolated trigeminal sensory neuropathy. Neurology 1987; 37: 704–706.
60. Steegman AT. Primary pontine hemorrhage. J Nerv Ment Dis 1951; 114: 35–65.
61. Nakajima K. Clinicopathological study of pontine hemorrhage. Stroke 1983; 14: 485–93.
62. Jang JH, Song YG, Kim YZ. Predictors of 30-day mortality and 90-day functional recovery after primary pontine hemorrhage. J Korean Med Sci 2011; 26: 100–107.
63. Saposnik G, Caplan LR. Convulsive-like movements in brainstem stroke. Arch Neurol 2001; 58: 654–657.
64. Kase CS, Caplan LR. Hemorrhage affecting the brain stem and cerebellum. In: Barnett HJM, Mohr JP, Stein BM, et al., eds. Stroke: Pathophysiology, Diagnosis, and Management. Vol 1. New York, NY: Churchill Livingstone, 1986: 621–641.
65. Fisher CM. Ocular bobbing. Arch Neurol 1964; 11: 543–546.
66. Sung CY, Lee TH, Chu NS. Central hyperthermia in acute stroke. Eur Neurol 2009; 62: 86–92.
67. Sharpe, J, Rosenberg M, Hoyt M, Daroff R. Paralytic pontine exotropia. Neurology 1974; 24: 1076–1081.
68. Payne HA, Maravilla KR, Levinstone A, Heuter J, Tindall RSA. Recovery from primary pontine hemorrhage. Ann Neurol 1978; 4: 557–558.
69. Caplan LR, Goodwin JA. Lateral tegmental brainstem hemorrhages. Neurology 1982; 32: 252–260.
70. Lee E, Sohn HY, Kwon M, Kim JS. Centralateral hyperacusis in unilateral pontine hemorrhage. Neurology 2008; 70: 2413–2415.
71. Maeshima S, Osawa A, Kunishio K. Cognitive dysfunction in a patient with brainstem hemorrhage. Neurol Sci 2010; 31: 495–499.
72. Schnapper RA. Pontine hemorrhage presenting as ataxic hemiparesis. Stroke 1982; 13: 518–519.
73. Tuhrim S, Yang WC, Rubinowitz H, Weinberger J. Primary pontine hemorrhage and the dysarthria-clumsy hand syndrome. Neurology 1982; 32: 1027–1028.
74. Kameyama S, Tanaka R, Tsuchida T. Pure motor hemiplegia due to pontine hemorrhage. Stroke 1989; 20: 1288.
75. Morgenstern LB, Hemphill JC 3rd, Anderson C, et al. Guidelines for the management of spontaneous intracerebral hemorrhage: a guideline for healthcare professionals from the American Heart Association/American Stroke Association. Stroke 2010; 41: 2108–2129.
76. Masiyama S, Niizuma H, Suzuki J. Pontine hemorrhage: a clinical analysis of 26 cases. J Neurol Neurosurg Psychiatry 1985; 48: 658–662.

CHAPTER 40

延髄の梗塞と出血

Jong S. Kim

延髄の血管支配

　延髄 medulla oblongata は椎骨動脈 vertebral artery の遠位部から分岐する複数の穿通動脈によって灌流されている．背側部は，後下小脳動脈 posterior inferior cerebellar artery からの分枝によっても灌流されている．最吻側部は脳底動脈 basilar artery や前下小脳動脈 anterior inferior cerebellar artery からの分枝に灌流される場合があり，尾側部の前方は前脊髄動脈 anterior spinal artery から分岐する穿通動脈によって灌流される（**図40.1**）．

延髄外側梗塞

lateral medullary infarction

　Wallenberg 症候群の最初の記述は 100 年以上前であり[1]，その後，延髄外側梗塞の臨床所見[2-5]および病理所見[6]についての報告が散発的になされている．しかしながら，生前に病巣の検出が可能になったのは，MRI が導入されてからである[7]．MRI を用いた最近の臨床研究[8-12]により，急速に延髄外側症候群の理解が進んできている．

■ 臨床症候

　発症は多くは突然であるが，半数以上の患者では症状や徴候は進行性，または階段状の悪化を示す．通常の初発症候は，頭痛，回転性めまい vertigo, 嘔気・嘔吐，歩行障害であるが，後に吃逆を起こすことがある[11]．症候のいくつかは発症の数日後，ときには数週後に起こることもある．進行性の経過は，血栓増大により虚血領域が拡大し，延髄外側部のより多くの組織が低灌流になることと関連していると考えられる．

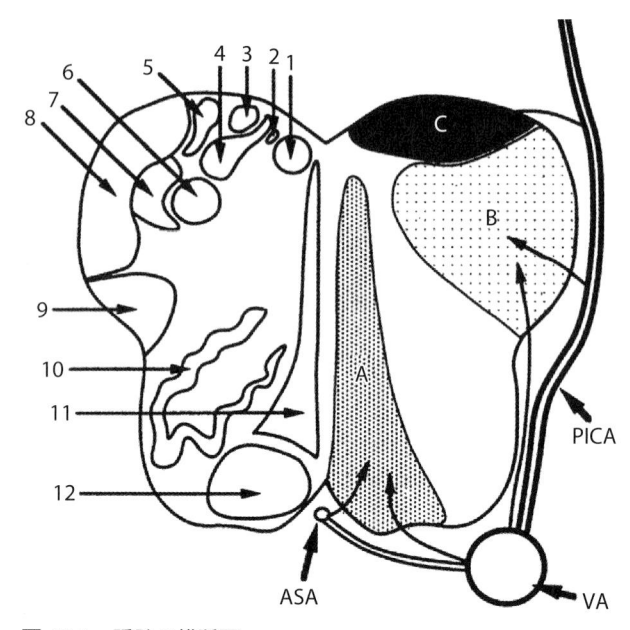

図40.1 延髄の横断面．
1：舌下神経核，2：迷走神経背側核，3：前庭神経内側核，4：孤束核，5：副楔状束核，6：三叉神経脊髄路核，7：三叉神経脊髄路，8：下小脳脚，9：脊髄視床路，10：下オリーブ核，11：内側毛帯，12：皮質脊髄路，A：前内側群，B：外側群，C：後方群，ASA：前脊髄動脈，PICA：後下小脳動脈，VA：椎骨動脈．

延髄外側梗塞の神経症候を**表40.1**にまとめた．

● 浮動性めまい dizziness, 運動失調 ataxia

　浮動性めまいと運動失調が最もよく認められる症候である．一般的には，歩行の不安定性は四肢の協調運動障害より多く認められ，症状も重度である[11,13]．運動失調は，患者

表 40.1　大規模研究で報告された延髄外側梗塞の神経症状・徴候

項目	(n＝130[a])
感覚症候	125（96％）
病巣側三叉神経領域	34（26％）
対側三叉神経領域	32（25％）
両側三叉神経領域	18（14％）
肢体領域のみ	27（21％）
三叉神経領域のみ	13（10％）
歩行失調	120（92％）
重度歩行失調[b]	79（61％）
浮動性めまい	119（92％）
Horner症候群	114（88％）
嗄声	82（63％）
嚥下障害	84（65％）
重度嚥下障害[c]	52（40％）
構音障害	28（22％）
回転性めまい	74（57％）
眼振	73（56％）
肢節運動失調	72（55％）
嘔気・嘔吐	67（52％）
頭痛	67（52％）
頸部痛	9（7％）
斜偏倚	53（41％）
複視	41（32％）
吃逆	33（25％）
顔面麻痺	27（21％）
眼球共同偏倚	8（6％）

[a] 観察患者数．
[b] 自身の力だけでは起立または歩行が不可能．
[c] 経管栄養が必要．
（Kim, 2003[11] より転載）

本人からは，筋力低下や拙劣さとして訴えられる．（立位または座位で患者を揺さぶったときに認められる）側方突進 lateropulsion は，前庭神経核や前庭脊髄路を障害する病変によると考えられる[14]が，肢節や歩行の失調は，下小脳脚，脊髄小脳路，小脳自体の障害に関連する[13,15]．腹側脊髄小脳路は両側からの固有感覚の入力があるので，腹側脊髄小脳路に障害のある患者はどちらの側にも転倒することがある[15]．

● 眼振 nystagmus，眼球運動障害 oculomotor disorder

眼振は，病巣の対側への水平性または水平回旋性である．眼振は時間とともに徐々に改善するが，稀に永続することがある．病巣側への眼球共同偏倚（眼球側方突進 ocular latero-pulsion）は稀であるが，患者に閉眼後の開眼をさせたときには，軽度の眼球偏倚がよく認められる（開眼時には眼球運動は正常である）．病巣側眼が下に向く斜偏倚や，しばしば頭部傾斜を伴う眼球捻転（眼傾斜反応 ocular tilt reaction）もよく認められる[14]．通常，これらの眼球徴候は前庭眼反射の経路の機能不全で生じ，臨床的には霧視，複視，動揺視（物体が動いている感覚），視覚映像の傾斜がみられる[14]．

● 嘔気 nausea・嘔吐 vomiting

嘔気・嘔吐は通常初期に一過性に出現し，回転性めまい，眼振，歩行の不安定性と密接に関連している[11]．その主な原因は，前庭神経核とそれに結合する神経回路の障害であるが，疑核や孤束近傍の仮想嘔吐中枢の障害でも起こりうる[13]．

● Horner症候群

Horner症候群はよくみられるが，多くは不完全で，顔面の無汗症より同側の瞼裂狭小化を伴う縮瞳のほうがより多く認められる．その原因は，外側網様体の下行性交感神経線維の障害である．

● 嚥下障害 dysphagia，構音障害 dysarthria，嗄声 hoarseness

疑核 nucleus ambiguus の障害では，同側の口蓋，咽頭・喉頭の麻痺を生じ，嚥下障害，構音障害，嗄声を起こす．嚥下障害は延髄外側梗塞患者の約2/3に生じ，そのうち60％は経管栄養を必要とする[11,13]．嚥下障害は数日から数か月以内に改善するが，稀に永続的な経管栄養が必要な患者も存在する．延髄外側梗塞での嚥下障害は，舌骨・喉頭挙上運動のタイミングより，その可動範囲の問題により関連している[16]．構音障害と嗄声はよく合併し，30～65％の患者に認められる．

● 吃逆 hiccup

約1/4の患者で吃逆が生じ[11,13]，発症数日後に起こることが多い．吃逆は通常数日以内に消失するが，数週間持続することもあり，その場合は非常にうっとうしい症状となる．迷走神経背側運動核，孤束，そして多くは疑核近傍の網様体に存在する呼気・吸気に関与する神経の障害によって吃逆が生じる[5,11]．

感覚症状

感覚障害の頻度は非常に高く，約85％の症例で対側の体幹と上下肢に，58～68％で顔面に生じる[8,10]．一部の患者では眼周囲の痛みを感じるが，自覚的な症状（しびれや痛み）は，急性期の実際の他覚的感覚低下と比較すると軽度のことが多い．一般に脊髄視床路の選択的な感覚障害が起こるが，ときには体幹と上下肢の痛覚鈍麻とともに振動覚低下も認められ，これはおそらく振動覚の一部が側索を走行しているためと考えられる[17]．

交叉性感覚変化（同側の三叉神経領域と対側の体幹および上下肢）は，延髄外側梗塞では古くから認められている．しかし近年の研究では，感覚障害のパターンはより多様であることが判明している[10]．最も大規模な研究[11]では，26％に同側三叉神経領域の障害，25％に対側三叉神経領域の障害，14％に両側三叉神経領域の障害，21％に三叉神経領域の障害を伴わない体幹と上下肢の障害，10％に体幹と上下肢の障害を伴わない三叉神経領域の障害を認めた．段階的なあるいはレベルのある感覚障害は22％の患者に認められた．この観察所見は，脊髄視床路，下行性三叉神経路，上行性二次三叉神経線維のさまざまな障害を示唆している（2章，図2.3）．

延髄外側梗塞の約7％の患者では，さらに同側のチクチクした痛みを訴え，しばしば毛帯性感覚消失と合併する．このような症状は延髄最下部の障害で起こり，楔状束の最上部や内側毛帯への交叉部での毛帯感覚線維 lemniscal sensory fiber の部分的障害で説明される[18]．

頭痛 headache

頭痛は約半数の患者で認められる[11,13]．頭痛は他の症候の発症早期やその数日前から始まり，数日以内に和らぐ．通常は同側の後頭部や項部上部，次いで前頭部に起こることが多く，疼くような拍動性の鈍い痛みと報告される．他の症状に先行して起こることを考えると，頭痛は延髄自体の病態によるのではなく，椎骨動脈の狭窄や閉塞後の椎骨動脈自体または側副血管の拡張に関連した椎骨動脈遠位部の病変によって生じると考えられる[13]．顕著な遷延する項部痛は，椎骨動脈解離の徴候の可能性がある．

顔面麻痺 facial palsy

顔面麻痺は，通常は軽度で上位運動神経型（核上性）であり，1/4～1/5の患者で出現する．これは変異型のループを形成する皮質延髄路の障害によると考えられる[19]．延髄最上部（または橋延髄境界部）の病変を有する患者では，顔面神経線維束の直接的障害により（相対的に）重度の末梢性顔面神経麻痺を呈する[20]．

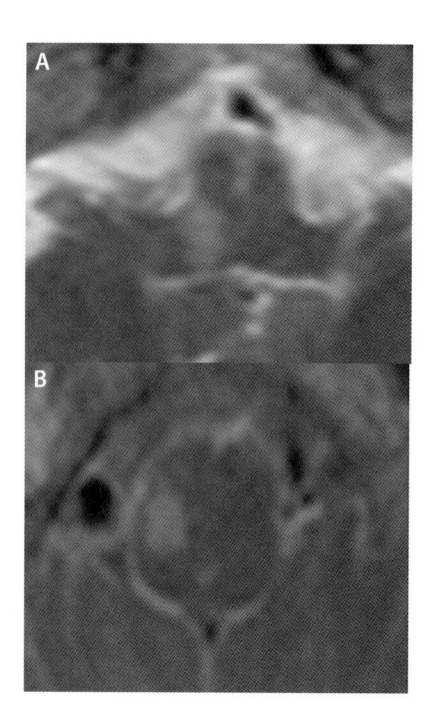

図40.2 延髄外側梗塞．A：吻側部病変の患者では，重度の嚥下障害，顔面麻痺を呈したが，歩行失調は目立たなかった．B：尾側部病変の患者では，重度の歩行不安定性を呈したが，嚥下障害はなかった．

呼吸困難と他の自律神経障害

延髄の網様体には呼吸のコントロールに関連する神経細胞が存在しており，患者は呼吸停止や睡眠中の自発呼吸の低下（Ondineの呪い）を示すことがある[21]．しかし，医学的に注意しなければならないほどの重度の呼吸障害は，病変が両側性や広範囲でない限り稀である[13]．純粋な延髄外側梗塞の場合，嚥下障害に関連した誤嚥性肺炎が呼吸管理を必要とする最大の原因であり，呼吸のコントロールの異常がどれほど患者の状態に影響するかは不明である．頻脈，徐脈，発汗，起立性低血圧，上部消化管運動異常，尿閉といった他の自律神経障害の報告も散見される．

臨床症候とMRIの関連

通常，延髄吻側部の病変は腹側部の深部を含み，尾側部の病変は外側表面を含む[11,12]（図40.2）．これは頭蓋内椎骨動脈の解剖学的走行に関連していると考えられる．頭蓋内椎骨動脈は延髄尾側部において外側表面に近接しており，吻側に上行するにつれてより腹側に位置するようになり，橋延髄境界部において脳底動脈に融合する．病変が吻側か尾側かによって症候に差異が生じる．たとえば，嚥下障害は，尾側部病変に比べて吻側部病変でより頻度が高く，より重症である[11,12]．これは，疑核の下部は咽頭筋の運動には直接関与しないという解剖学的特徴によるかもしれない[22]．さらには，顔面麻痺は吻側部病変に多く，頭痛と椎骨動脈解離は尾側部病変に多い[11]．しかしながら，最も吻側部（橋延髄境界部）に病変を有する患者では疑核が保たれるため，嚥下障害

は軽度，または認めない[23]．また，病変が内側部か外側部かによっても症候に差異が生じる．たとえば，内側部の深部病変では同側の三叉神経感覚症状を呈する傾向があり，外側部病変では下肢のほうが重度となる感覚障害の勾配がある．広範囲の大きな病変では，両側の三叉神経領域に感覚障害を呈する（2章，図2.3，図2.4）[11]．

■ 病態機序

延髄外側梗塞の最も多い原因は，椎骨動脈遠位部の閉塞や狭窄に関連した穿通枝の閉塞である[6]．頻度は低いが，後下小脳動脈自体の病変も延髄外側梗塞を生じうる．延髄外側梗塞の連続123例を対象にした大規模研究[11]では，同側の椎骨動脈の閉塞や狭窄は67％〔83例（椎骨動脈遠位部の病変：33例，椎骨動脈全体の病変：34例，椎骨動脈近位部の病変：5例）〕，後下小脳動脈病変は10％（12例）で認められた．閉塞や狭窄の原因として最も多いのは，アテローム血栓であり，椎骨動脈または後下小脳動脈の解離は約14〜33％でみられた[8,9,11]．血管造影での所見が正常な患者では，穿通動脈自体のアテローム血栓性閉塞が梗塞の機序であると考えられる．心原性塞栓による後下小脳動脈または椎骨動脈の分枝閉塞も延髄外側梗塞を起こしうるが，この場合は通常脳幹や小脳の梗塞を合併する．

■ 合併症と長期後遺症

延髄外側梗塞の予後は，重大な運動障害がないために比較的良好である．院内死亡率は0.8〜11.6％と報告されている[2-4,11]．脳幹や小脳病変を伴う患者では，運動症状，球症状，小脳症状などを合併するため，予後は不良である．後頭蓋窩の低灌流を伴う重度の椎骨脳底動脈閉塞病変は，予後不良因子である[24]．純粋な延髄外側梗塞の患者で大きな吻側部病変を有する場合，重度の嚥下障害や誤嚥性肺炎を呈する傾向があり，しばしばICU管理を要する．しかしながら，近年の研究では院内死亡率はとても低くなっており，これは呼吸，感染，嚥下障害に対する管理が進歩したためと考えられる[11]．いずれにせよ，生存者の大部分では少なくとも1つの後遺症が残存し，そのうち最も重要なものは感覚症候である．浮動性めまいや嚥下障害も比較的重要な後遺症である[25]．患者の約1/4では不快な疼痛（中枢性脳卒中後疼痛 *central poststroke pain*）が残り[26]，それは通常，しびれ，灼熱感，冷感と表現される[25]．

延髄内側梗塞
medial medullary infarction

延髄内側梗塞は，1908年にSpillerによって初めて記述さ

表40.2 大規模研究で報告された延髄内側梗塞の神経症状・徴候

症状・徴候	（n＝86[a]）
運動障害	78（91％）
	不全片麻痺：68例
	不全四肢麻痺：8例
	不全単麻痺：2例
顔面麻痺	21（24％）
感覚障害[b]	59（73％）
	異常感覚：55例
	他覚的感覚障害
	振動覚障害：48例
	位置覚障害：41例
	触覚障害：32例
	冷感覚障害：22例
	ピン刺激痛覚障害：17例
肢節運動失調	36（42％）
構音障害	54（63％）
嚥下障害	25（29％）
同側舌下神経麻痺	3（3％）
対側への舌偏倚	9（10％）
回転性/浮動性めまい	51（59％）
嘔気・嘔吐	14（16％）
眼振	38（44％）
複視	7（8％）
頭痛	9（10％）

[a] 観察患者数．
[b] 5例では感覚障害の評価が困難であった．
（Kim and Han, 2009[34]より転載）

れた[27]．その後，Déjerineはその三徴（顔面を除く対側の片麻痺 *hemiplegia*，対側の深部覚の消失，同側の舌下神経麻痺）を提示した[28]．病理所見はDavisonによって初めて報告され，前脊髄動脈とそれに隣接する椎骨動脈の血栓性閉塞とされる[29]．MRIの導入前は，延髄内側梗塞は四肢麻痺を高率に認めるため致死疾患と考えられていた．MRIを用いた近年の研究では，両側性病変は多くても18％であり[30-34]，そのような症例では通常比較的軽度の片側感覚運動性脳卒中 *sensorimotor stroke* を認める[30]．

■ 臨床症候

延髄内側梗塞の神経症候を**表40.2**にまとめた．

● 肢節筋力低下 limb weakness

顔面を除く対側の不全片麻痺 hemiparesis は，延髄内側梗塞での最も特徴的な徴候である[35]．筋力低下が重度の場合，筋緊張は初期には弛緩性で，その後時間をかけて痙性に変化する．近年の研究では，不全四肢麻痺は約10％の患者に認められるとしている[34]．錐体交叉を含むようなかなり尾側に位置した病変による同側の片麻痺は稀である[30]．運動障害の程度はさまざまである．ある研究では，37％の患者が重症（症状が一番強いときには，Medical Research Council scale≦3）で，そのうち2/3は発症後数日にわたり徐々に筋力低下が進行していた[34]．

● 顔面麻痺

顔面麻痺は，通常は軽度で，1/4～1/2の症例で発症する[13,34]．これはおそらく，延髄上部の対側の脳神経核へ交叉する前の皮質延髄路の障害に関連すると考えられる[19]．

● 構音障害，嚥下障害

不全四肢麻痺の患者では構音障害と嚥下障害は重度であるが，片側性病変の場合では経管栄養が必要な症例は10％以下である．しかし，嚥下造影を用いた研究では，延髄内側梗塞での嚥下障害は延髄外側梗塞より頻度が低いわけではなく，またそれは舌骨・喉頭挙上運動の可動範囲の問題よりそのタイミングが遅れることが関与していると報告された[16]．したがって，延髄内側梗塞での嚥下障害は，疑核への直接的な障害というよりは，皮質延髄路やそれに隣接し疑核をコントロールするパターン発生器の障害が関与していると思われる．

● 舌筋力低下 tongue weakness

同側の舌下神経麻痺が存在する場合，病巣の特定に有用である[28]．しかし，その発症率は3～82％とさまざまな頻度で報告されており[30-34]，病巣の進展の程度がその一因と考えられる．純粋な延髄内側梗塞を対象とした最近の大規模研究によると，明らかな同側の舌下神経麻痺は稀であり，一方で，ときには対側への舌偏倚を伴う舌運動の拙劣さのほうが多く認められる[34]．

● 感覚障害

感覚障害は延髄内側梗塞で2番目に多く認められる重要な症状である．延髄外側梗塞の患者とは異なり延髄内側梗塞の患者では，典型的には発症時からのチクチクした痛みを訴える．症状のある領域は，通常耳または頸部以下の半側の体幹・上下肢である．しかしながら感覚障害は顔面に広がることもあり，おそらくこれは上行性の三叉神経感覚路の障害が

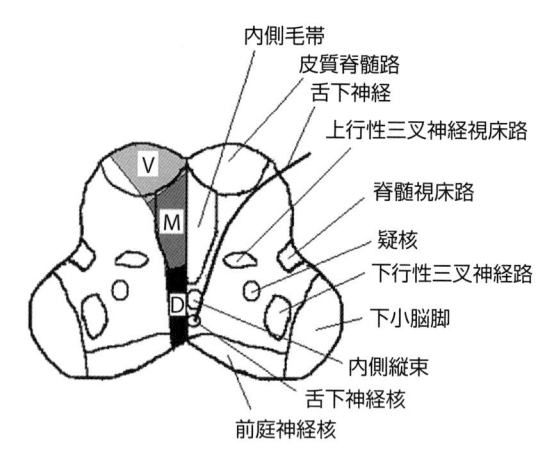

図40.3 延髄吻側部の構造と，腹側部（V），中部（M），背側部（D）を示した模式図．
（Kim and Han, 2009[34] より転載）

加わるためと考えられる．顔面の感覚症状は，通常軽度で不完全である．ときには感覚異常が，下肢などの特定の領域に限局することもある[36]．毛帯性感覚障害は特徴的であるが，軽度の一過性温痛覚消失がときおり認められ，脊髄視床感覚路を調節する脊髄網様体視床系の障害によると考えられる[31,32,34]．

● 運動失調

四肢の協調運動障害はときおり観察される[32,34]．これは橋小脳路の障害や随伴する固有感覚障害によると考えられる．歩行の不安定性や体幹の側方突進は，前庭小脳路，下オリーブ核，さらに外側に位置する脊髄視床路の障害に関連すると思われる[32]．

● 回転性/浮動性めまい，眼振，その他の眼球運動障害

これらの症状・徴候は，前庭神経核，内側縦束，舌下神経前位核が位置する延髄背側部の障害に密接に関連している[34,37]．延髄外側梗塞とは対照的に，眼振はほとんどの場合病巣側向きで，眼球（眼位）は病巣と対側に向かう（対側への眼球側方突進）[38]．この眼球側方突進は，下オリーブ核，小脳Purkinje細胞，室頂核，傍正中橋網様体を結ぶ神経回路を巻き込む病変に関連していると思われる．交叉前の上行性神経線維の障害（延髄内側梗塞）か，交叉後の障害（延髄外側梗塞）かによって，眼位の向きが反対になる[37,38]．さらには，上眼瞼向き眼振が1/10～1/5の症例に観察される[34,37]が，これは，舌下神経前位核，Roller核，介在核に関連した構造の障害[32]．もしくは，両側の前半規管からの前庭眼反射への経路の障害によると考えられる[39]．片側の病変で

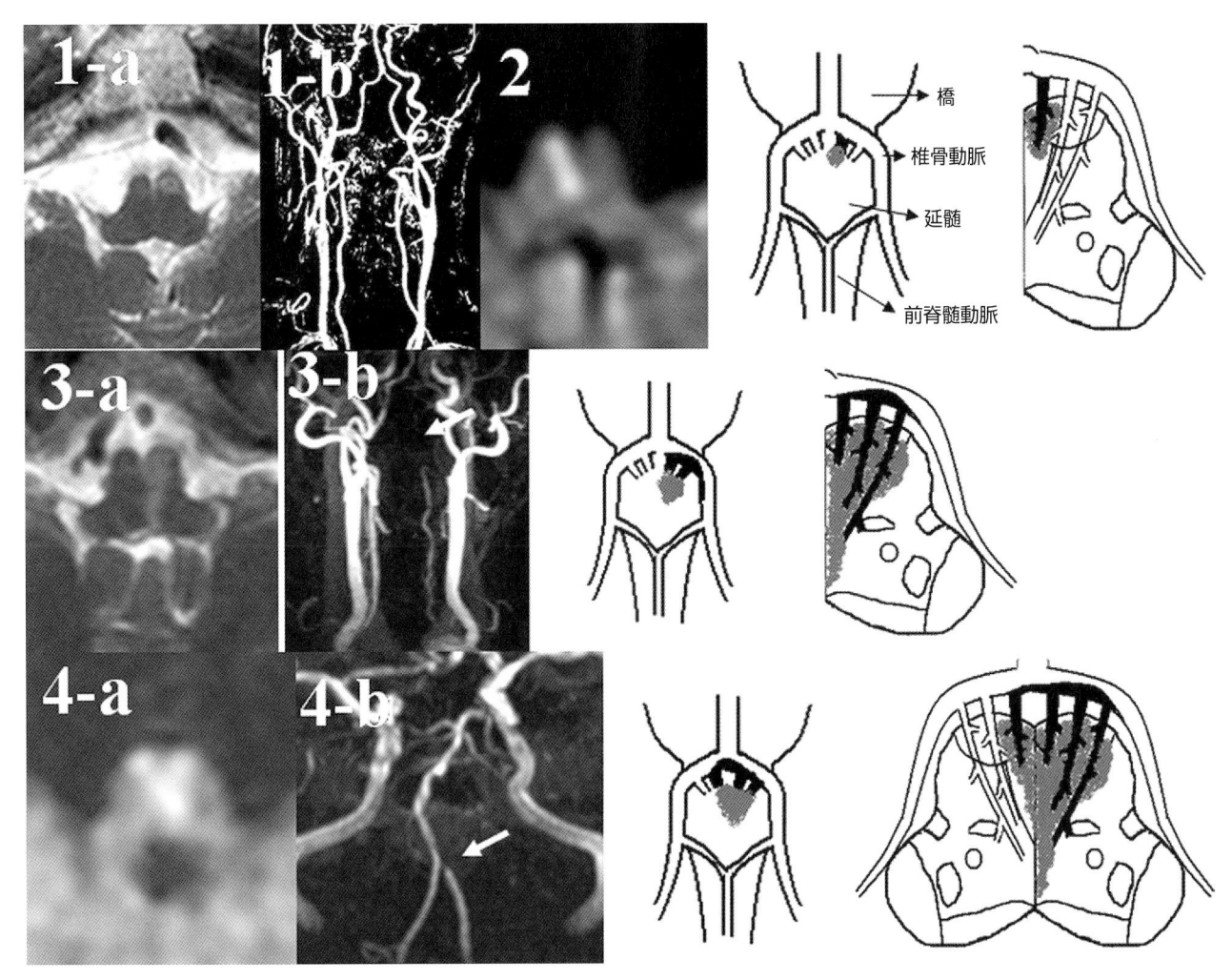

図40.4 延髄内側梗塞と予想される脳卒中の病態機序．**1-a**：純粋運動性脳卒中を呈した腹側部のみの病巣を示す MRI T2 強調画像．**1-b**：同患者の MRA 像．椎骨動脈は正常である．**2**：片側感覚運動性脳卒中を呈した腹側部と中部の病変を示す MRI 拡散強調画像．**3-a**：片側感覚運動障害，浮動性めまい，水平性眼振を呈した腹側部と中部と背側部に及ぶ病変を示す MRI T2 強調画像．**3-b**：同患者の MRA 像．椎骨動脈遠位部の閉塞（矢印）を認める．**4-a**：重度の構音障害，不全四肢麻痺，眼振を呈した両側性病変を示す MRI 拡散強調画像．**4-b**：同患者の MRA 像．左椎骨脳底動脈合流部に限局性の高度狭窄（矢印）を認める．
(Kim and Han, 2009[34] より転載)

は，両側の前半規管から延髄吻側部の内側縦束にある眼球運動核への交叉線維が障害を受けると，上眼瞼向き眼振が生じうる[34,39]．

■ 臨床症候と MRI の関連

多くの延髄内側梗塞巣は延髄吻側部に位置することが多く，延髄尾側部に限局する病変は稀である[34]．腹側背側方向では，腹側部病変は運動障害と密接に関連し，中部病変は感覚症状に，背側部病変は回転性めまい，眼振，運動失調に関連する（図40.3）．大規模研究では，病変の分布は，腹側部が20％，腹側部と中部が33％，背側部と中部が41％であった（図40.4）[34]．

■ 病態機序

延髄梗塞は通常，椎骨動脈遠位部か椎骨脳底動脈合流部のアテローム性動脈硬化に関連した穿通枝の閉塞によって生じる．ある研究では，椎骨動脈の有意なアテローム硬化性病変が62％に認められ，一方で椎骨動脈病変を伴わない穿通動脈の閉塞は28％に認められたとしている．動脈解離も椎骨動脈遠位部病変の原因となるが，延髄外側梗塞よりは稀である．椎骨動脈遠位部病変に関連した病巣は，単一の穿通枝病変に関連する病巣に比して，より深部に幅広く進展する傾向があり，ときには両側性となる（図40.4）．これは複数の穿通枝閉塞か，延髄中部のより広範な低灌流に関連していると思われる．両側の延髄内側梗塞は，両側の延髄を灌流する1つ

の前脊髄動脈の閉塞によっても生じる．しかし，これは稀であると考えられる．なぜなら，両側性病変は通常吻側に位置し，椎骨動脈遠位部のアテローム性動脈硬化によって生じるためである．心臓や椎骨動脈近位部病変からの塞栓症は，純粋な延髄内側梗塞の原因としては多くはない．前脊髄動脈の閉塞も多くはないが，この場合，延髄尾側部の病変や延髄と脊髄上部の梗塞病変を生じうる．

■ 合併症と長期後遺症

延髄内側梗塞の予後は，MRIの導入以前の報告よりよくなっており，86例を対象にした最近の研究では，入院中の死亡は3例のみであった[34]．延髄外側梗塞とは異なり，延髄内側梗塞では両側性病変の場合を除いて誤嚥性肺炎は多くない．しかしながら，運動障害を認めるため，機能予後は概して延髄外側梗塞より延髄内側梗塞のほうが悪く[25]，初期の重度の運動障害は予後不良の主な規定因子である[34]．慢性期では，運動障害や痙縮などに起因する関節痛，中枢性脳卒中後疼痛などの感覚障害も同様に重要となってくる．ある研究では，visual analogue scale（VAS）で4点以上の遷延する疼痛と定義される中枢性脳卒中後疼痛は36％の患者に認められた[34]．中枢性脳卒中後疼痛の多くは，しびれとその後の疼くような痛みと表現されるが，延髄外側梗塞とは異なり，灼熱感と表現されることは稀である[25]．浮動性めまいは約1/3の症例で認められる[34]．

延髄外側梗塞と延髄内側梗塞の合併

延髄外側梗塞と延髄内側梗塞は同時に，あるいは連続して発症することがある．この延髄半側症候群 *hemimedullary syndrome* は，1894年にReinhold[40]によって初めて報告され，その8年後にBabinskiとNageotte[41]によっても報告された．延髄半側梗塞は通常後頭蓋窩の他の梗塞を合併し，単独での発症は非常に稀である．臨床症候は，延髄外側梗塞と延髄内側梗塞で認められるものの組み合わせであり，通常その原因は椎骨動脈のアテローム性動脈硬化か動脈解離である．椎骨動脈解離はアテローム性動脈硬化に比して，同側の不全片麻痺を呈するようなより尾側部の梗塞を起こすことが多い[42]．

延髄出血

medullary hemorrhage

自然発症の原発性延髄出血は稀である．手術によって証明された最初の症例は，1964年にKempeによって報告された[43]．高血圧が原因となるかについては議論が分かれるところであるが，剖検[44]や画像[45]による研究では，高血圧による延髄出血が存在することが証明されている．BarinagarrementeriaとCantuは，延髄出血の16例（文献からの12例を含む）についてレビューを行った[46]．この16例中7例において延髄出血の機序が同定され，血管奇形の破裂が3例，高血圧が3例，抗凝固療法が1例であった．海綿状血管腫は，比較的多い延髄出血の原因である．MRI導入前の時代では，これらの病変を認識するのは困難であった．臨床徴候は延髄外側梗塞のそれと近似している．報告されている症例での死亡率は19％であるが，生存した場合には，一般に機能障害のある後遺症を残さない．

参考文献

1. Wallenberg A. Acute bulbar affection (Embolie der art. cerebellar post. inf. sinistra?) Arch Psychiatr Nervenkr 1895; 27: 504-540.
2. Norrving B, Cronqvist S. Lateral medullary infarction: prognosis in an unselected series. Neurology 1991; 41: 244-248.
3. Lewis GLN, Littman A, Foley EF. The syndrome of thrombosis of the posterior inferior cerebellar artery: a report of 28 cases. Ann Intern Med 1952; 36: 592-602.
4. Peterman AF, Sieker TR. The lateral medullary (Wallenberg) syndrome: clinical features and prognosis. Med Clin North Am 1960; 44: 887-896.
5. Currier RD, Giles CL, DeJong RN. Some comments on Wallenberg's lateral medullary syndrome. Neurology 1961; 1: 778-791.
6. Fisher CM, Karnes WE, Kubik CS. Lateral medullary infarction-the pattern of vascular occlusion. J Neuropathol Exp Neurol 1961; 20: 323-379.
7. Ross MA, Biller J, Adams HP Jr, Dunn V. Magnetic resonance imaging in Wallenberg's lateral medullary syndrome. Stroke 1986; 17: 542-545.
8. Sacco RL, Freddo L, Bello JA, et al. Wallenberg's lateral medullary syndrome. Clinical-magnetic resonance imaging correlations. Arch Neurol 1993; 50: 609-614.
9. Vuilleumier P, Bogousslavsky J, Regli F. Infarction of the lower brainstem. Clinical, aetiological and MRI-topographical correlations. Brain 1995; 118: 1013-1025.
10. Kim JS, Lee JH, Lee MC. Patterns of sensory dysfunction in lateral medullary infarction. Clinical-MRI correlation. Neurology 1997; 49: 1557-1563.
11. Kim JS. Pure lateral medullary infarction: clinical-radiological correlation of 130 acute, consecutive patients. Brain 2003; 126: 1864-1872.
12. Kim JS, Lee JH, Suh DC, Lee MC. Spectrum of lateral medullary syndrome. Correlation between clinical findings and magnetic resonance imaging in 33 subjects. Stroke 1994; 25: 1405-1410.
13. Caplan LR. Posterior Circulation Disease: Clinical Findings, Diagnosis, and Management. Boston, MA: Blackwell Science, 1996.
14. Dieterich M, Brandt T. Wallenberg's syndrome: lateropulsion, cyclorotation, and subjective visual vertical in thirty-six patients. Ann Neurol 1992; 31: 399-408.
15. Marx JJ, Iannetti GD, Thomke F, et al. Topodiagnostic implications of hemiataxia: an MRI-based brainstem mapping analysis. Neuroimage 2008; 39: 1625-1632.
16. Kwon M, Lee JH, Kim JS. Dysphagia in uni-

16. lateral medullary infarction: lateral vs medial lesions. Neurology 2005; 65: 714-718.
17. Calne DB, Pallis CA. Vibratory sense: a critical review. Brain 1966; 89: 723-746.
18. Kim JS. Sensory symptoms in ipsilateral limbs/body due to lateral medullary infarction. Neurology 2001; 57: 1230-1234.
19. Kuypers HG. Corticobular connexions to the pons and lower brain-stem in man: an anatomical study. Brain 1958; 81: 364-388.
20. Fisher CM, Tapia J. Lateral medullary infarction extending to the lower pons. J Neurol Neurosurg Psychiatry 1987; 50: 620-624.
21. Bogousslavsky J, Khurana R, Deruaz JP, et al. Respiratory failure and unilateral caudal brainstem infarction. Ann Neurol 1990; 28: 668-673.
22. Carpenter MB, Sutin J. Human Neuroanatomy. 8th edn. Baltimore, MD: Williams and Wilkins, 1983; 315-357.
23. Vuillier F, Tatu L, Dietsch E, Medeiros E, Moulin T. Pontomedullary sulcus infarct: a variant of lateral medullary syndrome. J Neurol Neurosurg Psychiatry 2006; 77: 1276-1278.
24. Kim SJ, Ryoo S, Bang OY, et al. Perfusion-weighted MRI as a predictor of clinical outcomes following medullary infarctions. Cerebrovasc Dis 2010; 29: 382-388.
25. Kim JS, Choi-Kwon S. Sensory sequelae of medullary infarction: differences between lateral and medial medullary syndrome. Stroke 1999; 30: 2697-2703.
26. MacGowan DJ, Janal MN, Clark WC, et al. Central poststroke pain and Wallenberg's lateral medullary infarction: frequency, character, and determinants in 63 patients. Neurology 1997; 49: 120-125.
27. Spiller WG. The symptom-complex of a lesion of the upper most portion of the anterior spinal and adjoining portion of the vertebral arteries. J Nerv Ment Dis 1908; 35: 775-778.
28. Déjerine J. Semiologie des affections du système nerveux. Paris, France: Masson, 1914; 226-230.
29. Davison C. Syndrome of the anterior spinal artery of the medulla oblongata. Arch Neurol Psychiat 1937; 37: 91-107.
30. Kim JS, Kim HG, Chung CS. Medial medullary syndrome. Report of 18 new patients and a review of the literature. Stroke 1995; 26: 1548-1552.
31. Toyoda K, Imamura T, Saku Y, et al. Medial medullary infarction: analyses of eleven patients. Neurology 1996; 47: 1141-1147.
32. Bassetti C, Bogousslavsky J, Mattle H, Bernasconi A. Medial medullary stroke: report of seven patients and review of the literature. Neurology 1997; 48: 882-890.
33. Kumral E, Afsar N, Kirbas D, Balkir K, Ozdemirkiran T. Spectrum of medial medullary infarction: clinical and magnetic resonance imaging findings. J Neurol 2002; 249: 85-93.
34. Kim JS, Han YS. Medial medullary infarction: clinical, imaging, and outcome study in 86 consecutive patients. Stroke 2009; 40: 3221-3225.
35. Ropper AH, Fisher CM, Kleinman GM. Pyramidal infarction in the medulla: a cause of pure motor hemiplegia sparing the face. Neurology 1979; 29: 91-95.
36. Kim JS, Koh JY, Lee JH. Medial medullary infarction with restricted sensory symptom. Eur Neuro. 1998; 39: 174-177.
37. Kim JS, Choi KD, Oh SY, et al. Medial medullary infarction: abnormal ocular motor findings. Neurology 2005; 65: 1294-1298.
38. Kim JS, Moon SY, Kim KY, et al. Ocular contrapulsion in rostral medial medullary infarction. Neurology 2004; 63: 1325-1327.
39. Choi KD, Jung DS, Park KP, Jo JW, Kim JS. Bowtie and upbeat nystagmus evolving into hemi-seesaw nystagmus in medial medullary infarction: possible anatomic mechanisms. Neurology 2004; 62: 663-665.
40. Reinhold H. Beitrage zur Pathologie der akuten Erweichungen des Pons und der Oblongata. Zugleich ein Beitrag zur Lehre von der "Bulbaeren Ataxie." Dtsch Z Nervenheild 1894; 5: 351-374.
41. Babinski J, Nageotte J. Hdmiasynergie, lateropulsion et myosis bulbaires avec hemianesthesie et hemiplegie croisees. Rev Neurol (Paris) 1902; 10: 358-365.
42. Porto FH, da Silva SP, Orsini M, de Freitas MR, de Freitas GR. Hemimedullary infarct with ipsilateral hemiplegia: a vertebral artery dissection syndrome? J Neurol Sci 2009; 278: 135-137.
43. Kempe LG. Surgical treatment of an intramedullary haematoma simulating Wallenberg's syndrome. J Neurol Neurosurg Psychiatry 1964; 27: 78-80.
44. Neumann PE, Mehler MF, Horoupian DS. Primary medullary hypertensive hemorrhage. Neurology 1985; 35: 925-928.
45. Kwon HM, Park JM, Lee JY, Yoon BW. Primary medullary hemorrhage associated with hypertension. J Clin Neurol 2005; 1: 177-179.
46. Barinagarrementeria F, Cantu C. Primary medullary hemorrhage. Report of four cases and review of the literature. Stroke 1994; 25: 1684-1687.

CHAPTER 41

小脳の梗塞

Mikael Mazighi and Pierre Amarenco

序論

　小脳梗塞は稀であるが，発症率は小脳出血の4倍以上であり，脳梗塞全体の1～4％を占める[1-6]．小脳梗塞の部位としては，後下小脳動脈 posterior inferior cerebellar artery 領域と上小脳動脈 superior cerebellar artery 領域が一般的であり，ほぼ同程度である．小脳梗塞はしばしば非特異的な症状のみで，臨床症状から診断するのは難しい．小脳の血管支配は，小脳梗塞での症状，徴候，発症機序を決定する．小脳を灌流する動脈はまた脳幹も灌流するため，しばしば小脳症候は脳幹の虚血症候によりマスクされてしまうことがある．回転性めまい，嘔気，歩行障害，頭痛はよく認められる小脳症状である[6-9]．しかしながら，これらの症状は小脳梗塞以外の一般的で良性な病態でも認められる[3,10]．鑑別を要する病態としては，片頭痛，中毒による脳症，胃炎，前庭神経炎，髄膜炎などが挙げられる[11]．小脳梗塞は，誤診されたり診断の遅れを生じさせる可能性がある．誤診は通常，体幹失調，歩行時のふらつき，構音障害，眼球運動異常の評価を行わない不完全な神経診察によるものである．小脳梗塞の50％の患者では，診療時に体軸失調 axial ataxia，眼振，構音障害を呈する[10]．小脳梗塞は通常，良好な経過で後遺症も軽微であるが，小脳が障害されたことにより，ときに小脳扁桃ヘルニアや第4脳室圧迫による水頭症を生じ，臨床的な予後の悪化をきたす．小脳梗塞を見逃すことは重篤な予後不良を生じさせることになる．

小脳への血液供給

　小脳を灌流する動脈は後方循環から出ており，3本の血管から成り立っている（図41.1）．後下小脳動脈は頭蓋内の椎骨動脈 vertebral artery より，前下小脳動脈 anterior inferior cerebellar artery は脳底動脈 basilar artery より，そして，上小脳動脈は脳底動脈から後大脳動脈への分岐部近傍より分岐する．最大の2つの動脈（後下小脳動脈と上小脳動脈）は，内側枝によって小脳虫部 vermis と傍虫部 paravermis の大部分を，そして外側枝によって左右それぞれの小脳半球 cerebellum hemisphere の大部分を灌流する．小脳の後下方表面領域は，後下小脳動脈によって灌流されているが，小脳の下面の一部，小脳片葉 flocculus，橋腕 brachium pontis（もしくは中小脳脚）は，前下小脳動脈によって灌流される．小脳の上面は上小脳動脈と脳底動脈の最吻側枝によって灌流され，小脳脚 cerebellar peduncle は3つの小脳動脈により灌流される．下小脳脚（索状体 restiform body）は後下小脳動脈により，中小脳脚（橋腕）は前下小脳動脈により，上小脳脚（結合腕 brachium conjunctivum）は大部分が上小脳動脈により灌流される．

　後下小脳動脈は通常，頭蓋内椎骨動脈から分岐する．しかし，後下小脳動脈が欠如することもある．この場合，前下小脳動脈と後下小脳動脈の両方の領域を灌流する大きな血管が脳底動脈の近位部から分岐する．後下小脳動脈の内側枝は小脳虫部の下部と虫部小節，虫部垂，虫部錐体，虫部隆起，ときに山腹，半月小葉の正中部，薄小葉，扁桃を灌流する．後下小脳動脈の内側枝はしばしば延髄背側部も灌流する．後下小脳動脈の外側枝は二腹小葉の下方2/3，下半月小葉や薄小葉の下部の大部分，扁桃の前外側部を灌流する．後下小脳動脈は室頂核のような小脳深部構造や歯状核の一部を灌流することもある[12]．

　前下小脳動脈は椎骨脳底動脈合流部の吻側から分岐する．

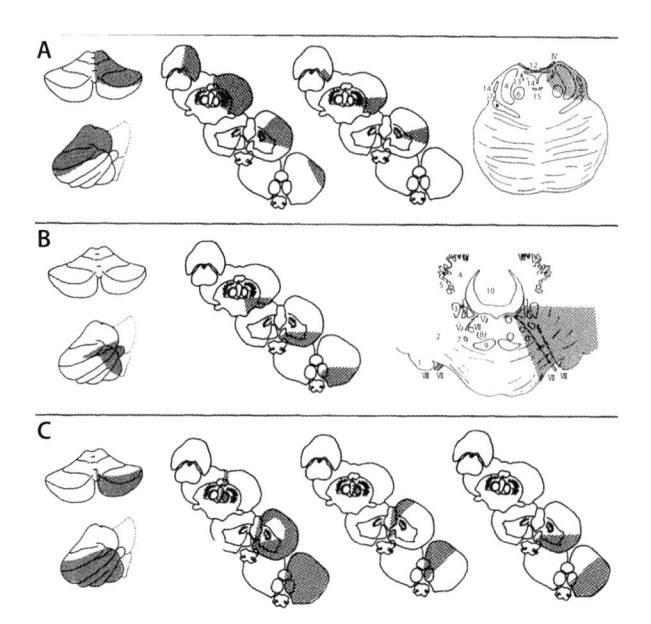

図 41.1 小脳動脈とその分枝の灌流領域の解剖図．**A**：[左]上小脳動脈領域（上：背側視，下：外側視），[中央左]上小脳動脈領域（小脳の吻側尾側方向の切片），[中央右]上小脳動脈の外側枝領域，[右]上小脳動脈の脳幹灌流領域．**B**：[左]前下小脳動脈領域（上：背側視，下：外側視），[中央]前下小脳動脈領域（小脳の吻側尾側方向の切片），[右]前下小脳動脈の脳幹灌流領域．**C**：[左]後下小脳動脈領域（上：背側視，下：外側視），[中央左]後下小脳動脈領域（小脳の吻側尾側方向の切片），[中央右]後下小脳動脈の内側枝領域，[右]後下小脳動脈の外側枝領域．
1：片葉，2：中小脳脚，3：下小脳脚，4：上小脳脚，5：歯状核，6：前庭神経核，7：脊髄視床路，8：中心被蓋路，9：内側毛帯，10：虫部小節，11：外側毛帯，12：滑車神経交叉，13：三叉神経中脳路，14：青斑核，15：内側縦束．
（参考文献[1,3,12,22,23,29] を改変して転載）

しかし，ときに後下小脳動脈と一体化したかなり大きな血管として頭蓋内椎骨動脈から分岐することもある[12]．前下小脳動脈はほぼ必ず存在する血管であるが，その起源や大きさ，支配領域は個々により著しく異なる．前下小脳動脈は主に橋被蓋外側部と橋底部を灌流するが，小脳前下部のごく一部や片葉も灌流している．小脳の外側部と内側部の主血管にはならないが，さまざまな部位に枝を出しており，単小葉，上半月小葉，下半月小葉，小脳片葉，中小脳脚なども灌流する．内耳動脈は通常，前下小脳動脈の分枝であるが，脳底動脈から直接分岐する場合もある．内耳動脈は内耳の器官と同様に顔面神経と聴神経にも血流を送る．前下小脳動脈と後下小脳動脈の灌流領域の不同あるいは相反する関係はよくみられることである．個人個人により灌流領域が異なることに注意することが重要である．たとえば，後下小脳動脈が低形成の場合，前下小脳動脈は小脳半球の前下部を灌流するように取って代わる．

上小脳動脈は，脳底動脈から分岐する対となる血管の中で最も遠位に存在し，ちょうど後大脳動脈の起始部の直前で分岐する．上小脳動脈は内側枝と外側枝に分かれ，小脳半球の上半分，小脳虫部，歯状核を灌流する．上小脳動脈は，中脳を迂回する間に，脳幹（橋被蓋外側部の上部，橋上部，中脳被蓋を含む）を灌流する分枝を出す．ときに，内側枝と外側枝が脳底動脈より直接分岐して，上小脳動脈が二分していることがある．内側枝は小脳虫部の上部（中心小葉，山頂，山腹，虫部葉を含む）を灌流し，外側枝は主に小脳半球の外側部（前小葉，単小葉，上半月小葉を含む）を灌流する．また，上小脳動脈は小脳白質の大部分と小脳の核（歯状核，室頂核，栓状核，球状核）も灌流する（**図 41.1**）．

小脳梗塞の臨床症候

種々の小脳動脈領域の虚血による臨床症状（**表 41.1**）は，小脳のみの虚血か，脳幹のみの虚血か，それとも小脳と脳幹の両方の虚血かに依存する．最も一般的な症状は，回転性めまい vertigo，浮動性めまい dizziness，嘔吐，歩行障害，頭痛，構音障害 dysarthria である．肢節の不器用と筋力低下は約1/3 の患者にみられ，その程度は患者間で大きく異なる．より一般的な症状は肢節運動失調と歩行失調で，約半数の患者に認められる．構音障害と眼振は 1/3 に，意識レベルの低下は 1/4 に認められる．

他の部位の脳梗塞のように症状は突発し，通常脳幹症状（たとえば，脳神経麻痺）が優位になる．危険因子とそれに併う症状と検査所見は，診断にあたって重要である．危険因子はすべての症例に広くみられるが，小脳梗塞は男性に多く認められている[4,8,13]．年齢 50 歳以上，以前の心血管イベントの治療歴，突然発症は，小脳梗塞を強く示唆する因子である[14]．一般住民を対象とした研究では，浮動性めまい患者の 3.2％（1,666 例中 53 例）に脳血管障害が生じていたとされている．症状がめまいのみの患者では，脳血管障害の発作（すなわち，脳梗塞もしくは一過性脳虚血発作）が生じていたのは，わずか 0.7％（1,297 例中 9 例）であった．（浮動性めまいに関連した）ふらつきを伴う患者は，脳血管障害をもつ可能性が高い[15]が，回転性めまい，浮動性めまい，ふらつきのいずれかだけの患者は脳血管障害ではないことが強く予測される．症状が長期化している場合，小脳梗塞が疑われる[16]．浮動性めまいでは，しばしば嘔気，嘔吐，失調性歩行，眼振などを伴う[17]．側方突進を伴う歩行障害と同様に，嘔気・嘔吐は 50％以上の患者に認められる[8,9]．介助なしで立ったり座ったりできないことも小脳梗塞を疑わせる[15,18]．頭痛はしばしば認められ[19]，特に後頭部や病巣側に多い[8,10]．頭痛は頭蓋内の侵害受容性神経の機械的刺

表 41.1 小脳梗塞症候群

小脳梗塞の部位	関連する病変部位	臨床症候群
吻側部（上小脳動脈）	中脳，視床下部，視床，後頭側頭葉	吻側脳底動脈症候群もしくは発症時の昏睡±四肢麻痺
	橋被蓋外側部の上部	測定異常とHorner症候群（同側），温痛覚障害と滑車神経麻痺（対側）
		構音障害，頭痛，浮動性めまい，嘔吐，運動失調，遷延性昏睡（偽性腫瘍型）
背内側部（上小脳動脈内側枝）		構音障害，運動失調
腹外側部（上小脳動脈外側枝）		測定異常，体軸側方突進（同側），運動失調，構音障害
内側部（前小脳動脈）	橋外側下部	三叉・顔面・聴神経障害，Horner症候群，測定異常（同側），温痛覚障害（対側）
		純粋前庭症候群
尾側部（後下小脳動脈）		回転性めまい，頭痛，嘔吐，運動失調，遷延性昏睡（偽性腫瘍型）
背内側部（後下小脳動脈内側枝）	延髄背外側部	Wallenberg症候群
		回転性めまい単独，測定異常や水平側方突進（同側）や運動失調を伴う回転性めまい
腹外側部（後下小脳動脈外側枝）		回転性めまい，同側肢の測定異常
尾側部と内側部	橋外側下部，延髄外側部	前下小脳動脈症候群±遷延性昏睡（偽性腫瘍型）
吻側尾側部		回転性めまい，嘔吐，頭痛，運動失調，構音障害，遷延性昏睡（偽性腫瘍型）
	脳幹，視床，後頭側頭葉	発症時の昏睡±四肢麻痺

激や急性の伸張によりある程度説明できる．椎骨動脈解離による小脳梗塞は頭痛と強く関連するが，塞栓症（心原性や動脈原性）では一般的に頭痛を認めない．したがって，脳梗塞の発症に伴う頭痛の出現は，（頭蓋内の脳血管障害に比較して）頭蓋外の脳血管障害がより強く疑われる[19]．

構音障害は小脳梗塞患者の50％に認められ[6,9]，主に小脳傍虫部上部の病変と関係する．構音障害は上小脳動脈領域梗塞患者に認められる最も頻度の高い症状である[20,21]．fMRIを用いた研究では，発語の際の舌筋と口腔顔面筋の動きに前葉の傍虫部吻側部の活性化が関与していることを支持する結果が出ている．この部位は構音障害をもつ小脳梗塞患者の病巣と一致する．右小脳半球の傍虫部上部（発語の際の舌筋や口腔顔面筋の調節部位）の障害は，脳幹梗塞（しばしば同時に起こる）とは無関係に構音障害を発症させるかもしれない[21]．肢節運動失調は患者の40％程度と高率に認められる[6,9]．運動失調はしばしば見落とされ，テント上の脳梗塞患者で見つかることもある．眼振は小脳梗塞患者の半数に認められる．眼振の型はさまざまであるが，しばしば回旋性の要素をもち，垂直性のこともあるが，多くの場合，水平性で病巣側を注視した際に，より高振幅である[14,17]．

後下小脳動脈領域梗塞

posterior inferior cerebellar artery territory infarction

後下小脳動脈領域（図41.2，図41.3）梗塞はかなり徹底的に研究されている．それらは当初最も頻度が高いと考えられていたが，最近の研究では，上小脳動脈領域梗塞とほぼ同程度であることが示されている[4,8]．組織学的には，後下小脳動脈領域梗塞は延髄外側梗塞（いわゆるWallenberg症候群）と関連すると考えられる．しかしながら，延髄の外側部は，3ないし4本の頭蓋内椎骨動脈からの分枝や，稀には後下小脳動脈からの分枝によって灌流される[4]．後下小脳動脈領域梗塞の約1/5は延髄外側梗塞を伴う．延髄外側梗塞と後下小脳動脈領域の小脳梗塞の両者をもつ患者では，しばしば後下小脳動脈と延髄外側部への穿通枝の両方を塞ぐ頭蓋内椎骨動脈閉塞で生じている[13]．

前下小脳動脈や上小脳動脈領域梗塞と比較して，後下小脳動脈領域梗塞では，他の後方循環梗塞（すなわち，橋，中脳，視床，側頭葉，後頭葉の梗塞）を一般的には合併しにくい[4]．後下小脳動脈の全域が梗塞されることは稀（剖検での報告で

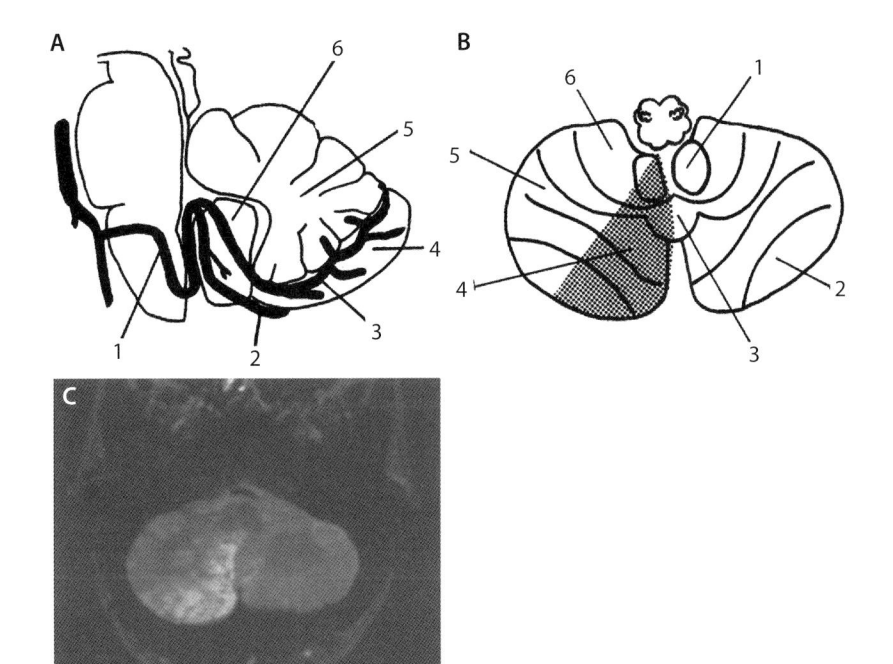

図41.2 A:最も一般的な後下小脳動脈とその2つの分枝の解剖図.1:後下小脳動脈,2:後下小脳動脈の外側枝,3:後下小脳動脈の内側枝,4:小脳半球の内側部,5:小脳虫部,6:小脳扁桃.B:後下小脳動脈の内側枝領域の解剖図.1:小脳扁桃,2:半月小葉(錐体,後下小脳動脈内側枝下方領域),3:虫部(錐体),4:後下小脳動脈内側枝領域,5:薄小葉,6:二腹小葉.C:小脳尾側部のMRI T2強調水平断像.(同部位の梗塞巣として)右側に三角形の高信号域を認める.

(A, B: Amarenco et al., 1993[4]を改変して転載)

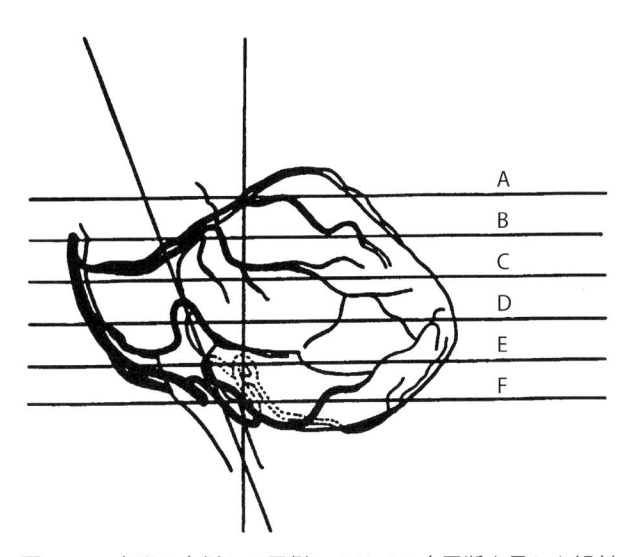

図41.3 小脳の吻側から尾側にかけての水平断を示した解剖図(A〜F).矢状断はそれぞれの断面のレベルを示している.(D)のレベルにおいて,通常上小脳動脈(主に外側枝)が片葉を通り抜けてこの領域を灌流するが,後下小脳動脈外側枝または後下小脳動脈外側枝と前下小脳動脈が灌流することもある.

は7%)であるが,40%以上の症例で上小脳動脈領域や前下小脳動脈領域の梗塞を伴う.後下小脳動脈領域の大梗塞とその他の領域の梗塞を合併した患者の一部では,脳幹圧迫や小脳扁桃ヘルニアが生じることになり,浮腫(悪性浮腫)を発症する.水頭症は第4脳室の圧迫によって発症する.水頭症のある患者の50%以上には,中脳,橋,延髄を含んだ正中部と傍正中部の広範な梗塞が存在する[1].

後下小脳動脈領域の部分的な梗塞としては,内側枝か外側枝のいずれかの領域の梗塞が考えられる[4,8,22].部分梗塞では,範囲が小さく,浮腫を伴わず,良好な臨床経過をたどる.後下小脳動脈全域梗塞と内側枝領域のみの梗塞を区別できる信頼に足る臨床症候はない.この両方の臨床症候としては,体軸失調,体軸側方突進,病巣側の測定異常,構音障害,眼振がある[1,6,23].Wallenberg症候群には完全型と不完全型があり,回転性めまい,眼振,三叉・舌咽・迷走神経障害,Horner症候群,同側の肢節運動失調,対側の温痛覚低下を認める.延髄が保たれた後下小脳動脈領域梗塞でも,回転性めまい,頭痛,失調性歩行,同側の肢節運動失調,水平性眼振はしばしば認められる[4].頭痛は通常,頸部や後頭部で片側性に生じる[8].眼振は最もよく認められる徴候(75%)であり,水平性(病巣側が優位であるが,稀に対側もある)か垂直性(11%)のいずれかが認められる[8].回転性めまいの後に認められる徴候としては,病巣側への体軸側方突進が最も一般的である[3,24].患者の25%に脳幹の圧迫症状である意識障害や側方眼球運動麻痺が認められ,進行すると昏睡となる[8].

後下小脳動脈内側枝領域(図41.2)は,小脳虫部下部において前庭に連絡する領域を含む.したがって,この領域の梗塞では,原発性の末梢性前庭障害としばしば似た症候を呈する.後下小脳動脈内側枝領域の小脳梗塞のみ(すなわち,延髄梗塞を伴わない)では,回転性めまいしか認められないことがある[3,25].後下小脳動脈内側枝領域の小脳梗塞は,神経画

像で第4脳室の腹側の頂上と基底部の背側下部を巻き込む横長の病巣が認められる[1,12]（図41.2）．延髄の背側部と外側部の梗塞の合併も考えられ，この場合は，無症候であったり，他の神経疾患によりマスクされたり，Wallenberg症候群（延髄外側症候群）や急性の迷路障害と似た純粋前庭症候群（小脳半球のみの梗塞）として症状が現れたりする[26]．外側枝領域梗塞は延髄梗塞を伴わずに生じる．これはしばしば生存中には気づかれないか他の神経疾患にマスクされるので，剖検時に予想外に発見されることが多い．外側枝領域梗塞では，病巣側の上下肢の測定異常が単独で生じる．虚血巣が小さい場合は，後下小脳動脈の内側枝と外側枝の梗塞の臨床的な違いを見つけることは難しい．Schmahmannは，小脳半球の下部を含む梗塞を有する患者における認知や行動の変化について議論し，後下小脳動脈外側枝領域梗塞で最も多いことを報告した（4章）．

全体的にみれば，後下小脳動脈領域梗塞は良好な経過をたどる[8]．剖検での研究[27]では，後下小脳動脈領域梗塞を伴う患者において，高率に脳幹圧迫や小脳扁桃ヘルニアを伴うことが示唆されている．しかしながら，これらのデータはCTが出現する以前に集められたもので，半数近くは後下小脳動脈領域梗塞の診断がついておらず，他の原因で亡くなったとされている．Kaseら[8]は，後下小脳動脈全域梗塞の患者の1/4に脳幹圧迫が認められたと報告している．ほとんどの後下小脳動脈領域梗塞は，部分梗塞であり良好な経過をたどる．

前下小脳動脈領域梗塞

anterior inferior cerebellar artery territory infarction

前下小脳動脈領域（図41.1，図41.3）梗塞は稀と考えられており，臨床的に無視されやすい[23]．MRIの出現により，前下小脳動脈領域梗塞は以前考えられていたよりも高頻度であることが示された[28]．橋小脳梗塞は，すべての患者において，脳幹症状の有無により，それ自身の梗塞か，上小脳動脈または後下小脳動脈領域の梗塞かを区別できる．橋外側下部，小脳，中小脳脚（100％），小脳片葉（69％）に限定した梗塞は，臨床症状の責任部位となる．前下小脳動脈領域梗塞は小脳半球を障害するが，通常は限定的で，小脳の小範囲，前葉，片葉，そして3つの小脳動脈の境界領域に位置する皮質を巻き込む[22]．前下小脳動脈が大口径（後下小脳動脈が低形成）の場合，前下小脳動脈は小脳の前下部すべてを灌流するが，これにより臨床症候が修飾されることはない[22]．ほぼすべての梗塞において橋外側下部が含まれ，橋正中部に向けて吻側に，また，延髄外側遠位部に向けて尾側に広がる[22]．前下小脳動脈領域梗塞は，しばしば上小脳動脈か後下小脳動脈領域の梗塞を伴う（35％）．この場合，小脳扁桃ヘルニアを伴う小脳腹側正中部の大梗塞に進展することがある[23]．

臨床症候としては以下の4つが代表的である．

（i）「古典的」症候群[29]．最も頻繁に認められる症状は，回転性めまい，嘔吐，耳鳴，構音障害であり[22]，関連する臨床症状としては，顔面麻痺，聴力低下，顔面知覚低下，Horner症候群，病巣側の上下肢運動失調，対側の温痛覚低下がある[23]．病巣側の側方注視麻痺，嚥下障害（広範な延髄梗塞の症例で），対側の不全片麻痺（皮質橋束の障害）が認められることもある．この臨床症候は剖検例の30％に認められる[22]．

（ii）四肢麻痺を伴う昏睡．3本の小脳動脈領域を巻き込む橋腹内側部の大梗塞で生じ，剖検例の20％に認められる[23]．

（iii）回転性めまい単独．前下小脳動脈領域の部分梗塞で生じ，末梢性前庭障害と似る．内耳動脈（剖検例の80％で前下小脳動脈の分枝として認められる）の閉塞が認められることもある．

（iv）運動失調単独．

前下小脳動脈領域梗塞では，聴力と前庭機能の両者をともに消失する広範な聴覚前庭機能不全を呈することがある[30]．たとえば，聴覚前庭機能消失を伴う急性の持続する回転性めまい，前庭機能消失を伴わずに聴力低下のみを伴う回転性めまい，聴覚前庭機能消失を伴わない回転性めまい，他の神経症状を伴わない聴覚前庭機能消失と急性発症で持続する回転性めまい，聴覚前庭機能が正常である非前庭性の症状，などを呈する．

前下小脳動脈領域梗塞の予後は脳幹と小脳の障害程度によりさまざまである．死亡した大部分の患者は他の原因による．前下小脳動脈領域梗塞は脳底動脈閉塞の前触れかもしれない[28]．

上小脳動脈領域梗塞

superior cerebellar artery territory infarction

上小脳動脈領域（図41.1，図41.3）梗塞は非常によくみられ，多くの場合，小脳に限局する[4,8,31]．上小脳動脈全域の梗塞では，しばしば他の脳底動脈吻側枝領域（すなわち，後頭葉，側頭葉，視床，視床下部，中脳）の梗塞と，後下小脳動脈や前下小脳動脈領域の梗塞（剖検例の1/3）を伴う[31]．上小脳動脈領域梗塞はしばしば脳幹圧迫や小脳扁桃ヘルニアを生じさせる浮腫を引き起こす．上小脳動脈領域の部分梗塞でも

他の脳底動脈吻側枝領域梗塞を伴うことがあるが，通常は小脳に限局され良好な経過を示す[32,33].

臨床症状は通常，病巣側の測定異常，Horner症候群，対側の温痛覚低下と滑車神経麻痺を含む[34]. 青斑核を含む障害では，睡眠障害が関連し，不随意運動も報告されている．脳底動脈遠位部閉塞例においては，橋中脳梗塞を伴い，側頭葉，後頭葉，視床下部，視床も巻き込まれる可能性がある上小脳動脈全域が障害されるかもしれない（脳底動脈先端症候群 top-of-the-basilar syndrome と呼ばれる臨床症候を呈する）[31]. 上小脳動脈の内側枝と外側枝の障害による小脳梗塞では，しばしば運動，感覚，前庭機能，小脳症状と滑車・三叉神経障害が生じる[7].

古典的な上小脳動脈症候群は剖検例の3%しか観察されない．この症候群は橋上部の被蓋外側部の障害によって生じ，病巣側の肢節運動失調，Horner症候群，病巣側の温痛覚消失，対側の滑車神経麻痺を含んでいる[4,34]. よく認められるその他の症状としては，片側顔面の感情消失，片側もしくは両側の聴力低下，睡眠障害，片側の異常な舞踏運動やアテトーゼ様運動がある[35]. 振幅が大きくゆっくりと左右に揺れる動きが特徴的で，振戦が認められることもある．運動障害は小脳歯状核もしくは上小脳脚の障害によると考えられる．

脳底動脈先端症候群は剖検例の25%に認められる主要な臨床所見である[31]. その主な臨床症候としては，視覚障害，嘔吐，浮動性めまい，複視，異常感覚，運動麻痺，傾眠がある．このほかにも，皮質盲，視覚性失認，半盲，記憶障害（Bálint症候群），感覚消失，Horner症候群，振子様反射，無為，半側空間無視，健忘，超皮質性運動性失語，核上性垂直注視麻痺（視床中脳症候群，Parinaud症候群），片側バリスム（視床下核症候群），中脳病変（Benedikt症候群），対側の測定異常（Claude症候群），対側の不全片麻痺（Weber症候群），眼瞼後退，強直性眼球偏倚，瞳孔異常，幻覚，意識不鮮明などが生じうる[31]. さらに，肢節運動失調，高度の片麻痺，痛覚消失，核間性眼筋麻痺なども生じる可能性がある．通常，脳底動脈先端症候群では，2～3の症候が組み合わさって生じる．剖検例において昏睡は33%に認められ，四肢麻痺と動眼神経神経麻痺を伴う．

小脳前庭系の症状は上小脳動脈領域の部分閉塞の患者に目立つ．主な臨床症状は，頭痛，歩行障害，浮動性めまい，嘔吐である[8,31]. 他の臨床症状としては，肢節運動失調，眼振，脳幹症状がある．眼振は患者の20%では水平性かつ同側性，3%では対側性にみられる．構音障害は上小脳動脈領域梗塞の特徴的な症状である．上小脳動脈外側枝閉塞に起因する小脳傍虫部梗塞では，臨床症状が構音障害単独のこともありうる[33,36]. 上小脳動脈症候群の症状の50%は，外側枝症候群に象徴される[24,36]. その主な症状には，病巣側の測定異常，体軸側方突進，構音障害，ふらつきがある．臨床症状は，構音障害・手不器用症候群 dysarthria-clumsy hand syndrome を伴うラクナ梗塞に似ていたり[37]，体軸側方突進のみが現れることもある[38]. 上小脳動脈分枝領域梗塞では，脳幹圧迫による症状は発生しない．予後は通常良好である．内側枝領域梗塞のみの患者では，一般的に突然倒れたり，大きく方向転換したりする歩行失調や構音障害が認められる[39]. 失調性歩行と小脳性構音障害は目立つが，軽度の片側肢節運動失調がみられることもある．内側枝閉塞の後に構音障害が単独で認められることもあり，このことから，小脳傍虫部（単小葉と半月小葉）は声の制御を司ることが示唆される[20]. これらすべての症状（すなわち，内側枝と外側枝の閉塞による）は，小脳前葉の虫部と傍虫部に関連する．両側上小脳動脈閉塞は構音障害と転倒を伴う歩行失調の原因である[40].

広範な上小脳動脈領域梗塞は偽性腫瘍性梗塞への進展を示すことがある．しかしながら，上小脳動脈のどちらか1本の分枝領域に限局した小脳梗塞であれば，通常進展しても予後は良好である．

小脳境界領域梗塞
borderzone cerebellar infarction

小脳の境界領域（図41.3）梗塞は径2cm未満[2]で稀と考えられている[41]. これは上小脳動脈と後下小脳動脈の皮質終動脈の間[23]や，小脳中心白質の上小脳動脈，前下小脳動脈，後下小脳動脈の深部結合部に位置する．138例の小脳梗塞の研究では，47例で皮質と深部境界領域の梗塞が認められた[4]. このように頻度が高かったことは，剖検で2cm以上の梗塞例が選択されたこと[1,2,27]と，小脳動脈領域梗塞のみを対象にして臨床研究が行われたことによると考えられる[8,41,42].

■ 梗塞領域

境界領域梗塞は解剖学的に以下の5つの型に分類することが可能である[37].

グループ1：上小脳動脈と後下小脳動脈の間の境界領域梗塞． 小脳皮質に垂直な穿通枝と平行な穿通枝の間に位置する．この病巣は小脳の萎縮による小脳水平裂の拡大との鑑別が困難なことがある．

グループ2：深部の小梗塞． Savoiardoら[43]によって定義された結合部に位置しているが，その中でもより限られた領域，すなわち小脳歯状核の外側と下方の領域に位置して

いる．深部領域を灌流する上小脳動脈の分枝は，（i）橋外側部の経路での上小脳動脈内側枝か外側枝から分岐する長い穿通枝と，（ii）それに連絡する皮質から垂直に穿通して深部領域を灌流する小脳外部の分枝，という2つの起源に分けられる．この2つの分枝は吻合し，吻合輪を形成している．前下小脳動脈と後下小脳動脈は，深部に対して上小脳動脈ほどの広がりをもたない．この領域を灌流する血管はすべて小脳皮質の表面から垂直に立ちあがる穿通枝である．これら3つの動脈領域の境界領域は小脳の白質内に位置する．

グループ3：左右の上小脳動脈の小脳虫部穿通枝の間の境界領域梗塞． 脳底動脈遠位端の閉塞例に生じるが，頻度は低い．

グループ4：後下小脳動脈と上小脳動脈領域の末端に位置する皮質の境界領域梗塞． グループ1に属する梗塞とは異なり，梗塞巣は純粋に表面の皮質であり，終動脈と小脳動脈主幹の間である．この2つの動脈の間には多数の吻合が存在するため，この領域の梗塞は稀である．同様の理由で，この梗塞は軟膜動脈の末端に認められる（たとえば，凝固能亢進，血管炎）．皮質と垂直な穿通枝間の吻合が欠如している場合は，グループ1のような梗塞が生じやすい．

グループ5：前下小脳動脈と後下小脳動脈の間の前方と下方の結合部の梗塞． グループ1の梗塞に似ているが，前下小脳動脈と後下小脳動脈の境界領域に位置している．

■ 臨床的特徴

小脳の境界領域梗塞と小脳動脈領域梗塞もしくはその分枝領域梗塞とは，臨床的な違いはない．症状としては，回転性めまい，浮動性めまい，嘔吐，嘔気，視覚障害，構音障害，側方突進，転倒があり，徴候としては，肢節運動失調，歩行障害，体軸側方突進がある[37]．所見としては，構音障害・手不器用症候群と似るか，構音障害とふらつきが主体となる[44]．高率に体位の症状を認めること以外は，灌流領域梗塞と特別な臨床症候の違いはない．

ラクナ梗塞
lacunar infarction

ラクナ梗塞は動脈の脂肪硝子変性 *lipohyalinosis* の結果である．小脳白質を灌流する動脈の径が徐々に減少するため，大血管から直接分岐するレンズ核線条体動脈，視床膝状体動脈，傍正中橋動脈と同じ病態にはなりにくい．MRIにて見つかる小脳深部の小病変[42]は，ラクナ梗塞の特徴を呈する小さく丸い形状である．しかしながら，これらのラクナ梗塞は，後下小脳動脈，前下小脳動脈，上小脳動脈の境界領域に存在する．小脳深部の小梗塞をもつ患者の60％は，椎骨動脈か脳底動脈に閉塞を有し，13％は心原性脳塞栓，13％は終動脈の病変である．

悪性小脳梗塞（偽性腫瘍性梗塞）
malignant cerebellar infarction (pseudotumoral infarction)

ほとんどの小脳梗塞は進展しても予後良好であるが，進行性の浮腫を伴う症例ではしばしば急性の水頭症や死亡となることがある．悪性小脳梗塞[45,46]は，後頭蓋窩頭蓋内圧の上昇の原因となり，後頭蓋窩の脳腫瘍に似る[45,46,47]．第4脳室の圧迫偏倚により生じた水頭症，腫れあがった小脳がテント切痕を通して上方に動き中脳を圧迫するいわゆる上方性の経テント性ヘルニア徴候，後頭蓋窩内の脳槽の圧迫と閉塞が報告されている[46]．

病理学的研究では，致死的な小脳梗塞患者（5,494例の剖検例のうち1％）の大部分は，しばしば心疾患に伴って生じる後下小脳動脈領域梗塞であると示されている[25]．その原因として，心原性塞栓による頭蓋内椎骨動脈閉塞が一般的である．小脳梗塞の1/4に出血性梗塞（出血性変化）が存在し，小脳半球の1/3以上が障害されている[27]．致死性小脳梗塞では，しばしば誤診がみられる．頭痛は臨床症状として一般的ではない．臨床経過に関しては，しばしば最初の12時間は進行せず，その後12〜96時間（発症後2〜4日）の間に昏睡となる急速な悪化が特徴的である．致死的な進行となった患者，剖検にて延髄の圧迫と変形を認め，大多数は第4脳室の圧迫を示したうえに，壊死した小脳扁桃が大後頭孔に嵌入してヘルニアを生じていた[27]．

■ 梗塞領域

剖検による研究で，悪性小脳梗塞は，後下小脳動脈領域[27]，上小脳動脈領域，もしくはその両方[49]で生じることが示された．臨床研究では，後下小脳動脈領域が，上小脳動脈領域[8]よりも高頻度に障害される．浮腫には以下の4つの要素が関連する．すなわち，（i）梗塞巣の大きさ[27]，（ii）塞栓による閉塞部位（脳底動脈遠位部，2本の椎骨動脈，後下小脳動脈の起始部，Willis動脈輪による十分な動脈吻合の欠如との関連），（iii）塞栓子移動（再開通）後の血管性浮腫の増加，（iv）上小脳動脈領域の広範な梗塞，である．

■ 臨床的特徴

意識レベルの低下が90％の患者に認められ，発症後数時間から10日以内（平均5日）に[49]，単独で，または他の臨床症状の悪化に併って生じる．悪化は急速（時間単位）の場合も，緩徐進行性（日単位）の場合もある．テント上の水頭症単

独では，画像検査で第4脳室の閉塞と，脳幹周囲の脳槽の消失が認められる．外科的治療は意識障害が生じた場合に適応となる．シャント内減圧もしくは後頭蓋窩外減圧術により，60％以上の患者で完全回復が得られる．予後は，脳幹梗塞の合併の有無や，原因となる血管病変の性状と位置に関連する．病理学的研究では，片麻痺や四肢麻痺の存在と傍正中橋梗塞の存在とは強く関連していることが示されている[49]．手術は重度の運動障害を有する症例では避けるべきである．

テント上の水頭症のみを伴う原因不明の急性の昏睡をきたした患者では，初期より意識障害を伴う小脳梗塞を考慮すべきである[49]．この場合，シャントによる内減圧は死亡を予防し，早期の減圧術は良好な機能予後をもたらすであろう．

多発性小脳梗塞

multiple cerebellar infarction

多発性小脳梗塞は小脳梗塞患者の88％に生じる[9]．後下小脳動脈と上小脳動脈領域に関連することが最も多い，後下小脳動脈と前下小脳動脈領域にも認められることがある[50]．後下小脳動脈領域梗塞に伴う多発性小脳梗塞はしばしば重篤となり，偽性腫瘍症状，昏睡，四肢麻痺のいずれかを伴う小脳梗塞の20％に現れることがある[49]．梗塞巣が大きいほど予後が悪い[51]．小さな播種状の梗塞もしくは終末領域梗塞は，椎骨動脈閉塞，多血症，そして心原性脳塞栓に低血圧を伴ったときに生じやすい[3,42]．動脈領域に一致しない小さな小脳梗塞も一般的で，小脳梗塞の31％に認められる[52]．多領域にわたる梗塞は，New England Medical Center (NEMC)に登録された患者の40％以上に認められた[13]．

■ 梗塞の機序

梗塞の機序は，アテローム血栓性梗塞（穿通枝や，脳底動脈もしくは頭蓋内椎骨動脈のような頭蓋内大血管の本来の閉塞），血栓塞栓症（動脈原性塞栓），もしくは心原性か大動脈原性塞栓を含んでいる．頭蓋外および頭蓋内の動脈，心臓，脳，そして生物学に関する研究がなされるべきである[46]．頭部CTは脳出血を除外できるが，発症から数時間以内の小脳梗塞の同定には十分ではない[53]．一方，MRIは後頭蓋窩の画像診断のゴールドスタンダードである．骨によるアーチファクトは，特にCTを用いたときときの後頭蓋窩画像よりも少ない．脳梗塞急性期にはMRIの感度はCTよりも高いが，偽陰性の可能性もあるので，急性期にMRIを繰り返す必要性がある[11,53,54]．

(単一)領域梗塞

territorial infarction

心原性脳塞栓は小脳梗塞の原因として最も一般的であり，次いで，椎骨動脈終末部のアテローム性動脈硬化が原因となる．

（i）アテローム血栓性閉塞は頭蓋内椎骨動脈と脳底動脈近位部に生じやすい[2]．また，アテローム血栓性閉塞は主に前下小脳動脈を障害する[2]．これは特に糖尿病患者に生じやすい．その機序には，脳底動脈のアテローム硬化性プラークの拡大による前下小脳動脈の起始部の閉塞が関係する[28]．同様の機序が脳底動脈の他の分枝でも報告されている[55-57]．脳底動脈分枝閉塞を伴うような前下小脳動脈領域梗塞は，前下小脳動脈にまで拡大した脳底動脈のプラーク，または前下小脳動脈起始部を閉塞した微小アテローム血栓によるものである[28]．

（ii）アテローム血栓性プラーク表面にできた血栓が増大し分裂したことによる動脈原性塞栓はしばしば認められる[4]．この狭窄は椎骨動脈の終末部に生じやすく，上小脳動脈，脳底動脈終末部，後大脳動脈の閉塞を伴う[2]．塞栓子は椎骨動脈の起始部[58]や大動脈弓部から生じることがある[59]．椎骨動脈起始部は後方循環系のアテローム性動脈硬化の頻度が最も高い部位である[60,61]．この領域でのアテローム性動脈硬化は，頸部動脈の吻合により椎骨動脈遠位への血液供給が十分に行われるため，予後は良好であると考えられる[62]．椎骨動脈起始部の高度狭窄を伴う患者には，血管内治療（ステント留置）や外科的治療（椎骨動脈を頸動脈につなげる）の選択や時期を熟考すべきである．

（iii）心原性脳塞栓はおそらく小脳梗塞の最も多い原因である[2,8]．上小脳動脈領域梗塞の70％以上を占め[2]，後下小脳動脈領域梗塞ではやや少ない（アテローム血栓性と心原性が半々）[2,8]．前述のとおり，前下小脳動脈領域梗塞ではアテローム硬化病変によるものが主な原因である．

（iv）椎骨動脈の解離は若年者の小脳梗塞でしばしば認められる原因である[4]．動脈解離は椎骨動脈のV2部（頸部）に関連し[63]，椎骨動脈の閉塞や，塞栓源となる壁在血栓をもたらしうる[64]．頭蓋内の動脈解離は稀である[65]が，くも膜下出血と動脈原性塞栓を起こす可能性がある．小脳動脈の解離はきわめて稀であるが，いくつかの報告がある（頸部椎骨動脈解離については50章，頭蓋内動脈解離については51章を参照）．

（v）上小脳動脈領域梗塞はしばしば脳底動脈遠位部閉塞に

より生じ，上小脳動脈単独の梗塞は少ない[8,31]．心原性脳塞栓が上小脳動脈領域梗塞の主な原因である．血栓塞栓症は椎骨動脈や脳底動脈の閉塞や狭窄がある際に考慮すべき原因である[58,64]．上小脳動脈のアテローム血栓性狭窄は高齢者に生じやすい．若年者では，動脈解離に関連するものが多い．

(vi) 他の後方循環系梗塞に伴う前下小脳動脈領域梗塞の最も一般的な原因は，脳底動脈近位部の閉塞であり，ときに後下小脳動脈起始部より下流の椎骨動脈遠位部閉塞でも生じる[23,28]．この梗塞は，椎骨動脈の低形成，脳底動脈の嚢状拡張 dolichomega，遺残性三叉動脈のような血管の異常に関連していると考えられる．前下小脳動脈領域に限局した脳梗塞を有する患者は通常糖尿病であり，脳底動脈からのアテローム硬化性プラークが前下小脳動脈起始部に進展した際，その部位の閉塞が生じる[26]．

(vii) 後下小脳動脈領域梗塞はしばしば椎骨動脈（親動脈）の後下小脳動脈起始部での閉塞に起因する．その原因はアテローム血栓性梗塞と心原性脳塞栓が半々である[2,8]．その他の機序としては，椎骨動脈解離，大動脈弓部からの血栓性塞栓，または頭蓋内圧亢進による小脳扁桃ヘルニア後の後下小脳動脈内側枝の圧迫などが挙げられる．

終末領域梗塞
endzone infarction

終末領域梗塞は小脳の小さな領域で，そのほとんどが椎骨動脈や脳底動脈のアテローム性動脈硬化，心原性塞栓，または遠位部血管病変（頭蓋内のアテローム性動脈硬化，凝固能亢進，炎症性血管炎）による閉塞後の血行力学性の低灌流の結果に起因する．小脳の局所低灌流は脳底動脈近位部閉塞により生じ，ときに前下小脳動脈の起始部を含み，椎骨動脈閉塞と同側の境界領域梗塞に関与することもある．血栓塞栓症は両側の椎骨動脈近位部もしくは遠位部の閉塞に伴う血行力学的な障害でも生じる．両側椎骨動脈閉塞の症例では，椎骨脳底動脈系の血流は小脳半球と小脳虫部の軟膜の吻合を通って後下小脳動脈から供給される（閉塞部位が後下小脳動脈起始部より遠位である場合）か，後交通動脈を介して供給される．遠位部の動脈閉塞は凝固能亢進状態（たとえば，血小板増加症，真性多血症，播種性血管内凝固）で生じると思われる．Wegener 病，頭蓋内アテローム性動脈硬化，大動脈弓部のアテローム，コレステロール塞栓もまた原因となりうる．加えて，心停止後の全身性低血圧例でも報告されている[42]が，これは小脳の終末領域梗塞では稀である[42]．これまで報告された症例では，椎骨動脈や脳底動脈の重度のアテロームが認められた．小脳は通常重篤な全身性の低血圧の影響を受けにくい．病理学的研究では，多数の前大脳動脈，中大脳動脈，後大脳動脈の境界領域梗塞が報告されているが，小脳においてはない[66]．

予後

小脳梗塞は有病率が低いため，予後を予測することは難しい．死亡率は 7% 前後である[6,7,9,41]．最も大規模な研究では，3 か月後に 69% の患者が自立していた[9]．回転性めまいのみ，頭痛を伴う回転性めまい，あるいは運動失調のみで，他の神経学的所見を伴わない患者においては，長期の経過は良好である[67,68]．後下小脳動脈領域梗塞の患者の 25% に脳幹の圧迫による合併症が生じ[8]，10% 以下であるが死亡する可能性もある[6]．死因の大部分は脳梗塞に関連した誤嚥性肺炎によるものである[32]．上小脳動脈領域梗塞の臨床経過は良好である[32]．しかしながら，上小脳動脈領域梗塞患者の約 20% に偽性腫瘍性梗塞の症状が存在する[4,32,49]．脳浮腫は偽性腫瘍性梗塞の臨床症状を伴う小脳梗塞を併発する可能性がある．また，脳幹圧迫や水頭症を生じる可能性もある．小脳の浮腫を予見する画像所見は，小脳半球の 1/3 を超える梗塞巣，後下小脳動脈起始部を含む脳底動脈近位部の閉塞，再灌流（再開通）の症例での血管性浮腫の拡大，そして上小脳動脈全域の閉塞である[49]．

小脳梗塞の出血性変化は浮腫を拡大させ，24 時間以内に臨床的な悪化を生じる可能性がある[69,70]．昏睡に至った症例の 85% は，手術しないと死亡するであろう[71]．

治療

■ 内科的治療

小脳梗塞の患者はすべて脳卒中ケアユニットに入院すべきである[72]．循環動態や呼吸の監視は必須であり，意識障害が存在する場合は人工呼吸器管理を考慮すべきである．高体温は治療すべきで，誤嚥性肺炎の評価もしなければならない[10]．高血圧の管理は前方循環系の脳梗塞と同様で，収縮期血圧が 220 mmHg を，拡張期血圧が 120 mmHg を超える場合に必要となる．ガイドラインでは，血栓溶解療法中の患者に降圧薬を導入すべき下限の閾値が示されている[72]．脳浮腫を伴う梗塞では，静脈流出を促進するため，30〜90 度の姿勢をとらせる必要がある．ステロイドは効果がないが，過換気と浸透圧利尿薬は一時的に効果がある．この内科的治療を行うために手術を遅らせてはならない．血栓溶解のような急性期の治療は，National Institute of Health Stroke

Scale（NIHSS）スコアの低い小脳梗塞患者においては，しばしば考慮されない．組織プラスミノゲンアクチベーター（t-PA）治療を受けた小脳梗塞患者の多くは脳幹症状を呈していた[73,74]．症例にもよるが，後方循環のアテローム血栓性閉塞や頭蓋内動脈解離による動脈閉塞の患者には，血管内治療を考慮してもよい．これらの治療法は，現在のところ研究中であり，第1選択の治療として確立されているわけではない．血行力学的障害のある症例では，厳格なベッド上安静を保持すべきであり，抗血小板療法の導入や，動脈解離や心房細動による心原性脳塞栓症のための抗凝固薬の投与も検討すべきである．抗凝固薬は，重篤な脳浮腫や脳幹圧迫症状を呈し意識障害のある患者には推奨されない．

■ 外科的治療

除圧手術は後頭蓋窩の偽性腫瘍症状を有する重篤な小脳梗塞患者に最初に施行された．外シャントによる減圧や後頭部の開頭減圧術は，症例ごとに，神経症状と意識レベルを鑑みて考慮されるべきである．意識と臨床症状が安定している場合は，水頭症や第4脳室の圧迫があっても，内科的治療を行うべきである．無作為化試験が行われていない現状では，手術の最良のタイミングについての検討はまだ十分ではない．外科的治療としては，外シャント術や開頭減圧術，もしくはその両者が適応となる．脳室シャント単独では，広範な浮腫の症例において上行性テント切痕ヘルニアを引き起こす可能性がある[75]．昏睡を伴い，神経画像で圧迫を認めた患者でも，開頭減圧術を受ければ，半数は良好な予後が期待できる[76,77]．意識障害を伴った患者において，外シャント術は開頭減圧術と同様に考慮すべき処置である．いくつかの研究では，小脳山頂におけるテント切痕ヘルニアのリスクがあるため，開頭減圧術と脳実質切除が支持されている[46]．臨床的な脳幹症状がある場合，脳幹圧迫が脳幹梗塞によるものか浮腫によるものかを鑑別することが難しいため，手術の決定は難しいことがある．重度の片麻痺や四肢麻痺を認める場合は，手術は適さないと思われる．

参考文献

1. Amarenco P, Hauw JJ, Henin D, et al. [Cerebellar infarction in the area of the posterior cerebellar artery. Clinicopathology of 28 cases]. Rev Neurol (Paris) 1989; 145: 277-286.
2. Amarenco P, Hauw JJ, Gautier JC. Arterial pathology in cerebellar infarction. Stroke 1990; 21: 1299-1305.
3. Amarenco P. The spectrum of cerebellar infarctions. Neurology 1991; 41: 973-979.
4. Amarenco P. [Cerebellar infarctions and their mechanisms]. Rev Neurol (Paris) 1993; 149: 728-748.
5. Bogousslavsky J, Van Melle G, Regli F. The Lausanne Stroke Registry: analysis of 1,000 consecutive patients with first stroke. Stroke 1988; 19: 1083-1092.
6. Kumral E, Kisabay A, Atac C, Calli C, Yunten N. Spectrum of the posterior inferior cerebellar artery territory infarcts. Clinical-diffusion-weighted imaging correlates. Cerebrovasc Dis 2005; 20: 370-380.
7. Kumral E, Kisabay A, Atac C. Lesion patterns and etiology of ischemia in superior cerebellar artery territory infarcts. Cerebrovasc Dis 2005; 19: 283-290.
8. Kase CS, Norrving B, Levine SR, et al. Cerebellar infarction. Clinical and anatomic observations in 66 cases. Stroke 1993; 24: 76-83.
9. Tohgi H, Takahashi S, Chiba K, Hirata Y. Cerebellar infarction. Clinical and neuroimaging analysis in 293 patients. The Tohoku Cerebellar Infarction Study Group. Stroke 1993; 24: 1697-1701.
10. Edlow JA, Newman-Toker DE, Savitz SI. Diagnosis and initial management of cerebellar infarction. Lancet Neurol 2008; 7: 951-964.
11. Savitz SI, Caplan LR, Edlow JA. Pitfalls in the diagnosis of cerebellar infarction. Acad Emerg Med 2007; 14: 63-68.
12. Amarenco P, Hauw JJ. [Anatomy of the cerebellar arteries]. Rev Neurol (Paris) 1989; 145: 267-276.
13. Caplan LR, Wityk RJ, Glass TA, et al. New England Medical Center Posterior Circulation registry. Ann Neurol 2004; 56: 389-398.
14. Newman-Toker DE, Kattah JC, Alvernia JE, Wang DZ. Normal head impulse test differentiates acute cerebellar strokes from vestibular neuritis. Neurology 2008; 70: 2378-2385.
15. Kerber KA, Brown DL, Lisabeth LD, Smith MA, Morgenstern LB. Stroke among patients with dizziness, vertigo, and imbalance in the emergency department: a population-based study. Stroke 2006; 37: 2484-2487.
16. Schwartz NE, Venkat C, Albers GW. Transient isolated vertigo secondary to an acute stroke of the cerebellar nodulus. Arch Neurol 2007; 64: 897-898.
17. Hotson JR, Baloh RW. Acute vestibular syndrome. N Engl J Med 1998; 339: 680-685.
18. Amarenco P. [Cerebellar infarction]. Presse Med 1991; 20: 909-914.
19. Kumral E, Bogousslavsky J, Van Melle G, Regli F, Pierre P. Headache at stroke onset: the Lausanne Stroke Registry. J Neurol Neurosurg Psychiatry 1995; 58: 490-492.
20. Amarenco P, Chevrie-Muller C, Roullet E, Bousser MG. Paravermal infarct and isolated cerebellar dysarthria. Ann Neurol 1991; 30: 211-213.
21. Urban PP, Marx J, Hunsche S, et al. Cerebellar speech representation: lesion topography in dysarthria as derived from cerebellar ischemia and functional magnetic resonance imaging. Arch Neurol 2003; 60: 965-972.
22. Amarenco P, Roullet E, Hommel M, Chaine P, Marteau R. Infarction in the territory of the medial branch of the posterior inferior cerebellar artery. J Neurol Neurosurg Psychiatry 1990; 53: 731-735.
23. Amarenco P, Hauw JJ. Cerebellar infarction in the territory of the anterior and inferior cerebellar artery. A clinicopathological study of 20 cases. Brain 1990; 113: 139-155.
24. Amarenco P. The spectrum of cerebellar infarctions. Neurology 1991; 41: 973-979.
25. Duncan GW, Parker SW, Fisher CM. Acute cerebellar infarction in the PICA territory. Arch Neurol 1975; 32: 364-368.
26. Norrving B, Magnusson M, Holtas S. Isolated acute vertigo in the elderly; vestibular or vascular disease? Acta Neurol Scand 1995; 91: 43-48.
27. Sypert GW, Alvord EC Jr. Cerebellar infarction. A clinicopathological study. Arch Neurol 1975; 32: 357-363.
28. Amarenco P, Rosengart A, DeWitt LD, Pessin MS, Caplan LR. Anterior inferior cerebellar artery territory infarcts. Mechanisms and clinical features. Arch Neurol 1993; 50: 154-161.
29. Adams RD. Occlusion of anterior inferior cerebellar artery. Arch Neurol Psychiatr 1943; 49: 765-770.
30. Lee H, Kim JS, Chung EJ, et al. Infarction in the territory of anterior inferior cerebellar artery:

30. spectrum of audiovestibular loss. Stroke 2009; 40: 3745-3751.
31. Amarenco P, Hauw JJ. Cerebellar infarction in the territory of the superior cerebellar artery: a clinicopathologic study of 33 cases. Neurology 1990; 40: 1383-1390.
32. Kase CS, Wolf PA. Cerebellar infarction: upward transtentorial herniation after ventriculostomy. Stroke 1993; 24: 1096-1098.
33. Amarenco P, Roullet E, Goujon C, et al. Infarction in the anterior rostral cerebellum (the territory of the lateral branch of the superior cerebellar artery). Neurology 1991; 41: 253-258.
34. Guillain G, Bertrand Y, Péron P. Le syndrome de l'artère cérébelleuse supérieure. Rev Neurol (Paris) 1928; 2: 835-843.
35. Kase CS, White JL, Joslyn JN, Williams JP, Mohr JP. Cerebellar infarction in the superior cerebellar artery distribution. Neurology 1985; 35: 705-711.
36. Amarenco P, Roullet E, Goujon C, et al. Infarction in the anterior rostral cerebellum (the territory of the lateral branch of the superior cerebellar artery). Neurology 1991; 41: 253-258.
37. Tougeron A, Samson Y, Schaison M, Artigou JY, Bousser MG. [Dysarthria-clumsy hand syndrome caused by cerebellar infarction]. Rev Neurol (Paris) 1988; 144: 596-597.
38. Bogousslavsky J, Regli F. [Isolated axial lateropulsion in flocculo-nodular cerebellar infarction]. Rev Neurol (Paris) 1984; 140: 140-143.
39. Sohn SI, Lee H, Lee SR, Baloh RW. Cerebellar infarction in the territory of the medial branch of the superior cerebellar artery. Neurology 2006; 66: 115-117.
40. Kim HA, Lee H, Sohn SI, et al. Bilateral infarcts in the territory of the superior cerebellar artery: clinical presentation, presumed cause, and outcome. J Neurol Sci 2006; 246: 103-109.
41. Macdonell RA, Kalnins RM, Donnan GA. Cerebellar infarction: natural history, prognosis, and pathology. Stroke 1987; 18: 849-855.
42. Amarenco P, Kase CS, Rosengart A, et al. Very small (border zone) cerebellar infarcts. Distribution, causes, mechanisms and clinical features. Brain 1993; 116: 161-186.
43. Savoiardo M, Bracchi M, Passerini A, Visciani A. The vascular territories in the cerebellum and brainstem: CT and MR study. AJNR Am J Neuroradiol 1987; 8: 199-209.
44. Amarenco P, Debroucker T, Cambier J. [Distal infarction of the left superior cerebellar artery presenting with dysarthria and unsteadiness]. Rev Neurol (Paris) 1988; 144: 459-461.
45. Greenberg J, Skubick D, Shenkin H. Acute hydrocephalus in cerebellar infarct and hemorrhage. Neurology 1979; 29: 409-413.
46. Cuneo RA, Caronna JJ, Pitts L, Townsend J, Winestock DP. Upward transtentorial herniation: seven cases and a literature review. Arch Neurol 1979; 36: 618-623.
47. Fairburn B, Oliver LC. Cerebellar softening; a surgical emergency. BMJ 1956; 1: 1335-1336.
48. Lindgren SO. Infarctions simulating brain tumours in the posterior fossa. J Neurosurg 1956; 13: 575-581.
49. Amarenco P, Hauw JJ. [Edematous cerebellar infarction. A clinico-pathological study of 16 cases]. Neurochirurgie 1990; 36: 234-241.
50. Canaple S, Bogousslavsky J. Multiple large and small cerebellar infarcts. J Neurol Neurosurg Psychiatry 1999; 66: 739-745.
51. Hong JM, Bang OY, Chung CS, Joo IS, Huh K. Frequency and clinical significance of acute bilateral cerebellar infarcts. Cerebrovasc Dis 2008; 26: 541-548.
52. Amarenco P, Levy C, Cohen A, et al. Causes and mechanisms of territorial and nonterritorial cerebellar infarcts in 115 consecutive patients. Stroke 1994; 25: 105-112.
53. Chalela JA, Kidwell CS, Nentwich LM, et al. Magnetic resonance imaging and computed tomography in emergency assessment of patients with suspected acute stroke: a prospective comparison. Lancet 2007; 369: 293-298.
54. Oppenheim C, Stanescu R, Dormont D, et al. False-negative diffusion-weighted MR findings in acute ischemic stroke. AJNR Am J Neuroradiol 2000; 21: 1434-1440.
55. Fisher CM. Bilateral occlusion of basilar artery branches. J Neurol Neurosurg Psychiatry 1977; 40: 1182-1189.
56. Fisher CM, Caplan LR. Basilar artery branch occlusion: a cause of pontine infarction. Neurology 1971; 21: 900-905.
57. Caplan LR. Intracranial branch atheromatous disease: a neglected, understudied, and underused concept. Neurology 1989; 39: 1246-1250.
58. Caplan LR, Amarenco P, Rosengart A, et al. Embolism from vertebral artery origin occlusive disease. Neurology 1992; 42: 1505-1512.
59. Amarenco P, Duyckaerts C, Tzourio C, et al. The prevalence of ulcerated plaques in the aortic arch in patients with stroke. N Engl J Med 1992; 326: 221-225.
60. Fisher CM, Gore I, Okabe N, White PD. Atherosclerosis of the carotid and vertebral arteries—extracranial and intracranial. J Neuropathol Exp Neurol 1965; 24: 455-476.
61. Huntchinson EC, Mane MD, Yates PO. The cervical portion of the vertebral artery: a clinicopathological study. Brain 1956; 79: 319.
62. Fisher CM. Occlusion of the vertebral arteries. Causing transient basilar symptoms. Arch Neurol 1970; 22: 13-19.
63. Caplan LR, Zarins CK, Hemmati M. Spontaneous dissection of the extracranial vertebral arteries. Stroke 1985; 16: 1030-1038.
64. Levine SR, Quint DJ, Pessin MS, Boulos RS, Welch KM. Intraluminal clot in the vertebrobasilar circulation: clinical and radiologic features. Neurology 1989; 39: 515-522.
65. Caplan LR, Baquis GD, Pessin MS, et al. Dissection of the intracranial vertebral artery. Neurology 1988; 38: 868-877.
66. Sevestre H, Vercken JB, Henin D, et al. [Anoxic encephalopathy after cardiocirculatory insufficiency. Neuropathological study apropos of 16 cases]. Ann Med Interne (Paris) 1988; 139: 245-250.
67. Kelly PJ, Stein J, Shafqat S, et al. Functional recovery after rehabilitation for cerebellar stroke. Stroke 2001; 32: 530-534.
68. Lee H, Sohn SI, Cho YW, et al. Cerebellar infarction presenting isolated vertigo: frequency and vascular topographical patterns. Neurology 2006; 67: 1178-1183.
69. Chaves CJ, Caplan LR, Chung CS, et al. Cerebellar infarcts in the New England Medical Center Posterior Circulation Stroke Registry. Neurology 1994; 44: 1385-1390.
70. Chaves CJ, Pessin MS, Caplan LR, et al. Cerebellar hemorrhagic infarction. Neurology 1996; 46: 346-349.
71. Feely MP. Cerebellar infarction. Neurosurgery 1979; 4: 7-11.
72. Guidelines for management of ischaemic stroke and transient ischaemic attack 2008. Cerebrovasc Dis 2008; 25: 457-507.
73. Grond M, Rudolf J, Schmulling S, et al. Early intravenous thrombolysis with recombinant tissue-type plasminogen activator in vertebrobasilar ischemic stroke. Arch Neurol 1998; 55: 466-469.
74. Montavont A, Nighoghossian N, Derex L, et al. Intravenous r-TPA in vertebrobasilar acute infarcts. Neurology 2004; 62: 1854-1856.
75. Raco A, Caroli E, Isidori A, Salvati M. Management of acute cerebellar infarction: one institution's experience. Neurosurgery 2003; 53: 1061-1065; discussion 1065-1066.
76. Hornig CR, Rust DS, Busse O, Jauss M, Laun A. Space-occupying cerebellar infarction. Clinical course and prognosis. Stroke 1994; 25: 372-374.
77. Juttler E, Schweickert S, Ringleb PA, et al. Long-term outcome after surgical treatment for space-occupying cerebellar infarction: experience in 56 patients. Stroke 2009; 40: 3060-3066.

CHAPTER

42

境界領域の梗塞

E. Bernd Ringelstein, Ralf Dittrich, and Florian Stögbauer

組織学的背景と用語の定義

　低灌流性脳梗塞 low-flow infarction または境界領域梗塞 borderzone infarction は，脳動脈の下流で脳灌流圧が大きく低下し，脳の障害部位における重度の脳血流および酸素供給の低下をきたすことにより生じると考えられる(図42.1)．その領域は脳の特殊な血管構築により決定される．「分水嶺梗塞 watershed infarction」という用語は，脳の大血管からの(密集した)毛細血管が支配する領域同士の境界に生じる皮質梗塞に対して用いるべきであり(図42.1B)，より一般的な低灌流による皮質下梗塞を含めるべきではない(図42.1A)．後者は障害された血管が分布する領域にあるが，例えば，一定方向の(つまり，側副血行路のない)農業用水路の中で灌流圧が最も低い最下流域ともいえるような辺縁の灌流領域(つまり，境界領域)にあたる[1,2]．包括的な用語としては，低灌流性脳梗塞や血行力学性梗塞 hemodynamically induced infarction が適切であり，深部分水嶺梗塞 deep watershed territory infarction[3]，内側境界領域梗塞 internal borderzone territory infarction[3]，内側分水嶺梗塞 internal watershed infarction[4] などの用語は誤解を生む可能性がある．

　より広い意味で，すべての虚血性脳梗塞は，重度に血流が低下し酸素が欠乏した状態である．低灌流性脳梗塞という呼び方は，血栓塞栓症による梗塞とは原則的に違うことを強調している．血栓塞栓性の脳梗塞は，梗塞巣に灌流する局所脳血管自体の障害により引き起こされる〔たとえば，種々の原

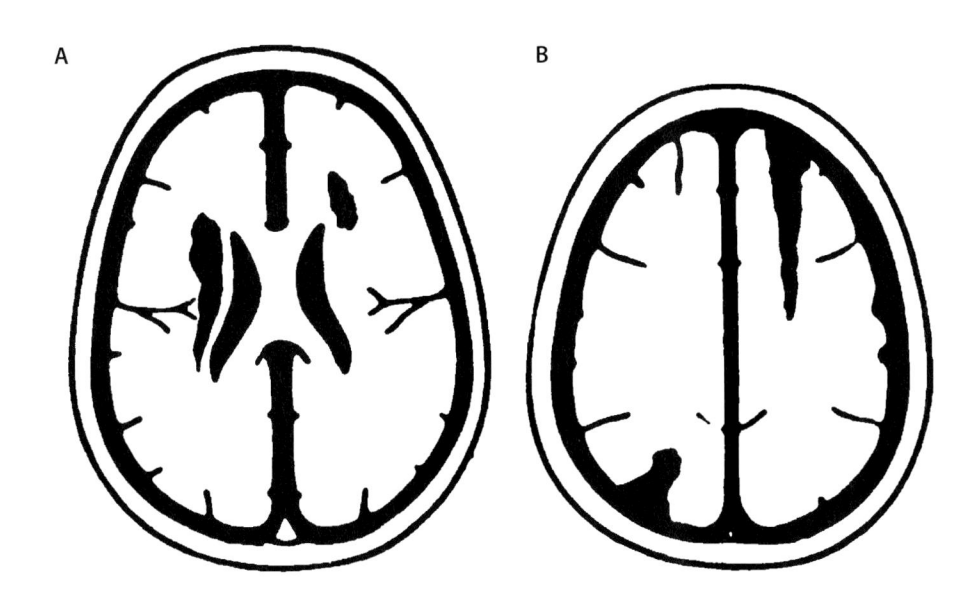

図42.1 典型的な低灌流性脳梗塞のCT像の模式図．**A**：皮質下の低灌流性脳梗塞(終末灌流領域梗塞 terminal supply area infarction と呼ばれている)は，大脳基底核吻側の皮質下大脳深部白質に位置するものをいう．特に部位や大きさの多様性が高いことに注意．**B**：境界領域梗塞(いわゆる分水嶺梗塞)の好発部位．前方型は正中線に並行な矢状方向に広がることから，灌流領域梗塞と簡単に鑑別できるが，後方型は頭頂側頭後頭葉の三角部に位置し，その鑑別は難しい．

因の塞栓子やその血管自身のアテローム性血栓により閉塞（稀に狭窄）が生じる］．一方，低灌流性脳梗塞では，梗塞巣を灌流する局所脳血管そのものは障害されず，重篤な脳血流の減少と酸素供給不足は，脳に血流を送るより上流の頸部動脈（一般的には内頸動脈，稀に総頸動脈や椎骨脳底動脈）の高度狭窄や閉塞の結果，もしくは低心拍出状態や極度の低血圧による全身性の低灌流の結果として生じる．片側の頸動脈閉塞で片側の低灌流性脳梗塞が生じるのに対し，全身性の低灌流では通常両側の脳虚血をきたす．低灌流性脳梗塞においては，原因となる血管はWillis動脈輪より上流に位置する動脈であり，梗塞巣はWillis動脈輪より下流に位置する．中等度の狭窄では生じないが，ほとんど閉塞に近い狭窄か閉塞でのみ，低灌流性脳梗塞を生じさせるのに十分な灌流圧低下と虚血が起こりうる．

　TorvikとSkullerudは皮質の分水嶺梗塞に近接した軟膜動脈の微小塞栓による閉塞を報告し[5]，Masudaらは皮質の分水嶺梗塞をもつ連続剖検15例の皮質枝において小さなコレステロール塞栓を認めたと報告している[6]．小さな塞栓は分水嶺領域の細動脈を閉塞することが多いといういくつかの実験的な根拠が存在する[7]．このことから，分水嶺梗塞がどのようにして起こるかということの1つの仮説が導き出された．すなわち，少なくとも皮質においては，灌流圧の低下およびプラークから流失した多量の微小塞栓の相乗的効果によって梗塞が生じるというものである[8]．したがって，皮質の分水嶺梗塞と深部白質の低灌流性脳梗塞では機序が異なるとされている（参考文献[9]も参照）．

　歴史的に，低灌流性脳梗塞の概念は1950年代にSchneiderが行った実験的研究に基づいており[10]，Zülchと彼の弟子たちにより急速に認知されるようになった．この時代，配管工的な考え方をもつ脳循環の流体力学の思考が流行しており，頸動脈循環不全[11]や椎骨脳底動脈循環不全[12]といった専門用語にもこうした考え方が反映されている．1960年代のZülchの報告によれば，大多数の脳梗塞は血行力学的な原因によると考えられており，明らかに低灌流による機序を過大評価していた[1,13]．振り返ってみると，この概念が受け入れられた時期は，血管外科の導入，特に頸動脈内膜剥離術が採用された時期といえる[14,15]．施行可能となったはじめての積極的な脳梗塞治療法であった頸動脈内膜剥離術は，その当初誤って理解され，完成した脳梗塞患者にとっても有用と考えられた．固くなった血管では，横断面で80%狭窄（直径で約70%減少に相当）は危機的で進行性の灌流圧低下の原因となる．しかし，このことは脳循環にもあてはまるわけではない．脳には灌流圧の低下を相殺する代償機構が存在し，なかでも最も重要なのはWillis動脈輪を介する側副血行の存在である．数十年間，大部分の脳梗塞患者には不適切であるにもかかわらず，強い印象を与えた頸動脈内膜剥離と外科的積極性によって，血行力学をもととする考え方は，脳梗塞の病態生理に関する他の考え方を寄せつけないほどの強固な砦を築いた[16-18]．このため頸動脈内膜剥離術は西欧において最も多く採用・乱用される外科的手技の1つとなった[19,20]．

　病態生理学的な理解は，脳血管超音波[21,22]，マルチスライスCT[23]，MRI[24-26]，局所動脈スピン標識法などの手法を加えて進歩したMRI[27]，PET[28-31]，SPECT[9,32-35]といった洗練された診断的技術によって確立されてきた．酸素摂取率や神経細胞におけるベンゾジアゼピン受容体の発現数[36]を測定できる新しいSPECTやPETなどの画像検査法の開発とともに，Extracranial-Intracranial Bypass Study Groupの否定的な結論[37]などにより理論的な期待値と実際の日常診療との際立った解離が示されたことから，臨床医は低灌流性脳梗塞には特別に生じやすい脳部位が存在するということ[35]と，この梗塞は稀であり脳梗塞の多様な病態生理のごく一部を述べているにすぎないことに気づくようになった．

疫学

　低灌流性脳梗塞に対する組織的研究は少なく，過去の病理解剖学的検討の多くは不確かなものであった[4,13,38]．1990年代の中頃には，この分野に大きな関心が集まるようになり，画像検査の進歩[9]や脳卒中ケアユニットのような継続的な管理や洗練された個別化治療を提供する社会基盤の整備によっていっそう弾みがついた．最新式のCTやMRIが普及するや否や，低灌流性脳梗塞患者を対象とした大規模な前向き研究ができるようになり，より信頼できるデータが利用可能となった．特に内頸動脈 internal carotid artery の閉塞患者には，大きな注目が集まった．Ringelsteinら[32]は，107例の内頸動脈閉塞を伴う脳梗塞患者を調査したところ，CT上低灌流性脳梗塞をもつと分類された患者は全体の41%を占めた．しかしながら，この研究は，連続した症例導入ではなく，結果として低灌流性脳梗塞が多くなるという選択バイアス（対象を組み入れる際の偏り）が生じていた．BogousslavskyとRegli[39]により発表された分水嶺梗塞の研究では，梗塞が生じるずっと前に内頸動脈閉塞の診断を受けた症例は除外された〔十分な論理的根拠がある（後述）〕．その結果，低灌流性脳梗塞は154例中8例（5.2%）であり，そのうちの3例は純粋な皮質下梗塞であった．BladinとChambers[4]は，脳梗塞入院患者の連続300例中18例（6%）に皮質下の低灌流性脳梗塞が生じていたと報告し，Huppertsら[40]は，初回脳梗塞発作813例において皮質も

しくは皮質下の低灌流性脳梗塞を0.7〜2%しか認めなかったとしている．さまざまな集団での低灌流性脳梗塞の発症頻度は，その定義と用いる画像技術に大きく依存し，特定の集団で想定される血管特性によっても変化する(参考文献[9]も参照)．Gandolfoら[41]も同様に，CTを用いて，BlandinとChambersの定義[4]に従い癒合性の深部低灌流性脳梗塞と診断された症例は383例中7例(1.5%)，非癒合性の深部低灌流性脳梗塞は13例(3%)と低頻度であったと報告している．この数字は前もって検査された集団を選択すれば大きくなるであろう[42]．最近のMRIを用いた多数の脳梗塞例の系統的研究では，拡散強調画像により低灌流性脳梗塞と診断された患者は12.7%であったと報告している[43]．我々の最近の経験と病理学的研究[44]に基づくと，病因が均一でない脳梗塞集団における低灌流性脳梗塞の頻度は，CTもしくはMRIで確認できる脳梗塞の多くても10%，もしくはそれ以下であると推定される．これは内頸動脈解離の患者についても同様である．小規模の予備研究[45]では，高い発症率(45%)が報告されている．しかし，141例の大規模研究ではこの傾向が確認されず[46]，脳梗塞の患者はすべて塞栓症を呈していたが，5%の患者では分水嶺梗塞も認められた[46]．

病態生理

病態生理学的に重要な指標として脳灌流圧がある．解剖学的観点のみからいうなら，徐々に灌流圧が低下するためには，動脈の横断面の80%を超える狭窄となることが必要条件である．その結果として，下流の血流は，動脈の内径がほとんどつぶれた状態にまで低下し，内頸動脈が造影上偽性閉塞(最高度狭窄)となったり[47,48]，ほとんど完全閉塞した内頸動脈狭窄と同側の網膜の細動脈において，収縮期には血流があるが拡張期には虚脱しているような状態[21,49]がみられるであろう．大部分の患者においては，Willis動脈輪と他の側副血行路が十分に内頸動脈閉塞の下流の灌流圧低下を代償する[50,51]．残念ながら，ヒトの脳主幹動脈の灌流圧を直接測定することはできず，臨床医にわかるのは特定の血管領域での限られた灌流圧の間接的な指標である[21,52-55]．最も広く用いられる指標は，アセタゾラミド(炭酸脱水酵素阻害薬)や二酸化炭素に対する反応性[21,54,56]と酸素摂取率である[57]．

脳は虚血に対してきわめてよく保護されている．いったん脳血流の低下が始まると，段階的な代償機構全体が効果を発揮する．現時点で最も重要と考えられている代償機構には以下のようなものがある．(i)脳細動脈と前毛細血管括約筋の最大拡張による末梢血管抵抗減少，(ii)脳血管構築におけるきわめて効果的な代償機構であるWillis動脈輪を介した血液供給，(iii)有効性は劣るが，皮質間吻合もしくは脳軟膜動脈吻合，(iv)補助的な側副血行路として，外頸動脈と内頸動脈の直接的な橋渡しを担う眼動脈，(v)緩徐に閉塞機転がWillis動脈輪に及ぶ場合(たとえば，生体内での動脈硬化による緩徐進行性の非塞栓性中大脳動脈狭窄の)，もやもや病様の側副血行路による代償，(vi)海馬傍回や鳥距回などの重要な脳部位における大血管の二重の灌流システム(前大脳動脈と後大脳動脈など)，(vii)虚血による障害が生じる前のおそらく最終的できわめて効果的な予備能として，「貧困灌流misery perfusion」領域における大幅な酸素摂取率の上昇[57]．

Momjian-MayorとBaron[9]は，1981年から最近までの33の脳循環の研究を総括し，内頸動脈疾患における低灌流性脳梗塞の病態生理を報告した．症候性内頸動脈疾患に伴う低灌流性脳梗塞に関する経頭蓋Doppler法 transcranial Doppler(TCD)，^{133}Xeを用いたSPECT，MRI灌流強調画像を用いた6つの研究から，すべての画像検査法において，画像上で評価された低灌流所見は灌流領域梗塞 territorial infarction とよく関連していることが示された[21-26]．9つの研究で，TCD，SPECT，PETを用いて，内頸動脈高度狭窄における深部低灌流性脳梗塞の検討が行われた[28-31,42,45,58-60]．血行力学的な障害は深部低灌流性脳梗塞と想定される半卵円中心 centrum semiovale で特に明白であり，同じグループから出された2つの報告[29,61]では，この領域における貧困灌流が認められた．Derdeynら[31]は，平均酸素摂取率の上昇という指標を用いて，皮質における分水嶺梗塞よりも半卵円中心梗塞とその他の深部低灌流性梗塞が好発する領域で，より重度の血流低下が生じることを示した．これらの研究のほとんどにおいて，半卵円中心は，虚血や低灌流に対し最も脆弱な領域として強調されており，鎖状もしくは「ロザリオ」様の虚血巣の配列が血行力学的に生じた梗塞の最も特徴的な病巣パターンとして示されている[60](図42.2)．半卵円中心の梗塞は，重篤な血流低下の存在下で最も特異的に生じ高感度で検出される．

Momjian-MayorとBaron[9]は，特に皮質分水嶺梗塞に的を絞った14の研究を解析した．これらの研究には，一過性脳虚血発作のみの患者も含まれ，多彩な検査法で脳循環が測定されていた．その結果，皮質分水嶺梗塞において，顕著な脳血流の低下(特に後方よりも前方の分水嶺梗塞)がほとんど一致して認められた[34,62-64]．Momjian-MayorとBaron[9]は，これらの梗塞の基礎には明確な発症機序が存在すると結論づけた．Arakawaら[63]は，Moriwakiら[34]が^{123}I-アンフェタミンを用いたSPECTによって報告した結果と同様に，皮質分水嶺梗塞単独では貧困灌流を認めず，深部低灌流性脳梗塞を伴ったときにのみ貧困灌流を認めたと

図42.2 皮質下低灌流性脳梗塞の頭部MRI像. 稀であるが, 梗塞巣が半卵円中心から拡大し, しばしば側脳室中央部に沿って鎖状あるいは「ロザリオ」様に分布する(画像は「治療」の項で紹介する患者のもの).

表42.1 低灌流性脳梗塞の病因[a]

頸動脈関連[b]
●頸動脈高度狭窄病変(内頸動脈の90%の狭窄, 偽性閉塞, 完全閉塞)
・アテローム血栓
・動脈解離(特発性, 線維筋形成不全)
・もやもや病〔類もやもや病(たとえば, 結核)を含む〕
・手術中の頸動脈クランプや神経放射線学的治療によるブロック
・治療的な頸動脈結紮(たとえば, 動静脈奇形に対して)
・外傷性頸動脈病変(放射線照射を含む)
・くも膜下出血や髄膜炎による頸動脈サイフォン部の重症血管攣縮
重症全身血圧低下
●心停止
●ショック
●人工心肺術時の危機的な低血圧
●高血圧の過量治療(重度の頸動脈病変を合併する場合のみ)

[a] 分水嶺梗塞の原因として,「微小塞栓」も報告されており, これはコレステロール塞栓のシャワー塞栓と血小板塞栓が, 最も遠位の軟膜動脈の細い分枝に流れ, そこにとどまることで虚血性障害を生じると考えられている. この病因の機序は十分に解明されておらず, 稀ぐあると思われる[5,38,172](本文も参照).
[b] 頸動脈疾患における低灌流性脳梗塞は, Willis動脈輪の重度の灌流不足や対側の内頸動脈の重度病変が存在する場合に生じる可能性がある.

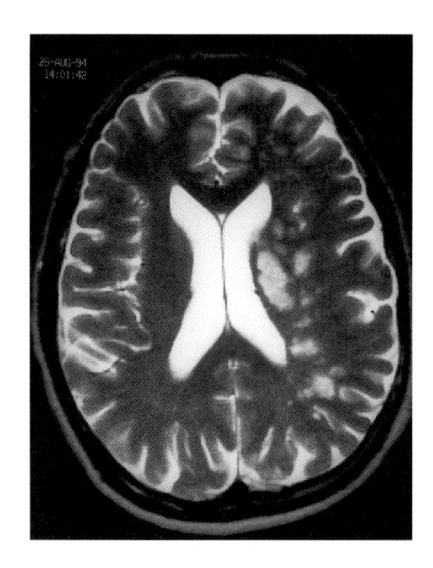

している. 深部白質の低灌流性脳梗塞は重度の血行力学的障害単独で生じるのに対し, 単独の皮質分水嶺梗塞は塞栓性と低灌流性の病因の複合により生じるとされている[34,62].

頸動脈病変の重症度自体は, 脳の血行力学的な指標にはならない. 境界領域梗塞の部位や大きさを論じるには, 大脳半球間の, そして前および後交通動脈とそれぞれの分枝を介した領域間の側副血行路を考慮すべきである[55,56]. たとえば, 重度の頸動脈病変において, 脳の血行力学的な機能は前方もしくは後方の境界領域で危機的な状態にあるにもかかわらず, また, たとえ形状や部位が低灌流性脳梗塞の基準に一致していたとしても, 中大脳動脈領域の中心は正常であることもある[34,65].

内頸動脈閉塞(もしくは高度狭窄)における側副血行路の増加には, 優先順位がある. 重要性の高い順にいえば, 前交通動脈, 後交通動脈, そして最後の抵抗としての眼動脈や他の外頸動脈の分枝[66](たとえば, 頸動脈鼓室動脈, テント動脈, 髄膜下垂体動脈幹, その他の小血管[58])などである. 自然に形成される頭蓋外-頭蓋内動脈吻合の増加は, 内頸動脈血流の減少と, 高度なレベルでの代償機転(「血管の所見」の項を参照)の障害(大部分は欠損)の結果であり, 重篤な虚血状態の存在を常に示すものである. 優秀な神経血管外科医ら[67,68]は, これらの生理的で保護的な機構を模して, Willis動脈輪の閉塞や複数の頭蓋外血管閉塞, もしくはその両方をもつ患者に人工の側副血行路を造設する治療法を考案した. 残念ながらこの頭蓋外-頭蓋内バイパス術は, 国際的な大規模前向き研究(Extracranial-Intracranial Bypass Surgery Trial)において, 保存的な内科的治療を上回る優れた結果を出せず, 手術適応患者の選択が不適切であったことがこの否定的な結果につながったという印象を残しつつ, 採用されなくなった[69]. この研究では, 患者は最近の脳梗塞発症から6週間以上後に治療を受けていた. その頃には保存的治療の患者では脳梗塞の再発がほとんどみられなくなっており, さらに, 患者は脳血流がまだ減少傾向なのか代償されているのかを決定する最新の技術を用いた選択を受けていなかった. 現在では, これまでの研究で用いられたものよりもよいバイパス術式と, より正確に血流を評価できる新しい技術が使用可能である. そして, 適応のある患者に限定して改めてバイパス術の治験が行われたが, 再び否定的な結果であった[70,71].

低灌流性脳梗塞の機序は**表42.1**に示した. 低灌流性脳梗塞の流体力学的側面については,「血管の所見」の項で詳述する.

臨床症候

血行力学的に脳梗塞を生じた患者の病歴において, 特徴的な所見はほんのわずかだけであり, 特有の症状はない(**表42.2**). 一過性脳虚血発作は, しばしば, 反復性の運動性もしくは感覚運動性片麻痺を示す. ときに低血圧ストレスに

よる脳虚血，すなわち低灌流性一過性脳虚血発作や体位性脳虚血(たとえば，起立時や血圧低下後に症状が出現する)のような灌流圧を原因とする機序を示す状況証拠が認められる[21,39,52]．慢性虚血性眼症(後述)による緩徐進行性の一側眼の視力低下は，しばしば"red eye"(虹彩血管新生)として現れ，きわめて特徴的である．また，これは頸動脈や心臓の病変部に生じた血栓が網膜動脈を閉塞することにより突発する単眼盲の発作とは対照的である．稀に，断続的な腕または足の周期的な運動(一過性上肢振戦 transient upper limb tremor あるいは肢の震え limb shaking[42,72,73]と呼ばれることもある)が，一致する脳波の異常の有無にかかわらず，前頭葉の傍矢状方向の境界領域(図42.1Bの右側の脳梗塞)か側頭頭頂後頭三角領域(図42.1Bの左側)において，閾値限界の変動する皮質虚血の結果として起こる場合がある．一過性の片側舞踏運動が，特に深部皮質下低灌流性脳梗塞において生じると報告されている[42,74]．塞栓性脳梗塞の患者とは異なり，低灌流性脳梗塞患者では最初の虚血性イベントが完成脳梗塞であることは稀であるが，しばしば一過性脳虚血発作と変動する軽度の梗塞症状の既往をもつ[32](表42.2)．我々は，低灌流性脳梗塞と比較して，軟膜動脈領域梗塞が結果的により重篤な障害に至ることを明かにした．こうした有効かつ明確で詳細な病歴は，患者から自発的に報告されることはほとんどなく，病歴聴取の際に医師が積極的に聞きだすようにしなければならない．重度の全身血圧低下は両側の低灌流性脳梗塞の原因となることもあるが[75,76]，このような梗塞が，遷延性心停止などと同等にきわめて重篤となりうる．

低灌流性脳梗塞の病因としての全身血圧低下時のわずかな発作の機序は，これまで解明されていない．多くの研究者が，患者の病歴や過去の文献を参照する際に，この要因に言及している．根底にある考えは単純すぎるが魅力的であり，それゆえ多くの著者が重要な危険因子として全身血圧低下を引用している．ごく一部の研究者は，低灌流性脳梗塞と突然の全身血圧低下が関連するという仮定が正しくない[58]，もしくは「全身性の体位性低血圧とは関連しない体位性失神」というようにこの誘発因子に疑問を投げかけて[42]，こうした傾向を批判している．境界領域梗塞の発症原因としての全身血圧低下の一般的な役目(たとえば，心臓発作の期間中)はこれまで証明されておらず，また，心原性の低灌流発作はしばしば生じる一方で，低灌流性脳梗塞の発症は稀であることから，これらにはあまり関連がないように思われる．

ときに患側に対応する完全な内頸動脈閉塞が既に非侵襲的に診断されていることがある．これらの患者では，脳や眼に変動する反復性の前駆症状がみられることがあり，血行力学的に危機的な内頸動脈閉塞なのか，まだ内頸動脈偽性閉塞の塞栓症なのかという重要な疑問がしばしば生じる[39,47]．偽

表42.2　低灌流性脳梗塞患者の臨床所見[a]

皮質皮質下もしくは皮質下を除外した半卵円中心の病変
- 下肢の感覚運動性不全麻痺
- 上肢の単麻痺(ほとんどが運動性)
- 釣り合いのとれない運動性片麻痺 (顔面はほぼ正常，放線冠の障害による)
- 超皮質性運動性失語症(無言症が先行する)
- 他の分類不能な失語
- 眠気
- 局所性ミオクローヌス痙攣 (てんかん発作の有無にかかわらず)

両側性病変(きわめて稀)
- 無動性無言
- 無感情
- 脊髄病変様の対麻痺(偽性脊髄卒中)
- 延髄病変様の四肢麻痺または三肢麻痺(偽性脳幹卒中)
- 膀胱障害
- 局所性ミオクローヌス痙攣 (てんかん発作の有無にかかわらず)

皮質皮質下もしくは皮質下を除外した後方中心病変[b]
- 皮質性片側感覚消失
- 感覚運動性片麻痺(放線冠障害の病巣側に応じて)，特に立体認知不能(役立たずの手)
- Wernicke失語
- 他の分類不能な失語
- 半側空間無視(視覚性，触覚性)
- 病態失認
- 超皮質性感覚性失語(きわめて稀)
- 半盲(主に下1/4が障害されやすい)
- 局所性ミオクローヌス痙攣 ("limb shaking"，てんかん発作の有無にかかわらず)

[a] 我々の観察[32,89]，Bogousslavsky and Regli, 1986[98]，1992[74]，Fisher and McQuillen, 1981[77]に基づく．
[b] この型の低灌流性脳梗塞は確定診断が非常に難しく，後大脳動脈の前外側領域か中大脳動脈の後方領域の血栓塞栓性脳梗塞と明確に区別できない．

性閉塞例は，内膜剝離術の候補となるが，完全閉塞例ではそうではない．

いったん症候学的に完成した脳卒中に進行してしまうと，その脳卒中に特徴的な一部の症候はあるものの，実質的にすべての半球性脳卒中の症状が生じる可能性がある．片麻痺はしばしば不全型で釣り合いがとれないことが多いが，顔面は免れている[74,77]．弛緩性片麻痺は，ごく一部の患者のみに発作直後の数日間だけみられる(図42.2の放線冠梗塞を参照)．軽度の神経学的後遺症を伴う軽症脳梗塞はよくみられるが，CTやMRIにて小さな辺縁がぼやけたように見える脳梗塞があるにもかかわらず，一過性脳虚血発作と誤って解釈されてしまうことがある(図42.3A〜F)．我々の経験では，

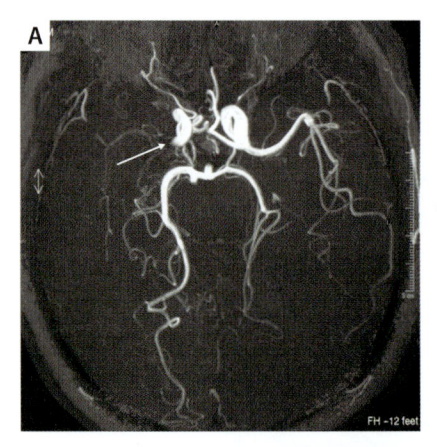

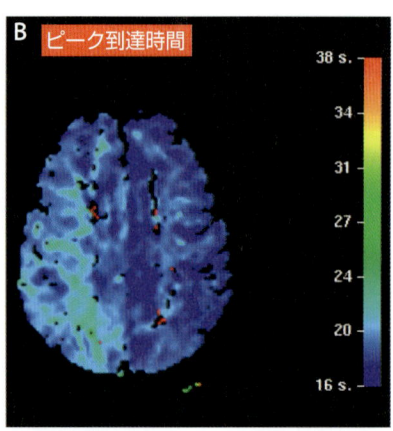

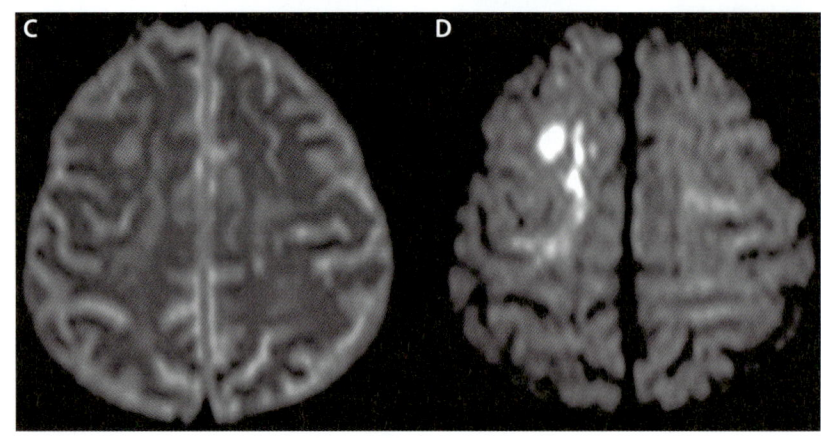

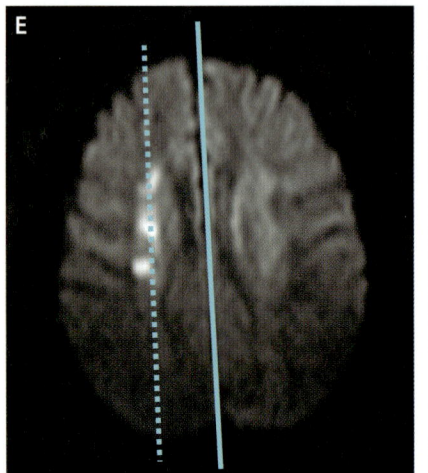

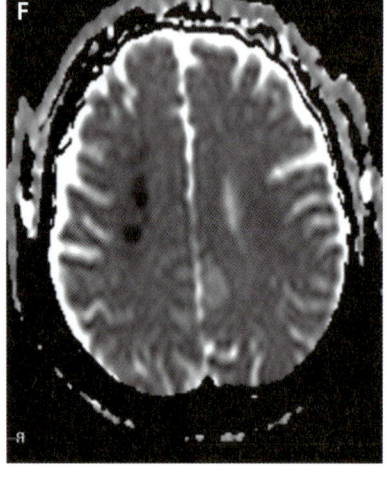

図 42.3 典型的な傍矢状分水嶺梗塞と深部低灌流性脳梗塞を呈した 14 歳のもやもや病患者．**A**：頭部 MRA は右内頸動脈の C1 部での閉塞（矢印）を示す．**B**：CT 灌流画像におけるピーク到達時間．右半球の中・後大脳動脈と前大脳動脈の間の境界領域で，典型的な造影剤の傍矢状方向への移動の遅れ（細長い水色の領域）が，大脳鎌に沿って拡大している．**C**：T2 強調画像では，両側の皮質下白質病変が確認でき，小血管病変が疑われる．**D**：拡散強調画像では，皮質皮質下の分水嶺領域の傍矢状方向に拡大する急性期の脳梗塞が明瞭に描出され，陳旧性病変と区別可能である．**E**：より下方の水平断では，病巣が深部白質（点線）上に拡大しており，矢状方向の正中線（実線）と平行にロザリオ様に分布している．**F**：fractionated anisotropy（FA）画像では，E と同じ病変が黒く示されており，それらが虚血病変であることを証明している．
〔Dr. Thomas Niederstadt（Münster 大学病院放射線科）のご厚意による〕

灌流領域梗塞とは対照的に，血行力学性脳梗塞（低灌流性脳梗塞）では，眼球共同偏倚は一過性であまり認められる症状ではない．

超皮質性運動性失語を除いて，低灌流性脳梗塞にみられる大部分の神経心理学的障害は特異的なものではない．そのほかに低灌流性脳梗塞に非常によくみられる稀な型の失語は，おそらく半卵円中心前部における Broca 野の下半分が障害されることによる．しかしながら，皮質下の病巣の拡大（すなわち，弓状側や放線冠の障害の程度）に伴って，無視，観念運動性失行，失計算，さらには全失語などの症状を呈することもある[42,74]．これらの症状は発症初期には重篤な神経心理学的障害であるが，リハビリテーション中に比較的機能予後が改善することがある．

虚血性眼症 *ischemic ophthalmopathy* は，低灌流に付随して，あるいは稀に代償されずに「単独」で生じる特異的障害であり，内頸動脈の閉塞性疾患により眼の灌流圧が危険な

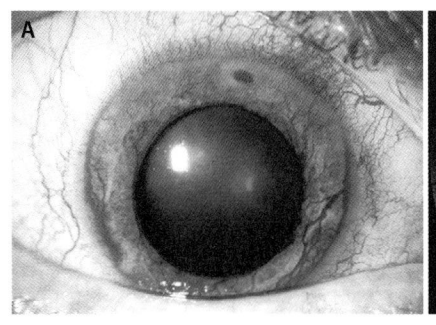

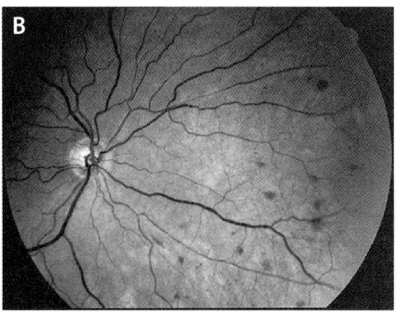

図42.4　虚血性眼症．A：眼球の外側の虹彩血管新生，眼球全体の著しい新生血管，そして角膜やレンズの混濁．B：虚血性眼症の眼底所見．

ほどに低下することになる[78,79]．これは，ischemic oculopathy とも呼ばれることもあり[49]，眼のほとんどすべての部分を含む慢性進行性の疾患である．かなり目立つ特色としては，段階的に進行する視力低下，ときに発作性に生じる視界不明瞭，緩徐進行性の網膜神経叢の不可逆的障害，などがある．より典型的な所見としては，網膜，硝子体，虹彩の血管新生，二次性緑内障，そして白内障がある（図42.4）．糖尿病でも血管新生が生じやすいため，網膜の虚血性障害の眼底鏡検査所見は，しばしば糖尿病性網膜症と誤診されやすい．一度，角膜，レンズ，硝子体に混濁が生じると，正確な診断が難しく，誤診しやすい．脳神経外科医と眼科医が協力して積極的な治療を行わなければ，虚血性眼症は不可逆的な全盲につながる．一方で，適切に治療すると視力は迅速に改善し，最近生じた全盲の患者でも視力を回復しうる．虚血性眼症の予後は患者数が少ないため十分には検討されていないが，我々の経験からいうと，頸動脈の再開通なしに予後改善は望めないだろう．

発作性周期性四肢不随意運動 episodic rhythmic limb movement は，文献では limb shaking とも記述され，Todd 麻痺の有無にかかわらず，慢性変動性の皮質虚血の結果として生じることがある[72,73,80]．脳波上最も一般的な所見は，皮質境界領域梗塞の典型部位での局所的な徐波化〔前頭部間欠律動性デルタ活動 frontal intermittent rhythmic delta activity（FIRDA）[81]〕である．急性相（すなわち，境界領域梗塞発症から数日以内）の間，周期性一側てんかん型放電 periodic lateralized epileptiform discharges（PLEDs）が認められるとの報告がある．この PLEDs は周期性もしくは周期性様で，しばしば運動症状に伴ってみられる[82-84]（参考文献[81]の188ページを参照）．脳虚血急性期後の短期間に発作を繰り返す患者もおり，これは脳皮質の梗塞巣を起源とした真性のてんかん発作を示しているのかもしれない．この発作は，数日あるいは数週間で治る傾向がある．晩発性もしくは慢性再発性発作の患者では，局所または局在性てんかん様棘波や鋭波が，局所性に徐波化する領域にしばしばみられるであろう[85]．

境界領域虚血の脳波とそれに対応する臨床症状は，主に側頭頭頂後頭三角領域の虚血が寄与しているが[86-88]，前頭側頭葉の虚血によっても生じることがある．皮質境界領域梗塞において，発作波は急性期の障害部位に生じ，対側もしくは両側の不全麻痺肢のミオクローヌス，対側の持続性局所性運動発作（持続性部分てんかん，Kozhevnikov てんかん），単純部分てんかん，Jackson てんかん，二次性大発作を起こし，発作後に Todd 麻痺や局所症状の増悪を伴う．全汎性虚血が生じたり，大きな占拠性多発性病変でない限り，両側性対称性の周期性てんかん型放電は局所の虚血性脳梗塞に特徴的なものではない．PLEDs や FIRDA は特異的なものではないが，虚血部位のペナンブラ領域における局所的な興奮状態により生じる．完全な虚血に至っていないペナンブラ領域は低灌流性脳梗塞において特に大きく[89]（図42.3），それゆえ局所痙攣が発症しやすくなる．この考え方は，一過性で交互に生じる局所性周期性の発作波のパターンに関する以前の説明[90]（すなわち，その周期性は，虚血状態では細胞レベルでの電気化学的反応の一定の回復時間を表している）に一致している．

生理的な頭蓋外-頭蓋内動脈吻合は，一度活性化されると，簡単に超音波検査，CTA，MRA により確認できる．また，注意深い身体診察により生理的でない顔面の脈拍などとして触知できるかもしれない[91,92]．このような脈拍は片側もしくは両側の眼窩周囲，特に眉に沿った眼と鼻の間の三角部の皮膚を触診すると検出できる．しかし，これらの側副血行が半球全体の血液供給に十分なものか疑わしく，血行路（たとえば，顔面動脈，浅側頭動脈など）の1つを圧迫しても，一過性脳虚血発作は生じない．おそらく，外頸動脈の分枝によって栄養される小さな側副血行路全体としてのネットワークは顔面頭蓋骨の深さに存在しており，顔面の脈拍触知は診断的に興味深い所見ではあるが，あくまで氷山の一角に過ぎない．

心停止と低血圧は低灌流性脳梗塞を起こすことがあり，通常は両側性となる．よくみられる様式は以下のとおりである．（ⅰ）海馬を含む虚血による健忘症状．（ⅱ）Bálint 症候群〔いくつか，もしくは多数のものを同時に認識することの

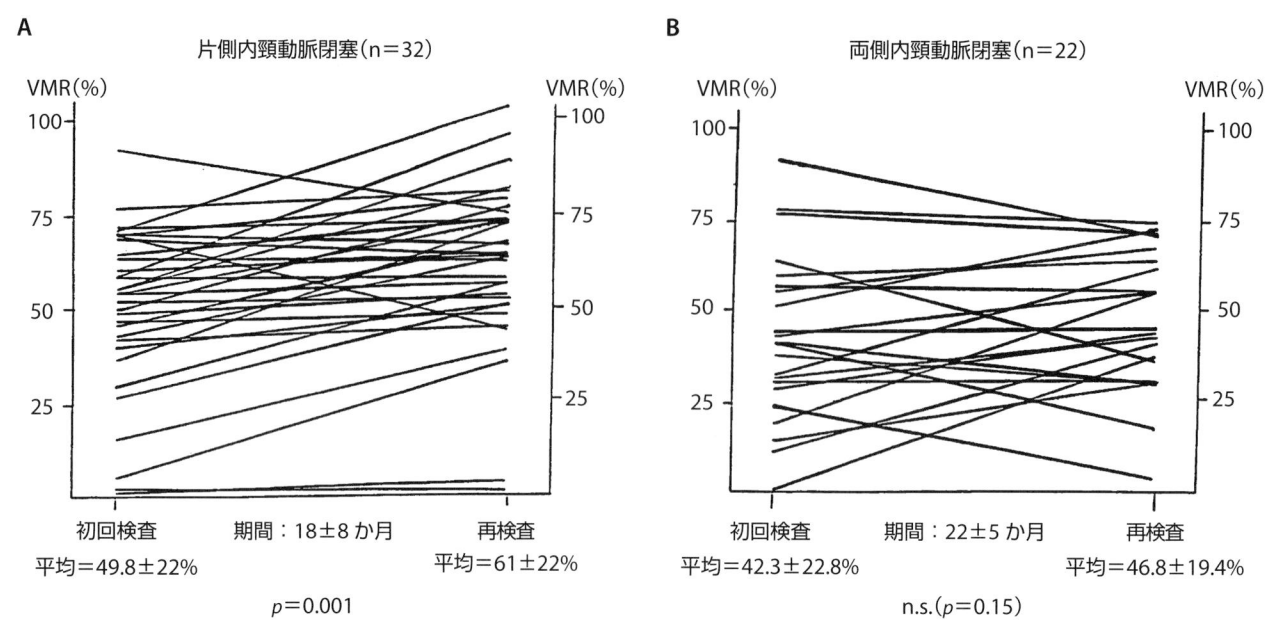

図42.5 片側および両側内頸動脈閉塞患者の血管運動反応性(VMR)の自然経過．**A**：片側内頸動脈閉塞(n=32)．再検査は18±8か月後に行われた．血管運動反応性は平均49.8±22%から平均61±22%へときわめて有意($p=0.001$)な改善を示した．2例では原因不明の血管運動反応性の悪化を認めた．血管運動反応性が重度に障害された別の2例では全く改善しなかった．**B**：両側内頸動脈閉塞(n=22)．再検査は22±5か月後に行われた．血管運動反応性は平均42.3±22.8%から平均46.8±19.4%と，有意な変動を示さなかった．改善の乏しさは両側の側副血行路の枯渇を反映している．

困難(同時失認)，手と眼球運動の不一致(視覚性運動失調)，注視の方向づけの困難(精神性注視麻痺)]の特徴を示す視力障害(Bálint症候群については7章を参照)．この臨床徴候は，後大脳動脈と中大脳動脈の境界領域の低灌流に脆弱な部位の症状として説明される．(iii)顔面，手，足を除いた両側の上下肢近位部の選択的な筋力低下(man-in-the-barrel syndrome)．これは前大脳動脈と中大脳動脈の境界領域の低灌流によって説明される．

低酸素虚血性小脳障害は剖検にてしばしば見つかるが，小脳機能障害による臨床的な症状は稀で，通常は大脳の異常の陰に隠れてしまう．心停止後の一部の患者において，不規則で細かい，または粗い筋収縮が自発的に生じ，特に四肢を使うときに目立つ．この不随意運動は，動作時ミオクローヌス *action myoclonus*，もしくは最初に報告した医師の名をとってLance-Adams症候群と呼ばれ，しばしば失調性歩行を伴う．不随意運動はさらなる虚血ストレスへの暴露なしに増強することがある．ある患者，特に以前から椎骨動脈閉塞性疾患をもつ者では，小脳梗塞による運動失調が顕著で，大部分の病変は3本の主な小脳の回旋枝の灌流領域の間に位置している[93]．

脳低灌流状態の自然経過

残念なことに，CTやMRIを用いた低灌流性脳梗塞の診断法に関して国際的に受け入れられた定義はない．低灌流性脳梗塞の患者数は血栓塞栓性脳梗塞の患者数よりはるかに少ない．そのため，低灌流状態の予後に関する前向き研究は少なく，内頸動脈閉塞性疾患に限定されている[30,61,94-97]．低灌流により梗塞が生じやすそうな部位について詳しく報告している論文に基づくと，いくつかの予後の傾向が浮かび上がってくる．低灌流性脳梗塞の予後が，血栓塞栓性脳梗塞の予後よりも比較的良好であることは既に強調した[32]．発症初期に再発・寛解の様式をとる症状の変動がしばしば認められるため，早期の再発頻度は高く，我々のコホート研究の1つでは，1週間以内に12%の再発がみられた[89]．数週間後に退院した患者の41%(7/17)は完全に無症状であった．Lausanneのコホート研究では，低灌流性脳梗塞に相当する患者の9例中6例が，完全寛解もしくは軽度の身体障害を残すのみであった[98]．

すべてではないが大部分の患者において，数週間から数か月間以上続いた血管運動予備能の低下や重度の消耗からの自然寛解は，比較的良好な予後を最もよく説明するが，過小評価されている生物学的要因である[99,100](**図42.5**)．TCD[99,100]やSPECT[101]による追跡研究では，このよう

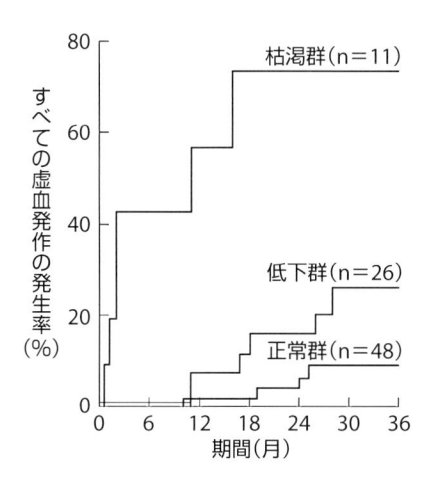

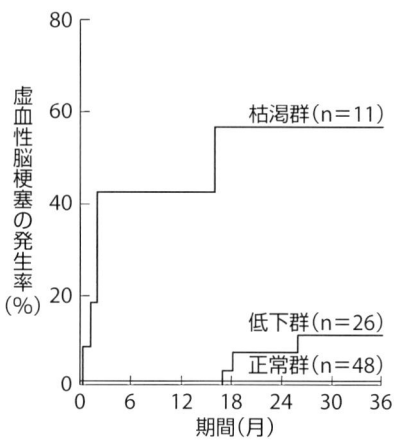

図 42.6 血管運動予備能の違いによる内頸動脈閉塞患者の予後．左：すべての同側の虚血発作（一過性脳虚血発作を含む）の発生率．右：同側の虚血性脳梗塞の発生率．85 例の患者が 3 つの群〔二酸化炭素反応性に対する，正常群（n＝48），低下群（n＝26），枯渇群（n＝11）〕に振り分けられた．
（Kleiser et al., 1992[102] より許可を得て転載）

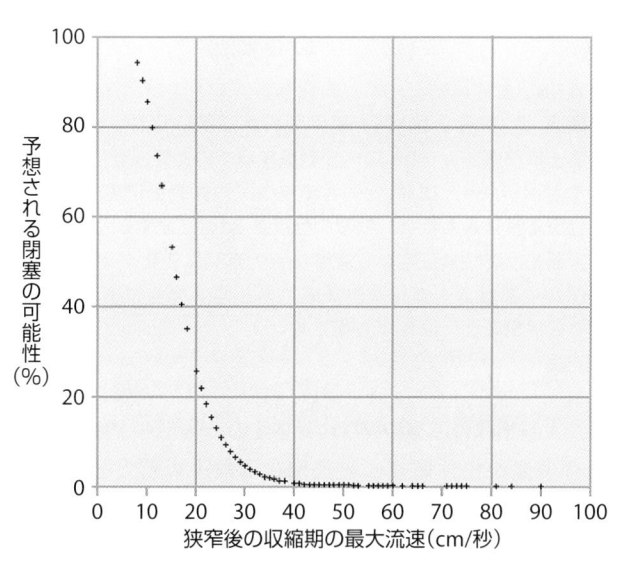

図 42.7 低灌流は血栓症を促進する．1 か月以内の内頸動脈高度狭窄の進行の可能性は，狭窄後の収縮期の最大流速と関連した．狭窄後の低流速は，血栓症による閉塞の可能性が高い．
（Blaser et al., 2002[103] を改変して転載）

な患者の相当数において最初の評価から長くとも 1 年後には，障害された血管拡張機能がほとんど完全に回復していることが示された[101]．しかしながら，両側内頸動脈閉塞患者ではこのような良好な予後は望めない[101,102]．側副血行が障害された脳の血管支配領域に十分な血液を供給するためには，時間および障害された血管床に十分に血液を分配できる確実な代替経路が必要である（**図 42.5**）．

ひとたび血管運動反応性が低下したり，酸素摂取率の上昇が持続したりすると，以降の脳卒中再発リスクは明らかに高くなる．これは，特にリスクの高い組織（境界領域の酸素摂取率の最も高い領域）での PET を用いた 3 つの前向き研究[30,61,94]において明確に示されている[61]．低灌流性脳梗塞患者の一般的な医学的予後は悪い（それらの大部分は内頸動脈閉塞性疾患である）．心血管合併症による死亡は多く，年間の死亡率は約 10％にのぼる[39]．

内頸動脈閉塞患者の大規模な前向き研究において，Kleiser ら[102]は，血管運動予備能が低下した患者の自然経過は，頭蓋外動脈病変が同等であったとしても，正常もしくは灌流圧が中等度に低下した患者よりもきわめて悪いことを示した（**図 42.6**）．同様に，Markus と Cullinane[96]は，前向き研究で，正常もしくは軽度の脳血管反応性の障害をもつ患者と比較して，内頸動脈閉塞により反応性が重度に障害された患者では，脳梗塞か繰り返す一過性脳虚血発作のリスクが有意に高くなると報告している．アセタゾラミド負荷と SPECT を用いた前向き観察研究でも同様の結果が示された[95,97]．遅発性動脈原性塞栓症による二次的な完全閉塞は潜在的な脳梗塞発症機序として過小評価されているが，特に内頸動脈高度狭窄では考慮すべきである（**図 42.7**）[103]．内頸動脈閉塞症における繰り返す脳梗塞については，以前から文献上で論争されているが，そこでは，よい予後と悪い予後の両方が強調されている．特に早期（すなわち 72 時間以内）の神経学的な悪化は内頸動脈閉塞患者に認められる[104]．脳塞栓症も早期の神経学的な悪化の独立した予後予測因子であるため，予後不良のもとになる機序を区別することは難しい[104]．この矛盾は，異なる血行力学的障害や二次的な血栓をもつ集団を任意に抽出したために，個々の脳血管予備能と動脈の状態の変動に関する調整を行っていないことによると説明される．

血管の所見

低灌流性脳梗塞の診断には少なくとも 2 つの必須条件がある．すなわち，十分な検査法（たとえば，TCD，SPECT，PET，CT 灌流強調画像，動脈スピン標識法を用いた MRI

灌流強調画像）により血管系における低灌流が証明されることと，MRI拡散強調画像やFLAIR画像もしくはCT上の脳梗塞の部位とパターンが低灌流性脳梗塞の特徴を示していることである．血流が低下した脳血管領域の典型的な血管造影所見は，（i）頭蓋外高度狭窄（**図42.8**），（ii）血管病変の下流での造影剤の遅い流れと，血管分枝の微弱で遅延した造影，（iii）Willis動脈輪の不完全な描出（**図42.9B**），（iv）動脈からの血流低下に対して（主に前大脳動脈か後大脳動脈，もしくはその両方から中大脳動脈へ）血液を供給するための軟膜吻合の増加，である．中大脳動脈近位部閉塞時の軟膜の側副血行路を介した逆行性の灌流は，閉塞していない前大脳動脈か後大脳動脈から行われ，その逆の場合も同様である．

　低灌流性脳梗塞を特定するにあたり，診断を進歩させた重要な要因としては局所脳血流測定法の登場であり，初期にはPET[105-107]，その後，より有用な^{123}I-アンフェタミンや^{99m}Tc-ヘキサメチルプロピレンアミンオキシム（HMPAO）を用いたSPECT[33,34,108]，stable Xe-CT[109]などが開発された．それらは非侵襲的であるため，局所脳血流を繰り返し測定でき，二酸化炭素もしくはアセタゾラミドによる刺激前後での血管運動反応性の測定が可能となった．これらの技術により，脳血管予備能の低下した個人を明確に特定することができる[34]．PET検査は，低灌流状態での酸素摂取率の上昇を検出することで，貧困灌流と呼ばれるような脳梗塞になりやすい領域の特定にきわめて感度が高い[105]．これらを含めたいくつかの研究では，頭蓋外-頭蓋内バイパス術により頸動脈に関連した血流低下を完全に代償できることが示されている．しかし，PETの有効性はまだ限定的で，その使用は高価である．PETとSPECTは患者を繰り返し電離放射線に曝すという欠点があり，さらにSPECTは血管運動反応性が左右対称的に低下した患者では有益でない場合がある．その代替技術としてTCDが導入され，二酸化炭素かアセタゾラミド刺激に対する脳の血管運動反応性を測定することで，大規模かつ組織的で信頼性のある前向き研究が可能になった[21,54,58,96,99,102,110,111]．

　頸部動脈における経頭蓋連続波Doppler超音波とカラーDoppler法（Bモード超音波）により，明確に内頸動脈の高度狭窄や閉塞が示される．熟練者では，この機能的な技術はCTAやMRAよりも非常に信頼できる[112-121]．頸動脈の高度狭窄（90％以上の狭窄もしくは閉塞）は低灌流性脳梗塞や虚血性眼症の必要条件であるが，中等度の狭窄は後遺症を残さない．非常に稀な症例ではあるが，総頸動脈の高度狭窄もしくは閉塞（たとえば，高安病）は下流の内頸動脈の灌流低下を生じさせる．血行力学的に重要な頸動脈病変はしばしば眼動脈と眼窩周囲の分枝（特に滑車上動脈）を介した逆行性の血流と関連する．眼動脈の分布における逆行性血流の流速

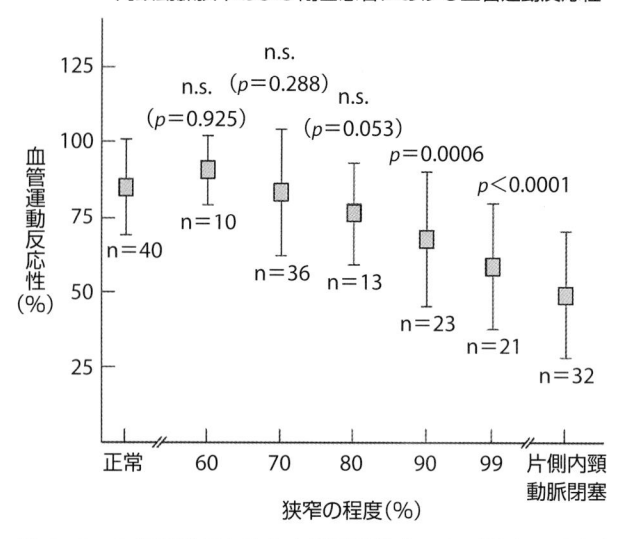

図42.8 血管運動反応性と内頸動脈狭窄および閉塞の重症度の関連．135例の中大脳動脈領域の血管運動反応性を示す（平均値±標準偏差）．60％の内頸動脈狭窄での血管運動反応性は，健常対照群（86±16％）と同等である．内頸動脈閉塞での血管運動反応性は最も低い．狭窄の程度が80％に達するとすぐに，血管運動反応性は正常から有意（$p=0.053$）に変化する．内頸動脈閉塞であっても血管運動反応性が正常な場合があるため，個々の症例ごとに注意が必要である．

は，大脳半球の障害の程度に対応する[122,123]．内頸動脈の完全閉塞か偽性閉塞かの鑑別は診断上の落とし穴となる[47,124,125]．臨床的な誤診の結果についてはすでに述べた．Doppler超音波検査は，よく使用されるショートシリーズの血管造影検査，すなわち経静脈的デジタルサブトラクション血管造影やMRAより優れているが，偽性閉塞の検出に関しては経動脈的デジタルサブトラクション血管造影のほうが超音波検査よりも優れている．カラーDoppler法（高度なBモード超音波[125]，造影剤を用いた超音波検査[126]）は偽性閉塞を見つける[114,115]際に信頼できる非侵襲的検査である．疑わしい症例では，診断をはっきりさせるため，また治療戦略を立てるために，経動脈的デジタルサブトラクション血管造影を施行すべきである[124,127,128]．

　危機的な低灌流性脳梗塞の診断において，TCD上の手がかりとなる所見は，（i）遅い流速や下流の頭蓋底動脈の拍動の減少，（ii）眼動脈の逆行性の早い流速（眼動脈はTCDを用いて眼から直接超音波検査が可能），（iii）前交通動脈や前大脳動脈のA1部の重度低形成か欠損（多くの場合，同側の後交通動脈か後大脳動脈のP1部の低形成を伴う）による不完全なWillis動脈輪の存在（**図42.9**），（iv）二酸化炭素吸入（低炭酸血症の有無にかかわらず）かアセタゾラミド静注を用いて評価した際の血管運動予備能の著明な低下，である．研

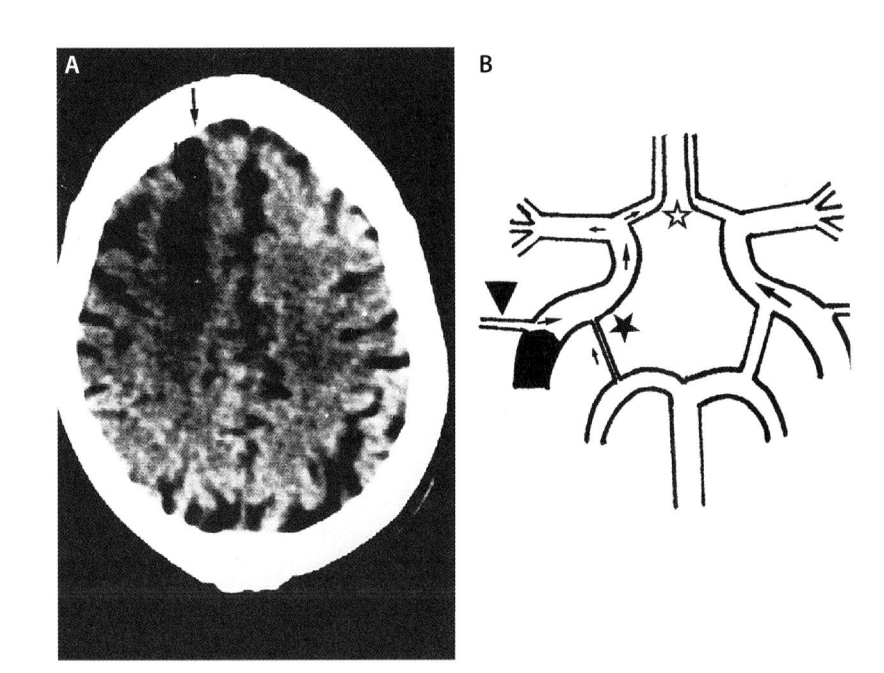

図 42.9 「単独」の前大脳動脈と中大脳動脈の境界領域梗塞の実例．A：前大脳動脈と中大脳動脈の境界領域（分水嶺）の明確な梗塞．傍正中の矢状方向への梗塞巣（矢印）の拡大に注意．B：Willis 動脈輪の左側（つまり，患者の右側）での血行障害．前方の対側血流が欠損しており（☆），後方循環からの血液供給もほとんどない（★）．半球全体としての側副血行はほぼすべて眼動脈の逆流に依存している（▼）．C：重度の血管運動反応性の低下（VMR＝28％）が右中大脳動脈で測定され，予測される脳灌流圧の限界に近い低下を示している．

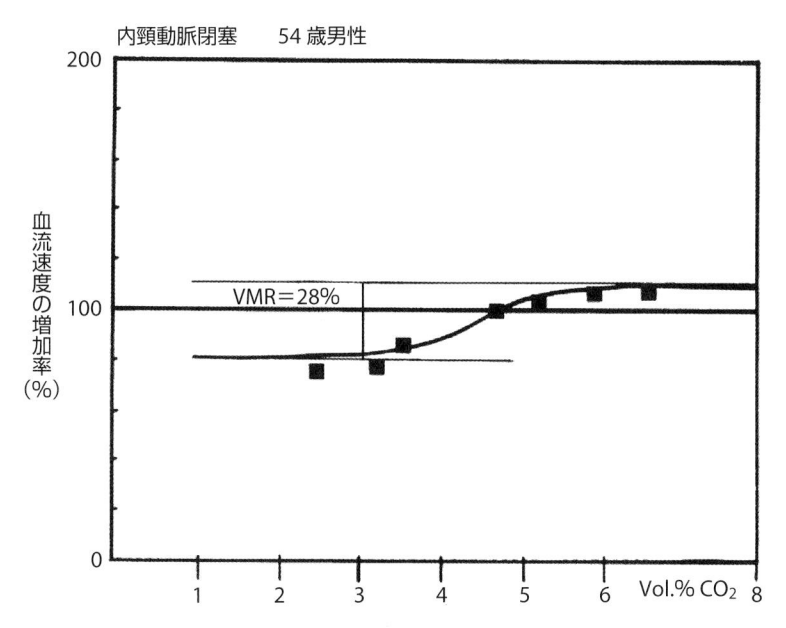

究者の間では，血管運動反応性の極端な低下だけで低灌流に関連した症状あるいは虚血性眼症や脳障害が誘発されうるというコンセンサスが得られている．たとえば，Ringelsteinら[21]が健常被験者の二酸化炭素に対する反応性を評価したところ，中大脳動脈領域の血管運動反応性は 86±16％であった．平均値から標準偏差の 3 倍以上低下した（つまり，血管運動反応性が 39％未満）患者のみ，虚血性眼症，低灌流性一過性脳虚血発作，境界領域梗塞が生じる（**表 42.3**）．Kleiserらによっても，ほぼ一致する所見が報告されている[111]．

Willis 動脈輪は完全内頸動脈閉塞において鍵となる重要な役割があり，低灌流性脳梗塞に至るかどうかを決定する[53,58,129]．放射線学的研究において，内頸動脈閉塞性疾患による低灌流性脳梗塞は不完全な Willis 動脈輪をもつ患者でより多く認められることが示されている[58,130-134]．

無症候性の内頸動脈閉塞患者における前交通動脈の直径は，症候性の内頸動脈閉塞患者よりも有意に大きかった[134]．系統的な解剖学的研究と同様に，Willis 動脈輪の血管造影による研究から，約 8〜15％の人では，中大脳動脈単

表42.3 血管運動反応性に関連した片側内頸動脈閉塞の臨床所見（n=40）

血管運動反応性[a]	内頸動脈閉塞	虚血性眼症	低灌流性一過性脳虚血発作	CT上の低灌流性脳梗塞
≦38%	12	3	2	6
39〜66%	20	—	—	—
≧67%	8	—	—	—

[a] 正常範囲：86±16%.
(Ringelstein et al., 1988[21] より転載)

独もしくは中大脳動脈と前大脳動脈への側副血行路が欠如していることが示された[135]．この好ましからざる血管分布の患者では，完全なWillis動脈輪をもつ患者に比して，頭蓋外内頸動脈閉塞による血管運動反応性の危機的な低下の頻度と重症度が有意に高く（図42.8），さらに半球間の正常な対側血流をもたない場合には[58]，特に脳深部において低灌流性脳梗塞が生じやすい[64]．以上をまとめると，完全な大口径のWillis動脈輪と正常な椎骨動脈をもつ患者では，両側内頸動脈閉塞を有していたとしても低灌流性脳梗塞（境界領域梗塞）は生じにくい．

低灌流性脳梗塞の画像検査

さまざまな神経画像で，低灌流性脳梗塞[38,39,45,47,89,98,136]やより広範な血行力学的に障害されている領域[101,123,137-139]を示すことができる（図42.3）．脳虚血巣の描出には，CTでは感度が悪く明瞭に映らない（図42.3）ため，頭部MRI T2強調画像が現在最も頻繁に使用されている（図42.2）．特に，皮質下低灌流性脳梗塞にCTを用いると，小さく辺縁がはっきりしないため，見落としたりラクナ梗塞と誤診したりする可能性がある．同様の病巣はMRI T2強調画像でより際立って示され[62]，さらに脳梗塞の急性期には拡散強調画像が最もよく梗塞巣を示す[9,43]（図42.3）．低灌流性脳梗塞の特異的な局在を図42.1〜図42.3，図42.9，図42.10に示す．図42.10では，典型的な深部の低灌流性皮質梗塞の輪郭を，拡散強調画像上で梗塞巣が認められる頻度に基づいて示しており，その局在の多様性がよく理解できる[43]．

個人差だけでなく1人の左右半球間でも，脳の血管支配領域の皮質境界（分水嶺）領域は大きく異なる[140,141]．この境界領域は，「脳軟膜吻合により結合された2つの近接した動脈からの2つの逆向きの血流が合流する部位」に相当する[142]．この境界領域における2つの動脈からの灌流圧は等しいため，境界線上は同じ灌流圧条件であると考えられている[140,142]．これは，低灌流性皮質梗塞が生じる前に，脳灌流圧が灌流システム（側副血行路）の存在する側で臨界点レベルまで低下しなければならないことを意味している．実際にはこれは稀で，側副血行路による末梢供給の乏しい深部白質梗塞とは異なる．しかし，分水嶺梗塞が解剖学的に大きな多様性をもつということは，その梗塞巣には局在・大きさ・広がりの典型例がないことを意味するわけではない[40,58]．前大脳動脈と中大脳動脈の間の前下方に分布する分水嶺梗塞は，「側脳室前角から前頭葉皮質にかけて細長い前頭葉の傍矢状方向の病変，もしくはより上方の半球間裂に近い円蓋上部の線状の小病変」として出現する[9]．図42.9に示すように，梗塞は皮質の境界領域か分水嶺（すなわち，圧の等しい境界領域の梗塞）で明瞭であり，その境目のようにみえる部分は，中大脳動脈および前大脳動脈のいかなる分枝閉塞や解剖学的変異によっても説明できない．Derdeynらによる文献[62]の図2にも同様のことが示されている．これらの分水嶺梗塞における皮質の障害領域は非常に小さく，MRIでも捉えきれなかったり，^{11}C-フルマゼニル（ベンゾジアゼピン受容体アンタゴニスト）-PETのようなより洗練された画像技術を用いて皮質ベンゾジアゼピン受容体の密度低下を評価することで，どうにかごく小さな範囲に描出できる程度のこともある[143]．

対照的に，前頭側頭葉外側部や頭頂後頭葉結合部の楔形の皮質梗塞は，低灌流性脳梗塞と誤診されることが非常に多い（参考文献[98]の図1のAとB，および図2の2〜4を参照）．前頭側頭葉外側部もしくは頭頂後頭葉の中大脳動脈領域の境界線上における楔形の脳梗塞は鑑別が困難であるため，これまでの報告の大部分では，誤診も含めて分水嶺梗塞と解釈されていることが多い．したがって，真の低灌流性梗塞の集団に，血栓塞栓性脳梗塞患者が混じってしまっている．特に，頭頂後頭葉の中大脳動脈と後大脳動脈の結合部の境界領域梗塞は，診断できたとしても，中大脳動脈の最後方の分枝領域における塞栓性脳梗塞との鑑別が非常に難しい（図42.1Bの左側，図42.10B）．論理的には，これらの後方の分水嶺梗塞は，頭頂側頭後頭葉から形成される三角部に位置し，側脳室後角から皮質にかけて広がる楔形の梗塞である．この梗塞部位は明確でないため，そのような梗塞を有する患者は，低灌流を原因とする脳梗塞を包含基準とする科学的研究からは除外すべきである．臨床現場においては，これらの患者は潜在的にどちらの型の梗塞にもなりうるものとして考慮すべきである．

低灌流性脳梗塞は皮質下に広がり，しばしば皮質分水嶺梗塞（すなわち，前頭葉外側部か側頭頭頂後頭葉の境界領域梗塞）と結合する．これは，より重篤で広範な皮質皮質下梗塞の前駆状態である．半卵円中心における鎖状もしくはロザリオ様の脳梗塞に伴うきわめて重篤な血行力学的障害を示唆し

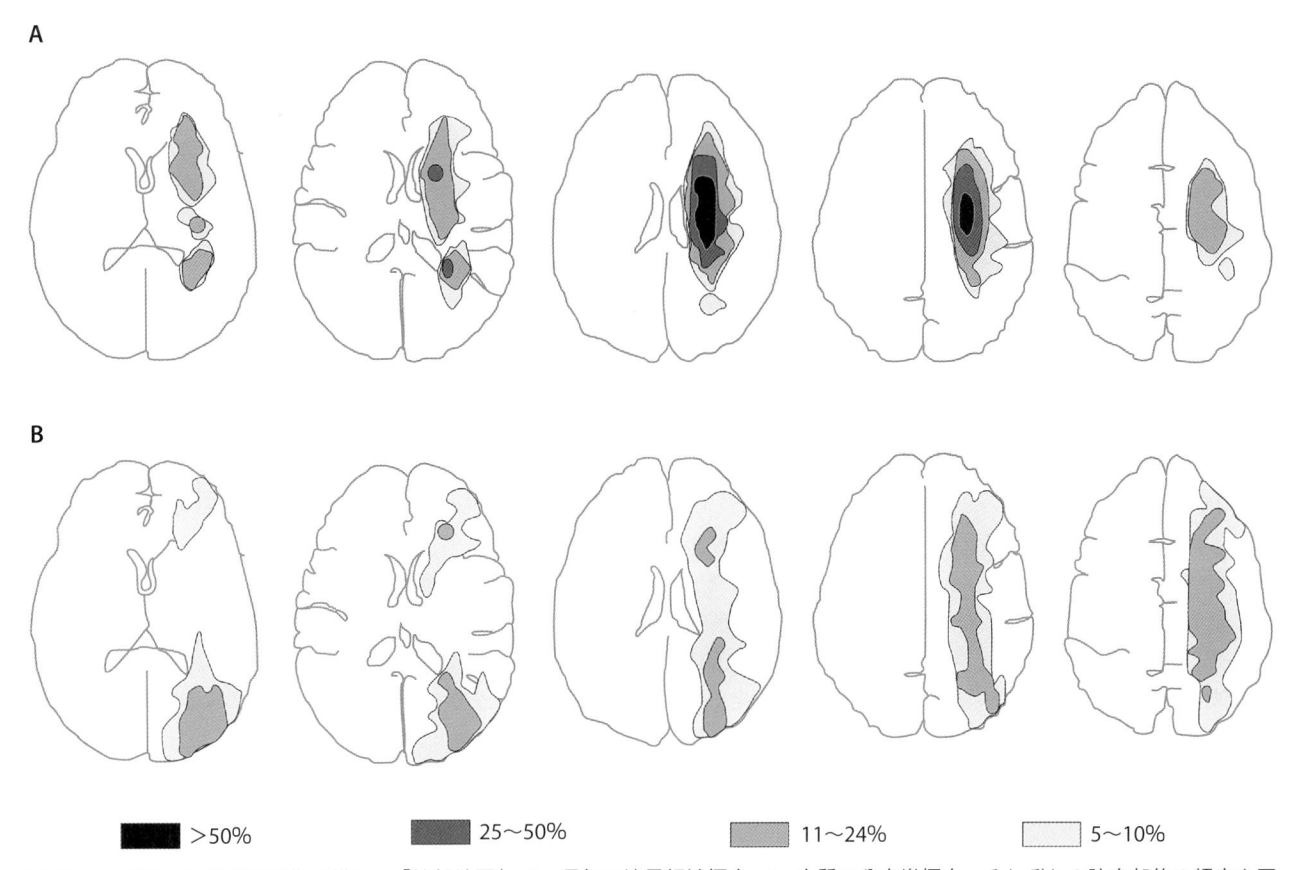

図 42.10 CTでの脳水平断像を模した「輪郭地図」．**A**：深部の境界領域梗塞，**B**：皮質の分水嶺梗塞．それぞれの障害部位の頻度を灰色の濃淡で示す．これらの低灌流性脳梗塞の障害部位の多様性はきわめて高い．深部の低灌流性脳梗塞では障害部位の輪郭が明瞭である（**A**の黒色領域）が，皮質の分水嶺梗塞では比較的不明瞭である．
（Yong et al., 2006[43] を修正して転載）

ている（鎖状の頭頂後頭葉皮質病変は図42.2を参照）．しかし，このような患者において，低灌流性と塞栓性の二重の機序が複合的に働いている場合もある[8,26]．この病態生理学的な複合的仮説の基本的な考えは，多数の微小塞栓が低灌流領域の周辺血管の分枝で詰まって動かなくなり，低灌流領域の血管床では塞栓の洗い流しが障害されるということに基づいている．他の解釈も可能であるが，微小塞栓と低灌流圧は相補的に相互に関係する[48]．動脈スピン標識法を用いたMRI灌流強調画像などの洗練された画像技術によって，より確実な基準に基づく皮質分水嶺梗塞の診断が可能になるだろう．この新しい技術を使用することで，前方・後方の皮質皮質下の分水嶺領域での脳血流の減少と動脈通過時間の延長を，より正確に確定できようになるだろう[35]．この技術は，より感度の高い拡散強調画像と組み合わせて用いることで，急性期分水嶺梗塞の境界領域の位置の確定と識別ができる[27]．また，皮質の分水嶺梗塞の分類を，拡散強調画像で虚血病変が認められた136例のデータから作成された従来の解剖学的テンプレートと比較したところ，局所動脈スピン標識法による所見を加えることで，皮質梗塞あるいは境界領域梗塞に分類されていた患者の11％（56例中6例）が別の分類に変更された．この変更には，対側の内頸動脈から灌流される前大脳動脈領域の梗塞もみられた[27]．また，この技術により，主要な脳血管の支配領域の極端な個人差も見分けることができた．最近，より一層洗練された同時アプローチ法〔すなわち，複数の手法を併用した頸動脈の炎症性プラークの測定（FDG-PETを用いて），MRI灌流強調画像，MRI拡散強調画像，症候性頸動脈狭窄（同側の一過性脳虚血発作と軽症脳梗塞）に対するTCDによる微小塞栓の検出など〕により，この二重の機序が境界領域梗塞の病因として本当に関連していることが示されている[57]．

アテローム血栓性内頸動脈閉塞患者では，梗塞の80～90％が灌流領域梗塞であり，それゆえ低灌流性脳梗塞は比較的稀である[4,124]．閉塞が内頸動脈解離による場合，低灌流性脳梗塞はより高率（たとえば，45％）で生じる[45]．このことは，解離の場合，アテローム血栓性梗塞とは対照的に，閉塞機転が急速に生じることから説明できる．動脈解離による閉塞で

は，脳血管は短期間に十分な側副血行路を形成することができないことが多い．Benninger ら[46]は，大規模前向きコホート研究において，この所見を確認することができず，境界領域梗塞の中でもより低い割合(5%)であることを示した．特に若年者において，頭蓋内側副血行路は自然に，そして十分に形成されやすい．反対に，もやもや病患者では，閉塞機転の進行が遅いため，異常な側副血行路のネットワークが形成される(図 42.3)．しかしながら，閉塞の原因となるもやもや病は，多発性で，より遠位で(すなわち，Willis 動脈輪近傍)，ほぼ完全な閉塞となるため，しばしば梗塞巣が鎖状に並ぶ皮質下梗塞において，最大の代償機構である Willis 動脈輪はほぼ例外なく低灌流性脳梗塞を予防できない[144-146](図 42.3)．

深部境界領域梗塞(深部低灌流性脳梗塞)は，中大脳動脈からの深部穿通枝の末端領域や，前・中・後大脳動脈の軟膜枝から深部に穿通する分枝の表層領域に位置する．この梗塞は，ほぼ例外なく半卵円中心に存在するが，より吻側の放線冠に拡大することもある(この場合，特に重度の後遺症や予後不良を伴う)．問題は半卵円中心に存在する微小血管症性(脂肪硝子変性)のラクナ梗塞との鑑別であり，この梗塞もこれらの穿通枝の終末灌流領域に生じる[4,42,74,]．皮質下低灌流性脳梗塞の好発部位はラクナ梗塞の好発部位と重なる．梗塞巣の直径が 2 cm を超える場合は，おそらく血行力学的な原因による[74,147]．梗塞巣の直径が 1.5 cm 以下の場合，原因は曖昧であるため，その他の皮質下低灌流性脳梗塞の特徴も検査すべきである．低灌流性脳梗塞の病巣は，障害された大脳半球で鎖状に並んでみられ，半卵円中心に沿ってほぼ傍矢状方向に拡大する[62](図 42.2，図 42.3)．重度の小血管病は両半球に多発性病変としてびまん性に分布するため，紐状もしくはロザリオ様に分布した片側の小病変では，原因から微小血管障害を除外できる(後述の SPECT も参照)．中大脳動脈領域の細長い傍正中の梗塞は，中大脳動脈の上方枝と下方枝の間の境界領域とされる部位の低灌流性脳梗塞と思われがちであるが，その原因はほとんどが塞栓性である[148]．

Büll ら[138]と Weiller ら[45,89]は，CT と SPECT を同時に用いて低灌流性脳梗塞を評価した．CT 上では低灌流性脳梗塞は小さくほとんど見えないが，SPECT(または，PET などの匹敵する検査)では，ミスマッチ(解離)を評価することで，危険に曝されている組織の正確な範囲とその病態生理学的特性を知ることができる(図 42.3)．このようなミスマッチは真のラクナ梗塞ではみられない．SPECT は，皮質下の重度の局所脳血流減少，局所脳血流/局所脳血液量の比率の低下，酸素摂取率の上昇に対して感度が高く，これらは重篤な血行力学的障害を示唆する所見である．一般に，血管運動予備能が極度に低下した領域は，CT や MRI T2 強調画像で示される脳梗塞が完成した小さな領域をはるかに越えて広がっており[62]，SPECT 画像は危機的な灌流圧の低下状態に陥っている領域の重症度と範囲を明確に示す(図 42.3)．対照的に，皮質の灌流領域梗塞では，CT で検出された梗塞領域と，局所脳血流が減少した領域や局所脳血流/局所脳血液量の比率が低下した領域は非常に正確に一致する．Knop ら[123]は，SPECT による所見と TCD による所見を合わせることで，局所の太い軟膜動脈の血流速度が著明に低下した領域と，トレーサーの取り込みの左右非対称が明らかに一致していることを見いだした．Derdeyn ら[149]は，PET を用いて脳血流と脳血液量を評価し，頸動脈閉塞例における閉塞と同側の酸素摂取率の上昇を発見した．酸素摂取率の上昇は，(無症候性の内頸動脈閉塞より)症候性の内頸動脈閉塞の患者で頻度が高かった．Yamauchi ら[36]は，低灌流性脳梗塞と酸素摂取率上昇の間に密接なつながりがあることを示した．また，虚血状態の皮質の神経細胞において，ベンゾジアゼピン受容体が減少していることを発見し，これは肉眼的な形態学的変化を伴わない機能的な虚血障害の指標となることを示した．

少数の患者では，血管運動反応性が保たれているにもかかわらず，なぜ境界領域梗塞に典型的な画像所見と発症部位を呈することがあるのか，ということに疑問が残る．一見したところ矛盾するこの現象は，数週間から数か月間以内に脳血管予備能を使い果たした状態からしばしば自然に改善することによって説明できる(図 42.5)．その逆も同様で，なぜ灌流領域梗塞であるにもかかわらず血管運動反応性の非常に低い患者が存在するのかという疑問については，不完全な Willis 動脈輪のために(内頸動脈の高度狭窄もしくは閉塞に伴う)灌流圧低下を十分に代償できないが，それとは無関係に，頸動脈病変により対応する軟膜動脈を閉塞させる動脈原性塞栓が既に生じていたためと考えることができる．

不幸にも，最近の文献では分水嶺梗塞と境界領域梗塞という用語が乱用されており，誤診と混乱を生じさせている[3,150]．Wodarz の文献[151]では，皮質下低灌流性脳梗塞は模式図で正確に示されている(参考文献[151]の図 3 の中央を参照)が，皮質分水嶺梗塞は示されていない(参考文献[151]の図 3 の左側を参照)．そこで示された障害は，中大脳動脈の前方枝あるいは後方枝の遠位部の典型的な塞栓性梗塞である．「放線冠を含む広範な内側境界領域梗塞」は，しばしば大きな線条体内包梗塞 large striatocapsular infarction と呼ばれ，塞栓による中大脳動脈閉塞の特徴を非常によく示している[32,36,152-154]．皮質下低灌流性脳梗塞は，CT や MRI 上で皮質も大脳基底核も含まないときのみ診断可能である(図 42.2，図 42.3)．

治療

　理論上，頭蓋外-頭蓋内バイパス術は，大きな眼動脈やWillis動脈輪の交通動脈に似ており，Willis動脈輪の好ましくない血管構築を代償し，中大脳動脈とそれぞれの分枝間の境界領域における血行力学的な障害による虚血障害の脅威に打ち勝つのに役立つであろう．実際，正しく診断された患者が，適切な時期に，腕の確かな脳神経外科医により手術を受けた場合，頭蓋外-頭蓋内バイパス術は有用である．血管運動予備能の自然寛解が一般的に生じているため，この手術の理想の候補者（すなわち，手術により高い確率で利益を得られる患者）の選別は難しい．特にこの一般的患者像から逸脱する稀な例を特定することはきわめて重要である．ともかく，脳梗塞患者か脳梗塞予備軍の中で，頭蓋外-頭蓋内バイパス術やそれに匹敵する手技の適応となりそうな患者は，極端に少ないと思われる．しかし，以下の3つの観点から，血行力学的に生じた小梗塞や虚血性眼症をもつ患者において，永久的な神経脱落症状や視力低下を予防するためには，内科的治療に関してさらなる検討が必要とされる．第1に，血管運動予備能の持続的な低下を伴う内頸動脈閉塞で内科的治療を受けた患者の予後は悪い[4,30,61,94-97,102,155]．第2に，バイパス術後の脳血管予備能の回復は迅速かつ十分である[105,109,156]．第3に，患者個人における利点については十分に報告されているが[156,157]，最近のバイパス術の無作為化比較試験の結果は明らかに否定的なものであった[71]．

　脳神経外科手術についていえば，さらに以下の4つの患者群にも特別な関心がもたれている．

（i）何年もの間，我々は，頸動脈閉塞患者が心臓やその他の大手術を行う場合の血管運動予備能に対して，TCDに基づく評価を用いていた．このような患者で血管運動予備能を検査する目的は，予防的な頸動脈内膜剝離術の適応となる患者（内膜剝離術を行わなければ，周術期に低灌流性脳梗塞のリスクが高い患者）を選択することである．この検査は，ほぼすべての患者の血管運動反応性が正常か中等度の低下にすぎないことを示すことで，これらの患者を不当な頸動脈の手術から守っている（**表42.4**）．しかし，脳梗塞は人工心肺の主要な医原性合併症であり，そのような手技を受けた患者の少なくとも1〜5％に生じる．心臓外科手術やその他の大手術に伴う脳梗塞の発症リスクを減らすために，低灌流性脳梗塞の真の発症機序を決定することが重要である．この問題に言及した文献はいくつかあり，そこでは，開心術に伴い生じる大多数の脳梗塞は塞栓によるものであり[158-160]，低灌流によって生じる大動脈領域間の境界領域梗塞はほんの少数派であると結論された[159,160]．にもかかわらず，境界領域梗塞と分類された患者と，頭蓋外頸動脈の高度狭窄や重症低灌流圧，および人工心肺との関連は依然として未解明である．人工心肺中の脳梗塞予防戦略としては，特に頭蓋内外の脳血管疾患に伴って生じる脳塞栓の予防と術中・術後の脳血流の十分な確保である．

（ii）治療上の大きな問題は，慢性の進行性眼症を有する患者における虚血に曝された眼球の救済方法である．我々の経験では，眼血管新生に対するレーザー凝固を繰り返すだけでなく，適切な時期の頭蓋外-頭蓋内バイパス術（もしくは頸動脈内膜剝離術）を，急性の二次性緑内障の予防目的での隅角切開術と並行して行うと，障害された眼の視力が保たれるか，あるいは回復することさえある．神経血管手術と眼科的処置を同時に行うことは鍵となる重要な問題である[78,79,161]．個々の患者にとって，この併用の治療的効果は非常に大きいものとなりうる．戦争による怪我で右眼が義眼であった我々の患者が，左内頸動脈閉塞により残る眼も進行性の虚血性眼症となり，眼科医によりさまざまな治療が試みられたにもかかわらず，3か月で全盲となった．この患者に浅側頭動脈と中大脳動脈のM2部をつなぐ頭蓋外-頭蓋内バイ

表42.4　大手術を受ける患者（n=71）の脳血管運動反応性の術前評価

手術様式	
人工心肺	37
消化管切除	21
大動脈瘤	7
その他	6
血管病変の種類	
片側内頸動脈の80％以上の狭窄	31
内頸動脈閉塞	8
両側内頸動脈の80％以上の狭窄	12
三枝病変	11
四枝病変	4
その他	5
血管運動反応性	
正常（＞65％）	25
低下（38〜65％）	44
枯渇/重度低下（＜38％）[a]	2

[a]「＜38％」は正常値（86±16％）から標準偏差の3倍以上の低下．

パス術を行ったところ，眼動脈と網膜中心動脈における脳循環のサイフォン現象により，逆行性の眼動脈血流速度が低下した領域は縮小した．その後すぐに，患者はシルエットを区別することができるようになり，数か月のうちに再び新聞が読めるまでに視力が改善した．しかしながら，この観血的治療法は，すべての患者において，リスクとのバランスを取って行わなければならない．

(iii) 他の患者において，より高度の管理を行ううえで治療困難な重症高血圧が問題であった．これらの患者では，血圧が正常域まで低下したとたんに，体位性の脳虚血による低灌流性一過性脳虚血発作が生じた[52]．15年の間に，我々はこのような患者を4例経験した．我々が最初に行った治療アプローチは，約6か月間「経過観察する」ことであった．これにより4例中1例ではあるが血管運動反応性が徐々に改善し，十分な降圧治療を行うことができた．しかし，残りの3例ではこの方針は成功せず，高血圧治療を行うため最終的に頭蓋外-頭蓋内バイパス術を受けなければならなかった．熟練した脳神経外科医により手術が行われれば，重大な合併症のリスクは約10%であり，これは数十年にわたって重症の高血圧にさらされた場合の続発症の発症率よりも低いと思われる．

(iv) このほかにバイパス術の適応となりうるのは，背景にある動脈閉塞が終息しておらず，脳梗塞を繰り返し生じるもやもや病患者（原因不明の類もやもや病を含む）である．これらの患者は高位頸動脈サイフォン部もしくは中大脳動脈水平部の狭窄の危機が迫っており，軟膜動脈の完全閉塞に進行する可能性がある[144,162,163]（図42.3）．バイパス術[164]や脳硬膜動脈血管癒合術 *encephaloduroarteriomyosynangiosis*[165] は，これらの患者を低灌流性脳梗塞から保護することができた．外科的な技術は数十年の間に洗練され[166-168]，浅側頭動脈と中大脳動脈または前大脳動脈との十分な吻合を形成できるようになった一方で，もやもや病の患者では血栓塞栓による合併症の予防のために抗血小板薬が必要となった．

(v) 低灌流性脳梗塞患者の脳血流を改善するもう1つの考え方は，薬物を使って血圧を上昇させることである．Rordorfら[169]は，13例の患者において予備研究を行ったところ，フェニレフリン治療により7例でNational Institute of Health Stroke Scale(NIHSS)の2点の改善を認めた．フェニレフリン投与が脳血流を改善させたという症例報告もある[170]．これらの結果は動物実験で再現され，実験的高血圧導入後に脳血流の増強とよりよい酸素化を導いた[171]．薬物による昇圧治療はこれらの予備研究の結果から期待がもたれているが，より大規模な研究で再現されなければならない．

結論として，経過観察という治療方針は，外科的に治療できる重症内頸動脈狭窄症を除いて，低灌流性脳梗塞を生じて間もない多くの患者において，注意深い管理下に置くことを条件に正当化される．重症内頸動脈狭窄患者には，適応があるなら，2週間以内に手術をすべきである．経過観察では，必要に応じて，スタチン，降圧薬，そして抗血小板薬を投与すべきである．進行性の虚血性眼症は，頭蓋外もしくは頭蓋内血管の外科的再建の強い指標であり，眼科特有の治療の併用が必要になる．より厳格に患者を選択した頭蓋外-頭蓋内バイパス術についての無作為化前向き試験は，これらの稀な患者における治療的な意義を明確にする唯一の方法であるが，これは現実的ではない．患者の選択基準は，頭蓋外内頸動脈閉塞と眼動脈の逆行性流速の上昇に加えて，血管運動予備能の低下，酸素摂取率の上昇，虚血による神経症状と虚血性眼症の発症がみられることだけでなく，障害側のWillis動脈輪の機能不全も考慮すべきである．

参考文献

1. Zülch KJ, Behrend RCH. The pathogenesis and topography of anoxia, hypoxia and ischemia of the brain in man. In: Gastaut H, Meyer JS, eds. Cerebral Anoxia and the Electroencephalogram. Springfield, IL: Thomas, 1961; 144-163.
2. Mohr JP. Distal field infarction. Neurology 1969; 19: 279.
3. Angeloni U, Bozzao L, Fantozzi L, et al. Internal boder zone infarction following acute middle cerebral artery occlusion. Neurology 1990; 40: 1196-1198.
4. Bladin CF, Chambers BR. Clinical features, pathogenesis, and computed tomographic characteristics of internal watershed infarction. Stroke 1993; 24: 1925-1932.
5. Torvik A, Skullerud K. Watershed infarcts in the brain caused by microemboli. Clin Neuropathol 1982; 1: 99-105.
6. Masuda J, Yutani C, Ogata J, Kuriyama Y, Yamaguchi T. Atheromatous embolism in the brain: a clinicopathologic analysis of 15 autopsy cases. Neurology 1994; 44: 1231-1237.
7. Pollanen MS, Deck JH. The mechanism of embolic watershed infarction: experimental studies. Can J Neurol Sci 1990; 17: 395-398.
8. Caplan LR, Hennerici M. Impaired clearance of emboli (washout) is an important link between hypoperfusion, embolism, and ischemic stroke. Arch Neurol 1998; 55: 1475-1482.
9. Momjian-Mayor I, Baron JC. The pathophysiology of watershed infarction in internal carotid artery disease: review of cerebral perfusion studies. Stroke 2005; 36: 567-577.
10. Schneider M. Hypoxie und Anoxie. Ther Woche 1956; 6: 217-221.
11. Denny-Brown D. The treatment of recurrent cerebrovascular symptoms and the question of vasospasm. Med Clin North Am 1951; 35: 1457-1464.
12. Millikan CH, Siekert RG. Studies in cerebrovas-

cular disease. I. The syndrome of intermittent insufficiency of the basilar arterial disease. Mayo Clin Proc 1955; 30: 61-68.
13. Zülch KJ. Die Pathogenese von Massenblutung und Erweichung unter besonderer Berücksichtigung klinischer Gesichtspunkte. Acta Neurol Chir 2961; 7: 51-117.
14. Eastcott HHG, Pickering GW, Rob CG. Reconstruction of internal carotid artery in a patient with intermittent attacks of hemiplegia. Lancet 1954; 2: 994-996.
15. De Bakey ME, Crawford ES, Morris GC, Cooley DA. Arterial reconstructive operations for cerebrovascular insufficiency due to extracranial arterial occlusive disease. J Cardiovasc Surg 1962; 3: 12-25.
16. Fisher CM. Occlusion of the carotid arteries. Further experiences. Arch Neurol Psychiatry 1954; 72: 187-204.
17. Fisher CM. Concerning recurrent transient cerebral ischemic attacks. J Can Med Assoc 1962; 86: 1091-1099.
18. Fisher CM. Lacunes: small deep cerebral infarcts. Neurology 1965; 15: 774-784.
19. Pokras R, Dyken ML. Dramatic changes in the performance of endarterectomy for diseases of the extracranial arteries of the head. Stroke 1988; 19: 1289-1290.
20. Naylor AR, Gaines PA, Rothwell PM. Who benefits most from intervention for asymptomatic carotid stenosis: patients or professionals. Eur J Vasc Endovasc Surg 2009; 37: 625-632.
21. Ringelstein EB, Sievers C, Ecker S, Schneider PA, Otis SM. Noninvasive assessment of CO_2-induced cerebral vasomotor response in normal individuals and patients with internal carotid artery occlusions. Stroke 1988; 19: 963-969.
22. Provinciali L, Ceravolo M, Minciotti P. A transcranial doppler study of vasomotor reactivity in symptomatic carotid occlusion. Cerebrovasc Dis 1993; 3: 27-32.
23. Dettmers C, Solymosi L, Hartmann A, Buermann J, Hagendorff A. Confirmation of CT criteria to distinguish pathophysiologic subtypes of cerebral infarction. AJNR Am J Neuroradiol 1997; 18: 335-342.
24. Detre JA, Alsop DC, Vives LR, et al. Noninvasive MRI evaluation of cerebral blood flow in cerebrovascular disease. Neurology 1998; 50: 633-641.
25. Chaves CJ, Silver B, Schlaug G, et al. Diffusion- and perfusion-weighted MRI patterns in borderzone infarcts. Stroke 2000; 31: 1090-1096.
26. Szabo K, Kern R, Gass A, Hirsch J, Hennerici M. Acute stroke patterns in patients with internal carotid artery disease: a diffusion-weighted magnetic resonance imaging study. Stroke 2001; 32: 1323-1329.
27. Hendrikse J, Petersen ET, Chèze A, et al. Relation between cerebral perfusion territories and location of cerebral infarcts. Stroke 2009; 40: 1617-1622.
28. Yamauchi H, Fukuyama H, Harada K, et al. White matter hyperintensities may correspond to areas of increased blood volume: correlative MR and PET observations. J Comput Assist Tomogr 1990; 14: 905-908.
29. Yamauchi H, Fukuyama H, Yamaguchi S, et al. High-intensity area in the deep white matter indicating hemodynamic compromise in internal carotid artery occlusive disorders. Arch Neurol 1991; 48: 1067-1071.
30. Yamauchi H, Fukuyama H, Nagahama Y, et al. Significance of increased oxygen extraction fraction in five-year prognosis of major cerebral arterial occlusive diseases. J Nucl Med 1999; 40: 1992-1998.
31. Derdeyn CP, Simmons NR, Videen TO, et al. Absence of selective deep white matter ischemia in chronic carotid disease: a positron emission tomographic study of regional oxygen extraction. AJNR Am J Neuroradiol 2000; 21: 631-638.
32. Ringelstein EB, Zeumer H, Angelou D. The pathogenesis of strokes from internal carotid artery occlusion. Diagnostic and therapeutical implications. Stroke 1983; 14: 867-875.
33. Chollet F, Rolland Y, Albucher JF, et al. Recurrent right hemiplegia associated with progressive ipsilateral carotid artery stenosis. Stroke 1996; 27: 753-755.
34. Moriwaki H, Matsumoto M, Hashikawa K, et al. Hemodynamic aspect of cerebral watershed infarction: assessment of perfusion reserve using Jodine-123-Iodoamphetamine SPECT. J Nucl Med 1997; 38: 1556-1562.
35. Hendrikse J, Petersen ET, van Laar PJ, Golay X. Cerebral border zones between distal end branches of intracranial arteries: MR Imaging. Radiology 2008; 246: 572-580.
36. Yamauchi H, Nishii R, Higashi T, Kagawa S, Fukuyama H. Hemodynamic compromise as a cause of internal border-zone infarction and cortical neuronal damage in atherosclerotic middle cerebral artery disease. Stroke 2009; 40: 3730-3735.
37. EC/IC-Bypass Study Group. Failure of extracranial/intracranial arterial bypass to reduce the risk of ischemic stroke. Results of an international randomized trial. N Engl J Med 1985; 313: 1191-1200.
38. Torvik A. The pathogenesis of watershed infarcts in the brain. Stroke 1984; 15: 221-223.
39. Bogousslavsky J, Regli F. Borderzone infarctions distal to internal carotid artery occlusion: prognostic implications. Ann Neurol 1986; 20: 346-350.
40. Hupperts RMM, Lodder J, Heuts-van Raak EPM, Wilmink JT, Kessels AGH. Boder zone brain infarcts on CT taking into account the variability in vascular supply areas. Cerebrovasc Dis 1996; 6: 294-300.
41. Gandolfo C, Del Sette M, Finocchi C, Calautti C, Loeb C. Internal border zone in patients with ischemic stroke. Cerebrovasc Dis 1998; 8: 255-258.
42. Waterston JA, Brown MM, Butler P, Swash M. Small deep cerebral infarcts associated with occlusive internal carotid artery disease. Arch Neurol 1990; 47: 953-957.
43. Yong SW, Bang OY, Lee PH, Li WY. Internal and cortical border-zone infarction. Clinical and diffusion-weighted imaging features. Stroke 2006; 37: 841-846.
44. Jorgensen L, Torvik A. Ischaemic cerebrovascular diseases in an autopsy series. 2. Prevalence, location, pathogenesis, and clinical course of cerebral infarcts. J Neurol Sci 1969; 9: 285-320.
45. Weiller C, Müllges W, Ringelstein EB, Buell U, Reiche W. Patterns of brain infarctions in internal carotid artery dissections. Neurosurg Rev 1991; 14: 111-113.
46. Benninger DH, Georgiadis D, Kremer C, et al. Mechanism of ischemic infarct in spontaneous carotid dissection. Stroke 2004; 35: 482-485.
47. Ringelstein EB, Berg-Dammer E, Zeumer H. The so-called atheromatous pseudoocclusion of the internal carotid artery. A diagnostic and therapeutical challenge. Neuroradiology 1983; 25: 147-155.
48. Caplan LR, Wong KS, Gao S, Hennerici MG. Is hypoperfusion an important cause of strokes? If so, how? Cerebrovasc Dis 2006; 21: 145-153.
49. Young LH, Uppen RE. Ischemic oculopathy: a manifestation of carotid artery disease. Arch Neurol 1981; 38: 358-361.
50. Keller H, Meier W, Yonekawa Y, Kumpe D. Noninvasive angiography for the diagnosis of carotid artery disease using Doppler ultrasound (carotid artery Doppler). Stroke 1976; 7: 354-363.
51. Hennerici MG, Neuerburg-Heusler D. Vascular Diagnosis with Ultrasound. Stuttgart: Thieme, 2006; 1-366.
52. Caplan LR, Sergay S. Positional cerebral ischemia. J Neurol Neurosurg Psychiatry 1976; 39: 385-391.
53. Norving B, Nilson B, Riisberg J. rCBF in patients with carotid occlusion. Resting and hypercapnic flow related to collateral pattern. Stroke 1982; 13: 155-162.
54. Widder B, Paulat K, Hackspacher J, Mayr E. Transcranial Doppler CO_2 test for the detection of hemodynamically critical carotid artery stenoses and occlusions. Eur Arch Psychiatry Neurol Sci 1986; 236: 162-168.
55. Powers WJ, Press GA, Grubb RL Jr, Gado M, Raichle ME. The effect of hemodynamically significant carotid artery disease on the hemodynamic status of the cerebral circulation. Ann Intern Med 1987; 106: 27-35.
56. Ringelstein EB, Van Eyck S, Mertens I. Evaluation of cerebral vasomotor reactivity by various vasodilating stimuli: comparison of CO_2 to acetazolamide. J Cereb Blood Flow Metab 1992; 12: 162-168.
57. Mustafa RR, Izquierdo-Garcia D, Jones S, et al. Watershed infarcts in transient ischemic attack/minor stroke with ≥ 50% carotid stenosis. Hemodynamic or embolic? Stroke 2010; 41: 1410-1416.
58. Ringelstein EB, Weiller C, Weckesser M, Weckesser S. Cerebral vasomotor reactivity is significantly reduced in low-flow as compared to thromboembolic infarctions: the key role of the circle of Willis. J Neurol Sci 1994; 121: 103-

59. Isaka Y, Nagano K, Narita M, Ashida K, Imaizumi M. High signal intensity on T2-weighted magnetic resonance imaging and cerebral hemodynamic reserve in carotid occlusive disease. Stroke 1997; 28: 354-357.

60. Krapf H, Widder B, Skalej M. Small rosarylike infarctions in the centrum ovale suggest hemodynamic failure. AJNR Am J Neuroradiol 1998; 19: 1479-1484.

61. Yamauchi H, Fukuyama H, Nagahama Y, et al. Evidence of misery perfusion and risk for recurrent stroke in major cerebral arterial occlusive diseases from PET. J Neurol Neurosurg Psychiatry 1996; 61: 18-25.

62. Derdeyn CP, Khosla A, Videen TO, et al. Severe hemodynamic impairment and border zone-region infarction. Radiology 2001; 220: 195-201.

63. Arakawa S, Minematsu K, Hirano T, et al. Topographic distribution of misery perfusion in relation to internal and superficial borderzones. AJNR Am J Neuroradiol 2003; 24: 427-435.

64. Bisschops RH, Klijn CJ, Kappelle LJ, van Huffelen AC, van der Grond J. Association between impaired carbon dioxide reactivity and ischemic lesions in arterial border zone territories in patients with unilateral internal carotid artery occlusion. Arch Neurol 2003; 60: 229-233.

65. Leblanc R, Yamamoto YL, Tyler JL, Diksic M, Hakim A. Boderzone ischemia. Ann Neurol 1987; 22: 707-713.

66. Krayenbühl H, Yasargil MG. Zerebrale Angiographie für Klinik und Praxis. 3rd edn. Stuttgart: Thieme, 1979; 68-76.

67. Yasargil MG, Yonekawa Y. Results of microsurgical extracranial/intracranial arterial bypass in the treatment of cerebral ischemia. Neurosurgery 1977; 1: 22-24.

68. Tulleken CAF, Dieren A, van Verdaasdonk RM, Behrendsen W. End-to-side anastomoses of small vessels using the neodynium YAG-laser with a hemispherical contact probe. J Neurosurg 1992; 76: 546-549.

69. Sundt TM Jr. Was the international randomized trial of extracranial/intracranial arterial bypass representative of the population at risk? N Engl J Med 1987; 316: 814-816.

70. Adams HP Jr, Powers WJ, Grubb RL Jr, Clarke WR, Woolson RF. Preview of a new trial of extracranial-to-intracranial arterial anastomosis: the carotid occlusion surgery study. Neurosurg Clin N Am 2001; 12: 613-624.

71. Powers WJ, Clark WR, Grubb RL Jr., et al. For the COSS investigators. Extracranial-intracranial bypass surgery for stroke prevention in hemodynamic cerebral ischemia. The Carotid Occlusion Surgery Study randomized trial. JAMA 2011; 306: 1983-1992.

72. Baquis GD, Pessin MS, Scott RM. Limb shaking - a carotid TIA. Stroke 1985; 16: 444-448.

73. Yanagihara T, Piepgras DG, Klass DW. Repetitive involuntary movement associated with episodic cerebral ischemia. Ann Neurol 1985; 18: 244-250.

74. Bogousslavsky J, Regli F. Centrum ovale infarcts: subcortical infarction in the superficial territory of the middle cerebral artery. Neurology 1992; 42: 1992-1998.

75. Adams JH, Brierley JB, Connor RC, Treip CS. The effects of systemic hypotension upon the human brain. Clinical and neuropathological observations in 11 cases. Brain 1966; 89: 235-268.

76. Adams JH, Graham DI. Twelve cases of fatal cerebral infarction due to arterial occlusion in the absence of atheromatous stenosis or embolism. J Neurol Neurosurg Psychiatry 1967; 30: 479-488.

77. Fisher M, McQuillen JB. Bilateral cortical borderzone infarction. A pseudobrainstem stroke. Arch Neurol 1981; 38: 62-63.

78. Carter JW. Chronic ocular ischemia and carotid vascular disease. Stroke 1985; 16: 721-728.

79. Copetto JR, Wand M, Bear L, Sciarra R. Neovascular glaucoma and carotid artery obstructive disease. Am J Ophthalmol 1985; 99: 567-570.

80. Tatemichi TK, Young WL, Prohovnik I, et al. Perfusion insufficiency in limb-shaking transient ischemic attacks. Stroke 1990; 21: 341-347.

81. Abbott AL, Bladin CF, Donnan GA. Seizures and stroke. In: Bogousslavsky J, Caplan LR, eds. Stroke Syndromes. Cambridge: Cambridge University Press, 2001.

82. Chatrian GE, Cheng-Mei S, Leffman H. The significance of periodic lateralized epileptiform discharges in EEG: an elctrographic, clinical and pathological study. Electroencephalogr Clin Neurophsiol 1964; 17: 177-193.

83. Markand ON, Daly DD. Pseudoperiodic lateralized paroxysmal discharges in electroencephalography. Neurology 1971; 21: 975-981.

84. Westmoreland BF, Klass DW, Sharbrough FW. Chronic periodic lateralized epileptiform discharges. Arch Neurol 1986; 43: 494-496.

85. Berlit P, Bühler B, Krause KH. EEG findings in borderline infarcts. Electroencephalogr Clin Neurophysiol 1988; 69: 4P.

86. Gastaut H, Naquet R, Vigouroux RA. The vascular syndrome of the parieto-temporo-occipital "triangle" based on 18 cases. In: Zülch KJ, ed. Cerebral circulation and stroke. New York, NY: Springer, 1971; 82-92.

87. Karbowski K. Fokale periodische Spitzenpotentiale bei extraterritorialer, zerebraler Ischämie. Z EEG-EMG 1975; 6: 27-31.

88. Gastaut H, Naquet R. Étude electroencephalographique de l'insuffisance circulation cérébrale. In: Symposium Internationale sur la Circulation Cérébrale. Paris: Editions Sandoz, 1996; 163-191.

89. Weiller C, Ringelstein EB, Reiche W, Büll U. Clinical and hemodynamic aspects of low-flow infarcts. Stroke 1991; 22: 1117-1123.

90. Cobb W. Evidence on the periodic mechanism in herpes encephalitis. Electroencephalogr Clin Neurophysiol 1979; 46: 345-350.

91. Fisher CM. Facial pulses in internal carotid artery occlusion. Neurology 1970; 20: 476-478.

92. Caplan LR. The frontal artery sign: a bedside indicator of internal carotid occlusive disease. N Engl J Med 1973; 288: 1008-1009.

93. Caplan LR. Hypoxic-ischemic encephalopathy, cardiac arrests, and cardiac encephalopathy. In: Caplan LR, ed. Caplan's Stroke. A Clinical Approach. 4th edn. Philadelphia, PA: Saunders-Elsevier, 2009; 375-388.

94. Grubb RL Jr, Derdeyn CP, Fritsch SM, et al. Importance of hemodynamic factors in the prognosis of symptomatic carotid occlusion. JAMA 1998; 280: 1055-1060.

95. Kuroda S, Houkin K, Kamiyama H, et al. Long-term prognosis of medically treated patients with internal carotid or middle cerebral artery occlusion: can acetazolamide test predict it? Stroke 2001; 32: 2110-2116.

96. Markus H, Cullinane M. Severely impaired cerebrovascular reactivity predicts stroke and TIA risk in patients with carotid artery stenosis and occlusion. Brain 2001; 124: 457-467.

97. Ogasawara K, Ogawa A, Yoshimoto T. Cerebrovascular reactivity to acetazolamide and outcome in patients with symptomatic internal carotid or middle cerebral artery occlusion: a xenon-133 single-photon emission computed tomography study. Stroke 2002; 33: 1857-1862.

98. Bogousslavsky J, Regli F. Unilateral watershed infarcts. Neurology 1986; 36: 373-377.

99. Ringelstein EB, Otis SM. Physiological testing of vasomotor reserve. In: Newell DW, Aaslid R, eds. Transcranial Doppler. New York, NY: Raven, 1992; 83-99.

100. Widder B, Kleiser B, Krapf H. Course of cerebrovascular reactivity in patients with carotid artery occlusions. Stroke 1994; 25: 1963-1967.

101. Hasegawa Y, Yamaguchi T, Tsuchiya T, Minematsu K, Nishimura T. Sequential change of hemodynamic reserve in patients with major cerebral artery occlusion or severe stenoses. Neuroradiology 1992; 34: 15-21.

102. Kleiser B, Widder B, Hachspacher J, Schmid P. Course of carotid artery occlusions with impaired cerebrovascular reactivity. Stroke 1992; 23: 171-174.

103. Blaser T, Hofmann K, Buerger T, et al. Risk of stroke, transient ischemic attack, and vessel occlusion before endarterectomy in patients with symptomatic severe carotid stenosis. Stroke 2002; 33: 1057-1062.

104. Weimar C, Mieck T, Buchthal J, et al. Neurologic worsening during the acute phase of ischemic stroke. Arch Neurol 2005; 62: 393-397.

105. Baron JC, Bousser MG, Rey A, et al. Reversal of focal "misery-perfusion syndrome" by extra-intracranial arterial bypass in hemodynamic cerebral ischemia. A case study with 150 positron emission tomography. Stroke 1981; 12: 454-459.

106. Gibbs JM, Leenders KL, Wise RJ, Jones T. Evaluation of cerebral perfusion reserve in patients with carotid-artery occlusion. Lancet 1984; 1: 182-186.

107. Powers WJ, Raichle ME, Grubb RL Jr. Positron

107. emission tomography to assess cerebral perfusion. Lancet 1985; 1: 102–103.
108. Vorstrup S, Boysen G, Brun B, Engell HC. Evaluation of the regional cerebral vasodilatory capacity before carotid endarterectomy by the acetazolamide test. Neurol Res 1987; 9: 10–18.
109. Yonas H, Gur D, Good BC, et al. Stable xenon CT blood flow mapping for evaluation of patients with extracranial-intracranial bypass surgery. J Neurosurg 1985; 62: 324–333.
110. Ley-Pozo J, Willmes K, Ringelstein EB. Relationship between pulsatility indices of Doppler flow signals and CO_2 reactivity within the middle cerebral artery in extracranial occlusive disease. Ultrasound Med Biol 1990; 8: 763–772.
111. Kleiser B, Krapf H, Widder B. Carbon dioxide reactivity and patterns of cerebral infarction in patients with carotid artery occlusion. J Neurol 1991; 238: 392–394.
112. Steinke W, Kloetzsch C, Hennerici M. Carotid artery disease assessed by color Doppler flow imaging: correlation with standard Doppler sonography and angiography. AJNR Am J Neuroradiol 1990; 11: 259–266.
113. Blakeley DD, Oddone EZ, Hasselblad V, Simel DL, Matchar DB. Noninvasive carotid artery testing: a meta-analytic review. Ann Intern Med 1995; 122: 360–367.
114. Hetzel A, Eckenweber B, Trummer B, et al. Colour-coded duplex sonography of preocclusive carotid stenoses. Eur J Ultrasound 1998; 8: 183–191.
115. Fürst G, Saleh A, Wenserski F, et al. Reliability and validity of noninvasive imaging of internal carotid artery pseudo-occlusion. Stroke 1999; 30: 1444–1449.
116. Anderson GB, Ashforth R, Steinke DE, Ferdinandy R, Findlay JM. CT angiography for the detection and characterization of carotid artery bifurcation disease. Stroke 2000; 31: 2168–2174.
117. Eckstein HH, Winter R, Eichbaum M, et al. Grading of internal carotid artery stenosis: validation of Doppler/duplex ultrasound criteria and angiography against endarterectomy specimen. Eur J Vasc Endovasc Surg 2001; 21: 301–310.
118. Koelemay MJ, Nederkoorn PJ, Reitsma JB, Majoie CB. Systematic review of computed tomographic angiography for assessment of carotid artery disease. Stroke 2004; 35: 2306–2312.
119. Clevert DA, Johnson T, Michaely H,. High-grade stenoses of the internal carotid artery: comparison of high-resolution contrast enhanced 3D MRA, duplex sonography and power Doppler imaging. Eur J Radiol 2006; 60: 379–386.
120. Bartlett ES, Walters TD, Symons SP, Fox AJ. Quantification of carotid stenosis on CT angiography. AJNR Am J Neuroradiol 2006; 27: 13–19.
121. Debrey SM, Yu H, Lynch JK, et al. Diagnostic accuracy of magnetic resonance angiography for internal carotid artery disease: a systematic review and meta-analysis. Stroke 2008; 39: 2237–2248.
122. Tada K, Nukada T, Yoneda S, Kuriyama Y, Abe H. Assessment of the capacity of cerebral collateral circulation using ultrasonic Doppler technique. J Neurol Neurosurg Psychiatry 1975; 38: 1068–1075.
123. Knop J, Thie A, Fuchs C, Siepmann G, Zeumer H. 99mTc-HMPAO-SPECT with acetazolamide challenge to detect hemodynamic compromise in occlusive cerebrovascular disease. Stroke 1992; 23: 1733–1742.
124. Ringelstein EB, Berg-Dammer E, Zeumer H. The so-called atheromatous pseudoocclusion of the internal carotid artery. Neuroradiology 1983; 25: 147–155.
125. Görtler M, Niethammer R, Widder B. Differentiating subtotal carotid artery stenoses from occlusions by colour-coded Duplex sonography. J Neurol 1994; 241: 301–305.
126. Ringelstein EB. Echo-enhanced ultrasound for diagnosis and management in stroke patients. Eur J Ultrasound 1998; 7: 3–15.
127. Erickson SJ, Mewissen MW, Foley WD, et al. Stenosis of the internal carotid artery: assessment using color Doppler imaging compared with angiography. AJR Am J Roentgenol 1989; 152: 1299–1305.
128. El-Saden SM, Grant EG, Hathout GM, et al. Imaging of the internal carotid artery: the dilemma of total versus near total occlusion. Radiology 2001; 221: 301–308.
129. Keunen RWM, Ackerstaff RGA, Stegeman DF, Schulte BPM. The impact of internal carotid artery occlusion and the integrity of the circle of Willis on cerebral vasomotor reactivity – a transcranial Doppler study. In: Meyer JS, et al., eds. Cerebral Vascular Disease. Amsterdam: Elsevier Science, 1989; 85–88.
130. Rodda RA. The arterial patterns associated with internal carotid disease and cerebral infarcts. Stroke 1986; 17: 69–75.
131. Miralles M, Dolz JL, Cotilla J, et al. The role of the circle of Willis in carotid occlusion: assessment with phase contrast MR angiography and transcranial duplex. Eur J Vasc Endovasc Surg 1995: 10: 424–430.
132. Mull M, Schwarz M, Thron A. Cerebral hemispheric low-flow infarcts in arterial occlusive disease. Lesion patterns and angiomorphological conditions. Stroke 1997; 28: 118–123.
133. Vernieri F, Pasqualetti P, Passarelli F, Rossini PM, Silvestrini M. Outcome of carotid artery occlusion is predicted by cerebrovascular reactivity. Stroke 1999; 30: 593–598.
134. Hendrikse J, Hartkamp MJ, Hillen B, Mali WPTM, van der Grond J. Collateral ability of the circle of Willis in patients with unilateral internal carotid artery occlusion. Border zone infarcts and clinical symptoms. Stroke 2001; 32: 2768–2773.
135. Decker K, Hipp E. Morphologie und Angiographie. Anat Anz 1963; 105: 100–116.
136. Bladin CF, Chambers BR. Frequency and pathogenesis of hemodynamic stroke. Stroke 1994; 25: 2179–2182.
137. Yonas H, Gur D, Latchaw RE, Wolfson SK Jr. Xe-computed tomographic blood flow mapping. In: Wood JH, ed. Cerebral Blood Flow. Physiologic and Clinical Aspects. New York, NY: McGraw-Hill, 1987; 220–242.
138. Büll U, Braun H, Ferbert A et al. Combined SPECT imaging of regional cerebral blood flow (99m-Tc-hexamethyl-propyleneamine oxime, HMPAO) and blood volume (99m-Tc-RBC) to assess regional cerebral perfusion reserve in patients with cerebrovascular disease. Nucl Med 1988; 27: 51–56.
139. Chollet F, Celsis P, Clanet M, et al. SPECT-study of cerebral blood flow reactivity after acetazolamide in patients with transient ischemic attacks. Stroke 1989; 20: 458–464.
140. Van der Zwan A, Hillen B, Tulleken CAF, Dujovny M, Dragovic L. Variability of the territories of the major cerebral arteries. J Neurosurg 1992;77: 927–940.
141. Van Laar PJ, Hendrikse J, Golay X, et al. In vivo flow territory mapping of major brain feeding arteries. Neuroimage 2006; 29: 136–144.
142. Van der Zwan A, Hillen B. Confusing stroke terminology: watershed or borderzone infarction? Response. Stroke 1993; 24: 477–478.
143. Yamauchi H, Kudoh T, Kishibe Y, Iwasaki J, Kagawa S. Selective neuronal damage and borderzone infarction in carotid artery occlusive disease: A ^{11}C-Flumazenil PET Study. J Nucl Med 2005; 46: 1973–1979.
144. Suzuki J, Kodama N. Moyamoya disease – a review. Stroke 1983; 14: 104–109.
145. Kuwabara Y, Ichiya Y, Otsuka M, et al. Cerebral hemodynamic change in the child and the adult with Moyamoya disease. Stroke 1990; 21: 272–277.
146. Weiller C, Müllges W, Leibold M, et al. Infarctions and non-invasive diagnosis in Moyamoya disease: two case reports. Neurosurg Rev 1991; 47: 1085–1091.
147. Krapf H, Widder B. MRI characteristics in hemodynamic infarctions. 8th International Symposium on Cerebral Hemodynamics, M Münster, Germany, September 25–27, 1994. Cerebrovasc Dis 1994; 4: 24.
148. Iwanaga T, Arakawa S, Siritho S, et al. Paracentral strip infarcts of the middle cerebral artery: borderzone ischaemia or cortical artery occlusion? Cerebrovasc Dis 2009; 27: 215–222.
149. Derdeyn CP, Yundt KD, Videen TO, et al. Increased oxygen extraction fraction is associated with prior ischemic events in patients with carotid occlusion. Stroke 1998; 29: 754–758.
150. Graeber MC, Jordan JE, Mishra SK, Nadeau SE. Watershed infarction on computed tomographic scan. Arch Neurol 1992; 49: 311–313.
151. Wodarz R. Watershed infarction and computed tomography. A topographical study in cases with stenosis or occlusion of the carotid artery. Neuroradiology 1980; 19: 245–248.
152. Bladin PF, Berkovics SF. Striatocapsular infarcts: large infarcts in the lenticulostriate artery territory. Neurology 1984; 34: 1423–1430.
153. Ringelstein EB, Koschorke S, Holling A, et al. Computed tomographic patterns of proven

154. Weiller C, Ringelstein EB, Reiche W, Thron A, Buell U. The large striatocapsular infarction: a clinical and pathophysiological entity. Arch Neurol 1990; 47: 1085-1091.
155. Yonas H, Smith HA, Durham SR, Pentheny SL, Johnson DW. Increased stroke risk predicted by compromised cerebral blood flow reactivity. J Neurosurg 1993; 79: 483-489.
156. Anderson DE, McLaine MP, Reichman OH, Origitano TC. Improved cerebral blood flow and CO$_2$ reactivity after microvascular anastomoses in patients at high risk for recurrent stroke. Neurosurgery 1994; 31: 26-34.
157. Vorstrup S, Lassen NA, Henriksen L, et al. CBF before and after extracranial/intracranial bypass surgery in patients with ischemic cerebrovascular disease studied with 133 Xe-inhalation tomography. Stroke 1985; 16: 616-626.
158. Krul JMJ, van Gijn J, Ackerstaff RGA, et al. Site and pathogenesis of infarcts associated with carotid endarterectomy. Stroke 1989; 20: 324-328.
159. Hise JH, Nipper ML, Schnitker JC. Stroke associated with coronary artery bypass surgery. Am J Neuroradiol 1991; 12: 811-814.
160. Rankin JM, Silbert PL, Yadava OP, Hankey GJ, Stewart-Wynne EG. Mechanism of stroke complicating cardiopulmonary bypass surgery. Aust NZ J Med 1994; 24: 154-160.
161. Klijn CJ, Kappelle LJ, van Schooneveld MJ, et al. Venous stasis retinopathy in symptomatic carotid artery occlusion: prevalence, cause, and outcome. Stroke 2002; 33: 695-701.
162. Kim JM, Lee SH, Roh JK. Changing ischaemic lesion patterns in adult moyamoya disease. J Neurol Neurosurg Psychiatry 2009; 80: 36-40.
163. Cho HJ, Jung YH, Kim YD, et al. The different infarct patterns between adulthood-onset and childhood-onset moyamoya disease. J Neurol Neurosurg Psychiatry 2011; 82: 38-40.
164. Matsushima T, Inoue T, Suzuki SO, et al. Surgical treatment of Moyamoya disease in pediatric patients. Comparison between the results of indirect and direct revascularization procedures. Neurosurgery 1992; 31: 401-405.
165. Kinugasa K, Mandai S, Kamata I, Sugiu K, Ohmoto T. Surgical treatment of Moyamoya disease: operative technique for encephalo-duro-arterio-myo-synangiosis, its follow-up, clinical results, and angiograms. Neurosurgery 1993; 32: 527-531.
166. Okada Y, Shima T, Nishida M, et al. Effectiveness of superficial temporal artery-middle cerebral artery anastomosis in adult moyamoya disease: cerebral hemodynamics and clinical course in ischemic and hemorrhagic varieties. Stroke 1998; 29: 625-630.
167. Kikuta K, Takagi Y, Fushimi Y, et al. "Target bypass": a method for preoperative targeting of a recipient artery in superficial temporal artery-to-middle cerebral artery anastomoses. Neurosurgery 2008; 62: 1434-1441.
168. Kawashima A, Kawamata T, Yamaguchi K, Hori T, Okada Y. Successful superficial temporal artery-anterior cerebral artery direct bypass using a long graft for moyamoya disease: technical note. Neurosurgery 2010; 67: 145-149; discussion 149.
169. Rordorf G, Koroshetz WJ, Ezzeddine MA, Segal AZ, Buonanno FS. A pilot study of drug-induced hypertension for treatment of acute stroke. Neurology 2001; 56: 1210-1213.
170. Chalela JA, Dunn B, Todd JW, Warach S. Induced hypertension improves cerebral blood flow in acute ischemic stroke. Neurology 2005; 64: 1979.
171. Shin HK, Nishimura M, Jones PB, et al. Mild induced hypertension improves blood flow and oxygen metabolism in transient focal cerebral ischemia. Stroke 2008; 39: 1548-1555.
172. Pollanen MS, Deck JHN. Directed embolisation is an alternate cause of cerebral watershed infarction. Arch Pathol Lab Med 1989; 113: 1139-1141.

CHAPTER 43

古典的ラクナ症候群

Ahamad Hassan and John Bamford

序論

当初は，剖検例で観察されたラクナ lacune（小窩）とある程度納得がいくように関連づけられていた一部の症候群は，古典的ラクナ症候群 classical lacunar syndrome と呼ばれるようになった．これには，純粋運動性脳卒中 pure motor stroke, 純粋感覚性脳卒中 pure sensory stroke, 同側の運動失調と下肢の不全麻痺 homolateral ataxia and crural paresis, 構音障害・手不器用症候群 dysarthria-clumsy hand syndrome, 運動失調不全片麻痺 ataxic hemiparesis, 感覚運動性脳卒中 sensorimotor stroke が含まれる．

純粋運動性脳卒中

pure motor stroke

純粋運動障害とラクナとの関連は1世紀以上前（特にフランスの文献[1,2]）から認められていたが，この臨床像と解剖の関係が整理されたのはずっと後になってからのことである[3]．FisherとCurryは，その症候群を純粋運動性片麻痺 pure motor hemiplegia と定義し，以下のように記した．

> ・・・感覚障害，視覚障害，構音障害，失行性失語を伴わず，片側の顔面や上下肢に完全もしくは不完全な麻痺が生じている状態である．脳幹病変による片麻痺の症例では，回転性めまい，聴力障害，耳鳴，複視，小脳性運動失調，粗大な眼振を伴わない．（中略）．この定義は血管障害の急性期に適応されるものであり，初期には他の徴候が存在したが時間の経過とともに目立たなくなった最近の発症ではない脳卒中は含まない・・・[3]．

この記述により，古典的ラクナ症候群の診断に関係する基本的な神経解剖学的概念が臨床専門用語として確立した．患者が前述の診断基準を満たす症状と徴候を呈する場合，この症候性の病変は錐体路が集まった領域にあるか，もしくは非運動症候（特に広範な皮質の機能不全が関連する症候）が明確になるほど十分に拡大していると考えられる．臨床的見地からすると，関連のある解剖学的領域（たとえば，大脳基底核や橋）の大部分が終動脈である深部の穿通枝から血流を受けており，その閉塞はラクナ梗塞につながるということは幸運といえる．

剖検報告での9例のうち，6例は内包 internal capsule, 3例は橋 pons のラクナであった[3]．内包と橋の純粋運動性片麻痺の臨床的特徴は，ほぼ同じであった．それ以降，放線冠，大脳脚，延髄錐体のラクナが報告された[4]（**図 43.1**）．純粋運動性片麻痺の患者を対象にした大規模研究において主にCTで確認された深部小梗塞 small deep infarction の分布と，より小規模な研究におけるMRI拡散強調画像で確認された深部小梗塞の分布は，内包と橋（内包より少ない）の病変が症例の大多数を占めるという点で，最初の研究での病理学的観察と非常に一致していた[5-7]．

1980年代早期に，顔面上肢型麻痺と上下肢型麻痺の患者の臨床放射線学的相関が報告され始め，純粋運動性脳卒中という用語にまとめられた．それゆえ，最初の報告で定義された純粋運動性片麻痺[8,9]ではなく，純粋運動性脳卒中という用語が好んで使用されている．理想的には，そのような患者は古典的ラクナ症候群としてまとめるよりも，その一部として別々に特定されるべきであるが，残念なことに，多くの研究では，この2つの病態は単純に一括りにして報告された．しかし，より制限された障害（たとえば，純粋運動性不全単麻

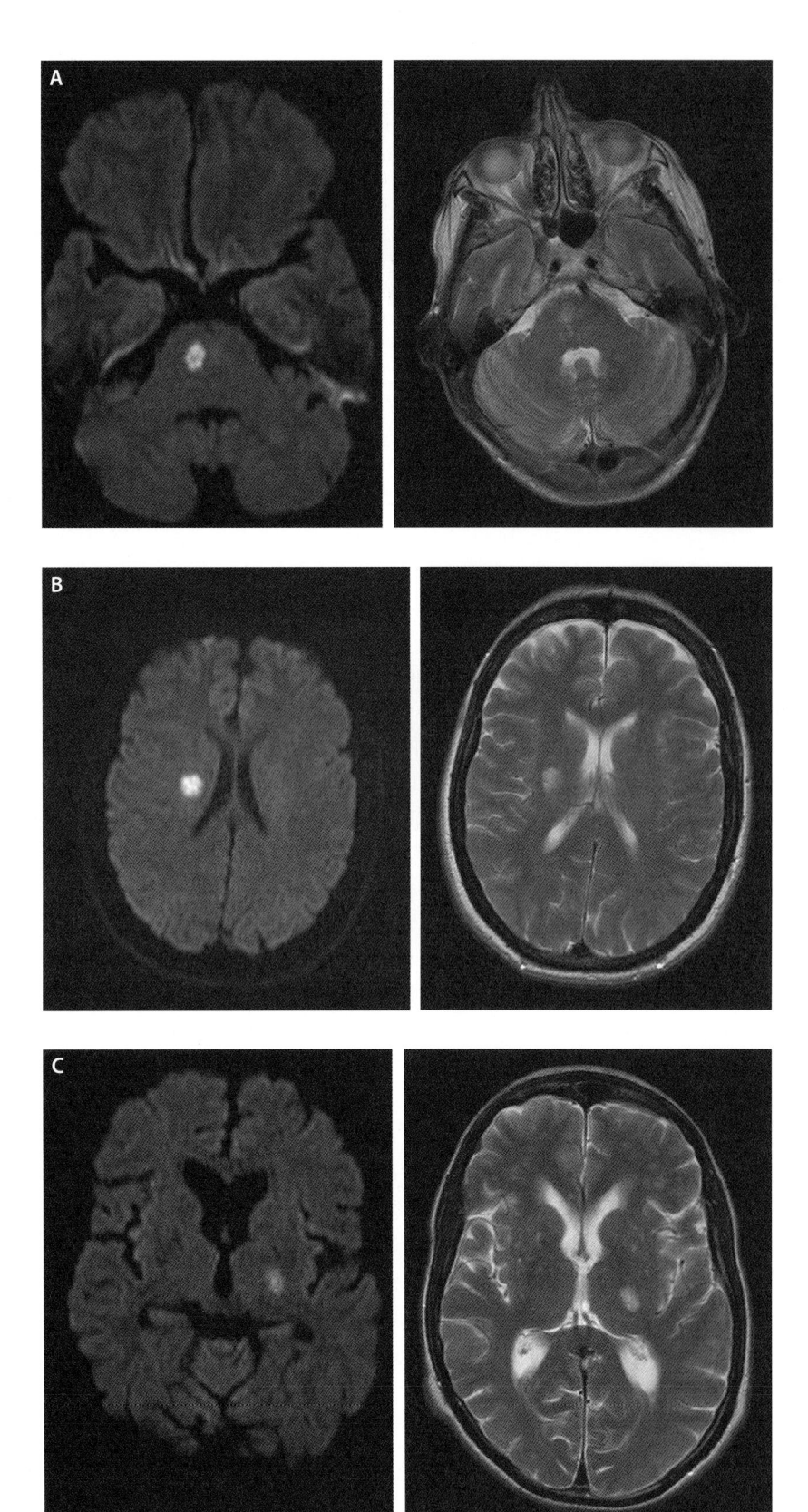

図43.1 ラクナ梗塞に関連した純粋運動性脳卒中のMRI拡散強調画像（左）とT2強調画像（右）．拡散強調画像において，急性の症候性病変は，背景の小血管の変化と区別可能である．**A**：右橋，**B**：右半卵円中心，**C**：左内包後脚．

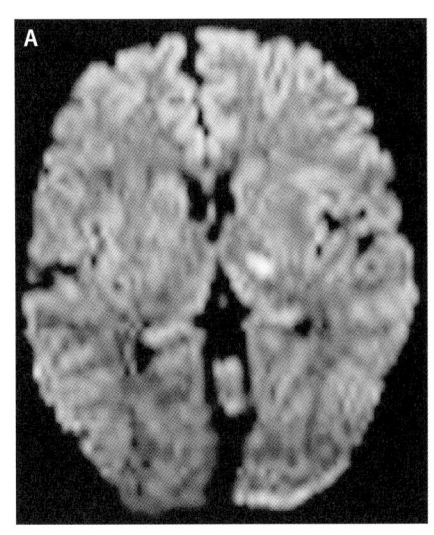

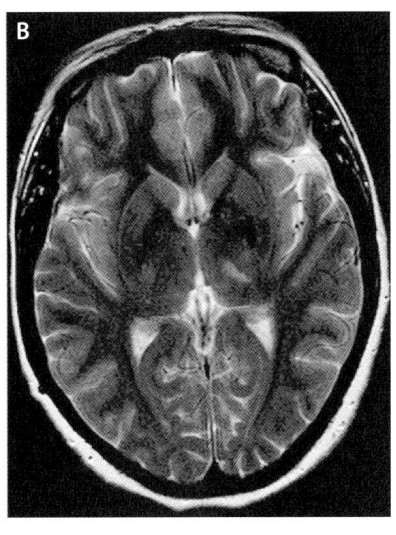

図43.2　純粋感覚性脳卒中患者の頭部MRI像．症候性の脳梗塞が左視床に示されている．A：拡散強調画像，B：T2強調画像．

痺 pure motor monoparesis)でさえ，深部小梗塞とは関連がないという質の高いエビデンスがある[10]．スウェーデンの196例の純粋運動性片麻痺の研究において，123例は顔面と上下肢の障害を伴う古典的純粋運動性脳卒中で，そのうちの120例(97％)は関連する深部小梗塞をもつか，CTでは検出できない病変をもつことが確認された．残りの3例では，小さな血腫が見つかった[11]．古典的純粋運動性脳卒中の128例(95％が梗塞)を対象にした同様の研究では，70％は明らかな深部小梗塞，14％は検出できない病変，6％は脳幹梗塞，5％のみが大脳皮質梗塞であった[12]．スウェーデンの研究では，古典的ラクナ梗塞の不完全型を有する57例中52例(91％)に，深部小梗塞があるか，関連する病変が検出されなかったことが示された．このことから，(ラクナ梗塞＝深部小梗塞という)関連づけはまだ臨床的に役立つものの，古典的ラクナ症候群ほど特異的な関連はないことが示唆される[11]．上下肢型不全片麻痺は顔面上肢型に比べ，特に高血圧を合併する場合は，深部小梗塞を強く予測させる[12]．

純粋運動性脳卒中症候群に加えて他の症状(たとえば，神経心理学的障害，眼球運動障害)をもつ患者も報告されている．これら拡大解釈されたラクナ症候群は，部分的な症候群ほど詳細に研究されてはいないため，深部小梗塞との関連性については言及できない．多くは脳幹病変が原因であり，その機序として，前方循環の閉塞よりも脳底動脈のアテロームによる穿通枝起始部の閉塞であることが多い[13]．

臨床診療では，通常，純粋運動性脳卒中は最もよくみられるラクナ症候群であると考えられる．その割合は，Oxfordshire Community Stroke Project(OCSP)で45％，Stroke Data Bank(SDB)で57％，Northern Manhattan Stroke Study(NMSS)で45％，Barcelona Stroke Registryで50％を占める[5,14,-16]．

純粋感覚性脳卒中

pure sensory stroke

純粋感覚性脳卒中は，純粋運動性脳卒中を感覚に置き換えたものに相当するが，それほど多くはなく，大規模研究では全ラクナ症候群の6～17％にあたる[14-17]．客観的な感覚障害の存在が最初の定義の1つであったが(Fisher, 1965)，1982年にFisherは，他覚的所見のない感覚障害が持続する患者についても言及している[18,19]．病理学的な証明は部分的な純粋感覚性脳卒中を有する患者でなされている[20]．大多数の研究では，最初の病理学的研究と一致した視床の深部小梗塞を報告している(図43.2)が，純粋感覚性脳卒中は内包前脚の病変でも報告されている．この患者では，視床にも検出不可能な梗塞が存在したかもしれないが，前視床放線の障害により純粋感覚性脳卒中が引き起こされたと主張されている[15]．MRIを用いた研究で，橋梗塞による純粋感覚性脳卒中も報告されている[7]．大部分の著者は，純粋感覚性脳卒中を引き起こす病巣が症候性の深部小梗塞の中で最も小さいことに同意している[15,21]．古典的な純粋感覚性脳卒中と部分的な純粋感覚性脳卒中の両方を含む研究において，深部小梗塞の陽性的中率は88～100％であった[14,16,17,21,22]．

同側の運動失調と下肢麻痺，構音障害・手不器用症候群，運動失調不全片麻痺

homolateral ataxia and crural paresis, dysarthria-clumsy hand syndrome, ataxic hemiparesis

通常，大規模研究において，これらの症候群はすべてのラクナ症候群の6～18％を占めるにすぎないと報告されてい

る[5,14-16]が，これらの症候群については他の古典的ラクナ症候群よりも多くの議論が存在する．最近のMRIを用いた研究では，より高率(44%)であることが報告されている[7]．

同側の運動失調と下肢麻痺の最初の症例では，下肢(特に足首とつま先)の筋力低下，Babinski反射陽性，同側の上下肢の著明な測定異常が報告された[23]．FisherとColeは，この症候群14例を何年も観察し，そのうちの5例について詳細な病歴を報告した．残念なことに，のちに剖検が行われたのは1例のみであり，その責任病巣として内包後脚の大きなラクナが想定されたが，このときまでに患者は少なくとも4回以上の脳卒中を生じており，皮質および皮質下にも多数の梗塞が生じていた[23]．Fisherは，その患者の脳幹の病理検査を行っていない．

構音障害・手不器用症候群は，最初の報告では「構音障害と片手の不器用」と記述されたが，その報告の3例のうちの2例は，同側の足の錐体路障害と失調性歩行を疑わせる徴候も伴っていた[24]．1例で剖検が行われ，橋のラクナであった．

10年後，Fisherは，垂直性眼振，筋力低下，小脳徴候の目立つ3例の患者に対して，「運動失調不全片麻痺 ataxic hemiparesis」という用語をつくり，「同側の運動失調と下肢麻痺 homolateral ataxia and crural paresis」という用語にとって代わるべきとした[25]．筋力低下のさまざまな分布は運動線維の障害部位に起因しており，運動線維は橋核から相対的に分散しているため，関連するラクナはすべて橋に存在する．また，Fisherは，肢節の軽度の脱力でみられる「揺れ」と自身の症例で認められた真の測定異常(指鼻試験で示される)との違いを強調した．実際には，この型の著明な症例は比較的稀であり，一部の研究者はこの症候群の妥当性を疑っている[26]．類似した徴候をもつ患者もみられるが，純粋運動性脳卒中と考えられるものとは異なる徴候から回復することがある．存命中に詳細な検査を受けていた3例の運動失調不全麻痺の剖検例のうち2例はより重篤な運動障害からの回復中に検査が行われており，残りの1例は検査直後により重篤な運動障害に進行した．

その症候群のもう1つの説明としては，画像に捉えられない2個目の病変があるということがある．詳細なMRI研究のデータは，これがよくあるという説に対して反証を示している．ある研究において，運動失調不全片麻痺と深部小梗塞の26例中5例(19%)は病巣を2つ以上もち，純粋運動性脳卒中では33例中6例(18%)であったとされる[21]．Moulinらは，運動失調不全片麻痺患者の10.5%に二重の病変を認めたと報告し，Hiragaらは，7%と報告した[27,28]．加えて，Stroke Data Bankでは，以前の臨床的に明白な脳卒中の病歴は，他のラクナ症候群を有する患者に比べ運動失調不全片麻痺と構音障害・手不器用症候群を有する患者で少なかった[15]．

Glassらは，同側の運動失調と下肢麻痺と，運動失調不全片麻痺の症例を1つにまとめることは合理的かもしれないが，構音障害・手不器用症候群は橋のラクナと関連した症候群として区別すべきと提案した[29]．しかし，Barcelonaの研究(Arboix et al., 2004)では，構音障害・手不器用症候群の少なくとも40%は内包に深部小梗塞をもつことが示され，最近のMRI研究では，この2つの群間のラクナの解剖学的分布に有意差がないとされた[7,30]．一方で，同側の運動失調と下肢麻痺は，多くの場合，前大脳動脈領域の局所的な梗塞が原因であると考えている人もいる[27,31]．

運動失調不全片麻痺の感覚障害型も報告されているが，全体として，解剖と臨床症候の関連が，純粋運動性脳卒中と感覚運動性脳卒中でみられるものと明らかに異なるという証拠はない(後述)．感覚鈍麻性運動失調不全片麻痺をもつ患者では，しばしば前脈絡叢動脈領域にやや大きめの病巣を認めるであろう[32]．

運動失調不全片麻痺の最大規模のCT研究では，最初の臨床病理学的研究でも報告されたように，橋の限局病変(19%)だけでなく，内包(39%)，視床(13%)，放線冠(13%)，レンズ核(8%)，小脳の上小脳動脈領域(4%)，そして前大脳動脈領域(4%)といったさまざまな病巣が報告されている[27]．この分布は，MRI拡散強調画像を用いた研究によっても確認された[6,7,28]．

感覚運動性脳卒中

sensorimotor stroke

長年にわたり，視床と内包後脚が異なる血管によって灌流されるため，感覚運動性脳卒中はラクナでは生じないと考えらえてきた．純粋運動性片麻痺の最初の定義では，感覚症状(客観的徴候ではない)が認められることとされており，それは深部小梗塞を伴う純粋運動性脳卒中の9%に存在していた[3,15]．感覚運動性脳卒中の1例が解剖学的に研究されたが，これは他のラクナ症候群の報告より約10年遅れてのことだった[33]．この患者には，視床の後腹側核のラクナがあり，隣接する内包も障害されていた．著明な感覚と運動の徴候が持続し，感覚症状は運動症状に先行して生じた．元々は内包の病変が感覚運動性脳卒中の原因であるという考えを支持する剖検の研究もあるが，小出血を原因とする症例も1例報告され[34,35]，感覚障害は視床皮質路の遮断によると考えられた．Stroke Data Bankでは，患者の31%は内包後脚，22%は放線冠，7%は内包膝部，6%は内包前脚に障害を有し，視床障害はわずか9%であった[15]．拡散強調画像を用いた

研究で，Schonewille らは9例中8例に内包後脚の障害を認めたと報告した．そのうち5例は，梗塞巣が内包に限局し，2例は被殻も含み，1例は視床も含んでいた．残りの1例は延髄外側部に病変を認めた[6]．De Reuck らは，橋のラクナによって感覚運動性脳卒中が生じた例を報告した[7]．

　Roland 野の運動野と感覚野の間に血管の密接な解剖学的関連があるため，Roland 溝の前方から後方へ拡大した虚血による皮質梗塞が生じると，皮質性の純粋運動性脳卒中よりも感覚運動性脳卒中を生じる可能性が高い．大きな皮質下の線条体内包梗塞は明確に感覚運動性脳卒中を生じるであろう[36]．いくつかの研究で，感覚運動性脳卒中の深部小梗塞は1本の穿通枝の支配領域の閉塞であることには変わりはないが，同等の部位の純粋運動性脳卒中の梗塞巣より大きいことが報告されている[21,37]．Blecic らは，顔面と上下肢を含む障害の存在は深部小梗塞を強く予見すると報告したが，顔面上肢型障害は上下肢型障害ほど深部小梗塞を強く示唆しないことに注意を促した．また，障害された感覚様式の種類が増えると，深部小梗塞の可能性が高まるとも報告した[36]．

　感覚検査の信頼性についての既知の問題は，おそらくそれが事実であることを説明している．感覚運動性脳卒中は，Oxfordshire Community Stroke Project における全ラクナ梗塞の 40％ を占め，Stroke Data Bank と Northern Manhattan Stroke Study では 20％，Barcelona Stroke Registry では 13％ を占めた[5,14-16]．古典的感覚運動性脳卒中と部分的な感覚運動性脳卒中の両者を扱った大規模な研究において，深部小梗塞の的中率は 79～95％ であった[14,16,21,22,38-40]．

ラクナ症候群は脳卒中の病型を予測できるか？

　通常，経験豊富な臨床医は，臨床症候のみに基づいて，脳卒中か脳卒中でないかを確実に見分けることができる．古典的ラクナ症候群のどれもが，脳梗塞により生じるのでなく，稀(3～4％)に脳出血により生じることもある[4,14,41-43]．さらに，大部分の臨床放射線学的相関の研究は主に白人で行われているため，特に頭蓋内小血管病変と脳出血の有病率が高い他人種においては，過小評価されている可能性がある[44]．理想的には，さまざまな人種において，さらなる研究を行い，その妥当性を検証すべきである．

ラクナ症候群では小さい深部の梗塞は存在するか？

　CT がゴールドスタンダードと考えられていたとき，地域住民を対象にした研究において，ラクナ症候群による深部小梗塞の予測の総合的な感度と特異度は 90％ 以上であるとされた[14,45]．しかし，適切に評価するためには，CT で検出できない病巣を考慮すべきであると考えられるようになった．MRI による研究では，臨床所見からラクナ症候群と診断された患者において，ラクナ梗塞ではない梗塞がより高率であったと報告された．Samuelsson らは，CT と MRI の両方に造影効果を認めた古典的および部分的ラクナ症候群の 91 例(純粋運動性脳卒中：59 例，感覚運動性脳卒中：16 例，純粋感覚性脳卒中：10 例，運動失調不全片麻痺：6 例)の初期の詳細な研究で，経過中のどのような時期でも検出可能な梗塞をもつ 78 例中 8 例に，ガドリニウム造影剤を用いた MRI で皮質障害の形跡がみられたことを報告した[46]．その後，拡散強調画像を用いての誤診率が 9％ であったことも報告した[47]．概して，最近の画像検査では，誤診もしくは臨床所見と画像所見の解離はラクナ症候群患者の約 20％ に生じるとされているが，いくつかの研究では 40％ と高値になっている[7,48-50]．最新の拡散強調画像の技術をもってしても，ラクナ症候群の患者の約 40％ は検出できない[7]．

ラクナ症候群の根底にある血管の病態生理は何か？

　この質問については，根底にある血管病理の検査を受けた症例が少ないため，回答できない．特に部分的な症候群の場合，高血圧が存在するときには的中率は上昇することが示唆されるが，ラクナ症候群の存在は高血圧性細動脈症の存在と同義ではない[12,15,51,52]．ラクナ症候群が大血管の梗塞と類似したアテローム生成的な環境において発症することを示唆する間接的な証拠がある．潜在的な心原性塞栓(特に，心房細動)や同側の頸動脈高度狭窄は病因として一般的ではないが，血管と心臓の検査を排除すべきではない[52-55](図 43.3)．拡散強調画像は，ラクナ症候群患者を最もよく評価できるであろう．少数例ではあるが，塞栓性梗塞がみられることがある．この場合に，塞栓性の機序を検索しても異常が見つからなければ，全身の要因による多発性の小血管閉塞が考えられうる[50,56]．反対に，単一病変の症例において，どんなに近位部の血管病変であろうと，偶然の一致という可能性は心にとどめておかねばならない(病因の体系的分類に必ずしも反映されない何か)．重篤な心臓や頸動脈病変が欠如していても，特に驚くべきことではない．Northern Manhattan Stroke Study において，梗塞の機序を分類する標準的な診断基準を用いると，古典的ラクナ症候群の症状と深部小梗塞の画像所見に基づく診断はラクナ梗塞の発症機序に対して 75％ の陽性的中率を示した[16]．

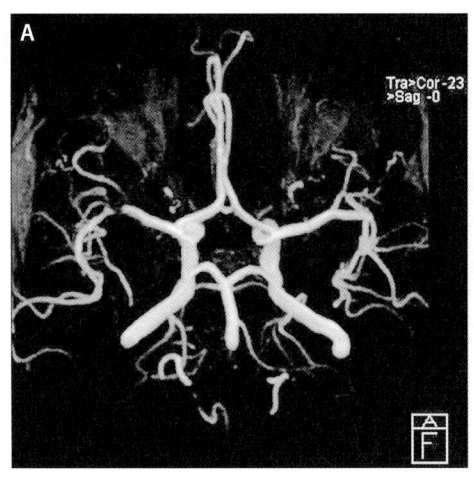

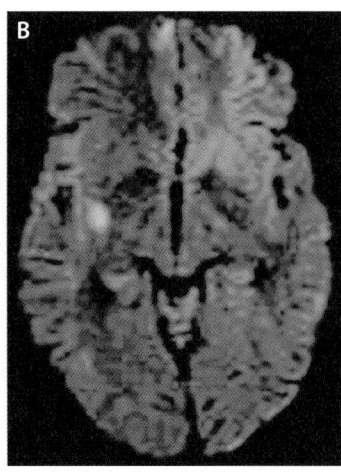

図43.3 右内包後脚梗塞による純粋運動性脳卒中のMRA像（**A**）とMRI像（**B**）．脳梗塞の発症機序は，穿通枝の小血管病ではなく，中大脳動脈の狭窄が関連していることが示唆される．

その他の臨床上の問題

　一過性脳虚血発作は患者の約20％に生じ，おそらく閉塞の初期に続けざまに（再開通が）生じる．これは1本以上の穿通枝の灌流領域における低灌流という血行力学的要因が原因とされる．一過性脳虚血発作は，しばしば脳卒中発症の1日から数日前という短期間に生じ，常同性の症状を呈する（それぞれの発作で同じ症状を繰り返す）．これは，大血管の動脈硬化で生じる一過性脳虚血発作とは区別される．大血管病で生じる場合は，しばしば数週もしくは数か月脳卒中に先行し，発作時の症状は不均一かつ多様である．ラクナ梗塞による一過性脳虚血発作は突然まとめて発生することがある．症状が純粋な運動麻痺である場合は，内包の警告症候群と呼ばれている[57]．特に優位半球で一過性脳虚血発作が生じている場合，臨床的にラクナ症候群の特徴を有する一過性脳虚血発作と認識できるだろう[58]．これは橋虚血よりも内包虚血により生じやすい．真のラクナ梗塞後にけいれん発作が生じることは極端に稀であり，GiroudとDumasは，CT上のレンズ核線条体梗塞を認め，発症から15日以内にけいれん発作が生じた患者では，そのすべてにSPECTで同側の前頭葉の血流低下が認められ，84％にMRIで同側皮質の虚血病変が認められたことを報告した[59]．

　ラクナ症候群は臨床の神経診察により診断されるため，非常に注意深く診察しなければならない．感覚の検査には，純粋運動性脳卒中と感覚運動性脳卒中の境界を曖昧にするというよく知られた限界があるが，このことがこの2つの用語を使用する頻度の大きな違いに寄与していると考えられる．このほかにも，以下の2つの要因が診断の困難さの原因として示されている．すなわち，失語と重度の構音障害の鑑別と，非優位半球皮質の高次機能障害の有無の決定である[60,61]．結局，これは個々の臨床医の洞察力が必要という議論に帰着し，言語聴覚士や言語療法士あるいは神経心理士の参加がこの診断の手助けになるかどうかは明白ではない．検査結果がわかる前と後で，すべての臨床所見を系統立てて見直すことは不可欠である．脳血管障害に関する経験と興味をもつ臨床医により診断されるなら，ラクナ症候群の臨床診断の特異度はきわめて高いものとなる[60]．

超急性期の脳卒中治療が求められる時代におけるラクナ症候群

　ラクナ症候群の診断のために，FisherとCurryが1965年に提示した診断基準の中で，単独の梗塞による最大限の症候に基づいて診断にすることの必要性がしばしば忘れられていると思う者もいるだろう[3]．救急治療室で患者が純粋運動性脳卒中のようにみえても，数時間後に再評価すると，明瞭な皮質機能障害の徴候を有することがしばしばある．この原因としては，内頸動脈もしくは中大脳動脈近位部の閉塞の患者において，特に皮質の側副血行路による血液供給が十分に保たれている場合，基底核の代謝の亢進した領域は，脳虚血の臨床症候が最初に現れやすい領域であることが想定されている．Toniらは，発症から平均6.1時間（1〜23.2時間）後に神経専門病院に入院した古典的または部分的な純粋運動性脳卒中か感覚運動性脳卒中の患者の21％は，その2〜3日後に皮質機能障害の症状を発現することを報告した[61]．また，純粋運動性脳卒中の症例では，陽性的中率は58％（95％信頼区間：50〜60％）であり，古典的および部分的なラクナ症候群の間に有意な違いはないことを報告した．感覚運動性脳卒中では，全体的な陽性的中率は51％（95％信頼区間：39〜63％）であり，部分的ラクナ症候群では87％だが，古典的ラクナ症候群はわずか40％であった．そのため，ラクナ症候群ではない脳梗塞の患者の一部は，深部小梗塞をもって

いたと考えられた．47例中23例（49%）は梗塞発症後数日間で皮質症状の寛解が認められ，その後の検査では，これらの患者は正しくラクナ梗塞の群に割り当てられた．改善した患者は，運動性失語を有する22例中15例，感覚性失語を有する2例中2例，全失語を有する10例中5例，半盲を有する3例中1例であった．

　血栓溶解療法の出現により，発症後すぐの診断が要求されるようになった．それゆえ，臨床所見と画像所見の解離率の上昇したことは驚くべきことではない[62]．それでも，臨床的な評価は重要であり，初期の拡散強調画像で陰性の患者においてラクナ症候群と過度に診断されることや，超急性期の患者すべてにMRIを施行するのは困難であることを心にとどめるべきである[7,63]．神経画像と血管画像（MRAやCTAなど）の併用は，超急性期の大血管閉塞の除外に有用である．ラクナ症候群の超急性期診断は，血管内治療のよい適応となる大血管の閉塞が存在しないことを予見する．また，GAIN Americas trialにおいて，発症から6時間以内にラクナ症候群と臨床的に診断された患者の76%が，最終的にはTOAST（Trial of Org 10172 in Acute Stroke Treatment）分類に従う小血管病であると結論された[64,65]．それでも，拡散強調画像を用いずに，臨床診断のみに基づいたラクナ症候群の脳血管障害急性期治療研究への登録を制限すべきではない．ラクナ症候群患者に対する血栓溶解療法の有効性を検証した無作為化試験は役立つであろう．

結論

　古典的ラクナ症候群は，個々の臨床医それぞれによって，学ばれ，用いられ，そして微調整されるべき臨床的な範例である．それは，確率論的にも有意性が証明され，病態生理学的にも区別されうる脳梗塞の1分類として妥当性の示された単一の疾患定義であることが示されている．脳梗塞を超急性期に評価し治療する時代において，古典的ラクナ症候群（おそらくその詳細な定義も含む）の臨床的・研究的な意義を，再評価し続けなければならないことは疑いようもなく，そして最終的には「脳の穴」という所見を一掃するような先進的な画像診断技術の革新を推し進めなければいけないだろう．これらの臨床症候群の理解と正しい評価が，患者の管理に役立つ機会は多くある．

参考文献

1. Besson G, Hommel M, Ferret J. Historical aspects of the lacunar concept. Cerebrovasc Dis 1991; 1: 306-310.
2. Hauw JJ. The history of lacunes. In: Donnan G, Norrving B, Bamford J, Bogousslavsky J, eds. Subcortical Stroke. 2nd edn. Oxford: Oxford University Press, 2002; 3-16.
3. Fisher CM, Curry HB. Pure motor hemiplegia of vascular origin. Arch Neurol 1965; 13: 30-44.
4. Bamford JM, Warlow CP. Evolution and testing of the lacunar hypothesis. Stroke 1988; 19: 1074-1082.
5. Arboix A, Padilla I, Massons J, et al. Clinical study of 222 patients with pure motor stroke. J Neurol Neurosurg Psychiatry 2001; 71: 239-242.
6. Schonewille WJ, Tuhrim S, Singer MB, Atlas SW. Diffusion-weighted MRI in acute lacunar syndromes: a clinical-radiological correlation study. Stroke 1999; 30: 2066-2069.
7. De Reuck J, De Groote L, Van Maele G. The classic lacunar syndromes: clinical and neuro-imaging correlates. Eur J Neurol 2008; 15: 681-684.
8. Rascol A, Clanet M, Manelfe C, Guiraud B, Bonafe A. Pure motor hemiplegia: CT study of 30 cases. Stroke 1982; 13: 11-17.
9. Donnan GA, Tress BM, Bladin PF. A prospective study of lacunar infarction using computerized tomography. Neurology 1982; 32: 49-56.
10. Boiten J, Lodder J. Isolated monoparesis is usually caused by superficial infarction. Cerebrovasc Dis 1991; 1: 337-340.
11. Norrving B, Staaf G. Pure motor stroke from presumed lacunar infarct: incidence, risk factors and initial course. Cerebrovasc Dis 1991; 1: 203-209.
12. Melo TP, Bogousslavsky J, Van MG, Regli F. Pure motor stroke: a reappraisal. Neurology 1992; 42: 789-795.
13. Caplan LR. Intracranial branch atheromatous disease: a neglected, understudied, and under-used concept. Neurology 1989; 39: 1246-1250.
14. Bamford J, Sandercock P, Jones L, Warlow C. The natural history of lacunar infarction: the Oxfordshire Community Stroke Project. Stroke 1987; 18: 545-551.
15. Chamorro A, Sacco RL, Mohr JP, et al. Clinical-computed tomographic correlations of lacunar infarction in the Stroke Data Bank. Stroke 1991; 22: 175-181.
16. Gan R, Sacco RL, Kargman DE, et al. Testing the validity of the lacunar hypothesis: the Northern Manhattan Stroke Study experience. Neurology 1997; 48: 1204-1211.
17. Arboix A, Garcia-Plata C, Garcia-Eroles L, et al. Clinical study of 99 patients with pure sensory stroke. J Neurol 2005; 252: 156-162.
18. Fisher CM. Pure sensory stroke involving face, arm, and leg. Neurology 1965; 15: 76-80.
19. Fisher CM. Pure sensory stroke and allied conditions. Stroke 1982; 13: 434-447.
20. Fisher CM. Thalamic pure sensory stroke: a pathologic study. Neurology 1978; 28: 1141-1144.
21. Hommel M, Besson G, Le Bas JF, et al. Prospective study of lacunar infarction using magnetic resonance imaging. Stroke 1990; 21: 546-554.
22. Arboix A, Marti-Vilalta JL. Lacunar syndromes not due to lacunar infarcts. Cerebrovasc Dis 1992; 2: 287-292.
23. Fisher CM, Cole M. Homolateral ataxia and crural paresis: a vascular syndrome. J Neurol Neurosurg Psychiatry 1965; 28: 48-55.
24. Fisher CM. A lacunar stroke. The dysarthria-clumsy hand syndrome. Neurology 1967; 17: 614-617.
25. Fisher CM. Ataxic hemiparesis. A pathologic study. Arch Neurol 1978; 35: 126-128.
26. Landau WM. Clinical neuromythology. III. Ataxic hemiparesis: special deluxe stroke or standard brand? Neurology 1988; 38: 1799-1801.
27. Moulin T, Bogousslavsky J, Chopard JL, et al. Vascular ataxic hemiparesis: a re-evaluation. J Neurol Neurosurg Psychiatry 1995; 58: 422-427.
28. Hiraga A, Uzawa A, Kamitsukasa I. Diffusion weighted imaging in ataxic hemiparesis. J Neurol Neurosurg Psychiatry 2007; 78: 1260-1262.
29. Glass JD, Levey AI, Rothstein JD. The dysarthria-clumsy hand syndrome: a distinct clinical entity related to pontine infarction. Ann Neurol

30. Arboix A, Bell Y, Garcia-Eroles L, et al. Clinical study of 35 patients with dysarthria-clumsy hand syndrome. J Neurol Neurosurg Psychiatry 2004; 75: 231-234.
31. Bogousslavsky J, Martin R, Moulin T. Homolateral ataxia and crural paresis: a syndrome of anterior cerebral artery territory infarction. J Neurol Neurosurg Psychiatry 1992; 55: 1146-1149.
32. Helgason CM, Wilbur AC. Capsular hypesthetic ataxic hemiparesis. Stroke 1990; 21: 24-33.
33. Mohr JP, Kase CS, Meckler RJ, Fisher CM. Sensorimotor stroke due to thalamocapsular ischemia. Arch Neurol 1977; 34: 739-741.
34. Groothuis DR, Duncan GW, Fisher CM. The human thalamocortical sensory path in the internal capsule: evidence from a small capsular hemorrhage causing a pure sensory stroke. Ann Neurol 1977; 2: 328-331.
35. Tuszynski MH, Petito CK, Levy DE. Risk factors and clinical manifestations of pathologically verified lacunar infarctions. Stroke 1989; 20: 990-999.
36. Blecic S, Bogousslavsky J, Van Melle G, Regli F. Isolated sensorimotor stroke: a reevaluation of clinical, topographic, and etiological patterns. Cerebrovasc Dis 1993; 3: 357-363.
37. Allen CM, Hoare RD, Fowler CJ, Harrison MJ. Clinico-anatomical correlations in uncomplicated stroke. J Neurol Neurosurg Psychiatry 1984; 47: 1251-1254.
38. Huang CY, Woo E, Yu YL, Chan FL. When is sensorimotor stroke a lacunar syndrome? J Neurol Neurosurg Psychiatry 1987; 50: 720-726.
39. Landi G, Anzalone N, Cella E, Boccardi E, Musicco M. Are sensorimotor strokes lacunar strokes? A case-control study of lacunar and non-lacunar infarcts. J Neurol Neurosurg Psychiatry 1991; 54: 1063-1068.
40. Lodder J, Boiten J, Heuts-van Raak L. Sensorimotor syndrome relates to lacunar rather than to non-lacunar cerebral infarction. J Neurol Neurosurg Psychiatry 1992; 55: 1097.
41. Anzalone N, Landi G. Non ischaemic causes of lacunar syndromes: prevalence and clinical findings. J Neurol Neurosurg Psychiatry 1989; 52: 1188-1190.
42. Arboix A, Garcia-Eroles L, Massons J, Oliveres M, Targa C. Hemorrhagic lacunar stroke. Cerebrovasc Dis 2000; 10: 229-234.
43. Arboix A, Garcia-Eroles L, Massons J, Oliveres M, Balcells M. Haemorrhagic pure motor stroke. Eur J Neurol 2007; 14: 219-223.
44. Chung SP, Chung HS, Ryu S, et al. Emergency department experience of primary diffusion weighted magnetic resonance imaging for the patient with lacunar syndrome. Emerg Med J 2006; 23: 675-678.
45. Ricci S, Celani MG, La RF, et al. SEPIVAC: a community-based study of stroke incidence in Umbria, Italy. J Neurol Neurosurg Psychiatry 1991; 54: 695-698.
46. Samuelsson M, Lindell D, Norrving B. Gadolinium-enhanced magnetic resonance imaging in patients with presumed lacunar infarcts. Cerebrovasc Dis 1994; 4: 12-19.
47. Lindgren A, Staaf G, Geijer B, et al. Clinical lacunar syndromes as predictors of lacunar infarcts. A comparison of acute clinical lacunar syndromes and findings on diffusion-weighted MRI. Acta Neurol Scand 2000; 101: 128-134.
48. Potter G, Doubal F, Jackson C, et al. Associations of clinical stroke misclassification ('clinical-imaging dissociation') in acute ischemic stroke. Cerebrovasc Dis 2010; 29: 395-402.
49. Arboix A, Massons J, Garcia-Eroles L, et al. Clinical predictors of lacunar syndrome not due to lacunar infarction. BMC Neurol 2010; 10: 31.
50. Wessels T, Rottger C, Jauss M, et al. Identification of embolic stroke patterns by diffusion-weighted MRI in clinically defined lacunar stroke syndromes. Stroke 2005; 36: 757-761.
51. van GJ, Kraaijeveld CL. Blood pressure does not predict lacunar infarction. J Neurol Neurosurg Psychiatry 1982; 45: 147-150.
52. Lodder J, Bamford JM, Sandercock PA, Jones LN, Warlow CP. Are hypertension or cardiac embolism likely causes of lacunar infarction? Stroke 1990; 21: 375-381.
53. Kappelle LJ, Koudstaal PJ, van GJ, Ramos LM, Keunen JE. Carotid angiography in patients with lacunar infarction. A prospective study. Stroke 1988; 19: 1093-1096.
54. Boiten J, Lodder J. Lacunar infarcts. Pathogenesis and validity of the clinical syndromes. Stroke 1991; 22: 1374-1378.
55. Boiten J, Luijckx GJ, Kessels F, Lodder J. Risk factors for lacunes. Neurology 1996; 47: 1109-1110.
56. Chowdhury D, Wardlaw JM, Dennis MS. Are multiple acute small subcortical infarctions caused by embolic mechanisms? J Neurol Neurosurg Psychiatry 2004; 75: 1416-1420.
57. Donnan GA, O'Malley HM, Quang L, Hurley S, Bladin PF. The capsular warning syndrome: pathogenesis and clinical features. Neurology 1993; 43: 957-962.
58. Hankey GJ, Warlow CP. Lacunar transient ischaemic attacks: a clinically useful concept? Lancet 1991; 337: 335-338.
59. Giroud M, Dumas R. Role of associated cortical lesions in motor partial seizures and lenticulostriate infarcts. Epilepsia 1995; 36: 465-470.
60. Lodder J, Bamford J, Kappelle J, Boiten J. What causes false clinical prediction of small deep infarcts? Stroke 1994; 25: 86-91.
61. Toni D, Del DR, Fiorelli M, et al. Pure motor hemiparesis and sensorimotor stroke. Accuracy of very early clinical diagnosis of lacunar strokes. Stroke 1994; 25: 92-96.
62. Gerraty RP, Parsons MW, Barber PA, et al. Examining the lacunar hypothesis with Diffusion and perfusion magnetic resonance imaging. Stroke 2002; 33: 2019-2024.
63. Sylaja PN, Coutts SB, Krol A, Hill MD, Demchuk AM. When to expect negative diffusion-weighted images in stroke and transient ischemic attack. Stroke 2008; 39: 1898-1900.
64. Rajajee V, Kidwell C, Starkman S, et al. Diagnosis of lacunar infarcts within 6 hours of onset by clinical and CT criteria versus MRI. J Neuroimaging 2008; 18: 66-72.
65. Phillips SJ, Dai D, Mitnitski A, et al. Clinical diagnosis of lacunar stroke in the first 6 hours after symptom onset: analysis of data from the glycine antagonist in neuroprotection (GAIN) Americas trial. Stroke 2007; 38: 2706-2711.

CHAPTER 44

大脳基底核の出血

Chin-Sang Chung, Kwang-Yeol Park, and Louis R. Caplan

序論

　大脳基底核 basal ganglion は高血圧性(頭蓋内)脳出血の最も好発する部位である[1-8]．CT 以前の時代の 1961 年に Fisher が報告した大脳基底核の大出血の臨床病理学的な所見が古典的症候群と考えられていた[9]．この症候群には，対側の片麻痺，片側感覚障害，半盲，同側への眼球共同偏倚，優位半球病変による言語障害，非優位半球病変による無視が含まれる．しかし，CT の出現により，大脳基底核とその近傍の構造にさまざまな大きさの血腫が生じていることが示された[10-12]．多彩な神経症状は，基底核出血の血腫の大きさと位置によると報告されている[12-15]．また，基底核の小出血における神経症状は，ラクナ症候群と似ているか無症状である[16,17]．高血圧は基底核出血発症の最も重要な危険因子であり(90%以上の症例において)，慢性アルコール中毒，もやもや病，コカイン中毒もそれに続く重要な危険因子である．本章では，基底核出血の分類，その臨床所見と予後について説明する．尾状核出血については 34 章で説明したため割愛する．

大脳基底核の解剖

■ 大脳基底核の神経解剖学的機能

　大脳基底核は主に，尾状核 caudate nucleus，被殻 putamen，淡蒼球 globus pallidus からなり，構造的および機能的に異なった 5 つの回路を構成する．その回路は，大脳皮質，基底核，視床を結び，前頭葉の異なる部分にそれぞれの回路を集中させる[18]（図 34.1）．以下の 2 つの異なった回路は基底核を通る．（ⅰ）「運動回路 motor loop」は主に被殻を通り，そこで感覚運動野からの入力を受け，最終的にその情報を特定の運動前野に送る．（ⅱ）「連合回路 association loop」（もしくは「複合回路 complex loop」）は尾状核を通り，そこで連合野からの入力を受け，最終的にその情報を前頭前野に戻す[18]（この機能的回路の詳細については 34 章を参照）．

　内包 internal capsule と外包 external capsule は外側に位置し，視床 thalamus は内側に位置する．基底核内に生じる器質的障害では，多彩な運動優位の神経症状を呈することが最も多いが，認知機能障害や感覚異常を伴うこともしばしばである．

■ 大脳基底核への血液供給

　基底核はさまざまな前方循環の穿通枝によって灌流される．内頸動脈の床突起上部から分岐する穿通枝は内包膝部に接する淡蒼球の最内側部を灌流する．前脈絡叢動脈も内頸動脈の床突起上部から分岐し，淡蒼球内節を灌流する．前大脳動脈から分岐する穿通枝は，Heubner 反回動脈（前交通動脈の遠位部から分岐する）を含み，尾状核頭部の前部と下部，内包前脚の前部と下部，被殻と淡蒼球の隣接部を灌流する．中大脳動脈の蝶形骨部から分岐する穿通枝は，尾状核の頭部と体部の上部，淡蒼球外節，内包の背側半分を灌流する[19]（詳細は 29 章を参照）．

大脳基底核出血の分類
basal ganglionic hemorrhage

　虚血性脳血管障害と違って，特発性脳出血の分類は長い間，神経解剖学的局在によって分けられていた．臨床医は破れた血管ではなく，出血の大きさと部位を強調していた．破裂血

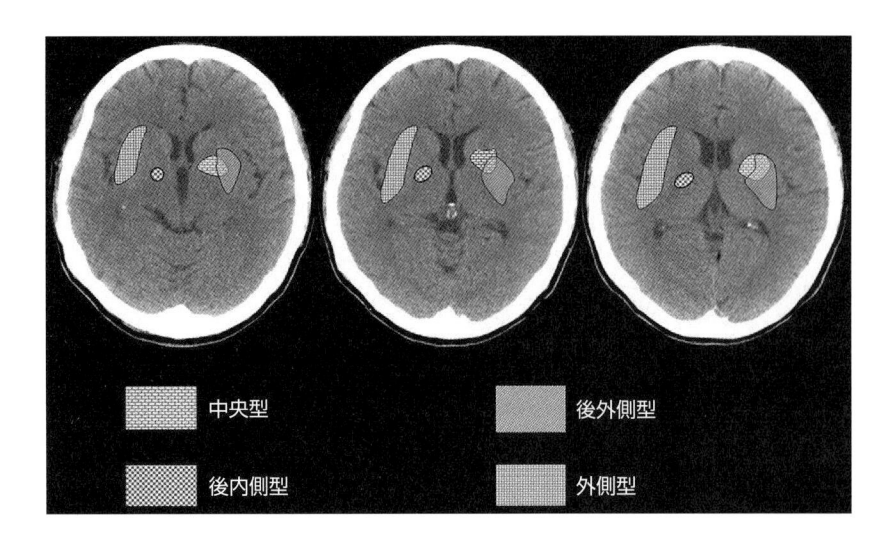

図 44.1 血管支配領域による基底核出血の分類．中央型(内側レンズ核線条体動脈領域)，後内側型(前脈絡叢動脈領域)，後外側型(外側レンズ核線条体動脈の後内側枝領域)，外側型(外側レンズ核線条体動脈の最外側枝領域)．

管を確認した研究はごくわずかしかない[1,20,21]．

Chungら[21]は，基底核出血を，血腫の最初の出血部位の動脈領域を仮定して，(i)前方型(尾状核出血)，(ii)中央型，(iii)後内側型，(iv)後外側型，(v)外側型，の5つの型に分類した(図44.1)．さらに，基底核全域を占める巨大な出血を表すものとして，(vi)大出血型[1]が追加された．

この分類によると，基底核出血の個々の型は，出血部位，脳実質内拡大，脳室穿破，神経学的所見，臨床転帰に対して特徴的なパターンを呈した．臨床診療においてこの分類の有用性が示されている[22]．前方型(尾状核頭部出血)については，34章で説明したため，本章では割愛する．

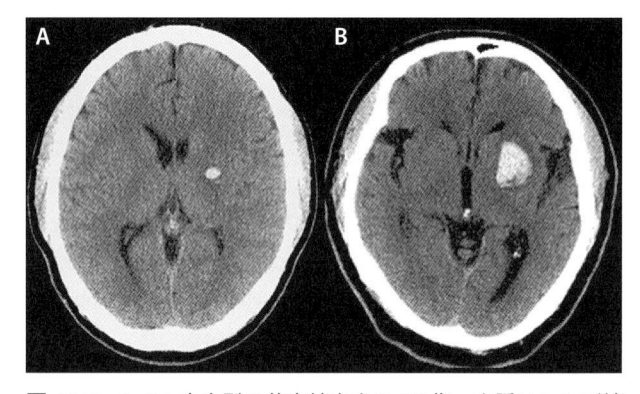

図 44.2 A, B: 中央型の基底核出血のCT像．血腫はレンズ核の正中部および内側部(ほとんどの淡蒼球と被殻の内側部)で発生し，しばしば外側方向に拡大する．脳室内には穿破しない．それぞれの画像は異なる患者のものである．

大脳基底核出血の個々の型の特徴

■ 中央型

中央型は比較的稀で，内側レンズ核線条体動脈 medial lenticulostriate artery 領域に位置し，淡蒼球，被殻正中部の一部，ときに内包膝部を含む(図44.2)．中央型の基底核出血は多彩な臨床症候群の原因となり，意識障害，構音障害，対側の片麻痺，病巣側への眼球共同偏倚，片側感覚障害などを呈する．なかでも，軽度から中等度の対側の片麻痺は最も一般的な症状である．意識障害が生じる場合もあるが，通常は数日のうちに改善する．言語障害は左基底核の大出血の患者に認められる．血腫が中等度の大きさであれば，通常は脳室穿破は生じず，しばしば前方外側に拡大する．患者の半数以上は通常の生活に戻れるが，残りは軽度から中等度の障害を残す．死亡例はきわめて少ない[1]．

■ 後内側型

後内側型はきわめて稀である．通常，内包後脚の前方半分

が障害されるため，内包出血 capsular hemorrhage と呼ばれている．破綻血管は前脈絡叢動脈 anterior choroidal artery である．血腫は脳室穿破には関連なく最も小さい．しばしば内包線維に沿って吻側に拡大し，被殻内側部か視床外側部まで広がることもある(図44.3)．

後内側型は，純粋運動性脳卒中か感覚運動性脳卒中様の運動症状に関連したラクナ症候群を呈し，構音障害も伴う場合がある．ほぼすべての患者において，対側の顔面と上下肢に軽度から中等度の片麻痺を認める．すべての患者は臨床経過全体を通して意識と見当識が正常に保たれる．通常は言語障害と無視もみられない．予後は患者の90％で非常に良好であり，死亡例はない[1]．

■ 後外側型

後外側型は最も一般的である．被殻の後方半分と内包のレ

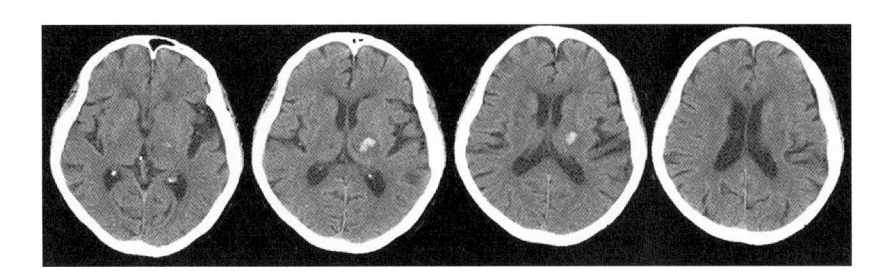

図 44.3 後内側型の基底核出血（内包出血）のCT像．血腫は内包後脚で発生し，しばしば内包線維束に沿って上方に拡大し，視床背側部に向けて内側方向に進展する．画像は同一患者のものである．

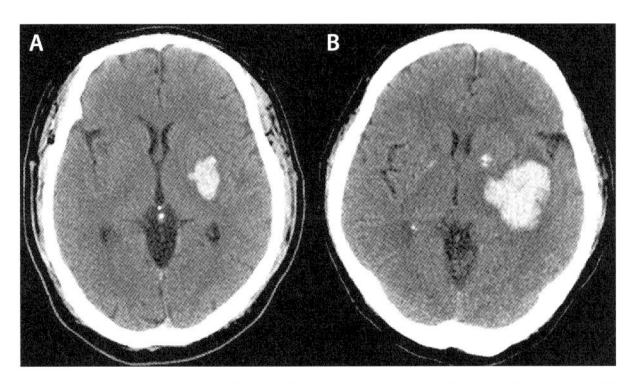

図 44.4 A，B：後外側型の基底核出血のCT像．血腫は被殻後部で発生し，しばしば内包後脚の後方半分を圧迫もしくは侵食する．ときに血腫は側頭葉に向けて外側に拡大する（B）か，側脳室外側の後角に向けて後方に穿破する．それぞれの画像は異なる患者のものである．

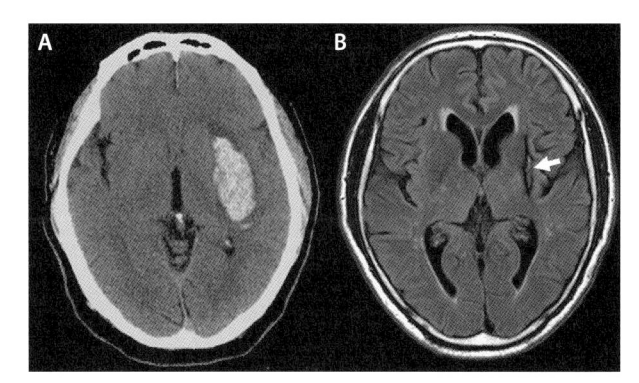

図 44.5 外側型の基底核出血のCT像（A）とMRI像（B）．血腫は島皮質下白質で発生し，被殻外側部を圧迫する長い楕円形に拡大する．発症12か月後の経過観察の画像検査ではスリット状の低信号域（矢印）を残す．それぞれの画像は異なる患者のものである．

ンズ核後部が障害され，しばしば側頭葉峡部の白質を切断する．破綻血管は外側レンズ核線条体動脈 lateral lenticulostriate artery の後内側枝である．血腫は中型から大型で，側脳室後角に穿破することもある．

後外側型は基底核出血のよく知られた神経症候群を引き起こす．初期症状として，約半数の患者に傾眠が生じ，稀に昏睡となる．残りの半数は意識清明である．対側の片麻痺は必ず生じる．感覚障害も起こりうる．失語や無視のような皮質機能障害は，通常顕著である．失語は一般的に左基底核出血で認められ，しばしば全失語を呈するが，運動性か感覚性のどちらかが優位なこともある．急性期には，血腫が拡大しているため，障害部位と失語の型とのはっきりとした相関を示すのは難しいが，急性期を過ぎると明確になる．血腫が側頭葉峡部に広がる患者もおり，出血が左半球であれば片側の感覚障害と感覚性失語（Wernicke失語）を示すであろう．

臨床経過は被殻の後部に位置する比較的小さな出血の患者では，非常に良好である（図44.4A）．しかし，内包後脚の圧迫もしくは断裂を認めた患者（図44.4B）の約60％は，急性期に外科的除圧をしない限り，運動麻痺を残すことになる．外科的な定位的血腫除去術を受けた患者の3/4以上は非常に良好な経過を呈する．後外側型の血腫は外科的血腫除去術の最もよい適応と思われる．死亡例は少ない[1]．

■ **外側型**

外側型は比較的一般的であり，主に島皮質と外包の間の島皮質下白質に位置する．この領域は外側レンズ核線条体動脈の最外側枝により灌流される．通常，血腫は島皮質下白質に沿って拡大するため，典型的には楕円形かレンズ型の大きな血腫が形成される（図44.5A）．出血が側脳室前角に穿破することもある．外側型の基底核出血は，ときに被殻の中央部を内側向きに圧迫するが，経過観察の画像検査で示されるように，通常，被殻は障害されない（図44.5B）．ときに被殻まで拡大することもあるが，その場合でも被殻の一部のみである．外側型はしばしば被殻出血 putaminal hemorrhage と考えられているが，被殻が出血の起源ではない．

大部分の患者は意識清明で，軽度から中等度の対側の片麻痺を認めるが，感覚障害は稀である．一過性の言語機能障害は一般的であり，弓状束の破壊や弁蓋部の全体にわたる圧迫により生じる．

外側型の血腫では，比較的大きい血腫であっても，通常臨

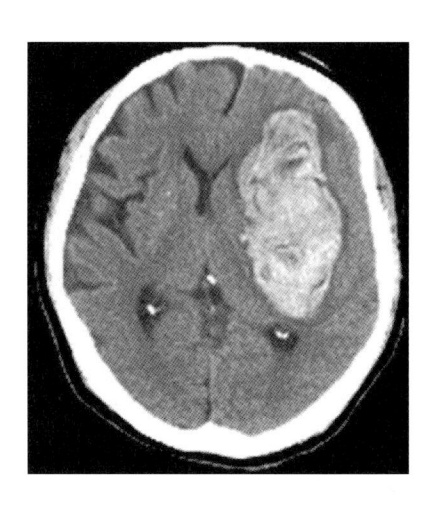

図44.6 大出血型の基底核出血のCT像．血腫は基底核全体を占めるほど巨大だが，尾状核と内包前脚は保たれている．

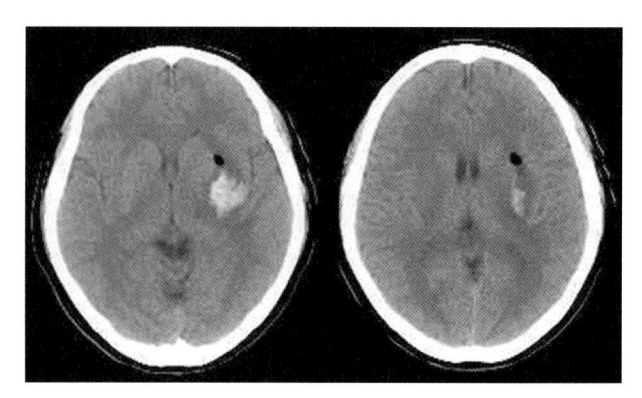

図44.7 発症10時間後に血腫の外科的定位穿刺吸引術を施行した後外側型の基底核出血の症例．術前には，内包後脚の圧迫による進行性の右片麻痺と構音障害を認めた．外科的血腫吸引の翌日には歩行可能となり，第四病日には軽度の片麻痺のみを残し退院した．この患者は最終的に完全回復した．

床経過は良好である．血腫を外科的に除去すると，経過は非常に良好になる．しかし，内科的治療を受けた患者の80％近くでも，予後は中等度から非常に良好であるため，外科的除去は，被殻や内包が極度に圧迫され，進行性の片麻痺が生じている場合を除いて，一般には推奨されない[1]．

■ 大出血型

大出血型は一般的であり，基底核全体を含むが，尾状核や内包前脚が障害されていないこともある（**図44.6**）．出血の部位は後外側型と同じと考えられている．血腫はしばしば側脳室前角と前頭葉に穿破する．

ほとんどの患者において，意識は障害され，対側の片麻痺が進行する．しばしば正中偏倚，Monro孔の閉塞，意識レベルの低下を伴う典型的な中心性ヘルニアもしくは鉤ヘルニア，四肢麻痺，上部脳幹機能障害による眼球運動症状が生じる．

良好な回復を示す症例はない．患者の約半数は死亡し，中等度の改善を示すのは1/3のみである．外科的血腫除去は試みてもよいが，転帰は変わらないように思われる[1]．

全般的な予後

一般的に，予後は，年齢，血腫量，発症時の神経症状の重症度，脳室穿破の存在，血腫拡大の存在，そして特発性脳出血患者に対する医療の質に依存する[1,23-26]．加えて，基底核出血の予後は，解剖学的分類に明らかに関連する．それゆえ，迅速な分類は，自然経過や予後の評価と治療選択にきわめて重要である．中央型や後外側型の出血患者は短期的な機能予後は良好であり，内包後脚を含まず広範でない後外側型出血患者も，通常，内科的治療により良好な予後が得られる．外側型出血患者の予後も，それなりの血腫量であるにもかかわらず良好で，外科的介入は通常必要ではない．大出血型の患者のほとんどは，内科的治療や外科的治療を行っても，死亡するか重篤な機能障害を残すことになる．

治療

脳出血患者の内科的治療の一般原則は，すべての基底核出血患者に適応される．その原則には，頭蓋内圧モニタリングを用いた頭蓋内圧の調整，血圧や血糖値の管理が含まれる．ある種の基底核出血において，外科的血腫除去は，血腫が固まる前に施行できれば，成功するかもしれない．

■ 内科的治療

中央型，後内側型，外側型の基底核出血患者のほとんどは，内科的治療で十分である[1,15]．内包を含まず広範でない後外側型出血患者においても，内科的治療が可能である．外側型では，大きな血腫が形成されるにもかかわらず，しばしば重篤な後遺症なく回復する．

血圧上昇は脳出血急性期では一般的であり[27-29]，早期には血腫が拡大し，発症数時間以内にみられる早期臨床症状を増悪させる[29-32]．また，血圧上昇は脳浮腫の悪化と持続的な出血の助長に関連する[33,34]．最近の研究や診療ガイドラインでは，脳出血患者における急速な血圧低下が，早期の血腫増大と臨床症状の増悪の予防に安全かつ効果的な治療法として推奨されている[33,35-38]．

入院時の高血糖値は脳出血患者の予後不良因子であり[39-41]，血糖値の正常域に維持する積極的な管理が集中治療において強く推奨される[42]．インスリン療法は必要に応じて施行すべきであるが，低血糖は死亡率を上昇させること

表 44.1　大脳基底核出血のそれぞれの型の神経画像と臨床的特徴

	中央型 (図 44.2)	後内側型 (図 44.3)	後外側型 (図 44.4)	外側型 (図 44.5)	大出血型 (図 44.6)
頻度	少ない	最も少ない，原発性基底核出血ではない	最も多い	多い，原発性基底核出血ではない	2番目に多い
好発部位	内側被殻の中央部	通常は内包後脚（内包出血）	被殻の後部	外包と島皮質の間	基底核全体（尾状核と内包前脚は障害されないこともある）
血腫の大きさ	中型	最小	中型から大型	大型の楕円形やレンズ型	巨大
実質への拡大	しばしば外包領域に向けて前外側に拡大	しばしば内包線維に沿って拡大，被殻内側部や視床外側部を障害することもある	被殻前部に向けて外側に拡大	ときに被殻内側部に向けて内側に拡大，もしくは被殻を圧迫	ほぼ全例で，出血源は後外側型か外側型と同じ
脳室穿破	なし	なし	ときに側脳室後角に穿破	ときに側脳室前角に穿破	しばしば側脳室前角に穿破
意識	約 1/3 で障害	清明	1/2 は清明，1/2 は傾眠，昏睡はない	1/2 は清明，1/2 は傾眠，稀 (5%以下) に昏睡	ほぼ全例で障害
言語障害	大血腫の場合，稀に健忘性失語	なし	左側病変でかなり多い (75%)	かなり多い (75%)	全例
無視	なし	なし	右側病変で多い (50%)	時々	全例
眼球運動異常	約 40%	1/3 (病巣側へ偏倚)	約 1/3 (病巣側へ偏倚)，きわめて稀に正常側へ偏倚	1/5 以下，正常側への偏倚はない	1/2 以上，稀に正常側へ偏倚
運動麻痺	軽度から中等度	軽度から中等度	中等度から重度	軽度	重度
感覚障害	時々	比較的多い	約 1/3	稀	約 1/3
予後	50%以上は正常に戻る (mRS 0〜1)，残りも中等度に回復，死亡はない	75%は非常に良好 (mRS 0〜1)，稀に中等度の後遺症が残る，死亡はない	25%は非常に良好 (mRS 0〜2)，70%は中等度に良好 (mRS 3〜4)，5%は不良 (mRS 5)，死亡はない	60%は非常に良好 (mRS 0〜2)，20%は中等度に良好 (mRS 3〜4)，20%は不良 (mRS 5〜6)，死亡率 7%	2/3 は不良 (mRS 5〜6)，著明な回復はない，死亡率 81%

mRS：modified Rankin Scale.

が知られており[42]，これを避けるための慎重な血糖モニタリング[43]が必要である．

基底核出血（特に大血腫か脳室穿破）の患者では頭蓋内圧が上昇している[44-46]．臨床診療において頭蓋内圧測定はしばしば行われるが，上昇した頭蓋内圧のモニタリングと管理が有用かどうか明らかではない[33]．さらに，モニタリング装置の挿入は，感染や新しい脳損傷を引き起こす可能性がある．2010 年の American Stroke Association Guidelines によれば，Glasgow Coma Scale 8 点以下で，テント切痕ヘルニアの臨床症状があり，重篤な脳室穿破か水頭症を認める患者には，頭蓋内圧モニタリングを適応してもよいとされる[33]．脳出血における理にかなった脳灌流圧に関するデータが不足しているので，頭部外傷ガイドラインの脳灌流圧 50〜70 mmHg を代用し目標としている[33,47]．二次性の脳室穿破は水頭症の原因となり[48,49]，臨床経過に影響するため，脳室ドレナージを行う場合もある[15,33,48,50]．

■ 外科的血腫除去

外科的血腫除去が有用かどうかまだ論争中である[33]．血腫拡大の機械的圧迫と血液自体の毒性が周囲の脳組織を傷害する．理論的には，早期の血腫除去は二次的な組織傷害を制限できる可能性がある．しかしながら，早期の外科手術は再出血と正常組織を犠牲にする可能性があることに注意が必要である．

Surgical Trial in Intracerebral Hemorrhage(STICH)では，特発性テント上脳出血の1,033例を，早期の外科的治療と内科的治療の併用群と，初期の保存的治療群とに無作為に振り分けている[51]．6か月後，良好な結果が認められた患者は両群で同等であった(外科的治療群：26%，保存的治療群：24%)．基底核出血や視床出血の患者のサブグループ解析でも，早期手術の優位性は認められなかった．

それでも，図44.7に示すように，一部の基底核出血の患者では，外科的血腫除去により何らかの利益が得られるようである．Chungらによると，内包を圧迫する後外側型の拡大傾向の血腫は，定位穿刺術を用いて簡便かつより非侵襲的に血腫を吸引することが可能である[1]．

外科的治療は，進行性の神経症状と意識レベルの低下をもつ患者において考慮される．後外側型において，血腫の定位穿刺吸引術は超急性期に施行される．外科的治療が最もふさわしい患者は，血腫が被殻の前部に広がり内包後脚を圧迫している患者である．外科的な吸引は障害された組織を減圧し，多くの患者において急速な臨床症状の改善をもたらす(図44.7)．

しかし，血腫が既に視床外側部を傷害した後や，外科的治療が発症後24時間以降に施行されたとき，また，血餅が固まってしまったときには，しばしば臨床的な改善は遅れ，ときに改善しないこともある．基底核出血のそれぞれの型の神経画像と臨床的特徴を表44.1にまとめた．

参考文献

1. Chung CS, Caplan LR, Yamamoto Y, et al. Striatocapsular haemorrhage. Brain 2000; 123: 1850-1862.
2. Brott T, Thalinger K, Hertzberg V. Hypertension as a risk factor for spontaneous intracerebral hemorrhage. Stroke 1986; 17: 1078-1083.
3. Daverat P, Castel JP, Dartigues JF, et al. Death and functional outcome after spontaneous intracerebral hemorrhage. A prospective study of 166 cases using multivariate analysis. Stroke 1991; 22: 1-6.
4. Garde A, Bohmer G, Selden B, et al. 100 cases of spontaneous intracerebral haematoma. Diagnosis, treatment and prognosis. Eur Neurol 1983; 22: 161-172.
5. Lampl Y, Gilad R, Eshel Y, et al. Neurological and functional outcome in patients with supratentorial hemorrhages. A prospective study. Stroke 1995; 26: 2249-2253.
6. Massaro AR, Sacco RL, Mohr JP, et al. Clinical discriminators of lobar and deep hemorrhages: the Stroke Data Bank. Neurology 1991; 41: 1881-1885.
7. Suzuki K, Kutsuzawa T, Takita K, et al. Clinico-epidemiologic study of stroke in Akita, Japan. Stroke 1987; 18: 402-406.
8. Sacco S, Marini C, Toni D, et al. Incidence and 10-year survival of intracerebral hemorrhage in a population-based registry. Stroke 2009; 40: 394-399.
9. Fisher CM. Clinical syndromes in cerebral hemorrhage. In: Fields W, ed. Pathogenesis and Treatment of Cerebrovascular Disease. Springfield, IL: Charles C Thomas, 1961; 318-342.
10. Broderick JP, Brott TG, Tomsick T, et al. Ultra-early evaluation of intracerebral hemorrhage. J Neurosurg 1990; 72: 195-199.
11. Drury I, Whisnant JP, Garraway WM. Primary intracerebral hemorrhage: impact of CT on incidence. Neurology 1984; 34: 653-657.
12. Hier DB, Davis KR, Richardson EP Jr, et al. Hypertensive putaminal hemorrhage. Ann Neurol 1977; 1: 152-159.
13. Mizukami M, Nishijima M, Kin H. Computed tomographic findings of good prognosis for hemiplegia in hypertensive putaminal hemorrhage. Stroke 1981; 12: 648-652.
14. Scott WR, New PF, Davis KR, et al. Computerized axial tomography of intracerebral and intraventricular hemorrhage. Radiology 1974; 112: 73-80.
15. Zahuranec DB, Gonzales NR, Brown DL, et al. Presentation of intracerebral haemorrhage in a community. J Neurol Neurosurg Psychiatry 2006; 77: 340-344.
16. Tapia JF, Kase CS, Sawyer RH, et al. Hypertensive putaminal hemorrhage presenting as pure motor hemiparesis. Stroke 1983; 14: 505-506.
17. Weisberg LA. Caudate hemorrhage. Arch Neurol 1984; 41: 971-974.
18. Alexander GE, DeLong MR, Strick PL. Parallel organization of functionally segregated circuits linking basal ganglia and cortex. Ann Rev Neurosci 1986; 9: 357-381.
19. Ghika JA, Bogousslavsky J, Regli F. Deep perforators from the carotid system. Template of the vascular territories. Arch Neurol 1990; 47: 1097-1100.
20. Chung CS, Caplan LR, Han W, et al. Thalamic haemorrhage. Brain 1996; 119: 1873-1886.
21. Chung CS, Park CH. Primary pontine hemorrhage: a new CT classification. Neurology 1992; 42: 830-834.
22. Wijdicks EF, St Louis E. Clinical profiles predictive of outcome in pontine hemorrhage. Neurology 1997; 49: 1342-1346.
23. Hemphill JC 3rd, Bonovich DC, Besmertis L, et al. The ICH score: a simple, reliable grading scale for intracerebral hemorrhage. Stroke 2001; 32: 891-897.
24. Tuhrim S, Horowitz DR, Sacher M, et al. Volume of ventricular blood is an important determinant of outcome in supratentorial intracerebral hemorrhage. Crit Care Med 1999; 27: 617-621.
25. Rost NS, Smith EE, Chang Y, et al. Prediction of functional outcome in patients with primary intracerebral hemorrhage: the FUNC score. Stroke 2008; 39: 2304-2309.
26. Cheung RT, Zou LY. Use of the original, modified, or new intracerebral hemorrhage score to predict mortality and morbidity after intracerebral hemorrhage. Stroke 2003; 34: 1717-1722.
27. Qureshi AI, Ezzeddine MA, Nasar A, et al. Prevalence of elevated blood pressure in 563,704 adult patients with stroke presenting to the ED in the United States. Am J Emerg Med 2007; 25: 32-38.
28. Zhang Y, Reilly KH, Tong W, et al. Blood pressure and clinical outcome among patients with acute stroke in Inner Mongolia, China. J Hypertens 2008; 26: 1446-1452.
29. Willmot M, Leonardi-Bee J, Bath PM. High blood pressure in acute stroke and subsequent outcome: a systematic review. Hypertension 2004; 43: 18-24.
30. Brott T, Broderick J, Kothari R, et al. Early hemorrhage growth in patients with intracerebral hemorrhage. Stroke 1997; 28: 1-5.
31. Moon JS, Janjua N, Ahmed S, et al. Prehospital neurologic deterioration in patients with intracerebral hemorrhage. Crit Care Med 2008; 36: 172-175.
32. Davis SM, Broderick J, Hennerici M, et al. Hematoma growth is a determinant of mortality and poor outcome after intracerebral hemorrhage. Neurology 2006; 66: 1175-1181.
33. Morgenstern LB, Hemphill JC 3rd, Anderson C, et al. Guidelines for the management of spontaneous intracerebral hemorrhage. A guideline for healthcare professionals from the American Heart Association/American Stroke Association. Stroke 2010; 41: 2108-2129.
34. Qureshi AI, Palesch YY, Martin R, et al. Effect of systolic blood pressure reduction on hematoma

35. Anderson CS, Huang Y, Wang JG, et al. Intensive blood pressure reduction in acute cerebral haemorrhage trial (INTERACT): a randomised pilot trial. Lancet Neurol 2008; 7: 391-399.

36. Broderick JP, Adams HP Jr, Barsan W, et al. Guidelines for the management of spontaneous intracerebral hemorrhage: a statement for healthcare professionals from a special writing group of the stroke council, American Heart Association. Stroke 1999; 30: 905-915.

37. Antihypertensive Treatment of Acute Cerebral Hemorrhage (ATACH) investigators. Antihypertensive treatment of acute cerebral hemorrhage. Crit Care Med 38: 637-648.

38. Qureshi AI. Antihypertensive treatment of acute cerebral hemorrhage (ATACH): rationale and design. Neurocrit Care 2007; 6: 56-66.

39. Fogelholm R, Murros K, Rissanen A, et al. Admission blood glucose and short term survival in primary intracerebral haemorrhage: a population based study. J Neurol Neurosurg Psychiatry 2005; 76: 349-353.

40. Kimura K, Iguchi Y, Inoue T, et al. Hyperglycemia independently increases the risk of early death in acute spontaneous intracerebral hemorrhage. J Neurol Sci 2007; 255: 90-94.

41. Passero S, Ciacci G, Ulivelli M. The influence of diabetes and hyperglycemia on clinical course after intracerebral hemorrhage. Neurology 2003; 61: 1351-1356.

42. van den Berghe G, Wouters P, Weekers F, et al. Intensive insulin therapy in the critically ill patients. N Engl J Med 2001; 345: 1359-1367.

43. Finfer S, Chittock DR, Su SY, et al. Intensive versus conventional glucose control in critically ill patients. N Engl J Med 2009; 360: 1283-1297.

44. Chambers IR, Banister K, Mendelow AD. Intracranial pressure within a developing intracerebral haemorrhage. Br J Neurosurg 2001; 15: 140-141.

45. Fernandes HM, Siddique S, Banister K, et al. Continuous monitoring of ICP and CPP following ICH and its relationship to clinical, radiological and surgical parameters. Acta Neurochir Suppl 2000; 76: 463-466.

46. Ziai WC, Torbey MT, Naff NJ, et al. Frequency of sustained intracranial pressure elevation during treatment of severe intraventricular hemorrhage. Cerebrovasc Dis 2009; 27: 403-410.

47. Bratton SL, Chestnut RM, Ghajar J, et al. Guidelines for the management of severe traumatic brain injury. IX. Cerebral perfusion thresholds. J Neurotrauma 2007; 24: S59-S64.

48. Bhattathiri PS, Gregson B, Prasad KS, et al. Intraventricular hemorrhage and hydrocephalus after spontaneous intracerebral hemorrhage: results from the STICH trial. Acta Neurochir Suppl 2006; 96: 65-68.

49. Hallevi H, Albright KC, Aronowski J, et al. Intraventricular hemorrhage: anatomic relationships and clinical implications. Neurology 2008; 70: 848-852.

50. Diringer MN, Edwards DF, Zazulia AR. Hydrocephalus: a previously unrecognized predictor of poor outcome from supratentorial intracerebral hemorrhage. Stroke 1998; 29: 1352-1357.

51. Mendelow AD, Gregson BA, Fernandes HM, et al. Early surgery versus initial conservative treatment in patients with spontaneous supratentorial intracerebral haematomas in the international surgical trial in intracerebral haemorrhage (STICH): a randomised trial. Lancet 2005; 365: 387-397.

CHAPTER 45

脳葉型(皮質下)の出血

Carlos S. Kase

序論

脳葉型脳内(皮質下)出血 lobar intracerebral hemorrhage は脳葉 cerebral lobe の白質を巻き込み，皮質皮質下の灰白質と白質の結合部から発症する．急性期の間に，出血は隣接組織に取って代わり，その後，壊死組織は徐々に除去されて，辺縁がオレンジ色のスリット状か，しばしば CT 上で陳旧性の脳梗塞と区別のつかない空洞となる[1](**図 45.1**)．一方，頭部 MRI T2*強調画像は本来の出血の特徴を容易に画像化できる．

皮質下出血は，臨床症状，原因，予後，管理において，他の脳出血とは区別される．

頻度

臨床報告において，脳葉型脳内出血は脳出血症例の 23〜40％を占める(**表 45.1**)[2-4]．いくつかの症例報告では，脳出血の中で皮質下出血が最も高頻度(34％[5]と 36％[4])と報告されており，被殻出血の頻度(それぞれ 23％[5]と 32％[4])を超えている．Toffol らは，45 歳以下の患者においては，皮質下出血の頻度は 55％以上(40 例/72 例)であることを見いだした[6]．

病態生理

■ 高血圧性脳出血

皮質下出血では他の部位の脳出血より高血圧性脳出血の頻度が低いと報告されている[2,7]．他部位の脳出血の原因に占める高血圧の頻度は 57〜97％であるのに対して，皮質下出

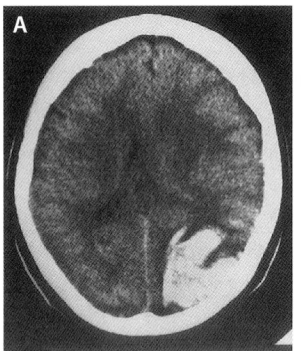

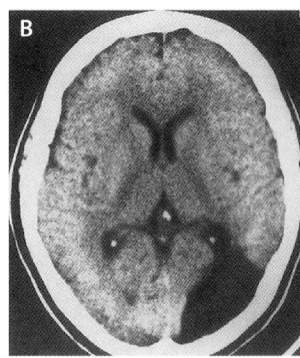

図 45.1 **A**：不安定な高血圧をもった 38 歳女性の，急性期の左頭頂後頭葉の不規則でまだらな血腫の単純 CT 像．**B**：2 年後に施行した CT 像．低吸域は陳旧性脳梗塞と鑑別のつかない髄液の大きな遺残空洞を示す．

表 45.1 脳出血の部位別発症頻度

	Kase et al., 1982[2] (n=93)	Bogousslavsky et al., 1988[3] (n=109)	Norrving, 1998[4] (n=1810)[a]
被殻出血	31(33％)	46(42％)	580(32％)
皮質下出血	22(23％)	43(40％)	645(36％)
視床出血	19(20％)	4(4％)	326(18％)
小脳出血	7(8％)	9(8％)	62(3％)
橋出血	6(7％)	7(6％)[b]	112(6％)
その他	8(9％)	—	85(5％)

[a] 文献中の症例の集計に基づく．
[b] 脳幹出血として分類された症例．

表 45.2　非高血圧性脳出血の機序

血管奇形
動脈瘤（嚢状，細菌性）
動静脈奇形
海綿状血管腫
頭蓋内腫瘍
原発性脳腫瘍（悪性，良性）
脳転移
下垂体腺腫
出血性疾患
凝固異常
抗凝固療法
血栓溶解療法
脳アミロイド血管症
中枢神経系の肉芽腫性血管炎と他の血管炎
交感神経刺激物質
アンフェタミン類
phenylpropanolamine
コカイン

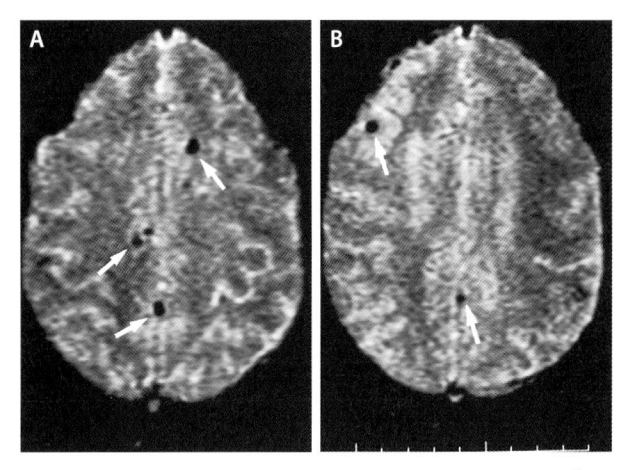

図45.2　A, B：脳アミロイド血管症患者におけるMRI T2*強調画像（グラディエントエコー法，TR 5700 ms，TE 525 ms）．多発性の小さな古い皮質出血（矢印）を，低信号のヘモジデリン沈着物として描出している．

血の原因としての高血圧の頻度は20〜47.5%と見積もられている．この違いの少なくとも一部として，高血圧性脳出血，脂肪硝子変性，小穿通枝動脈の微小動脈瘤などの責任病変の好発部位が基底核，視床，脳幹，小脳の動脈であり，皮質皮質下領域では頻度が低いということが考えられる．加えて，脳アミロイド血管症，血管奇形，交感神経刺激薬，出血傾向を呈する疾患などの本態性高血圧以外の原因による脳出血はすべて皮質下で生じやすく，基底核，視床，後頭蓋窩が障害されることは少ない．しかしながら，Broderickらは，皮質下出血患者に高血圧の既往があることは一般的（67%）であり，他の脳部位での出血と同程度であること（脳深部出血：73%，小脳出血：73%，橋出血：78%）を報告した[8]．さらに，皮質下出血の基本的な原因としての高血圧の重要性は，年齢が上昇しても低下しなかった．この関連は，脳アミロイド血管症のような高齢者（75歳以上）によくみられる病態による脳出血の頻度が上昇するにもかかわらず，この高齢集団における高血圧のインパクトが依然として強いことを示唆している．Oxfordshire（英国）の最近の報告から，75歳以上の高齢者において，高血圧に起因する皮質下出血の比率が低下する一方で，抗血栓薬の使用による出血がその低下を補うように増加していることが関係していると考えられる．そのため，1981〜2006年の高齢者における脳出血の発生率は一定の数値を示している[9]．

■ 非高血圧性脳出血

　非高血圧性脳出血の原因を**表45.2**に挙げる．脳アミロイド血管症 cerebral amyloid angiopathy は，小径から中径の動脈や，脳表（大脳皮質）とくも膜下近傍の静脈を障害する[10]．アミロイドを多く含んだ血管の破裂は，皮質下に位置する脳葉型の出血を引き起こし，しばしばくも膜下腔に広がり，多様な外観を呈する．血管症は強く年齢に依存する．通常の剖検研究での頻度は，60歳から着実に増加し，80歳では37%，90歳では58%に達する[11]．このように，脳アミロイド血管症は，しばしば高齢者に出血を引き起こす．これは，脳の表面，すなわち皮質髄膜に分布することが多いため，皮質下に出血を生じやすい．このほかの特徴としては，再発傾向がある（日本の前向き研究における3年間の追跡調査では，1/3以上の症例で再出血が示されている[12]）．また，アポリポ蛋白質のε対立遺伝子の存在と関連がある特徴としては，特にε2とε4の対立遺伝子[13,14]をもつ場合，皮質下の同時多発出血が生じる可能性がある．脳アミロイド血管症における多発性出血は無症候性に生じることがある．したがって，臨床的に明らかな皮質下出血の急性期には，多発性の表在性微小出血の画像所見（MRI T2*強調画像で小さい円形もしくは卵円形の信号欠損域として描出される）が認められることがある．脳アミロイド血管症の症例では一般的であり，皮質皮質下での多発性微小出血のMRI所見（**図45.2**）は，アミロイド血管症の診断を強く疑わせる[15]．加えて，皮質下出血における微小出血の負荷は再発率に相関し，3年間の再発率は，初期の画像所見で微小出血が1つの場合では14%，6つ以上の場合では51%以上であった[16]．この観察から，これらの小出血の一部は，脳アミロイド血管

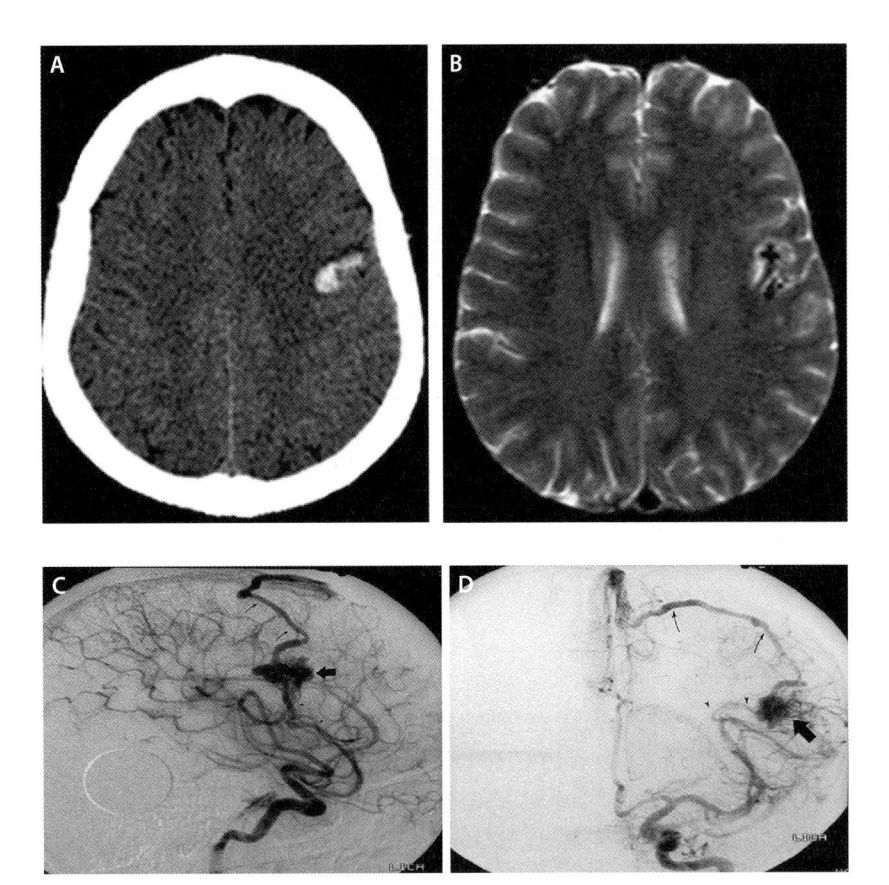

図45.3 A：小さな脳表の動静脈奇形からの小さな左前頭葉皮質下出血のCT像．B：頭部MRI T2強調画像．C：血管造影側面像．D：血管造影正面像．典型的な巣状部 *nidus*（太矢印）は中大脳動脈の分枝（矢頭）より灌流され，静脈還流が上矢状静脈洞（曲矢印）に流れ込んでいる．

症患者に生じる一過性の神経症状の原因であることが示唆され[17]．これらは一般的に一過性脳虚血発作とみなされて，しばしば抗血小板薬や抗凝固薬の投与開始の指標となる[15]．このシナリオは特に気がかりなものである．脳アミロイド血管症は，抗凝固薬や線溶薬による治療を受けている高齢者において生じる出血の基本的な素地であると考えられ[18]，また，アスピリンによる治療を受ける高齢者では，皮質下出血再発の危険因子であることが証明されている[19]．

　小さな血管奇形は大脳半球表面に好発する傾向があり，しばしば破裂して皮質下出血を生じる（図45.3）[20]．Toffolらは，若年（15〜45歳）の脳出血（そのうち皮質下出血が最も多い）の主な原因は動静脈奇形の破裂であることを報告した[6]．同様に，Wakaiらは，29例の皮質下出血患者に非診断的血管造影を施行して，20例（69％）に血管病変〔血管奇形：9例（動静脈奇形 *arteriovenous malformation*：6例，海綿状血管腫 *cavernous angioma*：3例），微小動脈瘤：11例〕が認められることを報告した[21]．その他の脳アミロイド血管症の6例のうち，2例は脳腫瘍を伴い，残りの4例は外科標本による組織学的検査を施行するも診断がつかなかった[21]．他の研究では，皮質下出血137例中30例（22％）に動静脈奇形が見つかったが，この所見は高血圧の既往のない

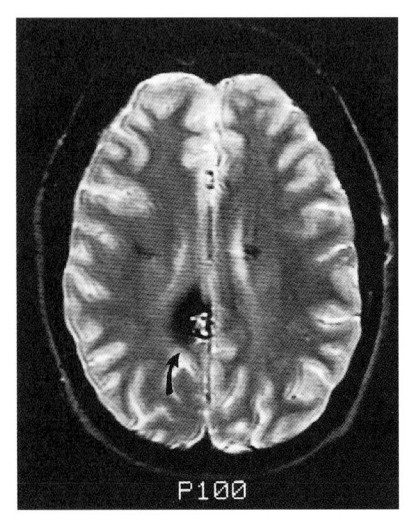

図45.4 頭部MRI T2強調画像（TR 53,243 ms, TE 580 ms）．前頭葉内側部の海綿状血管腫（矢印）と，周囲のヘモジデリンによる低信号輪を示す．(Kase and Caplan, 1994[20] より許可を得て転載)

若い患者に多い傾向があった[22]．30例の動静脈奇形患者のうち4例は，出血急性期に行われた検査では診断できず，その後に繰り返し施行された血管造影にて発見された．したがって，皮質下出血患者における血管奇形の診断には発症直後ではなく少し時間が経過してからの血管造影が有効である．CTAは皮質下出血の患者における血管奇形を非常に正

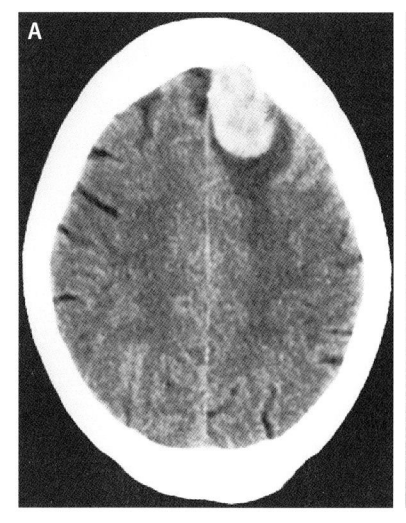

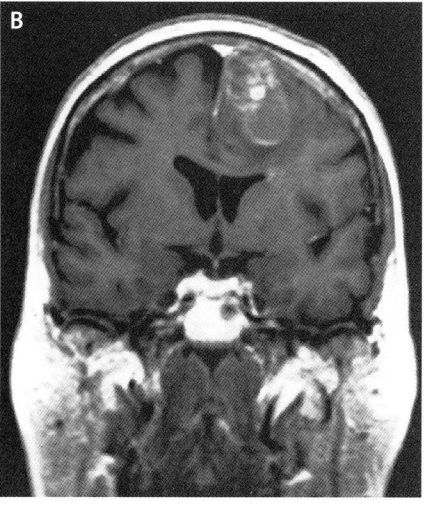

図45.5 生検にて悪性黒色腫の転移と診断された前頭葉皮質下出血．A：頭部CT像．急性期の左前頭極の出血で，周囲に低吸収の浮腫を認める．B：ガドリニウム造影頭部MRI T1強調画像（TR 5608 ms, TE 514 ms）．腫瘍は，中央に強く造影される結節として上方に造影され，出血は下方に造影された．

確に検出でき，カテーテル血管造影により示される所見の95％を確認できる[23]．また，MRIは小さな血管奇形（動静脈奇形と海綿状血管腫）の診断も可能である．海綿状血管腫はMRIを用いると非常に正確に診断できる（図45.4）．海綿状血管腫は動静脈奇形より出血に進展することは少ないが，潜在的に出血を起こしうると考えられる．Simardらは，1985年までの文献から，症候性で手術を受けた患者を138例集め，そのうち40例（29％）に出血を認めたことを報告した．その他の所見はてんかんと頭蓋内占拠性効果であった[24]．海綿状血管腫による大脳半球の脳出血の大部分は，皮質下で生じている．その出血は小さい円形で，海綿腫の被膜の中に限局している．

脳腫瘍 cerebral tumor はときに皮質下出血の原因として見つかる[2,7]．その多くは悪性で，しばしば原発性ではなく転移性の腫瘍であり，脳葉型では大脳半球の灰白質と白質の結合部に存在し，血液性の沈着物質として認めやすい．出血しやすい転移性腫瘍の原発腫瘍は，気管支原性肺癌（肺癌の90％），腎細胞癌，絨毛癌，悪性黒色腫である[25]．脳出血患者（通常は皮質下出血）では，原因となる腫瘍の存在を考慮しなければならない．脳腫瘍がある場合，血腫に隣接する結節の造影後増強効果のみならず，周囲の浮腫が不釣り合いに大きく腫瘤による圧排効果が生じる（図45.5）．

抗凝固薬や線溶薬の使用は，脳出血（しばしば皮質下出血）のよく知られた原因である．ワルファリンは，投与を受けていない患者と比較して，出血リスクを8～11倍に上昇させる．抗凝固薬による脳出血の主な危険因子は，プロトロンビン時間国際標準比（PT-INR）の過剰な延長[26]で，PT-INR＞4.5であれば出血頻度は著明に上昇する[27]．この場合は通常大出血となり，予後不良に関連し，死亡率は55～70％である[28]．その出血部位は抗凝固薬の投与を受けていない患

表45.3 脳卒中急性期における血栓溶解療法に伴う症候性脳出血

	脳出血	
研究名	血栓溶解群	プラセボ群
ECASS I[a]	N/A	N/A
NINDS[b]	6.4%	0.6%
ECASS II[c]	8.8%	3.4%
PROACT I[d]	15.4%	7.1%
PROACT II[e]	10.2%	1.9%

N/A＝入手不可．
[a] Hacke et al., 1995[33]
[b] The National Institute of Neurological Disorders and Stroke rt-PA Stroke Study Group, 1995[34]
[c] Hacke et al., 1998[35]
[d] Del Zoppo et al., 1998[36]
[e] Furlan et al., 1999[37]

者と変わらない[28,29]．急性心筋梗塞の治療としての血栓溶解薬〔streptokinaseや組織プラスミノゲンアクチベーター（t-PA）〕の使用は，患者の0.5～0.65％で合併症として脳出血をきたす[30-32]．出血原因として脳アミロイド血管症を疑うような脳出血の大部分は皮質下出血である[18]．脳出血は，心筋梗塞よりも脳梗塞急性期の治療として血栓溶解薬を使用した際に，より一般的に生じやすい．さまざまな薬剤が使用されるが，静脈内および動脈内投与のどちらでも，脳出血の頻度は6.4～15.4％である（表45.3）[33-37]．これらの出血の大部分は，先行する脳梗塞を生じた部位で起こり，特定されている危険因子としては，重度の神経症状〔National Institute of Health Stroke Scale（NIHSS）スコア＞20〕，ベースラインの早期CT所見の陽性（低吸収と圧排効果）[38]，糖

表 45.4 各論文における皮質下出血の原因

原因	Kase et al., 1982[2] (n=22)	Schütz, 1988[5] (n=98)	Weisberg et al., 1990[47] (n=25)	Hino et al., 1998[22] (n=137)
高血圧	10(45%)	36(37%)	5(20%)	36(27%)
出血性疾患	1(5%)	14(14%)	2(8%)	8(6%)
腫瘍	3(14%)	4(4%)	1(4%)	4(3%)
血管奇形，動脈瘤	2(9%)	24(24.5%)	8(32%)	38(28%)
その他	―	―	―	5(4%)
原因不明	6(27%)	20(20.5%)	9(36%)	46(32%)

尿病と高血糖の既往[39,40]，t-PA の投与のプロトコルあるいはガイドラインからの逸脱(特に血栓溶解療法後の早すぎる抗血栓薬の導入)などである[41]．

アンフェタミン類, phenylpropanolamine, コカインなどの交感神経刺激物質は，高血圧の既往がない患者における脳出血の原因の多くを占めていると考えられている[42]．交感神経刺激薬による脳出血は，一般的に薬剤の使用後数分から数時間以内に発症し，患者の約50%に急性の高血圧を認める．ほとんどが皮質下出血である[43,44]．これらの薬剤(特にアンフェタミン類と phenylpropanolamine)は，脳血管造影上で局所的に狭窄と拡張が交互する領域(数珠状所見)を有する血管症と関連し，ときに血管炎をきたすと考えられるが，この所見は組織学的にめったに確認できていない[45]．

血管炎は脳出血の一般的な原因ではなく，主に脳梗塞を生じさせる．稀であるが，中枢神経系の肉芽腫性血管炎も，脳出血(皮質下に優位)の原因となる[46]．

皮質下出血の潜在的な原因はさまざまであるが，繰り返しの血管造影なども含めた広範な検査にもかかわらず，患者の20〜60%では原因を特定できない(**表45.4**)[2,5,22,47]．

臨床症候

ここではまず，皮質下出血の部位にかかわらない一般的な臨床症候を紹介し，その後に皮質下出血のさまざまな解剖学的障害部位に特異的な神経症候について説明する．

■ 一般的な臨床症候

皮質下出血の特徴として，突然発症で，他の部位の脳出血と同様に，活動中に生じる．最も一般的な症状は頭痛で，患者の60〜70%に生じると報告されている[2,7,48-50]．嘔吐は26〜45%にみられ，通常は発症の数時間以内に生じる．けいれん発作は他の型の脳出血より皮質下出血において頻度が高いと報告されており，最も低いのは Flemming らが報告した6%[50]であるが，大部分は16%[49]〜36%[51]の間である．この場合のけいれん発作は典型的には脳出血の発症時に生じる[52,53]．全身けいれん発作より部分けいれん発作が多く，けいれん発作患者の半数ではてんかん重積状態が生じた[51]．皮質下出血におけるけいれん発作の発症は大脳皮質への血腫の広がりに関連し，皮質への進展がない患者ではけいれん発作はわずか3%であるが，皮質への進展がある患者では26%であると報告されている[52]．

発症時の昏睡の頻度は，他の部位の脳出血よりも皮質下出血で低く，5〜19%である．これは，皮質下の血腫の周辺領域では，大脳半球深部の血腫より正中偏倚を生じにくいことを反映している．

■ 解剖学的側面からみた臨床症候

皮質下出血はさまざまな脳葉で生じるが，一般的には頭頂葉と後頭葉に生じやすい[2,5,7,54]．ただし，前頭葉[48,55]や側頭葉[50]に生じやすいという報告も散見される．頭頂後頭葉に優位な出血は，その領域に多い原因を反映していると考えられる．たとえば，脳アミロイド血管症では，最もアミロイドが沈着した血管がこの葉で見つかる[56]．

● 前頭葉出血 frontal hemorrhage

前頭葉出血(**図45.6**)では，著明な肢節麻痺と，出血側に優位な両側前頭部の頭痛を呈する[7]．単麻痺のみの場合は，対側の上肢に生じやすい．下肢と顔面の麻痺は軽い傾向にあり，血腫側への眼球共同偏倚は稀である．

Weisberg[48]，Weisberg と Stazio[57]は，前頭葉の血腫のさまざまな部位による臨床放射線学的関連を分析した．前頭葉上部(側脳室前角の上方)に血腫をもつ患者では，前頭部の頭痛と対側の下肢麻痺が目立つ．反対に，前頭葉下部(側脳室前角の下方)に血腫をもつ患者では，臨床症候はより重度であり，意識障害，不全片麻痺，片側感覚障害，麻痺側への水平注視麻痺を呈する．稀に，前頭葉前部の血腫では，不

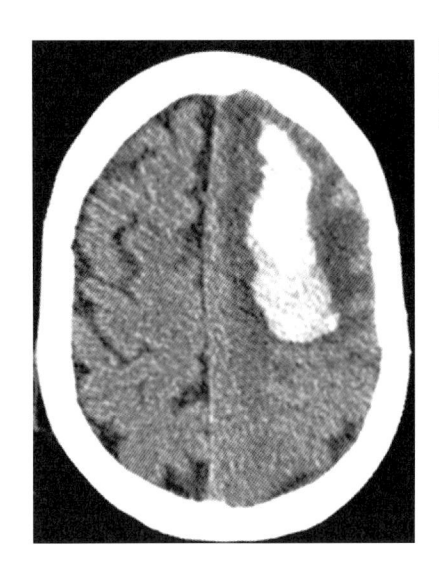

図 45.6 周囲に浮腫を伴う大きな左前頭葉傍矢状出血.

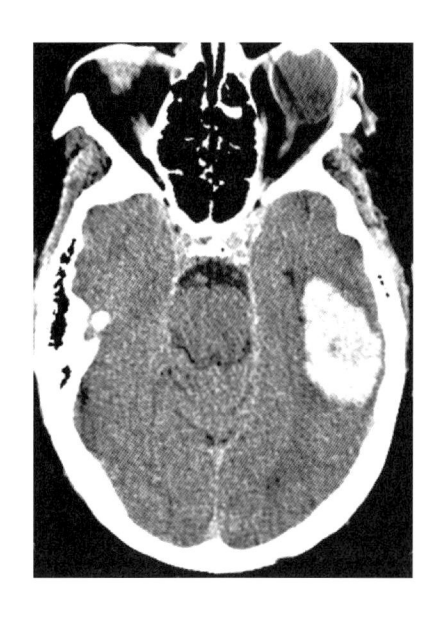

図 45.7 側脳室下角の消失を伴う大きな左側頭葉出血.

全片麻痺や失語を呈することなく，無為のような精神状態の異常を呈する[20].

WeisbergとStazio[57]は，前頭葉出血患者の一般的な症候として，頭痛(80%)，嘔吐(80%)，痙攣(32%)，意識の異常(52%)，眼球共同偏倚(40%)を報告した．出血の原因として，高血圧は20%のみで，動脈瘤の破裂や動静脈奇形は32%，脳腫瘍，抗凝固療法中，凝固異常がそれぞれ4%であり，残りの36%は原因不明であった．

● 側頭葉出血 temporal hemorrhage

側頭葉出血(図45.7)では，左右差と脳葉内の部位に関連した特異な症候群を呈する．頭痛は発症時の一般的な症状で，眼の周りや耳の前方の中心に起こる[7]．優位半球の血腫は理解力低下を伴う流暢性失語をもたらし，錯語や失名辞と関連する[7,48]．右視野の欠損は，半盲か下四分盲のどちらかで，一般的に側頭葉後部の血腫に付随して生じる．側頭葉後部の血腫では，稀に不全片麻痺と片側感覚障害を合併する．

Weisbergら[58]は，側頭葉血腫患者30例の研究で，23%にけいれん発作を認めたと報告した．側頭葉後部の血腫をもつ患者は，発症時に耳介後方に頭痛を呈し，左側病変では，それに加えて，Wernicke失語と右同名半盲を呈した．右側病変では，局所神経徴候なしに意識不鮮明を示したと報告されている．そのような患者の多くは，話題が次々に変わる談話心迫と活動亢進によって特徴づけられる興奮性せん妄を示す．ときには，優位側の側頭葉血腫の患者において，早期にWernicke失語が認められるが，これは急速に回復する[2]．この早期改善の正確な機序はほとんど立証されないが，これは側頭葉の部分的なてんかん型放電の中断と関連しているかもしれない[20]．基底核下部に位置する側頭葉出血において，CT上での大脳基底槽内あるいは脳溝内への血液漏出所見は，脳出血の原因として動静脈奇形か動脈瘤が関係していることが示された[58]．近傍の脳葉に拡大する側頭葉血腫では，よく知られた臨床症候群を呈することは少ない．大脳基底核に向けて内側方向に進展した血腫は，片麻痺，片側感覚障害，失語，半盲，水平注視麻痺などといった被殻の大出血の臨床経過と似た症状を随伴する．頭頂葉に拡大した右側頭葉の血腫は，左側に著明な半側空間無視を特徴とする．

● 頭頂葉出血 parietal hemorrhage

頭頂葉出血(図45.8)では，しばしばこめかみの周囲に限局する片側性の激しい頭痛を呈する[7]．一般的に片側上下肢や体幹の感覚障害はしばしば重度で，片麻痺に関連する[2,7,48]．WeisbergとStazioは，患者の28%に発症時のけいれん発作があることを報告した[59]．また，頭頂葉出血の25例の臨床症状を分析し，頭頂葉前外側部の出血では，運動障害と感覚障害が顕著であり，そのうちの半数に同名半盲を認めることを報告した．失語や半側空間無視の発症は脳出血の左右差による．頭頂葉前内側部の血腫を有する患者は，一部の例外を除いて，似たような臨床症候群を示す．その例外とは，血腫が内側に位置し，多くは意識変容が生じている患者で，これはしばしば血腫が視床に拡大して正中偏倚をきたしていることを反映している．頭頂葉後部の血腫では，発症時に痙攣がよくみられ，構成失行，着衣失行，半側空間無視を含む臨床症候群を呈する．

● 後頭葉出血 occipital hemorrhage

後頭葉出血(図45.9)は，しばしば病巣側の眼周囲の激しい頭痛の原因となり，急性の自覚症状である視覚障害(検査では対側の同名半盲)を生じる[7]．運動麻痺は後頭葉出血の特

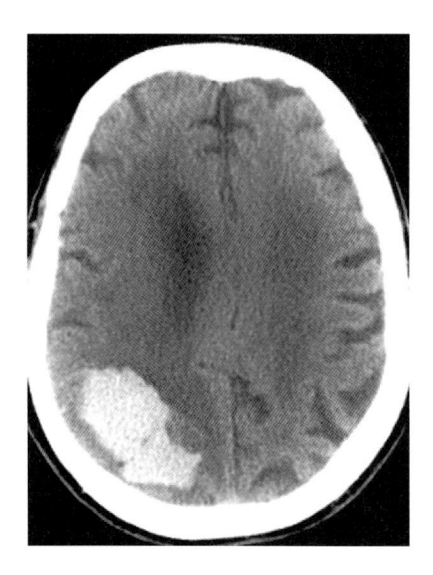

図45.8 周囲の軽度の浮腫を伴う右頭頂葉後部血腫.

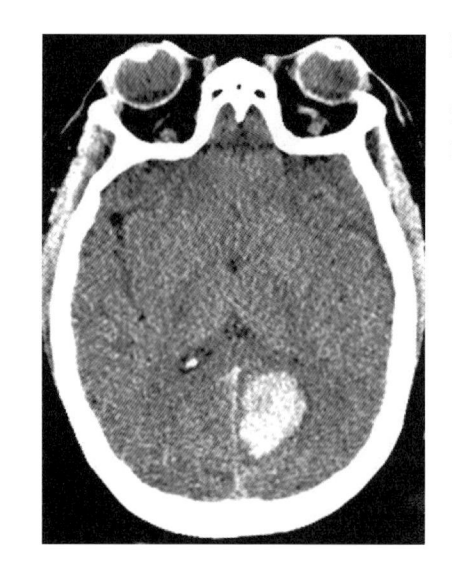

図45.9 左側脳室に対しわずかな圧排効果を伴う左後頭葉内側部出血.

徴ではないが，対側の2点識別覚消失，書字障害，読字障害，失書を伴わない失読などが報告されている[7,60].

WeisbergとStazio[61]は，後頭葉内側部出血患者は頭痛と「視野のかすみ」を呈し，視野検査ですべての患者に同名半盲が認められ，麻痺，記憶障害，精神活動の低下は伴わないことを報告した．後頭葉外側部出血患者では，発症時に頭痛があるが，検査上，視覚障害，感覚運動障害，行動異常などの神経障害は認められない．近傍の脳葉に血腫が拡大した後頭葉出血患者では，血腫はしばしば比較的大きく，神経障害がより劇的で，精神状態の異常，興奮，対側の半側空間無視，同名半盲を呈する．

予後

皮質下出血は，大脳半球深部（被殻や視床）や後頭蓋窩の出血に比べ，予後はよいと考えられている[2,7,62]．死亡率は，基底核や視床の出血では42％，後頭蓋窩の出血では43％であるのに対して，皮質下出血では11％[7]～32％[2]と報告されている[63]．しかしながら，大規模研究では，皮質下出血と大脳深部出血の死亡率に有意差は認められなかった．Massaroら[49]は，原発性の脳出血の連続172例の研究において，30日以内の死亡率は，皮質下出血では27.7％であるのに対し，深部出血では31.8％と報告した．皮質下出血と深部出血の死亡率の違いは，障害部位が深部か表層かという違いよりも，血腫の大きさや圧排効果を反映すると思われる．結局のところ，血腫の大きさと意識レベルの低下は，脳出血患者の生存を決定する最も重要な因子である[62,64]．脳室穿破も，脳実質内での出血部位にかかわらず，予後不良の予測因子である[65,66]．最近の研究では，慢性閉塞性肺疾患が皮質下出血の死亡率に対するさらなる独立した危険因子であることが明らかになった[67]．Flemmingらは，皮質下出血の患者における悪化の予測因子を研究し，61例中16例（26％）で発症後に神経学的な悪化を認めたことを報告した[50]．発症時の意識レベル低下（Glasgow Coma Scaleで14点以下）は，予後不良な臨床経過と相関する唯一の臨床的な危険因子であった．一方，CTで出血量が60 cm^{3}以上と予測される場合，透明中隔の偏倚，対側の迂回槽の消失，対側の側脳室下角の拡大はすべて神経学的な悪化と相関した．早期（発症12時間以内）に神経学的な悪化を示す症例は，一般的に血腫の拡大と相関し，遅れて（12時間を超えて）生じる悪化は，一般的に大部分が血腫周辺の浮腫による．最近の研究では，皮質下出血の患者において，硬膜下血腫の合併（患者の20％に観察される）により，死亡率が大幅に上昇することが示された[68]．

結論として，皮質下出血の死亡率が深部出血の死亡率より低いかどうかは不確実である．いくつかの研究では，この死亡率の違いは，血腫の部位（表層か深部か）ではなく，血腫の大きさ，正中偏倚，脳室穿破といった生存に重要な要素を反映しているのかもしれないと結論している．

皮質下出血の機能的な予後は，さまざまな深部出血より良好と考えられている[62,63]．しかし，この観察が真実なのか患者選択バイアスの結果なのかは不明確である．皮質下出血を予後良好と報告しているいくつかの研究[7]において，発症時の昏睡の頻度が極端に低い（0.4％）のは，大きな血腫を有する患者が，発症時の重度の神経症状，早期の死亡，手術リスクの高さなどの理由のため，最初から除外されたことに起因するのかもしれない．他の研究[49,69]では，皮質下出血と深部出血との間に機能的な予後の違いは見られなかった．

しかし，Portenoyらによって報告された皮質下と深部の出血の研究[69]では，血腫を大きさ別に4つに分類し，最も大きな血腫群は予後不良であるに対し，最も小さい血腫群は予後が良好で，これは血腫の存在部位に関係ないことが示された．その中間の血腫サイズの2群で良好な予後を呈したのは，深部出血の患者(21%)より皮質下出血の患者(46%)に多かった．

治療

皮質下出血における内科的治療か外科的治療かの選択は，依然として論争の的である．RopperとDavis[7]，IwasakiとKinoshita[54]は，非外科的治療の患者の低い死亡率と良好な機能予後の所見に基づき，皮質下出血には外科的治療の適応はないと結論づけた．しかし，他の研究では，皮質下出血に外科的治療を施行した群で予後の改善が示唆された[2,21,48,70]．Kaseら[2]は，小さな血腫(20 cm^{3}未満)の患者は外科的処置なしで良好な予後が得られるが，大きな出血(40 cm^{3}以上)の患者は施行された治療法にかかわらず予後不良であると報告した．血腫量が20～40 cm^{3}の中型の群では，外科的な血腫除去のほうが良好な予後を示した．同様に，Volpinら[70]は，血腫量26 cm^{3}未満の患者は外科的治療なしでもよく，85 cm^{3}より大きい患者は施行された治療法にかかわらずすべて死亡したと報告した．26～85 cm^{3}の中型の患者において，外科的治療を受けた群は受けなかった群より良好な予後を示した．最後に，Gårdeら[71]の報告によると，外科的治療は血腫が小さい(5～10 cm^3)か非常に大きい(70～80 cm^3)場合には価値がなく，中型(30～80 cm^3)の群で，術前に昏睡でない患者においては，手術により生存率が改善した．最近では，圧排効果による症状とともに，CTで60 cm^{3}以上の血腫量が最終的な臨床転帰悪化の予測因子として確認された[50]．このような患者の管理では，注意深く経過観察し，神経学的な悪化の徴候が認められる場合には，外科的血腫除去を考慮すべきである．

これらのデータを考慮すると，非外科的治療は小さな(最大でも20～30 cm^3)皮質下血腫で臨床的に安定している患者に選択すべきであり，予後不良の大きな(80 cm^{3}以上)血腫で特に昏睡，著明な圧排効果，CT上の正中偏倚を有する場合は，保存的治療のみが適切である．中型(30～80 cm^3)の血腫で混迷や傾眠のある患者は，おそらく外科的に血腫除去をしたほうが有益である．この状況における外科的治療のもう1つの利点は，動静脈奇形や海綿状血管腫のような再出血の原因となりうる病変を取り除ける可能性があることである．

皮質下出血における内科的および外科的治療の価値は，究極的には同様な(基準として臨床症状の重症度と血腫量が同じ)群でのランダム化された臨床研究により決定されるべきである[72]．現在，国際的な多施設共同臨床試験〔Surgical Trial in Intracerebral Hemorrhage II(STICH II)〕において，脳表から1 cm以内に存在する皮質下出血の症例に対する外科的治療と非外科的治療の有益性が検討されている．最初の国際的なSTICH研究[73]の結果は，種々の脳出血すべてを合わせると外科的治療群と非外科的治療群の治療効果は全体として同等であったのに対し，皮質下出血の患者では外科的治療が有益であることを示唆しており，この結果に基づいて，STICH II研究では皮質下出血の患者群が選択された．

参考文献

1. Sung CY, Chu NS. Late CT manifestations in spontaneous lobar hematoma. J Comput Assist Tomogr 2001; 25: 938-941.
2. Kase CS, Williams JP, Wyatt DA, Mohr JP. Lobar intracerebral hematomas: clinical and CT analysis of 22 cases. Neurology 1982; 32: 1146-1150.
3. Bogousslavsky J, Van Melle G, Regli F. The Lausanne Stroke Registry: analysis of 1,000 consecutive patients with first stroke. Stroke 1988; 19: 1083-1092.
4. Norrving B. Cerebral hemorrhage. In: Ginsberg MD, Bogousslavsky J, eds. Cerebrovascular Disease: Pathophysiology, Diagnosis, and Management. Malden, MA: Blackwell Science, 1998; 1447-1473.
5. Schütz H. Spontane Intrazerebrale Hämatome: Pathophysiologie, Klinik und Therapie. Heidelberg: Springer-Verlag, 1988.
6. Toffol GJ, Biller J, Adams HP. Nontraumatic intracerebral hemorrhage in young adults. Arch Neurol 1987; 44: 483-485.
7. Ropper AH, Davis KR. Lobar cerebral hemorrhages: acute clinical syndromes in 26 cases. Ann Neurol 1980; 8: 141-147.
8. Broderick J, Brott T, Tomsick T, Leach A. Lobar hemorrhage in the elderly: the undiminishing importance of hypertension. Stroke 1993; 24: 49-51.
9. Lovelock CE, Molyneux AJ, Rothwell PM. Change in incidence and aetiology of intracerebral haemorrhage in Oxfordshire, UK, between 1981 and 2006: a population-based study. Lancet Neurol 2007; 6: 487-493.
10. Vinters HV. Cerebral amyloid angiopathy: a critical review. Stroke 1987; 18: 311-324.
11. Tomonaga M. Cerebral amyloid angiopathy in the elderly. J Am Geriatr Soc 1981; 29: 151-157.
12. Hirohata M, Yoshita M, Ishida C, et al. Clinical features of non-hypertensive lobar intracerebral hemorrhage related to cerebral amyloid angiopathy. Eur J Neurol 2010; 17: 823-829.
13. O'Donnell HC, Rosand J, Knudsen KA, et al. Apolipoprotein E genotype and the risk of recurrent lobar intracerebral hemorrhage. N Engl J Med 2000; 342: 240-245.
14. Biffi A, Sonni A, Anderson CD, et al. Variants at APOE influence risk of deep and lobar intracerebral hemorrhage. Ann Neurol 2010; 68: 934-943.
15. Greenberg SM, Finklestein SP, Schaefer PW. Petechial hemorrhages accompanying lobar hemorrhage: detection by gradient-echo MRI. Neurology 1996; 46: 1751-1754.
16. Greenberg SM, Eng JA, Ning M, et al. Hemorrhage burden predicts recurrent intracerebral hemorrhage after lobar hemorrhage. Stroke 2004; 35: 1415-1420.
17. Greenberg SM, Vonsattel JP, Stakes JW, et al.

18. Wijdicks EFM, Jack CR. Intracerebral hemorrhage after fibrinolytic therapy for acute myocardial infarction. Stroke 1993; 24: 554-557.
19. Biffi A, Halpin, A, Towfighi A, et al. Apirin and recurrent intracerebral hemorrhage in cerebral amyloid angiopathy. Neurology 2010; 75: 693-698.
20. Kase CS, Caplan LR. Intracerebral Hemorrhage. Stoneham, MA: Butterworth Heinemann, 1994.
21. Wakai S, Kumakura N, Nagai M. Lobar intracerebral hemorrhage: a clinical, radiographic, and pathological study of 29 consecutive operated cases with negative angiography. J Neurosug 1992; 76: 231-238.
22. Hino A, Fujimoto M, Yamaki T, et al. Value of repeat angiography in patients with spontaneous subcortical hemorrhage. Stroke 1998; 29: 2517-2521.
23. Yoon DY, Chang SK, Choi CS, et al. Multidetector row CT angiography in spontaneous lobar intracerebral hemorrhage: a prospective comparison with conventional angiography. Am J Neuroradiol 2009; 30: 962-967.
24. Simard JM, Garcia-Bengochea F, Ballinger WE, et al. Cavernous angioma: a review of 126 collected and 12 new clinical cases. Neurosurgery 1986; 18: 162-172.
25. Kase CS. Intracerebral hemorrhage: non-hypertensive causes. Stroke 1986; 17: 590-595.
26. Hylek EM, Singer DE. Risk factors for intracranial hemorrhage in outpatients taking warfarin. Ann Intern Med 1994; 120: 897-902.
27. The European Atrial Fibrillation Trial Study Group. Optimal oral anticoagulant therapy in patients with nonrheumatic atrial fibrillation and recent cerebral ischemia. N Engl J Med 1995; 333: 5-10.
28. Hart RG, Boop BS, Anderson DC. Oral anticoagulants and intracranial hemorrhage. Stroke 1995; 26: 1471-1477.
29. Franke CL, de Jonge J, van Swieten JC, et al. Intracerebral hematomas during anticoagulant treatment. Stroke 1990; 21: 726-730.
30. Kase CS, Pessin MS, Zivin JA, et al. Intracranial hemorrhage after coronary thrombolysis with tissue plasminogen activator. Am J Med 1992; 92: 384-390.
31. Longstreth WT, Litwin PE, Weaver WD, the MITI Project Group. Myocardial infarction, thrombolytic therapy, and stroke: a community-based study. Stroke 1993; 24: 587-590.
32. Gebel JM, Sila CA, Sloan MA, et al. Thrombolysis-related intracranial hemorrhage: a radiographic analysis of 244 cases from the GUSTO-1 trial with clinical correlation. Stroke 1998; 29: 563-569.
33. Hacke W, Kaste M, Fieschi C, et al. Intravenous thrombolysis with recombinant tissue plasminogen activator for acute hemispheric stroke: the European Cooperative Acute Stroke Study (ECASS). JAMA 1995: 274: 1017-1025.
34. The National Institute of Neurological Disorders and Stroke rt-PA Stroke Study Group. Tissue plasminogen activator for acute ischemic stroke. N Engl J Med 1995; 333: 1581-1587.
35. Hacke W, Kaste M, Fieschi C, et al. Randomized double-blind placebo-controlled trial of thrombolytic therapy with intravenous alteplase in acute ischemic stroke (ECASS II). Lancet 1998; 352: 1245-1251.
36. Del Zoppo GJ, Higashida RT, Furlan AJ, et al. PROACT: a phase II randomized trial of recombinant pro-urokinase by direct arterial delivery in acute middle cerebral artery stroke. Stroke 1998; 29: 4-11.
37. Furlan A, Higashida R, Wechsler L, et al. Intra-arterial prourokinase for acute ischemic stroke: the PROACT II study: a randomized controlled trial. JAMA 1999; 282: 2003-2011.
38. The NINDS t-PA Stroke Study Group. Intracerebral hemorrhage after intravenous t-PA therapy for ischemic stroke. Stroke 1997; 28: 2109-2118.
39. Kase CS, Furlan AJ, Wechsler L, et al. Symptomatic intracerebral hemorrhage after intra-arterial thrombolysis with prourokinase in acute ischemic stroke: The PROACT II trial. Neurology 2001; 57: 1603-1610.
40. Bruno A, Levine SR, Frankel MR, et al. Admission glucose level and clinical outcomes in the NINDS rt-PA stroke trial. Neurology 2002; 59: 669-674.
41. Tanne D, Bates VE, Verro P, et al. Initial clinical experience with IV tissue plasminogen activator for acute ischemic stroke: a multicenter survey. Neurology 1999; 53: 424-427.
42. Kernan WN, Viscoli CM, Brass LM, et al. Phenylpropanolamine and the risk of hemorrhagic stroke. N Engl J Med 2000; 343: 1826-1832.
43. Kase CS, Foster TE, Reed JE, et al. Intracerebral hemorrhage and phenylpropanolamine use. Neurology 1987; 37: 399-404.
44. Levine SR, Brust JCM, Futrell N, et al. Cerebrovascular complications of the use of the 'crack' form of alkaloidal cocaine. N Engl J Med 1990; 323: 699-704.
45. Tapia JF, Golden JA. Case records of the Massachusetts General Hospital (Case 27-1993). N Engl J Med 1993; 329: 117-124.
46. Clifford-Jones RE, Love S, Gurusinghe N. Granulomatous angiitis of the central nervous system: a case with recurrent intracerebral hemorrhage. J Neurol Neurosurg Psychiatry 1985; 48: 1054-1056.
47. Weisberg LA, Stazio A, Shamsnia M, Elliott D. Nontraumatic parenchymal brain hemorrhages. Medicine 1990; 69: 277-295.
48. Weisberg LA. Subcortical lobar intracerebral haemorrhage: clinical-computed tomographic correlations. J Neurol Neurosurg Psychiatry 1985; 48: 1078-1084.
49. Massaro AR, Sacco RL, Mohr JP, et al. Clinical discriminators of lobar and deep hemorrhages: the Stroke Data Bank. Neurology 1991; 41: 1881-1885.
50. Flemming KD, Wijdicks EFM, St Louis EK, Li H. Predicting deterioration in patients with lobar haemorrhages. J Neurol Neurosurg Psychiatry 1999; 66: 600-605.
51. Sung CY, Chu NS. Epileptic seizures in intracerebral haemorrhage. J Neurol Neurosurg Psychiatry 1989; 52: 1273-1276.
52. Berger AR, Lipton RB, Lesser ML, Lantos G, Portenoy RK. Early seizures following intracerebral hemorrhage: implications for therapy. Neurology 1998; 38: 1363-1365.
53. Passero S, Rocchi R, Rossi S, et al. Seizures after spontaneous supratentorial intracerebral hemorrhage. Epilepsia 2002; 43: 1175-1180.
54. Iwasaki Y, Kinoshita M. Subcortical lobar hematomas: clinico-computed tomographic correlations. Comput Med Imaging Graph 1989; 13: 195-198.
55. Loes DJ, Smoker WRK, Biller J, Cornell SH. Nontraumatic lobar intracerebral hemorrhage: CT/angiographic correlation. Am J Neuroradiol 1987; 8: 1027-1030.
56. Johnson KA, Gregas M, Becker JA, et al. Imaging of amyloid burden and distribution in cerebral amyloid angiopathy. Ann Neurol 2007; 62: 229-234.
57. Weisberg LA, Stazio A. Nontraumatic frontal lobe hemorrhages: clinical-computed tomographic correlations. Neuroradiology 1988; 30: 500-505.
58. Weisberg LA, Stazio A, Shamsnia M, Elliott D. Nontraumatic temporal subcortical hemorrhage: clinical computed tomographic analysis. Neuroradiology 1990; 32: 137-141.
59. Weisberg LA, Stazio A. Nontraumatic parietal subcortical hemorrhage: clinical-computed tomographic correlations. Comput Med Imaging Graph 1989; 13: 355-361.
60. Weisberg LA, Wall M. Alexia without agraphia: clinical-computed tomographic correlations. Neuroradiology 1987; 29:283-286.
61. Weisberg LA, Stazio A. Occipital lobe hemorrhages: clinical-computed tomographic correlations. Comput Med Imaging Graph 1988; 12: 353-358.
62. Helweg-Larsen S, Sommer W, Strange P, et al. Prognosis for patients treated conservatively for spontaneous intracerebral hematomas. Stroke 1984; 15: 1045-1048.
63. Steiner I, Gomori JM, Melamed E. The prognostic value of the CT scan in conservatively treated patients with intracerebral hematoma. Stroke 1984; 15: 279-282.
64. Tuhrim S, Dambrosia JM, Price TR, et al. Prediction of intracerebral hemorrhage survival. Ann Neurol 1988; 24: 258-263.
65. Young WB, Lee KP, Pessin MS, et al. Prognostic significance of ventricular blood in supratentorial hemorrhage: a volumetric study. Neurology 1990; 40: 616-619.
66. Qureshi AI, Mendelow AD, Hanley DF. Intracerebral haemorrhage. Lancet 2009; 373: 1632-1644.
67. Arboix A, Manzano C, Garcia-Eroles L, et al. Determinants of early outcome in spontaneous

68. Patel PV, FitzMaurice E, Nandigam K, et al. Association of subdural hematoma with increased mortality in lobar intracerebral hemorrhage. Arch Neurol 2009; 66: 71-84.

69. Portenoy RK, Lipton RB, Berger AR, et al. Intracerebral haemorrhage: a model for the prediction of outcome. J Neurol Neurosurg Psychiatry 1987; 50: 976-979.

lobar hemorrhage. Acta Neurol Scand 2006; 114: 187-192.

70. Volpin L, Cervellini P, Colombo F, et al. Spontaneous intracerebral hematomas: a new proposal about the usefulness and limits of surgical treatment. Neurosurgery 1984; 15: 663-666.

71. Gårde A, Böhmer G, Seldén B, Neiman J. 100 cases of spontaneous intracerebral haematoma: diagnosis, treatment and prognosis. Eur Neurol 1983; 22: 161-172.

72. Hankey GJ, Hon C. Surgery for primary intracerebral hemorrhage: is it safe and effective?: a systematic review of case series and randomized trials. Stroke 1997; 28: 2126-2132.

73. Mendelow AD, Gregson BA, Fernandes HM, et al. Early surgery versus initial conservative treatment in patients with spontaneous supratentorial intracerebral haematomas in the International Surgical Trial in Intracerebral Haemorrhage (STICH): a randomised trial. Lancet 2005; 365: 387-397.

CHAPTER

46

脳室内出血

Wendy C. Ziai and Daniel Hanley

序論

脳室内出血 intraventricular hemorrhage は初期診断として，一般的にはくも膜下出血や脳出血に引き続いて生じる．特発性脳出血をもつ患者において，出血の脳室内への穿破(たとえば，脳室内出血)は予後不良の徴候であり，死亡率は50〜80％と予測されるが，原発性脳室内出血はこれとは全く異なり，予後良好である[1-3]．本章では，一次性(原発性)と二次性の脳室内出血の疫学，臨床症状，神経画像，重症度分類，予後について述べる．

頻度

脳動脈瘤破裂によるくも膜下出血の25〜45％と，特発性脳出血のおよそ45％が側脳室内に穿破する一方，鈍的な頭部外傷ではわずか1.5〜3％，重症の頭部外傷では10％が脳室内出血を伴う[1,4]．脳室内出血は，脳出血，くも膜下出血，外傷性脳損傷のいずれにおいても合併症発生率と死亡率を有意に高める[5-9]．

脳出血と関連して脳室内出血を生じやすくする要因には，高齢，通常より多い血腫量，平均動脈圧が120 mmHg以上，出血の原発巣が深部白質かつ脳室近傍に位置すること，などが含まれる[3]．脳室内出血を伴うくも膜下出血患者は，脳室内出血のないくも膜下出血患者と比較して，発症前の脳血管危険因子(高血圧，糖尿病，冠動脈疾患)，入院時の神経学的な等級の悪いこと，より高い血圧，厚く広がったくも膜下出血巣，脳出血，後方循環系の動脈瘤，入院時の血管造影での脳血管攣縮，をより多く認める[4]．くも膜下出血患者において，脳室内出血の重症度は，機能予後と死亡の独立した予測因子である．

鈍的頭部外傷に起因する脳室内出血は，通常，重症の外傷性脳損傷[Glasgow Coma Scale(GCS)<8点]で生じ，しばしば脳表の挫傷とくも膜下出血を伴う[9]．すべての脳室を巻き込む脳室内出血は，一般的に脳梁もしくは脳幹が起源である．二次的な脳室内出血は，患者の1/3では，前頭葉，側頭葉，基底核から拡大した出血により生じるが，他の機序(低酸素，凝固異常症，陰圧による脳室上衣下静脈の破裂，びまん性軸索損傷など)によることも多い．

診断分類

外傷によらない特発性の脳室内出血は，神経画像の進歩による疾患分類の進歩と，臨床病理学的な分類に対する理解が進んだことにより，より正確に診断されるようになった．原発性脳室内出血は，1881年にSandersによって，脳室壁の断裂や破裂なしに脳室内が血液で満たされる状態と定義された[10]．報告された発生率は3〜7％で，出血は通常脳室内の原因から生じるか，脳室に接する病変(たとえば，脳室内外傷，動脈瘤，血管奇形，一般的に脈絡叢を含む腫瘍)から生じる[11]．硬膜動静脈奇形も稀に原発性脳室内出血との関連が報告されており，静脈還流の逆行による上衣下静脈内への逆流が静脈破裂を起こすと説明されている[12]．原発性脳室内出血に関与する最も一般的な危険因子は，高血圧と血管奇形である．以前の定義では，側脳室から1.5 cmのところまで拡大した側脳室周囲の血腫も含まれていた[13]が，これは現在，脳実質内の出血が脳室上衣面を通って脳室内に広がったものとみなされている．二次性の脳室内出血は，脳室内出血の70％を構成し，脳室系への脳実質内出血もしくはくも膜

表 46.1　脳室内出血の原因

- 一次性（原発性）脳室内出血
  - 頭部外傷
  - 脳室カテーテルの挿入および除去
  - 脳血管奇形，動脈瘤，腫瘍
  - 出血性素因〔真性多血症，血友病C（先天性第XI因子欠乏症），血小板減少症〕
  - もやもや病
  - 血管炎
  - 抗凝固療法
  - 硬膜動静脈瘻
  - 不明
- 二次性脳室内出血
  - 脳出血やくも膜下出血の拡大
  - 高血圧
  - 脳動脈瘤
  - 頭部外傷
  - 動静脈奇形
  - 血管炎
  - 凝固異常
  - 出血性梗塞
  - 腫瘍
  - 脳室上衣下胚芽層出血（早産児）

（Andrews and Engelhard, 2001[16] より転載）

表 46.2　特発性原発性脳室内出血の症状と徴候

症状と徴候	頻度（%）
感覚の変化	77〜92
嘔気・嘔吐	42〜80
頭痛	69〜77
興奮	20
昏睡	20〜35
けいれん発作	7〜23
髄膜刺激症候	12〜33
脳神経障害	8〜47
不全片麻痺	8〜33
伸展性足底反射	12〜40
非対称性深部腱反射	27

下出血の拡大により生じる（**表 46.1**）．

　CT導入前の時代に，Pia[14]は，脳血管造影と手術所見を用いて，脳室内出血を以下のように分類した．（i）全脳室出血，（ii）部分的脳室内出血，（iii）脳室内に凝血のない新鮮血．Little[15]は，臨床所見とCT所見から，脳室内出血をI〜III型に分類した．I型は，典型的にはすべての脳室が充満された脳室内出血か，橋出血の血腫が第3・第4脳室に拡大したもので，突然重篤な昏睡となり，臨床的な脳幹機能不全に陥り，発症48時間以内に死亡する．II型は，I型より広がりの少ない近接する脳室内出血と大きな脳実質内の血腫を伴った，突然の局所脳障害もしくは小脳障害である．III型は，小さな脳出血を伴う局所的な脳室内出血で，急性の局所脳症状か小脳症状のどちらか，または，突然の激しい頭痛，傾眠，局所的な神経障害を伴わない意識不鮮明を呈する．しかしながら，CT所見と臨床所見が一致しなかった（特にCT上の広範な脳室内出血に対して臨床状態が比較的良好）ため，この分類は役に立たなかった．その後，脳室内出血は画像上の脳室内出血と水頭症の程度を用いて等級分けされるようになった（後述）．

臨床症候

　最近のほとんどの報告では脳室内出血は予後不良を示唆するが，古い文献は臨床的に良好な経過を取りうることを強調している[14-17]．これは，付随する脳実質またはくも膜下の出血がCTで確認されていない患者に関連するものの，重症の脳室内出血は必ずしも予後不良につながらないことを示唆している．成人における原発性脳室内出血の少数例の症例集積研究において，その大部分は意識の変容，頭痛，嘔気・嘔吐を呈している．局所脳症状とけいれん発作は1/3〜1/2の患者に生じるが，ないこともある[17-19]．よくみられる局所症状としては，不全片麻痺，動眼神経麻痺，回転性めまい，運動失調などがある．発症は典型的には突然である．Girayらは，以下の2つの臨床的な患者群を特定した．嘔気・嘔吐，両側伸展性足底反射を伴う突然発症の昏睡か意識レベルの低下から致死的な脳幹機能障害に至る古典的シナリオ群と，頭蓋内圧の緩徐な上昇，頭痛，嘔吐，数時間から数日続く錯乱状態を伴う変動性もしくは進行性（亜急性）発症群である[20]（脳室内出血患者に最もよくみられる症状と徴候を**表 46.2**に示す）．原発性脳室内出血の危険因子（**表 46.3**）は，脳実質の出血の危険因子と似ており，高血圧が最も頻繁に認められる．意識の変容とけいれん発作の存在は予後不良と関連する．局所神経症状と脳実質内出血が欠如している患者の死亡率は13〜46%であり，1つの研究では，8例の生存者すべてが回復し以前の日常生活に戻った[17]．

　脳出血に伴う二次的な脳室内出血の臨床症状は，局所脳症状や小脳症状を含むことが多く，脳梗塞とは異なり，しばしば脳血管の支配領域を越える．脳出血患者における脳室内出

表46.3　原発性脳室内出血患者の危険因子（既往歴）

危険因子	頻度（%）
性別（男性：女性）	1.4：1
高血圧	44～80
糖尿病	8～33
喫煙	8～33
過度の飲酒	15
以前の脳虚血	15～17
抗血小板薬服用	8～15
抗凝固療法	4

表46.4　原発性脳室内出血の分布

脳室の障害部位	頻度（%）
片側側脳室（少なくとも）	92～100
両側側脳室	47～75
第3脳室	54～69
第4脳室	47～66
全脳室	38～66
両側側脳室と第3脳室	38～66
片側側脳室のみ	15～26
右側脳室のみ	7～15
左側脳室のみ	0～7
両側側脳室のみ	13～33
第3・4脳室のみ	0～8
第3脳室のみ	0～4
第4脳室のみ	0～4

表46.5　原発性脳室内出血患者の予後

予後/合併症	頻度（%）
早期の水頭症	50～73
脳室ドレナージが必要	19～33
シャント（水頭症が存在する場合）	36
血管造影で原因確定	29～67
動静脈奇形	0～44
脳動脈瘤	0～27
再出血	8～12
死亡	13～47
生存者の予後	頻度（%）
無症候	60～75
軽度障害（不全片麻痺，記憶障害）	13～36
中等度から重度障害	10～13

血の頻度は，実質の血腫の部位と大きさに関連する．406例の患者の研究では，視床と尾状核の出血が脳室内出血を最も生じやすく，それぞれ69％と100％と報告された[5]．脳出血の脳室内への穿破の傾向は，脳出血の部位と大きさに依存し，脳室へ進展するのに必要な血腫量は部位によって異なる．血液は内側に広がる傾向がみられるが，この脳室系への移動による減圧効果（実質内の出血量を減少させることによる）には臨床的な利点を認めなかった[5]．

原発性脳室内出血の分布（**表46.4**）に関しては，ほとんどすべての患者で少なくとも片側の側脳室が障害され，一般的に約2/3の症例では，両側の側脳室と第3・第4脳室に血液を認めた[18-22]．片側の側脳室のみの脳室内出血は典型的ではなく（わずかに右側での出血が多い），第3・第4脳室のみの出血は稀である．この分布は，おそらく脳室壁（すなわち，原発性脳室内出血の原因である典型的な血管病変の近傍領域）で最も高リスクであることと，髄液の流れの方向を反映している．大部分の研究は，脳室内の血液量と入院時の意識レベルとの間に強い相関があることを示唆している[19]．

血管造影上の病変（動脈硬化以外）は，種々の研究で原発性脳室内出血患者の29～45％に見つかっているが，これらの後向き研究では画像所見から示唆される具体的な病変は明らかにされていない[18-22]．特発性脳出血の連続623例のマルチスライスCTAを用いた後向き研究のレビューにおいて，血管原性は91例（14.6％）に特定された．脳室内出血と皮質下出血の143例の中では，血管原性は36例（25％）であった[23]．マルチスライスCTAの統計学的に高い陽性的中率は，以下の特徴に関連していた．（ⅰ）46歳以下の若年（47％），（ⅱ）皮質下出血（20％）あるいはテント下出血（16％），特に脳室内出血に関連した皮質下出血（25％），（ⅲ）女性（18％），（ⅳ）高血圧の既往がなく，凝固異常が存在しない（33％）．血管造影検査は，原発性脳室内出血のすべての患者と，これらの基準のいずれかを満たす特発性脳出血患者に推奨される．

画像所見を基準とした脳室内出血のスコアリング法

脳室内出血の患者の報告では，種々の予後と合併症が記録されている（**表46.5**）．予後予測（**表46.6**）や脳室ドレナージの臨床的な適応決定を目的とする脳室内出血量の評価のために，いくつかの等級表と評点法が開発された．これら評価法の前提は，脳室内出血での血腫量が多いと，重症度がより高

表 46.6　脳室内出血スケール

Graeb Scale（最高点＝12）[11]

側脳室（左右それぞれで採点）
- 1＝出血の痕跡または軽度出血がある
- 2＝脳室の半分以下が血液で充満している
- 3＝脳室の半分以上が血液で充満している
- 4＝脳室が血液で充満して拡張している

第3・第4脳室（左右それぞれで採点）
- 1＝血液が存在している，脳室の大きさは正常である
- 2＝脳室が血液で充満して拡張している

modified Graeb Scale（最高点＝32）[26]

それぞれの脳室で採点

血液の占める割合	右前角	右下角	右後角	左前角	左下角	左後角	第3脳室	第4脳室
なし	0	0	0	0	0	0	0	0
≦25%	1	1	1	1	1	1	2	2
25〜50%	1	2	1	1	2	1	2	2
50〜75%	2	3	2	2	3	2	4	4
75〜100%	2	4	2	2	4	2	4	4
拡大（水頭症）	+1	+1	+1	+1	+1	+1	+1	+1

Le Roux Scale（最高点＝16）[9]

それぞれの脳室で採点
- 1＝血液の痕跡
- 2＝脳室の半分以下が血液で充満している
- 3＝脳室の半分以上が血液で充満している
- 4＝脳室が血液で充満して拡張している

く予後不良と相関するということである．この相関は，脳室内出血が脳出血後30日以内の死亡の独立した危険因子（図46.1）であることを確認し，脳室内出血量とGlasgow Coma Scale（GCS）のスコアの両者が予後予測と有意に関連するというモデルを提唱したTuhrimらによって最初に報告された[24]．脳出血に加え脳室内出血をもつ患者は，初期のGCSは低く血腫量が多い．血液を含む脳室の数と第4脳室内の血液の存在も予後不良に寄与する．

ソフトウエアを用いた容量分析は，現在も脳室内出血量の評価のゴールドスタンダードである．この評価法を除くと，Graeb Scale（表46.6）[11]が成人において最も一般的に用いられているスケールであり，短期予後（発症1か月後のGlasgow Outcome Score）と有意な相関をもつことが報告されている[25]．60 mLより少ない脳室内出血の患者において，Graebスコアが6点以上では急性の水頭症と関連し，

Graebスコア5点以下では入院時の12点以上のGCSスコアと相関する．

modified Graeb Scaleは，推定脳室内出血量を4分割し，各脳室への進展に対しても追加得点を与えるよう修正したものである[26]．これは，現在の臨床試験で使用されている．modified Graeb Scaleの測定者間での一致率は高く（級内相関係数>0.94，95%信頼区間：0.93〜0.95），modified Graeb Scaleと脳室内出血量（コンピューターによる容量分析）との相関は強い（相関係数：R＝0.81，95%信頼区間：0.77〜0.85）[26]．発症30日後のmodified Graeb Scaleと180日後のmodified Rankin Scaleには相関関係が存在するかもしれないが，これについては，さらなる研究が必要である．

Halleviらは，対数変換を用いて脳室内出血量（mL）に変換できる「脳室内出血スコア（IVHS）の計算手法」を開発し

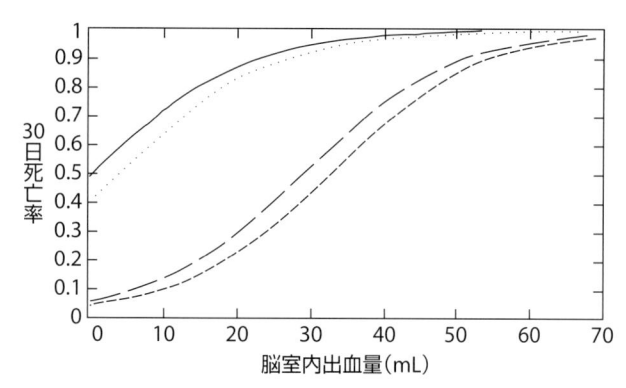

図46.1 30日死亡率に対する脳室内出血量の増加の影響．このモデルにおいて，脳室内出血量は，Glasgow Coma Scale (GCS)や初期の脳出血量とは独立して，死亡原因の50%以上を説明する．各線は特定の疾患重症度の患者群を表す．上から，(GCS≦8，脳出血量=80 mL，脈圧≦85 mmHg，水頭症あり)，(GCS≦8，脳出血量=20 mL，脈圧≦85 mmHg，水頭症あり)，(GCS>8，脳出血量=80 mL，脈圧≦85 mmHg，水頭症あり)，(GCS>8，脳出血量=20 mL，脈圧≦85 mmHg，水頭症あり)．
(Tuhrim et al., 1999[24] より転載)

た[27]．脳室内出血スコアは，それぞれの側脳室の出血量に基づいて得点を割り当て，水頭症があれば1点を追加するという点でGraebスコアと似ている．側脳室の1/3以下の血液充満で1点，1/3〜2/3の充満で2点，脳室ほぼ全体の充満で3点とした．第3・第4脳室に関しては，それぞれ血液がないときは0点，不完全もしくは完全に血液が充満しているときは1点とした．最終的な脳室内出血スコアの計算手法は以下のとおりである．

$$IVHS = 3 \times (RV + LV) + III + IV + 3 \times H$$

ここで，RV=右側脳室，LV=左側脳室，III=第3脳室，IV=第4脳室，H=水頭症のそれぞれのスコアである．脳室内出血スコアの幅は0〜23点となる．

脳室内出血スコアから脳室内出血量への変換は以下の式から計算できる．

$$脳室内出血量(mL) = e^{IVHS/5}$$

脳室内出血量に脳出血量(ABC/2法による)を加えると，脳出血量単独よりも退院時の予後不良と死亡率の予測検出力を向上させた．脳室内出血スコアとGraebスコアは死亡率の予測において同程度に有用である．

病態生理

脳室内出血の患者の剖検研究では，脳室系が血液で満たされたとき，通常，第3脳室の著明な拡張と中脳水道の凝血塊が認められる[15]．脳ヘルニアは通常大きな脳実質内出血をもつ患者に限定される．脳出血発症後1週間以内では，脳室内の凝血は固体で，血液はおそらく正常な髄液循環経路を反映して脳底槽とくも膜下腔で認められる．原因となる血管病変がない場合，血管破裂による脳室穿破の他の機序が考えられる．Gordonは，画像による証明は欠如しているが，脳室内出血を伴う脳室壁のびらんと，血栓による血管閉塞を伴う局所的な上衣下血管の拡張を報告した[28]．しかし，上衣のびらんが一次性のものか脳室内の血液の存在による二次性のものかははっきりしない[29]．上衣を通して二次的に破裂したと推定される脳室辺縁での脳実質の小さな出血性梗塞も報告されている[29]．

脳室系への血液が病状に寄与する機序はさまざまなものが提案されている．なかでも，最も特筆すべきことは，網様体賦活系と視床の障害，出血に伴う第4脳室の拡張に続発する橋延髄梗塞，脳室周囲・上衣・上衣下の障害，脳循環を制限する急性閉塞性(非交通性)水頭症，長期間の非閉塞性(交通性)水頭症，血液の分解産物による感染や生化学的影響[30-33]である．脳血管攣縮も関与しているかもしれない[34]．

予後予測

有用な研究は限られているが，原発性脳室内出血の予後は，脳室内の血液量，高血圧の重症度，入院時の神経学的状態，症状の増悪に依存することが示されている[3,6,19,21,29]．Girayらは，24例の原発性脳室内出血患者のデータをもとに多変量解析を施行し，院内死亡の3つの独立した予測因子〔GCS≦8，Full Outline of UnResponsiveness(FOUR)スコア≦10，早期の水頭症〕を特定した[20]．この研究において，死亡率は42%であった．Passeroらは，26例の原発性脳室内出血患者において，院内死亡(約42%)の独立した予測因子(GCS≦8，早期の水頭症)が同じであることを報告した[19]．

脳出血に伴う二次性の脳室内出血の患者は，脳室内出血のない脳出血患者と比較して，予後不良(退院時のmodified Rankin Scale 4〜6点に相当)が約2倍，死亡が約3倍である．いくつかの研究において，特発性脳出血を伴う脳室内出血の高い死亡率は，脳室内出血それ自体の重症度より，脳出血量や水頭症の重症度に関連していた[35-37]．CT時代の初期には，患者の予後を予測する重要な因子は，脳室系への穿破ではなく，入院時の臨床状態，脳出血の発生部位と原因，年齢と関係があることが示された[38]．最近では，脳室内出血の重要性と水頭症の進展が予後予測因子として強調されている[5,39-41]．容量分析を用いると，脳室内出血と脳出血の全出血量が予後と相関する[6,24]．Youngらは，脳室内出血量が20 mL以上になると予後不良であることを報告し

特発性脳出血の予後予測モデルは，通常は脳室内出血の有無により階層化して分析され，多くは水頭症やその治療を含まない．水頭症はすべての脳室内出血患者の20〜40%に生じる[42]が，脳室ドレナージの臨床的な利点には議論がある[43]．入院時のCTでの閉塞性水頭症は，入院日数の延長，30日後の死亡率[42,44]，尾状核出血での6か月後の神経学的予後の独立した予測因子である[45]．Surgical Trial in Intracerebral Hemorrhage（STICH）研究において，良好な予後の患者の割合は脳室内出血が存在すると低くなり（15.1% vs. 31.4%），さらに水頭症も存在すると有意に低くなった（11.5%）[40]．Huttnerらは，純粋な基底核出血の患者の長期予後は，脳室内出血を有し脳室ドレナージを受けた患者と違いがないことを見いだし，髄液ドレナージの有用性を示唆した[46]．しかし，急性の頭蓋内圧亢進が水頭症による死亡を引き起こす重要な因子であるかどうかは明白でない．脳出血の大きさが30 mL以下の患者では，脳室内出血に加え急性の閉塞性水頭症がある場合にも，初期の頭蓋内圧は上昇しない[47]．頭蓋内圧を連続評価した研究において，髄液の流出による脳室ドレナージ管理は，研究時の85%の期間での頭蓋内圧の十分なコントロール（20 mmHg未満）を可能にした．髄液のドレナージをしない場合に頭蓋内圧亢進が生じるかどうかはわからない．水頭症に関連する他の解剖学的要因が重要であることもある．第3・第4脳室出血による脳室拡大は，2つの研究において長期予後不良の重要な予測因子であることが示された[48,49]．Steinらは，脳室ドレナージを受けた患者の30日死亡率を予測する脳室内出血スコアを開発した[50]．独立した予後予測因子は，脳出血量が60 mL以上，重度の水頭症，GCS≦8，70歳以上であり，その詳細を**表46.7**に示す．このスコアは他の脳出血の予後予測モデルと比較して，特に30日死亡率の予測に有用であった．

発症24時間以内の脳室内出血の拡大はまた，死亡と重度機能障害の予測因子であることが確認された[3,51]．Factor Seven for Acute Hemorrhagic Stroke Treatment（FAST）研究〔遺伝子組換え活性型血液凝固第Ⅶ因子 recombinant activated factor Ⅶ（rFⅦa）〕において，24時間での脳室内出血量の2 mL以上の増大は，プラセボ群で17%，rFⅦa群で10%に生じた[3]．この脳室内出血量増大の危険因子には，最初の検査時の平均動脈圧120 mmHg以上，先行する脳出血量が多いこと，発症時に脳室内出血が存在すること，症状の発症から最初のCT施行までの時間が短いこと，rFⅦaによる治療を受けなかったこと（プラセボ）が含まれる．早期の脳室内出血量の増大も，他の予測因子（高齢，先行するGCS

表46.7 脳室内出血スコア

項目	得点
Glasgow Coma Scale	
≧13	0
9〜12	1
≦8	2
脳出血量（mL）	
<30	0
30〜59	1
≧60	2
水頭症	
なし	0
中等度	1
重度	2
年齢	
<70	0
≧70	1
合計	0〜7

合計点が2，3，4，5，6点の30日死亡率は，それぞれ9.1%，14.3%，46.2%，75%，100%である[50]．

低値と脳出血が大きいこと，発症時あるいは24時間後に脳室内出血が存在すること，rFⅦaの治療を受けなかったこと）とは独立した，死亡や重度機能障害の予測因子である．

脳動脈瘤破裂によるくも膜下出血患者の脳室内出血は，臨床的な悪化の可能性の上昇，症候性の脳血管攣縮と脳梗塞の頻度の上昇，水頭症と8日目の発熱の可能性の上昇，シャント依存性の慢性水頭症と関連する[4]．脳室内出血を伴うくも膜下出血患者は，脳室内出血を伴わない患者と比較して，神経心理学的検査で判明する重大な認知機能障害をもつことが多い[52]．鈍的頭部外傷に関連した脳室内出血は，頭部外傷の重症度を反映し，予後不良と関連する．このような患者で，6か月後の経過観察時に自立していたのは，半数しかなかった[9]．側脳室のみの出血で，脳実質外出血や脳出血が関連しないなら，良好な予後が期待できるかもしれない．

結論

脳室内出血は，脳出血，くも膜下出血，頭部外傷に関連する壊滅的な合併症であり，症状の悪化と死亡を予測させる．脳室内出血の病態生理が完全には理解されていない状況ではあるが，測定技術の進歩と予後予測モデルの開発は，広範な臨床症状，原因，予後をもつこの病態の理解を向上させた．

参考文献

1. Daverat P, Castel JP, Dartigues JF, Orgogozo JM. Death and functional outcome after spontaneous intracerebral hemorrhage. A prospective study of 166 cases using multivariate analysis. Stroke 1991; 22: 1–6.
2. Coplin WM, Vinas FC, Agris JM, et al. A cohort study of the safety and feasibility of intraventricular urokinase for nonaneurysmal spontaneous intraventricular hemorrhage. Stroke 1998; 29: 1573–1579.
3. Steiner T, Diringer MN, Schneider D, et al. Dynamics of intraventricular hemorrhage in patients with spontaneous intracerebral hemorrhage: risk factors, clinical impact, and effect of hemostatic therapy with recombinant activated factor VII. Neurosurgery 2006; 59: 767–773; discussion 773–774.
4. Rosen DS, Macdonald RL, Huo D, et al. Intraventricular hemorrhage from ruptured aneurysm: clinical characteristics, complications, and outcomes in a large, prospective, multicenter study population. J Neurosurg 2007; 107: 261–265.
5. Hallevi H, Albright KC, Aronowski J, et al. Intraventricular hemorrhage: anatomic relationships and clinical implications. Neurology 2008; 70: 848–852.
6. Young WB, Lee KP, Pessin MS, et al. Prognostic significance of ventricular blood in supratentorial hemorrhage: a volumetric study. Neurology 1990; 40: 616–619.
7. Mayfrank L, Hutter BO, Kohorst Y, et al. Influence of intraventricular hemorrhage on outcome after rupture of intracranial aneurysm. Neurosurg Rev 2001; 24: 185–191.
8. Hemphill JC 3rd, Bonovich DC, Besmertis L, Manley GT, Johnston SC. The ICH score: a simple, reliable grading scale for intracerebral hemorrhage. Stroke 2001; 32: 891–897.
9. LeRoux PD, Haglund MM, Newell DW, Grady MS, Winn HR. Intraventricular hemorrhage in blunt head trauma: an analysis of 43 cases. Neurosurgery 1992; 31: 678–684; discussion 684–685.
10. Sanders E. A study of primary, immediate, or direct hemorrhage into the ventricles of the brain. Am J Med Sci 1881; 82: 85–128.
11. Graeb DA, Robertson WD, Lapointe JS, Nugent RA, Harrison PB. Computed tomographic diagnosis of intraventricular hemorrhage. Etiology and prognosis. Radiology 1982; 143: 91–96.
12. Irie F, Fujimoto S, Uda K, et al. Primary intraventricular hemorrhage from dural arteriovenous fistula. J Neurol Sci 2003; 215: 115–118.
13. Yuguang L, ed. Incidence and Etiology. Jinan: Jinan Press, 1992.
14. Pia HW. The surgical treatment of intracerebral and intraventricular haematomas. Acta Neurochir (Wien) 1972; 27: 149–164.
15. Little JR, Blomquist GA Jr, Ethier R. Intraventricular hemorrhage in adults. Surg Neurol 1977; 8: 143–149.
16. Andrews CO, Engelhard HH. Fibrinolytic therapy in intraventricular hemorrhage. Ann Pharmacother 2001; 35: 1435–1448.
17. Verma A, Maheshwari MC, Bhargava S. Spontaneous intraventricular haemorrhage. J Neurol 1987; 234: 233–236.
18. Hameed B, Khealani BA, Mozzafar T, Wasay M. Prognostic indicators in patients with primary intraventricular haemorrhage. J Pak Med Assoc 2005; 55: 315–317.
19. Passero S, Ulivelli M, Reale F. Primary intraventricular haemorrhage in adults. Acta Neurol Scand 2002; 105: 115–119.
20. Giray S, Sen O, Sarica FB, et al. Spontaneous primary intraventricular hemorrhage in adults: clinical data, etiology and outcome. Turk Neurosurg 2009; 19: 338–344.
21. Jayakumar PN, Taly AB, Bhavani UR, Arya BY, Nagaraja D. Prognosis in solitary intraventricular haemorrhage. Clinical and computed tomographic observations. Acta Neurol Scand 1989; 80: 1–5.
22. Marti-Fabregas J, Piles S, Guardia E, Marti-Vilalta JL. Spontaneous primary intraventricular hemorrhage: clinical data, etiology and outcome. J Neurol 1999; 246: 287–291.
23. Delgado Almandoz JE, Schaefer PW, Forero NP, et al. Diagnostic accuracy and yield of multidetector CT angiography in the evaluation of spontaneous intraparenchymal cerebral hemorrhage. AJNR Am J Neuroradiol 2009; 30: 1213–1221.
24. Tuhrim S, Horowitz DR, Sacher M, Godbold JH. Volume of ventricular blood is an important determinant of outcome in supratentorial intracerebral hemorrhage. Crit Care Med 1999; 27: 617–621.
25. Ruscalleda J, Peiro A. Prognostic factors in intraparenchymatous hematoma with ventricular hemorrhage. Neuroradiology 1986; 28: 34–37.
26. Morgan TC, Mann S, Schneider J, Aldrich C, Lane K, Hanley DF. The Modified Graeb Score: a clinical tool for IVH assessment. Proc Joint EANS Ann Meet, 4th ICH Conference. Newcastle, UK, 2011.
27. Hallevi H, Dar NS, Barreto AD, The IVH score: a novel tool for estimating intraventricular hemorrhage volume: clinical and research implications. Crit Care Med 2009; 37: 969–974, e1.
28. Gordon A. Primary ventricular hemorrhage: further contribution to a characteristic symptom group. Arch Neurol Psychiatry 1938; 39: 1272–1276.
29. Gates PC, Barnett HJ, Vinters HV, Simonsen RL, Siu K. Primary intraventricular hemorrhage in adults. Stroke 1986; 17: 872–877.
30. Mayer SA, Thomas CE, Diamond BE. Asymmetry of intracranial hemodynamics as an indicator of mass effect in acute intracerebral hemorrhage. A transcranial Doppler study. Stroke 1996; 27: 1788–1792.
31. Mayfrank L, Kissler J, Raoofi R, et al. Ventricular dilatation in experimental intraventricular hemorrhage in pigs. Characterization of cerebrospinal fluid dynamics and the effects of fibrinolytic treatment. Stroke 1997; 28: 141–148.
32. Wasserman JK, Zhu X, Schlichter LC. Evolution of the inflammatory response in the brain following intracerebral hemorrhage and effects of delayed minocycline treatment. Brain Res 2007; 1180: 140–154.
33. Zhao X, Zhang Y, Strong R, et al. Distinct patterns of intracerebral hemorrhage-induced alterations in NF-kappaB subunit, iNOS, and COX-2 expression. J Neurochem 2007; 101: 652–663.
34. Ziai WC, Triantaphyllopoulou A, Razumovsky AY, Hanley DF. Treatment of sympathomimetic induced intraventricular hemorrhage with intraventricular urokinase. J Stroke Cerebrovasc Dis 2003; 12: 276–279.
35. Darby DG, Donnan GA, Saling MA, Walsh KW, Bladin PF. Primary intraventricular hemorrhage: clinical and neuropsychological findings in a prospective stroke series. Neurology 1988; 38: 68–75.
36. Butler AB, Partain RA, Netsky MG. Primary intraventricular hemorrhage. A mild and remediable form. Neurology 1972; 22: 675–687.
37. Liu Y, Yang Y, Zhang Q, et al. A study of classification of spontaneous intraventricular haemorrhage: a report of 324 cases. J Clin Neurosci 1998; 5: 182–185.
38. Deweerd AW. Prognosis of intra-ventricular hemorrhage. J Neurol 1979; 222: 45–51.
39. Naff NJ. Intraventricular hemorrhage in adults. Curr Treat Options Neurol 1999; 1: 173–178.
40. Bhattathiri PS, Gregson B, Prasad KS, Mendelow AD. Intraventricular hemorrhage and hydrocephalus after spontaneous intracerebral hemorrhage: results from the STICH trial. Acta Neurochir Suppl 2006; 96: 65–68.
41. Portenoy RK, Lipton RB, Berger AR, Lesser ML, Lantos G. Intracerebral haemorrhage: a model for the prediction of outcome. J Neurol Neurosurg Psychiatry 1987; 50: 976–979.
42. Diringer MN, Edwards DF, Zazulia AR. Hydrocephalus: a previously unrecognized predictor of poor outcome from supratentorial intracerebral hemorrhage. Stroke 1998; 29: 1352–1357.
43. Adams RE, Diringer MN. Response to external ventricular drainage in spontaneous intracerebral hemorrhage with hydrocephalus. Neurology 1998; 50: 519–523.
44. Phan TG, Koh M, Vierkant RA, Wijdicks EF. Hydrocephalus is a determinant of early mortality in putaminal hemorrhage. Stroke 2000; 31: 2157–2162.
45. Liliang PC, Liang CL, Lu CH, et al. Hypertensive caudate nucleus hemorrhage prognostic predictor, outcome, and role of external ventricular drainage. Stroke 2001; 32: 1195–1200.

46. Huttner HB, Kohrmann M, Berger C, Georgiadis D, Schwab S. Influence of intraventricular hemorrhage and occlusive hydrocephalus on the longterm outcome of treated patients with basal ganglia hemorrhage: a case-control study. J Neurosurg 2006; 105: 412-417.

47. Ziai WC, Torbey MT, Naff NJ, et al. Frequency of sustained intracranial pressure elevation during treatment of severe intraventricular hemorrhage. Cerebrovasc Dis 2009; 27: 403-410.

48. Shapiro SA, Campbell RL, Scully T. Hemorrhagic dilation of the fourth ventricle: an ominous predictor. J Neurosurg 1994; 80: 805-809.

49. Ozdemir O, Calisaneller T, Hasturk A, et al. Prognostic significance of third ventricle dilation in spontaneous intracerebral hemorrhage: a preliminary clinical study. Neurol Res 2008; 30: 406-410.

50. Stein M, Luecke M, Preuss M, et al. Spontaneous intracerebral hemorrhage with ventricular extension and the grading of obstructive hydrocephalus: the prediction of outcome of a special life-threatening entity. Neurosurgery 2010; 67: 1243-1251; discussion 1252.

51. Broderick JP, Diringer MN, Hill MD, et al. Determinants of intracerebral hemorrhage growth: an exploratory analysis. Stroke 2007; 38: 1072-1075.

52. Hutter BO, Kreitschmann-Andermahr I, Gilsbach JM. Cognitive deficits in the acute stage after subarachnoid hemorrhage. Neurosurgery 1998; 43: 1054-1065.

CHAPTER 47

くも膜下出血

Jan van Gijn and Gabriel J.E. Rinkel

原因

　本章の目的は，くも膜下出血 *subarachnoid hemorrhage* を引き起こすさまざまな血管病変について深く検討することではない．脳の円蓋部での血管外漏出はほとんど症状と徴候を伴わないので，頭蓋底で生じた出血に限局して説明する．頭蓋底で生じる特発性のくも膜下腔での出血の大多数（85％）は動脈瘤 *aneurysm* の破裂に起因する．他の潜在的な原因は**表47.1**に挙げる．病歴聴取もしくは身体診察により，これらの稀な原因のいくつかが示唆されるかもしれない．

病歴

■ 突然の頭痛

　くも膜下出血を診断するうえでの鍵となる特徴は，突然発症の普通でない激しい頭痛の病歴である．古典的に，その痛みは数秒（「閃光のような」，「何の前触れもなく」，「青天の霹靂のような」，「まるで頭を殴られたような」），もしくは長くても数分でのうちにやってくる．診断の際に陥りやすい落とし穴は，発症から病歴聴取までの間隔によっては，頭痛の発症を説明するにあたって，患者は30分かそれ以上かけて出現した症状でも「突然」という言葉を使用するかもしれないことである．たとえ実際に頭痛が数秒か数分で出現しても，そのような病歴は一般に破裂動脈瘤もしくはくも膜下出血に特有のものではない．突然発症する頭痛は他の脳出血や，非出血性脳疾患，特に良性の雷鳴頭痛 *thunderclap headache*（種々の血管性頭痛，片頭痛，筋収縮性頭痛）でも生じることがある．性行動はくも膜下出血だけでなく[1]，比較的無害な頭痛も引き起こす[2]．

表47.1　脳底部のくも膜下出血の原因[85]

破裂動脈瘤	85％
非動脈瘤性中脳周囲出血（静脈由来？）	10％
稀な原因	5％
動脈解離（貫壁性）	
脳動静脈奇形	
硬膜動静脈瘻	
下垂体卒中	
細菌性動脈瘤	
血管炎	
脳静脈血栓症	
心臓粘液腫	
鎌状赤血球症	
腫瘍（神経鞘腫，聴神経腫瘍）	
脊髄動静脈奇形，動脈瘤，腫瘍	
外傷（脳震盪を除く）	
コカイン中毒	

　一般診療において，一般的な頭痛の非典型例は，稀な疾患の典型例より数で勝る（この場合は，脳動脈瘤の破裂）．これは逆説的に聞こえるが，このいわゆるリスクのパラドックスはほかにも多くの例がある[3]．たとえば，高齢出産はDown症候群の強い危険因子であるが，遺伝子異常をもつ子供のほとんどは，30歳未満の母親から生まれている．また，脳梗塞のほとんどの患者は高血圧がないか，軽いものである．脳動脈瘤破裂によるくも膜下出血の発症率は，欧米では年間10万人当たり9人である[4]．それゆえ，2,000人を診ている家庭医は平均して5～6年に1人そのような患者を診ることになる．頭痛患者は一般開業医だけではなく，わずかな人

表 47.2　突然の頭痛で医療機関を受診した患者における受診施設と頭痛原因[7,8]

	プライマリーケア診療所	病院(神経専門医への紹介)
脳出血 (動脈瘤性出血，非動脈瘤性中脳周囲出血，原発性脳室内出血，脳内出血，小脳出血，硬膜下出血)	25%[a]	50%
他の脳疾患 (頭蓋内静脈血栓症，動脈解離，コロイド嚢胞)	12%	25%
機能性疾患 〔特発性雷鳴頭痛，良性労作性頭痛，一次性咳嗽性頭痛，性行為に伴う(一次性)頭痛，アイスピック頭痛〕	63%	25%

[a] 頭痛が唯一の症状である場合は 12%.

数で構成される事故・救急部門を受診するかもしれない[5]．すべての頭痛患者の 16%[5]，初めてもしくは最悪の頭痛の患者の 1/3[6]，神経内科に紹介となる突然発症の病歴をもつ患者の 75%[7,8] に，重大な神経学的異常を認める．突然の頭痛の原因別分類と，大学病院の神経部門とプライマリーケア診療所のそれぞれにおける突然の頭痛の頻度を表 47.2 に示す．

他の障害のない頭痛患者において，頭痛発症からの正確な時間(数秒か数分か)は，動脈瘤破裂による出血と，無害な頭痛や非動脈瘤性中脳周囲出血 non-aneurysmal perimesencephalic hemorrhage(原因不明であるが常に予後良好)とを区別するのにほとんど役に立たない[9,10]．発症までの時間(数秒か 1～5 分か)は 2 つのデータから推測することが可能である．1 つは，動脈瘤破裂は非動脈瘤性中脳周囲出血の約 9 倍多く[10,11]，病院での研究では，これら 2 つのくも膜下出血を合わせると無害な頭痛より 2 倍多かった[8]．言い換えると，事故・救急部門を受診した突然発症の頭痛患者 30 例のうち，10 例は機能性頭痛で，18 例が脳動脈瘤破裂，2 例が非動脈瘤性中脳周囲出血ということである．もう 1 つは，頭痛がほとんど即座に生じるのは，脳動脈瘤によるくも膜下出血の 50%，非動脈瘤性中脳周囲出血の 35%，良性の雷鳴頭痛の 68%で，より遅く 1～5 分かけて生じるのは，それぞれ 19%，35%，19%である[12]．単純化するために，重篤な出血以外の脳疾患(たとえば，脳静脈血栓症[13])により突然生じる頭痛の患者を無視して計算すると，秒単位で生じる頭痛はわずか 55%しか動脈瘤破裂を予測できず，また，5～10 分かかって生じる頭痛はわずか 30%しか無害な頭痛を正確に予測できないことがわかる．嘔吐によっても，それほど正確な評価はできない．それでも，あえていうとすると，嘔吐の発生は動脈瘤破裂の可能性を上昇させるが，ないからといってその可能性をほとんど低下させない．

要するに，確実にしかも早期にくも膜下出血と無害な突発頭痛を区別する 1 つのもしくは組み合わせると有用な頭痛の特徴はない[12]．大多数の患者にとって，院内を移動して検査(CT や，CT が陰性の場合はその後に腰椎穿刺[14])を行うことは，費用がかかり不便であるが，動脈瘤破裂の見逃しや，再破裂または別の二次的な合併症による再入院などのような大惨事を回避するためには，おそらく費用や不便さに勝るほど重要である．

非常に稀ではあるが，発症時の頸部下部の痛み(頸部上部の痛みは頭蓋内動脈瘤の破裂において一般的である)や，突然生じた肩甲骨間の刺すような痛み(とどめの一撃，短剣を突き刺されたような)がある場合には，腕への放散痛の有無にかかわらず，頸部の出血が疑われ，その原因として脊髄の動静脈奇形か動静脈瘻の破裂が示唆される[15]．加えて，頭蓋内動脈瘤では，特に患者がベッド上安静にしていなければ，頭痛は背部痛や神経根痛に進展するかもしれない．反対に，頭頸部のみの痛みの患者は，出血の原因として脊髄の可能性がある[16]．

■ 警告出血 warning leak*

前兆頭痛 sentinel headache(すなわち，くも膜下出血発症前の突然の頭痛)は，脳動脈瘤によるくも膜下出血の患者において一般的であると信じられているが，これは「警告出血(マイナーリーク minor leak)」が原因とされている．実際，特定の質問をすると，1/5～1/3 の患者は，発症前に数時間続く通常ではない激しい頭痛のエピソードを思い出す[17,18]．それゆえ，多くの脳神経外科医と神経内科医は，くも膜下出血の微細な所見を早期に認識し，その後すばやく動脈瘤のクリッピングを行うことが，破裂動脈の全般的な管理を行ううえで大きく役立つと確信している．こうしたマイナーリークの診断に関する主な問題点は，ほとんどの研究が病院を基盤とした後向き研究であり，前向き研究であったとしても，おそらく以前にそう判断したというバイアス(思い出しバイアス)がかかっている．一般診療において突然発症の激しい頭痛を訴えた 148 例の前向き研究において，37 例がくも膜下出血，18 例が他の重篤な神経疾患と診断された．残りの 93 例の患者では，頭痛の原因となる神経疾患は見つからず，1 年間の経過観察によっても，くも膜下出血や突然死はな

---

*訳注：日本頭痛学会では，マイナーリーク(少量の出血)として定義されている．

かった．くも膜下出血 37 例のうち，一般開業医による頭痛診療時に体系的な質問を受けた際，以前に突発する頭痛の発作があったと答えたのは 2 例のみであった[7]．また，頭部 CT 上の血液漏出の分布や出血量と全体的な予後は，以前の病院を基盤としたくも膜下出血の研究結果と類似していた．すなわち，一般開業医で見つかるくも膜下出血の初回のエピソードは，マイナーリークではなく，病院で診断されるのと同程度の重症度に相当する．

マイナーリークの存在が偽りなのかどうかを確定する第 2 の手段は，動脈瘤によるくも膜下出血のため入院した患者の臨床症状と画像所見を前向きに研究し，その後に先行する突発した頭痛の病歴をもつ患者ともたない患者を比較することである．臨床症状と画像所見の分布は，この 2 つの患者群において全く同じであり，病院内で再破裂した患者よりも軽症ということはなかった[19]．要するに，広く信じられているマイナーリークという考え方は，疫学的，臨床的，画像的なエビデンスに基づいたものではない．これは，くも膜下出血のエピソードがプライマリーケア医によって見逃されていないことを意味するものではなく，おそらくこれらの誤診を回避したとしても全体の予後を実質的に改善させることはないであろうことを意味している[20]．

二峰性の頭痛は，まず背部や頸部に放散する後頭葉の激しい頭痛が生じ，その数時間から数日後に，より広範な頭痛の突然の悪化が生じるというものであり，頭蓋内椎骨動脈の貫壁性解離によるくも膜下出血の患者に生じることがある．この二峰性の発作において，その原因が再出血でないとしたら[21]，最初の頭痛はおそらく解離の過程で出現し，髄膜刺激は（まだ）生じていない．同様のことが血管壁内椎骨動脈解離の患者にも生じており，頭痛は虚血症状や下位脳神経麻痺を伴うことも伴わないこともある[22]．二峰性頭痛は椎骨動脈 vertebral artery の解離によるくも膜下出血の診断に必要な症状ではなく，この出血は発症からすぐに生じる[23]．脳底動脈の解離はずっと稀である[24]．

■ 先行する出来事

頭痛発症前の突然の頭部の異常な運動の病歴や，きわめて軽微な頸部への外傷の病歴でさえ，くも膜下出血の原因としての椎骨動脈解離を診断する手がかりを与えてくれるかもしれない．頭部外傷と原発性くも膜下出血は判別しにくいかもしれない．市中で意識障害が見つかった患者や，表面的な外傷はなくても項部硬直を認める患者では，常に外傷を疑わなければならない．反対に，交通事故は，くも膜下出血の原因ではなく結果である可能性があり，警察や救急隊員から非常に有益な情報を得られるかもしれない．たとえば，衝突事故であったとしても，対向車線にはみ出した場合と，赤信号を無視した場合では，優先する原因の見込みが全く異なる．究極的に難しい問題は，脳動脈瘤の破裂の原因となる頭部への直接の強打の場合である[25]．

危険因子としてのコカイン摂取は，意識を失った患者においてはすぐにはわからないかもしれない．コカイン（もしくはエフェドリン）は，くも膜下出血の他の危険因子のない，つまり，高血圧，喫煙，くも膜下出血の家族歴のない若年患者において考慮されるべきである．たとえ家族が大勢来院しても，使用していた違法薬物をすべての親類が知っているわけではなく，また知っていたとしても積極的にそのことを教えてくれるとは限らない．コカインに関連したくも膜下出血では通常，比較的小さな動脈瘤が基礎に存在する[26,27]．コカインが動脈瘤の破裂のみならず発生に関与するかどうかは知られていない．動脈の血管収縮は非常に稀である[28]．

■ 意識消失と異常行動

大規模な病院での研究において，患者の約半数は，出血の発症時に意識を消失している[29,30]．一般住民を対象にした研究では，患者の 10〜12％は自宅か搬送中に死亡した[31]ので，発症時の意識消失の全体的な割合は，さらに高いはずである．一部の患者は意識を失う前に頭痛を訴え，意識を回復した患者はすべからく頭痛を訴える．一部の患者は，先行する昏睡の有無にかかわらず，錯乱状態や興奮状態（せん妄）になるかもしれない．奇怪な行動としては，しかめっ面をする，唾を吐く，吸う音やキスをする音を出す，喋りまくる，歌う，口笛を吹く，叫ぶ，絶叫するなどがある[32,33]．そのような行動は，原因が精神的なものと誤解されるかもしれない．非動脈性（中脳周囲）くも膜下出血は，典型的には通常の認知機能を保つ．意識消失もしくは異常行動があると，実質的にはこの診断を除外できるが，脳室系の拡大を伴う場合には，健忘が生じることが多い[34]．

入院時に意識が障害された患者において，発症時からこの状態が続いているのか，意識レベルが発症後数時間だけ低下しているのかを確かめることは重要である．後者の場合，急性の水頭症が疑われ，治療されなければならない[35]．発症時から昏睡が存在する場合，その原因としては，頭蓋内に動脈出血が続いている間の頭蓋内圧亢進による脳全汎性の灌流不全が考えられるが，頭蓋内血腫，硬膜下血腫，脳実質内血腫などの治療可能な状態も考慮すべきである．それゆえ，入院時に状態が悪い患者においても，すべてが手の施しようがないわけではなく，昏睡の患者でも可能な限りすばやく脳神経救急センターに転送すべきである．

■ てんかん発作 epileptic seizure

脳動脈瘤性くも膜下出血発症時のてんかん発作は，患者の

約6〜16％に生じる[36,37]．頭部CT上で脳槽内血液が大量に存在する場合，てんかん発作の頻度は比較的高い[38]．当然のことながら，てんかん初発の25歳以上の患者における原因は，くも膜下出血よりも他の原因が多い．しかし，発作後の頭痛が異常に激しい場合は，くも膜下出血を疑うべきである．中脳周囲くも膜下出血患者においては，これまでにけいれん発作の報告はない．しかし，けいれん発作は，動脈瘤以外の動脈性の出血（たとえば，椎骨動脈解離や動静脈奇形）を非常に悪化させるかもしれない．

■ 既往歴

脳静脈血栓症，頭部外傷，特に頭蓋骨骨折の治療により硬膜動静脈奇形の発達を促す可能性があるため，これらの病歴をもつ患者では，硬膜動静脈奇形を疑うべきである[39,40]．心臓弁膜症の有無にかかわらず，細菌性脳動脈瘤からの出血は通常，脳実質の血腫を生じるが，くも膜下出血も生じるかもしれない[41]．診療上は，出血が脳底部に位置しており発症前は健康な患者において，細菌性脳動脈瘤破裂を除外しても問題ない．しかし，倦怠感の病歴がある脳円蓋部出血の患者では，細菌性脳動脈瘤破裂を考慮すべきである．通常，医師が鎌状赤血球症の存在や心臓粘液腫の病歴，もしくは他の凝固異常の影響に気づくことは難しいことではない．抗凝固薬の使用は破裂のリスクに関与しない[42]が，抗凝固療法を受けている患者に動脈瘤の破裂が生じた場合，予後が平均よりも悪くなることを知っておくことは重要である[43]．以後の侵襲的な処置だけを考えるならば，凝固因子の静脈内投与により，すばやく正常な凝固機能に回復させるべきである．

下垂体腺腫の存在が知られていない場合，そして特に意識障害のために視覚障害や眼球運動障害を適切に評価できない場合には，下垂体卒中の診断は難しい．原因となる腺腫は，劇的な出血を起こす前には，それ自身潜行性に，鈍い眼窩後部痛，倦怠感，徐々に低下する視力，両耳側視野の狭窄といった症状を表すのみである．これらの症状は後から振り返ると理解できるが，事前に診断することはできない[44]．下垂体腫瘍による出血性梗塞を促進するかもしれない状況や要因としては，妊娠，外科的治療，抗凝固療法，性腺刺激ホルモン放出ホルモンの投与など，さまざまなものがある[45]．頭部CTでは，出血は通常，腫瘍の限られた嚢胞内にとどまり，動脈瘤破裂のように脳底槽内に拡大することは稀である．

■ 家族歴

くも膜下出血の家族歴は，突然の頭痛を訴える患者の診断に役に立ちうる．破裂動脈瘤によって多くの親類が倒れるいくつもの家族が存在する[46,47]．遺伝学的第1度近親に2人以上動脈瘤破裂が生じた場合，Ehlers-Danlos症候群Ⅳ型や常染色体優性多発性嚢胞腎のような原因となる疾患や関連する疾患を有していたかもしれない．しかし，家族性の脳動脈瘤の大多数は，そのような明白な結合組織疾患はない．

検査

■ 項部硬直 neck stiffness

項部硬直はどんな原因によるくも膜下出血でも一般的な徴候であり，時間とともに増強する．それゆえ，頭痛の発症直後もしくは意識消失の患者に認められると，くも膜下出血の診断を除外することはできない．項部硬直は深昏睡では消失する．もし認められても，この徴候からくも膜下出血の原因や，髄膜炎か出血かを区別することはできない．

■ 発熱 pyrexia

動脈瘤破裂によるくも膜下出血発症後10日間は，患者の3/4で最高体温が38.3℃を超える[48]．これは感染症併発の可能性もあるが，くも膜下出血のすべての患者において重要かつ一般的な症候である髄膜の無菌性炎症反応によると考えられる．我々の経験では，このような患者は発熱に対して心拍数が不相応に少ないが，この現象の体系的な研究はまだ行われていない．

■ 高血圧 hypertension

高血圧はくも膜下出血の確立された危険因子であり[49]，全くも膜下出血の約1/4に高血圧が寄与している[50]．動脈瘤破裂によるくも膜下出血の患者の多く（正確な比率はカットオフ値による）は，入院時に高血圧を有している．通常，これらの患者において上昇した血圧は反応性の現象であり，しばしば血圧は数日のうちに正常に戻る．これは長期に高血圧が存在していることの指標とはならない．

■ 嗅覚消失 anosmia

くも膜下出血後の数時間から数日間において，正式な検査をすれば大部分の患者で嗅覚の異常が認められるが，ほとんどは気づかれないまま経過する[51]．発症数週後，患者はしばしば嗅覚消失を報告する．これは血管内治療後（〜1/6）より手術後（〜1/3）に一般的である[52]．正式な嗅覚検査では，約2倍多くの患者で障害が判明する[53]．外科的クリッピング術と同様に出血そのものが嗅神経線維に障害を与えるかもしれないことは，未破裂動脈瘤のクリッピング術後と同様に非動脈瘤性（中脳周囲）出血後に嗅覚消失が発生することで確かめられている[53,54]．自然回復は患者の半数以上に生じる傾向がある[55]．

■ 硝子体下出血 subhyaloid hemorrhage

動脈瘤破裂により生じる突然の脳脊髄圧の上昇は，視神経周囲の髄液腔に伝えられ，網膜からの静脈還流を遮断し，網膜静脈の破裂を導くかもしれない[56]．このような眼球内出血は，片眼もしくは両眼で，急性期に生存した患者の約15%に生じる[57,58]．そのうちの半数は，血液が網膜と硝子体の間の空間に閉じ込められて残存し，残りの半数は，硝子体の内部に穿破する（Terson症候群）．硝子体出血は暗点を生じ視覚障害をもたらす．硝子体出血の自然回復がなく，十分な回復が見込まれ手術に耐えられる患者には，硝子体切除術は効果的な治療法である[59]．ときに，網膜前出血がくも膜下出血の唯一の徴候のことがある[60]．

■ 視野欠損 visual field defect

前交通動脈の動脈瘤はその大きさと位置によって，破裂後もしくは破裂前でさえ視神経を障害することがある[61]．

■ 動眼神経麻痺 oculomotor nerve palsy

完全もしくは部分的な動眼神経麻痺は，内頸動脈の後交通動脈の分岐部動脈瘤の破裂後によく認められる徴候である[62]．一般的ではないが，脳底動脈分岐部や上小脳動脈の動脈瘤の破裂に関連していることもある[63]．動眼神経麻痺は動脈瘤破裂の数日前から生じることがあり，おそらく破裂していない動脈瘤の壁拡大によると思われる．動眼神経麻痺は，未破裂動脈瘤が原因で生じる圧迫や神経の開窓化（二股に分かれまた1つに戻ること）によっても生じうる[64]．反応性の髄液細胞増加が生じることがあり，原発性の炎症性疾患と誤診されるかもしれない[65]．瞳孔は通常散大して対光反射を消失しているが，患者によっては瞳孔は正常である[64,66]．若年患者で糖尿病がないときには，治療法（クリッピングかコイル閉塞か）に関係なく部分的後遺症を伴うが回復しやすい[67,68]．

■ Parinaud症候群

前向き研究において，下方注視麻痺を伴う対光反射消失と縮瞳は急性の水頭症を示唆する所見であったが[35]，後向き研究では，この関係はあまり示されなかった[69]．眼の徴候は中脳水道の近位部の拡大を反映し，それは視蓋前部の機能障害を引き起こす[70]．対光反射が消失した患者は通常，linear ventricular index 1.20以上であり，昏睡を呈し，開眼したり，指示に従ったり，言葉を発したりできない[35]．

■ 外転神経麻痺 abducent nerve palsy

外転神経麻痺は片側もしくは両側で，くも膜下出血患者の5%以下に，動脈瘤の破裂時かその直後に生じる[71]．通常，機能障害は数日から数週以内に改善する．細長い神経はおそらく頭蓋内圧（脳脊髄圧）の上昇か局所の凝血によって引き伸ばされたものである[71]．ときおり，後方循環の動脈瘤による直接の圧迫が原因となる[32]．

■ 顔面神経麻痺 facial nerve palsy

小脳橋角部の脳神経はくも膜下出血によりめったに障害されないが顔面神経は，破裂の有無にかかわらず，後方循環系の動脈瘤により障害を受ける可能性がある[72,73]．片側性の一過性聴力低下は，内耳動脈の動脈瘤[74]のみならず，離れた動脈瘤[75]のくも膜下出血によっても生じうる．

■ 下位脳神経麻痺 lower cranial nerve palsy

椎骨動脈の貫壁性解離は，くも膜下出血のみならず，舌咽神経と迷走神経の圧迫や後下小脳動脈領域の虚血を引き起こす[76,77]．出血の原因が巨大動脈瘤の場合，それ自体が未破裂の状態でもさまざまな脳神経麻痺症状を引き起こす原因となることがある[78]．

■ 不全片麻痺 hemiparesis

発症時の不全片麻痺はくも膜下出血患者の約15%に生じる．最も一般的な原因は中大脳動脈瘤破裂によるSylvius裂の血腫である[79]．以下に示すような他の運動症状と同様に，障害はほんの短時間（数分間）である場合がある．

動脈瘤は，くも膜下出血を引き起こしうる他の原因よりも非常に数が多いため，不全片麻痺の有無は，たとえば細菌性動脈瘤のように不全片麻痺が比較的よく認められる稀な原因の診断にはあまり役に立たない．

■ 小脳徴候 cerebellar sign

測定異常，断綴性言語 scanning speech，回旋性眼振，Horner症候群などのように小脳や脳幹の病変を指し示す障害は，椎骨動脈解離を強く示唆する[77]．

■ 対麻痺 paraparesis

対麻痺は初期から存在する場合は，前交通動脈結合部の動脈瘤からの両側前頭葉の血腫もしくは重度の水頭症の結果として生じたものであり[80]，発症数日後に発生した場合は，両側の前大脳動脈領域の遅れて生じる虚血が原因である[81]．

■ 単麻痺 monoparesis

くも膜下出血で生じる単下肢の筋力低下は，ほとんどは前交通動脈瘤破裂に合併するが，稀に動脈瘤が後下小脳動脈に存在することもある[82]．その場合，障害は，対側下肢を神

経支配する皮質脊髄路近傍に生じた動脈瘤によって説明される．

■ パーキンソニズム parkinsonism

脳実質外腫瘍や硬膜下血腫は，ときに中脳構造を機械的に圧迫してパーキンソニズムを生じさせることが知られている．しかし，後方循環系の巨大動脈瘤は本当に稀である[83]．くも膜下出血の急性期におけるパーキンソニズムは，さらに例外的である[84]．この非常に稀な患者では，四肢の固縮を伴った重度の無動が，前交通動脈瘤破裂の手術後2週目に生じた．運動障害はレボドパに対する反応性により証明され，その原因は中脳の虚血病巣によると考えられる．

参考文献

1. Reynolds MR, Willie JT, Zipfel GJ, Dacey RG. Sexual intercourse and cerebral aneurysmal rupture: potential mechanisms and precipitants. J Neurosurg 2011; 114: 369-377.
2. Pascual J, Iglesias F, Oterino A, Vazquez-Barquero A, Berciano J. Cough, exertional, and sexual headaches: an analysis of 72 benign and symptomatic cases. Neurology 1996; 46: 1520-1524.
3. Rose G. The Strategy of Preventive Medicine. Oxford: Oxford Medical Publications, 1992.
4. de Rooij NK, Linn FHH, van der Plas JA, Algra A, Rinkel GJE. Incidence of subarachnoid haemorrhage: a systematic review with emphasis on region, age, gender and time trends. J Neurol Neurosurg Psychiatry 2007; 78: 1365-1372.
5. Fodden DI, Peatfield RC, Milsom PL. Beware the patient with a headache in the accident and emergency department. Arch Emerg Med 1989; 6: 7-12.
6. Davenport R. Acute headache in the emergency department. J Neurol Neurosurg Psychiatry 2002; 72: 33-37.
7. Linn FHH, Wijdicks EFM, van der Graaf Y, et al. Prospective study of sentinel headache in aneurysmal subarachnoid haemorrhage. Lancet 1994; 344: 590-593.
8. van der Wee N, Rinkel GJE, Hasan D, van Gijn J. Detection of subarachnoid haemorrhage on early CT: is lumbar puncture still needed after a negative scan? J Neurol Neurosurg Psychiatry 1995; 58: 357-359.
9. van Gijn J, van Dongen KJ, Vermeulen M, Hijdra A. Perimesencephalic hemorrhage: a nonaneurysmal and benign form of subarachnoid hemorrhage. Neurology 1985; 35: 493-497.
10. Schwartz TH, Solomon RA. Perimesencephalic nonaneurysmal subarachnoid hemorrhage: review of the literature. Neurosurgery 1996; 39: 433-440.
11. Flaherty ML, Haverbusch M, Kissela B, et al. Perimesencephalic subarachnoid hemorrhage: incidence, risk factors, and outcome. J Stroke Cerebrovasc Dis 2005; 14: 267-271.
12. Linn FHH, Rinkel GJE, Algra A, van Gijn J. Headache characteristics in subarachnoid haemorrhage and benign thunderclap headache. J Neurol Neurosurg Psychiatry 1998; 65: 791-793.
13. De Bruijn SFTM, Stam J, Kappelle LJ. Thunderclap headache as first symptom of cerebral venous sinus thrombosis. Lancet 1996; 348: 1623-1625.
14. Dupont SA, Wijdicks EFM, Manno EM, Rabinstein AA. Thunderclap headache and normal computed tomographic results: value of cerebrospinal fluid analysis. Mayo Clin Proc 2008; 83: 1326-1331.
15. van Beijnum J, Straver DCG, Rinkel GJE, Klijn CJM. Spinal arteriovenous shunts presenting as intracranial subarachnoid haemorrhage. J Neurol 2007; 254: 1044-1051.
16. Germans MR, Pennings FA, Sprengers ME, Vandertop WP. Spinal vascular malformations in non-perimesencephalic subarachnoid hemorrhage. J Neurol 2008; 255: 1910-1915.
17. Verweij RD, Wijdicks EFM, van Gijn J. Warning headache in aneurysmal subarachnoid hemorrhage. A case-control study. Arch Neurol 1988; 45: 1019-1020.
18. Ritz R, Reif J. Comparison of prognosis and complications after warning leaks in subarachnoidal hemorrhage- experience with 214 patients following aneurysm clipping. Neurol Res 2005; 27: 620-624.
19. Linn FHH, Rinkel GJE, Algra A, van Gijn J. The notion of "warning leaks" in subarachnoid haemorrhage: are such patients in fact admitted with a rebleed? J Neurol Neurosurg Psychiatry 2000; 68: 332-336.
20. Hop JW, Rinkel GJE, Algra A, van Gijn J. Case-fatality rates and functional outcome after subarachnoid hemorrhage – a systematic review. Stroke 1997; 28: 660-664.
21. Takagi T, Takayasu M, Suzuki Y, Yoshida J. Prediction of rebleeding from angiographic features in vertebral artery dissecting aneurysms. Neurosurg Rev 2007; 30: 32-38.
22. Debette S, Leys D. Cervical-artery dissections: predisposing factors, diagnosis, and outcome. Lancet Neurol 2009; 8: 668-678.
23. Kocaeli H, Chaalala C, Andaluz N, Zuccarello M. Spontaneous intradural vertebral artery dissection: a single-center experience and review of the literature. Skull Base 2009; 19: 209-218.
24. Zubkov AY, Sanghvi AN, Cloft HJ, Wijdicks EFM, Rabinstein AA. Subarachnoid hemorrhage as a presentation of basilar artery dissection. Neurocrit Care 2007; 7: 165-168.
25. Sahjpaul RL, Abdulhak MM, Drake CG, Hammond RR. Fatal traumatic vertebral artery aneurysm rupture- case report. J Neurosurg 1998; 89: 822-824.
26. McEvoy AW, Kitchen ND, Thomas DG. Intracerebral haemorrhage and drug abuse in young adults. Br J Neurosurg 2000; 14: 449-454.
27. Vannemreddy P, Caldito G, Willis B, Nanda A. Influence of cocaine on ruptured intracranial aneurysms: a case control study of poor prognostic indicators. J Neurosurg 2008; 108: 470-476.
28. Boco T, Macdonald RL. Absence of acute cerebral vasoconstriction after cocaine-associated subarachnoid hemorrhage. Neurocrit Care 2004; 1: 449-454.
29. Vermeulen M, Lindsay KW, Murray GD, et al. Antifibrinolytic treatment in subarachnoid hemorrhage. N Engl J Med 1984; 311: 432-437.
30. Hop JW, Rinkel GJE, Algra A, van Gijn J. Initial loss of consciousness and risk of delayed cerebral ischemia after aneurysmal subarachnoid hemorrhage. Stroke 1999; 30: 2268-2271.
31. Huang J, Van Gelder JM. The probability of sudden death from rupture of intracranial aneurysms: A meta-analysis. Neurosurgery 2002; 51: 1101-1105.
32. Fisher CM. Clinical syndromes in cerebral thrombosis, hypertensive hemorrhage, and ruptured saccular aneurysm. Clin Neurosurg 1975; 22: 117-147.
33. Reijneveld JC, Wermer MJH, Boonman Z, van Gijn J, Rinkel GJE. Acute confusional state as presenting feature in aneurysmal subarachnoid hemorrhage: frequency and characteristics. J Neurol 2000; 247: 112-116.
34. Hop JW, Brilstra EH, Rinkel GJE. Transient amnesia after perimesencephalic haemorrhage: the role of enlarged temporal horns. J Neurol Neurosurg Psychiatry 1998; 65: 590-593.
35. van Gijn J, Hijdra A, Wijdicks EFM, Vermeulen M, van Crevel H. Acute hydrocephalus after aneurysmal subarachnoid hemorrhage. J Neurosurg 1985; 63: 355-362.
36. Pinto AN, Canhao P, Ferro JM. Seizures at the onset of subarachnoid haemorrhage. J Neurol 1996; 243: 161-164.
37. Claassen J, Peery S, Kreiter KT, et al. Predictors and clinical impact of epilepsy after subarachnoid hemorrhage. Neurology 2003; 60: 208-214.
38. Hart RG, Byer JA, Slaughter JR, Hewett JE, Easton JD. Occurrence and implications of seizures in subarachnoid hemorrhage due to ruptured intracranial aneurysms. Neurosurgery 1981; 8: 417-421.
39. Chaudhary MY, Sachdev VP, Cho SH, et al. Dural arteriovenous malformation of the major

venous sinuses: an acquired lesion. AJNR Am J Neuroradiol 1982; 3: 13-19.
40. Wilson M, Enevoldson P, Menezes B. Intracranial dural arterio-venous fistula. Pract Neurol 2008; 8: 362-369.
41. Chukwudelunzu FE, Brown RD Jr, Wijdicks EFM, Steckelberg JM. Subarachnoid haemorrhage associated with infectious endocarditis: case report and literature review. Eur J Neurol 2002; 9: 423-427.
42. Olsen M, Johansen MB, Christensen S, Sorensen HT. Use of vitamin K antagonists and risk of subarachnoid haemorrhage: a population-based case-control study. Eur J Intern Med 2010; 21: 297-300.
43. Rinkel GJE, Prins NEM, Algra A. Outcome of aneurysmal subarachnoid hemorrhage in patients on anticoagulant treatment. Stroke 1997; 28: 6-9.
44. Semple PL, Webb MK, de Villiers JC, Laws ER Jr. Pituitary apoplexy. Neurosurgery 2005; 56: 65-72.
45. Semple PL, Jane JA Jr, Laws ER Jr. Clinical relevance of precipitating factors in pituitary apoplexy. Neurosurgery 2007; 61: 956-961.
46. Bromberg JEC, Rinkel GJE, Algra A, et al. Familial subarachnoid hemorrhage: distinctive features and patterns of inheritance. Ann Neurol 1995; 38: 929-934.
47. Ruigrok YM, Rinkel GJE, Algra A, Raaymakers TW, van Gijn J. Characteristics of intracranial aneurysms in patients with familial subarachnoid hemorrhage. Neurology 2004; 62: 891-894.
48. Fernandez A, Schmidt JM, Claassen J, et al. Fever after subarachnoid hemorrhage: risk factors and impact on outcome. Neurology 2007; 68: 1013-1019.
49. Feigin VL, Rinkel GJE, Lawes CM, et al. Risk factors for subarachnoid hemorrhage: an updated systematic review of epidemiological studies. Stroke 2005; 36: 2773-2780.
50. Ruigrok YM, Buskens E, Rinkel GJE. Attributable risk of common and rare determinants of subarachnoid hemorrhage. Stroke 2001; 32: 1173-1175.
51. De Vries J, Menovsky T, Ingels K. Evaluation of olfactory nerve function after aneurysmal subarachnoid hemorrhage and clip occlusion. J Neurosurg 2007; 107: 1126-1129.
52. Wermer MJH, Donswijk M, Greebe P, Verweij BH, Rinkel GJE. Anosmia after aneurysmal subarachnoid hemorrhage. Neurosurgery 2007; 61: 918-922.
53. Moman MR, Verweij BH, Buwalda J, Rinkel GJE. Anosmia after endovascular and open surgical treatment of intracranial aneurysms. J Neurosurg 2009; 110: 482-486.
54. Greebe P, Rinkel GJE, Algra A. Anosmia after perimesencephalic nonaneurysmal hemorrhage. Stroke 2009; 40: 2885-2886.
55. Bor ASE, Niemansburg SL, Wermer MJH, Rinkel GJE. Anosmia after coiling of ruptured aneurysms: prevalence, prognosis, and risk factors. Stroke 2009; 40: 2226-2228.
56. Manschot WA. Subarachnoid hemorrhage: intraocular symptoms and their pathogenesis. Am J Ophthalmol 1954; 38: 501-505.
57. Fountas KN, Kapsalaki EZ, Lee GP, et al. Terson hemorrhage in patients suffering aneurysmal subarachnoid hemorrhage: predisposing factors and prognostic significance. J Neurosurg 2008; 109: 439-444.
58. Frizzell RT, Kuhn F, Morris R, Quinn C, Fisher WS 3rd. Screening for ocular hemorrhages in patients with ruptured cerebral aneurysms: a prospective study of 99 patients. Neurosurgery 1997; 41: 529-533.
59. Stiebel-Kalish H, Turtel LS, Kupersmith MJ. The natural history of nontraumatic subarachnoid hemorrhage-related intraocular hemorrhages. Retina 2004; 24: 36-40.
60. Kiriakopoulos ET, Gorn RA, Barton JJ. Small retinal hemorrhages as the only sign of an intracranial aneurysm. Am J Ophthalmol 1998; 125: 401-403.
61. Chan JW, Hoyt WF, Ellis WG, Gress D. Pathogenesis of acute monocular blindness from leaking anterior communicating artery aneurysms: report of six cases. Neurology 1997; 48: 680-683.
62. Hyland HH, Barnett HJM. The pathogenesis of cranial nerve palsies associated with intracranial aneurysms. Proc R Soc Med 1954; 47: 141-146.
63. Chaudhary N, Davagnanam I, Ansari SA, et al. Imaging of intracranial aneurysms causing isolated third cranial nerve palsy. J Neuro-ophthalmol 2009; 29: 238-244.
64. Kupersmith MJ, Heller G, Cox TA. Magnetic resonance angiography and clinical evaluation of third nerve palsies and posterior communicating artery aneurysms. J Neurosurg 2006; 105: 228-234.
65. Keane JR. Aneurysmal third-nerve palsies presenting with pleocytosis. Neurology 1996; 46: 1176.
66. Kissel JT, Burde RM, Klingele TG, Zeiger HE. Pupil-sparing oculomotor palsies with internal carotid-posterior communicating artery aneurysms. Ann Neurol 1983; 13: 149-154.
67. Ahn JY, Han IB, Yoon PH, et al. Clipping vs coiling of posterior communicating artery aneurysms with third nerve palsy. Neurology 2006; 66: 121-123.
68. Chen PR, Amin-Hanjani S, Albuquerque FC, et al. Outcome of oculomotor nerve palsy from posterior communicating artery aneurysms: comparison of clipping and coiling. Neurosurgery 2006; 58: 1040-1046.
69. Milhorat TH. Acute hydrocephalus after aneurysmal subarachnoid hemorrhage. Neurosurgery 1987; 20: 15-20.
70. Swash M. Periaqueductal dysfunction (the Sylvian aqueduct syndrome): a sign of hydrocephalus? J Neurol Neurosurg Psychiatry 1974; 37: 21-26.
71. Munakata A, Ohkuma H, Nakano T, Shimamura N. Abducens nerve pareses associated with aneurysmal subarachnoid hemorrhage. Incidence and clinical features Cerebrovasc Dis 2007; 24: 516-519.
72. Sarkar A, Link MJ. Distal anterior inferior cerebellar artery aneurysm masquerading as a cerebellopontine angle tumor: case report and review of literature. Skull Base 2004; 14: 101-106.
73. Kurokawa R, Saito R, Nakamura Y, Kagami H, Ichikizaki K. Ruptured vertebral artery-posterior inferior cerebellar artery aneurysm associated with facial nerve paresis successfully treated with interlocking detachable coils – case report. Neurol Med Chir (Tokyo) 1999; 39: 863-866.
74. Banczerowski P, Sipos L, Vajda J. Aneurysm of the internal auditory artery: our experience and review of the literature. Acta Neurochir (Wien) 1996; 138: 1157-1162.
75. Tabuchi S, Kadowaki M, Watanabe T. Reversible cortical auditory dysfunction caused by cerebral vasospasm after ruptured aneurysmal subarachnoid hemorrhage and evaluated by perfusion magnetic resonance imaging. Case report. J Neurosurg 2007; 107: 161-164.
76. Senter HJ, Sarwar M. Nontraumatic dissecting aneurysm of the vertebral artery. J Neurosurg 1982; 56: 128-130.
77. Caplan LR, Baquis GD, Pessin MS, et al. Dissection of the intracranial vertebral artery. Neurology 1988; 38: 868-877.
78. Drake CG. Giant intracranial aneurysms: experience with surgical treatment in 174 patients. Clin Neurosurg 1979; 26: 12-95.
79. Sarner M, Rose FC. Clinical presentation of ruptured intracranial aneurysm. J Neurol Neurosurg Psychiatry 1967; 30: 67-70.
80. Johnston JM, Chicoine MR, Dacey RG Jr, Zipfel GJ. Aneurysmal subarachnoid hemorrhage, hydrocephalus, and acute paraparesis. Neurosurgery 2008; 63: 1119-1124.
81. Greene KA, Marciano FF, Dickman CA, et al. Anterior communicating artery aneurysm paraparesis syndrome: clinical manifestations and pathologic correlates. Neurology 1995; 45: 45-50.
82. Ferrante L, Acqui M, Mastronardi L, et al. Posterior inferior cerebellar artery (PICA) aneurysm presenting with SAH and contralateral crural monoparesis: a case report. Surg Neurol 1992; 38: 43-45.
83. Sibon I, Rajabally Y, Tison F. Parkinsonismas a result of a giant aneurysm. Mov Disord 1999; 14: 159-161.
84. Fields JD, Cetas JS. Levodopa-responsive parkinsonism after aneurysmal subarachnoid hemorrhage Neurocrit Care 2010; 13: 235-238.
85. Rinkel GJE, van Gijn J, Wijdicks EFM. Subarachnoid hemorrhage without detectable aneurysm. A review of the causes. Stroke 1993; 24: 1403-1409.

CHAPTER 48

脳静脈血栓症

Jérome Mawet, Isabelle Crassard, and Marie-Germaine Bousser

序論

　脳静脈血栓症 cerebral venous thrombosis は稀な脳血管疾患であるが，あらゆる年齢層に発症する．臨床像が広範であり，原因や危険因子が多岐にわたるため，臨床診断が困難である．神経画像に関する技術の進歩により，多くの症例で，侵襲的な検査を必要とせずに放射線医学的な確定診断が容易となった．初期に抗凝固療法を中心とした治療を行うことで，動脈性脳卒中よりもはるかに良好な転帰が期待できるため，脳静脈血栓症の早期診断は非常に重要である．

疫学

　脳静脈血栓症の正確な発生率については，具体的な研究がなく明確ではない．3年間で600症例以上の脳静脈血栓症例を対象にした International Study for Cerebral Venous Thrombosis(ISCVT)のような大規模コホート研究の結果によると，疾患に対する知識が普及し，画像診断技術が進歩したこともあり，発生率は以前考えられていたよりも高いと示唆された[1]．しかし，脳静脈血栓症は脳卒中の0.5％程度を占めるにすぎず，100万人あたり3～4人しか発症しない，脳血管障害の中では稀な疾患である[2,3]．脳静脈血栓症はどの年齢層にも発症し，新生児や小児においては100万人あたり7人の発症である[4]．若年成人においては，女性に多く，経口避妊薬，妊娠，産褥などと関係がある．

解剖と病態生理

　脳の血液は硬膜静脈洞 dural sinus に注ぐ脳静脈に流出し，その大半は内頸静脈へ流出する[5,6]（図48.1）．

■ 脳静脈

　3つの静脈群が脳の静脈血を流出する．

(ⅰ) 浅大脳静脈 superficial cerebral vein（皮質静脈 cortical vein）は，大脳皮質やそれに隣接した白質に注ぐ．両側ともそれぞれ3群（上部，中部，下部）に分けられる．皮質静脈（前頭，側頭，後頭の上大脳静脈）には，皮質の静脈血を上矢状静脈洞に向かって上方に注ぐものもあるが，その一方で，海綿静脈洞に向かって前方に注ぐものもある（主に中大脳静脈）．表在静脈は数々の吻合を形成しており，そのため血栓症などの症例においては，側副血行路の発達を促す．主要な側副血行に関する静脈として Labbé 静脈があり，中大脳静脈と横静脈洞を結んでいる．また，Trolard 大吻合静脈は上矢状静脈洞と中大脳静脈をつないでいる．皮質静脈は壁が薄く，筋線維や弁が欠如しているため流出先の静脈洞が閉塞した場合には，血管の拡張と血液の逆流が生じる．皮質静脈の数や部位は多様であるため，血管造影による診断は困難であり，皮質静脈の支配領域を正確に描出することも難しい．そのため，動脈性の臨床症候群と同じような静脈に関する臨床症候群は同定されていない．

(ⅱ) 深大脳静脈 deep cerebral vein，内大脳静脈 internal cerebral vein，脳底静脈 basal vein（Rosenthal 脳底静脈）は，大脳半球の深部白質や基底核から血液を流出する．これらは結合して Galen 大静脈を形成し，直静脈洞につながっていく．表在静脈系とは対照的に，深部静脈系は安定しており，画像でも良好に描出されることか

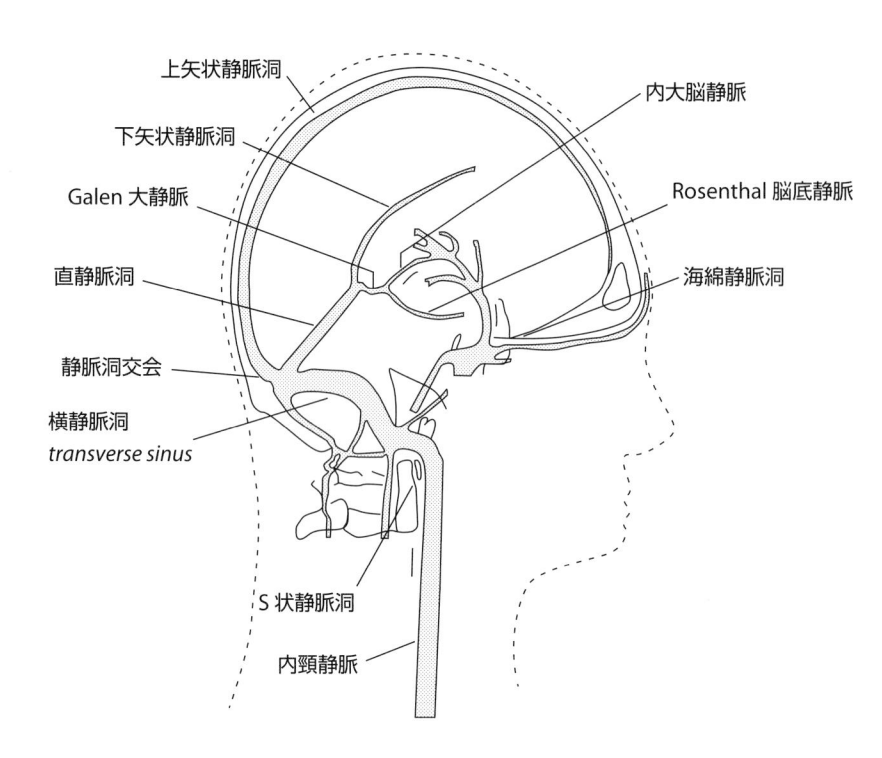

図48.1 硬膜静脈洞と脳静脈の解剖.

ら，閉塞や欠損は容易に認識できる．
(iii) 後頭蓋窩の静脈に関しては，3つの主要な流出系が同定されている．上部の静脈はGalen大静脈系に流出し，前部の静脈は錐体静脈洞に流出し，後部の静脈は静脈洞交会，上矢状静脈洞，横静脈洞に流出する．これらの静脈は多様であるため，これらの静脈の血栓症に関する診断は非常に困難である．

■ 硬膜静脈洞
静脈洞は硬膜の線維層の間に位置している．

(i) 上矢状静脈洞 superior sagittal sinus は大脳鎌の付着縁にあり，盲孔から後頭隆起まで広がり，そこで直静脈洞や横静脈洞とつながって，静脈洞交会 torcular Herophili を形成する．この前部は狭く，欠損していることもあり，血管造影で閉塞と間違うことがある．また，前部は2つの上大脳静脈に置き換わることがあり，これらは冠状縫合の後ろで結合する．上矢状静脈洞は皮質の大部分の血液を流出するが，導出静脈により頭皮静脈と連結する板間静脈の血流も受ける（軽微な頭部外傷後に，血栓化した頭皮静脈が局所で広がることにより脳静脈血栓症が生じることを説明するものである）．
(ii) 横静脈洞 lateral sinus は静脈洞交会から始まり，頸静脈球に達する．これは，テントの付着縁に存在する横静脈洞 transverse sinus と，乳様突起の内部面に直接つながるS状静脈洞という2つの部位から形成される．横静脈洞は，小脳，脳幹，大脳半球後部から受けた血流を流出する．また，板間静脈や中耳の小静脈の血流を受ける．横静脈洞には多くの解剖学的変異がある．高頻度に認められる変異が2つあり，1つは14％の症例で認められる左側の横静脈洞 lateral sinus の低形成，もう1つは横静脈洞 transverse sinus の欠損であり，S状静脈洞に直接注ぐ大きな皮質静脈がとって代わる[7]．硬膜静脈洞は，髄液の吸収にかかわるくも膜絨毛やくも膜顆粒の大半を含有している．このようにして，硬膜静脈洞は髄液の循環や圧に重大な役割を果たしており，これが硬膜静脈洞を巻き込む脳静脈血栓症において頭蓋内圧が高頻度に上昇する理由である．
(iii) 海綿静脈洞 cavernous sinus は，硬膜の層が分離することによって形成される trabeculated cavity から構成される．それらはトルコ鞍の両側に位置し，蝶形骨洞の直上で外側にある．眼静脈による眼窩からの血流と蝶形骨頭頂静脈と中大脳静脈を介した脳底前部からの血流を受け，上錐体静脈洞や下錐体静脈洞に注ぎ，その後，横静脈洞を介して内頸静脈に注ぎ込む．

■ 血栓の分布
最も影響を受けやすい血管は横静脈洞と上矢状静脈洞であり，皮質静脈，深部静脈系，海綿静脈洞がそれに次ぐ（図48.2）．
患者の大半（自験例では49％）において，血栓は複数の静脈洞や静脈にみられる．最も多く認められる組み合わせとし

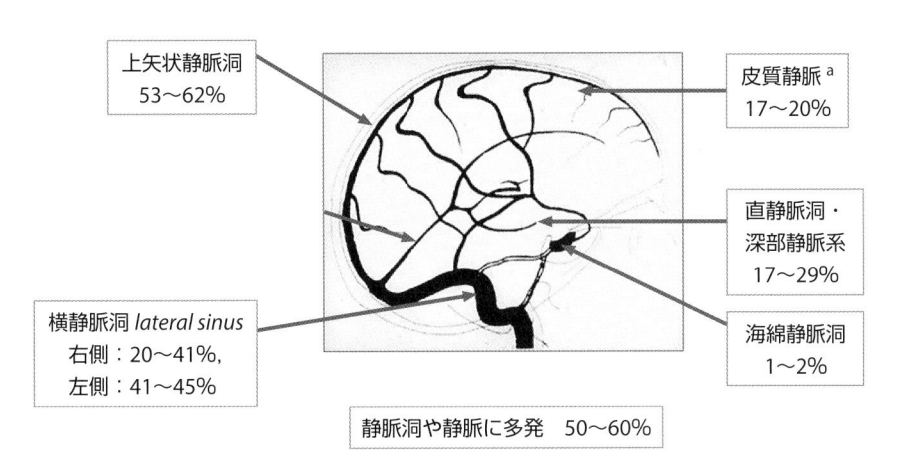

図 48.2 ISCVT 研究（624 例）と自験例（332 例）において画像診断で証明された血栓の部位.

上矢状静脈洞 53～62%
皮質静脈[a] 17～20%
直静脈洞・深部静脈系 17～29%
海綿静脈洞 1～2%
横静脈洞 lateral sinus 右側：20～41%，左側：41～45%
静脈洞や静脈に多発 50～60%

[a] 局所の皮質徴候は約 50%の患者で認められるが，画像診断で皮質静脈血栓症を証明できることは稀である.

ては，上矢状静脈洞と横静脈洞，上矢状静脈洞と皮質静脈，横静脈洞と側頭静脈，深部静脈と直静脈洞である．複数の静脈洞と静脈が頻繁に障害を受けることが，脳静脈血栓症における局所解剖学的な臨床症候群が定義されていない原因でもある．

■ 病理と病態生理

脳静脈や静脈洞内の血栓形成は，血栓が起点から前方にも後方にも増大する傾向をみせる動的な過程を示す[5]．血栓が異なる場所で同時に形成される患者もいる．赤色血栓の溶解がすみやかに行われなければ，古い血栓は器質化し，静脈壁に付着するが，再開通が生じることもある．一方で新鮮血栓は管腔内で自由な状態にとどまる．

病理学的研究によると，脳静脈組織障害の顕微鏡学的な特徴は，血栓閉塞した静脈に血流を受けていた領域の皮質や白質の蒼白や浮腫である．多数の点状出血も認められ，それらは融合して真の血腫を形成することもある[7]．

脳組織における静脈血栓症の転帰はさまざまな要素（障害を受けた血管の種類，先在していた側副血行路の有効性，血栓の広がりなど）に影響される．脳静脈血栓症は，横静脈洞血栓症のみの患者などでは，脳実質には影響をもたらさないこともある．しかし，より多くの場合，静脈閉塞による脳静脈圧上昇は，静脈や毛細血管床の拡張，間質性脳組織の浮腫，髄液産生の増加，髄液吸収の減少，出血性病変をもたらす脳静脈破裂，脳実質内出血や局在性のくも膜下出血，硬膜下血腫（稀）などの病態生理学的な変化をもたらす．いわゆる静脈性梗塞は動脈性梗塞と大きく異なっており，静脈性虚血病変は間質の浮腫が顕著なことが特徴的である（**表 48.1**）.

表 48.1 静脈洞と静脈の解剖学的特徴と臨床的特徴

解剖学的特徴	臨床的特徴
静脈洞	
硬膜壁の豊富な神経支配	頭痛
くも膜絨毛の含有（髄液再吸収）	頭蓋内圧亢進
耳，顔，頭皮静脈への連絡	敗血症性血栓症，外傷性血栓症
解剖学的多様性：横静脈洞，静脈洞交会	多様な流出
皮質静脈	
薄い血管壁，明確な筋層の欠如	出血を伴う拡張や破裂
弁の欠如	血液の逆流
数や部位の多様性	臨床的に静脈症候群が定義できない
静脈洞と静脈	
無数の吻合	側副血行路
静脈流出	浮腫，出血，真の虚血ではない

原因と危険因子

脳静脈血栓症に関しては非常に多くの原因や危険因子が同定されている[2,3,7]．下肢深部静脈血栓症の内科的，外科的，産婦人科的原因がよく知られているが，頭部外傷，脳腫瘍，脳動静脈奇形などの非感染性の原因や，中耳炎や副鼻腔炎などの局所における感染性の原因もある（**表 48.2**）．自験例では 28%，ISCVT では 44%にみられたように，種々の原因や危険因子が脳静脈血栓症に関連している．このため，1 つの

表 48.2　脳静脈血栓症の主な原因と危険因子

局所的原因	直接的な敗血症性の外傷
感染性	頭蓋内感染症：膿瘍、硬膜下膿瘍、眼窩蜂巣炎、扁桃炎、皮膚蜂巣炎
	頭頸部腫瘍、脳神経外科的処置
非感染性	頭部外傷
	脳脊髄圧の低下（二次性もしくは特発性）
	内頸静脈へのカテーテル挿入
全身性感染症	髄膜炎、全身性感染性疾患
血栓性素因/後天性血栓形成傾向	第V因子 Leiden 変異、プロトロンビン G20210A 変異、高ホモシステイン血症、MTHFR 突然変異
	アンチトロンビン欠損症、プロテインS 欠損症、プロテインC 欠損症
	線溶系疾患
	抗リン脂質抗体症候群
	発作性夜間ヘモグロビン尿症
	播種性血管内凝固
血液疾患	多血症、血小板増加症
	鉄欠乏性貧血
	白血病、悪性リンパ腫
全身性疾患	全身性エリテマトーデス、Behçet病、Wegener 肉芽腫症、炎症性腸疾患、サルコイドーシス、甲状腺炎癌
産婦人科的原因	出産後、妊娠
	経口避妊薬
薬物療法	副腎皮質ホルモン、L-アスパラギン酸、ε-アミノカプロン酸、サリドマイド、タモキシフェン、エリスロポエチン
全身性状態	手術後
	重度脱水（特に小児）
	ネフローゼ症候群
	心不全
	低酸素状態、高高度

明らかな原因が同定されたとしても、系統的に原因を追及するための精査は行うべきである。種々の原因が認められる頻度は国によっても異なるが、大半は感染性の原因と先天性の血栓形成傾向によるものである。

・**感染性の原因**：敗血症性脳静脈血栓症の発生率は、抗生物質の普及により多くの国で減少しており、脳静脈血栓症の10%未満である。局所の原因として、特に耳鼻咽喉科的な感染症は常に考慮すべきである。稀ではあるものの、海綿静脈洞血栓症は敗血症性血栓症として現れることの多い疾患であり、顔面の感染症に引き続いて生じることが多い。寄生虫感染やウイルス感染も含むほとんどの感染症は、脳静脈血栓症に関連することがある。

・**内科的原因**：内科的な原因や危険因子は最も多く認められる。たとえば、先天性もしくは後天性の血栓形成促進状態、悪性腫瘍、血液疾患、血管炎、炎症性の全身性疾患などがある。外科的治療や髄液穿刺、内頸静脈へのカテーテル挿入、薬物療法（経口避妊薬、ホルモン代替療法、ステロイド、抗癌剤など）も脳静脈血栓症の原因となりうる[2,3,7]。

・**ホルモン性の原因**：若年女性においては、妊娠中よりも産褥期に脳静脈血栓症は発症することが多い。欧州においては、平均3,000回の出産に1回発生するが、途上国では、この頻度は約10倍になる。若年女性では経口避妊薬が原因となることもあり、約10%の患者においては可能性のある唯一の原因として同定される。また、他の要因と関連していることも多く、特に先天性の血栓形成傾向との関連が強い。脳静脈血栓症は体外受精のための卵巣刺激やホルモン代替療法後にも報告がある。

約15%の患者では、原因や危険因子が同定されないため、精査を繰り返す必要があり、長期的な経過観察が求められる。また、当初は特発性と診断された患者において、数か月後に、癌、Behçet病、骨髄増殖性疾患が発見されたこともあった。

臨床症候

脳静脈血栓症は非常に広範囲の徴候や発症様式をとることが多く、さまざまな神経疾患と誤りやすい[2,3,7]。脳静脈血栓症の発症様式は、動脈性の血栓症とは全く異なっており、数日間にわたって進行することが多い。

すべての研究を通して、頭痛は最もよくみられる症状であり、90%程度に認められる。2/3の患者では頭痛が最初の症状であった。頭痛は、全汎性のことも局所性のことも、進行性のことも突発性のことも、軽度のことも重度のこともあるが、片頭痛や中耳炎などと誤診されやすい。いかなる性質の頭痛であっても、それは持続性であり、通常は徐々に増悪していく。他のよく認められる症状としては、けいれん発作、局所神経障害、意識変容、乳頭浮腫などが挙げられる（**表 48.3**）。

症状や徴候を集約すると、脳静脈血栓症患者を以下の4群に分けることができる[8]。

（ⅰ）頭蓋内圧亢進のみ。頭痛、乳頭浮腫、外転神経麻痺を呈する。

（ⅱ）巣症状（すなわち、局所神経症状と部分発作）。失語、片麻痺、感覚障害、半盲（稀）などといったあらゆる脳症状

表 48.3　脳静脈血栓症患者の入院時の主な臨床徴候

	ISCVT 研究 (n=624)	自験例 (n=332)
頭痛	553 (89%)	320 (96%)
乳頭浮腫	174 (28%)	118 (37%)
運動障害	232 (37%)	80 (24%)
感覚障害	34 (5%)	23 (7%)
失語	119 (19%)	50 (15%)
意識変容, 昏睡	137 (22%)	73 (22%)
診断前のけいれん発作	245 (39%)	116 (35%)
全汎発作		60 (18%)
部分±全汎発作		58 (18%)
その他の局所皮質徴候	21 (3%)	11 (3%)
両側性徴候		11 (3%)

を呈しうる.
(iii) 亜急性脳症. 意識障害やときにけいれん発作を呈する.
(iv) 海綿静脈洞血栓症. 眼窩痛, 結膜浮腫, 眼球突出, 眼球運動障害などの眼症状を特徴とする.

　これら 4 群への分類がすべての症例に適用できるわけではない. 頻度は低いが, 精神障害, 単一脳神経の障害, 一過性脳虚血発作, 前兆様の症状などを呈することもある. CT や髄液穿刺が正常で, 症状が頭痛のみのときもある[9]. また, 脳静脈血栓症は体位性頭痛(あらゆる理由で行われた硬膜穿刺後や, 髄液の漏出による特発性頭蓋内圧低下後の頭痛)の解釈を複雑にすることもある. 頭痛が体位と関係がなくなり, 永続的な状態となれば, 脳静脈血栓症の疑いが強くなる. 脳静脈血栓症は潜伏していることも多く, 他の理由で神経画像検査を行った際に幸運にも発見されることがある.
　脳静脈血栓症はさまざまな臨床症状をとることを考慮すべきであり, 類似した他の疾患を除外して, すみやかに診断を確定するために, 適切な検査を行う必要がある.

診断

■ 画像

　脳静脈血栓症の診断は神経画像検査に基づいている. CT は日常診療で簡便に施行できる. コンピューター断層静脈造影 computed tomography venography (CTV) を行えば, 脳静脈血栓症が診断できることもある. 磁気共鳴静脈造影 magnetic resonance venography (MRV) を含めた頭部 MRI は, 従来の血管造影に代わるものであり, 現在では脳静脈血栓症診断のゴールドスタンダードと考えられている[7,10].

血栓の可視化や静脈や静脈洞の陰影欠損に基づいて診断がなされる. 脳実質の画像が診断に結びつくこともあるが, 鑑別診断や脳静脈血栓症を生じるような基礎疾患を同定するために有用なことが多い.

● 血栓の可視化

　血栓の可視化は脳静脈血栓症診断の鍵である. MRI は CT よりも感度が良好であり, 特に皮質静脈血栓症を検出できる(図 48.3). 造影剤を用いない単純 CT では, 血栓は静脈洞や静脈内の高吸収域として認められる. 血栓で埋まった皮質静脈は, "cord sign" と呼ばれる線状の高吸収域として描出される. また, 血栓で埋まった静脈洞は "dense triangle sign" と呼ばれる高吸収域として描出されるが, 実際には, その多くは円状である[11]. これらのサインは感度が低く, 近年のマルチスライス CT を用いても最大 65% 程度であるが, 深部静脈血栓に対する感度はより良好である[12,13]. 特異度も低く, これは, ヘマトクリット値の上昇, 脱水, くも膜下出血などの要因が静脈洞や静脈の吸収度を上げ, 血栓で埋まった血管と間違えやすいためである.

　MRI による血栓の可視化は, その撮像法や血栓が形成されてから画像を撮影するまでの時間による. 通常, 正常な静脈洞は T1 および T2 強調画像で低信号である. 血栓は数日後には T1 および T2 強調画像で高信号となるが, 初日には T1 強調画像で等信号, T2 強調画像で低信号となり, 偽陰性の結果になることもある. その際, グラディエントエコー法(T2* 強調画像)や静脈造影を用いると明瞭となる. 血管が再開通していなければ, 3 週間後には, T1 強調画像では高信号が消失するが, T2 強調画像では高信号が継続する. 血流が遅かったり血流量が少なかったりする場合も静脈洞内のアーチファクトを生じ, 偽陽性の結果となることもある. multiple pulse sequence や multiple orientation acquisition はこのリスクを軽減する. くも膜顆粒が突出し硬膜静脈洞に突き出ている場合には, 血栓との鑑別が難しいこともある.

　T2* 強調画像は静脈血栓を低信号として描出し, 早期診断に役立つ[14,15](図 48.4). 発症後 3 日間は, T1 強調画像の感度は約 70% 程度であるのに対し, T2* 強調画像の感度は 90% 以上である[14]. T2* 強調画像は従来の撮像法では可視化が困難であった皮質静脈血栓(単独の場合にも)の診断にも有用であり, いまだに皮質静脈血栓の診断に有用なことも多いデジタルサブトラクション血管造影に代わるものである[16,17]. 血栓で詰まった血管を示す T2* 強調画像の低吸収域は何か月や何年も持続することがあり, 脳静脈血栓症の再発と誤診しないようにすべきである[14,16]. 磁化率強調画像や phase postprocessing を用いた高空間分解能 3D グラ

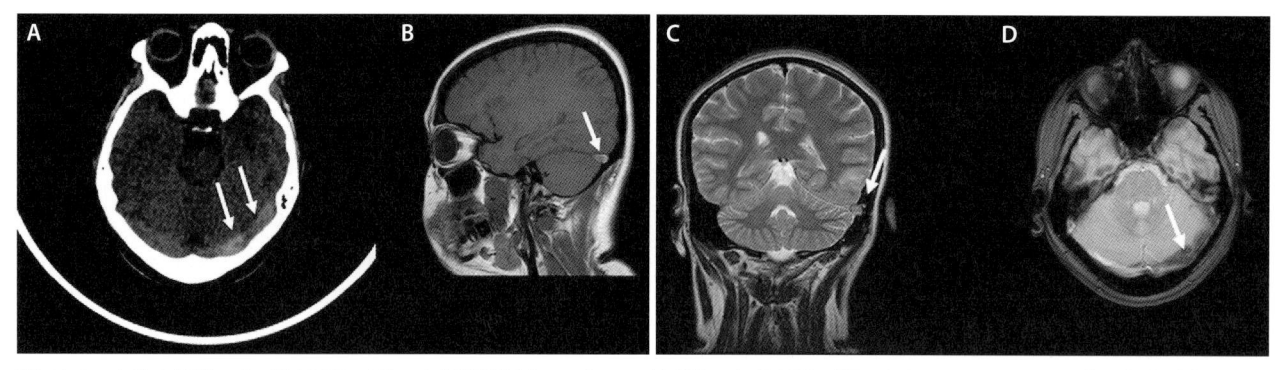

図 48.3 血栓の画像．**A**：単純 CT では，左横静脈洞 lateral sinus（矢印）に高吸収域が認められる．**B**：MRI T1 強調矢状断像では，左横静脈洞に高信号が認められる．**C**：MRI T2 強調冠状断像では，左横静脈洞に高信号が認められる．**D**：MRI T2* 強調水平断像では，左横静脈洞に低信号が認められる．

ディエントエコー法などが，血栓の同定に関して T2* 強調画像より有効であるとの症例報告はあるが，大規模研究が必要である[18-20]．

血栓は拡散強調画像で高信号となることもある．このサインの感度は低く，10～40％である[21-23]．これは低い再開通率との関連が示唆されるが，この所見の臨床的な妥当性については確立していない[22]．

MRI や CT での造影剤注入は，側副血行路による血管壁の造影効果に伴って，血栓化した静脈洞の内腔での造影効果が消失する "empty delta sign" を確認できるようにする．撮像面が血管に対して垂直方向である場合に上矢状静脈洞血栓症でみられるように，横静脈洞血栓症では撮像面が血管と平行であればレールのようにみえる[24]．

● 静脈洞や静脈の画像

静脈洞や静脈の造影が欠損している画像所見は脳静脈血栓症を疑わせるが，この所見は特異的なものではない．

単純 MRV は，閉塞した静脈洞や静脈を血流欠損像として描出する（**図 48.5**）．3D phase contrast 法は撮影に時間を要するため，最も使用される撮像法は 2D time of flight（TOF）法である．単純 MRV は血流に基づいていることから，さまざまなアーチファクト（血流量の減少，逆行性血流，静脈洞の低形成や閉鎖，くも膜顆粒の静脈洞への突出）をもたらすことがあるため，その解釈に注意を要する．たとえば，2D-TOF 法では，横静脈洞の血流の途絶が 31％認められ，その 90％は非優位側の静脈洞で認められる[25]．CT や MRI において，造影剤の注入は，これらの血流に関するアーチファクトを減少させる．

造影 MRV には，さまざまな撮像法が開発されており，2D-TOF 法よりも勝っていることが証明されている[26-29]．造影 MRV は静脈系の可視化が良好であり，ほとんどの血流アーチファクトを排除することができる．ただし，脳静脈血栓症の長期観察には注意して用い，解析しなければならない．なぜなら，血栓の晩期の段階では，血栓自体の造影効果が静脈洞の正常造影に似ることがあり，誤って再開通したという印象を与えることがあるからである[30]．

CT の革新（マルチスライス CT）とともに，自動注入器を用いた造影剤の急速な投与や静脈相での画像検査が可能となったことから，CTV による静脈系の可視化が可能となった．血栓は静脈や静脈洞内の陰影欠損として描出され，原画像でわかる場合もあるが，再構成された後にわかる場合もある．CTV は血流アーチファクトを受けることがなく，高解像度であるため，MRV の 2D-TOF 法に比して少なくとも同等かそれ以上に有用であると示されている[31,32]．また，CTV は利用しやすく，迅速に撮影が可能であるため，落ち着きのない患者にも有用である．一方で，ヨード造影剤を使用することによるアレルギーや腎毒性のリスクと放射線曝露という不利な点もある．

どちらの撮影法も，血流や造影の欠損が脳静脈血栓症のようにみえることから，片側の横静脈洞や上矢状静脈洞の前部でみられるような静脈洞の低形成や閉塞の誤診を招くかもしれない．この診断上の落とし穴は，脳静脈血栓症を示唆する他の放射線学的サインにより避けられると思われる．

MRI では種々の撮像法（特に孤発性の皮質静脈血栓の診断のための T2* 強調画像）を用いることができ，また CTV では高解像度の撮影が可能なことから，デジタルサブトラクション血管造影が必要となることは現在では稀である．多くの場合，片方の非侵襲的な画像検査において疑わしいとされた症例に，他方の撮影（MRI もしくは CTV）を用いることで，正確な診断が可能となる．両方の画像を用いても不確定な症例は稀であるが，この場合，皮質静脈血栓症や孤発性皮質出血であることが多く，その診断には，デジタルサブトラクショ

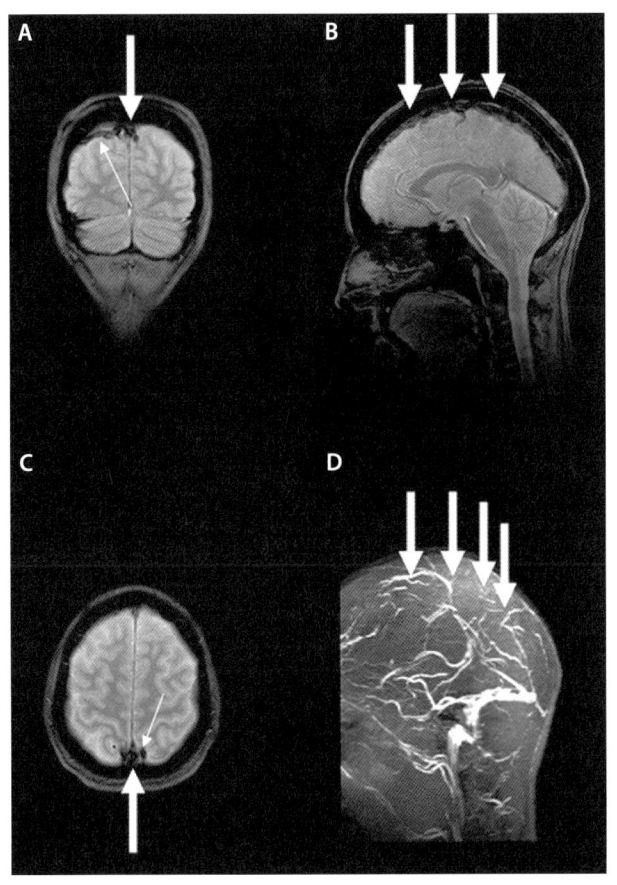

図 48.4　A〜C：脳静脈血栓症の MRI T2* 強調画像．上矢状静脈洞（大矢印）と皮質静脈（小矢印）に低信号が認められ，閉塞した血管を示している．D：MRV では，上矢状静脈洞の陰影欠損が認められる．

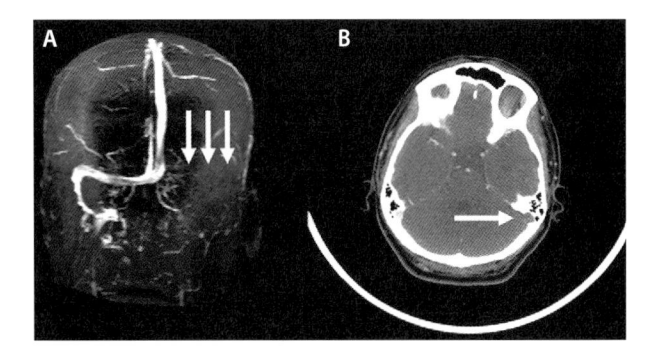

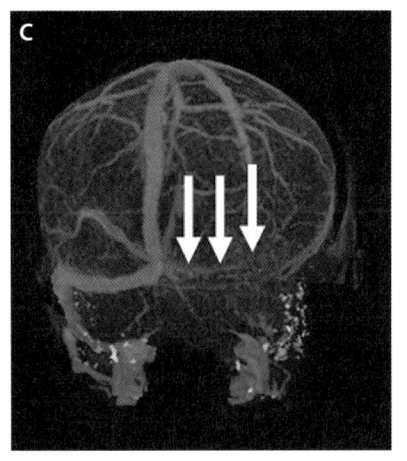

図 48.5　静脈洞と静脈の画像．A：MRV では，左横静脈洞 lateral sinus（矢印）の陰影欠損が認められる．B：CTV 原画像，C：CTV 再構成画像では，左横静脈洞の陰影欠損が認められる．

ン血管造影が必要になる．

● 脳実質の画像

　脳実質の画像は，大半が非特異的なことから，脳静脈血栓症の診断における重要性は限られている．しかし，脳静脈血栓症と鑑別が困難なさまざまな状態を除外したり，脳静脈血栓症の潜在的原因（腫瘍，動静脈奇形，敗血症性病変）を同定するにはきわめて有用である（図 48.6）．

　撮像法にもよるが，10〜30％の症例で脳は正常像を示す（MRI のほうが CT よりも感度が高い）[24,33]．一方，局所もしくは全汎性の脳浮腫，虚血組織の出血性変化や血腫のような出血病変など，さまざまな異常が描出されることもある．くも膜下出血も，脳静脈血栓症の患者では，局在性皮質出血として認められることがある．

　脳静脈血栓症の診断は脳実質の画像によってなされるものではないが，脳静脈血栓症を強く示唆するパターンがいくつか存在し，診断を証明するのに十分であることもある．たとえば，出血性梗塞（特に多発性の皮質下梗塞で，動脈の血管支配と関連がない病変）は，脳静脈血栓症の間接的な徴候である．両側傍矢状部の出血は，上矢状静脈洞と皮質静脈血栓の合併を強く示唆する．また，視床，基底核，周囲の白質における両側性病変は出血性か否かは問わず，内大脳静脈，Galen 大静脈，直静脈洞の深部静脈血栓を強く示唆する．

　脳のほかにも，乳様突起領域の変化も報告されており，横静脈洞血栓症では静脈うっ血による浮腫のために高信号を呈することがある．この知見を局所の感染と誤解してはならない[34]．

　拡散強調画像は脳浮腫の状態を評価し，脳静脈血栓症による実質障害が動脈性梗塞による実質障害とどの程度異なるかを描出できる．拡散強調画像では，見かけ上の拡散係数 apparent diffusion coefficient（ADC）値が不変のことも増加することも減少することもある．動脈性梗塞では，細胞性浮腫による ADC 値の低下が特徴的であるが，脳静脈血栓症では，ほとんどが不均一である（ADC 高値，正常，低値が混在する）．脳静脈血栓症での ADC 高値は，血管原性浮腫に関連しており[35,36]，脳組織が正常に回復する予後良好を示す

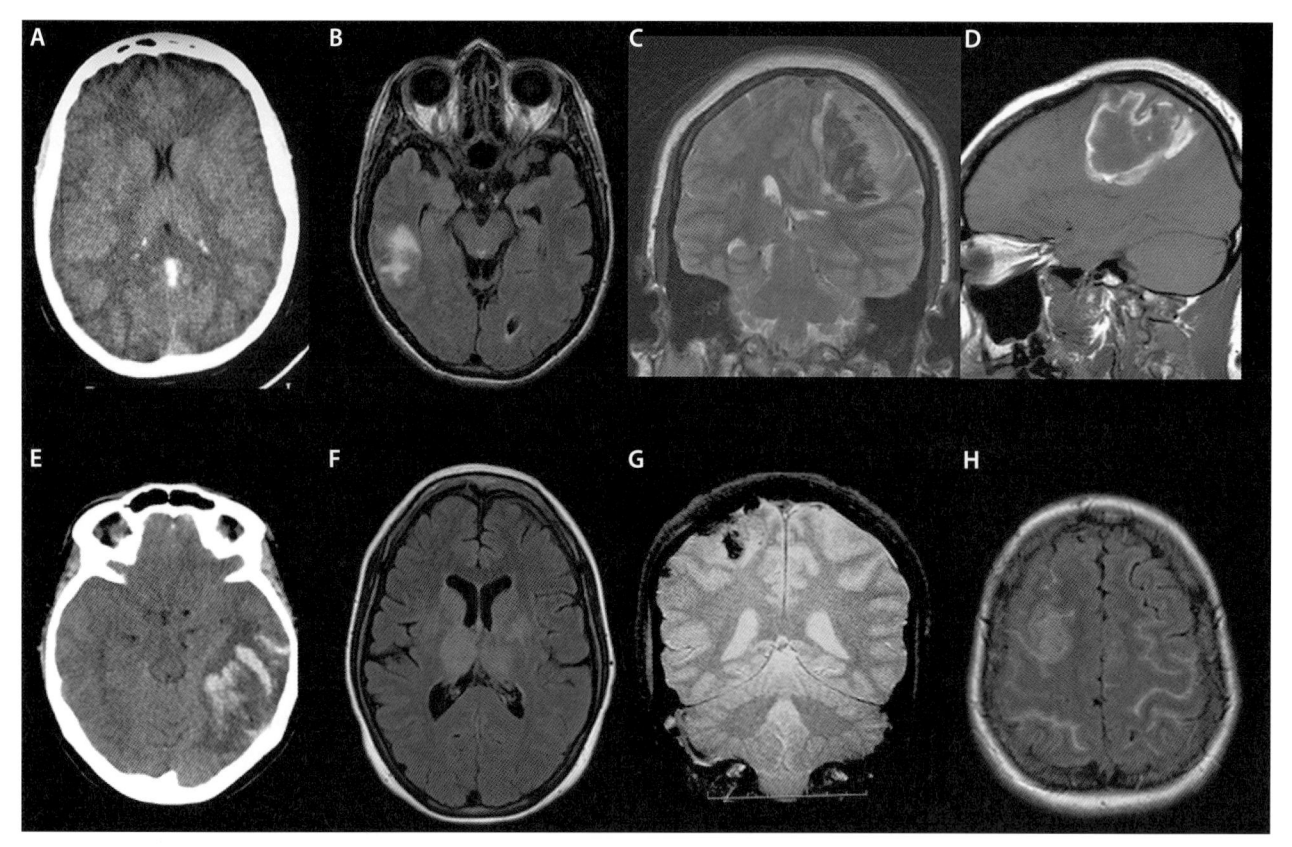

図 48.6 脳実質の画像．**A**：CT では，広範な脳静脈血栓症によるびまん性の浮腫が認められる．**B**：MRI では，右横静脈洞 lateral sinus 血栓症による側頭部の浮腫が認められる．**C,D**：MRI，**E**：CT では，広範な浮腫と出血病変が認められる．**F**：MRI では，両側の視床と基底核に浮腫が認められる．**G**：MRI では，皮質下出血と皮質静脈血栓症が認められる．**H**：MRI では，びまん性のくも膜下出血と右前頭部の脳浮腫が認められる．

所見である[37]．ADC 低値の領域は細胞性浮腫に関連しており，重症例[36]で，特にけいれん発作が生じた際に多い[38]と報告されているが，正常組織へ回復することもある[35]．

■ その他の検査
● D ダイマー

D ダイマー値は脳静脈血栓症の大半の患者で上昇する[39]が，最近の頭痛のみ呈している患者[40]や，1 か月以上症状が続いている患者では正常のこともある．D ダイマー値は，脳静脈血栓症が示唆される最近の臨床症状を有している患者（頭痛のみ呈する症例は除く）において，陰性的中率が高い．

D ダイマー値は脳静脈血栓症の経過観察にも有用であり，肺塞栓症や上下肢静脈血栓症などでは，D ダイマー値の上昇は再発に関する独立した危険因子として示されている[41]．脳静脈血栓症では確立してはいないが，我々は抗凝固療法を中止して 1 か月後に D ダイマー値を測定することが臨床上有用であることを見いだしており，D ダイマー値の上昇は血栓形成促進状態の持続を示唆し，画像検査や抗凝固療法の再開を考慮する根拠となる．

● 髄液検査

髄液に関しては，圧の上昇（頭蓋内圧亢進）や構成物の異常（蛋白質増加，赤血球の混在，細胞数増加）を示すことがある[1,7]．腰椎穿刺は頭蓋内圧亢進のみを認める患者には必須であり，診断（頭蓋内圧の測定）と治療（頭蓋内圧を下げるための髄液流出）の双方に有用である．腰椎穿刺は，感染性髄膜炎が疑われるような発熱を伴っている脳静脈血栓症の患者や原因不明の脳静脈血栓症の患者にも適応があり，慢性的な癌性髄膜炎や感染性髄膜炎を除外できる．臨床診療では，抗凝固療法を受けている患者への腰椎穿刺は困難であるので，髄液流出は抗凝固療法開始前の全患者において禁忌がなければ推奨される．

治療

脳静脈血栓症の治療は，（ⅰ）対症療法（けいれん発作，頭

蓋内圧亢進，頭痛），（ⅱ）原因に対する治療（特に，敗血症性脳静脈血栓症，悪性腫瘍，結合組織疾患），（ⅲ）抗血栓療法，を組み合わせて行う．

■ 対症療法

抗てんかん薬は通常てんかん発作を認めた症例にのみ投与されている[42]．来院時のCTやMRIで脳実質内に出血病変を認め，てんかん発作を生じるリスクが高い症例に対しても抗てんかん薬を投与する医師もいる．治療の最適な期間は不明であるが，急性期にてんかん発作を認めた患者には抗てんかん薬を1年間延長して使用することが勧められている．

急性期には大病変は大規模な脳浮腫を伴うことも多く，頭蓋内圧が上昇し，テント切痕ヘルニアを生じて，致死的になることもある[43]．頭蓋内圧の急速な上昇に対する一般的な推奨は，頭部の挙上，マンニトールの使用，鎮静化してICU入室，$PaCO_2$ 30〜35 mmHgを目標とした過換気，頭蓋内圧モニタリングである．副腎皮質ステロイドの使用は推奨されていない．ISCVTの症例対照研究では，ステロイドの有効性は示されておらず[44]，ステロイドは血栓形成を促進することがある．片側の大脳半球病変によってヘルニアが切迫していたり，巨大な出血性梗塞によって側頭葉のヘルニアを生じているような患者では，重症例であっても開頭減圧術や血腫除去術が適応であり，こうした外科的治療によって救命でき，良好な回復が得られることもある[45-48]．

頭蓋内圧亢進が認められている患者で，特に視覚の変化がある場合には，ヘパリンを使用する前に腰椎穿刺を施行して十分量の髄液を除去し，アセタゾラミドを使用することが多い．十分な治療を行えば，視覚障害が残存することは稀ではあるが，この稀な症例には，抗凝固療法を短期間中止して，シャント術（腰椎くも膜下腔腹腔シャント術，脳室腹腔シャント術，視神経鞘開窓術）を考慮すべきである．

脳出血の患者は重度の頭痛を訴えることが多く，強力な鎮痛剤を数日間必要とすることがあるが，大半の症例ではヘパリンを開始すると急速に頭痛は軽減する．

■ 抗凝固療法

ヘパリンの使用は，半世紀以上も前から考慮されている．その目的は血栓の拡大を制限することであり，また，毛細血管圧を低下させ，肺塞栓症のような他の静脈血栓症を予防するために血栓形成促進状態を治療し，脳静脈血栓症の再発を予防することである[2]．その使用に関しては，特に出血性脳病変を有している症例では，出血量を増大させる恐れがあるために議論されてきた．ヘパリンの有効性と危険性を評価するために2つの無作為化研究が施行された．

- 1つ目は，用量を調整したヘパリンとプラセボの経静脈投与を比した研究である[49]．この研究は，ヘパリンの優位性が明らかとなったため，22症例が登録された時点で中止となった．その結果は，ヘパリン投与群では8症例が完全回復したのに対して，プラセボ投与群で完全回復を示したのは3症例のみであった．
- 2つ目は，低分子ヘパリンとプラセボを60症例で比較したものである[50]．この研究では，12週間後の死亡とBarthel Index>15点を予後不良と定義したが，2群間で有意差は認められなかった（低分子ヘパリン投与群：13％，プラセボ投与群：21％）．最初のCTで15例に出血病変を認めたが，新規出血や血腫の拡大による転帰増悪は認めなかった．

これらの2つの研究のメタアナリシスでは，ヘパリンは，死亡率において14％の絶対リスク減少と，死亡あるいは介助状態において15％の絶対リスク減少が示され，相対リスク減少に関しては，それぞれ70％と56％であった[50]．統計学的有意性は認めないものの，これらの結果は，ヘパリンの臨床的な有用性を支持するものであり，ヘパリンは現在広く使用されている．

現状，European Federation of Neurological Societies（EFNS）では，脳静脈血栓症の患者で抗凝固療法に対する禁忌のない場合には，体重調整した低分子ヘパリン皮下投与か，用量調節したヘパリン経静脈投与にて治療すべきと推奨されている．また，脳静脈血栓症に関連した脳出血の合併はヘパリン治療の禁忌ではない[42]．最近のデータでは，未分画ヘパリンよりも低分子ヘパリンのほうが，リスク対効果比が良好とされている[51]．

■ 血栓溶解療法

多くの症例報告や小規模研究が近年発表されたにもかかわらず，脳静脈血栓症に対する血栓溶解療法の系統的レビューでは，全身および局所の血栓溶解療法に関する良好なエビデンスは示されていない[52,53]．予後不良な症例が過小に報告されるような公表バイアスや，治療や予後の評価が非盲検的であることによる評価バイアスなど，さまざまなバイアスが存在する可能性がある．血栓溶解療法は脳静脈血栓症の重症例で考慮されるべきである．重症の脳静脈血栓症があり，血管内治療（血栓溶解療法もしくは血栓除去術）を施行した20例を対象にした近年の前向き研究では，12例が生存し，2例は生存したものの後遺症を残し，6例（30％）は死亡した[54]．治療前の出血性大梗塞の発症は致死的な転帰と関連しており，5例では血栓溶解療法後に出血性病変が拡大した．現状では，血栓溶解療法は第1選択の治療法としては適応がな

表 48.4　ISCVT 研究と Lariboisière 研究における脳静脈血栓症の臨床転帰

	ISCVT 研究（n＝624）		Lariboisière 研究（n＝332）	
	退院時	最終観察時	退院時	最終観察時
完全回復（mRS 0〜1）	410（66％）	493（79％）	238（72％）	270（90％）
部分回復（mRS 2）	96（15％）	47（8％）	54（16％）	15（5％）
依存状態（mRS 3〜5）	91（15％）	32（5％）	35（10％）	10（3％）
死亡（mRS 6）	27（4％）	52（8％）	5（2％）	5（2％）

mRS：modified Rankin Scale.

い．重症例に対して，血栓溶解療法がヘパリンより優れているかは疑問であり，これは無作為化研究によってのみ解決されるであろう．

予後

画像検査の進歩により，脳静脈血栓症やその有効な治療法に関する情報が多く集まったことで，脳静脈血栓症の予後は大きく改善した．大半の症例では，予後は動脈性梗塞の患者よりもはるかに良好である．

■ 急性期の増悪

急性期の増悪は約 1/5 の患者で認められ，精神状態，頭痛，局所症状の増悪や，けいれん発作などの新しい症状の発生などに関連する．増悪患者の 1/3 に新しい脳実質病変が認められる[2,3]．

■ 急性期の死亡

有効な治療を行っても，急性期の死亡は約 2〜4％で生じる（表 48.4）．早期死亡の第 1 の原因は，広範な脳浮腫，多発性病変，局所の圧排効果によるテント切痕ヘルニアである．肺塞栓症やてんかん重積状態も，死亡の原因となりうる．最近の症例報告や小規模研究では，減圧術がテント切痕ヘルニアの切迫徴候のある患者に推奨されており，両眼が散瞳している患者であっても，しばしば救命が可能であり，良好な機能予後が得られることもある[48]．

早期死亡に関する独立した予後予測因子としては，昏睡，精神障害，深部静脈血栓症，右脳出血，後頭蓋窩病変，進行性の症状がある[43]．しかし，個人によっては予後は予測できないこともある．基礎に悪性腫瘍や中枢神経感染症がある場合は，予後不良である．

■ 機能回復

回復のパターンは多岐に富んでおり，数日間で回復する患者もいれば，長期のリハビリテーションを必要とし，回復に数か月から数年かかる患者もいる．

完全回復は 80〜90％の症例でみられ，生存者の 3〜5％のみが重篤な後遺症を残す（表 48.4）．最も高頻度に認められる後遺症はけいれん発作（10.6％），二次性視神経萎縮による視力障害，局所脱落症状，認知機能障害である．拍動性耳鳴の発症は，硬膜瘻の存在を推測させるが，横静脈洞血栓症の合併症としては稀（2％）である．大半の患者は回復し，機能的に独立するが，一般人よりは抑うつ気分，頭痛，集中困難，倦怠感などを経験することが多く，心理社会的状況や雇用状況に否定的な影響をもたらしうる[55]．

■ 経過観察

予後と静脈系の再開通（完全再開通：約 50％，部分再開通：約 30％，再開通なし：約 20％）には良好な相関がないことから，経過観察には臨床的データを用いることが大半である[56]．しかし，患者に改善がみられなかったり，治療を中断したりする場合は，新しい症状を呈した症例での神経画像の解釈を容易にするために，血管画像の撮影は必須である．

■ 再発リスク

長期観察研究では，脳静脈血栓症の再発リスクは 2〜3％と低く，他の血栓イベントのリスクは 4〜7％である．再発の大半は抗凝固療法の中断後 1 年以内に生じ，男性のほうが多い[1,57]．再発の際には，すみやかな原因の精査が必要である．

■ 妊娠

脳静脈血栓症の既往のある女性の妊娠に関するデータは乏しいが，脳静脈血栓症が妊娠中や産褥期の発症であっても，脳静脈血栓症後の次の妊娠は禁忌ではないとされている．脳静脈血栓症や他の静脈血栓症の再発はきわめて稀であり，大半の症例で無事に妊娠できる．流産や産科的合併症は一般人に比して頻度が高いと思われるが，抗凝固療法による予防的

表 48.5 脳静脈血栓症と動脈性虚血性脳卒中の鑑別

	脳静脈血栓症	動脈性虚血性脳卒中
発生率	きわめて稀（3～4/100万人/年）	高頻度（1～3/1,000人/年）
年齢	全世代，主に若年者	全世代，主に高齢者
男女比	女性優位	男性で高率
発症様式	多様（突然，亜急性，慢性）	突然発症
症状	きわめて多様，臨床解剖学的症候群はない	血管支配領域により臨床解剖学的に分類できる
頭痛	非常に高頻度	稀
原因	多様な原因（しばしば複合性）	大半はアテローム性動脈硬化関連，小動脈疾患，心原性塞栓症
画像診断	主に静脈洞と静脈の画像に基づく	主に脳実質の画像に基づく
抗血栓療法	抗凝固療法	一部ではt-PA，大半ではアスピリン
急性期の死亡率	2～8%	10～20%
完全回復	大半の患者でみられる	少数の患者でみられる

治療を受けることで減らせるかもしれない[1,57,58]．全例で，血栓リスクが最も高くなる出産後6週間は，予防的抗凝固療法が必須である．

脳卒中とは異なるさまざまな特徴をもつ（**表 48.5**）．特に，その機序，臨床症状，画像所見，予後，静脈性梗塞の治療は，動脈性梗塞とは大きく異なっており，その全般的な予後は動脈性梗塞よりも良好である．

結論

脳静脈血栓症は，脳血管障害としては稀であるが，動脈性

参考文献

1. Ferro JM, Canhao P, Stam J, et al. Prognosis of cerebral vein and dural sinus thrombosis: results of the International Study on Cerebral Vein and Dural Sinus Thrombosis (ISCVT). Stroke 2004; 35: 664-670.
2. Bousser MG, Ferro JM. Cerebral venous thrombosis: an update. Lancet Neurol 2007; 6: 162-170.
3. Stam J. Thrombosis of the cerebral veins and sinuses. N Engl J Med 2005; 352: 1791-1798.
4. deVeber G, Andrew M, Adams C, et al. Cerebral sinovenous thrombosis in children. N Engl J Med 2001; 345: 417-423.
5. Garcin R, Pestel M. Thrombophlébites cérébrales. Paris: Masson, 1949.
6. Kalbag RM, Woolf AL. Cerebral Venous Thrombosis. Vol 1. London: Oxford University Press, 1967.
7. Bousser MG, Ross Russel R. Cerebral Venous Thrombosis. London: Saunders, 1997.
8. Ameri A, Bousser MG. Cerebral venous thrombosis. Neurol Clin 1992; 10: 87-111.
9. Cumurciuc R, Crassard I, Sarov M, et al. Headache as the only neurological sign of cerebral venous thrombosis: a series of 17 cases. J Neurol Neurosurg Psychiatry 2005; 76: 1084-1087.
10. Lafitte F, Boukobza M, Guichard JP, et al. MRI and MRA for diagnosis and follow-up of cerebral venous thrombosis (CVT). Clin Radiol 1997; 52: 672-679.
11. Boukobza M, Crassard I, Bousser MG. When the "dense triangle" in dural sinus thrombosis is round. Neurology 2007; 69: 808.
12. Linn J, Pfefferkorn T, Ivanicova K, et al. Noncontrast CT in deep cerebral venous thrombosis and sinus thrombosis: comparison of its diagnostic value for both entities. AJNR Am J Neuroradiol 2009; 30: 728-735.
13. Virapongse C, Cazenave C, Quisling R, et al. The empty delta sign: frequency and significance in 76 cases of dural sinus thrombosis. Radiology 1987; 162: 779-785.
14. Idbaih A, Boukobza M, Crassard I, et al. MRI of clot in cerebral venous thrombosis: high diagnostic value of susceptibility-weighted images. Stroke 2006; 37: 991-995.
15. Selim M, Fink J, Linfante I, et al. Diagnosis of cerebral venous thrombosis with echo-planar T2*-weighted magnetic resonance imaging. Arch Neurol 2002; 59: 1021-1026.
16. Boukobza M, Crassard I, Bousser MG, et al. MR imaging features of isolated cortical vein thrombosis: diagnosis and follow-up. AJNR Am J Neuroradiol 2009; 30: 344-348.
17. Urban PP, Muller-Forell W. Clinical and neuroradiological spectrum of isolated cortical vein thrombosis. J Neurol 2005; 252: 1476-1481.
18. Kawabori M, Kuroda S, Kudo K, et al. Susceptibility-weighted magnetic resonance imaging detects impaired cerebral hemodynamics in the superior sagittal sinus thrombosis - case report. Neurol Med Chir (Tokyo) 2009; 49: 248-251.
19. Thomas B, Somasundaram S, Thamburaj K, et al. Clinical applications of susceptibility weighted MR imaging of the brain - a pictorial review. Neuroradiology 2008; 50: 105-116.
20. Tong KA, Ashwal S, Obenaus A, et al. Susceptibility-weighted MR imaging: a review of clinical applications in children. AJNR Am J Neuroradiol 2008; 29: 9-17.
21. Chu K, Kang DW, Yoon BW, et al. Diffusion-weighted magnetic resonance in cerebral venous thrombosis. Arch Neurol 2001; 58: 1569-1576.
22. Favrole P, Guichard JP, Crassard I, et al. Diffusion-weighted imaging of intravascular clots in cerebral venous thrombosis. Stroke 2004; 35: 99-

103.

23. Lovblad KO, Bassetti C, Schneider J, et al. Diffusion-weighted mr in cerebral venous thrombosis. Cerebrovasc Dis 2001; 11: 169-176.

24. Leach JL, Fortuna RB, Jones BV, et al. Imaging of cerebral venous thrombosis: current techniques, spectrum of findings, and diagnostic pitfalls. Radiographics 2006; 26: S19-S41; discussion S2-S3.

25. Ayanzen RH, Bird CR, Keller PJ, et al. Cerebral MR venography: normal anatomy and potential diagnostic pitfalls. AJNR Am J Neuroradiol 2000; 21: 74-78.

26. Farb RI, Scott JN, Willinsky RA, et al. Intracranial venous system: gadolinium-enhanced three-dimensional MR venography with auto-triggered elliptic centric-ordered sequence-initial experience. Radiology 2003; 226: 203-209.

27. Liang L, Korogi Y, Sugahara T, et al. Evaluation of the intracranial dural sinuses with a 3D contrast-enhanced MP-RAGE sequence: prospective comparison with 2D-TOF MR venography and digital subtraction angiography. AJNR Am J Neuroradiol 2001; 22: 481-492.

28. Meckel S, Reisinger C, Bremerich J, et al. Cerebral venous thrombosis: diagnostic accuracy of combined, dynamic and static, contrast-enhanced 4D MR venography. AJNR J Neuroradiol 2010; 31: 527-535.

29. Rollins N, Ison C, Reyes T, et al. Cerebral MR venography in children: comparison of 2D time-of-flight and gadolinium-enhanced 3D gradient-echo techniques. Radiology 2005; 235: 1011-1017.

30. Dormont D, Sag K, Biondi A, et al. Gadolinium-enhanced MR of chronic dural sinus thrombosis. AJNR Am J Neuroradiol 1995; 16: 1347-1352.

31. Linn J, Ertl-Wagner B, Seelos KC, et al. Diagnostic value of multidetector-row CT angiography in the evaluation of thrombosis of the cerebral venous sinuses. AJNR Am J Neuroradiol 2007; 28: 946-952.

32. Ozsvath RR, Casey SO, Lustrin ES, et al. Cerebral venography: comparison of CT and MR projection venography. AJR Am J Roentgenol 1997; 169: 1699-1707.

33. Poon CS, Chang JK, Swarnkar A, et al. Radiologic diagnosis of cerebral venous thrombosis: pictorial review. AJR Am J Roentgenol 2007; 189: S64-S75.

34. Fink JN, McAuley DL. Mastoid air sinus abnormalities associated with lateral venous sinus thrombosis: cause or consequence? Stroke 2002; 33: 290-292.

35. Ducreux D, Oppenheim C, Vandamme X, et al. Diffusion-weighted imaging patterns of brain damage associated with cerebral venous thrombosis. AJNR Am J Neuroradiol 2001; 22: 261-268.

36. Yoshikawa T, Abe O, Tsuchiya K, et al. Diffusion-weighted magnetic resonance imaging of dural sinus thrombosis. Neuroradiology 2002; 44: 481-488.

37. Forbes KP, Pipe JG, Heiserman JE. Evidence for cytotoxic edema in the pathogenesis of cerebral venous infarction. AJNR Am J Neuroradiol 2001; 22: 450-455.

38. Mullins ME, Grant PE, Wang B, et al. Parenchymal abnormalities associated with cerebral venous sinus thrombosis: assessment with diffusion-weighted MR imaging. AJNR Am J Neuroradiol 2004; 25: 1666-1675.

39. Haapaniemi E, Tatlisumak T. Is D-dimer helpful in evaluating stroke patients? A systematic review. Acta Neurol Scand 2009; 119: 141-150.

40. Crassard I, Soria C, Tzourio C, et al. A negative D-dimer assay does not rule out cerebral venous thrombosis: a series of seventy-three patients. Stroke 2005; 36: 1716-1719.

41. Cosmi B, Legnani C, Tosetto A, et al. Comorbidities, alone and in combination with D-dimer, as risk factors for recurrence after a first episode of unprovoked venous thromboembolism in the extended follow-up of the PROLONG study. Thromb Haemost 2010; 103: 1152-1160.

42. Einhaupl K, Stam J, Bousser MG, et al. EFNS guideline on the treatment of cerebral venous and sinus thrombosis in adult patients. Eur J Neurol 2010; 17: 1229-1235.

43. Canhao P, Ferro JM, Lindgren AG, et al. Causes and predictors of death in cerebral venous thrombosis. Stroke 2005; 36: 1720-1725.

44. Canhao P, Cortesao A, Cabral M, et al. Are steroids useful to treat cerebral venous thrombosis? Stroke 2008; 39: 105-110.

45. Coutinho JM, Ferro JM, Canhao P, et al. Cerebral venous and sinus thrombosis in women. Stroke 2009; 40: 2356-2361.

46. Petzold A, Smith M. High intracranial pressure, brain herniation and death in cerebral venous thrombosis. Stroke 2006; 37: 331-332.

47. Stefini R, Latronico N, Cornali C, et al. Emergent decompressive craniectomy in patients with fixed dilated pupils due to cerebral venous and dural sinus thrombosis: report of three cases. Neurosurgery 1999; 45: 626-9; discussion 9-30.

48. Theaudin M, Crassard I, Bresson D, et al. Should decompressive surgery be performed in malignant cerebral venous thrombosis?: a series of 12 patients. Stroke 2010; 41: 727-731.

49. Einhaupl KM, Villringer A, Meister W, et al. Heparin treatment in sinus venous thrombosis. Lancet 1991; 338: 597-600.

50. de Bruijn SF, Stam J. Randomized, placebo-controlled trial of anticoagulant treatment with low-molecular-weight heparin for cerebral sinus thrombosis. Stroke 1999; 30: 484-488.

51. Coutinho JM, Ferro JM, Canhao P, et al. Unfractionated or low-molecular weight heparin for the treatment of cerebral venous thrombosis. Stroke 2010; 41: 2575-2580.

52. Canhao P, Falcao F, Ferro JM. Thrombolytics for cerebral sinus thrombosis: a systematic review. Cerebrovasc Dis 2003; 15: 159-166.

53. Ciccone A, Canhao P, Falcao F, et al. Thrombolysis for cerebral vein and dural sinus thrombosis. Cochrane Database Syst Rev 2004; CD003693.

54. Stam J, Majoie CB, van Delden OM, et al. Endovascular thrombectomy and thrombolysis for severe cerebral sinus thrombosis: a prospective study. Stroke 2008; 39: 1487-1490.

55. Koopman K, Uyttenboogaart M, Vroomen PC, et al. Long-term sequelae after cerebral venous thrombosis in functionally independent patients. J Stroke Cerebrovasc Dis 2009; 18: 198-202.

56. Putaala J, Hiltunen S, Salonen O, et al. Recanalization and its correlation to outcome after cerebral venous thrombosis. J Neurol Sci 2010; 292: 11-15.

57. Martinelli I, Bucciarelli P, Passamonti SM, et al. Long-term evaluation of the risk of recurrence after cerebral sinus-venous thrombosis. Circulation 2010; 121: 2740-2746.

58. Dentali F, Gianni M, Crowther MA, et al. Natural history of cerebral vein thrombosis: a systematic review. Blood 2006; 108: 1129-1134.

CHAPTER 49

頸動脈閉塞症

Seemant Chaturvedi and Sandra Narayanan

序論

病院を基盤とした研究では，脳卒中や一過性脳虚血発作 transient ischemic attack (TIA) 患者の9％が症候性の内頸動脈 internal carotid artery 閉塞を有していると報告されている[1]．これらの患者では，年間4～6％程度の脳卒中発症の長期リスクがある．

臨床症候

臨床症候の点では，内頸動脈閉塞の初期症状は，分水嶺領域や血管支配領域の梗塞によって生じる．多くの患者では，頸動脈閉塞による最初の徴候は中大脳動脈 middle cerebral artery への塞栓で生じ，中大脳動脈の小梗塞や大梗塞を引き起こす．中大脳動脈領域梗塞を呈した患者を精査すると，頸動脈閉塞性疾患や頸動脈解離を認めることが多い．

頸動脈領域梗塞で生じる一般的な症状は，対側の上下肢における運動障害や感覚障害であるが，どちらか一方のみであったり，稀に構音障害のみのこともある．上肢の近位部よりも前腕や手の障害が強いというように，上肢の脱力は部位によって程度が異なるのが通常である．これは頸動脈循環の末端に手や前腕を支配する領域があることによると考えられる．手の脱力と嚥下障害は，左内頸動脈病変によるTIAでよく認められる．一方で，分水嶺梗塞では，上下肢脱力が遠位部よりも近位部で強く認められる．

Lausanne Stroke Registry では，内頸動脈閉塞を呈した連続154例中26例（17％）において，CTで同側の分水嶺梗塞が認められた[2]．分水嶺梗塞は，低血圧を伴う心疾患，失神，対側の重度の内頸動脈病変，過量喫煙によるヘマトクリット値上昇など，さまざまな臨床症候と関連していた．分水嶺を含まない梗塞患者の死亡率が2.3％/年であるのに対し，分水嶺梗塞の患者では死亡率が9.9％/年と高率であり，これらの患者における心疾患の存在が重要と推察される．

分水嶺梗塞 watershed infarction の患者では，上下肢遠位部よりも近位部の脱力が強いという非典型的な徴候が認められる．境界領域梗塞 borderzone infarction でも，内頸動脈に90～99％の狭窄が認められることが多く，血行力学的機序が示唆される[3]．両側の内頸動脈閉塞や高度狭窄を伴う患者に，椎骨脳底動脈領域の虚血症状と似た症状を認めることがあるが，これはきわめて稀である．これらの症例では，後交通動脈を介して，後方循環より前方循環への血流が認められる[4]．

症候性の内頸動脈閉塞後には，TIAや脳卒中が引き続いて生じることがある．将来的なイベント発生に関する機序は議論の最中である．血行力学的要因に加えて，内頸動脈断端からの塞栓も将来的な症状の発症にかかわっている．また，外頸動脈のような側副血行路における潰瘍性もしくは不整な狭窄は，塞栓の潜在的な原因となりうる．過去の研究によると，内頸動脈閉塞より遠位部での灌流領域梗塞は，断端閉塞や側副血行路の潰瘍あるいは狭窄が存在すると，より高率に生じるとされている[2]．将来的に分水嶺梗塞を発症した患者では，断端閉塞や側副血行路の狭窄を認めることは少ない．

内頸動脈閉塞の患者において，虚血症状を引き起こす要因としては，座位や臥位から立ちあがった場合や，失血，心不全，食後低血圧，寒い場所から暖かい場所への移動などが挙げられる[5]．Klijnらは，内頸動脈閉塞を有しTIAや後遺症を残さなかった脳卒中の既往がある連続117例を研究した．24例は網膜虚血症状のみであり，これらの患者におい

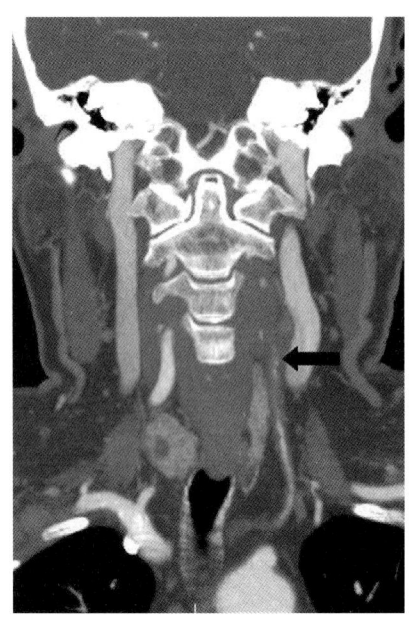

図 49.1 頸部 CTA の冠状断像．一過性の語探索困難の患者で，対側に比べると左総頸動脈は管腔に多重の不整と狭小化が認められ，左総頸動脈遠位部は造影されている（矢印）．

て経過観察期間中に脳虚血イベントを発症した患者は 1 人もいなかった．それに対して，初期に片麻痺症状がみられた 93 例では，血行力学的機序を引き起こす臨床徴候のため，脳虚血イベントの再発リスクが上昇していた．

　内頸動脈閉塞や高度狭窄による珍しい型の TIA としては，肢の震え limb-shaking を伴うものがある．この症状は，言葉のとおり，肢節における短時間の痙攣性の運動であり，焦点性発作と間違えやすい．limb-shaking を呈した 34 例と対照の 68 例を比較した研究によると，limb-shaking の持続は典型的には 5 分以内であり，肢節の脱力を伴うことが多い[6]．これらの 34 例のうち，13 例では持続は 1 分以内であり，15 例が 1～5 分の持続であった．発作の頻度は 18 例では 1 か月間に 2～5 回であり，11 例では 1 か月間に 6 回以上であった．典型的には上肢全体もしくは下肢全体の発作となる．この症状は，起立や運動，咳嗽などにより出現することが多い．

眼徴候

　一過性黒内障 amaurosis fugax は内頸動脈領域の一過性脳虚血発作としてよく知られた徴候である．網膜の慢性的な虚血は慢性的な低灌流を引き起こし，網膜虚血領域を広げることになる．この生理学的な状況が網膜静脈の拡張や屈曲に反映されることになる．この過程の早期段階において，静脈

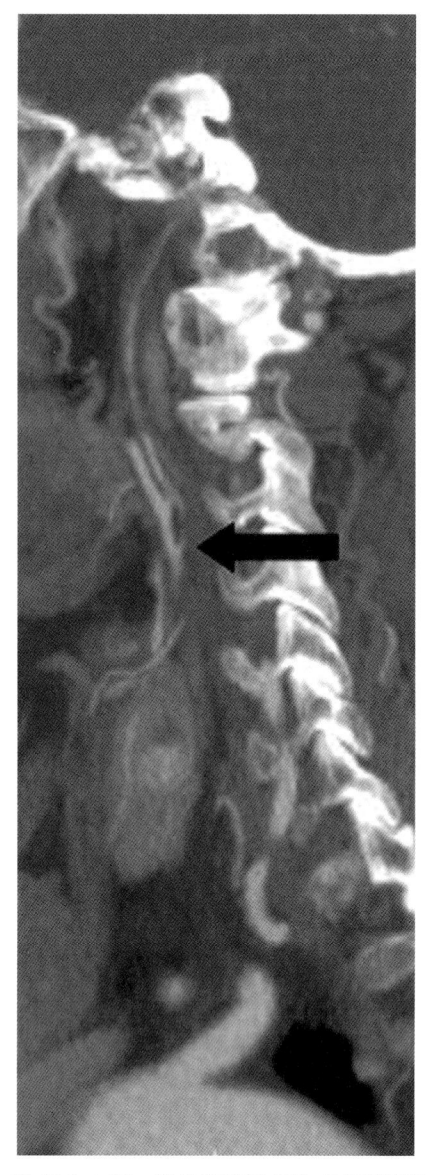

図 49.2 図 49.1 と同一患者の頸部 CTA の矢状断像．左総頸動脈は遠位部で閉塞している（矢印）．左外頸動脈は拡張し，左内頸動脈に頸動脈分岐部を経由して順行性の血流を供給している．左内頸動脈は著明に狭小化している．

うっ血性網膜症となることもあるが，無症候性のこともある．しかし，進行するとぶどう膜炎様や血管新生緑内障のような視力障害を呈することもある．

　Klijn らの報告[5]では，頸動脈閉塞患者 110 例中 32 例（29％）で研究開始時に静脈うっ血性網膜症がみられた．静脈うっ血性網膜症は，limb-shaking のような血行力学的脳症状を有する患者でよく認める．眼動脈の逆行性血流を認めるような症例では，低い拍動指数 pulsatility index が静脈うっ血性網膜症と関連している．臨床的には，視力障害が明らかになる率は年間 1.5％程度である．

両側頸動脈閉塞

　頭蓋外-頭蓋内バイパス(EC-IC バイパス)術が施行されていた頃の 34 例を 3.5 年間追跡した研究によると，34 例中 11 例(32％)で脳卒中の再発を認めた[7]．しかしその数年後に，動脈硬化性疾患に対する薬物療法に大きな進展があったので，この時期のデータは再調査すべきである．

　Persoon らは，両側内頸動脈閉塞が確認された 57 例(男性 81％)を調査した[8]．平均追跡期間は 5.9 年であった．症状の再発を頻回に認めたり，大脳の反応性が障害されていた症例では，頭蓋外-頭蓋内バイパス術が提案されたが，施行されたのはわずか 2 例であった．バイパス術を受けた 2 例はその後の追跡が打ち切られた．

　臨床像としては，63％の患者が軽度から中等度の脳卒中を発症し，21％が大脳半球の TIA，16％が網膜虚血症状のみを呈した．患者の 18％で血行力学的症状が認められ，そのなかでも limb-shaking が最もよく認められた．追跡期間中に，4 例(全例男性)で虚血性脳卒中の再発を認めた．年間脳卒中発症率は 1.2％であった．これらの患者で比較的予後が良好であったのは，医学的管理が十分に行われていたからではないかと推察されている．

血管造影所見

　近位部の閉塞であるほど脳卒中の症状は重症であるが，この状況は軟膜側副血行路の発達を促す灌流圧依存的なペナンブラ組織にも影響を及ぼす．逆行性の軟膜側副血行再構築の可能性は，遠位部閉塞であるほど可能性は低い．前方循環の灌流圧が低下した際によくみられる 2 つの軟膜側副血行路としては，脳梁周囲動脈の板状動脈(後大脳動脈)への再構築と中大脳動脈の下方枝の後大脳動脈への再構築である．対側の A1 部や前交通動脈，後交通動脈の拡張による逆行性の血流は，慢性的な内頸動脈閉塞ではよく認められる．患者の 10％で多発性動脈瘤が認められ，それに対して自発的[9]もしくは治療的[10-12]な頸動脈閉塞が行われたが，それにより血行力学的ストレスが増大することで新規の動脈瘤を形成することが報告されている[12]．これは遅発性のくも膜下出血の発症リスクを 40 倍に高める[13]．治療的頸動脈閉塞に続いて生じる新規動脈瘤に対する前向き研究には，少なくとも 20～25 年が必要と推奨されている[12]．病院を基盤とした研究における自発的な頸動脈閉塞に対する厳密な推奨は存在しない．

　内頸動脈の起始部を含まない総頸動脈 common carotid artery の閉塞は，頸動脈分岐部で順行性の血流があるにもかかわらず，血行力学的な症状を起こしうる(**図 49.1**，**図 49.2**)．

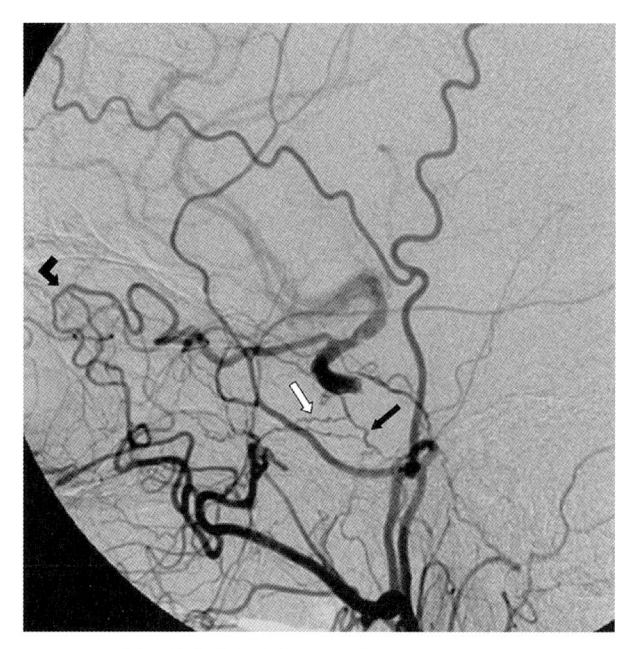

図 49.3　左総頸動脈造影(側面造影)．左内頸動脈の近位部が閉塞している．左内頸動脈海綿状部は顎動脈に起始する正円孔の動脈との吻合(白矢印)を経由して，また中硬膜動脈の海綿状分枝との吻合(黒矢印)を経由して，inferolateral trunk と再構築される．蝶口蓋動脈の分枝と前篩骨動脈の間にも第 3 の吻合があり，眼動脈遠位部と再構築される．

　後頭動脈は第 1 頸椎(C1)レベルで椎骨動脈筋肉枝との正常吻合を有しているため，総頸動脈に重度の狭窄や閉塞が存在する際にも，逆行性に外頸動脈 external carotid artery に血流を供給することができる．上甲状腺動脈や顔面動脈も対側からの側副血行を受けて，外頸動脈の残りや内頸動脈領域に血流を送っている．

　内頸動脈と外頸動脈の正常な連結部は多く存在し，これらは内頸動脈が閉塞すると直ちに動員される．しかし，その脳灌流に対する量的寄与は明瞭ではない[14]．これらの結合の中で最もよく知られているのは，正円孔の動脈(顎動脈)の inferolateral trunk(内頸動脈海綿状部)への接合(**図 49.3**)，卵円孔の動脈(副硬膜動脈)の inferolateral trunk への接合，蝶口蓋動脈(顎動脈)の前または後篩骨動脈(眼動脈)への接合，眼窩下動脈(顎動脈)の眼動脈への接合などである[15]．これらの吻合が生理学的に要求されている環境で，外頸動脈からの灌流の維持がうまくいかなければ悲惨な結果となる．

脳代謝，脳血管反応性，灌流の評価

　^{1}H による磁気共鳴分光法での N-アセチルアスパラギン酸(NAA)のピークはニューロンの機能の量的指標となる．

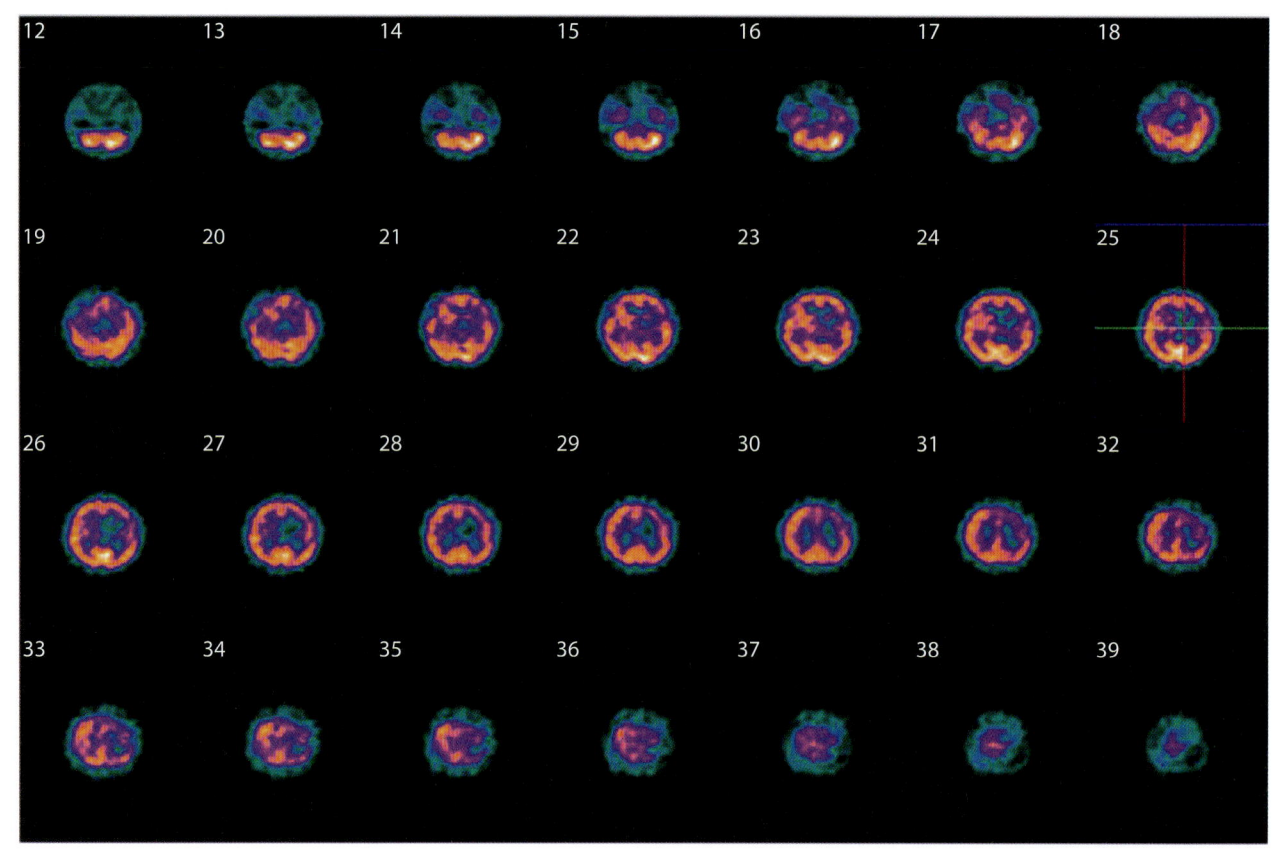

図 49.4 両側内頸動脈閉塞患者におけるアセタゾラミド負荷 ^{99m}Tc-SPECT 像．左前頭側頭葉にトレーサーの取り込み低下を認める．ベースラインの SPECT 所見からの変化がなく，脳血管予備能の低下が示唆される．

梗塞の中心部では，NAA，コリン，クレアチニンの減少がみられる[16]．NAA 値は症状の発症から 6 時間の早期に急激に低下する[17]．乳酸値は急性期に上昇し，脳卒中発症 1 か月後も同じレベルでとどまる[18,19]．van der Grond らは，コリンに対する NAA の比率が低下し，乳酸が上昇することは，梗塞領域でなくても，同側の内頸動脈高度狭窄もしくは閉塞の際に認められると報告した[20]．しかし，内頸動脈閉塞による網膜虚血では，NAA 値の低下はみられない[21]．乳酸は，MRI による障害部位の同定や CO_2 反応性の評価よりも認知障害の強い予測因子であった[22]．

CO_2 吸入やアセタゾラミド負荷による高炭酸ガス血症は正常な脳血流を増加させ，灌流を改善するため，経頭蓋 Doppler 法 transcranial Doppler（TCD）は脳血管反応性を調べるのに伝統的に使用されてきた．内頸動脈閉塞の状態で脳血管反応性が低下するのは，慢性的な血管拡張や自己調節能力の低下によるものである（**図 49.4**）．無呼吸に対する脳血管反応性も同様に，息こらえ指数 breath-holding index（BHI）を用いて計算できる．BHI は以下のように定義されている．

BHI ＝〔(息こらえ最終時の平均血流速度 − 安静時の平均血流速度)/安静時の平均血流速度 × 100/息こらえ時間(秒)〕

Vernieri らの報告では，TIA もしくは脳卒中を発症したほぼすべての患者において，BHI は 0.69 以下であった[23]．Widder と Kleiser は，頸動脈の高度狭窄もしくは閉塞と CO_2 反応性の障害の間には相関関係があるとした[24]．CO_2 反応性が十分であった 48 例中 4 例（8％）で同側の TIA を発症し（脳卒中は認めなかった），脳血管予備能が障害されていた 37 例中 12 例（32％）では，同側の虚血（TIA：4 例，脳卒中：8 例，$p<0.01$）を発症した[25]．

動脈閉塞部位の血行力学的効果は，3 つのステージに特徴づけられる[26]．正常な脳血行力学状態（stage 0），自己調節による血管拡張（stage 1），酸素摂取率上昇（stage 2），貧困灌流である[27]．Derdeyn らは，貧困灌流（PET における酸素摂取率の上昇）と，頸動脈閉塞と同側の先行する虚血症状には強い関連があると報告した．先行する虚血症状を認めた 81 例中 39 例（48％）では，酸素摂取率は高値であったが，無

症候の 31 例で酸素摂取率が高値であったのは 5 例（16％，$p<0.001$）のみであった[28]．酸素摂取率の上昇は，脳卒中の 5 年以内の発症に関する独立した危険因子である[29]．MRI の灌流強調画像で得られる平均通過時間は，脳血流や血管反応性，PET で得られる酸素摂取率と良好な相関を示しており，将来的には脳の血行動態を予測する指標として広く用いられると思われる[30]．CT 灌流画像と PET の相関を示すデータは限られている．しかし，CT 灌流画像と PET を比較した Carotid Occlusion Surgery Study（COSS）では，CT 灌流画像の平均通過時間と酸素摂取率はよく相関していた[31]．

治療

国際的な無作為化試験では，薬物療法単独に比して，虚血性脳卒中再発を予防するための頭蓋外-頭蓋内バイパス術が優れているという結果は示されなかった[32]．また，TIA を頻回に繰り返す患者や側副血行路が発達していない患者などにはバイパス術が有効と考えられるが，どのような患者に有効かを示す一貫した報告はなされていない[33]．頭蓋外-頭蓋内バイパス術により脳の血行動態は改善する[34-36]が，この改善は恒久的ではない場合もある[37,38]．また，手術の介入なしに改善が認められる場合もある[24,39]．2002 年に開始された無作為化研究である COSS は，浅側頭動脈-中大脳動脈バイパス術により脳卒中の発症を減らせるかどうかを調査したものである．この研究では，頸動脈閉塞と同側の TIA や脳卒中を発症し，酸素摂取率の上昇を認めた患者が抽出され，最良の薬物療法に加えて浅側頭動脈-中大脳動脈バイパス術を施行する群と薬物療法のみの群に無作為化された[40]．COSS には 195 例が登録された．この試験は無益であることが判明し，早期に中止された．30 日以内の全脳卒中の発症か死亡，および 2 年以内の同側の脳卒中の発症という複合エンドポイントは，外科的治療群では 21.0％であったのに対し，非外科的治療群では 22.7％であった（$p=0.78$）．30 日以内の同側の脳卒中の発症率は，外科的治療群で 14.4％であったのに対し，非外科的治療群は 2.0％であった．この研究は，最適な脳卒中の予防には積極的な薬物療法が必要であることを強固に支持した[41]．

Rutgers らは，症候性内頸動脈閉塞の対側に対する頸動脈内膜剥離術は，両側の血行動態の持続的な改善をもたらし，またこれが統計学的に有意であることを示した．そして，これを脳底動脈の血流低下，閉塞側の中大脳動脈の血流増加，前交通動脈を介しての血流増加，閉塞側の大脳半球における乳酸減少，両側大脳半球における CO_2 反応性の改善によるものと考えた[42]．

頸動脈閉塞患者に対する有望な治療が多く存在する．症状や脳代謝，脳血管の血行動態を分析し，リスクを層別化することで，最適な治療を提供し，頭蓋外-頭蓋内バイパス術や対側の頸動脈内膜剥離術などの介入が有効な患者を選択することができるようになると考えられる．

参考文献

1. Mead GE, Wardlaw JM, Lewis SC, Dennis MS, Lothian Stroke Registry Study Group. No evidence that severity of stroke in internal carotid occlusion is related to collateral arteries. J Neurol Neurosurg Psychiatry 2006; 77: 729-733.
2. Bogousslavsky J, Regli F. Borderzone infarctions distal to internal carotid artery occlusion: prognostic implications. Ann Neurol 1986; 20: 346-350.
3. Bogousslavsky J, Regli F, Melle GV. Risk factors and concomitants of internal carotid artery occlusion or stenosis: a controlled study of 159 cases. Arch Neurol 1985; 42: 864-867.
4. Bogousslavsky J, Regli F. Vertebrobasilar transient ischemic attacks in internal carotid artery occlusion or tight stenosis. Arch Neurol 1985; 42: 64-68.
5. M. Klijn CJ, Kappelle LJ, van Huffelen AC, et al. Recurrent ischemia in symptomatic carotid occlusion: prognostic value of hemodynamic factors. Neurology 2000; 55: 1806-1812.
6. Persoon S, Kappelle LJ, Klijn CJM. Limb shaking transient ischemic attacks in patients with internal carotid artery occlusion: a case-control study. Brain 2010; 133: 915-922.
7. Wade JP, Wong W, Barnett HJ, Vandervoort P. Bilateral occlusion of the internal carotid arteries. Presenting symptoms in 74 patients and a prospective study of 34 medically treated patients. Brain 1987; 110: 667-682.
8. Persoon S, Klijn CJM, Algra A, Kapelle LJ. Bilateral carotid occlusion with transient or moderately disabling ischemic stroke: clinical features and long-term outcome. J Neurol 2009; 256: 1728-1735.
9. Meguro T, Tanabe T, Muraoka K, et al. Endovascular treatment of aneurysmal subarachnoid hemorrhage associated with bilateral common carotid artery occlusion. Interv Neuroradiol 2008; 14: 447-452.
10. Jin SC, Choi CG, Kwon DH. Development of 'de novo' aneurysm after therapeutic carotid occlusion. J Korean Neurosurg Soc 2009; 45: 236-239.
11. Wang YY, Rosenfeld JV, Lyon SM, O'Brien BJ. Rapid development of a de novo intracranial aneurysm following carotid occlusion. J Clin Neurosci 2008; 15: 324-330.
12. Briganti F, Cirillo S, Caranci F, et al. Development of "de novo" aneurysms following endovascular procedures. Neuroradiology 2002; 44: 604-609.
13. Tomsick T. Long-term clinical followup of therapeutic internal carotid artery occlusion. AJNR Am J Neuroradiol 2007; 28: 1626.
14. Sillesen H. The hemodynamic value of external carotid artery collateral blood supply in carotid artery disease. Eur J Vasc Surg 1988; 2: 309-313.
15. Geibprasert S, Pongpech S, Armstrong D, Krings T. Dangerous intracranial-extracranial anastomoses and supply to the cranial nerves: vessels the neurointerventionalist needs to know. AJNR Am J Neuroradiol 2009; 30: 1459-1468.
16. Duijn JH, Matson GB, Maudsley AA, et al. Human brain infarction: proton MR spectroscopy. Radiology 1992; 183: 711-718.
17. Gideon P, Henriksen O, Sperling B, et al. Early time course of NAA, creatine and phosphocreatine, and compounds containing choline in the brain after acute stroke: a proton magnetic resonance spectroscopy study. Stroke 1992; 23: 1566-1572.

18. Houkin K, Kamada K, Kamiyama H, et al. Longitudinal changes in proton magnetic resonance spectroscopy in cerebral infarction. Stroke 1993; 24: 1316-1321.
19. Hugg JW, Duijn JH, Matson GB, et al. Elevated lactate and alkalosis in chronic human brain infarction observed by 1H and 31P MR spectroscopic imaging. J Cereb Blood Flow Metab 1992; 12: 734-744.
20. van der Grond J, Balm R, Kappelle LJ, et al. Cerebral metabolism of patients with stenosis or occlusion of the internal carotid artery: a 1H MR spectroscopic imaging study. Stroke 1995; 26: 822-828.
21. Rutgers DR, van Osch MJP, Kappelle LJ, et al. Cerebral hemodynamics and metabolism in patients with symptomatic occlusion of the internal carotid artery. Stroke 2003; 34: 648-652.
22. Bakker FC, Klijn CJ, Jennekens-Schinkel A, et al. Cognitive impairment is related to cerebral lactate in patients with carotid artery occlusion and ipsilateral transient ischemic attacks. Stroke 2003; 34: 1419-1424.
23. Vernieri F, Pasqualetti P, Passarelli F, et al. Outcome of carotid artery occlusion is predicted by cerebrovascular reactivity. Stroke 1999; 30: 593-598.
24. Widder B, Kleiser B. Course of cerebrovascular reactivity in patients with carotid artery occlusions. Stroke 1994; 25: 1963-1967.
25. Kleiser B, Widder B. Course of carotid artery occlusions with impaired cerebrovascular reactivity. Stroke 1992; 23: 171-174.
26. Powers WJ. Cerebral hemodynamics in ischemic cerebrovascular disease. Ann Neurol 1991; 29: 231-240.
27. Baron JC, Bousser MG, Rey A, et al. Reversal of focal "misery-perfusion syndrome" by extra-intracranial arterial bypass in hemodynamic cerebral ischemia. A case study with 150 positron emission tomography. Stroke 1981; 12: 454-459.
28. Derdeyn CP, Yundt KD, Videen TO, et al. Increased oxygen extraction fraction is associated with prior ischemic events in patients with carotid occlusion. Stroke 1998; 29: 754-758.
29. Yamauchi H, Fukuyama H, Nagahama Y, et al. Significance of increased oxygen extraction fraction in five-year prognosis of major cerebral arterial occlusive disease. J Nucl Med 1999; 40: 1992-1998.
30. Mihara F, Kuwabara Y, Tanaka A, et al. Reliability of mean transit time obtained using perfusion-weighted MR imaging; comparison with positron emission tomography. Magn Reson Imaging 2003; 21: 33-39.
31. Kamath A, Smith WS, Powers WJ, et al. Perfusion CT compared to $H_2^{15}O/O\ ^{15}O$ PET in patients with chronic cervical carotid artery occlusion. Neuroradiology 2008; 50: 745-751.
32. The EC/IC bypass study group. Failure of extracranial-intracranial arterial bypass to reduce the risk of ischemic stroke. Results of an international randomized trial. N Engl J Med 1985; 313: 1191-1200.
33. Barnett HJM, Sackett D, Haynes B, et al. Are the results of the extracranial-intracranial bypass trial generalizable? N Engl J Med 1987; 316: 820-824.
34. Powers WJ, Martin WR, Herscovitch P, et al. Extracranial-intracranial bypass surgery: hemodynamic and metabolic effects. Neurology 1984; 34: 1168-1174.
35. Takagi Y, Hashimoto N, Iwama T, Hayashida K. Improvement of oxygen metabolic reserve after extracranial-intracranial bypass surgery in patients with severe haemodynamic insufficiency. Acta Neurochir (Wien) 1997; 139: 52-56.
36. Karnik R, Valentin A, Ammerer HP, et al. Evaluation of vasomotor reactivity by transcranial Doppler and acetazolamide test before and after extracranial-intracranial bypass in patients with internal carotid artery occlusion. Stroke 1992; 23: 812-817.
37. de Weerd AW, Veering MM, Mosmans PCM, et al. Effect of the extracranial (STA-MCA) arterial anastomosis on EEG and cerebral blood flow: a controlled study of patients with unilateral cerebral ischemia. Stroke 1982; 13: 674-679.
38. Tanahashi N, Meyer JS, Rogers RL, et al. Long-term assessment of cerebral perfusion following STA-MCA by-pass in patients. Stroke 1985; 16: 85-91.
39. Derdeyn CP, Videen TO, Fritsch SM, et al. Compensatory mechanisms for chronic cerebral hypoperfusion in patients with carotid occlusion. Stroke 1999; 30: 1019-1024.
40. Adams HP Jr, Powers WJ, Grubb RL Jr, et al. Preview of a new trial of extracranial-to-intracranial arterial anastomosis: the carotid occlusion surgery study. Neurosurg Clin N Am 2001; 12: 613-624.
41. Powers WJ, Clark WR, Grubb RL, et al. Extracranial-intracranial bypass surgery for stroke prevention in hemodynamic cerebral ischemia. JAMA 2011; 306: 1983-1992.
42. Rutgers DR, Klijn CJ, Kappelle LJ, et al. Sustained bilateral hemodynamic benefit of contralateral carotid endarterectomy in patients with symptomatic internal carotid artery occlusion. Stroke 2001; 32: 728-734.

CHAPTER 50

頸部動脈解離

Marcel Arnold, Heinrich P. Mattle, and Mathias Sturzenegger

序論

　頸部動脈解離 cervical artery dissection は 45 歳以下の若年性脳梗塞の 25% を占めるが，高齢者にも起こりうる.
　頭痛，頸部痛，Horner 症候群などの局所症状が虚血症状に先行することもある[1]．非侵襲的な神経画像を利用しやすくなり，技術的改良も認め，MRI における脂肪抑制 T1 強調画像などが利用できるようになったことから，解離を早期段階に診断できるようになり，虚血性脳卒中を予防するための介入も行えるようになった．それゆえ，頸部動脈解離の臨床スペクトラムは幅広くなり，より多くの単独症状や無症状の患者を診断できるようになった.
　頸部動脈解離に関する知識がこの 10 年で非常に普及したにもかかわらず，その病因はまだ明確ではなく，最適な治療戦略に関する大規模な無作為化比較試験はいまだに行われていない.

疫学

　1990 年代からの一般住民を対象にした特発性内頸動脈解離の研究では，発症は 10 万人あたり 2.6〜2.9 人と推測された[2]．最近の一般住民を対象にした研究によると，頸部動脈解離の年間発生は，10 万人あたり 2.6 人であった[3]．頸部動脈解離の現実の発生率は単独症状の患者が確知されていない可能性が高いことから，過小評価されていると考えられる．しかし，疾患の知識が広く普及し，さらに正確な非侵襲的血管造影が活用されるようになったことで，頸部動脈解離はより多く診断されるようになった．

病態生理と病因

　頸部動脈解離における主要イベントは動脈壁内の血腫である．頸部動脈解離は内膜が裂け，血液が血管壁内に侵入することで発生すると考えられている．それに加えて，頸部動脈解離は内膜が裂けることなく，動脈の栄養血管 vasa vasorum から出血することで生じる可能性も示唆されている[4].
　頸部動脈解離の発症部位は，動脈硬化の生じる場所とは異なる．内頸動脈解離では，解離は頸動脈球部より 1〜2 cm 下流に生じることが多く，内頸動脈の頭蓋底入口部まで広がることもある．椎骨動脈解離は他部位に比して，頸部(V2 部)や環軸椎部(V3 部)に生じることが多い.
　解離は重度の頭部や頸部の障害に引き続いて起こるような，明らかに外傷を起因とするものもあるが，頸部動脈解離の原因は大半の症例で同定できず，いわゆる外傷以外の特発性解離である．しかし，その中には潜在的な誘因を有している患者もいる．特発性解離患者の 16% では軽微な外傷が先行していたとの報告もある[5]．先行する感染症(大半は呼吸器系)が特発性頸部動脈解離に関連していることを示した症例対照研究もある[6].
　血管壁の細胞外基質の潜在的異常も頸部動脈解離の素因となりうる．皮膚生検で微細構造の結合織異常が認められることがあるが，その意義は不明瞭である[7]．潜在的な遺伝性の結合織異常や線維筋形成不全が認められるのは，特発性頸部動脈解離患者の 20% 以下である.
　いくつかの症例対照研究では，片頭痛が頸部動脈解離と関連すると示されている．最近の大規模症例対照研究では，従来の血管危険因子は頸部動脈解離との関連は認めなられかった[8].

表 50.1　内頸動脈解離の臨床症候

局所症状・徴候	虚血症候	出血症候
頭痛，頸部痛	前方循環の一過性脳虚血発作	くも膜下出血（頭蓋内動脈解離の場合，稀）
Horner 症候群	虚血性脳卒中	
脳神経麻痺（主に舌咽神経，迷走神経，副神経，舌下神経）	一過性単眼盲	
拍動性耳鳴	網膜梗塞	

臨床症候

　頸部動脈解離の臨床症状は，主に3つの病態生理学的イベントによる．すなわち，遠位塞栓や血行力学的代償によって起こる脳や網膜の虚血，血管が外側に広がることによる隣接構造の牽引・圧迫・虚血，動脈壁の破裂に伴うくも膜下出血である．

■ 内頸動脈解離 internal carotid artery dissection

　内頸動脈解離の臨床スペクトラムは広範囲である．疼痛，Horner 症候群，拍動性耳鳴，脳神経麻痺，前方循環の脳卒中，一過性脳虚血発作，網膜虚血などが単独もしくはさまざまな組み合わせで発生する（**表 50.1**）．頭痛，顔面痛，頸部痛，耳鳴，Horner 症候群，脳神経麻痺などの局所症状や徴候が虚血症状に先行することもある[1,9]．これらの症状や徴候を認識しておくことが，虚血症状が発症する前に内頸動脈解離の早期診断と早期治療を開始する鍵となる．

　頭痛は半数以上の患者で初発症状として出現し，1/4 以上は頸部痛が初発症状となる．前頭側頭部，眼窩周囲，頸部の前外側上部は好発部位である．両側頭痛，後頭部痛，片側頭痛は報告が少ない．

　病巣側の Horner 症候群は，頸部交感神経が障害されると生じ，患者の 25～58％に認められると報告されている．しかし，内頸動脈解離のいわゆる古典的三徴である病巣側の頭痛，Horner 症候群，脳虚血症状が認められるのは，1/3 以下にすぎない．

　拍動性耳鳴は狭窄を伴う内頸動脈解離で生じ，患者の16～27％に認められる．この患者に身体診察をすると，頸動脈雑音が聴取されることがある．頸動脈閉塞患者において，遅発性に耳鳴が出現するときには，血管の再開通と関連している可能性がある．

　脳神経麻痺はさまざまな組み合わせで生じ，内頸動脈解離の 5～16％に認められる．舌下神経が最も侵されやすく，他の下位脳神経が続く．顔面神経，三叉神経，動眼神経が侵されることはきわめて少ない．鼓索神経の障害で生じる同側の味覚障害も報告されている．

　眼虚血や脳虚血は内頸動脈解離における最も恐るべき症状である．脳虚血の頻度は，紹介バイアスや診断の遅延によるところが大きいが，50～90％といわれている．虚血性脳卒中が半数以上の患者で認められたという報告もいくつかある．虚血性脳卒中の大半は，症状の発現から 1 週間以内に生じる．それでも，半数以上の脳梗塞では，局所症状，一過性単眼盲，一過性脳虚血発作が先行して生じており，それゆえ予防可能とも考えられる．症状の発現から 1 か月以上経過して生じる遅発性の梗塞も起こりうる．一般的な虚血性脳卒中の場合と同様に，頸動脈解離の場合においても，血行力学的機序よりも動脈原性塞栓が虚血性脳卒中を引き起こす主な機序と考えられる．虚血症状を認める患者においては，局所症状のみの場合よりも高度の狭窄や解離血管の閉塞を伴っている場合が多い．

　内頸動脈解離の頭蓋内進展は稀ではあるが，くも膜下出血を引き起こすことがある．

■ 椎骨動脈解離 vertebral artery dissection

　椎骨動脈解離の典型的な臨床症状は，後頸部痛，後頭部痛，もしくはその両方であり，引き続いて後方循環領域の虚血が生じることがある（**表 50.2**）．頭蓋内椎骨動脈解離では，くも膜下出血や脳幹下部圧迫が生じうる．

　後頭部痛や後頸部痛は，88％の患者で認められる．疼痛は片側性で解離血管と同側であることが大半だが，両側に生じることもある．普段と違う強度や性質の頭痛は，患者の 50％で認められるにすぎず，全体的な頭痛の場合や前頭部痛の場合もある．疼痛の場所，性質，強度が一定ではないため，早期診断は困難である．

　近位の上肢脱力は，C5/C6 の頸部神経根の圧迫，伸張，虚血によって生じるが，椎骨動脈解離ではきわめて稀な局所症状である．

　80％以上の患者で後方循環の虚血が生じる．これらの虚血性合併症は血行力学的障害よりも動脈原性塞栓によって生じる．延髄外側梗塞（Wallenberg 症候群）はよくみられる．

表 50.2　椎骨動脈解離の臨床症候

局所症状・徴候	虚血症候	出血症候
後頭部痛, 後頸部痛	後方循環の一過性脳虚血発作	くも膜下出血（頭蓋内動脈解離の場合）
C5/C6 の頸部神経根症（稀）	虚血性脳卒中	
拍動性耳鳴	頸髄梗塞（稀）	

他の虚血部位としては, 小脳, 視床, 橋, 後頭葉である. 椎骨動脈解離の最も恐るべき合併症は脳幹梗塞であり, これは塞栓性脳底動脈閉塞や頭蓋内椎骨動脈解離の脳底動脈への進展によって生じる.

頸部の脊髄梗塞は椎骨動脈解離の合併症としては稀であるが, これは頸髄の中間部は頭蓋外椎骨動脈の根枝に灌流されており, 頸髄の吻側部は硬膜内椎骨動脈に灌流されているためである.

くも膜下出血は全頭蓋内椎骨動脈解離の 5～15% で発症する. くも膜下出血が唯一の症状であることもあるが, 虚血徴候と関連していることもあるため, 治療方針の決定を複雑にしかねない. 稀ではあるが, 解離性椎骨動脈瘤が拡張し, 脳幹の圧迫につながることがある. 脊髄のくも膜下出血も報告されている.

■ 多発性解離

解離は複数の血管に同時に, もしくは数日の経過中に生じることがある. 多発性頸部動脈解離は, 患者の 10～20% で生じ, 男性よりも女性に多い. 稀ではあるが, 腹腔動脈や腎動脈も同時に障害されて, 急性の腹痛を生じることがある. 多発性解離は, 永続的な遺伝的素因によるものなのか, 一過性の動脈疾患を引き起こすイベントの突発によるものなのかは議論のあるところである[10].

診断

頸部動脈解離の診断は迅速になされるべきであり, それにより早期治療や虚血イベントの予防が可能となる. 最近数年間で, 脂肪抑制法を用いた MRI や MRA が, 従来は診断のゴールドスタンダードとされていた血管造影に取って代わってきている. その他の非侵襲的診断法としては, 超音波検査, マルチスライス CT, CTA がある.

頸部 MRI により, 血管壁の血腫を, 狭窄した血管腔をとりまく三日月型の高信号域として直接見ることができるようになり, 頸部動脈解離を証明することができるようになった[9]（図 50.1）. しかし, MRI にはいくつかの限界があり, たとえば, 発症初期の血腫は周辺組織と等信号であることから明瞭に見分けることができず, 壁内血腫と血管腔内血栓の区別も困難である. MRA では, 血管壁の不整, 解離の部位やその進展, 狭窄の程度, 火焔状の血管閉塞, 解離後の偽性動脈瘤（図 50.2）を判別できることもある.

我々は臨床的また放射線学的に頸部動脈解離と考えられる所見を認めたすべての患者に対して頭部 MRI を撮影しており, 臨床的に明らかな梗塞を同定すると同時に, 臨床的には所見が認められない脳の異常部位も検索するようにしている. 多領域に梗塞を認める症例では, 多血管の解離（図 50.3）や心原性塞栓症を念頭に置くべきである. 頭蓋内動脈解離の患者では, くも膜下出血を CT もしくは MRI で除外し, 必要があれば髄液検査も施行する.

高解像度の薄層スライス CT や CTA は, 血管の狭窄や閉塞, 血管径の拡大を診断することができる. しかし, 壁内血腫の直接的な同定は MRI に劣る.

Doppler 超音波検査や duplex 超音波検査は, 広く普及した非侵襲的な検査であるため, しばしばスクリーニングとして用いられる. しかし, 超音波検査は頸部動脈解離を除外するには感度が十分ではなく, 特に虚血症状を認めない患者では除外できない. 超音波検査のもう 1 つの重大な欠点は特異度に乏しいことであり, MRI や MRA による確定診断が必要となる. 超音波検査は解離血管の狭窄や閉塞による非特異的な血行力学的徴候を検出できることがある. 壁内血腫, 血管壁の増大, double lumen が同定されることは稀である.

デジタルサブトラクション血管造影の主要な欠点は, 壁内血腫を可視化することができないことと, 侵襲的であるということである. 典型的な血管造影の異常所見としては, 血管の蛇行, 偽性動脈瘤, 長く不整で先細りの狭窄, 火焔状の閉塞（図 50.4）がある. intimal flap や double lumen といった疾患特異性のある所見は稀である. 血管腔の狭窄を伴わない解離では, 血管造影は正常であり, 解離は MRI によってのみ診断可能である. 頸部動脈解離患者の 10～20% では, MRI で検出することが困難な線維筋形成不全（数珠状所見 *string of beads appearance*）を血管造影で同定できることがある.

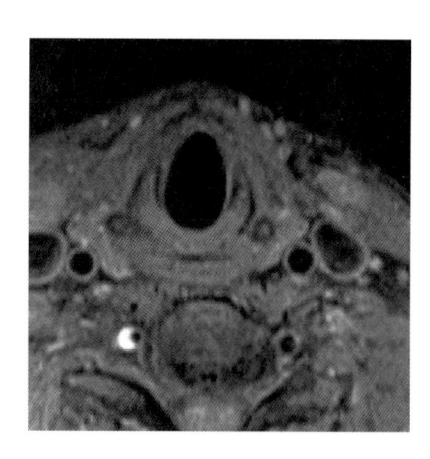

図 50.1 頸部の脂肪抑制 T1 強調画像では，右側の解離した椎骨動脈内に壁内血腫を示す高信号を認める．

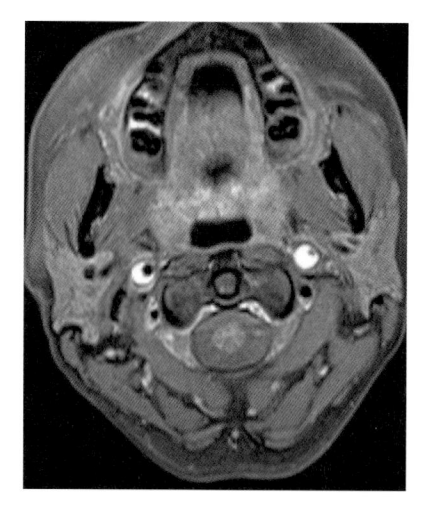

図 50.3 頸部の脂肪抑制 T1 強調画像では，急性期両側内頸動脈解離患者において両側内頸動脈内に壁内血腫を示す高信号を認める．
〔Prof. G. Schroth (Neuroradiology, University Hospital Berne)のご厚意による〕

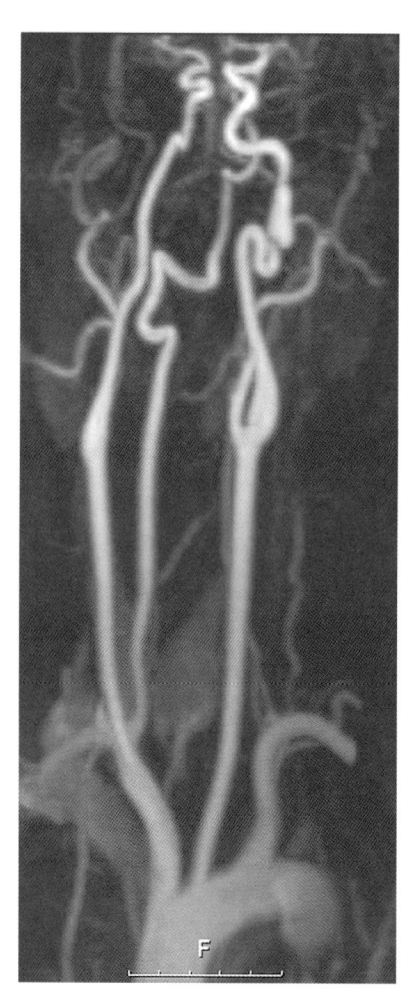

図 50.2 MRA では，左内頸動脈解離後の偽性動脈瘤を認める．
〔Prof. G. Schroth (Neuroradiology, University Hospital Berne)のご厚意による〕

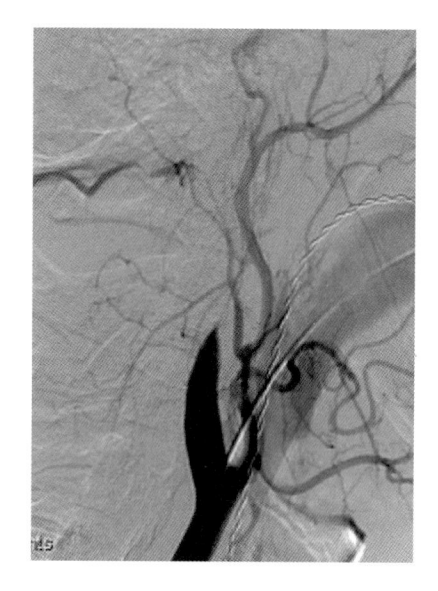

図 50.4 血管造影では，右内頸動脈の解離による火焔状閉塞を認める．

治療

■ 血栓溶解療法

　血栓溶解療法は，くも膜下出血を除いた重篤な急性期虚血性脳卒中を伴う頸部動脈解離患者の治療選択肢の 1 つである．頸動脈解離は，経静脈的血栓溶解療法に関する大規模無作為化試験では禁忌とはなっていないが，この試験にどの程度の頸部動脈解離患者が含まれていたかは明らかではない．近年，経静脈的もしくは経動脈的血栓溶解療法を受けた頸部動脈解離患者において，その有効性と出血性合併症の発症率は，他の脳卒中患者と同等であるという報告があるが，血栓溶解療法後の解離血管の破裂に関しては言及されていない．しかし，血栓溶解療法が壁内血腫を増大させるかどうかは，現状では不確定である．

■ アスピリンと抗凝固療法はどちらがよいか？

頭蓋外頸部動脈解離とくも膜下出血を伴っていない頭蓋内頸部動脈解離では，診断がついたら直ちに抗血栓療法を開始すべきとの見解が広く一致して得られている．抗血栓療法を行う主な目的は，解離血管から網膜や脳への塞栓を予防することにある．最も広く使用されている抗凝固療法がよいのか，アスピリンがよいのかに関しては議論の多いところである．最近の症例報告では，いずれの治療法においても脳卒中の再発は稀であるとされ[11]，アスピリンと抗凝固療法を比較する無作為化試験には，2,000例以上の患者が必要とされた．

我々の脳卒中センターでは，頭蓋内への進展を伴わない頭蓋外頸部動脈解離に対しては，通常，経静脈的へパリンを用い，引き続いて経口でワルファリンを3〜6か月間投与している．頭蓋外頸部動脈解離の早期に抗凝固療法を用いているのは，病態生理学的な見地と個人的経験によるところである．経頭蓋超音波を用いた研究では，内頸動脈解離患者に中大脳動脈への微小塞栓が頻回に検出された[12]．これらの微小塞栓シグナルは経静脈的へパリンの投与により減少する[12]．それに加えて，いくつかの研究における神経画像での梗塞パターンを解析すると，脳卒中の大半は塞栓性に生じていることが示唆された．それにもかかわらず，解離血管からの塞栓予防に対して，へパリンがアスピリンよりも優れているかどうかは不明瞭なままである．たとえ優位性を示す研究結果が得られたとしても，脳出血リスクの上昇や壁内血腫の潜在的拡大が抗凝固療法の有効性を相殺している可能性は否定できない．それゆえ，我々は占拠性脳梗塞の患者や頸部動脈解離が頭蓋内に進展している患者には抗凝固療法は用いていない．アスピリンは非心原性脳梗塞の急性期治療として認められているという論点から，急性期頭蓋外頸部動脈解離患者に対するへパリンの投与に疑問を呈し[13]，急性期頭蓋外頸部動脈解離の全患者に対して，へパリンの代わりにアスピリンを投与する臨床医もいる．一方で，局所症状のみの患者や血行力学的に有意な狭窄を伴わない患者に対して，アスピリンを好んで用いる臨床医もいる．

我々は，主に椎骨動脈解離でみられるような頭蓋内血管解離や頭蓋内血管に解離が進展した症例には，くも膜下出血の危険があるためへパリンの投与を控えており，くも膜下出血が除外されればアスピリンを投与している．

また我々は，6か月後に超音波検査やMRAにて血管が完全に正常化していれば，抗血栓療法を中止する．ただし，残存閉塞，狭窄，偽性動脈瘤，線維筋形成不全のような動脈疾患を基礎疾患にもつ症例には，長期予防のためにアスピリンに変更する．

■ 血管内治療と外科的治療

血行力学的障害がMRIの灌流強調画像や拡散強調画像，経頭蓋超音波で示唆される際には，横臥位をとるべきである．血行動態の悪化は臨床的増悪につながることも稀にあるが，これは血管作動性薬物や解離血管への緊急ステント留置によって打ち消すことができる．血管内治療は抗血栓療法を用いても虚血の進行がみられる患者に対して有効である．

長期の脳卒中再発率は約1％程度であり，解離血管の高度狭窄や閉塞が残存した患者においても，血管の再開通を認めた患者と同等の率である[14,15]．内頸動脈解離に引き続いて頭蓋外偽性動脈瘤を認めた患者でも長期予後は良好であり，虚血性脳卒中や破裂のリスクは非常に低い．これらの知見から，高度狭窄や動脈瘤が残存していた場合においても，抗血栓療法を用いても虚血症状が再発するような稀な症例においてのみ，血管内治療は考慮すべきと考えられる．外科的治療は合併症発生率が高いとの報告もあり，脳卒中，早期あるいは晩期のグラフト再閉塞，脳神経障害などが合併症として報告されている．このため，頭蓋外頸部動脈解離に対する外科的治療は推奨されていない．

それに対して，頭蓋内解離性動脈瘤やくも膜下出血の患者は早期再出血のリスクが高い[16]ため，頭蓋内解離性動脈瘤に対する早期の血管内治療もしくは外科的治療が推奨されている．

予後

頸部動脈解離の予後は大半が良好で，脳障害が広がることはない．頸部動脈解離患者の75％は3か月後に障害を残しておらず，死亡率は4％と低い[5]．

非外傷性解離血管の2/3は3〜6か月間で再開通する．

脳卒中の長期再発は年間約1％であり，高度狭窄や閉塞が残存している患者でも，血管が再開通した患者でも同等である[14,15]．

症候性の頸部動脈解離の再発は珍しく，生じたとしても大半の場合は異なる血管である．無症候性の解離の再発は予想していたよりも多く，画像検査を繰り返し行うと認められることがある．連続してMRIを施行した最近の小規模研究では，頸部動脈解離患者の20％で1か月以内に無症候性の解離の再発が認められた[17]．遅発性の解離の再発は年間0〜5％であり，平均すると年間1％程度である[14,15]．

参考文献

1. Biousse V, D'Anglejan-Chatillon J, Massiou H, Bousser MG. Time course of symptoms in extracranial carotid artery dissections. A series of 80 patients. Stroke 1995; 26: 235-239.
2. Giroud M, Fayolle H, Andre N, et al. Incidence of internal carotid artery dissection in the community of Dijon. J Neurol Neurosurg Psychiatry 1995; 57: 1443.
3. Lee VH, Brown RD, Mandrekar JN, Mokri B. Incidence and outcome of cervical artery dissection. A population-based study. Neurology 2006; 67: 1809-1812.
4. Schievink WI. Spontaneous dissection of the carotid and vertebral arteries. N Engl J Med 2001; 344: 899-906.
5. Arnold M, Kappeler L, Georgiadis D, et al. Gender differences in spontaneous cervical artery dissection. Neurology 2006; 67: 1050-1052.
6. Guillon B, Berthet K, Benslamia L, et al. Infection and the risk of spontaneous cervical artery dissection: a case-control study. Stroke 2003; 34: 79-81.
7. Brandt T, Orberk E, Weber R, et al. Pathogenesis of cervical artery dissections: association with connective tissue abnormalities. Neurology 2001; 57: 24-30.
8. Arnold M, Pannier B, Chabriat H, et al. Vascular risk factors and morphometric data in cervical artery dissection: a case-control study. J Neurol Neurosurg Psychiatry 2009; 80: 232-234.
9. Sturzenegger M. Spontaneous internal carotid artery dissection: early diagnosis and management in 44 patients. J Neurol 1995; 242: 231-238.
10. Arnold M, De Marchis GM, Stapf C, et al. Triple and quadruple spontaneous cervical artery dissection: presenting characteristics and long-term outcome. J Neurol Neurosurg Psychiatry 2009; 80: 171-174.
11. Georgiadis D, Arnold M, Von Büdingen C, et al. Aspirin versus anticoagulation in carotid artery dissection: a study of 298 patients. Neurology 2009; 72: 1810-1815.
12. Srinivasan J, Newell DW, Sturzenegger M, Mayberg MR, Winn HR. Transcranial Doppler in the evaluation of internal carotid artery dissection. Stroke 1996; 27: 1226-1230.
13. Engelter ST, Brandt T, Debette S, et al. for the Cervical Artery Dissection in Ischemic Stroke Patients (CADISP) Study Group. Antiplatelets versus anticoagulation in cervical artery dissection. Stroke 2007; 38: 2605-2611.
14. Kremer C, Mosso M, Georgiadis D, et al. Carotid dissection with permanent and transient occlusion or severe stenosis: long-term outcome. Neurology 2003; 60: 271-275.
15. Touzé E, Gauvrit JY, Moulin T, et al. Multicenter survey on natural history of cervical artery dissection. Risk of stroke and recurrent dissection after a cervical artery dissection: a multicenter study. Neurology 2003; 61: 1347-1351.
16. Mizutani T, Aruga T, Kirino T, et al. Recurrent subarachnoid hemorrhage from untreated ruptured vertebrobasilar dissecting aneurysms. Neurosurgery 1995; 36: 905-911.
17. Dittrich R, Nassenstein J, Bachmann R, et al. Polyarterial clustered recurrence of cervical artery dissection seems to be the rule. Neurology 2007; 69: 180-186.

CHAPTER 51

頭蓋内動脈解離

Conrado J. Estol and Louis R. Caplan

序論

　最近20年間で脳卒中の原因として動脈解離 *arterial dissection* の重要性が認識されるようになり，以前は捉えどころのなかったこの診断に対して，多くの報告がなされるようになった[1,2]．頭蓋外動脈解離 *extracranial arterial dissection* はよく認識されており，診断もされているが，頭蓋内動脈解離 *intracranial arterial dissection* の認識は乏しい．これは脳卒中の鑑別診断として頭蓋内動脈解離が考慮されることが少なく，頭蓋内動脈造影が頸部血管造影ほど行われていないことによる[3]．

　頭蓋内動脈解離は，アテローム硬化性脳卒中患者の平均年齢と比べると，若年者での報告が大半である．頭蓋内動脈解離は頭蓋外動脈解離に比して若年者で発症するという報告もある．最も大規模な研究では，頭蓋内動脈解離患者の平均年齢は48歳であった[4]．前方循環の解離は後方循環の解離よりも若年者で多く認められた[1]．男性と女性の発症率は同程度とされるが，男性に好発するとの報告もある[4]．頭蓋内動脈解離の頻度は頭蓋外動脈解離よりも非常に低い．前方循環の動脈（頸動脈，中大脳動脈，前大脳動脈）よりも後方循環の動脈（椎骨動脈，脳底動脈，後大脳動脈）での発症が多い[5]．

　後方循環の解離は頸動脈解離に比して，くも膜下出血に関連することが多い[6,7]．椎骨動脈の頭蓋内領域（V4部）や内頸動脈の錐体部と海綿状部（前床突起もしくは後床突起）は，頭蓋内動脈解離の好発部位である．前方循環の頭蓋内動脈解離は床突起より下位で起こることもあり，そのため破裂してもくも膜下出血の原因とはならないこともある．前方循環の中大脳動脈と前大脳動脈および後方循環の脳底動脈と後大脳動脈は，解離により他の頭蓋内血管に影響を及ぼすことがある[8-13]．脳底動脈解離は，前下小脳動脈から始まり，後大脳動脈を巻き込むまで広がるか，上小脳動脈で止まるのが一般的である[14]．

　解離は頭蓋内血管に限局する場合もあるが，頭蓋外動脈から始まり同血管の頭蓋内部位まで広がることもある．例を挙げると，頸動脈解離が進展して同血管の錐体部まで影響を及ぼしたり，頸部の手術や外傷に引き続いて生じた頸部（V2部）椎骨動脈解離がV4部まで広がったりする．これらの頭蓋外動脈解離はさらに遠位の血管に進展することもある（たとえば，頭蓋外頸動脈から中大脳動脈や前大脳動脈に進展する）．頭蓋内への進展は，頭蓋外動脈解離が頭蓋骨の近傍，たとえば椎骨動脈の環軸椎部（V3部）や内頸動脈の遠位の咽頭部に生じているときに多く認められる．椎骨動脈が大後頭孔を通って頭蓋骨に入っていくために，頭蓋外から頭蓋内への解離の進展が容易になっているといわれている．頸動脈が頭蓋内へと抜ける孔が狭いほど，頭蓋外で発生した解離は進展しにくい．

　特発性多発性解離は，頸部や他の全身の血管（腎動脈や肝動脈）の解離の25％に及ぶが，頭蓋内での報告は稀である[15]．遅発性の再発は頭蓋外動脈においても頭蓋内動脈においても稀である．初発に引き続いて異なる血管に新たな解離が生じる場合は，結合織障害や膠原病などの基礎疾患が考えられる．

病態生理

　頭蓋内血管の壁構造は頭蓋外血管と異なっており，脳卒中の発症機序に重要な役割を果たすと考えられる．頭蓋内血管は，頸部の脳栄養血管に比して，平均して直径が小さく（前大

脳動脈，中大脳動脈，脳底動脈では2～3 mm，頸部内頸動脈では5～8 mm)．内側筋層が薄く，外膜も薄く，外弾性板を欠く．解離は内弾性板と血管壁の中膜の断裂を伴うことが多い．断裂部位からの出血により動脈壁内に血液の集積が生じ，壁内血腫を形成する．壁内血腫が血管内皮にまで進展し，内皮の内層を障害すると，血管壁内の血栓は血管腔に入り込み，血流に乗って動脈原性 artery to artery 塞栓の潜在的な原因となる．壁内血腫は大きくなると，血管腔を狭小化させ，血管の狭窄や完全閉塞をもたらす．内皮が障害されると，組織因子の放出につながる．壁内血栓や組織因子による血流の障害は，壁内血栓が血管腔内と通じていなくても，血管腔内での赤血球‐フィブリン血栓の形成を促す．頭蓋内動脈内の血栓は，穿通枝の血流を障害したり，遠位塞栓を発症させる．塞栓は頭蓋外動脈解離の際に生じる脳虚血の主要な機序であるが，頭蓋内動脈解離では，血行力学的梗塞も塞栓性梗塞も起こりうる[16,17]．

動脈のさらに外層を巻き込む解離は，内膜と外膜の断裂を引き起こす．血腫が外膜まで達すると，動脈瘤形成の原因となり，それが血管の外層を損傷すると，くも膜下出血が生じうる．血管壁の血腫の自然経過に関する予測因子は示されていないが，壁内血腫は緩徐に吸収される．

運動や性交渉などの激しい活動と妊娠は，頭蓋内動脈解離に関連しているという報告があるが，原因となるような既往や基礎病理のない特発性の解離も生じうる[18-20]．外傷も頭蓋内動脈解離と関連しているが，この関連性は頭蓋外動脈解離ほどには確立されていない．解離に関連する疾患としては，膠原病，線維筋形成不全，囊胞性内膜壊死，Marfan 症候群，骨形成不全症，Ehlers-Danlos 症候群Ⅳ型などが報告されている[21,22]．これらの疾患による解離の大半は頸部に起こる．

通常とは異なる重度のオーガズム時頭痛を有する20歳の患者が，中大脳動脈の解離を有していたという報告がある[23]．長期の片頭痛歴を有する患者の頭痛が頭蓋内動脈解離と関連していたとの報告もある[24]．片頭痛患者における解離の発生機序は，片頭痛の発作を繰り返すことで慢性的な変化が生じ，血管に一過性の浮腫が形成されることによるのではないかと仮定されている．

頭蓋内動脈には栄養血管 vasa vasorum がないことが頭蓋内動脈解離の機序と関連しているという報告もある[25]．栄養血管がないため，さまざまな構造の変化（炎症，動脈硬化，その他の血管壁の変化）に応じて，動脈壁にさまざまな長さの内膜裂傷が生じやすい．他の機序として，約80％の人が内弾性板に拡大した間隙を有しており，約50％の人では，これらの脆弱な領域がさらに拡大していると報告する病理学的研究もある[25]．動脈壁への影響を及ぼす欠損の程度に応じて，弾性組織が単位面積あたり支えることのできる圧力荷は減少し，その結果，破裂のリスクが高まる．身体活動による圧の上昇や脳血流の増加および頭部外傷に関連した加速や剪断応力から，これらの動脈の異常部位に解離を生じることが説明されうる．頸動脈における可動性で遠位の上床突起部と，固定された近位の海綿状部の間の連結部に有意な緊張が加わることで，頭蓋内動脈解離が生じるという説もある．

頭蓋内動脈解離には主要な機序が2つある．1つは，血腫が形成されることで，血管壁の内部を障害し，血行力学的機序により血管内腔の閉塞を引き起こして，虚血症状を発症させるというものである．もう1つは，血腫が外側へ広がり，外膜下まで進展すると動脈瘤様拡張となり，外膜が破裂すればくも膜下出血を引き起こすというものである．我々の経験からも，また他の報告からも，解離は脳梗塞かくも膜下出血の発症を伴う場合が多い．虚血で発症した患者がくも膜下出血を発症することはほとんどなく，くも膜下出血で発症した患者は，外科的な修復を試みなくても，後日虚血を起こすことはほとんどない．ただし，虚血発症例はほとんどが神経内科医を受診するのに対し，くも膜下出血発症例は脳神経外科医を受診するため，両者の頻度を正確に把握することは難しい．椎骨動脈以外に生じた頭蓋内動脈解離の約20％はくも膜下出血と関連していると推測される．くも膜下出血を引き起こす頭蓋内動脈解離部位として最もよく認められるのは脳底動脈で，50％の症例がくも膜下出血を発症する[26-30]．診断および治療において考慮すべき重要なことは，くも膜下出血は動脈瘤が存在しなくても起こりうるということである．

臨床所見

■ 頭痛

頭蓋外動脈解離と同様に，頭蓋内動脈解離の90％の症例に頭痛が認められ，頭痛の鑑別診断では頭蓋内動脈解離の可能性を優先的に検討する必要がある[31]．頭痛は頸部動脈解離では唯一の所見となることもあるが，脳虚血やくも膜下出血を伴わない頭蓋内動脈解離で唯一の所見となることは稀である．頸部動脈解離と頭蓋内動脈解離の大きな違いとして，頭痛の発症から神経症候の発症までの期間が挙げられる．頸部動脈解離では，神経症候は，頭痛や頸部痛の発症から数日あるいは数週で認められるが，頭蓋内動脈解離では，神経症候は頭痛と同時あるいは直後に生じる[1,32]．後頭部痛や頸部痛は椎骨動脈解離で認められる特徴である．他の頭部位や顔面に生じる痛みは，他の脳血管の解離で認められる．脳底動脈解離では，後頭部にびまん性の頭痛，もしくは頭頂部に限局した頭痛が生じる．後大脳動脈や頭蓋内内頸動脈解離は病巣側の眼痛を生じることが多い．後大脳動脈が障害されれ

第 51 章：頭蓋内動脈解離 | 549

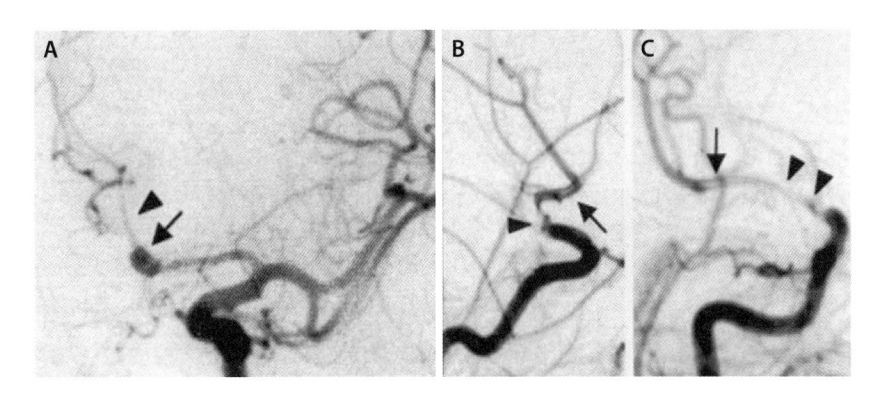

図 51.1 内頸動脈とその分枝に頭蓋内動脈解離を発症した患者の脳血管造影．
A：黒矢印は前大脳動脈の拡張部位を示し，黒矢頭は重度の血管狭窄部位を示す．
B：黒矢頭と黒矢印は，遠位頭蓋内内頸動脈と中大脳動脈の造影欠損像を示す．**C**：黒矢頭と黒矢印は，長い拡張と部分的な血管狭窄を示す．
(Ohkuma et al., 2002[40] より許可を得て転載)

ば後頭部痛も起こりうる．中大脳動脈解離 middle cerebral artery dissection は側頭部に限局した痛みを呈することもあるし，全体的な頭痛を起こすこともある．前大脳動脈解離 anterior cerebral artery dissection は前頭部の頭痛を引き起こす．一般に頭痛は突然発症し，激しい活動によって引き起こされることもある．咳嗽や Valsalva 効果，強度の身体活動により頭痛は増悪する．嘔気や嘔吐を伴うこともある．従来の神経学的教育どおり，片頭痛の既往のない患者に新規に発症した頭痛では，潜在的な異常が存在する疑いをもつべきである．

■ 脳虚血

アテローム硬化性疾患と同様に，動脈の障害部位が脳に近いほど，閉塞性の変化によって脳梗塞が起こりやすい．一過性脳虚血発作(TIA)として症状が出現した場合には，多くは脳梗塞が引き続いて発症する．TIA の症状が明らかになるのは，解離が生じた初日から 2 週間程度の間までである．一方で，脳梗塞は 1 週間以内に生じることが多いものの，1 か月後に発症したという報告もある[33,34]．頭蓋外動脈解離における塞栓性機序の TIA と比べると，脳虚血の血行力学的機序が頭蓋内動脈解離で頻度が高いという事実は，TIA における神経症状が動揺しやすいという報告が多いことを説明している．中大脳動脈解離により，脱力が出現する前に数週間にわたって感覚障害のみを認めた稀な 1 例の報告もある[35]．神経症候は頭蓋内動脈解離の発生部位によるところが非常に大きい．

頭蓋内動脈解離の発生部位

■ 頭蓋内前方循環動脈解離

頭蓋内前方循環動脈解離は，しばしば頸動脈サイフォン部かそれより上方の内頸動脈を巻き込む．頭蓋内内頸動脈解離 intracranial internal carotid artery dissection に関する過去の報告では，重度の障害を残すことも多く，死亡率も高い

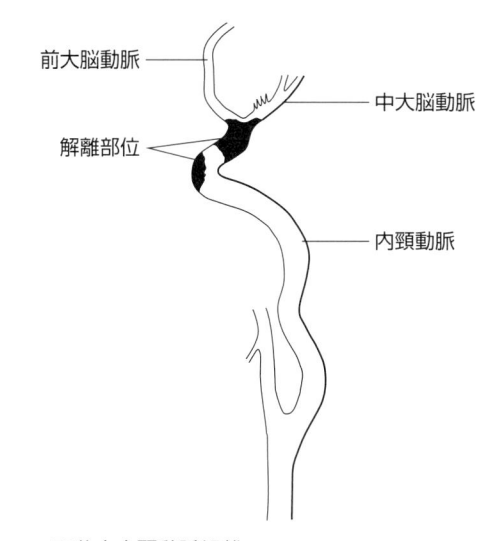

図 51.2 頭蓋内内頸動脈解離．
(Pessin MS et al., 1989[20] より許可を得て転載)

としている．また，子供での報告が多かった[10,35-39]．走行中の車と衝突して，車の屋根に頭部を打撲するような軽微な外傷が先行している症例もある[36]．明確な理由は明らかでないが，日本人患者に関する報告が多い．日本の東北地方における 4 年間の頭蓋内内頸動脈解離 49 例の報告では，32 例はくも膜下出血を発症し，17 例は脳虚血を発症した[40]．くも膜下出血を発症した 32 例中 18 例（56％）では，解離部位は内頸動脈であった．脳虚血を発症した 17 例中 13 例（76％）では，前大脳動脈解離が認められた．くも膜下出血を発症した症例では回復が不良であり，早期の再出血のため 1/3 が死亡した．また，1/3 は重篤な後遺症が残った．脳虚血症例では予後が良好であり，3/4 は良好な転帰をたどった．血管造影において，出血症例では血管拡張所見がみられ，狭窄を伴うことも伴わないこともあったが，虚血症例では拡張を伴わない狭窄所見が多くみられた[40]．図 51.1 に，その研究での代表的症例の血管造影を示す．

解離が頭蓋内内頸動脈に及ぶと，多くの部位が巻き込まれ，

亀裂が中大脳動脈や前大脳動脈の分枝にまで広がることがある．図51.2[20]に，広範囲で致死的な前・中大脳動脈領域の脳梗塞を引き起こした女性の頸動脈解離部位を示す．同著者らは，特発性頭蓋内内頸動脈解離の10例を報告し，その年齢は15歳〜59歳（平均28歳）であった[1]．患者はしばしば重篤な眼窩後部や側頭部の頭痛を呈し，頭痛の直後に重症度は異なるものの対側の不全片麻痺を呈した症例もあった．これらの患者のうち，血管危険因子や頸部外傷もしくは頭部外傷の既往のある患者はいなかった．1例はTIAのみを呈したが，他の9例は脳梗塞を発症し，そのうち1例は少量のくも膜下出血を伴った．解離が最も認められた部位は内頸動脈の上床突起部（8例）であり，2例では中大脳動脈や前大脳動脈への広がりをみせた．解離性動脈瘤の形成は1例で，同側の前大脳動脈に認められた．2例では内頸動脈の上床突起部が閉塞していた．この小規模報告では，3か月後の経過観察期間において，modified Rankin Scaleで障害を認めなかった症例が3例，軽度障害が4例，中等度障害が3例と良好な転帰であった[1]．

解離は中大脳動脈から生じることもある[11,28,23,41-45]．頭蓋内内頸動脈と同様に，多くの症例が子供である[11,41,42]．後方宙返り[41]，テニスのサーブ[42]，性交渉[18,23]などの身体活動が，これらの解離を生じさせると報告されている．頭痛は顕著な症状であり，神経徴候は頭痛の直後に認められる．転帰に関しては，軽微な運動徴候を伴う線条体内包梗塞のような可逆的な症状の場合から，広範囲の脳梗塞による死亡まで，さまざまなものが報告されている．

前大脳動脈を含む解離もまた，日本で多く報告されている[8,18,46-53]．日本の1施設における血管造影による研究報告では，194例の前大脳動脈，中大脳動脈，後大脳動脈の単独領域梗塞例において，17例で頭蓋内動脈解離を認め，そのうち2/3が前大脳動脈解離であった[51]．他の報告では，前大脳動脈領域梗塞患者の43％で前大脳動脈解離が同定された[50]．A2部とA3部が好発部位であった．これらは内因性の動脈硬化部位としては珍しい部位であり，塞栓を生じる部位としても珍しい．

■ 頭蓋内後方循環動脈解離

解離は後方循環の動脈にも発症し，その血流に見合わない影響を与えると報告されている[5-7,9,12-14,17-19,27-30]．解離が最もよくみられるのは頭蓋内椎骨動脈である[5-7,27-29]が，脳底動脈[14,28]や後大脳動脈[9,12,13,19,54]での発症も報告されている．頭蓋内後方循環の解離は小脳への分枝を巻き込むことがあり[29,55-60]，特に後下小脳動脈が多い[56-59]．動脈の拡張や動脈瘤形成はよく認められ，後方循環動脈解離は高率にくも膜下出血を発症する．身体活動や軽微な外傷を伴うことがあり，たとえば，消防士が消火の際に大きなホースで頭部を打撲したり，バレーボールに当たったりしたことなどによる発症の報告がある．

アジア人では，頭蓋内後方循環動脈解離は頭蓋外椎骨動脈解離よりはるかに多い[61,62]．頭蓋内椎骨脳底動脈の非破裂性解離を呈した191例の韓国人患者では，臨床症状は，(ⅰ)頭痛が先行，もしくは同時に起こる脳虚血（51％），(ⅱ)頭痛を伴わない脳虚血（7％），(ⅲ)脳虚血を伴わない頭痛（42％），であった[61]．解離の大半（65％）は，狭窄や閉塞ではなく，動脈瘤様拡張によるものであった．くも膜下出血や脳出血を発症した症例はなかった．発症時に虚血症状を伴わなかった症例は，全例が非常に良好な転帰であった．脳虚血を認めた102例では，90％が非常に良好な転帰をたどった．脳底動脈が障害された症例では，転帰は最も悪く，動脈瘤様拡張のみではなく，狭窄や閉塞病変を認めた症例では，さらに転帰が悪かった．抗凝固療法や抗血小板療法により合併症を生じた症例はいなかった．この191例の1/4が，ステント留置，コイル閉塞，近位血管閉塞などの血管内治療を受けていた[61]．この頭蓋内動脈解離の大規模研究では，過去の報告に比べて転帰は良好であった．

診断

脳動脈解離の診断に最も重要なのは，臨床的に疑いをもつことである．解離は臨床的に症状がないことや，症状が非常に軽微なこともあり，重篤な後遺症が残る患者を同定する明確な予測因子はない．多くの患者は中等度の頭痛で発症し，局所徴候をほとんど認めない患者もいる一方で，広範囲の脳幹や大脳半球の障害，もしくはくも膜下出血などによる重篤な神経学的障害を急速に起こす患者もいる．このために，診断は積極的かつ迅速に行うべきであり，個々の患者に対する医学的判断が最良の治療戦略となる．臨床症状が動脈解離を疑わせるものであれば，神経画像検査により罹患血管を同定する．カテーテル血管造影が診断のゴールドスタンダードであるが，造影MRAやマルチスライスCTAも高精度に頭蓋内動脈解離を検出でき，診断に有用である．経頭蓋ドプラ法は，無症候性塞栓，血管予備能の障害，狭小化した解離血管によって生じる血流速度の著明な上昇を検出するのに有用である．これらの所見は頸動脈領域の脳卒中予測因子として重要である[63,64]．

画像所見は，頭蓋外動脈解離と頭蓋内動脈解離の双方で非常に特徴的である．最もよく認められる所見は，「糸」のように長くて細い分節状の像（"filiform artery"と呼ばれる）や「フルートのマウスピース」に似た先細りの像（"flame-shaped stenosis"と呼ばれる）である．しかし，これらの典

型的な診断的画像が多く認められる頭蓋外動脈解離とは対照的に，頭蓋内動脈解離においては，典型的な所見とは異なる不整で狭小化した形状がみられる．通常のMRIでは，解離性動脈瘤の症例において，紡錘状動脈瘤や蛇行した巨大な動脈瘤がみられることがある[9,44]．頭痛で発症し，画像で動脈瘤様拡張を認める患者では，くも膜下出血を除外するために腰椎穿刺が有用である．

一般的には，臨床的に疑わしくなく，CTやMRI/MRAでも否定的であれば，くも膜下出血を除外するには十分である．発症から約1週後には，MRI T1強調画像において解離した血管壁に血腫が認められる．血腫は三日月型の高信号域やflow voidを囲む輪状の高信号域として，またintimal flapがあり循環が障害されていない場合にはdouble lumenとして示される．頭痛で発症した患者の障害された血管領域にMRIやCTで梗塞が確認されれば，解離が原因の脳虚血と確定できる．頭蓋外動脈解離と同様に，頭蓋内動脈解離においても頭痛のみを呈する症候性のこともあるが，いかなる診断的検査によっても明らかな所見が得られないことがある．臨床的に注意深く診ていきながら，時間とともに解離の可能性が高くなり，経験的に治療を開始すべきと判断される場合には，検査を繰り返すべきである．

神経画像を用いて経過観察すると，径の大きな血管で解離が生じた患者の大半で，罹患血管の再開通を認める（前・中・後大脳動脈のような細い遠位の血管よりも，椎骨動脈や頸動脈で多く認める）[65,66]．血管が閉塞した患者の約50％と，血管が狭窄した患者の約90％は，経過観察すると完全もしくは部分再開通を示す．他の研究によると，解離血管の閉塞を認めた患者と動脈瘤を認めた患者の60％において，画像所見に変化を認めなかった[4,67,68]．巨大動脈瘤の患者では，1か月後に2回目の検査を行い，動脈瘤が増大しないように管理する．動脈瘤のない患者では，最初の診断的検査後の臨床経過が良好であれば，経過観察の検査は4～6か月後に行い，動脈の開存の評価を行う．再開通はイベント後数日間の早期に起こる[69]．明瞭な線維筋形成不全は，解離の早期診断段階では明らかではなくても，動脈再開通後に明らかになることがある[70]．

予後

頭蓋内動脈解離の予後に関するデータは，報告により調査方法がさまざまであるためバイアスが強くかかっている．大半が1人もしくは少数の患者に関する報告であり，このような限局した情報による研究結果は妥当性も限られている[71]．解剖を基にした報告もある．予後不良に関する報告では，死亡率は約70％であり，生存した患者の50％に重篤な後遺症が残るとされた[72]．死亡率および後遺症が残る率が50％程度との報告もある[73]．18歳以下の若年患者を対象にした研究によると，死亡率は25％で，生存した患者のうち後遺症を残した症例は30％であった[74]．頭蓋内動脈解離患者103例を連続サンプリングした最近の研究では，くも膜下出血を含めた総死亡率は7.8％で，くも膜下出血を除いた患者の死亡率は1.2％であった[4]．くも膜下出血を発症しなかった患者の転帰は良好であり，3か月後のmodified Rankin Scaleは80％が0～2点（軽微な後遺症）であった．後方循環動脈解離191例を対象とした韓国の研究では，迅速な診断と薬物および介入的治療により転帰はきわめて良好と報告された[61]．近年におけるこれら2つの大規模研究は，頭蓋内動脈解離における早期診断と治療に関する過去の報告を裏づけるものである[4,61]．この患者群は，頭蓋内動脈解離の診断が直ちに考慮された場合の真の転帰を反映していると思われる．

動脈瘤形成

解離は血管の外膜を障害し，解離性動脈瘤を形成することがある．これらの動脈瘤は近接した構造に圧排効果を及ぼす．拍動性耳鳴は，頸動脈が最初に頭蓋内に入る経路において蝸牛や鼓膜に近接することで生じる．眼瞼下垂や縮瞳は，頸動脈解離が錐体部で交感神経線維を巻き込むことで生じる．外転神経は，頸動脈が上向きに曲がって，海綿状部の経路で前床突起に近接すると障害を受ける．

代表的な臨床例

2002年10月，高コレステロール血症以外に危険因子のない44歳の産婦人科医が，右眼痛を生じ，右眼の眼瞼下垂と縮瞳を呈した．発症9日後のMRIでは，右頭蓋内頸動脈内に三日月型の高信号域を認めた．MRAでは内頸動脈の海綿状部における不整の狭窄を認めた．頸動脈解離の診断となり，6か月間のワルファリンによる抗凝固療法を施行された．2003年3月に経過観察のためにMRIが施行され，解離の完全な修復を認めた．2009年7月には，患者の部下が左眼瞼下垂に気づいたが，2日間で完全に回復した．MRAを新規に施行したところ，左頸動脈錐体部に動脈瘤後狭窄を伴う動脈瘤様拡張を認めた．右椎骨動脈にも解離を示唆する狭窄を認めた．偽性動脈瘤を認めたため，アスピリンによる治療が行われた．2009年12月のMRAでは，動脈瘤も狭窄も完全な改善を示した．画像検査では，線維筋形成不全の所見がなく，他の評価においても血管の異常や血液学的な異常は認めなかった．この患者は，2回目のエピソードの際には椎骨動脈と頸動脈に同時に発症したり，頭蓋内動脈解離が遅発

性に再発したという，通常とは異なる経過を示した．

結論

"What the mind does not know, the eyes cannot see"（「心が知らないものを目は見ることができない」）という格言は，その病理がほとんどわかっていない頭蓋内動脈解離によく当てはまる．年々報告が増加していくに従って，臨床医は意識するようになってきている．多くの患者において，頭蓋内動脈解離は鑑別診断として認識されておらず，適切な神経画像検査がなされていない．新規発症の頭痛で，特に神経学的所見を伴う症例では，鑑別診断に頭蓋内動脈解離を考慮すべきである．残念なことに，無作為化臨床研究によるエビデンスに基づいた治療は，より多く診断されている頭蓋外動脈解離に対してでさえも確立されていない．それゆえ，頭蓋内動脈解離に対する最適な治療はまだわかっていない．しかし，頭蓋外動脈解離ではみられないくも膜下出血の発症リスクがあることから，治療的介入の選択の際には十分な注意が必要である．治療選択は臨床的状況や脳あるいは血管の画像所見によるところが非常に大きく，個々の患者に対して決定されるべきである．頭蓋内動脈解離の患者が，頭痛のみもしくは良性の症状のみを呈している際には，特別な治療が必要なのか，それとも保存的に経過を診るべきなのかを決定することも大切である．

参考文献

1. Chaves C, Estol C, Esnaola MM, et al. Spontaneous intracranial internal carotid artery dissection. Arch Neurol 2002; 59: 977-981.
2. Fischer CM, Ojemann G, Roberson GH. Spontaneous dissection of cervico-cerebral arteries. Can J Neurol Sci 1978; 5: 9-19.
3. Caplan LR, Tettenborn B. Vertebrobasilar occlusive disease: review of selected aspects. I: Spontaneous dissection of extracranial posterior circulation arteries. Cerebrovasc Dis 1992; 2: 256-265.
4. Metso TM, Metso AJ, Helenius J, et al. Prognosis and safety of anticoagulation in intracranial artery dissections in adults. Stroke 2007; 38: 1837-1842.
5. Caplan LR, Baquis G, Pessin MS, et al. Dissection of the intracranial vertebral artery. Neurology 1998; 38: 868-879.
6. Berger MS, Wilson CB. Intracranial dissecting aneurysms of the posterior circulation. J Neurosurg 1984; 61: 882-894.
7. Pozzati E, Andreoli A, Limoni P, Casmiro M. Dissecting aneurysms of the vertebrobasilar system: study of 16 cases. Surg Neurol 1994; 41: 119-124.
8. Ohkuma H, Suzuki S, Kikkawa T, et al. Neuroradiologic and clinical features of arterial dissection of the anterior cerebral artery. Am J Neuroradiol 2003; 24: 691-699.
9. Caplan LR, Estol CJ, Massaro AR. Dissection of the posterior cerebral arteries. Arch Neurol 2005; 62: 1138-1143.
10. Sharif AA, Remley KB, Clark HB. Middle cerebral artery dissection: a clinicopathologic study. Neurology 1995; 45: 1929-1931.
11. Adams C, Trevenen C. Middle cerebral artery dissection. Neuropediatrics 1996; 27: 331-332.
12. Le Tu PT, Zuber M, Meder JF, Mas JL. Dissection isolee de l'artere cerebrale posterieure. Rev Neurol (Paris) 1996; 152: 542-547.
13. Sasaki O, Koizumi T, Ito Y, et al. Dissecting aneurysm of the posterior cerebral artery treated with proximal ligation. Surg Neurol 1992; 37: 394-401.
14. Berkovic SF, Spokes RL, Anderson RM, Bladin PF. Basilar artery dissection. J Neurol Neurosurg Psychiatry 1983; 46: 126-129.
15. Arnold M, Stapf C, Baumgartner RW, et al. Triple and quadruple spontaneous cervical artery dissection: presenting characteristics and long-term outcome. J Neurol Neurosurg Psychiatry 2009; 80: 171-174.
16. Lucas C, Moulin T, Deplanque D, Tatu L, Chavot D. Stroke patterns of internal carotid artery dissection in 40 patients. Stroke 1998; 29: 2646-2648.
17. Koch S, Amir M, Rabinstein AA, et al. Diffusion-weighted magnetic resonance imaging in symptomatic vertebrobasilar atherosclerosis and dissection. Arch Neurol 2005; 62: 1228-1231.
18. Prabhakaran S, Krakauer JW. Multiple reversible episodes of subcortical ischemia following postcoital middle cerebral artery dissection. Arch Neurol 2006; 63: 891-893.
19. Inoue T, Nishimura S, Hayashi N, et al. Postpartum dissecting aneurysm of the posterior cerebral artery. J Clin Neurosci 2007; 14: 576-581.
20. Pessin MS, Adelman LS, Barbas NR. Spontaneous intracranial carotid artery dissection. Stroke 1989; 20: 1100-1113.
21. Bahr M, Postler E, Meyermann R. Fatal stroke in a patient with carotid and middle cerebral artery dissection associated with cystic medial necrosis. J Neurol 1996; 243: 722-723.
22. Ohki M, Nakajima M, Sato K, et al. A case of dissecting aneurysm associated with mixed connective tissue disease. No To Shinkei 1994; 46: 855-858.
23. Szatmary Z, Boukobza M, Vahedi K, et al. Orgasmic headache and middle cerebral artery dissection. J Neurol Neurosurg Psychiatry 2006; 77: 693-694.
24. Sinclair W. Dissecting aneurysm of the middle cerebral artery associated with migraine syndrome. Am J Pathol 1953; 29: 1083.
25. Farrell MA, Gilbert JJ, Kaufmann JC. Fatal intracranial arterial dissection: clinical pathological correlation. J Neurol Neurosurg Psychiatry 1985; 48: 111-121.
26. Zweifler R, Silverboard G. Arterial dissections. In: Mohr JP, Choi DW, Grotta JC, Weir B, Wolff PA, eds. Stroke: Pathophysiology, Diagnosis and Mmanagement. Philadelphia, PA: Churchill Livingstone, 2004; 561.
27. Hosoya T, Adachi M, Yamaguchi K, et al. Clinical and neuroradiological features of intracranial vertebrobasilar artery dissection. Stroke 1999; 30: 1083-1090.
28. Friedman AH, Drake CG. Subarachnoid hemorrhage from intracranial dissecting aneurysm. J Neurosurg 1984; 60: 325-334.
29. Yonas H, Agamanolis D, Takaoka Y, White RJ. Dissecting intracranial aneurysms. Surg Neurol 1977; 8: 407-415.
30. Adams HP, Aschenbrener CA, Kassell NF, Ansbacher L, Cornell SH. Intracranial hemorrhage produced by spontaneous dissecting intracranial aneurysm. Arch Neurol 1982; 39: 773-776.
31. Fisher CM. Headache in cerebrovascular disease. In: Vinken PJ, Bruyn GW, eds. Handbook of Clinical Neurology. Amsterdam: North-Holland Publishing Company, 1968; 124-156.
32. Nass R, Hays A, Chutorian A. Intracranial dissecting aneurysms in childhood. Stroke 1982; 13: 204-207.
33. Biousse V, D'Anglejan-Chatillon J, Massiou H, Bousser MG. Time course of symptoms in extracranial carotid artery dissections. A series of 80 patients. Stroke 1995; 26: 235-239.
34. Arnold M, Bousser MG, Fahrni G, et al. Vertebral artery dissection: presenting findings and predictors of outcome. Stroke 2006; 37: 2499-2503.
35. Kennedy G, Ruane P, Renowden S, et al. Spontaneous anterior intracranial artery dissection: an important cause of stroke in young

36. Duncan A, Rumbaugh C, Caplan L. Cerebral embolic disease: a complication of carotid aneurysms. Radiology 1979; 133: 379-384.
37. Matsche J. Fatal ischemic stroke due to dissecting aneurysm of the intracranial arteries presenting as sudden unexpected death in childhood. Am J Forensic Med Pathol 2010; 31: 364-369.
38. Chang V, Rewcastle NB, Harwood-Nash DCF, Norman MG. Bilateral dissecting aneurysms of the intracranial carotid arteries in an 8 year old boy. Neurology 1975; 25: 573-579.
39. Hochberg FH, Bean C, Fisher CM, Robertson GH. Stroke in a 15 year old girl secondary to terminal carotid dissection. Neurology 1975; 25: 725-729.
40. Ohkuma H, Suzuki S, Ogane K, for the Study Group of the Association of Cerebrovascular Disease in Tohoku, Japan. Dissecting aneurysms of intracranial carotid circulation. Stroke 2002; 33: 941-947.
41. Hsu KC, Kao HW, Chen SJ. Backward somersault as a cause of childhood stroke: a case report of isolated middle cerebral artery dissection in an adolescent boy. Am J Emerg Med 2008; 26: 519, e3-5.
42. Abe A, Nishiyama Y, Kamiyama H, et al. Symptomatic middle cerebral artery dissection in a young tennis player. J Nihon Med Sch 2009; 76: 209-211.
43. Yakushiji Y, Haraguchi Y, Takase Y, et al. A hyperdense artery sign and middle cerebral artery dissection. Intern Med 2006; 45: 1319-1322.
44. Verny C, Marc G, Pasco A, Dubas F. Middle cerebral artery dissection gives rise to giant serpentine aneurysm. Cerebrovasc Dis 2008; 25: 283-285.
45. Kondoh R, Utsugisawa K, Obara D, et al. Striatocapsular infarction caused by middle cerebral artery dissection. Eur Neurol 2004; 51: 120-121.
46. Sasaki O, Koike T, Takeuchi S, Tanaka R. Serial angiography in a spontaneous dissecting anterior cerebral artery aneurysm. Surg Neurol 1991; 36: 49-53.
47. Guridi J, Gallego J, Monzon F, Aguilera F. Intracerebral hemorrhage caused by intramural dissection of the anterior cerebral artery. Stroke 1993; 24: 1400-1402.
48. Koyama S, Kotani A, Sasaki J. Spontaneous dissecting aneurysm of the anterior cerebral artery: report of two cases. Surg Neurol 1996; 46: 55-61.
49. Matsumoto S, Takada T, Kazui S, et al. Rotational angiographic demonstration of dissection of the anterior cerebral artery. Cerebrovasc Dis 2005; 20: 55-58.
50. Sato S, Toyoda K, Matsuoka H, et al. Isolated anterior cerebral artery territory infarction: dissection as an etiological mechanism. Cerebrovasc Dis 2010; 29: 170-177.
51. Shimoyama T, Kimura K, Iguchi Y, et al. Spontaneous intra-cranial arterial dissection frequently causes anterior cerebral artery dissection. J Neurol Sci 2011; 304: 40-43.
52. Thines L, Zairi F, Taschner C, et al. Subarachnoid hemorrhage from spontaneous dissection of the anterior cerebral artery. Cerebrovasc Dis 2006; 22: 452-456.
53. Mori K, Yamamoto T, Maeda M. Dissecting aneurysm confined to the anterior cerebral artery. Br J Neurosurg 2002; 16: 158-164.
54. Sherman P, Oka M, Aldrich E, Jordan L, Gailloud P. Isolated posterior cerebral artery dissection. Report of three cases. Am J Neuroradiol 2006; 27: 648-652.
55. Duncan IC. Clinically occult chronic dissecting aneurysm of the superior cerebellar artery in a child. Pediatr Radiol 2005; 35: 1118-1120.
56. Sedat J, Chau Y, Mahagne MH, et al. Dissection of the posteroinferior cerebellar artery: clinical characteristics and long-term follow-up in five cases. Cerebrovasc Dis 2007; 24: 183-190.
57. von Stuckrad-Barre S, Ziemann U, Sitzer M, Weidauer S. Ischemic-type posterior inferior cerebellar artery dissection - a case report. Eur J Neurol 2007; 14: e36.
58. Takumi I, Mizunari T, Mishina M, et al. Dissecting posterior inferior cerebellar artery aneurysm presenting with subarachnoid hemorrhage right after anticoagulant and antiplatelet therapy against ischemic event. Surg Neurol 2007; 68: 103-107.
59. Demirgil B, Günaldi O, Tugcu B, et al. Multiple aneurysms of the distal posterior inferior cerebellar artery: two case reports. Minim Invasive Neurosurg 2008; 51: 249-252.
60. Saito A, Ezura M, Takahashi A, Yoshimoto T. An arterial dissection of the distal anterior inferior cerebellar artery treated by endovascular therapy. No Shinkei Geka 2000; 28: 269-274.
61. Kim BM, Kim SH, Kim DI, et al. Outcomes and prognostic factors of intracranial unruptured vertebrobasilar artery dissection. Neurology 2011; 76: 1735-1741.
62. Huang YC, Chen YF, Wang YH, et al. Cervicocranial arterial dissection: experience of 73 patients in a single center. Surg Neurol 2009; 72: S20-S27.
63. Baumgartner RW, Arnold M, Baumgartner I, et al. Carotid dissection with and without ischemic events: local symptoms and cerebral artery findings. Neurology 2001; 57: 827-832.
64. King AS, Osman A, Willson M, et al. Embolic signal detection at baseline in the cervical artery dissection in stroke study (CADISS). Int J Stroke 2009; 43: 1-45.
65. Guillon B, Levy C, Bousser MG. Internal carotid artery dissection: an update. J Neurol Sci 1998; 153: 146-158.
66. Nedeltchev K, Bickel S, Arnold M, et al. Recanalization of spontaneous carotid artery dissection. Stroke 2009; 40: 499-504.
67. Guillon B, Brunereau L, Biousse V, et al. Long-term follow-up of aneurysms developed during extracranial internal carotid artery dissection. Neurology 1999; 53: 117-122.
68. Sturzenegger M, Mattle HP, Rivoir A, Rihs F, Schmid C. Ultrasound findings in spontaneous extracranial vertebral artery dissection. Stroke 1993; 24: 1910-1921.
69. Nagasawa H, Tomii Y, Yokota C, et al. Acute morphological change in an extracranial carotid artery dissection on transoral carotid ultrasonography. Circulation 2008; 118: 1064-1065.
70. de Bray JM, Marc G, Pautot V, et al. Fibromuscular dysplasia may herald symptomatic recurrence of cervical artery dissection. Cerebrovasc Dis 2007; 23: 448-452.
71. Pozzati E, Padovani R, Fabrizi A, Sabatini L, Gaist G. Benign arterial dissections of the posterior circulation. J Neurosurg 1991; 75: 69-72.
72. Bassetti C, Bogousslavsky J, Eskenasy-Cottier AC. Spontaneous intracranial dissection in the anterior circulation. Cerebrovasc Dis 1994; 4: 170-174.
73. Kitanaka C, Sasaki T, Eguchi T, et al. Intracranial vertebral artery dissections: clinical, radiological features, and surgical considerations. Neurosurgery 1994; 34: 620-627.
74. Fullerton HJ, Johnson SC, Smith WS. Arterial dissection and stroke in children. Neurology 2001; 57: 1155-1160.
75. Pelkonen O, Tikkakoski T, Leinonen S, Pyhtinen J, Sotaniemi K. Intracranial arterial dissection. Neuroradiology 1998; 40: 442-447.

CHAPTER 52

後方循環の大血管血栓塞栓症に関連する症候群

Louis R. Caplan

血管病変の好発部位

後方循環梗塞 posterior circulation infarction の原因となる最も多い血管病変は，頭蓋外椎骨動脈 extaracranial vertebral artery の近位部である[1,2]．アテローム性動脈硬化は，頭蓋外椎骨動脈の鎖骨下動脈からの分岐部から数cmの範囲で最も頻繁に起こる[1-3]．ときにプラークは鎖骨下動脈から頭蓋外椎骨動脈近位部に進展する．この部位の閉塞病変は白人男性で最もよくみられる[1,4]．高血圧，高コレステロール血症，冠動脈疾患，末梢動脈閉塞性疾患，近位内頚動脈のアテローム狭窄性病変が，しばしば頭蓋外椎骨動脈病変と共存する[1,3,5]．黒人，アジア人，女性では，頭蓋外椎骨動脈閉塞性疾患の頻度はやや低い．頭蓋外椎骨動脈病変は一過性低灌流の原因となる．頭蓋外椎骨動脈アテローム性動脈硬化患者での，後方循環梗塞の主な機序は，動脈内塞栓 intra-arterial embolism である[1,6-10]．

頭蓋外椎骨動脈が横突孔を通過する部分や硬膜を貫く前の遠位部では，通常はアテローム性動脈硬化は起こらない．頭蓋外椎骨動脈の2番目と3番目の部位(V2部とV3部)での重要な病変は，動脈解離 arterial dissection である[1,11-14]．頭蓋外椎骨動脈遠位部での解離は，頭蓋内椎骨動脈 intracranial vertebral artery に進展することがある．解離動脈腔内の血栓が，頭蓋内椎骨動脈に進展したり，頭蓋内に塞栓を生じさせたりすることで梗塞が引き起こされる．

後方循環でのアテローム性動脈硬化の2番目に頻度が高い部位は，頭蓋内椎骨動脈である[1,2,9,10]．アテローム硬化性病変は後下小脳動脈分岐を越えて頭蓋内椎骨動脈の遠位部に最も頻繁に起こる[1,2,9,15,16]．両側の頭蓋内椎骨動脈がしばしば侵され，狭窄あるいは閉塞に至る[15,16]．頭蓋内椎骨動脈アテローム硬化性病変は，延髄，橋，小脳後下部への灌流を低下させたり，動脈内塞栓の塞栓源となることで，症状を引き起こす[1,15,17]．解離[1,11,14]と dolichoectasia（異常拡張）も頭蓋内椎骨動脈の重要な疾患である[1,18-21]．

後方循環の重篤なアテローム性動脈硬化の3番目に頻度が高い部位は，脳底動脈 basilar artery である[1,2,9,10,22,23]．脳底動脈閉塞病変は局所であったり，血栓がかなりの長さで動脈に沿って進展したりしうる．これらの病変は橋と橋動脈の分枝領域の局部低灌流をきたす．内在性アテローム性動脈硬化が後大脳動脈に起こるが，後大脳動脈領域梗塞の原因としては塞栓のほうがはるかに多い[1,24]．

本章では，大動脈閉塞性疾患と関連することの多い椎骨脳底循環のさまざまな部位の梗塞に関連する臨床所見と症候群を解説する．視床，中脳，橋の分枝症候群については，33，35，38～41章で述べた．

後方循環における病変部位

後方循環内の局在は，椎骨脳底動脈領域を，近位，中位，遠位に分けると簡単である[1,6,9,10]．近位頭蓋内後方循環領域は，頭蓋内椎骨動脈によって灌流される（延髄と小脳の後下小脳動脈領域が含まれる）．頭蓋内椎骨動脈は橋延髄境界部で合流し，脳底動脈を形成する．中位頭蓋内後方循環領域は，脳底動脈と上小脳動脈までの脳底動脈穿通枝によって灌流される（橋と小脳の前下小脳動脈領域が含まれる）．遠位頭蓋内後方循環領域は，吻側脳底動脈，上小脳動脈，後大脳動脈と，それらの穿通動脈によって灌流される（中脳，視床，小脳の上小脳動脈領域，後大脳動脈領域が含まれる）．これらの分布を**図 52.1**に示す．

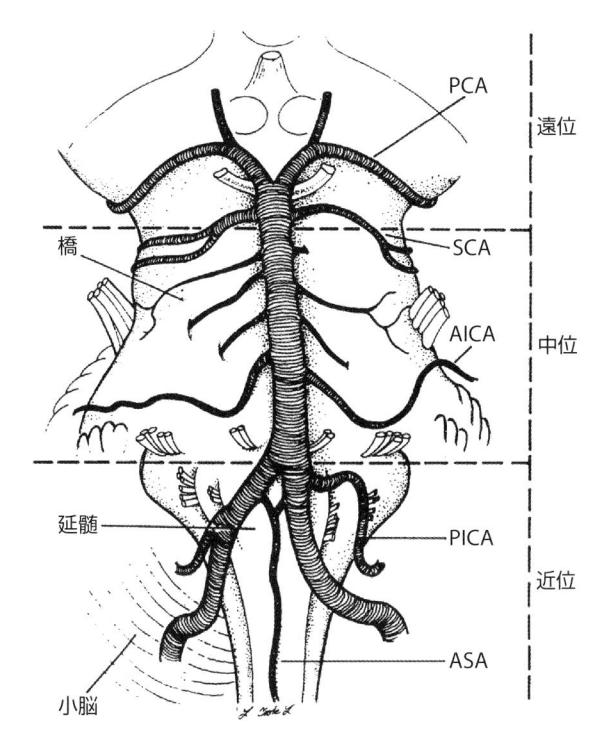

図 52.1 脳底部の模式図．頭蓋内椎骨動脈と脳底動脈および
それらの主たる分枝を示す．区域は、頭蓋内後方循環領域を近
位、中位、遠位に分けている．
AICA：前下小脳動脈，ASA：前脊髄動脈，PCA：後大脳動脈，PICA：後下
小脳動脈，SCA：上小脳動脈．
(Laurel Cook-Lowe が描画した．Caplan, 1996[1] より許可を得て転載)

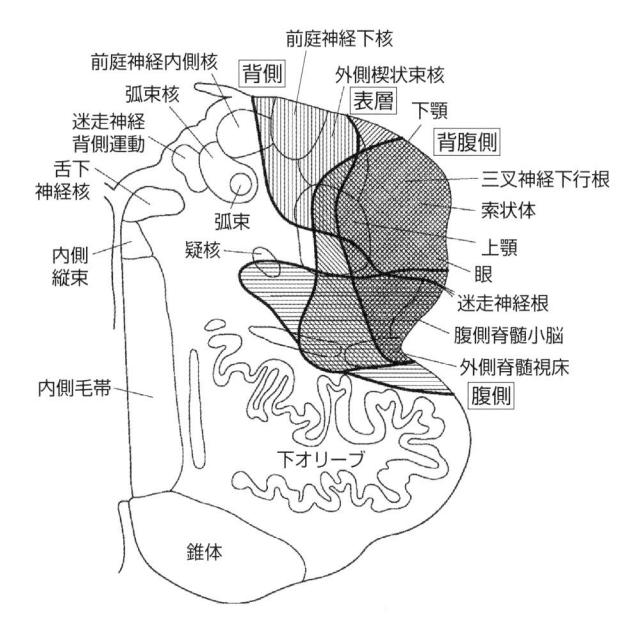

図 52.2 延髄外側梗塞の分布．
(Caplan, 1996[1] より許可を得て転載)

　延髄内の病巣として最も多いのは片側性の、主に被蓋外側部である．片側の延髄に梗塞があるときには、同側の頭蓋内椎骨動脈かその分枝が一度は閉塞していたはずである．脳底動脈が閉塞すると、橋の梗塞は両側性で被蓋底部の内側部に起こりやすい．分枝が閉塞すると、梗塞は片側でその分枝領域に生じる．中脳、視床、大脳半球後部の後大脳動脈領域の梗塞は、脳底動脈遠位部か上小脳動脈や後大脳動脈の穿通動脈の病変によるものである．

近位頭蓋内領域梗塞

　延髄梗塞は、40 章でも詳述した．

■ 延髄外側梗塞 lateral medullary infarction

　延髄外側梗塞患者でみられる症状と徴候は、梗塞部位が背側か腹側か、内側か外側か、吻側か尾側かによって決まる[1,25-27]．**図 52.2** にさまざまな分布のパターンを示す．
　前庭小脳症状と徴候はほとんど常に延髄外側梗塞患者で認められる．大部分の患者は、浮動性めまい *dizziness* やバラ

ンス障害 *off-balance* を訴える．ほかに、頭部と体幹が回っている（turning, rotating, whirling）、あるいは周囲に対して動いている感じを特徴とする回転性めまい *vertigo* を訴える．引っ張られたり、片側（多くは病巣側）に倒されているように感じたり、前後左右に揺さぶられたり、回されているように感じる患者もいる．傾いている感じやかしぐ感じ、船酔いやメリーゴーラウンドに乗っているようだと表現する患者もいる．浮動性めまいと回転性めまいは、前庭神経核とその連結の障害と関連する．前庭神経核、前庭神経核と前庭眼反射を含む眼球運動構造との連結部、小脳の前庭部は、分離することの難しい機能的な単位を形成している．
　前庭系異常のある患者では、しばしば前庭眼反射の異常に関連する視覚症状が報告される．この患者は霧視や明らかな複視を訴える．霧視を訴える患者で最も多い神経学的徴候は、眼振である．視力低下、視野異常、外眼筋麻痺は検査ではみられない．患者によっては、凝視しようとすると、物が律動的に動いたり振動する動揺視 *oscillopsia* を訴える．固視の際に障害（動揺視）が最大になると訴えたり、物体や印刷物を見続けると動揺視がさらに顕著になることに気づく人もいる．異常は動いている乗り物に乗るとひどくなる．見ている対象が傾いたり逆転したりすることは比較的少ない．
　運動失調 *ataxia* もよくみられる症状である．これには、前庭神経核、下小脳脚、小脳そのものの障害が関係しうる．患者は、座位あるいは立位をとろうとすると、傾く、それる、倒れると訴える．片側に強制的に引っ張られると訴える患者もいる．歩行すると、引っ張られたり、まっすぐ進んでいな

いような感覚はさらにひどくなる．多くの患者では，体幹不均衡は肢節運動失調よりも顕著である．運動失調のある上肢を使うことに多大な困難がある場合もある．また，目標物を行き過ぎたり，動く物体を正確に指し示すことが困難である．

診察では，眼球は一般的には正中で静止しているが，延髄病変の対側へ共同性に緩徐に動くこともある．それゆえ，眼振 nystagmus の急速相は病巣側に向かって眼球を戻す．延髄外側梗塞患者では，特に浮動性めまいと回転性めまいを訴える患者では，ほとんど常に眼振がみられる．眼振は通常は水平性と回転性の両方の要素がある．回転性眼振の急速相は虹彩上縁が病巣側に向かって動く．病巣側方向を注視すると大振幅で緩徐な眼振がみられ，対側方向を注視すると小振幅ですばやい眼振がみられることが多い．眼振の方向と眼球ドリフトは，病巣の吻側尾側方向の位置，すなわち，どの前庭神経核が障害されたかに依存している[28]．眼球捻転 ocular torsion もよくみられ，同側の眼球と耳は，対側の眼球と耳よりも低い位置に静止している[28]．ときには，眼球捻転は頭部傾斜 head tilt と同側眼球が下方に位置する斜偏倚 skew deviation を伴う．この所見の組み合わせは，眼傾斜反応 ocular tilt reaction と呼ばれる[29-32]．視覚垂直軸の認知偏倚は完全眼傾斜反応よりもさらによくみられる．眼傾斜反応と自覚的視覚垂直軸の病的傾斜は，延髄背外側梗塞の重要な所見である前額（roll）面での前庭機能障害を反映している[29-32]．きわめて稀な眼球運動異常としては，眼球が片側に強制共同偏倚する眼球側方突進 ocular lateropulsion がある[33,34]．眼球側方突進と眼傾斜反応は両者とも体幹側方突進 body lateropulsion と関連している．体幹側方突進とは，体幹が通常は病巣側へ引っ張られるような感覚である．

延髄外側梗塞患者は，最初はしばしば介助なしにはまっすぐに座ることが難しい．座ったり立ったりすると，病巣側へ倒れたり，傾いたり，反れたりする．多くの患者で，急性期には立つことと歩行ができず，直立位をとる場合は介助が必要である．歩行できるようになったときには，しばしば病巣側へ引っ張られるように感じる．特に方向転換時には，病巣側にそれたり，横に傾いたり，よろめいたりする．患者によっては対側方向にそれる者もいる．病巣側へ磁石で引っ張られるような感じは，対側へ傾いたり重心を置きバランスをとることで調整できる．体幹揺動 truncal titubation はあまり多くはなく，肢節が小脳性の律動的な企図時振戦 intention tremor を呈することは通常はない．しかし，病巣側上肢の筋緊張低下が，患者に両手を伸展させたまますばやく上下させ，突然上方または下方で停止させたときにみられる．病巣側上肢はしばしば行き過ぎ，すばやく止めることができない．止めるために病巣側上肢の上下運動を徐々にゆっくりにする患者もいる．

感覚症状と徴候も延髄外側梗塞患者によくみられる重要な所見である．顔面と肢節の感覚異常は，梗塞の部位と三叉神経下降路，三叉神経視床路，外側脊髄視床路が障害されているかによる[27]．病巣側の顔面に症状が現れることが最も多い．顔面の痛みあるいは異常感覚 dysesthetic feeling は延髄外側症候群の最も早期にみられる，最も顕著な症状であり，脳幹被蓋外側部の障害が示唆される．延髄外側梗塞での顔面疼痛は，病巣側の眼球と顔面で最も多く，激しく揺さぶられるような，あるいは刺すような鋭い痛みを呈する．疼痛は持続性で頭皮の前額と前頭領域に限局することもあり，その場合には，頭痛などの異常感覚として表現されることもしばしばある．ときに異常感覚は，熱い，燃えるような，火傷したような，というように温度を表す言葉で表現されることもある．延髄外側梗塞での顔面疼痛は，おそらく三叉神経脊髄路核内の感覚ニューロンが障害されたことにより生じる[35]．疼痛改善後に顔面のしびれ感や感覚消失が生じることもある．

診察の際に対側の体幹と上下肢の温痛覚消失が通常みられるが，対側に痛覚鈍麻 hypalgesia のある患者の大部分は検査されるまで感覚消失に気づいていない．熱いあるいは冷たい物体を触ったときに温度覚消失に気づく場合もある．このような患者は対側上下肢で触れた物体の温度がわからないことで自分の障害を認識する．感覚試験の後では，ほとんどすべての患者が対側の感覚機能異常をはっきりと認識するようになる．患者は触覚性刺激が対側の顔面と病巣側の体幹で異なっているように感じるとしばしば訴えるが，通常は触覚は保たれている．角膜反射は病巣側眼球で低下しており，角膜刺激により対側の瞬目が引き起こされない．

体幹と肢節の診察により，対側の体幹と上下肢で触覚，位置覚，振動覚は保たれているが，温痛覚が消失していることがわかる．通常，温度覚消失は重篤である．病初期には対側感覚鈍麻が顎まで進展していることもあるが，感覚障害レベルは胸郭や腹部のこともある[27,36,37]．温痛覚は上肢では正常のこともある．感覚障害レベルは回復期にみられることもある．体幹の異常感覚はときに狭心症と間違われることもある．

感覚異常の最も多いパターンは病巣側顔面と対側体幹・上下肢の温痛覚消失である．このパターンは三叉神経脊髄路と交叉した外側脊髄視床路の障害による．次に多い組み合わせは，病巣側顔面と対側顔面・体幹・上下肢の痛覚鈍麻である．この感覚消失パターンは，脊髄視床路の内側にあって対側顔面からの温痛覚を司る交叉した三叉神経視床路の障害が加わったためである．この患者では，両側顔面の温痛覚が低下している．両側顔面で痛覚鈍麻を訴えるが，顔面の両側での感覚はそれぞれ異なっており，病巣側の顔面異常感覚のほう

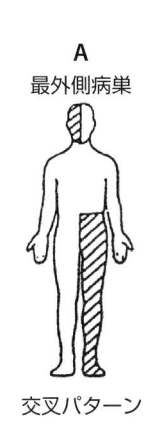

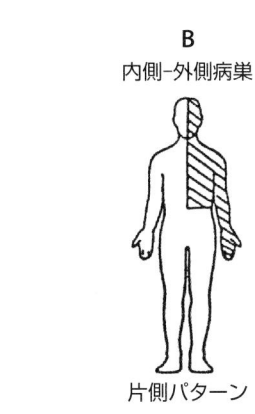

図 52.3 延髄における疼痛神経線維の分布と部位.左図は,延髄左半分の模式図で,斜線は外側脊髄視床路,三叉神経脊髄路とその核の位置を示している.仙髄(S),腰髄(L),胸髄(T),頸髄(C),腹側三叉神経視床路(V)は,これらの体部位を支配する温痛覚神経線維の想定される脊髄視床路内の位置を示している.右図は,左図の最外側(A)および内側-外側(B)領域の病巣を有する患者でみられる温痛覚消失のパターンを示している.
(Caplan, 1996[1] より許可を得て転載)

が顕著である.それほど頻繁ではないが,痛覚鈍麻は対側の顔面と上下肢のみ,あるいは顔面と上肢のみということもある[27,36,37].このパターンは三叉神経脊髄路とその核が障害されずに,交叉した三叉神経視床路とそれに隣接した脊髄視床路が障害されたことで起こる.これらの病巣は通常深部にあり,大部分の延髄外側梗塞よりも腹側である.最も外側で表層に位置し,下肢と体幹領域の脊髄視床路も障害を免れうる[37].最も頻度の低い感覚消失パターンとしては,対側体幹・上下肢あるいはその一部のみの痛覚鈍麻がある.**図 52.3** に延髄外側部の体性感覚路の障害パターンの解剖学的基礎を示す[37].

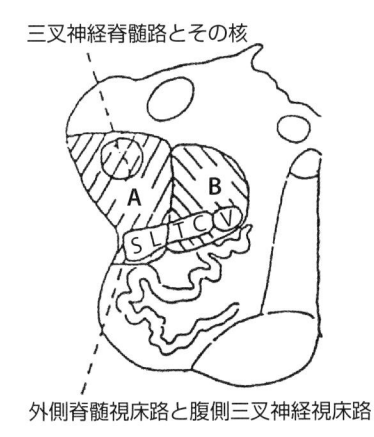

病巣側眼では,しばしば Horner 症候群の所見がみられる.延髄外側梗塞患者の大部分で外側網様質を通る下行性交感神経線維が障害されている.通常は,Horner 症候群は不全形である.最もよくみられる症候は,眼瞼下垂 ptosis であり,上眼瞼は通常少し下がるだけであるが,下眼瞼は上昇し,その結果,瞼裂 palpebral fissure が狭くなる.病巣側の瞳孔は通常収縮し,対側の瞳孔よりも小さくなるが,光への反応性は正常に保たれる.

下位脳神経によって神経支配される球麻痺は,延髄外側梗塞で内側に進展している患者ではとても顕著な症候である.疑核が障害されると病巣側の口蓋,咽頭,喉頭が麻痺し,嗄声と嚥下障害 dysphagia をきたす.口咽頭筋の麻痺では,咽頭梨状陥凹 pyriform recess に食物がたまってしまい,食物と分泌物が比較的自由に気道に入るようになる.おそらく喉頭の筋力低下もあるために,咳嗽や咳払い throat-clearing といった方法で食物を排出しようとして,特徴的なぜーぜー,ひゅーひゅーというような音 crowing-like sound を出すことになる.診察では,発声時に病巣側声帯の麻痺と病巣側口蓋挙上の欠如がみられる.口蓋垂はしばしば対側へ偏倚する.

梗塞巣が腹側に進展し疑核を巻き込むと,構音障害 dys-arthria と発声障害 dysphonia がよくみられる.発話した声の異常音はおそらく,喉頭,口蓋,咽頭の筋力低下と喉頭分泌物貯留を伴う発声によって最もよく説明される.子音,音節,単語は通常不明瞭ではなく,リズム障害もない.嚥下障害と誤嚥が著明な患者もいる.誤嚥と肺炎は咽喉頭機能異常のとても重要な合併症である.通常,異常は片側性である.対側の喉頭を使うことで嚥下できる患者もいる.

吃逆 hiccup も比較的よくみられる困った訴えである.その機序は明らかではないが,延髄背側で前庭神経核内側の第4脳室底の外側部の下に位置している,迷走神経背側運動核や孤束核の虚血と関連しているようである.

頭痛もよくみられる症状で脳虚血に先行しうる.頭痛は病巣側の後頭や乳突部に頻繁に生じ,同じ部位で疼くような痛みが続いたり,拍動性であったりする.頭痛は最も頻繁には,外後頭隆起下を中心に,通常は正中に近く,頭部背側と首に放散する.時々,肩にも不快感を感じる.この型の頭痛は脳虚血を伴わない頭蓋外椎骨動脈解離患者で報告されたものと同一であり,脳幹虚血ではなく頭蓋内椎骨動脈閉塞に関連したもののようである.頭痛は頭蓋内椎骨動脈の拡張や側副血管の拡張によって起こりうる.

嘔気と嘔吐もしばしばみられる.これらの症状は通常,付随する回転性めまいや,疑核や孤束近傍の第4脳室底の近くにある延髄にあるとされる嘔吐中枢の障害によって説明される.

呼吸機能障害は延髄外側梗塞で重要であるが,しばしば無視される症候である.吸気と呼気の調節機構とその自動能は延髄被蓋腹外側部と延髄網様体に存在する.孤束核も重要な構成要素であり,おそらく呼吸調節中枢への重要な求心性入力を行う.脳幹被蓋尾外側部に病変がある患者で報告されている最も多い異常は,自律呼吸障害であり,特に睡眠中に明らかである.呼吸が止まりがちであるため,睡眠時無呼吸で死なないように,永遠に眠らずに意識して呼吸を継続しな

くてはならない．これは，Ondine の呪いと呼ばれる．Ondine の呪いの大部分の患者では，両側延髄あるいは橋被蓋外側部の病変を認めるが，片側延髄梗塞のみのこともある[1,38-40]．

それ以外の自律神経機能もときに障害され，発汗，体温調節，血管運動コントロールの異常がみられる．心血管系の異常としては，頻脈，心拍増加を伴わない起立性低血圧，間欠性徐脈がある[1,41]．胃腸自律神経機能障害としては，食道運動低下，胃食道逆流，胃貯留がある．嘔吐が胃腸運動変化と関連する．不安定な血圧，動悸，普通ではない発汗，不整脈をきたすこともある．

■ 延髄内側梗塞 medial medullary infarction

延髄内側虚血患者の最も一貫した所見は，対側の不全片麻痺 hemiparesis である[1,42-47]．通常は不全片麻痺は完全麻痺で，発症時は弛緩性である．その後，緊張が亢進し，痙縮が生じる．約半数の患者では顔面も障害される．顔面が障害されるのは，おそらく顔面神経核にシナプスを形成する核上性皮質延髄線維が尾側まで回旋しているためと説明されている．これらの神経線維は延髄を下行し，頭側に反転して，橋下部の顔面神経核にいたる．顔面麻痺は起こったとしても，通常は軽度で一過性であり，永続することは稀である．

次に頻度の高い徴候は，内側毛帯 medial lemniscus の虚血に関連するものである[1,42-49]．内側毛帯が含まれているにもかかわらず，関連する症状と徴候が認められない場合もある．対側の下肢と体幹に錯感覚 paresthesia，あるいは頻度は高くないものの，異常感覚 dysesthesia を訴える患者もいる．頻度は高くないが，上肢と手に感覚症状が起こることもある．感覚症状を伴う患者の多くは，診察で触覚，振動覚，位置覚の消失の客観的徴候を認めない．対側足の位置覚と振動覚の軽度消失を伴う固有機能不全がみられることもある．対側上下肢の重度の固有感覚消失は，延髄内側部や橋内側部に限局した梗塞患者では報告されていない．

病巣側の舌麻痺 tongue paralysis はあまりみられないが，延髄内側梗塞の体性局在徴候としては最たるものである．舌筋力低下はおそらく，被蓋部の舌下神経核の梗塞よりは，延髄底部から出て腹側に通過する髄内舌下神経線維の障害が関与している．舌麻痺は，特に舌音子音での緩徐な発話をきたす．

延髄内側梗塞では，内側縦束 medial longitudinal fasciculus の尾部と下オリーブ核の内側部も障害されるが，この領域の神経障害と関連するような一貫した臨床所見はない．延髄内側症候群は，3つの主要な所見(すなわち，対側不全片麻痺，軽度の対側錯感覚と後索感覚系の軽度消失，病巣側舌麻痺)で構成される．

■ 延髄半側梗塞 hemimedullary infarction

時々，片側の延髄外側部および内側部の両方が梗塞となることがある[50,51]．症状の組み合わせは，対側の不全片麻痺が加わることを除いては，延髄外側梗塞患者でみられたものと同一である．不全片麻痺は延髄外側症候と一緒に生じるか，遅れて生じることもある．

■ 後下小脳動脈領域の小脳梗塞

小脳梗塞は 41 章でも詳述した．

後下小脳動脈 posterior inferior cerebellar artery 領域の小脳梗塞は以下のように分けられる．(ⅰ)後下小脳動脈内側枝領域の梗塞で，主に小脳虫部下部が障害される．(ⅱ)後下小脳動脈外側枝に限局した梗塞で，主に小脳半球後下部の外側が障害される．(ⅲ)後下小脳動脈全域梗塞で，後下小脳動脈内側枝と外側枝領域の両方が障害される．後下小脳動脈全域梗塞はしばしば浮腫を形成し，圧排効果(いわゆる偽性腫瘍性梗塞 pseudotumoral cerebellar infarction)を生じる．後下小脳動脈領域小脳梗塞の約 1/5 では，延髄の背側部あるいは背外側部の梗塞を同時に伴う[1,9,10]．延髄外側梗塞と後下小脳動脈領域の小脳梗塞の合併は，頭蓋内椎骨動脈が閉塞し，後下小脳動脈と外側延髄穿通動脈の両方の入口部への血流が遮断されることで生じる．後下小脳動脈は通常はもっと尾側から起始するが，これらの分枝がお互いにきわめて近接することもある．大部分の後下小脳動脈内側枝領域梗塞は延髄背側梗塞を伴うが，これは後下小脳動脈内側枝が延髄背側部をある程度灌流しているためである[52-56]．後下小脳動脈外側枝領域に限局した小脳梗塞は，しばしば延髄梗塞を合併する．後下小脳動脈内側枝領域である内側虫部に限局した梗塞は，通常は末梢性前庭障害 peripheral vestibulopathy と酷似した回転性めまい迷路症候群 vertiginous labyrithian syndrome の原因となる[53,57]．著明な眼振を伴う重度の回転性めまいが主要な所見である．病巣側へ体幹が磁石で引っ張られるように感じる特徴的な体幹側方突進もみられることがある．また，眼球側方突進もみられる．小脳半球外側部の後下小脳動脈(後下小脳動脈外側枝)領域梗塞では，通常は軽度の浮動性めまいと病巣側へそれるような歩行協調運動障害が特徴である．軽度肢節緊張低下と協調運動障害もみられる．よくみられる症候は，回転性めまいや構音障害は伴わずに運動失調を伴う急性の不安定 unsteadiness である[58]．病巣側への躯幹動揺 body sway，病巣側肢節運動失調，速い変換運動の異常もよくみられる．通常，症状は 1 か月以内に消退する．

後下小脳動脈全域の小脳梗塞では，通常は病巣側の後頭部と高位頸部領域に頭痛がみられる．後頭部が病巣側に傾いていることもある．嘔吐，歩行失調，体幹側方突進，肢節協調

運動障害がそれ以外によくみられる所見である．体幹機能障害は延髄外側症候群のときにみられるものと同じである．座位や立位で体がしばしば病巣側に倒れたり引っ張られたりする．肢節協調運動障害は，歯状核やその上小脳脚遠心路の障害でみられるような律動的な企図時振戦ではなく，多くは筋緊張低下として起こる．

偽性腫瘍性小脳梗塞症候群は大きな後下小脳動脈全域梗塞で最も頻繁にみられる[1,59-62]．発症数日後，頭痛の増悪，嘔吐，意識レベルの低下が起こってくる．最初は，傾眠であるが，後に昏迷となる．両側 Babinski 反射陽性が小脳圧排効果の最初の徴候である．小脳の占拠性大梗塞で最も特徴的な症候は，進行する眼球運動異常である．最もよくみられるのは，病巣側への共同注視麻痺か病巣眼に限局した外転麻痺である．両側外転神経麻痺も起こりうる．その後，両側水平注視麻痺が起こり，しばしば眼球浮き運動 ocular bobbing を伴う．これらの徴候は腫脹した小脳梗塞による橋被蓋部の圧迫によるものである．昏迷は，眼球運動異常が両側になると，深昏睡に進展する．ひとたび昏睡になると，死亡率はきわめて高くなる．神経画像検査が，後頭蓋窩槽と第4脳室の圧排と水頭症への進展を確診するのに役立つ[62]．

■ 近位頭蓋内領域梗塞患者での血管病変と脳卒中機序

延髄外側梗塞は，内在疾患，しばしば血栓を伴うアテローム硬化性狭窄，頭蓋外椎骨動脈遠位部もしくは頭蓋内椎骨動脈の動脈解離，が最も多い原因である[1,2,9,10,15,63]．頻度は高くないが，心原性塞栓や通常は頭蓋外椎骨動脈からの動脈原性塞栓が延髄外側梗塞の原因となりうる．

ほとんどの場合，延髄内側底部の虚血は延髄外側梗塞（延髄半側梗塞）を伴い，病巣側の頭蓋内椎骨動脈の閉塞によって起こる[1,43,50,51,64]．延髄内側部の両側が虚血になることもあり，そのような症例での血管病変は，経口摂取の薬剤が血管系に注射されたことによる微結晶や軟骨性粒子による前脊髄動脈分枝の多発性塞栓性閉塞か，片側の頭蓋内椎骨動脈の前脊髄動脈分枝の閉塞が推定される[1,42,43,46,47]．片側延髄内側梗塞も，分枝粥腫病 branch atheromatous disease (BAD) や，通常は片側延髄錐体に限局したラクナ梗塞を生じる前脊髄動脈穿通枝の血管病変によって起こる[1,65]．後下小脳動脈領域小脳梗塞の最も一般的な原因は，心臓または頭蓋外椎骨動脈近位部からの頭蓋内椎骨動脈への塞栓である[1,54-56]．頻度は低いものの，頭蓋内椎骨動脈閉塞が，血栓を伴う in situ アテローム性動脈硬化によることもある．後下小脳動脈分枝領域梗塞は，ほとんど常に塞栓であり，塞栓源は心臓，大動脈あるいは頭蓋外椎骨動脈である[1,63]．

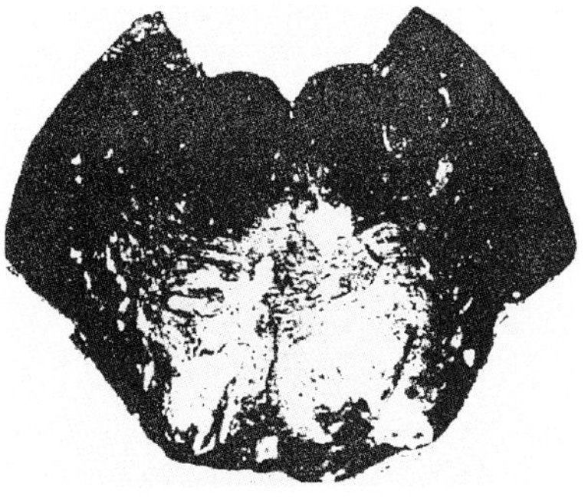

図 52.4　脳底動脈閉塞患者での橋底部の傍正中領域に限局した大梗塞の髄鞘染色薄片．(Caplan, 1996[1] より許可を得て転載)

中位頭蓋内領域梗塞

■ 脳底動脈疾患による橋虚血

脳底動脈閉塞性疾患患者の大部分では運動症候を呈する．橋底部の皮質脊髄路が最も頻繁に障害される構造の1つである．症候性脳底動脈閉塞性疾患と橋虚血を有する大部分の患者では一過性あるいは持続性の不全麻痺と皮質脊髄路異常を認める[1,66-71]．Fisher は，最初の運動麻痺はしばしば片側優位であることを指摘し，この現象を脳底動脈閉塞による "herald hemiparesis" と称した[72]．Ferbert らは，脳底動脈閉塞 85 例を対象にした研究で，不全片麻痺は病初期によくみられることを指摘した[67]．Kubik と Adams は，剖検研究から，麻痺は片側でより重度であることがしばしばあり，橋底部梗塞は片側でより重度であったり限局することを指摘した[66]．脳底動脈閉塞の不全片麻痺患者では，ほとんど常に不全片麻痺の対側にも何らかの運動と反射異常がみられる．異常としては，軽度の筋力低下，腱反射亢進，伸展性足底反射，あるいは比較的麻痺を免れた側に震え shivering，単収縮 twitching，振戦 shaking，痙攣 jerking といった異常自発運動がみられる．これらの異常は非対称性ではあるが，両側性であることが原則である．図 52.4 に脳底動脈閉塞によって四肢麻痺となった患者の対称性両側橋底部梗塞を示す．

肢節の偶発的運動は時々みられ，橋虚血の顕著な症候となりうる．動きはさまざまで，線維束攣縮様の小さな動きのみならず，震え，ブルブル震え shuddering，痙攣，振戦様の間欠性振戦運動もある．これらの運動は間欠性のこともある．ときに，肢節の運動や疼痛刺激が異常運動をにわかに誘発する．また，粗大な繰り返す痙攣や単収縮運動が，特に不全片麻痺の対側の肢節に生じる[1,73,74]．間代性運動は肢節を伸展したときに起こりやすく，一般にはてんかん発作の間代相でみられるよりも振幅が小さい．意識が保たれていることと，運動が変動することが，てんかんとは異なる機序によることの証拠である．異常運動はおそらく不安定な運動系を示

しており，橋底部の神経核と神経路の虚血が原因である．いくつかの伸展運動は，おそらく除脳反応 decerebrate response の一部である．除脳硬直 decerebrate rigidity と四肢の硬直も両側橋底部梗塞患者でよくみられる所見であり，脊髄への下行路の障害を反映している．肢節偶発性運動が急性期橋梗塞の後にみられることはめったにない．

運動失調や肢節の協調運動障害はもう1つのよくみられる運動所見である．運動失調は常にある程度の不全片麻痺を合併しており，協調運動障害のどの程度が麻痺によるものであるかを知ることは常に困難である．協調運動障害は通常は下肢でより重度である．つま先目標検査と踵脛試験で，機能不全の律動的な小脳性運動症状が認められる．協調運動障害は，主に橋底部で交叉して小脳に入る皮質橋小脳線維の虚血によって説明されるようである．前下小脳動脈によって灌流される橋腕 brachium pontis の虚血と思われる症例もある．運動失調は常に両側であるが，非対称的で，脱力の強い肢節でより重度であることもある．企図時振戦はそれほど頻繁にはみられない．

球麻痺はとてもよくみられ，重症化と死亡の重要な原因である．顔面，咽頭，喉頭，舌が最も頻繁に障害される．そのパターンは交叉性運動障害である．たとえば，片側の顔面と対側の躯幹が障害されることがある．しかし，球麻痺は両側性であることのほうが多い．交叉徴候は通常，被蓋部と底部を巻き込む片側橋梗塞や，底部に限局する梗塞によって生じる．片側脳神経運動麻痺は，被蓋部の神経核や，そこから出て橋底部を横切る実質内神経線維の障害によって説明される．両側性障害は通常，中心被蓋路近傍の橋底部の背側部における皮質延髄線維の障害による．

球症状としては，顔面脱力，発声障害，構音障害，嚥下障害，顎運動制限がある．患者によっては，発話，開口，提舌，嚥下，随意的または指示による顔面の運動が全くできなくなる．喉頭内の分泌物貯留と誤嚥が重要かつ重篤な合併症である．顎，顔面，舌の筋肉を随意的あるいは指示に従って動かす患者の能力と，感情刺激や反射刺激によって生み出される運動との間に格差がみられることがある．橋腹側部梗塞患者では，しばしば泣き笑い発作が誇張され，感情刺激に過敏である．いわゆる偽性球解放現象 pseudobulbar release phenomenon が，臨床的には，明らかな両側性徴候のある患者のみならず，多くの片側性障害患者で起こる．随意的に筋肉を動かすことができないにもかかわらず，顎，顔面，喉頭反射は亢進し，開いた口を覗き込み，舌圧子を挿入しようとすることに反応して間代性顎運動や舌圧子を押さえつけるなどの動きが生じることもある．

意識が保たれているにもかかわらず，眼球以外のすべての随意的運動が消失することを特徴とする最も重篤な運動麻痺を，現在では一般的に「閉じ込め症候群 locked-in syndrome」と呼ぶ[1,75]．閉じ込め状態が年余にわたることもある．瞬目と顎やその他の残存する運動で信号を送ったり，眼と顎の運動を使ってモールス信号で高度のコミュニケーションを図ることができる患者もいる．

橋虚血患者の中には，口蓋ミオクローヌス palatal myoclonus をきたす場合もある．口蓋ミオクローヌスは，律動的で不随意的な軟口蓋と咽頭口蓋弓の運動であり，横隔膜と喉頭も巻き込まれることがある[1,76]．この運動障害は通常は脳幹梗塞後に生じる．口蓋の運動には40～200振動/分の幅がある．動きは開口して口蓋と咽頭を診ることで容易に確認できる．耳管を巻き込むと，患者はクリック音が聞こえるようになる．聴診器を下顎枝 ramus of mandible のすぐ下の頸部にあてると検査者も音を聞くことができる．口蓋の動きはしばしば可聴性音声振戦と横隔膜粗動 fluttering を伴う．意外なことに，口蓋ミオクローヌスが嚥下に干渉することはめったにない．推測されている解剖学的病巣は，小脳歯状核，中脳赤核，延髄下オリーブ核，およびそれらの連結からなる Guillain-Mollaret の三角である[77]．剖検では，生前口蓋ミオクローヌスを呈していた患者で最も多くみられる病巣は，下オリーブ核の肥大性変性であり，しばしば同側中心被蓋路か対側歯状核の病巣を伴っている．歯状核と対側の下オリーブ核は体部位的に相互関連がある．片側の歯状核からの神経線維は結合腕 brachium conjunctivum を通り，正中を交叉して，中脳の対側赤核に投射する．中心被蓋路は赤核から同側延髄の下オリーブ核に下行する．中心被蓋路は，おそらく口蓋ミオクローヌスをきたす橋梗塞で障害される頻度が最も高い構造である．

眼球運動症候はよくみられる．脳底動脈閉塞性疾患による橋梗塞患者が完全に正常な眼球運動であることはほとんどない．非常に多くの場合，眼球運動異常の存在と性質を認識して同定することで，橋，そしてしばしば橋内の病巣部位を特定できる．

● 共同水平注視麻痺 conjugate horizontal gaze palsy, 外転神経麻痺 abducent nerve palsy

対側への随意的水平共同注視を司る大脳半球前頭葉眼領域からの神経線維は，内包を下行して外転神経核のレベルあるいはその近傍の橋で交叉する．この神経線維は対側外転神経核近傍の橋被蓋部の網様灰白質領域に終止する．この領域は一般的には傍正中橋網様体 paramedian pontine reticular formation，あるいは橋側方注視中枢 pontine lateral gaze center と呼ばれる．外転神経核そのものの障害では，随意的な側方眼球運動およびカロリック刺激や前庭眼刺激などによるあらゆる側方眼球運動における同側への共同水平注視麻痺

が起こりうる[78-80]．外転神経の神経線維束が橋内あるいは橋外で障害されるが，外転神経核が障害されない場合には，眼球運動異常は同側眼の外転障害に限局する（伝統的な外転神経麻痺）[78-82]．

傍正中橋網様体のみが障害され，動眼神経核の内側が障害を免れた場合は，（カロリック刺激や前庭眼刺激による）反射誘発性共同注視は保たれるが，同側への随意的注視ができなくなる[78,79]．傍正中橋網様体は対側半視野領域での同側方向への衝動性眼球運動も司っている．傍正中橋被蓋部の両側病変では，両側の外転神経核と傍正中橋網様体も障害され，随意的および反射的眼球運動の完全麻痺となるが，もっと吻側で調節される垂直注視は障害を免れる．しかしながら，共同水平注視麻痺の患者で，随意的な注視が上方のみに制限されたり，垂直衝動性運動が緩徐になることがある．両側橋底部梗塞で被蓋部が障害を免れているときには，随意的共同水平眼球運動は完全に消失するが，頭位変換眼球刺激やカロリック刺激では完全な水平眼球運動を誘発できる．両側水平注視麻痺患者では，両側橋被蓋内側部病変が通常は認められるが，ときに病巣の大部分が片側で，両側内側縦束と正中の内側縦束の腹側の橋被蓋縫線を含むこともある[82]．

● 核間性眼筋麻痺 internuclear ophthalmoplegia

片側の内側縦束の虚血障害で対側への共同注視時に同側眼が内転できなくなる．外転眼は外側に動けるが，著明な眼振を認める．核間性眼筋麻痺では，眼球の垂直性眼振と斜偏倚をしばしば伴う．核間性眼筋麻痺患者の大部分では，眼球は安静時は正常共同位であるが，ときに同側眼が外側に偏倚する外斜視 exotropia となる．核間性眼筋麻痺が両側であると，眼球は正中位よりも外側に位置しうる．

Fisher は，「一眼が正中に位置し，水平性には全く動かないが，他眼は外転位置にあって正中を越えて内転できない眼球運動麻痺」を「一眼半水平注視麻痺症候群 one-and-a-half syndrome」と記述した[83]．それぞれの側への注視を1点とし，正常な場合のそれぞれの側への完全な注視を2点と定義すると，一眼の片側のみが保たれる注視では 1/2 点となり，1と1/2点（一眼半）の注視が失われたことになる．同側の傍正中橋網様体と内側縦束を含む片側橋被蓋部病変がこの症候群の原因である．右傍正中橋網様体（と外転神経核）の病変では，右側方注視しようとした際に各眼の共同注視ができなくなる．右内側縦束近傍の病変が加わると，左への注視の際に右眼が内転できなくなる機能障害も伴うことになる．この例での唯一残された眼球運動は左側方注視時の左眼の外転であり，外転時に左眼の眼振を伴う．一眼半水平注視麻痺症候群は，麻痺性橋性外斜視 paralytic pontine exotropia とも呼ばれる[84]．

Fisher は，眼球の特徴的な垂直性の動きを定義する臨床神経学用語として，「眼球浮き運動 ocular bobbing」という用語も提唱した[83,85]．この動きは，「眼球は間欠的に数 mm の弓状を描きながら下方にすばやく沈んだ後に浮きの動きのように元の位置に戻る」と記述されている[85]．眼球浮き運動は両側性で対称性のことも，片側優位で非対称性のこともある．非対称性眼球浮き運動は小脳病変患者，片側への共同注視や眼球外転の非対称性麻痺の患者でよくみられる．眼球浮き運動が非対称性のとき，通常は注視を行う際に注視制限がある側と同側の眼球が浮き運動をする．

水平注視麻痺性眼振はよくみられ，非対称性の場合には，通常は片側橋被蓋部病巣と同側を注視したときにより著明である．解離性眼振あるいは，片眼がより重篤で両眼の律動が一致しない眼振は，核間性眼筋麻痺の患者で認められる．眼振は通常，内側縦束病巣の反対側を注視したときに対側眼のみに生じる．核間性眼筋麻痺をきたす橋病巣を有する患者では垂直性眼振もよくみられる．律動的な垂直性眼振は脳幹吻側部梗塞では起こらないが，橋レベルの病変ではよくみられる[83]．

上眼瞼下垂は橋梗塞患者では頻繁にみられる異常である．橋病巣を有する患者の眼瞼下垂は，伝統的には，橋被蓋外側部を横切る下行性交感神経線維の障害によって説明される．しかし，両側の重度眼瞼下垂患者でも，瞳孔は正常サイズに保たれ，交感神経機能障害で期待されるような縮瞳はみられない[83,86]．橋性眼瞼下垂は，一般的に末梢性交感神経病変や延髄外側梗塞で起こる Horner 症候群患者でみられるよりも重篤である．眼瞼の位置は不全片麻痺に影響される．眼瞼下垂は多かれ少なかれ，不全片麻痺側で重度である[86]．非対称性橋病変患者では，眼瞼下垂は不全片麻痺側でより重度である．

片眼の位置が他眼よりも高く，すべての方向の注視で相対的な眼球の位置関係が保たれている場合は，斜偏倚と呼ばれる．斜偏倚は垂直面での眼球開散 ocular divergence である．橋の限局病変患者では，斜偏倚は通常は核間性眼筋麻痺を合併し，同側眼と耳が下になる向同側傾斜 ipsiversive tilt を呈する[31,32]．眼傾斜反応と眼球捻転もみられる．前額面における前庭眼反射に関連する神経線維は内側縦束の中かその近傍を通過し，Cajal 間質核と内側縦束吻側間質核へ上行する[31,32]．橋尾側部病変患者の大部分では，延髄外側梗塞患者と同様に，病巣側眼は対側眼よりも下に静止している．

瞳孔は，橋梗塞患者では正常に保たれるか，あるいは小さくなる．特に，大きな病巣による昏睡患者では，瞳孔はしばしば両側でとても小さい（針先瞳孔 pinpoint pupil）．拡大鏡を用いて見てみると，瞳孔は非常に小さいものの，対光反応

は保たれている（ただし，反応振幅はわずかである）．瞳孔反射弓は中脳上部–間脳領域を横切るより吻側の構造が含まれる．Edinger-Westphal 核レベルの中脳の梗塞が橋梗塞に合併するときには，瞳孔は一般的に正中位で対光反応は固定してしまう．

脳底動脈閉塞患者においては，体性感覚異常は目立たない．体幹と肢節の片側の錯感覚は，橋底部の傍正中背側部の対側の内側毛帯が巻き込まれていることを反映している．両側内側毛帯を含む両側傍正中病変は，両側錯感覚をきたしうる．これらの患者では，片側もしくは両側に錯感覚が生じているにもかかわらず，通常，固有感覚は軽度に消失しているのみか，正常である．脳底動脈閉塞患者では，はるか外側に位置する脊髄視床路は虚血を免れる．脳底動脈閉塞の病巣は，橋吻側部ではより底部でより傍正中に位置するため，背側を通る固有感覚機能を司る神経線維と脊髄視床線維は梗塞に巻き込まれない．

脳底動脈閉塞性疾患患者で，顔面（通常は正中よりの顔面中心部）に灼熱痛が生じることは稀である．この際の疼痛は間欠的で「顔面に塩と胡椒をかけられた」ようなと表現される[87]．三叉神経脊髄路核から起始し，正中を交叉して対側の被蓋腹外側部の脊髄視床路内側に付随するように通る三叉神経視床線維の障害によって疼痛が生じると推定される．口周囲の錯感覚はよくみられるが，その機序は明らかではない．三叉神経主知覚核からの触覚神経線維もどこかで正中を交叉し，対側の内側毛帯から，対側腹後側正中視床核に至る．三叉神経脊髄路とその核は橋被蓋背外側部に位置し，脳底動脈閉塞患者ではほとんどの場合，障害を免れる．

脳底動脈疾患患者では，耳鳴 tinnitus と聴力低下もみられる．これには，中枢聴覚路とその核（聴神経核 auditory nucleus，外側毛帯 lateral lemniscus，台形体 trapezoid body，下丘 inferior colliculus）の障害，あるいは聴神経や蝸牛の虚血に関連している．脳底動脈閉塞性疾患では，末梢内耳構造と聴神経を灌流する内耳動脈を出す前下小脳動脈の血流が低下していることがある．突然の片側あるいは両側聾は脳底動脈閉塞性疾患の重要な徴候であるが，その頻度はそれほど高くない[88]．貨物列車の音，貝殻で聞く波音，ブンブンいう蜂，鐘の鳴る音，オルガンの音といった幻聴が橋被蓋部病巣患者で報告されており，通常は聴力低下と耳鳴を伴っている[89]．

意識レベルの変化は，長いこと脳底動脈閉塞患者の重要な徴候と捉えられてきた．282 例の大規模なレビューでは，脳底動脈閉塞患者の急性期には，意識レベルの変化が最も頻度の高い所見であった[71]．意識に関与する網様体賦活系は，視床髄板内核 intralaminar thalamic nucleus にいく途中では，橋と中脳の被蓋傍正中部に位置している[90]．被蓋内側部病変は網様体賦活系を遮断するが，片側が保たれていれば，意識を保つには十分である．伝統的な教訓として，橋病変患者での昏睡は常に両側眼球運動異常（しばしば水平注視消失）を伴う，というものがある．しかしながら，自験例では，随意的な水平注視運動が消失しているにもかかわらず，意識が保たれていることがあった．これは Bronstein らの MRI 所見で説明されており，両側水平注視異常のある患者では，片側橋被蓋部が巻き込まれ，内側縦束，傍正中橋網様体，外転神経核が障害され，正中を越えて対側の内側縦束と橋被蓋正中縫線が障害されているが，橋の対側側方注視中枢は障害を免れていることが示された[81,82]．この橋被蓋縫線と片側被蓋部の病変の組み合わせが，両側の側方注視の異常の原因である．これらの患者の片側の被蓋内側部の網様体賦活系ニューロンが障害を免れていることが，意識清明であることの主な原因である．

■ 前下小脳動脈領域梗塞

前下小脳動脈 anterior inferior cerebellar artery は長回旋小脳動脈の中でも最も変異が多く，小脳の最も狭い領域を灌流する．前下小脳動脈は常に，橋被蓋外側部，結合腕，片葉 flocculus を灌流する[1,91,92]．図 52.5 に橋底部と橋腕を巻き込む片側前下小脳動脈領域梗塞の MRI 像を示す．

図 52.5 に示す患者のように，片側前下小脳動脈領域に限局した梗塞の臨床所見は，迷走神経（疑核）機能障害と関連した症状と徴候ではなく顔面神経と聴神経機能障害と関連した症状と徴候があることを除くと，延髄外側梗塞の患者でみられるものと同一である[92,93]．病巣は，顔面，前庭，蝸牛神経核を巻き込み，被蓋外側部と底部での顔面神経線維が障害されたり，聴神経末梢線維，蝸牛，前庭が障害されたりする．図 52.5 のように，橋底部に梗塞が進展すると，対側肢節の脱力と伸展性足底徴候を伴う．内耳動脈はほとんどの場合，前下小脳動脈の分枝である．特に糖尿病患者では，内耳動脈によって灌流されている内耳の虚血が前下小脳動脈全域梗塞の前触れとなることがある[94]．耳鳴，聴力低下，回転性めまいが内耳虚血に関連した最も一般的な症状である．

Amarenco らは，MRI で確認された 9 例の前下小脳動脈領域梗塞を報告した．この研究では，片側前下小脳動脈領域に限局した梗塞患者群と，両側前下小脳動脈領域あるいは片側前下小脳動脈領域に加えて脳幹と小脳のその他の血管支配領域を含む梗塞（AICA plus infarction）の患者群に，明確に二分された[95]．片側前下小脳動脈領域に限局した梗塞は常に糖尿病患者にみられ，前下小脳動脈の分枝粥腫病によるものであった．AICA plus infarction は大血管である頭蓋内椎骨動脈と脳底動脈の閉塞病変によるものであった[95]．

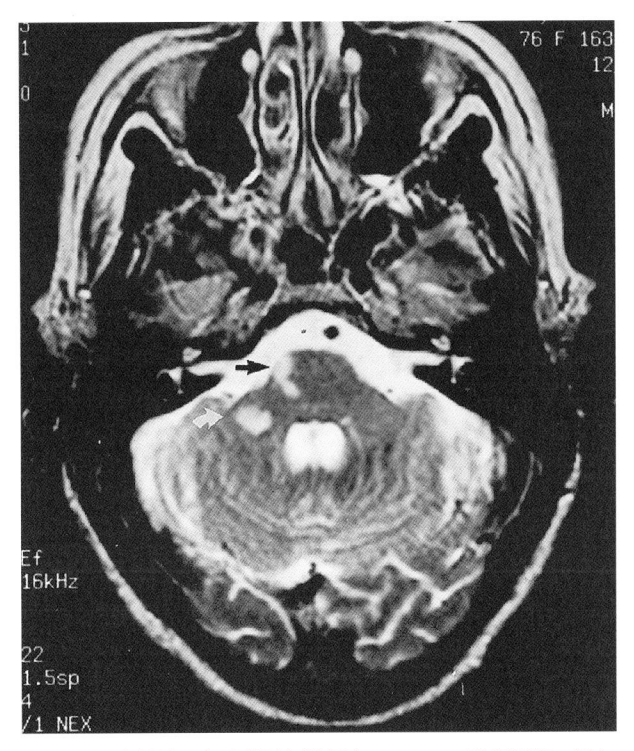

図 52.5 片側前下小脳動脈領域梗塞の MRI T2 強調画像. 黒矢印は橋底部の梗塞を示し, 白矢印は橋腕部の梗塞を示す.
(Caplan, 1996[1] より許可を得て転載)

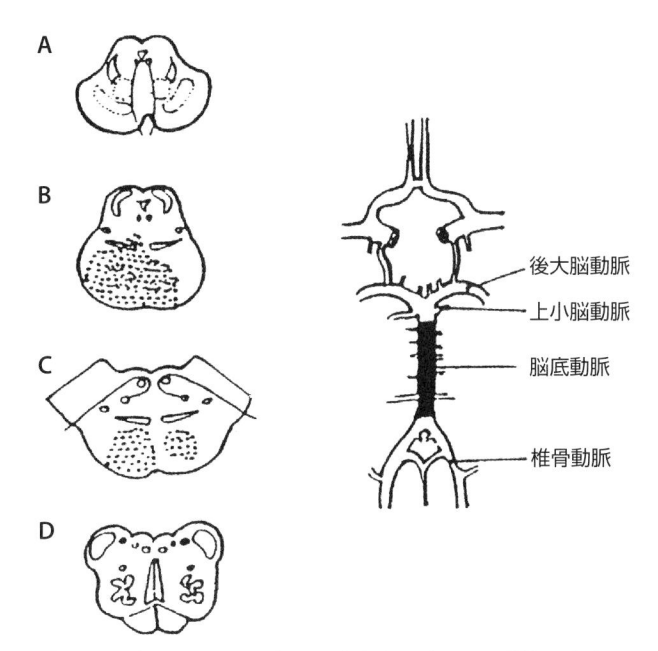

図 52.6 右図は, 1946年の Kubik と Adams の報告にならって描かれた脳底動脈閉塞を示す模式図. 左図は, 中脳(**A**), 橋吻側部(**B**), 橋尾側部(**C**), 延髄(**D**). 影つきの部分は橋の梗塞の分布を示す.
(Caplan, 2000[6] より許可を得て転載)

■ 中位頭蓋内領域虚血患者での血管病変と脳卒中機序

　橋虚血が両側性であるときは, 原因となる血管病変はほとんどの場合, 脳底動脈そのものの内在病変(血栓を伴うことも伴わないこともあるアテローム性動脈硬化)である. Kubik と Adams[66] にならって描かれた図 52.6 に, 長い脳底動脈閉塞の患者の梗塞分布を示す. 橋傍正中部の底部と被蓋部に梗塞が生じているが, 延髄と中脳は免れている. 脳底動脈解離は同様の症候群をきたす. ときに, 血栓は片側の頭蓋内椎骨動脈遠位部に始まり, 脳底動脈に進展したり, 頭蓋内椎骨動脈が低形成であったり, 後下小脳動脈で終止している場合には, 脳底動脈化した頭蓋内椎骨動脈を閉塞したりする[1]. 両側頭蓋内椎骨動脈遠位部閉塞は中位頭蓋内後方循環領域に限局した梗塞となることは稀である[1,15,16]. 梗塞が片側前下小脳動脈に限局しているときは, 原因はほとんど常に分枝粥腫病である[1,95]. AICA plus infarction では, 一般的に脳底動脈あるいは両側頭蓋内椎骨動脈が閉塞している.

遠位頭蓋内領域梗塞

■ 脳底動脈先端症候群 top-of-the-basilar syndrome の一部としての脳幹吻側部虚血

　脳底動脈の吻側部の閉塞は中脳と視床, そして後大脳動脈に灌流される大脳半球の側頭葉と後頭葉の虚血の原因となる. 図 52.7 に脳底動脈先端塞栓患者での両側後大脳動脈領域の後頭葉梗塞と右視床梗塞の CT 像を示す. 多くの患者では, 梗塞は脳幹あるいは半球構造に限局している. 図 52.8 に塞栓による両側後大脳動脈領域梗塞を示す. 脳幹吻側部梗塞に関連する主要な異常は, 覚醒, 行動, 記憶, 眼球運動, 瞳孔機能に関するものである.

　眼位と眼球運動の最も多い異常は, 垂直注視と輻輳 convergence にかかわるものである[96-98]. 垂直面の随意的眼球運動は大脳半球注視中枢の同時賦活によって生み出される. 垂直注視経路は, 丘板 collicular plate の直下で後交連と Cajal 間質核にきわめて近接した中脳水道周囲白質部で収束する[99]. この領域では, 言語記憶と非言語記憶に重要な内側縦束の神経線維の間にニューロンの集塊がある. 健忘 amnesia は, 視床視床下部動脈[1,100,101] ばかりでなく, 極動脈(視床灰白隆起動脈 tuberothalamic artery)によって灌流される視床前外側部の梗塞患者でも生じる[1,100]. 左視床梗塞患者では, 言語関連活動の記憶がより困難であり, 一方,

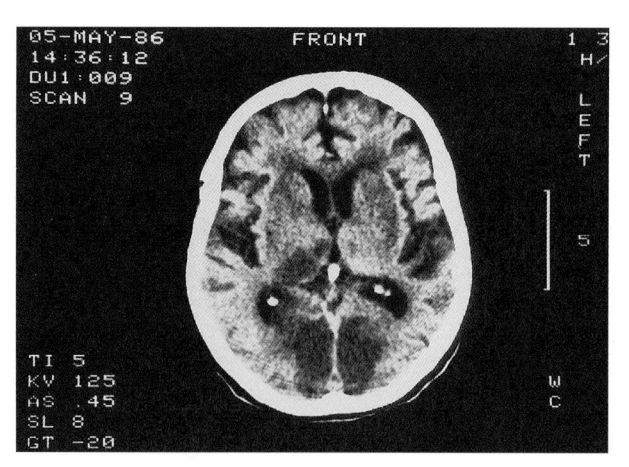

図 52.7 両側後頭葉と右側頭葉と右視床を巻き込んだ梗塞のCT像.
(L. Dana DeWitt, MD.のご厚意による. Caplan, 1996[1] より許可を得て転載)

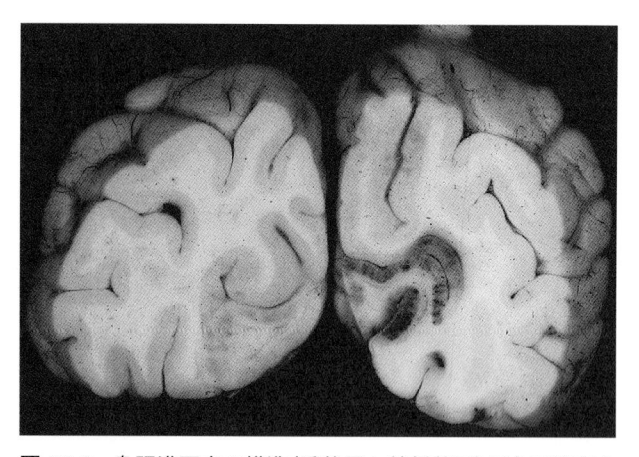

図 52.8 鳥距溝下方の構造(舌状回と紡錘状回)が主に障害された両側梗塞の剖検脳. 右側病巣は出血性変化がより顕著である. 僧帽弁狭窄と心房細動を有していた.
(Caplan, 2000[6] より許可を得て転載)

右視床梗塞患者では, 視空間記憶がより困難である[101]. 脳底動脈先端塞栓では, 両側視床内側領域がしばしば梗塞となる. 極動脈領域梗塞では, より重度の自発性低下と無為がみられ, ありふれたものの名前(たとえば, 色, 洋服の品目, 果物, 野菜, 州の都市, など)を挙げていくことが難しい. 視床視床下部動脈領域梗塞では, 特に両側性の場合, 前向き記憶形成の重度の障害とある程度の後向き健忘を呈する.

健忘と関連する病巣は, 乳頭体視床路 mamillothalamic tract を巻き込んでいる. 視床背内側核などといった視床の内側寄りの核が記憶機能に重要である. 視床の前核と背内側核は主に前頭葉に投射しており, これがおそらく視床梗塞後の無為と関係する. その他の解剖学的領域と同様に, 両側性の場合に比べ片側性病変では, 無為と健忘は軽度で永続しない.

脳底動脈先端梗塞患者で, 後大脳動脈近位部が閉塞していなければ, 通常, 感覚と運動の異常は起こらない. 異常運動(特に片側バリズム)は視床下核を含む小さい梗塞や出血の患者で報告されているが, 詳細な検査で脳底動脈先端梗塞と確認された患者ではきわめて稀である.

■ 上小脳動脈領域梗塞

上小脳動脈 superior cerebellar artery 領域に限局した梗塞はよくみられるわけではない. 上小脳動脈領域梗塞は脳底動脈の吻側末端から起始する他の動脈が灌流する他の領域の梗塞を伴うことが多い[1,9,10]. 上小脳動脈領域の一部に梗塞が生じた患者の症状と徴候は, 他の小脳動脈領域梗塞よりも軽度で, 機能障害も軽いため, 臨床的には見過ごされうる.

古典的上小脳動脈症候群は, 病巣側肢節運動失調, 病巣側 Horner 症候群, 対側の顔面・上下肢・体幹の温痛感覚消失, 対側滑車神経麻痺から構成される[1,102-108]. 病巣側の異常な自発性不随意運動も起こる[106]. 橋と中脳の被蓋部と小脳上面が梗塞になると, 古典的症候群となる. 完全な症候群を呈するのはきわめて稀である.

小脳の上小脳動脈領域梗塞患者では, 比較的急速に改善する突然発症の軽症例もある. 軽度の浮動性めまい, 嘔吐, 病巣側肢節測定異常, 歩行失調, 構音障害がよくみられる. 回転性めまいは上小脳動脈領域のみの梗塞患者では通常は著明ではない. 肢節協調運動障害, 肢節運動失調, 企図時振戦, 構音障害は, 前下小脳動脈や後下小脳動脈よりも上小脳動脈領域の小脳梗塞でよくみられる[1]. 小脳半球外側部は随意制御下では肢節運動に主に関連しており, 虫部は姿勢, 立脚, 体幹運動, 歩行により関連している. 歯状核は随意肢節運動を調整するための小脳からの主要な出力路である. 歯状核とその周辺の小脳白質は上小脳動脈の分枝により灌流されている. 上小脳動脈領域梗塞では, 歯状核に加えて, 虫部上部とかなりの半球領域も障害されるため, 肢節運動失調と歩行失調の両方がしばしば起こる.

上小脳動脈領域梗塞は, 橋吻側部と中脳被蓋部と上小脳動脈が灌流する小脳を含む上小脳動脈全域, あるいは脳幹を含まずに小脳全域となったり, 上小脳動脈の内側枝または外側枝が灌流する領域に限局したりすることがある. 両側上小脳動脈領域が障害されることもある. 図 52.9 に片側上小脳動脈領域梗塞の MRI 像を, 図 52.10 に上小脳動脈起始部の脳底動脈狭窄による両側小脳の上小脳動脈領域梗塞患者の異なる断面の MRI 像を示す. 上小脳動脈領域梗塞はしばしば吻側脳底動脈の他の分枝が灌流する領域における後大脳動脈領

域，中脳，視床梗塞を伴う．分枝領域梗塞は上小脳動脈全域梗塞よりもはるかに頻度が高い[1,109-112]．

臨床所見は上小脳動脈の脳幹領域が含まれるかどうか，梗塞が上小脳動脈領域に限局しているかどうか，上小脳動脈以外の吻側脳底動脈によって灌流される構造も含まれるかどうか，による．大きな上小脳動脈全域梗塞では，偽性腫瘍症候群をきたしうるが，後下小脳動脈全域梗塞よりも頻度は低い[109-112]．小脳の上小脳動脈領域に限局した梗塞患者では，昏迷と水頭症の症状がみられることは稀である．

分枝領域梗塞は後下小脳動脈領域に比べると上小脳動脈領域ではあまり解析されていない．Amarencoらは，上小脳動脈外側枝領域梗塞に限局した患者の所見を過去の報告例からまとめてレビューした[113]．梗塞領域は主に小脳吻側前部で，またときに橋被蓋背外側部が含まれていた．ほとんどすべての患者で肢節運動失調が著明であり，その程度は軽度の巧緻運動障害から重度の協調運動障害と測定異常までさまざまに認められた．構音障害も頻度の高い主要な所見であった．小脳性歩行失調，病巣側へよろけたり引かれたりする，いわゆる体幹側方突進も生じていた．体幹側方突進は上小脳動脈外側枝領域梗塞患者での唯一の主要な所見であった[114]．浮腫と圧排効果はみられず，回復もきわめてよかった[114]．

上小脳動脈内側枝領域に限局した梗塞は上小脳動脈外側枝領域梗塞ほど報告されていない．Amarencoらは，上小脳動脈内側枝領域の傍虫部に限局した梗塞を1例報告した[115]．この患者は，心房細動，糖尿病，高コレステロール血症を有し，急性発症の重度の構音障害のみを呈した．梗塞は左小脳吻内側部の単小葉および上半月小葉であった．左小脳傍虫部は発語失調を有する患者の限局した病巣として最も頻度の高い障害部位と推定されている[116,117]．発語異常は病巣が全域か内側枝あるいは外側枝領域のみにかかわらず，上小脳動脈領域梗塞の多くの患者で必ずみられる徴候である．

■ 後大脳動脈領域梗塞

後大脳動脈 *posterior cerebral artery* 領域梗塞患者で最もよくみられる所見は，半盲 *hemianopia* である[1,24,118-122]．半盲は，後大脳動脈の鳥距枝が灌流する領域である鳥距溝 *calcarine fissure* の有線視覚皮質 *striate visual cortex* の梗塞によるものか，視覚皮質の近傍での膝状体鳥距路の遮断によって起こると説明される．鳥距溝の下側（舌状回 *lingual gyrus*）のみが障害されると，上四分視野欠損が生じる．下四分盲は鳥距溝の上側の楔部 *cuneus* を障害する病変で生じる．

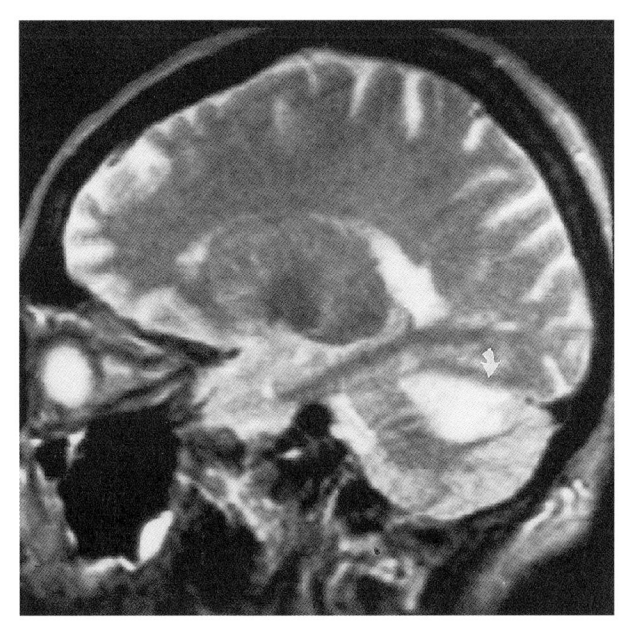

図52.9 片側上小脳動脈領域梗塞（白矢印）のMRI T2強調水平断像．
（Caplan, 2000[6]より許可を得て転載）

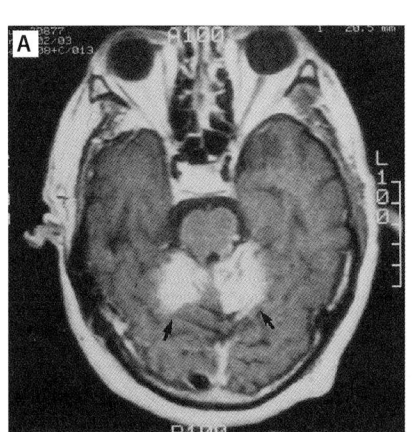

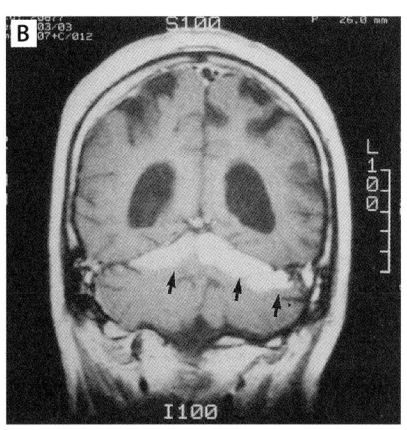

図52.10 両側上小脳動脈領域梗塞（黒矢印）のMRI T2強調画像．**A**：水平断像，**B**：冠状断像．
（Caplan, 2000[6]より許可を得て転載）

梗塞が有線皮質に限局し，周囲の頭頂葉皮質に広がっていなければ，患者は視野欠損に完全に気づいている．通常は，空洞 void，暗黒 blackness，あるいは片側の視野制限と記述され，患者は半盲領域への注意には必要以上に集中しなければならないことを認識している．書物や絵をわたすと，後頭葉梗塞による半盲のある患者は，それを正常と同じように見たり理解することができるが，半盲視野領域を探索するのに少し長い時間を要するようである．後頭葉梗塞患者では，対坐法によって医師は確実に視野マップを描くことができる．しばしば，視野の中心と内側部が障害を免れることがあり，これは黄斑回避 macula sparing と呼ばれる．視運動性眼振は保たれる．半盲視野内の物体の動きや存在を正確に報告できるが，その物体の特質，場所，色を同定することができない場合がある．後大脳動脈全域が含まれると，半盲に視覚性無視を伴うこともある．

後大脳動脈領域梗塞患者では，視床外側部の虚血が体性感覚症候の主な原因である[123,124]．視床外側部には，主要な体性感覚中継神経核(後内側腹側核と後外側腹側核)がある．これらの神経核，または視床から体性感覚皮質(中心後回と頭頂弁蓋部の二次感覚領域)への神経線維の白質神経路の虚血により，通常は麻痺を伴わない感覚変化が生じる[119,124]．患者は，顔面，四肢，体幹の錯感覚やしびれ感を訴える．診察では，触覚，針刺し刺激への痛覚，位置覚が低下している．運動麻痺を伴わない半盲と片側感覚消失の組み合わせは，後大脳動脈領域梗塞の実質的な診断的特徴である．閉塞病変は視床外側部への視床膝状体分枝より近位の後大脳動脈に生じる．

稀ではあるが，後大脳動脈の近位部の閉塞が片麻痺をきたすことがある[1,125,126]．後大脳動脈の最も近位部からの穿通枝は中脳に入り，大脳脚を灌流する．後大脳動脈近位部閉塞では，中脳脚梗塞による片麻痺をきたし，視床外側部梗塞による片側感覚消失と後頭葉梗塞による半盲を伴う．結果として生じる神経障害について，臨床症状から中大脳動脈領域と前脈絡叢動脈領域のどちらの梗塞によるものかを区別することは容易ではないが，CT と MRA を用いれば容易に見極められる．

● 左後大脳動脈領域梗塞

左後大脳動脈領域が梗塞になると，以下のようないくつかの付加的所見が生じる[1]．

▶ 失書を伴わない失読 alexia without agraphia

左後頭葉と脳梁膨大部の梗塞では，きわめて特徴的な臨床症候群が起こる．これについては，Déjerine[127] によって最初に報告され，その後 Geschwind と Fusillo[128] によっ て詳述されている．左視覚皮質に梗塞が生じているために，患者は右後頭葉によって左視野を見る．見たものの名前を言おうとする際には，右後頭葉皮質から左側頭葉と左頭頂葉の言語領域に情報を伝えなくてはならない．脳梁と隣接した白質経路の梗塞は，右後頭葉皮質と左大脳半球の連結を遮断し，患者は見たものの名前を言うことが難しくなる．最も明白な異常は読む際にみられる．通常は個々の文字や数字の名前を言うことができるが，単語や句は読むことができない．発話皮質は正常であることから，発話，復唱，書き，スペルを声に出して言う能力は保たれている．まとまった文章を書くことができるが，直後にそれを読むことはしばしばできない．通常，読字障害 dyslexia には，色名呼称不能を伴う．色彩と色調をマッチングさせることができることから，色彩の認知は正常である．よく知っている物体の一般的な色彩を記述したり，クレヨンの配列で正確に色を塗ることもできる．それにもかかわらず，色の正しい名前を言うことができない[127-130]．

▶ 失名辞失語 anomic aphasia, 超皮質性感覚性失語 transcortical sensory aphasia

左後大脳動脈領域梗塞患者では，物品呼称が困難であったり，復唱はできるが話し言葉を理解できないことがある[131]．

▶ Gerstmann 症候群

後大脳動脈領域梗塞が角回の下を障害し，Gerstmann 症候群としてまとめられる所見を引き起こす．Gerstmann 症候群には，左右を言うことの困難，自分のあるいは他人の手の指の呼称が困難，構成失行，失書，計算困難が含まれる．1 人の患者ですべての所見が同時にみられることもあるし，そのうちの 1 つあるいは複数が孤発性に起こることもある．

▶ 記憶変化

新しい記憶形成の障害が，両側側頭葉内側部が障害されたときによくみられるばかりでなく，左側頭葉に限局した病巣でも起こる[1,119,128,129,132-136]．片側病変患者での記憶障害は通常は永続的なものではないが，最長で 6 か月続くこともある．最近起こったことを想起することができず，新しい情報を与えても，直後に思い出すことができない．しばしば数分前に話したことや質問を繰り返して言う．

▶ 連合型視覚性失認[129,137,138] associative visual agnosia

左後大脳動脈領域梗塞患者では，視覚的に提示された物品の性質や使い方を理解することが困難なことがある．指でな

ぞったり，模写することはできることから，視覚認知は保たれている．物体を手の中に提示したり，触覚で探索したり，言葉で説明されると，しばしば物品の呼称をすることができる．

◉ 右後大脳動脈領域梗塞

右後大脳動脈領域梗塞では，しばしば相貌失認 *prosopagnosia*（よく知っている顔の識別の困難）を伴う[139]．時々，自分の配偶者，子供，さらには鏡に映った自分自身さえ認識できなくなる．右後大脳動脈領域梗塞患者では，しばしば場所の見当識障害や，道順の想起，地図の読み取り，地図上で特定の場所の位置の再想起ができなくなる[140]．右後頭側頭葉梗塞患者でも，提示された物体や人がどのように見えたかを再度思い浮かべることが困難となる．夢も視覚的イメージを欠いていることもある．視覚性無視は左後大脳動脈領域よりも右後大脳動脈領域の病変ではるかによくみられる．

◉ 両側後大脳動脈領域梗塞

両側の後大脳動脈領域梗塞（図 52.8）で最もよくみられる所見は，皮質盲，健忘，興奮性せん妄である[1,96]．その原因として最も頻度の高いのは，塞栓による脳底動脈遠位部の二分岐部の閉塞である．皮質盲患者はいずれの側の視野にある物体も見たり同定したりできないが，瞳孔対光反射は保たれている[141]．一部の皮質盲患者は，途中の障壁を見たり避けたりできないことを自発的に申し出たり認めたりしない．両側側頭葉内側部梗塞による健忘は永続することもあり，Korsakoff 症候群ときわめてよく似ている．さらに，海馬，紡錘回，舌状回の梗塞は，通常は両側性で，振戦せん妄と区別がつかない興奮性過活動状態に至る[1,96,142,143]．鳥距溝の下側に限局した両側性の梗塞での主要な所見は，相貌失認と色覚障害である[1,144,145]．

■ 遠位頭蓋内領域梗塞患者での血管病変と脳卒中機序

遠位頭蓋内後方循環領域梗塞の大部分は，心臓，大動脈，頭蓋外椎骨動脈，頭蓋内椎骨動脈からの塞栓によって起こる[1,6,9,10]．多くの脳幹吻側部梗塞は片側性であり，極動脈，視床視床下部動脈，後脈絡叢動脈，中脳穿通動脈といった単一の穿通枝領域に生じた脂肪硝子変性や分枝粥腫病という分枝病が原因である．視床膝状体動脈幹の灌流領域である視床外側部に限局した梗塞の大部分は，分枝粥腫病であって後大脳動脈主幹部の病変によるものではない[123]．患者の 1/3 では，両側の視床視床下部（視床穿通）動脈は片側あるいは共通幹から起始している[146]．傍正中視床後部の梗塞はしばしば中脳被蓋傍正中吻側部の梗塞も伴っている[146,147]．傍

正中中脳動脈と視床穿通動脈は脳底動脈先端部よりお互いに近接して起始していることから，中脳吻側部と視床後部が含まれる梗塞は，おそらく脳底動脈非狭窄性プラーク（分枝粥腫病）に関連している．

上小脳動脈領域梗塞（特に上小脳動脈内側枝あるいは外側枝に限局した梗塞）は，主に塞栓によるものである[106-112]．片側を灌流する二分あるいは重複小脳動脈がある場合には，その動脈の1つの分枝病によって梗塞が起こることがある．両側上小脳動脈領域梗塞（図 52.10）では，ときに上小脳動脈が起始する動脈部を障害するような脳底動脈の狭窄病巣がある．

片側後大脳動脈領域梗塞も主に塞栓症である．塞栓源として最も多いのは，心臓と頭蓋外および頭蓋内椎骨動脈であり，大動脈も比較的多い[1,118-122]．後大脳動脈の内在性アテローム硬化性病変のこともある．この場合，しばしば脳卒中前に，視覚症状，感覚症状，あるいはその両方を特徴とする一過性脳虚血発作を生じる[118,121,148]．両側後大脳動脈領域梗塞は，特に脳幹吻側部梗塞と上小脳動脈領域小脳梗塞を伴う場合には，ほとんど常に塞栓性である．脳底動脈遠位部の血栓症や解離の患者では，遠位頭蓋内後方循環領域梗塞と同様の分布となる．塞栓性梗塞は内在性遠位脳底動脈疾患による場合よりも大領域に及ぶ傾向があり，内在性脳底動脈疾患による後大脳動脈領域梗塞と脳幹吻側部梗塞はほとんど常に一過性脳虚血発作が先行する．

多発性頭蓋内領域梗塞

しばしば頭蓋内の 2 つ以上の領域が障害される．その臨床症状と徴候はそれぞれの領域に関連して既に記述した症候群の組み合わせである．近位と遠位頭蓋内領域が障害されているが，中位領域が障害を免れている虚血では，頭蓋内椎骨動脈と脳底動脈遠位部あるいはその分枝に必ず障害が生じている．この分布に関して，最もよく用いられる説明としては，(i) 心臓，大動脈，頭蓋外椎骨動脈からの塞栓が最初に頭蓋内椎骨動脈を閉塞し，その後，移動したり砕けたりして脳底動脈先端あるいはその分枝に至った場合，(ii) 頭蓋内椎骨動脈の内在性閉塞性疾患が，近位頭蓋内領域の局所血行力学的な原因となって虚血を生じたり，脳底動脈遠位部あるいはその分枝への動脈原性塞栓の塞栓源としても働いた場合，である．

他の領域とともに中位頭蓋内領域も障害される場合には，主な原因は *in situ* 疾患（すなわち，アテローム狭窄性閉塞性疾患または解離）である．近位と中位領域，あるいは近位・中位・遠位領域のすべてが障害されるときは，通常は，脳底動脈に進展する片側頭蓋内椎骨動脈閉塞が原因である．ときに

塞栓子がこの分布の梗塞の原因となる．中位と遠位領域梗塞は，塞栓による梗塞よりは，*in situ* 脳底動脈病変が原因である頻度が高い[1,9]．

評価

虚血（危険因子）の生態学と脳病変部位の分類は，血管病変と脳卒中機序の大部分を明らかにするのに役立つ．臨床医は，前述のさまざまな頭蓋内後方循環領域にあてはめて脳虚血が生じている領域を同定すべきである．これは，臨床徴候と神経画像の組み合わせによってなされる．後方循環病巣を同定するのに，MRI は CT よりもはるかに効果的である．臨床徴候は無視すべきではなく，画像診断の結果と組み合わせて判断すべきである．延髄外側症候群を示す症状を有する患者が，MRI で確認すると臨床徴候からは予想できなかった片側後大脳動脈領域の小梗塞であることもある．このような患者では近位と遠位領域が梗塞されている．また，臨床徴候として半盲があるが，CT や MRI で後大脳動脈領域梗塞がみられないこともある．脳虚血の部位局在の分類は，危険因子の評価と組み合わせると，後方循環虚血の原因となる最もそれらしい心原性脳血管-血液学的病巣を予測するのにとても役立つ．後方循環虚血の大部分の患者では，非侵襲的血管評価（CTA，MRA，頭蓋外および経頭蓋超音波）が必要である．多くの患者では，分枝領域疾患を有する高血圧患者を除いて，心臓超音波検査も必要である．

参考文献

1. Caplan LR. Posterior Circulation Disease; Clinical Findings, Diagnosis, and Management. Boston, MA: Blackwell Science, 1996.
2. Caplan LR, Wityk RJ, Pazdera L, et al. New England Medical Center posterior circulation stroke registry. II. Vascular lesions. J Clin Neurol 2005; 1: 31-49.
3. Hutchinson EC, Yates PO. The cervical portion of the vertebral artery, a clinicopathological study. Brain 1956; 79: 319-331.
4. Gorelick PB, Caplan LR, Hier DB, et al. Racial differences in the distribution of posterior circulation occlusive disease. Stroke 1985; 16: 785-790.
5. Yates PO, Hutchinson EC. Carotico-vertebral stenosis. Lancet 1957; 1: 2-8.
6. Caplan LR. Posterior circulation ischemia: then, now, and tomorrow. The Thomas Willis Lecture-2000. Stroke 2000; 31: 2011-2023.
7. Wityk RJ, Chang H-M, Rosengart A, et al. Proximal extracranial vertebral artery disease in the New England Medical Center Posterior Circulation Registry. Arch Neurol 1998; 55: 470-478.
8. Caplan LR, Amarenco P, Rosengart A, et al. Embolism from vertebral artery origin disease. Neurology 1992; 42: 1505-1512.
9. Caplan LR, Chung CS, Wityk RJ, et al. New England Medical Center Posterior Circulation Stroke Registry. I. Methods, Database, Distribution of Brain Lesions, Stroke Mechanisms, and Outcomes. J Clin Neurol 2005; 1: 14-30.
10. Caplan LR, Wityk RJ, Glass TA, et al. New England Medical Center Posterior Circulation Registry. Ann Neurol 2004; 56: 389-398.
11. Caplan LR, Tettenborn B. Vertebrobasilar occlusive disease: review of selected aspects. 1. Spontaneous dissection of extracranial and intracranial posterior circulation arteries. Cerebrovasc Dis 1992; 2: 256-265.
12. Chiras J, Marciano S, Vega Molina J, et al. Spontaneous dissecting aneurysm of the extracranial vertebral artery (20 cases). Neuroradiology 1985; 27: 327-333.
13. Mokri B, Houser OW, Sandok BA, Piepgras DG. Spontaneous dissections of the vertebral arteries. Neurology 1988; 38: 880-885.
14. Arnold M, Sturznegger M. Cervico-cephalic arterial dissections. In: Caplan LR, ed. Uncommon Causes of Stroke. 2nd edn. Cambridge: Cambridge University Press, 2008; 433-453.
15. Mueller-Kuypers M, Graf KJ, Pessin MS, DeWitt LD, Caplan LR. Intracranial vertebral artery disease in the New England Medical Center Posterior Circulation Registry. Eur Neurol 1997; 37: 146-156.
16. Shin HK, Yoo KM, Chang HM, Caplan LR. Bilateral intracranial vertebral artery disease in the New England Medical Center Posterior Circulation Registry. Arch Neurol 1999; 56: 1353-1358.
17. Koroshetz WJ, Ropper AH. Artery-to-artery embolism causing stroke in the posterior circulation. Neurology 1987; 37: 292-296.
18. Pessin MS, Chimowitz MI, Levine SR, et al. Stroke in patients with fusiform vertebrobasilar aneurysms. Neurology 1989; 39: 16-21.
19. Passero S, Filosomi G. Posterior circulation infarcts in patients with vertebrobasilar dolichoectasia. Stroke 1998; 29: 653-659.
20. Lou M, Caplan LR. Vertebrobasilar dilatative arteriopathy (dolichoectasia). Ann N Y Acad Sci 2010; 1184: 121-133.
21. Caplan LR, Savitz SI. Dilatative Arteriopathy (Dolichoectasia) In: Caplan LR, ed. Uncommon Causes of Stroke. 2nd edn. Cambridge: Cambridge University Press, 2008; 479-482.
22. Voetsch B, DeWitt LD, Pessin MS, Caplan LR. Basilar artery occlusive disease in the New England Medical Center Posterior Circulation Registry. Arch Neurol 2004; 61: 496-504.
23. Schonewille W, Wijman C, Michel P, BASICS investigators. Treatment and clinical outcome in patients with basilar artery occlusion. Stroke 2006; 37: 922-928.
24. Yamamoto Y, Georgiadis AL, Chang HM, Caplan LR. Posterior cerebral artery territory infarcts in the New England Medical Center (NEMC) Posterior Circulation Registry. Arch Neurol 1999; 56: 824-832.
25. Kim JS. Pure lateral medullary infarction: clinical-radiological correlation of 130 acute, consecutive patients. Brain 2003; 126: 1864-1872.
26. Kim JS, Lee JH, Suh DC, Lee MC. Spectrum of lateral medullary syndrome. Correlation between clinical findings and magnetic resonance imaging in 33 subjects. Stroke 1994; 25: 1405-1410.
27. Kim JS, Lee JH, Lee MC. Patterns of sensory dysfunction in lateral medullary infarction. Clinical-MRI correlation. Neurology 1997; 49: 1557-1563.
28. Morrow MJ, Sharpe JA. Torsional nystagmus in the lateral medullary syndrome. Ann Neurol 1988; 24: 390-398.
29. Keane JR. Ocular tilt reaction following lateral pontomedullary infarction. Neurology 1992; 42: 259-260.
30. Dieterich M, Brandt T. Wallenberg's syndrome: lateropulsion, cyclorotation, and subjective visual vertical in thirty-six patients. Ann Neurol 1992; 31: 399-408.
31. Dieterich M, Brandt T. Ocular torsion and tilt of subjective visual vertical are sensitive brainstem signs. Ann Neurol 1993; 33: 292-299.
32. Brandt T, Dieterich M. Skew deviation with ocular torsion: a vestibular brainstem sign of topographic diagnostic value. Ann Neurol 1993; 38: 528-534.
33. Kommerell G, Hoyt W. Lateropulsion of saccadic eye movements. Arch Neurol 1973; 28: 313-318.

34. Meyer K, Baloh R, Krohel G, et al. Ocular lateropulsion: a sign of lateral medullary disease. Arch Ophthalmol 1980; 98: 1614-1616.
35. Fisher CM. Is pressure on nerves and roots a common cause of pain? Trans Am Neurol Assoc 1972; 97: 282-283.
36. Soffin G, Feldman M, Bender MB. Alteration of sensory levels in vascular lesions of lateral medulla. Arch Neurol 1968; 18: 178-190.
37. Matsumoto S, Okuda B, Imai T, Kameyama M. A sensory level on the trunk in lower lateral brainstem lesions. Neurology 1988; 38: 1515-1519.
38. Devereaux MW, Keane JR, Davis RL. Automatic respiratory failure associated with infarction of the medulla. Arch Neurol 1973; 29: 46-52.
39. Levin BE, Margolis G. Acute failure of automatic respirations secondary to a unilateral brainstem infarct. Ann Neurol 1977; 1: 583-586.
40. Bogousslavsky J, Khurana R, Deruaz JP, et al. Respiratory failure and unilateral caudal brainstem infarction. Ann Neurol 1990; 28: 668-673.
41. Louis-Bar D. Sur le syndrome vasculaire de l'hemibulbe (Wallenberg). Monatschr Psychiatr Neurol 1946; 112: 53-107;301-347.
42. Tyler K, Sandberg E, Baum KF. Medial medullary syndrome and meningovascular syphilis: a case report in an HIV-infected man and a review of the literature. Neurology 1994; 44: 2231-2235.
43. Kim JS, Kim HG, Chung CS. Medial medullary syndrome. Report of 18 new patients and a review of the literature. Stroke 1995; 26: 1548-1552.
44. Toyoda K, Imamura T, Saku Y, et al. Medial medullary infarction: analyses of eleven patients. Neurology 1996; 47: 1141-1147.
45. Bassetti C, Bogousslavsky J, Mattle H, Bernasconi A. Medial medullary stroke: report of seven patients and review of the literature. Neurology 1997; 48: 882-890.
46. Kumral E, Afsar N, Kirbas D, Balkir K, Ozdemirkiran T. Spectrum of medial medullary infarction: clinical and magnetic resonance imaging findings. J Neurol 2002; 249: 85-93.
47. Kim JS, Han YS. Medial medullary infarction: clinical, imaging, and outcome study in 86 consecutive patients. Stroke 2009; 40: 3221-3225.
48. Kim JS, Choi-Kwon S. Sensory sequelae of medullary infarction: differences between lateral and medial medullary syndrome. Stroke 1999; 30: 2697-2703.
49. Kim JS, Koh JY, Lee JH. Medial medullary infarction with restricted sensory symptom. Eur Neurol 1998; 39: 174-177.
50. Duffy PE, Jacobs GB. Clinical and pathological findings in vertebral artery thrombosis. Neurology 1958; 8: 862-869.
51. Hauw J-J, Der Agopian P, Trelles R, Escourolle R. Les infarcts bulbaire. Etude systematique de la topographie lesionelle dans 49 cas. J Neurol Sci 1976; 28: 83-102.
52. Amarenco P, Hauw J-J. Anatomie des arteres cerebelleuses. Rev Neurol (Paris) 1989; 145: 267-276.
53. Amarenco P, Roullet E, Hommel M, et al. Infarction in the territory of the medial branch of the posterior inferior cerebellar artery. J Neurol Neurosurg Psychiatry 1990; 53: 731-735.
54. Amarenco P, Caplan LR. Vertebrobasilar occlusive disease: review of selected aspects. 3. Mechanisms of cerebellar infarctions. Cerebrovasc Dis 1993; 3: 66-73.
55. Amarenco P, Hauw J-J, Henin D, et al. Les infarctus du territoire de l'artere cerebelleuse postero-inferieure, etude clinico-pathologique de 28 cas. Rev Neurol (Paris) 1989; 145: 277-286.
56. Amarenco P, Hauw J-J, Gautier J-C. Arterial pathology in cerebellar infarction. Stroke 1990; 21: 1299-1305.
57. Duncan G, Parker S, Fisher CM. Acute cerebellar infarction in the PICA territory. Arch Neurol 1975; 32: 364-368.
58. Barth A, Bogousslavsky J, Regli F. Infarcts in the territory of the lateral branch of the posterior inferior cerebellar artery. J Neurol Neurosurg Psychiatry 1994; 57: 1073-1076.
59. Lehrich J, Winkler G, Ojemann R. Cerebellar infarction with brainstem compression: diagnosis and surgical treatment. Arch Neurol 1970; 22: 490-498.
60. Fairburn B, Oliver L. Cerebellar softening: a surgical emergency. BMJ 1956; 1: 1335-1336.
61. Hornig CR, Rust DS, Busse O, et al. Space-occupying cerebellar infarction. Clinical course and prognosis. Stroke 1994; 25: 372-374.
62. Rieke K, Krieger D, Adams H-P, et al. Therapeutic strategies in space-occupying cerebellar infarction based on clinical, neuroradiological and neurophysiological data. Cerebrovasc Dis 1993; 3: 45-55.
63. Graf KJ, Pessin MS, DeWitt LD, Caplan LR. Proximal intracranial territory posterior circulation infarcts in the New England Medical Center Posterior Circulation Registry. Eur Neurol 1997; 37: 157-168.
64. Escourolle R, Hauw J-J, Der Agopian P, Trelles R. Les infarctus bulbaire. Etude des lesions vasculaires dans 26 observations. J Neurol Sci 1976; 28: 103-113.
65. Ho KL, Meyer KR. The medial medullary syndrome. Arch Neurol 1981; 38: 385-387.
66. Kubik C, Adams R. Occlusion of the basilar artery: a clinical and pathologic study. Brain 1946; 69: 73-121.
67. Ferbert A, Bruckman H, Drummen R. Clinical features of proven basilar artery occlusion, Stroke 1990; 21: 1135-1142.
68. Voetsch B, DeWitt LD, Pessin MS, Caplan LR. Basilar artery occlusive disease in the New England Medical Center Posterior Circulation Registry. Arch Neurol 2004; 61: 496-504.
69. Schonewille W, Wijman C, Michel P, BASICS investigators. Treatment and clinical outcome in patients with basilar artery occlusion. Stroke 2006; 37: 922-928.
70. Baird TA, Muir KW, Bone I. Basilar artery occlusion. Neurocrit Care 2004; 1: 319-329.
71. LaBauge R, Pages C, Marty-Double JM, et al. Occlusion du tronc basilaire. Rev Neurol (Paris) 1981; 137: 545-571.
72. Fisher CM. The 'herald hemiparesis' of basilar artery occlusion. Arch Neurol 1988; 45: 1301-1303.
73. Ropper AH. 'Convulsions' in basilar artery occlusion. Neurology 1988; 38: 1500-1501.
74. Saposnik G, deTilly LN, Caplan LR. Pontine warning syndrome. Arch Neurol 2008; 65: 1375-1377.
75. Nordgren RE, Markesbery WR, Fukuda K, Reeves AG. Seven cases of cerebromedullospinal disconnection: the 'locked-in-syndrome.' Neurology 1971; 21: 1140-1148.
76. Tahmoush A, Brooks J, Keltner J. Palatal myoclonus associated with abnormal ocular and extremity movements: a polygraphic study. Arch Neurol 1972; 27: 431-440.
77. Lapresle J, Hamida MB. The dentate-olivary pathway. Somatotopic relationship between the dentate nucleus and the contralateral inferior olive. Arch Neurol 1970; 22: 135-143.
78. Pierrot-Deseilligny C, Chain F, Serdaru M, et al. The 'one-and-a-half' syndrome: electro-oculographic analyses of five cases with deductions about the physiologic mechanisms of lateral gaze. Brain 1981; 104: 665-699.
79. Pierrot-Deseilligny C. Brainstem control of horizontal gaze: effect of lesions. In: Kennard C, Clifford-Rose F, eds. Physiological Aspects of Clinical Neuro-ophthalmology. London: Chapman and Hall, 1988; 209-235.
80. Pierrot-Deseilligny C. Motor and premotor structures involved in eye movements. In: Daroff RB, Neetend A, eds. Neurological Organization of Ocular Movement. Amsterdam: Kügler-Ghedini, 1990; 259-283.
81. Bronstein AM, Morris J, Du Boulay G, Gresty MA, Rudge P. Abnormalities of horizontal gaze. Clinical, oculographic and magnetic resonance imaging findings. I. Abducens palsy. J Neurol Neurosurg Psychiatry 1990; 53: 194-199.
82. Bronstein AM, Rudge P, Gresty MA, Du Boulay G, Morris J. Abnormalities of horizontal gaze. Clinical, oculographic and magnetic resonance imaging findings. II. Gaze palsy and internuclear ophthalmoplegia. J Neurol Neurosurg Psychiatry 1990; 53: 200-207.
83. Fisher CM. Some neuroophthalmologic observations. J Neurol Neurosurg Psychiatry 1967; 30: 383-392.
84. Sharpe J, Rosenberg M, Hoyt W, et al. Paralytic pontine exotropia. Neurology 1974; 24: 1076-1081.
85. Fisher CM. Ocular bobbing. Arch Neurol 1964; 11: 543-546.
86. Caplan LR. Ptosis. J Neurol Neurosurg Psychiatry 1974; 37: 1-7.
87. Caplan L, Gorelick P. "Salt and pepper in the face" pain in acute brainstem ischemia. Ann Neurol 1983; 13: 344-345.
88. Huang MH, Huang CC, Ryu SJ, Chu NS.

88. Sudden bilateral hearing impairment in vertebrobasilar occlusive disease. Stroke 1993; 24: 132-137.
89. Cascino G, Adams RD. Brainstem auditory hallucinosis. Neurology 1986; 36: 1042-1047.
90. Pappas C, Carrion C. Altered levels of consciousness and the reticular activating system. Barrow Neurol Instit Quart 1989; 5: 2-8.
91. Amarenco P, Hauw J-J. Anatomie des arteres cerebelleuses. Rev Neurol (Paris) 1989; 145: 267-276.
92. Amarenco P, Hauw J-J. Cerebellar infarction in the territory of the anterior and inferior cerebellar artery. Brain 1990; 113: 139-155.
93. Adams RD. Occlusion of the anterior inferior cerebellar artery. Arch Neurol Psychiatry 1943; 49: 765-770.
94. Oas JG, Baloh RW. Vertigo and the anterior inferior cerebellar artery syndrome. Neurology 1992; 42: 2274-2279.
95. Amarenco P, Rosengart A, DeWitt LD, Pessin MS, Caplan LR. Anterior inferior cerebellar artery territory infarcts. Mechanisms and clinical features. Arch Neurol 1993; 50: 154-161.
96. Caplan L. Top of the basilar syndrome. Neurology 1980; 30: 72-79.
97. Mehler MF. The neuro-ophthalmologic spectrum of the rostral basilar artery syndrome. Arch Neurol 1988; 45: 966-971.
98. Mehler MF. The rostral basilar artery syndrome: diagnosis, etiology, prognosis. Neurology 1989; 39: 9-16.
99. Büttner-Ennever JA, Büttner U, Cohen B, Baumgartner G. Vertical gaze paralysis and the rostral intersitial nucleus of the medial longitudinal fasciculus. Brain 1982; 105: 125-149.
100. Bogousslavsky J, Caplan LR. Vertebrobasilar occlusive disease: review of selected aspects. 3. Thalamic infarcts. Cerebrovasc Dis 1993; 3: 193-205.
101. Stuss DT, Guberman A, Nelson R, La Rochele S. The neuropsychology of paramedian thalamic infarction. Brain Cogn 1988; 8: 348-378.
102. Mills CK. Preliminary note on a new symptom complex due to a lesion of the cerebellum and cerebello-rubro-thalamic system; the main symptoms being ataxia of the upper and lower extremities on one side, and on the other side deafness, paralysis of emotional expression in the face, and loss of the senses of pain, heat, and cold over the entire half of the body. J Nervous Ment Dis 1912; 39: 73-76.
103. Mills CK. Cerebello-tegmental lesion from occlusion of branches of the superior cerebellar artery. Trans Am Neurol Assoc 1912; 38: 24-25.
104. Davison C, Goodhart SP, Savitsky N. The syndrome of the superior cerebellar artery and its branches. Arch Neurol Psychiatry 1935; 33: 1143-1174.
105. Guillain G, Bertrand Y, Peron P. Le syndrome de l'artere cerebelleuse superieure. Rev Neurol (Paris) 1928; 2: 835-843.
106. Amarenco P, Hauw J-J. Cerebellar infarction in the territory of the superior cerebellar artery: a clinicopathologic study of 33 cases. Neurology 1990; 40: 1383-1390.
107. Amarenco P, Hauw J-J, Gautier J-C. Arterial pathology in cerebellar infarction. Stroke 1990; 21: 1299-1305.
108. Kase CS, White JL, Joslyn JN, et al. Cerebellar infarction in the superior cerebellar artery distribution. Neurology 1985; 35: 705-711.
109. Kase C, Norrving B, Levine S, et al. Cerebellar infarction. Clinical and anatomic observations in 66 cases. Stroke 1993; 24: 76-83.
110. Chaves CJ, Caplan LR, Chung C-S, et al. Cerebellar infarcts in the New England Medical Center Posterior Circulation Stroke Registry. Neurology 1994; 44: 1385-1390.
111. Chaves CJ, Caplan LR, Chung C-S, Amarenco P. Cerebellar infarcts. In: Appel S, ed. Current Neurology. Vol. 14. St Louis, MO: Mosby Year-Book, 1994; 143-177.
112. Tohgi H, Takahashi S, Chibra K, et al. Cerebellar infarction. Clinical and neuroimaging analysis in 293 patients. Stroke 1993; 24: 1697-1701.
113. Amarenco P, Roullet E, Goujon C, et al. Infarction in the anterior rostral cerebellum (the territory of the lateral branch of the superior cerebellar artery). Neurology 1991; 41: 253-258.
114. Bogousslavsky J, Regli F. Latero-pulsion axiale isolee lors d'un infarctus cerebelleux flocculo-nodulaire. Rev Neurol (Paris) 1984; 140: 256-265.
115. Amarenco P, Chevrie-Muller C, Roullet E, Bousser M-G. Paravermal infarct and isolated cerebellar dysarthria. Ann Neurol 1991; 30: 211-213.
116. Lechtenberg R, Gilman S. Speech disorders in cerebellar disease. Ann Neurol 1978; 3: 285-290.
117. Gilman S, Bloedel J, Lechtenberg R. Disorders of the Cerebellum. Philadelphia, PA: FA Davis, 1981.
118. Fisher CM. The posterior cerebral artery syndrome. Can J Neurol Sci 1986; 13: 232-239.
119. Mohr JP, Pessin MS. Posterior cerebral artery disease. In: Barnett HJM, Mohr JP, Stein BM, Yatsu F, eds. Stroke Pathophysiology, Diagnosis, and Management. 3rd edn. New York, NY: Churchill-Livingstone, 1998; 481-502.
120. Pessin MS, Lathi E, Cohen M, et al. Clinical features and mechanism of occipital infarction. Ann Neurol 1987; 21: 290-299.
121. Caplan LR. Posterior cerebral artery syndromes. In: Vinken PJ, Bruyn GW, Klawans HL, Toole JF, eds. Handbook of Clinical Neurology. Vol. 53. Vascular Diseases, Part 1. Amsterdam: Elsevier, 1988; 409-415.
122. Brandt T, Thie A, Pessin MS, et al. Vertebrobasilar occlusive disease: review of selected aspects. 5. Posterior cerebral artery territory infarcts: clinical features, pathogenesis, prognosis. Nervenarzt 1995; 66: 267-274.
123. Caplan LR, DeWitt LD, Pessin MS, et al. Lateral thalamic infarcts. Arch Neurol 1988; 45: 959-964.
124. Georgiadis AL, Yamamoto Y, Kwan ES, Pessin MS, Caplan LR. The anatomy of sensory findings in patients with posterior cerebral artery (PCA) territory infarction. Arch Neurol 1999; 56: 835-838.
125. Benson DF, Tomlinson EB. Hemiplegic syndrome of the posterior cerebral artery. Stroke 1971; 2: 559-564.
126. Hommel M, Besson G, Pollak P, et al. Hemiplegia in posterior cerebral artery occlusion. Neurology 1990; 40: 1496-1499.
127. Déjerine J. Contribution a l'etude anatomo-pathologique et clinique des differentes varietes de cecite verbale. Mem Soc Biol 1892; 4: 61-90.
128. Geschwind N, Fusillo M. Colour naming defect in association with alexia. Arch Neurol 1996; 15: 137-146.
129. Caplan LR, Hedley-White T. Cuing and memory dysfunction in alexia without agraphia - a case report. Brain 1974; 97: 251-262.
130. Damasio AR, Damasio H. The anatomic basis of pure alexia. Neurology 1983; 33: 1573-1583.
131. Kertesz A, Sleppard A, MacKenzie R. Localization in transcortical sensory aphasia. Arch Neurol 1982; 39: 1037-1047.
132. Victor M, Angevine J, Mancall E, et al. Memory loss with lesions of hippocampal formation. Arch Neurol 1961; 5: 244-263.
133. Mohr JP, Leicester J, Stoddard L, et al. Right hemianopia with memory and colour deficits in circumscribed left posterior cerebral artery territory infarction. Neurology 1971; 21: 1104-1113.
134. Benson F, Marsden C, Meadows J. The amnestic syndrome of posterior cerebral artery occlusion. Acta Neurol Scand 1974; 50: 133-145.
135. Ott B, Saver JL. Unilateral amnestic stroke. Six new cases and a review of the literature. Stroke 1993; 24: 1033-1042.
136. Szabo K, Forster A, Jager T, et al. Hippocampal lesion patterns in acute posterior cerebral artery stroke. Stroke 2009; 40: 2042-2045.
137. Lissauer H. Einfall von Seelenblindheit nebst einem Bintrag zur Theorie derselben. Arch Psychiatry Nervenkr 1890; 2: 22.
138. Rubens A, Benson F. Associative visual agnosia. Arch Neurol 1971; 24: 305-316.
139. Damasio A, Damasio H, Van Hoesen G. Prosopagnosia: anatomic basis and behavioral mechanisms. Neurology 1982; 32: 331-341.
140. Fisher CM. Disorientation to place. Arch Neurol 1982; 39: 33-36.
141. Symonds C, McKenzie I. Bilateral loss of vision from cerebral infarction. Brain 1957; 80: 415-455.
142. Horenstein S, Chamberlain W, Conomy J. Infarction of the fusiform and calcarine regions: agitated delirium and hemianopsia. Trans Am Neurol Assoc 1962; 92: 357-367.
143. Medina J, Rubino F, Ross E. Agitated delirium caused by infarctions of the hippocampal formation and fusiform and lingual gyri: a case report. Neurology 1974; 24: 1181-1183.
144. Meadows J. Disturbed perception of colours

associated with localized cerebral lesions. Brain 1974; 97: 615-632.

145. Damasio A, Yamada T, Damasio H, et al. Central achromatopsia: behavioral, anatomic, and physiologic aspects. Neurology 1980; 30: 1064-1071.

146. Castaigne P, Lhermitte F, Buge A, et al. Paramedian thalamic and midbrain infarcts: clinical and neuropathological study. Ann Neurol 1981; 10: 127-148.

147. Tatemichi T, Steinke W, Duncan C, et al. Paramedian thalamo-peduncular infarction: clinical syndromes and magnetic resonance imaging. Ann Neurol 1992; 32: 162-171.

148. Pessin MS, Kwan ES, DeWitt LD, et al. Posterior cerebral artery stenosis. Ann Neurol 1987; 21: 85-89.

CHAPTER 53

脊髄卒中

Mathias Sturzenegger

序論

脊髄虚血 spinal cord ischemia の原因は脳梗塞の原因と同様に多岐にわたる．特に若年者で多く認められる（28～75％）が，その理由は明確ではない[1-4]．その概念は脳梗塞と基本的には同様であり，血管の閉塞や塞栓，広汎性虚血による境界領域の梗塞などによって動脈血の供給が減少すると，その支配領域に梗塞が発生する．これは一過性の場合（脊髄一過性虚血発作）もあるし，永続的（脊髄梗塞 spinal cord infarction）の場合もある．しかし，脊髄虚血は脳梗塞に比べるとはるかに頻度は低く，全卒中の1％程度にすぎない．静脈流出が減少したり，静脈圧が上昇すると，うっ血性の脊髄症が出現し，動脈性疾患とは対照的に，症状は動揺したり慢性進行性の経過をたどる．脊髄虚血は，急性脊髄症の約5～8％を占める[5,6]．

脊髄への血液供給

胎児期には，脊髄は広範な動脈網により血液を供給されている．この広範な動脈網は成長とともに次第に退縮する．

■ 動脈灌流

動脈血の供給は，主に以下の3段階に分けられる．（ⅰ）椎骨動脈や大動脈から分岐する分節動脈 segmental artery が根動脈 radicular artery に血液を供給する．脊髄を灌流する脊髄根動脈 radiculomedullary artery の数や部位はきわめて多様であり，個人によっても，脊髄の部位〔頸髄 cervical cord，胸髄 thoracic cord，腰髄 lumbar cord，仙髄 sacral cord（図 53.1）〕によっても異なる．（ⅱ）根動脈は神経根に沿って脊椎管に入る．脊髄根動脈は，脊髄内動脈網の外部を灌流している．それらは3つの縦方向の非連続的な流路（前脊髄動脈 anterior spinal artery と1対の後脊髄動脈 posterior spinal artery）によって構成されており，脊髄動脈叢 spinal arterial plexus〔vasa coronae ともいう（図 53.2，図 53.3）〕を介して互いに連絡している．（ⅲ）内在性（髄内）動脈の血液供給は，この脊髄動脈叢（脊髄周囲）からなされている．これらの血管は終動脈であり，側副血行路を有しておらず，sulcocommissural artery や脊髄周囲穿通（髄質）動脈 circumferential perforating (medullary) artery がこれにあたる[7,8]（図 53.3）．

動脈血供給に関するこれらの3段階の詳細は，以下のようである．

（ⅰ）最新の脊髄動脈造影技術により，根動脈を超選択的に造影できるようになったことで，脊髄動脈網の外部に寄与している動脈の多様性が明らかになった．椎骨動脈は種々のレベルで頸髄に血液を供給しており，頸髄は4つの脊髄分節において最も血液供給を受けている．頭蓋内椎骨動脈（V4部）や後頭蓋窩の後下小脳動脈から主要動脈幹は下降し，脊髄動脈 spinal artery を形成する．頸部においては，分節的な根動脈も非常に多く，それらは外頸動脈や鎖骨下動脈から起始する頸部動脈（後頭動脈，下甲状腺動脈，上行頸動脈，肋頸動脈，深頸動脈，最上肋間動脈）の間で豊富な脊髄周囲の動脈吻合網からも血流を受ける．分節的な脊髄動脈〔正確には分節動脈の脊髄動脈の後方枝（図 53.2）〕は，後脊髄根動脈や前脊髄根動脈につながり，脊髄周囲網に血流を供給するが，その数はさまざまである．胎児期には，31対の分節動

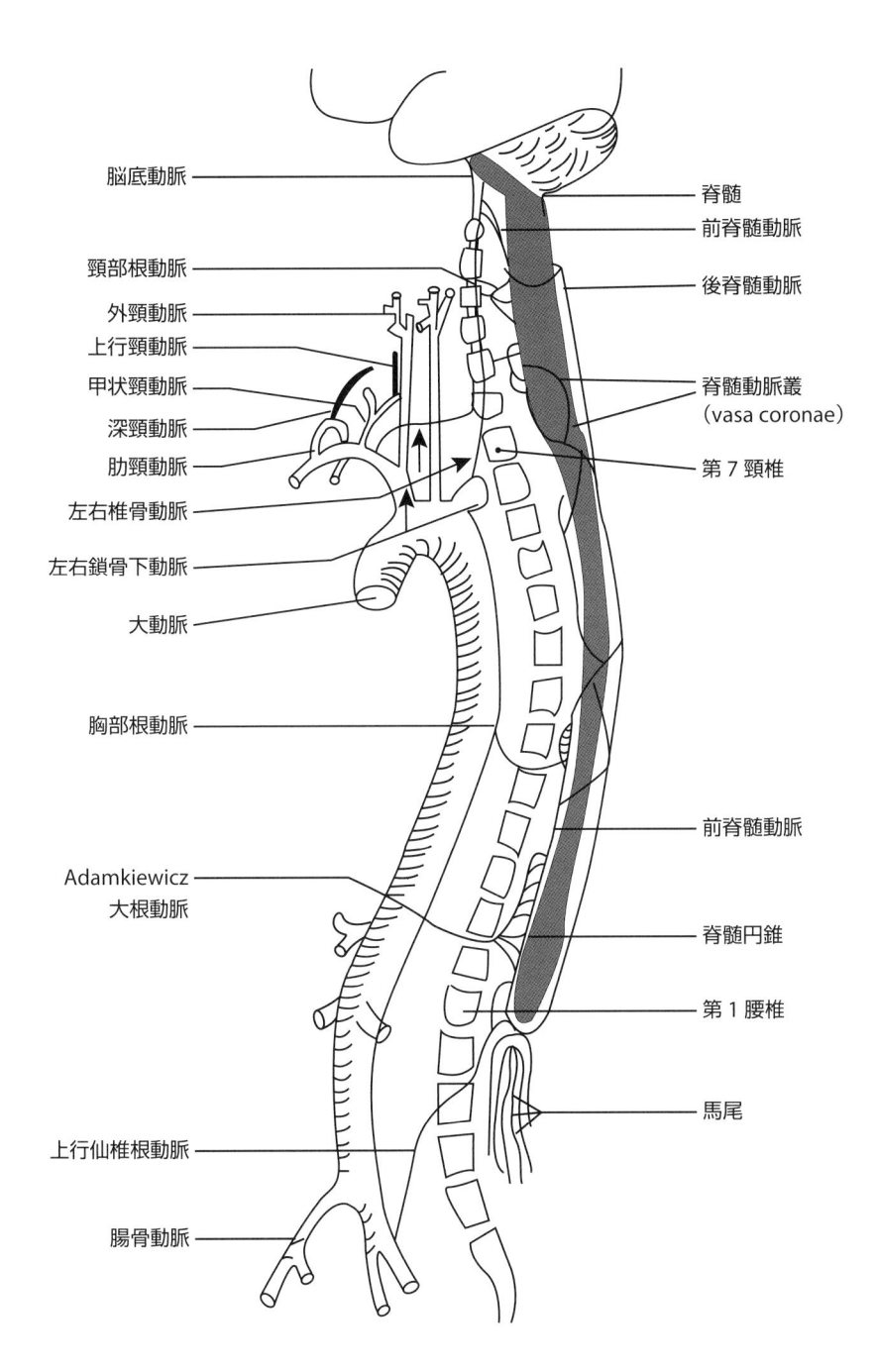

図 53.1 脊髄への外部からの動脈血供給（概要）．主要な脊髄内動脈網への栄養血管は，大動脈，腸骨動脈，椎骨動脈や他の頸部血管から起始する分節動脈（頸髄，胸髄，腰髄，仙髄の動脈）で個々に形成される．

脈が脊髄の血管新生に寄与しているが，成人して脊髄根動脈として残るのはわずか 6〜10 本である．これが真の脊髄への血液供給路となる[7]．このようなことは胸椎領域では非常に乏しく，Th3〜Th11 では，脊髄は肋間動脈の分枝からまばらに血流を受ける程度である．腰仙椎領域では，脊髄は単一の大きな前脊髄根動脈〔いわゆる Adamkiewicz 大根動脈（**図 53.1**）〕から大半の血流を受けている．この動脈は，75％が Th9〜L2 の間で分岐し，Th5〜L2 の間では 100％となり，80％が左側，20％が右側である．この主要動脈の起始部が高位で

あることから，それとは別に腸骨動脈（Desproges-Gotteron 動脈）を起始部とする腸骨や仙骨の脊髄根動脈を介して，腰仙髄に血流を供給する経路もある．根動脈は脊髄血管奇形の発生に基礎的な役割（流入路）をしている．それらのうちのわずかしか成人での脊髄への（脊髄根動脈を経由する）供給路としては残らないことから，これらのうちの 1 つの閉塞によっても，さまざまな脊髄領域にわたる広範な脊髄梗塞をもたらすこととなりうる．胸腰髄の血液供給はほとんど Adamkiewicz 動脈に依存しており，前述したように広範で吻合を介す

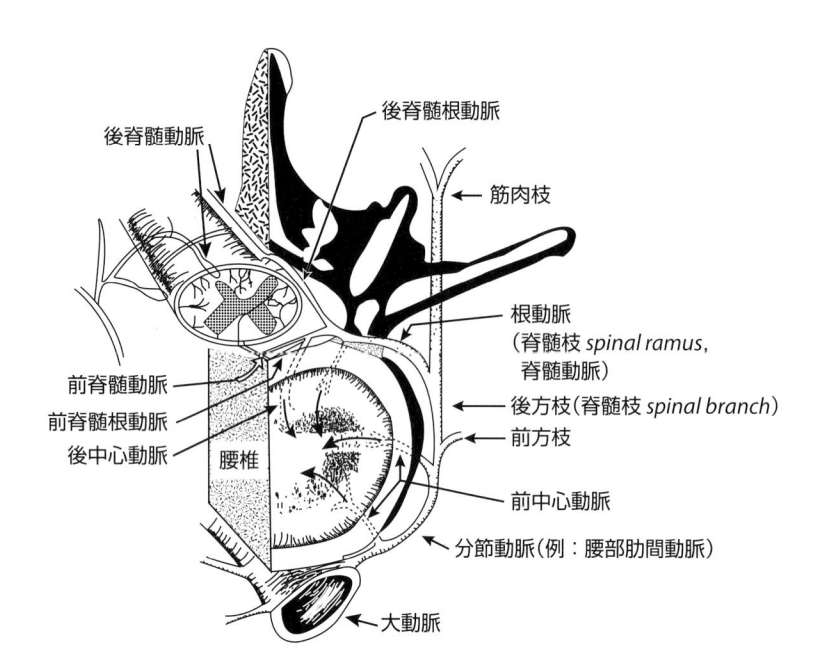

図 53.2 脊髄や椎体への外部からの動脈血液供給（分節像）．さまざまなレベルの分節動脈から起始した根動脈は，前および後脊髄根動脈に分枝する．これらは非連続的に前脊髄動脈や一対の後脊髄動脈に連絡する．

る血液供給を受けている頸髄に比すと，虚血性疾患がより生じやすい．脊髄虚血症候群の MRI は，関連する前方の椎体梗塞を示すことがある．これは脊髄虚血自体よりも同定しやすいため，確定診断のための所見として役立つ[9]．椎体への前方および後方中心動脈は，分節動脈もしくは根動脈から起始しており（図 53.2），複合的な虚血を起こしうる．

(ii) 脊髄内脊髄周囲動脈網の外部は，頸椎や腰椎膨大部領域では比較的広範囲である．3 つの縦走する血管（前脊髄動脈と一対の後脊髄動脈）は非連続的である．これら 3 つの縦走する血管は，周囲の脊髄円錐と吻合をもつ[7]．この結びついた脊髄動脈叢（vasa coronae）の容量は，根動脈や脊髄根動脈の閉塞の際に，脊髄梗塞の広がりに関して重要な因子となる．

(iii) sulcocommissural artery（中心溝動脈 central sulcal artery とも呼ばれる）は数多く（200〜240 本），前脊髄動脈から起始し，前正中裂を通って垂直に脊髄に入る．それらは交互に左右の脊髄中心領域（脊髄灰白質や前側索の大部分を遠心状に含む）に血流を供給する（図 53.3）．この領域には内在性の吻合網がないことから，これらの終動脈のうち 1 本以上が閉塞すると，この領域は虚血に陥りやすい．毛細血管網は白質より灰白質で発達しており，高い代謝率や酸素需要量を保持している[10,11]．脊髄周囲穿通（髄質）動脈は脊髄周辺の脊髄動脈叢（vasa coronae）から起始する．後部では，この動脈は脊髄横断面の後方 1/3 と，脊髄後角の先端部や後索に求心性に灌流する（図 53.3）．

■ 流出静脈

広範な脊髄表面 epimedullary の（髄腔内）脊髄内静脈叢は，硬膜外（髄腔外）静脈叢と縦に吻合し，椎体に流出する．そして，多くの根静脈を経由して，広範な脊椎周囲静脈叢に流出する．弁のない静脈は最終的に奇静脈系 azygos venous system や骨盤静脈系 pelvic venous system に流出する．腰髄腔内や仙髄腔内静脈は最終的に後頭蓋窩静脈と脊髄に沿って吻合する．これは動静脈奇形や動静脈瘻の際に重要である．

脊髄一過性虚血発作

spinal transient ischemic attack

脊髄機能障害の間欠的な症状としては，不全対麻痺や不全四肢麻痺が一般的であり，この所見は脊髄硬膜動静脈瘻を疑わせる．症状の動揺は，典型的には分節域的な痛みを伴っており，これは動静脈シャントによる静脈うっ滞の結果生じるものである．これらの症状は静脈梗塞が差し迫っていることを示していることがある[12]．真の脊髄動脈一過性虚血発作は稀（脊髄虚血イベントの 6% 程度）であるが，心原性塞栓，広範な動脈のアテローム硬化性変化，間欠的な根動脈への機械的圧迫などにより生じる[13]．脊髄梗塞に一過性虚血発作が先行する例は 11% 程度であると報告されている[4,14]．

脊髄虚血のパターンによる臨床症候

脊髄虚血の臨床的な診断は除外診断である．鑑別診断とし

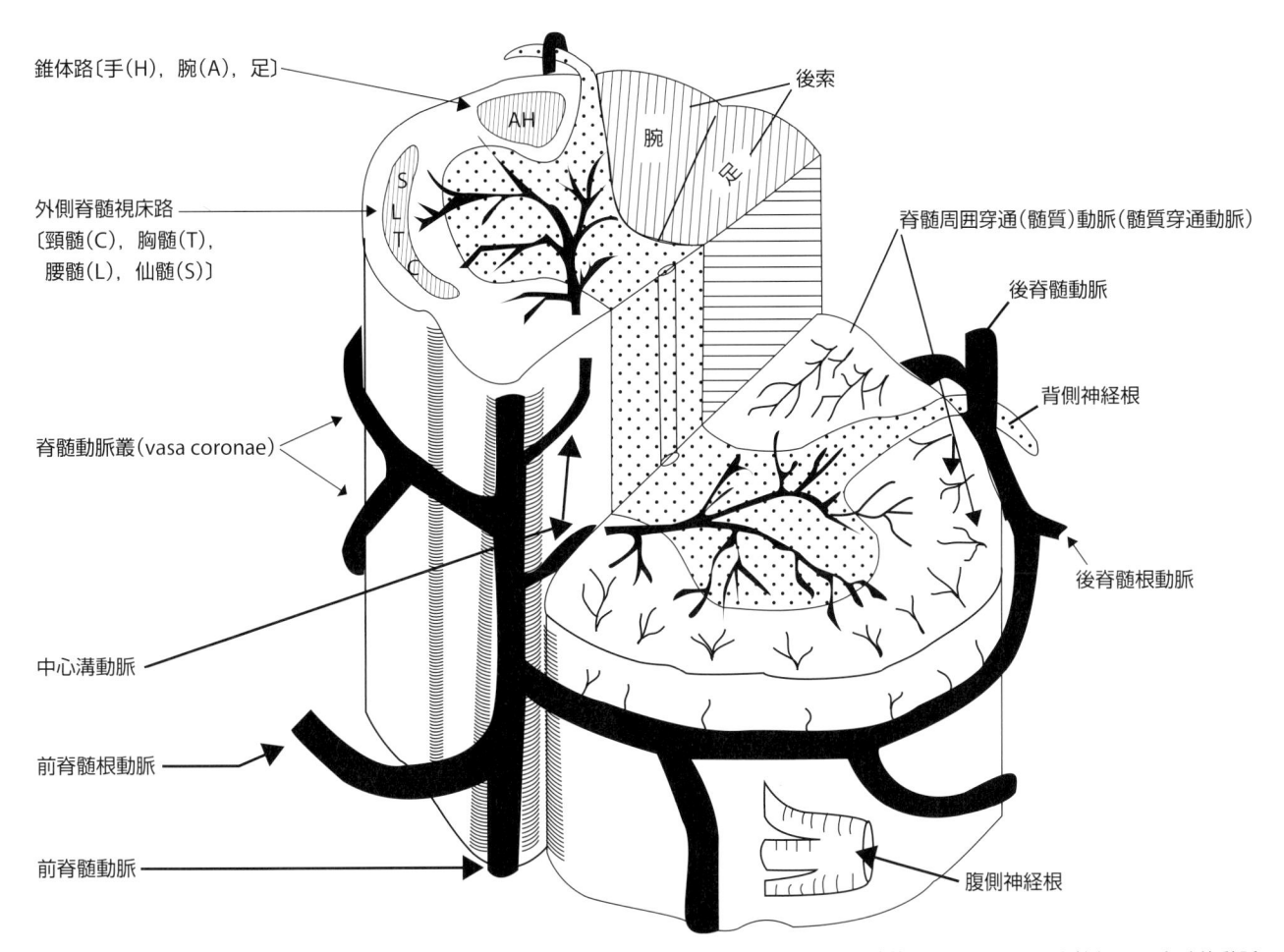

図 53.3 脊髄内部の動脈網（斜断面の 3D 像）．前および後脊髄動脈は脊髄動脈叢を介して連絡している．この血管網から脊髄終動脈〔中心溝動脈（sulcocommissural artery）と脊髄周囲穿通（髄質）動脈〕が起始する．

ては，他の急性脊髄症，外傷，圧迫，感染，炎症などである[5,6,15]．虚血は急性脊髄症の原因として，14～37%で認められた[4,5]．

脊髄虚血を呈した患者の年齢は，16～85 歳（平均：56～73 歳）までと多岐にわたる[1-4,14]．大半の研究では，やや女性に多い（60%）ということが示されている．

きっかけとなるような動作や素因となる椎体疾患は 45～65%の患者で報告されている．臨床的な脊髄虚血症候群は，それらの縦方向での位置や横断面での広がり，主に障害された血管支配領域により分類される．血管の解剖は個々人で異なることから，症状は不均一であり，症状が不完全であったり重複したりすることが多い．たとえば，臨床的には症状が脊髄根動脈の閉塞で生じているのか，前脊髄動脈の閉塞で生じているのかを決定できないことがある．脊髄虚血の大半は典型的には急性の両側性感覚運動障害で始まり，症状は数分から数時間で完成する．初期の重度の背部痛は 60～82%の患者で認められ，通常は両側の根性放散痛を伴う[2-4,14]．可能であれば，原因の検索を試みるべきである．特発性脊髄虚血は夜間や運動後に生じることもある．MRI は圧迫や脱髄などの他疾患を除外するうえで有用であり，虚血を証明することも可能である．

■ 頸髄，胸髄，腰髄虚血（縦方向の位置による分類）

頸髄虚血は，横断面で完全に障害が広がっていれば，四肢麻痺や肺機能不全をもたらす．局所的な高位頸髄前脊髄動脈症候群では，有痛性の両側上肢麻痺を呈する[16]．胸髄虚血では対麻痺となり，腰髄虚血では下肢の遠位の脱力となる．膀胱直腸障害はいずれのレベルの脊髄虚血でも生じうる．

横断面における完全な脊髄障害に関する疫学的なデータはほとんど存在しない．前脊髄動脈症候群が最も高頻度に認められ（33～69%），片側のみの障害（5～33%），横断性脊髄症（5～64%），脊髄中心症候群（8～11%），後脊髄動脈症候群（3～14%）と続く[1,3-5,14]．

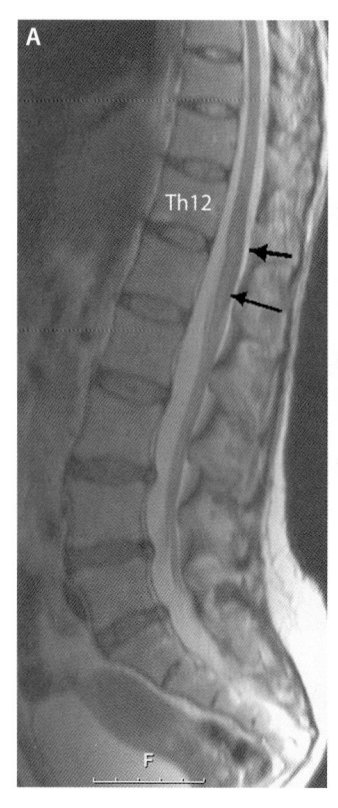

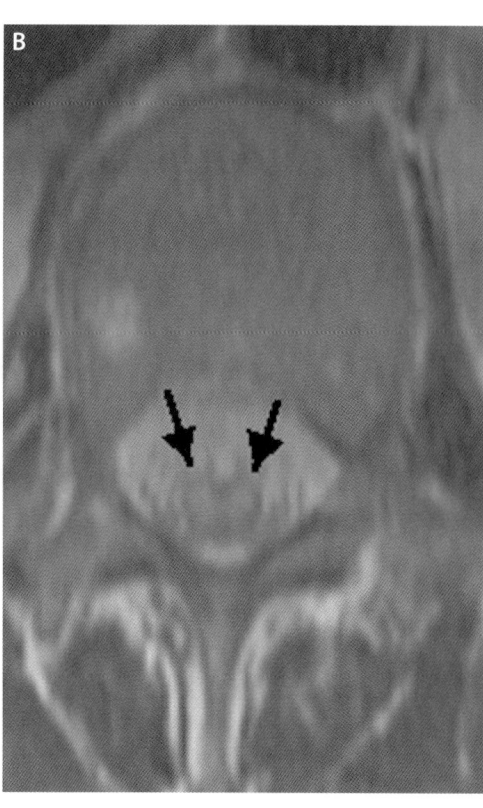

図53.4 下肢に症状を有する前脊髄動脈症候群の患者．A：腰髄のT2強調矢状断像において，脊髄円錐内（腹側部）に高信号域を認める（矢印）．B：T2強調水平断像において，前脊髄動脈領域に高信号域を認める（矢印）．

■ 横断性脊髄梗塞症候群
transverse spinal cord infarction syndrome

1つ以上の脊髄分節が完全に梗塞を起こすと，横断性脊髄梗塞症候群（脊髄卒中 spinal apoplexy）が生じ，弛緩性の対麻痺や四肢麻痺，障害部位以下でのあらゆる種類の完全感覚消失，膀胱直腸障害を呈する．運動障害は突然発症し，急速に進行する．デルマトームに一致したレベルで，脊髄性の急性疼痛（ベルト様あるいは放散痛を伴う）が先行したり同時に発症することも多い．疼痛は通常直ちに落ち着くが，数日間持続することもある．障害部位以下の筋伸展反射や腹壁反射が消失し，足底反射もみられなくなる（脊髄ショック）．Babinski反射は数日から数週後に認められるようになり，痙性とともに出現する．脊髄障害部位の上縁は，体幹の感覚障害レベルから示唆される．体幹に感覚過敏の部位が存在し，その直上に完全感覚消失を生じる症例もある．運動および感覚障害の強度やレベルは，脊髄虚血の進展により上行性にも下行性にも広がる[17]．下行性の括約筋コントロールが消失すると，便や尿の貯留につながる．交感神経伝達が断裂すると自律神経障害が生じるが，これは障害レベルがTh8以上の際に通常認められる．その障害には，起立性低血圧のような受動性血管拡張，頸髄横断性障害の際に認められる肺水腫，びまん性の腹痛・嘔吐・膨満を伴うような偽性腸閉塞，発汗障害，体温調節障害，立毛障害などがある．横断性脊髄梗塞症候群の予後は不良であり，回復の可能性はほとんどなく，褥瘡，膀胱および皮膚の感染，深部静脈血栓症，肺塞栓症などの合併症を生じることがある．

■ 前脊髄動脈症候群
anterior spinal artery syndrome

前脊髄動脈症候群の典型的な症例では，後脊髄動脈からの血液供給があるために後索は保たれる（図53.4）．この患者では，部分的もしくは完全な脱力と反射消失を障害部位以下で認めることとなり，自律神経障害（括約筋弛緩，無緊張性膀胱，麻痺性腸閉塞）を呈する[18]．触覚，振動覚，位置覚は保たれるが，脊髄視床路の温痛覚は減弱するか消失する．この病変部位以下の解離性感覚障害は非常に特徴的であるが，表面的な診察や経験の少ない医師では見逃すこともある．それゆえ，このような患者が心因性の対麻痺を疑われることも珍しくない．繰り返すが，麻痺の出現は突然であり，進行も通常は急速である．一過性の根痛や背部痛が，これらの症状に先行することもある．触覚が障害されることもあるが，その場合には前脊髄動脈から供給される後角基部や後索の交連部近傍も影響を受けている[17]．触覚の障害の程度は温度覚の障害と程度が異なるのが一般的である．痙性は最終的に生じるが，虚血が前角細胞や神経根も侵し，下位運動ニューロンや混合性の障害が生じる際には認めない．残存している後索

の感覚入力が障害されると，持続性の感覚障害が生じることもある[19]．C3〜C5以上の障害では，横隔膜の神経支配が障害されて，呼吸に影響が及ぶこともある．起立性低血圧は，T4〜T9の大内臓神経の起始部より上位の障害で生じる．このレベル以下の障害では，性的機能不全に加えて，血管運動障害，発汗障害，立毛障害などが生じ，体温調節も障害される．中間帯外側細胞柱の脱抑制された交感神経ニューロンは，膀胱の拡張のような軽度の侵害刺激に過剰に反応し，脊髄性自律神経障害として知られる一過性の全汎性交感神経過活動状態 generalized hypersympathetic state を引き起こす．

前脊髄動脈症候群にはさまざまなタイプや部分型がみられる．虚血細胞死は，その虚血への感受性の高さから灰白質（前角細胞）でとどまる[10]（図53.5）．急性弛緩性麻痺を伴うが，感覚障害や括約筋障害は伴わない偽性ポリオ脊髄炎のような純粋運動症候群では，急性有痛性両側上肢麻痺（man-in-the-barrel syndrome）を呈することがある[16]．これは，特に頸髄が障害された場合や，腰仙膨大部の灰白質に梗塞が生じることにより急性運動麻痺を呈した場合などに生じる．

虚血は慢性的に前角運動ニューロンを障害し，亜急性に慢性進行性筋萎縮を四肢遠位に生じさせるため，筋萎縮性側索硬化症とは鑑別が困難である．Pierre Marie と Charles Foix によって1912年に記された "téphromalacie antérieure" は，手の筋肉に限局した非進行性萎縮であり，前脊髄動脈症候群の特殊型で，動脈炎を伴う頸部の髄膜血管性梅毒によって生じる．

sulcocommissural artery 症候群は前脊髄動脈症候群の不完全な一型であり，不完全な脊髄半側切断症候群（部分的 Brown-Séquard 症候群）として認められ，sulcocommissural artery 領域の虚血を伴う．後索は通常障害を免れるため，深部覚は保たれる．この臨床的な多様性は完全な前脊髄動脈症候群の発症時に出現し，移行的な状態を示している（図53.6）．

梗塞が脊髄円錐まで障害すれば，臨床的には馬尾症候群 cauda equina syndrome の症状を呈し，脊髄の馬尾領域（L5〜S2）の障害に応じて，重度の括約筋麻痺，肛門周囲や会陰部の感覚障害，下肢の運動障害や感覚障害を示す[17]．疼痛や感覚障害は，腰椎椎間板ヘルニアのような圧迫性の馬尾症候群に比して目立たない．しかし，馬尾梗塞では運動障害は急速に出現する（図53.4）．

いわゆる「脊髄中心梗塞 centrospinal infarction」は，前脊髄動脈症候群の一型として考えられている．通常，患者は麻痺に加えて感覚障害や膀胱直腸障害も伴う．臨床的背景のみから，この型の脊髄虚血を脊髄横断梗塞と鑑別することは困難である．この元来は病理組織学的に記述された症候群の脊髄軟化が広がると，特定の血管支配領域とは一致しなくなる[20]．梗塞は円錐形をなし，脊髄の梗塞体積は病変の先端に向かって（徐々に）減少する．この梗塞では，後索の深部交連部近傍，灰白交連部，側索基部が障害される．脊髄中心梗塞は，病変部の上下位においていくつかの分節の全横断梗塞に進展することがある．これらは表在動脈領域と深部動脈領域の皮質境界領域の循環障害によると考えられている．

■ 後脊髄動脈症候群
posterior spinal artery syndrome

後脊髄動脈の支配領域に限局した梗塞は稀であり，臨床的に認識することは困難である[21]．後脊髄動脈症候群の患者は，通常は体幹や下肢の疼痛と下肢の感覚障害を訴える．障害された分節では，後角や後根が障害されるため，全感覚が消失し，伸展反射も消失する．脊髄の障害部位以下で振動覚や位置覚が消失するが，これは脊髄後索の障害のみでは説明できず，後角なども障害されていることを示唆している[22]．虚血が前側索の後部に進展することも多く，この患者がある程度の運動障害や括約筋障害を呈することもある[17]．四肢の脱力は前脊髄動脈症候群のように著明であることはなく，運動障害の回復はより良好である．

■ 脊髄跛行 *spinal claudication*

いわゆる脊髄跛行は純粋な意味では非常に稀であり，歩行などの運動による脊髄の一過性虚血によるものである．患者は下肢の脱力や感覚障害を生じ，筋伸展反射や足底反射の伸展が一過性に亢進する．この症候群は，脊柱管狭窄により腰仙部の神経根が圧迫されて生じる馬尾の偽性跛行 pseudoclaudication よりもさらに稀である．患者は立位時や歩行時に症状を自覚し，特に下り坂で後方へ腰を反らすと，椎体の不安定さや黄色靱帯の突出を介して，脊柱管狭窄がさらに増悪する．症状は純粋に機械的な要因によるものと考えられるが，微小血管の虚血の可能性もある．しかしながら，これは脊髄の症候群ではなく，筋伸展反射は通常は減弱するか消失する．

■ 膀胱尿道機能障害 *vesicourethral dysfunction*

排尿障害の型は，病変が膀胱や尿道の感覚および運動機能を精密に制御している核性もしくは核上性神経路を含んでいるかどうかによる[23]．最もよくみられる変化は，虚血が脊髄円錐に及び膀胱への運動核を障害することで生じる排尿筋の反射消失であり，括約筋の筋力低下や麻痺を伴うこともある．核上性の脊髄障害で，脊髄円錐が障害から免れた場合，尿動態を記録することで，排尿筋の反射亢進や排尿括約筋の共同運動障害が認められる．前脊髄動脈症候群で触覚や位置

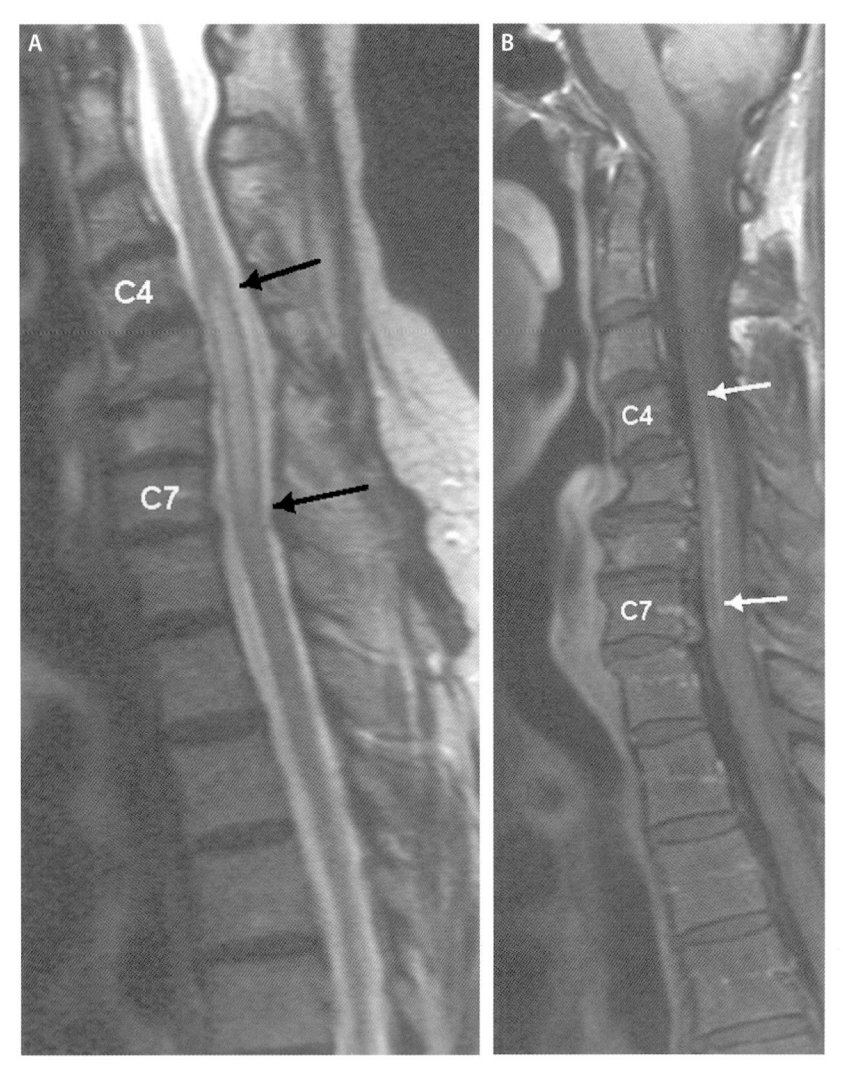

図 53.5 四肢麻痺と第 4 頸椎（C4）レベルでの温痛覚消失を認める患者．**A**：頸髄の T2 強調矢状断像．C4～C7 に広がる高信号域を認める（矢印）．脊髄の軽度の腫大と中等度の退行性脊柱管狭窄が生じている．**B**：造影 T1 強調矢状断像．脊髄腹側部（前角）に取り込みを認める（矢印）．**C**：造影 T1 強調水平断像．前角領域に取り込みを認める（"snake bite"）．

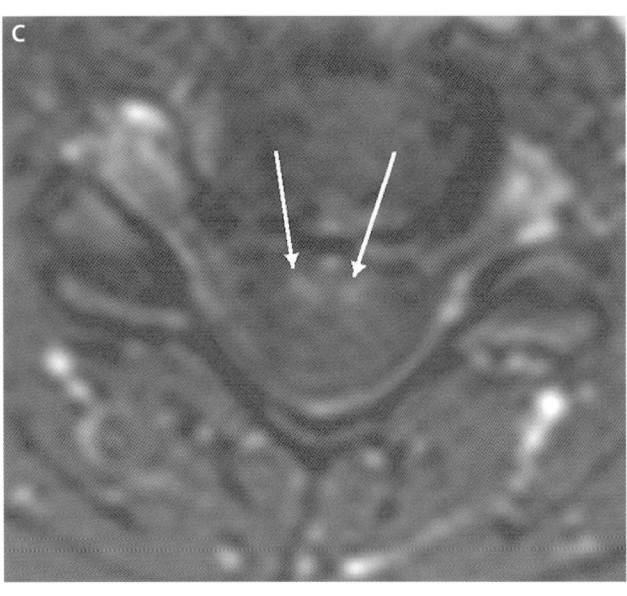

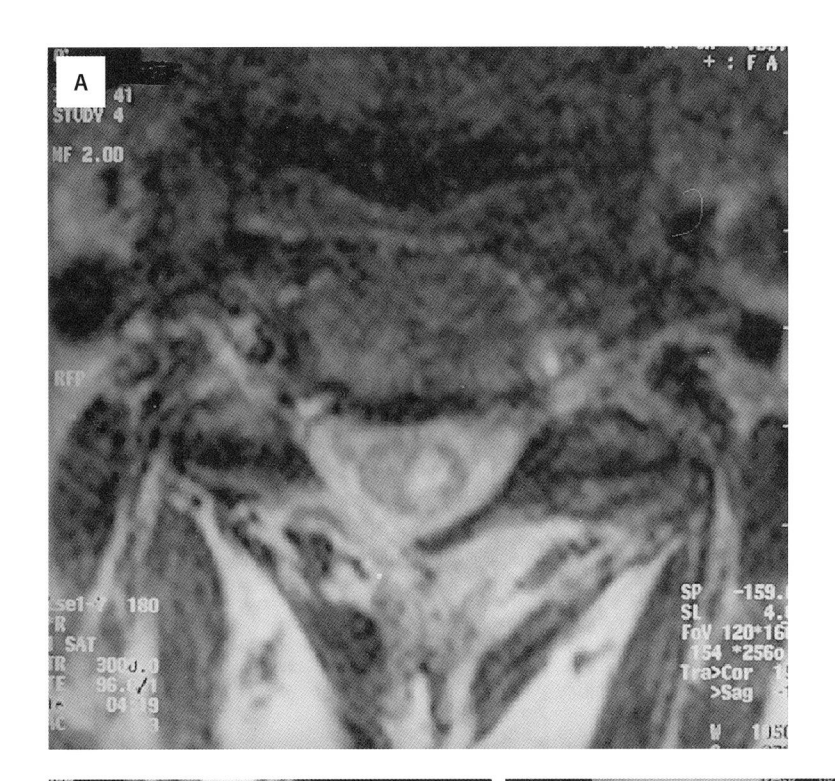

図 53.6 **A**：第 5 頸椎（C5）レベルにおけるT2 強調水平断像．左側脊髄梗塞を認める．患者は 5 日前に突然の左肩痛と片麻痺で発症した．診察上，左三角筋および上腕二頭筋には重度の麻痺を認めたが，上腕三頭筋や手，指，下肢の筋力の障害はわずかであった．C7 レベル以下では右側の解離性感覚障害も認めた．**B**：傍正中部のT2 強調矢状断像．**C**：発症 12 日後の造影MRI 矢状断像．

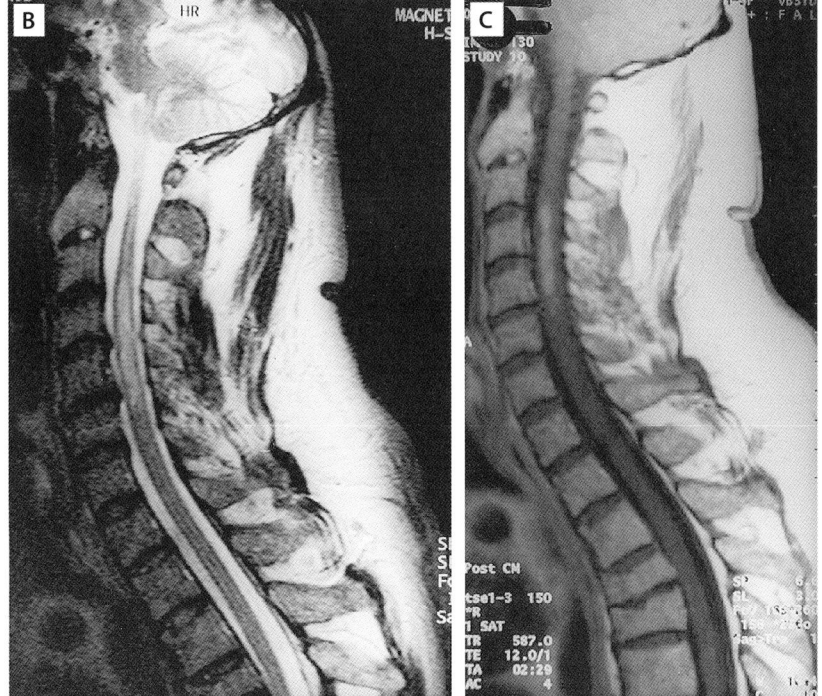

覚が保たれている患者では，膀胱充満（拡張）の感覚は保持されているが，切迫感は消失する．切迫感は前側索（脊髄視床路）によって介在されている．

原因と機序

　脊髄虚血は脳梗塞と同様の血管疾患の範疇であり，低酸素症や虚血，心原性塞栓，血管壁の異常（アテローム性動脈硬化，血管炎，膠原病，弾性線維疾患），動静脈奇形，卵円孔開存を介する奇異性塞栓症，コカイン使用などによる（**表 53.1**）．特

表 53.1 脊髄虚血の原因

動脈性	動脈硬化	大血管障害	大動脈アテローム症，大動脈解離
		小血管障害	アテローム性動脈硬化（血管危険因子）
	血管炎	全身性エリテマトーデス，Sjögren症候群，結節性動脈周囲炎，巨細胞動脈炎，サルコイドーシス，梅毒，Lyme病	
	塞栓性	心原性	心房細動，心内膜炎，心筋梗塞，心臓弁疾患，中隔疾患
		動脈原性	大動脈疾患，椎骨動脈疾患
		気体	減圧症
		毒物	麻薬静注
		医原性	大動脈手術
		寄生虫	住血吸虫症
		凝固障害	
	圧迫性	腫瘍	椎体原発性，転移性
		血腫	硬膜外血腫，脊髄出血
		骨棘症	頸椎症
	感染性	髄膜血管炎	梅毒，結核，帯状疱疹
	薬物	コカイン，ヘロイン	
	医原性	外科的治療	大動脈手術，脊椎手術，心臓手術，動静脈奇形治療
		麻酔	脊髄，硬膜外
		血管内治療	血管造影，塞栓術
	全身性虚血	心原性	心停止，重篤な不整脈
		重篤な貧血	上部消化管出血，大動脈破裂，外傷
静脈性	脊髄動静脈奇形		
	脊髄硬膜瘻		
	静脈血栓症（下大静脈）		
	線維軟骨性塞栓症		

定の血管支配領域に発症する際には，頸動脈閉塞ではなく，椎骨動脈，根動脈，大動脈の疾患を考慮すべきであり，外傷や脊椎の肥厚性退行性変化，脊髄循環を障害するような侵襲的処置の関連を考える．個々の症例において，脊髄虚血の原因を同定することは非常に困難であるが，それは脊髄への栄養血管の検索が技術的に困難であるためである．脳虚血の際に確立している動脈硬化の原則は脊髄虚血においても同様であると考えられるが，詳細は研究されていない．たとえば，高血圧と糖尿病を有している喫煙者が前脊髄動脈症候群を発症したならば，内因性（微小血管）の脊髄アテローム変性が生じていると考えることは理にかなっている．25～80％の症例において，最低でも1つの心血管危険因子が同定でき る[1,4,14]．脊髄虚血に関して動脈に原因がある率は，静脈のうっ血よりも高い[13]．根動脈や前脊髄動脈圧迫に関する構造的な原因は，前脊髄動脈症候群および後脊髄動脈症候群では比較的多く認められるが，脊髄中心症候群や横断性脊髄症候群では，重度もしくは持続性の低血圧（心停止，心臓手術，大動脈手術）や貧血によって発症することがある[4,14]．57例を対象とした最大規模の報告で，最も多かった原因は動脈硬化（33％）であり，大動脈疾患（16％），退行性脊椎疾患（16％）が続いた[1]．

■ 動脈性機序

根動脈は脊髄を灌流する血管の中で最も障害を受けやすい

血管である．胸腰髄は根動脈からの血液供給は乏しく，大半を Adamkiewicz 動脈に依存しているが，最も虚血の影響を受けやすい部位である．文献によると，ヨガを含むスポーツから硬膜外麻酔のような手技まで，さまざまな誘因により脊髄への血流が障害されると考えられている[13]．

◉ 大動脈疾患

大動脈疾患は，脊髄虚血の原因として最も多かったものの1つである梅毒性動脈炎に取って代わった[24]．大動脈疾患には，解離性動脈瘤，動脈硬化性胸部および腹部大動脈瘤，大動脈血栓症，外傷性もしくは退行性の破裂，無症候性の大動脈動脈硬化などが含まれる．しかし，その相対的な罹患率を研究した報告はない．胸髄や腰仙髄を灌流する動脈は大動脈から起始している．大動脈疾患は脊髄への分枝動脈を障害していたり，閉塞性塞栓の原因となったり，大動脈解離や動脈硬化性大動脈瘤の場合には起始部を閉塞したりすることもある．大動脈狭窄や重度の狭窄性大動脈疾患（Leriche 症候群）などの症例では，起始部で血行力学的変化により低灌流となっていることもある．このような患者においては，運動による間欠的な症状や，慢性進行性虚血性脊髄症を呈することもある．大動脈手術中に低血圧を生じた場合や，大動脈が腎動脈より近位でクランプされた場合，そして大動脈のクランプ時間が 45 分を超えてくる場合に，脊髄への危険は大きくなる[25,26]．

◉ 椎骨動脈疾患

頸髄を灌流する動脈は，椎骨動脈や頸部動脈から起始する．上位頸髄の虚血を伴う椎骨動脈解離の報告がある[27]．頸部筋肉への注射に引き続いて生じる頸髄梗塞の理由としては，偶発的に注入された塞栓物質が，逆行性に椎骨動脈に運ばれることが考えられている．

◉ 炎症性疾患

炎症は選択的に脊髄への血管に影響を与える．脊髄を障害するような血管炎症候群としては，中枢神経系の肉芽腫性血管炎，全身性エリテマトーデス，Sjögren 症候群，結節性多発動脈炎，巨細胞動脈炎，サルコイドーシスなどがある．それに加えて，通常は感染により生じる髄液の炎症が，近傍の血管（動脈もしくは静脈）に広がることもある．このような血管炎性脊髄虚血は組織学的には梅毒（特に頸髄を好発的に障害する髄膜血管性梅毒）の症例や，他のスピロヘータ疾患であるボレリア症（Lyme 病），結核性髄膜炎，真菌（クリプトコッカス，コクシジオイデス）性髄膜炎，帯状疱疹ウイルス感染や再活性化による髄膜根炎，住血吸虫症や Bilharz 住血吸虫症などの血管を好むような寄生虫疾患の症例で報告されている．

◉ 塞栓症

塞栓性脊髄虚血の最も多い原因はおそらく医原性であり，手術や血管造影に合併する（後述）．

心原性塞栓は脊髄虚血ではほとんど証明されることはないが，感染性心内膜炎や心臓粘液腫，卵円孔開存を有する症例で起こりうる[28]．

脊髄虚血の原因としてよく知られており，また病理組織学的にも報告の多いものとしては，線維軟骨性塞栓 fibrocartilaginous embolism による閉塞がある[29,30]．塞栓物質は退行した椎間板から生じるとされるが，この塞栓物質がどのように脊髄動脈へ到達するのかは推測の域を出ない（おそらく逆行性に静脈を経由している）．この病態は若年者に多く，男性よりも女性に頻発し，頸髄に好発する．

脳梗塞の原因となる凝固障害や凝固促進状態は，特に若年者において脊髄虚血を生じさせる．抗リン脂質抗体やプロトロンビン遺伝子の突然変異は脊髄梗塞に関係があるとされる[31]．

◉ 圧迫

根動脈は脊髄に入るまでに椎間孔を横切る．外側もしくは椎間孔内で，退行した脊椎棘突起と同様に椎間板ヘルニアは稀に動脈（と神経根）を圧迫することがある．慢性進行性退行性の（頸部）脊柱管狭窄は，直接的に脊髄を障害し，緩徐進行性の（機械的に引き起こされた）脊髄症の原因となる．このような脊柱管狭窄は前脊髄動脈も圧迫することがある．軽微な頸部の外傷により脊髄への血液供給が不足し，脊髄（頸髄）梗塞となる．根動脈や前脊髄動脈圧迫の潜在的原因として，前および後脊髄動脈症候群は比較的多いとされる．

◉ 医原性合併症

脊髄虚血が医原性に引き起こされる原因はさまざまであり，心臓手術，大動脈手術，カテーテル血管造影，他の血管内治療，脊髄麻酔，頸部筋肉への注射などである．

胸部もしくは胸腹部大動脈瘤に対する血管内ステント留置術と同様に，開胸もしくは開腹手術の結果として生じた脊髄虚血は，医原性の原因として最も多いものであり，大動脈手術で恐れられている合併症である．大動脈疾患の広がりや部位，手術の技量によるが，胸髄や腰仙髄虚血は 3％（大動脈の頂部と底部）〜40％（大動脈の中間部）に生じると報告されている[25,26,32,33]．胸部動脈手術後の脊髄虚血は，大動脈クランプや下行大動脈の分枝を遮断することで出現する．脊髄虚血は緊急手術や外傷性動脈破裂の症例で，特に頻度が高く，低血圧性ショックや手術前から認められる全身性の循環血流

量減少性低灌流により生じると考えられる．胸腹部大動脈瘤に対して心臓バイパス術および低体温循環停止を用いた新しい外科的治療では，血管内ステント留置術に比して脊髄虚血の発症頻度は低い（＜5％）と報告されている[34]．広範な胸腹部大動脈瘤に対する段階的アプローチも脊髄虚血の発症を減少させる．血管内治療と外科的治療の併用や完全に血管内治療のみで治療戦略を立てることも重要である[35]．脊髄虚血を予防する試みは行われており[36]，外科的手術中に脊髄機能をモニタリングする体性感覚誘発電位を使用したり，脊髄灌流圧を上昇させるために高血圧や髄液流出を促して神経保護を行うことは，有用かつ有効であると証明されている[26,37,38]．

心臓手術（特に心臓バイパス術）は脊髄虚血の合併が多い[39]．

大動脈を含んだ血管造影はいずれも脊髄虚血の発症リスクがある．カテーテルの先端は塞栓物質を遊離させたり，プラークを崩壊させることがある．治療的血管内塞栓術では，注入物質が誤った血管に入ることがあり[40]，誤って根動脈やその分枝を閉塞させることがある．硬膜周囲もしくは脊髄（硬膜内）麻酔の合併症として脊髄虚血が生じることは稀であるが，血管攣縮によって生じると考えられる．これは局所麻酔の洗い出しを緩徐にするために以前は使用されていたアドレナリンに対する一般的な注意と同様のものである．我々は個人的に，頸部痛に対して膠質ステロイド懸濁液を局所注射した直後に頸髄虚血を発症した2例を経験した．椎骨動脈の筋肉枝への注射や，微小な塞栓物質の逆行性の移動が最も考えられる説明である．

● 全身性虚血

脊髄虚血は，心臓停止後，重度の上部消化管出血，大動脈破裂などで重度の低血圧を生じた結果として発症し，重度の貧血を伴うときも伴わないときもある．胸腰部は特に低血圧性虚血に脆弱な部位である[10,13]．

■ 静脈性機序

脊髄静脈の血栓症は例外的な事象である．通常，静脈梗塞は脊髄の硬膜動静脈瘻 dural arteriovenous fistula（以前はFoix-Alajouanine症候群と呼ばれていた）に関連して発症する[12,41]．

● 血管奇形 vascular malformation

硬膜動静脈瘻を伴う静脈性脊髄虚血は，うっ血性静脈脊髄症 congestive venous myelopathy とも呼ばれている[42]．この血管奇形でみられる動静脈シャントは，硬膜内もしくは硬膜外に位置していて，1つ以上の根動脈の小硬膜分枝から血流を受けている．静脈は圧力が上昇した状態では，拡張したり厚くなったりするのみでなく，脊髄表面の硬膜内静脈叢からの流出を障害し，脊髄実質への異常な圧力を加えることになる．このうっ血性脊髄症の発症は急性ではなく，障害は通常月単位か週単位，ときには日単位で進み，下行路と同様に分節性の機能障害を反映した感覚運動障害を認める．

診断的評価

突然発症の脊髄症に対する診断的検査は困難であり，脊髄虚血以外の圧迫性，炎症性，感染性，代謝性の原因を探る必要がある[5,6,15]．

脊髄や脊柱管内のMRIは，虚血を含むあらゆる脊髄疾患の直接的非侵襲的診断において最も有効と証明されている．MRI登場以前は，脊髄梗塞を直接可視化することはできなかった．脊髄造影は外部からの圧迫や内部腫瘍を除外するために行われており，CTは脊髄や脊柱管における骨や椎間板の異常を映し出すために使用されていた．CTは解像度が乏しく，骨アーチファクトがあるために，脊髄内部の疾患を映し出すことは困難である．しかし，最新の評価手法や画像技術（MRIも含む）を用いて広範な検査を行っても，脊髄虚血の確定的な原因は1/3～2/3の症例でしか同定できない．

■ 画像検査
● MRI

MRIは，外側からの圧迫（硬膜外血腫，腫瘍，膿瘍，椎間板ヘルニアなど）や髄内病変（腫瘍，出血，脊髄空洞症のような空洞病変，血管奇形，脊髄炎）から生じる急性脊髄症の原因を，非侵襲的に除外することが可能である．さらに，全例ではないが，脊髄梗塞を証明できる症例もある．実質の信号異常のパターンは基本的には脳梗塞と同様である[43,44]．しかし，病変は非常に小さいことが多いため，周囲のアーチファクト〔特に動作関連（呼吸や血液・髄液の拍動）〕が目立ち，干渉が強い．典型例では，急性期の脊髄虚血巣は，周囲の正常な脊髄実質に比べてT2強調画像で高信号を示し，矢状断では鉛筆様に，水平断では典型的部位〔前脊髄動脈症候群では両側前方（図53.4, 図53.5A, 図53.6）〕に認められる．T1強調画像では等信号もしくは低信号の局所の脊髄腫大を示す．造影効果は認めない．10～20日後の亜急性期では血液脳関門が破壊され，造影後T1強調画像で広範な造影効果を認めることとなる（図53.5B, C, 図53.6C）．T2強調画像では高信号が持続する[33]．数か月経過した慢性期においては，T1強調画像で造影効果が消失し，T2強調画像では等信号を示す脊髄萎縮が認められる．脳梗塞の際に知られているように，このようなMRIの信号変化は，虚血病変に特異的なものでは

ない．脊髄炎，肉芽腫性血管炎，脊髄挫傷，悪性新生物はきわめて類似した所見を呈することがある[43]．脊髄梗塞の診断を正確に可能にするには，病歴聴取と臨床所見が重要である．

脊髄虚血の発症 3～24 時間以内においては，通常の MRI では所見を確認できないことを理解しておくことが重要である[44,45]．陽性所見は一般に脊髄虚血の発症から数日後に T2 強調画像で認められるといわれている．通常の MRI で脊髄梗塞を同定できるようになる最も早い時期は不明である[46]．脊髄梗塞発症直後の緊急 MRI で，他の脊髄疾患が除外できていれば，その 10～20 日後に虚血を証明するための 2 回目の MRI を行うことが推奨されている．脊髄信号が変化していなくても，脊髄虚血を示唆する他の所見として椎体の虚血がある．椎体や脊髄後部への通常の血液供給により（図 53.2），特徴的な骨髄信号の異常は T2 強調画像の遅延相で最もよくみられる[9]が，これは 10％ 以下の症例でしか認められない[14]．このような椎体梗塞の随伴は，通常は胸腰部領域で認められ，重度の大動脈アテローム症と関連している[47]．

造影効果のパターンは脊髄虚血を他の異常から鑑別するうえで有用である．発症 3～20 日後の亜急性期において造影後 T1 強調画像で認められる灰白質（特に前角）に優位な造影効果は特徴的であり（図 53.5B, C），灰白質の虚血に対する高い感受性を示している[10,11,44]．その外観から，この造影パターンは "snake bite" あるいは "owl's eyes" といわれている[33]．数か月から数年経過すると，MRI では局所の脊髄萎縮が認められる．炎症（脊髄炎）や脱髄（多発性硬化症）よりも虚血を示唆する MRI の主要な所見としては，T2 強調画像における前方部の高信号[43]，関連する椎体の高信号，灰白質の（遅延相での）造影効果が挙げられる．

体動によるアーチファクトを軽減する高速な撮影法の開発や，高解像度を有する高磁場機器によって，将来的には脊髄梗塞の画像診断をより正確に行えるようになると考えられる．拡散強調画像は，脳虚血を早期に画像化できるような劇的な変化をもたらしたが，症状の発症から 4 時間以内の早期脊髄虚血を同定できる手法としても期待をもたれている[44,46,48]．しかし，現段階において，通常の装置では脊柱管内における拡散強調画像の空間分解能は低い．脊髄の不均一な磁性環境による磁化率アーチファクトは偽陽性の結果を生み出すため，エコープランナー拡散強調画像の質は低下する．マルチショットやナビゲーター修正機能，EP パルスシーケンスを有する拡散強調画像の使用は信号コントラストを改善させる．しかし，正常組織と梗塞組織間の信号コントラストが乏しいため，FLAIR 画像は有用ではない[46,49]．

● CT

CT は脊髄虚血の構造的原因を明らかにするうえで有用であり，解離性動脈瘤や骨性の脊髄圧迫などを同定できる．

● 脊髄造影

脊髄造影の適応は，急性脊髄症候群で，MRI が容易に利用できない環境であったり，使用不可の状態（ペースメーカーや脊髄内の金属物質）であり，脊髄圧迫を除外するためや，緊急の外科的処置を考慮するような場合である．脊髄硬膜動静脈瘻の症例においては，脊髄造影は MRI よりも硬膜内の異常血管の証明に有用であると考えている医師もいる．

● 血管造影

大動脈や内在性の脊髄血管系につながる分枝に対して熟練者が選択的にカテーテル血管造影を行うことは，脊髄血管奇形を証明する最も感度の高い方法である．最も多く認められる硬膜動静脈瘻は非常に特徴的な像（特に蛇行しながら縦走する脊髄静脈）を呈する．前脊髄動脈や Adamkiewicz 動脈の閉塞は，急性脊髄症候群が血管の原因で生じたことを示唆する．しかし，これらの血管は非連続的であり，個体差が大きく，その所見も一定しない．そのため，根動脈が認められないことは，閉塞と同義ではない．

● 超音波

超音波検査は，脊髄への血液供給を担う主要大動脈の評価に有用である．経食道心エコーは，心原性塞栓源を同定したり，上行大動脈や大動脈弓部アテローム血栓や解離を同定するうえで有用である[50]．大動脈超音波検査は大動脈解離や拡張した大動脈瘤を証明することができる．Doppler 超音波検査は頸髄虚血の症例において椎骨動脈疾患を同定できることがある[27]．

■ 電気生理学的検査

電気生理学的検査の所見は特異的ではないが，遠位潜時の延長をもたらす脱髄性の疾患と，誘発電位の低下をもたらす軸索障害を伴う虚血性の疾患を鑑別するのに役立つ．前方の脊髄虚血では，前角障害の結果として F 波が消失するが，後索や後根は障害されないことから体性感覚誘発電位は正常である．

■ さまざまな原因の鑑別

鑑別診断として炎症性疾患や感染性疾患が考慮されるときには，髄液検査は必須である．血清 HIV 陽性患者，全身性エリテマトーデス患者，皮膚にヘルペス所見を有する患者の急性脊髄症では，さまざまな原因の鑑別が必要になってくる．

細胞数増加は常に炎症性疾患を推測させるものであるが，蛋白質増加は腫瘍，梗塞，退行性脊柱管狭窄症でも認められることがある．

長期予後

脊髄虚血の長期予後に関する報告や，回復を促す要因についての報告は少規模な研究しかない[1,13]．初期の研究では，発症後2～4週間で運動能力の改善が認められた症例は50%に満たず長期的な機能予後は不良であることが報告されている[5,13,18]．急性期に残存運動機能を有する不完全な病変は回復の可能性を示唆するが，大半の患者は脱力が残存したり感覚制御が欠如するために車椅子を余儀なくされた．MRIを用いた新しい研究では，より軽微な梗塞を同定できるようになったことから，独歩できるようになった症例が42～64%という，より良好な結果が得られた[1,2,4,14,51]．重度の初期の脱力，膀胱機能障害，固有感覚障害，女性，30日後の運動能力改善の欠如，若年は，予後不良因子として報告されている[1-3,52]．それゆえ，重度の運動障害を呈した前脊髄動脈症候群の患者では，予後は最悪となる．膀胱尿道機能障害も回復の可能性がきわめて低い[3,23]．麻痺肢における持続的でしばしば重度となる疼痛や感覚障害は頻度が高く，長期的になる支障をもたらす問題となる[19,53]．特に脊髄視床路の感覚障害を認める患者においては，疼痛が運動機能障害の重症度によらず持続する[2]．

治療

脊髄虚血の治療に関するガイドラインは存在しない．急性期において脊髄虚血による機能障害を軽減できるような効果的な治療はない．血栓溶解療法の妥当性や高圧酸素療法の効果に関するデータも存在しない．後向き研究では，副腎皮質ステロイドやヘパリンによる治療の臨床経過における有効性は示されなかった[5]．抗血小板薬や抗凝固薬による二次予防は，心臓内に塞栓源があるような症例に限っては，脳梗塞と同様に主要な治療的選択肢となる．神経保護薬の開発に力が注がれており，これは脊髄虚血にも有効な可能性がある．しかし現在までに，結果は伴ってはいない．急性期にも慢性期にも支持療法は重要であり，膀胱機能や腸管機能の調整，褥瘡や関節の拘縮による疼痛および圧迫の予防，尿路や他部位の感染の予防などが挙げられる．

参考文献

1. Nedeltchev K, Loher TJ, Stepper F, Sturzenegger M. Long-term outcome of acute spinal cord ischemia syndrome. Stroke 2004; 35: 560-565.
2. Masson C, Leys D, Meder JF, Dousset V, Pruvo JP. Ischémie médullaire. J Neuroradiol 2004; 31: 35-46.
3. Cheng MY, Lyu RQ, Chang YJ, Chen RS, Ro LS. Spinal cord infarction in Chinese patients. Cerebrovasc Dis 2008; 26: 502-508.
4. Novy J, Caruzzo A, Maeder P, Bogousslavsky J. Spinal cord ischemia. Clinical and imaging patterns, pathogenesis, and outcomes in 27 patients. Arch Neurol 2006; 63: 1113-1120.
5. De Sèze J, Stojkovic T, Breteau G, et al. Acute myelopathies. Clinical, laboratory and outcome profiles in 79 cases. Brain 2001; 124: 1509-1521.
6. Jacob A, Weinshenker BG. An approach to the diagnosis of acute transverse myelitis. Semin Neurol 2008; 28: 105-120.
7. Lazorthes G, Gouaze A, Zadeh JO, et al. Arterial vascularization of the spinal cord: recent studies of the anatomic subtitution pathways. J Neurosurg 1971; 35, 253-269.
8. Romanes GJ. The arterial blood supply of the human spinal cord. Paraplegia 1965; 2: 199-207.
9. Faig J, Busse O, Salbeck R. Vertebral body infarction as a confirmatory sign of spinal cord ischemic stroke: report of three cases and review of the literature. Stroke 1998; 29: 239-243.
10. Gilles FH, Nag D. Vulnerability of human spinal cord in transient cardiac arrest. Neurology 1971; 21: 833-839.
11. Friedman DP, Flanders AE. Enhancement of gray matter in anterior spinal infarction. AJNR Am J Neuroradiol 1992; 13: 983-985.
12. Teal PA, Wityk RJ, Rosengart A, Caplan LR. Spinal TIAs - a clue to the presence of spinal dural AVMs. Neurology 1992; 42: 341-347.
13. Cheshire WP, Santos CC, Massey EW, Howard JF Jr. Spinal cord infarction: etiology and outcome. Neurology 1996; 47: 321-330.
14. Kumral E, Polat F, Güllüoglu H, et al. Spinal ischaemic stroke: clinical and radiological findings and short-term outcome. Eur J Neurol 2010; 45: 1-8.
15. Kumar N. Pearls: myelopathy. Semin Neurol 2010; 30: 38-43.
16. Berg D, Mullges W, Koltzenburg M, Bendszus M, Reiners K. Man-in-the-barrel syndrome caused by cervical spinal cord infarction. Acta Neurol Scand 1998; 97: 417-419.
17. Garcin R, Godlewski S, Rondot P. Etude clinique des médullopathies d'origine vasculaire. Rev Neurol (Paris) 1962; 106: 558-591.
18. Foo D, Rossier AB. Anterior spinal artery syndrome and its natural history. Paraplegia 1983; 21: 1-10.
19. Triggs WJ, Beric A. Sensory abnormalities and dysaesthesias in the anterior spinal artery syndrome. Brain 1992; 115: 189-198.
20. Nagashima K, Shimamine T. Anatomopathologique study of "pencil-shaped" softening of the spinal cord. Adv Neurol Sci 1974; 18: 153-166.
21. Gutowsky NJ, Murphy RP, Beale DJ. Unilateral upper cervical posterior spinal artery syndrome following sneezing. J Neurol Neurosurg Psychiatry 1992; 55: 841-843.
22. Davidoff RA. The dorsal columns. Neurology 1989; 39: 1377-1385.
23. Siroky MB, Nehra A, Vlachiotis J, Krane RJ. Effect of spinal cord ischemia on vesicourethral function. J Urol 1992; 148: 1211-1214.
24. Ross RT. Spinal cord infarction in disease and surgery of the aorta. Can J Neurol Sci 1985; 12: 289-295.
25. Crawford ES, Crawford JL, Safi HJ, et al. Thoracoabdominal aortic asneruryms: preoperative and intraoperative factors determining immediate and long-term results of operations in 605 patients. J Vasc Surg 1986; 3: 389-402.
26. Estrera AL, Miller CC, Huynh TTT, Portrat E, Safi HJ. Neurologic outcome after thoracic and thoracoabdominal aortic aneurysm repair. Ann Thorac Surg 2001; 72: 1225-1231.
27. Hundsberger T, Thomke F, Hopf HC, Fitzek C. Symmetrical infarction of the cervical spinal

28. Mori S, Sadoshima S, Tagawa K, Iino K, Fujishima M. Massive spinal cord infarction with multiple paradoxical embolism: a case report. Angiology 1993; 44: 251-256.
29. Moorhouse DF, Burke M, Keohane C, Farrell MA. Spinal cord infarction caused by cartilage embolus to the anterior spinal artery. Surg Neurol 1992; 37: 448-452.
30. McLean JM, Palagallo GL, Henderson JP, Kim JA. Myelopathy associated with fibro-cartilaginous emboli: review and two suspected cases. Surg Neurol 1995; 44: 228-234.
31. Mercier E, Quere I, Campello C, Mares P, Gris JC. The 20210A allele of the prothrombin gene is frequent in young women with unexplained spinal cord infarction. Blood 1998; 92: 1840-1841.
32. Conolly JE. Hume memorial lecture. Prevention of spinal cord complications in aortic surgery. Am J Surg 1998; 176: 92-101.
33. Mawad ME, Rivera V, Crawford S, Ramirez A, Breitbach W. Spinal cord ischemia after resection of thoracoabdominal aortic aneurysms: MR findings in 24 patients. AJNR Am J Neuroradiol 1990; 11: 987-991.
34. Kulik A, Castner CF, Kouchoukos NT. Outcomes after thoracoabdominal aortic aneurysm repair with hypothermic circulatory arrest. J Thorac Cardiovasc Surg 2010; 34: 1-8.
35. Etz CD, Zoli S, Mueller CS, et al. Staged repair significantly reduces paraplegia rate after extensive thoracoabdominal aortic aneurysm repair. J Thorac Cardiovasc Surg 2010; 139: 1464-1472.
36. Cunningham NJ. Introduction. Semin Thorac Cardiovasc Surg 1998; 10: 3-5.
37. Stühmeier KD, Grabitz K, Mainzer B, Sandmann W, Tarnow J. Use of the electro-spinogram for predicting harmful spinal cord ischemia during repair of thoracic or thoracoabdominal aortic aneurysms. Anesthesiology 1993; 79: 1170-1176.
38. Sinha AC, Cheung AT. Spinal cord protection and thoracic aortic surgery. Curr Opin Anaesthesiol 2010; 23: 95-102.
39. Gottesmann MH, Saraya I, Tenti F. Modified Brown-Séquard syndrome following coronary artery bypass graft: case report. Paraplegia 1992; 30: 178-180.
40. Görich J, Hasan I, Hartlapp HJ, Reiser M. Spinal cord ischemia complicating hepatic artery chemoembolization in patient with prior hemihepatectomy. Eur J Radiol 1992; 15: 65-67.
41. Koch C, Hansen HC, Westphal M, et al. Congestive myelopathy caused by spinal dural arteriovenous fistula. Nervenarzt 1998; 69: 279-286.
42. Partington MD, Rüfenacht DA, Marsh WR, Piepgras DR. Cranial and sacral dural arteriovenous fistula as cause of myelopathy. J Neurosurg 1992; 76: 615-622.
43. Takahashi S, Yamad T, Ishii S, et al. MRI of anterior spinal artery syndrome of the cervical spinal cord. Neuroradiology 1992; 35: 25-29.
44. Weidauer S, Nichtweiss M, Lanfermann H, Zanella FE. Spinal cord infarction: MR imaging and clinical features in 16 cases. Neuroradiology 2002; 44: 851-857.
45. Küker W, Weller M, Klose U, et al. Diffusion-weighted MRI of spinal cord infarction. J Neurol 2004; 251: 818-824.
46. Thurnher MM, Bammer R. Diffusion-weighted MR imaging (DWI) in spinal cord ischemia. Neuroradiology 2006; 48: 795-801.
47. Cheng MY, Lyu RK, Chang YJ, et al. Concomitant spinal cord and vertebral body infarction is highly associated with aortic pathology: a clinical and magnetic resonance imaging study. J Neurol 2009; 256: 1418-1426.
48. Loher TJ, Bassetti CL, Lövblad KO, et al. Diffusion-weighted MRI in acute spinal cord ischemia. Neuroradiology 2003; 45: 557-561.
49. Zhang J, Huan Y, Qian Y, Sun L, Ge Y. Multi-shot diffusion-weighted imaging features in spinal cord infarction. J Spinal Disord Tech 2005; 18: 277-282.
50. Walsh DV, Uppal JA, Karadis DG, Chandrasekaran K. The role of transesophageal echocardiography in the acute onset of paraplegia. Stroke 1994; 23: 1660-1661.
51. Salvador de la Barrera S, Barca-Buyo A, Montoto-Marques A, et al. Spinal cord infarction: prognosis and recovery in a series of 36 patients. Spinal Cord 2001; 39: 520-525.
52. Waters RL, Sie I, Yakura J, Adkins R. Recovery following ischemic myelopathy. J Trauma 1993; 35: 837-839.
53. Pelser H, van Gijn J. Spinal infarction. A follow-up study. Stroke 1993; 42: 896-898.

索引

和文，欧文(数字，ギリシャ語，アルファベット)の順に収録。fは図，tは表を表す。

和文索引

●あ
あえぎ吸息 311
悪性黒色腫 501f
悪性小脳梗塞 458
悪性中大脳動脈領域梗塞 403
あくび 314
圧排効果 7
アテトーゼ 140
アテトーゼ様ジストニア 140
アテローム血栓性プラーク，小脳梗塞 459
アテローム血栓性閉塞
 前下小脳動脈領域梗塞 459
アテローム性動脈硬化
 多発性脳梗塞 411
 椎骨動脈 554
 脳底動脈 554
アミロイド血管症 238f
アロディニア 17
安静時振戦 141

●い
意識障害 171
 くも膜下出血 518
 脳室内出血 509
 脳底動脈 562
 臨床症候 172
意識不鮮明 188
異常運動 138, 387, 427
異常感覚 13, 15f, 17, 556
一眼半水平注視麻痺症候群 6, 63, 440, 561
一次運動皮質 1, 198, 199f, 200
 失行 200
一次記憶 206
異痛症 17
一過性虚血発作，脊髄—— 574
一過性黒内障 94, 536
一過性単眼視力低下 94
一過性単眼盲 94t
 Ⅰ型—— 94
 Ⅱ型—— 99
 Ⅲ型—— 99
 Ⅳ型—— 101
 眼底鏡所見 96t
 血管攣縮性—— 100t
一過性脳虚血発作 95
 感覚性—— 17

頭痛 50
 ラクナ症候群 488
意味記憶 205f, 206
意味性錯語 179, 214
意味性失認 87
意味探索型失認 262
陰性ミオクローヌス 143

●う
迂回回 331t
渦静脈 102f
右大脳半球 222
右大脳半球症候群 222
うっ血性静脈脊髄症 582
うつ病 246, 387
 スクリーニング 247f
 性差 247f
 脳卒中後—— 246
右脳障害
 感情韻律 224, 225f
 動作維持困難 229
 無視 227f
運動回路 383, 384f, 491
運動過多症 138, 143
運動過多性構音障害 298t, 301
運動感覚低下性失行 268
運動減少症 138
運動減少性構音障害 297t, 301
運動視差 89
運動時振戦 21
運動失行 273
運動失調 21, 375, 444, 448, 485, 555, 560
 交叉性視覚性—— 273
 視覚性—— 68, 88, 265, 399
 肢節—— 21
 小脳性—— 21
 体位性—— 21
 体幹—— 21
 脳血管症候群 26
 片側—— 28
運動失調性構音障害 297t, 300
運動失調不全片麻痺 5, 27, 368, 426, 435, 485
 感覚鈍麻を伴う—— 14
運動失調不全片麻痺症候群 6
運動障害 8
 延髄 448, 555
 感覚障害に関連する—— 18

橋 440, 441
頸動脈 535
後脊髄動脈 577
後大脳動脈 392
視床 377, 379, 393
視床膝状体動脈 393
上小脳動脈 564
錐体路障害以外の—— 8
前大脳動脈 357
前脈絡叢動脈 366
低灌流性脳梗塞 466
脳室内出血 509
皮質下 502
尾状核 387
運動性失語 179, 341f
運動前皮質 198, 199f, 200
 失行 270
運動発生機構 63
運動発生網様構造 65
運動皮質 35f
運動分解 21
運動分離 1
運動保続 8, 360
運動麻痺 1, 4t
 予後 8
運動無視 8, 358

●え
壊死を伴う電解質ステロイド心臓障害 288
エピソード記憶 205f, 206
遠隔機能障害 2
 小脳性—— 28
嚥下
 運動系 304
 感覚系 303
 神経解剖 303
嚥下障害 303, 437, 445, 448, 557
 予後 307
縁上回 330t
 失語 416
 失行 270
 失認 268
延髄 444, 444f, 448f
 運動失調 444
 運動障害 448, 555
 嚥下障害 445, 448, 305
 嘔気・嘔吐 445
 温度覚障害 18
 解剖学的構造 13f

感覚障害　12, 13f, **446**, **448**, 556
　　眼球運動障害　**448**
　　眼振　**445**, 556
　　　くしゃみ　315
　　　血管支配　**320**, **444**
　　構音障害　445, **448**
　　呼吸　310
　　呼吸障害　312, **446**, 557
　　呼吸組織　310f
　　視覚症状　555
　　頭痛　**446**, 557
　　体幹揺動　556
　　疼痛神経線維　557f
　　内側毛帯　13
　　浮動性めまい　**444**
　　麻痺　7, **446**, **448**, 557
　　めまい　555
延髄外側梗塞　7, 12, 18, 115f, 116f, 305,
　　314f, **444**, 446f, **555**
　　機序　**447**, **559**
　　神経症候　445t
　　分布　555f
　　予後　**447**
延髄外側症候群　6
　　臨床症候　**444**
延髄梗塞　163f
延髄出血　**450**
延髄錐体梗塞　4f
延髄正中部梗塞　305
延髄内側梗塞　7, 13, 18, **447**, 449f, **558**
　　機序　**449**
　　神経症候　447t
　　予後　**450**
　　臨床症候　**447**
延髄半側梗塞　**558**

●お
嘔気　**445**
横後頭溝　330t
横静脈洞　**524**, 524f, 525f, 528f, 530f
横側頭回　122f, 330t
横断性脊髄梗塞症候群　**576**
嘔吐　**445**
黄斑回避　75, 78f, 566
オムニポーズニューロン　64
オリーブ核　33
音素性錯語　179, 214
温度覚　11
温度覚障害　17

●か
下位運動ニューロン性構音障害　297t, **300**
外頸動脈　537, 573f
　　雑音　97
　　介在核　23f
外旋斜視　115f
外側眼窩回　330t
外側眼窩前頭回路　384, 384f

外側溝　330t
外側後毛様体動脈　102f
外側膝状体　72, 324t, 331t
外側脊髄視床路　557f
外側前頭前皮質　199f
外側前頭脳底動脈　340
外側底部辺縁系回路, 記憶　206
外側毛帯, 聴覚幻想　133
外側毛帯核　127, 128f
外側有孔質　326f
外側レンズ核線条体動脈, 基底核出血　493
外転神経核　14f, 62, 324t
外転神経麻痺　**520**, 560
回転性椎骨動脈閉塞症候群　114
回転性めまい　**112**, 131f, 453, 555
　　機序と病巣　113t
回転性めまい迷路症候群　558
開頭減圧術　404f
　　小脳梗塞　407f, 408
　　中大脳動脈領域梗塞　405
概念失行　270
下位脳神経麻痺　**520**
海馬
　　記憶障害　208
　　血液供給　206, 390
　　情動機能　253
　　地誌失認　85
海馬梗塞　208f
海馬体部　331t
海馬頭部　331t
海馬尾部　331t
海馬傍回　330t
海綿状血管腫　**500**, 500f
海綿静脈洞　102f, **524**, 524f, 525f
解離性動脈瘤　551
火焔状閉塞　544f
下オリーブ核　33, 324t
下外側視床動脈　332
鏡失認　262
過換気　315
下眼瞼向き眼振　21
過灌流症候群　55
可逆性脳血管収縮症候群　53
下丘　128f, 324t
蝸牛　126, **129**
蝸牛枝　126
蝸牛神経核　126, 128f
角回　330t
角回動脈　346
角回動脈領域梗塞　**346**
核間性眼筋麻痺　6, 62, **561**
核上性垂直共同注視麻痺　**426**
核上性垂直非共同注視麻痺　**426**
覚醒賦活系　159
下行回　330t
下行性三叉神経路　13f
下後頭回　330t
　　失認　264

過呼吸　311
下矢状静脈洞　524f
下肢静止不能症候群　162, 164
下肢麻痺　**485**
過剰驚愕症　**144**
下小脳脚　22, 324t, 448f
下前頭回　330t
　　失語　200
下前頭回眼窩部　330t
下前頭回三角部　330t
下前頭回弁蓋部　330t
下前頭溝　330t
下側頭回　330t
滑車上動脈　102f
滑車神経核　65, 324t
活動亢進　**190**
滑動性追従運動　62, 83f
　　運動発生機構　65
　　小脳　65, **68**
　　大脳半球　**68**
括約筋機能障害　**359**
下頭頂回　330t
下頭頂溝　330t
下頭頂動脈　355, 355f
下内側前頭葉皮質　199f
下半月小葉　324t
下辺縁系皮質, 心機能調節　288
下方注視麻痺　**426**
過眠　160f
　　治療　**165**
　　病態生理　**164**
　　臨床的特徴　**159**
眼運動回路　383, 384f
眼窩, 血管支配　102f
眼窩下静脈　102f
感覚
　　顔面の―　11
　　体部位局在　17
感覚運動症候群　5
感覚運動性脳卒中　4t, 5, 6f, 6t, 449f, 486
感覚系　11
感覚障害　11, 339, 342
　　一次―　16
　　延髄　**446**, **448**, 556
　　偽性脊髄型―　12
　　橋　**436**, 441
　　頸動脈　535
　　後大脳動脈　391, 566
　　視床　375, 380, 566
　　前下小脳動脈　**436**
　　前脊髄動脈　576
　　前大脳動脈　**358**
　　前脈絡叢動脈　**366**
　　脳卒中による―　12
　　脳底動脈　562
　　皮質下　502
　　皮質性―　16
　　片側―　15

感覚性一過性脳虚血発作 17
感覚性運動失調 18
感覚性後遺症 17
感覚性失韻律 344
感覚性失語 180
　　超皮質性── 566
感覚鈍麻を伴う運動失調不全片麻痺 14
感覚路 25, 25f
眼窩上静脈 102f
眼窩前頭動脈 340, 354, 355f
眼窩前頭動脈領域梗塞 340
眼窩前頭皮質 199f
　　意志決定 202
眼球浮き運動 67, 173, 561
眼球運動
　　垂直── 65
　　側方── 62
眼球運動異常 62
眼球運動障害 424, 435, 440, 445, 448
眼球運動測定異常 21
眼球運動麻痺 62
眼球回転発作 140
眼球側方突進 556
眼球捻転 115, 115f, 117f, 118
眼虚血症候群 99
眼傾斜反応 115f, 116f, 117f, 120f
眼瞼下垂 141, 561
眼瞼攣縮 140
感情韻律 223
眼振 63, 445, 455, 556
　　下眼瞼向き── 21
　　上眼瞼向き── 21
　　注視誘発── 21
眼錐体路症候群 5
感染性心内膜炎 278
完全半盲 75
完全片麻痺 3
完全麻痺 1
眼動脈 102f, 364f
　　視力低下 103
眼動脈閉塞 103
　　治療 104
観念運動性失行 145, 268, 360
観念失行 270
間脳, 昏睡 174
眼脳症候群 5, 106
間脳中脳梗塞 378
緩慢不明瞭構音障害 300
顔面感情失認 264
顔面神経 304f, 324t
顔面神経核 324t
顔面神経麻痺 520
顔面麻痺 446, 448
灌流領域梗塞 465

●き
記憶
　　一次── 206

　　意味── 205f, 206
　　エピソード── 205f, 206
　　顕在── 205f
　　作業── 206
　　潜在── 205f
　　陳述── 205f, 206
　　手続き── 205f, 206
記憶障害 205
　　後大脳動脈 396, 566
　　側頭葉 398
　　尾状核 387
疑核 304f, 310, 310f, 445, 448f, 557
疑核後核 310, 310f
ぎくしゃくしたジストニア様不安定な手症候群 144
偽性アテトーゼ 18, 140
偽性うつ病症候 251
偽性球解放現象 560
偽性球麻痺 299, 311
偽性球麻痺症候群 8
偽性協調運動障害 9
偽性視床症候群 16, 342
偽性腫瘍性梗塞 458, 558
偽性動脈瘤 544f
偽性麻痺現象 18
偽性立体覚消失 273
吃逆 143, 314, 445, 557
拮抗性失行 145, 274
拮抗性統合運動障害 361
基底核
　　解剖 491
　　血液供給 491
　　昏睡 172
　　出血 6f
　　情動機能 253
　　麻痺 492
　　ラクナ症候群 492
基底核-視床-皮質回路 384f
基底核出血 175f, 491
　　外側型 492f, 493, 493f
　　後外側型 492, 492f, 493, 494f
　　後内側型 492, 492f, 493
　　大出血型 494, 494f
　　中央型 492, 492f
　　治療 494
　　予後 494
　　臨床的特徴 495t
基底前脳 202
　　記憶 206
　　作話 202
企図時振戦 21
気分障害 246
逆転眼球浮き運動 67
脚間窩動脈 320f, 325f
脚間深動脈 375
逆向性健忘 205, 227
嗅覚消失 519
嗅覚性失名辞 273

嗅溝 330t
球状核 23, 31
旧小脳 22
求心性瞳孔障害 107
求心性麻痺 9
急性ジストニア 140
丘動脈 320f, 423f
球麻痺 557, 560
橋 431
　　異常運動 559
　　運動失調 28, 560
　　運動障害 440, 441
　　嚥下障害 306, 437
　　解剖学的構造 14f
　　核間性眼筋麻痺 561
　　感覚障害 14, 436, 441
　　眼球運動障害 435, 440
　　眼瞼下垂 561
　　眼振 561
　　協調運動障害 560
　　血管支配 324, 431f
　　幻覚 440
　　構音障害・手不器用症候群 435
　　呼吸 309
　　呼吸障害 440
　　呼吸組織 310f
　　昏睡 171, 172, 175
　　ジストニア 141
　　斜偏倚 561
　　神経核 431f
　　神経路 431f
　　睡眠覚醒障害 164
　　睡眠構造の変化 166
　　多発性脳梗塞 432f
　　内側毛帯 14
　　病的泣き笑い 252
　　麻痺 6, 7, 435, 440
　　ミオクローヌス 560
　　ラクナ梗塞 3f, 27, 432, 434f, 483, 484f
　　レム期睡眠行動異常症 164
橋延髄梗塞 116f, 119f
橋外側部梗塞 435
境界領域梗塞 463, 535
　　深部── 475f, 476
　　前大脳動脈と中大脳動脈の── 473f
　　皮質── 469
橋核 23f, 324t
橋梗塞 432, 437f, 438f
　　機序 432
　　治療 438
　　予後 437
　　両側── 437
橋出血 174, 438, 441f
　　橋底部-被蓋部型 439f, 440
　　広範囲型 438, 439f
　　治療 442
　　頻度 498t

片側橋底部型　439f，**441**
片側被蓋部型　439f，**441**
予後　**441**
両側被蓋部型　439f，440
臨床症候　**438**
胸髄　572
胸髄虚血　**575**
鏡像運動　144
橋側方注視中枢　560
橋中脳梗塞　119f
協調運動障害　18，21，560
協働収縮不能　9，21
共同水平注視麻痺　560
橋動脈　320f，325f
強迫衝動症候群　**144**
橋被蓋部梗塞　**435**
橋腹外側梗塞　7
橋傍正中底部梗塞　433f
橋腕　22
局所性ジストニア　**140**
極動脈　**375**，376f
　視床への血液供給　207，374f
極動脈領域梗塞　**377**，377f
虚血性眼症　468，469f
虚血性視神経症　**105**
　後部──　106
　前部──　105
　治療　108
　動脈炎性──　**107**
　非動脈炎性──　**106**
虚血性心筋症　**294**
虚血性乳頭炎　**107**
巨細胞動脈炎　107
　鑑別診断　**97**
　ニューロパチー　**279**
巨視症　82
筋原線維変性　288
筋ジストロフィー　286t
筋力低下　357，**448**

●く

空間失認，機能解剖　265f
空間注意障害　**225**
空間定位障害　**228**
空中浮揚，手の──　**145**
くしゃみ　**314**
くも膜下出血　**516**
　意識障害　**518**
　異常行動　**518**
　壁運動異常　290
　記憶障害　**210**
　嗅覚消失　**519**
　血圧変化　291
　原因　**516**，516t
　検査　**519**
　診断　51
　頭痛　**51**，54t，**516**
　椎骨動脈解離　543

てんかん発作　**518**
パーキンソニズム　**521**
麻痺　**520**

●け

警告出血　**517**
痙笑　141
頸髄　572
頸髄虚血　**575**
痙性構音障害　297t，**299**
痙性斜頸　141
形態失認　**260**
　視覚性──　87
係蹄正中傍裂　33f
経頭蓋直流刺激　**185**
頸動脈
　運動障害　**535**
　感覚障害　**535**
　多発性脳梗塞　410
　低灌流性脳梗塞　**466**
頸動脈解離
　鑑別診断　**98**
　頭痛　**55**
　治療　**544**
頸動脈血行再建，頭痛　55
頸動脈閉塞症　**535**
軽度記憶障害　**241**
頸部動脈解離　**541**
　診断　**543**
　治療　**544**
　病態生理　**541**
　予後　**545**
　臨床症候　**542**
けいれん発作　151，**502**
血管運動反応性　**471**
　境界領域梗塞　473f
　内頸動脈狭窄　472f
　内頸動脈閉塞　470f，472f，474t
血管運動予備能　**470**
　内頸動脈閉塞　471f
血管炎　**502**
　多発性脳梗塞　413
血管炎性疾患　**279**
血管解離，多発性脳梗塞　**414**
血管奇形
　頭痛　**53**
　脊髄虚血　**582**
血管雑音　**97**
血管支配領域　**319**
血管症，多発性脳梗塞　413
血管性認知症　**236**，**419**
　診断基準　**238**
　皮質下性──　**241**
　皮質性──　**240**
血管攣縮性一過性単眼盲　100t
結合腕　22
楔状束核　324t
血小板フィブリン塞栓　95，96f，104

結節　324t，331t
血栓性動脈疾患，頭痛　51
血栓塞栓症　**554**
楔前部　330t
血栓溶解療法　104t
　頸部動脈解離　**544**
　脳静脈血栓症　**531**
楔部　330t
減圧症　**112**
幻覚　253，**440**
　病態生理　**164**
　臨床的特徴　**162**
言語検査　**178**
言語失調　21
言語障害　**222**
　前大脳動脈　**359**
言語性健忘　**387**
言語生成障害　**214**
言語性聴覚性失認　**267**
顕在記憶　205f
幻視　**81**，81f
原始感覚　16
健忘　207，209f，**227**，359，398，563
　逆向性──　205，227
　言語性──　387
　視覚性──　85，387
　前向性──　205，227
　皮質下性──　**217**
健忘性失語　**396**

●こ

語彙選択的呼名障害　**214**
構音障害　21，**296**，298f，341，**387**，**445**，**448**，454，557
　Parkinson 症候群型──　297t
　運動過多性──　298t，**301**
　運動減少性──　297t，**301**
　運動失調性──　297t，**300**
　下位運動ニューロン性──　297t，**300**
　緩慢不明瞭──　300
　痙性──　297t，**299**
　混合性──　297t，**300**
　弛緩性──　297t，**300**
　ジストニア型──　298t
　上位運動ニューロン性──　297t，**298**
　神経学的徴候　297t
　断綴性運動失調性──　300
　発語障害の特徴　298t
　舞踏病型──　298t
　片側優位性　299
構音障害・顔面麻痺症候群　**434**
構音障害・手不器用症候群　5，299，432，**435**，485
構音不能　341
後外側腹側核　11
後外側裂　33f
口蓋ミオクローヌス　560
後下小脳動脈　25，**27**，37，38，116f，320f，

322f, 325, 455f, 555f
　　　　運動失調　27
　　　　眼振　455
　　　　灌流領域　453f
　　　　協調運動障害　558
　　　　小脳への血液供給　452
　　　　前庭症候群　115
　　　　難聴　131
　　　　めまい　455
後下小脳動脈内側領域梗塞　117f
後下小脳動脈領域梗塞　27, 38, 39, 42, 454
　　　　機序　460
　　　　予後　460
後下小脳動脈領域の小脳梗塞　558
　　　　機序　559
後眼窩回　330t
交感神経
　　　　遠心性——　286
　　　　求心性——　286
交感性失行　269
口顔面常同運動症　142
抗凝固療法
　　　　頸部動脈解離　545
　　　　脳静脈血栓症　531
口腔咽頭構造　304f
攻撃性炸裂　252
高血圧，くも膜下出血　519
高血圧性脳出血　498
後交通動脈　326f, 331t, 391f
　　　　視床への血液供給　374f
　　　　穿通枝　331
交叉性偽性無視　360
交叉性視覚性運動失調　273, 360
後篩骨動脈　102f
光視症　81
甲状頸動脈　573f
構成失行　83, 229, 270, 274
後脊髄根動脈　574f, 575f
後脊髄動脈　116f, 572, 573f, 574f, 575f
　　　　運動障害　577
後脊髄動脈症候群　577
後前庭動脈　126, 127f
後側頭動脈　344, 390
交代性脳幹症候群　6
後大脳動脈　320f, 326f, 331t, 364f, 367f, 390, 423f, 555f
　　　　Gerstmann 症候群　566
　　　　意識不鮮明　191
　　　　運動失調　399
　　　　運動障害　392
　　　　海馬への血液供給　207, 390
　　　　感覚障害　391, 566
　　　　灌流領域　366f
　　　　記憶障害　208, 396, 566
　　　　後頭葉への血液供給　391f
　　　　興奮　191
　　　　視床への血液供給　374f, 390, 391f

失語　396
失行　259t
失読　183, 265, 395, 566
失認　228, 259t, 396, 399, 566
視野欠損　75, 77f, 391, 399, 565
前庭症候群　123
せん妄　191
側頭葉への血液供給　391f
多発性脳梗塞　416
中脳への血液供給　391f, 423
軟膜枝　332
半盲　394
片頭痛　397
麻痺　7, 427
無視　81, 392
有線領　73
後大脳動脈解離　397
後大脳動脈狭窄　391, 392f
後大脳動脈共通部後部・迂回部閉塞　392
後大脳動脈共通部前部閉塞　392
後大脳動脈近位部閉塞　378
後大脳動脈主幹部閉塞　394f
後大脳動脈と中大脳動脈の境界領域梗塞　182f
後大脳動脈領域梗塞　190, 391, 393f, 394f, 395f, 398f, 399f, 400f, 416f, 418, 418f, 565
　　　　右大脳半球の——　396
　　　　機序　396, 397t, 400, 567
　　　　左大脳半球の——　395
　　　　大脳半球の——　394
　　　　転帰　8t
　　　　臨床症候　398
　　　　臨床所見　392t
後中心動脈　574f
後鳥距溝　330t
後頭橋路　24, 24f, 25f
行動障害　229
後頭側頭葉，地誌失認　85
後頭側頭葉外側部梗塞　83f, 84f
後頭側頭葉内側部梗塞　85f
後頭頂動脈　345
　　　　運動失調　346
　　　　神経心理学的徴候　346
後頭頂動脈領域梗塞　345
後頭内溝　330t
後頭葉
　　　　失語　182
　　　　失読　272
　　　　失認　262, 263, 266
　　　　情報処理の流れ　260f
後頭葉梗塞　564f
後頭葉出血　81f, 504f
　　　　臨床症候　503
後内眼動脈　375
後内側前頭動脈　355, 355f
後内腹側核　12
後内側脈絡叢動脈　320f

項部硬直　519
興奮　144, 188, 194f, 345, 386
興奮性活動亢進　229
後方 Roland 型の運動無視　9
後方循環，多発性脳梗塞　411, 415, 416
後方循環梗塞　554
後膨大部回　330t
硬膜静脈洞　523, 524
硬膜動静脈瘻，脊髄虚血　582
後脈絡叢動脈　326f, 331t, 375, 376f, 423f
　　　　視床への血液供給　374f
　　　　視野欠損　75, 75f, 378
　　　　神経心理学的障害　393
　　　　穿通枝　332
後脈絡叢動脈領域梗塞　377f, 378
抗リン脂質抗体症候群　103
　　　　鑑別診断　98
　　　　頭痛　56
　　　　ニューロパチー　280
誤嚥　303
呼吸困難　311
呼吸障害　309
　　　　延髄　446, 557
　　　　橋　440
呼吸調節中枢　309
黒質　24f, 324t, 384f
黒内障瞳孔　101
古小脳　22
孤束核　304f, 324t
固定姿勢保持困難　143
古典的ラクナ症候群　483
孤発性上斜筋麻痺　426
孤発性動眼神経麻痺　424
語盲　83
コレステロール塞栓　95, 96f, 104
語漏錯語　215
混合性構音障害　297t, 300
昏睡　171, 427
　　　　機序　174, 174t
　　　　病巣　174t
　　　　臨床症候　172, 174t
根動脈　572, 573f, 574f
昏迷　171, 189

●さ

再灌流症候群　55
再分極異常　291
作業記憶　206
　　　　構成要素　205f
錯感覚　558
索状体　22, 128f
錯綜　159
錯読　396
錯乱状態　188
さくらんぼ赤色斑　101
作話　215, 230
鎖骨下動脈　573f
嗄声　445

左大脳半球　223
錯覚性視覚拡散　82
左脳障害
　　感情韻律　224, 225f
　　無視　227f
三叉神経　11, 304f, 324t
　　嚥下　304
　　感覚障害　14
三叉神経運動核　324t
三叉神経主知覚核　11, 324t
三叉神経脊髄路　557f
三叉神経路　448f
山頂　324t
山腹　324t
山腹前裂　33f
山腹内裂　33f

●し

視運動性失認　266
視覚障害，大脳性——　72
視覚症状　94
四角小葉　324t
視覚性異所感覚　82
視覚性運動失調　68, 88, 265, 399
　　交叉性——　360
視覚性感情低下　85
視覚性形態失認　87
視覚性健忘　85, 387
視覚性失語　182, 263
視覚性失認　85, 258, 396, 566
　　機能解剖　264f
　　検査　262f
　　知覚型——　85, 260
　　評価　261t
　　連合型——　85, 262
視覚性失名辞　272
視覚性保続　82
視覚性無視　77
　　検査　78
　　半盲を伴わない——　81
視覚性模倣失行　269
自覚的視性垂直位　115
自覚的視性垂直位傾斜　117f, 118f, 121f, 122f
視覚皮質　72
視覚路　73
弛緩性構音障害　297t, 300
色彩失認　263
色名呼称不能　84, 263
色盲　85, 263
　　色名呼称不能との鑑別　85
視空間失認　265
視空間障害　216f
視空間無視　339
視交叉　72
　　視野欠損　74
視交叉障害　74
自己中心的見当識障害　85, 229

自己賦活喪失　377
視索　72, 324t
視野欠損　74
四肢麻痺　6t
四重扇状半盲　367
視床　23f, 24f, 25f, 207, 374, 384f
　　意識障害　377
　　運動過多　144
　　運動失調　28, 375
　　運動障害　377, 379, 393
　　過眠　159, 161f, 164
　　感覚障害　14, 342, 375, 380, 566
　　記憶障害　208, 209f, 217
　　極動脈　377
　　血液供給　374
　　健忘　563
　　昏睡　171
　　ジストニア　140
　　失語　181, 214, 342, 379
　　失行　271
　　視野欠損　378
　　神経心理学的障害　378
　　振戦　142
　　睡眠覚醒障害　164
　　前庭症候群　120
　　せん妄　191
　　躁病　252
　　他人の手症候群　145
　　注視麻痺　378
　　中脳性幻覚　163f
　　手口症候群　342
　　内側毛帯　15
　　不眠　161f, 164
　　無感情　217, 377
視床外側腹側核　331t
視床外側部梗塞　375, 377f, 394f
視床外側部出血　161f
視床灰白隆起梗塞　215
視床灰白隆起動脈　207, 375, 376f
歯状核　23, 23f, 25, 25f, 33, 324t
視床下部　331t
　　異常運動　427
　　心機能調節　288
　　神経路　289f
　　睡眠覚醒障害　164
視床下部下垂体副腎系
　　うつ病　248
視床脚　24f
視床後外側核　331t
視床後外側腹側核　331t
視床後外側部梗塞　121f
視床梗塞　15f, 120, 209f, 375, 380f, 485f, 564, 564f
　　静脈性——　380
視床後腹側核　12f
視床視床下部動脈　207, 375, 376f
　　視床への血液供給　374f
視床膝状体動脈　331t, 374, 376f, 390,

391f
　　運動障害　393
　　視床への血液供給　374f
　　穿通枝　332
視床膝状体動脈閉塞　394f
視床出血　378, 379f
　　頻度　498t
視床静脈閉塞　380f
視床性失立　377
視床前核　330t
視床穿通茎動脈　375
視床穿通動脈　207, 331t, 391f
　　穿通枝　331
視床前腹側核　331t
視床前部梗塞　215f
視床枕　331t
視床内側中心核　330t
視床内側部出血　215f
視床内側部脳卒中　163f
視床背外側核　330t
視床背内側核　330t
視床腹外側部梗塞　393
視神経　72
ジスキネジア　138, 139f, 142
　　発作性——　146
　　発作性複雑性——　143
ジストニア　139, 140, 377
　　急性——　140
　　局所性——　140
　　遅発性片側——　141
　　バーチャル——　141
　　閉口——　141
ジストニア型構音障害　298t
ジストニア振戦　140
字性失読　84
肢節運動失調　21
肢節失行　268
持続性吸息　311
失韻律　223
　　感覚性——　344
　　情動性——　253
　　病変部位　224t
　　分類　224t
失音楽　133, 267
失語　143, 177, 222, 339, 379, 387, 396, 415
　　Broca——　179, 180f, 200
　　Wernicke——　180, 181f
　　運動性——　179, 341f
　　回復　183
　　感覚性——　180
　　健忘性——　396
　　視覚性——　263
　　失名辞——　396, 566
　　受容性——　179
　　触覚性——　268
　　全——　180
　　線条体内包性——　214

超皮質性—— 181, 182f
　　超皮質性感覚性—— 396
　　治療 184
　　伝導性—— 180, 181f, 342
　　脳血管症候群による—— 179
　　皮質下性—— 181, 214
　　表出性—— 179
　　非流暢性—— 179
　　流暢性—— 180
失行 258, 268
　　運動—— 273
　　運動感覚低下性—— 268
　　運動遂行の—— 270
　　概念—— 270
　　観念—— 270
　　観念運動性—— 268, 360
　　拮抗性—— 145, 274
　　検査 269t
　　交感性—— 269
　　口腔顔面—— 270
　　構成—— 83, 229, 270, 274
　　視覚性模倣—— 269
　　肢節—— 268
　　頭蓋顔面—— 270
　　責任病巣 259t
　　全身の—— 270
　　前頭葉性—— 271
　　体軸—— 270
　　着衣—— 271
　　注視—— 88, 399
　　発語—— 270
　　皮質下性—— 216
　　歩行—— 270
失行性失書 271
失語性失書 274
失書 182
　　失行性—— 216, 271
　　失語性—— 274
　　純粋—— 183
　　皮質下性—— 216
　　左手の—— 274, 360
膝状体鳥距経路 75f
失書を伴わない失読 83, 84f, 264, 395, 395f, 566
膝神経路 1
室頂核 23, 31
膝鳥距線維 72
膝鳥距中継路, 視野障害 82
失読 182
　　左側—— 272
　　字性—— 84
　　失書を伴わない—— 83, 84f, 264, 395, 566
　　純粋—— 83, 84f, 182, 264
　　全—— 83
　　中枢性—— 84
　　無視性—— 77, 265
　　文字単位での—— 266

失読失書 84, 265, 396
失認 7, 228, 258
　　意味性—— 87
　　意味探索型—— 262
　　鏡—— 262
　　顔面感情—— 264
　　形態—— 260
　　視運動性—— 266
　　視覚性—— 85, 258, 261t, 396, 566
　　色彩—— 263
　　視空間—— 265
　　触覚性—— 261t, 267, 267f
　　責任病巣 259t
　　相貌—— 85, 228, 263, 567
　　知覚型—— 228, 259, 262f, 264f
　　地誌—— 85, 266
　　聴覚性—— 133, 261t, 266, 267f
　　統合—— 87, 262
　　同時—— 87, 266
　　物体—— 258
　　傍言語性—— 267
　　街並み—— 85, 229
　　連合型—— 228, 259, 262f, 264f
疾病無関心 7, 251f, 253
失名辞 182, 214, 263
　　嗅覚性—— 273
　　視覚性—— 272
　　触覚性—— 268, 273, 360
　　聴覚性—— 272
失名辞失語 396, 566
失立失歩 275
肢の震え 142, 358
四分盲 78f, 79f, 367
脂肪硝子変性
　　橋梗塞 432
　　多発性脳梗塞 412
視放線 72, 331t
　　視野欠損 75, 76f
　　半盲 81
　　無視 81
しみ状出血 97f
耳鳴 126, 562
字盲 84
視野欠損 74, 75f, 367, 391, 520
　　回復 76
斜視 82
斜偏倚 63, 115, 115f, 117f, 118, 173, 561
ジャルゴン 180, 181f, 183f
周期性一側てんかん型放電 155
周期性下肢運動 163f
周期性四肢運動障害 162
収縮帯壊死 288, 290f
重複記憶錯誤 85, 230
周辺言語 222
重力知覚経路 116
主オリーブ核 34
主蝸牛動脈 126, 127f

受容性失韻律 267
受容性失語 179
純粋運動性脳卒中 4, 4t, 6f, 426, 449f, 483, 484f, 488f
純粋運動性不全片麻痺 4
純粋運動性片麻痺 4f, 435, 483
純粋感覚性脳卒中 14f, 15f, 16f, 375, 426, 485, 485f
純粋語盲 264
純粋語聾 133, 267, 345
純粋失書 183
純粋失読 83, 84f, 182, 264
純粋精神的無動 161
上位運動ニューロン性構音障害 297t, 298
上オリーブ核 324t
上オリーブ複合体 127, 128f
上下方注視麻痺 426
上眼瞼向き眼振 21
上丘 324t
小血管病, 多発性脳梗塞 412
上行頸動脈 573f
上行性三叉神経視床路 13f
上行性三叉神経路 14f
上後側裂 33f
上後頭回 330t
上後頭溝 330t
上行網様体賦活系 159
　　昏睡 171
小視症 82
上矢状静脈洞 524, 524f, 525f
硝子体下出血 520
上斜視 115f
上小脳核 324t
上小脳脚 23
上小脳動脈 25, 27, 37, 38, 320f, 322f, 325, 326f, 391f, 423f, 431, 555f, 564
　　運動失調 27
　　運動障害 564
　　灌流領域 453f
　　小脳症状 427
　　小脳への血液供給 452
　　脳底動脈先端症候群 457
上小脳動脈閉塞 436f
上小脳動脈領域梗塞 27, 38, 39, 42, 418f, 456, 564, 565f
　　機序 459, 567
　　予後 460
上前頭回 330t
上前頭溝 330t
上側頭回 122f, 128f, 330t
　　失認 267
上側頭溝 330t
上中脳動脈 378
常同運動症 143
情動過多 217
衝動性運動 62
　　運動発生機構 65
　　小脳 67

大脳半球　68	麻痺　7	静脈洞　523，529f
情動性失韻律　253	無症候性梗塞　46	解剖学的特徴と臨床的特徴　525t
上頭頂回　330t	めまい　453	血栓　524，525f
上頭頂動脈　355，355f	ラクナ梗塞　458	撮像法　528
情動表出失禁　217	小脳核　23，23f	静脈洞交会　524，524f
小脳　22，34f，117f，455f	小脳脚　25f	静脈洞疾患，頭痛　55
運動失調　21，26	下――　22	上網様構造　67
運動障害　9	上――　23	小葉　22
運動制御　31	中――　22	書字振戦　142
嚥下障害　306	小脳境界領域梗塞　457	触覚性失語　268
音素流暢性障害　43	小脳限局梗塞　42	触覚性失象徴　268
解剖学的構造　322f	小脳溝　33	触覚性失認　267，267f
解剖学的連結　31	小脳梗塞　407，407f，416，452	評価　261t
画像所見　34	悪性――　458	触覚性失名辞　268，273，360
滑動性追従運動　65，68	開頭減圧術　408	自律呼吸　312
眼球運動　67	後下小脳動脈領域の――　558	自律神経症状　285
記憶障害　42，45	治療　460	心筋細胞凝固壊死　288
機能局在　31，37	脳室ドレナージ　408	神経核
機能的連結　35f	予後　460	嚥下を調節する――　304f
旧――　22	臨床症候　453	神経原性心筋傷害　288
血液供給　452	小脳梗塞症候群　454t	神経原性肺水腫　294
血管支配　25，37，38f，325	小脳出血　43，174	神経疾患
言語障害　42	頻度　498t	二次的心臓傷害を避けるための治療アプ
古――　22	小脳症候群　26	ローチ　294f
構音障害　26，297t，300，454，457	小脳性運動失調　6，21	神経心臓症候群　285，286t
梗塞の頻度　26	小脳性運動症候群　37，39	神経心理学的障害
後葉　22，23f	小脳性遠隔機能障害　28	後脈絡叢動脈　393
昏睡　173	小脳性構音障害　26	視床　378
視空間認知機能　44	小脳性認知機能障害症候群　26	前脈絡叢動脈　368
終末領域梗塞　460	小脳性認知障害，治療　46	傍正中動脈　378
小節　23f	小脳性認知情動症候群　40，40t，41t，44	神経線維腫症　281
衝動性運動　67	治療　46	深頸動脈　573f
小葉　33f	小脳性不全片麻痺　9	神経リハビリテーション　184
新――　22	小脳赤核路　23	神経路，脳と心臓の間の――　289f
神経障害　22	小脳虫部結節　324t	心原性塞栓
神経精神医学的症候　45t	小脳虫部垂　324t	後大脳動脈領域梗塞　397
神経路　22	小脳虫部錐体　324t	上小脳動脈領域梗塞　459
振戦　142	小脳徴候　520	小脳梗塞　459
遂行機能　44	小脳動脈	脊髄虚血　581
脊髄――　22，23f	灌流領域　453f	前脈絡叢動脈領域梗塞　369
占拠性梗塞　407	後下――　25，27，37，38f，115，116f，	多発性脳梗塞　412
前庭――　22，23f	131，325，452	椎骨脳底動脈領域梗塞　429
前庭症候群　116	上――　25，27，37，38f，325，431，	心原性脳塞栓症　412
前葉　22，23f，33，34f	452，564	新作言語　180
大脳――　22，23f	前下――　25，27，37，38f，113，116f，	新小脳　22
体部位局在　33	129，325，431，452，562	新小脳症候群　26
多発性脳梗塞　416，419f，432f，459	分布　320f	振戦　21，141
単一領域梗塞　459	小脳脳卒中	運動時――　21
単小葉　34f	診断と治療　45	企図時――　21
虫部　22，23f	小脳皮質　23	心臓神経支配　285
低灌流性脳梗塞　470	小脳片葉　324t	遠心性――　286
認知行動症状　31	上半月小葉　324t	求心性――　286，287f
認知障害　22，42	上方注視麻痺　426	内在性――　288
病的泣き笑い　44	静脈うっ滞性網膜症　97f，99	身体失認　7
賦活尤度評価マップ　36f	眼底鏡所見　99t	深大脳静脈　523
片葉　23f	静脈血栓　415	心調律障害　293
傍正中小葉　34f	頭痛　56	心的自己賦活喪失　252
歩行失調　457	静脈性梗塞　415	心伝導系異常　291

振動覚　13
深部小梗塞　483
深部小脳核　31
深部白質経路　202
深部白質脳卒中　214

●す

髄液検査，脳静脈血栓症　530
遂行機能障害　18，241
髄質穿通動脈　575f
髄質動脈　325，326f
錐体外路
　　運動障害　9
　　構音障害　301
錐体路
　　運動失調不全片麻痺　6
　　随意運動　1
錐体路性麻痺　2
垂直眼球運動
　　運動発生機構　66
　　最終共通経路　65
垂直眼球運動症候群　66f
垂直性 one-and-a-half 症候群　67
垂直知覚障害　122f
垂直半規管経路　115f
水頭症　408
水平滑動性追従運動，神経回路　69f
水平眼球運動症候群　63f
水平衝動性運動，核上性回路　64f
水平裂　33f
睡眠，臨床的意義　167
睡眠覚醒障害　159
　　診断　165
　　病態生理　163
睡眠関連運動障害
　　治療　165
　　病態生理　164
　　臨床的特徴　162
睡眠構造　165
睡眠時異常行動
　　治療　165
　　病態生理　164
　　臨床的特徴　162
睡眠時無呼吸症候群　312
頭蓋外-頭蓋内バイパス術
　　頸動脈閉塞　539
　　低灌流性脳梗塞　477
頭蓋外動脈解離　547
頭蓋内圧亢進　526
頭蓋内動脈解離　547，549f
　　診断　550
　　発生部位　549
　　病態生理　547
　　予後　551
頭蓋内内頸動脈解離　549f
頭蓋内領域梗塞
　　遠位――　563
　　近位――　555

　　多発性――　567
　　中位――　559
頭痛　50，54t，446，502，516，542，557
　　鑑別診断　52
　　原因　517t
　　持続時間　54
　　性行為に伴う――　53
　　前兆――　51
　　脳卒中との関連　57
　　頻度　54
　　雷鳴――　53
　　労作性――　53

●せ

性行為に伴う頭痛　53
静座不能　144
精神性注視麻痺　88，265
精神的無動　416
精神盲　253
声帯ミオクローヌス　143
正中前大脳動脈　356
正中偏倚　175f，403，404f
青斑核　324t
咳　314
赤核　23，23f，24f，324t
赤核振戦　144
赤核脊髄路　23，23f
赤色ぼろ線維　281
脊髄　572
　　血液供給　572，573f，574f
　　呼吸組織　310f
　　神経路　289f
　　前脊髄動脈　576
　　排尿障害　577
脊髄一過性虚血発作　574
脊髄虚血　572
　　機序　579
　　原因　579，580t
　　原因の鑑別　583
　　診断　582
　　長期予後　584
　　治療　584
　　臨床症候　574
脊髄梗塞　579f
脊髄根動脈　572
脊髄三叉神経核　324t
脊髄三叉神経路　324t
脊髄視床路　13f，14f，324t，448f
脊髄視床路系　11，11f
脊髄周囲穿通（髄質）動脈　572，575f
脊髄症，診断　582
脊髄小脳　22，23f
脊髄小脳路　33
脊髄髄質動脈　320f
脊髄卒中　572
脊髄中心梗塞　577
脊髄動脈　572，574f
　　後――　116f

脊髄動脈叢　572，573f，574，575f
脊髄跛行　577
脊柱管狭窄　578f，581
舌咽神経　300，324t
石灰化塞栓　104
舌下神経　300，304f
舌下神経核　324t，448f
舌下神経前位核　64
舌状回　330t
　　失認　229
　　視野欠損　565
　　せん妄　399
　　相貌失認　85
舌状溝　330t
前 Roland 動脈　340
前下小脳動脈　25，27，37，38，114f，116f，
　　127f，320f，322f，325，431，555f，562
　　運動失調　27
　　回転性めまい　113，129
　　感覚障害　14，436
　　灌流領域　453f
　　小脳への血液供給　452
　　切迫性梗塞　129
　　聴覚系　126
　　難聴　129
　　麻痺　435，456
　　めまい　456
前下小脳動脈と後下小脳動脈の境界領域梗塞
　　43
前下小脳動脈領域梗塞　27，39，129，130f，
　　131f，132t，134f，135f，435，456，562，
　　563f
　　機序　460
前橋小脳梗塞　43
占拠性梗塞
　　テント下の――　407
　　テント上の――　403
占拠性脳梗塞　403
前向性見当識障害　229
前向性健忘　205，227
前交通動脈　326f，331t，354，355f
　　灌流領域　353f
　　記憶障害　210
　　基底前脳への血液供給　202
　　くも膜下出血　210
　　健忘　359
　　穿通枝　326
　　変異　356t
前後頭溝　330t
前交連　331t
潜在記憶　205f
前篩骨動脈　102f
全失語　180
全失読　83
前障　331t
線条外経路　73
栓状核　23，31
線条体　384f

運動過多症　144
　　　ジストニア　140
線条体内包梗塞　385f, 476
　　心電図変化　293f
線条体内包性失語　**214**
扇状半盲　75, 76f
全身性強直性間代性発作　152
仙髄　572
前脊髄根動脈　574f, 575f
前脊髄動脈　320f, 555f, 572, 573f, 574f, 575f
　　感覚障害　576
前脊髄動脈症候群　**576**, 576f
前前庭動脈　126, 127f
　　回転性めまい　129
前側頭動脈　347, 390
前側頭動脈領域梗塞　**347**, 347f
浅大脳静脈　**523**
前大脳動脈　326f, 331t, **353**, 364f
　　運動失調　360
　　運動障害　**357**
　　感覚障害　**358**
　　灌流領域　355f, 366f
　　基底核への血液供給　491
　　基底前脳への血液供給　202
　　言語障害　**359**
　　興奮　193
　　失語　181
　　失行　360
　　失書　360
　　失認　268
　　失名辞　360
　　穿通枝　**326**
　　前庭症候群　123
　　前頭葉への血液供給　199
　　他人の手症候群　145, 230
　　他人の手徴候　**360**
　　多発性脳梗塞　416f
　　低灌流性脳梗塞　475
　　低形成　358f
　　軟膜枝　**332**
　　尿失禁　359
　　把握反射　359
　　尾状核への血液供給　384
　　変異　356t
　　麻痺　7, 201, 357, 416
　　無為　193, 201, **359**
　　無視　360
　　無動性無言　**359**
前大脳動脈 A2 部閉塞　357f
前大脳動脈アテローム血栓性閉塞　357f
前大脳動脈解離　549
前大脳動脈と中大脳動脈の境界領域梗塞　182f
前大脳動脈領域梗塞　**293**, 356, 404f
　　転帰　8t
　　病因　**356**, 356t
　　臨床症候　357

選択盲　266
前中心動脈　574f
前兆頭痛　51, 517
穿通動脈　325, 326f
前庭蝸牛動脈　126
前庭眼反射　62, 113, 114t, 173
前庭経路　113, 118
前庭症候群　**112**
　　分類　114t
前庭小脳　22, 23f
前庭小脳症状　555
前庭神経核　324t, 448f
　　眼球運動　65, 66
前庭神経内側核　64
前庭性めまい症候群　112
前庭動脈　116f
前庭皮質　121, 121f
前庭迷路　129
前頭縁上回　330t
前頭眼野　199f
　　眼球運動　200
　　失行　200
前頭橋路　24, 24f, 25f
前頭極動脈　354, 355f
前頭前動脈　340
前頭前動脈領域梗塞　340
前頭前野　198
前頭頂動脈　341
　　感覚障害　342
　　失語　342
前頭頂動脈領域梗塞　**341**
前頭頭頂葉梗塞　44, 80f
前頭弁蓋動脈　340
前頭葉　**198**, 199f
　　うつ病　202, 248
　　運動障害　8
　　健忘　227
　　ジストニア　140
　　情報処理の流れ　260f
　　振戦　142
　　精神症状　359
　　せん妄　192
　　他人の手症候群　145, 201, 230, 274
　　他人の手徴候　360
　　無視　226
前頭葉-線条体-視床-前頭葉回路　383
前頭葉梗塞　412f
前頭葉出血　503f
　　臨床症候　**502**
前頭葉症候群　**198**
　　回復と予後　202
前頭葉性失行　**271**
前内眼動脈　375
前内側前頭動脈　354, 355f
前部帯状回
　　他人の手症候群　145
　　無視　226
前部帯状回路　384f

前方循環, 多発性脳梗塞　411, 415
前脈絡叢動脈　320f, 326f, 331t, **363**, 364f, 367f, 423f
　　運動障害　366
　　海馬への血液供給　207
　　解剖学的走行　**363**
　　感覚障害　366
　　灌流領域　363, 365f, 366f
　　基底核出血　492
　　視野欠損　75, 75f, **367**, 368f
　　神経心理学的障害　368
　　穿通枝　326
　　中脳への血液供給　423
　　軟膜枝　332
　　麻痺　366
　　無視　369
　　ラクナ梗塞　367
前脈絡叢動脈領域梗塞　366f, 416f, 424f
　　危険因子　369
　　病因　369
　　予後　370
　　臨床症候　366
せん妄　**188**
　　診断基準　189t
前毛様体動脈　102f
前有孔質　326f
前葉症候群　26

●そ
総蝸牛動脈　126, 127f
総頸動脈　536f, 537
相同性傍中心窩暗点　79f
躁病　**252**
相貌失認　84, **228**, **263**, 399
　　機能解剖　264f
　　知覚型——　85, 264
　　連合型——　85, 264
僧帽弁逸脱, 頭痛　56
側坐核　330t
塞栓
　　血小板フィブリン——　104
　　コレステロール——　95, 96f, 104
　　石灰化——　104
塞栓源　95t
塞栓性動脈性疾患
　　頭痛　51
測定異常　21, 36
測定過小　21
測定過大　21
側頭橋路　24, 24f, 25f
側頭極動脈　347
側頭極動脈領域梗塞　**347**
側頭後頭動脈　344
側頭動脈　344
　　健忘　396
　　失語　344
側頭動脈領域梗塞　**344**, 345f
側頭辺縁系, 健忘　227

側頭葉
　　記憶障害　208, 209f, 398
　　健忘　227
　　失音楽　345
　　失語　180, 344
　　失認　267
　　情報処理の流れ　260f
　　せん妄　192
　　躁病　252
側頭葉梗塞　254f, 412f, 564f
側頭葉出血　503f
　　心電図変化　292f
　　臨床症候　503
側頭葉内側部梗塞　208, 209f
側副溝　330t
側方眼球運動
　　運動発生機構　63
　　最終共通経路　62
側方共同眼球運動　62
側方注視障害, 眼球運動障害　65

● た

体位性運動失調　21
第一裂　23f, 33f
体幹運動失調　21
体幹側方突進　556
体幹揺動, 延髄　556
退去　145
台形体　128f
　　聴覚幻想　133
台形体核　127
体軸失行　270
帯状回　330t
帯状溝　330t
体性感覚　11, 12f
体性感覚系　11
体性感覚障害　12
体性感覚野Ⅰ　12
体性感覚野Ⅱ　12
体節性ミオクローヌス　143
大動脈解離, ニューロパチー　279
大動脈瘤破裂, ニューロパチー　279
第二裂　33f
大脳基底核　383, 491
大脳脚　331t
　　ラクナ梗塞　4f
大脳脚穿通動脈　390, 391f
大脳小脳　22, 23f
大脳性視覚障害　72
大脳動脈
　　穿通動脈　326
　　軟膜動脈　332
大脳動脈領域梗塞　122f
大脳半球　223
　　嚥下障害　306
　　解剖学的構造　327f, 330t
　　滑動性追従運動　68
　　眼球運動　68

眼球運動障害　65
血管支配　325, 331t, 336f
呼吸機能障害　311
昏睡　174t
衝動性運動　68
中枢性聴覚障害　133
大脳半球梗塞　133
　　片側——　415
　　両側——　410, 416
大脳半球動脈, 分布　326f
大脳半球皮質梗塞　298f
大脳皮質　23f, 384f
　　運動失調　29
　　遠心性連絡　24
　　感覚障害　16
　　求心性連絡　23
　　情報処理の流れ　260f
　　随意運動　1
大脳皮質下, 感覚障害　15
大脳辺縁系, 健忘　207
体部位局在　1
高安動脈炎　279
多感覚統合前庭皮質回路　121
たこつぼ心筋症　290, 291f
他人の手症候群　145, 201, 230, 274
　　後方性——　275
　　視感覚性——　275
　　純粋脳梁性——　274
　　前頭葉性——　274
他人の手徴候　273, 360
多発性解離　543, 547
多発性小梗塞　413f
多発性大血管病変
　　認知症　241
多発性脳梗塞　410, 414f
　　原因　411
　　単一血管閉塞による——　416
　　テント上下の——　419
　　同時発症の——　415
　　認知症　419
　　頻度と発症率　410
　　臨床症状　415
多発性ラクナ梗塞　242
単眼盲
　　一過性——　94
　　急性——　101
単純小葉　324t
淡蒼球　384f, 491
淡蒼球外節　330t
淡蒼球内節　330t
断綴性運動失調性構音障害　300
単ニューロパチー　278
単麻痺　5, 520

● ち

知覚型視覚性失認　260
知覚型相貌失認　264
知覚表象システム　205f, 206

地誌見当識障害　228
地誌失認　85, 266
チック　146
遅発性片側ジストニア　141
着衣失行　271
中隔核　330t
中後頭回　330t
注視失行　88, 265, 399
注視麻痺　369, 378, 379, 428f
　　水平——　560
注視誘発眼振　21
中小脳脚　22, 324t
中心溝　330t
中心後回　330t
　　感覚障害　16f
　　失認　268
中心後溝　330t
中心後溝動脈　341
中心溝動脈　341, 574, 575f
中心小葉　324t
中心小葉翼　324t
中心前回　330t
　　麻痺　5
中心前回脊髄路　24f
中心前溝　330t
中心前溝動脈　340
中心前動脈　340
中心前動脈領域梗塞　340
中心前裂　33f
中心動脈　341
中心動脈領域梗塞　341
中心被蓋路　25f
中枢神経系, 心機能調節　288
中枢神経限局性血管炎　413
中枢性色盲　85, 263
中枢性失読　84
中枢性周期性呼吸　311
中枢性聴覚障害　132
　　検査　136t
中枢性動体視覚障害　88
中枢性脳卒中後疼痛　17
中枢聴覚路　562
中枢パターン発生器　305
中前頭回　330t
中側頭回　330t
中側頭動脈　344
中大脳動脈　326f, 331t, 334, 335f, 364f, 367f
　　解剖　334, 335f
　　活動亢進　229
　　感覚障害　343
　　灌流領域　366f
　　血管支配　334
　　失韻律　344
　　失語　179, 193, 339, 343
　　失行　259t, 270
　　失読　265
　　失認　259t, 268

視野欠損　75f
占拠性梗塞　403
穿通枝　331
前庭症候群　113, 123
前頭葉への血液供給　199
せん妄　192, 229
多発性脳梗塞　415, 416f
半盲　343
尾状核への血液供給　385
片麻痺　3
麻痺　7, 415
無視　339, 343
中大脳動脈解離　549
中大脳動脈下方枝領域梗塞　343, 343f, 344f
中大脳動脈狭窄　488f
中大脳動脈主幹部閉塞　394f
中大脳動脈症候群　338
中大脳動脈上方枝の分枝領域梗塞　340
中大脳動脈上方枝領域梗塞　339
中大脳動脈皮質枝全域梗塞　339
中大脳動脈領域梗塞　172f, 192, 238f, 338, 338f, 394f, 404f, 416f, 418f
　　悪性——　403
　　開頭減圧術　405
　　死亡率　8t
　　診断　404
　　転帰　8t
　　病態生理　403
　　予後　407
　　臨床経過　404
中内側前頭動脈　355, 355f
中脳　423, 423f
　　意識障害　427
　　嚥下障害　306
　　解剖学的構造　15f
　　感覚障害　14
　　眼球運動麻痺　424
　　血管支配　325
　　昏睡　171, 173, 175, 427
　　ジストニア　140
　　振戦　142
　　睡眠覚醒障害　164
　　多発性脳梗塞　419
　　注視麻痺　426
　　動眼神経麻痺　424
　　内側毛帯　14
　　麻痺　6
　　無視　226
　　ラクナ梗塞　4f
中脳梗塞　419
　　機序　429
　　原因　428
中脳性幻覚(症)　82, 162, 163f, 164, 427
中脳動脈　320f
　　前庭症候群　118
中脳脳卒中
　　頻度　424

ラクナ症候群　426
臨床症候　424
中脳脳卒中症候群　425t
中脳被蓋吻側部梗塞　120f
中脳傍正中部梗塞　428f
虫部　23f, 33f, 34f
　　運動失調　26
　　滑動性追従運動　68
　　衝動性運動　68
虫部動静脈奇形　43
虫部葉　324t
中紡錘状回
　　失認　264
長回旋動脈　431
聴覚系
　　血管解剖　126
　　中枢——　126, 128f
　　末梢——　126
聴覚幻想　133
聴覚性失認　133, 266, 267f
　　言語性——　267
　　非言語性——　266
　　評価　261t
聴覚性失名辞　272
聴覚前庭機能低下　130, 131f, 133t, 134f, 135f
聴覚前庭系異常　132t
聴覚皮質　127
鳥距溝　330t
鳥距動脈　390
鳥距皮質　72
腸骨動脈　573, 573f
聴神経　324t
超皮質性運動性失韻律　224
超皮質性感覚性失語　396, 566
超皮質性失語　181, 182f
重複記憶錯誤　396
聴放線　127, 128f
聴力障害　126
聴力低下　128
直回　330t
直静脈洞　524f, 525f
直静脈洞閉塞　380f
陳述記憶　205f, 206

●つ
椎骨動脈　320f, 573f
　　アテローム性動脈硬化　554
　　興奮　191
　　頭蓋外——　554
　　頭蓋内——　554, 555f
　　前庭症候群　115
椎骨動脈解離　541, 547, 581
　　くも膜下出血　543
　　頭痛　55
　　治療　545
　　臨床症候　542, 543t
椎骨動脈狭窄　429

椎骨脳底動脈
　　回転性めまい　129
　　頭蓋内——　550
　　前庭症候群　112
　　多発性脳梗塞　410, 416
　　聴力障害　133t
　　難聴　129, 131
　　片頭痛　59
　　麻痺　7
椎骨脳底動脈性片頭痛　59
椎骨脳底動脈領域梗塞　129, 133t
　　機序　429
　　前下小脳動脈領域以外の——　131
対麻痺　520
痛覚　11
痛覚失認　9
痛覚鈍麻　556

●て
手足症候群　15
低換気　311
低灌流，多発性脳梗塞　414
低灌流性脳梗塞　463, 463f, 466f, 468f
　　運動障害　466
　　画像検査　474
　　虚血性眼症　468
　　小脳　470
　　診断　471
　　治療　477
　　内頸動脈閉塞　471
　　皮質下——　476
　　病因　466t
　　病態生理　465
　　予後　470
　　臨床症候　466, 466t
手口足症候群　15
手口症候群　14, 15, 15f, 341
手続き記憶　205f, 206
てんかん　151
　　脳卒中後——　153
てんかん重積状態　153
　　予後　155
転換神経症　17
てんかん発作　151, 518
伝導性失語　180, 181f, 342
テント下脳卒中，睡眠構造の変化　166
テント下の占拠性梗塞　407
テント上脳卒中，睡眠構造の変化　166
テント上の占拠性梗塞　403

●と
島　331t
　　感覚障害　16f
　　失行　270
　　心機能調節　288
　　心血管自律神経系の変化　282
同一動作維持困難　200
島回　330t

頭蓋底部動脈　353
　　灌流領域　353f
　　穿通枝の特徴　354t
動眼神経核　65，324t
　　眼球運動異常　62
動眼神経麻痺　**424**，**520**
道具の強迫的使用　360
島限　331t
統合失認　87，262
島梗塞　16f，412f
瞳孔不同　**97**
同語反復　**144**
動作維持困難　**229**，340
　　Fisherの検査　229t
動作時振戦　142
同時失行　200
同時失認　**266**，399
　　機能解剖　265f
動静脈奇形　500，500f
　　頭痛　53
動体視覚障害　88，**266**
島短回　122f
島長回　122f
頭頂橋路　24，24f，25f
頭頂後頭溝　330t
頭頂後頭動脈　390
頭頂後頭葉血腫　498f
頭頂脊髄路　24f
頭頂側頭葉，地誌失認　85
頭頂島前庭皮質　121f，122f
頭頂内溝　330t
頭頂弁蓋部梗塞　342
頭頂葉　145
　　運動障害　9
　　感覚障害　342
　　ジストニア　140
　　失語　180，344
　　失行　270
　　失書　183
　　失認　229
　　情報処理の流れ　260f
　　振戦　142
　　せん妄　192
　　他人の手症候群　230
　　無視　226
頭頂葉梗塞　346f
頭頂葉出血　504f
　　心電図変化　292f
　　臨床症候　**503**
頭頂葉白質梗塞　88f
頭頂葉皮質感覚症候群　16
疼痛象徴不能　9
疼痛の失象徴　17，342
頭部傾斜　115，115f
頭部揺動　21
動脈炎
　　脊髄虚血　581
　　ニューロパチー　279

動脈炎性虚血性視神経症　107
動脈解離
　　くも膜下出血　518
　　小脳梗塞　459
　　頭蓋内――　547
　　頭痛　55
　　多発性脳梗塞　414
動脈原性塞栓
　　後大脳動脈領域梗塞　397
　　多発性脳梗塞　418
　　椎骨脳底動脈領域梗塞　429
動脈硬化，脊髄虚血　580
動脈内塞栓，後方循環梗塞　554
動脈瘤破裂，くも膜下出血　517，520
同名暗点　75
同名半盲　74，77f，343，367
動揺視　63，112
島領域　331t
閉じ込め症候群　5，172，560
　　中脳性――　427

● な

内頸静脈　524f
内頸動脈　102f，326f，331t，364f，**535**，536f
　　Horner症候群　542
　　limb-shaking　536
　　一過性黒内障　536
　　一過性単眼盲　95
　　基底核への血液供給　491
　　虚血性視神経症　106
　　雑音　97
　　耳鳴　542
　　頭痛　542
　　穿通枝　**326**
　　多発性脳梗塞　416
　　低灌流性脳梗塞　465
　　麻痺　542
内頸動脈解離　541，544f，549f
　　頭蓋内――　549
　　臨床症候　**542**，542t
内頸動脈狭窄　412f，471f，472f，535
内頸動脈閉塞　97f，470f，471f，472f，537f
　　アセタゾラミド負荷　538f
　　診断　472
　　治療　**539**
　　低灌流性脳梗塞　471
　　予後　471
　　両側――　537
　　臨床症候　**535**
内耳　126
　　血液供給　127f
内耳動脈　114f，126，127f
　　回転性めまい　113
　　難聴　129
内旋斜視　116
内側眼窩回　330t
内側後毛様体動脈　102f

内側膝状体　128f，324t，331t
内側縦束　116f，118，324t，448f
　　眼球運動異常　62
内側縦束症候群　6
内側縦束吻側間質核
　　眼球運動　65
内側線条体動脈　385
内側前頭前皮質　35f，199f
内側毛帯　13f，14f，25f，324t，431，448f
　　延髄　13
　　感覚障害　13
　　視床　15
　　中脳　14
　　橋　14
内側毛帯系　11，11f
内側レンズ核線条体動脈，基底核出血　492
内大脳静脈　**523**，524f
内包　1
　　運動失調　28
　　構音障害　299
　　出血　6f
　　無視　216f
　　ラクナ梗塞　27，483
内包後脚　330t
　　運動麻痺　4
　　ラクナ梗塞　484f
内包後脚梗塞　216f，488f
内包膝部　330t
　　記憶障害　210
内包前脚　330t
軟口蓋振戦　142
難聴　126，128，**129**，131f，134f，135f
　　知覚性――　**128**，**132**
　　頻度　132
　　予後　132
軟膜動脈　325
　　多発性脳梗塞　415

● に・ね

二次性躁病　**144**
日中の過度の眠気
　　治療　**165**
　　病態生理　**164**
　　臨床的特徴　**159**
二腹小葉　324t
二腹前裂　33f
二腹内裂　33f
乳頭前茎動脈　375
乳頭体　324t，331t
乳頭体視床路　331t
　　記憶障害　210
　　健忘　564
ニューロパチー　**278**
　　絞扼性――　**282**
認知機能障害症候群　239
認知症　**217**，**236**，238f
　　血管性――　**236**，419
　　行動変化　241

多発性脳梗塞　419
脳卒中後──　236，237f

眠気　189

● の

脳アミロイド血管症　499，499f
脳回　330t
脳幹　64f，117f
　嚥下障害　305
　解剖学的構造　321f
　下肢静止不能症候群　164
　眼球運動　66
　眼球運動異常　62
　血管支配　319
　呼吸　309
　呼吸障害　311
　呼吸組織　310f
　昏睡　173，174，174t
　ジストニア　140
　神経路　289f
　振戦　142
　せん妄　192
　多発性脳梗塞　416
　中枢性聴覚障害　133
　不眠　164
　麻痺　6
脳幹圧迫　175f
脳幹梗塞　133，418f
脳幹動脈，分布　320f
脳偽性対麻痺症候群　416
脳弓　207，331t
　記憶障害　210
脳血管運動反応性，術前評価　477t
脳血管症候群，運動失調　26
脳溝　330t
脳梗塞
　昏睡　174t
　頭蓋内動脈解離　549
　認知症　241
　脳卒中後発作　153
　無症候性──　410
脳実質　530f
　撮像法　529
脳室内出血　508
　意識障害　509
　運動障害　509
　記憶障害　210
　危険因子　510t
　原因　509t
　死亡率　512f
　診断分類　508
　評価法　510
　病態　512
　頻度　508
　分布　510t
　予後　510t，512
　臨床症候　509

脳室内出血スケール　511t
脳室内出血スコア　513t
脳出血
　血栓溶解療法に伴う──　501t
　高血圧性──　491，498
　昏睡　174t
　頭痛　53，54t
　脳卒中後発作　153
　非高血圧性　499
　部位別発症頻度　498t
脳腫瘍　501
脳症　189
脳静脈　523，529f
　解剖学的特徴と臨床的特徴　525t
　撮像法　528
脳静脈血栓症　523，529f
　D ダイマー　530
　血栓の可視化　527
　原因と危険因子　525，526t
　診断　527
　治療　530
　転帰　532t
　動脈性虚血性脳卒中との鑑別　533t
　妊娠　532
　病態生理　525
　予後　532
　臨床症候　526，527t
脳卒中，心症状　285
脳卒中後うつ病
　治療　248
　薬物療法　250t
脳卒中後昏睡　171
脳卒中後精神病　253
脳卒中後てんかん　151
　危険因子　153
　治療　155
　病態生理　154
脳卒中後認知症　236，238f
　疫学　236
　決定因子　237t
　診断基準　238
　多因子原因論　243
　脳卒中予防　243
脳卒中後不安　249
　治療　251
脳卒中後発作
　危険因子　153
　治療　155
　病態生理　154
　頻度　151
　予後　154
脳卒中による日周期の変化　167
脳卒中発症の日周期　167
脳多視症　82
脳底静脈　523
脳底動脈　116f，127f，320f，325f，326f，391f，423f，432f，554，555f，573f
　アテローム性狭窄　432

アテローム性動脈硬化　554
意識障害　562
感覚障害　562
眼球運動障害　560，563
橋への血液供給　431
視床への血液供給　374f
視野欠損　399
前庭症候群　118
せん妄　190
塞栓性閉塞　432
中脳への血液供給　423
聴覚系　127
聴覚障害　562
麻痺　559
脳底動脈解離　563
脳底動脈狭窄　438f
　治療　438
脳底動脈先端症候群　7，416，457，563
脳底動脈先端部閉塞　190
脳底動脈分枝閉塞　433f
脳底動脈閉塞　437f，559，559f，563f
　治療　438
　予後　437
脳波　155，165
脳浮腫　404f
脳ヘルニア　512
脳葉型出血　498
　脳卒中後発作　153
脳梁　271，331t
　運動失調　273
　失語　182
　失行　216，273
　他人の手症候群　145，230，274
　他人の手徴候　360
脳梁縁動脈　354，355f
脳梁周囲動脈　354，355f，364f
　失書　360
脳梁周囲動脈閉塞　358f
脳梁正中動脈　356
脳梁膨大部
　記憶障害　210
　失読　265
　失名辞　272
脳梁膨大部梗塞　395f
脳梁離断症候群　258，271，359
　機能解剖　272f
　責任病巣　259t
脳梁離断症状　201

● は

パーキンソニズム　521
バーストニューロン　64
バーチャルジストニア　141
背外側前頭前回路　384，384f
背外側前頭前皮質　35f，199f
　失語　200
背側呼吸ニューロン群　310，310f
白質脳症，認知症　242

薄束核　324t
発語失行　**270**
発声障害　557
発熱　**519**
馬尾症候群　577
針先瞳孔　561
バリズム　138
反回穿通動脈　114f
半規管　127f
反響言語　9，214
反響動作　9
半視野色盲　83
半身身体失認　7
半側感覚消失　366
半側空間無視　80f，**225**，360，369
半側動体視覚障害　82
半側無視　**76**
　　　半盲との鑑別　78
反発行動　145
反復拮抗運動緩慢　21
反復拮抗運動不能　9，21
反復経頭蓋磁気刺激　185
反復視　82
半盲　367，394，565
　　　回復　76
　　　完全——　75
　　　扇状——　75，76f
　　　同名——　74，77f
　　　半側無視との鑑別　78
　　　部分——　74
　　　無視を伴わない——　81
半盲・片麻痺症候群　416，416f
半卵円中心　347
　　　低灌流性脳梗塞　465
　　　ラクナ梗塞　484f
半卵円中心梗塞　**347**，347f

●ひ

被殻　330t，491
　　　構音障害　299
　　　ジストニア　140
被殻出血　16f，**493**
　　　頻度　498t
非言語性聴覚性失認　**266**
非高血圧性脳出血　**499**
　　　機序　499t
皮質
　　　昏睡　171
　　　神経路　289f
　　　前庭症候群　120
皮質延髄路　1，24f，25f，298
　　　構音障害　299
　　　麻痺　5
皮質下
　　　運動障害　502
　　　下肢静止不能症候群　164
　　　感覚障害　502
　　　けいれん発作　502

失行　271
他人の手症候群　145
不眠　164
皮質下血管性認知機能障害　217
皮質下血管性脳症　28
皮質下梗塞と白質脳症を伴った常染色体優性
　　　脳血管症　56，242
皮質下出血　498，500f，530f
　　　原因　502t
　　　治療　504
　　　病態生理　498
　　　頻度　498t
　　　予後　504
　　　臨床症候　502
皮質下性血管性認知症　**241**
皮質下性健忘　217
皮質下性失語　181，**214**
皮質下性失行　**216**
皮質下性失書　**216**
皮質下性無視　**216**
皮質下白質，運動失調　28
皮質機能障害　215
皮質橋路　24，24f，25f
皮質梗塞　16f，**120**
皮質出血　238f
皮質静脈　**523**，525f
皮質静脈血栓症　530f
皮質性血管性認知症　**240**
皮質性振戦　142
皮質脊髄路　1，13f，14f，24f，25，25f，
　　　298，324t，431，448t
　　　下肢静止不能症候群　164
　　　構音障害　299
　　　麻痺　5
皮質盲　166，398
皮質聾　133，345
尾状核　**383**，491
　　　意識不鮮明　195
　　　異常運動　387
　　　うつ病　387
　　　運動障害　387
　　　解剖　383
　　　記憶障害　210，**387**
　　　血液供給　**384**，384f
　　　構音障害　299，**387**
　　　行動異常　386
　　　興奮　195，**386**
　　　ジストニア　140
　　　失語　387
　　　認知障害　386
　　　無為　387
　　　無感情　217
　　　無視　387
尾状核梗塞　**385**，385f，418f
　　　危険因子　386t
　　　機序　386t
　　　症状と徴候　386t
　　　病変部位　386t

予後　388
尾状核出血　**388**，388f
　　　症状および徴候　388
　　　予後　389
尾状核体部　330t
尾状核頭部　330t
尾状核尾部　330t
微小出血，認知症　243
左手の失書　274，360
非動脈炎性虚血性視神経症　106
非動脈瘤性中脳周囲出血　517
否認　253
皮膚書字覚　16
皮膚書字覚消失　268
ヒポクレチン　164
びまん性播種性アテローム塞栓症
　　　鑑別診断　98
非優位半球　222
表出性失語　179
病態失認　7，225，251f，**253**
病的泣き笑い　252
　　　小脳　44
病的把握現象　359
非流暢性失語　179
疲労感
　　　治療　165
　　　病態生理　164
　　　臨床的特徴　161
貧困灌流　242，465

●ふ

不安　**249**
　　　脳卒中との関係　251
部位失認　16
副交感神経，遠心性——　286
複雑運動過多　144
複視　63，82
輻輳　62
腹側呼吸ニューロン群　310，310f
不随意運動　18，138
不随意情動表出障害　217
不全片麻痺　1，3，412f，428f，448，**520**，
　　　558
　　　運動失調——　27，368，426
　　　顔面上下肢型——　3
　　　顔面上肢型——　4
　　　純粋運動性——　4
　　　上下肢型——　5
不全麻痺　1
物体失認　258
舞踏運動　138
浮動性めまい　444，453，555
舞踏病アテトーゼ　140
舞踏病型構音障害　298t
部分半盲　74
不眠　161f
　　　治療　165
　　　病態生理　164

臨床的特徴　**162**
分枝粥腫病，橋梗塞　432
分水嶺梗塞　**463**, 468f, 535
　　皮質──　465, 474, 475f
分水嶺領域　414f
分節動脈　572, 574f

●へ

平行溝　330t
閉口ジストニア　141
閉塞性睡眠時無呼吸　312
壁内血腫　544f
辺縁系回路　384, 384f
弁蓋部
　　感覚障害　16f
変視症　82
偏執的な妄想　253
片頭痛　50, 54t, 397
　　一過性脳虚血発作との関連　**58**
　　心血管イベントとの関連　**59**
　　診断　57
　　椎骨脳底動脈　59
　　脳卒中との関連　57
片側顔面攣縮　141
片側失名辞　**272**
片側聴覚消失　133
片側舞踏運動-片側バリズム　**138**
　　遅発性──　**140**
扁桃　324t
扁桃体　331t
　　情動機能　253
　　心機能調節　288
　　神経路　289f
片麻痺　366, 392, 415, **424**, 427, 466
　　近位筋優位の──　3
　　血管支配領域別の特徴　7
　　否認　253
　　末梢優位の──　3
片麻痺憎悪　7
片葉小節葉　22, 23f
片葉小節葉症候群　26

●ほ

傍言語性失認　267
膀胱尿道機能障害　**577**
紡錘状回　330t
　　色盲　263
　　失認　262, 263
　　せん妄　399
　　相貌失認　85
傍正中橋梗塞　312f, 434f, 436f
　　臨床症候　**434**
傍正中橋動脈　3f
　　前庭症候群　**118**
傍正中橋網様体　62, 560
傍正中視床梗塞　160f, 161f, 416, 418f
傍正中視床動脈　331, 375
傍正中中脳動脈　391f

傍正中動脈　116f, **375**
　　意識障害　377
　　神経心理学的障害　378
　　注視麻痺　378
傍正中動脈領域梗塞　**377**, 377f
放線冠　331t
傍中心溝　330t
傍中心小葉　330t
傍中心小葉梗塞　358f
傍中心動脈　355, 355f
歩行失行　270
歩行失調　21
保続　214
　　運動──　360
　　視覚性──　82
補足運動野　199f, 355f
　　他人の手症候群　201
　　無視　358
発作
　　早発──　151, 152t
　　脳卒中後──　**151**
　　脳卒中後の頻度　152t
　　晩発──　151, 152t
　　病型　152
発作性ジスキネジア　**146**
発作性斜頸　141
発作性周期性四肢不随意運動　469
ホムンクルス　1
　　感覚性──　11f

●ま

マイナーリーク　517
街並み失認　85
末梢神経筋症状　278
末梢神経性偽性麻痺　5
末梢性ニューロパチー　**278**
麻痺　357, 358f, **440**, 483, 492, 503
　　運動──　1
　　核間性眼筋──　62
　　完全──　1
　　精神性注視──　265
　　不全──　1
麻痺性橋性外斜視　561

●み

ミオクローヌス　**143**
　　口蓋　560
ミオリズミア　**143**
道順障害　85, 229
ミトコンドリア脳筋症・乳酸アシドーシス・脳卒中様発作症候群　280
ミトコンドリア病　**280**

●む

無為　8, 161, 217, **229**, 251, **359**, 387
無感情　161, **217**, 251, 377
無気力　161
夢幻状態　159

無視　216f, 227f, 339, **387**, 392, 416f
　　運動──　358
　　交叉性偽性──　360
　　視覚性──　77
　　半側──　**76**
　　半側空間──　80f, **225**, 360, 369
　　皮質下性──　**216**
無視性失読　77, 265
無動性無言　161, **359**

●め

迷走神経　300, 304f
　　求心性──　286
　　呼吸　310
迷走神経背側運動核　324t
迷路虚血　129
めまい, 回転性──　**112**

●も

盲視　76, 398
妄想的誤認　230
網膜梗塞　106f
網膜塞栓　**102**, **104**
　　塞栓源　104
網膜中心静脈　102f
網膜中心動脈　102f
　　一過性単眼盲　101
　　黒内障瞳孔　101
　　さくらんぼ赤色斑　101
　　塞栓源　95
網膜中心動脈閉塞　101, 103f, 105t
　　抗リン脂質抗体　103
　　治療　104
網膜動脈圧　96
網膜動脈攣縮　100
網膜分枝動脈閉塞　**104**, 105t, 106f
　　治療　105
網様体　304f

●ゆ

有線領　72, 73f
　　後大脳動脈　73
　　色盲　85
　　失読　83, 84f
　　視野欠損　75, 75f, 78f, 79f
　　背側経路　73, 74f
　　半盲　81
　　腹側経路　73, 74f
　　片側背側経路障害　**82**
　　片側腹側経路障害　**83**
　　無視　81
　　両側性背側経路障害　**87**
　　両側性腹側経路障害　**85**
有痛性反復性強直性攣縮　141

●よ

腰髄　572
腰髄虚血　**575**

陽性ミオクローヌス　143

●ら
雷鳴頭痛　53, 516
ラクナ梗塞　4t, 484f
　運動麻痺　4
　橋　3f, 27, 432, 434f
　呼吸機能障害　313f
　小脳　458
　振戦　142
　頭痛　57
　多発性——　413
　内包　27
　認知症　219, 238f, 241, 242
　脳卒中後発作　153
ラクナ症候群　4, 15, 367, 432
　一過性脳虚血発作　488
　基底核　492
　古典的——　483
　深部小梗塞の予測　487

中脳脳卒中による——　426
治療　488
病態生理　487
ラクナ梗塞によらない——　6t
卵円孔開存
　頭痛　56
卵円中心　347

●り・る
離断症候群　17
立体覚　12
立体覚消失　16, 268
立体視障害　89
流暢性失語　180
梁下回　330t
両側大脳半球梗塞　410
両手間抗争　145, 201, 230, 360

涙腺静脈　102f
涙腺動脈　102f

●れ
劣位半球　222
レム期睡眠行動異常症　162, 162f, 164
連合運動　144
連合回路　491
連合型視覚性失認　262
連合型相貌失認　264
レンズ核線条体動脈　331, 334, 385
　下肢静止不能症候群　144
　活動亢進　195
　多発性脳梗塞　415
　尾状核への血液供給　384f
　複雑常同運動症　143
レンズ核線条体動脈閉塞　394f

●ろ・わ
労作性頭痛　53
肋頸動脈　573f

歪曲視　82

欧文索引

●A

abducens nucleus 62, 324t
abducent nerve palsy 520, 560
abulia 8, 138, 161, 217, 229, 251, 359, 387
achromatopsia 263
action tremor 142
Adamkiewicz 大根動脈 573, 573f
ADDTC (Alzheimer's Disease Diagnostic and Treatment Centers) criteria 238
adiadochokinesis 9
adynamic aphasia 145
afferent pupil defect 107
afferential paralysis 9
aggressive burst 252
aggressiveness 246
agitation 144, 188, 386
agnosia 7, 228, 258
 asemantic―― 263
 auditory―― 133, 266
 color―― 263
 form―― 260
 integrative―― 87, 262
 landmark―― 229
 mirror―― 262
 object―― 258
 paralinguistic―― 267
 prosop―― 263
 prosopoaffective―― 264
 semantic―― 87
 semantic access―― 262
 tactile―― 267
 topographical―― 266
 transformation―― 262
 visual―― 85, 258, 396, 566
 visual form―― 87
 visuospatial―― 265
agnosia for visual motion 266
agrammatic speech 40
agrammatism 42
agraphesthesia 268
agraphia 145, 182, 274, 360
 alexia without―― 83
 aphasic―― 274
 apractic―― 216
 apraxic―― 271
 pure―― 183
 subcortical―― 216
agrypnia 162
akathisia 144
akinetic mutism 138, 161, 359
akinetopsia 266
ala of central lobule 324t
alexia 182, 272
 global―― 83
 literal―― 84
 pure―― 83, 182, 264
alexia with agraphia 84, 265, 396
alexia without agraphia 83, 264, 395, 566
alien hand sign 273, 360
alien hand syndrome 145, 201, 230, 274
 frontal―― 274
 opticosensory―― 275
 posterior―― 275
 pure callosal―― 274
Alzheimer 病 219, 238f, 243
amaurosis fugax 94, 536
amaurotic pupil 101
amnesia 207, 227, 359, 398, 563
 anterograde―― 205, 227
 retrograde―― 205, 227
 subcortical―― 217
 verbal―― 387
 visual―― 85, 387
amnestic aphasia 396
amusia 42, 133, 267
amygdala 288, 331t
anarthria 341
angiitis 413
angiopathy 413
angular artery 346
angular gyrus 330t
anisocoria 97, 172
anomia 42, 145, 182, 214, 263
 auditory―― 272
 olfactory―― 273
 tactile―― 268, 273, 360
 visual―― 272
anomic aphasia 396, 566
anosmia 519
anosodiaphoria 7, 253
anosognosia 7, 225, 253
anterior cerebral artery 7, 193, 199, 326, 326f, 331t, 353, 384
anterior cerebral artery dissection 549
anterior choroidal artery 320f, 326, 326f, 331t, 363, 492
anterior commissure 331t
anterior communicating artery 326, 326f, 331t, 354
anterior inferior cerebellar artery 25, 27, 37, 113, 126, 320f, 325, 431, 444, 452, 562
anterior inferior cerebellar artery territory infarction 456
anterior internal frontal artery 354
anterior internal optic artery 375
anterior lobe 22
anterior lobe syndrome 26
anterior occipital sulcus 330t
anterior parietal artery 341
anterior perforated substance 326f
anterior spinal artery syndrome 576
anterior spinal artery 320f, 444, 572
anterior temporal artery 347, 390
anterior thalamic nucleus 330t
anterior vestibular artery 126
anterograde amnesia 205, 227
antiphospholipid syndrome 56, 98, 280
Anton 症候群 398
anxiety 249
aortic aneurysm rupture 279
aortic dissection 279
apathy 161, 217, 251
aphasia 143, 177, 222, 387, 396
 amnestic―― 396
 anomic―― 566
 conduction―― 180, 342
 expressive―― 179
 fluent―― 180
 global―― 180
 motor―― 179
 nonfluent―― 179
 optic―― 263
 receptive―― 179
 sensory―― 180
 striatocapsular―― 214
 subcortical―― 181, 214
 tactile―― 268
 thalamic―― 181, 214
 transcortical―― 181
 transcortical sensory―― 396
aphasic agraphia 274
apneusis 311
apperceptive prosopagnosia 264
apperceptive visual agnosia 260
apraxia 268
 afferent kinesthetic―― 268
 axial―― 270
 conceptual―― 270
 constructional―― 83, 229, 270, 274
 craniofacial―― 270
 diagionistic―― 145, 274
 dressing―― 271
 executive―― 270
 frontal―― 271
 gait―― 270
 ideational―― 270
 ideomotor―― 268, 360
 limb―― 268
 melokinetic―― 268
 motor―― 273
 orofacial―― 270
 speech―― 270
 subcortical―― 216
 sympathetic―― 269
 visuoimitative―― 269
 whole-body―― 270
apraxia of gaze 88, 265, 399
apraxic agraphia 271

aprosodia 223
aprosody, emotional── 253
archicerebellum 22
arterial dissection 55
arteriovenous malformation 53, 500
arteritic ischemic optic neuropathy 107
ascending reticular activating system 159, 171
asemantic agnosia 263
asimultagnosia 399
asomatognosia 7
aspiration 303
aspontaneity 215
association loop 491
associative prosopagnosia 264
associative visual agnosia 262
astasia-abasia 275
astereognosia 16, 268
astereopsis 88
asterixis 143
asthenia 22
asymbolia for pain 17, 342
asynergia 9, 21
ataxia 21, 112, 375, **444**, 555
    cerebellar── 21
    crossed optic── **273**
    gait── 21
    limb── 21
    optic── 68, 88, **265**, 399
    postural── 21
    speech── 21
    truncal── 21
ataxic dysarthria 300
ataxic hemiparesis 5, **27**, 368, 426, **435**, **485**
atherosclerosis 411
athetosis 140
athetotic dystonia 140
athymhormia 138, 161
auditory agnosia 133, **266**
    nonverbal── **266**
    verbal── **267**
auditory anomia **272**
auditory system
    central── **126**
    peripheral── **126**
autonomous breathing 312
avoidance 145
axial apraxia 270

● B

Babinski 反射 377
Babinski-Nageotte 症候群 6, 7
Bálint 症候群 87, 88f, **265**, 346, 399
    予後 88
basal artery 353
basal forebrain **202**, 206
basal ganglion 383, **491**

basal ganglionic hemorrhage 491
basal vein **523**
basilar artery 118, 190, 320f, 326f, 374, 423, 431, 444, 554
basolateral limbic circuit 206
behavioral disorder 229
Behçet 病 279
Benedikt 症候群 6, 142
Binswanger 病 242
biventer lobule 324t
blephalospasm 140
blindsight 76, 398
body lateropulsion 556
borderzone cerebellar infarction **457**
borderzone infarction **463**, 535
Bow Hunter 症候群 114
brachium conjunctivum 22, 452, 560
brachium pontis 22, 452, 560
bradydiadochokinesis 21
brainstem 62, 159, **192**, **305**, 309, **311**, **319**, 416
brainstem infarction 133
branch atheromatous disease(BAD) 432
branch retinal artery occlusion 104
Brissaud-Sicard 症候群 6
Broca 失語 **179**, 180f, 200, 339, 339f
Broca 野 177, 199f
bruit 97

● C

Cajal 核
    眼球運動 66
calcarine artery 390
calcarine cortex 72
calcarine sulcus 330t
callosal disconnection syndrome 271, 359
callosomarginal artery 354
Capgras 症候群 231
cardiac rhythm disturbance 293
cardiogenic cerebral embolism 412
carotid artery 410
carotid artery dissection 98
catatonia 138
cauda equina syndrome 577
caudate nucleus 195, 210, **383**, 491
    body 330t
    head 330t
    tail 330t
caudate nucleus hemorrhage 388
caudate nucleus infarction 385
cavernous angioma 500
cavernous sinus 524
central achromatopsia 263
central artery 341
central dyslexia 84
central lobule 324t
central pattern generator 305

central periodic breathing 311
central poststroke pain 17
central retinal artery 95
central retinal artery occlusion 101
central sulcal artery 341, 574
central sulcus 330t
centromedian thalamic nucleus 330t
centrospinal infarction 577
centrum ovale 347
centrum semiovale 347
cerebellar artery
    anterior inferior── 25, **27**, 37, 126, 325, 431, 444, 452
    posterior inferior── 25, **27**, 37, 325, 452
    superior── 25, **27**, 37, 325, 431, 452
cerebellar cognitive affective syndrome 26, **40**
cerebellar diaschisis 28
cerebellar fissure 33
cerebellar hemiparesis 9
cerebellar infarction 7
cerebellar motor syndrome 37
cerebellar peduncle 452
    inferior── 22
    middle── 22
    superior── 23
cerebellar sign 520
cerebellum 9, **22**, 26, 31, **67**, 116, 300, **306**, **325**, 407, 416
    archi── 22
    cerebro── 22
    neo── 22
    paleo── 22
    spino── 22
    vestibulo── 22
cerebral achromatopsia 85
cerebral akinetopsia 88
cerebral amyloid angiopathy 499
cerebral artery 326
cerebral autosomal dominant arteriopathy with subcortical infarcts and leukoencephalopathy(CADASIL) 56, 242
cerebral cortex 16, 29
cerebral hemisphere 68, **306**, **311**, **325**
cerebral hemisphere infarction 133
cerebral lobe 498
cerebral polyopia 82
cerebral pseudoparaplegic syndrome 416
cerebral tumor 501
cerebral venous thrombosis 523
cerebrocerebellum 22
cervical artery dissection 541
cervical cord 572
Charles Bonnet 症候群 81, 162
cheiro-oral syndrome 14, 341

cheiro-oral-pedal syndrome   15
cheiro-pedal syndrome   15
cherry-red spot   **101**
Cheyne-Stokes 呼吸   173, 311
choice blindness   266
choreoathetosis   6, **140**
Churg-Strauss 症候群   279
cingulate gyrus   330t
cingulate sulcus   330t
circumferential perforating (medullary) artery   572
classical lacunar syndrome   **483**
Claude 症候群   6, 142, 424
claustrum   331t
coagulative myocytolysis   288
cochlea   **129**
cochlear nucleus   126
cochlear ramus   126
coital headache   53
collateral sulcus   330t
collicular artery   320f
Collier 徴候   67, 141
color agnosia   **263**
color anomia   84, 263
coma   **171**, 427
combined upward-and downward-gaze palsy   **426**
common carotid artery   537
common cochlear artery   126
complex hyperkinesia   **144**
compulsive manipulation of tools   360
compulsive syndrome   **144**
conceptual apraxia   270
conduction aphasia   **180**, 342
confabulation   215, 230
confusion   188
confusional state   188
congestive venous myelopathy   582
conjugate horizontal gaze palsy   **560**
conjugate lateral eye movement   62
constructional apraxia   83, 145, **229**, **270**, **274**
contabulation   202
contraction band necrosis   288
convergence   62
conversion neurosis   17
corona radiata   331t
corpus callosum   271, 331t
cortex   171
cortical blindness   166, 398
cortical deafness   133
cortical infarction   **120**
cortical tremor   142
cortical vascular dementia   **240**
cortical vein   **523**
corticobulbar tract   1, 298
corticospinal tract   1, 298, 324t, 431
Corti 器   126

cough   314
crossed brainstem syndrome   6
crossed optic ataxia   273
crossed pseudoneglect   360
crossed visuomotor ataxia   360
crus cerebri   331t
culmen   324t
cuneate nucleus   324t
cuneus   330t

● D
D ダイマー   530
declarative memory   206
declive   324t
decomposition of movement   21
decompression sickness   112
decompressive surgery   405
deep cerebellar nucleus   31
deep cerebral vein   523
deep interpeduncular profunda artery   375
deep white matter pathway   202
Déjerine 症候群   7
Déjerine-Roussy 視床症候群   17
Déjerine-Roussy 症候群   342
delirium   **188**
delusional misidentification   230
dementia   217, **236**
    poststroke――   **236**
    vascular――   **236**, 419
denial   246, **253**
dentate nucleus   33, 324t
depression   **246**, 387
Desproges-Gotteron 動脈   573
diagionistic apraxia   **145**, **274**
diagionistic dyspraxia   361
diaschisis   2
    cerebellar――   28
diencephalon   174
diffuse disseminated atheroembolism   98
diplopia   63, 82
disconnection syndrome   17
disinhibition   246
disorientation   229
distractibility   252
dizziness   126, **444**, 453, 555
dorsal motor vagal nucleus   324t
dorsal respiratory group   310
dorsolateral prefrontal cortex   200
dorsomedial thalamic nucleus   330t
downbeat nystagmus   21
downward-gaze palsy   **426**
dream-reality confusion   159
dressing apraxia   **271**
DSM (Diagnostic and Statistical Manual of Mental Disorders)   238
dural arteriovenous fistula   582
dural sinus   523

dural sinus disease   55
dysarthria   21, **296**, 341, **387**, **445**, 557
    ataxic――   **300**
    flaccid――   **300**
    hyperkinetic――   **301**
    hypokinetic――   **301**
    mixed――   **300**
    scanning ataxic――   300
    slow slurring――   300
    spastic――   **299**
dysarthria-clumsy hand syndrome   5, 299, **432**, **435**, **485**
dysarthria-facial paresis syndrome   434
dysdiadochokinesis   21
dysesthesia   558
dysesthetic feeling   556
dyskinesia   138
    paroxysmal――   **146**
dyslexia   566
    central――   84
    neglect――   265
dysmetria   21, 36
dysphagia   **303**, **445**, 557
dysphonia   557
dyspnea   311
dysprosodia   42
dystonia   140
    jaw closing――   141
    virtual――   141
dystonic tremor   140

● E
echolachia   214
echolalia   9
echopraxia   9
egocentric disorientation   85, 229
electrolyte-steroid-cardiopathy with necrosis   288
embolic arterial disease   51
emboliform nucleus   31
emotional aprosody   253
emotional expression incontinence   217
emotionalism   217
encephalopathy   189
endzone infarction   **460**
epilepsy   151
epileptic seizure   151, **518**
episodic memory   206
episodic rhythmic limb movement   469
excessive daytime sleepiness   **159**
executive dysfunction   **18**
exertional headache   53
expressive aphasia   179
external carotid artery   97, 537
extracranial arterial dissection   547
extrapyramidal system   9, 301
eye movement paralysis   62

●F

Fabry 病　**280**
facial agnosia　42
facial nerve　324t
facial nerve palsy　**520**
facial nucleus　324t
facial palsy　**446**
fastigial nucleus　31
fatigue　**161**
flaccid dysarthria　**300**
flight of ideas　252
flocculonodular lobe　22
flocculonodular syndrome　26
flocculus　324t, 452
fluent aphasia　**180**
Foix-Alajouanine 症候群　582
Foix-Chavany-Marie 症候群　270, 341
folium of vermis　324t
form agnosia　260
fornix　207, 331t
FOUR (Full Outline of UnResponsiveness) スコア　173t
Foville 症候群　6
Fregoli 症候群　231
frontal apraxia　**271**
frontal hemorrhage　**502**
frontal lobe　8, 193, **198**
frontomarginal gyrus　330t
frontopolar artery　354
fusiform gyrus　330t

●G

gait apraxia　270
gait ataxia　21
Galen 大静脈　523, 524f
gasping inspiration　311
gaze-evoked nystagmus　21
generative language defect　214
geniculate tract　1
genu of internal capsule　210
Gerstmann 症候群　87, 346, **566**
giant cell arteritis　**97**, 279
global alexia　83
global aphasia　**180**
globose nucleus　31
globus pallidus　491
　　pars lateralis　330t
　　pars medialis　330t
glossopharyngeal nerve　300, 324t
Graeb Scale　511t
graphesthesia　16
graphomania　144
gyrus ambiens　331t
gyrus descendens　330t
gyrus rectus　330t

●H

hallucination　**162**, 253, 427

hallucinosis　427
head tilt　115
head titubation　21
headache　446
　　coital——　53
　　exertional——　53
　　sentinel——　51
　　thunderclap——　**53**
heading disorientation　85, 229
hearing loss　128
hemiachromatopsia　83
hemiahesthesia　366
hemiakinetopsia　82
hemianacusia　133
hemianesthesia　6
hemianomia　272
hemianopia　565
hemiasomatognosia　7
hemichorea-hemiballism　**138**
hemicraniectomy　405
hemifacial spasm　141
hemihypalgesia　6
hemimedullary infarction　558
hemineglect　**76**
hemiparesis　3, **448**, **520**, 558
　　ataxic——　27, 368, **426**
　　brachiocrural——　5
　　faciobrachial——　4
　　faciobrachiocrural——　3
　　pure motor——　4
hemiplegia　3, 366, 392, **424**
hemispatial neglect　**225**, 360
hemorrhagic stroke　51
Heschl 回　122f
Heubner 反回動脈　326f, **354**, 364f
　　活動亢進　195
　　灌流領域　353f
　　尾状核への血液供給　384f
　　変異　356t
　　麻痺　358
hiccup　143, **314**, **445**, 557
hippocampus　206
　　body　331t
　　head　331t
　　tail　331t
hoarseness　445
Hollenhorst plaque　95
Holmes 振戦　141
homolateral ataxia and crural paresis　**485**
homonymous hemianopia　74, 367
homonymous scotoma　75
homunculus　1
Horner 症候群　**97**, **445**, **542**, 557
hypalgesia　556
hyperactivity　190
hyperekplexia　**144**
hypergraphia　144

hyperkinesia　138
hyperkinetic disorder　**143**
hyperkinetic dysarthria　**301**
hyperkinetic mutism　144
hypermetria　21
hyperperfusion syndrome　55
hyperpnea　311
hypersomnia　**159**
hypertension　**519**
hyperthymia　252
hyperventilation　**315**
hypesthetic ataxic hemiparesis　14
hypoacusis　128
hypoglossal nerve　300
hypoglossal nucleus　324t
hypokinesia　138
hypokinetic dysarthria　**301**
hypometria　21
hypoperfusion　**414**
hypophonia　214
hypothalamus　159, 288, 331t
hypoventilation　311

●I

ICD (International Classification of Diseases)　238
ideational apraxia　42, **270**
ideomotor apraxia　145, **268**, 360
illusory visual spread　82
incoordination　21
incyclotropia　116
indifference　246
infective endocarditis　278
inferior cerebellar peduncle　22, 324t
inferior colliculus　324t
inferior frontal gyrus　330t
　　pars opercularis　330t
　　pars orbitalis　330t
　　pars triangularis　330t
inferior frontal sulcus　330t
inferior occipital gyrus　264, 330t
inferior olivary nucleus　33, 324t
inferior parietal artery　355
inferior parietal gyrus　330t
inferior semilunar lobule　324t
inferior temporal gyrus　330t
inferolateral thalamic artery　332
infralimbic cortex　288
infratentorial stroke　**166**
inner ear　126
insomnia　**162**
insula　288, 331t
insular gyrus　330t
insular zone　331t
integrative agnosia　87, 262
intention tremor　21
intermanual conflict　145, 201, 230, 360
internal auditory artery　**113**, 126

internal capsule 1, **28**, 483
　　anterior limb 330t
　　genu 330t
　　posterior limb 330t
internal carotid artery 95, **326**, 326f, 331t, **535**
internal carotid artery dissection **542**
　　intracranial—— 549
internal cerebral vein **523**
internuclear ophthalmoplegia 6, 62, **561**
intra-arterial embolism 554
intracerebral hemorrhage **53**
intracranial arterial dissection **547**
intraoccipital sulcus 330t
intraparietal sulcus 330t
intraventricular hemorrhage **210**, 508
involuntary emotional expression disorder **217**
ischemic cardiomyopathy **294**
ischemic ophthalmopathy 468
ischemic optic neuropathy **105**
　　anterior—— 105
　　arteritic—— **107**
　　nonarteritic—— **106**
　　posterior—— 106
ischemic papillitis **107**
ischemic stroke **50**
isolated oculomotor nerve palsy **424**
isolated superior oblique palsy **426**

●J・K

jargon 180
jaw closing dystonia 141
jerky dystonic unsteady hand syndrome 144

kinetic tremor 21
Klüver-Bucy 症候群 253, 254f
Kölliker-Fuse 核 310

●L

labyrinthine ischemia 129
lacunar infarction 219, 367, **458**
lacunar syndrome 4, 432
landmark agnosia 85
language disorder 222
large striatocapsular infarction 476
lateral dorsal thalamic nucleus 330t
lateral fissure 330t
lateral frontobasal artery 340
lateral geniculate body 324t, 331t
lateral geniculate nucleus 72
lateral lemniscus nucleus 127
lateral lenticulostriate artery 385, 493
lateral medullary infarction 12, **444**, 555
lateral orbital gyrus 330t
lateral perforated substance 326f
lateral posterior thalamic nucleus 331t

lateral sinus **524**, 525f, 528f, 530f
Le Roux Scale 511t
lenticulostriate artery 331, 334, 385
leptomeningeal artery 325
letter blindness 84
leukoencephalopathy **242**
levitation **145**
lexical selection anomia 214
limb apraxia **268**
limb ataxia 21
limb-shaking 139, 142, 358, 536
limen insulae 331t
lingual gyrus 330t, 565
lingual sulcus 330t
lipohyalinosis 412, 432
literal alexia 84
lobar intracerebral hemorrhage **498**
lobule 22
locked-in syndrome 5, 172, 560
　　midbrain—— 427
logorrheic paraphasia 215
long circumferential artery 431
loss of psychic self-activation 138, **252**
loss of self-activation 377
low-flow infarction **463**
lower cranial nerve palsy 520
lower motor neuron 300
lumbar cord 572
lysosomal storage disorder 280

●M

macropsia 82
macula sparing 566
main cochlear artery 126
malignant cerebellar infarction **458**
mamillary body 324t, 331t
mamillothalamic tract 210, 331t, 564
man-in-the-barrel syndrome 5, 470
mania **252**
mass effect 7
medial geniculate body 324t, 331t
medial lemniscal system 11
medial lemniscus 324t, 431
medial lenticulostriate artery 492
medial longitudinal fasciculus 62, 118, 324t
medial medullary infarction 13, **447**, **558**
medial orbital gyrus 330t
medial striate artery 385
medial vestibular nucleus 64
median anterior cerebral artery 356
median artery of corpus callosum 356
medulla oblongata 12, **305**, 310, **320**, 444
medullary artery 320f, 325, 326f
medullary hemorrhage **450**
medullary infarction 7

Meige 症候群 141
melokinetic apraxia **268**
memory 205
　　declarative—— 206
　　episodic—— 206
　　primary—— 206
　　procedural—— 206
　　semantic—— 206
　　working—— 206
mesencephalic artery **118**, 320f
metamorphopsia 82
micropsia 82
midbrain 6, 14, 171, **306**, **325**, **423**
middle cerebellar peduncle 22, 324t
middle cerebral artery 3, 192, 199, 326f, **331**, 331t, **334**, **385**, 403
middle cerebral artery dissection 549
middle cerebral artery stroke
　　malignant—— 403
middle frontal gyrus 330t
middle internal frontal artery 355
middle occipital gyrus 330t
middle temporal artery 344
middle temporal gyrus 330t
midfusiform gyrus 264
midline shift 403
migraine 50, 397
Millard-Gubler 症候群 6
minor hemisphere 222
minor leak **517**
mirror agnosia 262
mirror movement 144
misery perfusion 242, 465
misoplegia 7
mitochondrial disorder **280**
mitochondrial encephalomyopathy, lactic acidosis, and stroke-like episodes (MELAS) 280
mitral valve prolapse **56**
mixed dysarthria **300**
modified Graeb Scale 511t
monocular blindness
　　acute—— **101**
　　transient—— **94**
mononeuropathy 278
monoparesis 5, **520**
mood disorder **246**
motion parallax 88
motor aphasia 179
motor apraxia **273**
motor hemineglect 4
motor impersistence 200, **229**, 340
motor loop 491
motor neglect 8
motor perseveration 8, 360
motor trigeminal nucleus 324t
motor weakness 1
movement dissociation 1

multiple cerebellar infarction **459**
multiple cerebral infarction **410**
multiple lacunar intarction **242**
multisensory vestibular cortical circuit 121
mutism 40
myoclonus **143**
　　palatal—— 560
myofibrillar degeneration 288
myorhythmia **143**

●N
nausea 112, **445**
neck stiffness 519
neglect **387**
　　hemispatial—— 225, 360
　　subcortical—— **216**
neglect dyslexia 77, 265
neocerebellar syndrome 26
neocerebellum 22
neologism 180
neurocardiac syndrome **285**
neurofibromatosis 281
neurogenic cardiomyopathy 290
neurogenic pulmonary edema **294**
neuromuscular manifestation **278**
neuropathy **278**
　　entrapment—— 282
NINDS-AIREN (National Institute of Neurological Disorders-Stroke and Association Internationale pour la Recherché et l'Enseignement en Neurosciences) criteria 238
nodulus 324t
non-aneurysmal perimesen-cephalic hemorrhage 517
nonarteritic ischemic optic neuropathy **106**
nondominant hemisphere 222
nonfluent aphasia **179**
nonverbal auditory agnosia **266**
Nothnagel 症候群 6
nucleus accumbens 330t
nucleus ambiguus 310, 445
nucleus coeruleus 324t
nucleus of solitary tract 324t
nucleus prepositus hypoglossi 64
nucleus restroambiguus 310
nucleus ventralis posterolateralis 11
nucleus ventralis posteromedialis 12
nystagmus 112, **445**, 556
　　downbeat—— 21
　　gaze-evoked—— 21
　　upbeat—— 21

●O
object agnosia **258**
obstructive sleep apnea 312

occipital hemorrhage **503**
ocular bobbing 67, 173, 561
ocular dysmetria 21
ocular ischemic syndrome **99**
ocular lateropulsion 556
ocular torsion 115
oculogyric crisis 140
oculomotor disorder **424**, **435**, **445**
oculomotor nerve palsy **520**
oculomotor nucleus 62, 324t
olfactory anomia 273
olfactory sulcus 330t
omnipause neuron 64
Ondine 症候群 312, 314f
one-and-a-half syndrome 6, 63, 561
oneiroid state 159
operculofrontal artery 340
ophthalmic artery 95
ophthalmic artery occlusion **103**
optic aphasia **263**
optic ataxia 68, 88, **265**, 399
optic chiasm 72
optic nerve 72
optic radiation 72, 331t
optic tract 72, 324t
opticocerebral syndrome 5, 106
optopyramidal syndrome 5
orbitofrontal artery 340, 354
orbitofrontal cortex **202**
orofacial stereotypy 142
oscillopsia 63, 112
Othello 症候群 231
overt sadness 246

●P
pain asymbolia 9
pain hemiagnosia 9
painful repetitive tonic spasm 141
palatal tremor 142
paleocerebellum 22
palilalia **144**
palinopsia 82
palpebral ptosis 140
Papez 回路, 記憶 206
paracentral artery 355
paracentral lobule 330t
paracentral sulcus 330t
parahippocampal gyrus 330t
paralexia 396
paralinguistic agnosia 267
parallel sulcus 330t
paralytic pontine exotropia 561
paramedian artery **375**
paramedian pontine artery **118**
paramedian pontine reticular formation (PPRF) 62, 560
paramedian thalamic artery 331, 375
paranoid delusion 253

paraparesis **520**
parasomnia 159, **162**
parasympathetic efferent 286
paravermis 452
paresis 1, 357
paresthesia 13, 17, 558
paresthetic sensation 17
parietal cortical sensory syndrome 16
parietal hemorrhage **503**
parietal lobe 9
parietooccipital artery 390
parietooccipital fissure 330t
Parinaud 症候群 6, **520**
Parkinson 症候群 9, 29
Parkinson 症候群型構音障害 297t
parkinsonism **521**
paroxysmal dyskinesia **146**
paroxysmal torticollis 141
patent foramen ovale **56**
pathological grasp phenomenon **359**
pathological laughing and crying **252**
peduncular hallucination 162
peduncular hallucinosis 82, **427**
peduncular perforating artery 390
perceptive auditory disturbance 128
perceptual representation system 206
perforating artery 325, 326f
pericallosal artery 354
periodic lateralizing epileptiform discharge 155
periodic limb movements 162
peripheral pseudoparalysis 5
peripheral visual inattention 68
perseveration 214
Petren 歩行 29
phantom auditory perception 133
phonemic paraphasia 179, 214
photopsia 81
physical frailty 190
Pierre Marie の小窩状態 8
pinpoint pupil 561
plegia 1
pneumotaxic center 309
polar artery **375**
polar temporal artery 347
pons 6, 14, **28**, 171, **306**, 324, **431**, 483
pontine artery 320f
pontine hemorrhage **438**
pontine infarction 7, **432**
pontine lateral gaze center 560
pontine nucleus 324t
postcentral artery 341
postcentral gyrus 330t
postcentral sulcus 330t
posterior cerebral artery 7, 191, 320f, 326f, 331t, 374, **390**, **565**
posterior choroidal artery 331t, **332**, **375**
posterior ciliary artery 95

posterior circulation infarction　554
posterior communicating artery　326f, **331**, 331t, 374
posterior inferior cerebellar artery　25, **27**, 37, **115**, 320f, 325, 444, 452, 558
posterior inferior cerebellar artery territory infarction　**454**
posterior internal frontal artery　355
posterior internal optic artery　375
posterior lobe　22
posterior orbital gyrus　330t
posterior parietal artery　345
posterior spinal artery　572
posterior spinal artery syndrome　**577**
posterior temporal artery　344, 390
posterior vestibular artery　126
posteromedial choroidal artery　320f
poststroke dementia　**236**
poststroke epilepsy　**153**
poststroke psychosis　**253**
poststroke seizure　**151**
postural ataxia　21
precentral artery　340
precentral gyrus　330t
precentral sulcus　330t
precentral sulcus artery　340
precuneus　330t
prefrontal area　198
prefrontal artery　340
premamillary pedicle artery　375
premotor area　198
premotor cortex　**200**
premotor reticular formation　65
premotor structure　63
primary angiitis of the central nervous system(PACNS)　413
primary memory　206
primary motor area　1, 198
primary motor cortex　**200**
principal olivary nucleus　34
principal sensory trigeminal nucleus　324t
procedural memory　206
prosopagnosia　84, **228**, **263**, 399, 567
　　apperceptive——　264
　　associative——　264
prosopoaffective agnosia　264
protopathic sensation　16
pseudoastereognosia　**273**
pseudoathetosis　18, **140**
pseudobulbar palsy　299, 311
pseudobulbar release phenomenon　560
pseudobulbar syndrome　8
pseudodepressive manifestation　**251**
pseudoincoodination　9
pseudoparesis phenomenon　18
pseudothalamic syndrome　16, 342
pseudotumoral cerebellar infarction　558

pseudotumoral infarction　**458**
psychic akinesia　416
psychic blindness　253
psychic paralysis of gaze　88, **265**
pulvinar　331t
punding　144
pure agraphia　183
pure alexia　83, 182, **264**
pure motor hemiparesis　**4**, **435**
pure motor hemiplegia　483
pure motor stroke　4, 426, **483**
pure psychic akinesia　161
pure sensory stroke　375, 426, **485**
pure word blindness　264
pure word deafness　133, **267**
Pusher 症候群　358
putamen　330t, **491**
putaminal hemorrhage　**493**
pyramid of vermis　324t
pyramidal paresis　**2**
pyramidal tract　1
pyrexia　**519**

● Q

quadrangular lobule　324t
quadrigeminal plate　6
quadruple sectoranopia　367

● R

radicular artery　572
radiculomedullary artery　572
ragged-red fiber　281
rapid eye movement sleep behavior disorder　162
Raymond 症候群　6
Raymond-Cestan 症候群　6
receptive aphasia　179
receptive aprosodia　267
recurrent artery of Heubner　326f, **354**
red nucleus　324t
reduplicative paramnesia　85, 230, **396**
repelland behavior　145
reperfusion syndrome　55
repetitive transcranial magnetic stimulation(rTMS)　**185**
respiratory dysfunction　**309**
restiform body　22, 452
resting tremor　141
restless legs　144
restless legs syndrome　162
retinal artery vasospasm　**100**
retro-Rolandic form of motor neglect　9
retrocalcarine sulcus　330t
retrograde amnesia　205, 227
retrosplenial gyrus　330t
reverse ocular bobbing　67
reversible cerebral vasoconstriction syndrome　53

right hemisphere　222
risus sardonicus　141
Roland 動脈　341
　　片麻痺　3
Romberg 徴候　21
Rosenthal 脳底静脈　524f
rostral interstitial nucleus of medial logitudinal fascile(riMLF)　65
rotational vertebral artery occlusion syndrome　114
rubral tremor　144

● S

S 状静脈洞　524f
saccade　62
　　return——　63
sacral cord　572
scanning ataxic dysarthria　300
secondary mania　**144**
sectoranopia　75
segmental artery　572
segmental myoclonus　143
seizure　151
semantic access agnosia　262
semantic agnosia　87
semantic memory　206
semantic paraphasia　179, 214
sensorimotor stroke　5, **486**
sensorimotor syndrome　5
sensory aphasia　**180**
　　transcortical——　**566**
sensory ataxia　18
sensory transient ischemic attack　**17**
sentinel headache　51, 517
septal nucleus　330t
simple lobule　324t
simultanagnosia　40, 87, **266**
simultanapraxia　138, 200
skew deviation　63, 115, 173
skew torsion　119f
sleep apnea syndrome　312
sleep-related movement disorder　**162**
sleep-wake disturbance　**159**
slow slurring dysarthria　300
small deep infarction　483
small vessel disease　**412**
smooth pursuit　62
sneeze　**314**
somatic sensation　12
somatoparaphrenia　145
somatosensory abnormality　12
somatosensory area　12
somatosensory system　11
somatotopic representation　1, 17, 33
space-occupying stroke　**403**
spasmodic torticollis　141
spastic dysarthria　**299**
spatial attention deficit　**225**

spatial disorientation 228
spatial dyscalculia 145
speech apraxia 270
speech ataxia 21
sphincter dysfunction 359
spinal apoplexy 576
spinal arterial plexus 572
spinal artery 572
spinal claudication 577
spinal cord 572
spinal transient ischemic attack 574
spinal trigeminal tract 324t
spinocerebellum 22
spinothalamic system 11
spinothalamic tract 324t
status epilepticus 153
stereognosis 12
stereotypy 142
strabismus 82
striate cortex 72
striatocapsular aphasia 214
stupor 171, 189
subarachnoid hemorrhage 51, 210, 290, 516
subcallosal gyrus 330t
subcortex 15
subcortical agraphia 216
subcortical amnesia 217
subcortical aphasia 181, 214
subcortical apraxia 216
subcortical neglect 216
subcortical vascular cognitive impairment 217
subcortical vascular dementia 241
subcortical white matter 28
subhyaloid hemorrhage 520
subjective visual vertical(SVV) 115
subparietal sulcus 330t
substantia nigra 324t
sulcocommissural artery 572, 574
sulcocommissural artery 症候群 577
superficial cerebral vein 523
superior cerebellar artery 25, 27, 37, 320f, 325, 326f, 431, 452, 564
superior cerebellar artery territory infarction 456
superior cerebellar peduncle 23, 324t
superior colliculus 324t
superior frontal gyrus 330t
superior frontal sulcus 330t
superior mesencephalic artery 378
superior occipital gyrus 330t
superior occipital sulcus 330t
superior olivary complex 127
superior olivary nucleus 324t
superior parietal artery 355
superior parietal gyrus 330t
superior sagittal sinus 524

superior semilunar lobule 324t
superior temporal gyrus 330t
superior temporal sulcus 330t
supramarginal gyrus 330t, 416
supranuclear conjugate vertical-gaze palsy 426
supranuclear disconjugate vertical-gaze palsy 426
suprareticular structure 67
supratentorial stroke 166
swallowing 303
Sylvius 裂周囲梗塞 339f
sympathetic afferent 286
sympathetic apraxia 269
sympathetic efferent 286
synkinesis 144

● T

tactile agnosia 267
tactile anomia 145, 268, 273, 360
tactile aphasia 268
tactile asymbolia 268
takotsubo-like cardio myopathy 290
telegraphic speech 40
temporal artery 344
temporal disorientation 42
temporal hemorrhage 503
temporooccipital artery 344
territorial infarction 459, 465
thalamic aphasia 181, 214
thalamic astasia 377
thalamic dystonic hand 138
thalamic hemorrhage 378
thalamic infarction 120, 375
　　venous—— 380
thalamogeniculate artery 331t, 332, 374, 390
thalamoperforating artery 331, 331t
thalamoperforating pedicle artery 375
thalamosubthalamic artery 375
thalamus 14, 28, 159, 171, 191, 208, 374
thoracic cord 572
thrombotic arterial disease 51
thunderclap headache 53, 516
Thurel の三徴 8
tic 146
tinnitus 126, 562
tonsil 324t
top-of-the-basilar syndrome 7, 416, 457, 563
topagnosia 16
topographical agnosia 85, 266
torcular Herophili 524
Tourette 障害 146
transcortical aphasia 181
transcortical motor aprosodia 224
transcortical sensory aphasia 396, 566

transcortical sensory aprosodia 224
transcranial direct current stimulation (tDCS) 185
transformation agnosia 262
transient ischemic attack(TIA) 50, 95
　　sensory—— 17
　　spinal—— 574
transient monocular blindness
　　type Ⅰ 94
　　type Ⅱ 99
　　type Ⅲ 99
　　type Ⅳ 101
transient monocular visual loss 94
transverse occipital sulcus 330t
transverse sinus 524, 524f
transverse spinal cord infarction syndrome 576
transverse temporal gyrus 330t
trapezoid nucleus 127
tremor 141
　　intention—— 21
　　kinetic—— 21
trigeminal nerve 324t
trochlear nucleus 65, 324t
truncal ataxia 21
truncal titubation 556
tuber of vermis 324t
tuber 331t
tuberothalamic artery 207, 375
tuberothalamic infarction 215

● U

upbeat nystagmus 21
upper motor neuron 298
upward-gaze palsy 426
uvula 324t

● V

vagal afferent 286
vagal nerve 300
vasa coronae 572, 573f, 575f
vascular dementia 236, 419
　　cortical—— 240
　　subcortical—— 241
vascular dissection 414
vascular malformation 582
vasculitic disorder 279
venous infarction 415
venous stasis retinopathy 99
ventral anterior thalamic nucleus 331t
ventral lateral thalamic nucleus 331t
ventral posterolateral thalamic nucleus 331t
ventral respiratory group 310
ventriculostomy 408
verbal amnesia 387
verbal auditory agnosia 267
vermis 22, 33, 452

vertebral artery 115, 191, 320f, 444
　　　　extracranial— 554
　　　　intracranial— 554
vertebral artery dissection 542
vertebrobasilar artery 7, 59, 129, 410, 427
vertebrobasilar migraine 59
vertiginous labyrithian syndrome 558
vertigo 112, 453
vesicourethral dysfunction 577
vestibular labyrinth 129
vestibular nucleus 324t
vestibular ocular reflex 62, 173
vestibular pathway 113
vestibular syndrome 112
vestibular vertigo syndrome 112
vestibulocerebellum 22
vestibulocochlear artery 126
vestibulocochlear nerve 324t
vestibuloocular reflex 113
virtual dystonia 141
visual agnosia 85, **258**, 396, **566**
　　　　apperceptive— **260**
　　　　associative— **262**
visual allesthesia 82
visual amnesia 85, 387
visual anomia **272**
visual cortex 72
visual distortion 82
visual field defect **74**, **520**
visual form agnosia 87
visual hallucination 81
visual hypoemotionality 85
visual perseveration 82
visual temporal Sylvian area(VTS) 121f
visuoimitative apraxia 269
visuomotor ataxia
　　　　crossed— 360
visuospatial agnosia 265
visuospatial disintegraton 40
visuospatial disorganization 42
vocal myoclonus 143
vomiting **445**

● W
Wallenberg 症候群 6, 7, 112, 115, 115f, 116f, 163f, **444**
Waller 変性 3f
warning leak **517**
watershed infarction **463**, 535
weakness 357, **448**
Weber 症候群 6
Wegener 肉芽腫症 279
Wernekink 交連症候群 427
Wernicke 失語 **180**, 181f, 342, 344f, 344
Wernicke 野 177, 183f
Willis 動脈輪 326f
　　　　正常変異 356t
withdrawal 145
word blindness 83
working memory 206
writing tremor 142

● X・Y
X 連鎖性リソソーム蓄積症 280

yawn 314

| 脳卒中症候群 | 定価：本体 12,000 円＋税 |

2016年3月25日発行　第1版第1刷Ⓒ

編　者　ルイス R. カプラン
　　　　ヤン ファン ヘイン

監訳者　星野　晴彦
　　　　（ほしの　はるひこ）

発行者　株式会社 メディカル・サイエンス・インターナショナル
　　　　代表取締役　若松　博
　　　　東京都文京区本郷 1-28-36
　　　　郵便番号 113-0033　電話(03)5804-6050

印刷：アイワード／表紙装丁：ソルティフロッグ デザインスタジオ（サトウヒロシ）

ISBN 978-4-89592-845-8　C 3047

本書の複製権・翻訳権・上映権・譲渡権・公衆送信権（送信可能化権を含む）は(株)メディカル・サイエンス・インターナショナルが保有します。
本書を無断で複製する行為（複写，スキャン，デジタルデータ化など）は，「私的使用のための複製」など著作権法上の限られた例外を除き禁じられています．大学，病院，診療所，企業などにおいて，業務上使用する目的（診療，研究活動を含む）で上記の行為を行うことは，その使用範囲が内部的であっても，私的使用には該当せず，違法です．また私的使用に該当する場合であっても，代行業者等の第三者に依頼して上記の行為を行うことは違法となります．

JCOPY 〈(社)出版者著作権管理機構 委託出版物〉
本書の無断複写は著作権法上での例外を除き禁じられています．複写される場合は，そのつど事前に，(社)出版者著作権管理機構（電話 03-3513-6969, FAX 03-3513-6979, info@jcopy.or.jp）の許諾を得てください．